Consultório do Cardiologista

Soluções Práticas

Consultório do Cardiologista

Soluções Práticas

EDITORES
Fernando Nobre
Marcelo Garcia Leal

manole
editora

2ª EDIÇÃO
revisada e atualizada

Produção editorial: Juliana Waku
Projeto gráfico: Departamento de arte da Editora Manole
Diagramação: Formato Editoração
Ilustrações: Ribak, Formato Editoração, Freepik
Capa: Ricardo Yoshiaki Nitta Rodrigues
Imagem de capa: Istockphotos

CIP-BRASIL. CATALOGAÇÃO NA PUBLICAÇÃO
SINDICATO NACIONAL DOS EDITORES DE LIVROS, RJ

C775
2.ed.

Consultório do cardiologista : soluções práticas / editores Fernando Nobre, Marcelo Garcia Leal. - 2. ed., rev. e atual. - Santana de Parnaíba : Manole, 2024.
il. ; 28 cm.

Inclui bibliografia e índice
ISBN 978-85-204-5846-4

1. Cardiologia. 2. Coração - Doenças - Diagnóstico. 3. Coração - Doenças - Tratamento. I. Leal, Marcelo Garcia.

24-91411 CDD: 616.12
CDU: 616.12

Gabriela Faray Ferreira Lopes - Bibliotecária - CRB-7/6643

19/04/2024 25/04/2024

1ª edição – 2023
2ª edição – 2024

Editora Manole Ltda.
Alameda América, 876 – Tamboré
Santana de Parnaíba
06543-315 – SP – Brasil
Fone: (11) 4196-6000
www.manole.com.br | https://atendimento.manole.com.br
Impresso no Brasil | *Printed in Brazil*

Nossa geração se perpetua pelos filhos.
Nossa esperança pelos netos.
A eles dedicamos esse nosso trabalho.

Editores

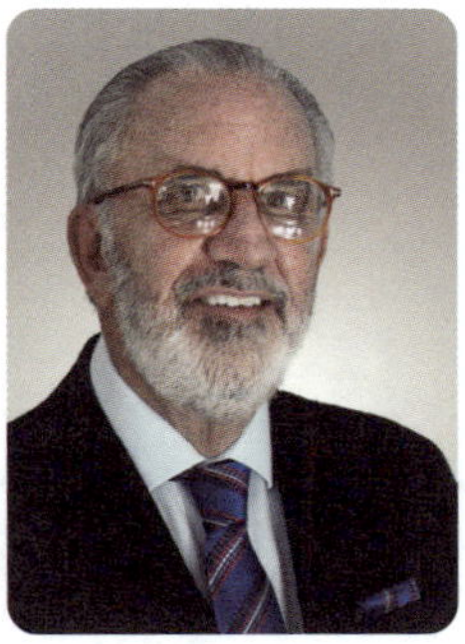

Fernando Nobre

Doutor pela Universidade de São Paulo (USP).
Título de Especialista em Cardiologia pela Associação Médica Brasileira e Sociedade Brasileira de Cardiologia.
Colaborador do Centro de Cardiologia da USP Ribeirão Preto.
Ex-presidente do Departamento de Hipertensão Arterial da Sociedade Brasileira de Cardiologia.
Ex-presidente da Sociedade Brasileira de Hipertensão.
Fellow do American College of Cardiology.
Fellow da European Society of Cardiology.
Member of Inter-American Society of Hypertension.

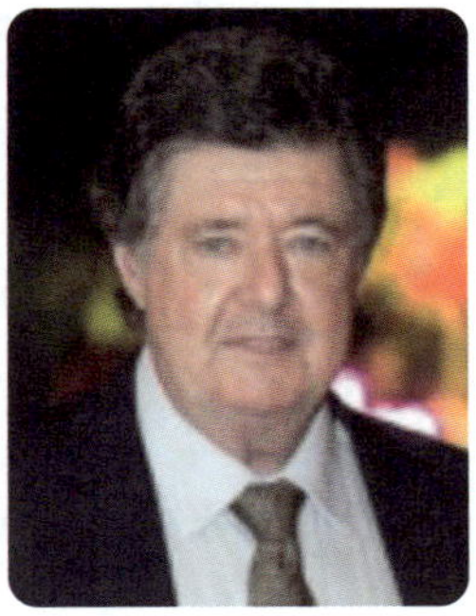

Marcelo Garcia Leal

Título de especialista pela Sociedade Brasileira de Cardiologia (SBC).
Proficiência em Arritmologia Clínica pela Sociedade Brasileira de Arritmias Cardíacas (SOBRAC).
Médico assistente da Divisão de Cardiologia do Hospital das Clínicas da Faculdade de Medicina de Ribeirão Preto da Universidade de São Paulo na função do ensino para residência médica.
Coordenador do Serviço de Arritmia Clínica da Divisão de Cardiologia do Hospital das Clínicas de Ribeirão Preto.

Colaboradores

Adalberto Menezes Lorga Filho
Responsável pelo Setor de Eletrofisiologia Clínica e Estimulação Cardíaca do Instituto de Moléstias Cardiovasculares (IMC) de São José do Rio Preto/SP. Responsável pelo Setor de Eletrofisiologia Clínica do Hospital de Base da Faculdade de Medicina de São José do Rio Preto. Doutor em Cardiologia pelo Instituto do Coração do Hospital das Clínicas da Faculdade de Medicina da Universidade de São Paulo (InCorHCFMUSP). *International Fellow of the Posgraduate School of Rhytmology* – Cardiovascular Research and Teaching Institute Aalst, Belgium (Cardiovascular Center, OLV Hospital, Aalst – Bélgica). Cardiologista com Título de Especialista pela Sociedade Brasileira de Cardiologia (SBC), Associação Médica Brasileira (AMB). Eletrofisiologista Habilitado pela Sociedade Brasileira de Arritmias Cardíacas (SOBRAC)/SBC/AMB.

Adão Bento de Lucena Neto
Membro Habilitado do Departamento de Estimulação Cardíaca Artificial (DECA). Pós-graduação em Eletrofisiologia Invasiva e Estimulação Cardíaca Artificial pela Clínica de Ritmologia Cardíaca do Hospital Beneficência Portuguesa de São Paulo. Especialização em Cardiologia pela Clínica Cardio-Cirúrgica José Pedro da Silva do Hospital Beneficência Portuguesa de São Paulo. Graduação em Medicina pela Universidade Federal da Paraíba – Campus II. Membro do G.A.C. – Grupo de Arritmia Campinas.

Adilson Scorzoni Filho
Graduado em Medicina pela Faculdade de Medicina de Ribeirão Preto da Universidade de São Paulo (FMRP-USP). Especialização em Cirurgia Geral e Cirurgia Cardiovascular pelo HC-FMRP-USP. Mestrado e Doutorado em Clínica Cirúrgica pela FMRP-USP. Membro especialista SBCCV, área de atuação em Marca-passo SOBRAC.

Adriana Camargo Oliveira
Cardiologista MEC/SBC. Doutoranda e Mestre em Ciências da Saúde pela Universidade Federal de Goiás (UFG). *Fellowship* em Evelhecimento Vascular e Hemodinâmica Central pela Universidade do Minho, Guimarães, Portugal. Pesquisadora da Liga de Hipertensão Arterial da Universidade Federal de Goiás (UFG).

Adriana Ignácio de Pádua
Hospital das Clínicas da Faculdade de Medicina de Ribeirão Preto da Universidade de São Paulo.

Alexandre Baldini de Figueiredo
Médico Cardiologista Especialista em Medicina Nuclear.

Almir Alamino Lacalle
Cardiologista pelo Hospital das Clínicas da Faculdade de Medicina de Ribeirão Preto da Universidade de São Paulo (HC-FMRP-USP).

Álvaro Avezum
Professor Livre-Docente, Departamento de Cardiopneumologia, Universidade de São Paulo. Diretor, Centro Internacional de Pesquisa, Hospital Alemão Oswaldo Cruz, São Paulo, SP. Pesquisador Associado International, Population Health Research Institute, McMaster University, Canadá. At Large Board Member, World Heart Federation.

Ana Luísa Calixto Rodrigues
Graduação em Medicina pela Universidade Federal de Minas Gerais. Residência em Clínica Médica pelo Hospital Santa Casa de Belo Horizonte. Residência em Cardiologia pelo Hospital Felício Rocho, Belo Horizonte. Título de Especialista em Cardiologia pela Sociedade Brasileira de Cardiologia. Complementação especializada em Arritmia

Clínica pelo Instituto do Coração do Hospital das Clínicas da Faculdade de Medicina da Universidade de São Paulo.

André Schmidt
Professor Associado do Departamento de Clínica Médica da Faculdade de Medicina de Ribeirão Preto da Universidade de São Paulo. Coordenador do Centro de Cardiologia do Hospital das Clínicas da Faculdade de Medicina de Ribeirão Preto da Universidade de São Paulo.

Andréa de Araújo Brandão
Professora Titular de Cardiologia da Faculdade de Ciências Médicas da Universidade do Estado do Rio de Janeiro (UERJ). Coordenadora do Setor de Hipertensão Arterial da Disciplina de Cardiologia da Faculdade de Ciências Médicas da UERJ. Presidente do Conselho Administrativo da Sociedade Brasileira de Cardiologia (SBC) 2023. Presidente do Departamento de Hipertensão Arterial da SBC 2006-2007. *Fellow* da European Society of Cardiology. *Fellow* do American College of Cardiology.

Andrei Carvalho Sposito
MD, PhD. Professor Titular da Disciplina de Cardiologia do Departamento de Clínica Médica da Faculdade de Ciências Médicas da Universidade Estadual de Campinas (UNICAMP). Membro do Comitê Executivo da Regional das Américas da International Atherosclerosis Society. Professor Visitante da Universita' degli Studi di Parma, Senior Associated Investigator do National Heart, Lung and Blood Institute, National Institutes of Health (Bethesda, MD, USA). Membro de Advisory Board dos periódicos *EbioMedicine* (*Lancet*), *Atherosclerosis*, *Journal of Geriatric Cardiology* e atuou como Editor de Seção do *BBA Clinical*.

Annelise Machado Gomes de Paiva
Doutorado pela Universidade do Estado do Rio de Janeiro (UERJ). Coordenadora do Centro de Pesquisas Clínicas CESMAC/HCAL. Centro Universitário CESMAC.

Antônio Sérgio de Santis Andrade Lopes
Médico Assistente da Unidade de Valvopatia do Instituto do Coração do Hospital das Clínicas da Faculdade de Medicina da Universidade de São Paulo (InCorHCFMUSP). Doutor em Cardiologia pela FMUSP.

Ariane Vieira Scarlatelli Macedo
Departamento de Medicina, Divisão Cardiologia, Irmandade da Santa Casa de Misericórdia de São Paulo.

Arnaldo Lichtenstein
Doutorado pela Faculdade de Medicina da Universidade de São Paulo (FMUSP). Governador American College of Physicians. Diretor da Sociedade Brasileira de Trombose e Hemostasia.

Audes Diógenes de Magalhães Feitosa
MD, PhD, FESC. Pronto-Socorro Cardiológico de Pernambuco da Universidade de Pernambuco (Procape-UPE). Instituto UNICAP de Pesquisa Clínica, Universidade Católica de Pernambuco.

Auristela Isabel de Oliveira Ramos
Cardiologista e chefe da Seção de Valvopatias do Instituto Dante Pazzanese de Cardiologia de São Paulo. Doutora em Medicina pela Universidade de São Paulo.

Benedito Antônio Lopes da Fonseca
Médico formado pela Faculdade de Medicina da Universidade de São Paulo. Residência em Infectologia pelo Hospital das Clínicas da Universidade de São Paulo. Mestrado e Doutorado pela Yale University Medical School. Professor Associado Nível 3, Disciplina de Moléstias Infecciosas e Tropicais, Departamento de Clínica Médica, Faculdade de Medicina de Ribeirão Preto, Universidade de São Paulo.

Bruna Gonçalves Gustinelli
Graduação em Medicina pela Universidade São Francisco. Aperfeiçoamento em Clínica Médica pelo Hospital Beneficência Portuguesa de São Paulo. Estágio em Cardiologia pelo Instituto do Coração do Hospital das Clínicas da Faculdade de Medicina da Universidade de São Paulo (InCor-HCFMUSP). Título de Especialista em Cardiologia pela Sociedade Brasileira de Cardiologia. Complementação especializada em Arritmia Clínica pelo InCor-HCFMUSP.

Bruno Caramelli
Professor Associado 3, Faculdade de Medicina da Universidade de São Paulo (FMUSP). Diretor da Unidade de Medicina Interdisciplinar em Cardiologia do Instituto do Coração do Hospital das Clínicas da FMUSP (InCor-HCFMUSP). Presidente do Departamento de Cardiologia Clínica da Sociedade Brasileira de Cardiologia.

Camila Quaglio Bertini
Doutoranda em Clínica Médica pela Faculdade de Medicina de Ribeirão Preto da Universidade de São Paulo (FMRP-USP). Mestre em Clínica Médica pela FMRP-USP. Aprimoramento em Exploração Funcional do Sistema Cardiovascular pelo Hospital das Clínicas da FMRP-USP. Fisioterapeuta do Centro de Reabilitação do Hospital das Clínicas da FMRP-USP. Docente do curso de Especialização em Reabilitação Cardiovascular do HCRP-USP/CEFOR-SP. Supervisora do Estágio de Fisioterapia Aplicada a Cardiologia do Curso de Fisioterapia da FMRP-USP.

Carlos Alberto Nogueira-de-Almeida

Médico formado pela Faculdade de Medicina de Ribeirão Preto da Universidade de São Paulo (FMRP-USP) com Residência Médica em Pediatria junto ao HCRP-USP. Mestre e Doutor em Pediatria pela USP. Título de Especialista em Pediatria. Título de Especialista em Nutrologia. Certificado de Área de Atuação em Nutrologia Pediátrica. Estágio em Nutrição Infantil no Hospital São João – Universidade do Porto, Portugal. Diretor do Departamento de Nutrologia Pediátrica da Associação Brasileira de Nutrologia. Pesquisador Líder do Centro de Investigação em Nutrologia e Saúde – CINUS (CNPq/UFSCAR). Membro do Conselho Científico do ILSI-Brasil. Membro participante do Departamento Científico de Nutrologia da SBP. Membro do Departamento de Nutrição da SPSP. Membro da American Society for Nutrition. *Fellow* da The Obesity Society. Ex-Presidente da The Obesity Society Latin America Affairs. Membro Titular da Academia Latino-americana de Nutrologia. Membro do Conselho Editorial do International Journal of Nutrology. Pós-Doutorando do Departamento de Clínica Médica – Área de Nutrologia da FMRP-USP. Professor Adjunto do Departamento de Medicina da Universidade Federal de São Carlos – UFSCAR.

Carlos Eli Piccinato

Docente sênior, Professor Titular da Divisão de Cirurgia Vascular e Endovascular, Departamento de Cirurgia e Anatomia da Faculdade de Medicina de Ribeirão Preto da Universidade de São Paulo (FMRP-USP).

Carlos Henrique Miranda

Coordenador da Unidade Coronariana da Unidade de Emergência do Hospital das Clínicas da Faculdade de Medicina de Ribeirão Preto da Universidade de São Paulo (HC-FMRP-USP). Professor Doutor da Divisão de Medicina de Emergência da FMRP-USP.

Carolina Lemes

Cardiologista e arritmologista.

Cléa Simone Sabino de Souza Colombo

Médica graduada pela Universidade Estadual de Campinas (UNICAMP). Especialista em Cardiologia, Ergometria e Reabilitação pela Sociedade Brasileira de Cardiologia (SBC). Especialista em Medicina do Esporte pela SBMEE. Mestre em Ciências da Cardiologia do Esporte pela St. George's University of London, London, UK. Presidente do Grupo de Estudos em Cardiologia do Esporte do DERC/SBC 2020-2021. Professora Responsável pela Clínica de Cardiologia do Esporte da Faculdade São Leopoldo Mandic, Campinas, SP. Revisora sênior da *European Heart Journal – Case report*. *Fellow* da European Society of Cardiology (ESC).

Cristiano Honório Ribeiro Teixeira

Médico graduado pela Universidade Presidente Antônio Carlos (UNIPAC-JF). Residência em Clínica Médica pelo Hospital e Maternidade Therezinha de Jesus (HMTJ). Residência em Cardiologia pelo Hospital das Clínicas da Faculdade de Medicina de Ribeirão Preto da Universidade de São Paulo (HCFMRP-USP). Título de Especialista em Cardiologia pela Sociedade Brasileira de Cardiologia. Especialização em Arritmia Clínica e Estimulação Cardíaca Artificial pelo Hospital das Clínicas da Faculdade de Medicina de Ribeirão Preto da Universidade de São Paulo (HCFMRP-USP). Título de Especialista em Estimulação Cardíaca Implantável pela Sociedade Brasileira de Arritmias Cardíacas (SOBRAC/AMB).

Dalmo Antônio Ribeiro Moreira

Doutor em Ciências pela Faculdade de Medicina da Universidade de São Paulo. Professor Pleno de Pós-graduação em Cardiologia do Instituto Dante Pazzanese – Universidade de São Paulo. Chefe da Seção Médica de Eletrofisiologia, Arritmias Cardíacas e Eletrocardiografia do Instituto Dante Pazzanese de Cardiologia de São Paulo. Médico responsável pelo Centro de Eletrofisiologia Diagnóstica e Intervencionista (CEDIEnsino e Pesquisa), São Paulo.

Daniela Aparecida de Moraes

Médica Reumatologista. Graduação, Mestrado e Doutorado pela Faculdade de Medicina de Ribeirão Preto da Universidade de São Paulo (FMRP-USP). Médica Assistente das Disciplinas de Reumatologia e Unidade de Terapia Imunológica do Hospital das Clínicas de Ribeirão Preto – USP.

Décio Mion Júnior

Professor Livre-Docente pela Faculdade de Medicina da Universidade de São Paulo (FMUSP). Diretor da Escola de Educação Permanente do Hospital das Clínicas da FMUSP.

Denise Tessariol Hachul

Doutora em Ciências pela Faculdade de Medicina da Universidade de São Paulo (FMUSP). Professora da Pós-graduação – Disciplina de Cardiologia da FMUSP. Médica Assistente da Unidade de Arritmias do Instituto do Coração do Hospital das Clínicas da FMUSP (InCor-HCFMUSP).

Dirceu Melo

Doutor em Cardiologia pela Universidade de São Paulo.

Edileide de Barros Correia

MD. Cardiologista chefe da seção de Miocardiopatias do Instituto Dante Pazzanese de Cardiologia.

Eduardo Arrais Rocha
Professor do Mestrado em Ciências Cardiovasculares da Universidade Federal do Ceará. Doutor em Cardiologia pela Universidade de São Paulo. Especialista em Estimulação Cardíaca Artificial. Cardiologista pela Sociedade Brasileira de Cardiologia (SBC).

Eduardo Augusto Quidute Arrais Rocha
Estudante de Medicina do Centro Universitário Uni-Christus.

Eduardo Barbosa Coelho
Professor Livre-Docente do Departamento de Clínica Médica da Faculdade de Medicina de Ribeirão Preto da Universidade de São Paulo.

Eduardo Ferriolli
Professor Titular, Disciplina de Geriatria, do Departamento de Clínica Médica da Faculdade de Medicina da Universidade de São Paulo.

Eduardo Palmegiani
Cardiologista titulado pela AMB/SBC. Eletrofisiologista titulado pela AMB/SBC/SOBRAC. Médico do Setor de Arritmia e Eletrofisiologia Invasiva da Faculdade de Medicina de SJRP (FAMERP). Médico do Setor de Arritmia e Eletrofisiologia Invasiva do IMC de São José do Rio Preto.

Edwaldo Edner Joviliano
Professor Associado do Departamento de Cirurgia e Anatomia da Faculdade de Medicina de Ribeirão Preto da Universidade de São Paulo (FMRP-USP). Chefe da Divisão de Cirurgia Vascular e Endovascular do Hospital das Clínicas da FMRP-USP.

Elerson Arfelli
Doutor em Ciências Médicas pela Universidade Federal de São Paulo (Unifesp). Coordenador do Laboratório de Eletrofisiologia Clínica do Hospital das Clínicas da Faculdade de Medicina de Ribeirão Preto da Universidade de São Paulo (HC-FMRP-USP).

Elias Knobel
Fellow da American Heart Association, *Fellow* do American College of Critical Care Medicine e *Master* do American College of Physicians. Membro honorário da European Society of Intensive Care Medicine. Formado pela Escola Paulista de Medicina da Universidade Federal de São Paulo (UNIFESP). Foi Professor-Adjunto do Departamento de Medicina na UNIFESP. Em 1972, fundou a UTI do Hospital Israelita Albert Einstein, permanecendo seu diretor até 2004 e atualmente Diretor Emérito. Ex-vice-presidente da Diretoria Eleita e da Mesa Diretora da Sociedade Beneficente Israelita Brasileira Albert Einstein. Sócio-fundador da Sociedade Paulista de Terapia Intensiva (SOPATI) e da Associação de Medicina Brasileira.

Elisa Sebba de Souza Vega
Pneumologista. Doutora em Ciências Médicas pela Faculdade de Medicina de Ribeirão Preto da Universidade de São Paulo (FMRP-USP). Área de atuação em Medicina do Sono, pela Associação Médica Brasileira. Professora Titular da Disciplina de Pneumologia e médica responsável pelo Ambulatório de Pneumologia do Centro Universitário Barão de Mauá – Ribeirão Preto – SP.

Fabiana Marques
Médica assistente da Divisão de Cardiologia do Hospital das Clínicas da Faculdade de Medicina de Ribeirão Preto da Universidade de São Paulo (HC-FMRP-USP). Mestre pela FMRP-USP.

Fabio Fernandes
Professor Livre-Docente pela Universidade de São Paulo. Diretor da Unidade de Miocardiopatias e Doenças da Aorta do Instituto do Coração do Hospital das Clínicas da Faculdade de Medicina da Universidade de São Paulo (InCor-HCFMUSP).

Fátima Dumas Cintra
ProfessoraAdjunta da disciplina de Clínica Médica, Universidade Federal de São Paulo. Professora Livre-Docente em Cardiologia, Universidade Federal de São Paulo.

Felipe de Araújo Campos
Médico Assistente do Laboratório de Hemodinâmica e Cardiologia Intervencionista da Unidade de Emergência do Hospital das Clínicas da Faculdade de Medicina de Ribeirão Preto da Universidade de São Paulo (HC-FMRP-USP). Doutorado em curso em Ciências Médicas – Departamento de Clínica Médica HC-FMRP-USP. Hemodinamicista e Cardiologista Intervencionista grupo CardioVida Ribeirão Preto pelo HCRP.

Fernando Amaral
Especialização em Cardiopatias Congênitas, National Heart Hospital/Cardiothoracic Institute, Londres, Inglaterra. Doutorado em Clínica Médica, Faculdade de Medicina de Ribeirão Preto, USP. Responsável pelo Ambulatório de Cardiopatias Congênitas do Adulto, Hospital das Clínicas, Faculdade de Medicina de Ribeirão Preto.

Fernando Crivelenti Vilar
Médico Infectologista e Doutor em Clínica Médica pelo Departamento de Clínica Médica do Hospital das Clínicas da Faculdade de Medicina de Ribeirão Preto da Universi-

dade de São Paulo (HC-FMRP-USP). Médico Assistente da Divisão de Moléstias Infecciosas e Parasitárias do Departamento de Clínica Médica do HC-FMRP-USP. *Key docto* da Unidade Especial de Terapia de Doenças Infecciosas (U.E.T.D.I.) do HC-FMRP-USP – Unidade Covid-19 – durante a pandemia de Covid-19.

Fernando Mello Porto

Membro Especialista do Departamento de Estimulação Cardíaca Artificial (DECA). Especialista em Eletrofisiologia Clínica e Invasiva pela SOBRAC. Coordenador do Departamento de Arritmia e Marcapasso da Pontifícia Universidade Católica (PUC-Campinas). Membro do G.A.C. – Grupo de Arritmia Campinas.

Fernando Nobre

Doutor pela Universidade de São Paulo (USP). Título de Especialista em Cardiologia pela Associação Médica Brasileira e Sociedade Brasileira de Cardiologia. Colaborador do Centro de Cardiologia da USP Ribeirão Preto. Ex-presidente do Departamento de Hipertensão Arterial da Sociedade Brasileira de Cardiologia. Ex-presidente da Sociedade Brasileira de Hipertensão. *Fellow* do American College of Cardiology. *Fellow* da European Society of Cardiology. *Member of Inter-American Society of Hypertension.*

Fernando Piza de Souza Cannavan

Médico assistente do Hospital de Clínicas da Universidade Estadual de Campinas (UNICAMP). Responsável pelo Ambulatório de Arritmias Cardíacas e pelo Ambulatório de Marcapasso, Especialista em Eletrofisiologia Clínica Invasiva e Estimulação Cardíaca Artificial pela Sociedade Brasileira de Arritmias Cardíacas (SOBRAC).

Fernando Reis Neto

Professor Colaborador do Departamento de Cardiologia e Cirurgia Cardiovascular da FAMERP. Preceptor do Serviço de Cirurgia Vascular e Endovascular do Hospital de Base de São José do Rio Preto/FUNFARME.

Flávio Henrique Valicelli

Cardiologista e Especialista em Insuficiência Cardíaca pelo Hospital das Clínicas da Faculdade de Medicina de Ribeirão Preto da Universidade de São Paulo (HC-FMRP-USP). Médico assistente da Divisão de Cardiologia do HC-FMRP-USP.

Flávio Tarasoutchi

Livre-Docente pela Faculdade de Medicina da Universidade de São Paulo (FMUSP). Diretor da Unidade Clínica de Valvopatias do Instituto do Coração do Hospital das Clínicas da FMUSP (InCor-HCFMUSP). Professor Colaborador da Cardiologia da FMUSP. Coordenador das Diretrizes de Valvopatia da Sociedade Brasileira de Cardiologia.

Geraldo Luiz de Figueiredo

Médico Cardiologista do Serviço de Hemodinâmica do Centro de Cardiologia do Hospital das Clínicas da Faculdade de Medicina de Ribeirão Preto da Universidade de São Paulo.

Giulia Vendramini Ferreira Stamato

Cirurgião Vascular especialista pela Pontifícia Universidade Católica (PUC) de Campinas. Membro da Sociedade Brasileira de Angiologia e Cirurgia Vascular (SBACV). Atua com Cirurgia Vascular no Centro de Tratamento Vascular em Ribeirão Preto.

Guilherme Séer da Silva

Cardiologista e Especialista em Valvopatias pelo Instituto Dante Pazzanese de Cardiologia – São Paulo. Médico assistente do setor de Valvopatias do Instituto Dante Pazzanese de Cardiologia – São Paulo.

Gustavo Bernardes de Figueiredo Oliveira

Especialista em Cardiologia/SBC e Medicina Intensiva/AMIB. Cardiologista, Codiretor Unidade Coronária, Instituto Dante Pazzanese de Cardiologia (IDPC). Especialização em Epidemiologia e Pesquisa Clínica, Duke Clinical Research Institute, Duke University, EUA. Doutor em Ciências, USP – IDPC. Professor, Pós-graduação, Programas de Mestrado Profissional e Doutorado, USP – IDPC. Gerente Médico, Centro Internacional de Pesquisa, Hospital Alemão Oswaldo Cruz.

Gustavo Jardim Volpe

Médico Cardiologista. Médico Assistente da Divisão de Cardiologia do Departamento de Clínica Médica da Faculdade de Medicina de Ribeirão Preto da Universidade de São Paulo (FMRP-USP). Doutor em Clínica Médica pela FMRP-USP. Título de Especialista em Cardiologia pela Sociedade Brasileira de Cardiologia (SBC) e Especialização em Imagem Cardiovascular pela Johns Hopkins University.

Heno Ferreira Lopes

Médico assistente da Unidade de Hipertensão do Instituto do Coração do Hospital das Clínicas da Faculdade de Medicina da Universidade de São Paulo (InCor-HCFMUSP). Médico responsável pelo Setor de MAPA do InCor-HCFMUSP. Professor Livre-Docente pela FMUSP.

Henrique Turin Moreira

Médico Assistente da Divisão de Cardiologia do Hospital das Clínicas da Faculdade de Medicina de Ribeirão Preto da Universidade de São Paulo (HCFMRP-USP). Especialista em Cardiologia pela Sociedade Brasileira de Cardiologia e Doutor em Clínica Médica pela FMRP-USP.

Ibiracy de Barros Camargo
Doutor em Ciências Médicas pela Faculdade de Medicina de Ribeirão Preto da Universidade de São Paulo (FMRP-USP). Mestre em Ciências Médicas pela Faculdade de Medicina de Ribeirão Preto da Universidade de São Paulo (FMRP-USP). Especialista em Psiquiatria pelo Hospital das Clínicas da Faculdade de Medicina de Ribeirão Preto da Universidade de São Paulo (HCFMRP-USP) e pela Associação Brasileira de Psiquiatria (ABP). Especialista em Psicoterapia pela Associação Brasileira de Psiquiatria (ABP). Docente do Curso de Medicina da Universidade de Ribeirão Preto (UNAERP). International Fellow – American Psychiatric Association (APA).

Ibraim Masciarelli F. Pinto
Médico do Serviço de Imagem do Grupo Fleury. Responsável pelo Serviço de Imagem do Instituto Dante Pazzanese de Cardiologia. Presidente da Sociedade de Cardiologia do Estado de São Paulo (2016-2017). Doutor em Ciências pela Faculdade de Medicina da Universidade de São Paulo.

Ieda Biscegli Jatene
Doutora pela Faculdade de Medicina da Universidade de São Paulo. Coordenadora do Serviço de Cardiopatias Congênitas e Cardiologia Pediátrica do Hospital do Coração (HCor). Membro do Comitê Criança da Sociedade Brasileira de Cardiologia. Coordenadora da Comissão de Residência Médica do Hospital do Coração. Presidente da Sociedade de Cardiologia do Estado de São Paulo (2022-2023).

Ikaro Soares Santos Breder
Graduado em Medicina pela Universidade Estadual de Campinas (UNICAMP). Fez Residência Médica em Clínica Médica e em Endocrinologia e Metabologia pela UNICAMP. Possui título de Especialista pela Sociedade de Endocrinologia e Metabologia (SBEM). Fazendo Doutorado em Fisiopatologia Médica, orientado pelo prof. Dr. Andrei Sposito, nas áreas que envolvem Síndrome Metabólica, Diabetes tipo 2, Aterosclerose e Disfunção Endotelial. Durante o Doutorado, obteve o prêmio de melhor pesquisa no Congresso Brasileiro de Obesidade (ABESO).

Isabelle Nunes Lemos Borges de Freitas
Médica Especialista em Cardiologia pelo Instituto do Coração do Hospital das Clínicas da Faculdade de Medicina da Universidade de São Paulo (InCor-HCFMUSP) e pela Sociedade Brasileira de Cardiologia. *Fellow* em Cardiopatia e Gravidez no InCor-HCFMUSP. Especialista em Clínica Médica pela Sociedade Beneficente Hospitalar Santa Casa de Ribeirão Preto.

Jaqueline R. Scholz
Professora Livre-Docente do Departamento Cardiopneumologia da Faculdade de Medicina da Universidade de São Paulo (FMUSP). Diretora do Programa de Tratamento de Tabagismo do Instituto do Coração do Hospital das Clínicas da FMUSP (Incor-HCFMUP).

João Paulo Chaves de Melo
Cardiologia da Faculdade de Medicina de Ribeirão Preto da Universidade de São Paulo (FMRP-USP). Arritmologia Clínica – SOBRAC. Eletrofisiologia Invasiva – SOBRAC. Estimulação Cardíaca Artificial – SOBRAC. Médico Assistente do Laboratório de Eletrofisiologia Invasiva e Estimulação Cardíaca Artificial da FMRP-USP.

João Reynaldo Abbud Chierice
Médico Contratado do Laboratório de Hemodinâmica e Cardiologia Intervencionista do Hospital das Clínicas de Ribeirão Preto (HCRP). Cardiologista Intervencionista do Hospital Unimed Ribeirão Preto (HURP). Cardiologista Intervencionista do Hospital Sociedade Portuguesa de Beneficência de Ribeirão Preto.

Jorge Elias Jr.
Professor Titular do Departamento de Imagens Médicas, Hematologia e Oncologia Clínica da Faculdade de Medicina de Ribeirão Preto da Universidade de São Paulo (FMRP-USP). Médico radiologista e membro titular do Colégio Brasileiro de Radiologia e da Sociedade Paulista de Radiologia. Vice-Diretor da FMRP-USP (2020-2024). Coordenador do Centro de Ciências das Imagens Física e Médica do Hospital das Clínicas da FMRP-USP. Responsável pela Unidade de Ultrassonografia do Hospital das Clínicas da FMRP-USP.

José Antônio Marin Neto
Professor Sênior, Titular de Cardiologia. Diretor da Unidade de Hemodinâmica e Cardiologia Intervencionista da Faculdade de Medicina de Ribeirão Preto da Universidade de São Paulo (FMRP-USP).

José Ernesto dos Santos
Professor Sênior do Departamento de Clínica Médica da Faculdade de Medicina de Ribeirão Preto da Universidade de São Paulo.

Julio Cesar Crescêncio
Fisiologista do Laboratório de Fisiologia do Exercício e Função Autonômica do Hospital das Clínicas da Faculdade de Medicina de Ribeirão Preto da Universidade de São Paulo (HC-FMRP-USP). Doutor em Ciências Médicas pelo Departamento de Clínica Médica da FMRP-USP.

Júlio César Moriguti
Professor Associado do Departamento de Clínica Médica da Faculdade de Medicina de Ribeirão Preto da Universidade de São Paulo. Médico especialista em Geriatria pela Sociedade Brasileira de Geriatria e Gerontologia (SBGG).

Larissa Ventura Ribeiro Bruscky
Residência em Cardiologia pelo Instituto Dante Pazzanese de Cardiologia de São Paulo. Mestra em Ciências Médicas pela Universidade de São Paulo. Médica assistente do setor de Miocardiopatias do Instituto Dante Pazzanese de Cardiologia de São Paulo (IDPC).

Laura Pacheco Avezum
Médica pela Universidade Santo Amaro (UNISA), São Paulo.

Leonardo Pippa Gadioli
Doutor em Ciências Médicas pela Faculdade de Medicina de Ribeirão Preto da Universidade de São Paulo (FMRP-USP). Médico assistente responsável pelo Laboratório de Fisiologia do Exercício (teste ergométrico e teste cardiopulmonar) do Hospital das Clínicas da FMRP-USP (HCRP-FMRP-USP). Médico assistente responsável pelos ambulatórios de Reabilitação Cardiovascular e Cardio-oncologia do HCRP-FMRP-USP.

Lourenço Gallo Júnior
Professor Colaborador Sênior da Faculdade de Medicina da Faculdade de Medicina de Ribeirão Preto da Universidade de São Paulo (FMRP-USP). Médico, PhD, Coordenador do Laboratório de Fisiologia do Exercício e Função Autonômica e do Serviço de Reabilitação Cardiovascular do Hospital das Clínicas da FMRP-USP.

Luciana Dornfeld Bichuette
Médica Residente do Programa de Residência em Cardiologia do Instituto do Coração do Hospital das Clínicas da Faculdade de Medicina da Universidade de São Paulo (InCor-HCFMUSP).

Luciana Sacilotto
Doutora em Ciências pela Universidade de São Paulo. Assistente do Ambulatório de Arritmias Genéticas do Instituto do Coração do Hospital das Clínicas da Faculdade de Medicina da Universidade de São Paulo (InCor-HCFMUSP).

Luciano Ferreira Drager
Professor Associado do Departamento de Clínica Médica, Disciplina de Nefrologia da Faculdade de Medicina da Universidade de São Paulo (FMUSP). Diretor da Unidade de Hipertensão, Disciplina de Nefrologia, Hospital das Clínicas da FMUSP. Médico Assistente da Unidade de Hipertensão do Instituto do Coração (InCor-HCFMUSP).

Luís Gustavo Gali
Médico assistente do Setor de Ecocardiografia do Hospital das Clínicas da Faculdade de Medicina de Ribeirão Preto da Universidade de São Paulo (HC-FMRP-USP). Doutor em Medicina pela FMRP-USP.

Luís Henrique Wolff Gowdak
Especialista em Cardiologia pela Associação Médica Brasileira/Sociedade Brasileira de Cardiologia (AMB/SBC). Doutor em Cardiologia pela Faculdade de Medicina da Universidade de São Paulo (FMUSP). Professor Livre-Docente de Cardiologia do Departamento de Cardiopneumologia da FMUSP.

Luísa Pacheco Avezum
Neurologista pelo Hospital Santa Marcelina, São Paulo. *Fellowship* em Neurologia Vascular em andamento pela Universidade Federal de São Paulo.

Luiz Antonio Machado César
Professor Associado do Departamento de Cardiopneumologia da Faculdade de Medicina da Universidade de São Paulo (FMUSP). Professor Livre-Docente de Cardiologia pela FMUSP. Diretor da Unidade de Coronariopatia Crônica do Instituto do Coração do Hospital das Clínicas da FMUSP (InCor-HCFMUSP).

Marcel Koenigkam Santos
Médico radiologista torácico. Professor Associado do Curso de Medicina da Universidade de São Paulo – Bauru.

Marcelo Bettega
Cardiologista e Especialista em Doenças Valvares e Endocardite pelo Instituto do Coração do Hospital das Clínicas da Faculdade de Medicina da Universidade de São Paulo (InCor-HCFMUSP). Clínica Médica pelo HCFMUSP. Título de Especialista em Cardiologia pela Sociedade Brasileira de Cardiologia. Cardiologista da Unidade Coronariana do Hospital Israelita Albert Einstein. Cardiologista Preceptor da Residência Medica em Cardiologia do Hospital Israelita Albert Einstein.

Marcelo Garcia Leal
Título de especialista pela Sociedade Brasileira de Cardiologia (SBC). Proficiência em Arritmologia Clínica pela Sociedade Brasileira de Arritmias Cardíacas (SOBRAC). Médico assistente da Divisão de Cardiologia do Hospital das Clínicas da Faculdade de Medicina de Ribeirão Preto da Universidade de São Paulo desde 1991 na função do ensino para residência médica. Coordenador do Serviço

de Arritmia Clínica da Divisão de Cardiologia do Hospital das Clínicas de Ribeirão Preto.

Márcio Jansen de Oliveira Figueiredo
Professor da Disciplina de Cardiologia da Universidade Estadual de Campinas (UNICAMP). Doutor em Medicina pela UNICAMP. Especialista em Cardiologia e em Eletrofisiologia pela Sociedade Brasileira de Cardiologia/Sociedade Brasileira de Arritmias Cardíacas (SOBRAC/SBC).

Marco Antônio Mota-Gomes
Investigador principal do Centro de Pesquisas Clínicas Dr. Marco Mota (Centro Universitário CESMAC/Hospital do Coração de Alagoas). Professor Titular de Cardiologia aposentado da Faculdade de Medicina da Universidade Estadual de Ciências da Saúde de Alagoas (UNCISAL). Professor Titular de Cardiologia do Centro Universitário CESMAC.

Marco Antonio Zago
Professor Emérito de Medicina. Faculdade de Medicina de Ribeirão Preto da Universidade de São Paulo.

Marcos Knobel
Vice-Presidente do Hospital Israelita Albert Einstein. Clínica Médica e Cardiologia pela Escola Paulista de Medicina da Universidade Federal de São Paulo. Especialista em Cardiologia pela Sociedade Brasileira de Cardiologia. Sócio fundador da Sociedade Brasileira de Clínica Médica. Membro da diretoria do Funcor – Sociedade Brasileira de Cardiologia (2008-2010). Ex-coordenador da Unidade Coronariana do Hospital Israelita Albert Einstein.

Marcos Pitta Lottenberg
Médico Residente do Programa de Residência em Cardiologia do Instituto do Coração do Hospital das Clínicas da Faculdade de Medicina da Universidade de São Paulo (InCor-HCFMUSP).

Marcus Vinicius Simões
Professor Associado de Cardiologia da Faculdade de Medicina de Ribeirão Preto da Universidade de São Paulo. Livre-Docente.

Maria Eduarda Nogueira-de-Almeida
Acadêmica do curso de Nutrição e Metabolismo da Faculdade de Medicina de Ribeirão Preto da USP. Membro do grupo de pesquisa do Centro de Investigação em Nutrologia e Saúde – CINuS (CNPq – UFSCar). Bolsista de Iniciação Científica do Programa Unificado de Bolsas da USP (2019/2020).

Maria Fernanda Braggion Santos
Médica Cardiologista. Diretora de Atenção à Saúde do Hospital das Clínicas de Bauru – SP. Médica do Serviço de Imagem Cardiovascular do Hospital São Lucas – Ribeirão Preto-SP. Doutora em Clínica Médica pela Faculdade de Medicina de Ribeirão Preto da Universidade de São Paulo (FMRP-USP). Título de Especialista em Cardiologia pela Sociedade Brasileira de Cardiologia (SBC) e *Fellow* em Imagem Cardiovascular pela Universidade de Heidelberg – Alemanha.

Maria Helena Sampaio Favarato
Doutora em Ciências pela Universidade de São Paulo. Médica assistente do Serviço de Clínica Geral e Propedêutica do Hospital das Clínicas da Faculdade de Medicina da Universidade de São Paulo (HCFMUSP). Docente da Universidade Municipal de São Caetano.

Maria Lícia Ribeiro Cury Pavão
Médica assistente do Setor de Arritmia e Eletrofisiologia Clínica do Hospital das Clínicas da Faculdade de Medicina de Ribeirão Preto da Universidade de São Paulo (HC-FMRP-USP). Doutora em Ciências Médicas pela Universidade de São Paulo (USP). Eletrofisiologista pela Sociedade Brasileira de Arritmias Cardíacas (SOBRAC).

Mariana Oliveira Rezende
Cardiologista e Ecocardiografista do Instituto Dante Pazzanese de Cardiologia – São Paulo. Especialista em Cardiologia pela SBC/AMB. Especialista em Ecocardiografía pela SBC/DIC. Médica Assistente do Setor de Valvopatias do Instituto Dante Pazzanese de Cardiologia – São Paulo.

Marilia Moro
Residência em Clínica Médica pela Santa Casa de São Paulo (SCSP). Especialista em Cardiologia pelo Instituto do Coração do Hospital das Clínicas da Faculdade de Medicina da Universidade de São Paulo (InCor-HCFMUSP). *Fellow* em Cardiopatias e Gravidez no InCor-HCFMUSP.

Mario Ferreira Junior
Doutor em Medicina pela Faculdade de Medicina da Universidade de São Paulo (FMUSP). Coordenador do Grupo de Estudos de Prevenção de Doenças e Promoção da Saúde do Serviço de Clínica Geral e Propedêutica do Hospital das Clínicas da FMUSP (HC-FMUSP).

Maurício Serra Ribeiro
Professor Doutor, Divisão de Cirurgia Vascular e Endovascular, Departamento de Cirurgia e Anatomia, Faculdade de Medicina de Ribeirão Preto da Universidade de São Paulo (FMRP-USP).

Max Grinberg
Coordenador do Núcleo de Bioética do Instituto do Coração do Hospital das Clínicas da Faculdade de Medicina da Universidade de São Paulo (InCor-HCFMUSP). Diretor da Unidade Clínica de Valvopatia do InCor de 1981 a 2013.

Milton Sergio Bohatch Junior
Professor Colaborador do Departamento de Cardiologia e Cirurgia Cardiovascular da FAMERP. Preceptor do Serviço de Cirurgia Vascular e Endovascular do Hospital de Base de São José do Rio Preto/FUNFARME.

Minna Moreira Dias Romano
Cardiologista e Ecocardiografista. Professora Doutora da Faculdade de Medicina de Ribeirão Preto da Universidade de São Paulo (FMRP-USP), Departamento de Clínica Médica, Área Cardiologia. Coordenadora do Laboratório de Ecocardiografia do Hospital das Clínicas da FMRP e de seu programa de residência. Pós-Doutorado na Duke University – EUA.

Moysés de Oliveira Lima Filho
Médico Cardiologista Intervencionista do Hospital das Clínicas, Hospital da Unimed, Hospital São Paulo e Hospital Beneficência Portuguesa, Ribeirão Preto. Doutor em Clínica Médica pela Universidade de São Paulo. Pós-Doutorado pela Stanford University.

Natália Miatelo Gimenez Ferreira
Médica graduada pela Universidade Estadual de Campinas (UNICAMP). Residência em Clínica Médica pela UNICAMP. Residência em Cardiologia pela UNICAMP. Especialista em Cardiologia pela Sociedade Brasileira de Cardiologia (SBC). *Fellowship* em Arritmia e Eletrofisiologia pela UNICAMP com estágio no Hospital Clínic em Barcelona, Espanha.

Natália Souza Campos
Médica do Serviço de Cuidados Paliativos do Hospital das Clínicas da Faculdade de Medicina de Ribeirão Preto da Universidade de São Paulo. Especialista em Geriatria e em Medicina Paliativa.

Nathalia Coelho de Castro Nunes
Hospital do Coração do Brasil – Rede D'Or – Brasília/DF.

Nereida Kilza da Costa Lima
Professora Associada do Departamento de Clínica Médica da Faculdade de Medicina de Ribeirão Preto da Universidade de São Paulo. Médica especialista em Geriatria pela Sociedade Brasileira de Geriatria e Gerontologia (SBGG). Pós-Doutorado pela Stanford University.

Otavio Rizzi Coelho
MD, PhD. Professor Associado da Disciplina de Cardiologia do Departamento de Clínica Médica da Faculdade de Ciências Médicas da Universidade Estadual de Campinas (FCM-UNICAMP). Departamento de Clínica Médica da FCM-UNICAMP.

Otavio Rizzi Coelho Filho
MD, MPH, PhD. Professor Assistente Doutor – Disciplina de Cardiologia – Faculdade de Ciências Médicas da Universidade Estadual de Campinas (FCM-UNICAMP). Doutor em Cardiologia pela UNICAMP. Master in Public Health pela Harvard School of Public Health.

Patrícia Moreira Gomes
Endocrinologista pela Sociedade Brasileira de Endocrinologia e Metabologia. Médica Assistente da Divisão de Endocrinologia do Hospital das Clínicas da Faculdade de Medicina de Ribeirão Preto da Universidade de São Paulo (HC-FMRP-USP). Mestre e Doutora em Clínica Médica pela Universidade de São Paulo.

Paulo Cesar Lopes
Médico Assistente do Departamento de Clínica Médica do Hospital das Clínicas da Faculdade de Medicina de Ribeirão Preto da Universidade de São Paulo (FMRP-USP), Disciplina de Nefrologia. Supervisor da Preceptoria de Residência em Clínica Médica e Diretor Técnico do Centro Nefrológico da Santa Casa de Misericórdia de São Sebastião do Paraíso. Especialista em Nefrologia pelo Hospital das Clínicas da FMRP-USP. Título de Especialista em Nefrologia pela Sociedade Brasileira de Nefrologia (SBN).

Paulo de Tarso Medeiros
Diretor do Serviço Médico de Estimulação Cardíaca Artificial do Instituto Dante Pazzanese de Cardiologia. Professor de Disciplina de Pós-graduação da Faculdade de Medicina da Universidade de São Paulo.

Paulo Mazzoncini de Azevedo Marques
Bacharel e Mestre em Engenharia Elétrica pela Escola de Engenharia de São Carlos (USP). Doutor em Física Aplicada pelo Instituto de Física de São Carlos (USP), com Pós-doutorado em Reconhecimento de Padrões em Imagens Médicas pela Universidade de Chicago. Professor Associado na área de Informática Biomédica no Departamento de Imagens Médicas, Hematologia e Oncologia Clínica da Faculdade de Medicina de Ribeirão Preto (USP).

Pedro Vellosa Schwartzmann
Doutor em Ciências Médicas pela Universidade de São Paulo. Coordenador da Unidade de Tratamento Cardiovascular Avançado – Hospital Unimed. Coordenador e

pesquisador do CAPED-Centro de Pesquisa (RP). Professor colaborador da Pós-graduação USP/RP.

Pedro Victor Silva Valente

Cardiologista. Eletrofisiologista Clínico Invasivo. Médico assistente do Hospital das Clínicas da Faculdade de Medicina de Ribeirão Preto da Universidade de São Paulo (HCFMRP-USP).

Precil Diego Miranda de Menezes Neves

Doutorando em Nefrologia pela Faculdade de Medicina da Universidade de São Paulo. Nefrologista do Centro de Nefrologia e Diálise do Hospital Alemão Oswaldo Cruz. Médico Pesquisador do Centro Internacional de Pesquisa, Hospital Alemão Oswaldo Cruz, São Paulo.

Priscila Valverde de Oliveira Vitorino

Fisioterapeuta. Doutora em Ciências da Saúde pela Universidade Federal de Goiás (UFG). Professora da Pontifícia Universidade Católica (PUC) de Goiás. Pesquisadora da Liga de Hipertensão Arterial da UFG. Programa de Pós-graduação em Atenção à Saúde da PUC de Goiás.

Rafael Amorim Belo Nunes

Médico cardiologista do Hospital Alemão Oswaldo Cruz. Doutor em Ciências pela Faculdade de Medicina da Universidade de São Paulo.

Rafael Brolio Pavão

Médico Assistente do Setor de Hemodinâmica e Cardiologia Intervencionista/Responsável por Intervenções em Cardiopatias Congênitas do Hospital das Clínicas da Faculdade de Medicina de Ribeirão Preto da Universidade de São Paulo (HC-FMRP-USP). Doutor em Ciências Médicas pela FMRP-USP. Hemodinâmica e Cardiologia Intervencionista – Grupo Cardiovida Ribeirão Preto – SP

Renata Pavan

Médica endocrinologista. Doutora em Clínica Médica pela Faculdade de Medicina de Ribeirão Preto da Universidade de São Paulo (FMRP-USP).

Ricardo Vasserman de Oliveira

Médico graduado pela Faculdade de Medicina da Universidade de São Paulo (FMUSP). Residência em Clínica Médica pelo Hospital das Clínicas da FMUSP. *Visiting Researcher* da *Stanford University School of Medicine*. Sócio-fundador e CEO da *Healthtech* MAR – Algoritmos de Saúde (marsaude.net).

Roberto Esporcatte

Professor-Associado da Disciplina de Cardiologia e Disciplina de Espiritualidade e Saúde. Faculdade de Ciências Médicas da Universidade do Estado do Rio de Janeiro. Coordenador do Serviço de Cardiologia do Hospital Universitário Pedro Ernesto da Universidade do Estado do Rio de Janeiro (UERJ). Vice-Presidente do Departamento de Espiritualidade e Medicina Cardiovascular (DEMCA) da Sociedade Brasileira de Cardiologia. *Fellow American College of Cardiology*. *Fellow European Society of Cardiology*.

Sandrigo Mangini

Doutor em Cardiologia pela Faculdade de Medicina da Universidade de São Paulo (FMUSP). Médico Assistente do Núcleo de Transplante do Instituto do Coração do Hospital das Clínicas da FMUSP (InCor-HCFMUSP). Médico do Programa de Transplantes do HI Albert Einstein.

Sayuri Inuzuka

Cardiologista MEC/SBC. Doutora e Mestre em Ciências da Saúde pela Universidade Federal de Goiás (UFG). Pesquisadora da Liga de Hipertensão Arterial da UFG.

Sergio Emanuel Kaiser

Mestre em Cardiologia pela Pontifícia Universidade Católica do Rio de Janeiro (PUC-RJ). Doutor em Fisiopatologia Clínica e Experimental pela Universidade do Estado do Rio de Janeiro (UERJ). Professor Adjunto de Medicina Interna da UERJ.

Silas dos Santos Galvão Filho

Médico formado na Universidade Federal do Pará (UFPA). Especialista em Cardiologia (SBC) com áreas de atuação em: Eletrofisiologia (SOBRAC/SBC) e Estimulação Cardíaca (ABEC/DECA). Responsável pelo ensino em ritmologia cardíaca na Beneficência Portuguesa de São Paulo.

Silvia Nunes Szente Fonseca

Médica formada pela Faculdade de Medicina da Universidade de São Paulo (FMUSP). Residência em Pediatria pelo Instituto da Criança e do Adolescente do Hospital das Clínicas da FMUSP. Mestrado em Epidemiologia e Saúde Pública pela Yale University. *Fellowship* em Doenças Infecciosas Pediátricas pela Yale University. Infectologista pela Sociedade Brasileira de Infectologia. Diretora Regional de Infectologia – Sistema Hapvida – Maternidade Sinhá Junqueira de Ribeirão Preto, SP.

Talita Carla Stratti Moreira

Médica Especialista em Cardiologia pelo Instituto do Coração do Hospital das Clínicas da Faculdade de Medicina da Universidade de São Paulo (InCor-HCFMUSP). *Fellowship* em Cardiopatia e Gravidez no InCor-HCFMUSP.

Tarso Augusto Duenhas Accorsi

Doutor em Medicina pela Faculdade de Medicina da Universidade de São Paulo (FMUSP). Médico Assistente da Unidade Clínica de Valvopatias do Instituto do Coração do Hospital das Clínicas da FMUSP (InCor-HCFMUSP).

Thiago B. Cury Megid

Médico do Setor de Eletrofisiologia Clínica e Estimulação Cardíaca do Instituto de Moléstias Cardiovasculares (IMC) de São José do Rio Preto, SP. Cardiologista com Título de Especialista pela Sociedade Brasileira de Cardiologia (SBC) – Associação Médica Brasileira (AMB). Médico certificado em Arritmologia Clínica pela Sociedade Brasileira de Arritmias Cardíacas (SOBRAC).

Victor Augusto Poncio

Atua na área de Eletrofisiologia Clínica Invasiva e Estimulação Cardíaca Artificial na Irmandade Santa Casa de Misericórdia de Araras. Membro Habilitado do Departamento de Estimulação Cardíaca Artificial (ABEC-DECA). Certificado de Atuação na Área de Eletrofisiologia Clínica Invasiva pela Sociedade Brasileira de Arritmias Cardíacas (SOBRAC).

Wagner Paula Ferreira

Cirurgião Vascular formado pela Faculdade de Medicina de Ribeirão Preto da Universidade de São Paulo (FMRP-USP). *Fellowship* no Texas Heart Institute do Saint Luke's Episcopal Hospital – Houston – Texas – Atua como cirurgião vascular no Centro de Tratamento Vascular em Ribeirão Preto.

Walkiria Samuel Ávila

Professora Livre-Docente do Departamento de Cardiopneumologia da Faculdade de Medicina da Universidade de São Paulo (FMUSP). Médica Assistente da Unidade de Cardiopatia Valvar do Instituto do Coração do Hospital das Clínicas da FMUSP (InCor-HCFMUSP). Coordenadora do Núcleo de Ensino e Pesquisa em Cardiopatia e Gravidez e Aconselhamento Reprodutivo da Unidade de Pesquisa Clínica do InCor-HCFMUSP.

Weimar Kunz Sebba Barroso de Souza

Professor Pós-Doutor Associado de Cardiologia da Faculdade de Medicina da Universidade Federal de Goiás (UFG) e do Programa de Pós-graduação em Ciências da Saúde da UFG. Coordenador do Núcleo de Hipertensão Arterial e Envelhecimento Vascular – NIPEE-UFG. Pesquisador PQ2 CNPQ. Liga de Hipertensão Arterial da UFG.

Willian Vendramini Paula Ferreira

Cirurgião Vascular Formado pela Pontifícia Universidade Católica (PUC) de Campinas, Membro da Sociedade Brasileira de Angiologia e Cirurgia Vascular (SBACV). Atua com Cirurgia Vascular e Endovascular no Centro de Tratamento Vascular em Ribeirão Preto.

Wilson Nadruz Junior

MD, PhD. Professor Associado da Disciplina de Cardiologia do Departamento de Clínica Médica da Faculdade de Ciências Médicas da Universidade Estadual de Campinas (UNICAMP). Departamento de Clínica Médica da Faculdade de Ciências Médicas da UNICAMP.

Como usar este livro

Este livro é eminentemente prático, visando a uma consulta para os mais comuns problemas com os quais o cardiologista se defronta no consultório.

Para uma melhor, mais eficaz e rápida utilização está divido, didaticamente, em dez seções e algumas delas subdivididas por assuntos.

Quando necessitar de uma rápida consulta observe este Resumo de Assuntos.

Eles estão divididos e agrupados em fichas de resumo dos temas.

Cada uma dessas partes tem o intervalo de páginas em que os temas estão discutidos e o mesmo foi feito para cada Capítulo que compõe a Seção.

Facilitar as consultas e dar as melhores bases consubstanciadas nas mais robustas evidências são seus objetivos.

Seção III
Impacto, diagnóstico e tratamento dos principais fatores de risco cardiovasculares 203-286

Seção IV
Situações comuns no consultório do cardiologista 287-360

Seção V
Doenças comuns no consultório do cardiologista: doença coronariana, insuficiência cardíaca, valvopatias . 361-420

Seção VI
Doenças comuns no consultório do cardiologista: arritmias cardíacas . . 421-516

Seção VII
Doenças comuns no consultório do cardiologista: cardiopatias congênitas na criança e no adulto 517-540

Seção VIII
Doenças comuns no consultório do cardiologista: cardiomiopatias 541-596

Seção IX
Doenças não cardiológicas frequentes no consultório e com repercussões sobre o sistema cardiovascular 597-714

Seção X
Novos temas incorporados à prática do cardiologista 715-772

Sumário

Apresentação

Há pouco mais de um ano lançamos *Consultório do Cardiologista*, que nas duas versões anteriores denominava-se *Cardiologia de Consultório*.

Mudança necessária, tão somente para clarificar que se tratava – como verdadeiramente foi – de uma nova visão com os mesmos objetivos: oferecer soluções práticas e diretas para os principais problemas com os quais se defrontam os cardiologistas em suas atividades práticas no consultório.

Em um país onde os dados apontam que 90% dos livros sobre medicina não passam à 2ª edição, ter esgotada a versão anterior é mais que um mérito, um ineditismo.

Assim, fez-se necessária uma nova, revisada e atualizada edição deste livro.

Ao ser produzida sua 2ª edição, com essas características mantidas e escopo sustentado, sentimo-nos gratificados pela receptividade, confirmada por terem sidos esgotados os exemplares anteriormente produzidos.

Não será redundante, mas antes absolutamente necessário, que na apresentação desta nova edição tenhamos repetidas as palavras com as quais iniciamos a anterior:

Consultório do Cardiologista: Soluções Práticas trata de forma objetiva, e rigorosamente baseada nas melhores evidências, dos principais problemas que o cardiologista defronta nessa atividade em sua rotina de trabalho. Buscamos e encontramos uma forma de elaborar este livro que o fizesse prático sem ser superficial, para o cardiologista encontrar rapidamente o que procura com resumos, fluxogramas e orientações diretas.

Sejam todos muito bem-vindos à 2ª edição de *Consultório do Cardiologista.*

Fernando Nobre
Marcelo Garcia Leal
Editores

Seção I

ATENDIMENTO NO CONSULTÓRIO, ANAMNESE E EXAME FÍSICO

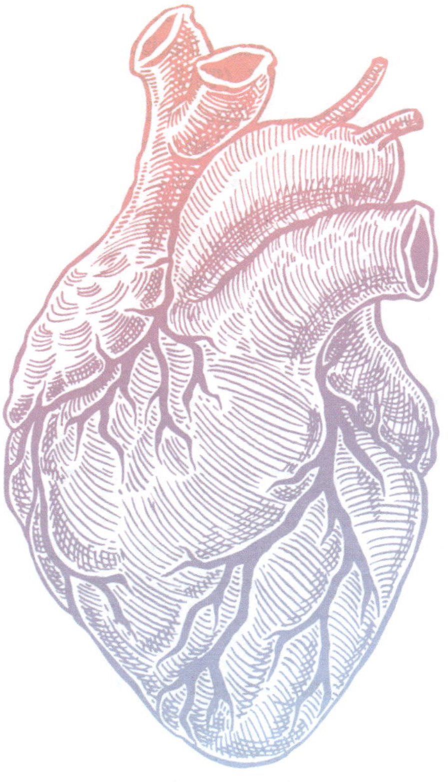

1

A arte do atendimento no consultório

Fernando Nobre
Marcelo Garcia Leal

A prática da medicina é uma arte, não um comércio; um chamado, não um negócio; uma atividade em que seu coração será exercitado igualmente à sua cabeça.

Sir William Osler
(12/07/1849–29/12/1919)

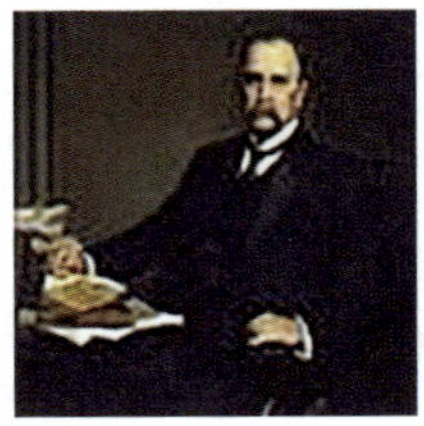

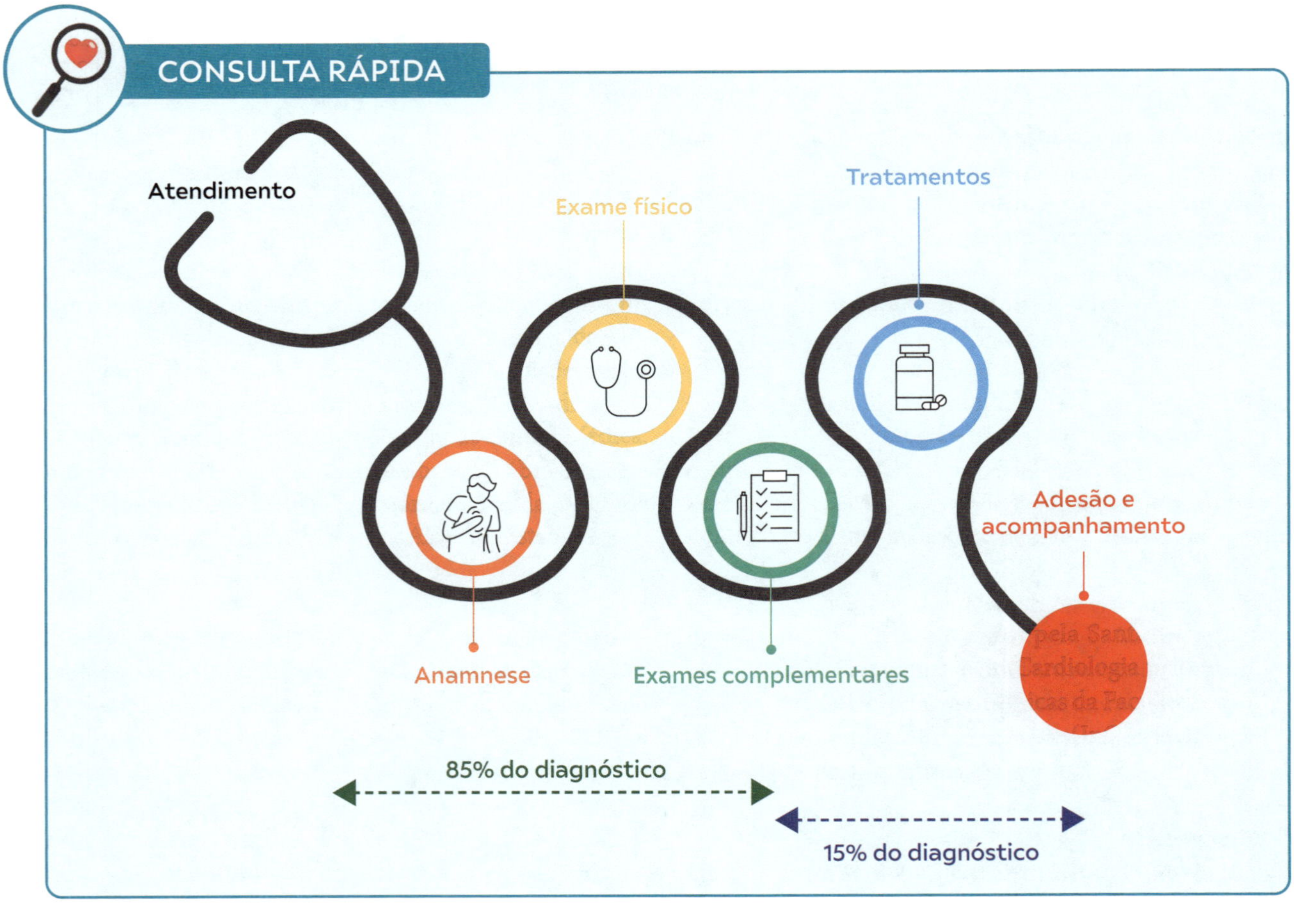

O atendimento em consultório é uma atividade importante do cardiologista brasileiro, segundo a avaliação da Sociedade Brasileira de Cardiologia[1].

Em 13.462 avaliações, o local de trabalho mais frequente foi em hospital público (46,5%), seguido por hospital privado (28,5%) e consultório privado (21,1%). O consultório é a principal atividade de 23,9% dos homens e 14% das mulheres, predominantemente entre aqueles com mais de 50 anos (31,7%)[1].

Entretanto, em qualquer local que a medicina – em geral e, em particular, a cardiologia – seja praticada, o atendimento ao paciente é a função mais nobre exercida pelo médico.

É sagrada a oportunidade de o paciente falar e de o médico ouvir!

Uma das mais excitantes práticas da medicina, após algumas décadas de exercício da cardiologia, é a avaliação de um paciente pela primeira vez, quando os dados a

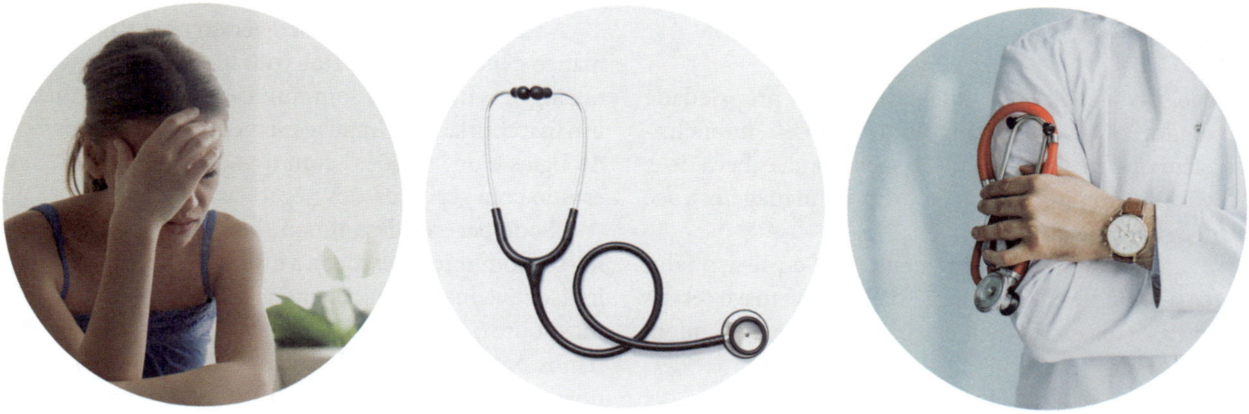

FIGURA 1 Consulta médica: a sagrada oportunidade de o paciente falar e o médico ouvir.

seu respeito são desconhecidos, e o exercício de uma anamnese bem conduzida e um exame físico bem-feito propiciam o raciocínio voltado a um diagnóstico e, subsequentemente, à instituição de tratamentos que lhe proporcione a cura não só de sua doença, mas, igualmente, de seus sentimentos. Da mesma forma, propiciando-lhe um bom prognóstico pela utilização dos melhores recursos disponíveis na medicina que se deve praticar.

Nesse contexto, é fundamental as definições de doença e de enfermidade, que devem fazer parte do conhecimento de todos os médicos.

- Doença é anormalidade da estrutura e da função dos órgãos e dos sistemas corporais (*diabetes mellitus*, insuficiência cardíaca, infarto agudo do miocárdio, por exemplo). Apresenta evidência biológica e química. Não lida com fatores pessoais, culturais, sociais e espirituais da saúde debilitada.
- Enfermidade é resposta subjetiva do paciente ao não se sentir bem. Doença é algo que um órgão tem; enfermidade é algo que o ser humano sente. Resposta subjetiva do paciente ao fato de não estar bem (envolve comportamento, enfrentamento ou relacionamentos com outras pessoas). É a perspectiva do paciente[2].

Pode-se afirmar que enfermidade é o que leva o paciente ao médico – o que ele sente. Doença é o que efetivamente tem após a consulta.

Para essa prática eficiente e gratificante da cardiologia no consultório, é fundamental que o médico tenha essa percepção e um modo de agir que atenda aos dois conceitos que os contemple com similaridade.

Para essa atividade da consulta médica, alguns pré-requisitos são essenciais: saber ouvir e saber falar.

OUVIR

Saber ouvir é fundamental, pois ouvir é dar oportunidade ao paciente para dizer suas queixas, angústias, sofrimentos. Motivos que o fizeram chegar ao médico.

Entretanto, ouvir é um exercício de paciência, compreensão e acolhimento praticado por poucos médicos para infeliz consequência e, não raramente, desastrosa relação médico-paciente.

Philips et al., preocupados com a qualidade do atendimento médico no que diz respeito à capacidade de os clínicos saberem ser paciente e ouvirem atentamente seus clientes, permitindo que uma boa história clínica seja obtida a bem de todos os aspectos dela decorrentes, avaliaram objetivamente o tempo dedicado pelos médicos a ouvir os pacientes em um atendimento. Concluíram que os médicos interrompiam a narrativa de seus pacientes após uma média de 11 segundos[3].

Relatar os sintomas, referir-se a sinais que o afligem, são necessidades de quem busca atendimento. Para expressar esses sentimentos, o paciente precisa falar, assim como ser ouvido. Entretanto, é preciso reconhecer que há imensas limitações determinadas por grande contingente de pessoas a serem atendidas, particularmente nos serviços públicos ambulatoriais; ambiente físico inadequado e, às vezes, inóspito; carga horária excessiva de trabalho; recursos tecnológicos existentes, mas nem sempre disponíveis. Mesmo diante dessas limitações, será sempre importante ouvir e dar atenção, sabendo cuidar dessa insuperável relação que não pode ser substituída por qualquer avançada tecnologia por mais moderna e eficiente que seja.

É, por fim, oportuno lembrar que os médicos foram treinados, estudaram e aprenderam a exercer sua profissão. Não há, entretanto, escola para ensinar as pessoas a se tornarem doentes. O dever é, pois, nosso!

FALAR

Nelson "Madiba" Mandela disse com propriedade e sabedoria: "Se você falar com um homem numa linguagem que ele compreende, isso entra na cabeça dele. Se você falar com ele em sua própria linguagem, você atinge seu coração".

É com base nesse pensamento que é preciso falar com os pacientes. A inequação da linguagem e o rebuscado das expressões médicas não explicam. Ofendem e angustiam.

> Para tratar sua aterosclerose da coronária, é necessária uma cinecoronariografia que, muito provavelmente, deverá ser seguida de dilatação da artéria e colocação de um *Stent*.

Comunicação tecnicamente perfeita e, na prática, péssima. Gastar (ou aproveitar) mais tempo com uma linguagem acessível para o paciente e na forma como ele se expressa é seguir os princípios de Mandela e aplicá-los à comunicação médica.

Falar para ser compreendido, dizer para ser ouvido e afirmar para ser confiável.

Andrew M. Luks et al. escreveram um artigo emblemático denominado: "Watch your lunguage! Misuge and neologisms in clinical communication"[4]. Eles avaliam o uso inapropriado de linguagem médica, de neologismos, de siglas e de "jargões" com o paciente e concluem o estudo com repercussões negativas.

"Pode parecer desanimador tentar refazer todas as nossas comunicações, dada a utilização de imprecisos e, indiscutivelmente, inadequados termos. Mas se refletirmos sobre o que fazemos a cada dia, torna-se óbvio que temos oportunidades abundantes de modelar melhor nossas habilidades de comunicação e falar a língua correta, que é um privilégio aprender e transmitir."

O atendimento médico em consultório deverá, pois, ser calcado no que expressa a Figura 2

Dessa forma, agindo assim, o melhor da medicina estará sendo exercido, e as expectativas dos pacientes estarão sendo atendidas: ter a capacidade de diagnosticar e de tratar a doença que o indivíduo apresenta e entender, avaliar e aceitar o que o paciente sente, suas angústias relacionadas – ou não – à sua doença. Tratar sua enfermidade.

Diante dos conhecimentos da atual medicina, dois outros conceitos são necessários para a prática efetiva da medicina no consultório médico.

SABER OUVIR

Estudo com médicos americanos demonstrou que, ao iniciar uma narrativa, o paciente é interrompido após 11 segundos do início dela.

Deixe que o paciente expresse suas queixas com objetividade (é possível auxiliá-lo nesse intuito).

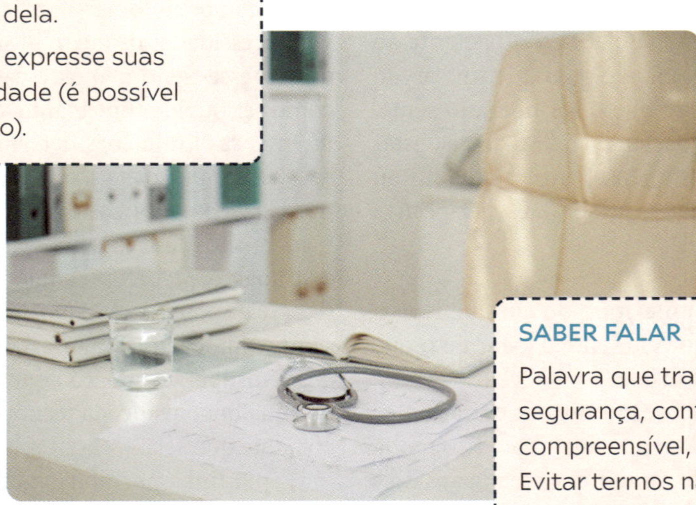

SABER FALAR

Palavra que transmita confiança, segurança, conforto. Linguagem compreensível, elucidativa, clara! Evitar termos não familiares de diagnósticos, exames e tratamentos.

Observe sua linguagem!

FIGURA 2 O binômio falar-ouvir como objetivos do atendimento médico no consultório.

ENFERMIDADE MORAL

É a resposta subjetiva, afetando o comportamento ou o relacionamento com os outros, envolvendo valores, sentimentos ou atitudes associados com o prejuízo para si e/ou para o outro, incluindo a sociedade. Por se tratar de enfermidade, não há confirmação laboratorial ou clínica, entretanto, pode ser avaliada objetivamente por meio de questionários ou escalas. Há correlação com alterações bioquímicas, hormonais ou desfechos clínicos, dependendo da intensidade da condição clínica ou do período de observação. As condições às quais o indivíduo está exposto, suas condutas, hábitos e sentimentos[2].

Esse conhecimento precisa fazer parte da formação do médico moderno, para que avalie e aplique sempre que for necessário, para alcançar a melhor prática da profissão e o atendimento pleno do paciente.

ESPIRITUALIDADE

A espiritualidade é um aspecto dinâmico e intrínseco da humanidade, pela qual as pessoas buscam significado, propósito e transcendência, bem como experimentam relacionamentos com o eu, a família, os outros, a comunidade, a sociedade, a natureza e o significativo ou o sagrado.

"Conjunto de valores morais, mentais e emocionais que norteiam pensamentos, comportamentos e atitudes nas circunstâncias da vida de relacionamento intra e interpessoal." Pode-se acrescentar ainda o aspecto de ser motivado ou não pela vontade e ser passível de observação e de mensuração[5].

Espiritualidade, dentro desse aspecto conceitual, é uma abordagem necessária para a avaliação, a orientação e os cuidados amplos com o paciente.

Diante de benefícios baseados em boas e robustas evidências, a abordagem e a discussão do assunto com os pacientes são essenciais.

É, entretanto, necessário que médicos e pacientes estejam concordantes sobre a abordagem desses aspectos na vida do assistido e, ainda mais, que o profissional tenha formação, objetividade e conhecimento para a atuação.

A Figura 3 mostra um fluxograma para que essa atuação seja eficaz e produtiva.

Tyler Vander Weele e colaboradores da Harvard School of Public Health, Boston, Massachusetts, em artigo seminal sobre o tema apontam que espiritualidade, ciência e saúde são caminhos paralelos que resultam em benefícios únicos aos pacientes abordados e orientados sobre o tema[6].

Esses autores concluem: "Mais explícito foco em espiritualidade, frequentemente considerada fora da real e moderna medicina, pode melhorar a pessoa centrada em abordagens de bem-estar e mais amplos pensamentos dos pacientes e dos médicos".

A arte do atendimento no consultório é a função mais nobre do médico no exercício da Medicina e deve estar centrada nos princípios que devem regê-la, pois o paciente vem em busca do diagnóstico de sua doença; entendimento e atenção à sua enfermidade, tudo para amenizar seu sofrimento.

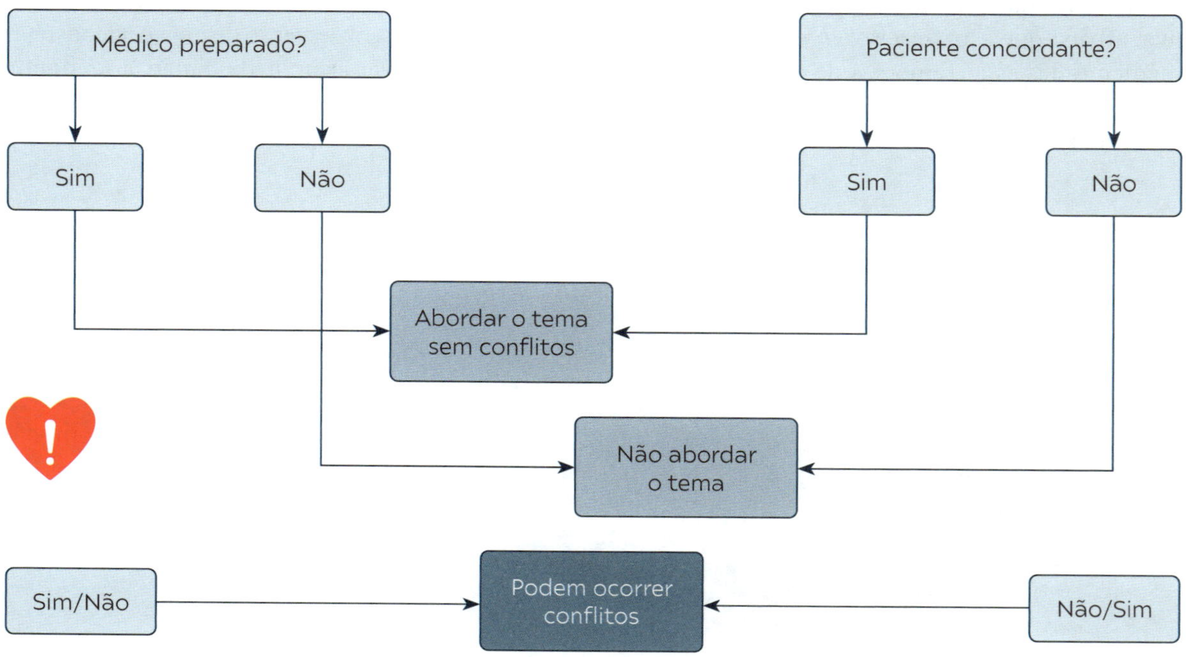

FIGURA 3 Fluxograma para abordagem da espiritualidade no consultório médico.

A grande e inquestionável missão hipocrática assumida pelo médico é dar ao paciente confiança para a vida e esperança para o viver e proporcionar a ele a cura, trabalhando com esses valores definidos.

Oliver Sacks bem define esses propósitos ao dizer: "Ao examinar a doença, ganhamos sabedoria sobre anatomia, fisiologia e biologia. Ao examinar a pessoa com doença, ganhamos a sabedoria sobre a vida".

A ARTE DA HISTÓRIA CLÍNICA E DO EXAME FÍSICO

Lamentavelmente, tem-se visto uma inversão dos valores mais edificantes da prática médica que é a produção de uma anamnese completa, detalhada e objetiva associada ao exame físico, segundo as melhores orientações da semiologia médica.

Menseñor[7], em um artigo seminal sobre o papel da anamnese, do exame físico e da avaliação complementar denominado "Anamnese, exame clínico e exames complementares como testes diagnósticos para a avaliação e produção de diagnósticos", conclui que a anamnese bem conduzida é responsável por 82,5% da hipótese de diagnóstico, e, se somados a ela o exame físico, ganham-se mais 8,75% no objetivo de formular o diagnóstico correto. Restando para complementação apenas 8,75% para os exames subsidiários (Figura 4).

Desde a década de 1990, passou a haver forte iniciativa de valorização da medicina "arte" que é representada pela atuação do médico usando a propedêutica pura. Um artigo intitulado "The Science of the art of the clinical examination", assinado por David Sackett[8], que foi o principal criador dessa iniciativa, afirma que a anamnese e o exame físico dão ao médico todas as ferramentas de que ele necessita para fazer o diagnóstico, permite que sejam afastadas hipóteses diagnósticas e possibilita ainda a identificação de pacientes em estágios iniciais de doenças que poderiam levar à morte.

Entretanto, atualmente a prática de uma medicina defensiva, calcada na obtenção de um número abusivo de exames complementares que, supostamente, dão apoio à decisão tomada, é a realidade.

Esse quadro custa caro para o paciente, para as instituições de saúde suplementar e para o sistema de saúde governamental. Quase sempre com uma muito duvidosa, senão claramente equivocada, relação custo-benefício.

É inegável e não se pode, por nenhuma causa ou hipótese, dispensar os recursos de exames complementares adicionados à prática médica nas últimas décadas. Na cardiologia em particular.

Este livro valoriza esses aspectos e traz uma seção especialmente dedicada ao papel de cada uma dessas possibilidades de utilização de exames subsidiários na cardiologia. Suas indicações são sempre baseadas nas melhores evidências de benefícios.

Utilizar exames subsidiários com parcimônia é essencial, ou seja, absolutamente necessário.

Há uma frase que bem reflete esses aspectos, empregada com frequência pelos que defendem essa postura da "medicina arte" que afirma: "Quem não sabe por que pede, não entende o resultado que recebe".

Ainda nesse cenário do papel da observação, vale lembrar a singular história de Arthur Conan Doyle (1859-1930), médico e professor universitário, criador do célebre personagem Sherlock Holmes.

Ele criou esse personagem com base no que observava de um médico capaz de extrair detalhes impressionantes da história clínica bem conduzida e da observação pertinaz de seus pacientes – Dr. Joseph Bell (1837-1911).

É relatada uma observação de uma paciente referida ao Dr. Bell para ser examinada. Então, a senhora, que trazia consigo uma criança, foi atendida diante de seus alunos que assistiram à sua entrevista com ela.

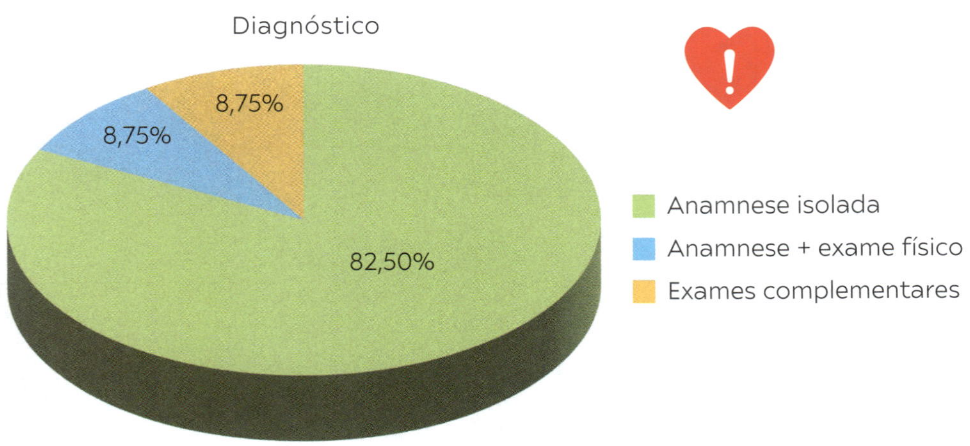

FIGURA 4 O papel da anamnese, dos exames complementares e da associação de ambos para o diagnóstico.

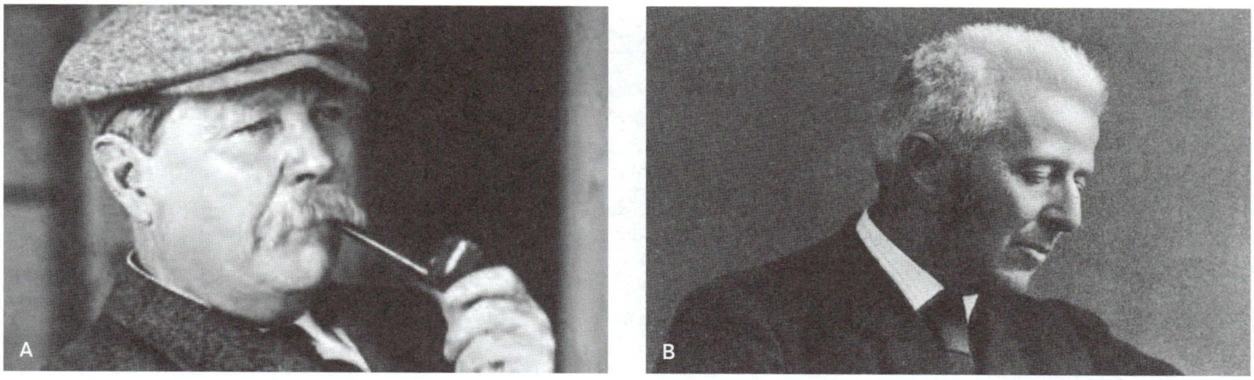

FIGURA 5 A: Arthur Conan Doyle (1859-1930), médico e professor universitário, criador do célebre personagem Sherlock Holmes. B: Joseph Bell (1837-1911), professor na Escola de Medicina da Universidade de Edimburgo, grande observador e arguto avaliador dos pacientes, em quem Arthur Conan Doyle se inspirou para a criação de seu personagem Sherlock Holmes.

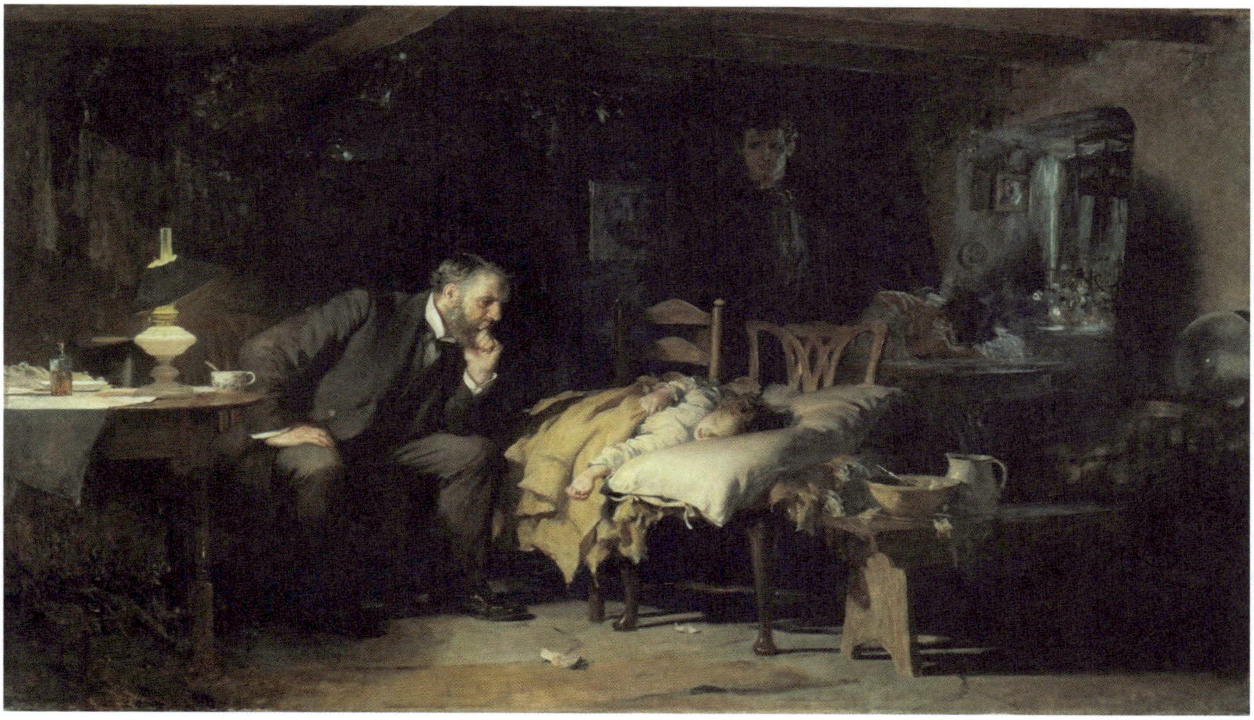

FIGURA 6 *The Doctor* – Sir Samuel Luke Fields.

– Bom dia! – disse ele ao iniciar a consulta.

– Bom dia! – respondeu-lhe, educadamente a senhora.

– Como foi a sua viagem pela balsa de Burntisland?

– Muito boa! – disse ela, sem compreender o porquê da pergunta.

– Onde está a outra criança?

– Deixei-a com minha irmã em Leith – respondeu ainda mais intrigada.

– Você pegou o atalho em Interdith Row para chegar até aqui?

– Sim! – respondeu já assustada por tantas coincidências.

– Você ainda trabalha na fábrica de Linóleo?

– Sim – respondeu incrédula.

[...]

Então, Bell pediu licença à sua paciente e começou a explicar a seus alunos.

Vejam:

- Quando ela respondeu ao meu cumprimento o seu "bom-dia" tinha o sotaque de quem vive em Fife. A balsa mais próxima de Fife é a de Burntisland. Então posso concluir que ela só poderia ter usado esse meio de transporte.

- Olhando seus pés observei um tipo de argila que só esse atalho por onde ela deveria ter passado tem... O casaco que ela tinha nas mãos era muito pequeno para ser da criança que a acompanhava, então ela só poderia ter deixado uma outra pelo caminho. Se vocês observaram bem, ela tinha lesões nas mãos que são típicas de quem trabalha com os produtos somente utilizados na fábrica de linóleo. Imaginem, então, quanto pode ser ainda acrescido a todo esse conhecimento ao ser examinada essa paciente!

Para concluir, repete-se: este livro está centrado na mais atual e moderna prática da cardiologia no consultório.

Não dispensa, em nenhum momento, o alerta para os valores sagrados e seculares da boa relação médico-paciente e do emprego da "medicina arte" pareada aos melhores recursos de exames modernamente disponíveis.

Em todos os seus capítulos escritos por experientes e conceituados cardiologistas, atende a esses princípios de uma prática médica que não despreza o presente e valoriza o passado.

Assumindo e praticando o pensamento de Carl Gustav Jung "Conheça todas as teorias, domine todas as técnicas, mas ao tocar uma alma humana, seja outra alma humana".

BIBLIOGRAFIA

1. Faganello LS, Pimentel M, Polanczyk CA, Zimerman T, Malachias MVB, Dutra OP, et al. O perfil do cardiologista brasileiro – uma amostra de sócios da Sociedade Brasileira de Cardiologia. Arq Bras Cardiol. 2019;113(1):62-8.
2. Nobre F, Oliveira GBF, Saraiva JFK, Magalhães L, Couceiro SM. Estratégias de prevenção e tratamento que envolvem espiritualidade em cardiologia. Rev Soc Cardiol Estado de São Paulo. 2020;30(3):425-30.
3. Phillips KA, Ospina NS. Physicians interrupting patients. JAMA. 2017;318(1):93-4.
4. Luks AM, Goldberger ZD. Watch your lunguage! Misuge and neologisms in clinical communication. JAMA Internal Medicine. 2020.
5. Avezum A, Esporcate R, Moriguchi EH, Lucchese FA, Nobre F, Griz HB, et al. Espiritualidade e fatores psicossociais em medicina cardiovascular em atualização da Diretriz de Prevenção Cardiovascular da Sociedade Brasileira de Cardiologia – 2019. Arq Bras Cardiol. 2019;113(4):787-891.
6. Weele TJV, Balboni TA, Koh HK. Health and spirituality. JAMA. 2017.
7. Menseñor IM. Anamnese, exame clínico e exames complementares como testes diagnósticos. Rev Med (São Paulo). 2013;92(4):236-41.
8. Sackett DL. The science of the art of the clinical examination. JAMA. 1992;267(19):2650-2.

2

Anamnese

Minna Moreira Dias Romano
André Schmidt

CONSULTA RÁPIDA

A história clínica cardiovascular deve ser detalhada e guiada, principalmente, por sintomas. É importante a completa caracterização dos sintomas, assim como sua relação com a atividade física, determinação de fatores desencadeantes ou de alívio. O uso de medicamentos e drogas ilícitas deve ser pesquisado, pois pode dar origem a sinais e sintomas cardiovasculares. Um erro inicial na avaliação dos sintomas se refletirá em excessos de exames complementares e maior tempo despendido, além de maior custo para alcançar o diagnóstico. A construção de uma anamnese completa e elucidativa em busca de um diagnóstico prévio deve obedecer a uma sequência de observações

Dados obrigatórios na construção da anamnese

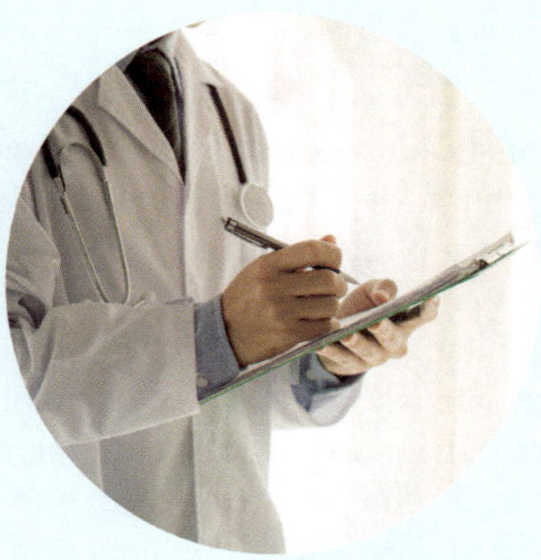

História detalhada da doença atual

O que motivou a busca pela consulta.

Detalhamento dos sintomas referidos e dos sinais obtidos.

Medicamentos em uso.

Interrogatório sobre os principais aparelhos

(intestinos, urina, sono, apetite, olhos, ouvidos, nariz, garganta)

Antecedentes pessoais

(doenças anteriores com especial enfoque para as cardiovasculares)

Antecedentes familiares

(informações de doenças em pai, mãe e irmãos. Especialmente as cardiovasculares

Precoces (homem < 55 anos e mulheres < 65 anos)

Hábitos de vida

Atividades físicas, tabagismo, consumo de álcool, uso de drogas ilícitas.

Práticas espiritualistas

Principais sinais e sintomas

- Relação com atividades físicas
- Fatores desencadeantes ou de alívio
- Medicamentos
- Drogas ilícitas
- Precordialgia
- Síncope
- Palpitações
- Edema
- Tosse
- Cianose
- Fadiga

Uma investigação detalhada e objetiva deve ser feita em relação à precordialgia. Nesse caso a dor referida deve conter, obrigatoriamente:

Precordialgia da doença coronariana

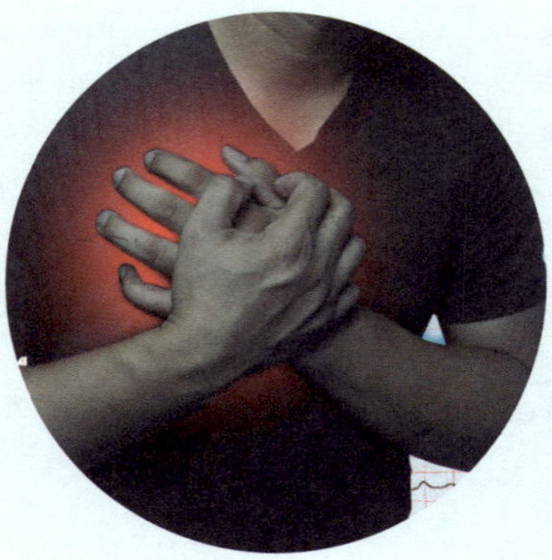

Início: desencadeada por algum fator, como exercício e emoção ou espontaneamente.

Duração: em minutos.

Intensidade: pode-se pedir uma estimativa em uma escala de 0 a 10.

Localização precisa e irradiações: membros superiores, mandíbula, epigástrica, dorso.

Frequência de aparecimento.

INTRODUÇÃO

Em uma era de predomínio marcante de moderna e variada tecnologia, que oferece recursos para aprimoramento e maior acurácia do diagnóstico de doenças cardiovasculares, o grande desafio consiste em manter elevado o treinamento das habilidades clínicas fundamentais.

Assim, a obtenção de anamnese de boa qualidade e a execução sistematizada e abrangente do exame físico continuam a ser partes essenciais da abordagem clínica, elemento fundamental para que os exames suplementares, muitas vezes sofisticados e caros, sejam utilizados criteriosamente, em busca de uma relação que garanta a melhor precisão para o diagnóstico com o menor custo, tanto para o sistema público de saúde como para o paciente, em particular.

As análises sistematizadas disponíveis do valor da história clínica para o diagnóstico de doenças cardiovasculares demonstram, inequivocamente, que sua adequada utilização permite o estabelecimento do diagnóstico clínico, com precisão entre 74 e 90% dos casos, dependendo do tipo de sintoma principal apresentado pelos pacientes[1-3].

SINTOMAS IMPORTANTES DE DOENÇAS CARDIOVASCULARES

Dispneia

Conceito

É a sensação de respiração anormalmente desconfortável ou dificuldade para respirar, geralmente desencadeada por exercício físico[4,5].

Caracterização pelo paciente

Quando o paciente descreve o sintoma como "falta de ar", "fôlego curto" ou "dificuldade para respirar", a caracterização como dispneia não apresenta qualquer dificuldade. Entretanto, algumas vezes, ele pode queixar-se de "cansaço" ou "canseira", situações em que se torna necessário definir se é uma sensação de cansaço generalizado, representando, provavelmente, fadiga ou adinamia, ou, se essa manifestação é mais localizada no tórax, caracterizando efetivamente dispneia. Eventualmente, esse sintoma pode ser descrito como "sensação que o ar não entra" associada a inspirações profundas intermitentes em ritmo respiratório normal, caracterizando a dispneia suspirosa, associada a causas psicogênicas[4-6].

Em geral, a dispneia se manifesta nos esforços, o que torna fundamental a caracterização precisa da intensidade da atividade que a desencadeia e de sua evolução no tempo, bem como o impacto sobre as atividades habituais do paciente.

Em pacientes com hipertensão venocapilar pulmonar, a dispneia que se manifesta em poucos minutos após deitar-se caracteriza a ortopneia, que se expressa por uma necessidade de aumentar o número de travesseiros para dormir, buscando elevação do tórax e maior conforto respiratório. Esta é uma manifestação pouco específica, uma vez que pode ocorrer em outras situações nas quais a capacidade vital é reduzida, como na ascite volumosa.

A dispneia paroxística noturna ocorre após o paciente ter conciliado o sono por 2 a 4 horas, e manifesta-se subitamente, acordando-o com uma sensação de

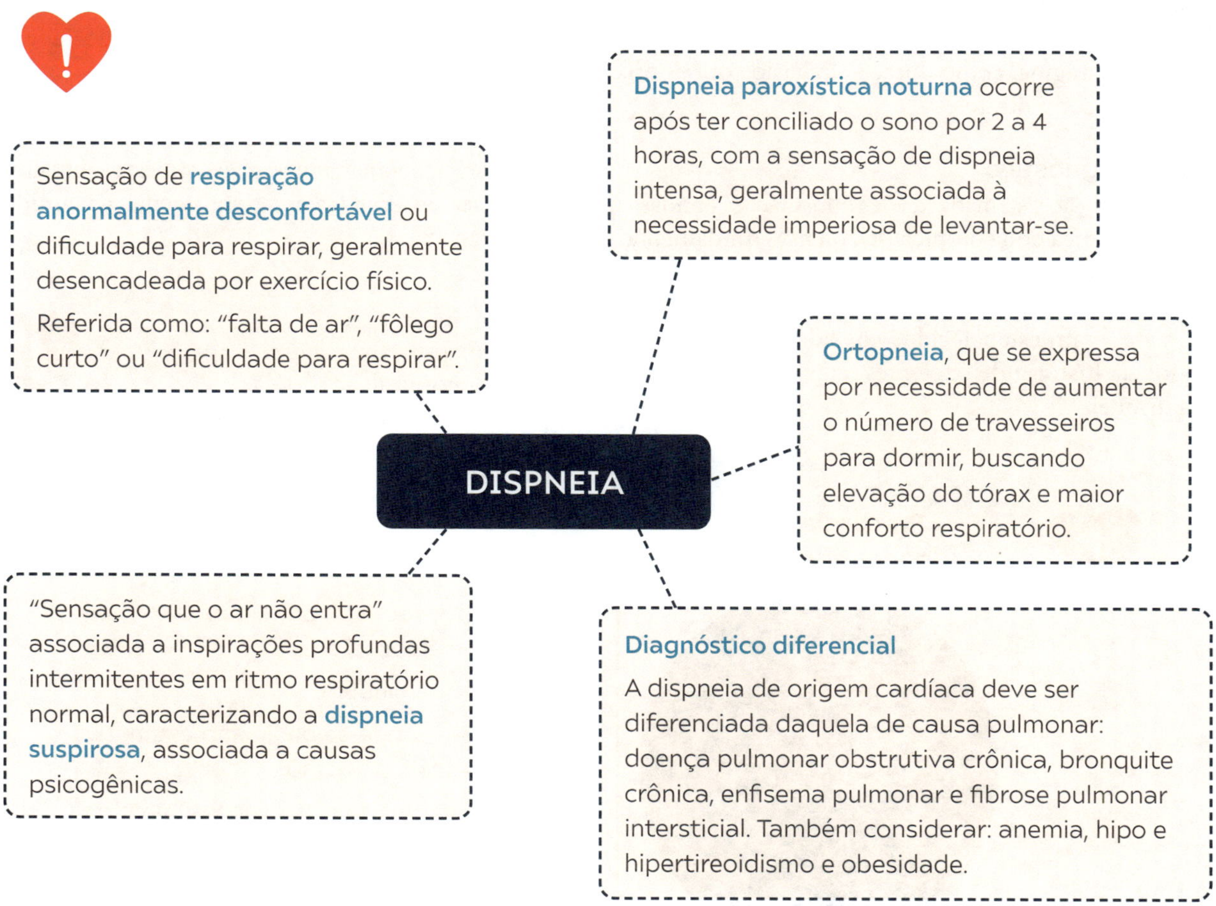

FIGURA 1 Dispneia: conceito, causas e formas comuns de manifestação

dispneia intensa, geralmente associada à necessidade imperiosa de levantar-se em "busca de ar" e a sensação de morte iminente. A melhora dessa manifestação é relativamente demorada (15 a 30 minutos) quando comparada à melhora da ortopneia, que é imediata com a elevação do corpo. Apresenta elevado grau de especificidade para indicar um grave quadro de congestão pulmonar aguda.

Diagnóstico diferencial

A dispneia de origem cardíaca deve ser diferenciada daquela de causa pulmonar, que pode ocorrer na doença pulmonar obstrutiva crônica, na bronquite crônica, no enfisema pulmonar e na fibrose pulmonar intersticial. A dispneia crônica – que se manifesta na anemia, no hipertireoidismo, no hipotireoidismo, na obesidade e no descondicionamento físico – geralmente não representa dificuldade no diagnóstico diferencial em face das outras manifestações associadas[4-6].

Deve-se registrar a possibilidade de a dispneia representar manifestação secundária à isquemia miocárdica, por elevação da pressão venosa pulmonar secundária à disfunção sistólica e diastólica, correspondendo a um "equivalente anginoso", reproduzindo outras características da angina, como duração, relação com esforço e melhora com nitratos.

Valor diagnóstico

A utilização sistematizada das informações obtidas na história clínica pode propiciar elementos fundamentais para a definição do diagnóstico de doenças do sistema cardiovascular. Aproximadamente 74% dos diagnósticos clínicos foram estabelecidos considerando apenas os dados da história de pacientes, cuja queixa principal era dispneia[3].

Dor torácica

Conceito

É uma manifestação sintomática relativamente frequente e complexa, uma vez que pode ser decorrente de causas cardíacas e não cardíacas, múltiplos mecanismos fisiopatológicos, manifestando-se aguda ou cronicamente, com expressão clínica nem sempre de fácil distinção entre as diferentes etiologias[4,5,7,8].

Caracterização pelo paciente e diagnóstico diferencial

A caracterização precisa da dor torácica é fundamental para embasar o diagnóstico diferencial[9,10]. Entre essas características, são essenciais: início e duração do sintoma, bem como sua qualidade, localização, irradiação, intensidade, fatores desencadeantes, impacto na capacidade de trabalho, fatores de alívio, manifestações concomitantes e evolução do sintoma no tempo. As características da dor torácica nas diferentes etiologias cardíacas estão apresentadas esquematicamente na Figura 2.

Doenças não cardíacas podem causar dor torácica e devem ser consideradas no diagnóstico diferencial e em etiologias e características resumidas na Tabela I.

Causas cardíacas de dor torácica crônica

Essas condições clínicas, embora representem causas de dor torácica com manifestação crônica, eventualmente podem ser observadas em atendimento nas unidades de emergência:

- Angina estável.
- Prolapso valvar mitral.
- Estenose valvar aórtica.
- Cardiomiopatia hipertrófica.

Precordialgia da doença coronariana

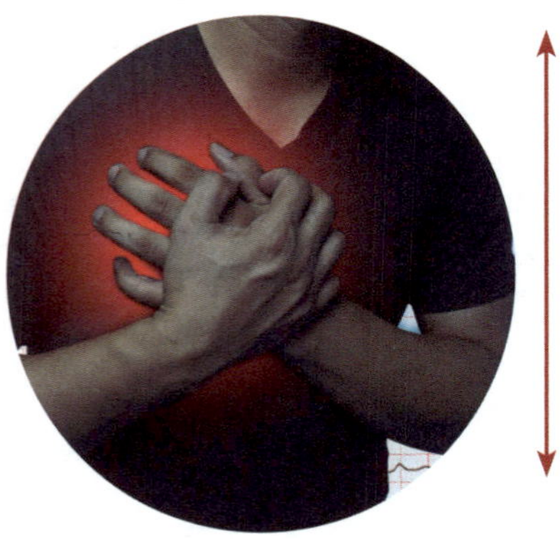

Início: desencadeada por algum fator, como exercício e emoção ou espontaneamente.

Duração: em minutos.

Intensidade: pode-se pedir uma estimativa em uma escala de 0 a 10.

Localização precisa e irradiações: membros superiores, mandíbula, epigástrica, dorso.

Frequência de aparecimento.

FIGURA 2 Caracterização e diagnóstico diferencial da dor torácica de origem cardiovascular baseados na história clínica e no exame físico.

TABELA I Caracterização e diagnóstico diferencial da dor torácica de origem não cardiovascular baseados na história clínica e no exame físico

Características de dor torácica que não são típicas de isquemia miocárdica:
▪ Caráter pleurítico (aguda ou "em facada", manifestando-se com respiração ou tosse).
▪ Desconforto localizado primária ou unicamente na porção média ou inferior do abdome.
▪ Dor que pode ser localizada apenas com a ponta de um dedo, especialmente na projeção da região apical do ventrículo esquerdo.
▪ Dor que pode ser reproduzida com o movimento ou com a palpação da parede torácica ou dos braços.
▪ Dor constante que dura muitas horas.
▪ Episódios de dor muito curtos que duram alguns segundos.
▪ Dor que irradia para extremidades inferiores.

Valor diagnóstico

A acurácia dos preditores diagnósticos depende do contexto clínico. Em pacientes crônicos, estáveis, com dor torácica, o melhor preditor diagnóstico é a descrição das características da dor torácica pelo paciente (sensibilidade: 50-91%; especificidade: 78-94%), enquanto nos quadros agudos, o eletrocardiograma mostra maior valor para diagnóstico[10].

Palpitação

Conceito

É caracterizada como sensação desconfortável do batimento cardíaco, podendo ou não estar associada a alteração da regularidade, aumento da intensidade e/ou da frequência cardíaca[5,11].

Caracterização pelo paciente

Pode surpreender por sua ampla variabilidade. Descrições como "golpes no coração", "batedeira", "coração disparado" ou "batidas fora do tempo" são comuns. Embora nem sempre seja possível estabelecer uma relação precisa entre a descrição do sintoma e a efetiva alteração de ritmo ou da frequência cardíaca, algumas formas de descrição podem sugerir o mecanismo subjacente. A sensação de "golpes" no coração está associada geralmente a ectopias, com a impressão de que o coração para e volta a bater, típica da pausa pós-extrassistólica. O batimento pós-extrassistólico, mais vigoroso, é então percebido como um "golpe". O termo "disparo cardíaco" costuma ser usado para descrição de taquicardias (atriais, ventriculares ou mesmo sinusais). Outra descrição frequente em histórias clínicas é a "veias que pulam no pescoço" ou "golpes no pescoço", às vezes até "pulsação no pescoço"; essa sensação pode refletir a ocorrência de dissociação atrioventricular, quando a contração atrial ocorre, estando a valva atrioventricular (tricúspide) fechada, produzindo ondas A em canhão. Tais ondas são percebidas como pulsação cervical, algumas vezes chamadas de "sinal do sapo", podendo sugerir arritmias supraventriculares de reentrada, como a taquicardia nodal. Quando a sensação se apresenta como de pulsações ocasionais ou arrítmicas, ela pode representar a ocorrência de extrassístoles, que podem ser ainda referidas como "falhas", ou mesmo como "dificuldade de puxar o ar" ou "fôlego curto", quando, então, esse sintoma acaba determinando uma investigação de dispneia.

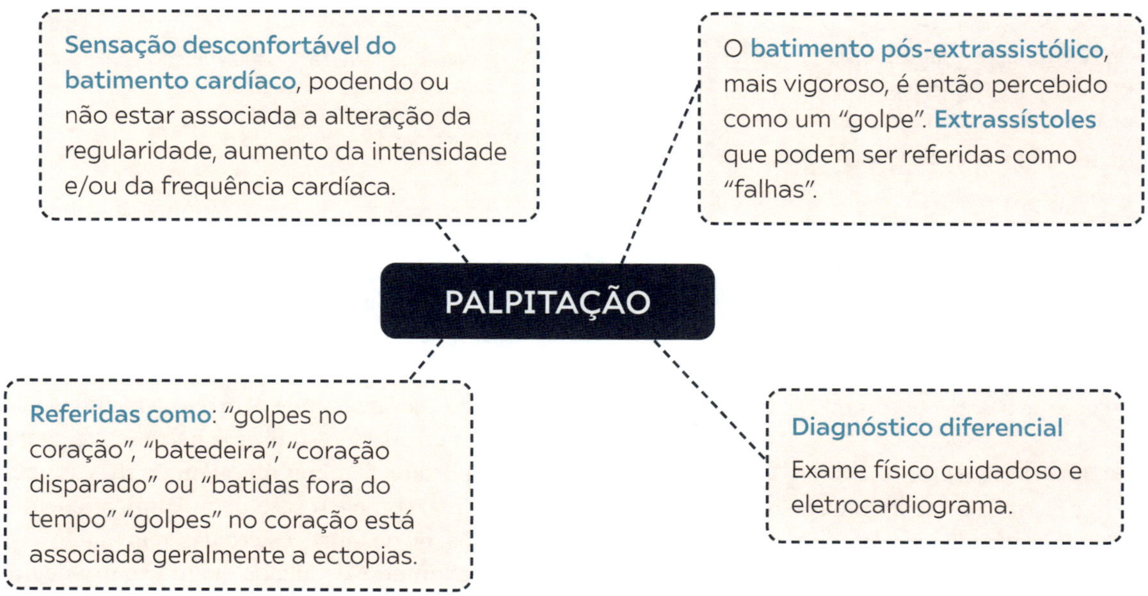

Diagnóstico diferencial

Embora a descrição da forma de manifestação da palpitação possa oferecer elementos para orientar o diagnóstico, seu significado clínico geralmente depende da identificação de alteração do ritmo e/ou da frequência cardíaca durante o exame físico e de sua confirmação com avaliação eletrocardiográfica[15].

Valor diagnóstico

Na maioria das vezes, a queixa de palpitação não está relacionada a importantes alterações cardiovasculares, sendo o sintoma um indicador pouco preciso de distúrbios do ritmo. Summerton et al.[12] mostraram que há algumas características da história clínica que podem ser preditoras da presença de arritmias, incluindo sexo masculino, regularidade dos sintomas e ocorrência de manifestações durante o trabalho ou o sono[13-15].

Edema

Conceito

Denomina-se edema a expansão do volume do componente extravascular do líquido extracelular. O conceito não inclui o acúmulo de líquido no interior das células, a não ser no caso do tecido nervoso[5,16].

Classificação

A classificação dos edemas[16] encontra-se na Tabela II.

TABELA II Classificação dos estados edematosos

No território da circulação sistêmica/generalizada
Insuficiência cardíaca, nefropatias, hepatopatias, nutricionais, gastroenteropatias perdedoras de proteínas, gravidez normal e patológica, edema idiopático e síndrome do extravasamento vascular sistêmico
No território da circulação sistêmica/localizada
Estase venosa periférica, linfedema, inflamatório, urticária, angioedema e edema cerebral
No território da circulação pulmonar/cardiogênica
Insuficiência ventricular esquerda, estenose mitral, obstrução valvar mitral por trombo ou mixoma, *cor triatriatum*, drenagem anômala total de veias pulmonares com obstáculo ao retorno venoso pulmonar
No território da circulação pulmonar/não cardiogênica
Síndrome da angústia respiratória aguda, edema pulmonar das grandes altitudes, neurogênico ou secundário a acidente escorpiônico

Caracterização pelo paciente

A descrição desse sintoma pelo paciente pode variar bastante, podendo ser relatado como "inchaço" em uma região bem localizada e definida, ou mesmo uma queixa inespecífica e mal definida de aumento de peso corporal ou dificuldade em calçar os sapatos. É importante, na obtenção da história clínica, caracterizar a localização do edema, período de manifestação e piora ao longo do dia, relação com a posição corporal e a presença de sintomas associados. A Tabela III estabelece uma correlação entre a manifestação do sintoma na história clínica e sua etiologia provável[5].

TABELA III Manifestação sintomática de diversos tipos de edema

Descrição do sintoma	Provável etiologia
Edema de membro inferior unilateral, sem outros sinais inflamatórios, pode estar associado a trauma recente ou fatores de risco para estase venosa	Trombose venosa profunda
Edema de membros, porém unilateral e associado a outros sinais inflamatórios, ocasionalmente febre	Celulite
Edema de membros inferiores, bilateral, que piora à tarde ou com a posição ortostática, crônico	Insuficiência cardíaca
Edema localizado em tornozelos, simétrico, sem sinais inflamatórios	Uso de antagonistas dos canais de cálcio
Edema ao redor dos olhos e na face, principalmente ao acordar, simétrico, crônico, de evolução lenta	Síndrome nefrótica
Edema localizado, incluindo face, pescoço e braço de forma unilateral	Compressão de veia cava superior
Edema associado a prurido intenso, generalizado, de instalação súbita	Urticária
Edema generalizado, de evolução lenta, associado a queixas de sonolência, fala empastada, constipação e ganho de peso	Hipotireoidismo

O edema da insuficiência cardíaca pode, em sua evolução, alcançar as coxas, a genitália e a parede abdominal. Com decúbito prolongado, pode manifestar-se na região sacral, inicialmente, e logo atingir também os membros superiores. O estado de edema generalizado, denominado anasarca, pode ocorrer na insuficiência cardíaca, em nefropatias (síndrome nefrótica) e hepatopatias. É importante lembrar que algumas drogas podem causar edema, como é o caso da nifedipina (edema de tornozelos) ou dos corticosteroides, reforçando a necessidade de anamnese detalhada quanto ao uso de drogas.

Síncope

É a perda súbita e temporária de consciência e do tônus muscular, sem sinais premonitórios, seguida de recuperação total e espontânea. A presença de sinais premonitórios, como tontura, distúrbios visuais e perda do equilíbrio motor pode indicar lipotímia. Quadros de sensação de rotação do corpo ou do ambiente podem sugerir labirintopatias[17-19,20]. A síncope está detalhadamente discutida, sob os mais diversos aspectos, em capítulo específico. Síncope está detalhadamente analisada em capítulo específico sobre o assunto.

BIBLIOGRAFIA

1. Hampton JR, Harrison MJG, Mitchell JRA, Prichard JS, Seymor C. Relative contributions of history-taking, physical examination, and laboratory investigation to diagnosis and management of medical outpatients. Br Med J. 1975;2:486-9.
2. Kirch W, Schafii C. Reflection on misdiagnosis. J Intern Med. 1994;235:399-404.
3. Bordage G. Where are the history and the physical? Can Med Assoc J. 1995;152:1595-8.
4. Chizner MA. The diagnosis of heart disease by clinical assessment alone. Curr Prob Cardiol. 2001;26:285-380.
5. Braunwald E. Examination of the patient. The history. In: Braunwald E, Zipes D, Libb YP (eds.). Heart disease. 6.ed. Philadelphia: WB Saunders; 2001. p.1823-76.
6. Constant J. Bedside Cardiology. 2.ed. Boston: Little, Brown and Company; 1976.
7. American College of Emergency Physicians. Clinical policy for the initial approach to adults presenting with a chief complaint of chest pain, with no history of trauma. Ann Emerg Med. 1995;25:274-99.
8. Bassan R, Pimenta L, Leães PE, Timerman A. Sociedade Brasileira de Cardiologia. I Diretriz de Dor Torácica na Sala de Emergência. Arq Bras Cardiol. 2002;79(supl.2):1-21.
9. Jessé RL, Kontos MC. Evaluation of chest pain in the emergency department. Curr Prob Cardiol. 1997;22:149-236.
10. Chun AA, McGee SR. Bedside diagnosis of coronary artery disease: a systematic review. Am J Med. 2004;117:334-3.
11. Zimetbaum P, Josephson ME. Evaluation of the patient with palpitations. N Engl J Med. 1998;338: 1369-73.
12. Summerton N, Mann S, Rigby A, Peticar S, Dhawan J. New-onset palpitations in general practice: accessing discriminant value of items within the clinical history. Fam Pract. 2001;18:383-92.
13. Goldman L, Braunwald E. Chest pain disconfort and palpitation. In: Isselbacher KJ, Braunwald E, Wilson JD, Martin JB, Fauci AS, Kasper DL (eds.). Harrinson's principles of internal medicine. 13.ed. New York: McGraw-Hill; 1994.
14. Mayou R, Sprigings D, Birkhead J, Price J. Characteristics of patients presenting to a cardiac clinic with palpitation. QJM. 2003;36:115-23.
15. Kunz G, Raeder E, Bruckhardt D. What does the symptom "palpitation" mean? Correlation between symptoms and the presence of cardiac arrhytmias in the ambulatory ECG. Z Kardiol. 1977;66:138-41.
16. Rocha LO, Rocha ALS. Edema. In: López M, Laurentys-Medeiros J (eds.). Semiologia médica. As bases do diagnóstico clínico. 4.ed. Belo Horizonte: Revinter; 1999. p.196-212.
17. Brignole M, Alboni P, Benditt D, Bergfeldt L, Blanc JJ, Bloch Thomsen PG, et al. Task force on syncope, European Society of Cardiology. Part 1. The initial evaluation of patients with syncope. Europace. 2001;3:253-60.
18. Hachou D. Hipotensão arterial e síncope: conceito, fisiopatologia e diagnóstico diferencial. In: Socesp – Sociedade de Cardiologia do Estado de São Paulo. Manual de cardiologia. São Paulo: Atheneu; 2000. p.65-8.
19. Calkins H, Zippes D. Hypotension and syncope. In: Braunwald E, Zipes D, Libb YP (eds.). Heart disease. 6.ed. Philadelphia: WB Saunders; 2001. p.932-9.
20. Calkins H, Shyr Y, Frumin H, Schork A, Morady F. The value of the clinical history in the differentiation of syncope due to ventricular tachycardia, atrioventricular block, and neurocardiogenic syncope. Am J Med. 1995;98(4):365-72.

3

Exame físico do sistema cardiovascular

Minna Moreira Dias Romano
André Schmidt

CONSULTA RÁPIDA

O exame físico completo e tecnicamente correto é capaz de fornecer informações que subsidiam a maior parte dos diagnósticos em cardiologia.

Para sua realização, considerar:

Inspeção dos pulsos venosos

Examinado pela observação da veia jugular interna direita com o tórax a 45º em relação ao leito e à guarda relação com a pressão venosa central (PVC).

Pulso venoso jugular

- Pulsação venosa acima da clavícula com o paciente sentado = anormal
- Refluxo abdominojugular
- Pulso paradoxal: queda da PAS (> 10 mmHg) na inspiração
- Sinal de Kussmaul: pericardite constritiva, IC direita, infarto do VD

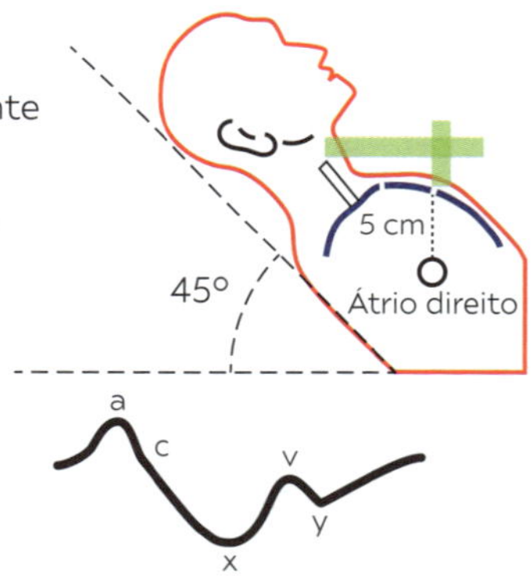

Inspeção dos pulsos arteriais

- Fornecem as seguintes informações:
- Frequência
- Ritmo: regular ou irregular.
- Simetria
- Amplitude

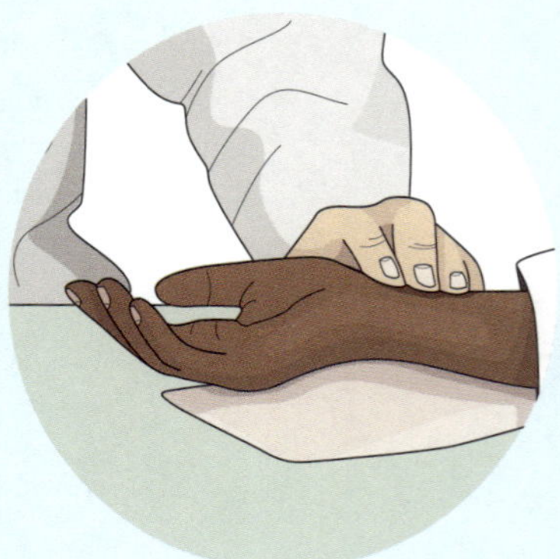

Perfusão periférica

Características: temperatura, coloração e enchimento das extremidades pela compressão da polpa de um ou mais dedos e observação de sua reperfusão.

Normal: enchimento rápido, da ordem de 2 a 3 segundos.

Inspeção e palpação do *ictus cordis*

Refletem o contato da porção anterior do ventrículo esquerdo com a parede torácica durante a fase de contração isovolumétrica do ciclo cardíaco.

Ictus normoposicionado deve estar no 4º ou 5º espaço intercostal esquerdo, na linha hemiclavicular ou medialmente a ela. Extensão normal de duas polpas digitais.

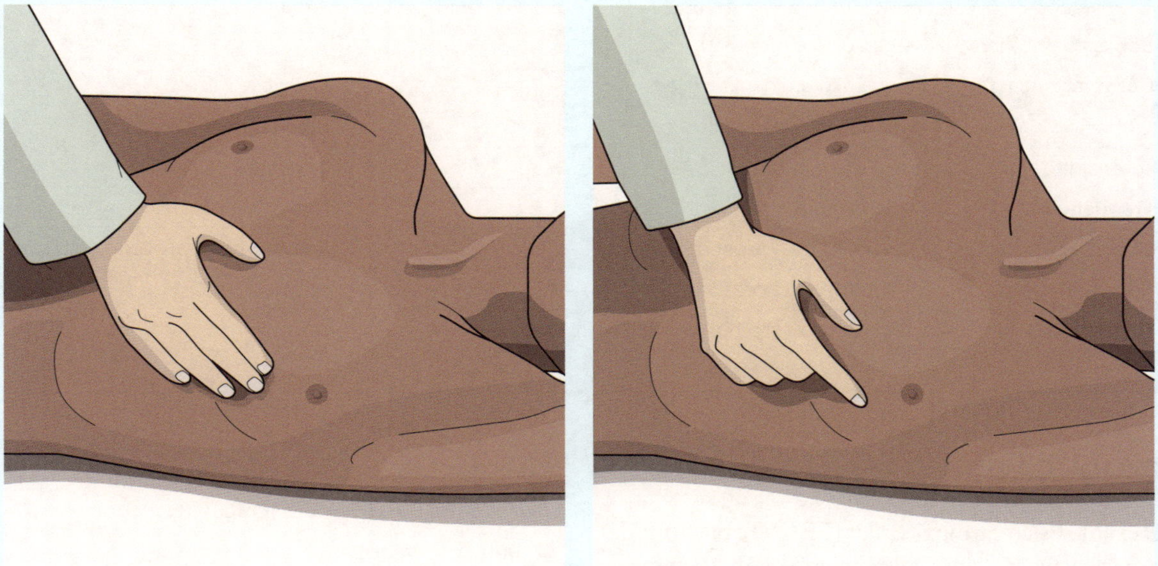

Sistematização da ausculta cardíaca

1. Caracterização do ritmo cardíaco
   - Regular
   - Irregular (arritmia respiratória, extrassistolia, arritmia arrítmica)
2. Frequência cardíaca
3. Bulhas (1ª e 2ª)
   - Intensidade
   - Desdobramentos
4. Ruídos adicionais
   - 3ª e 4ª bulhas
   - *Clicks*, estalidos
   - Ruídos de próteses
5. Sopros cardíacos
   - Fases do ciclo cardíaco
   - Tipo
   - Localização
   - Duração
   - Intensidade
   - Tonalidade
   - Timbre
   - Irradiação
6. Atritos

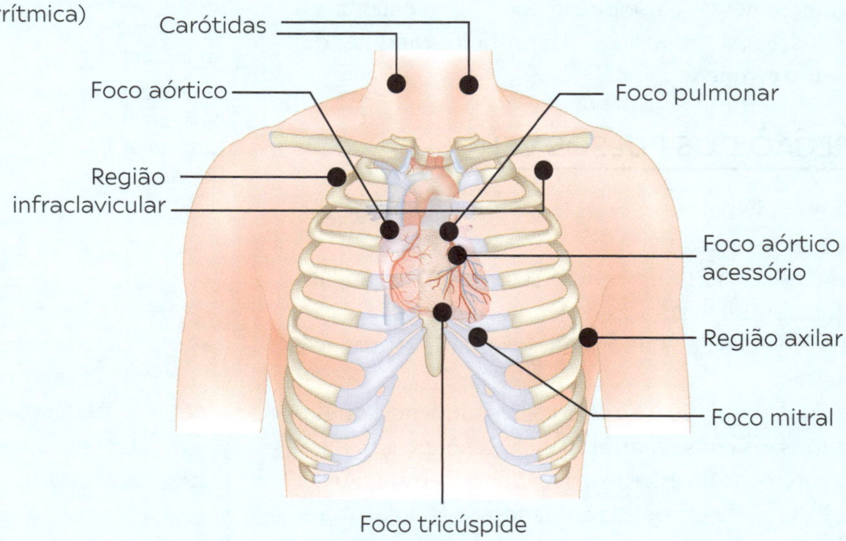

Comparação entre sopros sistólicos e diastólicos valvares mitrais e aórticos

TABELA I Comparação entre sopros sistólicos e diastólicos valvares mitrais e aórticos

Sopros sistólicos valvares aórtico e mitral		
Característica	**Estenose aórtica**	**Insuficiência mitral**
Duração	Protomesossitólico ou mesossitólico	Holossistólico
Intensidade	Usualmente > 3/6+	Usualmente > 3/6+
Frequência	Grave ou rude	Agudo/suave/piante
Desenho	Diamante ou crescendo-decrescendo	Platô
Foco epicentro	Aórtico	Mitral
Irradiação	Fúrcula/carótidas	Axila
Sopros diastólicos valvares aórtico e mitral		
Característica	**Insuficiência aórtica**	**Estenose mitral**
Duração	Protomesodiastólico	Meso ou telediastólico
Intensidade	Usualmente > 2/4+	Variável
Frequência	Aguda	Grave/ruflar
Desenho	Aspirativo/decrescendo	Reforço pré-sistólico
Foco epicentro	Aórtico acessório	Mitral
Irradiação	Bordo esternal esquerdo (BEE)	Não

INTRODUÇÃO

O exame físico cardiovascular (EF CV) é parte fundamental da avaliação clínica de pacientes com suspeita de doenças que acometem o sistema circulatório. Embora perceba-se uma tendência em desvalorizar o papel do EF CV no raciocínio clínico e diagnóstico, principalmente diante de maior instrumentalização em cardiologia, as observações comprovam que sua falta ou deficiência podem incrementar o uso de métodos complementares desnecessários, o tempo até o diagnóstico e condutas de tratamento errôneos.

INSPEÇÃO DOS PULSOS VENOSOS

Examinado pela observação da veia jugular interna direita a 45º (Figura 1).

Descensos mais facilmente perceptíveis que as ondas.

Fatores influenciadores: volemia, alterações da capacitância venosa posturais e da respiração, situações patológicas.

Altura do pulso venoso com correspondência direta com a pressão venosa central (PVC). Referencial: a junção entre o corpo do esterno e o manúbrio – o ângulo de Louis. PVC pode ser obtida somando-se 5 cm à altura do pulso como base o ângulo de Louis. Valores normais até 2 a 3 cm de água acima do ângulo de Louis.

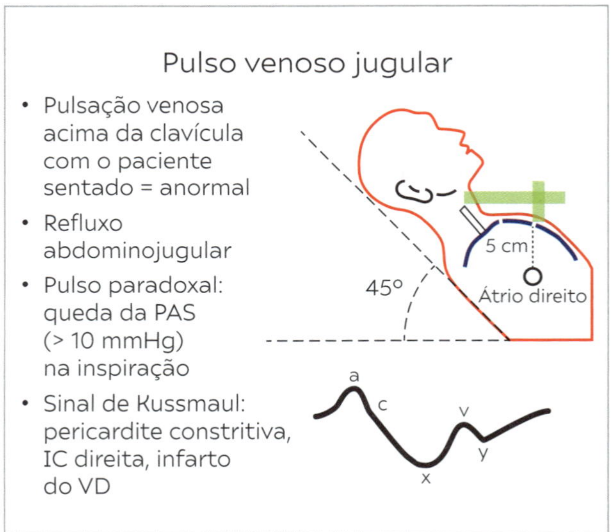

FIGURA 1 Inspeção do pulso venoso jugular.

Elevação paradoxal da pressão venosa central: observada na expiração, caracteriza o sinal de Kussmaul e pode ser observado em doenças restritivas do coração, mas também em outras condições clínicas como broncoespasmo grave e tromboembolismo pulmonar.

Refluxo hepatojugular: secundário à compressão do andar superior do abdome a direita. Acompanha congestão sistêmica na insuficiência cardíaca (IC).

Na insuficiência tricúspide, durante a sístole ventricular, há onda V (sistólica) gigante na observação do pulso venoso jugular.

Ondas A em canhão: distúrbios do ritmo cardíaco, principalmente os distúrbios com dissociação atrioventricular como o bloqueio atrioventricular total (BAVT), podem gerar dissociação entre as contrações atrial e ventricular, em que o átrio contrai contra uma valva tricúspide fechada pela contração ventricular dissociada.

INSPEÇÃO DOS PULSOS ARTERIAIS

Características:

- **Frequência**.
- **Ritmo**: regular ou irregular.
- **Simetria**.
- **Formato**: embora uma grande variedade de formatos seja descrita em estudos invasivos das ondas de pulso, clinicamente são de difícil percepção e exigem muita prática. Devem ser pesquisadas em pulsos proximais (carotídeos ou femorais). Dois formatos de pulso bastante distintos e de mais fácil percepção são o pulso *parvus et tardus* (estenose aórtica grave) e o pulso em martelo d'água ou de Corrigan (insuficiência aórtica acentuada).
- **Amplitude**.

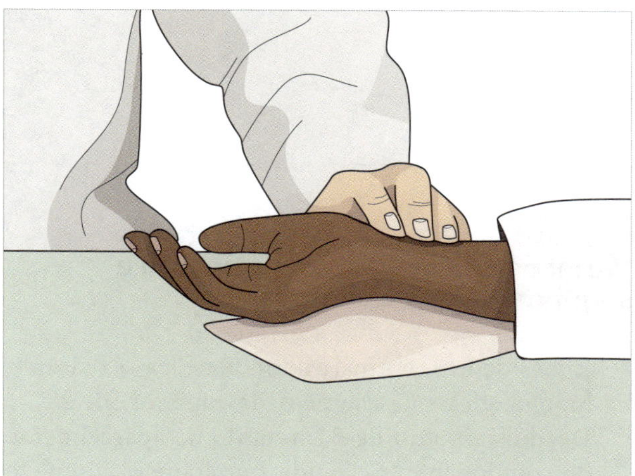

FIGURA 2 Inspeção do pulso arterial.

PERFUSÃO PERIFÉRICA

Características: temperatura, coloração e enchimento das extremidades pela compressão da polpa de um ou mais dedos e observação de sua reperfusão.

Normal: enchimento rápido, da ordem de 2 a 3 segundos.

No choque cardiogênico, ou em outras situações de baixo débito cardíaco, pode-se observar extremidades frias, cianóticas e com enchimento lento.

Na fase inicial do choque séptico, elas podem ser quentes e coradas, ainda que apresentem também enchimento prejudicado.

INSPEÇÃO E PALPAÇÃO DO *ICTUS CORDIS*

Refletem contato da porção anterior do ventrículo esquerdo com a parede torácica durante a fase de contração isovolumétrica do ciclo cardíaco.

Ictus normoposicionado deve estar no 4º ou 5º espaço intercostal esquerdo, na linha hemiclavicular ou medialmente a ela. Extensão normal de duas polpas digitais.

Essencial para o raciocínio diagnóstico de tamanho cardíaco, dilatação ventricular, presença de hipertrofia e repercussões de valvopatias.

Quando pesquisado adequadamente, estando o tórax do paciente despido, se necessário em decúbito lateral esquerdo (onde normalmente se desloca para a esquerda cerca de 2 a 3 cm), é frequentemente palpado, mesmo em mulheres, e traz informações valiosas ao raciocínio clínico diagnóstico antes da disponibilidade de métodos complementares.

Ictus desviado à esquerda, extenso e globoso (de baixa impulsividade) acompanhada de insuficiência cardíaca (IC).

Ictus normoposicionado, impulsivo e de pouca extensão (até duas polpas digitais) acompanha situações de hipertrofia ventricular primárias ou secundárias (cardiomiopatias hipertróficas, estenoses aórticas ou de via de saída de VE ou ainda hipertensão arterial sistêmica).

Ictus não visível ou palpável pode acompanhar estenose mitral grave, em que apenas a impulsão precordial anterior, que reflete a sobrecarga de VD, pode ser visível (Figura 3).

AUSCULTA

Ruídos cardíacos básicos

B1: início da sístole ventricular, reflete o fechamento de valvas atrioventriculares (mitral e tricúspide) juntas. Correlaciona-se temporalmente com a palpação do pulso

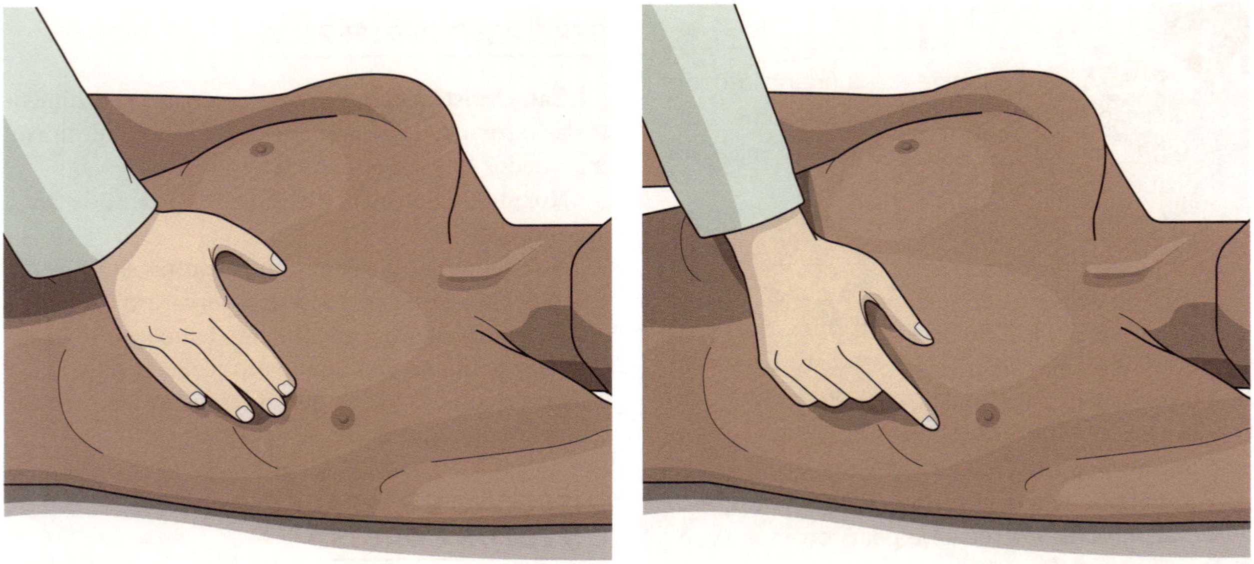

A B

FIGURA 3 Identificação do *ictus cordis*. A: Desviado para a esquerda com baixa impulsividade – insuficiência cardíaca. B: Normoposicionado pouca extensão – hipertrofia ventricular esquerda (HVE), cardiomiopatia hipertrófica, estenose aórtica, hipertensão arterial sistêmica.

1. Caracterização do ritmo cardíaco
   - Regular
   - Irregular (arritmia respiratória, extrassistolia, arritmia arrítmica)
2. Frequência cardíaca
3. Bulhas (1ª e 2ª)
   - Intensidade
   - Desdobramentos
4. Ruídos adicionais
   - 3ª e 4ª bulhas
   - *Clicks*, estalidos
   - Ruídos de próteses
5. Sopros cardíacos
   - Fases do ciclo cardíaco
   - Tipo
   - Localização
   - Duração
   - Intensidade
   - Tonalidade
   - Timbre
   - Irradiação
6. Atritos

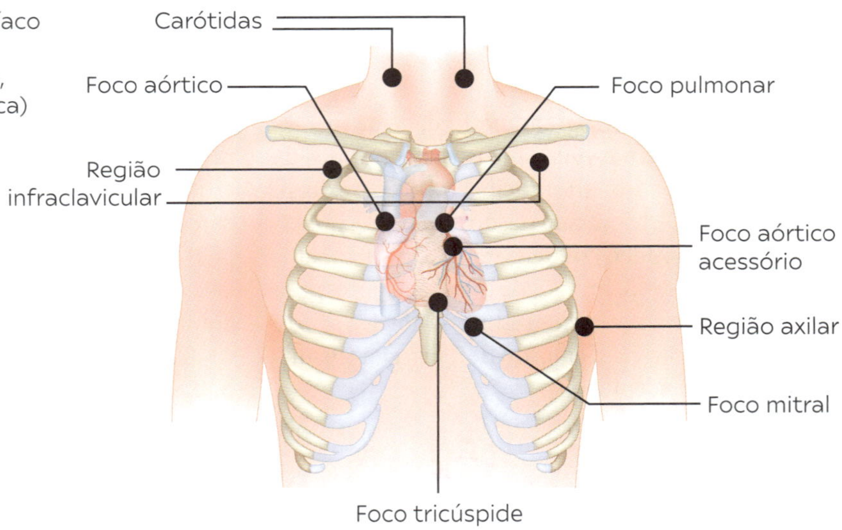

FIGURA 4 Áreas de ausculta cardíaca e características.

arterial carotídeo, que deve ser usada como marcador de tempo sistólico na ausculta cardíaca. É mais intenso em focos do ápice.

B2: marca o fim de sístole ou início da diástole, refletindo o fechamento de valvas semilunares (aórtica e pulmonar) juntas. É mais intenso em focos da base.

B1 e B2: são sons de alta frequência, melhor audíveis com o diafragma do estetoscópio.

Variações da ausculta de primeira e segunda bulhas cardíacas

- **Intensidade**: se normal é normofonética; se reduzida, hipofonética; ou se aumentada, hiperfonética.
- **Desdobramento de B1**: retardo no aparecimento do componente tricúspide em bloqueio completo

do ramo direito, a anomalia de Ebstein, a estenose tricúspide e a estimulação elétrica do VE.

- **Desdobramento fisiológico de B2**: intensificação fisiológica do atraso do fechamento da valva pulmonar durante a inspiração, pelo aumento do retorno venoso sistêmico (Figura 5).
- **Desdobramento paradoxal de B2**: observado somente durante a expiração por mecanismos patológicos que atrasam continuamente o fechamento da valva aórtica, fazendo com que, na inspiração, ela esteja síncrona com a valva pulmonar. Patologias: estenose aórtica acentuada ou bloqueio de ramo esquerdo avançado, hipertrofia de via de rápida de VE.
- **Desdobramento fixo de B2**: durante todo o ciclo respiratório. Patologias: comunicação interatrial ou outras causas de hiperfluxo pré-tricuspídeo, comum em doenças congênitas.

Ruídos cardíacos adicionais

Terceira (B3) e quarta (B4) bulhas cardíacas

- **B3**: reflete o enchimento ventricular na fase de enchimento rápido. Pode ser fisiológico, comum em crianças e adultos jovens normais. Pode significar disfunção diastólica de VE e acompanhar situações de disfunção sistólica, sendo achado preditor de disfunção ventricular em cenários como na síndrome de IC e doenças isquêmicas miocárdicas.
- **B4**: reflete a redução de complacência ventricular em sua fase diastólica final, por isso está temporizada com a contração atrial, deixando de existir na ausência dela. Acompanha situações de ventrículos hipertróficos ou infiltrados, mas, em geral, não ainda dilatados.
- Ambos os sons, B3 e B4 são de baixa frequência, melhor audíveis com a campânula do estetoscópio.
- Se houver taquicardia com B3 ou B4, pode-se caracterizar ritmos de galope.

Ruídos de ejeção (cliques): sons de alta frequência e de curta duração, que ocorrem logo após B1, relacionando-se temporalmente à ejeção ventricular. Podem representar valvas semilunares estenóticas ou o ruído da tensão dos folhetos no prolapso de valva mitral. Precedem os sopros de cada uma dessas condições.

Estalidos de abertura de valvas atrioventriculares: quando estenóticas (estenose mitral), elas podem determinar o aparecimento de ruídos de alta frequência que surgem após B2. Precede o sopro diastólico dessa condição. A abertura de próteses metálicas também se acompanha de produção de ruídos muito agudos e até metálicos denominados "fonese de prótese".

Sopros cardíacos

Os sopros cardíacos correspondem a um conjunto de vibrações de duração bem mais prolongada. Surgem quando o sangue, submetido a um gradiente de pressão entre dois pontos, modifica seu padrão laminar de fluxo, tornando-se turbulento. A Tabela 1 sumariza os principais sopros valvares aórticos e mitrais. Os sopros

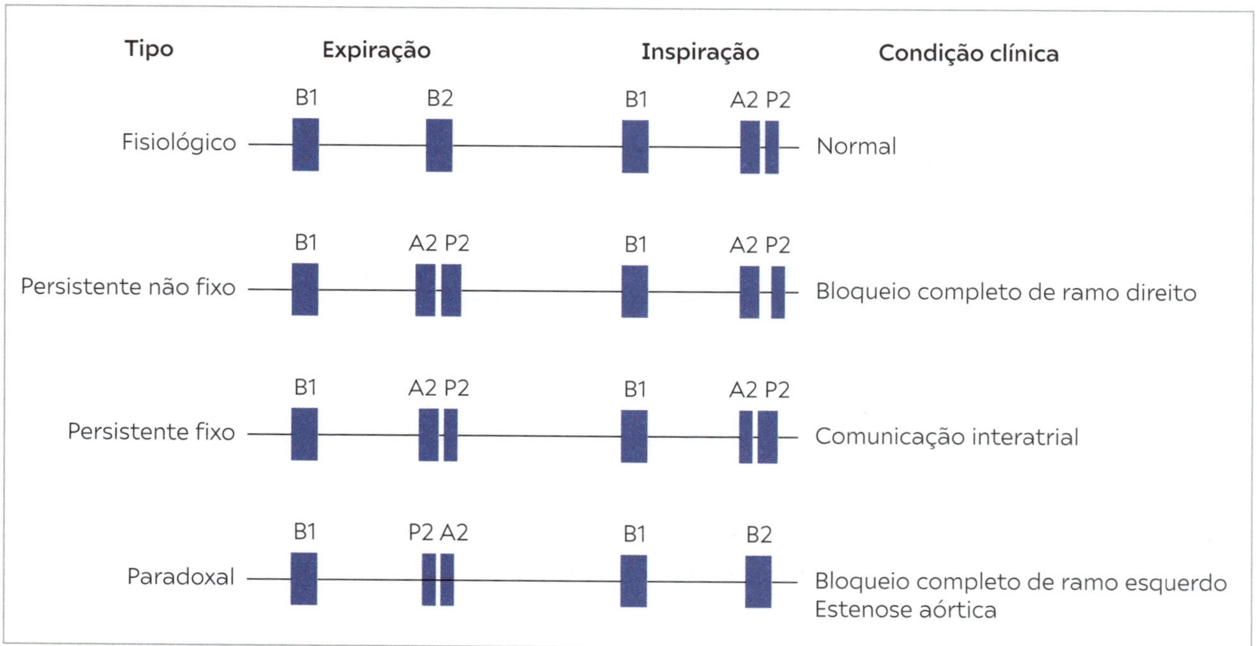

FIGURA 5 Representação gráfica dos desdobramentos de segunda bulha cardíaca.

podem se originar quando o sangue atravessa orifícios restritivos, em estados de hiperfluxo transvalvar, ou, ainda, quando ele flui através de dilatações vasculares. Eventualmente, anemias significativas podem determinar sopros pela redução da viscosidade sanguínea. Além das características descritas na Tabela I, a intensidade de sopros sistólicos pode ser feita em 6 graus como descrito a seguir:

- Grau I: pouco intenso, só pode ser ouvido com muito esforço e concentração.
- Grau II: sopro de pequena intensidade, mas que pode ser identificado rapidamente por um observador experiente.
- Grau III: sopro bem marcante, mas não muito intenso.
- Grau IV: sopro intenso; com base nessa gradação, o sopro é geralmente associado à percepção de frêmito durante a palpação.
- Grau V: sopro muito intenso que pode ser audível com parte do diafragma do estetoscópio levemente desencostado da pele.
- Grau VI: sopro tão intenso que pode ser audível mesmo quando o estetoscópio está totalmente desencostado da pele.

Sopros sistólicos

São clinicamente descritos de acordo com sua duração, como holossistólicos, protossistólicos, mesossistólicos e telessistólicos, além de associações dessas classificações (protomesossistólico ou mesotelessistólico, por exemplo). Sua presença pode ser identificada em situações nas quais são ditos inocentes, como são chamados os sopros não associados a dano estrutural cardíaco, audíveis em crianças e adultos jovens, bem como em condições clínicas mais graves.

- **Sopros mesossistólicos**: obstruções ao fluxo em via de saída dos ventrículos (estenose aórtica ou pulmonar em região subvalvar, valvar ou supravalvar, cardiomiopatia hipertrófica), hiperfluxo através das valvas semilunares (sopro audível em valva pulmonar por comunicação interatrial, anemia, exercício, febre, hipertireoidismo, gravidez e bloqueio atrioventricular total), dilatação da aorta ou do tronco pulmonar e anormalidades estruturais em valvas semilunares.

  A maior parte dos sopros ditos inocentes ocorre predominantemente em crianças e jovens adultos e é, tipicamente, mesossistólico ejetivo. Tais sopros podem se originar nos folhetos das valvas pulmonar e aórtica, no tronco pulmonar e em ramos da artéria pulmonar, podendo ter sua ausculta facilitada pela proximidade desse vaso com a parede torácica. É a associação com outros achados de exame físico, por exemplo, a presença de frêmito, e dados de história clínica que servirão para distinguir os sopros inocentes de sopros estruturais.
- **Sopros holossistólicos**: insuficiências valvares mitral e tricúspide, na comunicação interventricular com orifício restritivo e em comunicação entre as grandes artérias, associados à resistência vascular pulmonar elevada (eliminando o fluxo diastólico por meio do defeito). Os sopros holossistólicos das insuficiências valvares apresentam, geralmente, timbre mais suave, enquanto aqueles relacionados à comunicação interventricular apresentam-se mais rudes. Uma característica diferencial importante do sopro holossistólico da insuficiência tricúspide é o seu característico aumento inspiratório (sinal de Rivero-Carvallo).
- **Sopros protomesossistólicos**: iniciam-se com a primeira bulha, estendem-se pela parte inicial da sístole e tendem a decrescer e desaparecer até a metade dessa fase do ciclo. Podem ocorrer nas insuficiências mitral e tricúspide agudas graves e na comunicação interventricular associada à resistência vascular pulmonar elevada.
- **Sopros mesotelessistólicos**: iniciam-se na metade ou no final da sístole e se prolongam até o segundo ruído (identificado no prolapso valvar mitral).

Sopros diastólicos

Podem ser protodiastólicos, mesodiastólicos ou telediastólicos. Eles podem se originar de regurgitação através de valvas semilunares ou como resultado do fluxo anterógrado através de valvas atrioventriculares. Ao contrário dos sopros sistólicos, cuja interpretação pode variar desde um sopro inocente até uma condição clínica com prognóstico reservado, os diastólicos são sempre patológicos. Podem ser graduados em 4 cruzes de intensidade, considerando-se os graus 3 e 4 quando são acompanhados de frêmitos.

- Sopros protodiastólicos: dependem do gradiente pressórico entre o grande vaso e o ventrículo correspondente. Essa condição hemodinâmica é a responsável pela característica decrescente desse sopro, com timbre dito aspirativo. São sopros que se iniciam com o segundo ruído e podem estender-se por toda a diástole. Ocorrem na insuficiência aórtica e pulmonar.
  Em especial no contexto da insuficiência aórtica, a pressão arterial divergente pode ocasionar uma série de sinais periféricos, indicativos da gravidade da lesão valvar e muitas vezes mais expressivos que o próprio sopro.
- Sopros mesodiastólicos ou telediastólicos: classicamente associados à estenose mitral, são sopros originados de um gradiente de pressão que se estabelece tardiamente na diástole. Isso explica porque não são ouvidos com a B2, sendo mais audíveis a partir do meio da diástole. A contração atrial, no final da diástole, exacerba o gradiente de pressão, ocasionando exacerbação desses sopros imediatamente antes da primeira bulha. Esse reforço pré-sistólico desaparece quando o ritmo é de fibrilação atrial. A utilização do decúbito lateral esquerdo, com a colocação da campânula sobre o *ictus cordis*, pode favorecer sua percepção.

Sopros contínuos

Sopros que têm início na sístole e se estendem pela B2, envolvendo parte da diástole ou até mesmo sua totalidade. Ocorrem em condições nas quais existe comunicação entre segmentos da circulação com grande diferencial de pressão, que se mantém ao longo de todo o ciclo cardíaco (na persistência do canal arterial, fístulas arteriovenosas, ruptura do seio de Valsalva em cavidades cardíacas direitas e na janela aortopulmonar).

ATRITO PERICÁRDICO

Constituem ruídos de duração relativamente prolongada que podem ocorrer tanto na sístole como na diástole, sendo descritos como sons rudes ou ásperos à ausculta e estão relacionados ao contato das camadas visceral e parietal do pericárdio afetadas por processo inflamatório. Audíveis, mais frequentemente, na borda esternal esquerda, por volta do quarto espaço intercostal. Podem, no entanto, estar presentes em todo o precórdio. Podem ser transitórios e acentuados pela inclinação do tórax para a frente, com o paciente sentado ou em pé.

BIBLIOGRAFIA

1. Braunwald E, Perloff JK. Physical examination of the heart and circulation. In: Braunwald E, Zipes DP, Libby P (eds.). Heart disease – a textbook of cardiovascular medicine. 10.ed. Philadelphia: Elvevier; 2015.
2. Miranda C, Romano MMDR, Schmidt A. Exame físico do sistema cardiovascular. In: Jatene IB et al. Tratado de Cardiologia SOCESP. 5.ed. Santana de Parnaíba: Manole; 2022.
3. Porto CC, Porto AL. Iniciação ao exame clínico. In: Exame clínico. 7.ed. Rio de Janeiro: Guanabara Koogan; 2011.
4. Johnson JE, Carpenter JL. Medical house staff performance in physical examination. Arch Intern Med. 1986;146(5).
5. Romano MMD, Schmidt A, Pazin-Filho A, et al. Exame físico do aparelho cardiovascular. In: Baddini Martinez, et al. Semiologia geral e especializada. Rio de Janeiro: Guanabara Koogan; 2013.
6. Rame JE, Dries DL, Drazner MH. The prognostic value of the physical examination in patients with chronic heart failure. Congest Heart Fail. 2003;9(3):170-5, 178.
7. Elder A, Japp A, Verghese A. How valuable is physical examination of the cardiovascular system? BMJ. 2016;354:i3309.
8. Tavel ME. Cardiac auscultation: a glorious past: but does it have a future? Circulation. 2006;113(9):1255-9.
9. Romano MMD, Pazin Filho A. Simulação em manequins: aspectos técnicos. Medicina (Ribeirao Preto Online). 2007;40(2).
10. Pazin Filho A, Romano MMD. Simulação: aspectos conceituais. In: Medicina. 2007.
11. Chizner MA. Cardiac auscultation: rediscovering the lost art. Curr Probl Cardiol. 2008;33(7):326-408.
12. Roldan CA, Shively BK, Crawford MH. Value of the cardiovascular physical examination for detecting valvular heart disease in asymptomatic subjects. Am J Cardiol. 1996;77(15):1327-31.
13. Chizner MA. The diagnosis of heart disease by clinical assessment alone. Curr Probl Cardiol. 2001;26:285-380.
14. Conn RD, Cole JS. The cardiac apex impulse. Clinical and angiographic correlations. Ann Intern Med. 1971;75:185-91.
15. Constant J. Inspection, palpation and auscultation of the chest. In: Constant J (ed.). Bedside cardiology. Philadephia: Lippincott Williams & Wilkins; 1999. p.94-118.
16. Constant J. Jugular pressures and pulsations. In: Constant J (ed.). Bedside cardiology. Philadelphia: Lippincott Williams & Wilkins; 1999. p.67-93.
17. Economides E, Stevenson LW. The jugular veins: knowing enough to look. Am Heart J. 1998;136:6-9.
18. McGee SR. Physical examination of venous pressure: a critical review. Am Heart J. 1998;136:10-8.
19. Richardson TR, Moody Jr JM. Bedside cardiac examination: constancy in a sea of change. Curr Probl Cardiol. 2000;25:783-825.
20. Vlachopoulos C, O'Rourke M. Genesis of the normal and abnormal arterial pulse. Curr Probl Cardiol. 2000;25:297-368.

Seção II

EXAMES COMPLEMENTARES

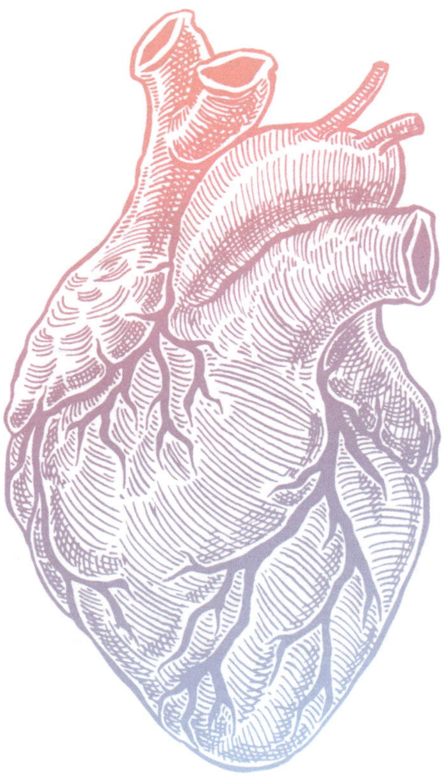

4

Eletrocardiografia

Marcelo Garcia Leal
Almir Alamino Lacalle

CONSULTA RÁPIDA

- O eletrocardiograma (ECG) é essencial para a prática clínica, seja na cardiologia ou em qualquer área da medicina.
- É um exame de baixo custo, fácil realização e que traz inúmeras informações relevantes.
- Faz parte do critério para diagnóstico de diversas doenças.
- Na síndrome coronariana aguda, é imperativo a sua realização em até 10 minutos do atendimento.
- A avaliação do ECG deve ser sistematizada. Para sistematizar a análise ela foi segmentada em quatro passos principais, subdivididos em um total de 11 etapas.

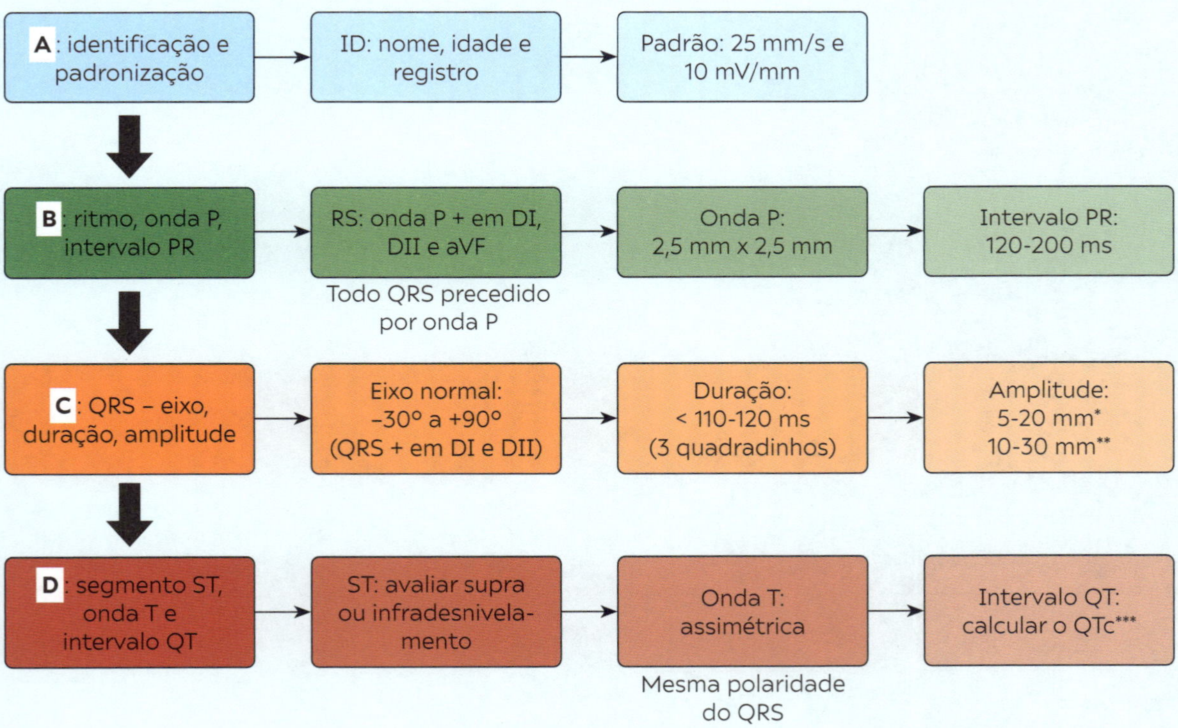

INTRODUÇÃO

> O eletrocardiograma (ECG) é uma ferramenta fundamental para a prática clínica em cardiologia, tornando-se extensão da anamnese e do exame físico. Esse exame, entre suas qualidades, traz inúmeras informações úteis, nenhum instrumental avançado é requerido, sua realização é fácil, rápida, simples, barata e reprodutível.

Inventado em 1901, por Einthoven, o ECG vem evoluindo em diversos aspectos, por meio de melhor filtragem do sinal, eliminação de artefatos e até mesmo com fluxogramas de interpretação baseados em inteligência artificial. No entanto, a interpretação dos achados e a correlação com a condição clínica pelo médico cardiologista são de extrema importância.

Seu funcionamento se dá pela detecção de corrente elétrica (originada pelos gradientes iônicos transmembrana dos cardiomiócitos) por eletrodos acoplados à superfície da pele, de forma que o posicionamento desses eletrodos origina as 12 derivações, que, após o processo de amplificação, filtragem e digitalização, serão representadas por traçados em papel milimetrado expressando os sinais captados em distintos vetores, sendo análogas a fotografias tiradas de um mesmo objeto por diferentes ângulos.

As derivações do ECG são divididas em precordiais e periféricas:

- Precordiais (plano horizontal): V1, V2, V3, V4, V5, V6.
- Periféricas (plano frontal): DI, DII, DIII, aVF, aVL, aVR.

Para o cálculo da frequência cardíaca, é necessário primeiramente encontrar a distância entre duas ondas R consecutivas em quadrados menores. Obtido esse número de quadrado menores, divide-se 1500 por ele e, assim, define-se o número de batimentos cardíacos por minuto. Essa forma e obtenção da FC, pelo ECG, só é aplicável se o paciente se encontrar em ritmo regular (Figura 3).

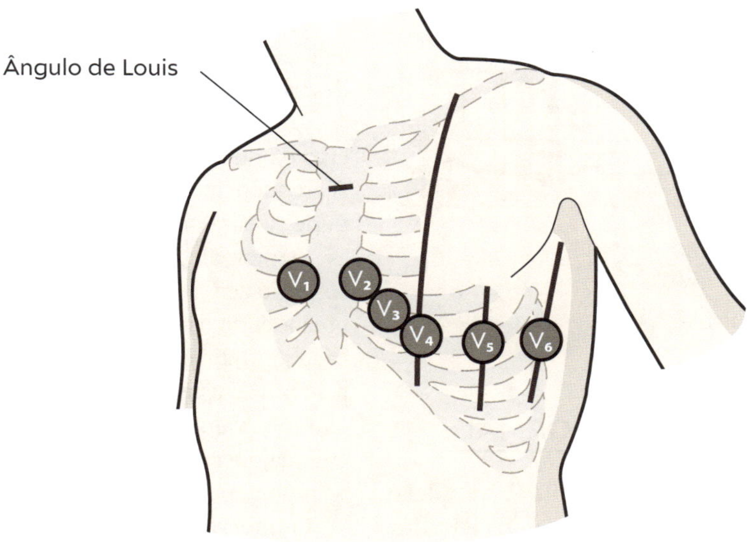

V_1	4º EID paraesternal
V_2	4º EIE paraesternal
V_3	Entre V_2 e V_4

V_4	5º EIE linha hemiclavicular
V_5	Linha axilar anterior mesma altura de V_4
V_6	Linha axilar média mesma altura de V_4

FIGURA 1 Posicionamento das derivações precordiais. EID: espaço intercostal direito, EIE: espaço intercostal esquerdo.

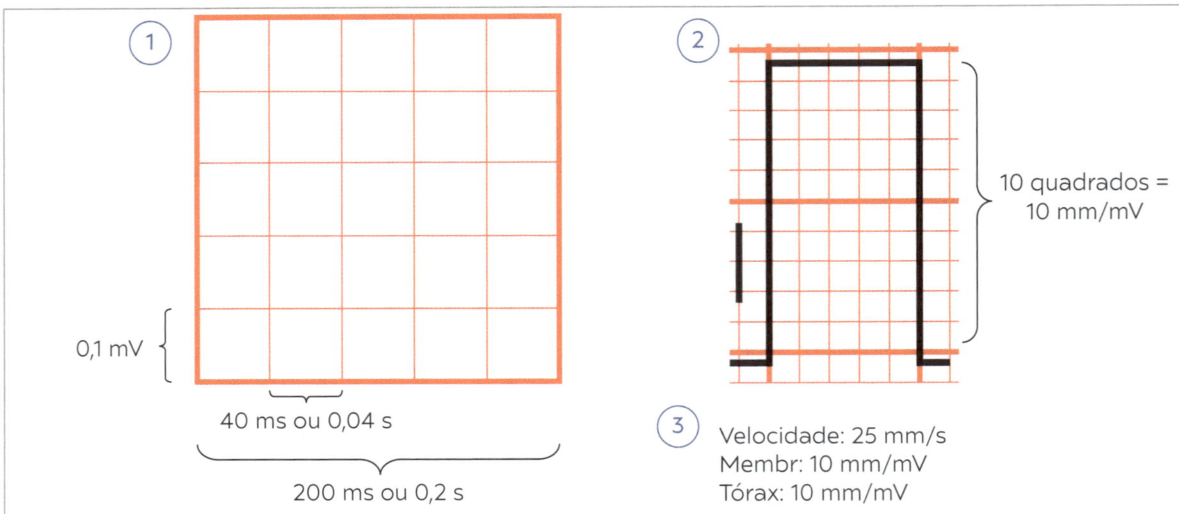

(1) A velocidade de registro do traçado padrão é de 25 mm/s, portanto cada quadrado menor equivale a 40 ms, cada quadrado menor na vertical equivale a 0,1 mV.

(2) A voltagem padrão é de 10 mm/mV e pode ser checada pela amplitude da coluna padrão, caso a coluna tenha 5 mm, haverá um traçado em N/2, caso a coluna tenha 20 mm, e um traçado em 2 N.

(3) Valores de configuração padrão que geralmente estão dispostos na parte inferior do ECG.

FIGURA 2 Configuração padrão do eletrocardiograma.

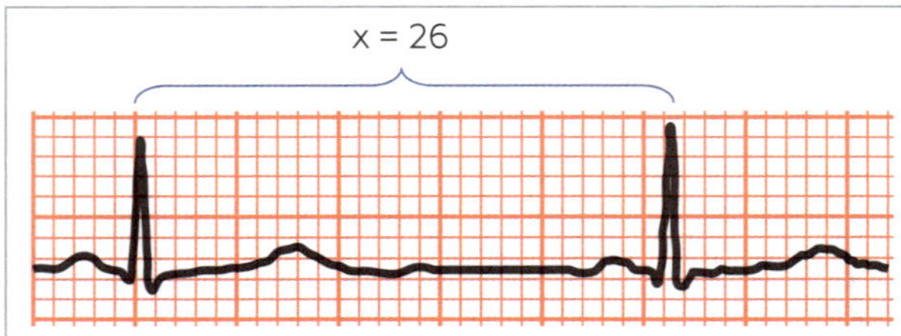

$$FC = \frac{1.500}{x} \rightarrow \frac{1.500}{26} \rightarrow FC = 58 \text{ bpm}$$

FIGURA 3 Modo de calcular a frequência cardíaca.

O ELETROCARDIOGRAMA NORMAL

O ECG normal é composto de: onda P, complexo QRS, onda T e, algumas vezes, onda U. A onda P traduz a despolarização dos átrios, o QRS compreende a ativação ventricular, e a onda T, a repolarização ventricular.

Entre essas ondas, encontram-se segmentos e intervalos. Os valores normais de cada onda e intervalo estão descritos na Tabela I

O ritmo fisiológico do coração é o sinusal, com eixo da onda P entre 0 e 90º (D1, D2 e aVF positivos). A frequência cardíaca normal é entre 50 e 100 bpm e pode variar com o ciclo respiratório.

O intervalo PR é caracterizado pelo início da onda P ao início do QRS e tem duração entre 120 e 200 ms, compreendendo o início da ativação atrial até a ativação ventricular e representando o impulso que passa pelos átrios, pelo nó AV e pelo feixe de His até chegar aos ventrículos. Um intervalo PR > 200 ms pode indicar um distúrbio em qualquer uma dessas três estruturas ou mesmo mais de uma, sendo substrato para bloqueios de maior grau.

O intervalo PR curto (< 120 ms) pode ocorrer por pré-excitação ventricular, dissociação isorrítmica, ritmo atrial e condução nodal acelerada.

TABELA I Características e valores dos parâmetros normais obtidos no eletrocardiograma

Onda/intervalo	Duração	Amplitude	Eixo
Onda P	< 110 ms	2,5 mm	0 a 90º
Intervalo PR	120-200 ms	–	–
Complexo QRS	< 110-120 ms	5-20 mm (periféricas) 10-30 mm (precordiais)	–30º a +90º
Intervalo QTc	< 440-450 ms	–	–

QTc: intervalo QT corrigido.

O complexo QRS representa a despolarização ventricular e tem duração < 120 ms. Sua amplitude é variável nas derivações periféricas entre 5 e 20 mm e nas precordiais entre 10 e 30 mm. Nas derivações precordiais, possui característica de ser predominantemente negativo em V1 e apresentar aumento progressivo da onda R, até que o QRS se torne predominantemente positivo em V3-V4 (transição da onda R), enquanto a onda S apresenta comportamento inverso.

A repolarização ventricular é representada pelo segmento ST e pelas ondas T e U e possui os seguintes parâmetros de normalidade:

- Segmento ST: segmento isoelétrico, no mesmo nível em relação ao segmento PR.
- Onda T: é assimétrica, sua polaridade acompanha a polaridade do complexo QRS, possui ascensão lenta e descida rápida, amplitude de 10-30% do QRS.
- Onda U: ocorre logo após a onda T, quando visível, é mais bem observada em V3 e V4 e tem mesma polaridade da onda T e baixa amplitude.

O intervalo QT é medido do início do complexo QRS ao final da onda T, tem importante implicação na gênese de arritmias e deve ser sempre corrigido pela frequência cardíaca (QTc), a fórmula mais utilizada para essa correção é a fórmula de Bazzet:

$$\text{QTc (ms)} = QT \div \sqrt{RR} \text{ (intervalo RR precedente ao QT medido)}$$

FIGURA 4 Elementos que compõem o Eletrocardiograma.

Para facilitar a análise do ECG foram definidos quatro passos principais, subdivididos em um total de 11 etapas, como apontado na Figura 5.

O ELETROCARDIOGRAMA ANORMAL

Sobrecargas de câmaras

As sobrecargas de câmaras traduzem hipertrofia ou dilatação da câmara em questão, vale ressaltar que os critérios de sobrecarga possuem sensibilidade relativamente baixa e especificidade alta. A Tabela II traz os principais critérios das sobrecargas atriais e ventriculares.

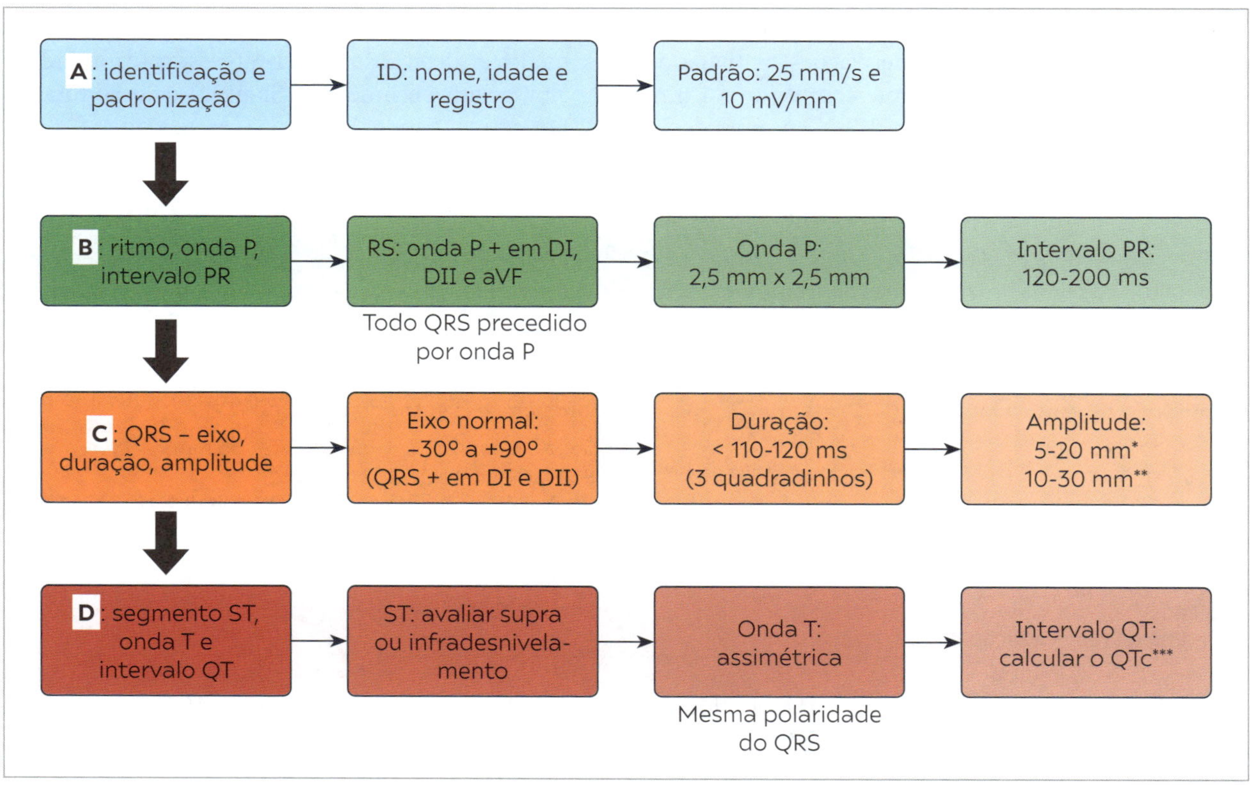

FIGURA 5 Análise sistematizada do ECG em 11 passos. ID: identificação, RS: ritmo sinusal.

* Em derivações periféricas. ** Em derivações precordiais. *** Utilizar a fórmula de Bazzet ou correspondente.

DISTÚRBIOS DE CONDUÇÃO INTRAVENTRICULARES

Os distúrbios relacionados à condução intraventricular podem ocorrer por lesões no sistema His-Purkinje, próprio miocárdio (fibrose, infiltração, insuficiência vascular) ou ainda funcionais. Os bloqueios podem ser fixos ou intermitentes, completos ou parciais (Figura 7).

O ECG NA DOENÇA ISQUÊMICA DO CORAÇÃO

A Tabela III mostra, pelo ECG, as características topográficas típicas nos pacientes com possíveis alterações regionais da perfusão miocárdica.

Após estudos com ressonância magnética cardíaca, foi constatado a inexistência na maioria dos indivíduos de uma parede "dorsal ou posterior", portanto, hoje recomenda-se que a antiga parede dorsal seja chamada parede lateral. O infarto lateral (dorsal) pode ser suspeitado por infra de ST de V1-V2 e confirmado ao se constatar o supradesnivelamento de ST de V7, V8 e V9.

Síndrome coronariana com supra de ST (oclusão total do vaso)

É definida pela presença de supradesnivelamento do segmento ST em duas ou mais derivações contíguas de território coronariano semelhante com valor ≥ 1 mm (exceto V2-V3*) (Figura 9). *Em V2-V3 o supra de ST deve ser > 1,5 mm em mulheres, > 2 mm em homens > 40 anos e > 2,5 mm em homens < 40 anos.

Síndrome coronariana sem supra de ST (suboclusão da artéria)

- Lesão subendocárdica: infradesnivelamento em duas ou mais derivações contíguas ≥ 0,5 mm.
- Isquemia subepicárdica: ondas T negativas, simétricas e pontiagudas.
  - Sabe-se atualmente que está relacionada a um padrão de reperfusão ou edema (p. ex., *takotsubo*) e não mais corresponde a uma isquemia real da região subepicárdica.
- Isquemia circunferencial: infradesnivelamento do ST em 6 ou mais derivações, associado a supradesnivelamento de aVR > 0,5 mm.
  - Significa DAC triarterial ou lesão em tronco de coronária esquerda.

Outros padrões relevantes

- Wellens tipo A: onda T *plus-minus* em V3 e V4. Significa suboclusão de DA proximal.
- Wellens tipo B: ondas T invertidas, simétricas e profundas de V1 até V4, podendo se estender a V6. Denota suboclusão de DA proximal.
- De Winter: infradesnivelamento de 1 a 3 mm em qualquer derivação de V1-V6 associada a onda T alta, positiva e simétrica. Significa oclusão total de DA aguda (conduzir como SCA com supra).

TABELA II Critérios de sobrecargas atriais e ventriculares

Sobrecarga de átrio direito (SAD)	Sobrecarga de átrio esquerdo (SAE)
▪ Amplitude da onda P > 2,5 mm nas derivações inferiores ▪ Amplitude positiva de P em V1/V2 > 1,5 mm ▪ Peñaloza-Tranchesi: amplitude do QRS de V2 3x maior que a amplitude do QRS de V1	▪ Índice de Morris: porção negativa de P em V1 > 40 ms e 0,1 mV ▪ P > 120 ms em D2, D3 ou aVF
Sobrecarga de ventrículo direito (SVD)	**Sobrecarga de ventrículo esquerdo (SVE)**
▪ Desvio do eixo para > 110º ▪ R > S em V1 ▪ S > R em V5 ou V6 ▪ R em V1 > 7 mm ▪ S em V5 e V6 > 7 mm ▪ SI-SII-SIII ▪ qR em V1 ▪ Padrão de repolarização *strain* V1-V3	▪ Sokolow-Lyon: S V1 + R V5 ou V6 > 35 mm ▪ R aVL > 11 mm ▪ Cornell: R aVL + S V3 > 28 mm em homens e > 20 mm em mulheres ▪ Peguero: S V4 + maior S > 28 mm em homens e > 23 mm em mulheres ▪ Romhilt-Estes

TABELA III Características topográficas, pelo eletrocardiograma, típicas nos pacientes com possíveis alterações regionais da perfusão miocárdica

Anterosseptal – V1, V2, V3	Anterior – V1, V2, V3, V4
Anterolateral – V4 a V5, V6, D1 e aVL	Anterior extensa – V1 a V6, D1 e aVl
Parede lateral alta – D1 e aVL	Parede inferior – D2, D3 e aVF
Ventrículo direito – V3R, V4R	Parede lateral (dorsal) – V7, V8, V9

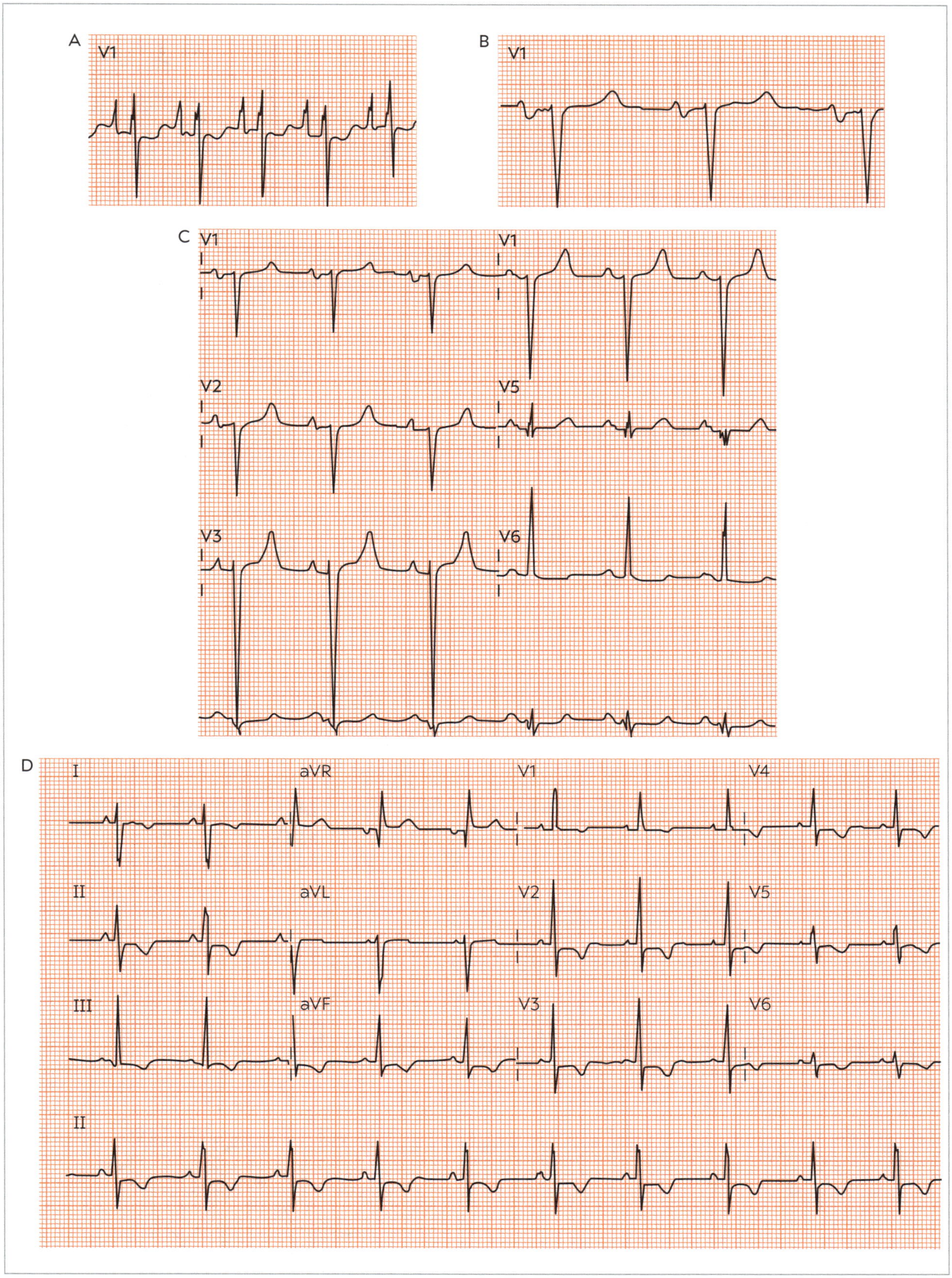

FIGURA 6 Em A: ondas P *pulmonales* apiculadas típicas de sobrecarga atrial direita; B: Eletrocardiograma (ECG) de sobrecarga atrial esquerda (avaliar pelo índice Morris); C: ECG típico de sobrecarga ventricular esquerda; e D: sobrecarga ventricular direita (ondas R > S em V1, ondas S > R em V5-V6 e eixo desviado para a direita).

Bloqueio de ramo esquerdo (BRE)

- QRS > 120 ms
- Ausência de q em D1, aVL, V5 e V6
- QS ou rS em V1, com S alargada
- Depressão do ST em oposição ao retardo médio-terminal
- Eixo entre –30 e +60º

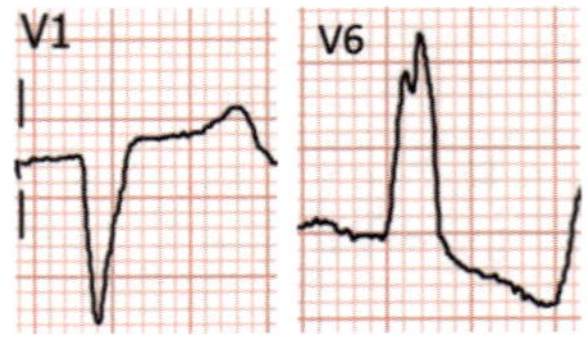

Bloqueio de ramo direito (BRD)

- QRS > 120 ms
- Onda S empastada em D1, aVL, V5-V6
- Onda qR em aVR com R empastada
- rSR' ou rsR' em V1 com R' espessado
- Eixo variável, tendendo à direita
- Onda T em oposição ao retardo final

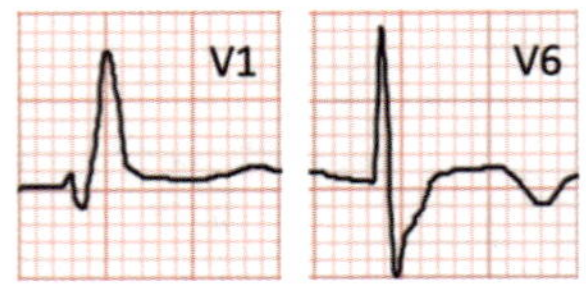

Bloqueio divisional anterossuperior esquerdo (BDASE)

- QRS < 120 ms
- Eixo QRS à esquerda ≥ –45º
- rS em D2, D3 e aVF (S3 > S2)
- qR em D1 e aVL
- Progressão lenta da R de V1-V3
- Presença de S em V4-V6
- Deflexão intrinsecoide > 50 ms em D1 e aVL

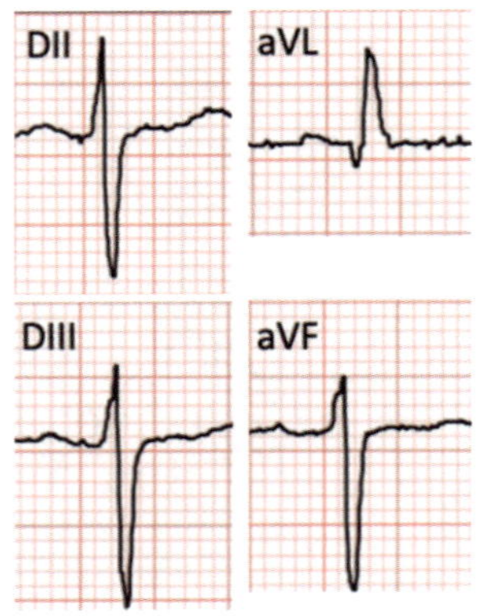

Bloqueio divisional posteroinferior esquerdo (BDPIE)

- QRS < 120 ms
- Eixo QRS à direita > +90º
- qR em D2, D3 e aVF (R3 > R2)
- rS em D1
- Onda S de V2 a V6
- Deflexão intrinsecoide > 50 ms em aVF, V5 e V6
- Ausência de SVD e ZEI lateral

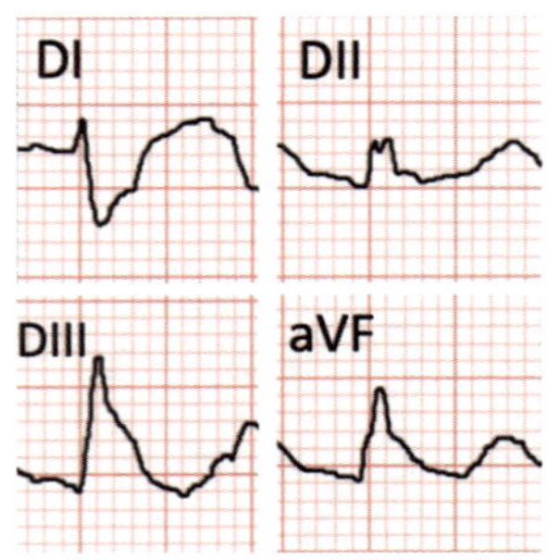

Bloqueio divisional anteromedial esquerdo (BDAME)

- QRS < 120 ms
- R > 15 mm em V2 e V3 crescendo nas derivações intermediárias e diminuindo em V5 e V6
- Ausência de desvio de eixo (periféricas)
- Morfologia qR em V1 a V4
- Ausência de SVD, hipertrofia septal ou ZEI lateral

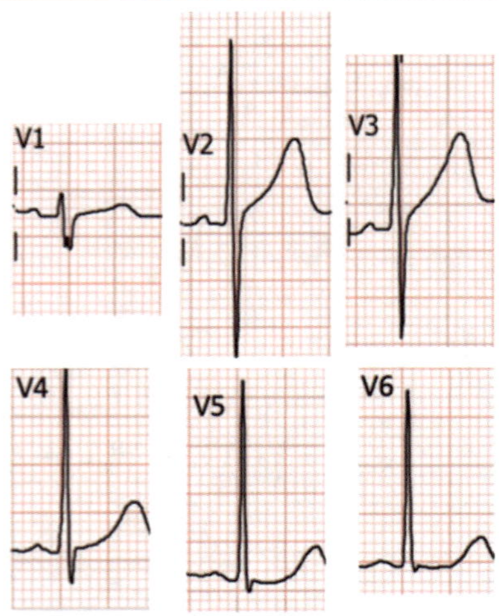

FIGURA 7 Critérios eletrocardiográficos definidores dos diversos tipos de bloqueios.

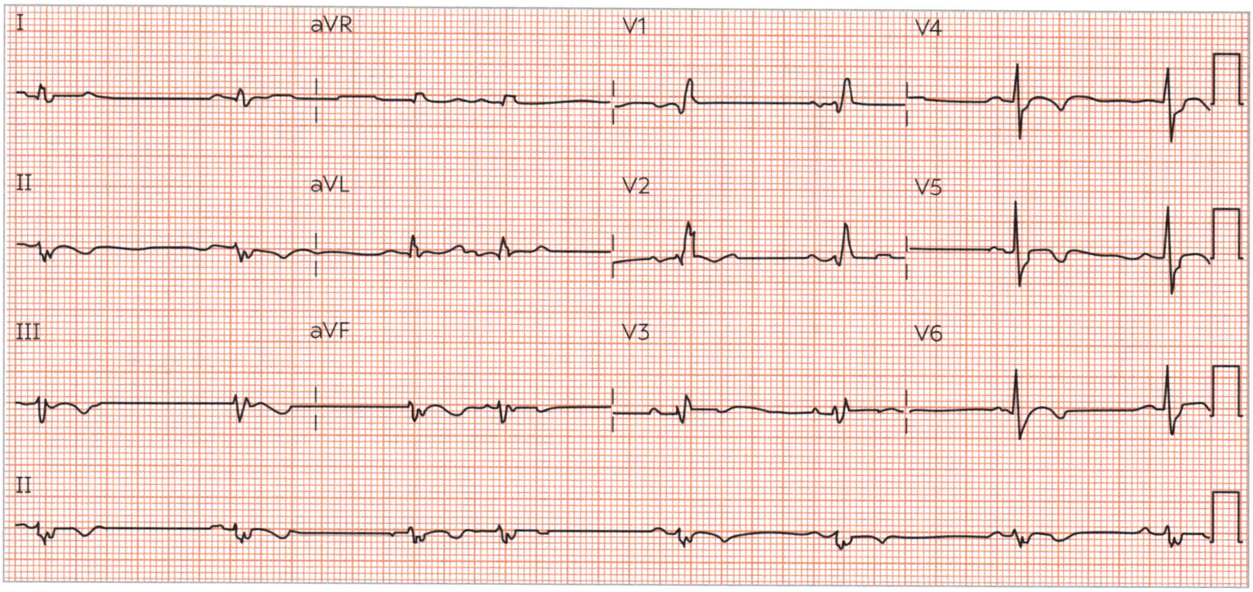

FIGURA 8 Eletrocardiograma demonstrando associação de bloqueio de ramo direito (BRD) e bloqueio divisional anterossuperior esquerdo (BDASE) (associação comum na doença de Chagas). Adicional: presença de bradicardia sinusal e extrassístole supraventricular isolada e baixa voltagem no plano frontal.

Fonte: acervo do autor.

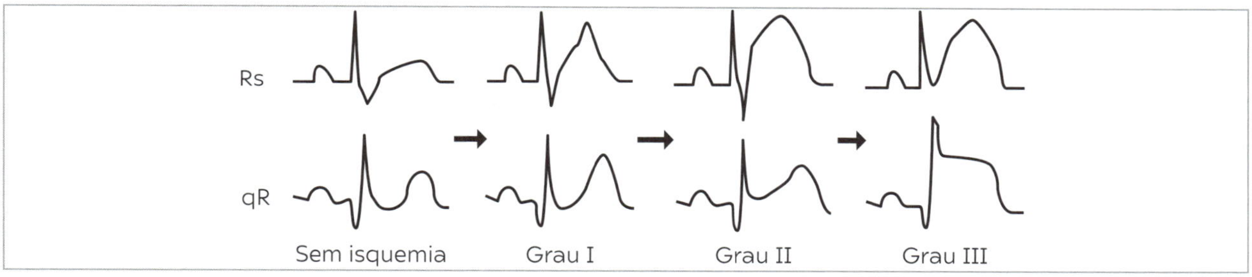

FIGURA 9 Graus de isquemia de Birnbaum-Sclarovsky. A figura demonstra o comportamento do segmento ST na oclusão total de uma artéria epicárdica. O grau I (isquemia subendocárdica) é a onda T hiperaguda (base larga, apiculada e simétrica). Os graus II e III representam lesão subepicárdica, com supradesnivelamento do ponto J. No grau III, o supra de ST altera a porção terminal do QRS.

A Figura 10 mostra esses diversos tipos de comportamento descritos.

- Área eletricamente inativa: ondas Q patológicas em duas derivações contíguas (duração > 40 ms, associadas ou não com amplitude > 1 mm).

ELETROCARDIOGRAMA DAS ARRITMIAS

Arritmias do nó sinusal

- Taquicardia sinusal: ritmo sinusal com FC > 100 bpm no adulto (Figura 11).
- Bradicardia sinusal: ritmo sinusal com FC < 50 bpm no adulto (Figura 12).
- Arritmia sinusal: alteração da FC ciclado (fásica) ou não com a respiração (Figura 13).
- Parada sinusal: interrupção do estímulo sinusal (Figura 14).

Bloqueio sinoatrial: permite o diagnóstico somente o de 2º grau.

- Tipo I (Wenckebach): elevação da FC até uma pausa.
- Tipo II: pausa cujo intervalo é múltiplo do intervalo P-P.

Arritmias atriais

- Extrassistolia atrial: onda P prematura morfologia diferente da P sinusal, que pode ser seguida de QRS normal ou aberrante ou bloqueada (Figura 15).

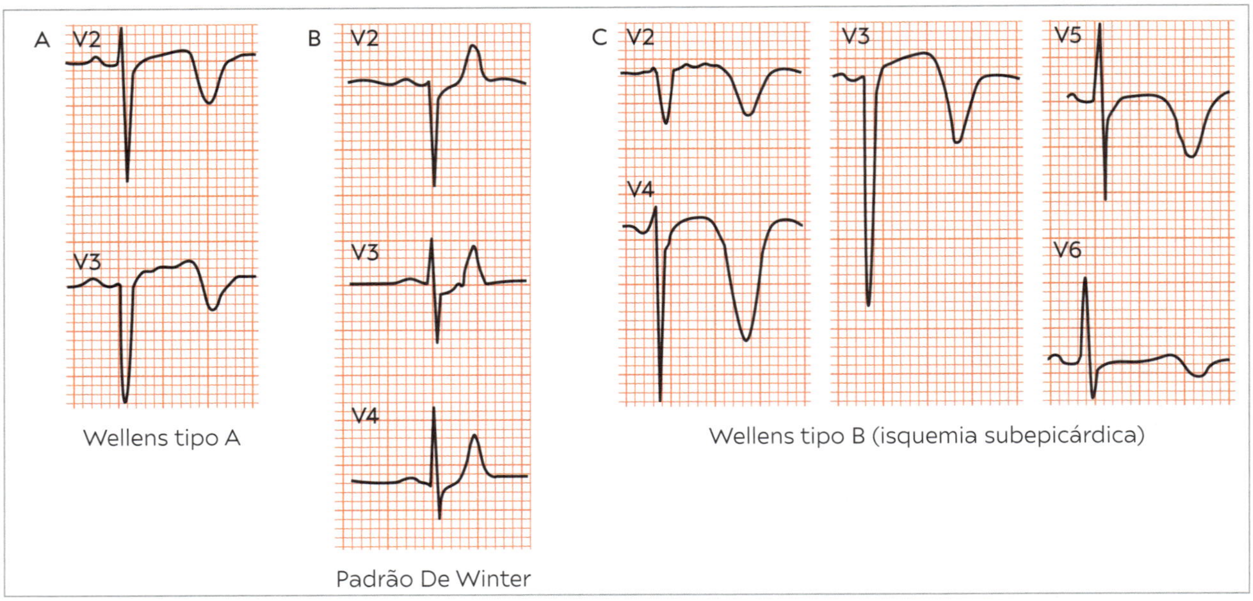

FIGURA 10 Padrões de comportamentos pelo eletrocardiograma (ECG) que podem sugerir tipos específicos de comportamento da irrigação do músculo cardíaco.

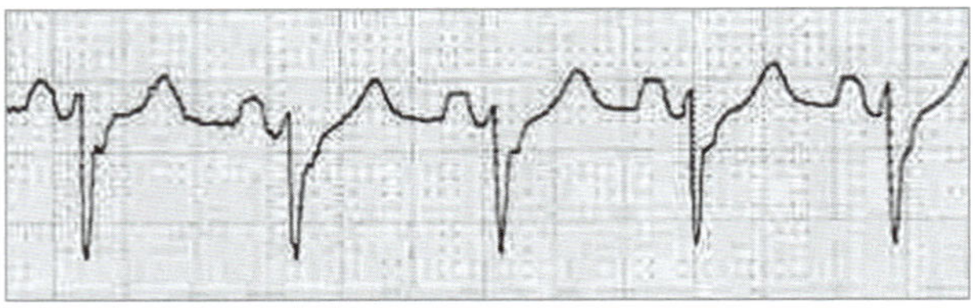

FIGURA 11 Taquicardia sinusal

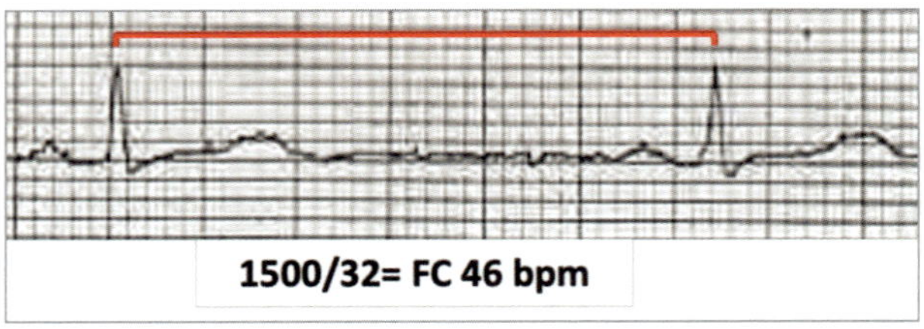

FIGURA 12 Bradicardia sinusal: ritmo sinusal com frequência cardíaca (FC) < 50 bpm.

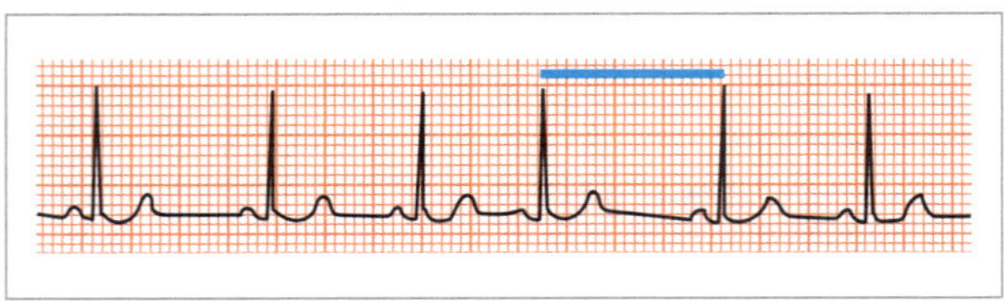

FIGURA 13 Arritmia sinusal.

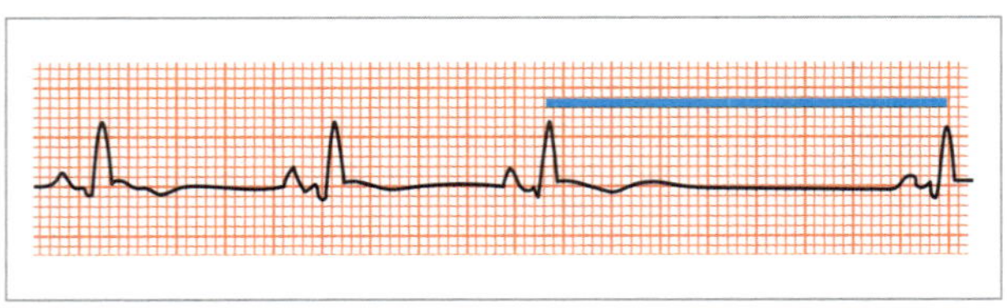

FIGURA 14 Parada sinusal.

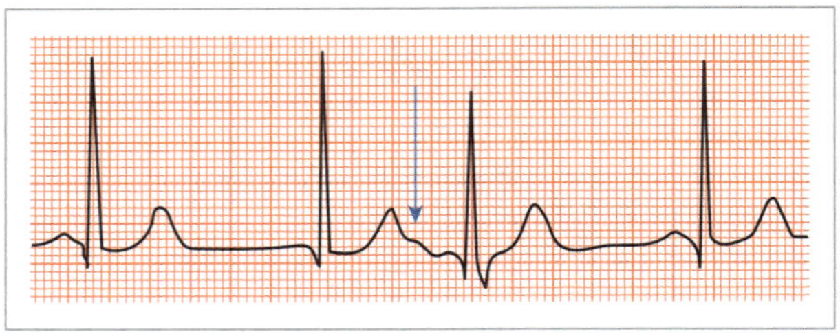

FIGURA 15 Extrassistolia atrial: onda P prematura, morfologia diferente da P sinusal, que pode ser seguida de QRS normal ou aberrante ou bloqueada.

- Taquicardia atrial: três ou mais batimentos atriais consecutivos com FC > 100 bpm (Figura 16).
- *Flutter* atrial: taquicardia atrial macrorreentrante organizada; nas derivações inferiores tem aspecto ondulante (ondas F) com ausência de segmento isoelétrico, cuja resposta ventricular pode ser fixa ou variável (Figura 17).
- Fibrilação atrial: total desorganização da atividade elétrica atrial, com resposta ventricular irregular (Figura 18).

Arritmias ventriculares

- Extrassístole ventricular: complexos QRS prematuros com morfologia diferente do QRS do ritmo basal, que podem ser isoladas e pareadas e, quando em trios, passam a se chamar taquicardia ventricular (TV) (Figura 19).

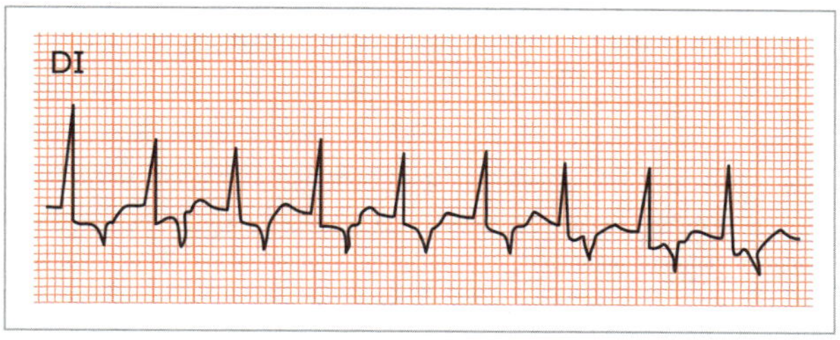

FIGURA 16 Taquicardia atrial: três ou mais batimentos atriais consecutivos com FC > 100 bpm. Note onda P negativa em DI (não surge no nó sinusal).

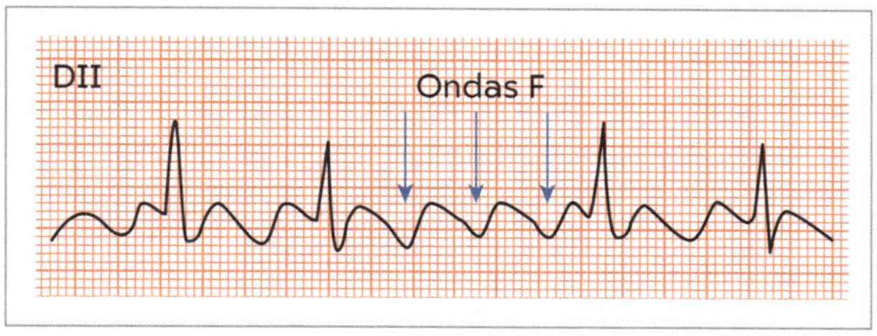

FIGURA 17 O *flutter* atrial consiste em uma taquicardia atrial macrorreentrante organizada, em que, nas derivações inferiores, tem aspecto ondulante (ondas F) com ausência de segmento isoelétrico, cuja resposta ventricular pode ser fixa ou variável.

A taquicardia ventricular pode ser classificada em sustentada (TVS) e não sustentada (TVNS). A TVNS tem duração de até 30 segundos. Quando dura mais de 30 segundos de duração, ou é capaz de produzir sintomas, é caracterizada como TVS.

As taquicardias podem ser monomórficas, cujo QRS é idêntico na mesma derivação, ou polimórficas que apresenta diferentes morfologias na mesma derivação (Figura 20).

- Fibrilação ventricular: total desorganização da atividade elétrica ventricular, forma principal de parada cardíaca (Figura 21).
- *Torsades de pointes* (pontas torcidas): é uma taquicardia ventricular polimórfica com oscilações do QRS em torno de uma linha de base, sempre precedida de uma pausa (Figura 22).
- Taquicardia bidirecional: é uma TV com alternância da polaridade do QRS.

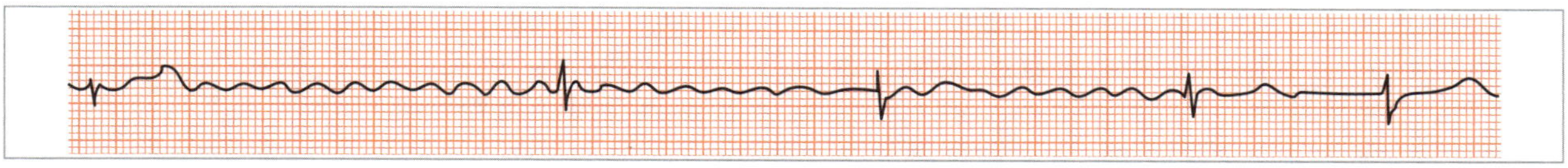

FIGURA 18 Fibrilação atrial com baixa resposta ventricular, note que apesar de haver atividade atrial, esta é totalmente irregular e desorganizada.

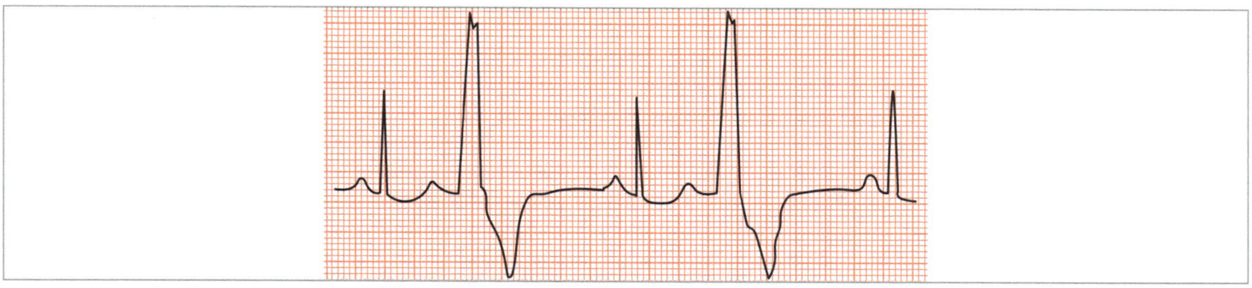

FIGURA 19 Extrassístoles ventriculares bigeminadas.

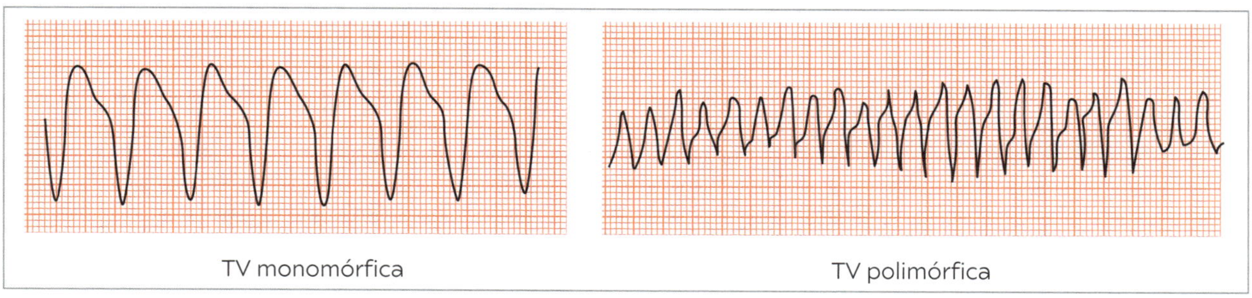

FIGURA 20 Taquicardias monomórficas e polimórficas.

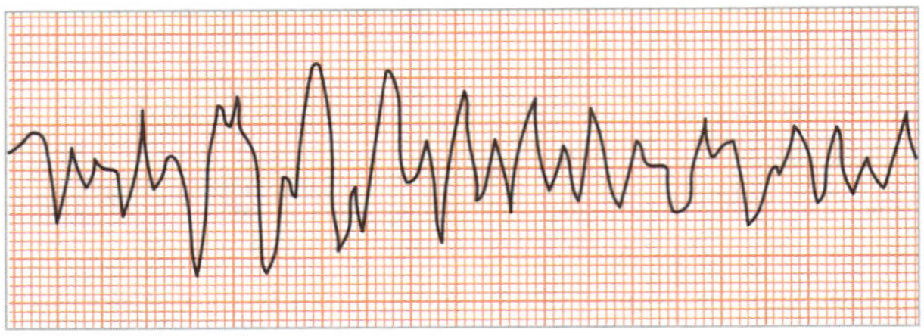

FIGURA 21 Fibrilação ventricular.

Bradiarritmias

- Devem-se à depressão sinusal: bradicardia sinusal, parada sinusal ou bloqueio sinoatrial (já descrito anteriormente).
- Bloqueios atrioventriculares.

Bloqueios atrioventriculares (BAV)

- BAV de primeiro grau: toda onda P é seguida de QRS com intervalo PR > 200 ms (Figura 23).
- BAV de segundo grau: algumas ondas P são conduzidas (seguidas de QRS), outras não, classificado em BAV segundo grau Mobitz I (Wenckebach) e Mobitz II.
  - Mobitz I (Wenckebach): aumento progressivo do intervalo PR até uma P não conduzida, iniciando o ciclo novamente após a P bloqueada. A marca do Wenckebach é que o intervalo PR pós-bloqueio é menor que o intervalo PR pré-bloqueio (Figura 24).
  - Mobitz II: intervalos PR são fixos e existe uma onda P bloqueada subitamente. O intervalo PR pré-bloqueio é idêntico ao intervalo PR pós-bloqueio (Figura 25).
- Bloqueio atrioventricular total (BAVT) – BAV de terceiro grau (Figura 26): nenhuma onda P é capaz de atravessar o nó AV, portanto, o QRS é originado por um marca-passo de suplência, também chamado ritmo de escape, que pode ser juncional ou ventricular
- Observação: é chamado de "batimento de escape" o batimento tardio após uma pausa, este é de origem não sinusal (podendo ser juncional, ventricular ou mais raramente atrial), caso haja 3 ou mais batimentos de escape caracteriza-se como "ritmo de escape".
- Dissociação AV: quando existe total independência entre o ritmo atrial e ventricular, pode ser causado por BAVT ou interferência (TV).

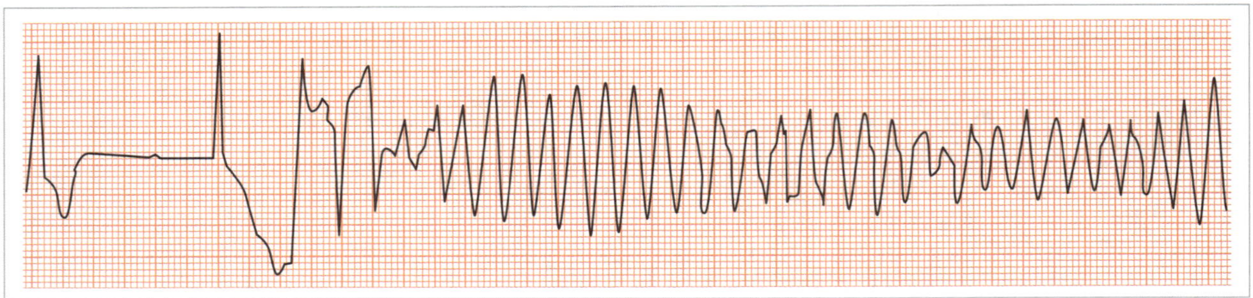

FIGURA 22 Extrassístole ventricular que degenera em *torsades de pointes*.

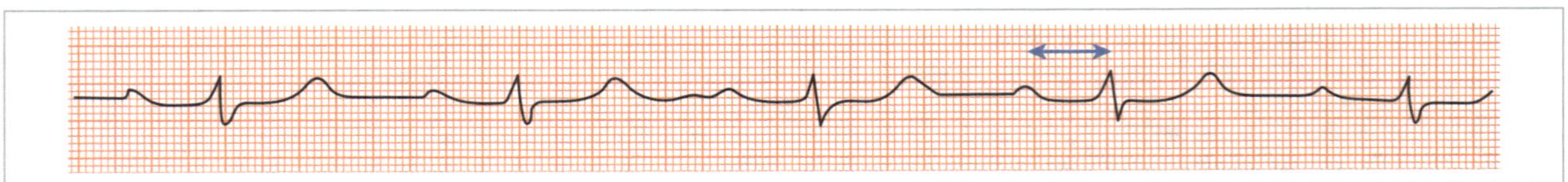

FIGURA 23 Bloqueio atrioventricular de primeiro grau (intervalo PR > 200 ms).

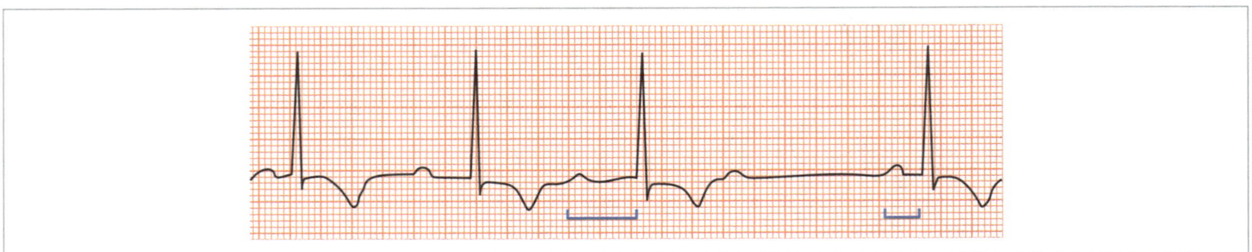

FIGURA 24 Bloqueio atrioventricular (BAV) segundo grau Mobitz I (Wenckebach). Note intervalo PR pós-bloqueio menor que o pré-bloqueio.

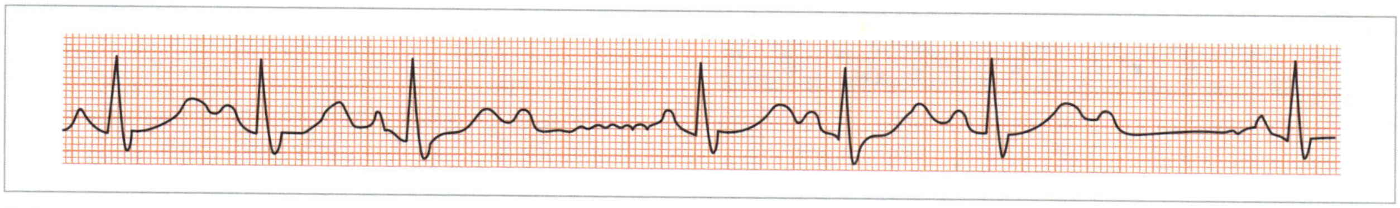

FIGURA 25 Mobitz II: intervalos PR são fixos e existe uma onda P bloqueada subitamente.

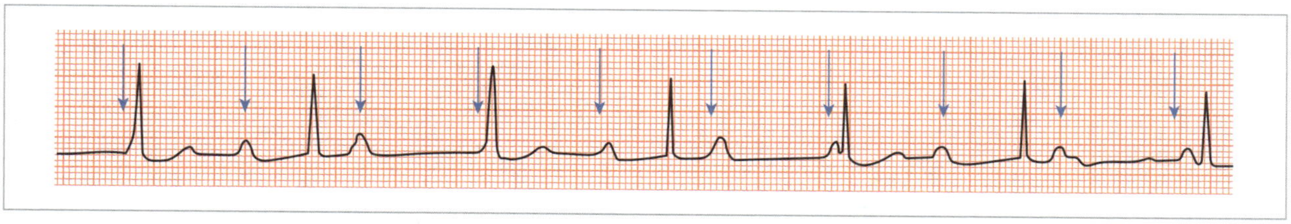

FIGURA 26 Bloqueio atrioventricular total (BAVT), setas mostrando as ondas P dissociadas e escape juncional.

O ECG em situações clínicas especiais (Figura 27)

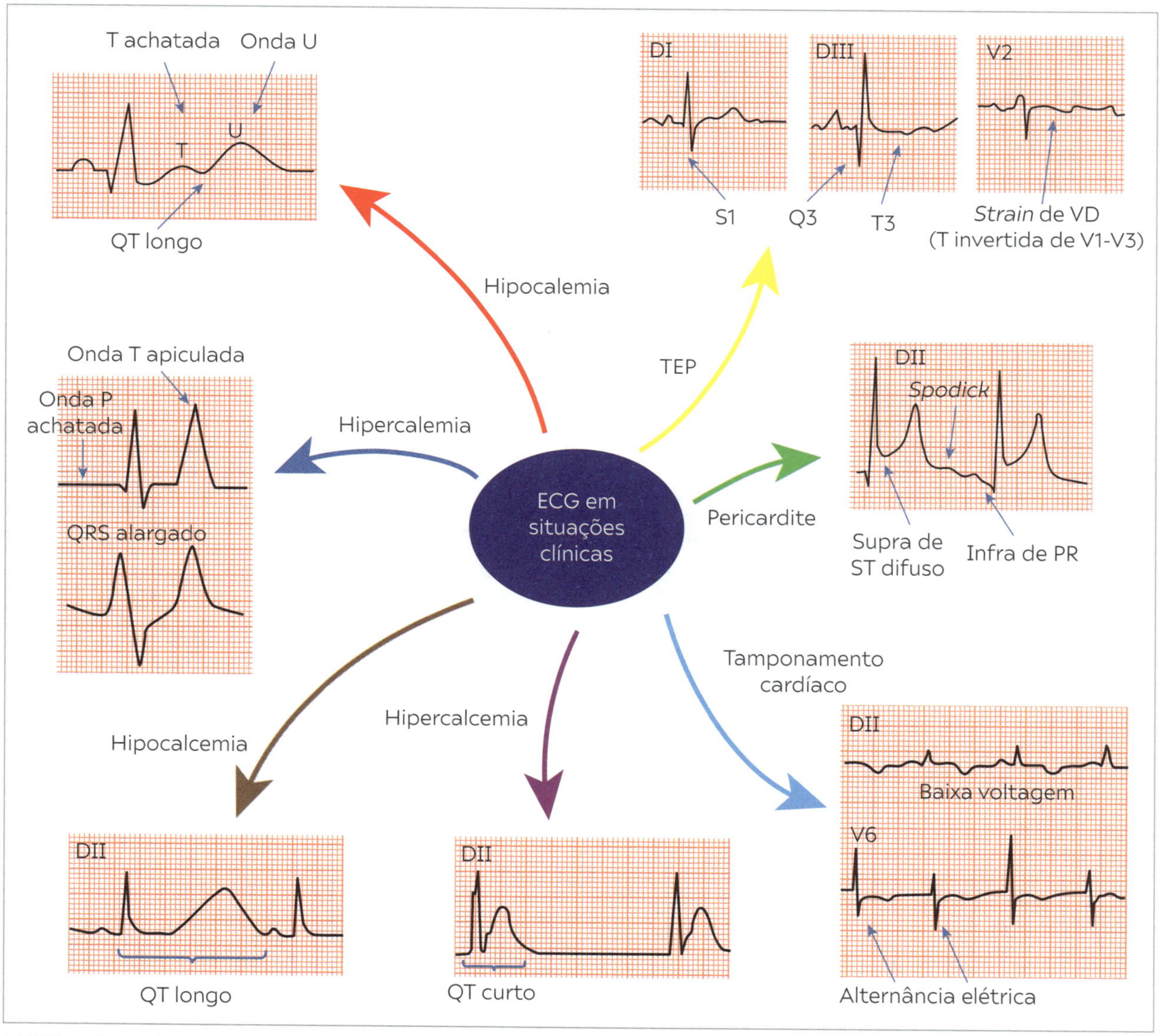

FIGURA 27 Alterações eletrocardiográficas em diversas situações clínicas. TEP: tromboembolismo pulmonar. Spodick: rampa descendente do segmento TP, sugestivo de pericardite aguda.

BIBLIOGRAFIA

1. Samesima N, God EG, Kruse JCL, Leal MG, Pinho C, França FFAC, et al. Diretriz da Sociedade Brasileira de Cardiologia sobre a Análise e Emissão de Laudos Eletrocardiográficos – 2022. Arq. Bras. Cardiol. 2022.
2. Alencar Neto JN. Manual de ECG. Salvador: SANAR; 2019.
3. Siontis KC, Noseworthy PA, Attia ZI, et al. Artificial intelligence-enhanced electrocardiography in cardiovascular disease management. Nat Rev Cardiol. 2021;18:465-78.
4. Das MK, Zipes DP. Electrocardiography of arrhythmias: a comprehensive review: a companion to cardiac electrophysiology: from cell to bedside. Philadelphia: WB Saunders; 2012.
5. Nobre F. Cardiologia de consultório: soluções práticas na rotina do cardiologista. 2.ed. Barueri: Manole; 2016.
6. Birnbaum Y, Sclarovsky S. The grades of ischemia on the presenting electrocardiogram of patients with ST elevation acute myocardial infarction. J Electrocardiol. 2001;34Suppl:17-26.
7. de Zwaan C, Bär FW, Wellens HJ. Characteristic electrocardiographic pattern indicating a critical stenosis high in left anterior descending coronary artery in patients admitted because of impending myocardial infarction. Am Heart J. 1982;103:730-6.
8. Zhao YT, Huang YS. ECG pattern associated with left anterior descending coronary artery occlusion. N Engl J Med. 2018;378:16.

5

Ecocardiografia

Luís Gustavo Gali
Minna Moreira Dias Romano

CONSULTA RÁPIDA

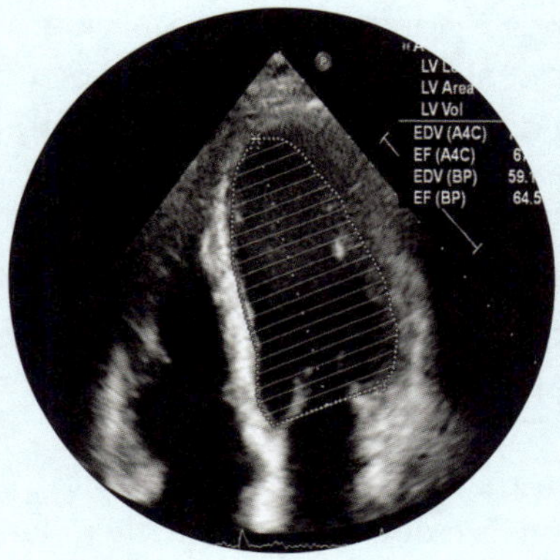

Ecocardiografia

- Exame de imagem não invasivo.
- Avaliação morfológica e funcional do coração e grandes vasos.

Principais parâmetros avaliados

- Tamanho do átrio esquerdo.
- Tamanho do ventrículo esquerdo (VE).
- Função sistólica global do VE.
- Função sistólica regional do VE.
- Função diastólica do VE.
- Massa do VE.
- Tamanho do ventrículo direito (VD).
- Função do VD.
- Tamanho da aorta.
- Anatomia e funções valvares.

Indicações do uso de agentes de realce ultrassônicos

- Avaliação da função sistólica do VE.
- Pesquisa de trombo no VE
- Anormalidades estruturais no VE (cardiomiopatias – CMH, não compactação).
- Pseudoaneurisma do VE
- Diagnóstico diferencial de massas cardíacas.
- Avaliação de mobilidade segmentar na ecocardiografia de estresse.

Ecocardiografia sob estresse – indicações

- Avaliação de isquemia miocárdica em pacientes com ECG de esforço não interpretável.
- Teste ergométrico inconclusivo.
- Avaliação de viabilidade miocárdica.
- Avaliação pré-operatória.
- Avaliação de pacientes com dispneia aos esforços.
- Estratificação de risco cardiovascular em portadores de DAC.
- Avaliação de função diastólica ao estresse físico.

Ecocardiografia transesofágica – indicações

- Ecocardiografia transtorácica não diagnóstica.
- Pesquisa de fonte cardíaca de embolismo.
- Estrutura e função valvar.
- Patologia aórtica aguda.
- Pesquisa de endocardite e suas complicações.
- Pesquisa de trombos atriais pré-cardioversão elétrica (FA ou flutter).
- Antes e durante o fechamento percutâneo de comunicação interatrial (CIA)/forame oval patente (FOP).
- Avaliação de próteses valvares.

INTRODUÇÃO

A ecocardiografia é um exame de imagem não invasivo altamente reprodutível, seguro e disponível na prática cardiológica, permanecendo como a modalidade de imagem inicial na prática clínica. Pelo uso do ultrassom, é possível obter imagens do coração, grandes vasos e analisar velocidades de fluxo, oferecendo informações anatômicas e funcionais fundamentais para diagnóstico das principais cardiopatias e o manejo dos pacientes[1].

> As modalidades dos ecocardiogramas abrangem o exame transtorácico convencional, o transesofágico e a ecocardiografia sob estresse utilizada principalmente para avaliação de isquemia miocárdica. Novas tecnologias melhoraram o desempenho para o diagnóstico, incluindo a ecocardiografia tridimensional, medida do *strain* miocárdico por meio da técnica de *speckle tracking* e o uso dos agentes de realce ultrassônicos (ARU).

TABELA I Principais parâmetros de importância para a interpretação clínica do exame transtorácico

Parâmetro	Medida realizada
Tamanho do AE	Volume atrial esquerdo indexado
Tamanho do VE	Medidas lineares e volume do VE
Função sistólica do VE	Fração de ejeção pelo método de Simpson e *strain* longitudinal global
Função regional do VE	Alteração segmentar com áreas de hipocinesia ou acinesia
Função diastólica do VE	Medidas do fluxo transmitral (ondas E e A) e das ondas e' pelo Doppler tecidual no anel mitral
Massa do VE	Índice de massa e espessura relativa das paredes
Tamanho do VD	Medidas lineares nas projeções apical 4c e paraesternal
Função do VD	TAPSE, onda S', mudança de área fracional e *strain* da parede livre
Tamanho da aorta	Medidas lineares da raiz da aorta, aorta ascendente e arco aórtico
Anatomia e funções valvares	Presença de regurgitações e estenoses

AE: átrio esquerdo; VD: ventrículo direito; VE: ventrículo esquerdo.

ECOCARDIOGRAFIA TRANSTORÁCICA CONVENCIONAL

O exame transtorácico inclui a aquisição de imagens bidimensionais e de velocidade de fluxo tanto a cores como pelo uso do Doppler. As imagens são obtidas de janelas padrões na parede torácica definida pela posição do transdutor e pelo plano de imagem. Desse modo, pode-se avaliar o tamanho das câmaras cardíacas, a espessura miocárdica, as funções sistólica e diastólica biventricular, as alterações de mobilidade segmentar, a estrutura e a função valvar, o pericárdio e os grandes vasos[2] (Tabela I). A avaliação pelo Doppler da direção e velocidade do fluxo sanguíneo nos permite detectar e quantificar regurgitações e estenoses valvares.

Os principais parâmetros de importância para a interpretação do exame transtorácico estão listados da Tabela I.

Tamanho atrial esquerdo

Recomenda-se avaliar o tamanho atrial esquerdo por meio do volume medido pelo método de Simpson no corte apical de 2 e 4 câmaras. O volume atrial esquerdo tem forte associação com desfechos em paciente cardiopatas[3]. O limite superior da normalidade para o volume do AE é de 34 mL/m^2 de superfície corporal para ambos os gêneros.

Tamanho do ventrículo esquerdo

O tamanho do VE deve ser avaliado por medidas lineares realizadas no corte paraesternal longitudinal na imagem bidimensional e deve constar no laudo com indexação para a superfície corporal. Também deve-se realizar a medida do volume do VE pelo método de Simpson nas projeções apicais de 2 e 4 câmaras e indexá-lo para a superfície corporal. Como referência do volume, devem ser usado os seguintes valores da Tabela II.

Exemplo de medidas do tamanho do átrio esquerdo e medidas lineares do VE encontram-se na Figura 1.

TABELA II Referência de volume sistólico e diastólico do ventrículo esquerdo (VE) para homens e mulheres[2]

Volume diastólico final (VDF) do VE (mL/m^2)		Volume sistólico final (VSF) do VE (mL/m^2)	
Para homens	Para mulheres	Para homens	Para mulheres
74	61	31	24

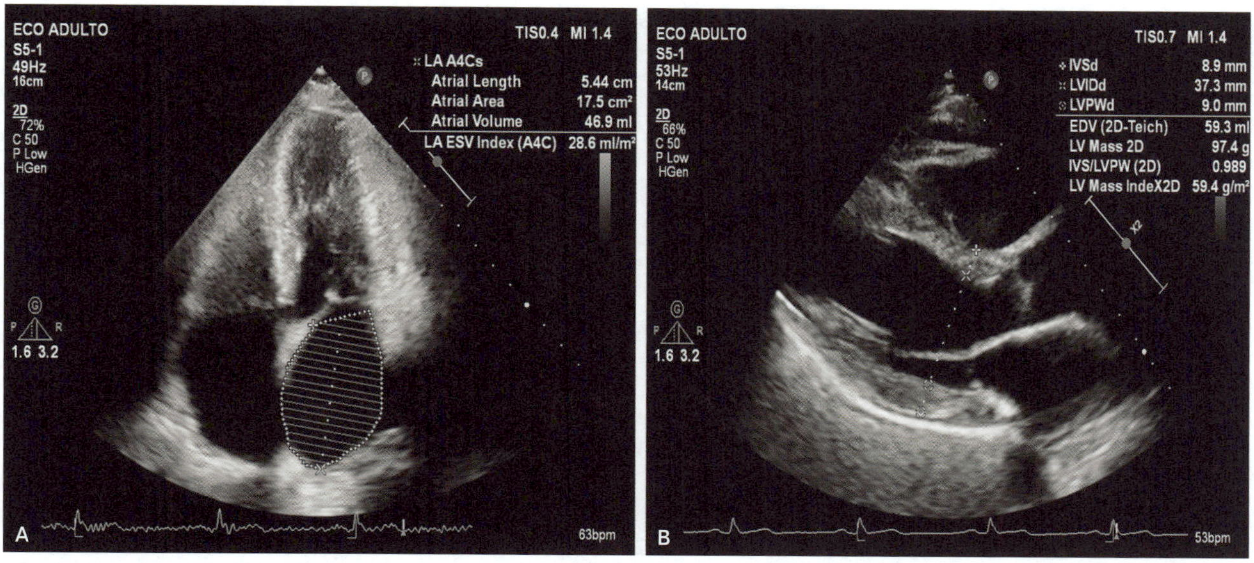

FIGURA 1 A: Medida do volume atrial esquerdo. B: Medidas lineares do ventrículo esquerdo na janela paraesternal longitudinal.

Função sistólica do ventrículo esquerdo

A função sistólica do VE é rotineiramente avaliada calculando-se a fração de ejeção obtida pelas imagens bidimensionais. Utiliza-se o método de Simpson modificado (biplanar de discos) para o cálculo dos volumes diastólicos e sistólicos finais do VE nas projeções apicais de 2 e 4 câmaras e por meio dessas medidas calcula-se a fração de ejeção (FE = VDF – VSF/VDF) em percentagem. Uma fração de ejeção menor que 52% para homens e 54% para mulheres é considerada anormal[2]. Alguns laboratórios podem usar os limites normais iguais em ambos os sexos em 50%. A Figura 2 mostra a medida da fração de ejeção do VE.

Função regional do ventrículo esquerdo

Para a avaliação da função regional do VE, divide-se essa cavidade em 17 segmentos e cada um deve ser analisado em múltiplas projeções[4]. Avaliam-se o espessamento da parede e o movimento endocárdico de cada segmento, classificando-os como normal, hipocinético (espessamento reduzido), acinético (espessamento ausente) ou discinético (expansão sistólica). Muitas patologias

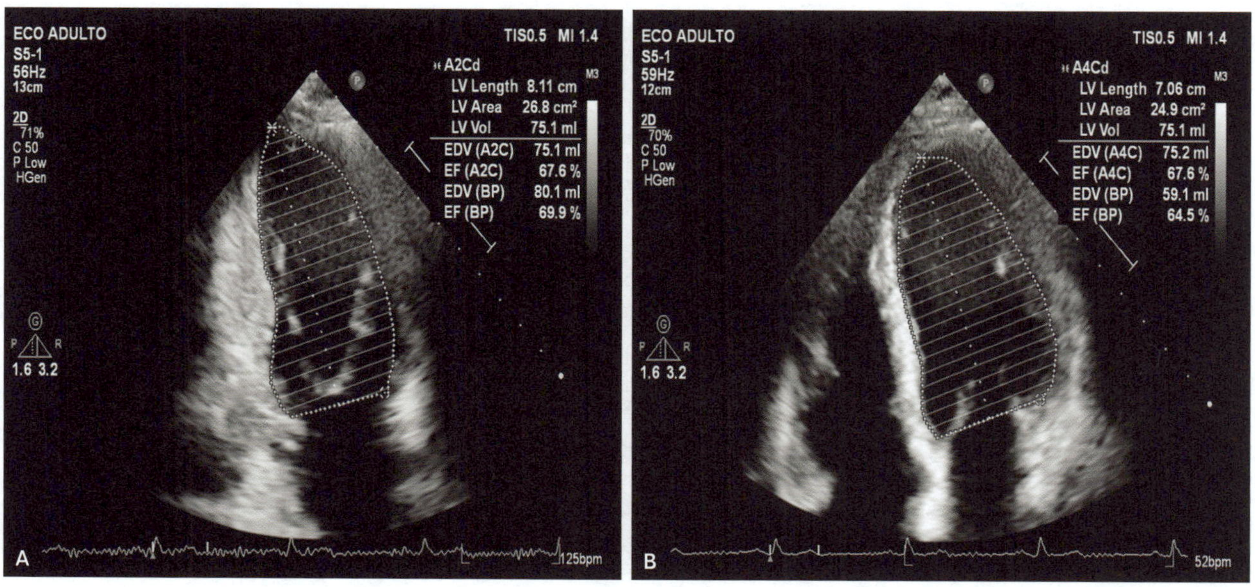

FIGURA 2 Ap2c (A) e Ap4c (B) com medida da fração de ejeção do ventrículo esquerdo pelo método de Simpson.

podem levar a alterações segmentares, ressaltando-se a doença cardíaca coronariana, a cardiopatia de Chagas, a miocardite e a sarcoidose.

Função diastólica do ventrículo esquerdo

A análise de função diastólica é complexa e depende de uma composição de, no mínimo, quatro variáveis. Os principais parâmetros utilizados para a avaliação são: medida do volume atrial esquerdo indexado, medida da pressão sistólica na artéria pulmonar (PSAP) pelo Doppler obtido da velocidade máxima da regurgitação tricúspide (RT), medidas das velocidades das ondas E e A do fluxo transmitral e das ondas e' lateral e e' septal do anel mitral pelo Doppler tecidual[5].

Para a classificação dos pacientes quanto à presença de disfunção diastólica, veja as Figuras 3 e 4.

Massa do ventrículo esquerdo

A massa ventricular esquerda é um importante fator de risco e preditor de eventos cardiovasculares. É realizada rotineiramente durante os exames ecocardiográficos. Há vários métodos para seu cálculo, porém o mais usado na prática clínica é a medição por meio de medidas lineares do VE e da espessura de suas paredes. Com essas medidas, estima-se o volume do miocárdio do VE e converte-se em massa. A massa medida deve ser indexada para a superfície corporal do paciente, sendo relatado no laudo. Os limites superiores da normalidade adquiridos em imagens bidimensionais são 115 g/m^2 para homens e 95 g/m^2 para mulheres[2].

Deve-se também realizar o cálculo da espessura relativa das paredes (ERP) pela fórmula ERP = 2 × parede posterior/diâmetro interno do VE e classificar os pacientes conforme a Figura 5.

Tamanho e função do ventrículo direito

A dimensão de VD pode ser quantificada em imagens bidimensionais em múltiplas janelas acústicas. As dimensões mais frequentemente quantificadas são o diâmetro proximal da via de saída do VD e a medida da dimensão linear basal realizada no Ap4c[6]. A função sistólica do VD é avaliada rotineiramente por diversos parâmetros: a excursão sistólica do plano anular tricúspide (TAPSE), a velocidade de onda S no anel tricúspide avaliada pelo Doppler tecidual; mudança de área fracional (FAC) do VD e o *strain* da parede livre do VD pela técnica de *speckle tracking* (Figura 6). A fração de ejeção do VD ao ecocardiograma pode ser realizada pela técnica tridimensional, excluindo-se a necessidade de composições planares, mas essa técnica ainda é pouco disponível na prática clínica.

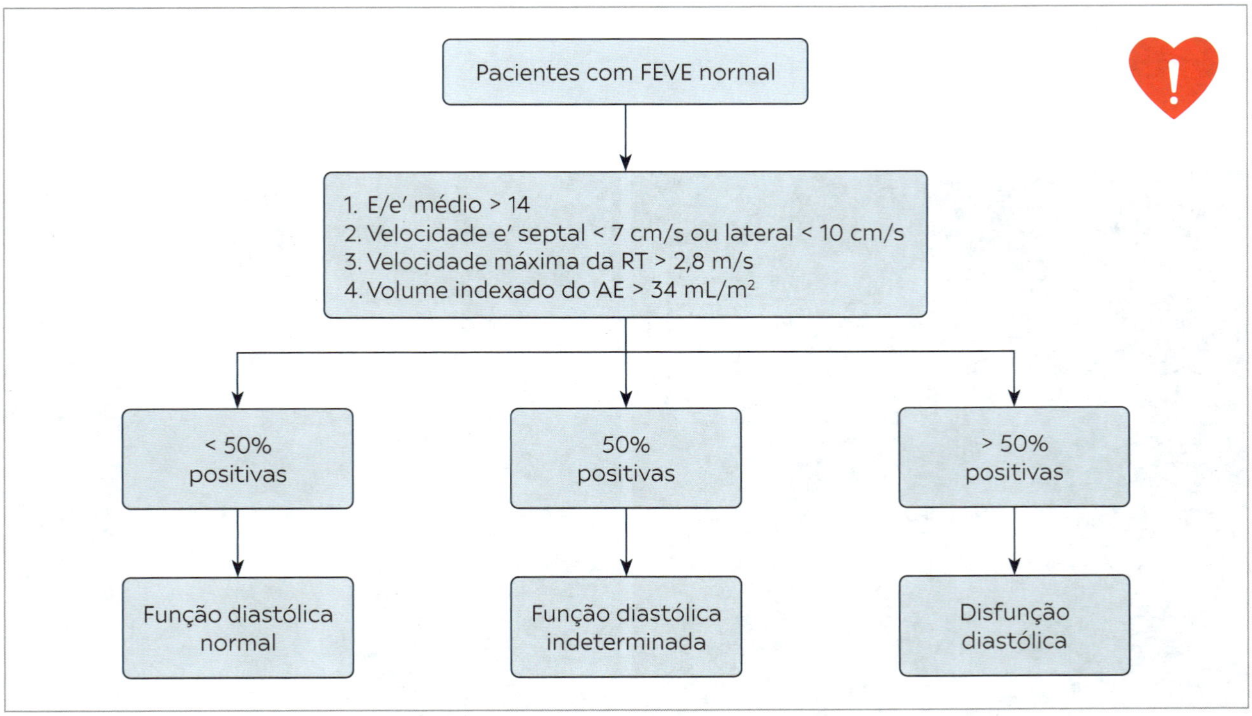

FIGURA 3 Fluxograma de avaliação da função diastólica com FEVE normal.
FEVE: fração de ejeção do ventrículo esquerdo.

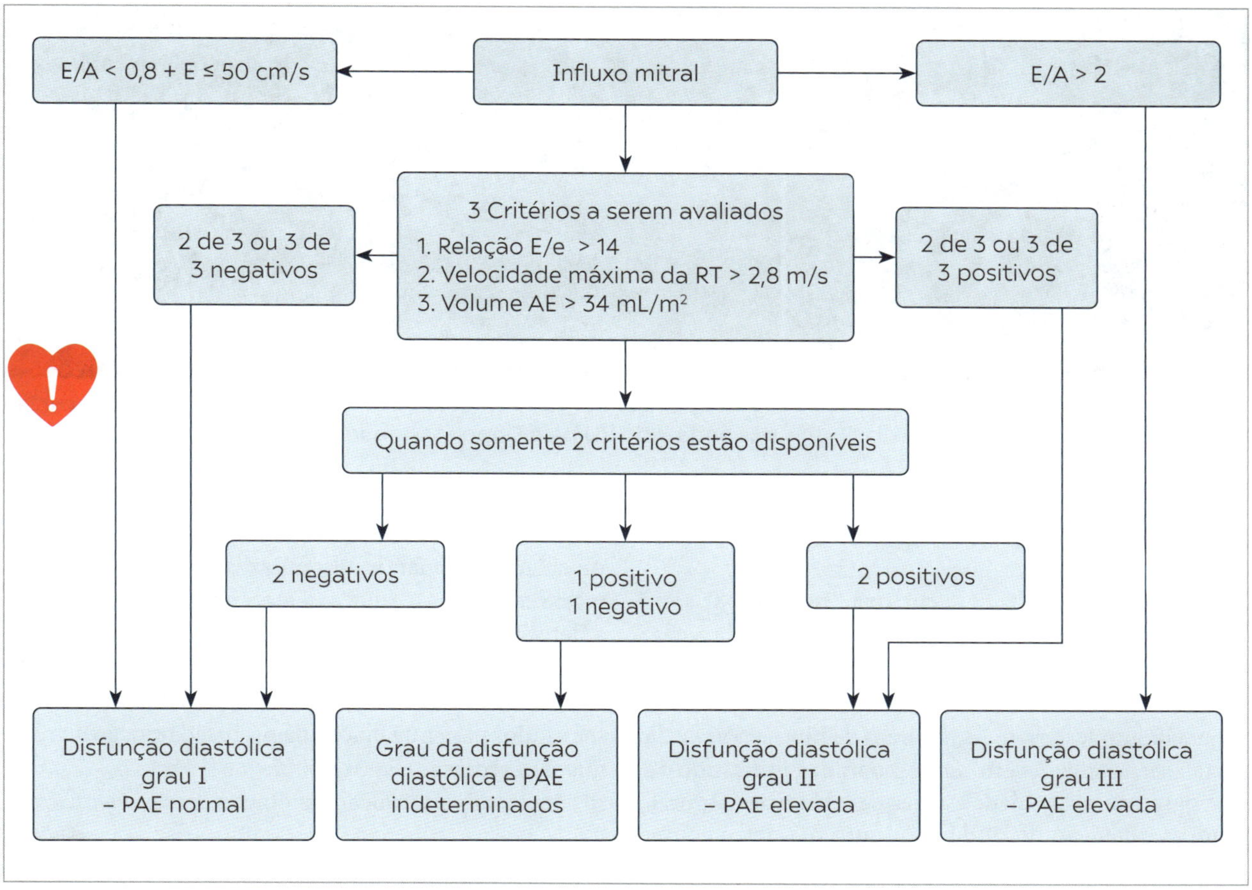

FIGURA 4 Fluxograma para determinação da graduação da disfunção diastólica e pressão média do átrio esquerdo (AE) em pacientes com fração de ejeção do ventrículo esquerdo (FEVE) reduzida e doença miocárdica do ventrículo esquerdo (VE).

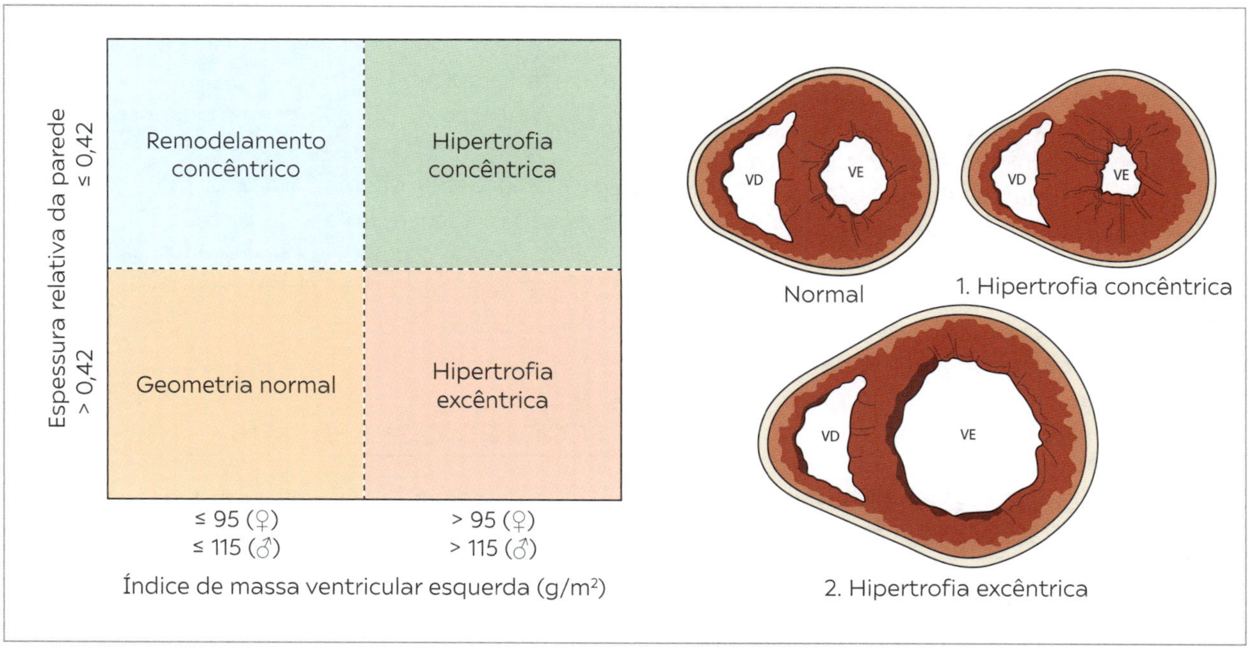

FIGURA 5 Valores-limite para a determinação de geometria ventricular esquerda de acordo com a espessura de paredes e massa.

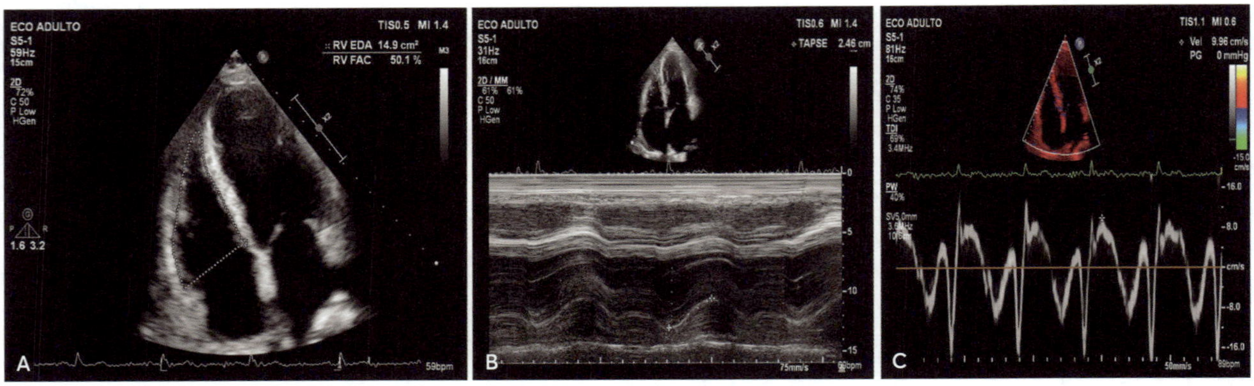

FIGURA 6 Medidas de função sistólica do ventrículo direito (VD). A: mudança de área fracional (FAC); B: excursão sistólica do plano anular tricúspide (TAPSE); C: onda S do VD pelo Doppler tecidual.

Medida das dimensões da aorta

Na ecocardiografia convencional, realizam-se rotineiramente as medidas do anel aórtico, da raiz da aorta, da junção sinotubular e aorta ascendente nas janelas paraesternais, bem como a medida do arco aórtico obtida na janela supraesternal. As medidas da raiz da aorta e da aorta ascendente devem ser comparadas utilizando-se nomogramas para a idade e a área de superfície corporal, sendo a dilatação definida como um diâmetro acima do limite superior de 95% do intervalo de confiança na distribuição em uma grande população de referência[2].

Anatomia e função valvar

O ecocardiograma transtorácico permite avaliação acurada das valvas, do aparelho subvalvar e das estruturas anulares. Combinando a imagem bidimensional com as técnicas Doppler obtém-se os gradientes transvalvares de lesões estenóticas e as áreas valvares podem ser estimadas com apoio de equações matemáticas. As lesões valvares regurgitantes também podem ser quantificadas, embora exijam análises de múltiplas variáveis, como área de jato, *vena contracta*, volume e fração regurgitantes e presença de refluxos em vasos contíguos (veias pulmonares ou veias supra-hepáticas). Ressalta-se que a decisão sobre intervenção cirúrgica em pacientes com doenças valvares é geralmente baseada nos dados ecocardiográficos[7]. A ecocardiografia tridimensional oferece importante ajuda na definição anatômica valvar.

UTILIZAÇÃO DE AGENTES DE REALCE ULTRASSÔNICOS (ARU)

Os ARU, também chamados de agendes de contraste de ultrassom, são compostos de esferas de gás inerte, medindo de 1,1 a 4,5 µm, sendo similar ao tamanho das hemácias. Aplicados através de um acesso venoso periférico, podem circular livremente atravessando o leito vascular pulmonar, sendo capazes de opacificar as câmaras esquerdas cardíacas. Dessa forma, eles melhoram a detecção da interface sangue-miocárdio, facilitando a avaliação do volume ventricular esquerdo e de sua função ventricular regional e global[8]. Também podem ser usados para a avaliação da perfusão miocárdica e de massas cardíacas (Figura 7).

As principais indicações do uso desses agentes são:

- Avaliação da função ventricular esquerda quando dois ou mais segmentos não podem ser visualizados adequadamente.
- Pesquisa de presença de trombo localizado no VE.
- Anormalidades estruturais no VE (miocárdio não compactado, aneurisma e hipertrofia apical).
- Avaliação de possível pseudoaneurisma de VE.
- Diagnóstico diferencial de massas cardíacas (presença de vascularização).
- Avaliação da mobilidade segmentar do VE durante ecocardiografia de estresse.

ECOCARDIOGRAFIA SOB ESTRESSE

A ecocardiografia sob estresse é método bem validado para detecção de isquemia miocárdica. Muitos estudos mostram uma acurácia similar entre a ecocardiografia de estresse e a cintilografia de perfusão miocárdica na avaliação de doença arterial coronariana (DAC) obstrutiva, com sensibilidade e especificidade de aproximadamente 88 e 83% respectivamente. É importante ressaltar que esse exame é mais bem usado na avaliação de isquemia miocárdica em pacientes com probabilidade pré-teste intermediária de doença[9].

As duas principais modalidades de estresse utilizados são o estresse físico (com esteira ou bicicleta ergométrica) e o medicamentoso (com o uso de dobutamina ou dipiridamol). O esforço físico, além de ser mais fisiológico, acrescenta várias informações para o prognóstico, como a capacidade de esforço, sendo a modalidade de escolha para pacientes com possibilidade de fazer exercício.

As principais indicações da ecocardiografia de estresse encontram-se na Tabela III.

TABELA III Indicações da ecocardiografia de estresse

Avaliação de isquemia miocárdica em pacientes com eletrocardiograma (ECG) de esforço não interpretável
Teste ergométrico inconclusivo
Avaliação de viabilidade miocárdica
Avaliação pré-operatória antes de cirurgia de alto risco em paciente com fatores de risco de doença arterial coronariana (DAC) e pobre capacidade funcional (< 4 MET)
Avaliação de pacientes com dispneia aos esforços
Estratificação de risco cardiovascular em portadores de DAC
Avaliação de função diastólica ao esforço

IMAGEM DE DEFORMAÇÃO MIOCÁRDICA

A deformação miocárdica ou *strain* é um método sensível para avaliação da função ventricular. Ele refere-se à porcentagem de deformação entre 2 pontos da imagem bidimensional pela técnica de *speckle tracking* e pode ser medido tanto em sístole como em diástole. Quando composto com todos os segmentos ventriculares, esquerdos ou direitos, compõe-se o *strain* global. Pode ser quantificado nos sentidos longitudinal (o único ainda de aplicação clínica corrente), radial ou circunferencial. O GLS (*strain* global longitudinal sistólico de VE) é reprodutível e viável para uso clínico, tendo valor prognóstico incremental sobre a fração de ejeção do VE (FEVE) em uma variedade de condições cardíacas, principalmente no acompanhamento de pacientes em risco de uso cardiotoxicidade e pacientes em investigação de amiloidose cardíaca[10] (Figura 7).

ECOCARDIOGRAFIA TRANSESOFÁGICA

O exame transesofágico requer a colocação de um transdutor de US no esôfago, posteriormente ao coração. A proximidade entre o transdutor e o coração e a ausência de tecido pulmonar e ósseo entre eles permite a obtenção de imagens de alta qualidade anatômica de estruturas tanto valvares, de septo interatrial, como aquelas localizadas posteriormente como veias pulmonares e apêndice atrial esquerdo, as quais são de difícil avaliação pela técnica transtorácica. O exame geralmente é realizado com leve sedação, apresentando baixo risco de complicações[11].

As principais indicações e contraindicações estão listadas na Tabela IV.

Na Figura 8, pode-se observar uma das indicações mais frequentes do uso da ecocardiografia transesofágica: a caracterização do tamanho e da forma de uma CIA.

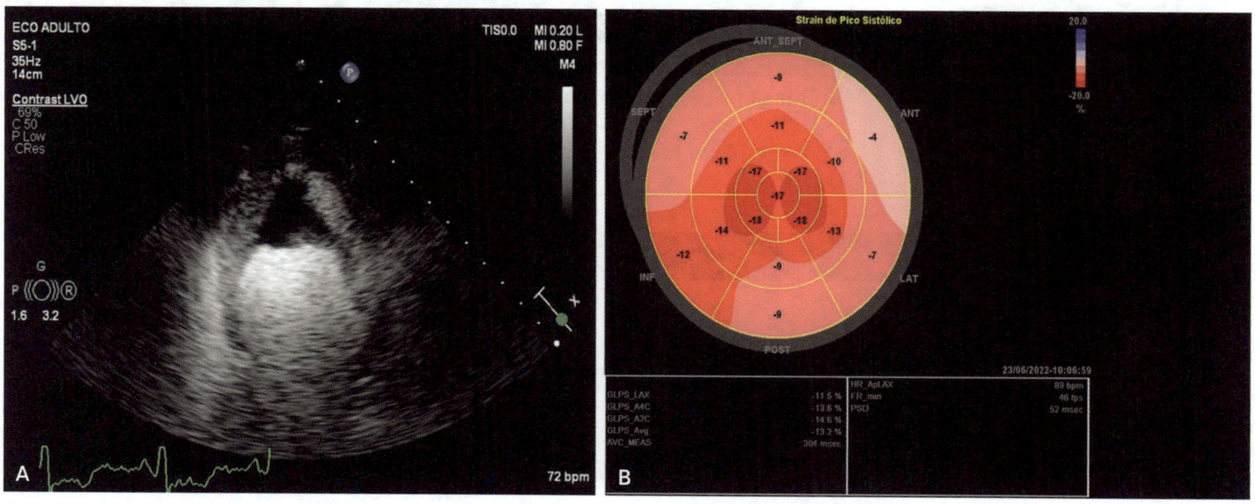

FIGURA 7 A: Projeção apical 4c com uso de contraste evidenciando trombo no ápice do ventrículo esquerdo (VE). B: *Strain* miocárdico em paciente com amiloidose cardíaca observando o "*apical sparing*".

TABELA IV Indicações e contraindicações de ecocardiografia transesofágica (ETE)

Indicações do exame transesofágico
Ecocardiografia transtorácica não diagnosticada em razão de pobre visualização das estruturas cardíacas
Pesquisa de fonte cardíaca de êmbolos, principalmente trombos localizados no apêndice atrial esquerdo
Avaliação de estrutura e função valvar
Suspeita da patologia aórtica aguda
Guia antes e durante intervenção percutânea cardíaca: fechamento de CIA, FOP, procedimentos valvares percutâneos
Diagnóstico de endocardite e suas complicações
Pacientes com FA ou flutter atrial antes de cardioversão ou ablação
Avaliação de próteses valvares
Contraindicações do exame transesofágico
Víscera perfurada
Tumor de esôfago
Estenose de esôfago
Perfuração ou laceração de esôfago
Divertículo esofágico
Sangramento gastrointestinal superior ativo

CIA: comunicação interatrial; FA: fibrilação atrial; FOP: forame oval patente.

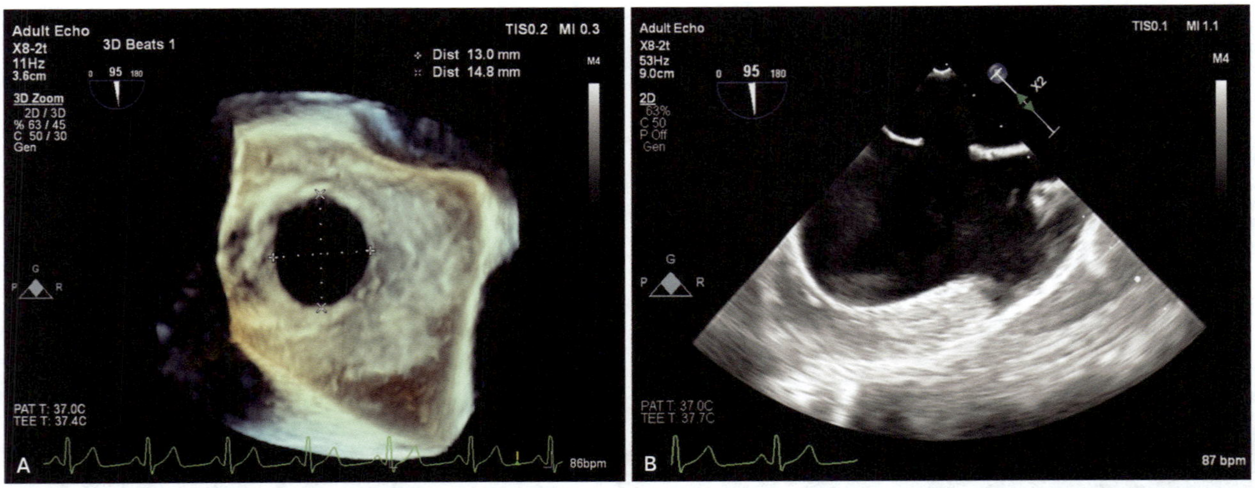

FIGURA 8 A: Imagem evidenciando comunicação interatrial (CIA) tipo *ostium secundum* e seu diâmetro pela ecocardiografia transesofágica 3D. B: Imagem da mesma paciente mostrando a CIA na projeção bicaval pelo transesofágico bidimensional.

BIBLIOGRAFIA

1. Kremkau FW. Sonography: principles and instruments. 10.ed. Philadelphia: Elsevier Saunders; 2020.
2. Lang RM, Badano LP, Mor-Avi V, Afilalo J, Armstrong A, Ernande L, et al. Recommendations for cardiac chamber quantification by echocardiography in adults. J Am Soc Echocardiogr. 2015;28: 1-39.e14.
3. Bouzas-Mosquera A, Broullon FJ, Alvarez-Garcia N, Mendez E, Petei- ro J, Gandara-Sambade T, et al. Left atrial size and risk for all-cause mortality and ischemic stroke. CMAJ. 2011;183:E657-E64.
4. Cerqueira MD, Weissman NJ, Dilsizian V, Jacobs AK, Kaul S, Laskey WK, et al. Standardized myocardial segmentation and nomenclature for tomographic imaging of the heart. Circulation. 2002;105:539-42.
5. Nagueh SF, Smiseth OA, Appleton CP, Byrd 3rd BF, Dokainish H, Edvardsen T, et al. Recommendations for the evaluation of left ventricular diastolic function by echocardiography. J Am Soc Echocardiogr. 2016;29:277-314.
6. Rudski LG, Lai WW, Afilalo J, Hua L, Handschumacher MD, Chandrasekaran K, et al. Guidelines for the echocardiographic assessment of the right heart in adults. J Am Soc Echocardiogr. 2010;23: 685-713.

7. Zoghbi WA, Adams D, Bonow RO, Enriquez-Sarano M, Foster E, Grayburn PA, et al. Recommendations for noninvasive evaluation of native valvular regurgitation. J Am Soc Echocardiogr. 2017;30:303-71.
8. Porter TR, Mulvagh SL, Abdelmoneim SS, Becher H, Belcik JT, Bierig M, et al. Clinical applications of Ultrasonic enhancing agents in echocardiography: 2018 American Society of echocardiography Guidelines Update. J Am Soc Echocardiogr. 2018;31:241-74.
9. Pellikka PA, Nagueh SF, Elhendy AA, Kuehl CA, Sawada SG, American Society of Echocardiography. American Society of Echocardiography recommendations for performance, interpretation, and application of stress echocardiography. J Am Soc Echocardiogr. 2007;20:1021-41.
10. Singh A, Voss WB, Lentz RW, Thomas JD, Akhter N. The diagnostic and prognostic value of echocardiographic strain. JAMA Cardiol. 2019;4:580-8.
11. Hahn RT, Abraham T, Adams MS, Bruce CJ, Glas KE, Lang RM, et al. Guidelines for performing a comprehensive transesophageal echocardiographic examination. J Am Soc Echocardiogr. 2013;26: 921-64.

6

Holter, monitores implantáveis e *smartwatches*

Maria Lícia Ribeiro Cury Pavão
Pedro Victor Silva Valente

CONSULTA RÁPIDA

A eletrocardiografia ambulatorial de 24 horas é o exame mais utilizado na avaliação de pacientes com sintomas sugestivos de arritmias.

HOLTER

Indicações de Holter

- Investigação de palpitações e esclarecimento de sintomas paroxísticos inexplicados.
- Avaliação da eficácia de intervenções terapêuticas.
- Investigação da etiologia de fenômenos tromboembólicos.

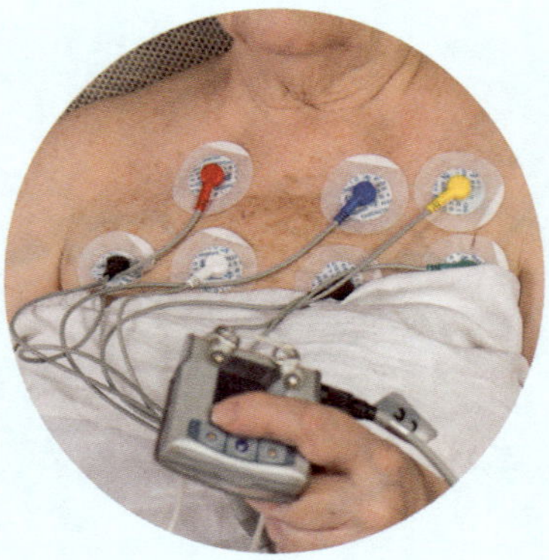

Estratificação de risco de eventos cardiovasculares

- Paciente com coronariopatia pós-infarto agudo do miocárdio (IAM)
  - Baixa variabilidade da frequência cardíaca (FC) e presença de arritmias ventriculares complexas.
- Cardiomiopatia hipertrófica
- Cardiomiopatia chagásica

LOOPER E MONITORES IMPLANTÁVEIS

Monitor de eventos externo (*Looper*)

- Dispositivo capaz de fazer monitorização eletrocardiográfica por longos períodos, o que aumenta a chance de detecção de fenômenos não explicados que sejam menos frequentes.

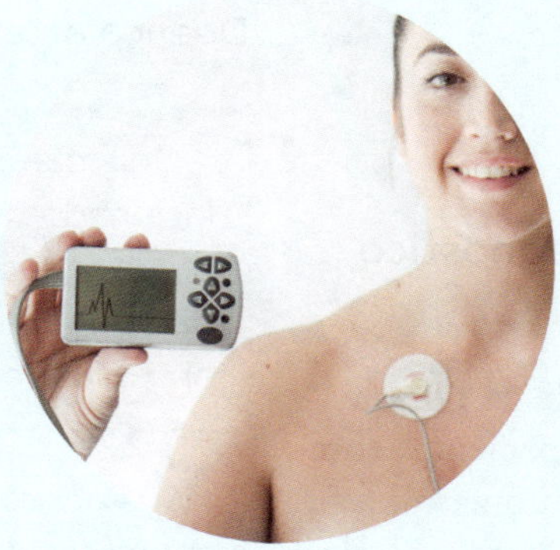

Indicações de monitores implantáveis

- Síncope inexplicada recorrente, sem fatores de alto risco e alta probabilidade de recorrência durante a longevidade de bateria do dispositivo (aproximadamente 18 meses).
- Pacientes de alto risco em que a avaliação convencional não demonstrou a causa da síncope e não levou à intervenção terapêutica.

SMARTWATCHES

Smartwatches

- Dispositivos eletrônicos portáteis em formato de relógio, ao receberem recursos de monitorização de dados de saúde, tornaram-se os mais populares representantes dos chamados monitores vestíveis.

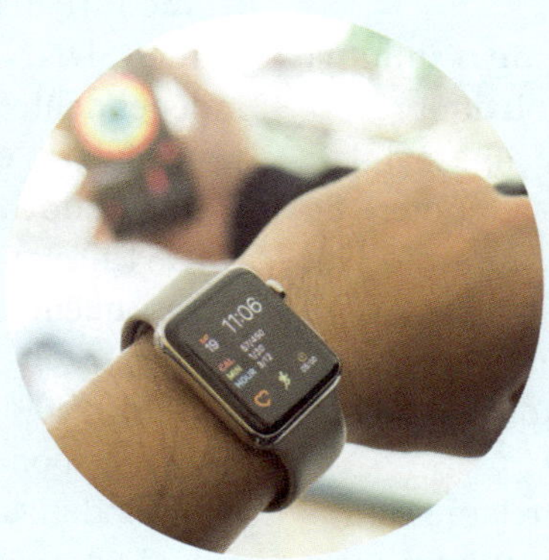

Aplicabilidade e indicações

- Registro de traçados eletrocardiográficos e sua correlação com sintomas: palpitações, dispneia, tontura, que podem estar relacionados a arritmias.
- Possibilidade de complementar a avaliação do ritmo eletrocardiográfico com a medida da saturação de oxigênio, pressão arterial e de padrões de sono, frequência respiratória.

INTRODUÇÃO

Com a introdução da eletrocardiografia dinâmica por Norman Holter na década de 1960, a gravação contínua dos batimentos cardíacos e de sua periodicidade permitiu o conhecimento detalhado das particularidades eletrocardiográficas das arritmias, do comportamento dinâmico da frequência cardíaca e da correlação com eventos clínicos e com as atividades habituais do paciente[1].

HOLTER - INDICAÇÕES[2-3]

Esclarecimento de sintomas (diagnóstico de arritmias)

A eletrocardiografia ambulatorial de 24 horas é o exame mais utilizado na avaliação de pacientes com sintomas sugestivos de arritmias. Os sintomas devem ser frequentes para que se consiga uma correlação eletrocardiográfica (palpitações quase diárias e intervalo entre as síncopes de menos de 7 dias). Nos casos de síncope ou pré-síncope, estender o período de monitoração para 3 dias aumenta a incidência de detecção de eventos em 50%[4-5].

O exame é recomendado para dois grandes grupos de sintomas[2,3]:

- Síncope inexplicada, pré-síncope ou tonturas: desde que não ameaçador à vida, conforme critérios de gravidade de síncope; nesses casos, procede-se à internação do paciente.
- Palpitações recorrentes inexplicadas.

O registro eletrocardiográfico durante o sintoma cardiovascular (palpitação, desconforto ou dor precordial, mal-estar, tonturas, síncope, pré-síncope, palidez, dispneia) permite confirmar ou afastar a hipótese de o sintoma ter relação com a arritmia. Em estudo de correlação entre as queixas anotadas em diário e a avaliação eletrocardiográfica, notou-se que 25 a 50% dos pacientes apresentavam uma queixa, dos quais 35% não havia correlação eletrocardiográfica[6].

Assim, relatos de palpitações sem correlação eletrocardiográfica devem ser valorizados, pois indicam a não relação da queixa com arritmias. Por sua vez, pausas prolongadas não relacionadas a fenômenos vagais e sem sintomas naquele momento também devem ser valorizadas, pois é possível inferir, nesses casos, uma relação com a indicação do exame (queixa prévia de tonturas ou síncope, por exemplo).

Estratificação de risco de eventos cardiovasculares

O Holter é utilizado para avaliação de risco de eventos cardiovasculares em populações específicas, mesmo assintomáticas, como paciente com coronariopatia pós-infarto agudo do miocárdio (IAM), cardiomiopatia hipertrófica e cardiomiopatia chagásica.

Doença arterial coronária

Dois parâmetros analisados no Holter são relacionados a pior prognóstico (aumento de mortalidade) em paciente pós-IAM: baixa variabilidade da frequência cardíaca (FC) e presença de arritmias ventriculares complexas.

A associação entre arritmias ventriculares complexas e pior mortalidade em pacientes pós-IAM vem de estudos realizados nas décadas de 1970 e 1980, em que pacientes com ectopias ventriculares frequentes e complexas, taquicardia ventricular não sustentada (TVNS) e sustentada (TVS), batimentos com período de acoplamento curto apresentavam aumento de mortalidade de 2 a 5 vezes, sendo esse parâmetro fator de risco independente, porém aditivo a uma fração de ejeção (FE) reduzida[7-10].

Os estudos clássicos[11] da variabilidade da FC foram realizados na era pré-trombolítica e demonstraram aumento de mortalidade de até 5,3 vezes maior em pacientes com índice de desvio-padrão dos intervalos RR normais (SDNN) < 50 ms[11-12]. Já o *Autonomic Tone and Reflexes After Myocardial Infarction* (ATRAMI), realizado na década de 1990, demonstrou que, em pacientes pós-IAM < 28 dias, 60% dos quais receberam trombolítico, a presença de variabilidade RR diminuída (SDNN < 70 ms) foi preditor de mortalidade independente, porém aditivo à FE < 35% e a arritmias ventriculares complexas[13].

O estudo *Multicenter Unsustained Tachycardia Trial* (MUSTT), em 1993, analisou pacientes com cardiomiopatia isquêmica ou sobreviventes de IAM há 40 dias e no grupo com fração de ejeção do ventrículo esquerdo (FEVE) ≤ 40%, taquicardia ventricular não sustentada (TVNS) espontânea e taquicardia ventricular sustentada (TVS) indutível ao estudo eletrofisiológico (EEF), houve redução da mortalidade arrítmica e total com o implante de cardiodesfibrilador implantável (CDI)[14].

Em 2005, Makikallio et al. analisaram o papel do Holter em predizer morte súbita cardíaca (MSC) em pacientes pós-IAM tratados de acordo com as diretrizes atuais. O parâmetro de SDNN não foi capaz de predizer MSC, porém a presença de TVNS foi capaz de prevê-la.

Cardiomiopatia hipertrófica

A estratificação de risco de pacientes com cardiomiopatia hipertrófica com o Holter demonstrou que TVNS está presente em 25% desses pacientes. Esse fator prognóstico está relacionado à MSC e contribui com a indicação de CDI para a profilaxia primária nesses pacientes[16].

> O Holter deve ser realizado anualmente ou, no máximo, a cada 2 anos para avaliação da presença de TVNS (o critério utilizado nesses casos é de 3 ou mais batimentos ventriculares sucessivos e com FC ≥ 120 bpm)[17].

Cardiomiopatia chagásica

> A presença de TVNS no paciente com cardiomiopatia chagásica é um fator de pior prognóstico e de maior mortalidade, sendo um dos itens do escore de Rassi, amplamente utilizado para essa estratificação[18].

Avaliação de intervenções terapêuticas

O Holter é de grande utilidade na avaliação após o tratamento de arritmias, seja ele medicamentoso, após ablação por radiofrequência, cirúrgico ou após implante de dispositivos. A avaliação dos efeitos das drogas antiarrítmicas se baseia não só na eficácia terapêutica, mas também na análise de efeitos pró-arrítmicos.

A análise da eficácia terapêutica é limitada pela variabilidade espontânea da arritmia, que pode variar em até 83% em exames consecutivos[19]. O critério que demonstra eficácia terapêutica é a supressão de 70 a 90% da frequência média das ectopias ventriculares.

Já a identificação de critérios que possam sugerir uma pró-arritmia é de grande importância na prevenção de eventos graves nesses pacientes. Os principais achados são: bradicardia sinusal importante, acentuação de grau de bloqueio atrioventricular, distúrbios de condução intraventricular, aumento da ocorrência de arritmias, transformação de arritmia não sustentada em sustentada, aumento de intervalo QT, ocorrência de *torsades de pointes*[20].

O Holter é também é muito utilizado na avaliação da terapêutica de fibrilação atrial: no controle de resposta ventricular durante atividades diárias e exercícios, na ocorrência de paroxismos ou após a realização de ablação por radiofrequência.

A análise do exame em pacientes com dispositivos implantáveis (marca-passo, CDI ou ressincronizador) aumenta o diagnóstico de disfunções desses dispositivos[21], ajuda na interpretação de eletrogramas e detecta arritmias não contempladas na programação.

Indicações de monitor de eventos externo (*Looper*)

O objetivo principal é a gravação durante o sintoma. Para esclarecimento de sintomas de palpitações, a melhor relação custo-benefício acontece em 2 semanas de uso, quando até 80% dos pacientes obtêm esclarecimento. No caso de síncopes, esse número cai para 20%, porém já é bem superior ao Holter 24h (2%)[22].

Indicações de monitor de eventos implantável

O monitor de eventos implantável está indicado nos casos:

> - Síncope inexplicada recorrente, sem fatores de alto risco e alta probabilidade de recorrência durante a longevidade de bateria do dispositivo (aproximadamente 18 meses).
> - Pacientes de alto risco em que a avaliação convencional não demonstrou a causa da síncope e não levou à intervenção terapêutica.

Apesar de ser um dispositivo de alto custo, vários estudos demonstraram que seu uso é custo efetivo, se utilizado para suspeitas arrítmicas ou casos de síncope inexplicada, tendo em vista que seu poder diagnóstico nesses casos é alto[23].

O registro PICTURE (*Place of Reveal In the Care pathway and Treatment of patients with Unexplained Recurrent Syncope*) avaliou 570 pacientes com síncope de causa inexplicada com o monitor de eventos implantável. Houve recorrência de síncope em 38% dos pacientes e, desses, em 78% o monitor de eventos foi primordial para o diagnóstico (75% de causa cardíaca)[24].

Correlações clínicas (dúvidas frequentes do cardiologista)

Pausas, bloqueios e diagnósticos diferenciais: o que valorizar?

Os episódios de queda abrupta da FC são detectados automaticamente pelo sistema de análise, de acordo com a programação predefinida (em geral, programam-se pausas > 2-2,5 s).

Porém, cabe ao médico saber o que valorizar desses episódios, quais têm relevância clínica e quais mudariam alguma conduta.

Primeiramente, deve-se confirmar o diagnóstico de pausa ou bloqueio atrioventricular. A maioria das "pausas" indicadas pelo *software* entre 2,0 e 2,5 segundos está relacionada a extrassístoles atriais não conduzidas ou até pausa compensatória após extrassístoles. Assim, esses eventos não têm relevância clínica maior que a própria ectopia (Figura 1).

Por ser uma pausa, deve-se avaliar se há relevância clínica ou não. As pausas que ocorrem durante o sono ou durante a atividade de aumento de tônus vagal, comum em jovens e atletas, em geral, de até 3 segundos, não têm significado clínico (são apenas manifestações vagais). Esse raciocínio se enquadra também nos bloqueios atrioventriculares de II grau Mobitz I (Figura 2).

Já pausas diurnas, principalmente se sintomáticas, devem ser destacadas e uma avaliação pormenorizada deverá ser realizada. A presença de bloqueio atrioventricular de II grau Mobitz II, tipo 2:1 ou de III grau devem ser destacados sempre, pois, na maioria das vezes, implicarão uma conduta clínica (Figura 3).

Extrassístoles ventriculares

Nos casos de Holter com ectopias ventriculares, deve-se avaliar o risco de eventos cardiovasculares de acordo com a doença.

Arritmias ventriculares estão presentes em 40 a 75% das pessoas saudáveis, das quais 1 a 4% possuem arritmias frequentes e complexas (TVNS). Essa incidência aumenta com a idade, porém, em pacientes com coração estruturalmente normal, não tem impacto prognóstico (Figura 4)[25].

Já em pacientes com cardiopatia estrutural, a presença de ectopias ventriculares frequentes e/ou complexas está associada a pior prognóstico e aumento de mortalidade (Figura 5)[14,26].

Extrassístoles supraventriculares

As extrassístoles supraventriculares, principalmente as atriais, são as arritmias mais frequentemente visualizadas no Holter. São, em geral, benignas e assintomáticas. Em alguns casos, são o gatilho para desencadear uma taquicardia sustentada, como fibrilação atrial (FA).

Um estudo demonstrou que 99% dos pacientes com idade ≥ 50 anos apresentaram extrassístoles atriais (EA) ao Holter. O aumento da idade, a presença de doença cardiovascular, a altura e o aumento de pró-BNP foram associados a aumento de frequência das extrassístoles atriais, ao passo que atividade física moderada e HDL alto à diminuição da frequência[27].

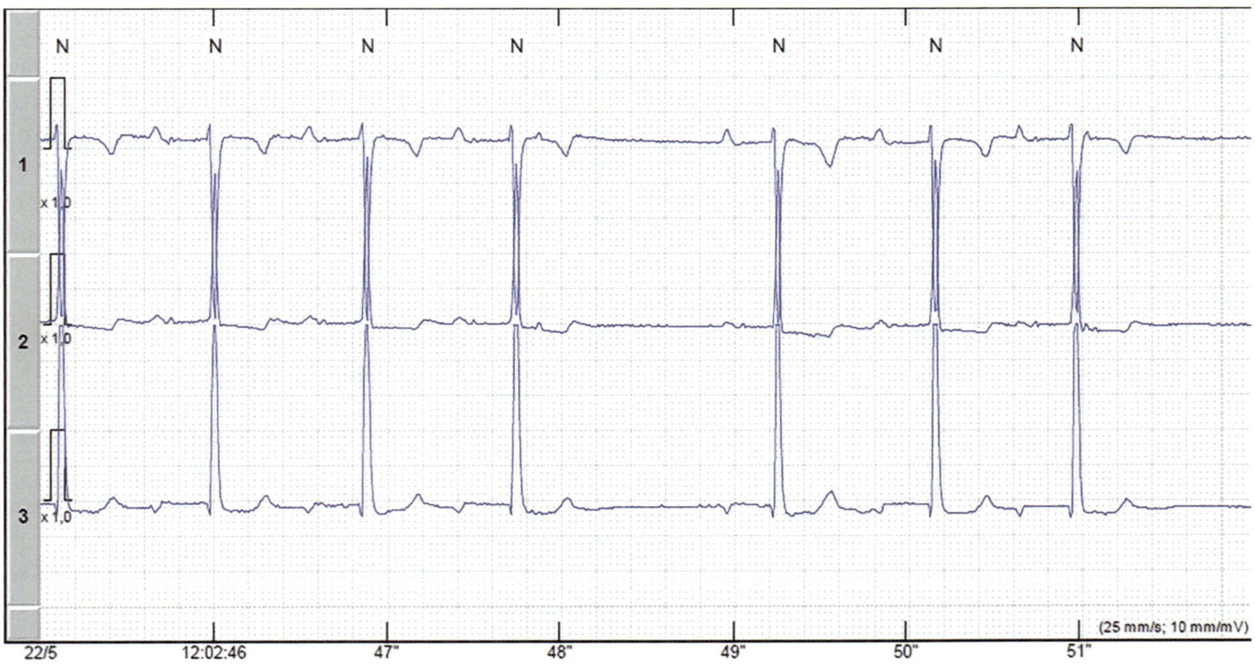

FIGURA 1 Extrassístole atrial não conduzida.

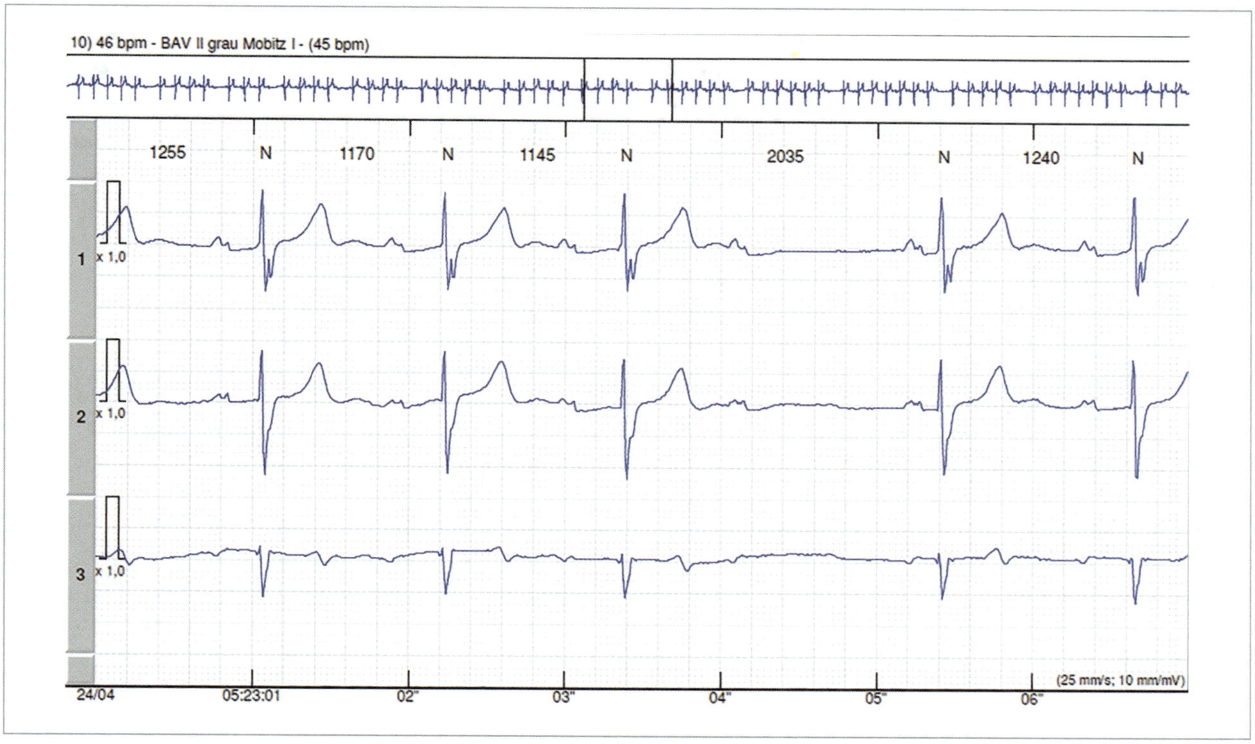

FIGURA 2 Bloqueio atrioventricular II grau Mobitz I durante o sono.

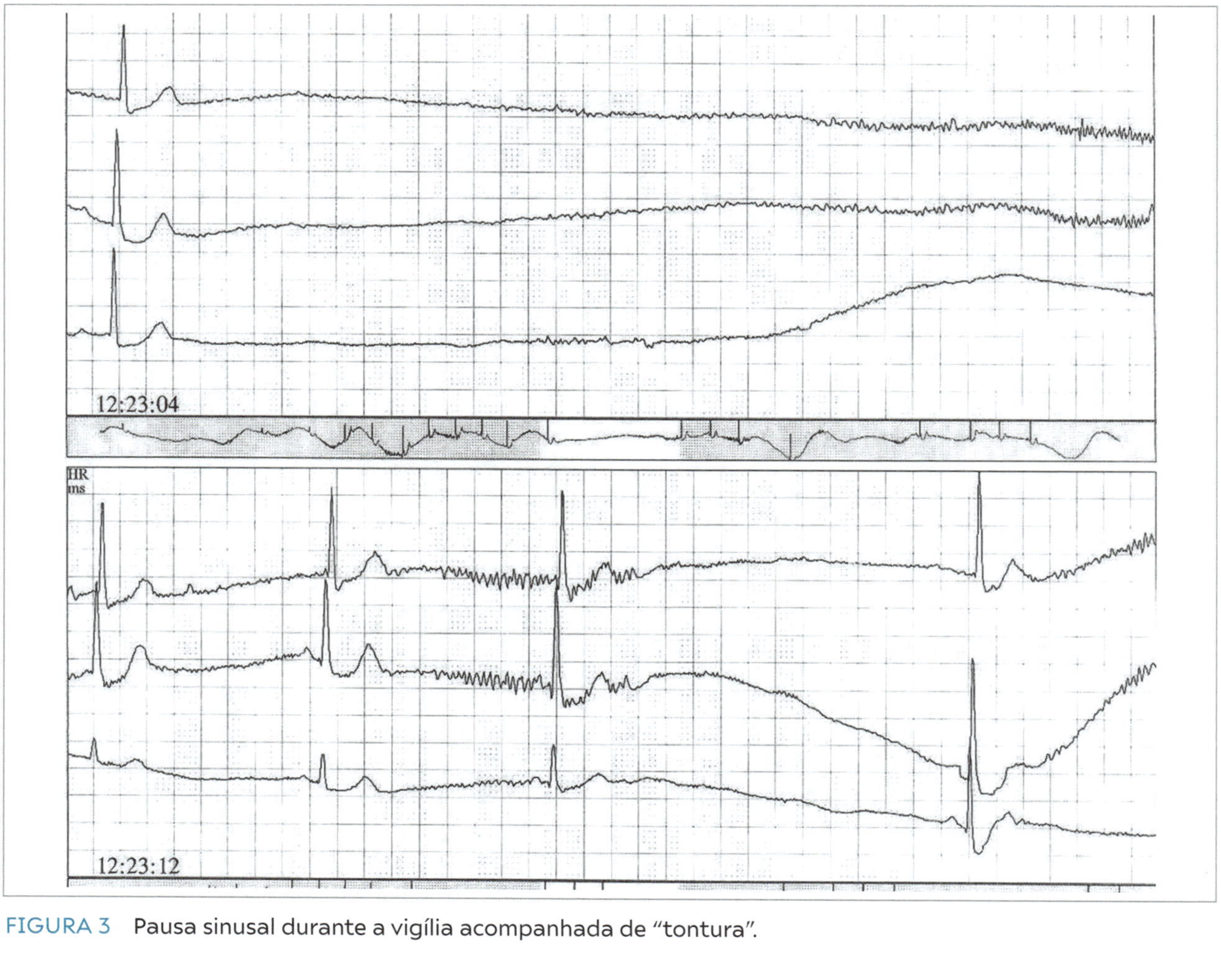

FIGURA 3 Pausa sinusal durante a vigília acompanhada de "tontura".

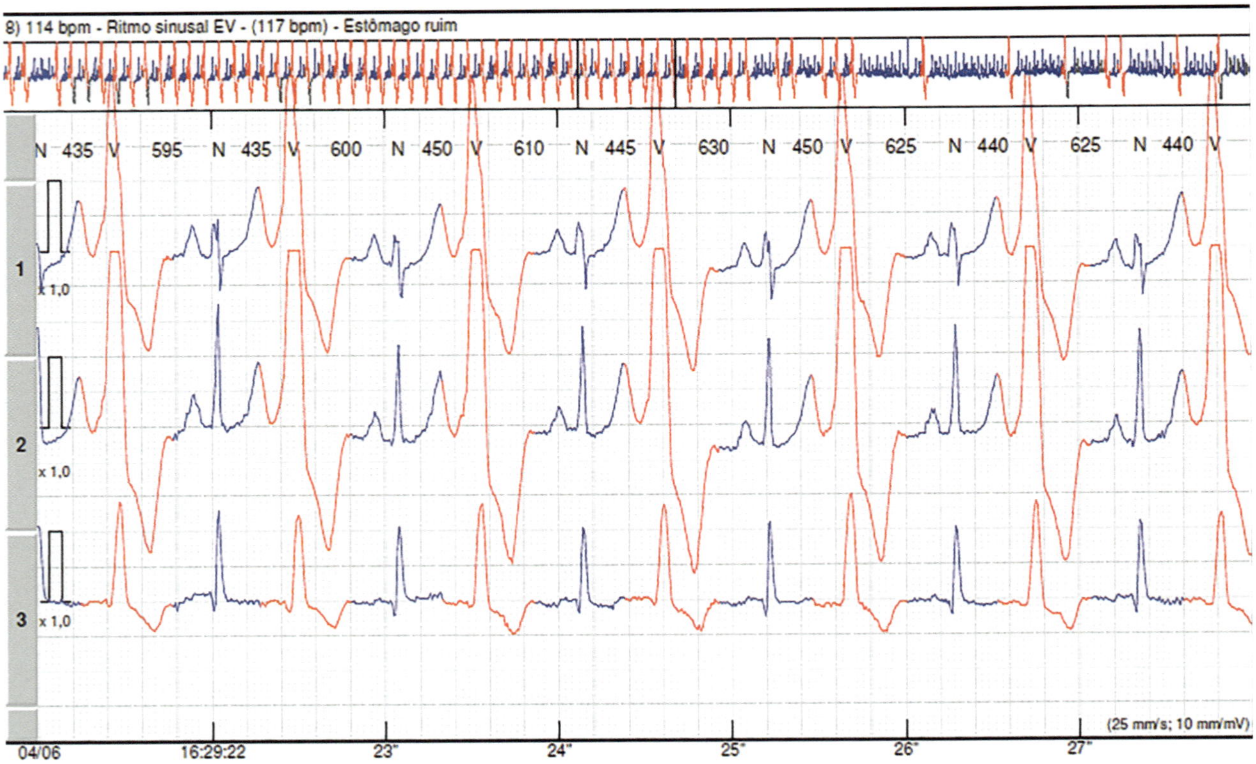

FIGURA 4 Paciente sem cardiopatia estrutural, 20 anos, com 40% de ectopias ventriculares monomórficas e assintomática (arritmia idiopática de trato de saída de ventrículo direito).

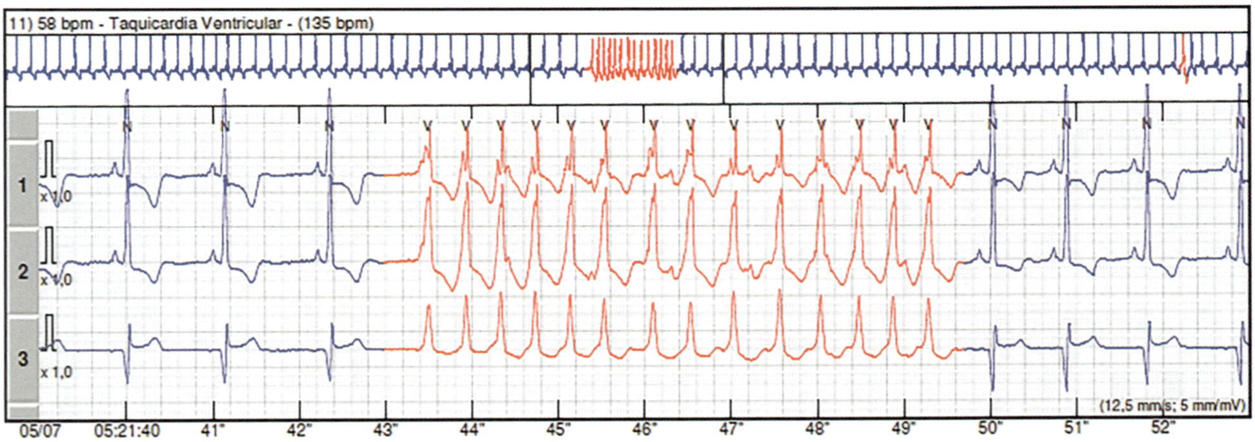

FIGURA 5 Paciente com cardiomiopatia hipertrófica e TVNS ao Holter (fator de risco para morte súbita cardíaca).

Fibrilação e *flutter* atriais

O acompanhamento dos pacientes portadores de fibrilação atrial permanente inclui a análise do Holter, que fornecerá diversas informações úteis para a conduta terapêutica, como: análise do comportamento da frequência ventricular (alta, baixa ou adequada); avaliação de aumento de intervalo RR (identificados pelo aparelho como "pausas"); correlação com sintomas de dispneia; e comportamento do grau de bloqueio atrioventricular.

Já os pacientes com FA paroxística se beneficiam do Holter para avaliação terapêutica, tendo em vista que muitos eventos são assintomáticos (Figura 6)[28].

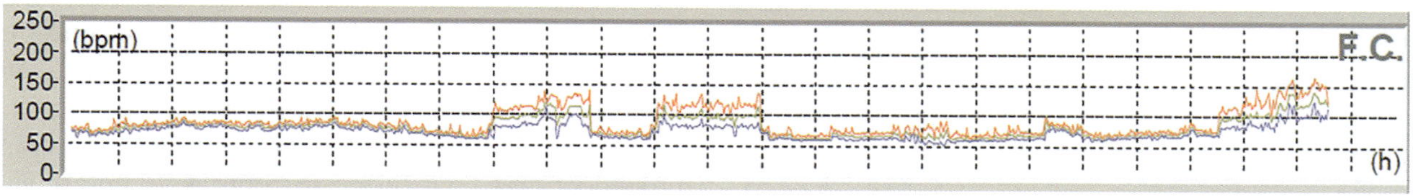

FIGURA 6 Episódios de fibrilação atrial paroxística.

SMARTWATCHES

Introdução

Nos últimos anos, os *smartwatches*, dispositivos eletrônicos portáteis em formato de relógio, receberam recursos de monitorização de dados de saúde e se tornaram os mais populares representantes dos chamados monitores vestíveis. A disseminação do uso desses dispositivos eletrônicos de uso diário vem transformando a prática médica ao fornecer informações que podem auxiliar no diagnóstico, na prevenção e no manejo clínico.

Aspectos técnicos

Atualmente, três tipos de sensores integrados aos *smartwatches* são de especial interesse à cardiologia: fotopletismógrafo, acelerômetro e eletrodos.

O fotopletismógrafo é um dispositivo que possui um diodo emissor de luz (LED) e um sensor que captura a porção dessa luz que é refletida pela pele. A pressão de pulso no leito microvascular promove flutuações do fluxo e volume sanguíneo que resultam em mudanças no espectro da luz capturada, variações que são traduzidas graficamente, batimento a batimento, nas fases sistólica e diastólica do ciclo cardíaco. Os sinais vitais influenciam significantemente a periodicidade e a forma do gráfico resultante, de modo que vários parâmetros podem ser extraídos por meio de sua análise, incluindo frequência e ritmo cardíaco, saturação de oxigênio e pressão arterial[29].

Dois eletrodos permitem a gravação de traçados eletrocardiográficos, estando um localizado no dorso e outro na coroa do aparelho. Com o relógio em posição habitual, no punho, e utilizando um dedo do membro contralateral para coletar o traçado, é capturada atividade elétrica dos dois membros superiores, gerando um traçado idêntico ao da derivação I de um eletrocardiograma convencional. Mudanças no posicionamento do relógio permitem a gravação de outros eixos, por exemplo, ao posicioná-lo sobre o abdome, alternando os membros superiores em contato com a coroa, gerando traçados de semelhantes às derivações II e III[30].

Um sensor mecânico, o acelerômetro, detecta movimentos translacionais e rotacionais do corpo. Padrões distintos de movimentos e sua repetição permitem que seja identificado o tipo, a intensidade e a duração das atividades realizadas pelo usuário.

Na maior parte do tempo os *smartwatches* atuam passivamente por meio da monitorização fotopletismográfica semicontínua, em que são coletados dados em períodos intermitentes. Caso haja detecção de anormalidade nos parâmetros de monitorização do ritmo cardíaco, o intervalo para a próxima coleta é reduzido e repetido (em geral, entre 3 e 5 vezes, conforme predefinição), para que seja confirmado o resultado. Nesse ponto, um alerta de anormalidade é emitido na tela do dispositivo e o paciente pode optar ou não pelo registro de um traçado eletrocardiográfico[31].

Aplicabilidade

A principal aplicação em saúde dos *smartwatches* vem sendo o registro de traçados eletrocardiográficos e sua correlação com sintomas cardiovasculares, como palpitações, dispneia e tontura, que podem estar relacionados a arritmias.

Esses registros eletrocardiográficos de apenas uma derivação, ao serem comparados ao eletrocardiograma de 12 derivações, quando analisado por especialistas, permitiram a identificação de 100% das arritmias e classificá-las em bradiarritmias ou taquiarritmias. Destacam-se o diagnóstico de fibrilação atrial (96% de sensibilidade e 91% de especificidade) e a diferenciação entre bloqueios atrioventriculares e bradicardia sinusal[32].

A evolução dos algoritmos vem acrescentando grande versatilidade nas funções desses dispositivos na assistência médica, deixando de ser apenas uma ferramenta auxiliar para o primeiro diagnóstico de arritmias, tornando-se um valioso recurso na prevenção de eventos cardiovasculares e no manejo terapêutico, em especial relacionados à fibrilação atrial. Considerando sua alta prevalência na população adulta (cerca de 3% dos indivíduos) e as morbidades associadas a essa condição, uma maior precisão no diagnóstico de paroxismos, mesmo aqueles curtos e assintomáticos (os chamados eventos subclínicos) podem promover impactos prognósticos. Ainda são necessários ensaios clínicos para avaliar o real benefício dessa estratégia, a qual os mais recentes *guidelines* já indicam a possibilidade de ser benéfica, principalmente nos pacientes com múltiplos de fatores de risco cardiovasculares, quando há maior pontuação em escores de estimação de risco como o CHA2DS2-VASc[31].

Perspectivas

A disseminação do uso de monitores de longa permanência está mudando a forma como se trata o paciente com doenças cardiovasculares, em especial por um significativo aumento do diagnóstico de fibrilação atrial. Ressalta-se que nos próximos anos são esperadas as divulgações dos resultados de dois grandes ensaios clínicos (ARTESiA e NOAH-AFNET 6), que deverão mudar paradigmas na indicação anticoagulação do paciente sob risco de eventos tromboembólicos, baseando-se no conceito de carga arrítmica (número e duração dos episódios) em detrimento de simples dicotomia entre portadores e não portadores da arritmia[30,33].

Esse conceito de carga também vem sendo empregado após a adoção de estratégias intervencionistas, como a ablação por radiofrequência, para melhor determinação no sucesso do tratamento. Sabe-se que os pacientes com menos recorrências com mais de 30 segundos de duração após a ablação têm melhor qualidade de vida, agora são esperados ensaios que determinem o impacto de uma menor carga em relação a desfechos duros, como eventos tromboembólicos e morte[34].

Para além da monitorização da frequência e do ritmo cardíaco, os dispositivos comercializados ao público geral já possuem recursos para medida da saturação de oxigênio, pressão arterial e padrões de sono. Maior precisão dos sensores fotopletismográficos permitirá a interpretação de outros sinais vitais, como frequência respiratória, débito cardíaco e função do sistema nervoso autônomo[29].

Limitações

Embora a monitorização ocorra por longos períodos, ela não é contínua, limitada pela necessidade de carga de bateria ou pela preferência do paciente em usá-lo em ocasiões específicas, justificando dúvidas relacionadas à adesão ao método em longo prazo.

A análise dos registros eletrocardiográficos permite extrair considerável quantidade de informações, todavia, o número e o eixo das derivações registráveis podem ser um entrave. Outro ponto limitante é o fato de a monitorização não ser contínua, sendo necessário que o usuário inicie manualmente a captura, com consequente risco de não captura do registro de um evento, como em episódios sintomáticos muito curtos, quando há perda da consciência ou durante o sono.

A possibilidade de diagnóstico falso-positivo é preocupante e vem sendo alvo dos fabricantes dos *smartwatches* por meio do desenvolvimento de algoritmos mais precisos que validem as informações antes de apresentá-las ao usuário. O médico também deve estar atento a essa possibilidade e identificar sua ocorrência, uma vez que se não forem corrigidas podem desencadear propedêuticas e terapêuticas inapropriadas, potencialmente danosas e[29].

O maior número de informações pode motivar indivíduos a ter comportamentos mais saudáveis, entretanto os efeitos sobre a saúde psicológica podem ser reversos. A monitorização cardíaca excessiva pode desencadear comportamentos obsessivos ou compulsivos relacionados à desnecessária preocupação e à prevalência de ansiedade. Piora da qualidade de vida já foi identificada em uma parcela dos usuários[35].

A eletrocardiografia dinâmica, já bem consolidada na prática clínica diária do cardiologista há décadas, vem, nos últimos anos, aprimorando sua tecnologia para diagnóstico com novos *softwares* para análise e novos dispositivos, como o monitor de eventos implantável e os *smartwatches*.

Com isso, o poder de diagnóstico aumentou, claro que às custas de maior complexidade de interpretação de dados. Assim, o relatório fornecido pelo médico analista contém informações para diagnósticos e prognóstico e na escolha da melhor conduta.

As inovações tecnológicas vêm promovendo profundas mudanças na prática clínica, sendo indispensável ao cardiologista manter-se atualizado e familiarizado com elas.

Os monitores vestíveis, sobretudo os *smartwatches*, estão cada vez mais disponíveis e facilitam rastreio, diagnóstico, manejo e a monitorização terapêutica. Ao médico assistente, é mandatório a adequada orientação dos pacientes para o uso, cautela na análise dos dados e, caso necessário, que as intervenções sejam baseadas nas melhores evidências disponíveis.

BIBLIOGRAFIA

1. Holter NJ. New method for heart studies. Science. 1961;134:1214-20.
2. Crawford MH, Bernstein SJ, Deedwania PC, DiMarco JP, Ferrick KJ, Garson Jr A, et al. ACC/AHA guidelines for ambulatory electrocardiography: executive summary and recommendations. A report of the American College of Cardiology/American Heart Association task force on practice guidelines (committee to revise the guidelines for ambulatory electrocardiography). Circulation. 1999;100:886.
3. Feitosa GS, Nicolau JC, Lorga A, Lorga Filho A, D'ÁvilaA Rassi Jr A, et al. Diretrizes para avaliação e tratamento de pacientes com arritmias cardíacas. Arq Bras Cardiol. 2002;79(Suppl5):1-50.
4. Gibson TC, Heitzman MR. Diagnostic efficacy of 24-hour electrocardiographic monitoring for syncope. Am J Cardiol. 1984;53:1013.
5. Bass EB, Curtiss EI, Arena VC, Hanusa BH, Cecchetti A, Karpf M, et al. The duration of Holter monitoring in patients with syncope. Is 24 hours enough? Arch Intern Med. 1990;150:1073.

6. Zeldis SM, Levine BJ, Michelson EL, Marganroth J. Cardiovascular complaints. Correlation with cardiac arrhythmias on 24-hour electrocardiographic monitoring. Chest. 1980;78:456.
7. Prognostic importance of premature beats following myocardial infarction. Experience in the coronary drug project. JAMA. 1973;223:1116.
8. Kotler MN, Tabatznik B, Mower MM, Tominaga S. Prognostic significance of ventricular ectopic beats with respect to sudden death in the late postinfarction period. Circulation. 1973;47:959.
9. Ruberman W, Weinblatt E, Goldberg JD, Frank CW, Chaudhary BS, Shapiro S. Ventricular premature complexes and sudden death after myocardial infarction. Circulation. 1981;64:297.
10. Bigger JT Jr, Fleiss JL, Kleiger R, Miller Jp, Rolnitzky LM. The relationships among ventricular arrhythmias, left ventricular dysfunction, and mortality in the 2 years after myocardial infarction. Circulation. 1984;69:250.
11. Kleiger RE, Miller JP, Bigger JT Jr, Moss AJ. Decreased heart rate variability and its association with increased mortality after acute myocardial infarction. Am J Cardiol. 1987;59:256.
12. Farrell TG, Bashir Y, Cripps T, Polonieck J, Bennett ED, Ward DE, et al. Risk stratification for arrhythmic events in postinfarction patients based on heart rate variability, ambulatory electrocardiographic variables and the signal-averaged electrocardiogram. J Am Coll Cardiol. 1991;18:687.
13. La Rovere MT, Bigger JT Jr, Marcus FI, Mortara A, Schwartz PJ. Baroreflex sensitivity and heart-rate variability in prediction of total cardiac mortality after myocardial infarction. ATRAMI (Autonomic Tone and Reflexes After Myocardial Infarction) Investigators. Lancet. 1998;351(9101):478-84.
14. Buxton AE, Fischer JD, Josephsono ME, Lee KL, Pryor DB, Prystowsky EN, et al. Prevention of sudden death in patients with coronary artery disease: the Multicenter Unsustained Tachycardia Trial (MUSTT). Prog Cardiovasc Dis. 1993;36:215-26.
15. Makikallio T, Barthel P, Schneider R, Bauer A, Tapanainen JM, Tulppo MP, et al. Prediction of sudden cardiac death after acute myocardial infarction: role of Holter monitoring in the modern treatment era. Eur Heart J. 2005;26:762-9.
16. Maron BJ, Savage DD, Wolfson JK, Epstein SE. Prognostic significance of 24 hour ambulatory electrocardiographic monitoring in patients with hypertrophic cardiomyopathy: a prospective study. Am J Cardiol. 1981;48:252.
17. Gersh BJ, Maron BJ, Bonow RO, Dearani JA, Fifer MA, Limk MS, et al. 2011 ACCF/AHA guideline for the diagnosis and treatment of hypertrophic cardiomyopathy: a report of the American College of Cardiology Foundation/American Heart Association Task Force on Practice Guidelines Developed in Collaboration With the American Association for Thoracic Surgery, American Society of Echocardiography, American Society of Nuclear Cardiology, Heart Failure Society of America, Heart Rhythm Society, Society for Cardiovascular Angiography and Interventions, and Society of Thoracic Surgeons. Circulation. 2011;124:e783-831.
18. Rassi A Jr, Rassi A, Little WC, Xavier SS, Rassi SG, Rassi AG, et al. Development and validation of a risk score for predicting death in Chagas' heart disease. N Engl J Med. 2006;355(8):799-808.
19. Pratt CM, Slymen DJ, Wierman AM, Young JB, Francis MJ, Seals AA, et al. Analysis of the spontaneous variability of ventricular arrhythmias: consecutive ambulatory electrocardiographic recordings of ventricular tachycardia. Am J Cardiol. 1985;56:67-72.
20. Tzivoni D, Schuger C, Banai S. Holter monitoring for ambulatory detection and treatment of ventricular arrhtymias: uses and limitations. Cardiovasc Clin. 1988;18(3):61-71.
21. Bethge KP, Brandes A, Gonska D. Diagnostic sensitivity of Holter monitoring in pacemaker patients. J Ambul Monit. 1989;2:79.
22. Zimetbaum PJ, Kim KY, Josephson ME, Goldberger AI, Cohen DJ. Diagnostic yield and optimal duration of continuous-loop event monitoring for the diagnosis of palpitations. A cost-effectiveness analysis. Ann Intern Med. 1998;128(11):890-5.
23. Davis S, Westby M, Pitcher D,Petkar S. Implantable loop recorders are cost-effective when used to investigate transient loss of consciousness which is either suspected to be arrhythmic or remains unexplained. Europace. 2012;14(3):402-9.
24. Edvardsson N, Frykman V, van Mechelen R, Mitro P, Mohii-Oskarsson A, Pasquié JL, et al. Use of an implantable loop recorder to increase the diagnostic yield in unexplained syncope: results from the PICTURE registry. Europace. 2011;13:262.
25. Kennedy HL, Whitlock JA, Sprague MK, Kennedy LJ, Buckingham TA, Goldberg RJ. Long-term follow-up of asymptomatic healthy subjects with frequent and complex ventricular ectopy. N Engl J Med. 1985;312:193.
26. Vazquez R, Bayes-Genis A, Cygankiewicz I, Pascual-Figal D, Grigorian-Shamagian L, Pavon R, et al; MUSIC Investigators. The MUSIC Risk score: a simple method for predicting mortality in ambulatory patients with chronic heart failure. Eur Heart J. 2009;30(9):1088-96.
27. Conen D, Adam M, Roche F, Barthelemy JC, Dietrich DF, Imboden M, et al. Premature atrial contractions in the general population: frequency and risk factors. Circulation. 2012;126(19):2302-8.
28. Magalhães LP, Figueiredo MJO, Cintra FD, Saad EB, Kuniyoshi RR, Teixeira RA, et al. Sociedade Brasileira de Cardiologia. II Diretrizes brasileiras de fibrilação atrial. Arq Bras Cardiol. 2016;106(4 supl.2):1-22.
29. Dagher L, Shi H, Zhao Y, Marrouche N. Wearables in cardiology: here to stay. Heart Rhythm. 2020;17:889-95.
30. Isakadze N, Martin S. How useful is the smartwatch ECG? Trends Cardiovasc Med. 2020;30:442-8.
31. Strik M, Ploux S, Ramirez D, Abu-Alrub S, Jaîs P, Haïssaguerre M, et al. Smartwatch-based detection of cardiac arrhythmias: beyond the differentiation between sinus rhythm and atrial fibrillation. Heart Rhythm. 2021;18:1524-32.
32. Caillol T, Strik M, Ramirez D, Abu-Alrub S, Marchand H, Buliard S, et al. Accuracy of a smartwatch-derived ECG for diagnosing bradyarrhythmias, Tachyarrhythmias, and cardiac ischemia. Circ Arrhythm Electrophysiol. 2021;14:e009260.
33. Hindricks G, Potpara T, Dagres N, Arbelo E, Bax JJ, et al. 2020 ESC Guidelines for the diagnosis and management of atrial fibrillation developed in collaboration with the European Association for Cardio-Thoracic Surgery (EACTS). Eur Heart J. 2020;42:373-498.
34. Marchlinski F, Walsh K,Guandalini G. Reporting AF recurrence after catheter ablation. J Am Coll Cardiol. 2020;75:3105-18.
35. Rosman L, Gehi A, Lampert R. When smartwatches contribute to health anxiety in patients with atrial fibrillation. Cardiovasc Digit Health J. 2020;1:9-10.

7

Testes de esforço

Pedro Vellosa Schwartzmann
Lourenço Gallo Júnior

CONSULTA RÁPIDA

Definição

O teste de esforço, por impor sobrecargas ao sistema cardiorrespiratório, é comumente utilizado para a avaliação funcional da presença e gravidade da doença arterial coronariana e de sintomas ao esforço, além da avaliação da resposta da frequência cardíaca (FC), da pressão arterial (PA) e da estimativa da capacidade funcional. Ele objetiva, em última instância, a elucidação de anormalidades dos sistemas cardiovascular e pulmonar que estão ausentes ou de pequena magnitude em repouso.

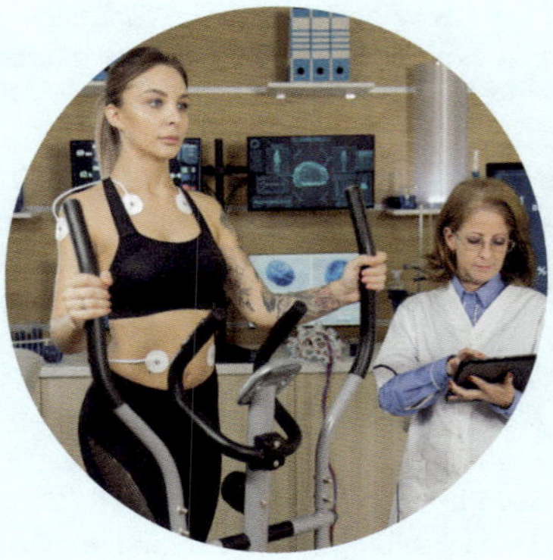

Indicações

- Diagnóstico de doença coronariana.
- Avaliação de arritmias.
- Avaliação da resposta da pressão arterial.
- Avaliação da capacidade funcional.
- Característica prognóstica.
- Estratificação na sala de emergência.

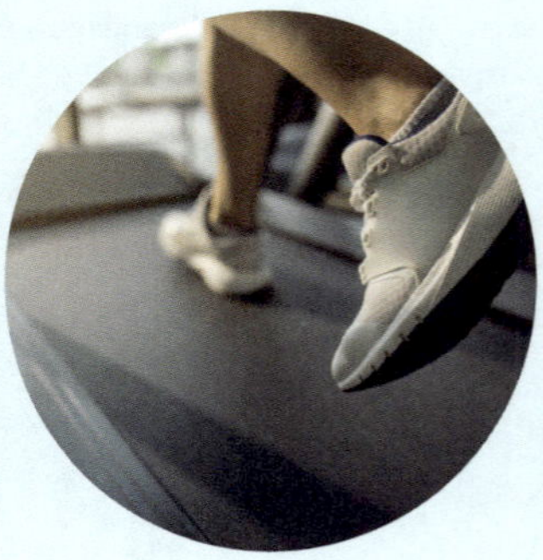

Contraindicações e situações de alto risco

- Infarto agudo do miocárdio e angina estável não estabilizados.
- Dor torácica aguda na sala de emergência.
- Lesão de tronco da coronária esquerda tratada.
- Arritmias ventriculares complexas.
- Síncopes por etiologia arritmogênica ou bloqueio atrioventricular de alto grau.
- Presença de cardiodesfibrilador implantável.
- Insuficiência cardíaca compensada avançada.
- Lesões valvares estenóticas moderadas a graves em pacientes assintomáticos.
- Insuficiências valvares graves.
- Hipertensão pulmonar.

INTRODUÇÃO

Definição

O teste de esforço (TE), por impor sobrecargas ao sistema cardiorrespiratório, é comumente utilizado para a avaliação funcional da presença e da gravidade da doença arterial coronariana e de sintomas ao esforço, além da avaliação da resposta da frequência cardíaca (FC), da pressão arterial (PA) e da estimativa da capacidade funcional. Ele objetiva, em última instância, a elucidação de anormalidades dos sistemas cardiovascular e pulmonar que estão ausentes ou de pequena magnitude em repouso[1].

Durante a realização de um exercício dinâmico progressivo, a função primária do sistema cardiovascular é fornecer o aporte sanguíneo (oxigênio – O_2 –, nutrientes) adequado às necessidades metabólicas da musculatura esquelética em execução, removendo metabólitos e CO_2[2]. O coração, o pulmão e a musculatura esquelética são componentes de um complexo sistema que, de forma simplista, capta o O_2 do ambiente para utilização celular nas mitocôndrias (Figura 1). Há, desse modo, aumento da FC e do volume de sangue ejetado por sístole – variável designada de volume sistólico (logo, há aumento do débito cardíaco), elevação da diferença arteriovenosa, da PA sistólica, aumento da extração periférica de O_2 e redução da resistência vascular sistêmica. Esse acoplamento do transporte de O_2 e da função circulatória é contemplado pela equação de Fick, que define o consumo de oxigênio (VO_2) como produto do débito cardíaco pela diferença arteriovenosa:

$$VO_2 = \text{débito cardíaco x diferença arteriovenosa de } O_2$$

O consumo total de oxigênio aproxima-se do gasto energético basal, com ambos os parâmetros aumentados durante o esforço; assim, 1 equivalente metabólico (MET) de gasto calórico em um homem saudável de 70 kg, em repouso, ao consumo de 3,5 mL/kg/minuto de O_2. Na quantificação do esforço realizado, é comum a utilização de múltiplos de 1 MET – esse é um componente fundamental de qualquer teste realizado. Em condições de estado de equilíbrio, o VO_2 e a produção de gás carbônico (VCO_2) medidos por meio da boca equivalem à utilização de O2 e à produção de CO_2 nas células – desse modo, a respiração externa equivale à respiração interna (Figura 1)[2].

O aumento no consumo de O_2 durante o esforço é facilitado predominantemente pelo aumento no débito cardíaco (produto da FC *versus* volume sistólico), que pode atingir valores até seis vezes o valor em repouso. Há aumento também no fluxo sanguíneo para os pul-

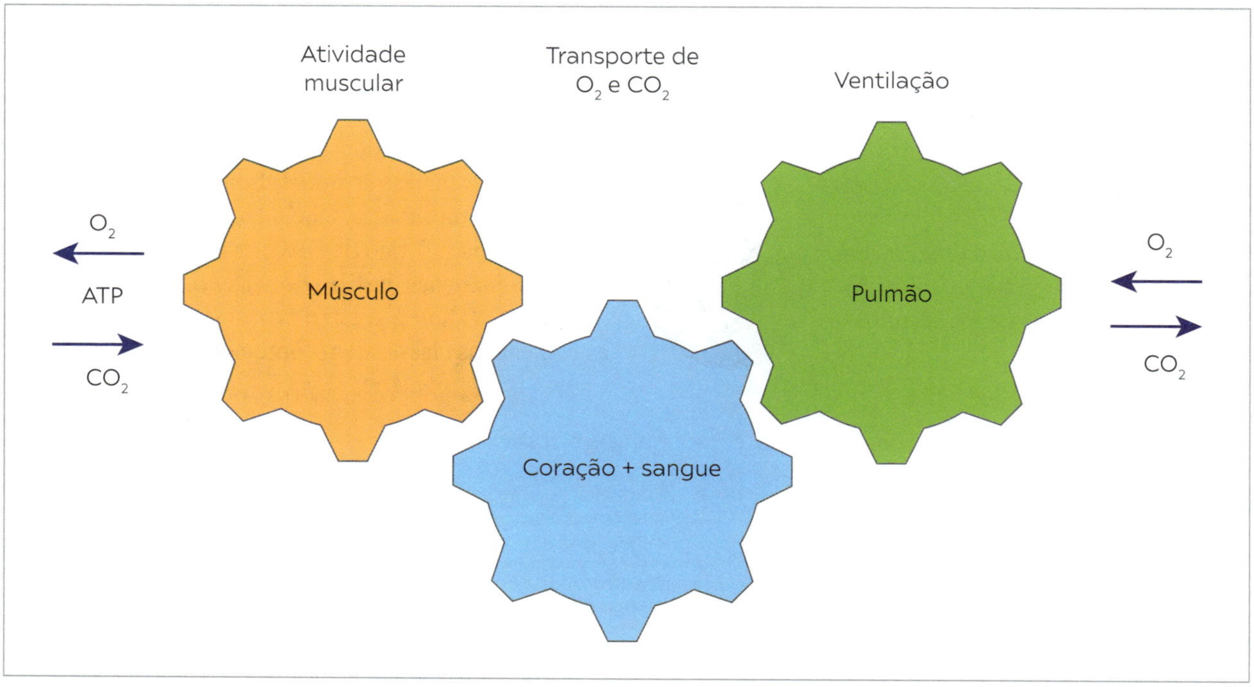

FIGURA 1 Transporte de gases executado por "engrenagens", compostas pelos sistemas pulmonar, cardiovascular e musculoesquelético.
Adaptada de Wasserman et al., 2011[2].

mões, relacionado ao aumento do débito cardíaco e à vasodilatação dos vasos pulmonares. Paralelamente, ocorre maior extração de O_2 sanguíneo na periferia, aumentando a diferença arteriovenosa de O_2[2].

Em indivíduos saudáveis, há também um aumento proporcional da ventilação-minuto (VE) com a carga de esforço, em razão da dilatação de passagens respiratórias (aumentando o volume do espaço morto) e ao aumento do volume-corrente com a adequada ventilação alveolar. Muitas doenças causam alteração dessa relação ventilação-perfusão pulmonar – por exemplo, em doenças pulmonares, há limitação ao esforço pelo aumento do volume do espaço morto; na insuficiência cardíaca, pode haver alteração da relação ventilação-perfusão, com aumentos desproporcionais da ventilação para compensar a perfusão pulmonar inadequada pelo baixo débito cardíaco.

Teste de esforço

O **teste de esforço** (TE) deve ser individualizado para cada paciente, com o objetivo de analisar as variáveis eletrocardiográficas, hemodinâmicas, metabólicas e clínicas – há possibilidade de detecção de arritmias, presença de isquemia miocárdica, quantificação da capacidade funcional, análise do comportamento da FC e da PA. Ele também se mostra uma ferramenta útil para o diagnóstico de diversas doenças cardiovasculares, para a caracterização do prognóstico e para a prescrição de atividade física[3].

INDICAÇÕES

Há muitas aplicações da análise das variáveis do TE na prática clínica. As indicações principais estão resumidas na Tabela I.

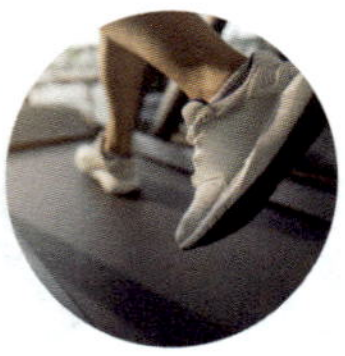

TABELA I Principais indicações do teste de esforço

Principais indicações do teste de esforço
Diagnóstico de doença coronariana.
Avaliação de arritmias.
Avaliação da resposta da pressão arterial.
Avaliação da capacidade funcional.
Característica prognóstica.
Estratificação na sala de emergência.

Avaliação de isquemia miocárdica

A solicitação do TE com o objetivo de diagnosticar doença arterial coronariana (DAC) deve ser pautada em alguns pré-requisitos básicos. Em primeiro lugar, vale lembrar os princípios bayesianos na análise da probabilidade pré-teste de DAC, visto que o valor preditivo positivo do teste depende da prevalência da doença na população estudada. Para entender um pouco melhor o que isso representa, observar os exemplos na Tabela II.

TABELA II Probabilidade pré-teste para doença arterial coronariana

Prevalência da doença na população	Valor preditivo positivo do teste de esforço
5%	Apenas 21%
50%	Aumenta para 83%

Nesse sentido, o TE visando ao diagnóstico de DAC é indicado para a população com probabilidade pré-teste intermediária para DAC – determinada a partir de dados como idade, sexo e sintomas – em pacientes sem anormalidades significativas no eletrocardiograma de repouso. Estão inclusos os pacientes com bloqueio de ramo direito ou com depressão do segmento ST inferior a 1 mm. Para analisar a probabilidade pré-teste de DAC do paciente, observar a Tabela III.

Para o diagnóstico de DAC, as indicações, segundo as recomendações das III Diretrizes da Sociedade Brasileira de Cardiologia, estão expostas na Tabela IV, com as respectivas classes de recomendação.

TABELA III Probabilidade de doença arterial coronariana pré-teste

Idade	Sexo	Angina típica	Dor atípica	Dor não anginosa	Assintomático
30-39	Homem Mulher	Intermediária Intermediária	Intermediária Muito baixa	Baixa Muito baixa	Muito baixa Muito baixa
40-49	Homem Mulher	Alta Intermediária	Intermediária Baixa	Intermediária Muito baixa	Baixa Muito baixa
50-59	Homem Mulher	Alta Intermediária	Intermediária Intermediária	Intermediária Baixa	Baixa Muito baixa
60-69	Homem Mulher	Alta Alta	Intermediária Intermediária	Intermediária Intermediária	Baixa Baixa

Adaptada de Gibbons et al., 2002[4].

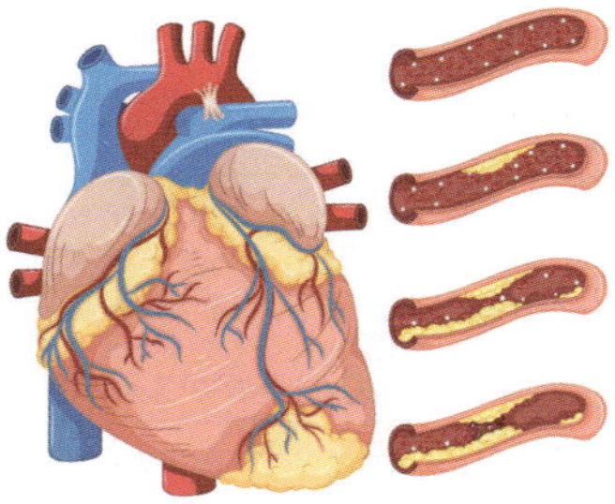

TABELA IV Indicações de teste ergométrico na investigação de doença arterial coronariana

Classe	Indicação
Classe I	▪ Probabilidade pré-teste intermediária para doença arterial coronariana.
	▪ Estratificação pós-síndrome coronariana aguda de baixo risco após a estabilização do quadro.
	▪ Avaliação prognóstica em pacientes com doença coronariana estável.
Classe IIa	▪ Suspeita de angina vasoespástica.
	▪ Avaliação seriada de pacientes com doença arterial coronariana em programa de reabilitação.
	▪ Avaliação de sintomáticos com mais de dois fatores de risco.
	▪ Auxílio na conduta após documentação de lesão intermediária em cinecoronariografia.
	▪ Avaliação da terapêutica farmacológica.
Classe II (não indicado)	▪ Presença de bloqueio do ramo esquerdo, pré-excitação, ritmo de marca-passo, depressão do segmento ST > 1 mm, hipertrofia ventricular esquerda e uso de digitálicos.
	▪ Estratificação pós-síndrome coronariana aguda em pacientes não estáveis.
	▪ Presença de lesão de tronco de coronária esquerda ou equivalente.

Adaptado de Meneghelo et al., 2010[3].

Avaliação de indivíduos assintomáticos ou atletas

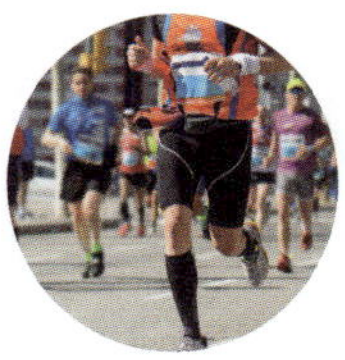

De forma geral, não é recomendada a solicitação de TE para avaliação de rotina em pacientes assintomáticos, principalmente em razão da baixa prevalência de doença coronariana nesse grupo (maior probabilidade de achados falsos positivos e solicitações indevidas de novos exames)[5].

No entanto, há algumas indicações nessa população com classe I de recomendação: avaliação de indivíduos com história familiar de DAC precoce ou morte súbita; pacientes com alto risco pelo escore de Framingham e avaliação de pacientes que serão submetidos à cirurgia não cardíaca e que possuam risco de intermediário a alto, com história familiar positiva para doença arterial coronariana[4,5]. Como classe II de recomendação, vale citar homens acima de 40 anos e mulheres acima de 50 anos candidatos a programas de exercício físico e avaliação inicial de atletas de competição. Cabe ressaltar que, para atletas com a intenção de avaliação da capacidade funcional e da prescrição de treinamento, o teste cardiopulmonar é o exame recomendado (ver Capítulo 8).

Avaliação na hipertensão arterial sistêmica

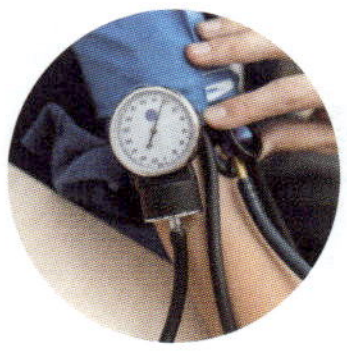

Quando o objetivo é o diagnóstico de DAC em portadores de hipertensão arterial (classe I de recomendação), é importante que as medicações que reduzem a resposta isquêmica e a FC sejam suspensas; entretanto, em hipertensos moderados a graves, tal suspensão pode inviabilizar a realização do TE pela elevação da PA, sendo recomendada a utilização de agentes que não interfiram na análise do teste, como os inibidores da enzima conversora de angiotensina e os bloqueadores do receptor de angiotensina. Vale ressaltar que, se houver alteração eletrocardiográfica presente em repouso, a investigação de DAC nessa população deve ocorrer preferencialmente por método de imagem, dada a maior probabilidade de resultado falso positivo.

Quando o objetivo for a análise do comportamento da PA frente ao esforço em indivíduos com suspeita de síndrome metabólica ou história familiar de hipertensão arterial, há controvérsias (a classe de recomendação é IIa) – uma resposta hiper-reativa durante o esforço ou durante a recuperação em normotensos pode identificar indivíduos com maior probabilidade de se tornarem hipertensos.

Avaliação em situações especiais

A avaliação objetiva da capacidade funcional é fundamental para o prognóstico de muitas doenças cardiovasculares. Mais ainda, em algumas situações, essa quantificação do esforço pode direcionar o tratamento, como indicação de intervenção em valvopatias, insuficiência cardíaca e miocardiopatias. Nesses casos especiais, o TE acompanhado da análise de gases (teste cardiopulmonar) apresenta vantagens em relação ao TE convencional pela possibilidade de medidas diretas das variáveis e avaliação prognóstica adicional. Na Tabela V há algumas indicações do TE convencional nessas situações especiais[6].

TABELA V Indicações de teste de esforço em valvopatias, insuficiência cardíaca e miocardiopatias

Classe I	Avaliação da capacidade funcional e dos sintomas em pacientes com insuficiência aórtica.
	Investigação de doença arterial coronariana como causa da insuficiência cardíaca.
Classe IIa	Avaliação da capacidade funcional em pacientes portadores de valvopatia leve a moderada para esclarecer sintomas.
	Avaliação da capacidade funcional antes da participação de atividade física e para auxílio na indicação cirúrgica.
Classe III (não indicado)	Avaliação da doença arterial coronariana em valvopatias.
	Pacientes sintomáticos com estenose aórtica ou mitral graves.
	Miocardite ou pericardite aguda.
	Diagnóstico de insuficiência cardíaca.
	Miocardiopatia hipertrófica com obstrução da via de saída do ventrículo esquerdo.
	Indicação de transplante cardíaco com base em valores estimados e não medidos.

Avaliação de arritmias e marca-passo

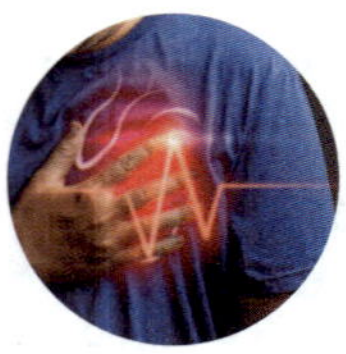

A utilização do TE na investigação de alterações do ritmo cardíaco é importante para a elucidação de sintomas, avaliação do risco de morte súbita e do comportamento da FC em situação de esforço dinâmico progressivo. Nesse contexto, a Tabela VI mostra as principais indicações do TE na avaliação das arritmias – não é o objetivo deste capítulo a discussão pormenorizada dos distúrbios do ritmo.

TABELA VI Principais indicações de teste de esforço na avaliação de arritmias e marca-passo

Classe I	Investigação de sintomas relacionados ao esforço físico (síncope, pré-síncope, palpitação).
	Suspeita de arritmia ocorrida após esforço.
	Indivíduos com arritmias ventriculares conhecidas ou suspeitadas durante o esforço.
	Avaliação da terapêutica com betabloqueadores e possível indicação de cardiodesfibrilador implantável em casos de taquicardias ventriculares catecolaminérgicas.
	Avaliação da resposta cronotrópica em portadores de bloqueio atrioventricular total congênito.
	Avaliação da resposta cronotrópica em portadores de doença do nó sinusal.
	Investigação de doença arterial coronariana como causa da insuficiência cardíaca.
Classe IIa	Avaliação da terapêutica antiarrítmica médica ou ablação que tenha sido instituída em casos de arritmias induzidas pelo esforço.
	Avaliação de pacientes recuperados de parada cardiorrespiratória antes da liberação para vida normal e programação de atividades recreacionais e da vida diária.
	Avaliação funcional de portadores de marca-passo com biossensores.

Adaptado de Meneghelo et al., 2010[3].

Estratificação pós-síndrome coronariana aguda

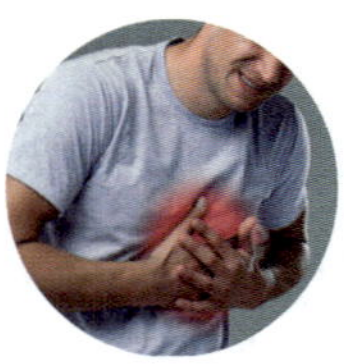

A avaliação de indivíduos pelo TE com baixa probabilidade de síndrome coronariana aguda em uma sala de emergência é segura e possui alto valor preditivo negativo – só deve ser realizada após excluído diagnóstico de infarto agudo do miocárdio.

Para ser considerado de baixo risco, alguns critérios devem ser respeitados: estabilidade hemodinâmica, marcadores séricos de necrose miocárdica normais, ausência de congestão pulmonar, novo sopro, dor precordial ou novas alterações eletrocardiográficas do segmento ST, ausência de indicação de cinecoronariografia, arritmia complexa e sinais de disfunção ventricular. Recomenda-se a utilização de protocolos atenuados, com pequena intensidade de esforço. A princípio, alguns estudos sugerem que a utilização de medicações cronotrópicas negativas não reduz o significado do TE na urgência[7].

CONTRAINDICAÇÕES E SITUAÇÕES DE ALTO RISCO

As principais contraindicações absolutas ao TE são: embolia pulmonar, limitação física ou psicológica, intoxicação medicamentosa, distúrbios hidroeletrolíticos ou metabólicos não corrigidos, enfermidade aguda e febre. Em algumas situações, é necessário avaliar a real indicação do teste, visto o alto risco envolvido. As situações listadas na Tabela VII são consideradas de alto risco, e, para proceder ao TE, ele deve ser realizado em ambiente hospitalar, com consentimento por escrito.

TABELA VII Situações de alto risco para o teste ergométrico

Infarto agudo do miocárdio e angina estável estabilizados.
Dor torácica aguda na sala de emergência.
Lesão de tronco de coronária esquerda tratada.
Arritmias ventriculares complexas.
Síncopes por etiologia arritmogênica ou bloqueio atrioventricular de alto grau.
Presença de cardiodesfibrilador implantável.
Insuficiência cardíaca compensada avançada.
Lesões valvares estenóticas moderadas a graves em assintomáticos.
Insuficiências valvares graves.
Hipertensão pulmonar.

APLICAÇÃO DO TESTE

Para a realização do TE são necessários alguns pré-requisitos, desde parâmetros relacionados ao método até orientações ao paciente. Inicialmente, a aplicação do TE deve ser feita por médico experiente, auxiliado por pessoal técnico também ambientado com o método, precedida de avaliação do paciente para a identificação de possíveis contraindicações ao exame, escolha do protocolo e estimativa do risco do teste.

Após essa abordagem inicial, o teste deve ser explicado ao paciente e acompanhante – vale ressaltar que algumas orientações devem ser passadas pelo médico solicitante ou quando o paciente agendar o exame, como não fumar 2 horas antes do exame, não chegar em jejum, evitar atividades físicas extenuantes 12 horas antes do teste, além de usar vestimenta adequada e orientação quanto à necessidade de suspensão ou não de algumas medicações. A Tabela VIII mostra as medicações que devem ser suspensas e o tempo necessário de suspensão prévia ao teste, quando a intenção é o diagnóstico de DAC.

Além dessas orientações ao paciente, os pré-requisitos de segurança também são fundamentais – não basta a presença do médico apto ao atendimento de intercorrências, o local deve contar com desfibrilador e material para suporte avançado de vida.

Na aplicação do teste, medidas da PA, registro eletrocardiográfico de boa qualidade, quantificação do esforço a cada estágio e no pico do esforço pela escala de Borg e análise das variáveis clínicas devem ser obtidos para a interpretação correta do exame. Durante o esforço, a decisão de cessar o exame deve ser do médico executante – a Tabela IX contém os critérios para a interrupção do exercício.

TABELA VIII Tempo para suspensão das medicações previamente ao teste de esforço quando a finalidade é o diagnóstico de doença arterial coronariana

Medicação	Dias de suspensão prévia ao teste
Amiodarona	60
Betabloqueadores	7
Bloqueadores de canais de cálcio	4
Digoxina	7
Antiarrítmicos	5
Nitrato	1
Metildopa e clonidina	1

Adaptado de Meneghelo et al., 2010[3].

Além de todos os pré-requisitos citados, há um aspecto muito importante para obtenção de um TE de qualidade: a escolha adequada do protocolo. Essa escolha deve ser individualizada, objetivando um protocolo de esforço com duração entre 8 e 12 minutos – antes de 8 minutos, não há uma relação proporcional entre o consumo de O_2 e a carga do exercício e após 12 minutos de teste, pode ocorrer cessação do esforço por motivos que não a exaustão cardiovascular (subestimando,

TABELA IX Critérios para interrupção do teste de esforço

Elevação da pressão arterial diastólica > 120 mmHg em normotensos e > 140 mmHg em hipertensos
Queda da pressão arterial > 10 mmHg com o esforço progressivo
Elevação da pressão arterial sistólica > 250 mmHg
Angina limitante
Sinais e sintomas como tontura, palidez, cianose e ataxia da marcha
Pré-síncope ou dispneia importante
Desejo do paciente em cessar o esforço
Infradesnivelamento do segmento ST > 2 mm
Supradesnivelamento do segmento ST > 2 mm em derivações sem onda Q
Arritmia ventricular complexa
Taquicardia ventricular
Bradiarritmias
Monitorização inadequada – eletrocardiograma com interferências

Adaptado de Meneghelo et al., 2010[3].

portanto, a capacidade funcional do indivíduo). Podem ser utilizados protocolos em cicloergômetro e esteira ergométrica, sendo os primeiros mais adequados para pacientes com algum tipo de limitação ortopédica, neurológica, alteração do equilíbrio ou da marcha ou, ainda, atletas do ciclismo. No caso do cicloergômetro, podem ser utilizados dois tipos de protocolos:

- Escalonado, no qual há aumento da carga a cada 2 a 3 minutos. Como exemplo, podemos citar o protocolo de Balke com aumento de 25 watts a cada 2 minutos.
- Em rampa, com incrementos na carga a cada minuto. O cálculo do incremento da carga que deve ser realizado em cada estágio pode ser obtido por meio da fórmula de Wasserman, como ilustrado adiante. Caso o paciente seja limitado funcionalmente, dividir o resultado obtido pela metade; caso o paciente seja atleta, multiplicar por 1,5 ou 2.

Incremento em watts/ minuto em homens	Incremento em watts/ minuto em mulheres
[(altura em cm - idade em anexos) x 20] - [150 + (6 x massa corporal em kg)]/100	[(altura em cm - idade em anexos) x 14] - [150 + (6 x massa corporal em kg)]/100

No caso de esteiras ergométricas, há diversos protocolos que podem ser utilizados – deve-se sempre buscar o melhor protocolo para cada indivíduo. O protocolo mais empregado é o de Bruce, caracterizado por aumentos acentuados a cada estágio. Os protocolos de rampa têm ganhado espaço, pela facilidade na aplicação e na adequação à capacidade funcional estimada de cada indivíduo. As particularidades e as indicações de cada protocolo podem ser analisadas na Tabela X.

INTERPRETAÇÃO

O TE é capaz de fornecer uma grande quantidade de informações e sua interpretação não deve ser pautada somente na análise de alterações do segmento ST. Isso ainda é mais relevante quando o teste é realizado com medicação ou com alterações eletrocardiográficas presentes em repouso, que inviabilizam a interpretação de variações do segmento ST (como presença de bloqueio de ramo esquerdo ou de marca-passo).

O TE deve contemplar as seguintes variáveis:

- Clínicas.
- Eletrocardiográficas.
- Hemodinâmicas (pressão arterial e frequência cardíaca).
- Escores e critérios prognósticos.

TABELA X Protocolos em esteira ergométrica – indicações e descrição

Protocolo	Descrição	Indicação
Bruce	Mais utilizado, com aumentos progressivos de velocidade e inclinação a cada estágio de 3 minutos, sendo o incremento da carga não linear	Diagnóstico e prognóstico de doença arterial coronariana e avaliação da capacidade funcional. Preferencialmente para indivíduos com algum grau de condicionamento. Evitar em pacientes limitados ou com baixa capacidade funcional estimada
Bruce modificado	Uma atenuação do protocolo de Bruce. Os dois primeiros estágios têm menor inclinação e, a partir do terceiro estágio, segue o protocolo de Bruce	Ideal para pacientes mais idosos, portadores de comorbidades e com baixa capacidade funcional estimada
Ellestad	Aumentos progressivos e acentuados a partir do terceiro estágio	Indicado para indivíduos jovens, com boa capacidade funcional estimada e com capacidade de correr
Balke	Inicia-se com aumento de velocidade nos primeiros estágios e, após o terceiro estágio, há aumento somente na inclinação a cada minuto	Indivíduos com baixa capacidade funcional, podendo ser usado em portadores de comorbidades, como insuficiência cardíaca
Naughton	Protocolo com aumentos de carga equivalentes a 1 MET por estágio	Indicado especialmente para indivíduos com limitações importantes, como idosos e sedentários, além de indivíduos com comorbidades
Rampa	Aumento constante tanto da velocidade quanto da indicação, sem apresentar incrementos abruptos	Indicado para doentes e atletas, mas é necessário um médico com experiência para calcular os parâmetros adequados da esteira

MET: equivalente metabólico.

Variáveis clínicas

Na avaliação durante o esforço, é importante a descrição minuciosa dos achados clínicos presentes durante o exame, como a ocorrência de dor precordial, tonturas ou dispneia. Mais ainda, deve descrever a característica da dor, se foi ou não limitante, o critério da interrupção do esforço (angina limitante, exaustão, resposta hiper-reativa da PA, alteração eletrocardiográfica. A ocorrência de outros sinais, como palidez, sudorese, cianose, novo sopro ou intensificação de sopro preexistente, é infrequente, mas deve ser descrito caso apareça. Além disso, a informação referente à escala de esforço percebido (Borg de 0-10) deve ser informada no laudo.

Variáveis eletrocardiográficas

A análise compreende a interpretação de alterações do segmento ST tanto durante o esforço quanto na recuperação.

Na interpretação das alterações do segmento ST (Figura 2):

- Padrão descendente ou horizontal ≥ 1 mm do ponto J em relação ao basal.
- Padrão ascendente lento ≥ 1,5 mm em indivíduos de risco moderado ou alto de doença coronariana medido no ponto Y (80 ms do ponto J).
- Padrão ascendente lento ≥ 2 mm em indivíduos de risco baixo de doença coronariana medido no ponto Y (80 ms do ponto J).

A diferença observada deve-se principalmente ao fato de que o infradesnivelamento do segmento ST com padrão ascendente lento é comumente relacionado a testes falso-positivos.

O supradesnivelamento do segmento ST em derivações que não apresentam onda Q patológica é capaz de identificar a provável artéria responsável pela alteração. Quando o supradesnivelamento ocorre em derivações com a presença de onda Q patológica, o significado pode estar relacionado à presença de viabilidade miocárdica, discinesia ou área com aneurisma.

A ocorrência de arritmias ventriculares complexas, bloqueios de ramo, hipotensão e incompetência cronotrópica são anormais, mas de baixa especificidade.

Considerando-se as alterações eletrocardiográficas, é importante frisar as situações nas quais a interpretação do eletrocardiograma de esforço fica prejudicada como mostra a Tabela XI.

Variáveis hemodinâmicas

Pressão arterial

A avaliação do comportamento da pressão arterial (PA) durante o esforço e a recuperação é utilizada para estimar o desempenho ventricular esquerdo, o risco de desenvolvimento de hipertensão arterial no futuro e o prognóstico da doença.

Habitualmente, o comportamento esperado da PA é um aumento da pressão sistólica e manutenção ou variação de até 10 mmHg na diastólica. Tendo isso em vista, três comportamentos anormais são possíveis:

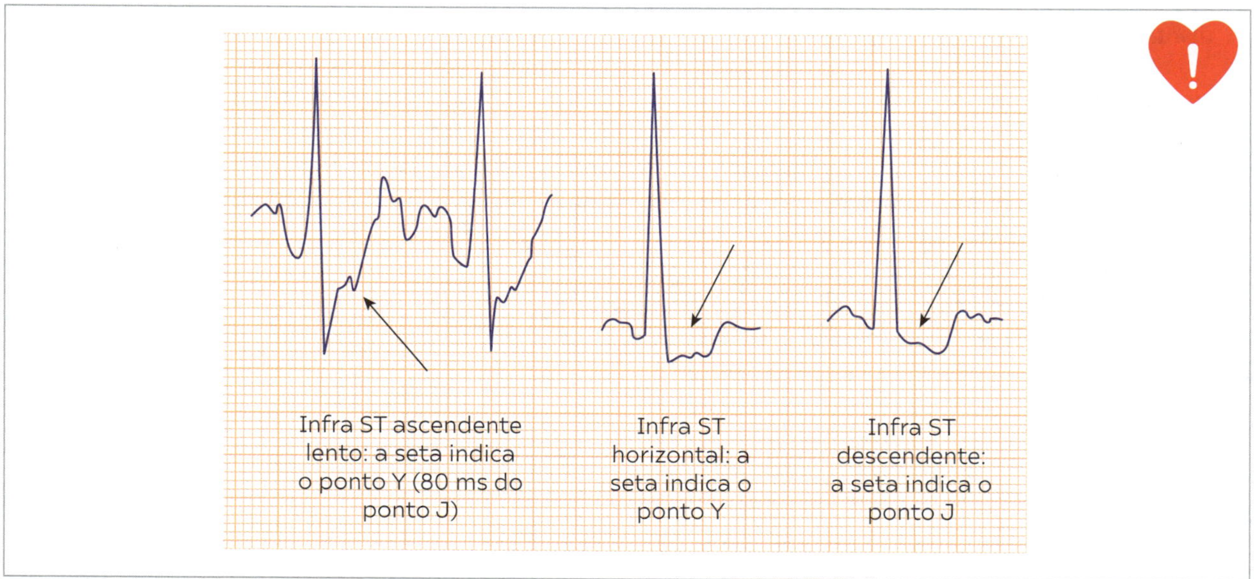

FIGURA 2 Exemplos de infradesnivelamentos do segmento ST (infra ST) e os respectivos pontos de referência para análise de alteração do segmento ST em relação ao traçado obtido em repouso.
Fonte: dados do Laboratório de Ergometria – HC-FMRP USP.

TABELA XI Condições que classificam o teste ergométrico como inconclusivo no diagnóstico de doença arterial coronariana

Bloqueio de ramo esquerdo preexistente
Síndrome de Wolff-Parkinson-White
Ausência de alterações do segmento ST quando a frequência cardíaca ficou abaixo da frequência cardíaca submáxima prevista
Presença de marca-passo
Presença de infradesnivelamento do segmento ST ≥ 1 mm em repouso
Hipertrofia ventricular esquerda
Uso de digitálicos

- Hiper-reativa: PA sistólica superior a 220 mmHg e/ou elevação de 15 mmHg na PA diastólica durante o esforço em relação aos níveis obtidos em repouso, sendo tradução de risco 4-5 vezes maior de presença de hipertensão arterial futura. Já considerando a recuperação, a elevação paradoxal da PA e a queda lenta com o repouso (representada pela relação da PA sistólica do terceiro minuto da recuperação sobre a PA sistólica do primeiro minuto da recuperação ≥ 1) caracterizam comportamento anormal e vêm sendo correlacionadas com a presença de doença arterial coronariana.
- Deprimida: ocorre quando o incremento, em relação ao repouso, é inferior a 35 mmHg ou incapacidade de se atingir 120 mmHg na PA sistólica;
- Hipotensão: a queda sustentada de 10 mmHg na PA sistólica é critério de interrupção do teste e correlaciona-se a pior prognóstico, podendo representar disfunção ventricular grave.

Frequência cardíaca (FC)

O comportamento da FC durante o esforço e a recuperação tem valor principalmente prognóstico.

A FC deve aumentar durante o esforço e reduzir com a recuperação. A elevação exagerada (aumento superior a 18 batimentos no primeiro minuto do esforço em relação ao repouso) pode ocorrer em indivíduos sedentários ou em outros distúrbios, como anemia, ansiedade ou hipertireoidismo, e correlaciona-se a pior prognóstico.

A redução de elevação da FC durante o esforço pode ocorrer em indivíduos submetidos a treinamento físico, devido ao uso de medicações cronotrópicas negativas ou ainda secundariamente a distúrbios, como hipotireoidismo e disfunção do nó sinusal. Caso não haja nenhum desses distúrbios descritos, é considerada incompetência cronotrópica a incapacidade de atingir 85% da FC máxima predita (FC submáxima), um índice cronotrópico inferior a 80% e/ou a FC atingida ser inferior a dois desvios-padrões da FC máxima prevista. O cálculo do índice cronotrópico está ilustrado a seguir:

Índice cronotrópico*

$$\frac{(\text{FC máxima atingida} - \text{FC repouso})}{(\text{FC máxima predita [200 - idade]} - \text{FC repouso})} \times 100$$

* Anormal se ≤ 80%.

Um estudo sugere considerar incompetência cronotrópica em pacientes em uso de betabloqueador se o índice cronotrópico for inferior a 62%[8].

Na recuperação, a queda esperada da FC (FC máxima atingida – FC no primeiro ou segundo minuto da recuperação) deve ser de 12 batimentos no primeiro minuto (se utilizada recuperação ativa), 22 batimentos no segundo minuto da recuperação (com o paciente sentado) ou queda de 18 batimentos no primeiro minuto se a recuperação for passiva com o indivíduo em posição supina. Há correlação com pior prognóstico se a queda dos batimentos não for a esperada durante a recuperação[8,9].

Escores e critérios prognósticos

A interpretação do TE contempla não somente os aspectos diagnósticos, mas também critérios para estimar o prognóstico, o risco de mortalidade e os eventos cardiovasculares.

Considerando esse contexto, o escore de Duke classifica os indivíduos em baixo risco (escore ≥ 5 com mortalidade anual estimada em 0,5%), risco intermediário (escore entre 5 e –11, com mortalidade anual estimada entre 0,5-5%) e risco alto (escore ≤ -11, com mortalidade anual superior a 5%). Para o cálculo do escore de Duke, observar a seguir:

Minutos* (protocolo de Bruce) – 5 x infradesnivelamento ST – 4 x escore angina**

* Se utilizado outro protocolo, utilizar o valor de MET obtido.

** Escore angina: 0 = sem dor; 1 = angina não limitante; 2 = angina limitante.

Adaptado de Kligfield e Lauer, 2006[8].

Além da utilização de escores, outros parâmetros obtidos no teste são utilizados como ferramentas de prognóstico e devem constar na conclusão para a interpretação; observar Tabela XII. Um aspecto prognosticador é a ocorrência de ectopia ventricular na recuperação (mais do que 7 extrassístoles ventriculares em 1 minuto, extrassístoles ventriculares pareadas, bigeminismo, trigeminismo e taquicardia ventricular), sendo um forte preditor de mortalidade por todas as causas[9-11].

TABELA XII Elementos para conclusão do teste ergométrico – variáveis diagnósticas e prognósticas

Observações durante o esforço	Observações durante a recuperação
Capacidade funcional máxima	Depressão do segmento ST
Elevação do segmento ST	Recuperação lenta da FC
Depressão do segmento ST	Arritmia ventricular
Presença de angina	
Resposta de PA inadequada	
Resposta cronotrópica deprimida	
Arritmia ventricular	
Escore de Duke	

Adaptada de Curfman e Hillis, 2003[13].

Na DAC, há classicamente critérios considerados de mau prognóstico e doença multiarterial, listados na Tabela XIII.

TABELA XIII Parâmetros associados a pior prognóstico e doença multiarterial coronariana obtidos durante teste de esforço progressivo

Duração do teste limitado por sintomas < 6 METs
Queda sustentada ≥ 10 mmHg na PA sistólica ou inferior ao valor de repouso ou falência em aumentar a PA sistólica ≥ 120 mmHg
Depressão ST ≥ 2 mm, descendente, iniciada antes de 5 METs, envolvendo mais de 5 derivações e persistindo por mais de 5 minutos na recuperação
Supradesnível de ST no esforço (excluído a VR)
Presença de angina com baixa carga de exercício
Taquicardia ventricular sustentada (> 30 segundos) ou sintomática

MET: equivalente metabólico. Adaptado de Braunwald et al., 2018[1].

BIBLIOGRAFIA

1. Braunwald E, Libby P, Bonow R, et al. Braunwald's heart disease, 11.ed. Philadelphia: Elsevier; 2018.
2. Wasserman K, Hansen J, Sue DY, Stringer WW, Sietsema KE, Sun XG, Whipp BJ, editores. Principles of exercise testing and interpretation. 4. ed. LWW; 2011.
3. Meneghelo R, Araujo C, Stein R, Mastrocolla LE, Albuquerque PF, Serra SM, et al. III Diretrizes da Sociedade Brasileira de Cardiologia sobre teste ergométrico. Arq Bras Cardiol. 2010;95(5):1-26.
4. Gibbons R, Balady G, Bricker T, Chaitman BR, Fletcher GF, Froelicher VF, et al. ACC/AHA 2002 guideline update for exercise testing. Circulation. 2002;106:1883-92.
5. Lauer M, Froelicher E, Wiliams M, Kligfield P; American Heart Association Council on Clinical Cardiology, Subcommittee on Exercise, Cardiac Rehabilitation, and Prevention. Exercise testing in asymptomatic adults: a statement for professionals from the American Heart Association Council on Clinical Cardiology. Circulation. 2005;112:771-6.
6. Morise A. Exercise testing in nonatherosclerotic heart disease: hypertrophic cardiomyopathy, valvular heart disease and arrhythmias. Circulation. 2011;123:216-25.
7. Diercks D, Kirk J, Turnipseed S, Amsterdam EA. Utility of immediate exercise treadmill testing in patients taking beta blockers or calcium channel blockers. Am J Cardiol. 2002;98(8):882-5.
8. Kligfield P, Lauer M. Exercise electrocardiogram testing: beyond the ST segment. Circulation. 2006;114:2070-82.
9. Fletcher GF, Ades PA, Kligfield P, Arena R, Balady GJ, Bittner VA, et al. Exercise standards for testing and training: a scientific statement from the American Heart Association. Circulation. 2013;128:873-934.
10. Jouven X, Empana J, Schwartz P, Desnos M, Courbon D, Ducimetière P. Heart-rate profile during exercise as a predictor of sudden death. N Engl J Med. 2005;352:1951-8.
11. Myers J, Tan S, Abella J, Aleti V, Froelicher VF. Comparison of the chronotropic response to exercise and heart rate recovery in predicting cardiovascular mortality. Eur J Cardiovasc Prev Rehabil. 2007;14:215-21.
12. Frolkis J, Pothier C, Blackstone E, Lauer MS. Frequent ventricular ectopy after exercise as a predictor of death. N Engl J Med. 2003;348:781-90.
13. Curfman G, Hillis D. A new look at cardiac exercise testing. N Engl J Med. 2003;348(9):775-6.

8

Teste ergoespirométrico

Pedro Vellosa Schwartzmann
Lourenço Gallo Júnior

CONSULTA RÁPIDA

Definição

O teste cardiopulmonar de exercício, também conhecido como ergoespirometria, caracteriza-se pela análise de gases expirados de forma adicional ao teste ergométrico clássico, contribuindo para a inclusão de novas variáveis na interpretação do exame, obtidas por mensuração e não por estimativa. O teste cardiopulmonar mede as frações expiradas de O_2 e CO_2, o volume de ar expirado e calcula o volume de O_2 e o de CO_2, além da ventilação-minuto.

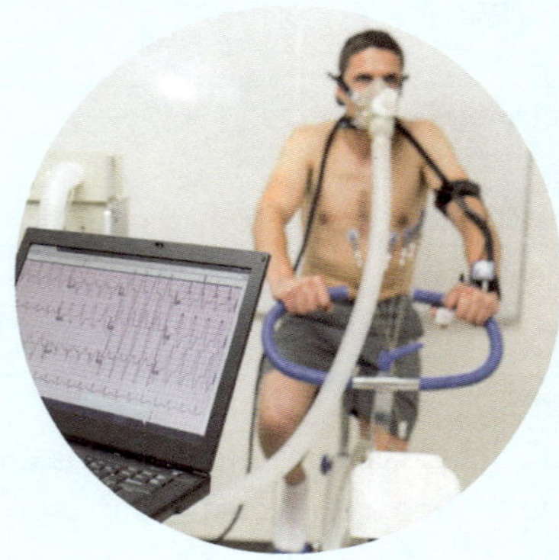

Principais indicações para o teste cardiopulmonar ou ergoespirometria

- Diagnóstico diferencial da etiologia da dispneia aos esforços.
- Estratificação de risco e prognóstico em insuficiência cardíaca.
- Indicação de transplante cardíaco.
- Prescrição otimizada de exercício físico.
- Avaliação de respostas à terapêutica medicamentosa ou cirúrgica.
- Otimização da programação de marca-passo e ressincronizador.
- Avaliação funcional de cardiopatias congênitas.
- Avaliação do impacto funcional de lesões valvares regurgitantes.

Dados obtidos com a ergoespirometria

- Consumo de oxigênio (VO_2) pico ou máximo.
- Limiar de anaerobiose.
- Coeficiente de trocas gasosas ou respiratório.
- Ponto de compensação respiratória.
- V_E/VCO_2 *slope*.
- Pulso de oxigênio.
- Reserva ventilatória e relação VD/VT (razão do espaço morto fisiológico pelo volume corrente).
- *Slope* da eficiência na captação de O_2.

INTRODUÇÃO

O **teste cardiopulmonar de exercício** (TCP), também conhecido como ergoespirometria, caracteriza-se pela análise de gases expirados de forma adicional ao teste ergométrico (TE) clássico, contribuindo para a inclusão de novas variáveis na interpretação do exame, obtidas por mensuração e não por estimativa, como é feito no TE. O TCP mede as frações expiradas de O_2 e CO_2, o volume de ar expirado e calcula o volume de O_2 e o de CO_2, além da ventilação-minuto (V_E).

Desse modo, o TCP é capaz de obter informações complementares fundamentais para a avaliação do sistema cardiovascular e pulmonar, tanto auxiliando no diagnóstico de doenças quanto identificando indivíduos de maior risco, além de ser ferramenta importante para a prescrição adequada de treinamento físico em pacientes e atletas[1,2]. Apesar de serem plausíveis as aplicações ao TCP das mesmas indicações já relatadas do TE, em virtude de seu alto custo e sua incapacidade de abranger um contexto populacional, as principais recomendações para a sua utilização encontram-se na Tabela I.

TABELA I Potenciais indicações do teste cardiopulmonar

Diagnóstico diferencial da etiologia da dispneia aos esforços.
Estratificação de risco e prognóstico em insuficiência cardíaca.
Indicação de transplante cardíaco.
Prescrição otimizada de exercício físico.
Avaliação de respostas à terapêutica medicamentosa ou cirúrgica.
Otimização da programação de marca-passo e ressincronizador.
Avaliação funcional de cardiopatias congênitas.
Avaliação do impacto funcional de lesões valvares regurgitantes.

Adaptado de Milani et al., 2004[3].

A seguir, serão descritas as particularidades adicionais do TCP em relação ao TE. Critérios de interrupção de esforço, interpretação de variáveis clínicas, hemodinâmicas e eletrocardiográficas e avaliação de prognóstico já apresentados na descrição do TE devem ser aplicados na interpretação da ergoespirometria.

DEFINIÇÃO DAS VARIÁVEIS MEDIDAS PELO TESTE CARDIOPULMONAR

Existem variáveis e parâmetros que podem ser obtidos pelo TCP, com valores diagnósticos e prognósticos.

Consumo de oxigênio (VO_2) pico ou máximo

O VO_2pico é o maior valor de VO_2 obtido durante o TCP; se a curva do consumo de O_2 exibe um platô de modo que o VO_2 não aumente, apesar do incremento da carga, esse maior valor de VO_2máx é designado – é o melhor e mais reprodutível parâmetro que caracteriza a reserva funcional cardiopulmonar. No entanto, raramente é obtido em pacientes com doença cardiovascular ou pulmonar.

A medida do VO_2 é uma variável que reflete, em última instância, a real quantidade de O_2 utilizada em processos metabólicos corporais por unidade de tempo e depende da eficiência das "engrenagens" (Figura 1) em manter o fluxo muscular, a oferta de oxigênio e o *clearance* de CO_2. Em indivíduos saudáveis, a maior limitação do VO_2máx é o débito cardíaco em vez de fatores periféricos; seu valor também é influenciado pelo conteúdo arterial de oxigênio, pela distribuição do débito cardíaco aos músculos em exercício, pela capacidade da musculatura de extrair oxigênio e pela massa muscular envolvida no exercício[3,4].

Normalmente, o VO_2máx diminui com a idade, cerca de 8% a 10% por década; em qualquer idade, o VO_2máx é de 10% a 20% maior em homens do que em mulheres, em parte por causa da maior massa muscular, do maior volume sistólico e da maior concentração de hemoglobina. Na interpretação do exame, valores de VO_2máx abaixo de 85% do predito são considerados reduzidos.

Limiar de anaerobiose

Também conhecido como limiar de lactato e limiar ventilatório, o limiar de anaerobiose (LA) é caracterizado pelo momento do esforço a partir do qual ocorre acúmulo sustentado de lactato no sangue. A manutenção do pH sanguíneo ocorre pelo tamponamento do excesso de ácido láctico pelo tampão bicarbonato, havendo maior produção de CO_2, como ilustrado na seguinte equação:

$$H^+ + [HCO_3^-] \leftrightarrow [H_2CO_3] \leftrightarrow [CO_2] + [H_2O]$$

O excesso de H^+ proveniente do acúmulo sustentado de ácido láctico é tamponado pelo bicarbonato, com produção de CO_2 e água. Nesse momento, há duas vias de produção de CO_2: a via do metabolismo celular e a via de produção de CO_2 pelo tamponamento sanguíneo, com consequente aumento da ventilação. Daí a origem da designação "limiar de anaerobiose ventilatório" (LAV). De forma invasiva, a partir desse ponto, há aumento de lactato sérico que pode ser dosado.

Em indivíduos normais sedentários, o LA ocorre ao redor de 45-65% do VO_2 máximo predito, com grande variação dos níveis normais (de 40% a 80%). Sua importância reside no fato de que o LA é um parâmetro marcador do limite superior de exercício, com carga submáxima, que pode ser realizado quase inteiramente pela via aeróbica. O LA descrito em percentual do VO_2máx predito é útil na investigação da etiologia da dispneia, na prescrição de exercício e no monitoramento da resposta ao treinamento.

A identificação do LAV no TCP pode ser feita por meio do comportamento de diversas variáveis: o ponto do aumento desproporcional da VCO2 em relação ao VO_2, a alteração na inclinação da relação do VO_2 com o VCO_2, conhecido como método do V-*slope*, o ponto a partir do qual ocorre um aumento sistemático no equivalente ventilatório de O_2 (V_E/VO_2) sem aumento do equivalente ventilatório de CO_2 (V_E/VCO_2) e o ponto a partir do qual ocorre aumento sistemático da pressão de O_2 na expiração ($P_{ET}O_2$). Alguns desses parâmetros para identificação do LAV podem ser visualizados na Figura 1[4].

Coeficiente de trocas gasosas ou respiratório

É definido como a relação entre a produção de CO_2 e o consumo de O_2, representando a troca metabólica de gases nos tecidos corporais, muito dependente do substrato utilizado predominantemente (carboidratos ou gordura) pelo metabolismo celular. Em repouso, cerca de 75% do O_2 consumido é convertido em CO_2, com o coeficiente de trocas gasosas (CTG) variando de 0,75 a 0,85, com predomínio do consumo de lipídios em relação ao de carboidratos. Com a progressão do esforço, acima do LAV, ocorre acúmulo sustentado de lactato produzido pela musculatura esquelética, que é tamponado pelo sistema tampão bicarbonato, com aumento da quantidade produzida e eliminada de CO_2, aumentando, pois, o numerador da equação do CTG em relação ao denominador.

Em razão do fato de o valor do CTG ser diretamente relacionado à produção de lactato pela musculatura es-

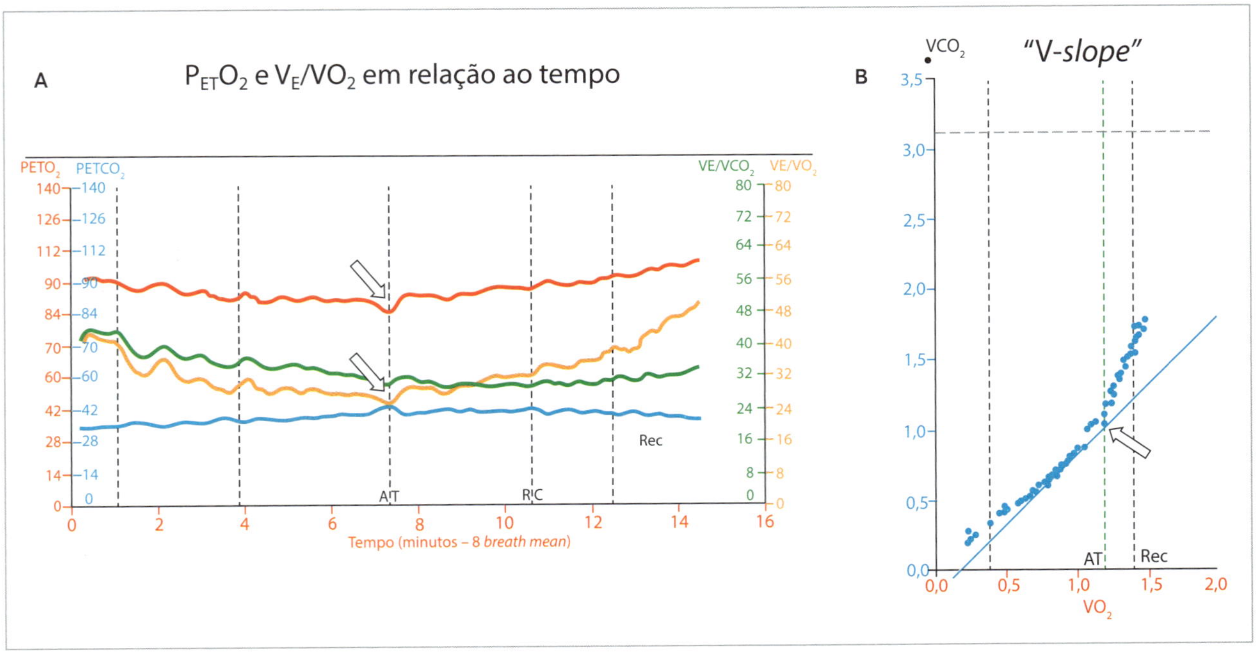

FIGURA 1 Variáveis utilizadas para identificação do limiar de anaerobiose pelo teste cardiopulmonar. A: Observa-se o equivalente ventilatório de O_2 (V_E/VO_2 em amarelo) e o $P_{ET}O_2$ (vermelho) em relação ao tempo. Notar que o limiar de anaerobiose é identificado pelo nadir/início do incremento dessas duas variáveis (setas). B: Método do V-*slope* (relação entre o VCO_2 e o VO_2). Observar que a seta indica o ponto de intersecção entre as duas retas correspondente ao limiar de anaerobiose.

quelética, ele pode ser utilizado como forma de quantificar o esforço realizado. Valores inferiores a 1 geralmente indicam esforço de baixa intensidade; valores superiores a 1 indicam esforço de média a alta intensidade, com metabolismo privilegiando o uso de carboidratos, sendo CTG ≥ 1,1 indicativo de esforço máximo ou próximo deste[4]. Deve-se ressaltar a necessidade de cautela na interpretação de TCP em que determinado valor de VO_2pico se associa com valor de CTG < 1, dado que este último é um indicador de esforço inadequado ou submáximo e o valor do VO_2pico obtido estaria provavelmente subestimado.

Ponto de compensação respiratória

Com o aumento progressivo do esforço acima do LAV e com o acúmulo sustentado de lactato sanguíneo, mas ainda com pH mantido à custa do sistema tampão bicarbonato, a partir de certa intensidade de carga, a produção de lactato excede a capacidade de tamponamento e manutenção do pH. Nesse ponto, o aumento da ventilação não é capaz de compensar adequadamente o aumento na concentração de H^+, havendo acidose metabólica com as seguintes alterações: queda do $P_{ET}CO_2$, aumento exponencial da ventilação (V_E) e o nadir ou o início do aumento do equivalente ventilatório de CO_2 (Figura 2).

A Tabela II mostra as variáveis do TCP utilizadas para a identificação dos limiares (de anaerobiose ventilatório e ponto de compensação respiratória, também chamados de primeiro e segundo limiares, respectivamente)[6].

TABELA II Métodos práticos para a identificação de primeiro e segundo limiares

Limiar de anaerobiose ventilatório	Ponto de compensação respiratória
Método do V-*slope*	Inflexão da VE *versus* VCO_2
Nadir ou início do aumento do V_E/VO_2 sem aumento do V_E/VCO_2	Nadir ou início do aumento do V_E/VCO_2
Nadir ou início do aumento do $PETO_2$, enquanto o $P_{ET}CO_2$ permanece constante ou aumentado	Ponto de deflexão do $P_{ET}CO_2$

Adaptado de Binder et al., 2008[5].

V_E/VCO_2 *slope*

A inclinação (*slope*) da relação entre V_E e VCO_2 descreve a eficiência ventilatória durante o esforço, evidenciando a quantidade de ar ventilada necessária para eliminar 1 L de CO_2.[6] É uma variável de valor prognóstico documentado, um dos critérios atuais na indicação de transplante cardíaco. Observar, na Figura 3, a diferença na inclinação

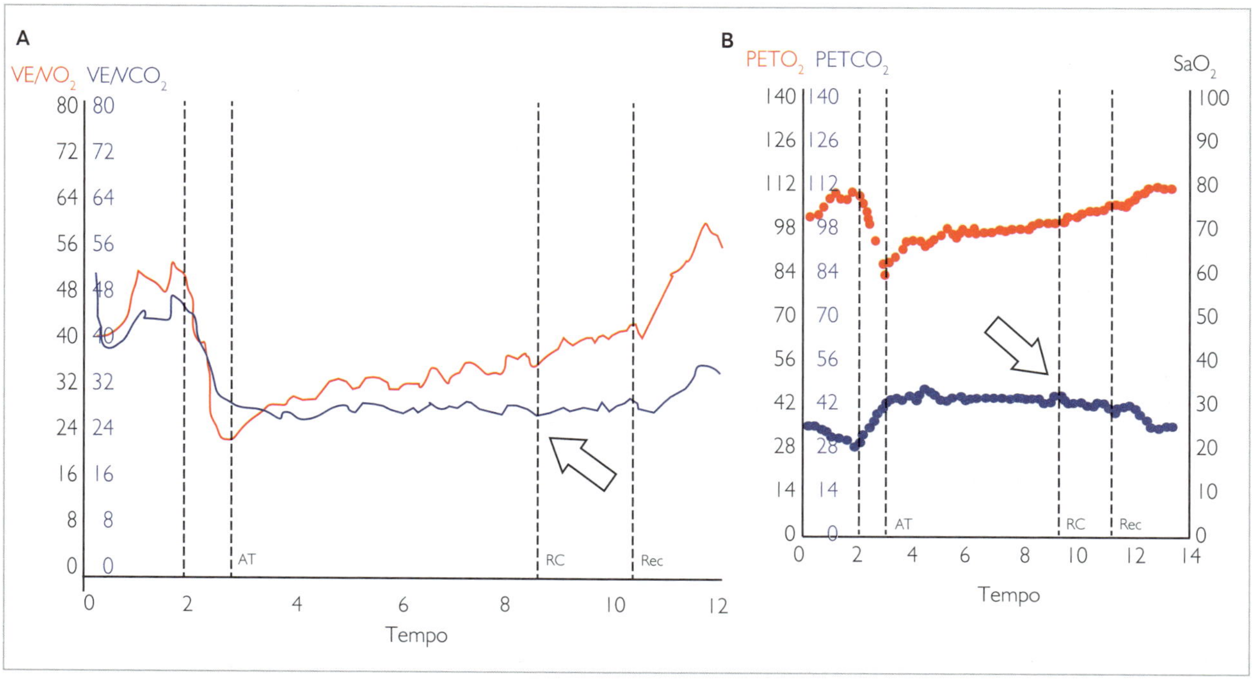

FIGURA 2 Gráficos utilizados para identificação do ponto de compensação respiratória pelo teste cardiopulmonar: (A) observam-se os equivalentes ventilatórios de O_2 (vermelho) e CO_2 (azul); (B) observa-se o comportamento do $P_{ET}CO_2$ (azul) em relação ao tempo. Notar que em todos os gráficos a seta indica o ponto de compensação respiratória. Dados do Laboratório de Fisiologia do Exercício – HC-FMRP USP.

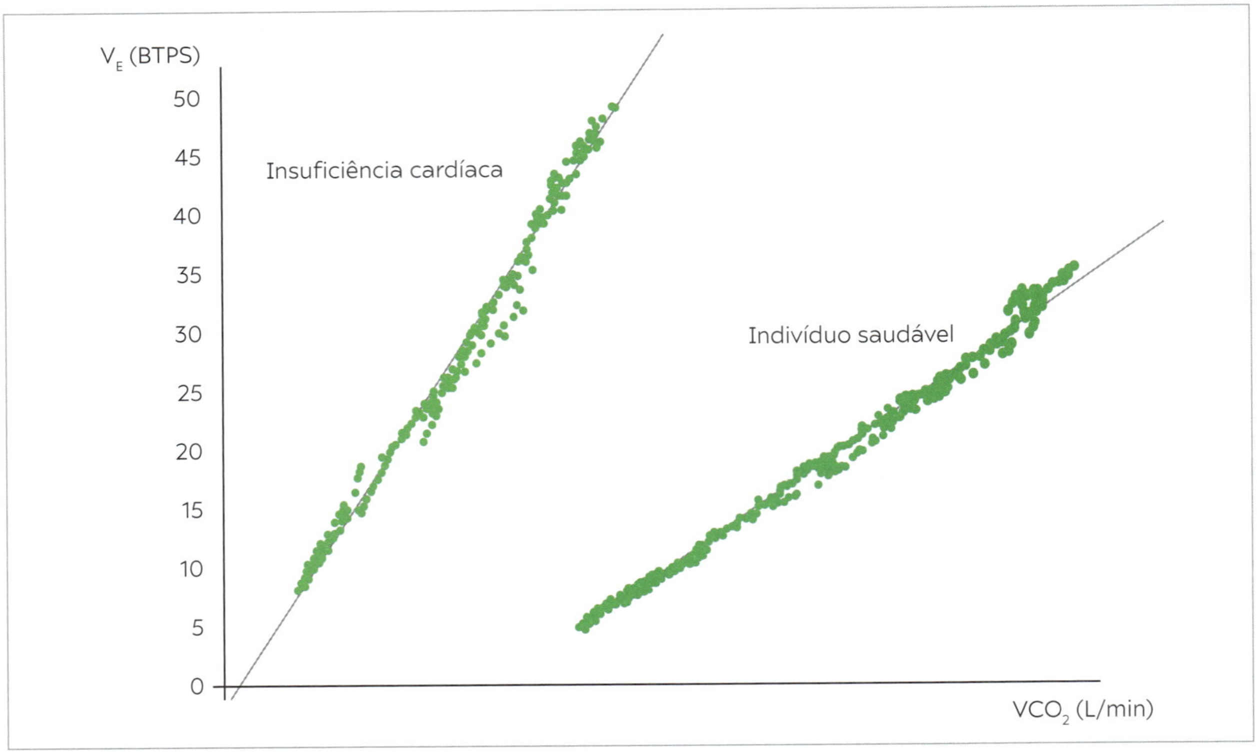

FIGURA 3 Gráfico da relação da V_E (BTPS) e VCO_2 (L/min). Observar maior inclinação (*slope*) da reta no paciente com insuficiência cardíaca, refletindo uma ineficiência ventilatória – o V_E/VCO_2*slope*, neste caso, foi > 45 (risco muito alto).

Dados do Laboratório de Fisiologia do Exercício – HC-FMRP USP.

da reta de um indivíduo saudável e de um paciente com insuficiência cardíaca (com significado prognóstico).

Pulso de oxigênio

A relação entre o consumo de oxigênio e a FC é chamada de pulso de oxigênio (VO_2/FC) e reflete o consumo de oxigênio ofertado aos tecidos pelo volume de sangue a cada batimento. Seu comportamento frente ao exercício dinâmico progressivo caracteriza-se por aumento, tanto pelo aumento do volume sistólico quanto pela diferença arteriovenosa de oxigênio. Por meio da equação modificada de Fick, tem-se que o pulso de oxigênio é:

Pulso de O_2 (VO_2/FC) = volume sistólico × diferença arteriovenosa

Durante o esforço máximo, considera-se relativamente constante a diferença arteriovenosa; nessa circunstância, o pulso de oxigênio torna-se uma estimativa razoável do volume sistólico. Pacientes com insuficiência cardíaca, disfunção valvar grave ou cardiopatia isquêmica podem apresentar platô ou até queda do pulso de oxigênio, denotando disfunção ventricular sistólica durante o esforço. O pulso máximo de oxigênio é um preditor independente de mortalidade por todas as causas e complementa o valor do VO_2pico. Valores abaixo de 12 mL/batimento estão correlacionados a um pior prognóstico[7].

Reserva ventilatória e relação VD/VT (razão do espaço morto fisiológico pelo volume corrente)

A reserva ventilatória pode ser definida pela relação (1 – VE pico/VVM), sendo um parâmetro para avaliar o quão próxima a ventilação máxima no pico do esforço se aproxima da ventilação voluntária máxima em repouso do indivíduo (VVM). A VVM também pode ser obtida de forma indireta por meio da equação 40 3 VEF1 (volume espirado forçado em 1 segundo obtido na espirometria). Há uma grande variação nos valores considerados normais, mas a reserva ventilatória é tipicamente ≥ 0,20 (20%) em indivíduos saudáveis não atletas[8]. O cálculo da reserva ventilatória é importante na avaliação do diagnóstico diferencial de dispneia.

Com relação à resposta do VD/VT, com o exercício, há um pequeno aumento do volume espaço morto (VD), mas o efeito determinante do aumento do volume corrente (VT) leva a uma queda da relação VD/VT. O valor normal dessa relação é de 0,3 a 0,4 em repouso, e seu comportamento habitual é uma redução com o incremento do esforço em indivíduos saudáveis. É um parâmetro da relação ventilação-perfusão (V/Q)[8]. A ineficiência ventilatória representada por valores elevados do V_E/VCO_2 deve-se a um aumento do VD em pacientes com insuficiência cardíaca. O reduzido débito cardíaco leva a anormalidades da relação V/Q.

Slope da eficiência na captação de O_2

O *slope* da eficiência na captação de O_2 (SECO) representa a taxa de incremento do VO_2 em resposta a um dado aumento da ventilação durante esforço progressivo, sendo um indicador da eficiência da extração de O_2 pelo corpo. O SECO é influenciado principalmente pelo início da acidose láctica, pela massa muscular envolvida, extração e utilização de O_2 e espaço morto fisiológico pulmonar.

Ele é determinado, ainda, pela relação linear do VO_2 pelo logaritmo da ventilação (V_E) durante o exercício. A transformação logarítmica é feita para linearizar a relação entre essas duas variáveis. Pode ser analisada independentemente do esforço realizado pelo paciente, isto é, o SECO é uma estimativa de capacidade funcional e um índice prognóstico em pacientes que fizeram um esforço submáximo (CTG < 1,1)[9,10].

APLICAÇÕES DO TESTE CARDIOPULMONAR

Teste cardiopulmonar na insuficiência cardíaca com fração de ejeção reduzida

A **dispneia** e a **fadiga** são sintomas cardinais de pacientes com insuficiência cardíaca com fração de ejeção reduzida (ICFER), sendo atribuídos a fatores cardíacos e periféricos, com uma larga variabilidade na capacidade funcional. O TCP é capaz de auxiliar na caracterização dos sintomas, na quantificação objetiva da capacidade funcional e na avaliação do prognóstico, sendo também uma ferramenta valiosa na determinação dos componentes predominantes para a dispneia[1,4,8,11,12].

Uma das suas maiores aplicações na prática clínica é a utilização na avaliação do prognóstico de pacientes com IC, inclusive sendo decisivo na indicação de transplante cardíaco (indicação classe I). Pacientes com IC são heterogêneos, e, mesmo naqueles com mesma classe funcional determinada pela New York Heart Association (NYHA), os prognósticos podem ser completamente distintos.

TABELA III Indicações de transplante cardíaco

Classe I	IC refratária na dependência de drogas inotrópicas por mais de 2 semanas e/ou na dependência de suporte circulatório e/ou ventilação mecânica
	Pacientes com VO_2pico ≤ 10 mL/kg/min
	Doença isquêmica com angina refratária sem possibilidade revascularização
	Arritmia ventricular refratária
	Classe funcional IV persistente
Classe IIa	TCP submáximo com V_E/VCO_2*slope* > 35
	Pacientes em uso de betabloqueadores com VO_2pico ≤ 12 mL/kg/min
	Pacientes sem uso de betabloqueadores com VO_2pico ≤ 14 mL/kg/min

IC: insuficiência cardíaca; TCP: teste cardiopulmonar; VO_2: volume de oxigênio.

Assim, o TCP fornece um conjunto de variáveis capazes de identificar pacientes com pior prognóstico. A Figura 4 mostra um fluxograma de prognóstico utilizando os resultados de VO_2pico e V_E/VCO_2*slope*[4].

A Tabela IV mostra o conjunto de variáveis que fornecem informações fundamentais para a estimativa do prognóstico nos pacientes portadores de IC, e a Figura 5 mostra as alterações observadas no V_E/VCO_2*slope*. Outra variável relacionada a pior prognóstico, a ventilação periódica[13], é ilustrada na Figura 5 – caracteriza-se

TABELA IV Variáveis associadas a pior prognóstico na insuficiência cardíaca com fração de ejeção reduzida

Variável	Valores associados a pior prognóstico
VO_2pico	< 10 mL/kg/min
V_E/VCO_2*slope*	> 35
Pulso de oxigênio máximo	< 12 mL/batimento
Tempo de recuperação ($T_{1/2}$)	> 90 segundos
Ventilação periódica	Presença
OUES	< 1,47
V_E/VCO_2	> 34 no limiar de anaerobiose
$P_{ET}CO_2$	< 33 mmHg

Fonte: Ingle, 2008[11]; Forman et al., 2012[14].

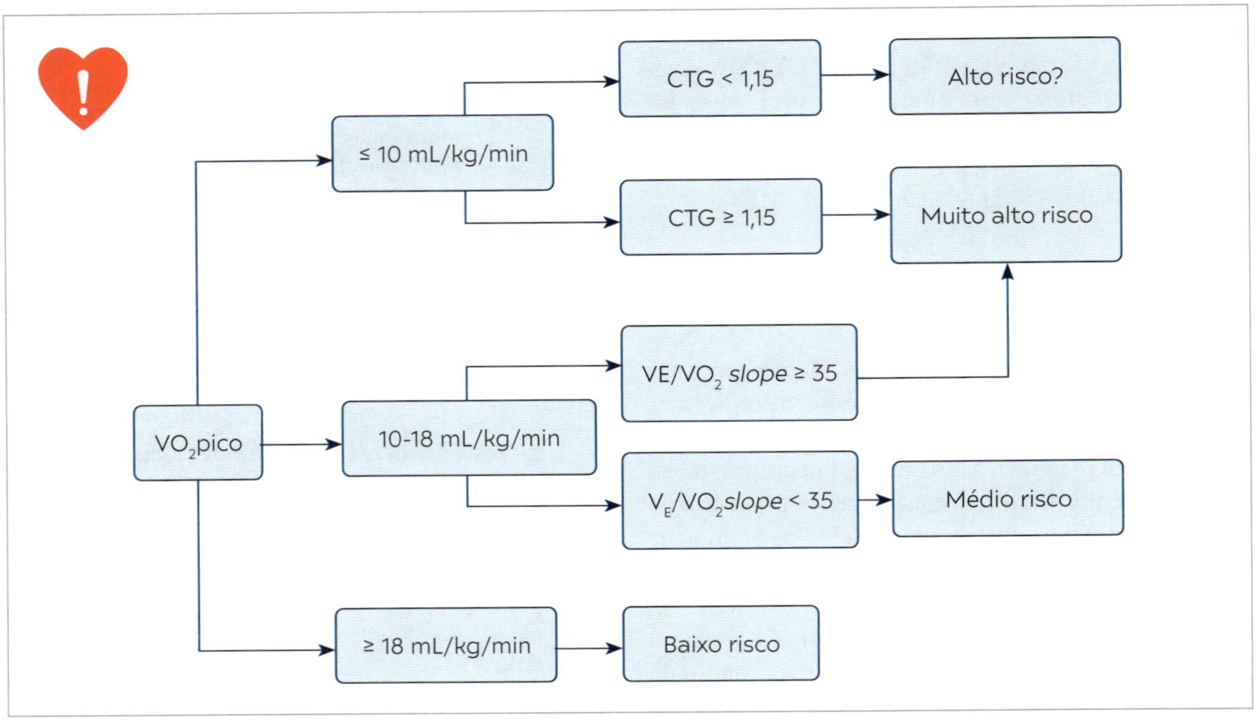

FIGURA 4 Fluxograma para avaliação do prognóstico em pacientes com insuficiência cardíaca.

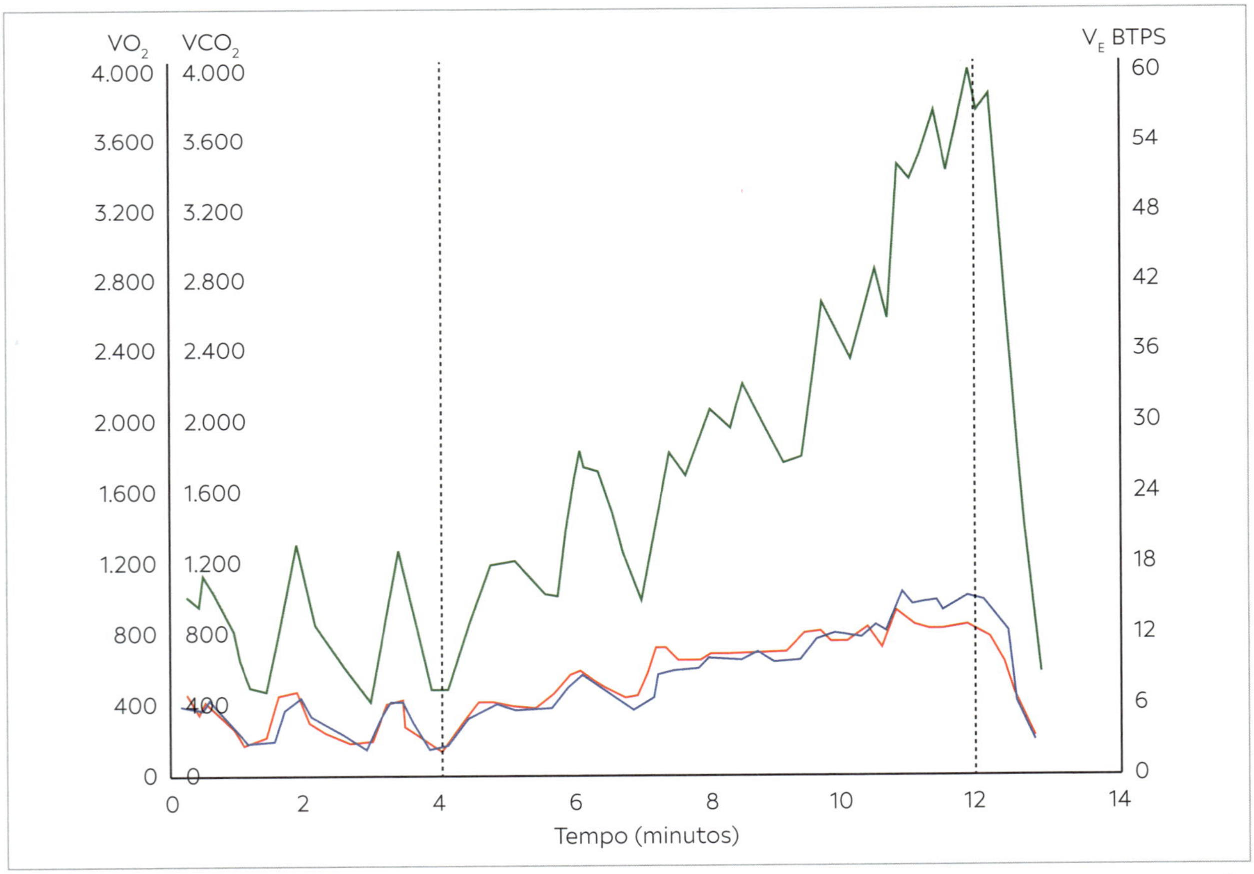

FIGURA 5 Ventilação periódica. Observar no gráfico, obtido em um teste cardiopulmonar de paciente portador de insuficiência cardíaca sistólica, a oscilação da ventilação (verde) em função do tempo em minutos, durante o esforço, além do comportamento em platô das variáveis VO_2 (vermelho) e VCO_2 (azul).

Dados obtidos do Laboratório de Fisiologia do Exercício – HC-FMRP USP.

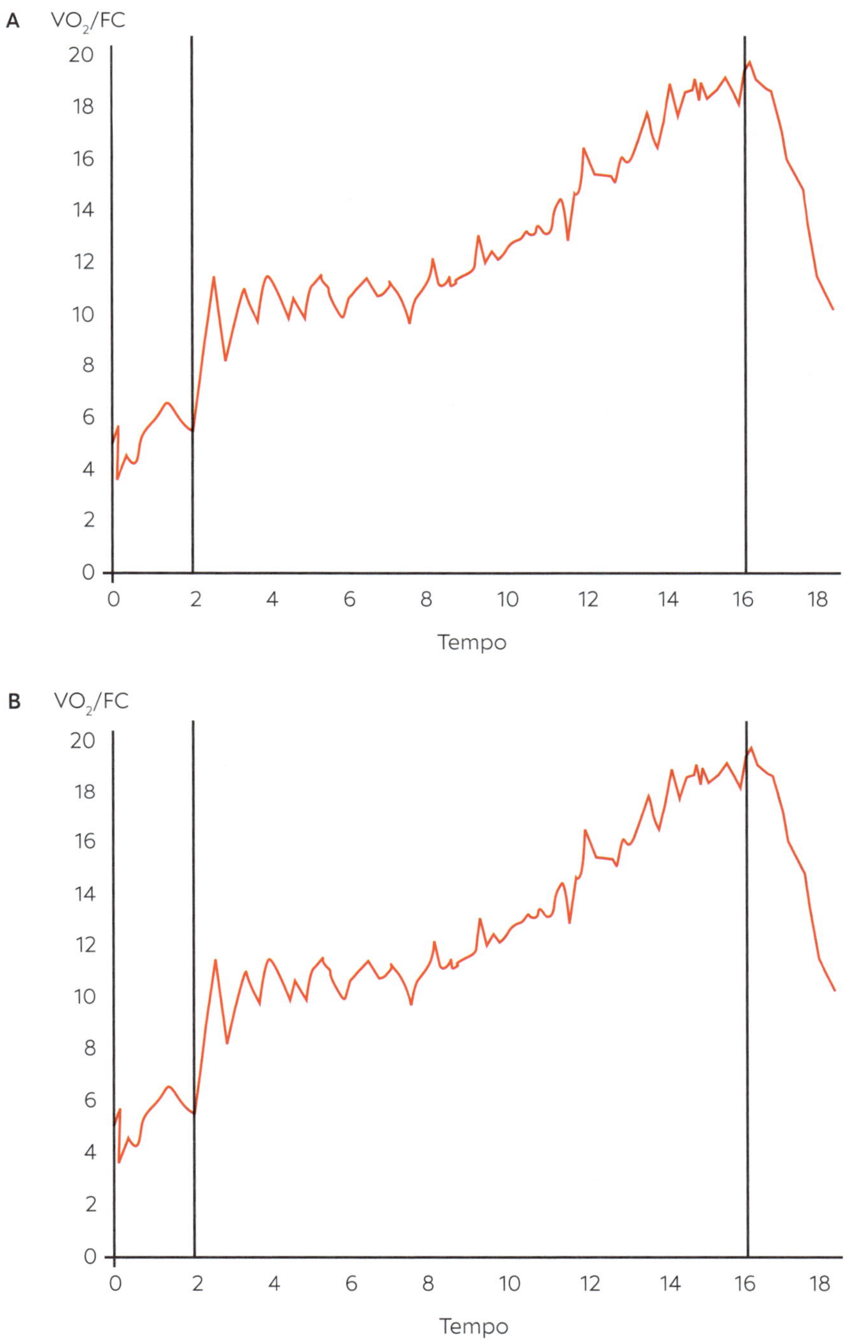

FIGURA 6 Gráficos ilustrando o comportamento do pulso de oxigênio: (A) comportamento normal dessa variável com o esforço; (B) comportamento deprimido, com platô e posterior queda do pulso de oxigênio com o progredir do esforço – paciente portador de cardiopatia isquêmica.
Dados do Laboratório de Fisiologia do Exercício – HC-FMRP USP.

pela variação de pelo menos 15% na amplitude da V_E em 60% ou mais da duração do teste.

A importância do incremento da pressão arterial sistólica em portadores de IC sistólica tem sido discutida em vários artigos recentes, inclusive com intenção de novos fluxogramas de estratificação de risco. Em particular, alguns artigos promoveram a criação de uma nova variável, chamada de potência ventilatória, que é a divisão da pressão arterial sistólica máxima durante o teste pelo V_E/VCO_2*slope*. Esse índice mostrou maior impacto prognóstico do que o uso da potência circulatória e outros parâmetros ergoespirométricos[14].

Teste cardiopulmonar na cardiopatia isquêmica

O TCP pode ser útil também na avaliação da isquemia miocárdica induzida pelo exercício, especialmente nos pacientes com anormalidades no eletrocardiograma de repouso. O desequilíbrio entre oferta e consumo de O_2 com o exercício promove isquemia miocárdica, seguida de redução da contratilidade e alteração regional de mobilidade segmentar; a sequência desses eventos leva à redução do volume sistólico e ao débito cardíaco, o que, em última instância, ocasiona redução da oferta de O_2 à periferia. Nesses pacientes, há menor valor de VO_2pico e pulso de oxigênio, comparativamente a pacientes do grupo controle[15-17]. Desse modo, considerando as alterações promovidas pela cascata isquêmica, as variáveis do TCP mais comumente utilizadas para avaliação complementar ao teste ergométrico convencional com o objetivo de investigação de DAC são: pulso de oxigênio e a relação entre o VO_2 e a carga do exercício. A Figura 5 ilustra o comportamento em platô do pulso de oxigênio de um paciente portador de cardiopatia isquêmica.

Diagnóstico diferencial de dispneia pelo teste cardiopulmonar

O TCP é exame funcional ideal para auxiliar no difícil diagnóstico diferencial de pacientes com dispneia aos esforços e fadiga. O médico encontra-se diante de uma série de doenças que percorrem extremos entre disfunção circulatória e descondicionamento físico. Observar um fluxograma sugerido para elucidar a causa da dispneia (Figura 7)[18].

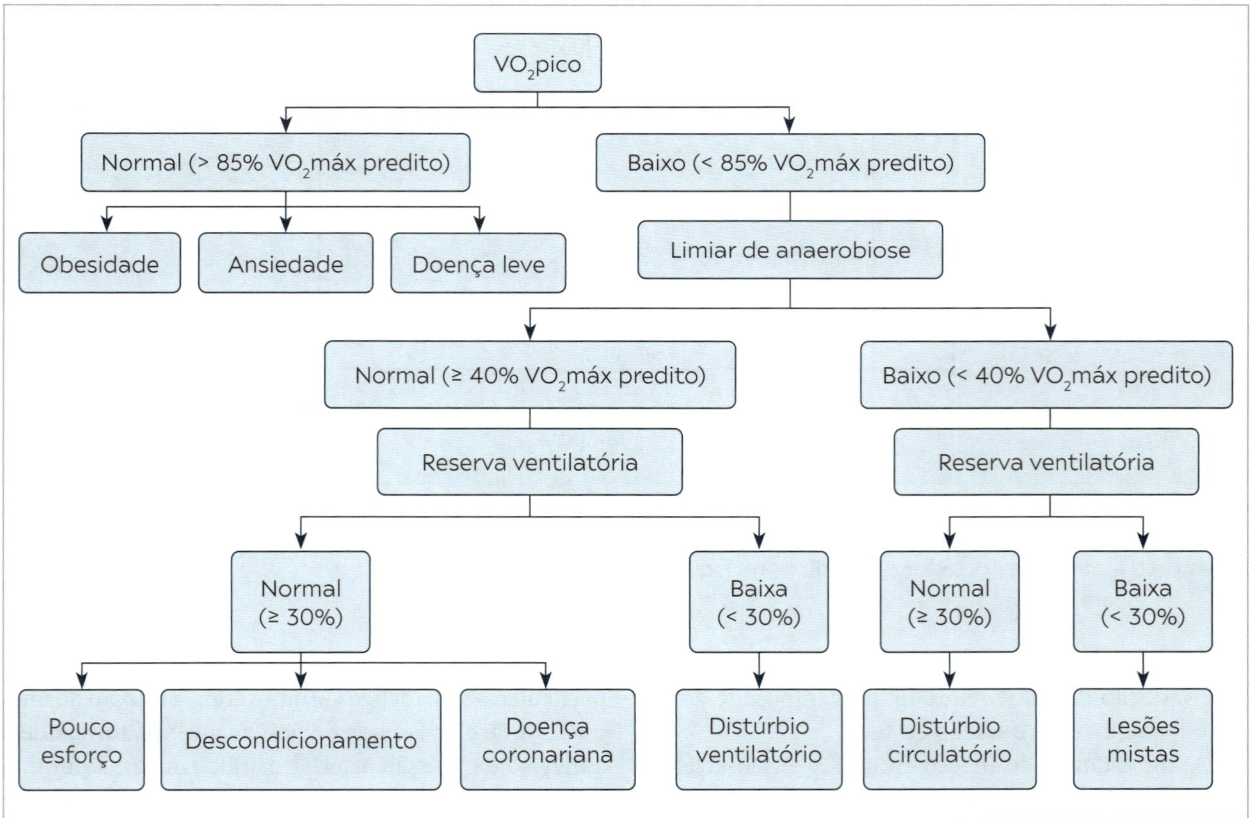

FIGURA 7 Fluxograma de avaliação da etiologia da dispneia.
Adaptada de Milani et al., 2004[18].

TABELA V Variáveis do teste cardiopulmonar úteis para diferenciar a etiologia da dispneia

	Cardiovascular	Pulmonar
VO_2pico	Reduzido	Reduzido
Limiar de anaerobiose	Reduzido	Normal ou reduzido
FCpico	Geralmente reduzida	Pode estar reduzida
$\Delta VO_2/\Delta$carga	Geralmente reduzido	Normal
Pulso O_2pico	Geralmente reduzido	Pode estar reduzido
Reserva ventilatória	> 20%	< 15%
VEF1 pós-esforço	Inalterado em relação ao esforço	Pode estar reduzido em relação ao repouso
PaO_2 ou $SatO_2$	Normal	Geralmente reduzido
V_D/V_T	Pode estar elevado	Geralmente elevado
V_E/VCO_2	Pode estar elevado	Geralmente elevado

Adaptada de Balady et al., 2010[4].

Além desse fluxograma, há resultados e comportamentos de algumas variáveis obtidas no TCP que podem contribuir para a diferenciação da etiologia predominante da dispneia (diferenciação entre causa cardiovascular e pulmonar)[4,19].

INDICAÇÕES EMERGENTES

Há outras aplicações para o TCP em diversas doenças, sendo esse exame alvo de recentes publicações[4]. Nos próximos anos, certamente, as indicações do TCP serão ainda mais amplas. A seguir, são citadas algumas dessas indicações emergentes, com impacto em decisões clínicas e prognóstico[19].

- Nas últimas décadas, muitos estudos foram publicados sobre a utilização do TCP em indivíduos com cardiopatia congênita na fase adulta. Como resultado, a avaliação da capacidade funcional é reduzida, mesmo nos reportados como assintomáticos, com uma excessiva resposta ventilatória, medida pelo V_E/VCO_2*slope*. O VO_2pico é um preditor de mortalidade e hospitalização e, em pacientes com cardiopatia não cianótica, o V_E/VCO_2*slope* acima de 38 é associado a um risco dez vezes maior de mortalidade. Além do valor prognóstico, o TCP é utilizado para prescrição de atividade física e avaliação pré- e pós-intervenção (medicamentosa ou cirúrgica).
- Avaliação de capacidade funcional (preditor de mortalidade e morbidade cirúrgicas) em pacientes que serão submetidos à ressecção pulmonar. Valores de VO_2pico > 15 mL/kg/min são relacionados a um menor risco para pneumectomia ou lobectomia, quando comparados a valores < 10 mL/kg/min.
- Hipertensão pulmonar: o papel do TCP na avaliação dessa doença é crescente e há evidências de seu impacto promissor não só na identificação da presença da doença, mas também em como avaliar a gravidade e a resposta a diferentes terapêuticas. O VO_2pico é um índice de gravidade nesses pacientes, e o TCP é capaz de separar pacientes com doenças pulmonares com ou sem hipertensão pulmonar, sendo possível relatar *shunt* direito-esquerdo durante o exercício. Mais ainda, pacientes com hipertensão arterial pulmonar apresentam, além de menor capacidade funcional (menor consumo de oxigênio pico), sinais de ineficiência ventilatória, especialmente altos valores de V_E/VCO_2*slope* e redução da $P_{ET}CO_2$ durante o esforço. Essas variáveis estão particularmente associadas a desequilíbrio ventilação-perfusão, consequência primária da hipertensão pulmonar[20].
- Em relação às valvopatias, possui potencial de auxiliar na decisão quanto à necessidade de intervenção, principalmente na determinação objetiva da capacidade funcional, caracterização de sintomas atípicos, diagnóstico diferencial de dispneia e marcadores prognósticos.
- Avaliação da função marca-passo: em pacientes jovens e/ou fisicamente ativos, a otimização de parâmetros de resposta da FC é

importante. Ajustes do atraso atrioventricular e da resposta da frequência ao esforço promoveram aumento do VO_2pico, limiar de anaerobiose e pulso de oxigênio. Além disso, tem sido utilizada para prescrição de atividade física em portadores de cardiodesfibrilador implantável e otimização da terapêutica de ressincronização, tanto para avaliação de manutenção do sincronismo durante o esforço quanto para quantificação da resposta após instituída essa intervenção.

- Avaliação de complicações cirúrgicas em pacientes submetidos à cirurgia bariátrica, com uma relação inversa entre capacidade funcional e número de complicações após a cirurgia.
- Na miocardiopatia hipertrófica, pode estimar objetivamente a capacidade funcional e o prognóstico, fornecendo informações importantes sobre os mecanismos relacionados à intolerância aos esforços. A maioria desses pacientes apresenta baixa relação $\Delta VO_2/\Delta$-carga e aumento do V_E/VCO_2*slope*, o que pode auxiliar na identificação de pacientes de maior risco, com valor adicional à resposta em platô da pressão arterial. Mais ainda, pode auxiliar na diferenciação dessa doença com a hipertrofia ventricular esquerda observada em atletas; valores de VO_2pico superiores a 50 mL/kg/min ou $>$ 20% do predito podem identificar os indivíduos atletas.

BIBLIOGRAFIA

1. Kokkinos P, Myers J. Exercise and physical activity: clinical outcomes and applications. Circulation. 2010;122:1637-48.
2. Arena R, Myers J, Wiliams M, Gulati M, Kligfield P, Balady GJ et al. Assessment of functional capacity in clinical and research settings. Circulation. 2007;116:329-43.
3. Milani R, Lavie C, Mehra M, Ventura HO. Understanding the basis of cardiopulmonary exercise testing. Mayo Clinic Proc. 2006;81:1603-11.
4. Balady G, Arena R, Sietsema K, Myers J, Coke L, Fletcher GF et al. Clinician's guide to cardiopulmonary exercise testing in adults. Circulation. 2010;122:191-225.
5. Binder R, Wonisch M, Corra U, Cohen-Solal A, Vanhees L, Saner H et al. Methodological approach to the first and second lactate threshold in incremental cardiopulmonary exercise testing. Eur J Cardiovasc Prev Rehabil. 2008;15:726-34.
6. Arena R, Myers J, Aslam S, Varughese EB, Peberdy MA. Technical considerations related to the minute ventilation/carbon dioxide output slope in patients with heart failure. Chest. 2003;124:720-7.
7. Oliveira R, Myers J, Araújo C, Abella J, Mandic S, Froelicher V. Maximal exercise oxygen pulse as a predictor of mortality among male veterans referred for exercise testing. Eur J Cardiovasc Prev Rehabil. 2008;16:358-64.
8. American Thoracic Society, The American College of Chest Physicians. ATS/ACCP statement on cardiopulmonary exercise testing. Am J Respir Crit Care Med. 2003;167:211-77.
9. Hollenberg M, Tager I. Oxygen uptake efficiency slope: an index of exercise performance and cardiopulmonary reserve requering only submaximal exercise. J Am Coll Cardiol. 2000;36:194-201.
10. Davies L, Wensel R, Georgiadou P, Cicoira M, Coats AJ, Piepoli MF et al. Enhanced prognostic value from cardiopulmonary exercise testing in chronic heart failure by non-linear analysis: oxygen uptake efficiency slope. Eur Heart J. 2006;27:684-90.
11. Ingle L. Prognostic value and diagnostic potencial of cardiopulmonary exercise testing in patients with chronic heart failure. Eur J Heart Failure. 2008;10:112-8.
12. Mezzani A, Agostoni P, Cohen-Solal A, Corrà U, Jegier A, Kouidi E et al. Standards for the use of cardiopulmonary exercise testing for the functional evaluation of cardiac patients. Eur J Cardiovasc Prev Rehabil. 2009;16:249-67.
13. Sun X, Hansen J, Beshai J, Wasserman K. Oscillatory breathing and exercise gas exchange abnormalities prognosticate early mortality and morbidity in heart failure. J Am Coll Cardiol. 2010;55:1814-23.
14. Forman DE, Guazzi M, Myers J, Chase P, Bensimhon D, Cahalin LP et al. Ventilatory power: a nove index that enhances prognostic assessment of patients with heart failure. Circ Heart Fail. 2012;5(5): 621-6.
15. Bussotti M, Apostolo A, Andreini D, Palermo P, Contini M, Agostoni P et al. Cardiopulmonary evidence of exercise-induced silent ischaemia. Eur J Cardiovasc Prev Rehabil. 2006;113:249-53.
16. Chaudhry S, Arena R, Wasserman K, Hansen JE, Lewis GD, Myers J et al. Exercise-induced myocardial ischemia detected by cardiopulmonary exercise testing. Am J Cardiology. 2009;103:615-9.
17. Chaudhry S, Arena R, Hansen J, Lewis GD, Myers JN, Sperling LS et al. The utility of cardiopulmonary exercise testing to detect and track early-stage ischemic heart disease. Mayo Clinic Proc. 2010;85(10)928-32.
18. Milani R, Lavie C, Mehra M. How do we differentiate the cause of dyspnea? Circulation. 2004;110: 27-31.
19. Arena R, Sietsema K. Cardiopulmonary exercise testing in the clinical evaluation of patients with heart and lung diseases. Circulation. 2011;123:668-80.
20. Task Force of the Italian Working Group on Cardiac Rehabilitation and Prevention. Statement on cardiopulmonary exercise testing in chronic heart failure due to left ventricular dysfunction: part III. Eur J Cardiovasc Prev Rehabil. 2006;13:485-94.

9

Tilt-test

Julio Cesar Crescêncio
Lourenço Gallo Júnior

CONSULTA RÁPIDA

PRINCIPAIS INDICAÇÕES PARA A REALIZAÇÃO DO TILT-TEST PASSIVO

- Síncope recorrente na ausência de cardiopatia
- Síncope em pacientes operando equipamentos com risco de acidente
- Síncope isolada ou recorrente com lesões corporais
- Síncope em cardiopata, quando se exclui esta como causa da síndrome
- Discriminar síncope de epilepsia
- Esclarecer quedas posturais frequentes de causa desconhecida
- Diagnóstico de disautonomia, hipotensão postural e SPOT
- Diferenciar síncope de pseudossíncope em pacientes psiquiátricos com perda de consciência e da postura vertical frequentes

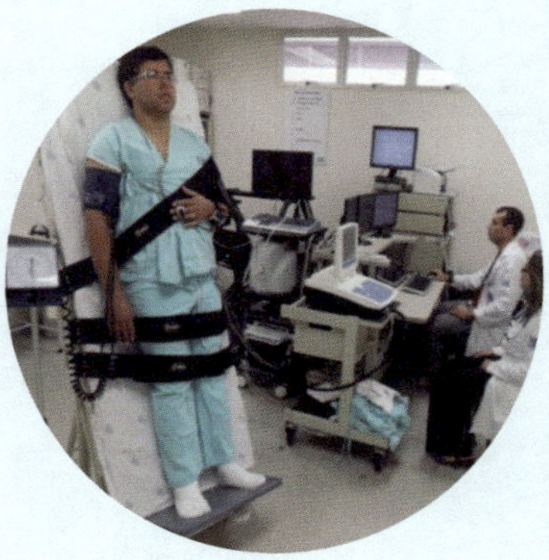

Não recomendado para avaliar efiácia terapêutica, quando utilizado na síncope neurocardiogênica.

RESPOSTAS POSITIVAS AO TILT-TEST PASSIVO	
RESPOSTA MISTA	• Redução da PAS de magnitude ≥ 40 mmHg, concomitante à redução da FC e à síncope. FC não se reduz abaixo de 40 bpm e não ocorre assistolia
RESPOSTA CARDIOINIBITÓRIA SEM ASSISTOLIA	• Queda da FC atinge valores inferiores a 40 bpm por mais de 10 s, seguida de hipotensão e síncope, porém, não ocorre pausa superior a 3 s
RESPOSTA CARDIOINIBITÓRIA COM ASSISTOLIA	• Ocorre assistolia por mais de 3 s. A queda da PAS coincide com a redução de FC, e a síncope é de instalação rápida
RESPOSTA VASODEPRESSORA	• Redução da pressão arterial sistólica > de 30 mmHg associada ou não à variação da FC • Bradicardia, quando presente, não deve ser superior a 10%, em relação ao maior valor durante a ortostase, no momento da síncope
HIPOTENSÃO POSTURAL	• Ocorre logo após o paciente assumir a posição ortostática, queda ≥ 20 mmHg da PAS e queda ≥ 10 mmHg da PAD. Síncope ausente ou presente
SÍNDROME POSTURAL ORTOSTÁTICA TAQUICARDIZANTE (SPOT)	• Ocorre aumento de FC superior a 30 bpm em relação aos valores médios basais, ou documenta-se taquicardia sinusal ≥ 130 bpm até o 10º minuto de inclinação, com sintomas de intolerância ortostática; PAS e PAD pouco se alteram; síncope ausente ou rara

INTRODUÇÃO

O teste de inclinação ortostática, também denominado mudança postural passiva (MPP), teste da mesa inclinada, teste de inclinação ou Tilt-test, é amplamente aceito como ferramenta fidedigna para diagnosticar vários tipos de síncope, tendo sido introduzido na prática clínica por Kenny et al.[1], em 1986, para avaliar pacientes com síncope de origem desconhecida. O teste investiga a resposta do sistema cardiovascular, sob controle do sistema nervoso autônomo (SNA), ao estresse gravitacional, ou seja, à mudança passiva da posição horizontal (PH) supina para a posição vertical (PV). Nessas circunstâncias, aproximadamente, 1 L de sangue do sistema venoso migra da região torácica para as regiões dos membros inferiores e esplâncnica.

O SNA, em condições fisiológicas, normalmente garante uma resposta reflexa adequada para se opor a essa alteração hemodinâmica, por meio do aumento da frequência cardíaca e das vasoconstrições arterial e venosa sistêmicas. Esses ajustes garantem a manutenção adequada do fluxo sanguíneo para o segmento superior do corpo, particularmente o cérebro. No entanto, em alguns indivíduos, a resposta do SNA ao estresse ortostático prolongado é inadequada, com o desencadeamento paradoxal de vasodilatação arteriolar e/ou de bradicardia (em alguns casos com pausas cardíacas ou até mesmo assistolia); o resultado é uma hipoperfusão cerebral global e perda de consciência e do tônus postural. Essas respostas cardiovasculares anormais ao estresse ortostático são as características essenciais da síncope reflexa e, particularmente, da síncope neurocardiogênica ou vasovagal[2].

> Entre os vários tipos, as síncopes mais frequentes são aquelas caracterizadas como neuromediadas ou reflexas (60%); síncope neurocardiogênica ou vasovagal (40 a 45%), episódica, do seio carotídeo e síncopes atípicas. Dessas, principalmente, a síncope neurocardiogênica (SNCa), vários tipos de hipotensão ortostática, bem como a síndrome postural ortostática taquicardizante (SPOT), são entidades patológicas, em que a PV, por ser predominante no decorrer do dia, geralmente facilita ou provoca os sintomas que permitem formular a hipótese inicial em determinado paciente[3,4].

Nesse contexto o Tilt-test passivo constitui-se em um método provocativo, em geral não invasivo ou minimamente invasivo, para confirmar ou não as síncopes reflexas ou outras causadas na PV. Ele está embasado no fato de que, em indivíduos saudáveis, a mudança da PH para a PV causa, quando passiva, significativo deslocamento do volume de sangue dos vasos intratorácicos (20 a 30%) para o sistema venoso dos membros inferiores e território esplâncnico. Nessas condições, ocorre redução do fluxo sistêmico (20%) e intensa ativação reflexa dos sistemas de controle neuro-hormonais, sobre o sistema cardiovascular (taquicardia sinusal e vasoconstrição arteriolar e venosa sistêmica), para manter a pressão arterial média e o fluxo cerebral ao redor dos valores existentes na posição horizontal[4,5].

Entretanto, esse mesmo estresse ortostático pode causar ajustes compensatórios insuficientes e reflexos anormais em pacientes com queixa de síncope: elas podem ser neuromediadas, como a SNCa (40 a 45%) e a hipotensão postural (15%), ou outras síndromes de intolerância à posição ortostática[2]. Assim, atendo-se apenas à SNCa, pode-se dizer que ela ocorre na PV em razão da queda súbita da pressão arterial (PA), causada por ativação reflexa, de natureza oposta à esperada, ou seja, com vasodilatação arteriolar (redução do tônus simpático vascular esplâncnico e muscular), associada a graus variados de bradicardia ou mesmo assistolia (por aumento do tônus vagal nos nós sinusal e/ou atrioventricular).

Quanto aos mecanismos de gatilho, que disparam as mudanças reflexas descritas e são os responsáveis pela síncope, existe grande discordância a respeito, como mostra estudo de revisão da literatura existente[6,7]. Em contrapartida, a hipotensão ortostática pode ser de evolução crônica, em razão da insuficiência autonômica primária ou secundária (*diabetes mellitus* etc.), ou aguda, quando ocorre diminuição do volume intravascular efetivo (choque circulatório); deve-se lembrar que os distúrbios reflexos podem ser decorrentes do efeito colateral de vários tipos de medicações (vasodilatador e/ou diurético), muito usados no tratamento de doenças cardiovasculares.

INDICAÇÕES E CONTRAINDICAÇÕES

Existem particularidades na história clínica e no exame físico do paciente com síncope, em que há plena concordância quanto à indicação do Tilt-test[3], mesmo quando a suspeita clínica inicial seja de SNCa ou de outro tipo de intolerância ortostática.

Elas são as seguintes:

> - Síncope recorrente na ausência de doença cardíaca orgânica.
> - Episódio sincopal único, de causa desconhecida, em pacientes que exerçam atividades laborais muito específicas, às quais põem em risco a segurança física de terceiros ou do próprio paciente (motoristas, pilotos de avião, operadores de máquinas perigosas).
> - Em pacientes com um ou mais episódios de síncope ou quedas, pela perda do controle postural, de causas desconhecidas, acompanhadas de lesões corporais (hematomas, fraturas em membros ou cranianas).
> - Quando a síncope ocorrer em pacientes com doença cardíaca orgânica, mas a doença foi excluída como causadora da síndrome.
> - Para discriminar se a síncope é decorrente de causa reflexa ou hipotensão postural.

- Para diferenciar síncope de convulsão epiléptica não esclarecida por história, exame físico e eletroencefalograma.
- Para avaliar pacientes com quedas posturais frequentes de causa desconhecida.
- Em pacientes psiquiátricos com episódios frequentes de síncope; ou seja, para diferenciar síncope de pseudossíncope.

Por outro lado, o Til-test não é recomendado para a avaliação do benefício ou não de eventual tratamento, quando utilizado na síncope neurocardiogênica.

Também existe consenso de que, em presença de história clínica típica de síncope isolada, sem lesão corporal, principalmente em jovens, e na ausência de evidência clínica de doença cardíaca orgânica, não se deve indicar a realização do Tilt-Test. Esses casos têm como causa a SNCa, em que a síncope pode desaparecer após orientação ao paciente sobre o baixo risco dos episódios e sobre como evitar fatores predisponentes e precipitantes, além de como abortar a síncope com manobras específicas. O Tilt-Test pode ser indicado em crianças com síncope[8], geralmente acima de 3 anos, pois, abaixo dessa idade, apesar de ter natureza reflexa, na maioria dos casos, é causada por fatores não relacionados à postura ortostática[4]. Entretanto, nesses pacientes, a sensibilidade e a especificidade do teste podem ser menores que as referidas em adolescentes e adultos[3].

Além da síncope, o Tilt-Test é indicado para diagnosticar a existência de hipotensão postural[9], que, na maioria dos casos, se inicia imediatamente após o paciente assumir a PV; ou comprovar e quantificar o grau da hipotensão, quando esta é anteriormente documentada em ambulatório, pela manobra postural ativa (por 5 minutos) na posição ortostática, antecedida por 5 a 10 minutos de repouso na PH supina. Finalmente, o Tilt-Test também é indicado na síndrome postural ortostática taquicardizante (SPOT)[10].

Há poucas contraindicações à realização do Tilt-Test, entre elas: estenoses mitral e aórtica graves, obstrução do fluxo de saída do ventrículo esquerdo na cardiomiopatia hipertrófica e doenças vasculares encefálicas e coronarianas graves[11]. Pode-se dizer, portanto, que o Tilt-Test é reconhecidamente seguro para todas as faixas etárias, incluindo crianças e idosos. No entanto, a literatura descreve relatos raros e isolados de intercorrências, como a taquicardia ventricular e o infarto agudo do miocárdio, durante ou imediatamente após a realização do teste[12].

METODOLOGIA

A realização do Tilt-Test requer metodologia não invasiva ou minimamente invasiva, como nos casos de sensibilização com drogas vasodilatadoras ou simpatomiméticas. O protocolo do exame deve ser claramente explicado ao paciente, o que minimiza o estresse emocional que, por si só, pode influenciar na sensibilidade e na especificidade do exame.

Ambiente laboratorial

O exame pode ser realizado em ambiente hospitalar ou ambulatorial, com equipamentos recomendados para atender às possíveis intercorrências cardiológicas agudas. Deve ser feito em local com temperatura e iluminação adequadas (com pouca luminosidade e temperatura agradável), ser silencioso e com trânsito restrito de pessoas, além de contar com equipe capacitada para a realização do procedimento, que deve ser composta de médico, enfermeiro ou técnico especializado. A presença do médico cardiologista durante a execução do teste não é obrigatória, mas ele deve estar próximo ao local do exame para que possa tratar rapidamente as raras complicações que eventualmente possam ocorrer.

Condições do paciente

O paciente deve ser previamente orientado quanto aos procedimentos e comparecer ao local do exame em jejum de 4 horas. Fica a critério do médico que solicita o exame decidir se esse será realizado em vigência da medicação habitual em uso pelo paciente ou se ela será suspensa. Nesse caso, deve-se respeitar o tempo de eliminação de cada medicamento usado.

Variáveis fisiológicas – monitorização e registro

O Tilt-Test requer a análise contínua e simultânea, em tempo real, de diversas variáveis fisiológicas. O eletrocardiograma, com um mínimo de três derivações, deve ser obtido e analisado durante todo o exame; a mesma situação deve ocorrer com a FC instantânea. O registro da pressão arterial deve ser contínuo, batimento a batimento, preferencialmente realizado por método não invasivo, como a pletismografia (dedo indicador ou médio da mão). No entanto, também é obrigatório realizar, no membro superior oposto, medidas da pressão na artéria braquial pelo método auscultatório, com esfigmomanômetro, devidamente calibrado, a cada 1 a 5 minutos e, principalmente, nos momentos do aparecimento dos pródomos sincopais usuais (tontura, escurecimento visual, taquicardia, náusea, calor, sudorese) ou outros sintomas relatados pelo paciente. Também é desejável, mas, não obrigatório, o registro da frequência respiratória, o que pode ser feito por meio de sensores posicionados no tórax ou abdome. Isso porque, em casos muito raros, a síncope

VARIÁVEIS FISIOLÓGICAS :
MONITORIZAÇÃO E REGISTRO

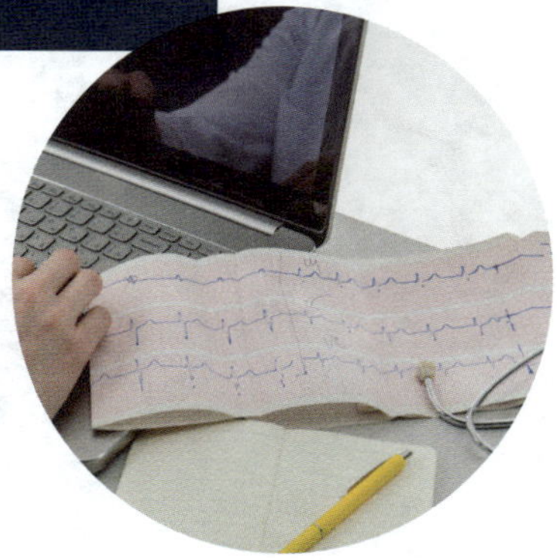

- O *tilt-test* requer a análise contínua e simultânea, em tempo real, de diversas **variáveis fisiológicas**.

- O **eletrocardiograma**, com um mínimo de três derivações, deve ser obtido e analisado durante todo o exame; a mesma situação deve ocorrer com a **FC instantânea**.

- O registro da **pressão arterial** deve ser contínuo, batimento a batimento, preferencialmente realizado por método não invasivo, como a pletismografia (dedo indicador ou médio da mão).
- Também é obrigatório realizar, no membro superior oposto, medidas da **pressão na artéria braquial** pelo método auscultatório, com esfigmomanômetro, a cada 1 a 5 minutos e, principalmente, nos momentos do aparecimento dos pródomos sincopais usuais (tontura, escurecimento visual, taquicardia, náusea, calor, sudorese) ou outros sintomas relatados pelo paciente.

- É desejável, mas, não obrigatório, o registro da **frequência respiratória**, o que pode ser feito por meio de sensores posicionados no tórax ou abdome. Isso porque, em casos muito raros, a síncope pode ser causada por redução do fluxo cerebral por causa do aumento da resistência arteriolar cerebral, sendo o mecanismo de gatilho da hipotensão arterial, a redução da pressão parcial de gás carbônico (pCO_2) arterial, promovida pela hiperventilação pulmonar – passível de ser detectada pelo aumento da amplitude e/ou da frequência dos movimentos respiratórios.

pode ser causada por redução do fluxo cerebral por causa do aumento da resistência arteriolar cerebral, sendo o mecanismo de gatilho da hipotensão arterial, a redução da pressão parcial de gás carbônico (pCO_2) arterial, promovida pela hiperventilação pulmonar – passível de ser detectada pelo aumento da amplitude e/ou da frequência dos movimentos respiratórios.

Mesa ortostática

Uma mesa adequada para a realização do exame precisa ser basculante e calibrada, bem como permitir uma variação de inclinação de 60º a 70º. Deve ser de construção robusta e ao mesmo tempo confortável para acomodar o paciente, provendo apoio de ambos os pés, por meio de plataforma fixada na extremidade inferior. Faixas de contenção não elásticas, posicionadas na altura dos joelhos, do quadril e do tórax, têm a função de dar sustentação ao paciente e evitar sua queda, no caso de síncope.

A mesa idealizada para o teste deve permitir uma mudança postural passiva rápida (5 a 10 segundos) e segura para o paciente. Pode ter acionamento elétrico (remoto) ou mecânico (manual); e, em ambos os casos, o sistema deve ter um mecanismo que permita uma volta rápida à posição supina ou que o paciente seja colocado na posição de Trendelenburg, caso seja necessário. Um exemplo de mesa para realização do exame e o instrumental utilizado estão ilustrados na Figura 1, que mostra o paciente na fase de estresse ortostático.

RISCOS E INTERCORRÊNCIAS

O teste é bastante seguro, e a ocorrência de óbito durante sua realização nunca foi relatada[2]. As intercor-

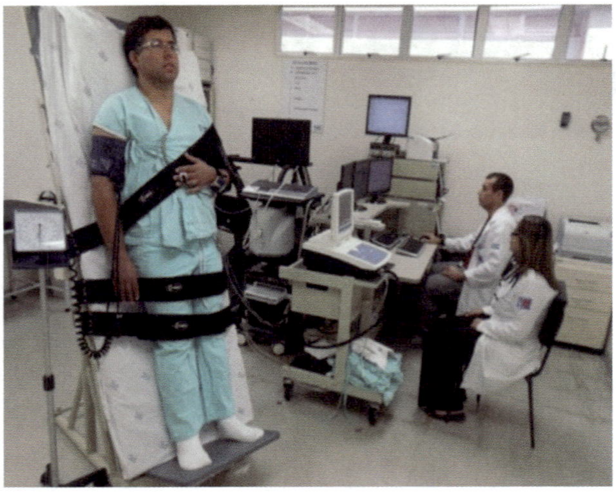

FIGURA 1 Mesa ortostática durante a realização do *tilt-test*, com o paciente na fase de ortostatismo do exame.
Fonte: Centro de Cardiologia, HCFMRP-USP.

rências médicas são, geralmente, raras e de pequena ou média gravidade, podendo ser evitadas ou controladas rapidamente, desde que sejam prontamente reconhecidas e tratadas. É o caso de arritmias cardíacas (ritmo juncional, extrassistolias, assistolia e fibrilação atrial), convulsões e perda do controle esfincteriano; essas complicações geralmente desaparecem espontânea e imediatamente após o retorno da mesa à posição supina ou de Trendelenburg. No entanto, a literatura descreve relatos raros e isolados de intercorrências graves, como taquicardia ventricular e infarto agudo do miocárdio, durante ou imediatamente após a realização do teste[12].

PROTOCOLOS DE EXAME

O Tilt-Test deve ser realizado, preferencialmente, no período matutino (por ser maior a sua sensibilidade), em local silencioso, com iluminação reduzida, temperatura agradável e com uso de metodologia não invasiva ou minimamente invasiva. Com o paciente posicionado sobre a mesa basculante (PH supina) e conectado aos instrumentos a serem usados no teste, inicia-se a fase da coleta de dados em repouso (basal), que pode ter duração variável, de 10 a 20 minutos, na dependência do protocolo ser não invasivo ou invasivo (com punção venosa), respectivamente. Esta fase é especialmente importante, pois permite que as variáveis fisiológicas do paciente (frequência cardíaca, pressão arterial e frequência respiratória) se estabilizem, e também garante ao teste da MPP, a esperada sensibilidade e especificidade, particularmente, em pacientes com suspeita clínica da SNCa ou hipotensão ortostática.

PROTOCOLOS DE EXAME

- Período matutino (por ser maior a sua sensibilidade)
- Local silencioso, com iluminação reduzida, temperatura agradável
- Uso de metodologia não invasiva ou minimamente invasiva
- Paciente posicionado sobre a mesa basculante (PH supina) e conectado aos instrumentos a serem usados no teste
- Fase da coleta de dados em repouso (basal): pode ter duração variável, de 10 a 20 minutos, na dependência do protocolo ser não invasivo ou invasivo (com punção venosa), respectivamente

Estresse ortostático

Os estudos mostram que a magnitude dos efeitos fisiológicos necessária para provocar síncope no Tilt-Test, somente é obtida com ângulos de inclinação maiores ou iguais a 60°. Ângulos de inclinação menores (30° a 45°) podem não proporcionar estresse ortostático suficiente, resultando, assim, em menor percentual de respostas positivas em pacientes com Síncope Neurocardiogênica[3]. Ressalte-se, também, que, no caso de ser lenta a velocidade da mudança postural (> 10 segundos), ocorre significativa redução da sensibilidade ao teste. A duração máxima recomendada durante o Tilt-Test convencional (70° de inclinação) para provocar a síncope, com níveis adequados de sensibilidade e especificidade, é de 45 minutos[2]. Apesar de, a rigor, a sensibilidade do teste não ser calculada exatamente pela ausência de padrão-ouro para o diagnóstico de síncope, seu valor inferido é ao redor de 65 a 70%, e a especificidade, esta, sim, calculada, é de 85 a 95%[3,13,14]. Por sua vez, testes ortostáticos com duração maior que 45 minutos provocam aumento da sensibilidade, mas às custas da diminuição da especificidade; comportamento que também ocorre no Tilt-Test, quando estão presentes outras condições durante a realização do exame, como dor, estresse emocional, punção venosa ou arterial e infusão de altas doses de fármacos simpatomiméticos.

Quando o propósito do exame for apenas documentar se ocorre ou não a hipotensão postural inicial e quantificá-la quando presente, são usados testes com menor duração na posição vertical (5 a 10 minutos)[9]. Exames de 45 minutos são necessários, caso os sintomas típicos de hipotensão persistirem ou a história clínica indicar que a síncope ocorre somente após ortostatismo de longa duração[3,4].

Sensibilização medicamentosa

A literatura descreve a existência de vários testes provocativos que associam MPP à sensibilização medicamentosa, com administração de drogas vasodilatadoras (com ação predominante nas veias); as mais usadas são a nitroglicerina[3,4] (sublingual ou *spray* 300 a 400 mcg) e o dinitrato de isossorbida[16]. Outra opção, menos usada, com efeitos predominantemente cronoinotrópicos sobre o coração, é a infusão de isoproterenol (intravenoso: velocidade de infusão 1 a 3 mcg/min para elevar a FC de 20 a 25% em relação ao valor basal)[2,3]. A sensibilização medicamentosa é geralmente usada após o estresse ortostático convencional de curta duração (20 a 30 minutos), ou mesmo coincidentemente com o início da fase ortostática. Os valores de sensibilidade e especificidade desses protocolos são, em vários estudos, comparáveis ao convencional[3]. Em contrapartida, existem relatos de que a sensibilidade seja adequada, mas a especificidade reduzida[14]. Contudo, a principal motivação para o uso de sensibilização medicamentosa parece ser o de encurtar a duração do exame. Das drogas usadas para a sensibilização, a que causa mais reações colaterais é o isoproterenol (arritmias ventriculares, hipotensão). Ressalte-se que o uso dessa droga é sempre contraindicado em pacientes com diagnóstico ou suspeita de doença isquêmica do miocárdio[3]. Entretanto, em pacientes sem contraindicação, particularmente, em crianças e adultos jovens, ela pode ser usada quando é preciso confirmar ou afastar a hipótese de SNCa, mas a resposta ao Tilt-Test convencional foi negativa. Nessas condições ela é usada associadamente à mudança postural passiva[2,15].

RESPOSTAS AO TILT-TEST

A interpretação do significado clínico do resultado do Tilt-Test deve considerar inúmeros aspectos, por exemplo, se as respostas encontradas correlacionam-se ou não com o quadro clínico do paciente. Quando o teste é positivo para SNCa e os sintomas relatados (pródomos) imediatamente antes da hipotensão aguda (tontura, escurecimento visual, sudorese, náusea e palpitação) são semelhantes às crises espontâneas, confirma-se o diagnóstico. O referido teste deve ser prolongado até a ocorrência da síncope e não ser interrompido precocemente, quando aparecem os pródromos e a seguir alterações hemodinâmicas (PAS, PAD e FC) sugestivas de síncope reflexa. O mesmo pode ser dito com relação ao exame de curta duração (5 a 10 minutos), quando a suspeita clínica é de hipotensão ortostática, com ou sem história de síncope. Nesse caso, os pacientes com sintomas de tontura, sudorese, taquicardia e distúrbios visuais devem completar a duração do teste previsto, mesmo que imediatamente após a MPP ocorra queda da PAS > 20 mmHg e da PAD > 10 mmHg. Ressalte-se, entretanto, que, mesmo na SNCa, os pródomos podem inexistir, particularmente quando se trata de síncope cardioinibitória, condição na qual a queda de pressão é muito rápida. O mesmo pode ocorrer para qualquer tipo de síncope ou hipotensão postural, em pessoas idosas ou com doenças primárias (síndrome de Shy-Dräger, doença de Parkinson etc.) ou secundárias (diabetes mellitus) do sistema nervoso autônomo (disautonomias), que apresentem algum tipo de lesão dos aferentes nervosos, capazes de reduzir ou abortar a percepção dos sintomas no córtex cerebral. De extrema importância são os raros casos em que o paciente apresenta crise de aparente perda de consciência no teste postural, mas os valores de PAS, PAD e FC pouco ou nada se alteram. Nessas circunstâncias, o diagnóstico a ser aventado é o de pseudossíncope, causada por distúrbios psiquiátricos ou neurológicos.

A resposta à MPP pode ser classificada em vários subgrupos. Entretanto, as classificações[13,15,16] não têm sido coincidentes, conforme as respostas encontradas nos vários grupos de pesquisa. Existe uma tendência recente de valorizar menos as classificações das respostas, pelo fato de que o tipo de resposta e sua magnitude possam se modificar, quando um ou mais testes são repetidos, no decorrer da evolução de um mesmo paciente[4]. A classificação de VASIS[17] modificada tem se mostrado útil no sentido de orientar o médico, quanto ao tipo de intolerância postural; e, no caso da SNCa, indicar se o componente reflexo predominante é vasodepressor, cardioinibitório ou misto. Essa classificação inclui subgrupos de acordo com as modificações de pressão arterial e da frequência cardíaca obtidas durante o procedimento descritas na Tabela I.

TABELA I Classificação das respostas positivas ao Tilt-Test

Resposta mista	Ocorre queda inicial da pressão arterial sistólica de magnitude ≥ 40 mmHg, concomitante à redução da FC e à síncope; porém, a frequência ventricular não se reduz abaixo de 40 bpm ou, quando fica abaixo deste valor, sua duração é inferior a 10 segundos; geralmente, não ocorre assistolia ou quando presente ela é menor que 3 segundos (Figura 2)
Resposta cardioinibitória sem assistolia	A queda da FC atinge valores inferiores a 40 bpm por mais de 10 segundos, porém, não ocorre pausa superior a 3 segundos; seguida de hipotensão e síncope (Figura 3)
Resposta cardioinibitória com assistolia	Ocorre assistolia por mais de 3 segundos. A queda da PA coincide com a redução de FC, e a síncope é de instalação rápida
Resposta vasodepressora	A redução da pressão arterial sistólica é > 30 mmHg, associada ou não à variação da FC. A queda de FC, quando presente, não deve ser superior a 10%, em relação ao maior valor atingido na posição vertical no momento da síncope (Figura 4)
Hipotensão postural	Ocorre logo após o paciente assumir a posição ortostática, queda ≥ 20 mmHg da pressão arterial sistólica e queda ≥ 10 mmHg da pressão arterial diastólica (Figura 5)
Síndrome postural ortostática taquicardizante (SPOT)	Ocorre aumento de FC superior a 30 bpm em relação aos valores médios basais ou documenta-se taquicardia sinusal ≥ 120 bpm nos primeiros 10 minutos de exposição ao decúbito ortostático, com sintomas de intolerância ortostática (tontura, palpitação, dispneia, intensa fraqueza muscular, sudorese). A pressão arterial pouco se altera. A presença de síncope é rara a (Figura 6)

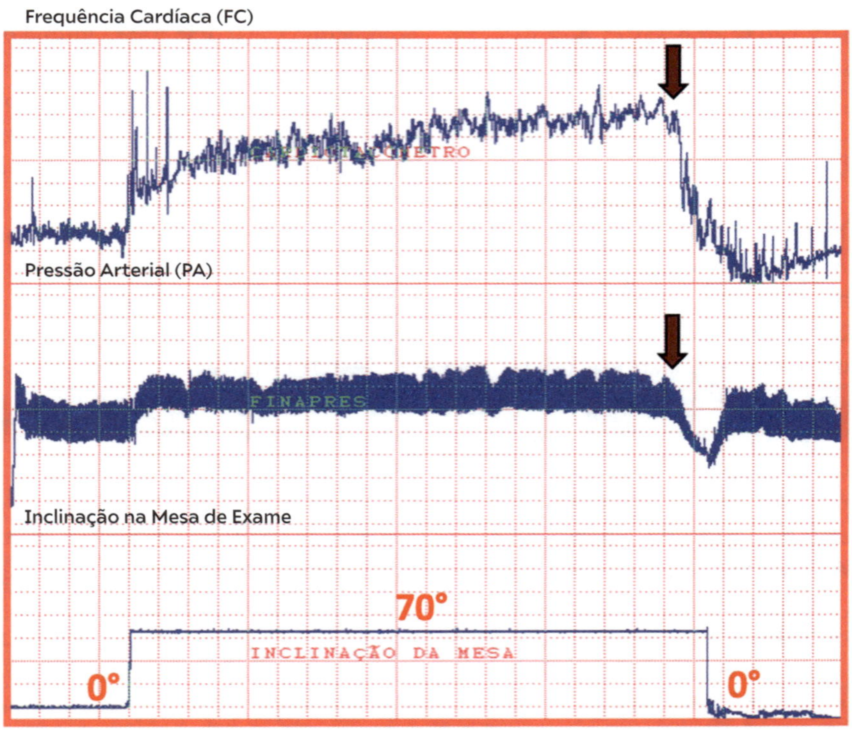

FIGURA 2 Resposta mista ao Tilt-Test, mostrando o comportamento das variáveis analisadas durante o exame. De cima para baixo, estão apresentadas a frequência cardíaca (FC) instantânea (cardiotacômetro), a pressão arterial (PA) instantânea (Finapres) e a angulação da mesa ortostática. As setas indicam o início concomitante da bradicardia e da hipotensão e a seguir a síncope.

Fonte: Centro de Cardiologia, HCFMRP-USP.

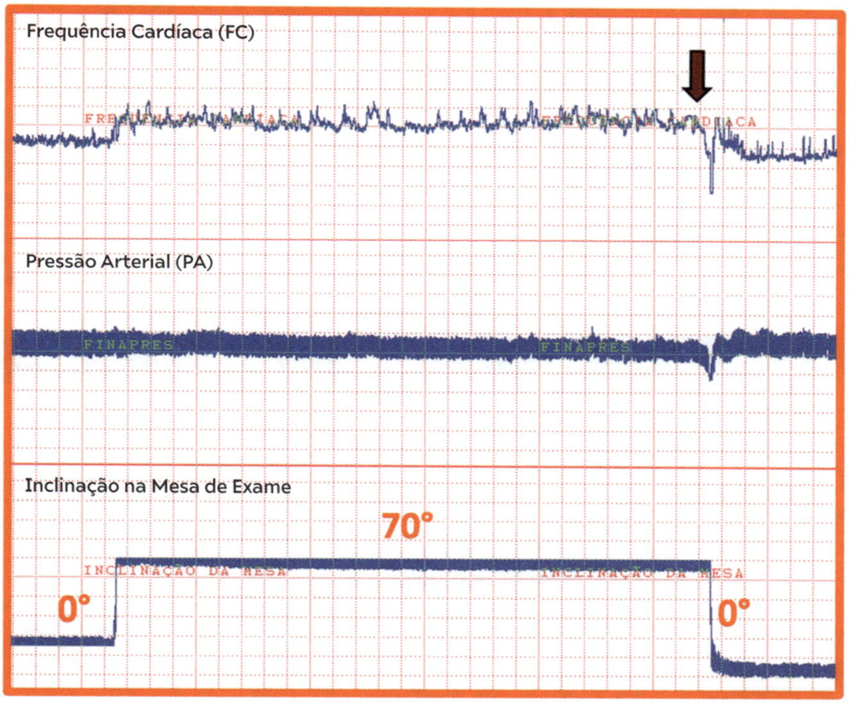

FIGURA 3 Resposta cardioinibitória ao Tilt-Test, mostrando o comportamento das variáveis analisadas durante o exame. De cima para baixo, estão apresentadas a frequência cardíaca instantânea (cardiotacômetro), a pressão arterial instantânea (Finapres) e a angulação da mesa ortostática. A seta indica o início da bradicardia que deflagrou a síncope.

Fonte: Centro de Cardiologia, HCFMRP-USP.

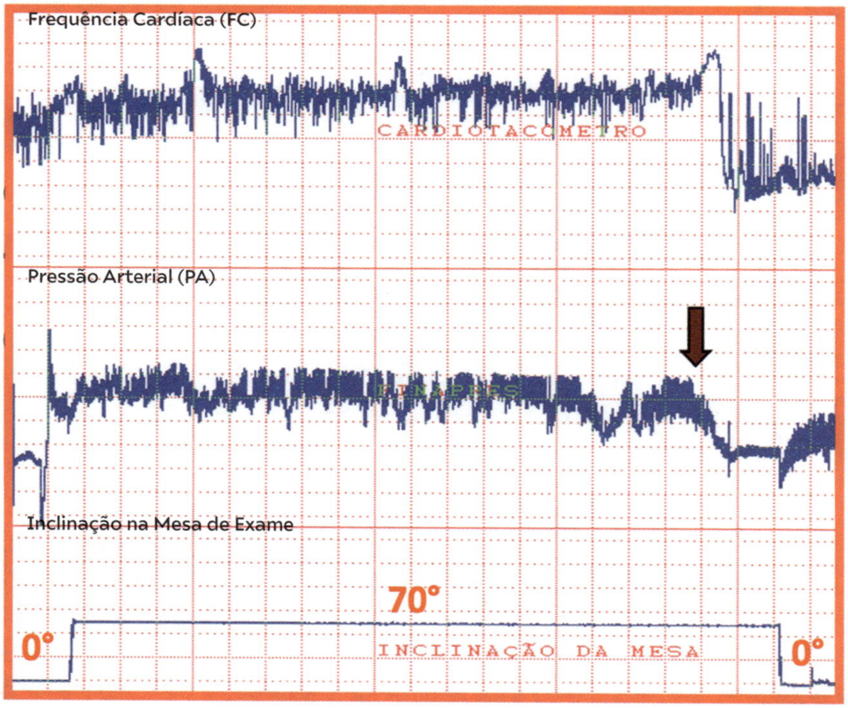

FIGURA 4 Resposta vasodepressora ao Tilt-Test, mostrando o comportamento das variáveis analisadas durante o exame. De cima para baixo, estão apresentadas a frequência cardíaca instantânea (cardiotacômetro), a pressão arterial instantânea (Finapres) e a angulação da mesa ortostática. A seta aponta o início da hipotensão responsável pela síncope.

Fonte: Centro de Cardiologia, HCFMRP-USP.

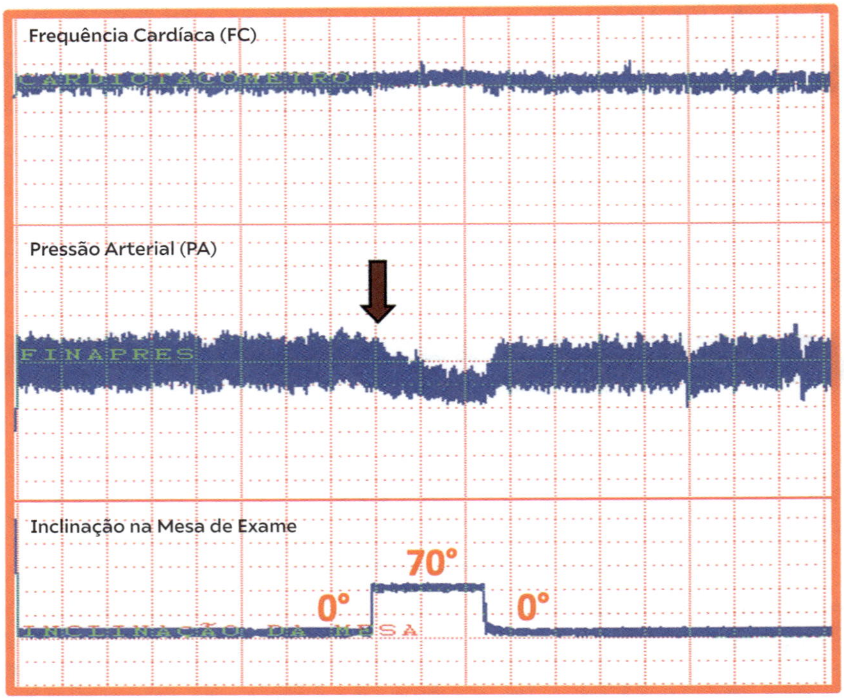

FIGURA 5 Hipotensão postural documentando queda imediata e intensa da pressão arterial (PAS > 20 e PAD > 10 mmHg) durante o Tilt-Test, em que se observa o comportamento das variáveis analisadas durante o exame. De cima para baixo, estão apresentadas a frequência cardíaca instantânea (cardiotacômetro), a pressão arterial instantânea (Finapres) e a angulação da mesa ortostática. A seta aponta o início da hipotensão imediatamente após o paciente adotar a posição ortostática.

Fonte: Centro de Cardiologia, HCFMRP-USP.

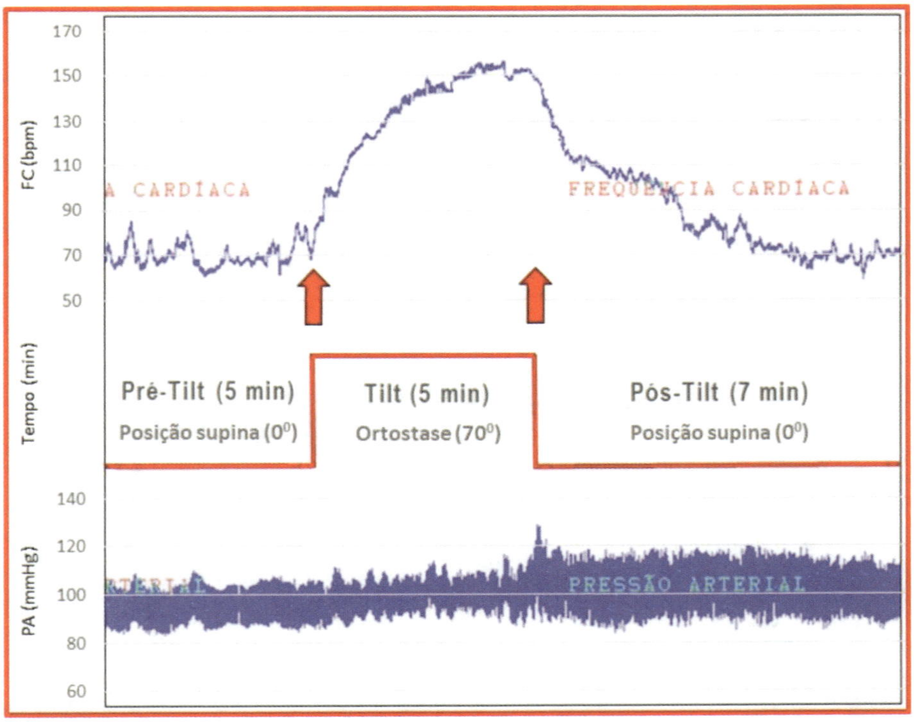

FIGURA 6 Resposta da síndrome postural ortostática taquicardizante (SPOT) ao Tilt-Test, mostrando o comportamento das variáveis analisadas durante o exame. De cima para baixo, estão apresentadas a frequência cardíaca instantânea, as fases do exame com a angulação da mesa ortostática e a pressão arterial instantânea. As setas apontam respectivamente o início e o fim da taquicardia durante a ortostase.

Fonte: Centro de Cardiologia, HCFMRP-USP.

BIBLIOGRAFIA

1. Kenny RA, Ingram A, Bayliss J, Sutton R. Head up tilt: a useful test for investigating unexplained syncope. Lancet. 1986;1:1.352-4.
2. Blanc JJ. Clinical laboratory testing: what is the role of tilt-table testing, active standing test, carotid massage, electrophysiological testing and ATP test in the syncope evaluation? Progr Cardiovasc Dis. 2013;55:418-24.
3. Moya A, Sutton R, Ammirati F, Blanc JJ, Brignole M, Wieling W, et al. Guidelines for the diagnosis and management of syncope (version 2009). Eur Heart J. 2009;30:2.631-71.
4. Brignole M, Moya A, Lange FJ, Deharo JC, Elliott PM, Fanciulli A, et al. 2018 ESC Guidelines for the diagnosis and management of syncope. Eur Heart J. 2018;39:1883-948.
5. Rowell LB. Adjustments to upright posture and blood loss. In: Rowell LB (ed.). Human circulation regulation during physical stress. London: Oxford University; 1986. p.137-73.
6. Alboni P, Brignole M, Uberti EC. Is vagal syncope a disease? Europace. 2007;9:83-7.
7. Hainsworth R. Syncope: what is the trigger? Heart. 2003;89:123-4.
8. Wu TC, Hachul D, Scanavacca M, Sosa E. Diagnostic value of the tilt-table test for the assessment of syncope in children and adolescent. Arq Bras Cardiol. 2001;77:505-8.
9. Gehrking JA, Hines SM, Benrud-Larson LM, Opher-Gherking TL, Low PA. What is the minimum duration of head-up tilt necessary to detect orthostatic hypotension? Clin Auton Res. 2005;15:71-5.
10. Medow MS, Stewart JM. The postural tachycardia syndrome. Cardiol Rev. 2007;15:67-75.
11. Wang CH, Hung MJ, Kuo LT, Cherng WJ. Cardiopulmonary resuscitation during coronary vasospasm induced by tilt table testing. Pacing Clin Electrophysiol. 2000;23:2138-40.
12. Parry SW, Reeve P, Lawson J, Shaw FE. The Newcastle protocols 2008: an update on head-up tilt table testing and the management of vasovagal syncope and related disorders. Heart. 2009;95:416-20.
13. Parry SW, Kenny RA. Tilt table testing in the diagnosis of unexplained syncope. Q J Med. 1999;92:623-9.
14. Forleo C, Guida P, Iacoviello M, Resta M, Monitillo F, Sorrentino S, et al. Head-up tilt testing for diagnosing vasovagal syncope: A meta-analysis. Int J Cardiol. 2013;168:27-35.
15. Fitzpatrick A, Theodorakis G, Vardas P, Sutton R. Methodology of head-up tilt testing in patients with unexplained syncope. J Am Coll Cardiol. 1991;17:125-30.
16. Moya A. Tilt testing and neurally mediated syncope: too many protocols for one condition or specific protocols for different situations? Eur Heart J. 2009;30:2174-6.
17. Brignole M, Menozzi C, Del Rosso A, Costa S, Gaggioli G, Bottoni N, et al. New classification of haemodynamics of vasovagal syncope: beyond the Vasis classification: Analysis of the pre-syncopal phase of the tilt test without and with nitroglycerin challenge. Europace. 2000;2:66-76.

10

Monitorização ambulatorial da pressão arterial (MAPA)

Fernando Nobre
Décio Mion Júnior

CONSULTA RÁPIDA

Principais indicações para a MAPA

Suspeita de hipertensão do avental branco.

Suspeita de hipertensão mascarada.

Avaliação da eficácia terapêutica anti-hipertensiva.

Avaliação de sintomas, principalmente hipotensão.

Hipertensão do avental branco

Comportamento anormal no consultório e normal pela MAPA.

Hipertensão mascarada

Comportamento normal no consultório e anormal pela MAPA.

Interpretação do exame

- Qualidade do procedimento
- Número mínimo de medidas por período
- Valores de anormalidade

Número na vigília	Número na vigília	Total
16	8	24

Período	Valores anormais
24 horas	≥ 130/80
Vigília	≥ 135/85
Sono	≥ 120/70

Indicação para a MAPA – (para laudo)

Avaliação do comportamento da pressão arterial em 24 h

Avaliação da eficácia terapêutica

Anti-hipertensiva nas 24 h

Outras

Relatório

Conclusões possíveis

Comportamento normal das pressões sistólica e diastólica no período avaliado

Comportamento anormal das pressões sistólica e diastólicas no período avaliado

Comportamento anormal da pressão sistólica no período avaliado

Comportamento anormal da pressão diastólica no período avaliado

O tratamento referido parece exercer adequado controle das pressões sistólica e diastólica no período avaliado.

O tratamento referido parece não exercer adequado controle das pressões sistólica e diastólica no período avaliado.

O tratamento referido parece não exercer adequado controle da pressão sistólica no período avaliado.

O tratamento referido parece não exercer adequado controle da pressão diastólica no período avaliado.

INTRODUÇÃO

A necessidade de medidas da pressão arterial (PA) fora do consultório é justificada para que sejam avaliadas as variações sofridas por essa variável biológica nas condições usuais de vida. Vários fatores podem interferir para determinar essas variações observadas.

Sabe-se também que, via de regra, a PA obtida no consultório, em medidas casuais, é maior que aquela registrada fora desse ambiente medida por métodos automáticos sem a presença do médico[1].

DEFINIÇÃO

A MAPA é o método que se destina a registrar a PA, em geral durante 24 horas (Figura 1), de pessoas cujo comportamento da PA em suas atividades usuais, incluindo o importantíssimo período de sono, deseja-se conhecer para fins de diagnóstico, estabelecimento do prognóstico ou avaliação da eficácia de medicamentos anti-hipertensivos em uso[2].

INDICAÇÕES VANTAGENS E LIMITAÇÕES

As principais indicações da MAPA estão expressas na Tabela I. As vantagens e as limitações do método podem ser observadas na Tabela II.

Comportamento da pressão pela MAPA entre vigília e sono

O comportamento da PA entre os períodos de vigília e sono é estritamente relacionado ao ciclo nictemérico e influenciado por vários ritmos circadianos endógenos, bem como por fatores externos.

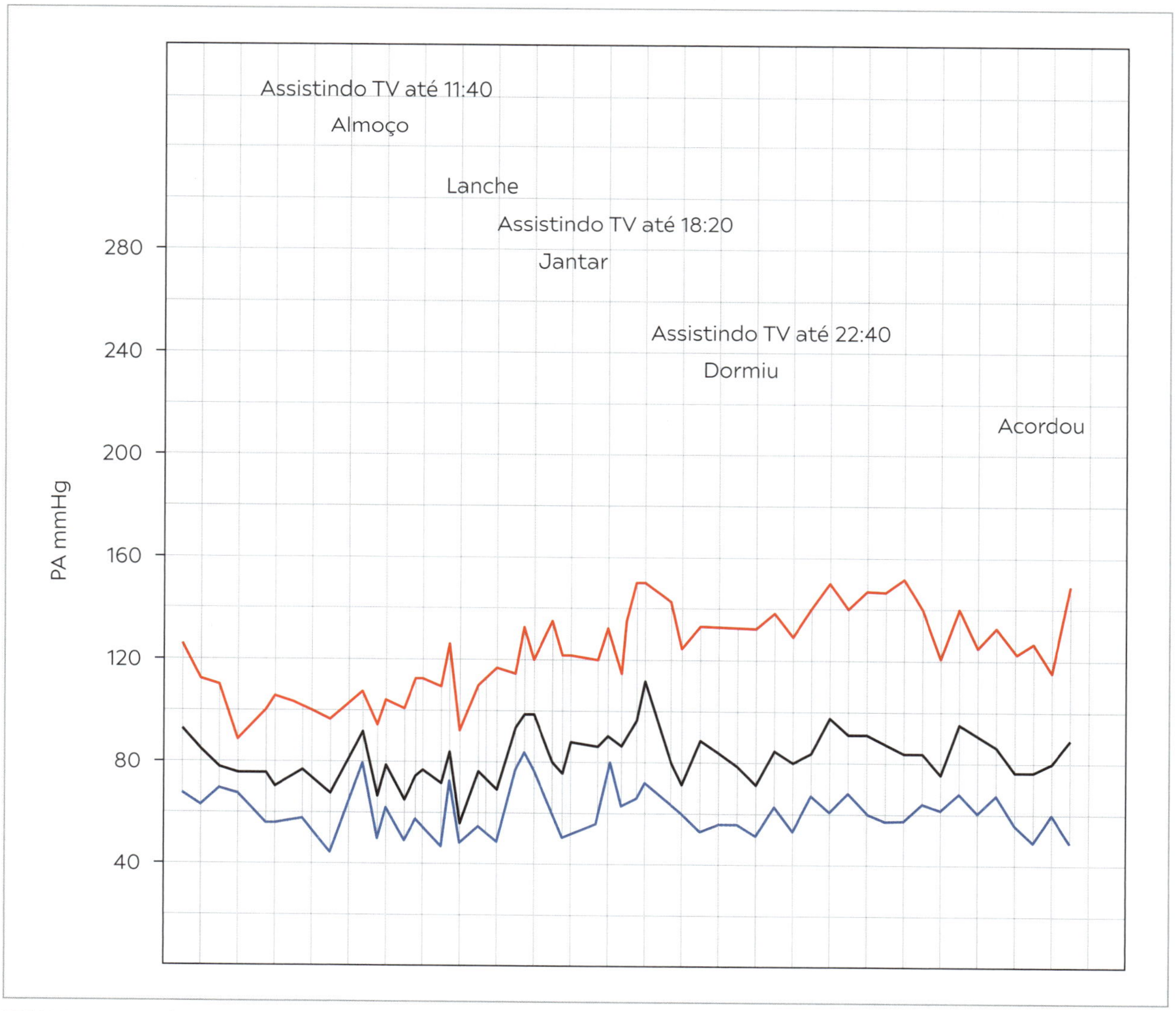

FIGURA 1 Monitorização ambulatorial da pressão arterial (MAPA) de 24 horas.

TABELA I Indicações principais para o uso da monitorização ambulatorial da pressão arterial (MAPA)[2]

Suspeita de hipertensão do avental branco (HAB)
Avaliação de normotensos no consultório com lesão de órgãos-alvo, ou seja, suspeita de hipertensão mascarada (HM)
Avaliação da eficácia terapêutica anti-hipertensiva:

- Quando a PA casual permanecer elevada apesar da otimização do tratamento anti-hipertensivo para diagnóstico de hipertensão arterial resistente ou efeito do avental branco ou
- Quando a PA casual estiver controlada e houver indícios da persistência, ou progressão de lesão de órgãos-alvo

Avaliação de sintomas, principalmente hipotensão

TABELA II Vantagens e limitações da monitorização ambulatorial da pressão arterial (MAPA)[3]

Vantagens	Limitações
Obtenção de medidas nas 24 horas	Não disponível no atendimento básico de saúde
Detecção da hipertensão do avental branco (HAB) e hipertensão mascarada (HM)	
Confirmar/excluir a hipertensão arterial resistente	Desconforto
Acessar pressão arterial (PA) nas atividades usuais	Resistência de alguns pacientes ao uso
Detectar PA durante o sono	Baixa reprodutibilidade
Avaliar descenso no sono	Avaliação do descenso em algumas condições
Avaliar a eficácia do tratamento	

Pessoas com hipertensão arterial secundária podem apresentar padrão de curva com descenso da PA durante o sono ausente ou atenuado e elevação matinal exacerbada; a apneia do sono está relacionada à ausência ou à redução de descenso da PA durante o sono com variabilidade aumentada[5].

O comportamento da PA entre esses dois períodos está diretamente relacionado ao prognóstico (Figura 2).

HIPERTENSÃO DO AVENTAL BRANCO (HAB) E HIPERTENSÃO MASCARADA (HM)

Com a utilização da MAPA, é possível estabelecer em que tipo de comportamento da PA o examinando se enquadra.

Assim, hipertensão do avental branco (HAB), a hipertensão mascarada (HM) (ou normotensão do avental branco), normotensão e hipertensão arterial sistêmica (HAS) são definidas, e as condutas e as orientações pertinentes poderão ser tomadas. A Figura 3 exibe essas possibilidades e suas respectivas prevalências.

Hipertensão do avental branco (HAB)

A HAB é definida quando a PA está sistematicamente elevada no consultório (≥ 140 × 90 mmHg) com PA normal pela MAPA na vigília (< 135 × 85 mmHg) ou pela MRPA (< 130 × 80 mmHg)[6].

A despeito do que se imaginava HAB não se trata de condição clínica benigna, sendo o prognóstico estabelecido entre a HAS e a normotensão[7]. Entre outras observações verifica-se a maior probabilidade no médio prazo de os pacientes com HAB tornarem-se com HAS, sendo, pois, nessa condição, necessária a repetição de

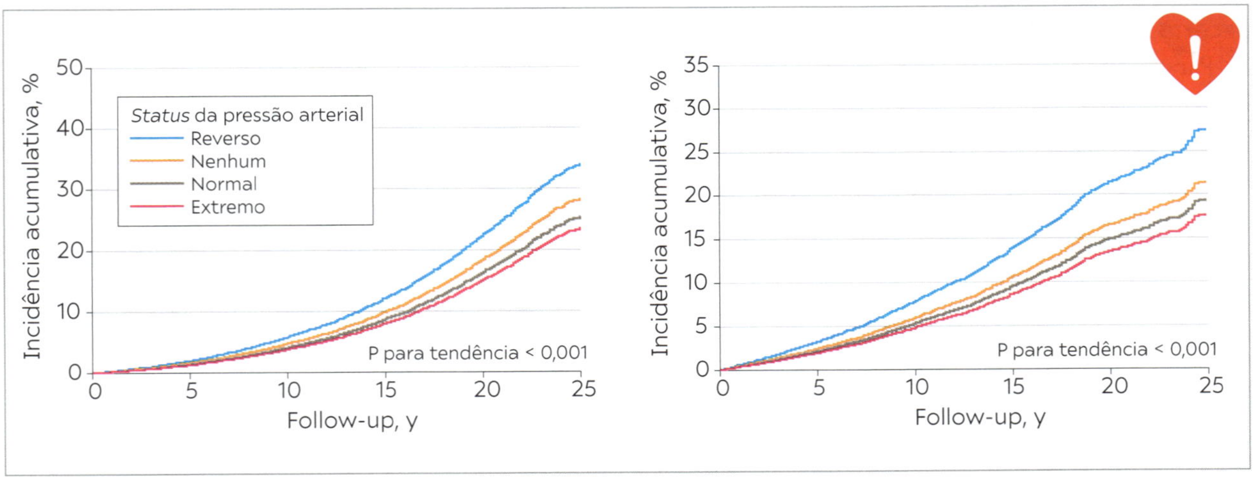

FIGURA 2 Mortalidade total de acordo com o comportamento da pressão arterial (PA) pela monitorização ambulatorial da pressão arterial (MAPA) entre vigília e sono[5].

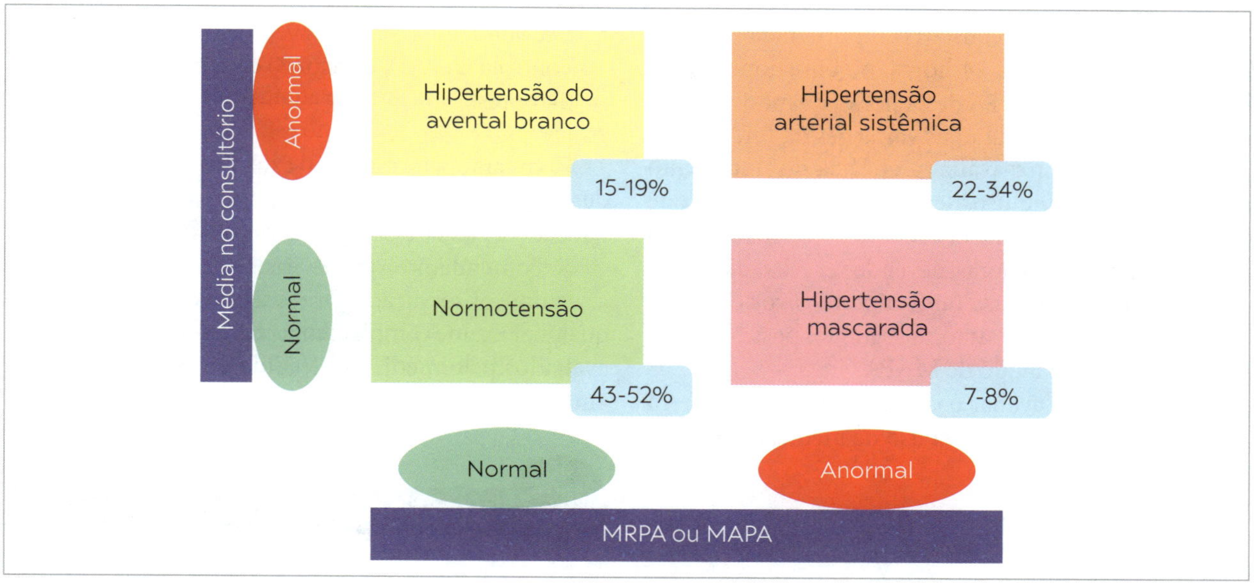

FIGURA 3 As quatro principais formas de apresentação da pressão arterial e a definição dos fenótipos atualmente definidos: normotensão verdadeira, hipertensão verdadeira, hipertensão do avental branco e hipertensão mascarada ou normotensão do avental branco[4].

MAPA ou MRPA anualmente. As condutas em relação a esse tipo de comportamento da PA podem ser observadas no Capítulo 22.

Hipertensão mascarada (HM)

É caracterizada pela ocorrência de PA normal no consultório (< 140 × 90 mmHg) com PA de vigília pela MAPA (≥ 135 × 85 mmHg) ou pela MRPA (≥ 130 × 80 mmHg).

O prognóstico desse tipo de comportamento da PA é similar ao da HAS[8] e as condutas e orientações estão bem definidas no capítulo "Hipertensão arterial sistêmica" (Capítulo 22).

Interpretação dos dados obtidos com a monitorização ambulatorial da pressão arterial (MAPA)

Para que o exame seja considerado de boa qualidade e adequado para interpretação, é necessário a obtenção de, pelo menos, 16 medidas válidas durante a vigília e 8 durante o sono[2].

Na interpretação do exame, deve-se levar em consideração os valores médios de PA obtidos nas 24 horas, na vigília e no sono que estão definidos na Tabela III.

EMISSÃO DE LAUDO E INTERPRETAÇÃO DOS RESULTADOS

Não se deve estabelecer, em conformidade com as informações disponíveis atualmente, diagnósticos de normotensão, HAS, HAB, HM, utilizando-se a MAPA, pois esses são diagnósticos clínicos que, portanto, deverão ser firmados pelo médico que atende o paciente e o avalia à luz dos dados obtidos com a MAPA.

TABELA III Valores de anormalidade para as medidas obtidas no consultório, monitorização ambulatorial da pressão arterial (MAPA) de 24 horas, vigília e sono e monitorização residencial de pressão arterial (MRPA)

Categoria	PAS (mmHg)		PAD (mmHg)
PA no consultório	≥ 140	e/ou	≥ 90
MAPA 24 horas	≥ 130	e/ou	≥ 80
Vigília	≥ 135	e/ou	≥ 85
Sono	≥ 120	e/ou	≥ 70
MRPA	≥ 130	e/ou	≥ 80

PA: pressão arterial; PAD: pressão arterial diastólica; PAS: pressão arterial sistólica.

Na conclusão, deve constar: comportamento normal ou anormal da PA nas 24 horas, ou em subperíodos, baseado nas médias de PA de 24 horas, quando o exame tiver como objetivo avaliar as variações da PA.

Se a indicação for avaliar a eficácia do tratamento anti-hipertensivo em uso, deve-se limitar a definir que o tratamento referido sugere adequado ou inadequado controle da PA nas 24 horas, devendo ser relatados todos os medicamentos em uso (anti-hipertensivos ou não).

Consideram-se, portanto, as seguintes possibilidades para conclusão do laudo de MAPA.

Se o objetivo é avaliar o comportamento da PA em indivíduos que não estão em uso de medicamentos:

- Comportamento normal das PAS e PAD no período avaliado, de acordo com as médias nas 24 horas.
- Comportamento anormal das PAS e PAD no período avaliado, de acordo com as médias nas 24 horas.
- Comportamento anormal da PAS no período avaliado, de acordo com a média nas 24 horas.
- Comportamento anormal da PAD no período avaliado de acordo com a média nas 24 horas.

No caso da avaliação da eficácia do tratamento instituído:

- O tratamento referido parece exercer adequado controle das PAS e PAD no período avaliado, de acordo com as médias de PA (PAS e PAD) nas 24 horas.
- O tratamento referido parece não exercer adequado controle das PAS e PAD no período avaliado, de acordo com as médias de PA (PAS e PAD) nas 24 horas.
- O tratamento referido parece não exercer adequado controle da PAS, de acordo com a média nas 24 horas.
- O tratamento referido parece não exercer adequado controle da PAD, de acordo com a média de PA nas 24 horas.

Entretanto, a forma como expressar os dados obtidos, desde que observados esses critérios, pode ficar personalizado a cada pessoa que der o relatório do exame.

Recomendamos que ao final seja sempre colocada a seguinte observação: "Os resultados da MAPA, como qualquer exame complementar em medicina, devem ser avaliados pelo médico que cuida do paciente levando em consideração dados clínicos que ele dispõe".

BIBLIOGRAFIA

1. Qi-Fang Huang, Wen-Yi Yang, Kei Asayama, Zhen-Yu Zhang, Lutgarde Thijs, Yan Li, et al. Ambulatory blood pressure monitoring to diagnose and management of hypertension. Hypertension. 2021;77:254-64.
2. Nobre F, Mion Jr. D, Gomes MAM, Barbosa ECD, Rodrigues CIS, Neves MFT, et al. 6ª Diretrizes de monitorização ambulatorial da pressão arterial e 4ª diretrizes de monitorização residencial da pressão arterial. Arq Bras Cardiol. 2018;110(5Supl.1):1-29.
3. Stergioua GS, Palatinib P, Parati G, O'Brien E, Januszewicz A et al. 2021 European Society of Hypertension practice guidelines for office and out-of-office blood pressure measurement. J Hypertens. 2021;39:1-10.
4. Barroso WKS, Rodrigues CIS, Bortolotto LA, Mota-Gomes MA, Brandão AA, Feitosa ADM, et al. Diretrizes Brasileiras de Hipertensão Arterial – 2020. Arq Bras Cardiol. 2021;116(3):516-658.
5. Yang WY, Melgarejo JD, Thijs L, Zhang ZY, Boggia J, Wei FF, et al. Association of office and ambulatory blood pressure with mortality and cardiovascular outcomes. JAMA. 2019;322(5):409-20.
6. Nuredini G, Saunders A, Rajkumar C, Okorie M. Current status of white coat hypertension: where are we? Ther Adv Cardiovasc Dis. 2020;14:1-10.
7. Cohen JB, Lotito MJ, Trivedi UK, Denker MG, Cohen DL, Townsend RR. Cardiovascular events and mortality in white coat hypertension: a systematic review and meta-analysis. Ann Intern Med. 2019;170(12):853-62.
8. Thakkar HV, Pope A, Anpalahan M. Masked hypertension: a systematic review. Heart Lung Circ. 2020;29(1):102-11.

11

Monitorização residencial da pressão arterial (MRPA/MAPA 5D) e automedida da pressão arterial

Annelise Machado Gomes de Paiva
Audes Diógenes de Magalhães Feitosa
Marco Antônio Mota-Gomes
Wilson Nadruz Junior

CONSULTA RÁPIDA

Principais indicações para a MRPA

Confirmação ou exclusão do diagnóstico de hipertensão arterial sistêmica (HAS).

Identificação e acompanhamento da hipertensão do avental branco.

Identificação e quantificação do efeito do avental branco.

Identificação e acompanhamento da hipertensão mascarada.

Identificação e quantificação do efeito de mascaramento.

Verificação da eficácia do tratamento anti-hipertensivo.

Confirmação ou exclusão do diagnóstico da hipertensão arterial resistente.

Hipertensão do avental branco

Comportamento anormal no consultório e normal pela MRPA.

Hipertensão mascarada

Comportamento normal no consultório e anormal pela MRPA.

Interpretação do exame

Qualidade do procedimento	
Número de medidas válidas	Mínimo de 14 medidas ao longo de 4 dias
Valores anormais	PAS ≥ 130 e/ou PAD ≥ 80 mmHg

Indicação para a MRPA

Preferir o relatório automatizado e a média das leituras armazenadas na memória do equipamento. Caso contrário, revisar as leituras relatadas em um diário.

Avaliar a MRPA (mínimo de 14 medidas válidas, distribuídas entre os vários dias de exame).

Dos 5 dias, o primeiro é descartado do cálculo da média, mas todas as outras medidas entram no cálculo. As medidas da clínica são utilizadas para o cálculo da diferença clínica/MRPA.

As medidas isoladas têm pouca precisão para fins de diagnóstico.

A média da MRPA ≥ 130/80 mmHg é considerada anormal.

Relatório

Conclusões possíveis

O comportamento da pressão arterial durante os dias de monitorização foi normal (ou anormal); informado (ou não informado) uso de medicação anti-hipertensiva durante a realização do exame.

O protocolo atual suprime as medidas realizadas no primeiro dia: nesse caso, houve (ou não) reação de alarme (ou de mascaramento).

INTRODUÇÃO

As diversas diretrizes nacionais e internacionais[1,2] reconhecem a importância das medidas da pressão arterial (PA) realizadas fora do consultório no diagnóstico e no acompanhamento dos pacientes, aconselhando, sempre que possível, a validação das medidas realizadas no consultório por meio da monitorização ambulatorial da pressão arterial (MAPA), da monitorização residencial da pressão arterial (MRPA) ou da automedida da pressão arterial (AMPA).

A construção histórica da MRPA no Brasil iniciou com trabalhos realizados por um grupo de pesquisadores no ano de 1998[3]. Em 8 de abril de 2019, após mais de 20 anos de execução do método, a MRPA foi reconhecida pela Associação Médica Brasileira (AMB) e incorporada na tabela de Classificação Brasileira Hierarquizada de Procedimentos Médicos (CBHPM) como MAPA 5d (MAPA de cinco dias)[4]. A MRPA é um método já bem estabelecido, com quatro diretrizes produzidas para organização e sistematização da metodologia, e é considerada tão eficaz quanto a MAPA para monitorização da PA fora do consultório[5].

Apesar das semelhanças, a MRPA não deve ser confundida com a automedida da pressão arterial (AMPA). O fácil acesso a equipamentos automáticos digitais propiciou a utilização da automedida no seguimento do paciente e a pandemia provocada pela Covid-19 acelerou esse processo. Assim, a Diretriz Brasileira de Hipertensão Arterial (DBHA 2020)[1] evidenciou a importância da AMPA como método que pode contribuir no diagnóstico, no acompanhamento e no tratamento dos hipertensos.

DEFINIÇÃO

Segundo a Diretriz Brasileira de Monitorização Residencial da Pressão Arterial[6], a MRPA é o método destinado a fazer os registros da PA por longo período, fora do ambiente do consultório. Deve ser feita por indivíduo treinado para tal (o paciente ou qualquer outra pessoa), com equipamento validado, calibrado e provido de memória. Sua característica fundamental é obedecer a um protocolo previamente estabelecido e normatizado. Diferencia-se da AMPA, que é realizada com equipamento automático do próprio paciente, e não obedece a nenhum protocolo preestabelecido. As medidas são realizadas aleatoriamente e feitas por decisão do próprio paciente ou até a pedido médico.

A evolução tecnológica permitiu o acesso a equipamentos mais modernos e capazes de aumentar a acurácia das medidas, com modelos automatizados, portadores de memória e conectados a plataformas ou aplicativos para monitoramento remoto.

INDICAÇÕES, VANTAGENS E LIMITAÇÕES

As principais indicações, vantagens e limitações da MRPA estão expressas nas Tabelas I a III.

TABELA I Principais indicações para o uso da monitorização residencial da pressão arterial (MRPA)[6,7]
Confirmação do diagnóstico da hipertensão arterial sistêmica
Identificação e seguimento da hipertensão do avental branco
Identificação e quantificação do efeito do avental branco
Identificação e seguimento da hipertensão mascarada
Identificação e quantificação do efeito de mascaramento
Verificação da eficácia do tratamento anti-hipertensivo
Confirmação ou exclusão do diagnóstico da hipertensão arterial sistêmica não controlada e/ou resistente

TABELA II Principais vantagens para o uso da monitorização residencial da pressão arterial (MRPA)[6,7]
Maior número de medidas da pressão arterial e em diferentes dias
Minimiza a reação de alarme
Possibilita a estratificação dos diversos fenótipos de comportamento da pressão arterial.
Boa reprodutibilidade
Baixo custo
Boa aceitação pelos pacientes (inclusive crianças, adolescentes e idosos)
Melhora a adesão medicamentosa
Aumenta as taxas de controle da pressão arterial
Auxilia na avaliação do prognóstico

TABELA III Principais limitações para o uso da monitorização residencial da pressão arterial (MRPA)[6,7]
Possibilidade de erros na obtenção das medidas
Possibilidade de indução de ansiedade em alguns pacientes
Pacientes com arritmias (fibrilação atrial, extrassístoles frequentes, bradicardia sinusal)
Equipamentos sem validação

A AMPA é um método capaz de aumentar o cuidado do paciente para com sua doença e propiciar maior adesão ao tratamento, além de oferecer ao profissional de saúde mais informações sobre o comportamento da PA no dia a dia do indivíduo[8]. Algumas limitações do método incluem a qualidade dos equipamentos utilizados (os equipamentos de punho devem ser desestimulados e, se não for possível, preferir aqueles validados, com sensor de altura e movimento) e a não utilização de um protocolo preestabelecido. As medidas isoladas têm pouca precisão diagnóstica, dessa forma, é importante solicitar medidas em vários dias e momentos diferentes. Preferencialmente, desprezar a primeira medida por conta da reação de alarme.

MRPA PARA DIAGNÓSTICO DOS DIVERSOS COMPORTAMENTOS DA PRESSÃO ARTERIAL

Quando a PA é avaliada por medidas obtidas no consultório e fora dele (MRPA ou MAPA), os indivíduos são classificados nos diversos fenótipos da hipertensão arterial sistêmica (Figura 1). Nos indivíduos não tratados, os seguintes comportamentos são notados: normotensão verdadeira (PA dentro e fora do consultório não elevadas); hipertensão sustentada (PA dentro e fora do consultório elevadas); hipertensão do avental branco (PA elevada no consultório e não elevada em casa) e hipertensão mascarada (PA não elevada no consultório e elevada em casa).

Nos indivíduos tratados, pode-se observar os seguintes comportamentos (Figura 1): hipertensão arterial sistêmica controlada (PA dentro e fora do consultório normais); hipertensão arterial sistêmica não controlada (PA dentro e fora do consultório anormais); hipertensão do avental branco não controlada (PA aumentada no consultório e não em casa) e hipertensão mascarada não controlada (PA não anormal no consultório e anormal em casa).

CARACTERÍSTICAS ASSOCIADAS AOS COMPORTAMENTOS DA PRESSÃO ARTERIAL OBTIDOS PELA MRPA

Informações sobre efeito do avental branco e de mascaramento foram estabelecidas por pesquisas nacionais[11].

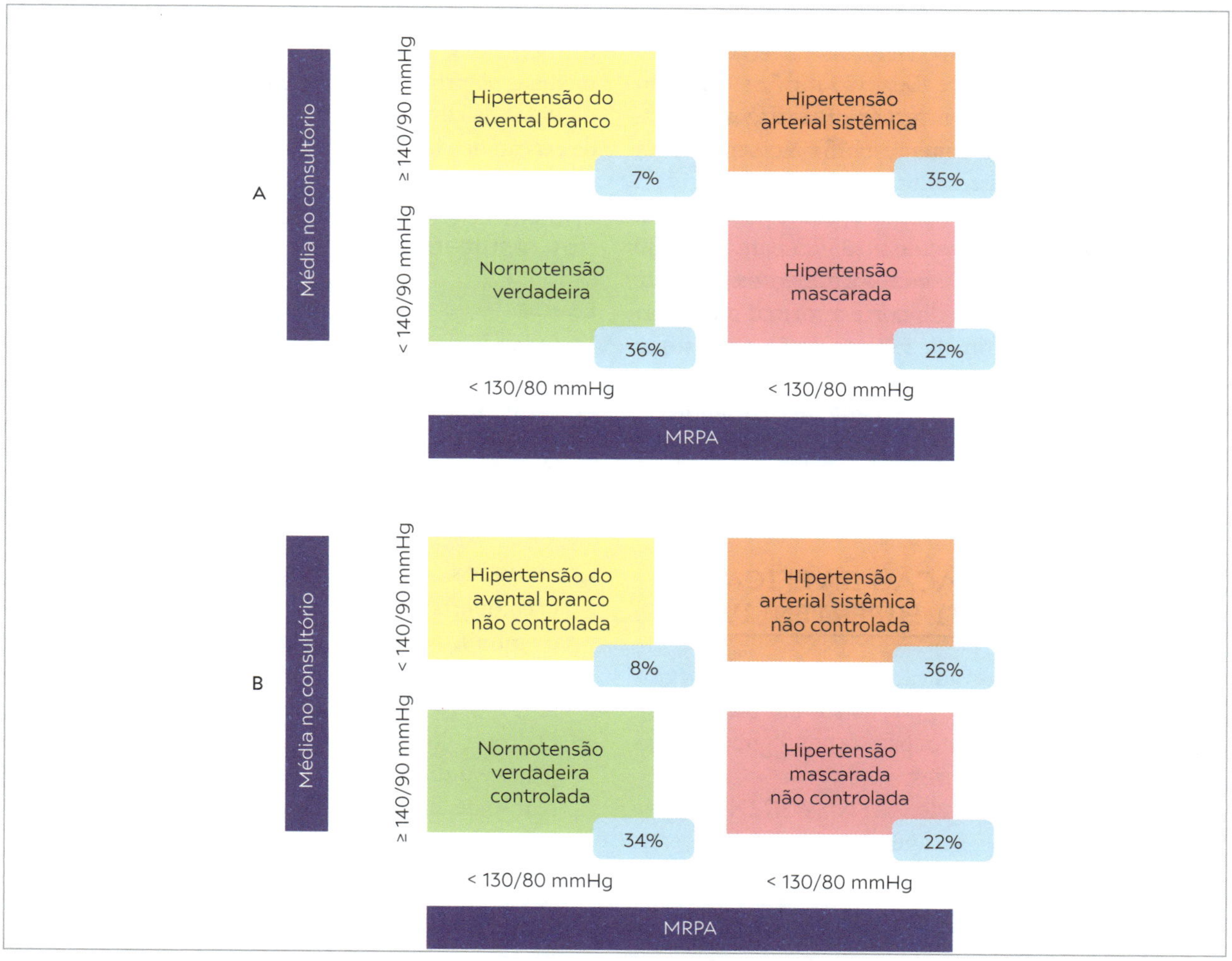

FIGURA 1 Comportamentos da hipertensão arterial sistêmica por meio da MRPA e suas prevalências em indivíduos não tratados (A) e em hipertensos tratados (B)[9].

Nesses estudos, os pontos de corte de 15/9 mmHg e -1/-1 mmHg mostraram os melhores desempenhos para detectar pacientes hipertensos tratados com hipertensão do avental branco não controlada (HABNC) e hipertensão mascarada não controlada (HMNC), respectivamente. Portanto, a presença de efeito do avental branco e de mascaramento pode ser útil para identificar candidatos preferenciais para medidas mais rotineiras de MRPA[7].

Por sua vez, a análise de uma grande amostra de indivíduos submetidos à MRPA mostrou que hipertensão sistólica isolada e hipertensão diastólica isolada no consultório foram associadas à maior prevalência de hipertensão do avental branco e HABNC quando comparada com hipertensão sistólico-diastólica em todas as faixas etárias. Em particular, hipertensão sistólica isolada tratada e não tratada com idade inferior a 60 anos e hipertensão diastólica isolada tratada de todas as idades foram os grupos de maior risco de ter fenótipos de hipertensão do avental branco[10]. Investigação que teve como objetivo identificar a prevalência e as características clínicas da hipertensão mascarada em uma grande amostra multicêntrica brasileira submetida à MRPA observou que a hipertensão mascarada tem prevalência significativa em indivíduos com pressão arterial sistólica (PAS) no consultório entre 130 e 139 mmHg, e pressão arterial diastólica (PAD) entre 85 e 89 mmHg, sendo assim maior em pacientes com pré-HAS e ainda maior em pacientes que já utilizam medicação anti-hipertensiva[11].

Estudo[9] investigou o impacto da alteração do ponto de corte da MRPA anormal de ≥ 135/85 para ≥ 130/80 mmHg na prevalência de comportamentos de HAS, considerando um ponto de corte anormal da PA no consultório ≥ 140/90 mmHg. Em conclusão, esse estudo mostrou que mudar o corte anormal de MRPA de ≥ 135/85 para ≥ 130/80 mmHg e manter o corte anormal de consultório em ≥ 140/90 mmHg foi associado a aumentos na prevalência de HAS fora do consultório e comportamentos de HAS não controlada.

MRPA PARA AVALIAÇÃO DA EFICÁCIA TERAPÊUTICA ANTI-HIPERTENSIVA

Uma das principais indicações da MRPA é o seguimento no longo prazo de hipertensos em tratamento, permitindo maior segurança para se conseguir as metas preconizadas pelas diretrizes.

A elevada prevalência de HABNC e HMNC sugere que, quando a decisão terapêutica é baseada apenas nas medidas obtidas em consultório, pode-se adotar condutas inadequadas, o que tem potencial impacto na abordagem e no seguimento. Um estudo[12] mostrou que as várias classes de anti-hipertensivos associaram-se a comportamentos distintos nas medidas domiciliares. Assim, o uso da MRPA deve ser considerado no acompanhamento de hipertensos tratados para avaliação da eficácia anti-hipertensiva.

INTERPRETAÇÃO DOS DADOS OBTIDOS

Protocolo para realização do exame

O protocolo utilizado para a obtenção das MRPA deve seguir as recomendações da Diretriz Brasileira de MRPA[6]. É recomendada a realização de 3 medidas pela manhã e 3 ao entardecer/anoitecer, por 4 dias consecutivos, com intervalos de um minuto entre as medidas. Nesse protocolo, serão registradas idealmente 24 medidas válidas, considerado padrão mínimo de qualidade o registro de, pelo menos, 14 medidas válidas, distribuídas entre os vários dias de exame.

Devem ser excluídas medidas discrepantes, como PAD > 140 mmHg e < 40 mmHg, PAS < 70 mmHg e > 250 mmHg, assim como pressão de pulso < 20 mmHg ou > 100 mmHg, desde que não exista justificativa clínica para preservá-las no conjunto de medidas obtidas.

O período sugerido é de, no mínimo, 5 dias. No primeiro dia, haverá as medidas do consultório. As medidas do primeiro dia devem ser excluídas; porém, as medidas da clínica devem ser utilizadas para avaliação da reação de alarme e mascaramento.

Emissão de laudo e interpretação dos resultados

Laudo

O laudo deve conter a média de todas as medidas realizadas no domicílio, suprimindo as medidas feitas no primeiro dia no ambiente médico, com a seguinte descrição: "Essa MRPA teve uma média de ___/___ mmHg. São considerados valores anormais de PA média igual ou superior a 130/80 mmHg.

Conclusões

- O comportamento da pressão arterial durante os dias de monitorização foi normal (ou anormal).
- Informado (ou não informado) uso de medicação anti-hipertensiva durante a realização do exame.
- O protocolo atual suprime as medidas realizadas no primeiro dia (clínica): nesse caso houve (ou não) reação de alarme (ou de mascaramento).

Valores referenciais de normalidade

A DBHA 2020 recomenda que os valores de anormalidade de MRPA passem a ser ≥ 130/80 mmHg, em substituição aos valores ≥ 135/85 mmHg recomendados previamente pela 7ª Diretriz Brasileira de Hipertensão

Arterial[5] e pelas 6ª Diretrizes de Monitorização Ambulatorial da Pressão Arterial e 4ª Diretrizes de Monitorização Residencial da Pressão Arterial[6].

Estudos demonstram que valores de normalidade para MRPA são mais próximos de 130/80 mmHg do que 135/85 mmHg, dando suporte à mudança nos valores de referência de MRPA para 130/80 mmHg. Assim como, também, existem evidências obtidas em pacientes sob tratamento anti-hipertensivo que dão suporte adicional à recomendação de que valores ≥ 130/80 mmHg sejam utilizados para detectar indivíduos com comportamento anormal da MRPA. Além disso, é importante lembrar que a MAPA na vigília e a MRPA são medidas distintas da PA e, consequentemente, podem apresentar valores de normalidade diferentes[13].

Em relação à AMPA, a DBHA 2020[1] sugeriu que os valores de anormalidade fossem iguais aos da MRPA (Tabela IV).

TABELA IV Valores de anormalidade da pressão arterial na MRPA e AMPA para adultos

Métodos	Valores anormais
MRPA	≥ 130/80 mmHg
AMPA	≥ 130/80 mmHg

No Brasil, há duas maneiras, propostas em diretrizes, para avaliação da PA por meio das denominadas automedidas. A MRPA já definida em quatro diretrizes, e que desde 2019 aparece na tabela de honorários da AMB (CBHPM) com a denominação MAPA 5d. O equipamento pertence ao médico ou à unidade de saúde, que fornece ao paciente, cobrando por essa utilização e pela análise dos resultados. Desde a Diretriz de 2020, a denominação AMPA foi fortalecida e colocada para uso na prática. Nesse caso, o equipamento pertence ao próprio paciente e nada lhe é cobrado. Existe plataforma que organiza de maneira gratuita esses dados da AMPA, e um protocolo de sete medidas, realizadas em dois ou três dias, foi sugerido. Para isso, considera-se que esses equipamentos sejam validados, estejam calibrados, e tenham uso preferencial com manguitos de braço. A AMPA realizada em diversos países, como Estados Unidos, todos os países do continente europeu, Japão e Canadá, tem formato diferente dos dois modelos utilizados no Brasil. No geral, propõem-se dois tipos de protocolo:

- Um protocolo de 7 dias, com 2 medidas pela manhã e à noite (pelo menos 3 dias).
- Outro com medidas mais espaçadas (em duplicata 1 ou 2 vezes por semana (mais frequente) ou por mês (requisito mínimo) surge como uma sugestão de acompanhamento[2].

Então, em resumo, existem três formas diferentes de avaliar a pressão fora dos consultórios, com valores, indicações e protocolos distintos. Atualmente, o valor atribuído para a normalidade no Brasil (≥ 130/80 mmHg), tanto para a MRPA como para a AMPA, difere do resto do mundo (≥ 135/85 mmHg)[2].

BIBLIOGRAFIA

1. Barroso WKS, Rodrigues CIS, Bortolotto LA, Mota-Gomes MA, Brandão AA, Feitosa ADM, et al. Diretrizes Brasileiras de Hipertensão Arterial – 2020. Arq Bras Cardiol. 2021;116(3):516-658.
2. Stergiou GS, Palatini P, Parati G, O'Brien E, Januszewicz A, Lurbe E, et al. European Society of Hypertension Council and the Eu-ropean Society of Hypertension Working Group on Blood Pres-sure Monitoring and Cardiovascular Variability. 2021 European Society of Hypertension practice guidelines for office and out-of-office blood pressure measurement. J Hypertens. 2021;39(7):1293-302.
3. Gomes MAM, Pierin AMG, Segre CA, Mion Jr D. Monitorização residencial da pressão arterial e monitorização ambulatorial da pressão arterial versus medida de pressão arterial no consultório. Arq Bras Cardiol. 1998;71(4):581-5.
4. Associação Médica Brasileira – AMB. Resolução Normativa CNHM n. 40/2019.
5. Malachias MVB, Souza WKSB, Plavnik FL, Rodrigues CIS, Brandão AA, Neves MFT, et al. 7ª Diretriz Brasileira de Hiperten-são Arterial. Arq Bras Cardiol. 2016;107(3Supl.3):1-83.
6. Nobre F, Mion Jr. D, Gomes MAM, Barbosa ECD, Rodrigues CIS, et al. 6ª Diretrizes de Monitorização Ambulatorial da Pressão Ar-terial e 4ª Diretrizes de Monitorização Residencial da Pressão Arterial. Arq Bras Cardiol. 2018;110(5Supl.1):1-29.
7. Feitosa ADM, Mota-Gomes MA, Barroso WS, Miranda RB, Bar-bosa ECD, Pedrosa RP, et al. Blood pressure cutoffs for white-coat and masked effects in a large population undergoing home blood pressure monitoring. Hypertens Res. 2019;42(11):1816-23.
8. Shimbo D, Artenian N, Basile JN, Krakoff LR, Margolis K, Rackotz MK, et al. Self-measured blood pressure monitoring at home. A Joint Policy Statement from the American Heart Association and American Medical Association Circulation. 2020;142(4):e42-e63.
9. Feitosa ADM, Mota-Gomes MA, Barroso WS, Miranda RB, Bar-bosa ECD, Brandão AA, et al. The impact of changing home blood pressure monitoring cutoff from 135/85 to 130/80 mmHg on hy-pertension phenotypes. J Clin Hypertens (Greenwich). 2021;23(7):1447-51.
10. Feitosa ADM, Mota-Gomes MA, Barroso WS, Miranda RD, Bar-bosa ECD, Pedrosa RP, et al. Relationship between office iso-lated systolic or diastolic hypertension and white-coat hyperten-sion across the age spectrum: a home blood pressure study. J Hypertens. 2020;38(4):663-70.
11. Magalhães JA, Lins-Filho OL, de Couto TLG, Silva MVFP, Lustosa TC, Barroso WKS, et al. Prevalence of masked hypertension evaluated by home blood pressure monitoring in a large sample of patients with office blood pressure < 140/90 mmHg. Blood Press Monit. 2021;26(3):224-9.
12. Barroso WKS, Feitosa ADM, Barbosa ECD, Brandão AA, Miranda RD, Vitorino PVO, et al. Treated hypertensive patients assessed by home blood pressure telemonitoring. TeleMRPA Study. Arq Bras Cardiol. 2021;117(3):520-7.
13. Feitosa ADM, Mota-Gomes MA, Nobre F, Mion D Jr, Paiva AMG, et al. What are the optimal reference values for home blood pressure monitoring? Arq Bras Cardiol. 2021;116(3):501-3.

12

Análise de rigidez arterial e medida central da pressão arterial

Adriana Camargo Oliveira
Priscila Valverde de Oliveira Vitorino
Sayuri Inuzuka
Weimar Kunz Sebba Barroso de Souza

CONSULTA RÁPIDA

Definição de envelhecimento arterial acelerado (EVA)	Métodos não invasivos para avaliação da rigidez arterial e da PA
▪ Idade biológica (arterial) > idade cronológica ▪ Fatores de risco cardiovascular que potencializam o EVA ▪ Hipertensão arterial (HAS) é o fator de risco modificável mais importante na fisiopatogenia do EVA	▪ Métodos resumidos na Tabela I ▪ Tonometria de aplanação (SphygmoCor®), padrão-ouro para VOPcf (medida direta) ▪ Oscilométrico (Mobil-O-Graph® e Dyna-MAPA AOP®), manguito braquial, estima a VOPcf por meio de função de transferência/algoritmo
Fisiopatogenia do EVA	**Evidências científicas e aplicação clínica**
▪ Exposição pró-inflamatória; ativação SNA, SRAA e endotelina-1; ↑ radicais livres e ↓ NO ▪ Modificações da camada média das grandes artérias: degradação elastina, aumento da deposição colágeno e calcificação ▪ ↑ Rigidez arterial; ↑ PASc; ↑ PPc; ↓ diâmetro lume arterial e ↑ EMI ▪ Vasoconstrição e ↑ RVP	▪ Resumo: Tabela VI ▪ Escore SAGE: (S) PASp; (A) idade; (G) glicose em jejum e (E) Clcr CKD-EPI ▪ SAGE ≥ 8: alta probabilidade ↑ VOP ▪ Cenários clínicos de reestratificação do risco CV pela VOP em hipertensos, pré-hipertensos e na ausência de HAS principalmente na presença de outros FRCV
Consequências hemodinâmicas do EVA	**Interpretação do relatório**
▪ ↑ Rigidez arterial: ↑ VOP, ↑ AIx ▪ Consequente ↑ PAS e ↑ PPc ▪ Onda de pressão sofre reflexão precoce e retorna em alta velocidade ao coração durante a sístole, com ↑ PASc e transmissão de alta pulsatilidade a microcirculação e danos aos órgãos-alvo ▪ A VOP carotídeo-femoral é considerada a medida "padrão-ouro" da rigidez arterial	▪ Possivelmente, valores acima do percentil 75 para a VOP e PASc já estão associados à maior dano estrutural tanto vascular como miocárdico ▪ VOP ≥ 10 m/s associa-se à maior risco de DCV e mortalidade CV e representa lesão em órgão-alvo subclínica

Aix: índice de "aumentação"; CLcr: *clearance* de creatinina; CV: cardiovascular; DCV: doença cardiovascular; EMI: espessura médio intimal; EVA: envelhecimento vascular acelerado; FRCV: fatores de risco cardiovasculares; HAS: hipertensão arterial sistêmica; NO: óxido nítrico; PA: pressão arterial; PASc: pressão arterial sistólica central; PPc: pressão pulso central; SNA: sistema nervoso autônomo; SRAA: sistema renina-angiotensina-aldosterona; VOP: velocidade de onda de pulso.

DEFINIÇÃO E FISIOPATOGENIA DO ENVELHECIMENTO VASCULAR ACELERADO

O envelhecimento cronológico é um dos principais fatores de risco para doenças e eventos cardiovasculares (CV), principais causas de morte no mundo. Entretanto, mais importante que a idade cronológica, é qualidade do envelhecimento e a forma como ele se reflete em anos livres de doença ou morbidade[1-7].

O envelhecimento arterial não é somente reflexo da idade (tempo desde o nascimento – idade cronológica), mas também é definido como declínio relacionado à idade na função fisiológica (idade biológica), impulsionado pela exposição crônica a baixos níveis de inflamação, alterações neuroendócrinas e genéticas[1-3].

As alterações pró-inflamatórias na camada média das grandes artérias resultam na fragmentação das fibras de elastina, no aumento da deposição de colágeno e da calcificação da matriz, com consequente aumento da rigidez (diminuição da distensibilidade) e aumento da pressão arterial sistólica central (PASc), da pressão de pulso central (PPc) e da espessura médio-intimal das grandes artérias[5,8-10]. Além disso, ocorre aumento da vasoconstricção e da resistência vascular periférica (RVP) em razão da ativação do sistema renina-angiotensina-aldosterona (SRAA), sistema autonômico simpático (SNS) e endotelina-1; aumento das espécies reativas de oxigênio e redução da biodisponibilidade de óxido nítrico (NO). Essas modificações são a base para um envelhecimento arterial acelerado (EVA), em que a idade biológica supera a cronológica, com importante papel na patogênese da hipertensão arterial sistêmica (HAS) e arteriosclerose, predispondo a doenças cardiovasculares (DCV) e mortalidade precoces[3,11,12].

Fatores de risco, como HAS, tabagismo, excesso de sal, dislipidemia, *diabetes mellitus*, síndrome metabólica, doença renal crônica (DRC), inflamação, estresse oxidativo, além da programação fetal e genética, podem potencializar processo de EVA, fazendo o sistema vascular apresentar, mais cedo do que esperado, características biológicas que levarão ao desenvolvimento de DCV[1,13].

Predizer a ocorrência de DCV em indivíduos aparentemente saudáveis e assintomáticos é um grande desafio na medicina. Dessa forma, em uma população progressivamente envelhecida, é essencial o estudo de biomarcadores que identifiquem os indivíduos com alto risco de desenvolver EVA, com o objetivo final de melhorar a prevenção primária e reduzir a mortalidade e o impacto socioeconômico das DCV[14].

O aumento da velocidade da onda de pulso (VOP) e do índice de "aumentação" (AIx), reconhecidos como biomarcadores da rigidez arterial (RA), e os parâmetros de medida central da PA como a PASc e a PPc são recursos disponíveis para aumentar a acurácia no cálculo do risco CV de um indivíduo. O EVA pode ser diagnosticado em indivíduos que apresentam rigidez arterial (RA) alta para idade e gênero[3-5,13].

CONSEQUÊNCIAS HEMODINÂMICAS DO ENVELHECIMENTO ARTERIAL ACELERADO

A cada batimento cardíaco, uma onda de pressão é gerada e percorre o leito arterial até encontrar resistência periférica aumentada em um ponto de bifurcação vascular, originando uma onda refletida que retorna em direção ao coração. A velocidade dessa onda refletida e o momento do ciclo cardíaco em que ela ocorrerá (sístole ou diástole) dependem da resistência vascular periférica, da elasticidade das grandes artérias e da pressão arterial central, além de estarem relacionados aos principais desfechos cardiovasculares[5,13].

> Em indivíduos jovens, as artérias são mais elásticas. Assim, a onda refletida é lenta e atinge o coração em diástole, melhorando a perfusão coronária. A reflexão da onda também devolve parte da energia pulsátil para a aorta central, onde é dissipada, limitando a transmissão de energia pulsátil para a periferia e prevenindo danos à microcirculação (cérebro, coração e rins). Com o fenômeno do envelhecimento vascular, observam-se o aumento da VOP e a reflexão precoce da onda, atingindo o coração em sístole, com consequente incremento da PASc e da PPc, aumento da carga de trabalho cardíaco e redução da perfusão coronária (Figura 1)[3,5].

A VOP carotídeo-femoral é considerada a medida "padrão-ouro" da rigidez arterial. É obtida pela fórmula, VOPcf (m/s) = [D (metros) / $\triangle$t (segundos)] x 0,8, em que (D) é a distância total medida entre os dois sítios (carótida e femoral) e $\triangle$t é o tempo de trânsito medido entre os pés das duas ondas. A medida mais difundida de reflexão de onda é, sem dúvida, o AIx, que pode ser derivado usando apenas dados de forma de onda de pressão. O primeiro pico sistólico (P1) é atribuído à onda de pressão direta, o segundo pico sistólico (P2) à onda de pressão refletida. O AIx pode então ser definido como (P2 – P1) / PP, em que PP é a diferença de pressão sistólica-diastólica (ou, alternativamente, como P2/P1). P2 – P1 é a pressão de aumento e, portanto, pode ser negativa ou positiva (Figura 2)[3,13].

Uma onda de pressão que se propaga ao longo de tubo viscoelástico com numerosas ramificações é progressiva-

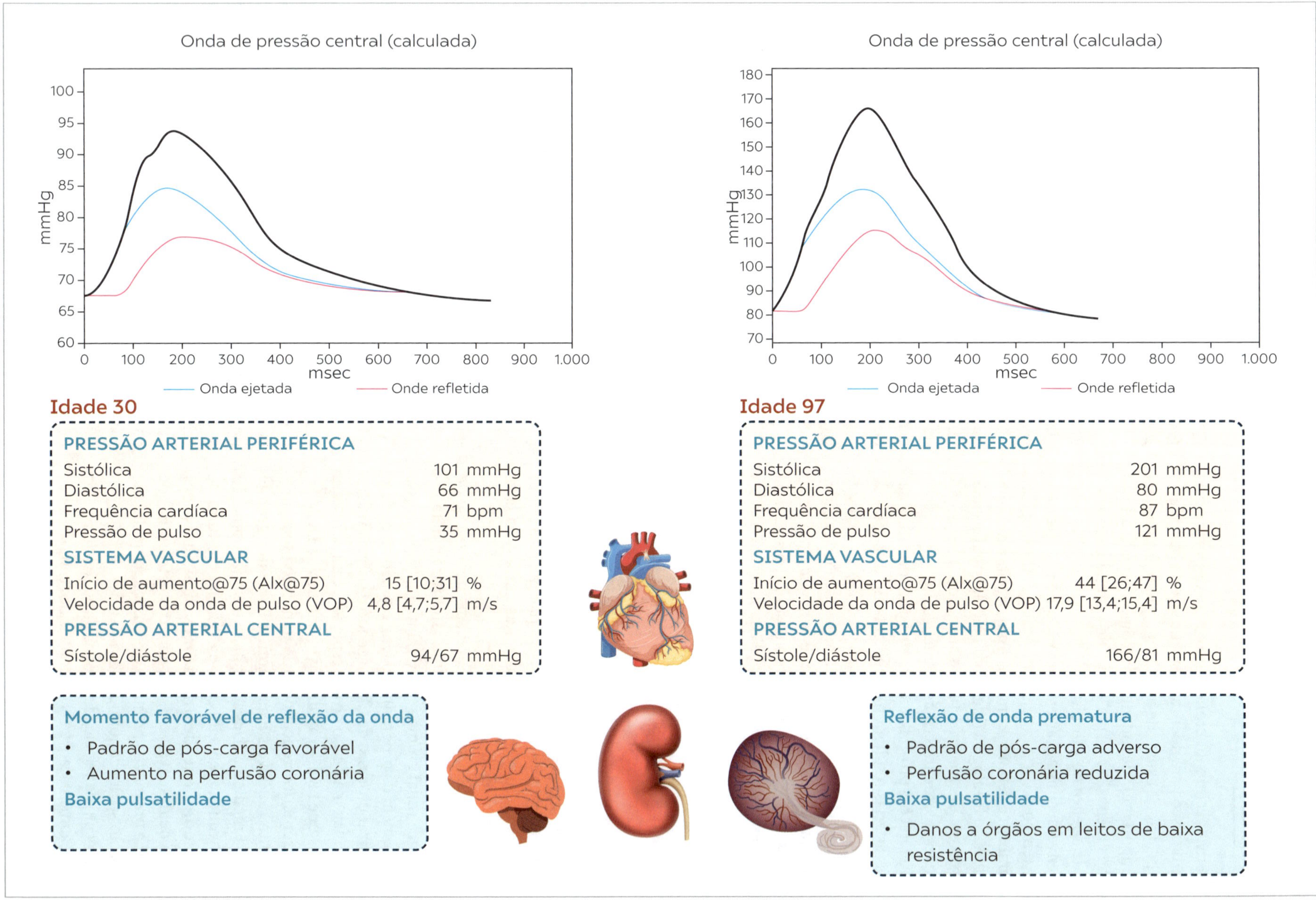

FIGURA 1 Consequências hemodinâmicas do envelhecimento arterial acelerado.

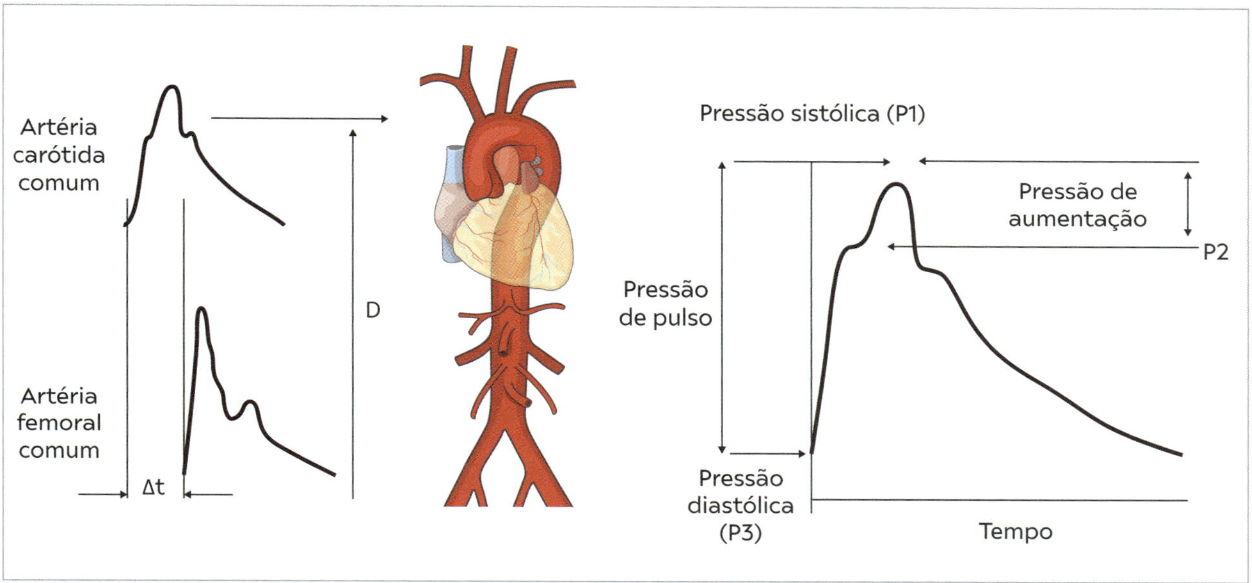

FIGURA 2 Representação da onda de pressão aórtica. O primeiro pico sistólico (P1) é atribuído a onda de pressão ejetada, o segundo pico sistólico (P2) a onda de pressão refletida. O AIx pode então ser definido como (P2 - P1) / PP, em que PP é a diferença de pressão sistólica-diastólica (ou, alternativamente, como P2/P1). P2 - P1 é a pressão de aumento e, portanto, pode ser negativa ou positiva[3,13]

mente amplificada do conduto central em direção distal por causa das diversas reflexões de onda, e a VOP é maior em uma artéria periférica mais rígida. Como resultado, a amplitude da onda de pressão é maior em artérias periféricas que nas centrais – "fenômeno de amplificação"[5,8-10,13,15,16].

MÉTODOS NÃO INVASIVOS DE AVALIAÇÃO DA RIGIDEZ ARTERIAL E MEDIDA CENTRAL DA PRESSÃO ARTERIAL

Vários métodos estão disponíveis para avaliar a rigidez arterial (RA) e PA central. O método direto envolve o cateterismo cardíaco para o registro da onda de PA na aorta ascendente, usando um cateter sensível à pressão. No entanto, é invasivo, tecnicamente exigente e inadequado para uso na prática clínica. Há pouco tempo, vários métodos não invasivos foram desenvolvidos, nos quais as formas de onda de pressão são registradas em locais distais à aorta, como a carótida e a artéria radial ou braquial, e calibrados com a PA braquial, obtida por esfigmomanômetro de manguito[5,13,17].

Entre os equipamentos disponíveis e utilizados, destaca-se SphygmoCor® (AtCor Medical, Austrália) e o Dyna-MAPA AOP® (Cardios, Brasil), este último comercializado no Brasil. Suas principais características encontram-se resumidas na Tabela I[3,10,13].

Para a medida da onda de pressão central e da VOP, devem-se seguir as seguintes orientações resumidas nas Tabelas II e III[3,10].

Os parâmetros hemodinâmicos centrais fornecidos pelos equipamentos são os listados nas Tabelas IV e V[3,10,13].

EVIDÊNCIAS CIENTÍFICAS E APLICAÇÃO CLÍNICA

Existem inúmeras evidências referentes à aplicação clínica da medida central da pressão arterial (MCPA) que vão desde a reclassificação de risco até a predição de eventos CV e mortalidade (Tabela VI).

Apesar de a relevância da VOP na predição de eventos CV e na estratificação de risco, na prática clínica ainda é subutilizada. Um grupo europeu propôs um escore clínico, o SAGE, capaz de identificar indivíduos com prioridade para a avaliação da VOP considerando variáveis facilmente disponíveis: (S) *systolic blood pressure* – PAS; (A) *age* – idade; (G) *fasting plasma glucose* – glicemia de jejum; e (E) *estimated glomerular filtration rate* – taxa de filtração glomerular estimada pelo CKD-EPI[36]. Esse escore foi aplicado em população brasileira por meio de método oscilométrico e identificou que hipertensos com SAGE ≥ 8 seriam referenciados para realizar análise da rigidez arterial, por causa da alta probabilidade de VOP aumentada (Tabela VII)[44,45].

De acordo com a definição do ponto de corte do SAGE para a população brasileira, foi sugerido um fluxograma para a realização da MCPA para pacientes com HA (Figura 3).

Os parâmetros de rigidez arterial predizem o risco cardiovascular independente dos fatores de risco tradicionais, eles podem ser utilizados para aprimorar as avaliações de risco cardiovascular em vários cenários clínicos e, assim, fornecer informações úteis para estratégias de prevenção primária. Algumas aplicações clínicas encontram-se resumidas na Tabela VIII[5].

TABELA I Características do SphygmoCor® e do Dyna-Mapa AOP®

Dispositivo	SphygmoCor® (AtCor Medical Pty. Ltd, Austrália)	Mobil-O-Graph® (IEM, Stolberg, Germany) e Dyna-MAPA AOP® (Cardios, Brasil)
	Não invasivo	Não invasivo
Método	Tonometria de aplanação	Oscilométrico
Registro das ondas de pressão	Transdutor piezoelétrico capta a onda de pressão proximal (carótida) e distal (femoral e radial)	Manguito capta onda de pulso na artéria braquial (triplo tiro)
Medida da VOP	Medida direta da VOPcf	VOPcf é estimada por meio de função de transferência/algorítmico ARC SolverSystem® (Austrian Institute of Technology, Austria)
Custo	Caro, restrito aos centros de pesquisa	Barato
Praticidade	Necessita de examinador treinado, execução demorada	Automático, rápida execução
Limitações	Registro preciso da forma de onda de pressão femoral pode ser dificultado em pacientes com síndrome metabólica, obesidade e doença arterial periférica Presença de estenose aórtica, ilíaca ou femoral proximal, pode atenuar e atrasar a onda Obesidade abdominal, especialmente em homens, e busto volumoso em mulheres podem influenciar na acurácia da distância medida Superestima a pressão aórtica quando comparado com método invasivo	Artefatos causados pelo movimento do paciente, presença de doenças vasculares e arritmias (fibrilação atrial) Problemas do próprio dispositivo (motor e válvula) podem levar a imprecisão nos valores As ondas de pressão periféricas necessitam de calibração pela pressão sistólica e diastólica do manguito braquial Subestima os valores da pressão central quando comparado com o método invasivo

VOP: velocidade de onda de pulso; VOPcf: velocidade da onda de pulso carotídeo-femoral.

TABELA II Orientações para operar o Sphygmocor®

SphygmoCor® (AtCor Medical Pty. Ltd, Austrália)
Paciente na posição supina (para medida da VOP) ou sentado (para medida da tonometria radial), com as pernas descruzadas, após ficar em repouso por 10 minutos para estabilizar a frequência cardíaca e a pressão arterial
A pressão arterial braquial é medida com esfigmomanômetro automático, e, posteriormente, os valores sistólico e diastólico são inseridos no *software*
Colocação dos eletrodos para a aquisição do sinal do eletrocardiograma (ECG) (para VOP)
O operador localiza as artérias e marca o ponto onde irá medir as pressões na carótida e na femoral ou da artéria radial, para a medida da tonometria, deixando o braço do paciente em posição confortável e sem movimentos
Para a VOP, o operador deve medir as distâncias entre as artérias carótida e femoral e inserir a medida (em mm) no *software*
O operador posiciona manualmente o sensor na carótida e captura a onda de pulso, depois posiciona manualmente o sensor na artéria femoral, dependendo do modelo do equipamento utilizado para a medida da VOP. Para medidas centrais, o tonômetro é posicionado na artéria radial

TABELA III Orientações para operar o Dyna-Mapa-AOP®

Dyna-MAPA AOP® (Cardios, Brasil)
O paciente deve estar na posição sentada, em repouso por 30 minutos, com a bexiga vazia, duas horas após a última refeição, não ter ingerido bebida alcoólica ou cafeína e estar a, pelo menos, duas horas sem fumar
Posicionar o manguito, de tamanho apropriado para a circunferência do braço, manter o braço estendido sobre a mesa, em posição confortável e no nível do coração, e solicitar ao paciente que não converse durante o exame
São realizados três registros intercalados com tempo de um minuto entre as medições, conforme o protocolo do fabricante
O equipamento rejeita automaticamente a intensidade de sinal ruim, refazendo novamente as medições
Os dados são automaticamente enviados ao *software* do computador, acoplado ao equipamento para a análise dos dados registrados

TABELA IV Parâmetros obtidos pelo SphygmoCor®

SphygmoCor® (AtCor Medical Pty. Ltd, Austrália)	
Frequência cardíaca (FC) (bpm e período): (ms)	Índice de incremento aórtico com a FC corrigida 75 bpm (AP/PP) @HR75: (%)
Pressão sistólica aórtica central: (mmHg)	Razão de viabilidade subendocárdica (Buckberg SEVR): %
Duração da sístole: (ms, %)	Índice de pressão-tempo (sístole, diástole): (mmHg.s/min)
Tempo de fechamento da válvula aórtica: (ms)	Pressão sistólica final: (mmHg)
Altura da onda ejetada (P1-DP): (mmHg)	Pressão arterial média (PAM) (sístole, diástole): (mmHg)
Pressão de incremento na aorta (AP): (mmHg)	Velocidade de onda de pulso (VOP): (m/s)
Índice de incremento aórtico AIx (AP/PP, P2/P1): (%)	

TABELA V Parâmetros obtidos pelo Dyna-MAPA AOP®

Dyna-MAPA AOP® (Cardios, Brasil)	
Pressão arterial central: (mmHg)	Índice cardíaco: (L/min*1/m^2)
Pressão do pulso central: (mmHg)	Resistência vascular total: (mmHg.s/mL)
Pressão de incremento: (mmHg)	Coeficiente de reflexão: (%)
Índice de incremento Alx@75 (90% CI): (%)	VOP: (m/s)
Débito cardíaco: (L/min)	Superfície corporal: (m^2)

TABELA VI Resumo das principais evidências científicas

Aplicação clínica	Parâmetro	Evidência científica	Referências
Reclassificação de risco CV	VOP	Melhorou a previsão de risco de doença cardiovascular para indivíduos de risco intermediário	18-20
Predição de eventos CV e mortalidade	VOP	Aumento na VOP aórtica se associou a aumento de eventos CV totais, de mortalidade CV e de mortalidade por todas as causas	18, 21, 22
Redução de eventos CV	PASc	Estratégia terapêutica com maior redução da PASc obteve maior redução de eventos CV	23, 24
Predição de lesão de órgãos-alvo e doenças CV	VOP	Aumento VOP se associou a maior prevalência de lesão em órgãos-alvo e risco de DCV	18, 22, 25, 26
HAS	VOP	Aumento da VOP foi preditor independente de maior incidência de HAS	27-29
Pré-HAS	PASc, VOP, AIx	Pré-hipertensos apresentaram pressão central anormal e lesões de órgão-alvo subclínica	30, 31
Hipertensão arterial sistólica isolada jovem	VOP, PASc	Apresentam maior rigidez aórtica, e a HAS costuma-se manifestar mais cedo naqueles que possuem PASc elevada	32-34
Manejo de tratamento de HAS	VOP, PASc	Estratégia de tratamento guiada pela VOP reduziu a PA no consultório e preveniu o envelhecimento vascular em pacientes hipertensos de médio a muito alto risco Em tratamento guiado pela PASc, houve diminuição gradual e significativa na dose diária de anti-hipertensivos	23, 24, 35
Outros	VOP	Aumento da VOP e da rigidez arterial se associou a maior aumento da EMI; maior risco de AVE e déficit cognitivo; maior mortalidade em pacientes DRC; maior risco de desenvolvimento de DRC, insuficiência cardíaca e doença arterial coronariana; associado a dano microvascular em pré-diabéticos	36-43

AVE: acidente vascular encefálico; CV: cardiovascular; DCV: doença cardiovascular; DRC: doença renal crônica; EMI: espessamento médio-intimal; HAS: hipertensão arterial sistêmica; PASc: pressão arterial sistólica central; VOP: velocidade de onda de pulso.

TABELA VII Acrônimo SAGE

Sigla	Definição	Pontuação
S	Pressão arterial sistólica periférica (PASp)	
	< 140 mmHg	0
	140-159 mmHg	3
	160-179 mmHg	5
	≥ 180 mmHg	6
A	Idade	
	< 50 anos	0
	50-59 anos	2
	60-69 anos	4
	≥ 70 anos	6
G	Glicemia	
	< 126 mg/dL	0
	≥ 126 mg/dL	2
E	*Clearance* creatinina CKD-EPI	
	≥ 90 mL/min por 1,73 m^2	0
	60-89 mL/min por 1,73 m^2	1
	30-59 mL/min por 1,73 m^2	2
	15-29 mL/min por 1,73 m^2	3
Pontuação máxima		17

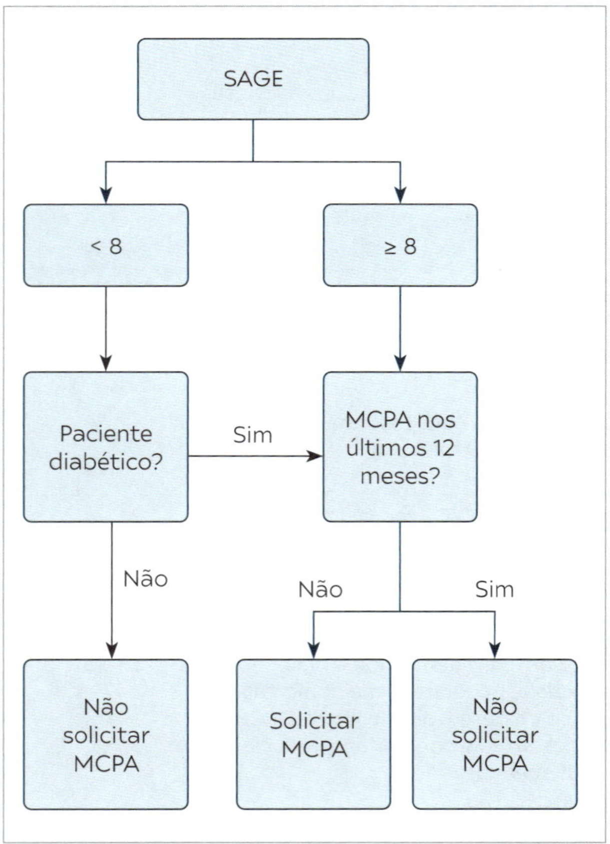

FIGURA 3 Fluxograma para identificar alta probabilidade de velocidade de onda de pulso (VOP) aumentada.

INTERPRETAÇÃO DO RELATÓRIO

Os valores de referência para PASc, PADc, PPc, VOP e AIx foram definidos para população brasileira utilizando o método oscilométrico (Tabela IX)[46].

Valores acima do percentil 75 devem alertar para a possibilidade de maior associação com EVA. Valores de VOP ≥ 10 m/s estão associados a lesão de órgão-alvo subclínica e maiores riscos de eventos cardiovasculares e mortalidade[5,46].

Os laudos gerados pelo dispositivo Dyna-Mapa AOP® em forma de gráficos contemplam a pressão arterial central, pressão arterial periférica, a rigidez arterial de grandes e pequenas artérias e estimam idade arterial. Além disso, a plataforma teleVOP (Cardios, Brasil) já permite a análise desses valores corrigidos para a população brasileira (Figura 4)[3].

CONCLUSÕES

A avaliação da idade biológica por meio dos parâmetros de rigidez arterial e pressão arterial central tem enorme potencial de proporcionar a identificação precoce de indivíduos sob maior risco cardiovascular e igualmente permitir a adoção de estratégias capazes de prevenir o aparecimento de lesões em órgãos-alvo, além de reduzir o risco residual na doença hipertensiva.

TABELA VIII Cenários clínicos de reestratificação de risco cardiovascular (CV) pela velocidade de onda de pulso (VOP) aumentada[5]

Hipertensão arterial		
Hipertensão ACC/AHA Estágio 1 (130-139/80-89 mmHg) com ASCVD *risk score* em 10 anos < 10% sem diabetes ou DRC	RA pode ser útil para refinar a estratificação de risco quando o risco calculado pelo ASCVD *risk score* em 10 anos está próximo do limiar para o tratamento	▪ Início de terapia com medicamentos anti-hipertensivos
Hipertensão sistólica isolada estágio 2 ACC/AHA (> 140 mm Hg) em adultos muito jovens com escassez de fatores de risco cardiovasculares	A combinação de pressão de amplificação alta (com pressão sistólica central normal) e RA normal ou baixa para a idade sugere um baixo risco CV	▪ Suspensão da terapia anti-hipertensiva medicamentosa
Adultos não hipertensos < 40 anos de idade com história familiar de hipertensão sistólica isolada	RA é herança familiar e precede e prediz o desenvolvimento de hipertensão sistólica isolada, uma doença potencialmente evitável no curso de vida da doença cardiovascular. Uma VOP alta para a idade é consistente com o envelhecimento vascular precoce.	▪ Orientar discussões de risco CV entre médico-paciente ▪ Intensificação das intervenções no estilo de vida ▪ Avaliações mais frequentes de risco cardiovascular antes dos 40 anos (< 4 a 6 anos)
Outros cenários de avaliação de risco de CV		
Refinamento do risco cardiovascular Avaliação em adultos não diabéticos entre 40 e 75 anos de idade com risco intermediário calculado pelo ASCVD *risk score* em 10 anos	Neste grupo de pacientes, as decisões baseadas em risco para intervenções preventivas podem ser incertas e a RA pode ser usada para refinar a avaliação de risco (especialmente se os parâmetros clínicos de "aumento de risco" não favorecem claramente um curso específico de ação)	▪ Orientar a discussão de risco CV entre médico-paciente ▪ Orientar a tomada de decisão sobre a início de terapia medicamentosa (por exemplo, estatinas)
Refinamento da avaliação de risco CV em adultos de meia-idade não diabéticos em risco intermediário pelo ASCVD *risk score* em 10 anos (5 a < 7,5%) e que também têm outros fatores que aumentam o risco de doença cardiovascular aterosclerótica ("potencializadores de risco")	Nesse grupo de pacientes, as medidas de RA podem ser úteis para melhorar as decisões baseadas em risco como uma alternativa ou como triagem para teste de escore de cálcio coronariano, particularmente quando se trata de exposição à radiação (idade mais jovem, excesso de peso/obesos) ou sobre o custo	▪ Orientar a discussão de risco CV entre médico-paciente ▪ Orientar a tomada de decisões sobre a realização de mais teste (escore de cálcio coronariano) ou início de terapia medicamentosa (por exemplo, estatinas)
Avaliação do risco CV em populações especiais	As estimativas de risco calculadas pelo ASCVD *risk score* em 10 anos podem fornecer estimativas falseadas para populações de países fora dos EUA, especialmente aquelas em estágios iniciais da transição epidemiológica. Isso também pode se aplicar a imigrantes dessas populações nos EUA	▪ Orientar as discussões de risco CV entre médico-paciente e suas intervenções ▪ Uma VOP anormal para a idade indica lesão arterial subclínica e sugere uma estimativa de maior risco. ▪ O julgamento clínico especializado deve orientar a interpretação dos resultados e propor ações dependendo da clínica específica para o cenário

ACC/AHA: American College of Cardiology/American Heart Association; ASCVD: *atherosclerotic cardiovascular disease*; CV: cardiovascular; DRC: doença renal crônica; RA: rigidez arterial; VOP: velocidade da onda de pulso.

TABELA IX Valores de normalidade para rigidez arterial e pressão central[46]

Categoria da idade	Sem fatores de risco cardiovascular		Com fatores de risco cardiovascular	
	Mulheres	Homens	Mulheres	Homens
Variável: PASc				
< 30 anos	101 (90, 93, 113, 119)	113 (104, 109, 120, 123)	118 (102, 109, 127, 131)	123 (107, 114, 132, 144)
30-39 anos	109 (96, 102, 117, 123)	114 (102, 110, 121, 127)	120 (102, 110, 130, 143)	125 (108, 116, 133, 141)
40-49 anos	110 (99, 103, 117, 122)	116 (102, 109, 122, 126)	121 (104, 112, 134, 146)	123 (108, 115, 131, 141)
50-59 anos	110 (97, 104, 120, 124)	112 (100, 106, 118, 124)	124 (106, 114, 135, 146)	124 (105, 114, 134, 144)
60-69 anos	114 (100, 105, 120, 125)	112 (96, 101, 120, 127)	127 (105, 115, 141, 154)	123 (103, 112, 136, 149)
70+ anos	113 (100, 103, 121, 126)	116 (94, 104, 125, 129)	131 (108, 118, 146, 165)	125 (102, 111, 140, 156)
Variável: PADc				
< 30 anos	73 (60, 66, 77, 85)	76 (66, 71, 82, 87)	82 (68, 73, 90, 97)	83 (72, 77, 93, 100)
30-39 anos	77 (67, 71, 83, 88)	80 (71, 75, 85, 88)	86 (71, 77, 95, 105)	88 (75, 80, 96, 103)
40-49 anos	79 (67, 73, 84, 88)	81 (74, 77, 86, 89)	86 (71, 78, 94, 103)	90 (75, 82, 97, 104)
50-59 anos	76 (64, 70, 82, 85)	82 (70, 77, 86, 88)	84 (71, 77, 92, 100)	88 (75, 80, 97, 103)
60-69 anos	76 (66, 71, 81, 87)	80 (68, 72, 83, 87)	81 (67, 74, 90, 98)	85 (71, 77, 93, 101)
70+ anos	76 (60, 70, 79, 83)	79 (60, 70, 84, 90)	81 (66, 72, 89, 97)	82 (68, 74, 91, 98)
Variável: PPc				
< 30 anos	29 (23, 27, 37, 43)	36 (26, 32, 43, 53)	34 (24, 28, 41, 48)	38 (26, 31, 46, 52)
30-39 anos	30 (22, 26, 37, 44)	35 (25, 29, 42, 50)	34 (24, 28, 38, 46)	36 (25, 31, 41, 48)
40-49 anos	31 (22, 27, 36, 42)	32 (25, 28, 38, 45)	35 (25, 29, 43, 53)	33 (23, 28, 37, 46)
50-59 anos	34 (25, 28, 42, 49)	30 (25, 27, 35, 42)	39 (28, 32, 47, 58)	34 (25, 28, 41, 49)
60-69 anos	35 (28, 31, 43, 52)	31 (24, 28, 36, 49)	44 (30, 36, 55, 66)	37 (25, 31, 46, 58)
70+ anos	39 (28, 34, 45, 52)	37 (19, 27, 41, 51)	50 (33, 41, 63, 77)	42 (28, 34, 52, 66)
Variável: VOP				
< 30 anos	4,9 (4,4, 4,5, 5,0, 5,3)	5,2 (4,9, 5,1, 5,4, 5,7)	5,3 (4,7, 5,0, 5,6, 6,0)	5,5 (5,0, 5,3, 5,8, 6,3)
30-39 anos	5,4 (5,0, 5,2, 5,8, 6,1)	5,7 (5,3, 5,5, 5,9, 6,1)	5,8 (5,3, 5,5, 6,2, 6,7)	6,1 (5,5, 5,8, 6,4, 6,7)
40-49 anos	6,4 (5,7, 6,0, 6,7, 6,9)	6,5 (5,9, 6,2, 6,8, 7,0)	6,8 (6,0, 6,4, 7,2, 7,7)	6,8 (6,2, 6,4, 7,1, 7,5)
50-59 anos	7,5 (6,7, 7,0, 7,8, 8,2)	7,4 (6,9, 7,2, 7,9, 8,0)	7,9 (7,1, 7,5, 8,3, 8,8)	7,9 (7,1, 7,5, 8,3, 8,7)
60-69 anos	8,9 (8,1, 8,5, 9,2, 9,4)	8,9 (8,2, 8,6, 9,1, 9,6)	9,3 (8,4, 8,8, 9,8, 10,4)	9,2 (8,4, 8,7, 9,7, 10,2)
70+ anos	11,3 (10,2, 10,4, 12,5, 13,2)	11,0 (10,1, 10,6, 11,6, 12,3)	1 1,8 (10,2, 10,8, 12,9, 14,0)	1 1,2 (9,9, 10,4, 12,1, 13,2)
Variável: AIx				
< 30 anos	20 (11, 13, 27, 33)	16 (4, 10, 23, 27)	28 (11, 20, 34, 38)	16 (2, 8, 23, 30)
30-39 anos	22 (12, 16, 28, 34)	14 (1, 7, 18, 24)	26 (11, 18, 32, 37)	15 (3, 9, 2 1, 27)
40-49 anos	23 (9, 15, 29, 35)	15 (0, 6, 21, 25)	25 (10, 17, 34, 38)	15 (2, 8, 23, 30)
50-59 anos	22 (7, 12, 33, 39)	12 (2, 4, 19, 22)	24 (8, 14, 33, 39)	15 (3, 7, 24, 32)
60-69 anos	23 (9, 14, 34, 42)	17 (1, 5, 27, 43)	28 (11, 18, 37, 44)	1 7 (3, 9, 26, 34)
70+ anos	28 (11, 20, 39, 42)	22 (5, 10, 33, 41)	33 (17, 25, 42, 48)	22 (4, 12, 31, 41)

Valores indicados como 50º (10º, 25º, 75º e 90º) pontos percentuais.
Número de mulheres e homens CVRF-No: < 30 anos (n = 50 e 80): 30-39 anos (n = 134 e 70): 40-49 anos (n = 114 e 55): 50-59 anos (n = 121e 67): 60-69 anos (n = 80 e 38): 70+ anos (n = 32 e 26).
Número de mulheres e homens CVRF-Sim: < 30 anos (n = 94 e 152): 30-39 anos (n = 240 e 297): 40-49 anos (n = 418 e 385): 50-59 anos (n = 827 e 638); 60-69 anos (n = 919 e 561): 70+ anos (n = 671 e 430).
Alx: índice de aumentação; CVRF: fatores de risco cardiovascular; PAS: pressão arterial sistólica; PAD: pressão arterial diastólica; PP: pressão de pulso; VOP: velocidade da onda de pulso.

LHA Liga de Hipertensão Arterial

LIGA DE HIPERTENSÃO ARTERIAL - HC/UFG

Análise da Onda de Pulso
código:
número:

Paciente

idade: 54 • sexo: M • altura: 158cm • peso: 70Kg
IMC: 28.0Kg/m²

Médico solicitante

Liga de Hipertensão Arterial - HC/UFG

Relatório de Análise da Onda de Pulso

Onda de Pulso Central (mmHg)

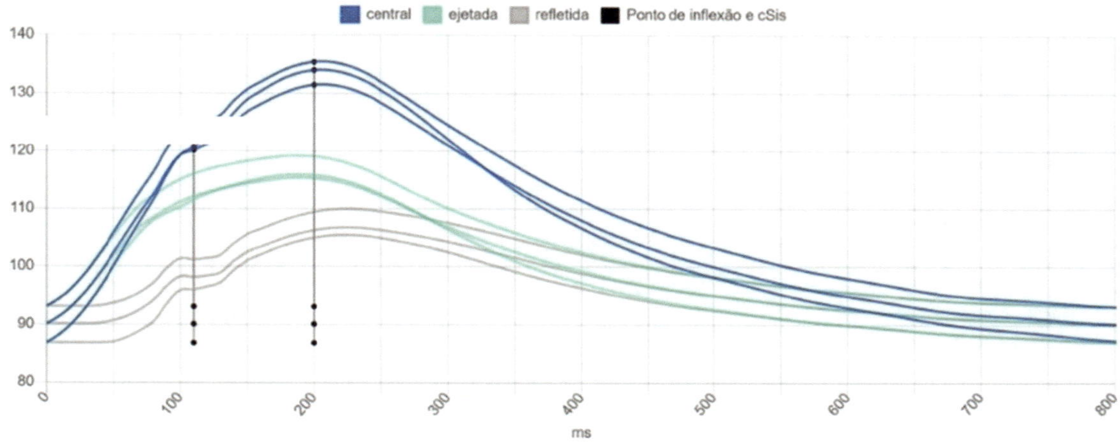

Augmentation Index (%)

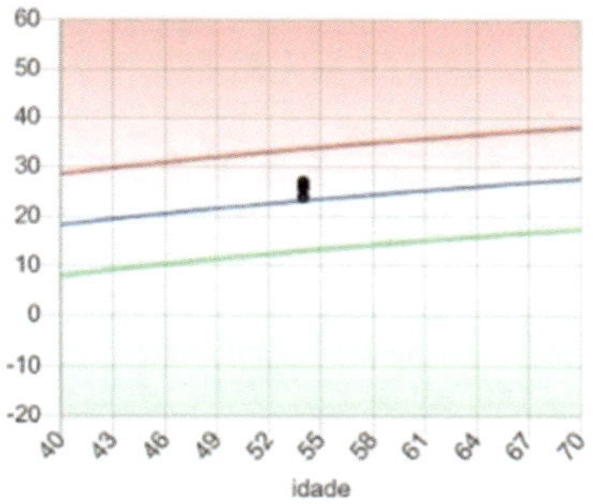

cSis - Sistólica Central (mmHg)

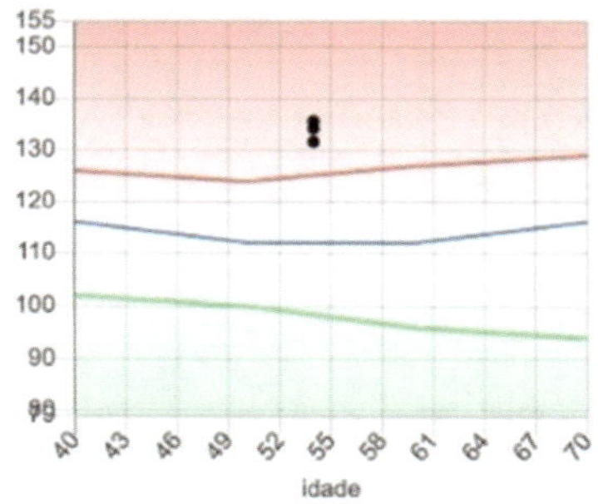

Velocidade da Onda de Pulso (m/s)

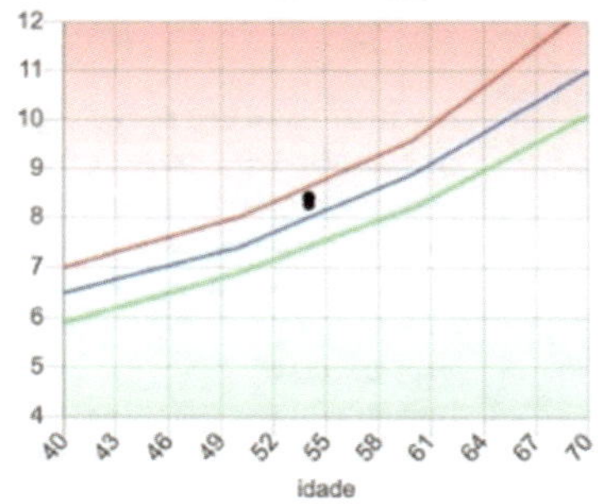

Os percentis 10, 50 e 90 dos gráficos de cSis e VOP são baseados nos valores de referência publicados no estudo de referência: Paiva, A.M.G., Mota-Gomes, M.A., Brandão, A.A. et al. Reference values of office central blood pressure, pulse wave velocity, and augmentation index recorded by means of the Mobil-O-Graph PWA monitor. Hypertens Res 43, 1239–1248 (2020). https://doi.org/10.1038/s41440-020-0490-5

Dados da avaliação

(powered by i.e.m gmbh)

Medições Periféricas	média
PAS - P.A. Sistólica (mmHg)	144
PAD - P.A. Diastólica (mmHg)	88
PAM - P.A. Média (mmHg)	113
PP - P. de Pulso (mmHg)	56
FC - Freq. Cardíaca (bpm)	72
Anamnese	
Diabetes	✓
Hipertensão arterial	✓
Medicamentos em uso	
Losartana Potássica, Insulina Humana Recombinante Nph	

Hemodinâmica	**(média)**
cSis - Sistólica Central (mmHg)	134
Normalidade cSis	Percentil > 90
cDia - Diastólica Central (mmHg)	90
cPP - P. Pulso Central (mmHg)	44
Débito cardíaco (l/min)	4.6
Resist. vasc. total (s*mmHg/ml)	1.4
Índice cardíaco (l/(min*m²))	2.6
Calibração PAM-C2	não
Rigidez Arterial	**(média)**
Pressão de aumento (mmHg)	12
Coeficiente de reflexão (%)	65
AIx@75 (90% CI) (%)	26 [13;34]
VOP (90% CI) (m/s)	8.4 [6.9;8.2]
Normalidade VOP	Percentil > 90

FIGURA 4 Exemplo de relatório gerado pela plataforma teleVOP (Cardios, Brasil).

(continua)

LHA
Liga de Hipertensão Arterial

LIGA DE HIPERTENSÃO ARTERIAL - HC/UFG

Análise da Onda de Pulso
código:
número:

Paciente

idade: 54 • sexo: M • altura: 158cm • peso: 70Kg
IMC: 28.0Kg/m²

Médico solicitante

Liga de Hipertensão Arterial - HC/UFG

Lista das medições			(powered by i.e.m gmbh)
Data e hora - 15/07/2022	08:38	08:40	08:42
Qualidade	boa	boa	média
Medições Periféricas			
PAS - P.A. Sistólica (mmHg)	145	141	146
PAD - P.A. Diastólica (mmHg)	85	88	91
PAM - P.A. Média (mmHg)	112	112	116
PP - P. de Pulso (mmHg)	60	53	55
FC - Freq. Cardíaca (bpm)	68	72	75
Rigidez Arterial			
Pressão de aumento (mmHg)	14	12	12
Coeficiente de reflexão (%)	64	66	65
AIx@75 (90% CI) (%) [13; 34]	24	26	27
VOP (90% CI) (m/s) [6.9; 8.2]	8.4	8.3	8.4
Hemodinâmica			
cSis - Sistólica Central (mmHg)	134	132	136
cDia - Diastólica Central (mmHg)	87	90	93
cPP - P. Pulso Central (mmHg)	47	42	42
Débito cardíaco (l/min)	4.6	4.5	4.6
Resist. vasc. total (s*mmHg/ml)	1.3	1.4	1.4
Índice cardíaco (l/(min*m²))	2.6	2.6	2.6

CONCLUSÃO DA ANÁLISE DOS PARÂMETROS PERIFÉRICOS E CENTRAIS NO CONSULTÓRIO:

- **Pressão sistólica central Anormal** (134 mmHg).
- **Pressão diastólica central Anormal** (90 mmHg).
- **Velocidade de onda de pulso Anormal** (8.4 [6.9;8.2] m/s).
- **PA periférica Anormal** (144/88 mmHg).

IDADE VASCULAR:

- Paciente de 54 anos, sexo M, com idade vascular de 60 anos (maior).
Percentil > 90 para a VOP e Percentil > 90 para PA sistólica central.

COMENTÁRIOS:

VOP acima do percentil 75 está associada a envelhecimento vascular acelerado.
VOP maior ou igual a 10 m/s representa lesão em órgão alvo.

FIGURA 4 Exemplo de relatório gerado pela plataforma teleVOP (Cardios, Brasil) (*continuação*).

BIBLIOGRAFIA

1. Hamczyk MR, Nevado RM, Barettino A, Fuster V, Andrés V. Biological versus chronological aging: JACC Focus Seminar. J Am Coll Cardiol. 2020;75(8):919-30.
2. Wang M, Monticone RE, McGraw KR. Proinflammatory arterial stiffness syndrome: a signature of large arterial aging. J Vasc Res. 2018;55(4):210-23.
3. Barroso W, Barbosa E, Mota-Gomes A. Rigidez arterial e hemodinâmica central: do endotélio à camada média. v.1. São Paulo: Athos Mais; 2020. p.11-62.
4. Brandão AA, Amoedo C, Nobre F (ed.). Hipertensão. 3.ed. Santana do Parnaíba: Manole; 2022. 692p.
5. Chirinos JA, Segers P, Hughes T, Townsend R. Large-artery stiffness in health and disease: JACC State-of-the-Art Review. J Am Coll Cardiol. 2019;74(9):1237-63.
6. Laurent S, Boutouyrie P, Cunha PG, Lacolley P, Nilsson PM. Concept of extremes in vascular aging: from early vascular aging to supernormal vascular aging. Hypertension. 2019;74(2):218-28.
7. Oliveira AC, Cunha PMGM, Vitorino PVO. Vascular Aging and Arterial Stiffness. Arq Bras Cardiol. 2022;119(4):604-615.
8. Avolio A. Arterial stiffness. Pulse. 2013;1(1):14-28.
9. Hashimoto J, Ito S. Some mechanical aspects of arterial aging: Physiological overview based on pulse wave analysis. Ther Adv Cardiovasc Dis. 2009 Oct;3(5):367-78.
10. Laurent SL, Cockcroft J, van Bortel L, Boutouyrie P. Expert consensus document on arterial stiffness: methodological issues and clinical applications. Eur Heart J. 2006;27(21):2588-605.

11. Cunha PG, Boutouyrie P, Nilsson PM, Laurent S. Early vascular ageing (EVA): definitions and clinical applicability. Curr Hypertens Rev. 2017;13(1):8-15.
12. Nilsson PM, Boutouyrie P, Cunha P, Kotsis V, Narkiewicz K, Parati G, et al. Early vascular ageing in translation: from laboratory investigations to clinical applications in cardiovascular prevention. J Hypertens. 2013;31(8):1517-26.
13. Laurent S, Hulot JS, Boutouyrie P. Role of central blood pressure and arterial stiffening. Hypertens Cardiovasc Protection. 2019;135-54.
14. Wilkinson IB, Mäki-Petäjä KM, Mitchell GF. Uses of arterial stiffness in clinical practice. Arterioscler Thromb Vasc Biol. 2020;40(5):1063-7.
15. O'Rourke MF. Arterial aging: pathophysiological principles. Vasc Med. 2007;12(4):329-41.
16. O'Rourke MF, Adji A. Noninvasive studies of central aortic pressure. Curr Hypertens Rep. 2012;14(1):8-20.
17. Segers P, Rietzschel ER, Chirinos JA. How to measure arterial stiffness in humans. Arterioscler Thromb Vasc Biol. 2020;40(5):1034-43.
18. Ben-Shlomo Y, Spears M, Boustred C, May M, Anderson SG, Benjamin EJ, et al. Aortic pulse wave velocity improves cardiovascular event prediction: An individual participant meta-analysis of prospective observational data from 17,635 subjects. J Am Coll Cardiol. 2014;63(7):636-46.
19. Sehestedt T, Jeppesen J, Hansen TW, Wachtell K, Ibsen H, Torp-Petersen C, et al. Risk prediction is improved by adding markers of subclinical organ damage to SCORE. Eur Heart J. 2010;31(7):883-91.
20. Mitchell GF, Hwang SJ, Vasan RS, Larson MG, Pencina MJ, Hamburg NM, et al. Arterial stiffness and cardiovascular events: The Framingham heart study. Circulation. 2010;121(4):505-11.
21. Vlachopoulos C. Prediction of cardiovascular events and all-cause mortality with arterial stiffness. A systematic review and meta-analysis. J Am Coll Cardiol. 2010;55(13):1318-27.
22. Benetos A, Gautier S, Labat C, Salvi P, Valbusa F, Marino F, et al. Mortality and cardiovascular events are best predicted by low central/peripheral pulse pressure amplification but not by high blood pressure levels in elderly nursing home subjects: The PARTAGE (Predictive Values of Blood Pressure and Arterial Stiffness in Institutionalized Very Aged Population) study. J Am Coll Cardiol. 2012;60(16):1503-11.
23. Williams B, Lacy PS, Thom SM, Cruickshank K, Stanton A, Collier D, et al. Differential impact of blood pressure-lowering drugs on central aortic pressure and clinical outcomes: principal results of the Conduit Artery Function Evaluation (CAFE) study. Circulation. 2006;113(9):1213-25.
24. Sharman JE, Marwick TH, Gilroy D, Otahal P, Abhayaratna WP, Stowasser M. Randomized trial of guiding hypertension management using central aortic blood pressure compared with best-practice care principal findings of the BP GUIDE study. Hypertension. 2013;62(6):1138-45.
25. Mattace-Raso FUS, van der Cammen TJM, Hofman A, van Popele NM, Bos ML, Schalekamp MADH, et al. Arterial stiffness and risk of coronary heart disease and stroke: The Rotterdam Study. Circulation. 2006;113(5):657-63.
26. Pereira T, Maldonado J, Pereira L, Conde J. Aortic stiffness is an independent predictor of stroke in hypertensive patients. Arq Bras Cardiol. 2013;100(5):437-43.
27. Liao D, Arnett DK, Tyroler HA, Riley WA, Chambless LE, Szklo M, et al. Arterial stiffness and the development of hypertension: The ARIC study. Hypertension. 1999;34(2):201-6.
28. Najjar SS, Scuteri A, Shetty V, Wright JG, Muller DC, Fleg JL, et al. Pulse wave velocity is an independent predictor of the longitudinal increase in systolic blood pressure and of incident hypertension in the baltimore longitudinal study of aging. J Am Coll Cardiol. 2008;51(14):1377-83.
29. Kaess BM, Rong J, Larson MG, Hamburg NM, Vita JA, Levy D, et al. Aortic stiffness, blood pressure progression, and incident hypertension. JAMA. 2012;308(9):875-81.
30. McEniery CM, Yasmin, McDonnell B, Munnery M, Wallace SM, Rowe CV, et al. Central pressure: Variability and impact of cardiovascular risk factors the anglo-cardiff collaborative trial II. Hypertension. 2008;51(6):1476-82.
31. Urbina EM, Khoury PR, Mccoy C, Daniels SR, Kimball TR, Dolan LM. Cardiac and vascular consequences of pre-hypertension in youth. J Clin Hypertens (Greenwich). 2011;13(5):332-42.
32. Yano Y, Neeland IJ, Ayers C, Peshock R, Berry JD, Lloyd-Jones DM, et al. Hemodynamic and mechanical properties of the proximal aorta in young and middle-aged adults with isolated systolic hypertension: The Dallas Heart Study. Hypertension. 2017;70(1):158-65.
33. Saladini F, Santonastaso M, Mos L, Benetti E, Zanatta N, Maraglino G, et al. Isolated systolic hypertension of young-to-middle-age individuals implies a relatively low risk of developing hypertension needing treatment when central blood pressure is low. J Hypertens. 2011;29(7):1311-9.
34. Drukteinis JS, Roman MJ, Fabsitz RR, Lee ET, Best LG, Russell M, et al. Cardiac and systemic hemodynamic characteristics of hypertension and prehypertension in adolescents and young adults: The Strong Heart Study. Circulation. 2007;115(2):221-7.
35. Laurent S, Chatellier G, Azizi M, Calvet D, Choukroun G, Danchin N, et al. SPARTE Study: normalization of arterial stiffness and cardiovascular events in patients with hypertension at medium to very high risk. Hypertension. 2021;78(4):983-95.
36. Chow B, Rabkin SW. The relationship between arterial stiffness and heart failure with preserved ejection fraction: a systemic meta-analysis. Heart Fail Rev. 2015;20(3):291-303.
37. Georgiopoulos G, Papaioannou TG, Magkas N, Laina A, Mareti A, Georgiou S, et al. Age-dependent association of pulse wave velocity with coronary artery disease and myocardial aging in high-risk patients. J Cardiovasc Med (Hagerstown). 2019;20(4):201-9.
38. Briet M, Boutouyrie P, Laurent S, London GM. Arterial stiffness and pulse pressure in CKD and ESRD. Kidney International. 2012;82(4):388-400.
39. Waldstein SR, Rice SC, Thayer JF, Najjar SS, Scuteri A, Zonderman AB. Pulse pressure and pulse wave velocity are related to cognitive decline in the Baltimore longitudinal study of aging. Hypertension. 2008;51(1):99-104.
40. Fagundes RR, Vitorino PVO, Lelis E de S, Jardim PCBV, Souza ALL, Jardim T de SV, et al. Relationship between pulse wave velocity and cardiovascular biomarkers in patients with risk factors. Arq Bras Cardiol. 2020;115(6):1125-32.
41. Yannoutsos A, Bahous SA, Safar ME, Blacher J. Clinical relevance of aortic stiffness in end-stage renal disease and diabetes: Implication for hypertension management. J Hypertens. 2018;36(6):1237-46.
42. Climie RE, Schultz MG, Fell JW, Romero L, Otahal P, Sharman JE. Central-to-brachial blood pressure amplification in type 2 diabetes: a systematic review and meta-analysis. J Hum Hypertens. 2019;33(2):94-105.
43. Climie RE, van Sloten TT, Bruno RM, Taddei S, Empana JP, Stehouwer CDA, et al. Macrovasculature and microvasculature at the crossroads between type 2 diabetes mellitus and hypertension. Hypertension. 2019;73(6):1138-49.
44. Xaplanteris P, Vlachopoulos C, Protogerou AD, Aznaouridis K, Terentes-Printzios D, Argyris AA, et al. A clinical score for prediction of elevated aortic stiffness: Derivation and validation in 3943 hypertensive patients. J Hypertens. 2019;37(2):339-46.
45. Oliveira AC, Kunz W, Barroso S, Valverde De Oliveira P, Luiza A, Sousa L, et al. A SAGE score that predicts high pulse wave velocity in oscillometric devices. Hypertens Res. 2022;45(2):315-23.
46. Paiva AMG, Mota-Gomes MA, Brandão AA, Silveira FS, Silveira MS, Okawa RTP, et al. Reference values of office central blood pressure, pulse wave velocity, and augmentation index recorded by means of the Mobil-O-Graph PWA monitor. Hypertens Res. 2020;43(11):1239-48.

13

Ressonância magnética e tomografia computadorizada

Ibraim Masciarelli F. Pinto

CONSULTA RÁPIDA

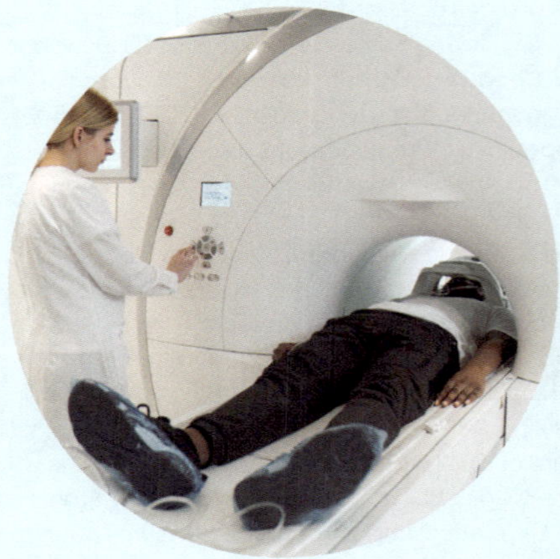

- A ressonância magnética (RM) e a tomografia computadorizada (TC) são exames diagnósticos com objetivos distintos.
- A RM é superior para avaliar a função ventricular, analisar o fluxo e caracterizar o tecido.
- A TC demonstra a anatomia.
- A RM é mais indicada para complementar o ecocardiograma (ECO) em casos de cardiopatias congênitas, com exceção dos que envolvem a circulação pulmonar, condição que é mais bem avaliada pela TC.
- A RM é de maior utilidade para identificar a etiologia e determinar o risco de morte súbita (MS) em pacientes com cardiomiopatias. TC em casos de disfunção ventricular é indicada se há necessidade de identificar ou excluir doença arterial coronariana (DAC).
- A TC é obrigatória para planejar o tratamento percutâneo de doença valvar aórtica ou mitral.
- O escore de cálcio por tomografia é um importante preditor de evento em pacientes assintomáticos com risco pré-teste intermediário para evoluir para DAC.
- A TC das artérias coronárias permite a análise não invasiva dessas artérias, indicada para avaliação inicial de pacientes com dor torácica, em especial em risco intermediário, e para estudar pacientes com outros exames não invasivos conflitantes ou inconclusivos.
- A RM é de excelência para o diagnóstico de isquemia e é o padrão-ouro para a avaliação de viabilidade pós-infarto do miocárdio.
- A RM e a TC têm ganhado espaço na prática clínica e podem oferecer informações decisivas em diferentes situações. Discutiremos as principais contribuições de cada um desses exames, em um contexto prático, combinando evidências disponíveis com os dados de grandes estudos.

INTRODUÇÃO

Princípios de formação da imagem

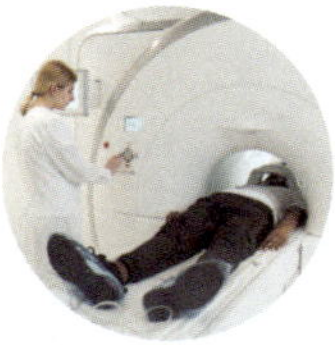

Ressonância magnética

A RM é um exame para diagnóstico baseado na interação de potentes imãs com prótons presentes no núcleo dos átomos de hidrogênio no interior do corpo humano. A resposta das diferentes moléculas ao estímulo magnético permite distinguir gordura de tecido muscular, áreas de edema, característica que, associada a resolução temporal adequada, faz desse exame o padrão-ouro para a determinação da função sistólica global e regional dos átrios e de ambos os ventrículos[1-3]. A contribuição para o estudo das doenças cardiovasculares pode ser potencializada, ainda, com o uso de técnicas refinadas de caracterização miocárdica, que incluem a determinação de realce tardio (RT) e a construção dos mapas T1 e T2[1,3-6]. A perfusão miocárdica é feita com a aquisição de imagens dinâmicas durante a injeção de meio de contraste específico (contraste paramagnético) em repouso e após a realização de algum estímulo provocador de isquemia, como o dipiridamol, a adenosina ou o Regadenoson (ainda não disponível comercialmente no Brasil). A presença de defeitos de contrastação permite o diagnóstico de isquemia miocárdica, e traz vantagens clínicas já documentadas em diferentes estudos randomizados[1,7-13].

RT é uma forma de imagem introduzida há mais de 20 anos e que permite a visualização de áreas de lesão miocárdica. Esse fenômeno ocorre quando se obtêm imagens tardiamente (habitualmente de 7 a 15 minutos) após a injeção de contraste paramagnético e imagens pouco após a sua administração. Nos casos em que existam lesões provocadas por inflamação, necrose ou fibrose do ventrículo esquerdo, o material fica retido nas regiões comprometidas que, dessa forma, se tornam visíveis, ao contrário do que ocorre no miocárdio normal[1,3-6].

Mais recentemente, foram introduzidas técnicas de mapas T1 e T2, que permitem o diagnóstico de alterações miocárdicas que não são perceptíveis como RT, uma vez que se trata de lesões que comprometem o interstício cardíaco. Ao se medir a forma como os prótons de hidrogênio liberam a energia magnética administrada, medida por dois parâmetros – T1 e T2 –, tais defeitos podem ser mensurados. Esses dados podem facultar o diagnóstico e o manejo precoce de diferentes condições clínicas, como na avaliação de doença de microcirculação e no rastreio de cardiomiopatias familiares[1,4-6].

Precauções e restrições

O fato de utilizar campos magnéticos e o meio de contraste paramagnético leva a algumas contraindicações e alguns cuidados especiais.

- ***Stents* de aorta:** a maior parte das próteses e dos materiais metálicos utilizados em medicina pode ser submetida a esse exame, sem maiores problemas. Contudo, em *Stents* de aorta, sugere-se que o intervalo de algumas semanas (4 a 6) seja aguardado antes de expor o paciente a campos magnéticos potentes.
- **Próteses cocleares:** próteses cocleares e auditivas que tenham componentes computadorizados precisam ser avaliadas individualmente antes de serem expostas à ressonância.
- **Próteses valvares:** a maior parte das próteses utilizadas para tratar valvopatias não representa contraindicações à ressonância, com exceção de próteses do tipo Starr-Edwards manufaturadas antes de 1979.
- **Projéteis:** em caso de pacientes que apresentem projéteis no corpo, a localização desses objetos precisa ser avaliada com cuidado para evitar que acidentes sejam provocados pelo aquecimento ou deslocamento durante a obtenção de imagens.
- ***Clips* metálicos cerebrais:** esses dispositivos são considerados como contraindicação ao exame. Caso o *clip* seja de material não magnético, porém, o exame pode ser realizado.
- **Marca-passos, desfibriladores, cardioversores, e outros dispositivos de estimulação cardíaca artificial:** a relação desse tipo de equipamento com a ressonância tem evoluído de modo significativo nos últimos anos e muitas vezes não mais representa impedimento à exposição ao campo magnético. Contudo, há de se verificar se tanto o gerador como cada um dos eletrodos presentes no corpo são compatíveis com a RM. *Sites* dos fabricantes habitualmente permitem que se verifique a segurança do procedimento. Cuidado adicional, todavia, tem de ser tomado para confirmar se tanto os geradores como os eletrodos são compatíveis com o campo magnético que será empregado, pois existem magnetos de diferentes intensidades que mostram diferente compatibilidade com os dispositivos implantados. De modo geral, recomenda-se fortemente que a segurança de qualquer elemento metálico presente

no corpo seja verificada antes de se posicionar o paciente no interior da sala de exames.

- **Insuficiência renal:** o meio de contraste usado em ressonância é habitualmente seguro e considerado pouco nefrotóxico. Por outro lado, há relatos de que seu emprego em portadores de perda da função renal, em especial os submetidos a programas de diálise, possa levar à instalação de uma doença grave e progressiva, conhecida como fibrose nefrogênica sistêmica. Nos últimos anos, têm-se observado redução da ocorrência dessa alteração, mas recomenda-se que o uso do material paramagnético em portadores de redução da função renal seja avaliado com muito cuidado e que, se possível, seja feito o exame sem contraste ou até que se considere abordagem alternativa para estabelecer o prognóstico[1,14].

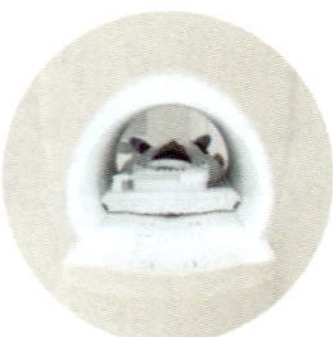

Tomografia computadorizada

A TC é um exame baseado na interação de radiação ionizante – raios x – com o corpo humano, capaz de produzir imagens de elevada resolução espacial, o que a torna excelente opção para a análise anatômica. Para a melhor visualização das estruturas cardiovasculares, a emissão dos raios x é feita acoplada ao eletrocardiograma (ECG) sincronizando o registro das imagens com a movimentação cardíaca, reduzindo artefatos e aprimorando a qualidade dos resultados[15]. Como a tomografia vem assumindo papel de destaque em diferentes condições clínicas, vários esforços foram desenvolvidos no sentido de reduzir a dose de radiação à qual o paciente é exposto, de modo que o risco do exame foi reduzido. Outro aspecto importante da TC é o fato de se necessitar de contraste iodado, na grande maioria das ocasiões, para permitir a visualização das estruturas cardíacas. Isso exige o rastreio de condições coexistentes que possam representar risco para o emprego desse material, com destaque especial para a função renal e para a pesquisa de antecedentes de alergias. No caso dos pacientes com disfunção renal, pode-se considerar a realização do exame sem contraste ou até mesmo outro tipo de exame, que não implique o uso de tais agentes. Pacientes em programas de diálise, por outro lado, podem se submeter ao uso do contraste iodado, preferencialmente entre duas seções de tratamento. Frente às situações em que há antecedente de alergia ao contraste, recomenda-se que a indicação considerada com extrema cautela e, caso seja efetivamente necessário, se inicie a dessensibilização prévia[1,16].

INDICAÇÕES

Em algumas condições clínicas, TC e RM podem ter papel decisivo, tanto no diagnóstico como no planejamento do manejo de diferentes cardiopatias.

Cardiopatias congênitas

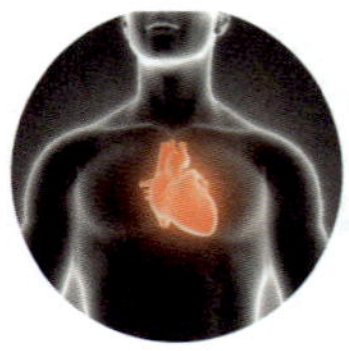

A RM cardíaca (RMC) muitas vezes é o método de escolha para complementar a investigação iniciada pela ecocardiografia, sendo importante para a pesquisa de tumores, avaliar a etiologia da disfunção ventricular e análise de vasos extracardíacos. A Figura 1 traz exemplos da contribuição da ressonância, e a Tabela I resume as principais contribuições clínicas da ressonância magnética cardíaca.

A TC, por sua vez, a despeito do fato de permitir excelente análise da anatomia, tem seu uso limitado em decorrência da exposição de bebês à radiação ionizante. Em virtude disso, seu uso deve ser criterioso, e suas principais contribuições encontram-se no estudo das estruturas relacionadas à circulação pulmonar, bem como na pesquisa de origem anômala das artérias coronárias. Já em adultos que apresentam cardiopatia congênita, o exame é mais utilizado, em especial, quando a análise da anatomia é o objetivo principal [1,17,18]. A Tabela II resume as principais contribuições da TC na pesquisa de cardiopatias congênitas, e a Figura 2 mostra exemplos da contribuição do exame.

Cardiomiopatias

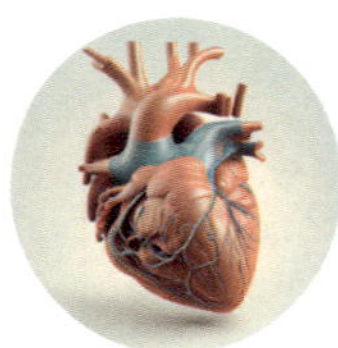

Desde o princípio de sua utilização, a RMC é considerada o exame de eleição para a análise da função sistólica de átrios e ventrículos. Contudo, na prática, o maior papel, nos casos de doenças miocárdicas, se dá pela possibilidade de explorar o diagnóstico etiológico, com o uso das técnicas de RT e de mapeamento T1, bem como pela identificação de imagens que possam sugerir a presença de edema, que incluem a realização de mapa T2, fundamental para a pesquisa de cardiomiopatias inflamatórias[1,19,20].

Na maior parte das vezes, o padrão do RT permite inferir a causa da anormalidade miocárdica, mas, algumas situações, como a doença de Fabry, podem ser mais facilmente identificadas com o uso do mapa T1 que caracteristicamente se mostra reduzido nesses

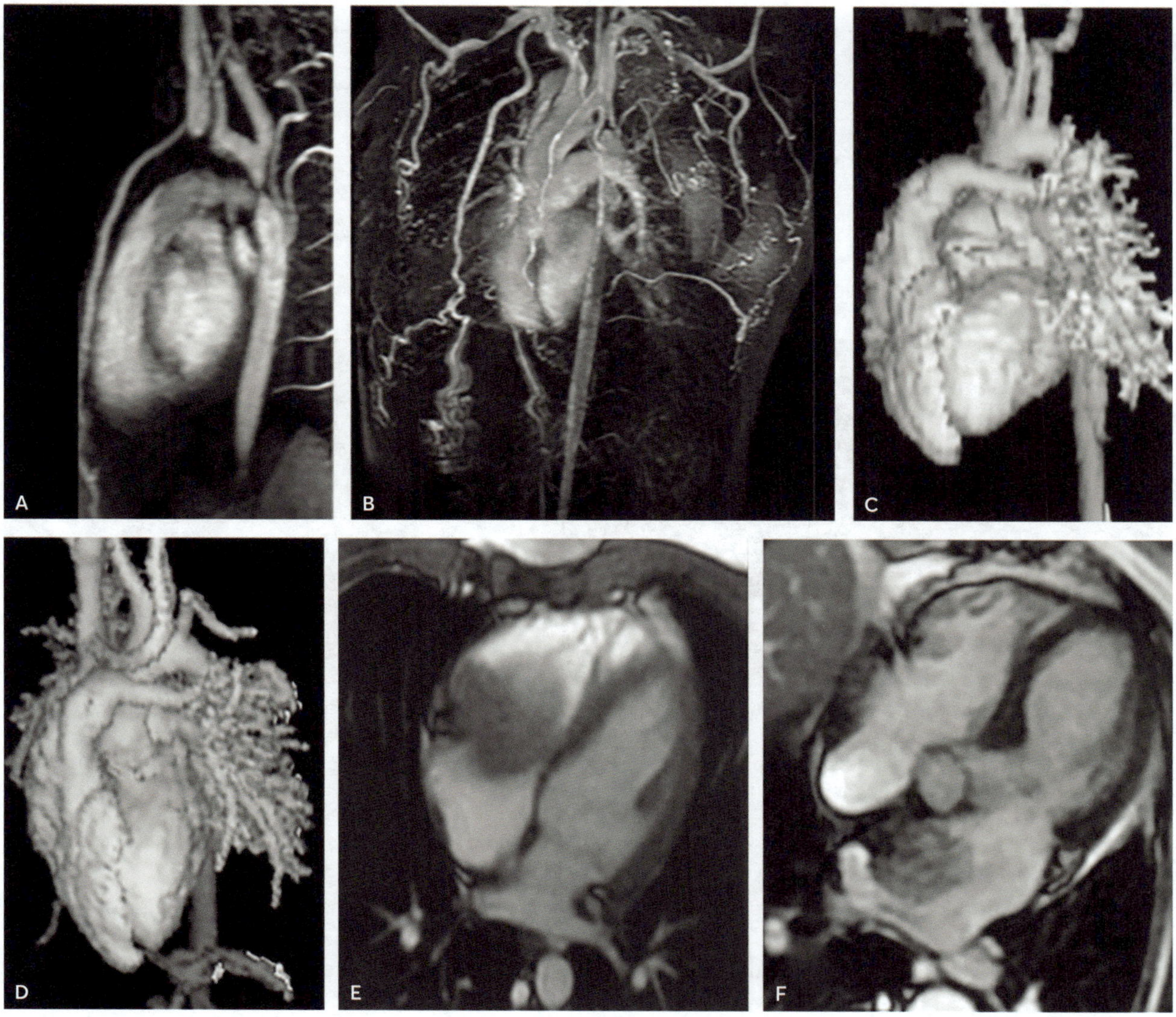

FIGURA 1 Exemplos de aplicação de ressonância magnética cardíaca (RMC) em crianças portadoras de cardiopatias. A e B mostram caso de coarctação da aorta, com ampla rede de circulação colateral para as porções distais da aorta. C e D exibem controle de cirurgia de Jatene mostrando opacificação preservada nas artérias pulmonares. E e F mostram imagens de mixomas no átrio direito (E) e no átrio esquerdo (F).

TABELA I Resumo das principais contribuições da ressonância magnética nas cardiopatias congênitas

Condição clínica	Grau de recomendação	Nível de evidência
Avaliação de cardiopatia congênita no adulto	I	C
Complementação da avaliação do ventrículo direito (complementação ao ecocardiograma)	I	C
Avaliação de coarctação da aorta	I	C
Avaliação de transposição das grandes artérias	I	C
Diagnóstico de anomalias congênitas das artérias coronárias	I	B
Avaliação de hipoplasia do coração esquerdo	I	C
Avaliação do coração univentricular	I	C
Avaliação pós-operatória de correção de tetralogia de Fallot e de cardiopatias congênitas complexas (Glen, Fontan, Jatene)	I	C

Adaptado de Sara et al., 2014[1].

TABELA II Resumo das principais contribuições da tomografia computadorizada nas cardiopatias congênitas

Condição clínica	Grau de recomendação	Nível de evidência
Pesquisa de coronária anômala	I	B
Avaliação de cardiopatias congênitas complexas, especialmente envolvendo a circulação pulmonar	I	B
Análise de vias aéreas e parênquima pulmonar	I	B

Adaptado de Sara et al., 2014[1].

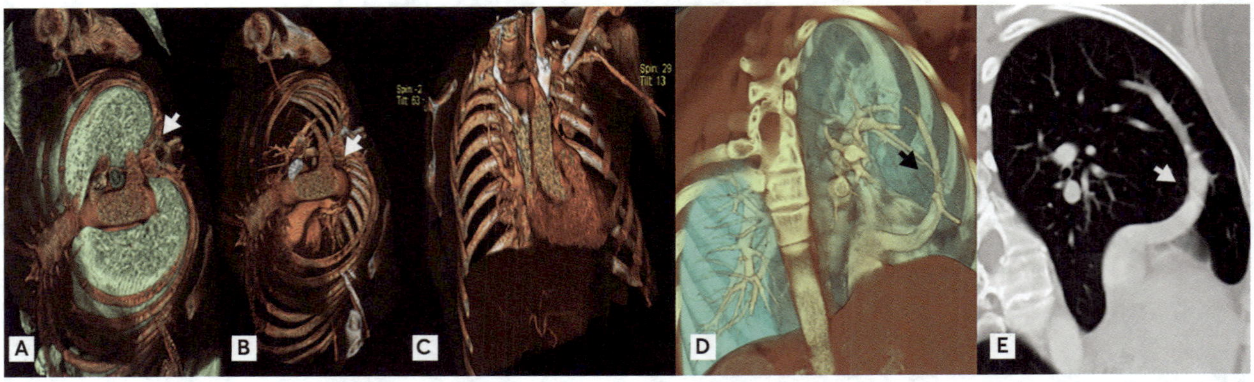

FIGURA 2 A tomografia computadorizada é eficaz para avaliar algumas cardiopatias congênitas, sendo o exame mais indicado para analisar também o parênquima pulmonar. Por demonstrar de modo habitual a existência de anormalidades como o anel vascular consequente à origem anômala da artéria subclávia direita (A, B e C) e também para confirmar a existência de drenagens anômalas totais ou parciais das veias pulmonares (D e E, caso de Síndrome da Cimitarra).

pacientes. Tal modalidade de imagem pode ainda ser utilizada para o rastreio de familiares de portadores de amiloidose, uma vez que valores normais desse índice excluem, na prática, a presença de doença infiltrativa no coração[1,19,20]. A Figura 3 mostra exemplos de RT característicos de algumas cardiopatias.

A determinação do RT, por outro lado, também traz informações sobre o prognóstico das cardiomiopatias. Quanto mais extensa a área comprometida, maior a prevalência de eventos adversos na evolução, seja pela ocorrência de arritmias, seja pelo desenvolvimento de disfunção contrátil. Essa característica do RT é mais reconhecida no caso de cardiomiopatia hipertrófica, existindo grupos que utilizam como critério para indicar o implante de desfibrilador, a existência de 15% ou mais de RT no ventrículo esquerdo[1,19,20].

Outro ponto importante é a pesquisa de lesão miocárdica por inflamação, que despertou grande interesse durante a pandemia de Covid-19, mas que pode ser decorrente também de infecções por outros vírus, além de afecções por agentes tóxicos e até como decorrência de causas genéticas[2,19,21,22]. A RMC pode auxiliar na avaliação de diagnóstico identificando a presença de edema, mostrando alterações intersticiais e a existência ou não de áreas de necrose ou fibrose por meio da detecção do RT, critérios suficientes para confirmar o diagnóstico e, por vezes, dispensar a realização de outros testes, inclusive biópsia[23]. A Figura 4 mostra exemplo de diagnóstico de miocardite por ressonância magnética cardíaca.

Entre os casos de processo inflamatório, tem ganhado interesse a avaliação de atletas profissionais que se recuperam da infecção por SARS-CoV-2. Tem sido relatada a associação de arritmias com a presença de alterações nos mapas T1 e T2, mesmo sem a presença de realce tardio. Os resultados dos estudos abordando esse tema ainda não possibilitam traçar conclusões definitivas, mas recomenda-se que esses pacientes sejam acompanhados proximamente, até que se disponha de evidências mais sólidas[24,25].

A RMC também tem ganhado espaço na análise de pacientes com arritmia. Técnicas de RT que avaliam os átrios possibilitam determinar o risco para o desenvolvimento de arritmias supraventriculares, além de possibilitarem o estudo sobre a anatomia das veias pulmonares, informação fundamental quando se planeja realizar ablação. Se a presença de áreas de RT, por um lado, aponta risco aumentado de arritmia ventricular, conforme já discutido, sua identificação orienta também o implante do eletrodo. As regiões de RT são habitualmente inertes do ponto de vista elétrico, e posicionar as

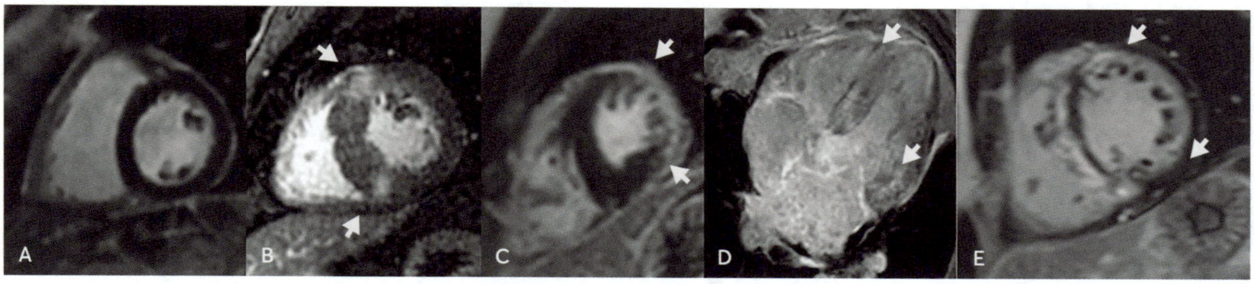

FIGURA 3 A presença de RT identifica a existência de lesões miocárdicas, bem como fornece indicações da etiologia por trás das alterações miocárdicas. A ausência de RT (A) é a característica dos miocárdios normais. A presença de RT no mesocárdio nos locais de junção entre o ventrículo direito e o ventrículo esquerdo (B) é indicativo de cardiomiopatia hipertrófica. RT epicárdico (C) pode ser encontrado em casos de processos inflamatórios ou como decorrência de mutações genéticas, como neste caso de mutação da lamina. Já a presença de RT difuso em toda a extensão do miocárdio (D) ou ao longo da porção subendocárdica dos ventrículos (E) é característica de amiloidose miocárdica.

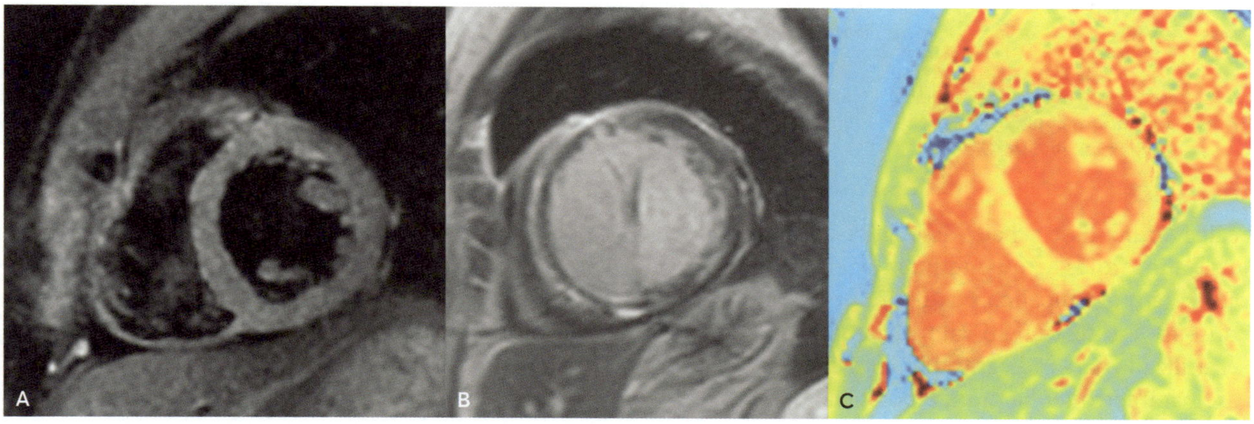

FIGURA 4 A ressonância magnética cardíaca (RMC) permite o diagnóstico de miocardite com o uso de diferentes técnicas de imagem. Imagens sensíveis à presença de líquido mostram sinal elevado que pode refletir a presença de edema (A). O RT habitualmente mostra padrão mesocárdico ou epicárdico, sem relação com a anatomia das artérias coronárias (B) enquanto mapas paramétricos podem mostrar a presença de processo que compromete áreas extensas do interstício miocárdico (C).

extremidades distais dos eletrodos fora dessas regiões garante maior efetividade do tratamento.

A Tabela III resume as principais indicações e contribuições da RMC em casos de cardiomiopatias.

> A RMC e a TC, por sua vez, são exames fundamentais para o diagnóstico de pericardite aguda ou crônica, tendo a tomografia maior indicação para determinar a presença de cálcio no pericárdio, enquanto a RMC é mais precisa para a determinação de processos inflamatórios e para a quantificação do volume de derrame pericárdico[1,24,26].

Valvopatias

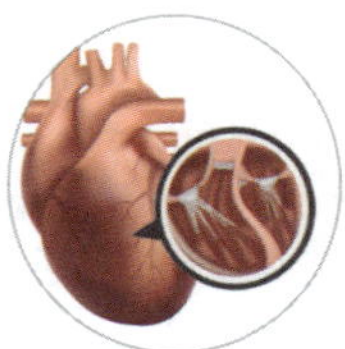

A RMC pode ser utilizada em pacientes com valvopatias, seja para determinar o grau de abertura valvar, campo onde seu uso tem sido mais limitado, como para confirmar a intensidade do refluxo, aspecto que tem maior aplicabilidade clínica. Estudos recentes mostram que a medida da duração do refluxo pela RMC, além da medida do volume regurgitado, pode ser empregada para selecionar pacientes com insuficiência aórtica para tratamento cirúrgico, mesmo que assintomáticos[27]. A RMC apresenta, porém, outra grande potencialidade no campo das valvopatias, que é a identificação de

TABELA III Principais indicações e contribuições da ressonância magnética nas cardiomiopatias

Condição clínica	Principal indicação da RMC	Principal contribuição da RMC
Cardiomiopatia com aumento da espessura miocárdica	Diagnóstico diferencial da etiologia	Identificação do padrão de RT associado com a causa da alteração miocárdica e determinação da quantidade de fibrose
Estratificação de risco para arritmias ventriculares	Determinar a função ventricular e a presença e extensão de RT	Estimar a possibilidade da incidência de arritmias a partir da quantificação não invasiva da fibrose miocárdica
Diagnóstico de processo inflamatório no miocárdio	Avaliação de processo inflamatórios e de áreas de necrose/fibrose miocárdica	Confirmação diagnóstica e estratificação de risco a partir da quantificação do RT
Planejamento do implante de eletrodos	Identificar áreas de fibrose miocárdica	Determinar a localização de áreas de RT para guiar a escolha do local para implantar eletrodos miocárdicos
Planejamento de ablação de arritmias supraventriculares	Estudo de fibrose atrial e da anatomia das veias pulmonares	Confirmar a presença de fibrose atrial e determinar a anatomia das veias pulmonares
Avaliação de atletas pós-COVID	Liberação para retomar a prática de atividades físicas pós-quadro infeccioso moderado/grave ou com arritmia	Identificar e quantificar injúria miocárdica e estratificar o risco de morte súbita

RMC: ressonância magnética cardíaca; RT: realce tardio.
Adaptado de Sara et al., 2014[1]; Patel AR; Kramer, 2017[2]; Bohl et al., 2008[19]; Ammirati et al., 2022[21]; De Maria et al., 2017[22]; Luetkens et al., 2019[23]; Petersen et al., 2022[24]; Tajbakhsh et al., 2021[25].

realce tardio. Esse achado associa-se à presença de injúria miocárdica, e, quanto mais extensa for essa área, pior será o prognóstico pós-operatório. Ainda não há consenso em relação ao valor da área de RT que deve ser utilizada para indicar tratamento cirúrgico, embora esse parâmetro tenha grande potencial de uso clínico. Alguns grupos têm apontado que alterações do mapa T1 nativo podem ser usadas para selecionar pacientes que se beneficiariam de tratamento invasivo de doenças valvares, em assintomáticos. Mapa T1 alterado em pacientes com prolapso, competente ou não, da valva mitral, tem se mostrado importante preditor da incidência de arritmias graves[6,28,29].

A contribuição da TC no campo das valvopatias se dá principalmente nos casos em que se pretende realizar tratamento percutâneo da valva comprometida. Como o sucesso desses procedimentos depende da definição precisa da estrutura a ser abordada, a exatidão das mensurações obtidas pela tomografia tem papel fundamental nesses casos. No caso da valva aórtica, o exame deve fornecer a quantificação do diâmetro, da área e do perímetro do ânulo valvar e a altura das artérias coronárias, entre outras medidas. Já no caso de pacientes em que a valva mitral será tratada, o mais importante é definir o tamanho da prótese, além da estimativa da área residual para fluxo na via de saída do ventrículo esquerdo. A Figura 5 mostra um exemplo do uso da TC para o tratamento percutâneo de doença valvar aórtica, e a Figura 6 traz um exemplo do uso de TC para planejar o tratamento percutâneo de prótese valvar em posição mitral.

Doença arterial coronariana

A RMC e a TC são usadas de modo crescente, tanto para o diagnóstico de estenoses como de isquemia miocárdica. Nas próximas seções, apresentaremos as principais contribuições em diferentes cenários clínicos.

Estratificação de risco em pacientes assintomáticos

Medidas preventivas em relação à mudança de estilo de vida e do uso de medicações podem ter sua eficácia potencializada quando se logra identificar indivíduos com maior risco de apresentar desfechos adversos. Tomografia computadorizada e RMC oferecem algumas possibilidades de uso para essa finalidade.

- **Quantificação da gordura intraperitoneal:** esse achado tem sido associado à presença de resistência à insulina, status inflamatório e maior incidência de doença arterial coronariana. Tomografia computadorizada e RM permitem realizar essas medidas de modo simples, sem o uso de contraste e com grande reprodutibilidade dos resultados. A TC tem sido empregada de forma mais habitual porque é mais simples, tem menor custo e é mais amplamente disponível, mas ambas as técnicas mostram resultados semelhantes[30,31].
- **Escore de cálcio coronariano:** a presença de aterosclerose coronariana é acompanhada de calcificação na parede daqueles vasos, e isso pode ser documentado

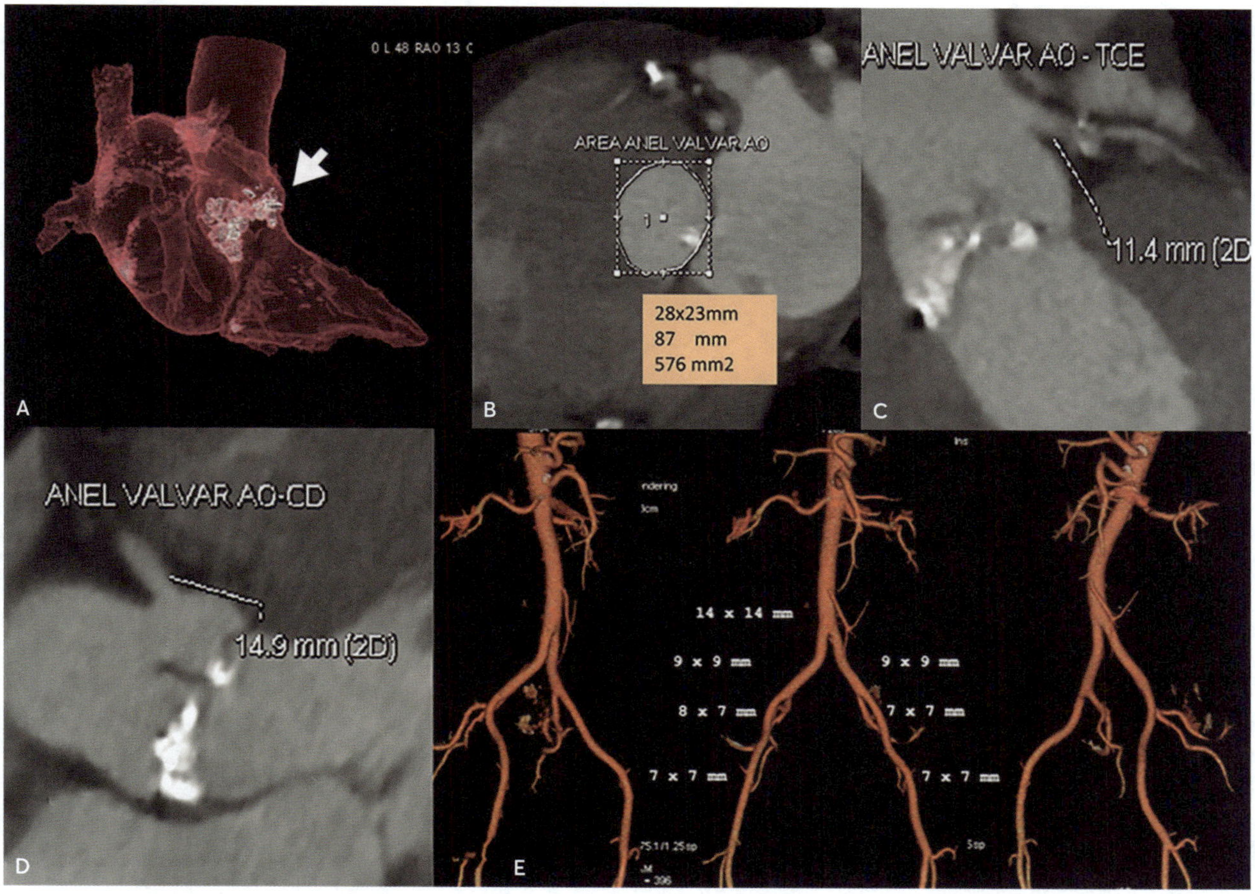

FIGURA 5 Exemplo de utilização da tomografia para o planejamento de tratamento percutâneo de estenose aórtica. O exame é capaz de revelar a presença de cálcio no plano valvar (A) e faculta a realização das medidas necessárias para determinar a prótese a ser implantada (B, C e D). Outra informação obtida pela TC é o diâmetro das artérias que serão utilizadas como via de acesso para o instrumental a ser utilizado no procedimento (E).

pela TC, sem o uso de contraste iodado, muito antes de haver qualquer manifestação clínica. Esse exame mostra elevado poder preditivo negativo, mas também existem diversas evidências associando a presença de cálcio naquele território arterial à incidência de eventos coronarianos adversos. Se por um lado o cálcio não permite identificar ou quantificar a presença de obstruções coronárias, por outro, autores como Grenland e colaboradores já demonstraram que pacientes com nível de risco clínico intermediário com nível de calcificação coronariana maior do que 400 tem até seis vezes mais desfechos adversos do que pacientes com perfil semelhante, mas com escore de cálcio zero. É importante lembrar que a medida da calcificação coronariana tem valor apenas em casos totalmente assintomáticos, uma vez que podem existir resultados falso-negativos diante da presença de qualquer tipo de sintomas, mesmo que atípicos, assim como diante de exames que mostrem resultados compatíveis com isquemia miocárdica[1,32,33]. Em virtude dos resultados apresentados, a medida do escore de cálcio foi incluída na diretriz brasileira de prevenção e pode ser solicitada nos casos de risco pré-teste intermediário em que exista dúvida se há, ou não, necessidade de iniciar o tratamento específico. Quando o escore de cálcio é maior do que 100, há benefício de adotar medidas terapêuticas, para diminuir eventos[34]. Aspectos relacionados a esse assunto podem também ser vistos no Capítulo 19.

- **Avaliação da gordura pericoronariana:** a análise da gordura periarterial coronariana foi proposta como índice para prever a ocorrência de eventos adversos. Esse método requer a realização de exame com contraste – angiotomografia – e pode refletir a existência de inflamação comprometendo aquelas artérias, o que identificaria casos de maior risco. A despeito de grande entusiasmo inicial, esse parâmetro ainda necessita de maiores investigações para ser utilizado de modo rotineiro[35,36].

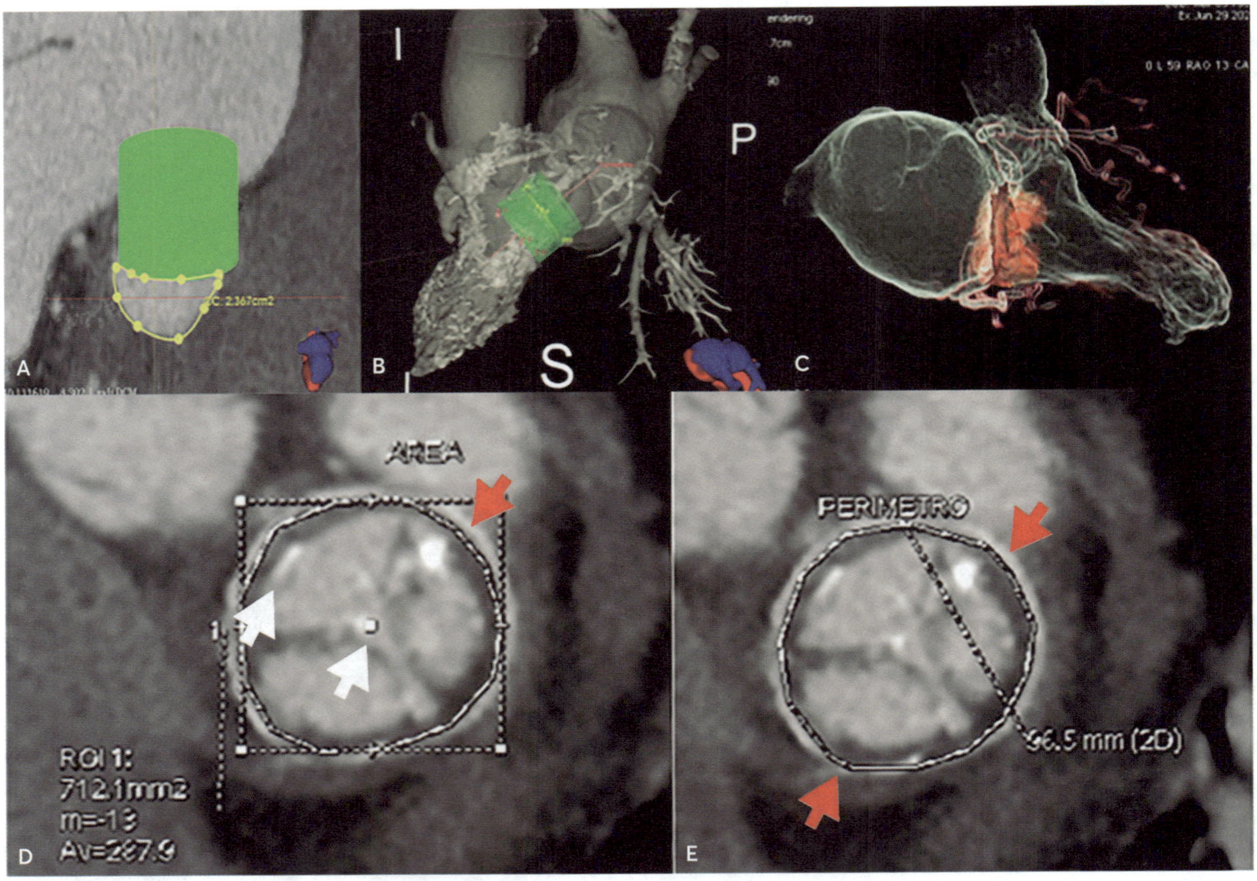

FIGURA 6 No caso de degeneração da prótese valvar mitral, a intervenção percutânea pode ser uma opção terapêutica. A tomografia computadorizada é fundamental nestes casos, estimando a área residual para o fluxo de sangue após o implante da prótese (A), simulando o implante (B e C), além de estimar os diâmetros e a área (D e E). No exemplo aqui apresentado ainda é possível identificar a presença de trombos e de cálcio no plano da prótese (D e E cálcio = setas brancas, trombo= setas vermelhas).

Diagnóstico de doença arterial coronariana

A TC permite a realização da angiografia não invasiva das artérias coronárias e, em especial, após a introdução dos sistemas de 64 fileiras de detectores, e ganhou espaço significativo na prática diária da Cardiologia (Figura 7)[23,25-28]. A principal característica desse exame é seu elevado poder preditivo negativo, e essa é a base para a indicação clínica desse tipo de investigação diagnóstica. De modo geral, pode-se dizer que a principal indicação da angiotomografia das artérias coronárias é excluir a presença de doença coronariana obstrutiva. Um dos exemplos mais relevantes dessa condição é o caso dos pacientes com risco pré-teste intermediário que apresentem resultados conflitantes de testes não invasivos como, por exemplo, teste ergométrico sugestivo de isquemia miocárdica e cintilografia do miocárdio sem evidências de isquemia. Em tal situação, podemos estar diante de pacientes que apresentem lesão de tronco da coronária esquerda ou lesões significativas triarteriais ou, alternativamente, que não apresentem lesões coronárias obstrutivas, nos quais as alterações do teste ergométrico poderiam ser explicadas por outras comorbidades, como hipertensão arterial, hipertrofia miocárdica, entre outros. Nesses pacientes, a tomografia pode ter contribuição fundamental, pois, se o resultado for normal, seu elevado poder preditivo negativo permite assegurar a ausência de doença coronariana. Caso contrário, pode-se prosseguir na investigação, inclusive com a solicitação de exames invasivos[29-33]. Outro grupo relevante de indicação é a investigação inicial de dor torácica em pacientes que apresentam risco pré-teste intermediário. O estudo Scott Heart demonstrou que quando a TC é usada há redução de eventos adversos, em especial porque há melhor tratamento dos pacientes e maior adesão a mudanças do estilo de vida[37]. Além da identificação e da quantificação do grau de estenose, a TC permite identificar dois poderosos elementos prognósticos, tanto as características da placa, como, em especial, a medida da carga aterosclerótica total. Dados recentes comprovam que, quanto mais placas não invasivas há

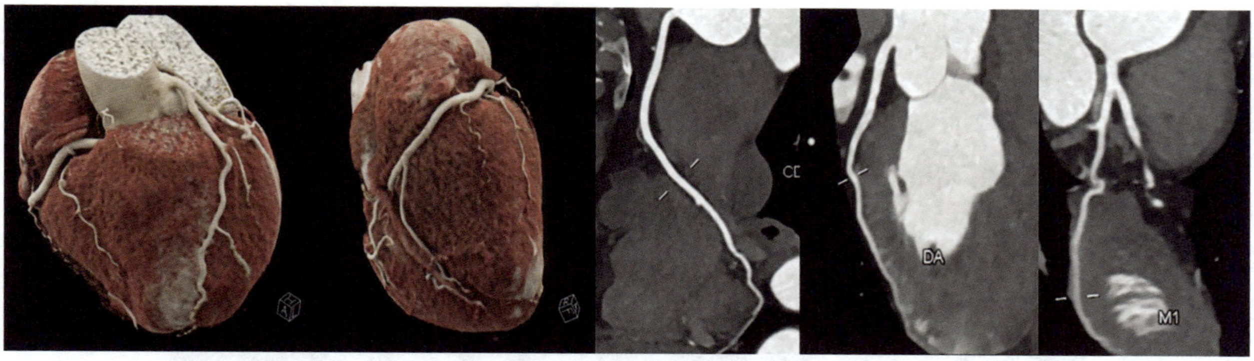

FIGURA 7 Anatomia normal das artérias coronárias por angiotomografia.

nas artérias coronárias, maior a prevalência de eventos adversos tardios, mesmo que não existam obstruções graves. Em tais casos, as metas do tratamento clínico têm de ser mais rígidas e esses pacientes devem ser acompanhados de forma próxima para que se possam alterar os desfechos adversos[38,39].

No Brasil, as indicações clínicas da TC das artérias coronárias são regulamentadas pela diretriz de utilização da Agência Nacional de Saúde Suplementar – ANS (https://www.gov.br/ans/pt-br/arquivos/acesso-a-informacao/transparencia-institucional/pareceres-tecnicos-da-ans/2020/parecer_tecnico_no_02_2021_angiotomografia_coronariana.pdf) e incluem:

- Conflito entre avaliações funcionais não invasivas[4,23].
- Identificação de doença coronariana como causa de disfunção miocárdica, em especial de início súbito, para diferenciar a cardiopatia isquêmica da não isquêmica.
- Suspeita de origem anômala das artérias coronárias, que possam provocar isquemia ou angina.
- Avaliação da dor torácica na sala de emergência em pacientes em risco pré-teste intermediário ou intermediário/baixo[34-36].

No que se refere a pacientes já revascularizados, a TC mostra melhores resultados para a avaliação do tratamento cirúrgico, uma vez que revela tanto a condição do enxerto como do leito nativo, fornecendo todos os dados necessários para o manejo adequado do paciente[4].

A análise de *Stents*, por sua vez, permanece tema de debate[2,37-39]. Embora alguns modelos representem limitações para a análise pela tomografia, a maioria dos tipos de endopróteses disponíveis atualmente pode ser avaliada de modo satisfatório pela TC. Há limitações, ainda, nos casos de *Stents* menores do que 3 mm de diâmetro e de *Stents* com arquitetura desfavorável, bem como nos casos em que há intensa tortuosidade e calcificação no local tratado. Veja também Capítulo 19 – "Tomografia computadorizada do coração".

AVALIAÇÃO DA ISQUEMIA MIOCÁRDICA

Em decorrência da qualidade dos resultados da tomografia na avaliação da anatomia coronariana, alguns autores têm proposto que esse método também pudesse ser utilizado como forma de avaliar a perfusão coronariana utilizando estímulos farmacológicos. Os resultados iniciais têm se mostrado satisfatórios com aplicação clínica potencial, mas o exame ainda se encontra em fase de amadurecimento, e sua aplicação mais ampla ainda depende de tópicos como a redução da dose de radiação e a diminuição do volume de contraste iodado necessário para o procedimento.

A RM, por outro lado, tem se mostrado extremamente eficaz para a avaliação da perfusão miocárdica[4]. O exame é feito com a injeção do meio de contraste paramagnético, em repouso e sob a realização de estresse medicamentoso, habitualmente com o uso de dipiridamol ou adenosina. O grau de opacificação do miocárdio nas duas condições é comparado e quantificado de modo objetivo, definindo se há ou não defeitos de perfusão transitórios. Trabalhos multicêntricos mostraram que a RM apresenta resultados comparados aos conseguidos com os demais métodos e o exame, que é de fácil execução e elevada reprodutibilidade. O exame tem ganhado crescente utilização, pois apresenta resultados semelhantes ou até superiores aos das demais técnicas e não utiliza radiação ionizante, aspecto muito atraente em especial para mulheres e pacientes mais jovens (Figura 9).

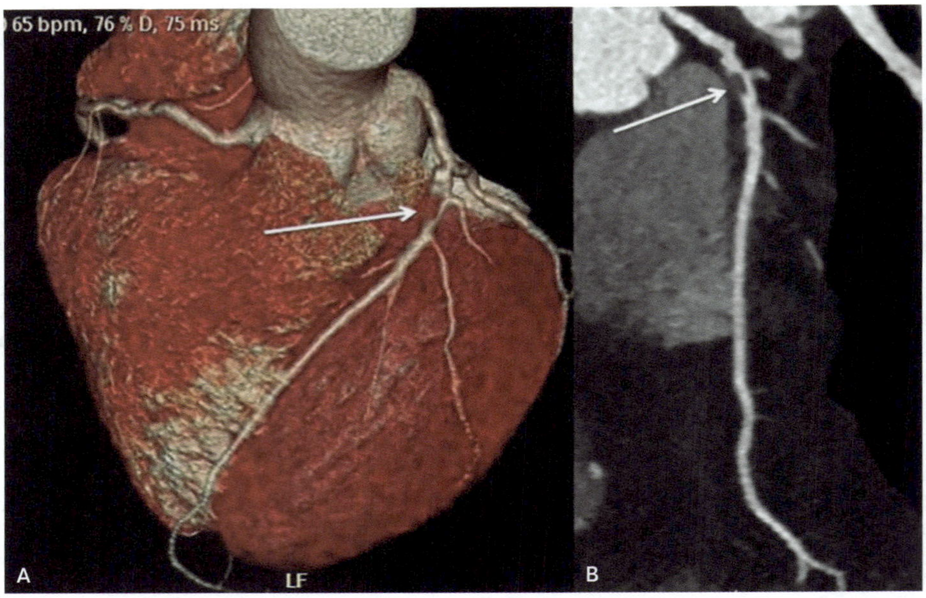

FIGURA 8 Paciente de 54 anos, hipertenso, com dor torácica relacionada a esforços e a emoções. A angiotomografia mostrou redução significativa da luz na artéria descendente anterior, que pode ser vista na reconstrução tridimensional (A) e nas reconstruções longitudinais (B) que também revela que a placa de ateroma era essencialmente não calcificada.

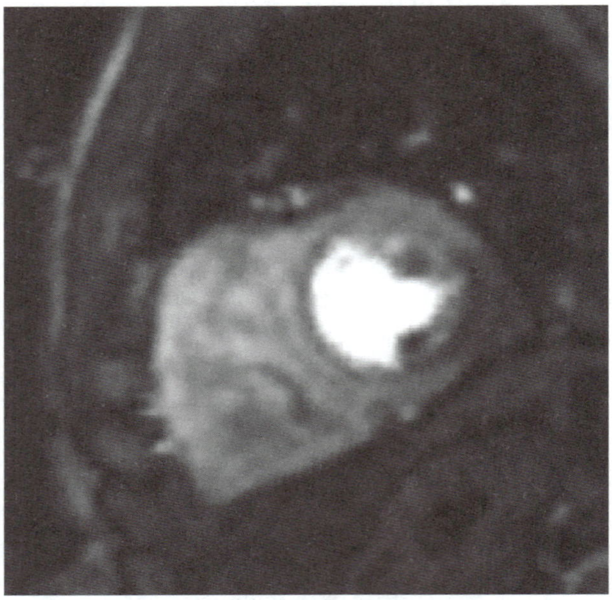

FIGURA 9 Paciente do sexo masculino, 48 anos, hipertenso e diabético, com dor torácica atípica. A ressonância sob estresse com dipiridamol mostrou defeito de perfusão na parede anterior e na parede lateral, enquanto a cinecoronariografia revelou estenoses graves nas artérias descendente anterior e circunflexa.

AVALIAÇÃO DA VIABILIDADE MIOCÁRDICA

A TC e a RM podem ser empregadas para definir a presença de fibrose e necrose após infarto ou episódios repetidos de isquemia que possam ter levado à perda de músculo cardíaco. Quando há injúria definitiva no músculo do coração, as áreas comprometidas são impregnadas pelo meio de contraste, que permanece nessas regiões por muito mais tempo do que acontece no miocárdio normal. Assim, se as imagens forem registradas cerca de 7 a 12 minutos após a injeção do material de contraste, as zonas de perda miocárdica mostrarão hiperintensidade de sinal, conhecida como realce tardio. A RM é considerada a técnica de escolha para essa avaliação, e sua utilização em casos de cardiopatia isquêmica para determinar se há ou não viabilidade miocárdica tem impacto clínico relevante[4] (Figura 10). A possibilidade de se definir num único exame a função ventricular com precisão, a presença ou não de isquemia miocárdica e se existe fibrose ou miocárdio viável, sem o uso de radiação ionizante, dá um lugar de destaque crescente na aplicação da RM na investigação cardiovascular.

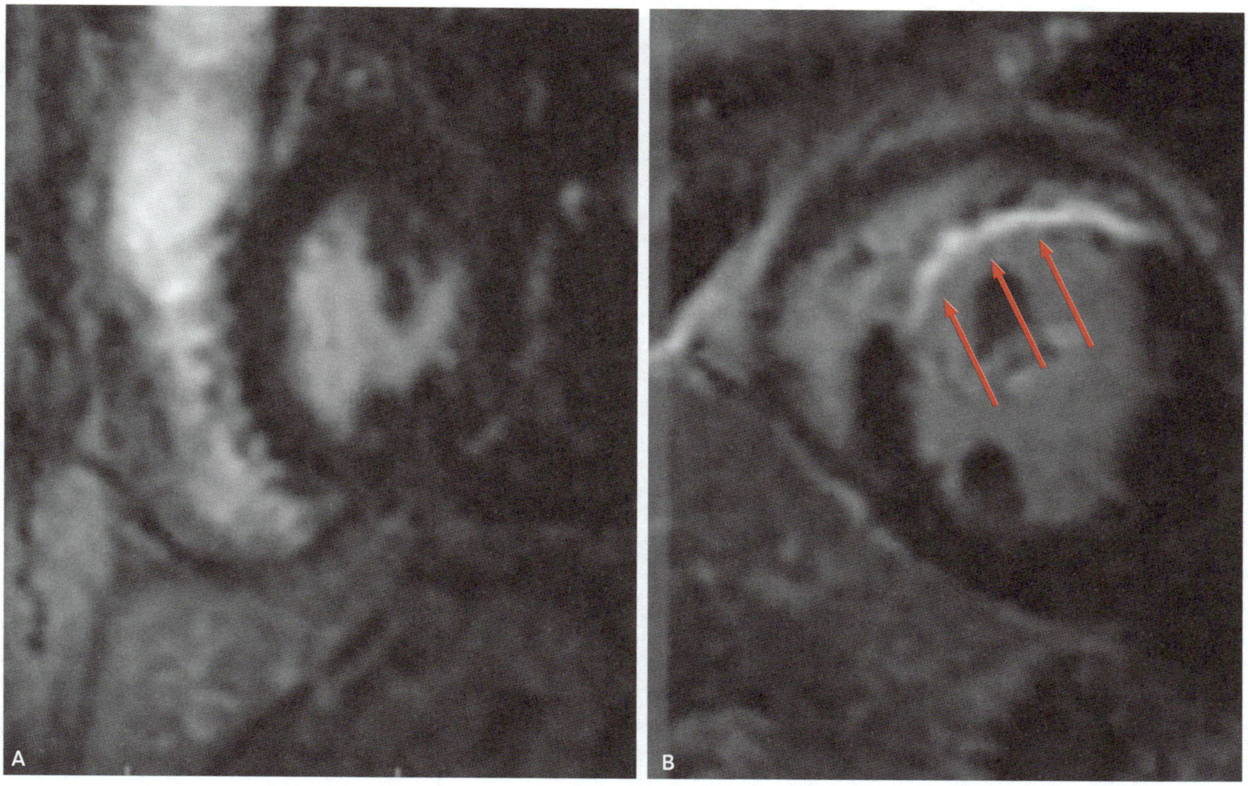

FIGURA 10 Nos casos em que há miocárdio normal (A), o contraste paramagnético é eliminado em menos de 10 minutos. Já quando há necrose, há retenção deste material por períodos mais prolongados. Assim, em caso de paciente com infarto anterior (B), o contraste permanece e faz com que o sinal seja mais elevado nas imagens adquiridas tardiamente (7 a 12 minutos), após a injeção do material, que no exemplo acima destaca a parede septal (setas).

A TC também pode ser empregada para esse fim e tem mostrado resultados favoráveis em estudos iniciais, mas as questões relacionadas à dose de radiação e ao emprego de contraste iodado ainda limitam sua utilização mais ampla. Com relação à TC, consultar também o Capítulo 19 – "Tomografia computadorizada do coração".

BIBLIOGRAFIA

1. Sara L, Szarf G, Tachibana A, Shiozaki AA, Villa AV, de Oliveira AC, et al. [II Guidelines on cardiovascular magnetic resonance and computed tomography of the Brazilian Society of Cardiology and the Brazilian College of Radiology]. Arq Bras Cardiol. 2014;103(6Suppl3):1-86.
2. Patel AR, Kramer CM. Role of cardiac magnetic resonance in the diagnosis and prognosis of nonischemic cardiomyopathy. JACC Cardiovasc Imaging. 2017;10(10 Pt A):1180-93.
3. Russo V, Lovato L, Ligabue G. Cardiac MRI: technical basis. Radiol Med. 2020;125(11):1040-55.
4. Muhling O, Jerosch-Herold M, Nabauer M, Wilke N. Assessment of ischemic heart disease using magnetic resonance first-pass perfusion imaging. Herz. 2003;28(2):82-9.
5. Reiter U, Reiter C, Krauter C, Fuchsjager M, Reiter G. Cardiac magnetic resonance T1 mapping. Part 2: Diagnostic potential and applications. Eur J Radiol. 2018;109:235-47.
6. Malahfji M, Shah DJ. Cardiac magnetic resonance in valvular heart disease: assessment of severity and myocardial remodeling. Methodist Debakey Cardiovasc J. 2020;16(2):106-13.
7. Bodi V, Husser O, Sanchis J, Nunez J, Monmeneu JV, Lopez-Lereu MP, et al. Prognostic implications of dipyridamole cardiac MR imaging: a prospective multicenter registry. Radiology. 2012;262(1):91-100.
8. Buckert D, Cieslik M, Tibi R, Radermacher M, Rottbauer W, Bernhardt P. Cardiac magnetic resonance imaging derived quantification of myocardial ischemia and scar improves risk stratification and patient management in stable coronary artery disease. Cardiol J. 2017;24(3):293-304.
9. Coelho-Filho OR, Rickers C, Kwong RY, Jerosch-Herold M. MR myocardial perfusion imaging. Radiology. 2013;266(3):701-15.
10. Greenwood JP, Herzog BA, Brown JM, Everett CC, Nixon J, Bijsterveld P, et al. Prognostic value of cardiovascular magnetic resonance and single-photon emission computed tomography in suspected coronary heart disease: long-term follow-up of a prospective, diagnostic accuracy cohort study. Ann Intern Med. 2016;165(1):1-9.
11. Hendel RC, Friedrich MG, Schulz-Menger J, Zemmrich C, Bengel F, Berman DS, et al. CMR First-pass perfusion for suspected inducible myocardial ischemia. JACC Cardiovasc Imaging. 2016;9(11):1338-48.
12. Mather AN, Lockie T, Nagel E, Marber M, Perera D, Redwood S, et al. Appearance of microvascular obstruction on high resolution first-pass perfusion, early and late gadolinium enhancement CMR in patients with acute myocardial infarction. J Cardiovasc Magn Reson. 2009;11(1):33.

13. Schwitter J, Wacker CM, Wilke N, Al-Saadi N, Sauer E, Huettle K, et al. MR-IMPACT II: Magnetic Resonance Imaging for Myocardial Perfusion Assessment in Coronary artery disease Trial: perfusion-cardiac magnetic resonance vs. single-photon emission computed tomography for the detection of coronary artery disease: a comparative multicentre, multivendor trial. Eur Heart J. 2013;34(10):775-81.
14. Woolen SA, Shankar PR, Gagnier JJ, MacEachern MP, Singer L, Davenport MS. Risk of nephrogenic systemic fibrosis in patients with stage 4 or 5 chronic kidney disease receiving a group ii gadolinium-based contrast agent: a systematic review and meta-analysis. JAMA Intern Med. 2020;180(2):223-30.
15. Blankstein R, Shturman LD, Rogers IS, Rocha-Filho JA, Okada DR, Sarwar A, et al. Adenosine-induced stress myocardial perfusion imaging using dual-source cardiac computed tomography. J Am Coll Cardiol. 2009;54(12):1072-84.
16. Chan FP. Cardiac multidetector-row computed tomography: principles and applications. Semin Roentgenol. 2003;38(4):294-302.
17. Han BK, Rigsby CK, Hlavacek A, Leipsic J, Nicol ED, Siegel MJ, et al. Computed tomography imaging in patients with congenital heart disease part i: rationale and utility. An expert consensus document of the Society of Cardiovascular Computed Tomography (SCCT): endorsed by the Society of Pediatric Radiology (SPR) and the North American Society of Cardiac Imaging (NASCI). J Cardiovasc Comput Tomogr. 2015;9(6):475-92.
18. Han BK, Rigsby CK, Leipsic J, Bardo D, Abbara S, Ghoshhajra B, et al. Computed tomography imaging in patients with congenital heart disease, part 2: technical recommendations. An expert consensus document of the Society of Cardiovascular Computed Tomography (SCCT): Endorsed by the Society of Pediatric Radiology (SPR) and the North American Society of Cardiac Imaging (NASCI). J Cardiovasc Comput Tomogr. 2015;9(6):493-513.
19. Bohl S, Wassmuth R, Abdel-Aty H, Rudolph A, Messroghli D, Dietz R, et al. Delayed enhancement cardiac magnetic resonance imaging reveals typical patterns of myocardial injury in patients with various forms of non-ischemic heart disease. Int J Cardiovasc Imaging. 2008;24(6):597-607.
20. Kalisz K, Rajiah P. Impact of cardiac magnetic resonance imaging in non-ischemic cardiomyopathies. World J Cardiol. 2016;8(2):132-45.
21. Ammirati E, Raimondi F, Piriou N, Sardo Infirri L, Mohiddin SA, Mazzanti A, et al. Acute myocarditis associated with desmosomal gene variants. JACC Heart Fail. 2022;10(10):714-27.
22. De Maria E, Aldrovandi A, Borghi A, Modonesi L, Cappelli S. Cardiac magnetic resonance imaging: which information is useful for the arrhythmologist? World J Cardiol. 2017;9(10):773-86.
23. Luetkens JA, Faron A, Isaak A, Dabir D, Kuetting D, Feisst A, et al. Comparison of Original and 2018 Lake Louise Criteria for Diagnosis of Acute Myocarditis: Results of a Validation Cohort. Radiol Cardiothorac Imaging. 2019;1(3):e190010.
24. Petersen SE, Friedrich MG, Leiner T, Elias MD, Ferreira VM, Fenski M, et al. Cardiovascular Magnetic Resonance for Patients With COVID-19. JACC Cardiovasc Imaging. 2022;15(4):685-99.
25. Tajbakhsh A, Gheibi Hayat SM, Taghizadeh H, Akbari A, Inabadi M, Savardashtaki A, et al. COVID-19 and cardiac injury: clinical manifestations, biomarkers, mechanisms, diagnosis, treatment, and follow up. Expert Rev Anti Infect Ther. 2021;19(3):345-57.
26. Ho N, Nesbitt G, Hanneman K, Thavendiranathan P. Assessment of Pericardial Disease with Cardiovascular MRI. Heart Fail Clin. 2021;17(1):109-20.
27. Kammerlander AA, Wiesinger M, Duca F, Aschauer S, Binder C, Zotter Tufaro C, et al. Diagnostic and Prognostic Utility of Cardiac Magnetic Resonance Imaging in Aortic Regurgitation. JACC Cardiovasc Imaging. 2019;12(8 Pt 1):1474-83.
28. Bing R, Cavalcante JL, Everett RJ, Clavel MA, Newby DE, Dweck MR. Imaging and Impact of Myocardial Fibrosis in Aortic Stenosis. JACC Cardiovasc Imaging. 2019;12(2):283-96.
29. Guglielmo M, Fusini L, Muscogiuri G, Baessato F, Loffreno A, Cavaliere A, et al. T1 mapping and cardiac magnetic resonance feature tracking in mitral valve prolapse. Eur Radiol. 2021;31(2):1100-9.
30. Marques MD, Santos RD, Parga JR, Rocha-Filho JA, Quaglia LA, Miname MH, et al. Relation between visceral fat and coronary artery disease evaluated by multidetector computed tomography. Atherosclerosis. 2010;209(2):481-6.
31. Steffes MW, Gross MD, Lee DH, Schreiner PJ, Jacobs DR, Jr. Adiponectin, visceral fat, oxidative stress, and early macrovascular disease: the Coronary Artery Risk Development in Young Adults Study. Obesity (Silver Spring). 2006;14(2):319-26.
32. Greenland P, Bonow RO, Brundage BH, Budoff MJ, Eisenberg MJ, Grundy SM, et al. ACCF/AHA 2007 clinical expert consensus document on coronary artery calcium scoring by computed tomography in global cardiovascular risk assessment and in evaluation of patients with chest pain: a report of the American College of Cardiology Foundation Clinical Expert Consensus Task Force (ACCF/AHA Writing Committee to Update the 2000 Expert Consensus Document on Electron Beam Computed Tomography). Circulation. 2007;115(3):402-26.
33. Rumberger JA. Coronary artery calcium scanning using computed tomography: clinical recommendations for cardiac risk assessment and treatment. Semin Ultrasound CT MR. 2008;29(3):223-9.
34. Faludi AA, Izar MCO, Saraiva JFK, Chacra APM, Bianco HT, Afiune AN, et al. Atualização da Diretriz Brasileira de Dislipidemias e Prevenção da Aterosclerose – 2017. Arq Bras Cardiol. 2017;109(2 Supl 1):1-76.
35. Antonopoulos AS, Angelopoulos A, Tsioufis K, Antoniades C, Tousoulis D. Cardiovascular risk stratification by coronary computed tomography angiography imaging: current state-of-the-art. Eur J Prev Cardiol. 2022;29(4):608-24.
36. You D, Yu H, Wang Z, Wei X, Wu X, Pan C. The correlation of pericoronary adipose tissue with coronary artery disease and left ventricular function. BMC Cardiovasc Disord. 2022;22(1):398.
37. SCOT-HEART Investigators, Newby DE, Adamson PD, Berry C, Boon NA, Dweck MR, et al. Coronary CT Angiography and 5-Year Risk of Myocardial Infarction. N Engl J Med. 2018;379(10):924-33.
38. Mortensen MB, Dzaye O, Steffensen FH, Botker HE, Jensen JM, Ronnow Sand NP, et al. Impact of Plaque Burden Versus Stenosis on Ischemic Events in Patients With Coronary Atherosclerosis. J Am Coll Cardiol. 2020;76(24):2803-13.
39. Villines TC, Rodriguez Lozano P. Transitioning From Stenosis to Plaque Burden in the Cardiac CT Era: The Changing Risk Paradigm. J Am Coll Cardiol. 2020;76(24):2814-6.

14

Radiologia nas principais doenças do coração e dos grandes vasos

Marcel Koenigkam Santos
Jorge Elias Jr.

CONSULTA RÁPIDA

A radiografia simples (RX) do tórax é um dos exames complementares mais solicitados na avaliação inicial de rotina do paciente com suspeita de cardiopatia. A técnica padrão do exame de RX de tórax é realizada em duas incidências, a posteroanterior (PA) e o perfil (P), com o paciente em ortostase (de pé), realizando inspiração profunda.

O primeiro passo na correta interpretação da radiografia de tórax é conhecer a anatomia radiológica normal.

Os sinais radiológicos das cardiopatias estão relacionados a alterações na forma, no tamanho, na densidade e na posição do coração e grandes vasos. A avaliação das dimensões do coração é realizada por meio do índice cardiotorácico (ICT), definido pelo maior diâmetro transverso do coração sobre o diâmetro interno máximo da caixa torácica ao nível cardíaco, com valor normal para adultos e crianças acima de um ano de até 0,5.

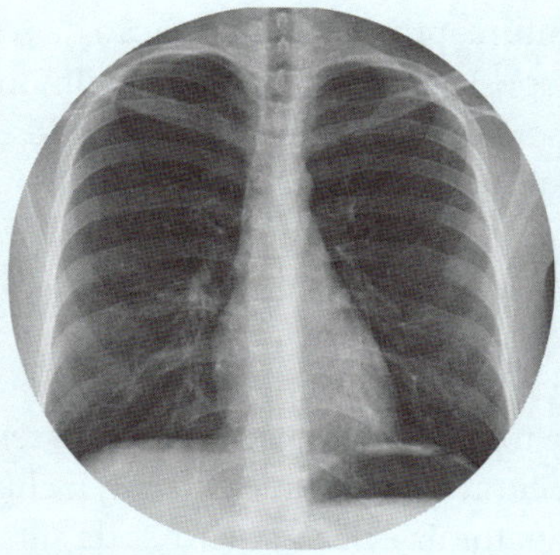

A radiografia de tórax também é importante na avaliação dos grandes vasos torácicos, incluindo a aorta e a circulação pulmonar. Muitas vezes, a radiografia precede a realização de exames mais complexos, como a angiotomografia computadorizada e a angiorressonância magnética do tórax.

INTRODUÇÃO

A radiografia simples do tórax é um dos exames complementares mais solicitados na avaliação inicial de rotina do paciente com suspeita de cardiopatia, principalmente por ser um método bastante disponível, rápido, seguro e de baixo custo. O exame pode fornecer informações importantes acerca da anatomia e da função cardíaca, assim como de suas repercussões na circulação pulmonar e sistêmica, por meio da avaliação dos grandes vasos[1].

Como a radiografia é, essencialmente, um exame de triagem, não é raro os achados radiológicos acabarem por desencadear uma investigação clínica mais ampla, que pode resultar na realização de exames de imagem de maior complexidade, como ressonância magnética

(RM) e tomografia computadorizada de multidetectores (TCMD), que serão abordados em outro capítulo[2].

Serão abordados a seguir aspectos sobre a técnica do exame radiográfico, a anatomia radiográfica normal e as principais alterações do coração, dos grandes vasos e da circulação pulmonar identificáveis no exame de radiografia de tórax.

TÉCNICA DO EXAME

A técnica padrão do exame de radiografia de tórax é realizada em duas incidências, a posteroanterior (PA) e o perfil (P), com o paciente em ortostase (de pé), realizando inspiração profunda. Idealmente, a fonte emissora de radiação (tubo de raios X – RX) deve distar 1,8 m do paciente, o que minimiza a distorção do tamanho real dos objetos na imagem radiológica, garantindo que o tamanho das estruturas anatômicas identificadas na imagem tenha correlação estreita com o real[3]. Os pacientes também são orientados a colocar as mãos na cintura, promovendo rotação das escápulas e menor sobreposição com os campos pulmonares. Na imagem em perfil, recomenda-se que o lado esquerdo do paciente esteja em contato com o detector ou filme[3,4].

Sempre que possível, o exame deve ser realizado com a técnica padrão nas duas incidências. Caso as condições clínicas não permitam, pode ser realizada apenas uma imagem frontal na incidência anteroposterior (AP). A radiografia de tórax em AP, com o paciente sentado ou no leito, tem acurácia diagnóstica menor, inclusive para avaliação da anatomia e das dimensões da silhueta cardiomediastinal. É possível também realizar a radiografia de tórax com outras incidências. A avaliação específica de câmaras isoladamente, e não apenas da área cardíaca global, pode ser realizada com a obtenção das incidências oblíqua anterior direita (OAD) e oblíqua anterior esquerda (OAE), nas quais o paciente é posicionado com uma inclinação de 45º em relação ao filme, com a face anterior do hemitórax (referente à inclinação solicitada à direita na OAD e à esquerda na OAE), em contato com o detector[5]. Após o advento da ecocardiografia, que permite a avaliação das câmaras cardíacas com grande acuidade e de maneira não invasiva, essas incidências passaram a ter menos utilidade na prática clínica e raramente são realizadas atualmente.

ANATOMIA RADIOGRÁFICA

A interpretação de uma radiografia obedece a preceitos clássicos, independentemente da região anatômica a ser examinada. Exames em filmes exigem negatoscópio com boa iluminação e luz ambiente reduzida. Exames digitais requerem monitores com boa resolução e luminosidade. Apesar de não haver uma regra fixa, recomenda-se que a interpretação deva ser sempre sistematizada. Primeiro, é verificado se o exame pertence ao paciente em questão. Depois, verifica-se se a técnica do exame está adequada, não somente em relação às incidências obtidas, mas também em relação ao posicionamento ou ao alinhamento do paciente (se a imagem está centrada ou "rodada"), inspiração correta e ajustes de penetração dos feixes de RX (se a imagem está muito ou pouco penetrada). Atualmente, com os aparelhos digitais, é possível corrigir deficiências leves de técnica em relação à penetração do RX, porém ainda é muito importante que o posicionamento esteja correto e que o paciente seja instruído a fazer o exame em inspiração profunda.

A grande diferença de densidade radiológica entre o ar nos pulmões, o coração e os grandes vasos permite que essas estruturas sejam bem identificadas. Apesar de não termos detalhes da anatomia interna do coração, por conta da sobreposição de estruturas e órgãos tridimensionais em apenas um plano bidimensional, os contornos e as dimensões cardíacas são facilmente avaliados nessa técnica[3]. Didaticamente, a silhueta cardiomediastinal é dividida em arcos ou segmentos que facilitam o entendimento de sua anatomia e a detecção de anormalidades[4]. Na imagem frontal (PA ou AP), são dois arcos à direita (superior e inferior) e três arcos à esquerda (superior, médio e inferior). À direita, o arco superior é formado pela veia cava superior e o arco inferior pelo átrio direito (Figura 1). Por vezes, é possível também identificar uma linha mais inferior deste lado, representando a porção intratorácica da veia cava inferior. À esquerda, o arco superior é formado pela crossa aórtica, o médio pelo tronco da artéria pulmonar e o inferior pelo ventrículo esquerdo (Figura 1). Também, em alguns pacientes, principalmente se houver dilatação atrial, é possível identificar um quarto arco à esquerda, entre o segundo e o terceiro, representando a auriculeta esquerda. É importante lembrar que a crossa aórtica representa parte do arco e a porção mais proximal da aorta torácica descendente. Além disso, o ventrículo direito e o átrio esquerdo normais, em geral, não são identificados na imagem frontal.

Na incidência Perfil, o contorno anterior é formado pelo ventrículo direito e seu trato de saída, que se encontram no esterno, no terço inferior do tórax (Figura 2). Inferiormente, o contorno cardíaco é dado pelos dois ventrículos, com predomínio do esquerdo. Posteriormente, o contorno cardíaco é formado pelo ventrículo esquerdo e, mais superiormente, pelo átrio esquerdo. O contorno superior do coração na imagem em perfil é formado pelo tronco da artéria pulmonar e a aorta.

Nos pacientes mais velhos, o arco superior direito na imagem frontal pode ser formado pela aorta ascendente

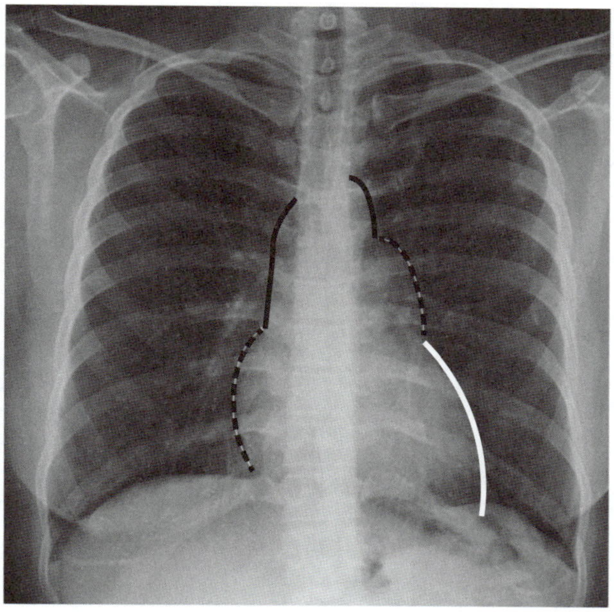

FIGURA 1 Anatomia da silhueta cardiomediastinal em imagem frontal (posteroanterior - PA) . O arco superior direito (preto) corresponde à veia cava superior; o arco inferior direito (pontilhado) corresponde ao átrio direito. O arco superior esquerdo (preto) corresponde à crossa aórtica; o arco médio esquerdo (pontilhado) corresponde ao tronco da artéria pulmonar; o arco inferior esquerdo (branco) corresponde ao ventrículo esquerdo.

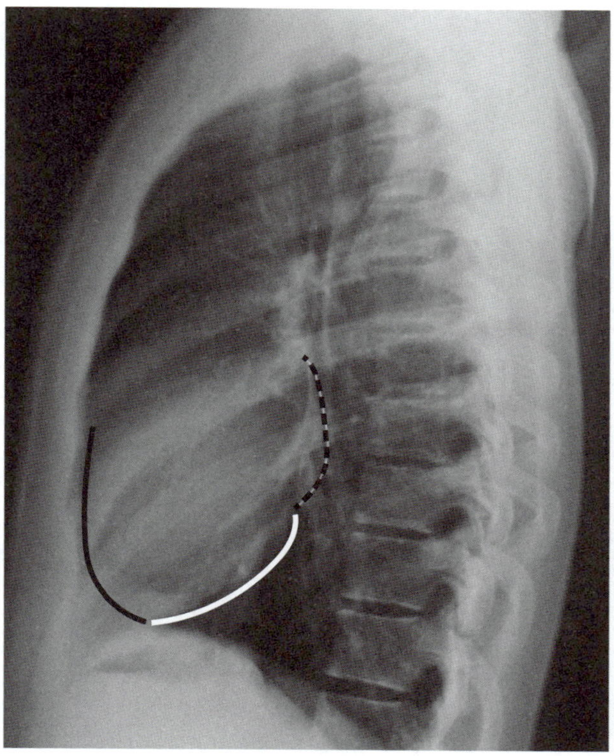

FIGURA 2 Anatomia da silhueta cardiomediastinal em imagem de perfil. Em preto, ventrículo direito, anterior. Traço branco: contorno cardíaco posteroinferior dado pelo ventrículo esquerdo. Pontilhado: o contorno posterossuperior dado pelo átrio esquerdo.

ectasiada, em vez da veia cava superior. Da mesma maneira, dilatação de câmaras cardíacas ou grandes vasos podem levar a mudança das estruturas que formam a silhueta cardiomediastinal nas diferentes incidências.

Os ramos direito e esquerdo da artéria pulmonar são os principais componentes da imagem radiográfica dos hilos pulmonares, que também possuem as veias pulmonares, brônquios e linfáticos. A artéria pulmonar esquerda encontra-se acima do brônquio-fonte ipsilateral, enquanto a direita está anteroinferior ao brônquio direito, conferindo o aspecto clássico à radiografia de tórax frontal (Figura 3), em que o hilo pulmonar esquerdo se situa em posição mais cranial que o direito ("mais alto"). Isso ocorre em cerca de 95% das pessoas, das quais, em aproximadamente 5%, os hilos pulmonares se encontram no mesmo plano horizontal. Quando o hilo pulmonar direito se encontra em um plano mais alto que o esquerdo, trata-se de uma alteração que deve ser investigada.

Na incidência P, é possível distinguir as artérias pulmonares e a aorta, principalmente nos pacientes com idade mais avançada, quando a deposição de cálcio pela aterosclerose torna as paredes da aorta mais densas. A porção intratorácica da veia cava inferior também pode ser mais facilmente discernível na incidência em perfil (Figura 4).

ALTERAÇÕES DO CORAÇÃO NAS PRINCIPAIS CARDIOPATIAS

Os achados de imagem, na radiologia convencional, em pacientes com cardiopatias, congênitas ou adquiridas, são variáveis, podendo ser escassos ou ausentes, ou, em

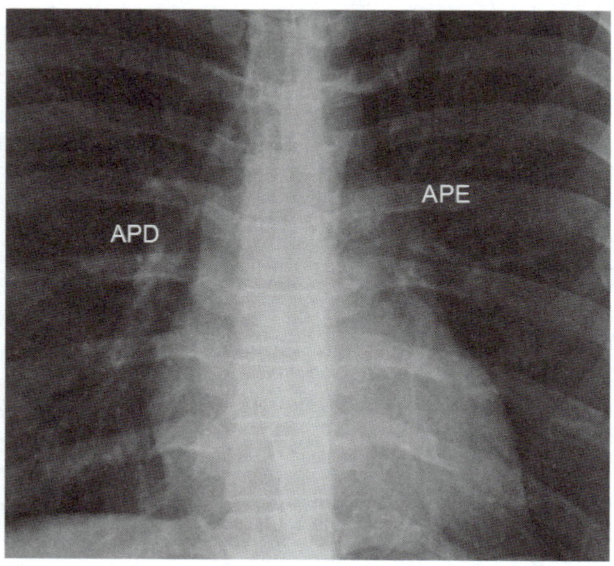

FIGURA 3 Hilos pulmonares em imagem posteroanterior (PA), representados predominantemente pelas artérias pulmonares direita e esquerda (APD e APE, respectivamente).

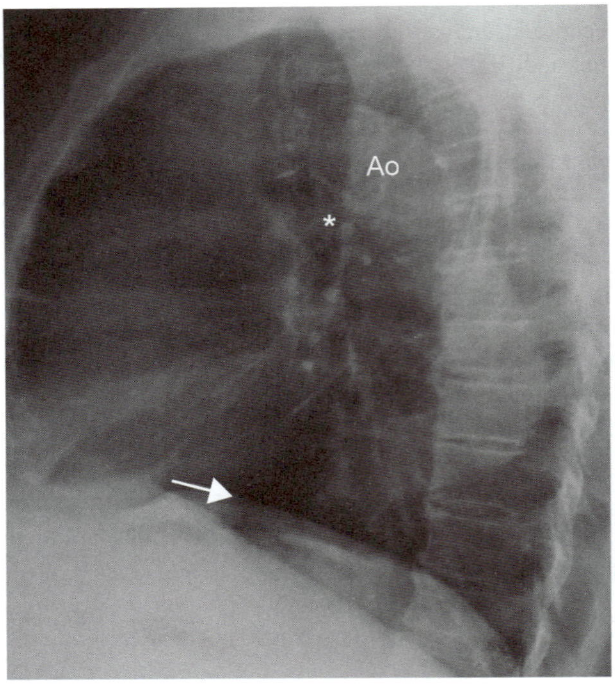

FIGURA 4 Grandes vasos na imagem radiográfica em perfil do tórax. Observar a aorta densa pela deposição de cálcio (Ao) e a artéria pulmonar esquerda logo abaixo (*). A seta indica a entrada da veia cava inferior no tórax e seu trajeto até o átrio direito.

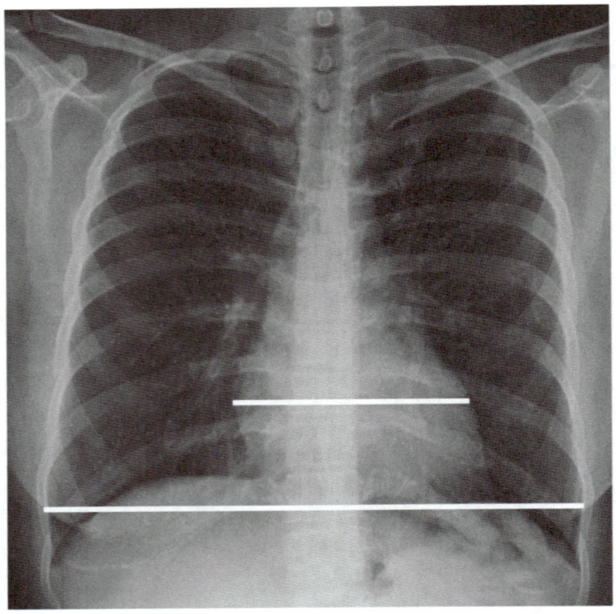

FIGURA 5 Radiografia em posteroanterior (PA) mostrando como medir o índice cardiotorácico. É importante medir o maior diâmetro transverso do coração em relação ao diâmetro interno da caixa torácico no nível cardíaco (em geral, na base do coração), utilizando linhas paralelas. Para o diâmetro cardíaco, é possível também somar as medidas à esquerda e à direita da linha média (ou apenas movimentar a linha na imagem digital).

outras situações, exuberantes. Os sinais radiológicos estão relacionados a alterações na forma, no tamanho, na densidade e na posição do coração e dos grandes vasos. Os achados mais frequentes podem ser decorrentes de aumento global do coração[4,5], de câmaras cardíacas isoladamente ou secundários às alterações nos grandes vasos e na circulação pulmonar.

A avaliação das dimensões do coração, em uma radiografia, já envolveu métodos complexos, em que se considerava o coração uma elipse, calculava-se sua área e esta era confrontada com nomogramas que incluíam dados como peso, altura, idade e gênero do paciente para avaliar se o tamanho do coração era normal ou não. Atualmente, utiliza-se um método mais simples e de fácil reprodutibilidade que é o índice cardiotorácico (ICT)[6]. Esse índice é definido pelo maior diâmetro transverso do coração sobre o diâmetro interno máximo da caixa torácica no nível cardíaco (Figura 5). O valor normal para adultos e crianças acima de 1 ano é de até 0,5. Quando o ICT está aumentado, descreve-se a cardiomegalia.

As cardiopatias podem ser identificadas, também, pelo aumento isolado de câmara cardíaca, que pode não alterar o índice cardiotorácico, mas promove alteração dos arcos cardíacos, permitindo sua detecção pela radiografia, por meio de sinais variados. Os sinais radiológicos de aumento isolado de câmaras cardíacas já foram mais utilizados na prática, principalmente antes do advento da ecocardiografia[4,7]. Porém, como são sinais de fácil detecção, seu conhecimento é importante na interpretação da radiografia de tórax. Os principais achados de aumento isolado de câmaras cardíacas estão resumidos na Tabela I.

O aumento isolado do átrio direito é raro e, em geral, não possui achado específico, alterando frequentemente

TABELA I Achados radiológicos de aumento das câmaras cardíacas conforme a incidência

Câmara	Achado radiológico	
AD	Arco inferior D muito lateralizado em incidência PA	
AE	PA:	1. Duplo contorno 2. Auriculeta proeminente: 4º arco 3. Luxação do brônquio-fonte E: "sinal da bailarina"
	Perfil: deslocamento posterior do esôfago	
VD	Crianças: ápice cardíaco elevado e coração "quadrado" Adultos: VD junto ao esterno	
VE	PA: ápice cardíaco mergulha no diafragma	
	Perfil – VCI: sinal de Hoffman-Rigler	

AD: átrio direito; AE: átrio esquerdo; PA: posteroanterior; VCI: veia cava inferior; VD: ventrículo direito; VE: ventrículo esquerdo.

o ICT[3]. A dilatação isolada do átrio esquerdo talvez seja o aumento isolado de câmara que mais produz sinais, sendo três na incidência PA e um na incidência P. Na incidência PA, pode-se detectar o aumento do AE pela luxação cranial do brônquio-fonte esquerdo, conhecido também como "sinal da bailarina", pela presença de um abaulamento entre o segundo e o terceiro arcos à esquerda, conhecido como "quarto arco", e pela presença de duas linhas no contorno cardíaco direito, no nível do arco inferior (Figura 6), sinal conhecido como "duplo contorno"[3,4]. Para detecção do aumento do átrio esquerdo no P, é recomendado que o paciente ingira o meio de contraste à base de bário para que se identifique o esôfago deslocado posteriormente.

O aumento do ventrículo direito pode ser detectado por meio de dois sinais: um em PA e outro em P. No primeiro sinal, ocorre alteração da forma do coração na incidência em PA, em razão da rotação do eixo cardíaco[4]. Com essa rotação, o ápice cardíaco se desloca superiormente conferindo um aspecto "quadrado ou em tamanco holandês" ao coração[5] (Figura 7). Na imagem em P, observa-se que a silhueta cardíaca fica em contato

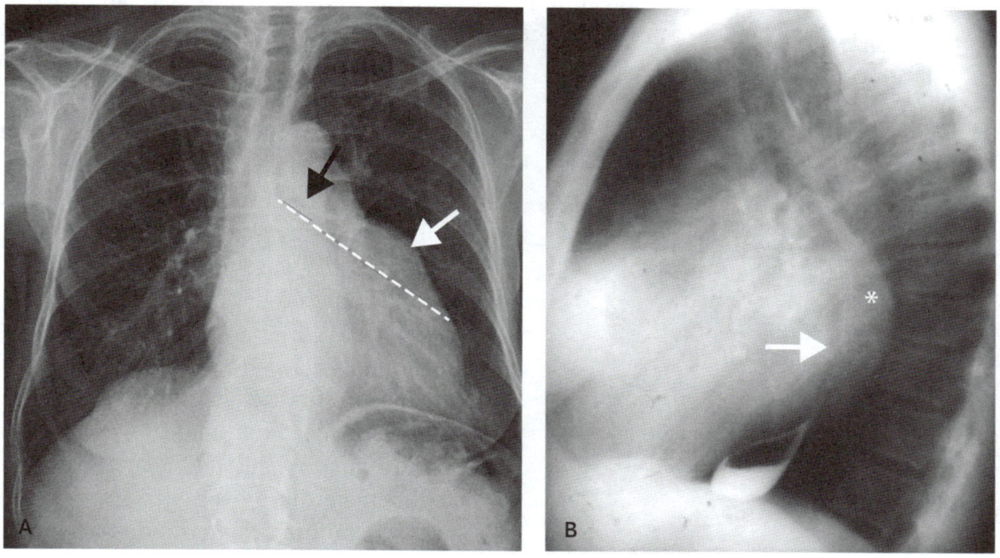

FIGURA 6 A: Radiografia em posteroanterior (PA) mostrando o aumento do átrio esquerdo detectado por meio da formação do quarto arco (seta branca) e da luxação do brônquio-fonte (seta escura). Uma linha passando pelo maior eixo do brônquio-fonte deveria projetar-se na cúpula frênica até o seio costofrênico esquerdo. Nesse caso, a mesma linha projeta-se na parede lateral do tórax (tracejado). B: Imagem em P mostrando deslocamento posterior do esôfago (seta) pelo átrio esquerdo aumentado (*), após a ingestão do meio de contraste.

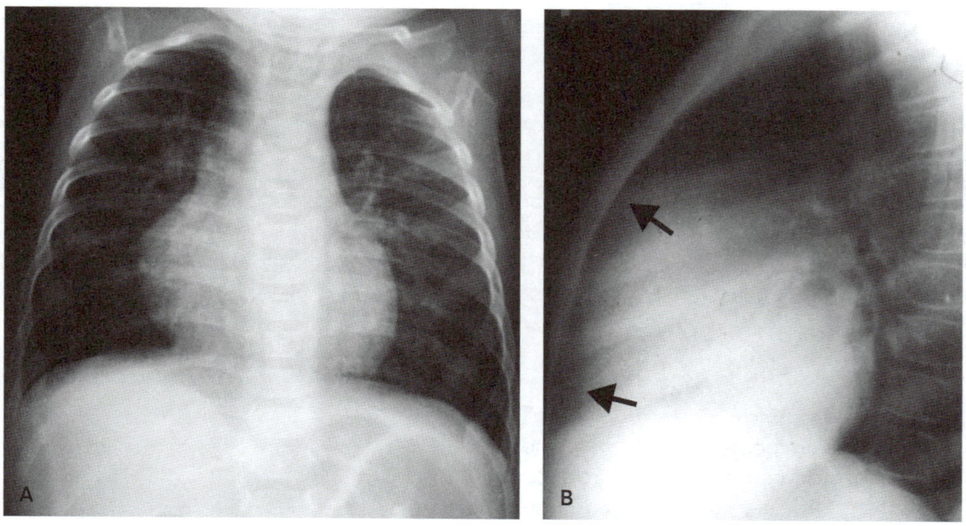

FIGURA 7 A: Radiografia em posteroanterior (PA) mostrando coração com aumento do ventrículo direito e alteração de sua morfologia, de aspecto "quadrado". B: Incidência em P mostrando ventrículo direito em contato com o esterno em mais de um terço do tórax (setas).

com o esterno em uma extensão maior que um terço do tórax. O aumento do ventrículo esquerdo também produz sinais radiológicos característicos, na incidência PA e P[7,8]. Na imagem PA, o coração adquire aspecto alongado, "em bota", com o ápice cardíaco deslocado posteriormente, repousando sobre a porção posterior da cúpula frênica, mais baixa, dando a impressão de que o ápice se projeta abaixo da cúpula (Figura 8A). Em P, aplica-se a regra descrita por Hoffman-Rigler em 1965[7] (Figura 8B). A partir do ponto em que a VCI "cruza" a cúpula frênica direita, mede-se 2 cm para cima e, neste ponto, em ângulo reto, 1,8 cm, posteriormente. O ponto localizado deve projetar-se sobre o parênquima pulmonar ou sobre a coluna vertebral. Se ainda se projetar sobre a área cardíaca, corresponderá ao ventrículo esquerdo aumentado. É importante ressaltar que, nas doenças em que há aumento de várias (ou todas) câmaras, o sinal de aumento de uma câmara pode ser neutralizado pelo de outra. Nesses casos, torna-se mais adequada a utilização do ICT para avaliação do coração (Figura 9).

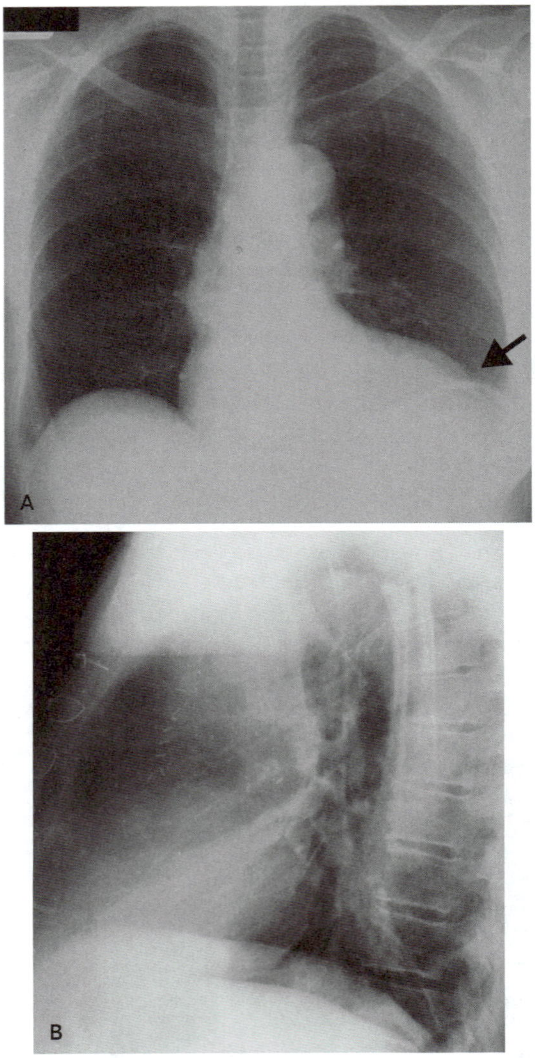

FIGURA 8 A: Radiografia em posteroanterior (PA) mostrando sinal de aumento do ventrículo esquerdo, com o ápice cardíaco estendendo-se abaixo do diafragma (seta). B: Aumento do ventrículo esquerdo na incidência P, com abaulamento do contorno cardíaco posteroinferior.

Outro parâmetro utilizado no diagnóstico radiológico das cardiopatias é a presença de densidades anômalas em projeção do coração ou dos grandes vasos torácicos[4,5]. Essas estruturas têm sempre densidade de partes moles em indivíduos normais. A alteração mais comum é a deposição de cálcio nas paredes de artérias, secundária à aterosclerose. As calcificações também podem ocorrer nas valvas cardíacas em doenças adquiridas (p. ex., febre reumática), no pericárdio, em processos inflamatórios desta serosa e, mais raramente, no miocárdio, como consequência de processos reparativos pós-inflamatórios ou pós-isquemia. Outra densidade atípica é a metálica, que pode ocorrer, por exemplo, após cirurgia ou procedimentos endovasculares com colocação de próteses valvares e *stents* vasculares (Figura 10). É importante o reconhecimento da forma e projeção da prótese nas incidências PA e P para o diagnóstico correto da valva substituída (Figuras 11 e 12).

O último sinal de anomalias cardíacas na radiografia convencional é a mudança na posição habitual das estruturas anatômicas[4,9]. O arco aórtico, a maior parte da silhueta cardíaca e a bolha gástrica devem sempre estar no hemitórax esquerdo do paciente, com o ápice cardíaco apontado para o seio costofrênico esquerdo. Quando essas três estruturas estão à direita, deve-se suspeitar de *situs inversus totalis*. O coração pode estar

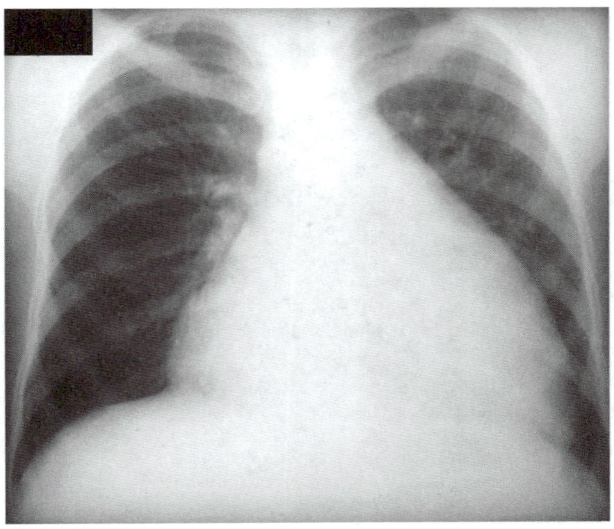

FIGURA 9 Radiografia em posteroanterior (PA) mostrando acentuado aumento do índice cardiotorácico, por causa da dilatação de todas as câmaras cardíacas.

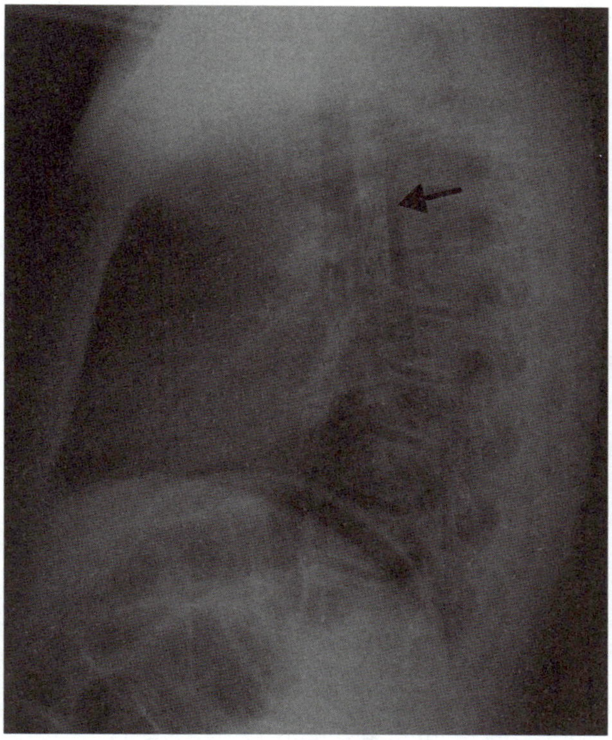

FIGURA 10 Radiografia em perfil (P) mostrando *Stent* (seta) em projeção da aorta descendente, pós-correção de coarctação.

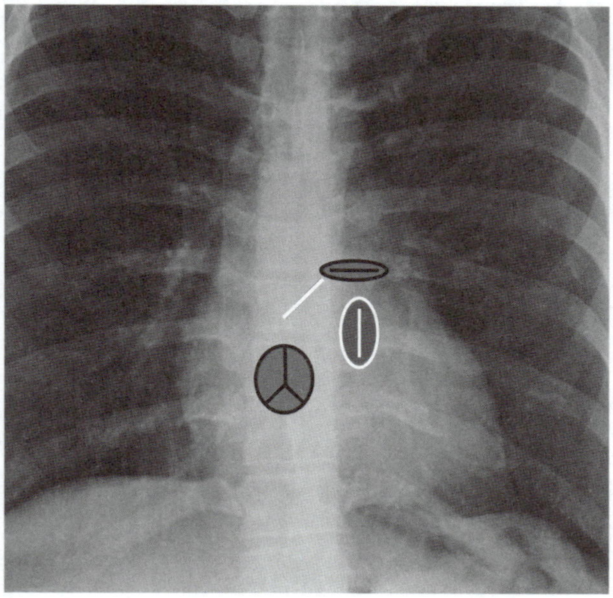

FIGURA 11 Radiografia em posteroanterior (PA) mostrando a projeção das valvas cardíacas. Em branco, as valvas mitral (mais inferior e vertical) e aórtica (mais superior e oblíqua), mais comumente submetidas à troca valvar. Em escuro, as valvas tricúspide (mais inferior e vertical) e pulmonar (mais superior e horizontal).

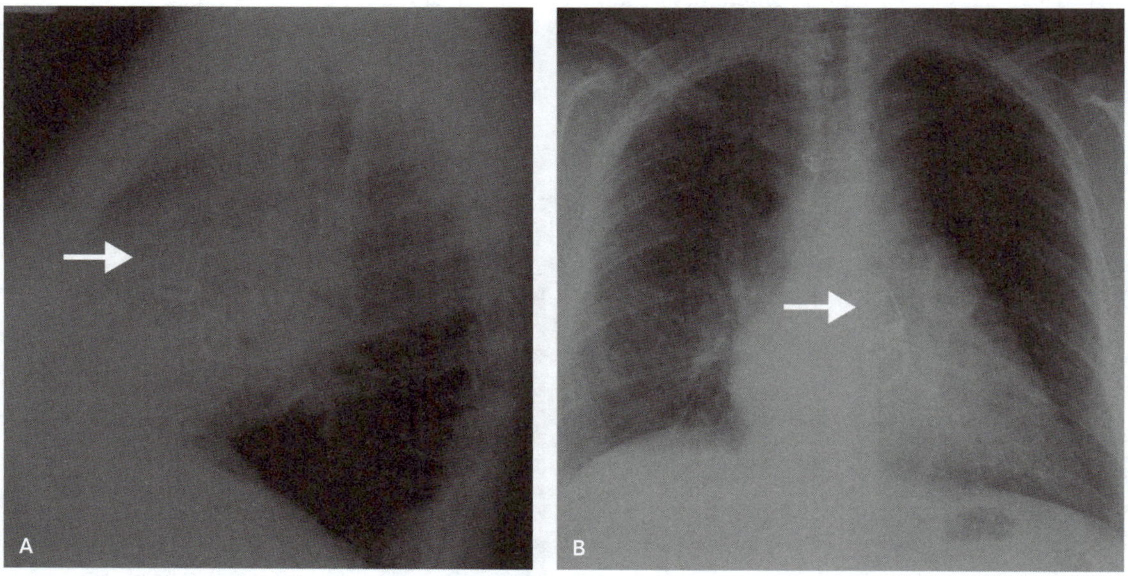

FIGURA 12 Radiografia em posteroanterior (PA) (A) e perfil (P) (B) de um paciente que colocou próteses valvares mitral e aórtica, tipo bola-gaiola (não mais produzidas). As setas mostram a prótese aórtica.

à direita (dextroposto) com ápice voltado à esquerda (levocardia) em situações em que há perda de volume do pulmão direito. Quando o ápice aponta para a direita, caracteriza-se a dextrocardia. Algumas vezes, apenas o arco aórtico está à direita[10] (Figura 13). Existem vários subtipos de arco aórtico à direita: naqueles em que não há segmento retroesofágico e os ramos aórticos se distribuem simetricamente (em espelho), há cardiopatia congênita associada em cerca de 98% das vezes, na maioria, a tetralogia de Fallot[10,11].

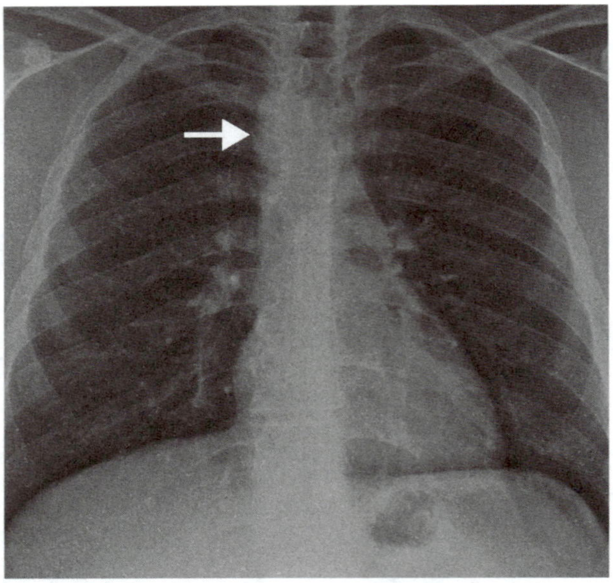

FIGURA 13 Radiografia em posteroanterior (PA), mostrando arco aórtico à direita (seta), importante marcador de malformações cardíacas.

ALTERAÇÕES DOS GRANDES VASOS NAS PRINCIPAIS CARDIOPATIAS

A radiografia simples de tórax também pode ser útil na avaliação das doenças que acometem, primária ou secundariamente, os grandes vasos torácicos. Por ser de fácil identificação, tanto nas incidências em PA como em P, a aorta pode ser investigada dessa maneira. Por exemplo, a radiografia de tórax está indicada na avaliação complementar dos pacientes com hipertensão arterial sistêmica (HAS), principalmente naqueles com outros fatores de risco cardiovascular[12]. A avaliação complementar é orientada para detectar lesões clínicas ou subclínicas com o objetivo de melhor estratificação do risco cardiovascular[13]. A importância da avaliação da aorta ficou bem determinada após o estudo de Framinghan[14], no qual se observou que pacientes acima de 65 anos que apresentavam deposição de cálcio na aorta, identificada na radiografia de tórax em PA, tinham um risco de desenvolver eventos vasculares na circulação coronariana e carotídea muito maior que aqueles que não apresentavam esse achado.

A HAS e a doença aterosclerótica estão associadas à ectasia da aorta torácica e são os principais fatores de risco para o desenvolvimento do aneurisma e da dissecção da aorta. Com a idade mais avançada, a aorta torácica tende a se tornar mais alongada, tortuosa e com calibre aumentado[6,7], porém a HAS e a aterosclerose podem antecipar ou tornar essas alterações mais proeminentes. Na radiografia de tórax em PA, o botão ou nó aórtico pode ser facilmente medido em seu diâmetro transversal, tendo como referência medial a linha paratraqueal esquerda. Essa medida varia com o sexo e a idade, e em indivíduos saudáveis não deve ultrapassar 3,5 cm (Figura 14).

O aneurisma da aorta torácica é definido como uma dilatação patológica do vaso, com formato fusiforme ou sacular, de calibre acima de 50% do esperado para o normal. Há também valores absolutos para a definição de aneurismas, que variam de acordo com o segmento da aorta ou mesmo com a sociedade médica especializada. Entre os valores mais aceitos na literatura médica, destaca-se a medida absoluta maior que 4,5 cm na porção ascendente e maior que 3,5 cm na porção descendente, para se definir um aneurisma de aorta[13]. Os aneurismas podem ser evidentes na imagem em PA, porém a sensibilidade do método está diretamente relacionada ao local e ao grau da dilatação (Figura 15). A dilatação da raiz da aorta é a mais difícil de ser identificada na radiografia, por causa da sobreposição com a silhuete cardíaca. A dilatação da aorta ascendente aparece como abaulamento do primeiro arco à direita, sobre o hilo pulmonar direito. O arco aórtico dilatado apresenta-se como alargamento do mediastino, podendo deslocar a traqueia para a direita. Já a dilatação da aorta descendente pode ser vista tanto na grafia em PA como em P, porém muitas vezes torna-se difícil diferenciar uma aorta descendente tortuosa de uma aorta com aumento patológico de seu calibre. Na radiografia de tórax[15], deve-se suspeitar sempre de um aneurisma da

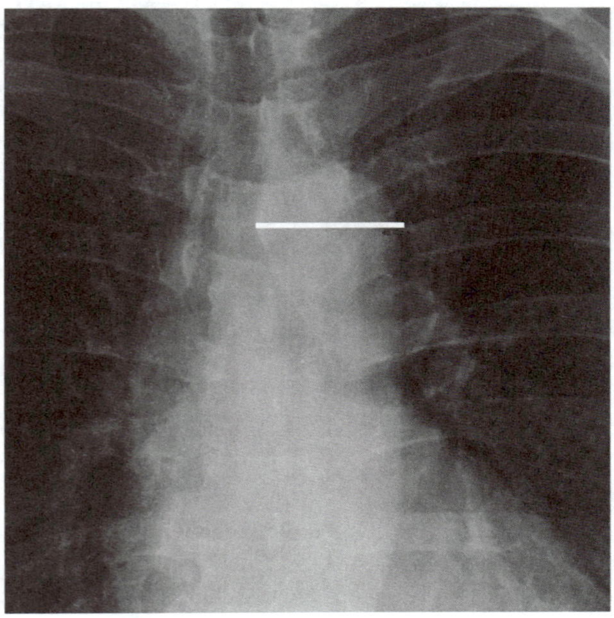

FIGURA 14 Radiografia em posteroanterior (PA) mostrando crossa aórtica dilatada e a maneira como se mede seu calibre (linha branca).

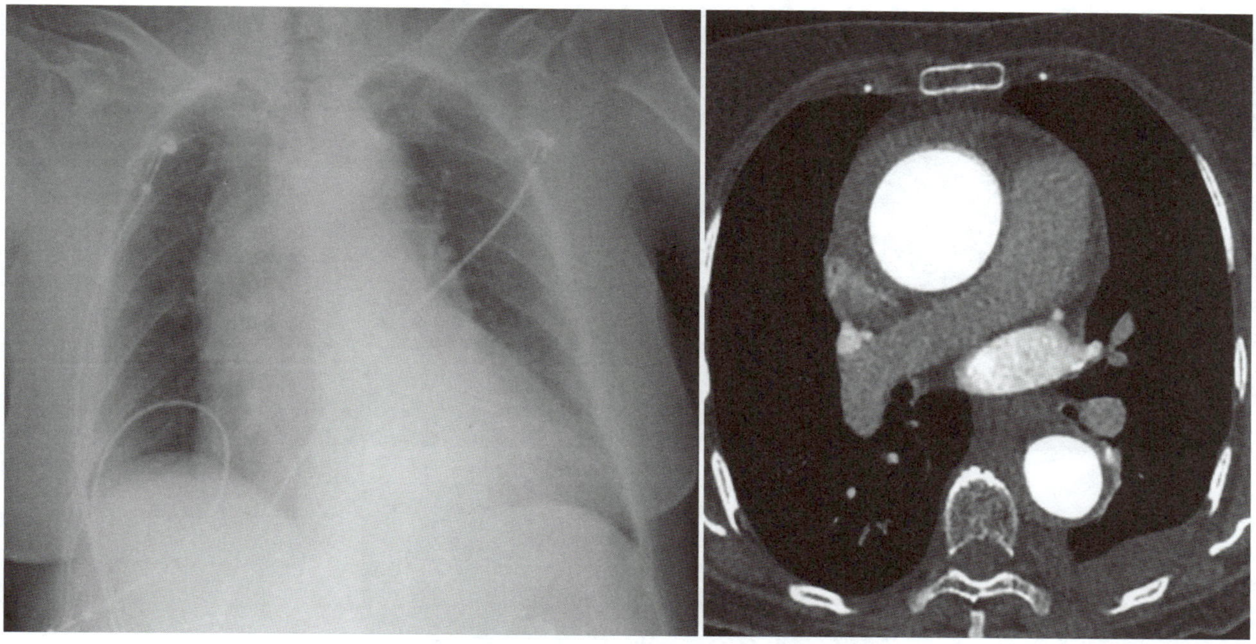

FIGURA 15 A radiografia de tórax em posteroanterior (PA) mostra uma aorta bastante ectasiada e ateromatosa, enquanto a ângioTC evidencia o aneurisma fusiforme da aorta ascendente.

aorta quando houver a presença de uma massa ou um alargamento mediastinal adjacente à aorta, especialmente, se há apagamento do contorno aórtico normal ou se identificam calcificações periféricas, de aspecto vascular. O diagnóstico do aneurisma pode ser firmado com a angiotomografia computadorizada (ângioTC) ou a angiorressonância magnética[16].

A angiotomografia é o exame de imagem de escolha na suspeita de dissecção de aorta, principalmente no ambiente da urgência médica. A radiografia tem valor limitado na investigação da dissecção, podendo ser normal em até 20% dos casos, e as alterações, quando presentes, são pouco específicas[15,17]. O alargamento mediastinal tem sensibilidade de até 67% em correlação com a presença de dissecção da aorta, quando houver suspeita clínica. O derrame pleural ocorre mais no hemitórax esquerdo e está mais relacionado à dissecção da aorta descendente. Outros achados incluem apagamento do botão aórtico, deslocamento da linha paravertebral e da traqueia e depressão do brônquio-fonte esquerdo. Um achado radiográfico raro, porém sugestivo, é a separação da calcificação intimal do contorno aórtico externo, maior que 1 cm, visto em uma crossa aórtica alargada (Figura 16). Esse achado, com menor frequência, pode estar presente no hematoma intramural, outra causa de síndrome aórtica aguda. A dilatação aguda da aorta torácica evidenciada em radiografias seriadas do tórax também deve levantar a suspeita para a dissecção[12,15].

A coarctação da aorta é um estreitamento congênito da artéria normalmente encontrado após a origem da subclávia esquerda, no istmo, adjacente ao ducto arterioso[17]. Pode ser causa de hipertensão arterial e é característica a diferença nos pulsos e na pressão entre os membros superiores e inferiores, porém outros sinais e sintomas podem estar presentes, dependendo da idade do paciente e do grau de estenose. Na radiografia de tórax, podem-se identificar alguns sinais característicos da doença: chanfradura do contorno da aorta descendente em aspecto de "3", apagamento do botão aórtico e indentação do contorno inferior dos arcos costais bilateralmente, do 3º ao 8º, em razão da dilatação das artérias intercostais como vias colaterais[3,4] (Figura 17). Nos casos em que a estenose é mais grave e já se encontra repercussão na função cardíaca, a radiografia pode mostrar cardiomegalia, especialmente com sinais de aumento do ventrículo esquerdo. Os demais exames de imagem, incluindo a ecocardiografia e a RM, são importantes para estabelecer o grau de estenose, as repercussões cardíacas e, assim, auxiliar a definir a conduta, possivelmente cirúrgica[17,18].

Outras malformações cardiovasculares também envolvem a aorta de diferentes maneiras, como tetralogia de Fallot, transposição dos grandes vasos, duplicação do arco aórtico e anéis vasculares. A descrição pormenorizada dessas afecções foge ao escopo deste capítulo, no entanto, é conveniente salientar que a radiografia de tórax faz parte da rotina de investigação dessas alterações.

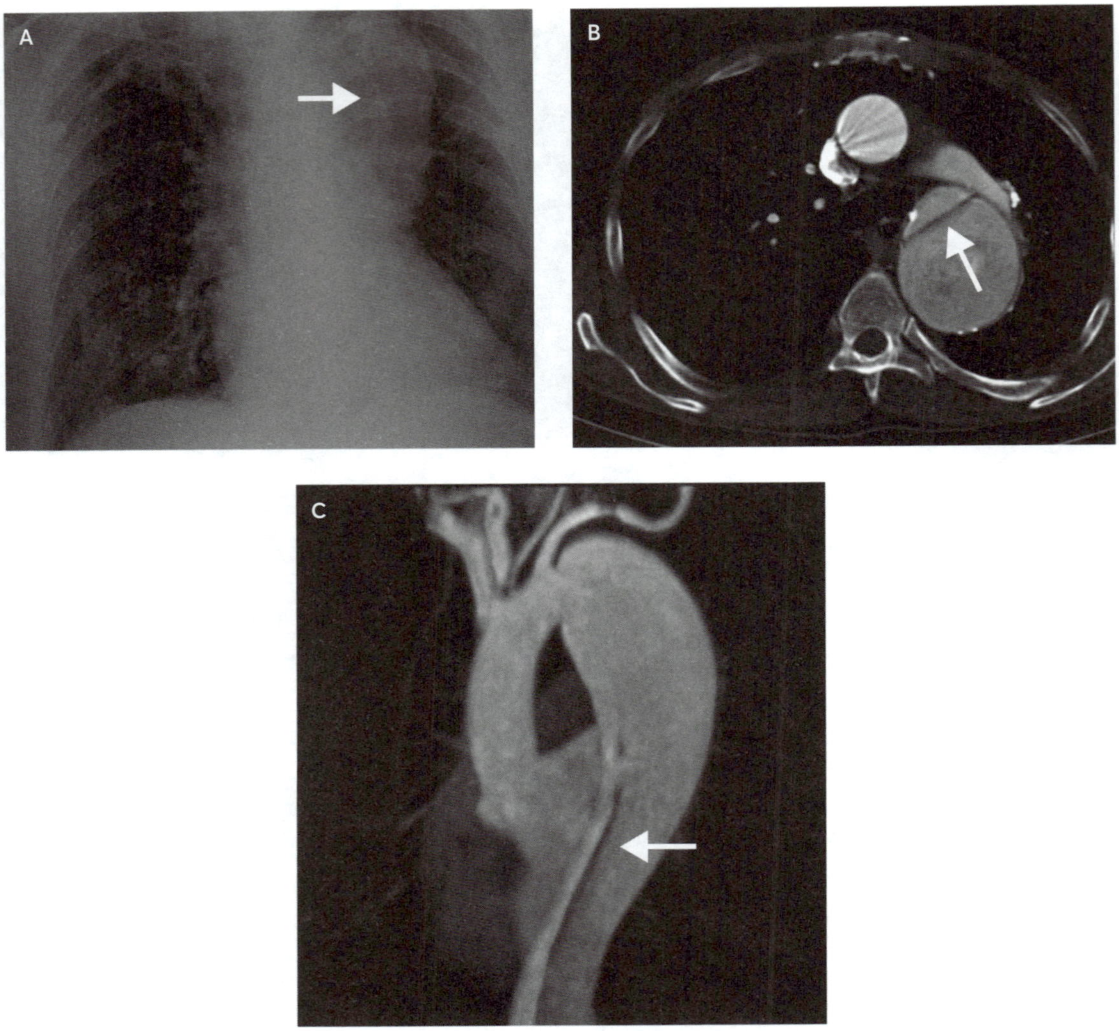

FIGURA 16 Paciente com dor torácica de início recente. A: Radiografia simples de tórax evidenciando proeminente dilatação da aorta torácica, sendo possível identificar calcificações intimais separadas do contorno aórtico externo e sinal de dissecção (seta). B: Na angiotomografia, fica evidente o aneurisma da aorta descendente e o *flap* intimal de dissecção (seta). C: Angiorressonância magnética, em reconstrução tridimensional, que permite avaliar a localização e as dimensões do aneurisma e também identifica a dissecção (seta).

ALTERAÇÕES DA CIRCULAÇÃO PULMONAR RELACIONADAS ÀS CARDIOPATIAS

A radiografia de tórax auxilia na avaliação das alterações da circulação pulmonar presentes nas cardiopatias congênitas com alteração do fluxo, como já brevemente discutido, mas também nas doenças que cursam com hipertensão pulmonar. A hipertensão pulmonar pode ser classificada, fisiopatologicamente, em arterial (ou pré-capilar) e venosa (ou pós-capilar)[19].

A hipertensão arterial pulmonar (HAP) é frequentemente secundária a doenças pulmonares crônicas, como a doença pulmonar obstrutiva crônica (DPOC) e as doenças intersticiais pulmonares (DIP) fibrosantes, assim como as doenças da própria circulação pulmonar, como o tromboembolismo pulmonar crônico e algumas doenças colagenovasculares. Quando idiopática, a HAP é chamada de hipertensão pulmonar primária (HPP)[19]. A HAP pode, ainda, estar associada à hipertensão venosa, aparecendo na evolução e na progressão desta. Já a hipertensão venosa pulmonar (HVP) está mais comumente associada à insuficiência ventricular esquerda, independente da causa (doença isquêmica do coração, HAS), podendo também estar presente em outras situações, como nas doenças da valva mitral (estenose e/ou insuficiência), lesões obstrutivas do átrio esquerdo (mixoma e trombo), fibrose mediastinal e na pericardite constritiva[20].

A radiografia de tórax pode identificar com boa acuidade os sinais de HAP e HVP, além de auxiliar na avaliação de suas causas, como identificando os sinais

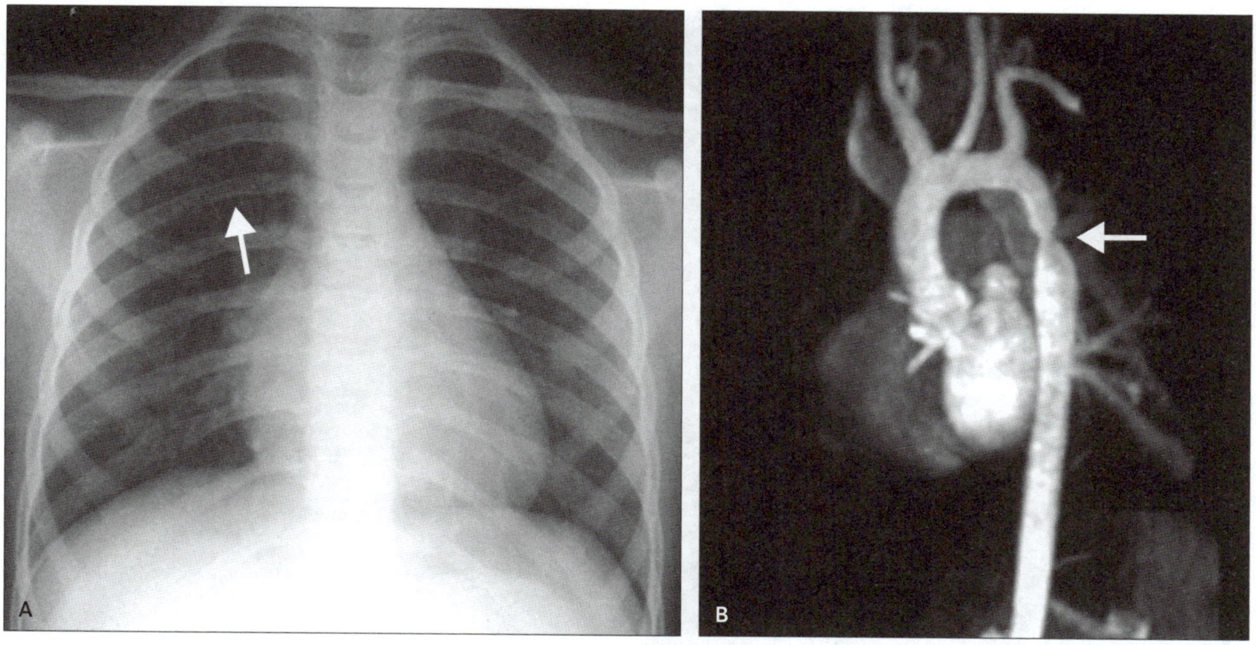

FIGURA 17 A: Radiografia de tórax em posteroanterior (PA) de uma criança com assimetria de pulsos e elevação da pressão arterial. Nesta imagem, o arco aórtico está apagado e há indentação do contorno inferior dos arcos costais superiores (seta). B: A ângioRM não somente identifica a anatomia da coarctação (seta), mas também permite estimar o gradiente de pressão, importante na indicação do tratamento cirúrgico.

de DPOC ou DIP[21]. Na HAP, foi identificado aumento do calibre dos vasos pulmonares centrais, representados principalmente pelo tronco da artéria pulmonar, que, quando aumentado, abaula o segundo arco da silhueta cardíaca à esquerda (Figura 18). Foi encontrada ainda redução de calibre dos vasos periféricos, marcadamente com amputação abrupta da trama vascular pulmonar, caracterizando o sinal da vasculatura em poda de árvore. Se a HAP possui repercussão na função cardíaca, pode-se identificar a cardiomegalia com sinais de aumento de câmaras direitas[21].

Na HVP, a radiografia demonstra a característica redistribuição da trama vascular pulmonar, quando os vasos dos campos pulmonares superiores passam a ter calibre igual ou maior que os campos inferiores, demonstrando a perda do equilíbrio fisiológico na circulação pulmonar, entre a pressão hidrostática, sanguínea capilar e alveolar (Figura 19A). Deve-se ressaltar que, para a adequada avaliação da circulação pulmonar, especialmente na identificação da redistribuição da trama, a radiografia deve ser feita com o paciente em posição ortostática. Com a evolução da HVP, a radiografia demonstra os achados adicionais aos sinais da estase ou da congestão vascular pulmonar, representando inicialmente o edema intersticial com a perda da definição da trama e as opacidades intersticiais de padrão septal, também conhecidas como linhas de Kerley, e posteriormente o edema alveolar, com opacidades em vidro fosco e consolidações pulmonares, principalmente peri-hilares ou nos lobos inferiores (gravitacionais) (Figura 19B). O derrame pleural pode estar presente em todas as fases, desde a congestão até o edema alveolar. Além disso, observa-se comumente a cardiomegalia com sinais de dilatação de câmaras esquerdas. A radiografia simples de tórax é suficiente como exame de imagem no acompanhamento da descompensação da insuficiência cardíaca que cursa com HVP, tendo boa correlação com a evolução clínica do quadro[21].

Quando o paciente apresenta uma hipertensão mista, com componente venoso e arterial, a radiografia de tórax mostra a combinação dos achados, ou seja, a redistribuição da trama vascular associada aos sinais de edema intersticial (linhas septais) ou alveolar (consolidações), mais o abaulamento do cone da artéria pulmonar, possivelmente com sinal de dilatação do ventrículo direito.

Na investigação da hipertensão pulmonar, a TC e a RM possuem papel complementar, auxiliando principalmente na elucidação etiológica e na avaliação da repercussão funcional cardíaca. A TC é mais acurada no diagnóstico da doença crônica do parênquima pulmonar, enquanto a ângioTC é o exame mais específico no diagnóstico do tromboembolismo pulmonar. Já a RM é o exame de escolha na avaliação da função cardíaca direita, e ainda permite identificar, por exemplo, os sinais de doença tromboembólica crônica, fibrose mediastinal e pericardite constritiva, com ótima acurácia[22].

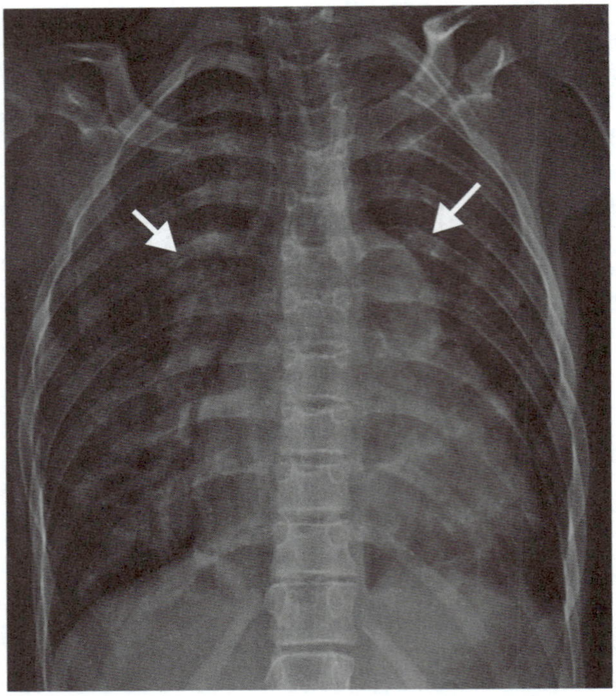

FIGURA 18 Radiografia em posteroanterior (PA) de um paciente com comunicação interatrial, mostrando abaulamento do segundo arco cardíaco esquerdo e artérias pulmonares centrais acentuadamente dilatadas (setas), indicando hipertensão pulmonar arterial ou pré-capilar.

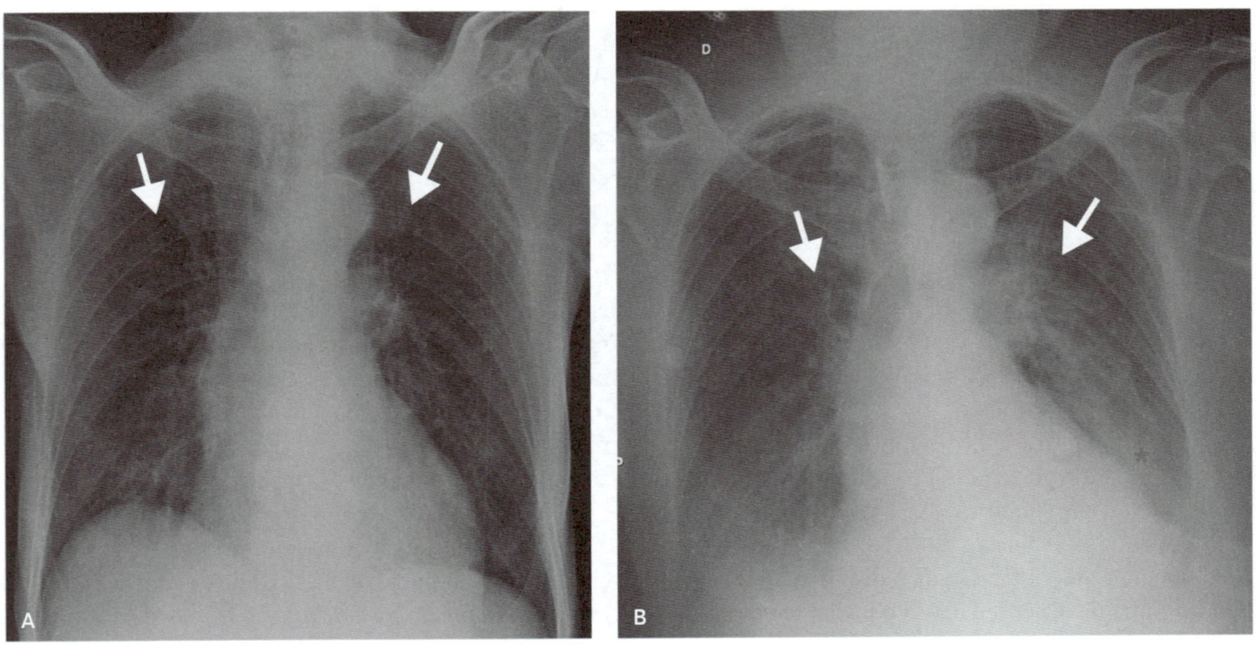

FIGURA 19 A: Paciente com insuficiência cardíaca (IC) compensada e fase inicial da hipertensão venosa pulmonar. Radiografia em PA mostrando redistribuição da trama vascular pulmonar, com predomínio apical (setas), achado também conhecido como "cefalização" da trama. B: Mesmo paciente, agora com IC descompensada e fase avançada da hipertensão venosa pulmonar, notando-se hilos aumentados de volume (setas), opacidades alveolares nas bases (*), obliterando os contornos vasculares (edema intersticial e alveolar), também com derrame pleural bilateral.

BIBLIOGRAFIA

1. Puddy E, Hill C. Interpretation of the chest radiograph. Contin Educ Anaesth Crit Care Pain. 2007;7(3):71-5.
2. Lin J, Chen B, Wang JH. Diagnosis of systemic arterial diseases with whole-body 3D contrast-enhanced magnetic resonance angiography. Chin Med J. 2006;119:1772-8.
3. Amundsen P. The diagnostic value of conventional radiological examination. Acta Radiol. 1959;181:1-87.
4. Jacobson GG, Bohlig H, Kiviluoto R. Essentials of chest roentgenology. Radiology.1970;95:445-50.
5. Milner JS, Lauder IJ. Heart size in older people. Br Heart J. 1974;36:352-6.
6. Ensor RE, Fleg JL, Kim YC, de Leon EF, Goldman SM. Longitudinal chest X-ray changes in normal men. J Gerontol. 1983;38:307-14.
7. Aber CP, Thompson GS. Factors associated with cardiac enlargement. Br Heart J. 1963;25:421-4.
8. Hoffman RB, Rigler GL. Evaluation of left ventricular enlargement in the lateral projection of the chest. Radiology. 1965;85:93-100.
9. Wolak A, Gransar H, Thomson LEJ. Aortic size assessment by noncontrast cardiac computed tomography: normal limits by age, gender, and body surface area. J Am Coll Cardiol Img. 2008;1:200-9.
10. Knight L, Edwards J. Right aortic arch. Circulation. 1974;50:1047-51.
11. Craatz S, Künzel E, Spanel-Borowski K. Right-sided aortic arch and tetralogy of Fallot in humans – a morphological study of 10 cases. Cardiovasc Pathol. 2003;12:226-32.
12. Von Kodolitsch Y, Nienaber C, Dieckmann C, Schwartz AG, Hofmann T, Brekenfeld C, et al. Chest radiography for the diagnosis of acute aortic syndrome. Am J Med. 2004;116:73-7.
13. Sociedade Brasileira de Cardiologia/Sociedade Brasileira de Hipertensão/Sociedade Brasileira de Nefrologia. VI Diretrizes Brasileiras de Hipertensão. Arq Bras Cardiol. 2010;95(1):1-51.
14. Witteman JCM, Kannel WB, Wolf PA, Grobbee DE, Hofman A, D'Agostino RB, et al. Aortic calcified plaques and cardiovascular disease (the Framingham study). Am J Cardiol. 1990;66:1060-4.
15. Nienaber CA, von Kodolitsch Y, Nicolas V, Siglow V, Piepho A, Brockhoff C, et al. The diagnosis of thoracic aortic dissection by noninvasive imaging procedures. N Engl J Med. 1993;328:1-9.
16. Chen JTT. Plain radiographic evaluation of the aorta. J. Thorac Imaging. 1990;5:1-7.
17. Oguz B, Haliloglu M, Karcaaltincaba M. Paediatric multidetector CT angiography: spectrum of congenital thoracic vascular anomalies. Br J Radiol. 2007;80:376-83.
18. Abbruzzese PA, Aidala E. Aortic coarctation: an overview. J Cardiovasc Med. 2007;8:123-8.
19. Salehi A. Pulmonary hypertension: a review of pathophysiology and anesthetic management. Am J Ther. 2011;19(5):377-83.
20. Simonneau G, Galie N, Rubin LJ, Langleben D, Seeger W, Domenighetti G, et al. Clinical classification of pulmonary hypertension. J Am Coll Cardiol. 2004;43(supl.12):5S-12S.
21. Muller NL, Fraser RS, Colman NC, Pare PD. Radiologic diagnosis of diseases of the chest. Philadelphia: Saunders; 2001.
22. Kovacs G, Reiter G, Reiter U, Rienmüller R, Peacock A, Olschewski H. The emerging role of magnetic resonance imaging in the diagnosis and management of pulmonary hypertension. Respiration. 2008;76(4):458-70.

15

Cardiologia nuclear

Alexandre Baldini de Figueiredo
Marcus Vinicius Simões

CONSULTA RÁPIDA

A cintilografia de perfusão miocárdica (CPM) utiliza substâncias radiomarcadas que, após administradas por via endovenosa, são captadas por células musculares miocárdicas metabolicamente ativas, distribuindo-se nas paredes do ventrículo esquerdo (VE) de forma proporcional ao fluxo sanguíneo regional. As principais indicações da utilização da CPM são:

- Diagnóstico de doença arterial coronariana.
- Avaliação do prognóstico e da estratificação de risco.
- Avaliação da viabilidade miocárdica.
- Determinação da repercussão funcional de lesões anatômicas conhecidas.
- Monitoração da eficácia terapêutica (clínica, percutânea ou cirúrgica).

Como ferramenta de diagnóstico não invasivo de isquemia miocárdica (IM), a CPM tem sua melhor indicação naqueles pacientes com probabilidade clínica pré-teste intermediária, não sendo indicada para aqueles com baixa probabilidade pré-teste e com teste ergométrico (TE) normal. Nos pacientes com alta probabilidade e TE sugestivo de IM, a cintilografia acrescenta pouco ao diagnóstico da doença, mas pode ser utilizada para estratificação de risco.

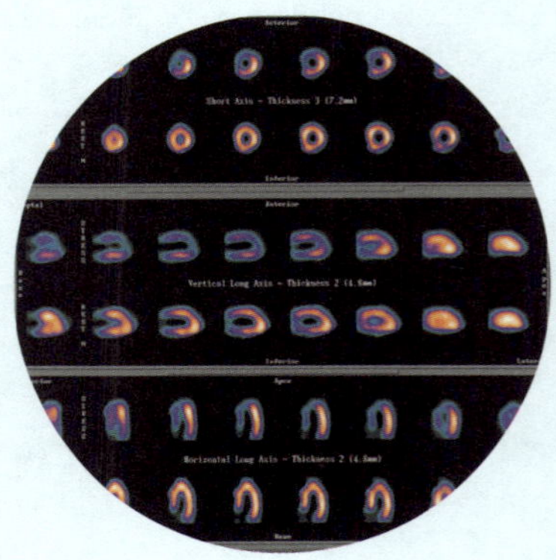

Após procedimentos de revascularização (percutâneos ou cirúrgicos), a CPM é nitidamente superior ao TE na detecção e localização da IM residual, devendo ser indicada a pacientes sintomáticos ou com alta probabilidade de reestenose não só para diagnóstico, mas na estratificação de risco de eventos futuros e determinação da necessidade de novos procedimentos intervencionistas.

Deve ser lembrado, no entanto, que a CPM feita muito precocemente após angioplastia percutânea (4 a 6 semanas) poderá continuar demonstrando IM na região irrigada pela artéria tratada, sem necessariamente indicar reestenose.

INTRODUÇÃO

Há décadas, alguns dos mais importantes estudos que correlacionaram a presença, extensão e gravidade da coronariopatia com o risco de eventos futuros, e que avaliaram os efeitos de intervenções terapêuticas nas diversas fases da doença, utilizaram as imagens de perfusão miocárdica com traçadores radiomarcados como principal ferramenta não apenas no diagnóstico de obstruções coronarianas, mas principalmente na quantificação de sua repercussão funcional. Os resultados desses estudos e a experiência clínica acumulada consolidaram o método como parte fundamental na determinação de parâmetros que auxiliam o cardiologista, seja no consultório, na enfermaria ou no pronto-socorro, a tomar decisões mais racionais e cientificamente embasadas.

Imagens cardíacas utilizando outros marcadores como o pirofosfato marcado com Tc-99m ou emissores de pósitrons (fluordeoxiglicose – FDG) estenderam a área de aplicação dos "métodos nucleares" dentro da Cardiologia para além da doença isquêmica do coração, participando agora do arsenal diagnóstico para condições como amiloidose, endocardite e sarcoidose. Entretanto, para uma adequada interpretação das informações fornecidas pelas imagens funcionais da Cardiologia nuclear, o clínico deve conhecer alguns detalhes técnicos do preparo do paciente para o exame, dos tipos de estresse (físico ou farmacológico), dos principais radiofármacos utilizados, dos princípios da análise das imagens e das principais aplicações do método.

IMAGENS DE PERFUSÃO MIOCÁRDICA – PRINCÍPIOS BÁSICOS

Dito de outra maneira, esse exame explicita dois eventos fisiológicos que são a base para a interpretação dos resultados. O primeiro é o fornecimento do radiotraçador às células miocárdicas (que depende basicamente da perfusão), e o outro é a extração ou captação do material pelas células miocárdicas vivas e metabolicamente ativas. As imagens representam, portanto, mapas da perfusão de células miocárdicas viáveis. Toda a análise dos diversos padrões cintilográficos obedece às considerações anteriores[1-3].

Principais radiotraçadores utilizados

Os dois radiotraçadores mais utilizados nos estudos de CPM são o cloreto de tálio-201 e o sestamibi-Tc-99m. As características de cada um deles estão resumidamente descritas a seguir. Mais detalhes sobre esses ou outros radiofármacos marcados com Tc-99m podem ser encontrados nas referências citadas no final deste capítulo.

Em doses farmacológicas, o cloreto de tálio-201 pode ser bastante tóxico, mas não apresenta qualquer efeito deletério nas subdoses utilizadas nos estudos de perfusão. É produzido em cíclotron e tem meia-vida de decaimento radioativo de 73 horas. Após administração endovenosa, o *clearance* sanguíneo é bastante rápido. Tem comportamento fisiológico semelhante ao do potássio e é transportado para os dentro dos miócitos via bomba de Na-K ATPase. Aproximadamente 3% da dose administrada é captada pelo miocárdio.

A extração e o acúmulo no miocárdio são proporcionais ao fluxo sanguíneo regional e, como os demais traçadores de perfusão, não apresentam captação significativa em áreas de tecido puramente cicatricial (fibrose ou necrose).

> A distribuição do cloreto de tálio-201 pelo miocárdio não é estática, mas muda com o tempo, fenômeno conhecido como redistribuição. É por esse fenômeno que defeitos perfusionais observados após imagens de estresse podem "desaparecer" em imagens feitas após algumas horas, refletindo menor *clearance* desse radiotraçador em áreas hipoperfundidas quando comparadas a áreas normoperfundidas.

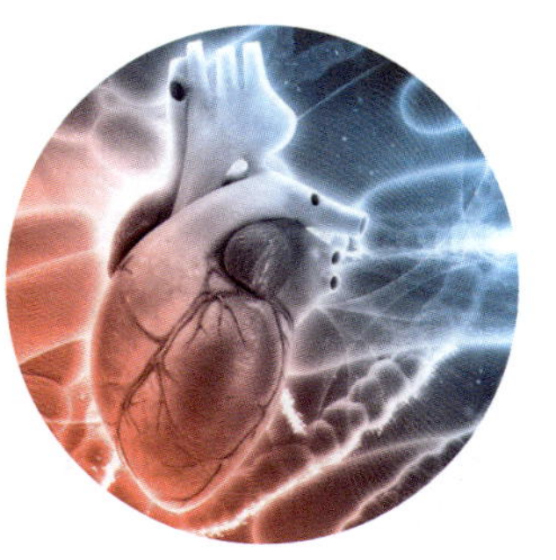

> A **cintilografia de perfusão miocárdica** utiliza substâncias radiomarcadas que, após administradas por via endovenosa, são captadas por células musculares miocárdicas metabolicamente ativas, distribuindo-se nas paredes do VE de forma proporcional ao fluxo sanguíneo regional.

O cloreto de tálio-201 foi o primeiro traçador a ser utilizado na realização de exames clínicos, mas tem sido largamente substituído por fármacos marcados com Tc-99m, sendo reservado na maior parte dos serviços para casos em que a avaliação de viabilidade miocárdica é prioritária, por apresentar desempenho ligeiramente superior para esse propósito. Em 1990, o Food and Drug Administration (FDA) aprovou o sestamibi-Tc-99m para uso clínico.

Desde então, alguns outros fármacos marcados com Tc-99m têm sido utilizados (tetrofosmin, teboroxime, NOET). Diversas características do Tc-99m (faixa de energia, dosimetria, praticidade etc.) têm transformado esses radiotraçadores nos mais utilizados para estudos de perfusão miocárdica.

O Tc-99m, substância radioativa "ligada" quimicamente aos fármacos, é produzido em gerador dentro do próprio serviço de medicina nuclear onde se realizam os exames. Tem meia-vida física de 6 horas, com menor dosimetria de radiação que o tálio-201, permitindo administração de doses maiores. Esse fato associado à faixa de emissão de energia ao redor de 140 KeV (mais adequada que a faixa de 69-83 Kev do cloreto de tálio) faz com que as imagens apresentem qualidade superior.

O sestamibi-Tc-99m, após administração por via endovenosa, entra nos miócitos por difusão passiva e se liga às mitocôndrias. Da mesma maneira que o cloreto de tálio-201, a captação do sestamibi-Tc-99m se dá no tecido miocárdico viável de forma proporcional ao fluxo sanguíneo regional. Entretanto, ao contrário do tálio, o sestamibi-Tc-99m praticamente não sofre redistribuição, sendo desprezível o *wash-out* ao longo do tempo, mantendo assim as concentrações relativas dentro da parede miocárdica. Essa característica confere maior facilidade durante a realização dos exames, aumentando o intervalo de tempo após a administração do traçador durante o qual possam ser adquiridas as imagens que representem a distribuição miocárdica original do traçador no momento da injeção.

O acrônimo SPECT vem do inglês *single-photon emission computed tomography* e indica a obtenção de imagens tomográficas a partir da emissão de fótons únicos. A aquisição de imagens tomográficas é realizada por meio da obtenção de imagens cardíacas em várias projeções numa órbita de 180° em torno da região precordial (de oblíqua anterior direita até oblíqua posterior esquerda). Essa técnica permite a avaliação e quantificação tridimensional da perfusão miocárdica, além da separação da atividade na região alvo (paredes do VE) de estruturas superpostas, melhorando a qualidade das imagens e o desempenho diagnóstico.

"GATED-SPECT"

Os dois termos anteriores designam peculiaridades técnicas na aquisição das imagens que merecem breves comentários.

A aquisição das imagens tomográficas pode ainda ser sincronizada com o eletrocardiograma (*ECG-Gated*). Por meio de sinal fornecido por monitor convencional, o equipamento divide o intervalo R-R em um número pré-programado de segmentos temporais (normalmente 8) e adquire diferentes imagens em cada projeção angular para cada uma das 8 fases do ciclo cardíaco. Isso permite que as imagens sejam analisadas em movimento ao longo do ciclo cardíaco. Dessa forma, obtém-se, além das informações referentes à perfusão miocárdica, avaliar a mobilidade segmentar das paredes do VE, estimar seus volumes e estimar o desempenho sistólico global dessa câmara pelo cálculo da sua fração de ejeção.

Interpretação de imagens e laudos

Antes de passar a interpretação de imagens, o clínico deve ter presentes algumas definições de termos utilizados para caracterizar o *status* de perfusão e viabilidade miocárdicos, apresentadas a seguir.

- **Isquemia miocárdica:** suprimento insuficiente de oxigênio frente às necessidades metabólicas miocárdicas decorrentes de fluxo sanguíneo inadequado, geralmente provocado por estenose coronariana. Na CPM, áreas isquêmicas apresentam-se como áreas de fotopenia ou de defeito perfusional (hipoconcentração do radiotraçador) nas imagens adquiridas após o estresse que se normalizam nas imagens de repouso (defeito reversível).
- **Necrose:** tecido miocárdico necrótico, grande parte das vezes consequente a oclusões coronarianas, substituído por tecido cicatricial. Apresenta-se à cintilografia com áreas de redução da concentração do traçador, tanto nas imagens de estresse quanto nas de repouso (defeito fixo). Quando a fibrose envolve toda a espessura do miocárdio, fala-se em fibrose transmural, e nessa situação evidencia-se redução grave da concentração dos traçadores de perfusão nas áreas afetadas (captação < 50% em relação à região de máxima captação). Quando a fibrose compromete

apenas a faixa de músculo adjacente ao endocárdio, coexistindo na mesma topografia com contingente significativo de miocárdio vivo residual, fala-se em fibrose não transmural, e os defeitos perfusionais são menos intensos (captação entre 85% e 50% em relação a área de máxima captação), uma vez que o miocárdio viável residual mantém capacidade de captar quantidade significativa do radiofármaco.

- **Miocárdio hibernante:** miocárdio viável, cronicamente isquêmico (ou submetido a eventos isquêmicos de repetição), que acaba por apresentar redução acentuada da função contrátil regional, reversível após a restauração do fluxo sanguíneo local.
- **Miocárdio atordoado (*stunned*):** miocárdio submetido à agressão isquêmica e que, apesar de viável, mantém disfunção contrátil regional mesmo após a

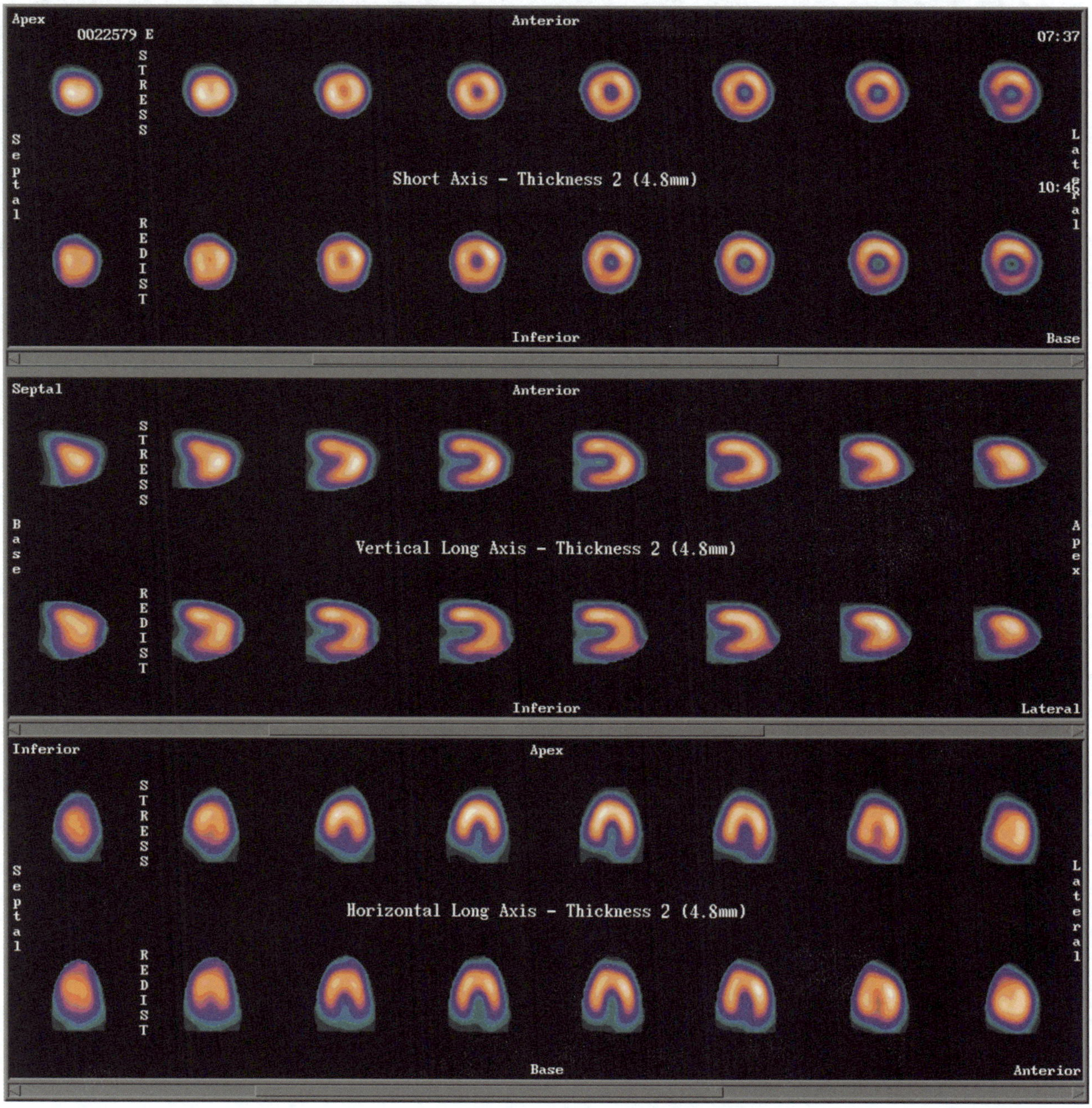

FIGURA 1 Imagens ilustrativas de um exame normal. Observa-se distribuição relativamente homogênea do acúmulo do radiotraçador (sestamibi-Tc-99m) nos diversos segmentos miocárdicos. Painel superior: cortes tomográficos do eixo curto; painel do meio: cortes tomográficos do longo eixo vertical; painel inferior: cortes tomográficos do longo eixo horizontal. Em cada painel a linha superior de cortes corresponde a imagens de estresse, e a linha inferior equivale a imagens em repouso.

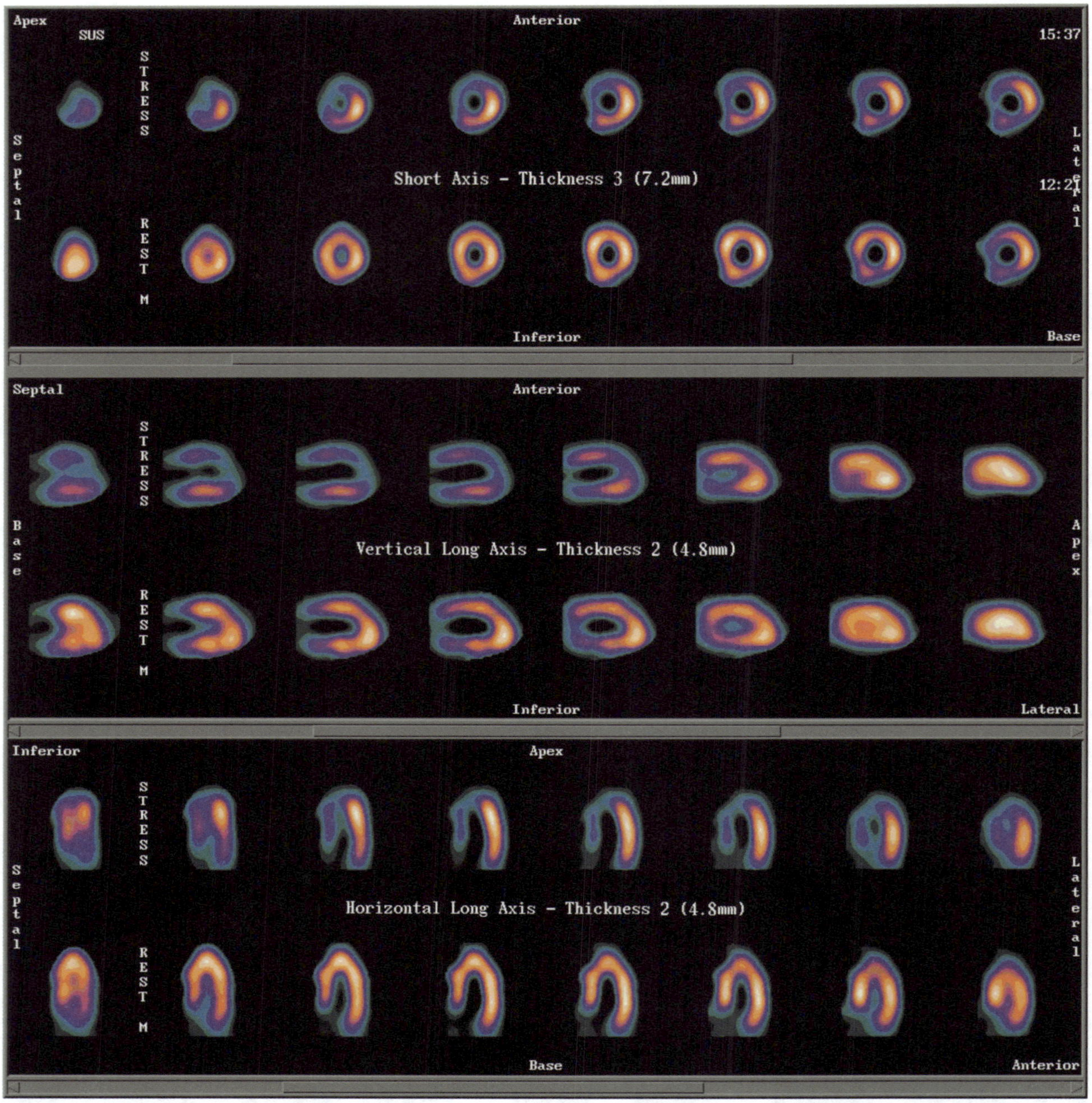

FIGURA 2 Exemplo ilustrativo de paciente com defeito perfusional reversível envolvendo grande extensão de miocárdio em parede septal, anterior e região apical – território de irrigação de artéria descendente anterior esquerda.

- **Normal:** distribuição homogênea do traçador pelas paredes do VE.
- **Isquemia miocárdica:** defeitos perfusionais presentes nas imagens após estresse e que se normalizam nas imagens em repouso (defeitos reversíveis).
- **Cicatriz ou necrose:** defeito perfusional fixo nas imagens de estresse e repouso.
- **Combinação de defeitos:** pacientes podem apresentar, no mesmo estudo, áreas de perfusão normal, áreas isquêmicas e regiões total ou parcialmente necróticas.

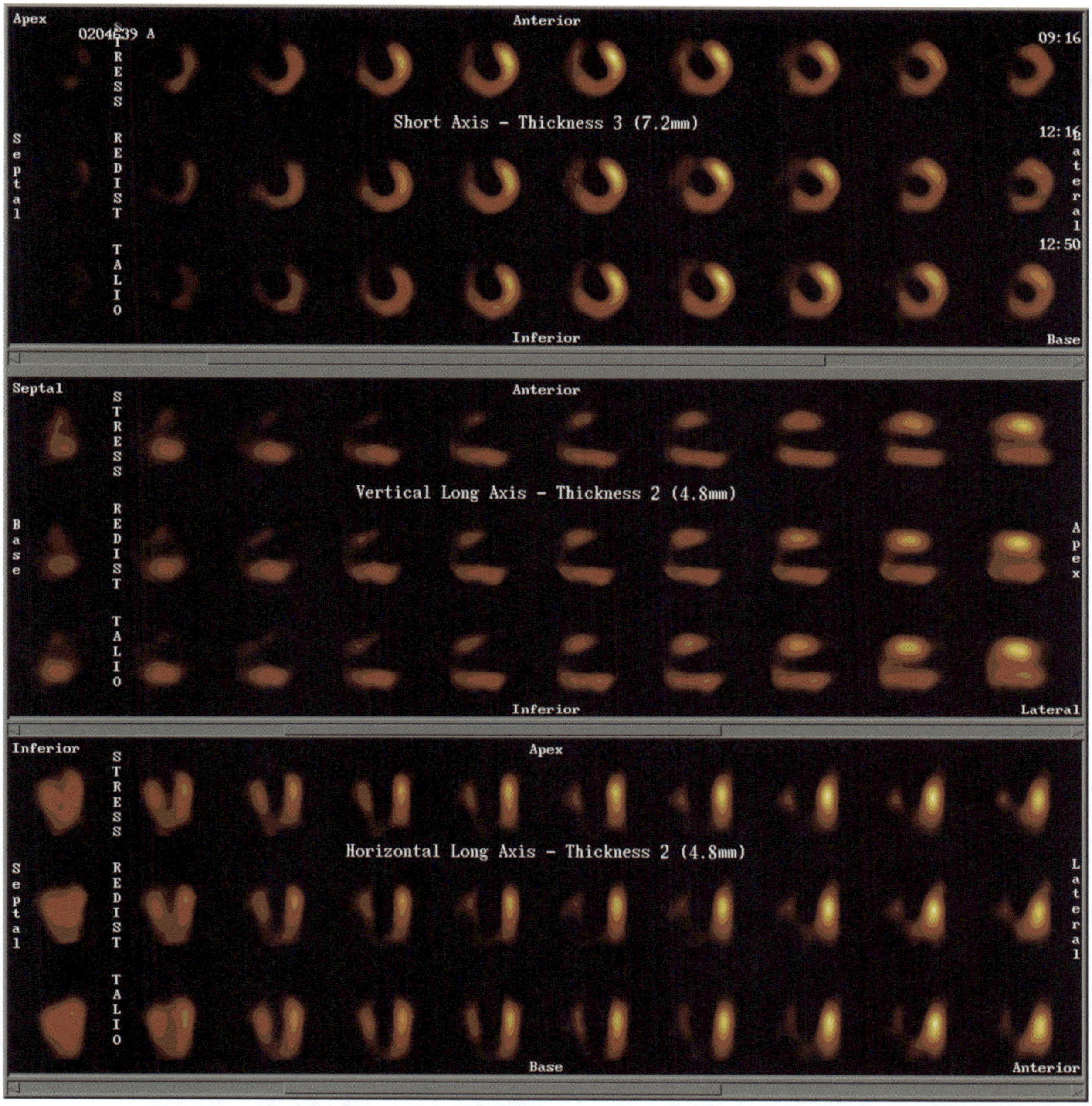

FIGURA 3 Exemplo de defeito perfusional fixo grave (fibrose transmural) envolvendo grande extensão do miocárdio em paredes septal, anterior e região apical, território de irrigação de artéria descendente anterior esquerda. Observam-se em cada painel três linhas que correspondem a imagens iniciais após estresse, redistribuição 3 horas após, e após reinjeção do radiotraçador em repouso.

normalização do fluxo sanguíneo local. A alteração da contração das paredes exibe melhora com o decorrer do tempo.

Uma vez definidos os termos anteriores, veremos agora os padrões cintilográficos mais comumente observados nas imagens de perfusão.

Embora haja grande variação da anatomia com relação a alguns detalhes, a distribuição dos territórios de irrigação das artérias coronárias principais é relativamente constante.

A artéria descendente anterior (DA) é responsável pela irrigação da porção anterior do septo interventricular, da parede anterior, parte da anterolateral (ramos diagonais) e da região apical (partes da região apical podem ser irrigadas por ramos das outras duas coronárias principais). A coronária direita (CD) irriga comumente a parede inferior, e a porção inferior do septo interventricular e a circunflexa (Cx), a parede lateral, muito embora, dependendo do padrão de dominância, a importância relativa de cada uma (CD e Cx) com relação à extensão do músculo irrigado possa variar. Dessa forma, pela distribuição dos defeitos perfusionais, é possível inferir quais são as prováveis artérias responsáveis. Para a sistematização da avaliação da topografia e magnitude da IM, e permitir a correlação com os territórios de irrigação, as diretrizes atuais têm adotado um modelo de segmentação da parede do VE em 17 partes (Figura 4).

Em análise visual semiquantitativa, cada um dos 17 segmentos recebe uma "nota" de perfusão que varia de 0 a 4, sendo que "0" corresponde à ausência de alterações perfusionais ou normal e "4" a ausência de captação do radiotraçador caracterizando defeito grave. O somatório dos escores de perfusão de todos os segmentos nas imagens de estresse (SSS - *summed stress score*), de repouso (SRS - *summed rest score*) e a diferença entre as duas (SDS - *summed diferential score*) pode ser calculado, dando uma ideia quantitativa da intensidade dos defeitos perfusionais e facilitando a comparação entre exames. Quanto maior o SRS, maior a área de fibrose. Quanto maior o SDS, maior a área de isquemia.

Outra forma de analisar esses mesmos escores tem sido utilizada por alguns estudos para estimar o risco de eventos cardiovasculares.

Esse método considera que o pior escore possível (se todos os segmentos apresentassem defeitos muito graves) é de 17 x 4 = 68, representando 100% do miocárdio acometido. Dessa forma, o escore obtido representa um percentual do máximo que reflete magnitude do defeito perfusional, combinando extensão e intensidade.

A conclusão do laudo de um estudo de perfusão miocárdica deve apresentar, de forma clara, se existe ou não IM, se existem ou não áreas de fibrose (transmural ou não transmural), a extensão e intensidade dos defeitos perfusionais e as prováveis artérias responsáveis (DA, CD ou Cx), além dos dados relativos ao desempenho contrátil global e segmentar do VE obtidos por meio das imagens sincronizadas com ECG (GATED-SPECT - *vide* comentários em tópico específico).

APLICAÇÕES CLÍNICAS

O método apresenta ampla gama de aplicações clínicas, seja nos pacientes com suspeita de doença arterial coronariana, seja naqueles já sabidamente coronariopatas.

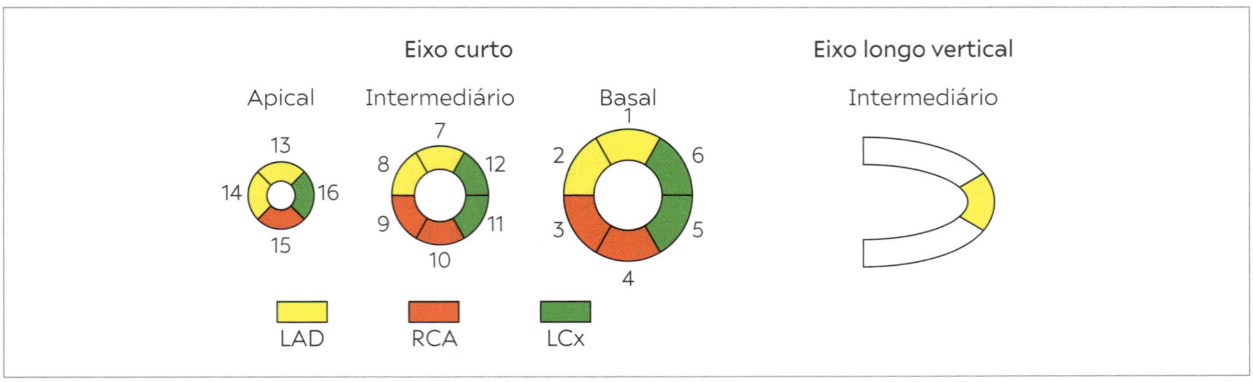

FIGURA 4 Esquema representando o modelo de segmentação das paredes do ventrículo esquerdo com a distribuição dos territórios de irrigação coronariana.

As principais indicações de uso da CPM são:

- Diagnóstico de doença arterial coronariana.
- Avaliação do prognóstico e da estratificação de risco.
- Avaliação de viabilidade miocárdica.
- Determinação da repercussão funcional de lesões anatômicas conhecidas.
- Monitoração de eficácia terapêutica (clínica, percutânea ou cirúrgica).

Diagnóstico de doença arterial coronariana

Já consolidada na literatura como ferramenta sensível e específica no diagnóstico não invasivo de coronariopatia, a CPM estabelece a presença de estenose coronariana significativa de forma indireta, por meio da determinação de sua repercussão funcional. Essa avaliação é baseada na comparação das imagens obtidas após a administração do traçador em repouso e estresse.

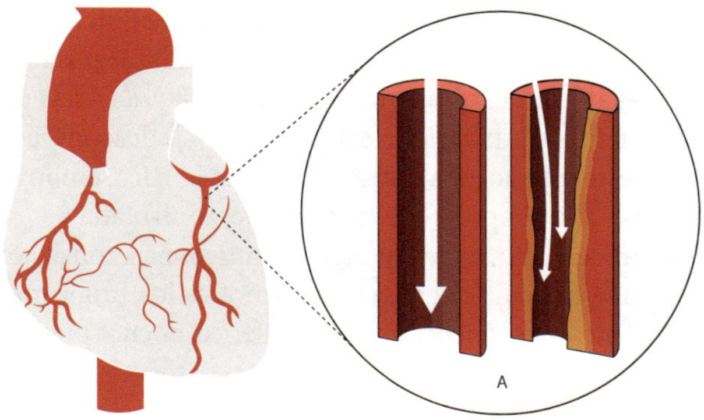

Em pacientes com doença coronariana estável, em repouso, até mesmo vasos com estenoses críticas são capazes de manter fluxo sanguíneo residual e não costumam provocar alterações significativas na perfusão miocárdica. Assim, imagens adquiridas nessa situação revelam distribuição relativamente homogênea do radiotraçador pelas paredes do VE.

O princípio do estresse cardiovascular é aplicar algum tipo de manobra que altere a função orgânica e explicite alteração funcional inaparente em condições de repouso. No caso específico do estudo de perfusão miocárdica, são vários os métodos passíveis de serem utilizados com a finalidade de evidenciar a repercussão funcional de lesão coronariana.

O esforço físico, por exemplo, assim como o estresse medicamentoso com dobutamina, aumenta o trabalho miocárdico e por consequência a demanda de oxigênio, que só é suprida às custas de aumento do fluxo sanguíneo coronariano. No caso do estímulo com dipiridamol ou adenosina (agentes vasodilatadores dos microvasos arteriais coronários), a vasodilatação no leito coronariano ocorre sem o aumento concomitante do consumo miocárdico de oxigênio.

Como a reserva de aumento de fluxo sanguíneo em uma coronária com estenose luminal significativa (> 70% de redução) é limitada, a incapacidade de aumentar o aporte de oxigênio e nutrientes para fazer frente ao aumento das necessidades metabólicas caracteriza a IM. Essa isquemia é denunciada nas imagens de perfusão após estresse, por hipoconcentração relativa do traçador nas áreas de miocárdio supridas por coronárias com obstrução significativa. A análise final baseia-se, portanto, na comparação entre as imagens de repouso, que identificam viabilidade miocárdica pela captação do traçador, e as imagens pós-estresse, que identificam áreas supridas por coronárias com menor reserva vasodilatadora.

Alguns clínicos pouco afeitos à interpretação do método podem se frustrar ao esperar correlação linear entre os achados de testes funcionais, como a CPM, e os resultados da cinecoronariografia, que avalia aspectos anatômicos da árvore arterial coronariana. Até mesmo a interpretação de estudos que avaliam a sensibilidade e especificidade da cintilografia e que utilizam a cinecoronariografia como "padrão-ouro" deve ser feita com cautela, pois deve levar em consideração a premissa básica de que os dois estudos (cinecoronariografia e CPM) avaliam aspectos diferentes.

O primeiro explicita o aspecto anatômico das lesões coronarianas, e o segundo, sua repercussão funcional. E nem sempre o grau de estenose coronariana é proporcional à intensidade da IM.

Deve-se ter em mente que as artérias (em particular as coronárias) não são tubos rígidos que seguem diretamente as leis da física e que diminuem proporcionalmente o fluxo sanguíneo de acordo com a intensidade da obstrução luminal. Fenômenos como vasoconstrição, inflamação e trombose fazem parte da fisiopatologia da doença aterosclerótica e podem fazer que uma lesão tida como discreta na cinecoronariografia provoque intensa repercussão funcional no estudo de perfusão. Por outro lado, lesões supostamente críticas em estudo anatômico podem manter a função endotelial e a reserva vasodilatadora suficientes para minimizar ou até mesmo suprimir a IM durante o estresse.

> Em algumas circunstâncias, os defeitos perfusionais podem ser observados mesmo na ausência de coronariopatia significativa. Na cardiopatia hipertrófica, por exemplo, podem-se evidenciar alterações regionais da perfusão miocárdica provavelmente relacionadas a alterações de microcirculação e reserva vasodilatadora anormal, mesmo sem lesões obstrutivas significativas nos vasos subepicárdicos, o mesmo podendo acontecer nas miocardiopatias dilatadas. Outro exemplo é o da cardiomiopatia chagásica, em que é frequente o achado de defeitos perfusionais (reversíveis ou não) particularmente nas paredes posterolateral, inferior e na região apical e sem correlação obrigatória com a presença de coronariopatia.

Como ferramenta de diagnóstico não invasivo de IM, a CPM tem sua melhor indicação naqueles pacientes com probabilidade clínica pré-teste intermediária, não sendo indicada para aqueles com baixa probabilidade e com TE normal. Nos pacientes com alta probabilidade e TE sugestivo de IM, a cintilografia acrescenta pouco ao diagnóstico da doença, mas pode ser utilizada para estratificação de risco.

A CPM tem sido empregada com sucesso em grupos especiais de pacientes nos quais o TE convencional apresenta acurácia diminuída, como mulheres com baixa capacidade funcional, pacientes com alterações no eletrocardiograma de repouso com bloqueio avançado de ramo esquerdo, hipertrofia ventricular esquerda e alterações de repolarização provocadas pelo uso de digoxina. Quanto a diabéticos e idosos, alguns dos quais sequer conseguem realizar esforço físico em esteira, também encontram na cintilografia de perfusão feita com estresse medicamentoso uma ferramenta confiável e segura de avaliação não invasiva de IM.

Pelo exposto, torna-se claro que uma das etapas fundamentais do exame é a realização de estresse cardiovascular efetivo em testar a reserva vasodilatadora coronariana. Sempre que possível, dá-se preferência ao TE convencional – agregando-se, aos achados da perfusão, informações importantes, como sintomas durante o teste, tolerância ao esforço, alterações eletrocardiográficas sugestivas de isquemia, arritmias etc. O TE utiliza mais comumente esforço físico em esteira ergométrica e, para que seja considerado eficaz, deve fazer com que o paciente atinja, durante o esforço, pelo menos 85% da frequência cardíaca máxima (calculada pela fórmula: 220 – idade).

> Os pacientes devem ser orientados a interromper o uso de medicações com ação anti-isquêmica, como betabloqueadores (72 horas antes do exame), bloqueadores de canal de cálcio (48-72 horas) e nitratos (12-24 horas), a não ser quando o objetivo do teste seja a avaliação da eficácia da terapêutica anti-isquêmica, condição na qual as medicações poderão ser mantidas.

O TE é contraindicado em condições clínicas instáveis ou descompensadas, como na fase aguda de infarto do miocárdio, angina instável, taquicardias ou bradiarritmias, insuficiência cardíaca (IC) descompensada, estenose aórtica crítica, dissecção aórtica, embolia pulmonar ou hipertensão arterial descontrolada.

Em pacientes que, por algum motivo, não consigam realizar esforço físico eficaz (pouco motivados, problemas osteoarticulares, doença arterial periférica, doença pulmonar, sequelas neurológicas etc.) ou em casos específicos, como na presença de bloqueio avançado de ramo esquerdo no ECG de repouso ou estimulação cardíaca artificial por marca-passo sem resposta de frequência, indica-se estímulo medicamentoso com dipiridamol ou adenosina, substâncias capazes de induzir aumento significativo (até 4 vezes) do fluxo coronariano por ação em microcirculação.

A adenosina é normalmente produzida pelas células endoteliais, e o dipiridamol age bloqueando o mecanismo de recaptação da adenosina, aumentando os níveis de adenosina endógena. Ambas podem ser utilizadas, porém com protocolos de infusão diferentes. Os efeitos colaterais mais frequentes são náusea, tontura, cefaleia e rubor facial, tanto com o dipiridamol quanto com a adenosina. Mais raramente, podem induzir IM verdadeira com dor torácica e alterações eletrocardiográficas, provavelmente por fenômeno de "roubo". Podem provocar ainda alterações da condução atrioventricular e broncoespasmo, sendo contraindicados a pacientes com doença avançada do sistema de condução sem proteção de marca-passo artificial (bloqueio atrioventricular II grau tipo Mobitz 2 ou bloqueio atrioventricular total) e pacientes com broncorreatividade grave. A adenosina tem meia-vida muito curta (10 segundos), e qualquer efeito colateral melhora rapidamente após a interrupção da infusão da droga. O dipiridamol, por outro lado, tem maior meia-vida (20-30 minutos), e para reverter seus efeitos colaterais utiliza-se aminofilina.

Para pacientes com contraindicação, tanto ao esforço físico em esteira quanto ao estímulo medicamentoso com adenosina ou dipiridamol, pode-se utilizar o estresse com dobutamina. Mediante seu efeito de estímulo de receptores beta-adrenérgicos, a dobutamina aumenta o inotropismo, cronotropismo e consequentemente o trabalho cardíaco e o consumo miocárdico de oxigênio e o fluxo coronariano. Apesar da eficácia comparável ao TE e o estímulo com vasodilatadores, a grande limitação da dobutamina é a ocorrência de efeitos colaterais como palpitação, dor torácica e arritmias, muitas vezes pobremente toleradas pelos pacientes.

Avaliação do prognóstico e estratificação de risco

Sem dúvida, uma das principais contribuições da CPM refere-se à avaliação do prognóstico e estratificação de risco de pacientes com suspeita ou diagnóstico estabelecido de doença arterial coronariana. Como já referido, alguns dos mais importantes estudos clínicos realizados em coronariopatas nos últimos anos têm baseado as decisões clínicas não no aspecto da anatomia coronariana, mas no risco de cada paciente.

Estratificar o risco significa identificar, dentro de um grupo heterogêneo de pacientes, aqueles com maior chance de apresentar eventos cardíacos adversos como infarto agudo do miocárdio e morte. Pacientes de alto risco devem ser encaminhados rapidamente para avaliação anatômica com cinecoronariografia já com vistas à realização de procedimentos de revascularização (percutâneos ou cirúrgicos). Por outro lado, pacientes de baixo risco podem geralmente ser mantidos com tratamento clínico conservador.

A base da estratificação de risco pela CPM é a caracterização da magnitude (extensão e intensidade) da IM e das consequências dessa isquemia na função ventricular esquerda. A intensidade e a extensão da hipoperfusão durante o estresse, a presença de defeitos múltiplos em áreas irrigadas por mais de uma artéria coronariana, queda dos valores de fração de ejeção durante o estresse, dilatação transitória da cavidade ventricular esquerda e aumento da captação pulmonar do traçador após o esforço (usualmente o cloreto de tálio-201) são sinais que identificam grupos de pacientes de alto risco que provavelmente terão benefício com estratégias terapêuticas mais agressivas de revascularização.

A relação entre a magnitude da IM e a chance de eventos cardíacos adversos não é linear, é exponencial. Pacientes com pequenas áreas de IM discreta demonstradas ao estudo de perfusão apresentam aumento pouco relevante do risco de infarto e morte. Por outro lado, quando a magnitude da IM passa a ser moderada ou intensa, observa-se aumento significativo do risco de eventos cardiovasculares. Os dados publicados sobre a utilização da CPM com método de estratificação de risco permitem algumas conclusões:

1. Uma CPM completamente normal confere prognóstico excelente, com taxas anuais de eventos cardíacos abaixo de 1% ao ano, mesmo em paciente com coronariopatia conhecida.
2. Alterações discretas (pequenos defeitos, artefatos de atenuação etc.) também estão associadas a bom prognóstico, mesmo em pacientes com alta probabilidade de doença arterial coronariana (Figura 5).
3. Isquemia miocárdica de grande extensão e/ou intensidade é preditora independente de eventos cardíacos. Quando associados a sintomas sugestivos de IM ou alterações eletrocardiográficas em baixa carga de esforço, ou durante estímulo medicamentoso com vasodilatadores, o risco é ainda maior (Figura 6).

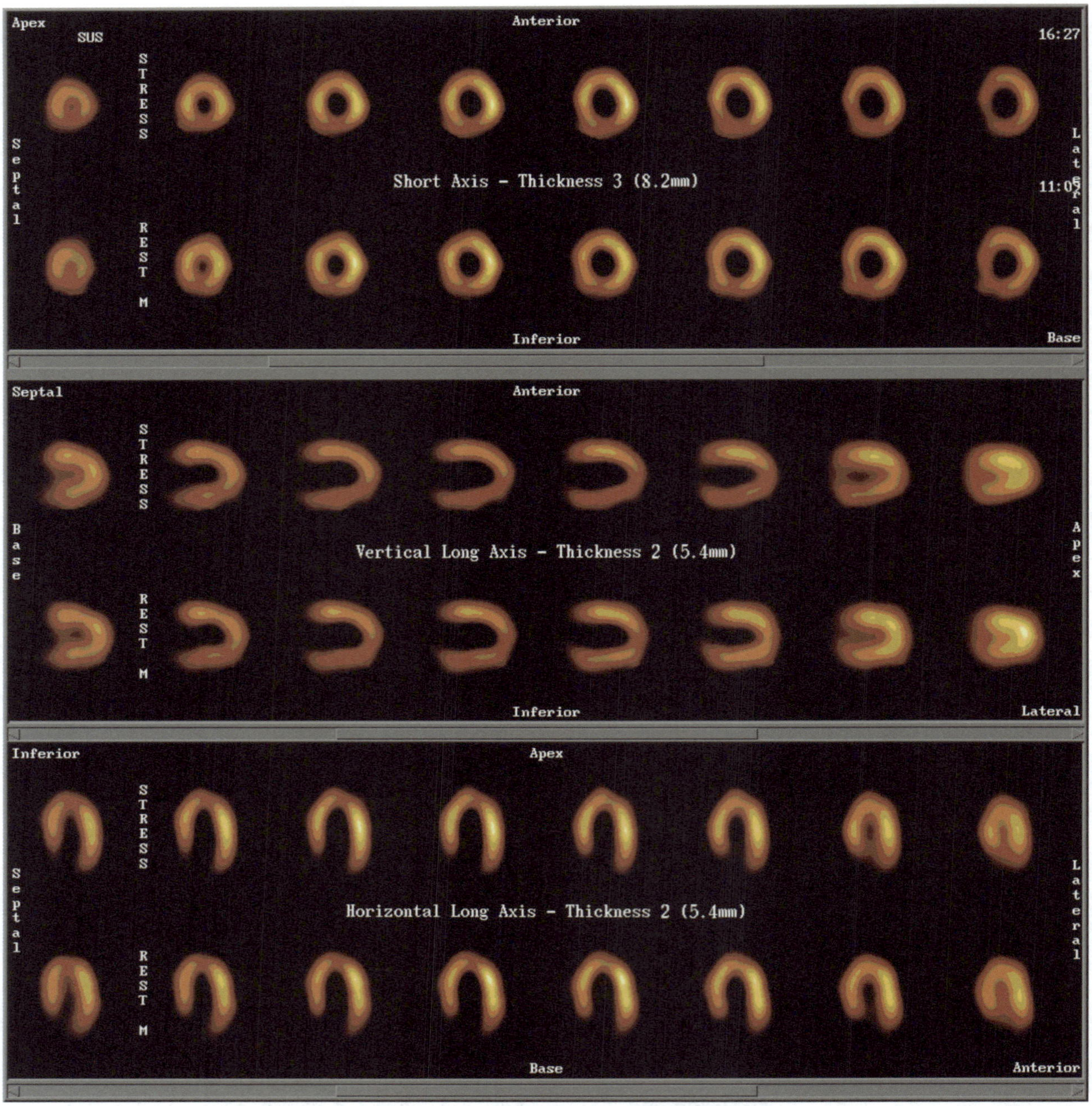

FIGURA 5 Exemplo ilustrativo de paciente com defeito perfusional reversível discreto envolvendo discreta extensão de miocárdio em parede inferior, achados ainda compatíveis com bom prognóstico.

Avaliação da viabilidade miocárdica

A disfunção contrátil global e segmentar do VE na cardiopatia isquêmica pode ser decorrente de necrose miocárdica e substituição do músculo cardíaco por tecido cicatricial, condição irreversível do ponto de vista de recuperação funcional. Em alguns casos, no entanto, áreas hibernantes de miocárdio submetidas à isquemia crônica ou a eventos de isquemia aguda, atordoadas, apresentam alterações importantes no desempenho contrátil, mas mantêm a viabilidade celular. A importância da identificação dessas áreas de miocárdio viável, mas hipocontrátil, reside na possibilidade da melhora do desempenho sistólico global e segmentar após procedimentos de revascularização, com melhora dos sintomas, qualidade de vida e sobrevida.

O método considerado "padrão-ouro" para determinação da viabilidade miocárdica utiliza imagens em câmara positrônica (PET) com deoxiglicose marcada com flúor-18 (^{18}FDG), que determina a presença de atividade metabólica em áreas com déficit perfusional. Como se trata de método ainda pouco disponível em nosso meio,

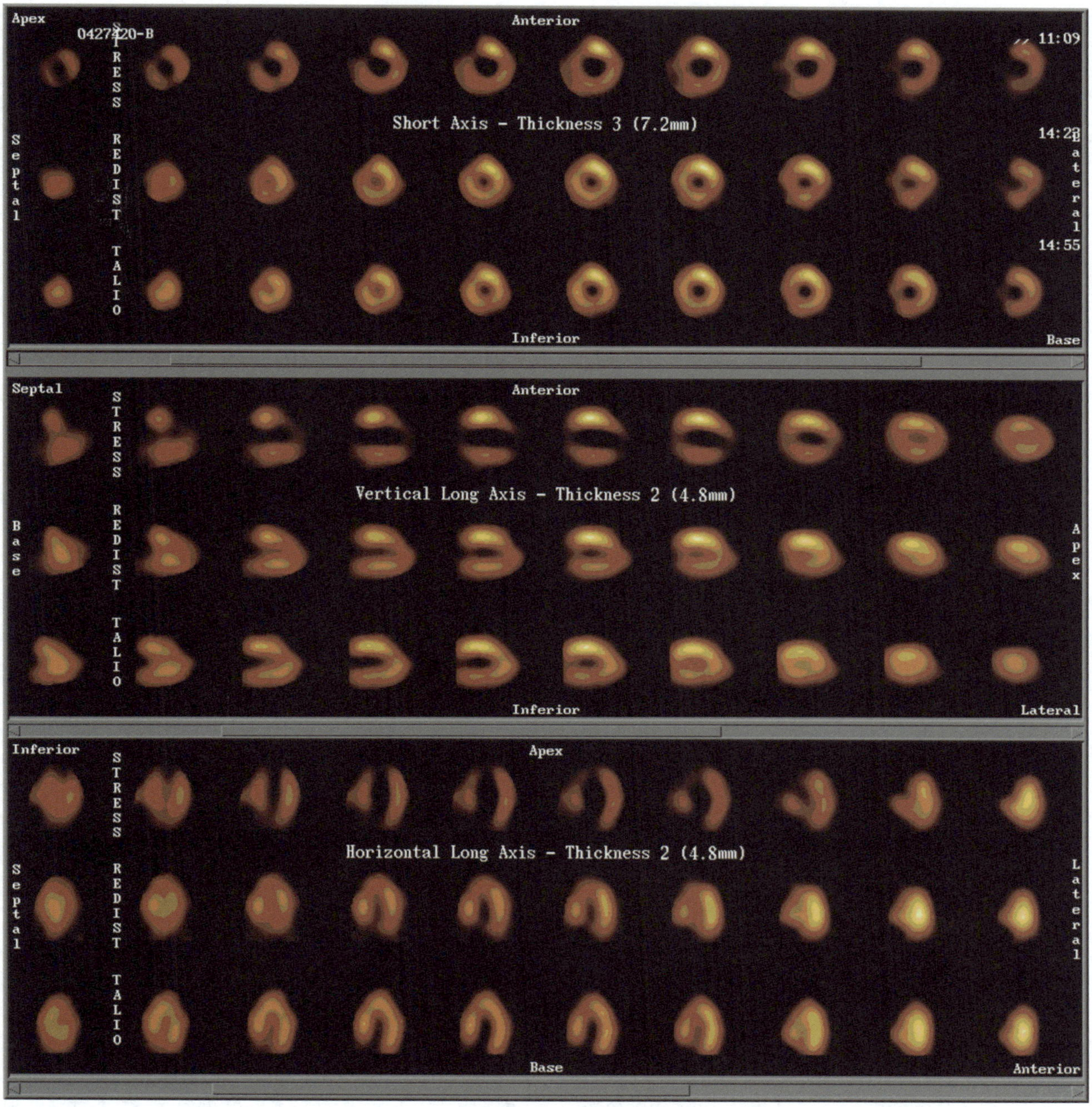

FIGURA 6 Exemplo cintilografia de perfusão miocárdica exibindo defeitos perfusionais reversíveis graves envolvendo grande extensão de miocárdio em múltiplos territórios arteriais associados à dilatação transitória da cavidade ventricular esquerda durante o estresse: sinais cintilográficos de mau prognóstico.

discutiremos resumidamente, a seguir, o uso de traçadores de perfusão convencionalmente empregados nos serviços de medicina nuclear com essa finalidade.

A presença de miocárdio vivo é explicitada na CPM pela captação dos traçadores, nas imagens de repouso, de redistribuição ou após administração de nitrato sublingual. No caso do tálio-201, seu mecanismo de captação depende da integridade da bomba de Na-K ATPase, e no caso do sestamibi, da preservação da função mitocondrial, ambos ocorrendo apenas em células vivas, metabolicamente ativas.

> O valor preditivo positivo da CPM com tálio-201 em relação à melhora da função contrátil pós-revascularização nos estudos varia entre 80% e 87%, e o valor preditivo negativo, entre 82% e 100%. Resultados semelhantes em termos de sensibilidade e especificidade são obtidos com sestamibi-Tc-99m.

A avaliação da viabilidade miocárdica não obedece à lei do tudo ou nada. Áreas com redução moderada da concentração do traçador apresentam-se com frequência apenas parcialmente viáveis. Dito de outra maneira, a fibrose nessas áreas não atinge toda a espessura do miocárdio, limitando-se às partes mais próximas ao endocárdio (chamadas de fibrose não transmural).

A taxa de recuperação da contratilidade após o procedimento de revascularização nessas áreas é variável. Acredita-se, no entanto, que, mesmo que não exista melhora da função sistólica, a revascularização possa beneficiar esses pacientes, diminuindo a IM e o risco de reinfarto, além de influenciar positivamente o processo de remodelamento do VE.

Determinação da repercussão funcional de lesões anatômicas conhecidas

Problema cada vez mais comum na prática clínica, pacientes assintomáticos, oligossintomáticos ou com sintomas atípicos chegam ao consultório com resultado de cinecoronariografia ou angiotomografia de coronárias mostrando lesões anatômicas. Em pacientes estáveis com doença arterial coronariana conhecida, a CPM é capaz de determinar a repercussão funcional das lesões em termos de intensidade e extensão da IM que se correlacionam diretamente com o prognóstico, o que auxilia o clínico na indicação de procedimentos de revascularização ou manutenção de tratamento clínico conservador.

Monitoração de eficácia terapêutica (clínica, percutânea ou cirúrgica)

A monitoração da eficácia terapêutica em reduzir a magnitude da IM (e consequentemente melhorar o prognóstico) é outra aplicação da CPM. Estudos têm demonstrado a importância de se documentar a redução da extensão e intensidade da IM no acompanhamento de pacientes com doença arterial coronariana em tratamento clínico ou naqueles submetidos a procedimentos de revascularização. A reprodutibilidade do exame e a facilidade da realização de análises semiquantitativas de perfusão regional facilitam a comparação entre os exames pré – e pós-tratamento.

Após procedimentos de revascularização (percutâneos ou cirúrgicos), a CPM é nitidamente superior ao TE na detecção e localização da IM residual, devendo ser indicada a pacientes sintomáticos ou com alta probabilidade de reestenose não só para diagnóstico, mas na estratificação de risco de eventos futuros e determinação da necessidade de novos procedimentos intervencionistas.

Deve ser lembrado, no entanto, que a CPM feita muito precocemente após angioplastia percutânea (4 a 6 semanas) poderá continuar demonstrando IM na região irrigada pela artéria tratada, sem necessariamente indicar reestenose.

CINTILOGRAFIA COM 99M-TC-PIROFOSTATO PARA DIAGNÓSTICO DE AMILOIDOSE CARDÍACA

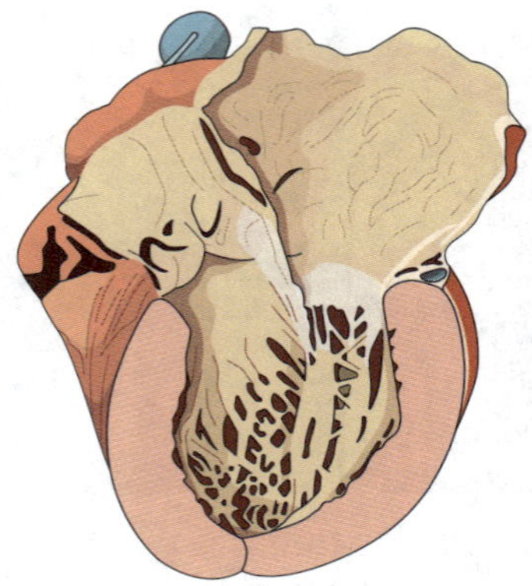

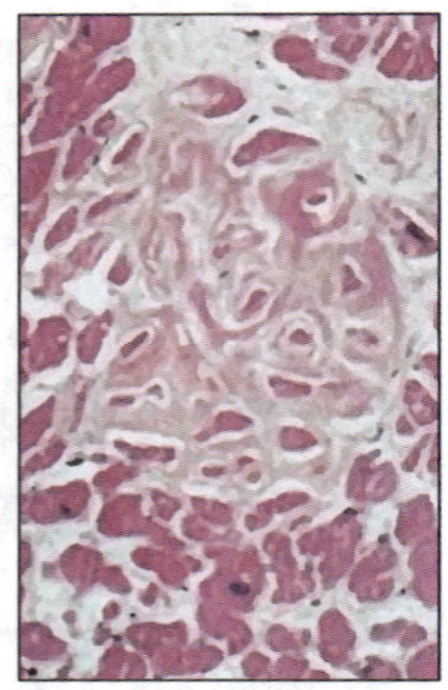

Antes considerada forma rara de cardiomiopatia restritiva infiltrativa, a amiloidose cardíaca (AC) é tida hoje como causa relativamente comum (embora subdiagnosticada) de IC com fração de ejeção preservada (IC-FEP). Os últimos anos trouxeram importantes avanços na caracterização, no diagnóstico e no tratamento dessa condição e o desenvolvimento de novas técnicas para seu diagnóstico, como a CPM com traçadores ósseos, que tornou factível o diagnóstico não invasivo da AC ligada à transtirretina (TTR), muitas vezes prescindindo da biópsia endomiocárdica[5].

Na amiloidose, a deposição extracelular de proteínas fibrilares insolúveis em diferentes órgãos, entre eles o coração, acaba por provocar disfunção orgânica.

Mais de 30 tipos diferentes de proteínas amiloides já foram descritos, e cinco delas podem apresentar acometimento cardíaco – 95% desses casos são secundários à deposição de cadeias leves de imunoglobulinas (forma AL geralmente associada à doença hematológica clonal neoplásica) ou à transtirretina (ATTR), seja em sua forma hereditária (ATTRv) ou selvagem (*wild type* - ATTRwt).

A cardiopatia é a principal manifestação clínica da ATTRwt, que costuma se apresentar com sinais e sintomas de ICFEP em idosos, principalmente do sexo masculino. Síndrome do túnel do carpo e ruptura espontânea do tendão do bíceps são outras manifestações possíveis. Já no caso da ATTRv, o quadro clínico depende do tipo de mutação, podendo predominar neuropatia ou cardiopatia. Tanto na amiloidose AL (que se comporta de forma mais agressiva e costuma ter pior prognóstico) quanto na ATTR, a mortalidade está diretamente associada ao acometimento cardíaco.

Em pacientes com suspeita clínica, exames como ECG e ecocardiograma podem revelar evidências adicionais que apontem para o diagnóstico. A caracterização anatômica pode ser ainda mais refinada com a realização de ressonância magnética (RM), que consegue explicitar detalhes das alterações teciduais que ocorrem na AC. No entanto, embora achados de ecocardiograma e RM possam sugerir padrão de miocardiopatia por depósito, não são capazes de diferenciar as formas AL e ATTR.

A CPM com administração intravenosa de radiotraçadores derivados de bisfosfonatos marcados com Tc-99m (em nosso meio, o mais utilizado é o pirofosfato) é atualmente reconhecida como ferramenta altamente sensível e específica para o diagnóstico de ATTR. Uma cintilografia positiva, ou seja, mostrando intensa captação anômala no miocárdio em pacientes sem evidência de proteína monoclonal no sangue ou urina, apresenta, segundo os estudos, especificidade de 100% para AC por ATTR, permitindo o diagnóstico sem necessidade de biópsia cardíaca. Contudo, vale ressaltar que 20% a 30% dos pacientes com amiloidose AL também apresentam captação miocárdica de 99m-Tc-pirofosfato. Dessa forma, a CPM com radiotraçador ósseo não deve ser usada para diferenciar a forma AL da ATTR, mas para diagnóstico da forma ATTR quando a forma AL já foi descartada mediante pesquisa negativa de cadeias leves monoclonais.

Resumidamente, após a administração do radiotraçador, são adquiridas imagens planas e tomográficas do tórax que são analisadas visualmente e de forma semiquantitativa em busca de acúmulo anômalo do traçador nas paredes miocárdicas (Figuras 7 e 8):

- **Relação C/CL:** na imagem plana na projeção anterior do tórax, é desenhada uma região de interesse (RI) sobre a área cardíaca e outra sobre o hemitórax contralateral, e são estabelecidas as contagens dentro das respectivas RI. Se a relação das contagens dentro da RI cardíaca e a RI contralateral for maior que 1,5 nas imagens 1 hora após injeção do radiotraçador ou maior que 1,3 nas imagens após 3 horas, o achado sugere ATTR, desde que na ausência de cadeias leves monoclonais.
- **Graduação visual (escore de Perugini):** compara-se a captação cardíaca com a captação fisiológica do gradil costal. A intensidade de captação miocárdica é então graduada em 0 (ausência de captação), 1 (inferior à dos arcos costais), 2 (semelhante à dos arcos costais) e 3 (superior à dos arcos costais). Intensidades de captação miocárdica graus 2 e 3 são fortemente sugestivas de ATTR, uma vez excluída a gamopatia monoclonal.

As imagens tomográficas devem ser sempre analisadas para confirmar os achados das imagens planas, uma vez que possibilitam a avaliação pormenorizada da distribuição regional do traçador nas paredes miocárdicas dos ventrículos esquerdo e direito, o que permite diferenciar a captação mais difusa, geralmente presente nos casos de amiloidose, de possíveis "falsos positivos", como captação regional por infarto do miocárdio, identificar sobreposição com áreas de aumento da concentração do traçador em tecido ósseo (como nas fraturas) e, principalmente, a persistência do radiofármaco em *pool* sanguíneo, uma das principais causas de confusão na interpretação dessas imagens que leva ao falso diagnóstico de AC.

Outra causa comum de diagnóstico equivocado de ATTR é a amiloidose AL. Embora nos casos de AL costume haver pouca avidez pelos radiotraçadores ósseos, alguns estudos apontam que até 22% dos pacientes possam apresentar captação grau 2 ou 3 na cintilografia com pirofosfato. Falhas em excluir gamopatia monoclonal podem levar à interpretação errônea das imagens e levar ao falso diagnóstico.

Ver também o Capítulo "Amiloidose cardíaca".

IMAGENS COM 18F-FDG-PET/CT PARA DIAGNÓSTICO DE ENDOCARDITE BACTERIANA

A grande maioria dos cardiologistas está familiarizada com as dificuldades no diagnóstico de endocardite bacteriana (EB), em parte por sua apresentação clínica altamente variável. Para vencer essas dificuldades, médicos costumam interpretar os sinais clínicos em combinação com evidências microbiológicas e achados de imagem (principalmente ecocardiograma), dados que integram

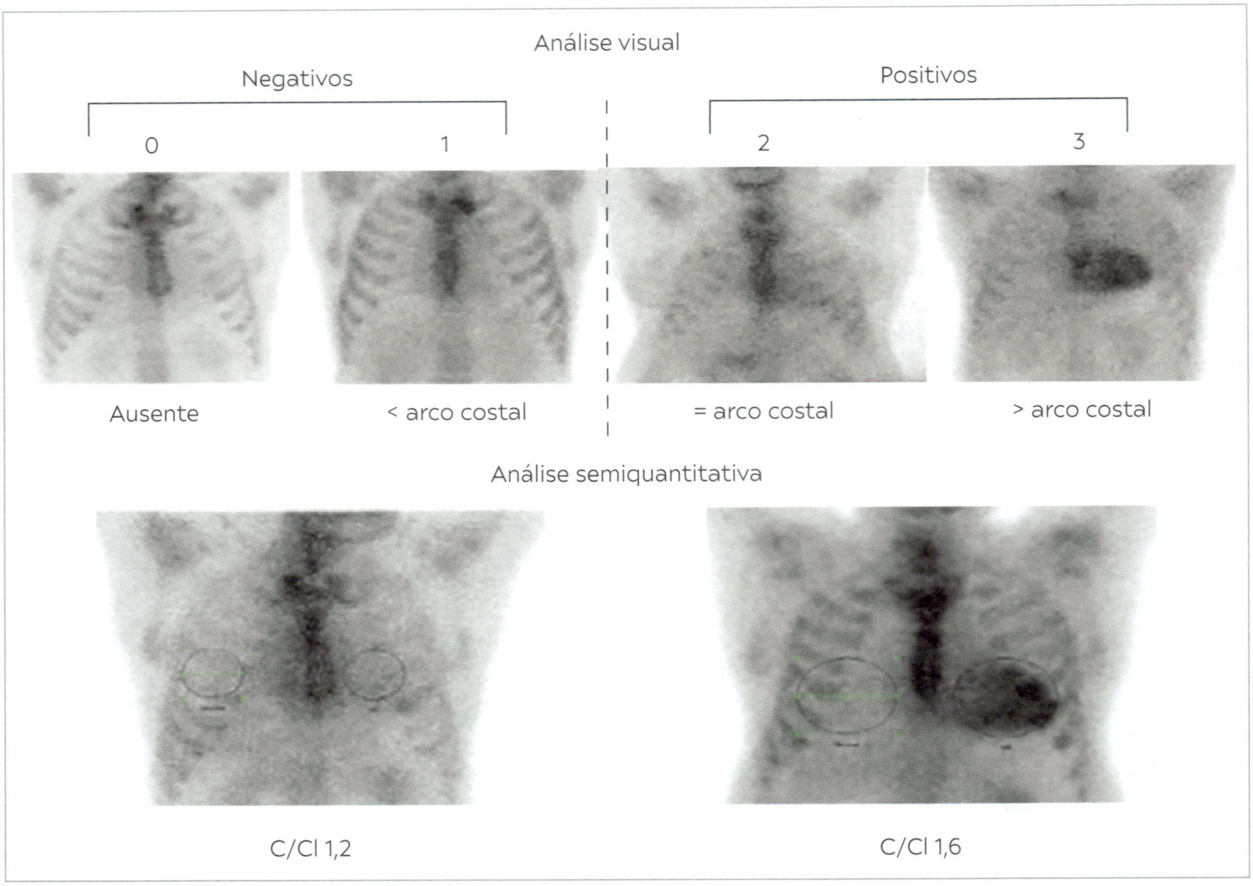

FIGURA 7 Na parte superior, imagens planares mostram os graus de Perugini obtidos mediante análise visual comparativa da captação em área cardíaca com a captação em arcos costais. A parte inferior mostra exemplos de análise quantitativa de um caso negativo (esquerda) e positivo (direita).
Fonte: adaptada de Simões et al., 2021[6].

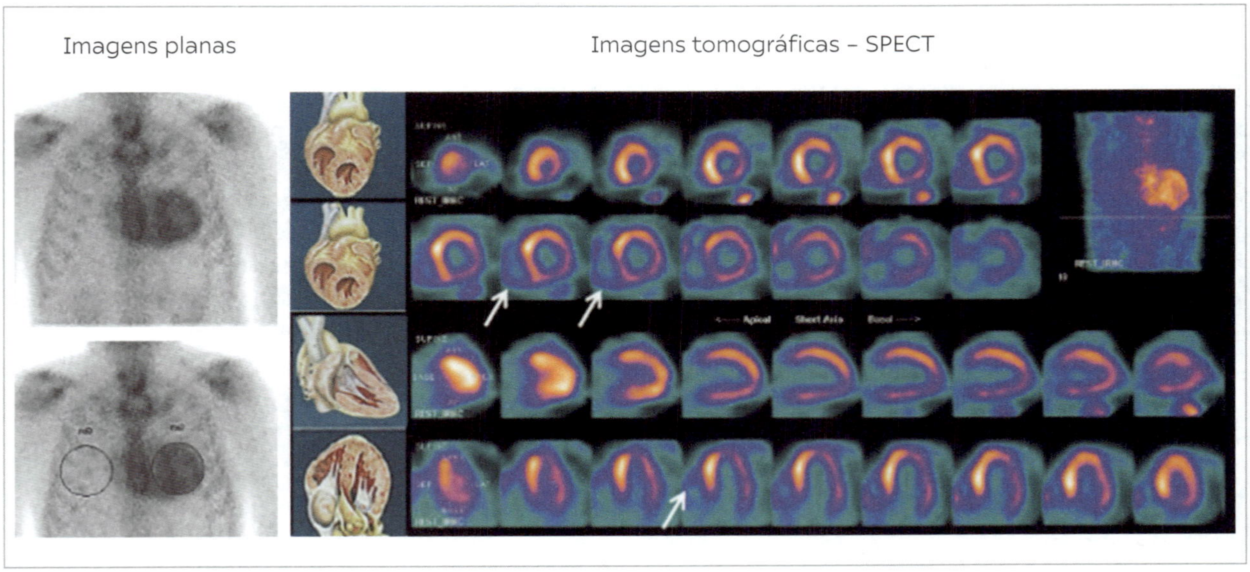

FIGURA 8 Exemplo de cintilografia de perfusão miocárdica com 99m-Tc-pirofosfato positiva em paciente suspeito de amiloidose cardíaca com pesquisa de cadeias leves negativa. Observa-se nas imagens planas, após 3 horas de injeção do radiotraçador, captação grau 3 de Perugini (mais intensa na área cardíaca do que nos arcos costais), relação coração/contralateral > 1,3 e, fundamentalmente, confirmação do acúmulo anômalo do radiotraçador ósseo nas paredes do ventrículo esquerdo e do ventrículo direito (setas brancas).
Fonte: adaptada de Simões et al., 2021[6].

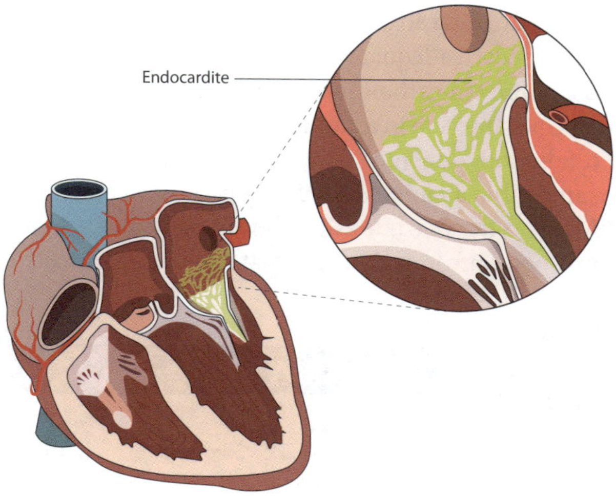

o conhecido escore de Duke modificado. No entanto, essa abordagem pode ter sensibilidade e especificidade subótimas, particularmente em pacientes portadores de próteses valvares e dispositivos cardíacos implantáveis.

> A tomografia por emissão de pósitrons (PET) combinada com a tomografia computadorizada convencional (PET/CT) tem sido cada vez mais empregada na avaliação de doenças infecciosas como a endocardite. Aproveitando-se do fato de que o foco de infecção, que se associa a acúmulo de leucócitos, costuma consumir mais glicose que os tecidos adjacentes, as imagens do PET/CT utilizando como marcador um análogo da glicose marcado com flúor-18 (fluordeoxiglucose-18F) podem ajudar a estabelecer o diagnóstico, seja de forma direta, demonstrando a presença de infecção no endocárdio, seja evidenciando infecção disseminada em focos extracardíacos.

Embora a sensibilidade do PET/CT FDG para endocardite de válvula nativa seja considerada baixa, sua especificidade e valor preditivo positivo são altos, podendo ajudar a confirmar a suspeita de endocardite em pacientes nos quais o diagnóstico não pode ser estabelecido pelos métodos habituais. O estudo pode ainda detectar focos de disseminação hematogênica da infecção, achados que corroboram a suspeita de endocardite e podem resultar em mudanças terapêuticas.

Nos casos de endocardite de prótese valvar, o ^{18}F-FDG-PET/CT apresenta alta sensibilidade e especificidade, tanto no diagnóstico da infecção intracardíaca como da doença disseminada e complicações extracardíacas. Nas endocardites envolvendo dispositivos implantáveis, o ^{18}F-FDG-PET/CT parece ser especialmente útil para o diagnóstico de infecção da loja (bolsa), mas com menor sensibilidade para infecção no dispositivo metálico (embora a especificidade permaneça alta).

IMAGENS COM 18F-FDG-PET/CT PARA DIAGNÓSTICO DE SARCOIDOSE CARDÍACA

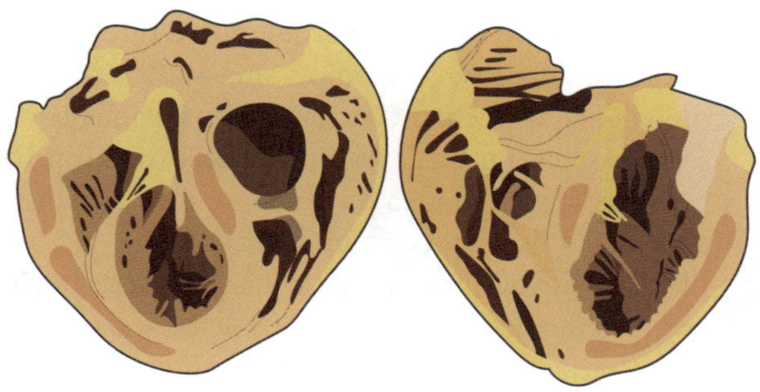

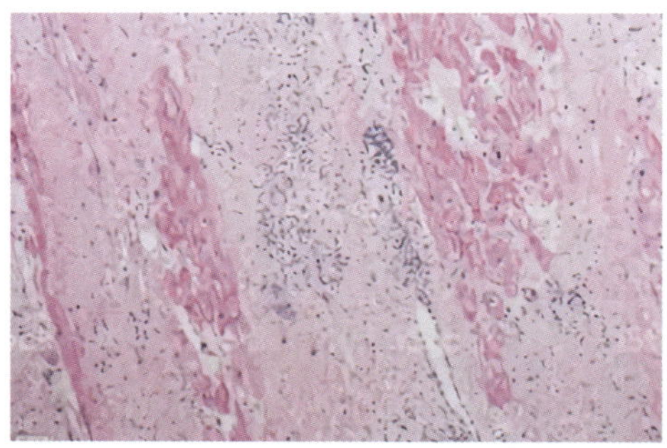

A sarcoidose é uma doença de etiologia desconhecida, caracterizada pela presença de granulomas não caseosos preferencialmente nos pulmões e no sistema linfático, mas podendo acometer praticamente qualquer órgão. O acometimento cardíaco ocorre em 20% a 75% dos casos e está fortemente associado a maior risco de mortalidade nessa doença.

A sarcoidose costuma acometer o tecido miocárdico de forma irregular e multifocal, o que dificulta a obtenção de tecido adequado para avaliação do patologista, reduzindo muito a sensibilidade da biópsia endomiocárdica (20% a 30%).

> Imagens de PET/CT (imagens por emissão de pósitron associadas à tomografia computadorizada) utilizando ^{18}F-FDG (FDG marcada com flúor-18) têm se mostrado capazes de detectar áreas de inflamação ativa, identificando o en-

volvimento cardíaco e extracardíaco, ajudando a definir o melhor lugar para biópsia. Além disso, trazem informações prognósticas e podem ser utilizadas no monitoramento de resposta à terapia. A American Society of Nuclear Cardiology estabelece quatro cenários nos quais a utilização do PET/CT com ^{18}F-FDG pode ser indicada para avaliação do diagnóstico de sarcoidose cardíaca[6].

1. Evidência histológica de sarcoidose extracardíaca e um ou mais achados anormais em outros exames (ECG – bloqueio de ramo esquerdo ou direito, ondas Q patológicas; ecocardiograma – alterações de mobilidade segmentar ou aneurismas, afilamento do septo basal ou queda da fração de ejeção; taquicardia ventricular, palpitação ou síncope; ressonância – evidências de inflamação miocárdica).
2. Bloqueio atrioventricular de 2º ou 3º grau de início recente em pacientes com menos de 60 anos.
3. Taquicardia ventricular sustentada idiopática.
4. Estudos seriados para avaliar resposta ao tratamento.

Para a realização do exame, vale ressaltar a importância do preparo adequado do paciente, que deve manter dieta pobre em carboidratos e rica em gorduras nas 24 horas que antecedem a administração do radiotraçador e totalmente de jejum 12 horas antes. Essas medidas visam inibir a captação fisiológica do traçador pelo miocárdio, fazendo que as áreas eventualmente captantes correspondam ao tecido inflamatório da sarcoidose.

BIBLIOGRAFIA

1. DePuey EG, Garcia EV, Berman DS. Cardiac SPECT Imaging. 2. ed. Lippincott Williams & Wilkins; 2001.
2. Ziessman HA, O'Malley JP, Thrall JH. Cardiac system. In: Nuclear medicine: the requisites. 3. ed. Elsevier Mosby, 2006.
3. Beller GA, Zarett BL. Clinical nuclear cardiology: state of the art and future directions. Mosby; 2010.
4. Mastrocola LE, Amorim BJ, Vitola JV, Brandão SCS, Grossman GB, Lima RSL, et al. Atualização da Diretriz Brasileira de Cardiologia Nuclear – 2020. Arq Bras Cardiol. 2020;114(2):325-429.
5. Dilsizian V, Bacharach SL, Beanlands RS, Bergmann SR, Delbeke D, Dorbala S, et al. ASNC imaging guidelines/SNMMI procedure standard for positron emission tomography (PET) nuclear cardiology procedures. J Nucl Cardiol. 2016;23(5):1187-226.
6. Simões MV, Fernandes F, Marcondes-Braga FG, Scheinberg P, Correia EB, Rohde LEP, et al. Posicionamento sobre diagnóstico e tratamento da amiloidose cardíaca – 2021. Arq Bras Cardiol. 2021;117(3):561-98.

16

Cinecoronariografia

Geraldo Luiz de Figueiredo
Moysés de Oliveira Lima Filho

CONSULTA RÁPIDA

Definição

A cinecoronariografia consiste na visualização das artérias coronárias sob fluoroscopia (raios X) mediante injeção direta de contraste iodado durante filmagem com gravação das imagens.

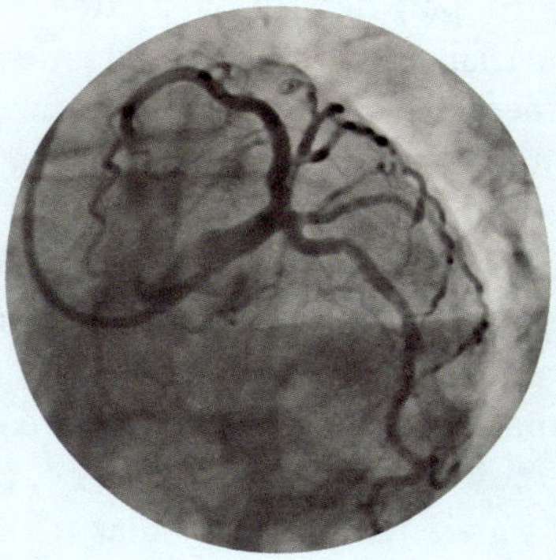

Indicações

- Pacientes com sintomas de angina estável inédita ou assintomáticos com prova de avaliação funcional positiva para isquemia.
- Avaliação de reestenose após intervenção coronariana percutânea em pacientes sintomáticos ou com prova de avaliação funcional positiva para isquemia.
- Pacientes com insuficiência coronariana crônica com piora do limiar anginoso ou com piora dos padrões de isquemia aos testes funcionais.
- Indivíduos portadores de insuficiência coronariana crônica com piora da classe funcional de insuficiência cardíaca ou com piora da fração de ejeção.

Contraindicações relativas

- Insuficiência renal.
- Quadros infecciosos.
- Edema pulmonar de qualquer etiologia.
- Insuficiência cardíaca classe funcional New York Heart Association (NYHA) III ou IV.
- Diabetes descompensado.
- Hipertensão arterial sistêmica descompensada.
- História de anafilaxia ou de reação anafilactoide prévia ao contraste iodado.
- Uso de anticoagulantes orais.
- Pacientes com discrasia sanguínea.
- Pacientes com hipertensão pulmonar grave ou outra doença pulmonar grave.
- Insuficiência hepática.

INTRODUÇÃO

A cinecoronariografia (CGF), juntamente com o eletrocardiograma e a radiografia do tórax, está presente na rotina de diagnósticos em Cardiologia há aproximadamente oito décadas.

O cateterismo cardíaco com CGF ainda é considerado o melhor e mais usado método para diagnóstico e tomada de decisão nas síndromes coronarianas, tanto agudas quanto crônicas. Tecnicamente, mediante a cateterização seletiva das artérias coronárias, a CGF consiste na visualização desses vasos sob fluoroscopia (raios X) mediante injeção direta de meio de contraste iodado durante filmagem com gravação das imagens[1].

Está indicada em diversas situações clínicas para diagnóstico, definição de risco e planejamento terapêutico. Apesar da disponibilidade de técnicas de imagens não invasivas, como a angiotomografia das coronárias e a angiografia das coronárias por ressonância magnética, que permitem a visualização da anatomia coronariana de forma não invasiva, a CGF seletiva continua sendo o "padrão-ouro" para determinar a extensão da doença arterial coronariana (DAC), por se tratar de uma técnica que pode fornecer simultaneamente informações funcionais e anatômicas para a estimativa da carga isquêmica.

Em associação a esse método tradicional, consagrado e amplamente utilizado na prática clínica, emergiram nas últimas décadas métodos como a ultrassonografia intravascular, a tomografia computadorizada de coerência óptica e avaliações fisiológicas invasivas com medidas de diversos índices de fluxo coronariano, com ou sem estímulo de hiperemia microvascular (detalhados em capítulo específico ao tema) como complementares tanto na avaliação anatômica como funcional das lesões obstrutivas da circulação coronariana[1,2].

Embora a CGF seja uma técnica com efetividade de segurança muito bem estabelecida, é importante ter em mente que se trata de um método invasivo não isento de riscos, com chance de complicações e algumas limitações, o que implica diretamente em sua indicação e interpretação. Abordaremos aspectos de suas indicações e contraindicações, preparo do paciente e avaliação da anatomia coronariana.

INDICAÇÕES

A DAC obstrutiva, em suas várias formas de apresentação clínica, é a maior causa de mortalidade no mundo ocidental. Um número crescente de procedimentos intervencionistas tem sido realizado anualmente como forma de identificar e tratar essa enfermidade. Não obstante o fato de diversas modalidades de imagem definirem a presença e a extensão, assim como a repercussão funcional da doença coronariana, a CGF continua a ser o principal método diagnóstico, pois permite a identificação e a averiguação da extensão, da localização, da gravidade e morfologia da placa aterosclerótica[3,4]. Além disso, permite definir a presença de trombos intracoronarianos, ectasias e aneurismas, espasmos, circulação colateral e anomalias congênitas da circulação coronariana. A quantidade e a qualidade das informações obtidas permitem afirmar que esse ainda é um método diagnóstico de fundamental importância para a definição de conduta em pacientes com síndromes coronarianas instáveis ou estáveis, método consagrado por uso ininterrupto na prática clínica durante mais de 50 anos[5,6]. Embora essa assertiva esteja *sub judice* nos tempos atuais, principalmente à luz de alguns estudos, que evidenciaram a não redução de mortalidade quando da opção por conduta intervencionista em pacientes estáveis, cabe ressaltar dois aspectos de suma importância: primeiro, a limitada aplicabilidade dos resultados de estudos randomizados, com critérios de inclusão e de exclusão muito bem definidos na prática clínica corriqueira, na qual em sua maioria se compõe de pacientes não contemplados com os mesmos critérios, embora com a mesma síndrome; segundo, a qualidade de vida, traduzida por diminuição dos sintomas, não sendo considerada desfecho primário na grande maioria dos estudos[5-7,8]. Diante disso, fica o questionamento: quais seriam as situações clínicas ambulatoriais, o escopo da presente publicação, o paciente de consultório, em quem a CGF estaria indicada?

A proposta primária da CGF é determinar se há ou não obstrução significativa da circulação coronariana epicárdica que justifique os sintomas e/ou as alterações nas provas funcionais. No entanto, outras situações que não essas podem ser consideradas, sempre com o mesmo objetivo inicial, avaliação pré-operatória em pacientes a serem submetidos à cirurgia para a correção de valvopatias ou de defeitos cardíacos congênitos. No âmbito da DAC, o conhecimento anatômico completa a avaliação funcional. Em uma parcela significativa de casos, a realização de CGF precede a avaliação funcional e estratifica o risco, sendo uma medida extremamente eficiente, não só em relação à definição do diagnóstico, mas também sobre a conduta a ser tomada. Dessa forma, na DAC obstrutiva, as situações clínicas mais comuns para a indicação do exame são as que estão no quadro[1,2,9,10].

É importante salientar que a CGF deve ser solicitada quando se considera a possibilidade de tratamento intervencionista, seja ele percutâneo ou cirúrgico. Diante disso, os pacientes de maior risco devem ser identificados, com base em sintomas, função ventricular esquerda, fatores de risco e comorbidades[3-7,11,12].

- Pacientes com sintomas de angina estável inédita até então ou assintomáticos com prova de avaliação funcional positiva para isquemia.
- Avaliação de reestenose após intervenção coronariana percutânea em pacientes sintomáticos ou com prova de avaliação funcional positiva para isquemia.
- Pacientes com insuficiência coronariana crônica com piora do limiar anginoso ou com piora dos padrões de isquemia aos testes funcionais.
- Indivíduos portadores de insuficiência coronariana crônica com piora da classe funcional de insuficiência cardíaca ou com piora da fração de ejeção.

TABELA I Recomendações para cinecoronariografia segundo a Diretriz Brasileira sobre Doença Coronariana Estável

Classe I	Angina estável (CCS III ou IV) a despeito do tratamento clínico (B)
	Alto risco em testes não invasivos, independentemente da angina (B)
	Angina e sobreviventes de parada cardíaca ou arritmia ventricular grave (B)
	Angina e sintomas/sinais de insuficiência cardíaca congestiva (C)
Classe IIa	Diagnóstico incerto após testes não invasivos, nos quais o benefício de um diagnóstico preciso supera os riscos e custos da cinecoronariografia (C)
	Impossibilidade de se submeter a testes não invasivos por incapacidade física, doença ou obesidade (C)
	Profissões de risco, que requerem um diagnóstico preciso (C)
	Pacientes com informações prognósticas inadequadas após testes não invasivos (C)
Classe IIb	Múltiplas internações por dor torácica, em que o diagnóstico definitivo é julgado necessário (C)
Classe III	Comorbidades significativas, em que o risco da angiografia supera os benefícios do procedimento (C)
	Angina estável (CCS I ou II) que responde ao tratamento medicamentoso e sem evidências de isquemia em testes não invasivos (C)
	Preferência por evitar a revascularização (C)

CCS: Canadian Cardiovascular Society; DAC: doença aterosclerótica coronariana.

A última Diretriz da Sociedade Brasileira de Cardiologia sobre Doença Coronariana Estável define como indicação classe I a realização de CGF nas situações clínicas tidas de alto risco, como angina CCS III ou IV, sobreviventes de parada cardíaca ou arritmia ventricular grave ou em pacientes com angina e insuficiência cardíaca[13]. No entanto, a mesma Diretriz afirma que a CGF pode ser utilizada como método inicial para diagnóstico em casos especiais de pacientes com dor torácica de provável causa isquêmica nos quais os testes não invasivos estão contraindicados ou quando o benefício seja discutível. Dentre essas condições, ressalta-se a presença de doenças graves ou inaptidão física para os testes não invasivos.

Outras situações em que a CGF pode ser demandada:

- Pacientes considerados de alto risco para DAC e com avaliação não invasiva inconclusiva.
- Pacientes com profissões de risco, como motoristas profissionais, pilotos de aviões, bombeiros, assim como atletas profissionais.

CONTRAINDICAÇÕES

A única contraindicação absoluta para a realização do exame é a não concordância do paciente ou de seus familiares. Algumas contraindicações relativas denominadas preferencialmente como condições em que o risco do exame aumenta são:

- Insuficiência renal.
- Quadros infecciosos.
- Edema pulmonar de qualquer etiologia.
- Insuficiência cardíaca classe funcional NYHA III ou IV.
- Diabetes descompensado.
- Hipertensão arterial sistêmica descontrolada.
- História de anafilaxia ou de reação anafilactoide prévia ao contraste iodado.
- Uso de anticoagulantes orais.
- Pacientes com discrasia sanguínea.
- Pacientes com hipertensão pulmonar grave ou outra doença pulmonar grave.
- Insuficiência hepática.

EFEITOS COLATERAIS E COMPLICAÇÕES

É pouco comum a ocorrência de alguns sintomas, como: náuseas, vômitos e reação urticariforme durante e/ou após o procedimento. Geralmente esses efeitos estão associados à administração do contraste iodado, não havendo uma explicação clara para a sua ocorrência, sendo muitas vezes manifestações de reações anafilactoides ou estando relacionadas à osmolaridade do contraste. A ocorrência de reações anafilactoides graves com insuficiência respiratória e choque circulatório é baixa (< 0,1% dos casos)[1,2,9,10].

Também podem ocorrer alterações do ritmo cardíaco, principalmente bradicardias transitórias no momento da injeção de contraste na circulação coronariana, tanto por diminuição da frequência de despolarização em nó sinusal (em casos extremos, até mesmo na parada sinusal) como por diminuição da velocidade de condução, principalmente em nó atrioventricular (AV). É necessário um cuidado extra à manipulação do cateter em pacientes com bloqueio de ramo esquerdo. As taquiarritmias também podem ocorrer e geralmente estão relacionadas à manipulação dos cateteres ou à injeção de contraste nas cavidades ventriculares, sendo em sua maior parte autolimitadas. As arritmias sustentadas nas quais há a necessidade de um tratamento específico ocorrem em menos de 0,5% dos casos[2,9,10].

A hipotensão arterial normalmente ocorre tanto por vasodilatação arterial sistêmica como por depressão da contratilidade do miocárdio, sendo geralmente seguida de hipertensão rebote. O efeito deletério maior da hipotensão ocorre quando esta leva à restrição ao fluxo coronariano em pacientes com coronariopatia grave, ocorrendo, assim, o gatilho para a instalação da cascata isquêmica, a qual, se não for rapidamente identificada e tratada, pode ocasionar complicação ainda maior[2,9,10].

A nefropatia induzida pelo contraste está diretamente relacionada à quantidade e ao tipo de contraste iodado administrado, ao estado de hidratação do paciente, à presença de diabetes e de disfunção renal prévia e à idade do paciente.

Embora os contrastes não iônicos possuam efeitos anticoagulantes comprovados, podem ocorrer fenômenos trombóticos durante a realização de CGF na vigência de síndromes coronarianas agudas. Há controvérsia quanto ao real mecanismo desencadeante do fenômeno. No entanto, a antiagregação plaquetária efetiva prévia ao procedimento pode ser eficaz na redução de complicações maiores.

As complicações vasculares que requerem tratamento específico acontecem em torno de 0,4% dos casos, sendo as mais comuns: hematomas, fístulas, pseudoaneurismas e oclusões arteriais.

As complicações neurológicas podem ocorrer em função de vasoespasmos ou micro ou macroembolizações para o sistema vascular encefálico. As complicações ocorrem em torno de 0,06% dos casos e muitas vezes são transitórias, sem sequelas.

A taxa geral de complicações menores e maiores em procedimentos diagnósticos gira em torno de 1,7%, os óbitos decorrentes dos procedimentos ocorreram em 0,08% dos casos, e a ocorrência de infarto agudo do miocárdio em torno de 0,03%, segundo dados da Society for Cardiovascular Angiography and Interventions.

- Sintomas como náuseas, vômitos e reação urticariforme.
- A taxa de reações anafilactoides graves com insuficiência respiratória e choque circulatório é baixa (< 0,1% dos casos)[1,2,9,10].
- Alterações do ritmo cardíaco, principalmente bradicardias transitórias.
- As taquiarritmias também podem ocorrer. As arritmias sustentadas ocorrem em menos de 0,5% dos casos.
- A hipotensão arterial normalmente ocorre tanto por vasodilatação arterial sistêmica como por depressão da contratilidade do miocárdio, geralmente seguida de hipertensão rebote.
- A nefropatia induzida pelo contraste está diretamente relacionada à quantidade e ao tipo de contraste.
- Avaliar sempre a função renal previamente à CGF.
- Podem ocorrer, raramente, fenômenos trombóticos durante a realização de CGF.
- Complicações vasculares que requerem tratamento específico ocorrem em torno de 0,4% dos casos.
- As complicações neurológicas podem ocorrer em 0,06% dos casos e muitas vezes são transitórias e sem sequelas.
- A taxa geral de complicações menores e maiores está em torno de 1,7%, e os óbitos, em 0,03%.

PREPARO

O que é importante para o cardiologista intervencionista conhecer antes do procedimento e, portanto, o clínico que solicita o exame deve informar:

- Dados clínicos e de exames laboratoriais que levaram à indicação do procedimento.
- Detalhamento dos laudos dos cateterismos e das angioplastias realizados anteriormente, assim como os laudos cirúrgicos para eventuais pacientes com história de cirurgia cardíaca prévia.
- Antecedentes alérgicos.
- História de exames radiológicos em que tenha sido utilizado contraste iodado e suas eventuais complicações.
- Função renal.
- Insuficiência arterial periférica (fundamental em relação à via de acesso a ser utilizada).
- História de acidente vascular encefálico prévio.

Todo paciente deve ser informado sobre o risco de eventuais complicações inerentes ao procedimento que possam vir a ocorrer e consentir com sua realização após tal informação. A única contraindicação absoluta para a realização do exame é o não consentimento do paciente quando este se encontra em pleno uso de suas faculdades mentais[2,9,10].

Orientações aos pacientes:

- Jejum antes do procedimento com tempo de 4 a 8 horas (de acordo com o tipo de anestesia a ser empregada).
- Manutenção das medicações de que faz uso habitualmente.
- Diazepam 5 ou 10 mg, por via oral (VO), 1 hora antes do procedimento.
- Não há necessidade de antibioticoterapia profilática.

PROCEDIMENTO – SITUAÇÕES CLÍNICAS QUE REQUEREM CUIDADOS ESPECIAIS

Pacientes que fazem uso de anticoagulantes orais e antiplaquetários

Deverão ser muito bem avaliados com relação à via de acesso. A via preferencial deve ser a punção de artéria radial, com evidências recentes na literatura da redução da ocorrência de eventos hemorrágicos.

Nos pacientes em uso de varfarina, deverá ser colhida amostra sanguínea para a medida do tempo de protrombina, entre a solicitação e a realização do procedimento para a adequação da dose da medicação visando à redução daquele indicador para níveis em condições de segurança ideais. Embora seja preconizada a suspensão do cumarínico entre 2 e 4 dias antes do exame, o que se observa na prática é que, na maioria, o INR leva até 1 semana para apresentar níveis aceitáveis para a realização do procedimento (INR entre 1,5 e 1,8). Nos procedimentos feitos em condição de urgência com INR acima de 1,8, o efeito anticoagulante pode ser parcialmente revertido com a utilização de vitamina K (1 a 2 mg) ou de plasma fresco congelado (10 mL/kg). Tais medidas visam principalmente à hemostasia durante a retirada do introdutor[14]. Nos pacientes com alto risco de eventos isquêmicos (ex.: portadores de próteses valvares mecânicas, acidente vascular encefálico embólico nos 3 meses anteriores ou risco alto com pontuação CHADS2 de 5 ou 6, tromboembolismo nos últimos 3 meses), deve ser avaliada individualmente a realização de esquema de heparinização com heparina de baixo peso molecular (1 mg/kg, 2 x/dia) ou não fracionada, suspendendo o cumarínico quando o efeito heparínico estiver pleno.

Pacientes em uso dos novos anticoagulantes orais (NOAC), recomenda-se a interrupção 24 horas antes do procedimento. Em pacientes com insuficiência renal, recomenda-se a administração da última dose de 36 a 48 horas antes do procedimento, principalmente quando em uso de dabigatrana. Quando os NOAC são pausados temporariamente, não há necessidade de ponte com heparina de baixo peso molecular/heparina não fracionada. Nenhum estudo mostrou redução nos eventos cardiovasculares trombóticos ou embólicos periprocedimento com ponte de heparina, e pelo menos dois estudos mostraram um aumento no sangramento periprocedimento[15].

Para os pacientes que estão sob efeito de terapêutica antitrombínica, com heparina de baixo peso molecular ou não fracionada, não há necessidade de suspensão da medicamentação, pois a utilização de heparina durante o procedimento é rotineira. No entanto, a dose deve ser ajustada, e a retirada do introdutor pode ocorrer mediante a administração de protamina intravenosa (IV). É importante registrar a possibilidade de eventuais efeitos colaterais associados à utilização de protamina, como hipertensão arterial ou reação anafilática, principalmente nos pacientes diabéticos que utilizam ou utilizaram insulina NPH[16].

Não há necessidade de suspensão de drogas de ação antiplaquetária para a realização do procedimento. Nesse caso, a compressão para hemostasia após a retirada do introdutor deve ser mais prolongada, a fim de evitar hematomas ou outras complicações vasculares locais.

Pacientes que fazem uso de metformina

A acidose láctica, embora seja rara, é uma complicação que pode ocorrer em pacientes que fazem uso de metformina. No entanto, em certas condições, o risco é aumentado, principalmente após exames radiológicos com contraste. Nessas situações, recomenda-se a suspensão da medicação por um período de pelo menos 48 horas antes do procedimento, além de hidratação adequada e bom controle da função renal, pois, em pacientes com *clearance* de creatinina diminuído, os efeitos são ainda mais deletérios. Embora seus benefícios não estejam definitivamente confirmados, recomenda-se, nessas condições, a utilização de contraste não iônico e com baixa osmolaridade[17].

Pacientes com predisposição à reação anafilactoide

Esquema de dessensibilização para reação anafilactoide ao contraste radiológico

Clinicamente, a reação anafilactoide ao contraste radiológico iodado pode se apresentar em diferentes formas, variando desde manifestações discretas (como náuseas, vômitos e *rush* cutâneo) até quadros mais graves, com choque anafilático que, se não for rapidamente identificado e tratado, pode levar ao óbito.

Por se tratar de uma reação cuja liberação de histamina pela degranulação mastocitária ocorre diretamente, sem a mediação por IgE, não é possível prever quando esta pode ocorrer. E mesmo o fato de o paciente já ter sido submetido a exame com contraste iodado sem apresentar reação o isenta de ser acometido. A identificação dos pacientes considerados de risco para o desenvolvimento de tal complicação é tarefa extremamente árdua. Diante disso, há controvérsia na literatura quanto à necessidade de dessensibilização para os pacientes submetidos a exame contrastado radiológico[18]. Quando houver história de alergia ou manifestações anafilactoides em exames prévios, é sugerido o seguinte esquema de dessensibilização, a ser iniciado 48 horas antes do início do procedimento:

- Dexclorfeniramina 6 mg, VO, a cada 12 horas.
- Prednisona 1 a 2 mg/kg/dia, VO, diariamente em 1 ou 2 doses.

Quando houver urgência na realização do exame a ser administrado imediatamente antes do procedimento, outras opções são:

- Dexclorfeniramina 5 mg, IV.
- Hidrocortisona 500 mg, IV.

Pacientes com insuficiência renal crônica ou com risco de desenvolver nefropatia induzida por contraste

A nefropatia induzida por contraste é situação clínica de risco cuja instalação ocorre até 72 horas após a realização do procedimento e está relacionada com um incremento significativo de morbidade e mortalidade. Os pacientes considerados de risco aumentado devem ser identificados para que o preparo seja adequado. Para identificar o risco, são utilizados dois parâmetros: presença de diabetes melito e função renal prévia.

Os pacientes diabéticos com creatinina sérica > 1,4 mg/dL ou *clearance* de creatinina estimado < 50 mL/min são considerados de maior risco, assim como os não diabéticos com níveis de creatinina > 1,7 mg/dL ou com *clearance* de creatinina estimado < 30 mL/min[19]. Basicamente, para tais indivíduos recomenda-se utilização de contraste não iônico com baixa osmolaridade para facilitar sua depuração renal e hidratação intravenosa adequada antes do início do exame. Os pacientes em programas de diálise devem fazer uma sessão nos dias anterior e posterior ao exame. Outras situações de risco incluem estado de hipovolemia; utilização de drogas nefrotóxicas; portadores de mieloma múltiplo e nos procedimentos cujo volume de contraste utilizado seja superior a 3 mL/kg.

O esquema de hidratação intravenoso que se utiliza consiste na administração de solução fisiológica a 100 mL por hora durante o período de 12 horas antes e após o procedimento, desde que não apresentem disfunção sistólica de ventrículo esquerdo. Para esses pacientes, tal hidratação deve ser monitorizada e não ultrapassar 50 mL/hora, para evitar congestão.

Uma grande controvérsia nos últimos anos girou em torno da utilização de N-acetilcisteína como agente protetor renal em pacientes submetidos a exames radiológicos com contraste. Embora algumas publicações tenham demonstrado benefício, os resultados não foram reproduzidos em estudos randomizados[20,22]. Inclusive, um estudo realizado em nosso serviço não demonstrou qualquer benefício na utilização desse medicamento[22].

ANATOMIA CORONARIANA

A artéria coronária direita (CD) origina-se no seio de Valsalva direito, orientando-se para a frente e para a direita, emergindo entre a artéria pulmonar e a aurícula direita, e logo após se direciona para baixo percorrendo o sulco atrioventricular. Supre a quase totalidade do ventrículo direito (VD) e, como é a artéria dominante em cerca de 85% dos indivíduos, supre de 25% a 35% da massa miocárdica do ventrículo esquerdo (VE), irrigando a parede inferior (diafragmática), o terço inferior do septo interventricular, a parede posterolateral e o muscular papilar inferosseptal da valva mitral. No seu trajeto emite:

- Ramo do cone: origina-se muito proximalmente (em 50%, tem origem separada) e direciona-se anterossuperiormente, percorrendo a via de saída do VD em direção ao ramo descendente anterior (DA).
- Ramo do nó sinusal: em cerca de 60% dos indivíduos, direciona-se posteriormente de forma oblíqua no septo interatrial e na parede anteromedial do átrio direito, suprindo o nó sinusal, usualmente o átrio direito e algumas vezes a átrio esquerdo.
- Ramo ventricular direito ou marginal agudo: origina-se no segmento médio da coronária direita, suprindo a parede anterior do VD.
- Ramo descendente posterior ou interventricular posterior (DP): origina-se usualmente no segmento distal da CD, percorrendo a porção inferior do septo interventricular.
- Ramo ventricular posterior direito ou posterolateral direito (VPD): origina-se no segmento distal da CD, suprindo a parede posterolateral do VE.
- Ramo do nó AV: origina-se junto à crux cordis e irriga o nó AV.

A artéria CD está representada nas suas várias formas de visualização, de acordo com a incidência radiológica na Figura 1.

A artéria (tronco) coronária esquerda (TCE) origina-se no seio aórtico esquerdo. Orienta-se para a esquerda emergindo entre a artéria pulmonar e a aurícula esquerda, e ao atingir o sulco AV divide-se em ramo DA e ramo circunflexo (CX), sendo que em 1/3 das pessoas emite um ramo intermédio (também denominado como ramo *diagonalis* ou *marginalis*, de acordo com seu direcionamento), com origem entre os ramos DA e CX. Mede em extensão de 0 a 10 mm, pois ocasionalmente ocorre origem separada dos ramos DA e CX.

A artéria ou ramo descendente anterior ou interventricular anterior (DA) segue ao longo da porção anterior do septo interventricular anterior, atingindo e/ou ultrapassando o ápice cardíaco, cursando na porção inferior do septo interventricular. Em 27% dos casos, não atinge o ápice cardíaco. Alguns indivíduos apresentam essa artéria bigeminada, na qual um tronco (geralmente intramiocárdico) supre o septo interventricular e outro tronco cursa na superfície, irrigando a parede anterior e o ápice. Supre cerca de 1/3 da parede anterior do VD e cerca de 45% a 55% da massa miocárdica do VE, irrigando 2/3 do septo interventricular, as paredes anterobasal, anterolateral, apical e o músculo papilar superior. Ao longo de seu trajeto, emite:

- Ramos perfurantes septais: correm em direção inferior dentro do septo interventricular, variando em número, tamanho e distribuição. Esses ramos septais se conectam com ramos semelhantes originados do ramo descendente posterior, produzindo uma potencial rede de colaterais. O septo interventricular é a área mais densamente irrigada do coração.
- Ramos diagonais: percorrem a parede anterolateral, e usualmente um dos ramos supre o ápice propriamente dito. Ocorrem em número variado, sendo usualmente de 1 a 3 ramos diagonais. Menos que 1% dos indivíduos não apresentam ramos diagonais.

A artéria ou ramo circunflexo (CX) cursa ao longo do sulco AV até a borda inferior do VE. Em 85% dos indivíduos, supre cerca de 15% a 25% da massa miocárdica do VE; nos outros 15%, sendo a artéria dominante, supre 40% a 50% da massa miocárdica do VE. Em seu trajeto emite:

- Ramo atrial esquerdo: geralmente, origina-se proximalmente e dirige-se superiormente, irrigando o átrio esquerdo.
- Ramo do nó sinusal: em cerca de 40% das pessoas, corre pelo átrio esquerdo, atingindo o nó sinusal.
- Ramos marginais esquerdos (obtusos): originam-se em número de 1 a 3 e suprem a parede livre do VE na sua porção lateral e posterolateral.
- Ramo ventricular posterior ou posterolateral esquerdo (VPE): origina-se no segmento distal da CX, suprindo a parede posterolateral do VE.
- Ramo descendente posterior esquerdo ou interventricular posterior esquerdo (DPE): origina-se no segmento distal da CX (dominância esquerda), percorrendo a porção inferior do septo interventricular. Supre a parede inferior do VE e o músculo papilar posteromedial.
- Ramo do nó AV: origina-se junto à *crux cordis* e irriga o nó AV (10%).

Projeções	Artéria coronária direita
OAE	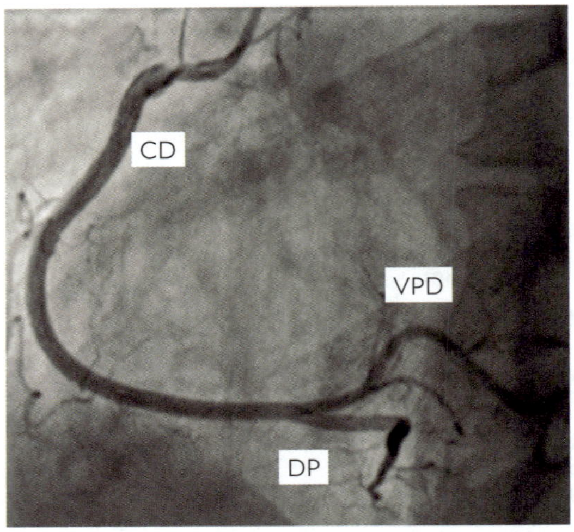
OAE cranial	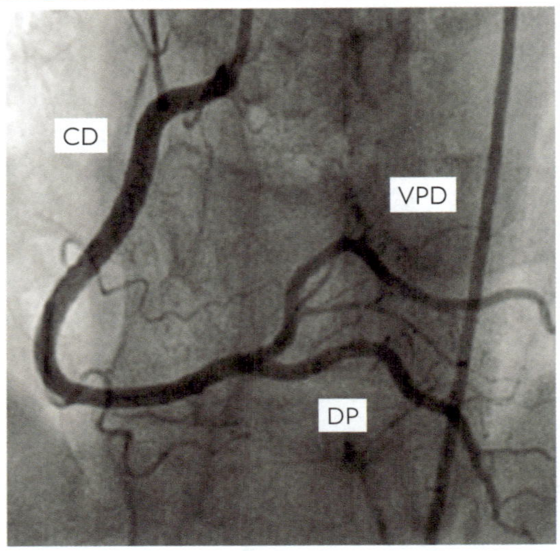
OAD	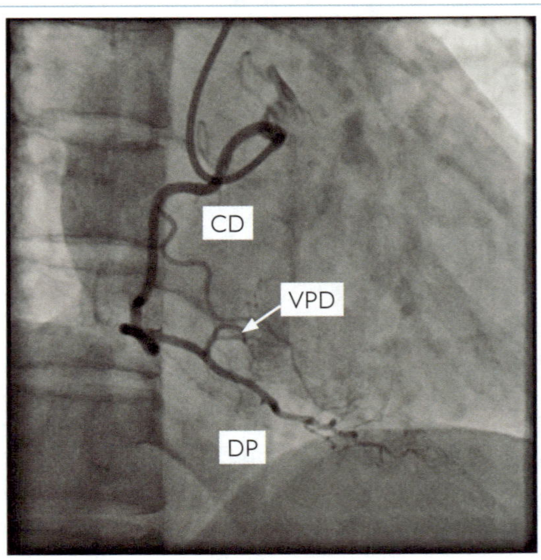

FIGURA 1 Artéria coronária direita segundo as diversas incidências radiológicas. CD: artéria coronária direita; DP: ramo descendente posterior; VPD: ramo ventricular posterior direito.

A artéria coronária esquerda está representada nas suas várias formas de visualização, de acordo com a incidência radiológica na Figura 2.

Muito embora métodos não invasivos, como a cintilografia de perfusão miocárdica, a ecocardiografia de estresse e a angiotomografia de coronárias, sejam

<table>
<tr><th>Projeções</th><th>Artéria coronária esquerda</th><th>Projeções</th><th>Artéria coronária esquerda</th></tr>
<tr><td>OAD</td><td>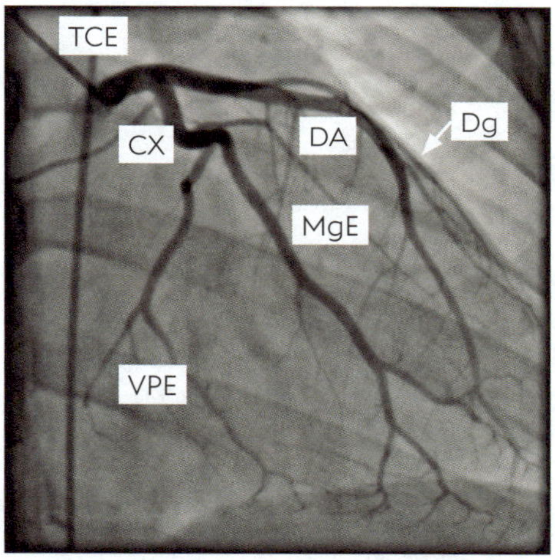
</td><td>OAE cranial</td><td>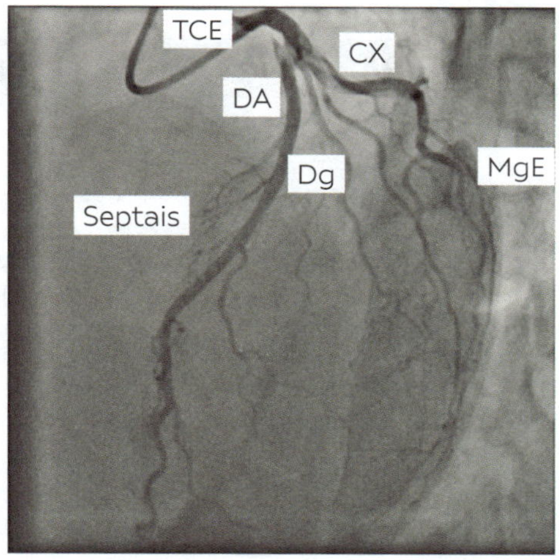
</td></tr>
<tr><td>OAD caudal</td><td>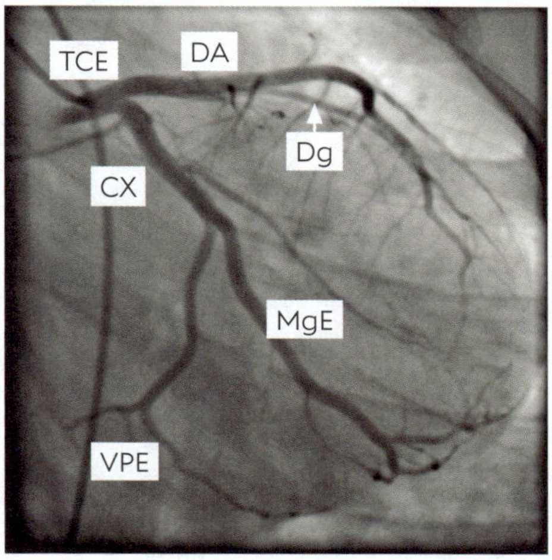
</td><td>OAE caudal</td><td>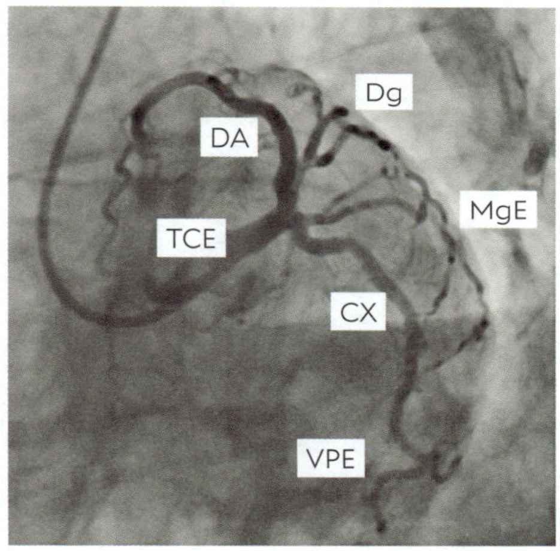
</td></tr>
<tr><td>OAD/PA cranial</td><td colspan="3">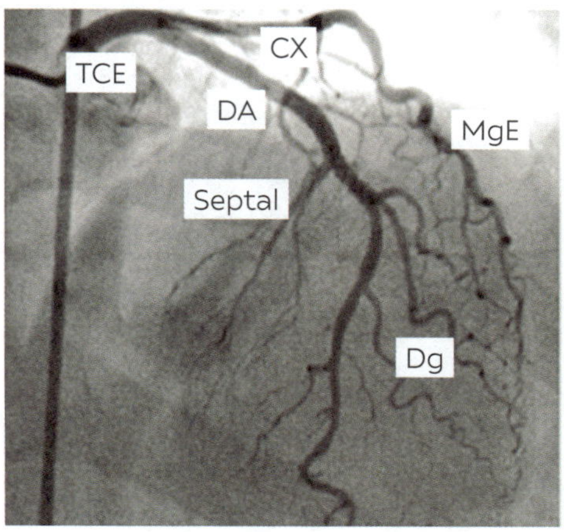
</td></tr>
</table>

FIGURA 2 Artéria coronária esquerda segundo as diversas incidências radiológicas. CX: ramo circunflexo; DA: ramo descendente anterior; Dg: ramos diagonais; MgE: ramos marginais esquerdos; TCE: tronco de coronária esquerda; VPE: ramo ventricular posterior esquerdo.

métodos cada vez mais utilizados para investigação ambulatorial em pacientes com queixas crônicas, a CGF continua a ser método eficiente e seguro na definição do diagnóstico, estratificação de risco e planejamento terapêutico, principalmente, mas não apenas, no contexto da doença arterial coronariana.

BIBLIOGRAFIA

1. Zipes DP, Libby P, Bonow RO, Mann DL, Tomaselli GF, Braunwald E, editores. Braunwald's heart disease: a textbook of cardiovascular medicine. 11. ed. Filadélfia: Elsevier; 2019.
2. Moscucci M. Grossman & Baim's cardiac catheterization, angiography, and intervention. 18. ed. Filadélfia: Wolter Kluwer Health/ Lippincott Williams & Wilkins; 2014.
3. Scanlon PJ, Faxon DP, Audet AM, Carabello B, Dehmer GJ, Eagle KA, et al. ACC/AHA guidelines for coronary angiography. A report of the American College of Cardiology/American Heart Association Task Force on practice guidelines (Committee on Coronary Angiography). Developed in collaboration with the Society for Cardiac Angiography and Interventions. J Am Coll Cardiol. 1999;33(6):1756-824.
4. Bashore TM, Balter S, Barac A, Byrne JG, Cavendish JJ, Chambers CE, et al. 2012 American College of Cardiology Foundation/Society for Cardiovascular Angiography and Interventions expert consensus document on cardiac catheterization laboratory standards update: A report of the American College of Cardiology Foundation Task Force on Expert Consensus documents developed in collaboration with the Society of Thoracic Surgeons and Society for Vascular Medicine. J Am Coll Cardiol. 2012;59(24):2221-305.
5. Boden WE, O'Rourke RA, Teo KK, Hartigan PM, Maron DJ, Kostuk WJ, et al. Optimal medical therapy with or without PCI for stable coronary disease. N Engl J Med. 2007;356(15):1503-16.
6. Frye RL, August P, Brooks MM, Hardison RM, Kelsey SF, MacGregor JM, et al. A randomized trial of therapies for type 2 diabetes and coronary artery disease. N Engl J Med. 2009;360(24):2503-15.
7. Pfisterer ME, Zellweger MJ, Gersh BJ. Management of stable coronary artery disease. Lancet. 2010;375(9716):763-72.
8. Maron DJ, Hochman JS, Reynolds HR, Bangalore S, O'Brien SM, Boden WE, et al. Initial invasive or conservative strategy for stable coronary disease. N Engl J Med. 2020;382(15):1395-407.
9. Kern MJ, Sorajja P, Lim MJ. The cardiac catheterization handbook. 6. ed. Filadélfia: Elsevier; 2016.
10. Safian RD, Freed M. The manual of interventional cardiology. 3. ed. Royal Oak: Physicians' Press; 2001.
11. O'Rourke RA. Alternative strategies for the management of chronic stable angina. Curr Probl Cardiol. 2010;35(8):384-446.
12. Cassar A, Holmes DR, Rihal CS, Gersh BJ. Chronic coronary artery disease: diagnosis and management. Mayo Clin Proc. 2009;84(12):1130-46.
13. Cesar LA, Ferreira JF, Armaganijan D, Gowdak LH, Mansur AP, Bodanese LC, et al. Diretriz Brasileira de Doença Coronária Estável. Arq Bras Cardiol. 2014;103(2) Suplemento 2.
14. Hellstern P, Muntean W, Schramm W, Seifried E, Solheim BG. Practical guidelines for the clinical use of plasma. Thromb Res. 2002;107 Suppl 1:S53-7.
15. Beyer-Westendorf J, Gelbricht V, Förster K, Ebertz F, Köhler C, Werth S, et al. Peri-interventional management of novel oral anticoagulants in daily care: results from the prospective Dresden NOAC registry. Eur Heart J. 2014;35(28):1888-96.
16. Stewart WJ, McSweeney SM, Kellett MA, Faxon DP, Ryan TJ. Increased risk of severe protamine reactions in NPH insulin-dependent diabetics undergoing cardiac catheterization. Circulation. 1984;70(5):788-92.
17. Ritchie JL, Nissen SE, Douglas JS, Dreifus LS, Gibbons RJ, Higgins CB, et al. Use of nonionic or low osmolar contrast agents in cardiovascular procedures. American College of Cardiology Cardiovascular Imaging Committee. J Am Coll Cardiol. 1993;21(1):269-73.
18. Goss JE, Chambers CE, Heupler FA. Systemic anaphylactoid reactions to iodinated contrast media during cardiac catheterization procedures: guidelines for prevention, diagnosis, and treatment. Laboratory Performance Standards Committee of the Society for Cardiac Angiography and Interventions. Cathet Cardiovasc Diagn. 1995;34(2):99-104; discussion 5.
19. Aspelin P, Aubry P, Fransson SG, Strasser R, Willenbrock R, Berg KJ, et al. Nephrotoxic effects in high-risk patients undergoing angiography. N Engl J Med. 2003;348(6):491-9.
20. Tepel M, van der Giet M, Schwarzfeld C, Laufer U, Liermann D, Zidek W. Prevention of radiographic-contrast-agent-induced reductions in renal function by acetylcysteine. N Engl J Med. 2000;343(3):180-4.
21. Tepel M, Zidek W. N-Acetylcysteine in nephrology; contrast nephropathy and beyond. Curr Opin Nephrol Hypertens. 2004;13(6):649-54.
22. Gomes VO, Poli de Figueiredo CE, Caramori P, Lasevitch R, Bodanese LC, Araújo A, et al. N-acetylcysteine does not prevent contrast induced nephropathy after cardiac catheterisation with an ionic low osmolality contrast medium: a multicentre clinical trial. Heart. 2005;91(6):774-8.

17

Ultrassom intracoronário, reserva de fluxo fracionada, reserva de fluxo coronariano e índice de resistência da microcirculação

João Reynaldo Abbud Chierice

CONSULTA RÁPIDA

Indicação para ultrassom intracoronário (USIC)

- Avaliar lesões intermediárias/ambíguas em tronco de coronária esquerda e para guiar seu tratamento.
- Guiar implante de *Stents* coronários em casos selecionados.
- Determinar o mecanismo de falência de *Stents* (reestenose e trombose).
- Avaliação precoce para investigação de doença vascular do enxerto em pacientes submetidos a transplante cardíaco.

Indicações para reserva de fluxo fracionada (RFF)

- Identificar estenoses coronárias hemodinamicamente significativas em pacientes sem evidência de isquemia por métodos não invasivos ou em casos em que esses métodos sejam inconclusivos, indisponíveis ou discordantes.
- Guiar procedimentos de angioplastia em paciente com doença arterial coronariana (DAC) multiarterial estável, com estenoses intermediárias à angiografia.

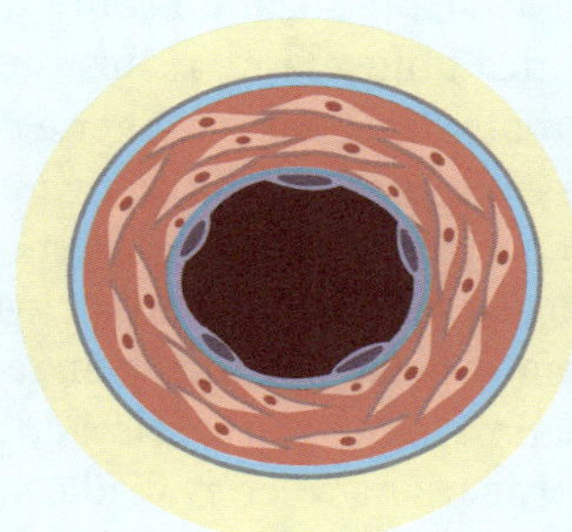

- Avaliar o significado funcional e indicar a necessidade de revascularização de estenose do tronco da coronária esquerda.
- Valor normal de referência: RFF > 0,80.

Indicação para reserva de fluxo coronariano (RFC) e índice de resistência da microcirculação (IRM)

- Avaliação e identificação de isquemia microvascular em pacientes com sintomas persistentes e com coronárias angiograficamente normais ou com estenoses moderadas com RFF preservada.
- Valores normais de referência: RFC ≥ 2 e IRM ≤ 25.

INTRODUÇÃO

A avaliação da circulação coronariana por meio da cinecoronariografia invasiva está indicada em diversas situações clínicas para investigação da doença isquêmica do coração. No entanto, por se tratar de um "luminograma" (análise somente do lúmen dos vasos coronarianos por meio da injeção de contraste), esse método invasivo apresenta certas limitações principalmente na avaliação morfológica e funcional de algumas lesões obstrutivas.

Em associação a esse método tradicional consagrado e amplamente utilizado na prática clínica, a avaliação morfológica utilizando o ultrassom intracoronário e a avaliação funcional utilizando índices fisiológicos como reserva de fluxo coronariano, reserva de fluxo fracionada e o índice de resistência da microcirculação são métodos invasivos que emergiram nos últimos anos como complementação à avaliação angiográfica.

ULTRASSOM INTRACORONÁRIO

O ultrassom intracoronário (USIC) é uma modalidade de imagem que utiliza em sua aquisição os mesmos princípios físicos da ecocardiografia. Os transdutores piezoelétricos são miniaturizados de forma que possam ser acoplados na porção distal de um cateter que possui características morfofuncionais semelhantes a um cateter-balão de angioplastia. Mediante a utilização de um guia, o cateter ultrassonográfico é levado até a circulação coronariana deslizando sobre um fio-guia pela mesma técnica utilizada na realização de angioplastia. A porção proximal desse cateter é conectada a um terminal de computação com *software* específico para leitura e reconstrução das imagens em tempo real pela transmissão dos sinais adquiridos pelo transdutor.

O procedimento é guiado pela imagem radiológica e, para aquisição das imagens, o cateter é levado até a porção da circulação coronariana a ser avaliada, sendo então realizada uma varredura daquele segmento mediante um *pullback* (puxar) com velocidade fixa, sempre de distal para proximal. Dessa forma, são obtidas imagens contínuas de área de secção transversal ao longo do segmento analisado, permitindo uma reconstrução longitudinal e avaliação não apenas do lúmen, mas também da parede vascular. Essa técnica possibilita a quantificação e a caracterização morfológica da placa aterosclerótica, além de inferências histopatológicas. A quantificação do diâmetro e da área do vaso e da placa pelo USIC possui acurácia maior que a análise angiográfica quantitativa.

Na vigência de algum grau de ateromatose ou de espessamento, o USIC permite distinção visual das três camadas arteriais: íntima, média e adventícia. No entanto, em segmentos arteriais normais, essa distinção torna-se mais restrita, pois as camadas íntima e média são microscópicas e difíceis de serem visibilizadas[1]. A Figura 1 exemplifica esse conceito.

Já na presença de lesões ateroscleróticas, o USIC tem a capacidade de diferenciação dos tipos de lesão, assim como determinar com precisão a extensão e a avaliação dos leitos coronarianos livres de lesão para auxiliar nos procedimentos intervencionistas[2]. Além da capacidade de auxiliar na tomada de decisão durante a intervenção, o USIC tem utilidade para identificar se o resultado da intervenção

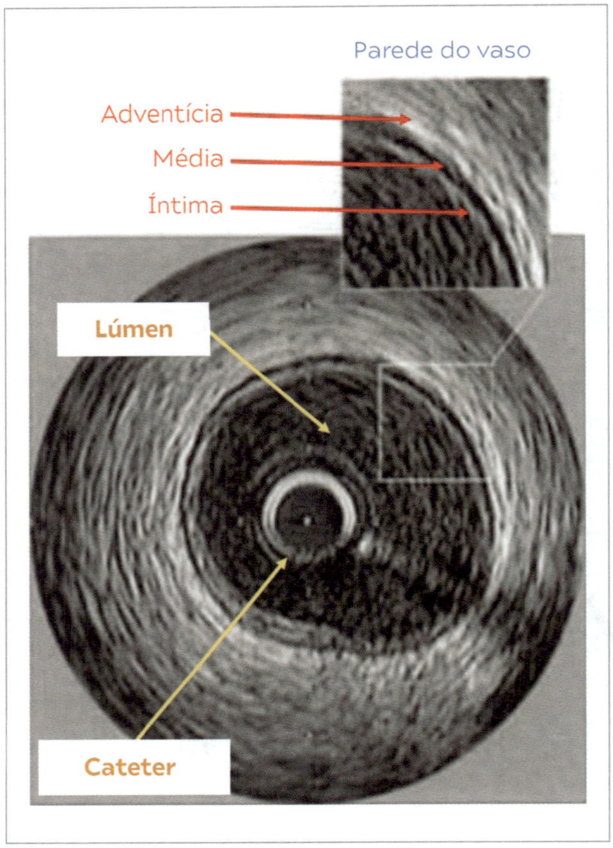

FIGURA 1 Análise morfológica em artéria coronariana normal para demonstração da estrutura do vaso durante a aquisição da imagem do ultrassom intracoronário (USIC).

está ótimo e sem complicações. A Figura 2 demonstra os tipos de lesões identificadas pelo USIC, bem como alguns aspectos para avaliar resultado após intervenções.

Tal método foi definido para avaliação de lesões intermediárias, comparando com avaliação fisiológica; porém não foi identificado benefício clínico de sua utilização rotineira[3], com exceção às lesões intermediárias de tronco de coronária esquerda em que o uso do USIC apresentou boa correlação com a avaliação fisiológica[4].

Já para as intervenções percutâneas, seu uso pode auxiliar em abordagem de lesões complexas, como lesões longas, oclusões crônicas, lesões em bifurcações, vasos de fino calibre e reestenose de *Stent*. No entanto, não há evidência robusta de desfechos clínicos significativos. Nas intervenções no tronco de coronária esquerda, a utilização do USIC demonstrou benefício clínico com redução de mortalidade[5] e melhora de sobrevida[6] ao servir como guia para o procedimento intervencionista.

Outra utilidade do USIC é na avaliação e na identificação precoce de doença vascular do enxerto em pacientes com transplante cardíaco. A Tabela I demonstra as indicações da utilização do USIC e seus graus de recomendações[7,8].

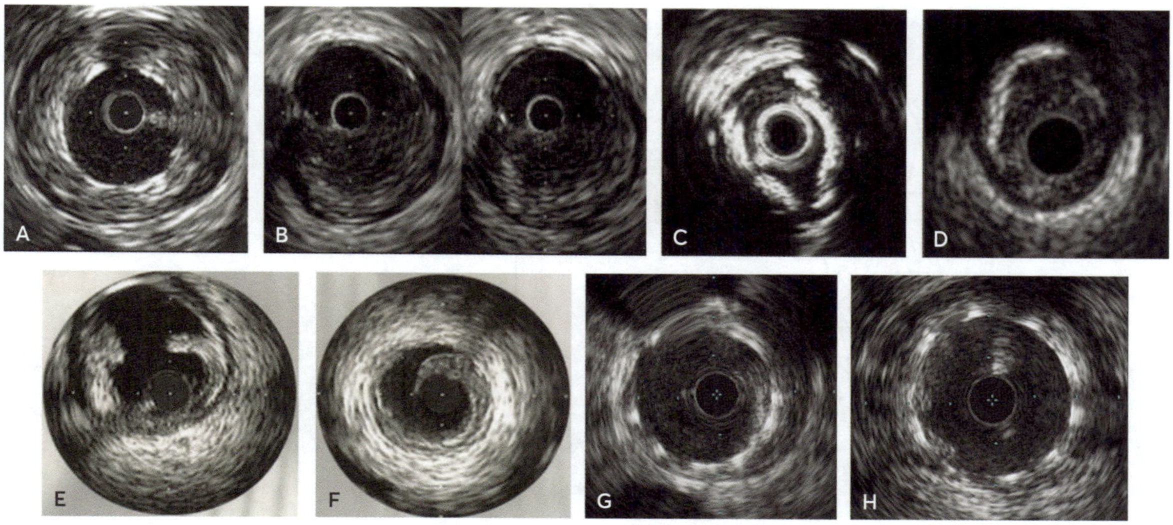

FIGURA 2 Exemplos de alterações visualizadas por meio do ultrassom intracoronário (USIC). A: lesão fibrótica concêntrica; B: lesão lipídica; C: lesão calcificada com cálcio superficial; D: lesão calcificada com cálcio profundo; E: placa ulcerada; F: placa com disseção; G: *Stent* com má aposição de hastes; H: *Stent* com boa aposição de hastes.

FISIOLOGIA DA CIRCULAÇÃO CORONARIANA

A circulação coronariana é compartimentalizada, cada porção apresenta uma função fisiológica distinta. Os vasos epicárdicos apresentam predominantemente a função de vasos de condução, permitindo a passagem de fluxo sanguíneo sem resistência significativa na ausência de lesões obstrutivas. A microcirculação coronariana, que engloba pré-arteríolas, arteríolas e capilares, é responsável pela maior proporção da resistência da circulação coronariana. Dessa forma, esse compartimento é o principal responsável pelo controle de fluxo coronariano por meio de mecanismos mecânicos e químicos. A Figura 3 demonstra a fisiologia da macro e microcirculação coronariana e suas funções fisiológicas[9].

A avaliação dessas características fisiológicas da circulação coronariana pode ser realizada por meio de procedimentos invasivos utilizando fio-guia específico com a capacidade de avaliar a pressão em sua porção distal (*pressure-wire*) e variações de temperatura. Esse fio-guia tem 0,014 polegadas de diâmetro (0,36 mm), idêntico a um fio-guia para angioplastia, com a diferença da presença de um sensor a 3 cm de sua extremidade distal responsável pelas medidas. A porção proximal desse fio-guia fica em contato com um console que tem o *software* específico para as medidas e o sinal do fio-guia pode ser transmitido por intermédio de fios ou até via *wireless*. Por meio dessas capacidades, é possível estimar o fluxo sanguíneo pela circulação coronariana na situação basal em repouso e durante uma hiperemia, utilizando vasodilatadores endovenosos da microcirculação (preferencialmente adenosina). Após essa hiperemia, o *software* determina a relação das pressões e dos fluxos levando aos índices conhecidos como reserva de fluxo coronariano (RFC), reserva de fluxo fracionada (RFF) e índice de resistência da microcirculação (IRM). A Figura 4 demonstra quais índices são responsáveis pela avaliação dos compartimentos específicos da circulação coronariana e qual o conceito matemático utilizados pelos *softwares* para sua determinação[10].

TABELA I Recomendações e níveis de evidência (NE) para realização de ultrassom intracoronário (USIC)

Recomendação	Classe	NE
USIC pode ser utilizado para avaliar lesões intermediárias/ambíguas em tronco de coronária esquerda (TCE) e para guiar seu tratamento	IIa	B
USIC pode ser utilizado, em casos selecionados, para guiar implante de *Stents* coronarianos	IIa	B
USIC pode ser utilizado para determinar o mecanismo de falência de *Stents* (reestenose e trombose), auxiliando na decisão sobre a melhor terapêutica a ser instituída	IIa	C
USIC pode ser utilizado para avaliar precocemente (entre 4 semanas e 12 meses) a presença de doença vascular do enxerto em pacientes submetidos a transplante cardíaco, inclusive fornecendo informações com valor prognóstico	IIa	B

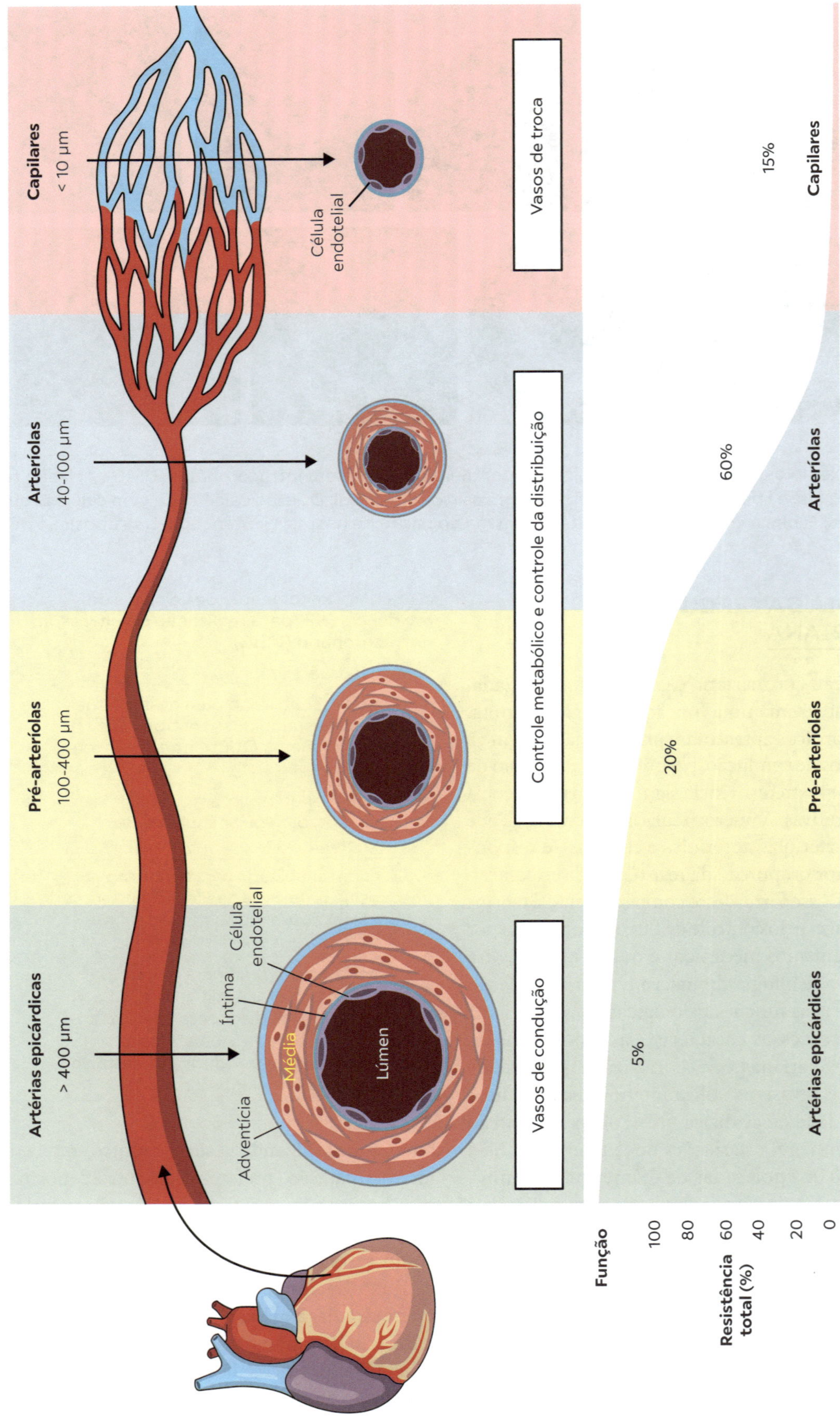

FIGURA 3 Estrutura e função normal da macro e da microcirculação coronariana.

RESERVA DE FLUXO FRACIONADA

A RFF consiste na relação entre o fluxo de sangue no vaso coronariano após e antes de uma estenose epicárdica durante hiperemia máxima[11]. Para sua realização, são necessários apenas um fio-guia específico (*pressure-wire*) e a comparação simultânea dessa pressão com a pressão aórtica (pré-lesão), medida por meio do cateter com um transdutor convencional de pressão. Mede-se a pressão média distal à estenose e a pressão média da aorta durante a hiperemia máxima, conseguida com infusão de adenosina intracoronariana ou sistêmica (140 mcg/kg/min), com posterior cálculo da razão entre elas. Assume-se que as variações de fluxo são diretamente proporcionais às variações de pressão, uma vez que a resistência e a pressão venosa (outros fatores determinantes do fluxo) do sistema avaliado são idênticas, independentemente do grau de estenose.

A capacidade da RFF em discriminar o significado funcional de estenoses coronárias epicárdicas intermediárias (> 40% e < 70%) foi extensamente validada em ampla gama de situações clínicas e anatômicas. Os primeiros trabalhos que utilizaram esse método demonstraram que valor da RFF < 0,75 é considerado positivo para isquemia quando comparados aos outros métodos não invasivos com boa acurácia[12] demonstrando benefício na revascularização desses vasos além de demonstrar que lesões com RFF ≥ 0,75 não se beneficiaram de revascularização quando comparado ao tratamento clínico mesmo a longo prazo[13]. Posteriormente, em nova avaliação estatística, foi evidenciado que, com o valor de corte de RFF < 0,80, apresentava melhor sensibilidade em detecção de isquemia com manutenção de sua especificidade. Dessa forma, considera-se que lesões com RFF < 0,80 possuem significância isquêmica.

Outro benefício da utilização da RFF é guiar a revascularização em pacientes com DAC multiarterial. Diversos estudos demonstraram esse benefício, sendo tratadas somente estenoses fisiologicamente significativas, em vez de guiar a revascularização pela aparência angiográfica. Essa estratégia já se demonstrou segura e reduziu o custo do procedimento e a ocorrência de eventos cardíacos adversos em longo prazo[14,15].

Resumidamente, a RFF apresenta algumas características únicas que devem ser valorizadas[2]:

- Fácil de ser obtida.
- Valor normal teórico igual a 1 para cada paciente, para cada vaso e para cada leito miocárdico.
- Ponto de corte bem definido para detecção de isquemia (0,80) com uma zona cinzenta relativamente estreita (entre 0,75 e 0,80).
- Não é influenciada pela condição hemodinâmica (mudanças na pressão arterial, frequência cardíaca ou contratilidade).
- Leva em consideração a contribuição da circulação colateral.
- Especificamente relaciona a gravidade da estenose com as massas de miocárdio a ser perfundido.
- Capacidade de resolução espacial superior aos métodos não invasivos, sendo capaz de avaliar impacto funcional de cada lesão individualmente.

A Tabela II demonstra as indicações da utilização da RFF e os níveis de evidências[7,8].

RESERVA DE FLUXO CORONARIANO E ÍNDICE DE RESISTÊNCIA DA MICROCIRCULAÇÃO

Grande parte dos pacientes com quadro de angina *pectoris* é submetida ao cateterismo cardíaco por causa da angina e de evidências de isquemia em testes não invasivos, porém sem documentação de lesões obstrutivas significativas[15,16]. Estudos recentes destacaram que a disfunção microvascular coronariana e a disfunção vascular epicárdica são mecanismos fisiopatológicos adicionais da doença isquêmica do coração[17]. Disfunção microvascular coronariana e vasoespasmo epicárdico, isoladamente ou em combinação com doença arterial coronariana, são mecanismos adjuvantes da isquemia miocárdica. No entanto, essas condições raramente são diagnosticadas de maneira correta, como consequência nenhuma terapia personalizada é prescrita para esses pacientes, os quais continuam a apresentar angina recorrente com qualidade de vida prejudicada, levando a hospitalizações repetidas, angiografias das coronárias desnecessárias e desfechos cardiovasculares adversos em curto e longo prazos[19,20]. A correta caracterização dessa entidade é baseada na avaliação invasiva da microcirculação coronariana utilizando métodos como a reserva de fluxo coronariano (RFC) e o índice de resistência da microcirculação (IRM).

A RFC é realizada com o fio-guia específico (*pressure-wire*) posicionado em segmento distal das artérias coronarianas. Semelhante à utilização do cateter de Swan-Ganz, é realizado *flush* de 3 a 5 mL de solução fisiológica 0,9% à temperatura ambiente, e o sensor distal do fio-guia avalia o perfil da mudança de temperatura.

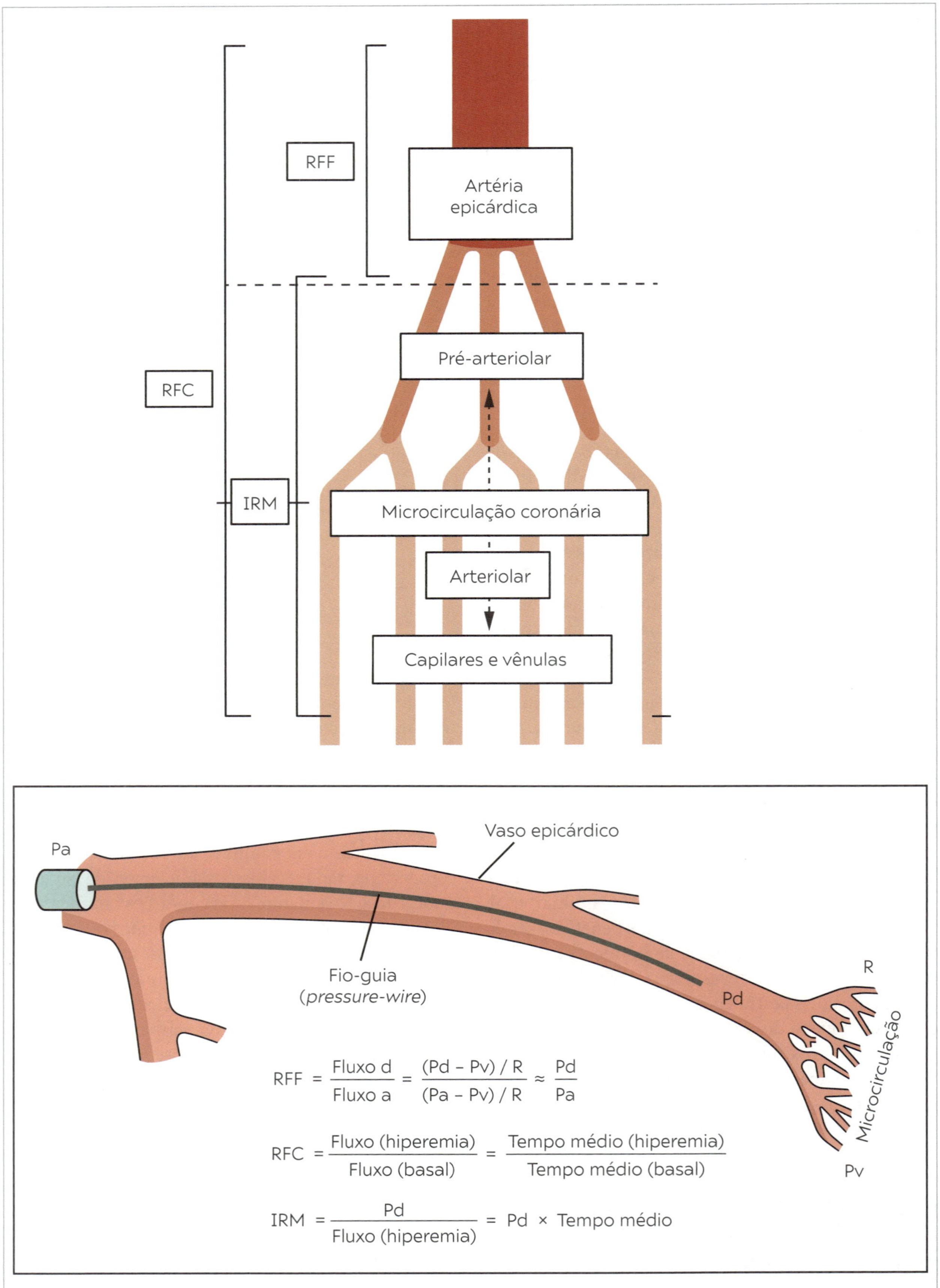

$$\text{RFF} = \frac{\text{Fluxo d}}{\text{Fluxo a}} = \frac{(\text{Pd} - \text{Pv}) / \text{R}}{(\text{Pa} - \text{Pv}) / \text{R}} \approx \frac{\text{Pd}}{\text{Pa}}$$

$$\text{RFC} = \frac{\text{Fluxo (hiperemia)}}{\text{Fluxo (basal)}} = \frac{\text{Tempo médio (hiperemia)}}{\text{Tempo médio (basal)}}$$

$$\text{IRM} = \frac{\text{Pd}}{\text{Fluxo (hiperemia)}} = \text{Pd} \times \text{Tempo médio}$$

FIGURA 4 Esquema da compartimentalização da circulação coronariana com qual método fisiológico invasivo é utilizado para sua avaliação e qual o conceito matemático para cálculos dos índices.

TABELA II Recomendações e níveis de evidência (NE) para realização de reserva de fluxo fracionada (RFF)

Recomendação	Classe	NE
RFF é recomendada como ferramenta acurada para identificar estenoses coronarianas hemodinamicamente significativas em pacientes sem evidência de isquemia por métodos não invasivos ou em casos nos quais esses métodos sejam inconclusivos, indisponíveis ou discordantes	I	A
RFF para guiar procedimentos de ICP em pacientes com DAC multiarterial estável, com estenoses > 50% e < 90% à angiografia	I	A
RFF para avaliar o significado funcional e indicar a necessidade de revascularização de estenoses em TCE	IIa	B
RFF para avaliar o significado funcional e indicar a necessidade de revascularização de lesões não culpadas na ICP primária em pacientes com IAM com supra-ST	IIb	B

DAC: doença arterial coronariana; IAM: infarto agudo do miocárdio; ICP: intervenção coronariana percutânea; TCE: tronco de coronária esquerda.

O *software* realiza a interpretação da área sobre a curva da mudança de temperatura em relação ao tempo. São realizadas 3 injeções em uma situação basal e outras 3 injeções durante a hiperemia da microcirculação utilizando adenosina endovenosa (140 mcg/kg/min). A relação das curvas entre a situação de hiperemia e a situação basal remete ao índice de RFC; o valor de RFC ≥ 2,0 é considerado normal enquanto valores < 2,0 demonstra disfunção microvascular.

Já a IRM é calculada utilizando, no mesmo ato de realização da RFC, a pressão distal mensurada pelo fio-guia multiplicada pelo tempo médio da mudança de temperatura durante a hiperemia. Valores de IRM < 25 U são considerados normais enquanto valores ≥ 25 U são considerados alterados.

A Figura 5 demonstra a utilização dos métodos invasivos para avaliação fisiológica em que é realizado no mesmo ato de hiperemia máxima a RFF, a RFC e o IMR.

A Tabela III mostra o grau de recomendação e o nível de evidência para realizar a avaliação da microcirculação[16], e a Figura 6 mostra um fluxograma proposto para avaliação fisiológica invasiva e para a caracterização da disfunção microvascular[21].

TABELA III Recomendações e níveis de evidência (NE) para realização de reserva de fluxo coronariano (RFC) e índice de resistência da microcirculação (IRM)

Recomendação	Classe	NE
Medidas de RFC e/ou IRM devem ser consideradas em pacientes com sintomas persistentes, mas artérias coronarianas angiograficamente normais ou com estenoses moderadas com reserva de fluxo fracionada (RFF) preservada	IIa	B

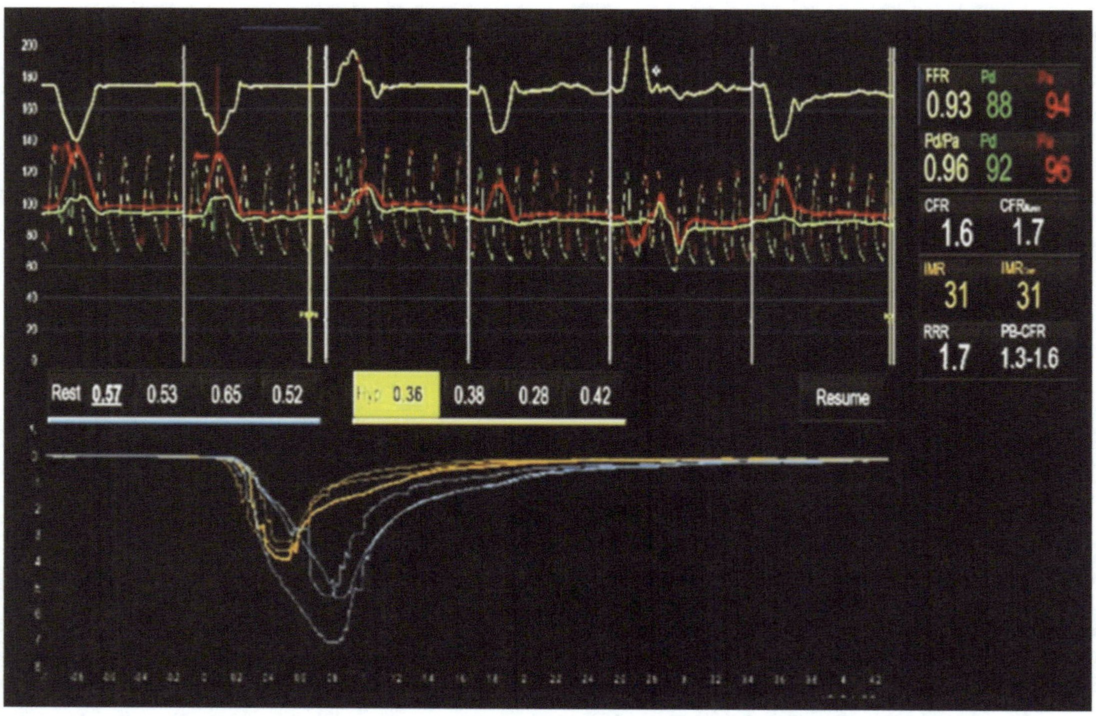

FIGURA 5 Exemplo da utilização dos métodos invasivos para avaliação fisiológica, em que é realizado no mesmo ato de hiperemia máxima a reserva de fluxo fracionada, a reserva de fluxo coronariano e o índice de resistência da microcirculação.

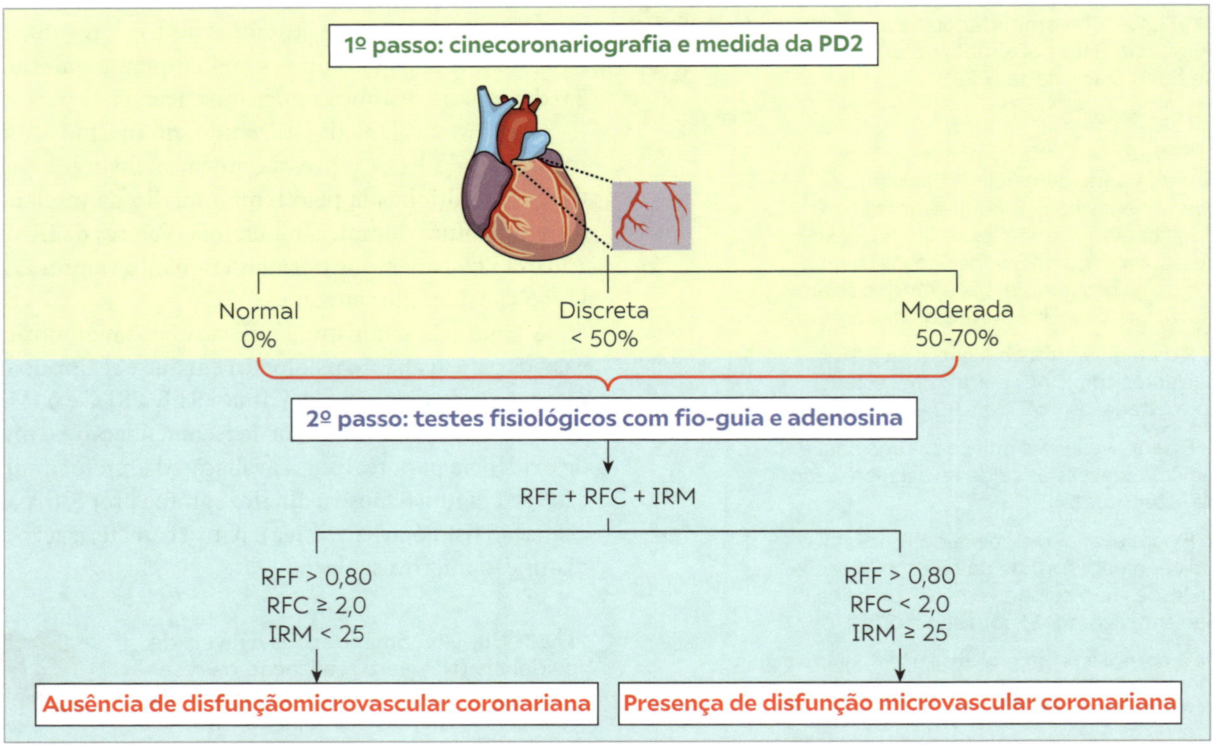

FIGURA 6 Fluxograma para avaliação fisiológica invasiva e diagnóstico de disfunção microvascular coronariana.

BIBLIOGRAFIA

1. Nissen SE, Gurley JC, Grines CL, Booth DC, McClure R, Berk M, et al. Intravascular ultrasound assessment of lumen size and wall morphology in normal subjects and patients with coronary artery disease. Circulation. 1991;84:1087-99.
2. Sousa AGMR, Timerman A, Sousa JEMR. Tratado sobre doença arterial coronariana. Rio de Janeiro: Atheneu; 2017.
3. Koo BK, Yang HM, Doh JH, Choe H, Lee SY, et al. Optimal intravascular ultrasound criteria and their accuracy for defining the functional significance of intermediate coronary stenoses of different locations. JACC Cardiovasc Interv. 2011;4(7):803-11.
4. Jasti V, Ivan E, Yalamanchili V, Wongpraparut N, Leesar MA. Correlations between fractional flow reserve and intravascular ultrasound in patients with an ambiguous left main coronary artery stenosis. Circulation. 2004;110(18):2831-6.
5. Park SJ, Kim YH, Park DW, Lee SW, Kim WJ, Suh J, et al. Impact of intravascular ultrasound guidance on long-term mortality in stenting for unprotected left main coronary artery stenosis. Circ Cardiovasc Interv. 2009;2:167-77.
6. Park DW, Seung KB, Kim YH, Lee JY, Kim WJ, Kang SJ, et al. Long-term safety and efficacy of stenting versus coronary artery bypass grafting for unprotected left main coronary artery disease: 5-year results from the MAIN-COMPARE (Revascularization for Unprotected Left Main Coronary Artery Stenosis: Comparison of Percutaneous Coronary Angioplasty Versus Surgical Revascularization) registry. J Am Coll Cardiol. 2010;56(2):117-24.
7. Feres F, Costa RA, Siqueira-Junior D, Costa-Junior R, Chamié D, Staico R, et al. Diretriz da Sociedade Brasileira de Cardiologia e da Sociedade Brasileira de Hemodinâmica e Cardiologia Intervencionista sobre Intervenção Coronária Percutânea. Arq Bras Cardiol. 2017;109(1 Suppl 1).
8. Neumann FJ, Sousa-Uva M, Ahlsson A, Alfonso F, Banning AP, Benedetto U, et al. 2018 ESC/EACTS Guidelines on myocardial revascularization. Eur Heart J. 2019;40: 87-165.
9. Taqueti VR, Di Carli MF. Coronary microvascular disease pathogenic mechanisms and therapeutic options: JACC State-of-the-Art Review. J Am Coll Cardiol. 2018;72(21):2625-41.
10. Ford TJ, Corcoran D, Berry C. Stable coronary syndromes: pathophysiology, diagnostic advances and therapeutic need. Heart. 2018;104(4):284-92.
11. Sant'Anna FM, Silva EE, Batista LA, Ventura FM, Barrozo CA, Pijls NH. Influence of routine assessment of fractional flow reserve on decision making during coronary interventions. Am J Cardiol. 2007;99:504-8.
12. Bech GJW, Bruyne B, Pijls NHJ, Muinck ED, Hoorntje JCA, Escaned J, et al. Fractional flow reserve to determine the appropriateness of angioplasty in moderate coronary stenosis – a randomized trial. Circulation. 2001;103:2928-34.
13. Zimmermann FM, Ferrara A, Johnson NP, Nunen LX, Escaned J, Albertsson P, et al. Deferral vs. performance of percutaneous coronary intervention of functionally non-significant coronary stenosis: 15-year follow-up of the DEFER trial. Eur Heart J. 2015;36(45):3182-8.
14. Zhang D, Lv S, Song X, Yuan F, Xu F, Zhang M, et al. Fractional flow reserve versus angiography for guiding percutaneous coronary intervention: a meta-analysis. Heart. 2015;101:455-62.
15. Fearon WF, Nishi T, Bruyne B, Boothroyd DB, Barbato E, Tonino P, et al. Clinical outcomes and cost-effectiveness of fractional flow reserve: guided percutaneous coronary intervention in patients with stable coronary artery disease. Circulation. 2018;137:480-7.
16. Knuuti J, Wijns W, Saraste A, Capodanno D, Barbato E, et al. ESC Scientific Document Group. 2019 ESC Guidelines for the diagnosis and management of chronic coronary syndromes: the Task Force for the diagnosis and management of chronic coronary syndromes of the European Society of Cardiology (ESC). Eur Heart J. 2020:41:407-77.

17. Reeh J, Therming CB, Heitmann M, Hojberg S, Sorum C, Bech J, et al. Prediction of obstructive coronary artery disease and prognosis in patients with suspected stable angina. Eur Heart J. 2019;40:1426-35.
18. Camici PG, Crea F. Coronary microvascular dysfunction. N Engl J Med. 2007;356:830-40.
19. Jespersen L, Hvelplund A, Abildstrom SZ, Pedersen F, Galatius S, Madsen JK, et al. Stable angina pectoris with no obstructive coronary artery disease is associated with increased risks of major adverse cardiovascular events. Eur Heart J. 2012;33:734-44.
20. Jespersen L, Abildstrom SZ, Hvelplund A, Prescott E. Persistent angina: highly prevalent and associated with long-term anxiety, depression, low physical functioning, and quality of life in stable angina pectoris. Clin Res Cardiol. 2013;102:571-81.
21. Kunadian V, Chieffo A, Camici PG, Berry C, Escaned J, Maas AHEM, et al. An EAPCI Expert Consensus document on ischaemia with non-obstructive coronary arteries in collaboration with European Society of Cardiology Working Group on Coronary Pathophysiology & Microcirculation Endorsed by Coronary Vasomotor Disorders International Study Group. EuroIntervention. 2021;16:1049-69.

18

Estudo hemodinâmico invasivo

Rafael Brolio Pavão
Felipe de Araújo Campos

CONSULTA RÁPIDA

Ciclo cardíaco	Fechamento da valva mitral (Pd2VE)
	Contração isovolumétrica
	Abertura da valva aórtica (PAD)
	Ejeção rápida (pico = PAS)
	Fechamento da valva aórtica (incisura dicrótica)
	Relaxamento isovolumétrico
	Abertura da valva mitral
	Enchimento ventricular
Técnicas de punção	Punção arterial: femoral, radial ou braquial
	Punção venosa: femoral ou braquial (cefálica/basílica)
	Técnica de Sones: dissecção braquial/pouco utilizada
Cálculos hemodinâmicos	Método de Fick: gasometrias/hemoglobina/consumo de O_2
	Termodiluição: cateter de Swan-Ganz
Complicações	Mortalidade < 0,02% procedimentos diagnósticos Vasculares: 30% das complicações
	Nefropatia induzida por contraste: atentar para fatores de risco/proteção
Indicações	Doenças valvares: gravidade e consequências de estenoses e insuficiências
	Miocardiopatias: gravidade/etiologia/alteração estrutural
	Hipertensão pulmonar: gravidade/prognóstico/resposta a teste de reatividade pulmonar ou terapêutica
	Doenças congênitas: avaliação estrutural/pré-operatória/avaliação de tratamento percutâneo

O ciclo cardíaco

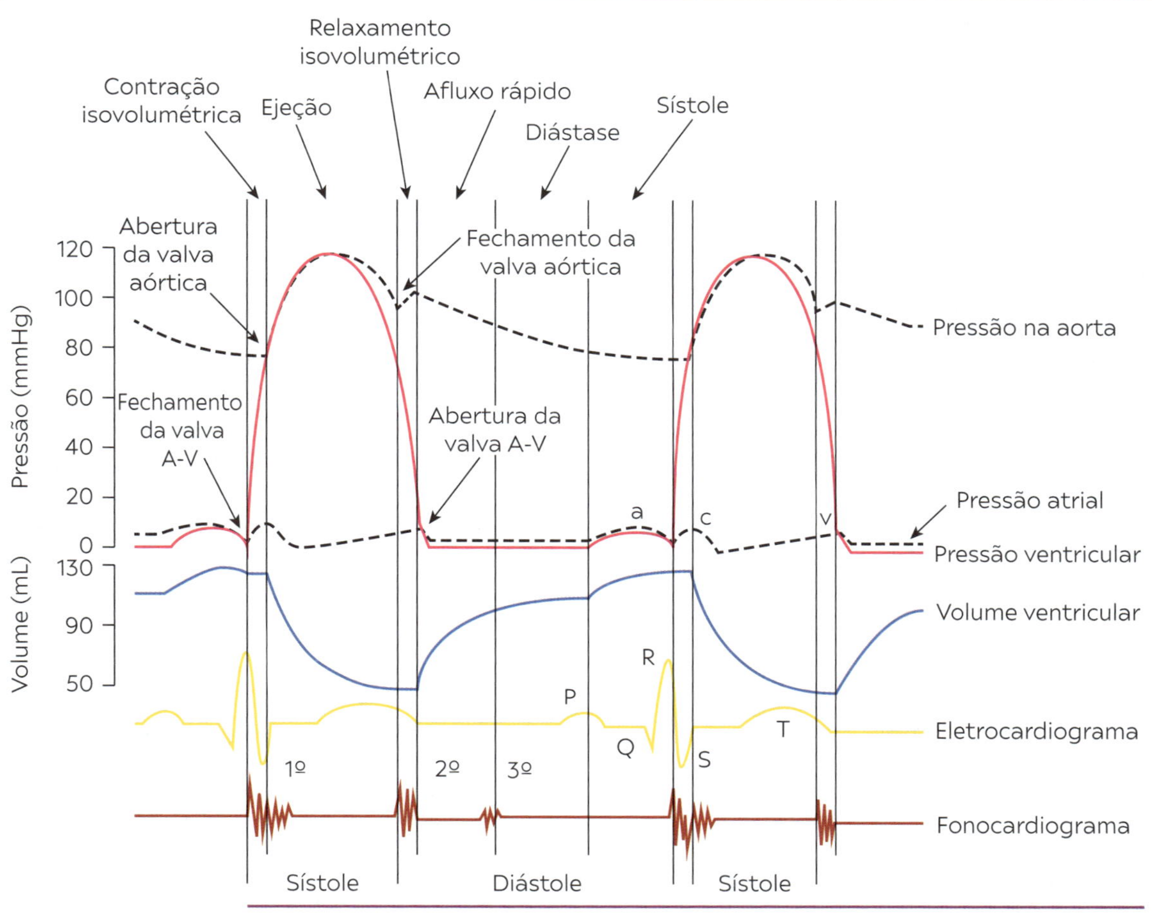

CONCEITOS

Ciclo cardíaco

Para iniciar, é necessária uma breve explanação sobre as fases do ciclo cardíaco e suas correlações, com base em eletrocardiograma, fonocardiograma, curvas de pressão e volume (Figura 1). Nessa figura estão relacionados os fenômenos apenas no coração esquerdo e na aorta. Quanto às câmaras direitas e artéria pulmonar, a morfologia das curvas é semelhante, mas a escala é 5 a 6 vezes inferior (Figura 7).

Iniciemos com a sístole ventricular, imediatamente após o fechamento da valva atrioventricular (AV). Nessa fase inicial da contração ventricular, ambas as valvas se encontram fechadas (mitral e aórtica), e o ventrículo esquerdo (VE), repleto de sangue. O encurtamento dos sarcômeros promove a contração ventricular, mas com um volume fixo, o que gera aumento da pressão intracavitária. Essa é a chamada fase isovolumétrica da sístole ventricular.

Assim que mais miofibrilas se contraem, a pressão intraventricular aumenta e ultrapassa em 1 a 2 mmHg a pressão aórtica; a valva aórtica se abre e dá início à fase de ejeção rápida. No início dessa segunda fase de contração, ainda há aumento das pressões do VE e raiz da aorta (que são praticamente idênticas, com mínimo gradiente a favor do ventrículo, desde que não haja obstrução mecânica valvar ou perivalvar). Com o decorrer da ejeção e o esvaziamento parcial do VE, após atingir um pico as pressões de ambas as câmaras diminuem, até que a pressão sistólica na raiz da aorta se encontra de 1 a 2 mmHg acima da ventricular e a valva aórtica se fecha (componente A2 – correspondente a segunda bulha cardíaca).

No início da diástole ventricular, quando as valvas ainda estão fechadas, o estiramento dos sarcômeros

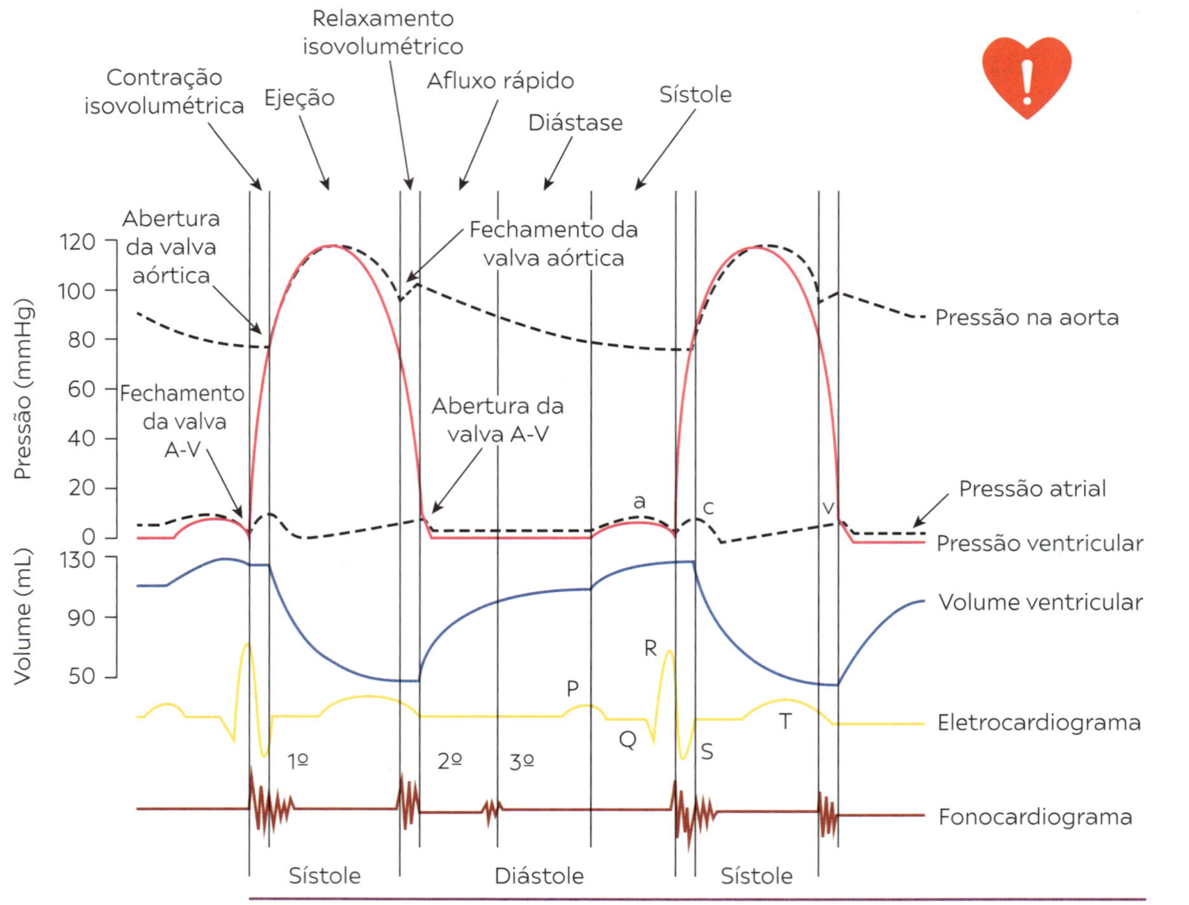

FIGURA 1 Diagrama de Wiggers mostrando os eventos do ciclo cardíaco.
Fonte: Belz, 1995[1].

promove o relaxamento do músculo cardíaco que, com volume fixo de sangue, gera uma queda na pressão ventricular (fase isovolumétrica). Na raiz da aorta, imediatamente após o fechamento da valva aórtica, a pressão que vinha em queda apresenta discreto aumento transitório e volta a cair lentamente. Esse pequeno aumento se deve ao rebote elástico da camada muscular da aorta – efeito de Windkessel –, também responsável por manter a ejeção e o fluxo sanguíneo[1]. Essa variação na curva de pressão aórtica correspondente ao fechamento da valva aórtica é chamada de incisura dicrótica[2-5].

O aumento do número de miofibrilas em relaxamento, somado ao aumento de volume e pressão atriais, faz que a pressão do átrio esquerdo (AE) ultrapasse a do VE, forçando a abertura da valva mitral, dando início à fase de enchimento ventricular rápido (pico da onda "v", que corresponde ao enchimento atrial). O enchimento ventricular se dá graças ao gradiente de pressão entre o átrio e ventrículo e à verdadeira "sucção" ventricular pelo seu relaxamento máximo[2,3,5].

A fase seguinte e final da diástole ventricular consiste na contração atrial (onda "a"), que determina a elevação diastólica final do VE (pressão telediastólica – PD_2VE). Neste momento, as pressões de VE (PD_2VE), AE, veias pulmonares e capilar pulmonar estão igualadas (desde que não haja obstrução mecânica valvar mitral, *cor triatriatum* ou estenose de veias pulmonares)[2-4].

Novamente as miofibrilas começam o estado de contração, e, quando a pressão em VE ultrapassa em 10 a 15 mmHg a pressão do AE, a valva mitral se fecha (correspondente a primeira bulha).

Técnicas e versatilidades do procedimento

Após o autoexperimento heurístico de Werner Forssmann, em 1929, o cateterismo cardíaco em humanos enveredou para iniciativas de estudo de cardiopatias congênitas, com medidas de débito cardíaco (baseadas em diversas técnicas), pressões circulatórias, cálculo de resistências vasculares e *shunts* entre os circuitos sistêmico e pulmonar. Desde as primeiras tentativas de cateterização de câmaras direitas no início da década de 1940, e seu estabelecimento no final da década de 1950, muitos avanços ocorreram quanto aos acessos vasculares e materiais utilizados no procedimento, diminuindo o tempo de realização e os riscos[5].

Após essa primeira fase, de estudos invasivos mais voltados para cardiopatias congênitas e valvares, o cateterismo cardíaco recebeu um enorme impulso no sentido de estudar a circulação coronariana, em especial por métodos angiográficos de contrastação radiológica.

Durante muitos anos, no Brasil, a via de acesso vascular de escolha para coronariografia, e mesmo para cateterismo cardíaco direito, foi a braquial, pela técnica pioneira de Sones, caracterizada por dissecção de artéria e veia braquiais, ao final com ligadura da veia e arteriorrafia. Hoje, essa abordagem é restrita a casos em que o acesso vascular por membros inferiores é impossibilitado por doenças vasculares graves, e em pacientes com acesso radial impossibilitado e com risco de sangramento elevado.

As técnicas mais utilizadas atualmente consistem em punção por método de Seldinger, de veia e artéria femorais ou veia braquial associada a artéria braquial ou radial/ulnar[3] (Figura 2).

Após a punção, são introduzidas bainhas (introdutores) valvuladas (que evitam perdas desnecessárias de sangue), e, por meio destas, os cateteres são posicionados em câmaras esquerdas e direitas, medindo pressões em aorta (Ao) e VE, bem como em veias cavas superior e inferior (VCS/VCI), átrio direito (AD), ventrículo direito (VD), artéria pulmonar (AP) e seus ramos e capilar pulmonar (CP). A avaliação inclui não apenas o valor quantitativo das pressões de cada cavidade, mas também a morfologia das curvas de pressão, comparação de câmaras arteriais e venosas (VE-VD, Ao-AP) e câmaras contíguas para avaliar estenoses (VE-Ao) para estenose aórtica; AP-VD para estenose pulmonar; VE-CP para estenose mitral[5] (Figura 3).

Além das medidas de pressão, também o DC pode ser estimado pelo exame. Com essa medida é possível calcular resistências vasculares, *shunts* intracardíacos ou entre vasos sistêmicos e pulmonares, e áreas valvares. O DC pode ser calculado basicamente por meio de duas técnicas: termodiluição (cateter de Swan-Ganz) ou por método de Fick indireto (Figura 4).

Além de usadas para o cálculo do DC pelo método de Fick, gasometrias seriadas ("corrida de gasometrias") também são essenciais para a avaliação de *shunts* (Figura 3). Exemplo clássico é o salto oximétrico que ocorre na comunicação interatrial (CIA) significativa, demonstrado

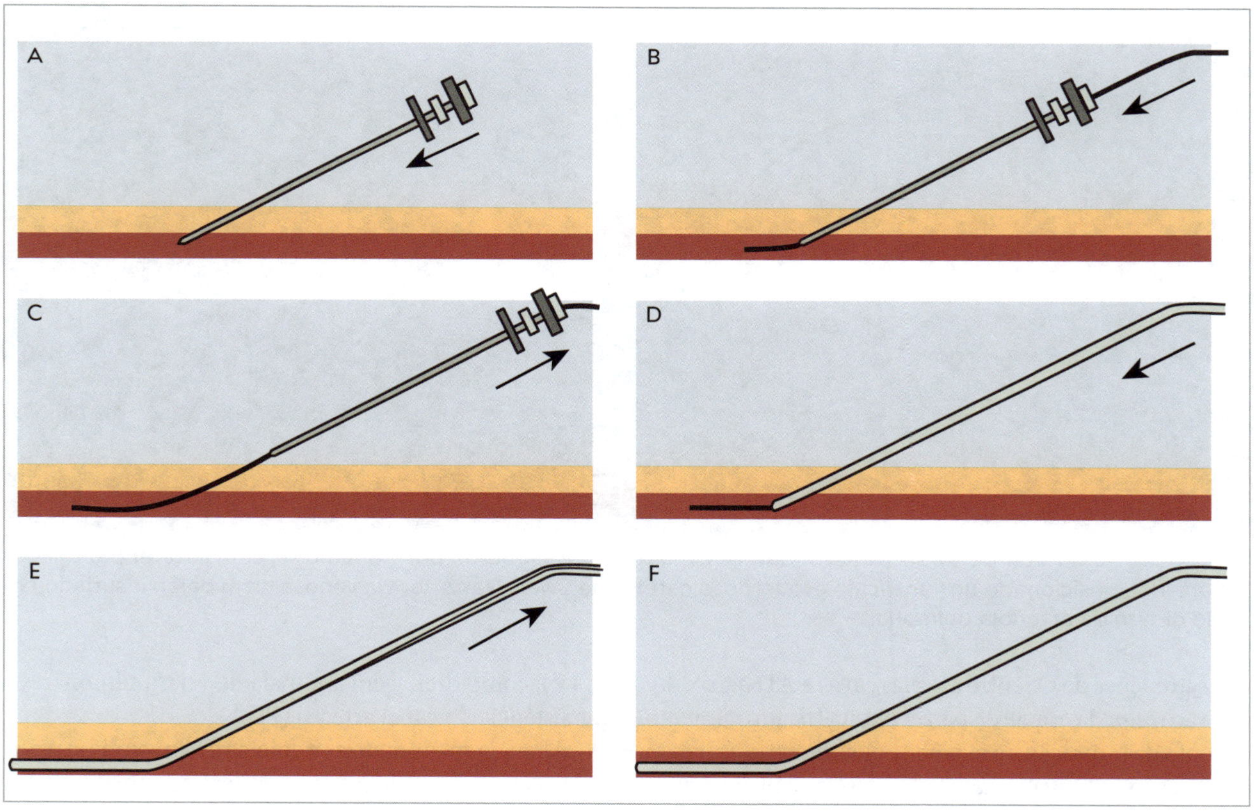

FIGURA 2 Técnica de Seldinger: (A) punção até visualizar a saída de sangue; (B) retirada do mandril/agulha; (C) introdução de fio-guia e compressão leve; (D) introdução de bainha por meio de fio-guia; (E) retirada de fio-guia; (F) bainha posicionada e pronta para ser utilizada.

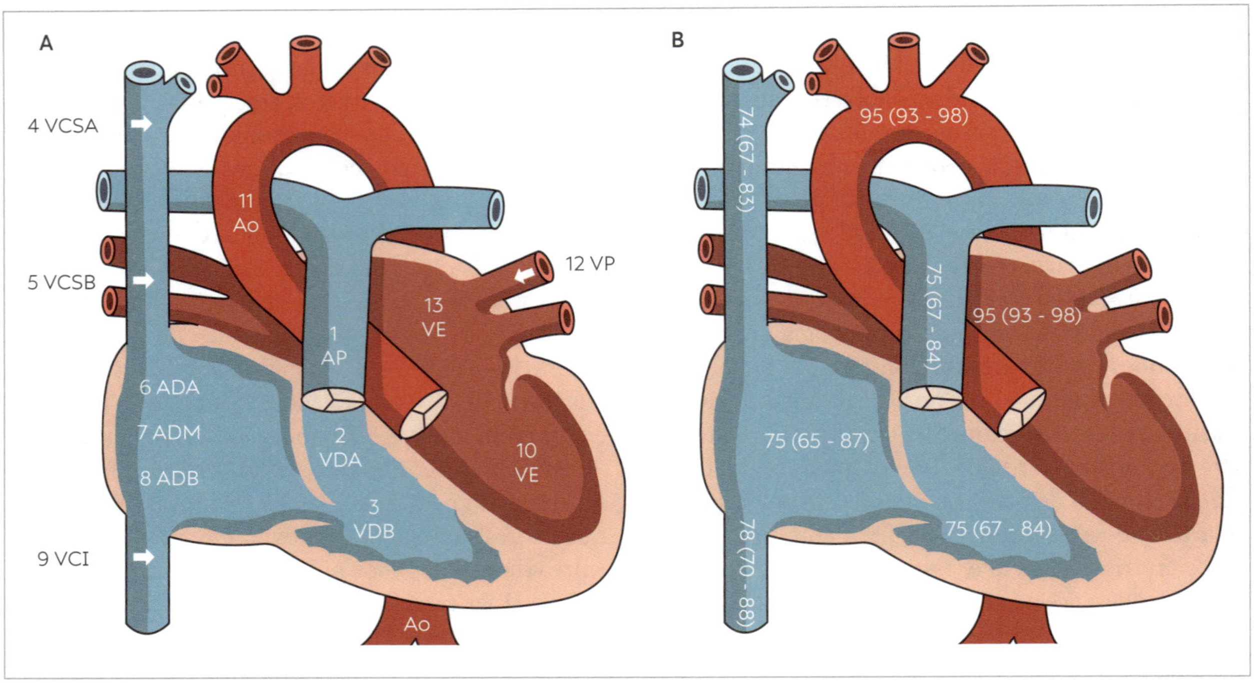

FIGURA 3 A: Câmaras cardíacas e grandes vasos. B: Saturação de oxigênio média nas câmaras cardíacas e grandes vasos de pacientes sem doenças cardíacas ou pulmonares.

ADA: átrio direito alto; ADB: átrio direito baixo; ADM: átrio direito médio; Ao: aorta; AP: artéria pulmonar; VCI: veia cava inferior; VCSA: veia cava superior alta; VCSB: veia cava superior baixa; VDA: ventrículo direito alto; VDB: ventrículo direito baixo; VE: ventrículo esquerdo; VP: veia pulmonar.

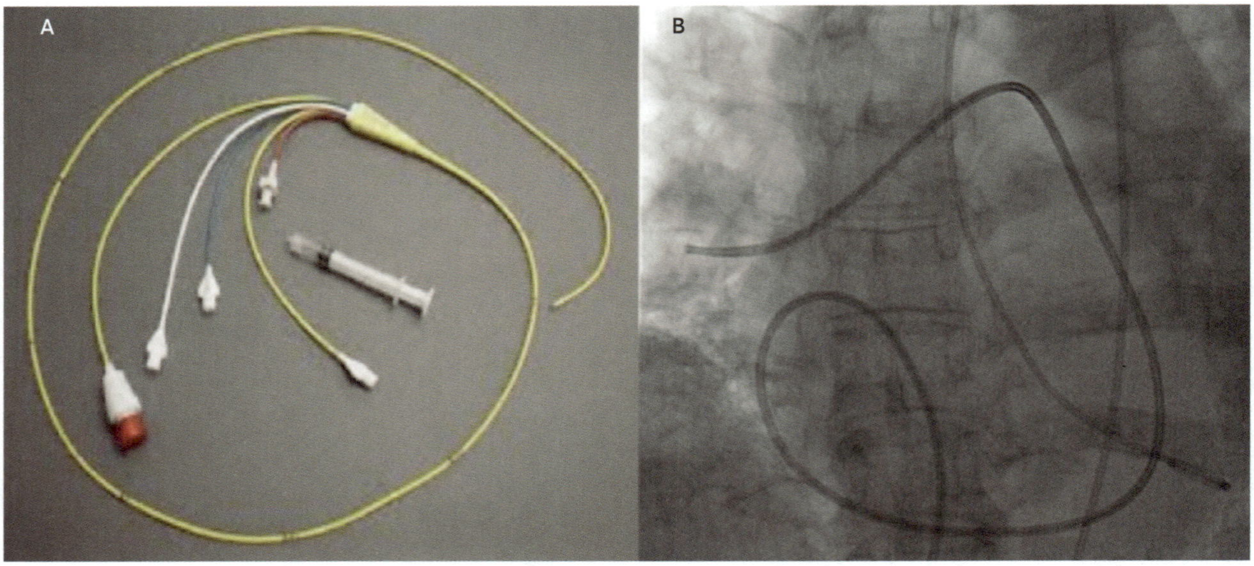

FIGURA 4 A: Cateter de Swan-Ganz. B: Cateterismo direito e esquerdo por via femoral, com cateter pig tail por via arterial, posicionado no ventrículo esquerdo, e cateter de Swan-Ganz por via venosa, com balão insuflado em ramo direito da arteríola pulmonar.

nas saturações de O_2 entre as veias cavas e AD baixo, devido ao *shunt* da esquerda para a direita (há um aumento abrupto da saturação de oxigênio, quando seria esperada a saturação de O_2 semelhante ou discretamente inferior - considerado significativo salto oximétrico quando ≥ 7% em valor absoluto)[5]. Essa variação pode ocorrer em outros *shunts*, não apenas CIA e comunicação interventricular (CIV), como drenagem anômala de veias pulmonares e persistência do canal arterial (PCA).

Além de manometrias e coletas de amostras sanguíneas, cateteres angiográficos podem ser posicionados em vasos e cavidades para avaliação estrutural e morfológica: angiografia pulmonar, aortografia, opacificação de colaterais sistêmico-pulmonares, PCA, enxertos/

shunts cirúrgicos, estenoses de grandes vasos, como coarctação de aorta, e seus ramos, como estenose de ramos pulmonares ou obstruções arteriais periféricas. De maneira eficaz, podemos avaliar também função, "contratilidade" e morfologia de ambos os ventrículos.

Além de procedimentos para fins diagnósticos e terapêuticos coronários, as possibilidades de tratamento percutâneo evoluem rapidamente, com procedimentos já estabelecidos há bastante tempo, como a atriosseptostomia à Rashkind, as dilatações valvares ou valvoplastias mitral, aórtica e pulmonar, realizadas com balão, assim como aquelas que exigem o desenvolvimento de dispositivos de oclusão, seguros e de fácil implante, para fechamento de CIA, CIV, PCA, colaterais sistêmico-pulmonares e fístulas arteriovenosas; dilatações com implante de *Stents* em coarctação de aorta, ramos pulmonares e enxertos cirúrgicos; implante percutâneo de próteses valvares em posição aórtica (TAVR), pulmonar (TPVR) e, mais recentemente, em posições mitral e tricúspide (cujas próteses customizadas ainda estão em desenvolvimento). Não podemos deixar de citar também os dispositivos de correção de insuficiências mitral e tricúspide por dispositivos de reparo de ponta a ponta (TEER), como MitraClip, Pascal e TriClip (Figura 5).

Cálculos hemodinâmicos

Haviam se passado quase 70 anos desde que Adolph Fick descrevera o princípio teórico para o cálculo do débito cardíaco (DC) em humanos para que fosse utilizado na prática por André Cournand, em 1945. Uma teoria de raciocínio simples e cálculos complexos que, simplificados em uma equação, possibilitou que a estimativa do DC se tornasse parte da rotina do laboratório de hemodinâmica invasiva.

O cálculo de fluxo sanguíneo baseia-se na relação entre a quantidade conhecida de um indicador, incorporada ao fluido em circulação, em uma unidade de tempo, e a concentração do indicador antes e depois da incorporação. No método de Fick o indicador é o consumo de oxigênio por minuto (quantidade de O_2 incorporado no sangue com a respiração), e a diferença das concentrações seria idealmente entre o conteúdo de oxigênio nas amostras sanguíneas do AE e a mistura venosa sistêmica (veias cavas inferior e superior) para o fluxo (débito) sistêmico, e entre veia e artéria pulmonar para o fluxo (débito) pulmonar[3,5]. Habitualmente, a amostra em AE é substituída pela da aorta, e a da veia pulmonar pela de VE, quando

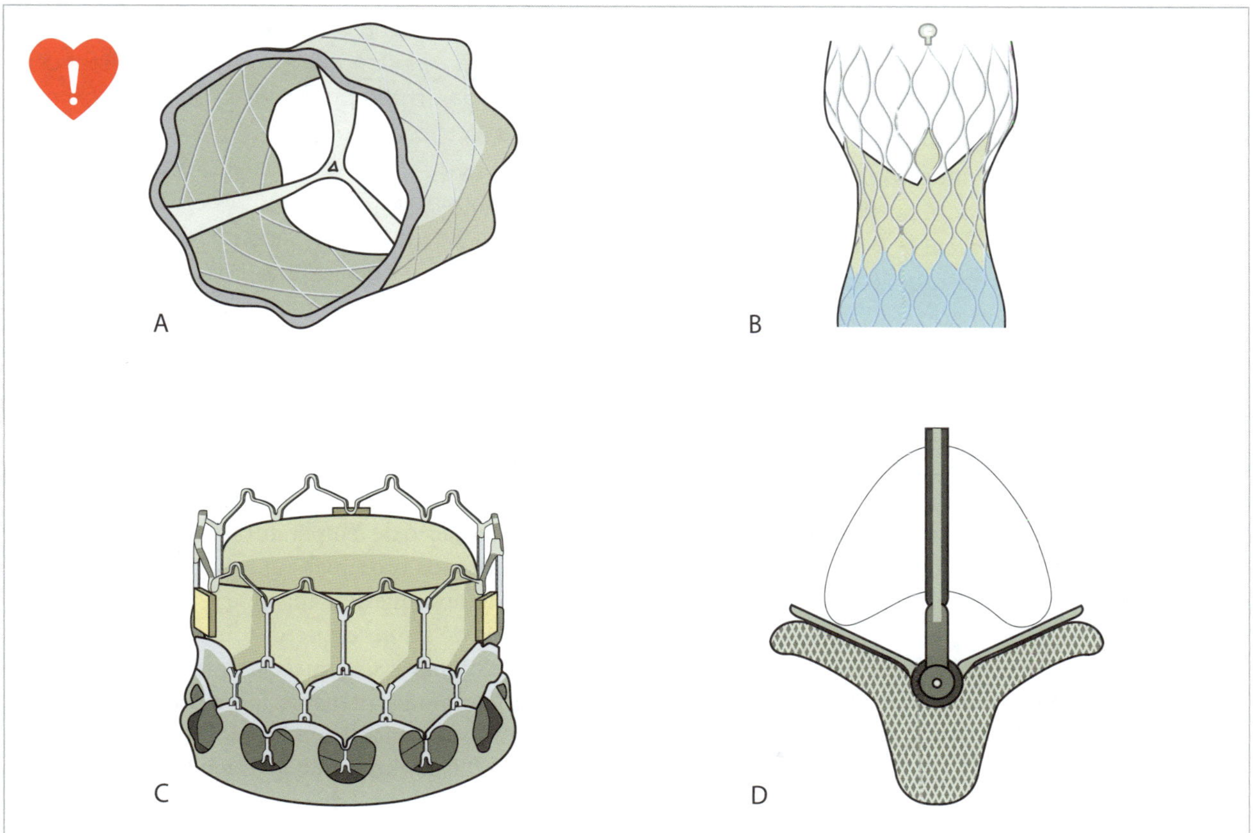

FIGURA 5 Dispositivos para tratamento percutâneo: (A) válvula Melody (Medtronic); (B) válvula autoexpansível Evolut (Medtronic); (C) válvula expansível por balão Myval (Meril); (D) MitraClip (Abbott).

não há *shunts* significativos. Normalmente os fluxos sistêmico e pulmonar se expressam indexados para a superfície corporal, considerando o consumo de oxigênio por metro quadrado. Esse consumo é quase sempre apenas estimado, não medido diretamente. Assim, as fórmulas são:

$$\text{Índice de fluxo sistêmico} = \frac{\text{Consumo de } O_2}{\text{Conteúdo de } O_2 \text{ de VP (mL } O_2\text{/L) - conteúdo de } O_2 \text{ da mistura venosa sistêmica (mL/L)}}$$
$$(L/m/m^2)$$

$$\text{Índice de fluxo pulmonar} = \frac{\text{Consumo de } O_2}{\text{Conteúdo de } O_2 \text{ de VP (mL } O_2\text{/L) - conteúdo de } O_2 \text{ de AP (mL/L)}}$$
$$(L/m/m^2)$$

O primeiro passo é determinar o valor do indicador que, no método de Fick, consiste no consumo de O_2 (VO_2) do paciente estudado. Em condições ideais, o VO_2 deveria ser calculado para cada paciente no laboratório de hemodinâmica, por meio de máscaras ou campânulas, com a finalidade de medir diretamente a troca gasosa. Porém, esse processo requer técnica pouco disponível na rotina, além de muito tempo, trabalho e cuidados especiais de toda a equipe de hemodinamicistas, além de extrema colaboração do paciente, sendo hoje raramente utilizado[3]. Assim, a maioria dos laboratórios utiliza valores preestabelecidos em nomogramas, de VO_2 baseados em dados do paciente (gênero, idade, frequência cardíaca e superfície corporal), com margem de erro aceitável em relação àqueles aferidos diretamente.

> ! O cálculo do conteúdo sanguíneo de O_2 de um vaso ou cavidade cardíaca correlaciona a concentração e a capacidade de O_2 da hemoglobina com a saturação de O_2 no local de determinação, somado ao valor de oxigênio dissolvido no plasma.

Em geral, o valor de O_2 dissolvido não é considerado devido ao seu valor muito pequeno, entretanto, nos casos de recém-nascidos, lactentes e nos pacientes submetidos a ventilação mecânica com concentração de O_2 a 100%, esse valor aumenta nitidamente e deve ser adicionado ao cálculo para evitar erros significativos.

> ! Embora seja um pouco mais demorado, demandando coleta de gasometrias e cálculos após o exame, o método de Fick é o de escolha nos casos em que a termodiluição apresenta limitações: *Shunts*, insuficiência tricúspide acentuada e pacientes com DC muito diminuído[3].

O cateter de termodiluição, adaptado do original idealizado por Swan e Ganz, consiste em material bastaste maleável, com balão inflável, sensor de temperatura distal e orifícios proximal e distal. O balão facilita a navegação do cateter na circulação venosa até artérias pulmonares e, quando levemente insuflado em arteríolas pulmonares, oblitera o fluxo sanguíneo e permite aferir a pressão de capilar pulmonar pelo orifício distal.

> ! O DC é medido mediante injeção de soro fisiológico resfriado a próximo de 0 grau Celsius por meio da via proximal. Quando o cateter está posicionado com o orifício distal em ramo da artéria pulmonar, o orifício proximal está localizado no AD. Assim, o soro frio injetado pela via proximal diminui a temperatura do sangue ejetado pelo VD que, consequentemente, chega até a artéria pulmonar, variação que depende do volume passando por esse trajeto e que será medida pelo termômetro localizado no extremo distal do cateter.

A base teórica é semelhante à do princípio de Fick, mas, ao invés de variação de concentração de uma substância, é a variação de temperatura do sangue circulante entre os orifícios proximal e o termômetro distal, em função do tempo, que desenha a curva do DC (Figura 6). Na ausência de *shunts* esquerda-direita e vice-versa, os débitos pulmonar e sistêmico são praticamente iguais, e o débito pulmonar mensurado representa o DC. Nas cardiopatias com insuficiência tricúspide importante, essa regurgitação diminui a acurácia das medidas. As diferentes morfologias da curva de termodiluição representam graficamente o DC do paciente (Figura 6).

As resistências pulmonares e sistêmicas são determinadas mediante a razão entre a pressão média da artéria

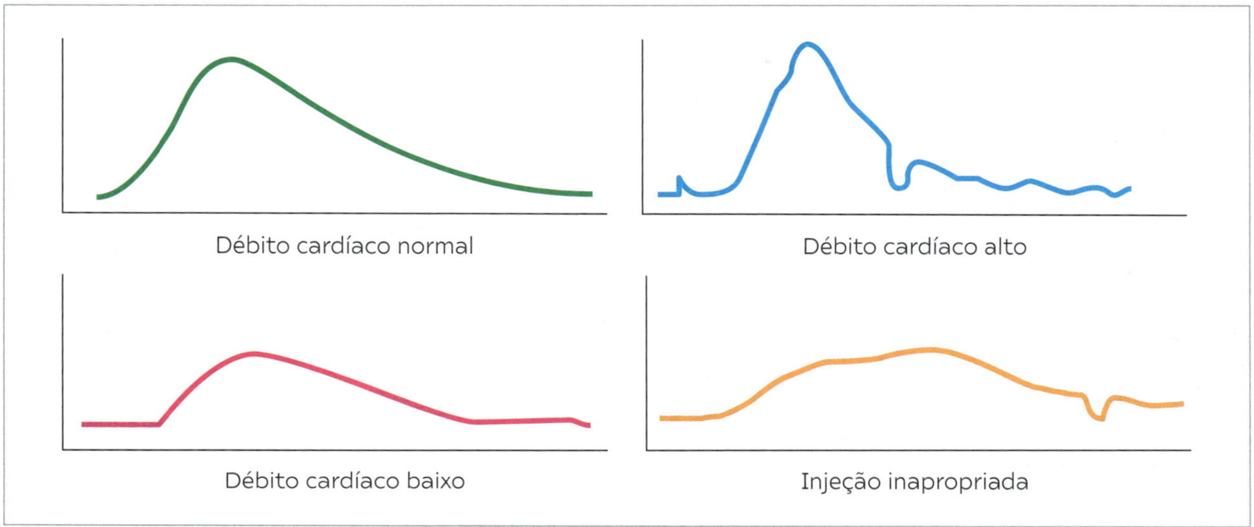

FIGURA 6 Curvas de débito cardíaco obtidas por cateter de termodiluição.
Fonte: Baim, 2006[4].

pulmonar ou aórtica e o DC pulmonar ou sistêmico, respectivamente.

Complicações e dificuldades

As dificuldades e complicações devem ser pesadas no momento da indicação do exame, daí a necessidade do seu conhecimento não apenas por hemodinamicistas, mas também pelos cardiologistas clínicos.

Na maioria dos casos, as complicações são leves ou moderadas, não necessitando de intervenções cirúrgicas ou internação. As complicações graves restringem-se a menos de 0,8% dos casos, sendo a mortalidade muito baixa: 0,01-0,02% em procedimentos diagnósticos eletivos[4,6-8] (Tabela I).

Reações vagais, geralmente desencadeadas por ansiedade ou dor, não representam complicações importantes, com resolução na própria sala de hemodinâmica, com manobras respiratórias, posturais, e infusão de soro fisiológico e/ou atropina, além de analgésicos e benzodiazepínicos. As reações alérgicas, exceto raras exceções, restringem-se a sinais e sintomas cutâneos, considerados leves. Mesmo considerando as mais graves reações como anafilactoides (não mediadas por IgE, como as anafiláticas), sugere-se preparo com corticoides e anti-histamínicos por via oral durante 3 dias antes e depois do procedimento, quando há antecedentes de reações alérgicas intensas[6]. Isso porque a reação anafilactoide ao contraste iodado resulta em degranulação dos mastócitos, com ampla liberação de histaminas e outros vasodilatadores.

As complicações relacionadas ao sítio de acesso vascular correspondem a cerca de 30% do total delas. Entre elas, podemos citar hemorragias, hematomas, trombose, pseudoaneurismas e fístulas arteriovenosas. As causas são multifatoriais, mas anticoagulação, acesso femoral (em comparação ao radial), acesso arterial (em comparação ao venoso) e pacientes com baixo peso ou insuficiência renal representam fatores de risco para complicações vasculares locais e à distância[6,9]. Também considerada importante, a nefropatia induzida por contraste (NIC) atinge número considerável de pacientes (2% a 3%), mas apenas uma pequena parcela deles necessita de tratamento dialítico (0,05%)[9].

A nefropatia induzida por contraste (NIC) é definida como aumento da creatinina basal de 0,5 mg/dL (valor absoluto) ou em 25% a 50%, com início 24-48 horas após o procedimento com contraste iodado, na ausência de outras causas para piora da função renal. É importante salientar que mesmo pequenos aumentos de creatinina determinam mau prognóstico no curto e longo prazos. Além do volume e tipo de contraste iodado utilizado, importantes fatores de risco incluem: *diabetes mellitus*, insuficiência renal crônica, idade avançada, anemia e baixo peso corporal[7,10].

Palpitações são relativamente comuns pela manipulação dos cateteres provocando extrassístoles, mas complicações arrítmicas significativas são raras e podem ocorrer em até em 0,1% dos casos, principalmente naqueles com cardiopatia estrutural ou com disfunção ventricular[8]. Complicações isquêmicas, sejam elas coronarianas ou neurológicas, também são raras, provenientes de debris aórticos ou trombos durante o procedimento[6,8,11].

> A mortalidade na década de 1960 encontrava-se em torno de 1%. Na evolução de 30 anos, mesmo com a crescente gravidade dos pacientes estudados e maior complexidade dos procedimentos realizados, o desenvolvimento dos materiais e técnicas utilizados permitiram reduzir a mortalidade para 0,08%, para procedimentos diagnósticos[4]. Com o crescimento da punção arterial radial e melhorias em relação a cateteres e outros materiais relacionados, a taxa de mortalidade em pacientes submetidos a procedimentos diagnósticos eletivos reduziu ainda mais (0,01%)[7,8].

TABELA I Complicações relacionadas à realização de cateterismo cardíaco diagnóstico eletivo

Complicações vasculares graves	0,1%
Infarto agudo do miocárdio	0,01%
Complicações neurológicas (AVC)	0,06%
Cirurgia de emergência	0,002%
Arritmias necessitando de MP ou desfibrilação	0,1%
Tamponamento cardíaco	0,01%
Reações anafilactoides	2%
Reação vagal	2,1%
Morte	0,01%

AVC: acidente vascular cerebral; MP: marca-passo.
Fonte: Baim, 2006[4]; Al-Hijji et al., 2019[7]; Tavakkol et al., 2012[8].

INDICAÇÕES

Os avanços de outros métodos para diagnósticos, como a angiotomografia (AT), a ressonância magnética cardíaca (RMC) e, sobretudo, a ecocardiografia, por suas características não invasivas e acuidade dos dados obtidos, têm contribuído sobremaneira para melhor indicação do cateterismo diagnóstico. Assim, com maiores detalhes de anatomia e funcionalidade cardíaca, a indicação se torna mais precisa, seus resultados são mais bem avaliados e sua contribuição para o diagnóstico é mais efetiva. Em determinadas situações, em que houver discordância entre os dados clínicos e as informações fornecidas por outros métodos, continua sendo o padrão-ouro na avaliação hemodinâmica.

> Mais do que indicações formais e níveis de evidência para tal, serão brevemente citadas situações em que o cateterismo cardíaco pode ser decisivo na avaliação anatômica ou funcional.

- **Doenças valvares:** na avaliação de gravidade de estenoses valvares atrioventriculares (mitral e tricúspide) ou ventriculoarteriais (aórtica e pulmonar), por meio da medição direta de gradientes e cálculos de áreas valvares; na determinação do grau de insuficiência, de forma qualitativa, mediante avaliação visual do jato, e quantitativa, mediante mensuração da fração de regurgitação. O cateterismo permite também diagnosticar consequências anatômicas e fisiológicas dessas doenças, como dilatações de câmaras ou vasos e repercussão pressórica pulmonar nas doenças pulmonares e mitrais[12].

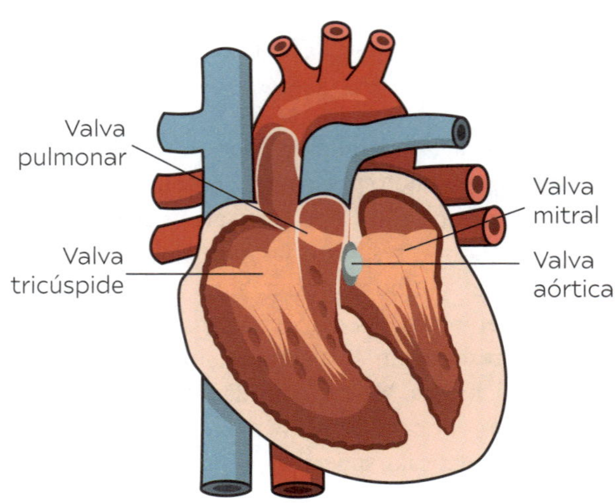

- **Miocardiopatias:** avaliação das pressões de enchimento, como um dos sinais de perda de complacência dos ventrículos; capilar pulmonar (CP) e artéria pulmonar (AP); função ventricular global e segmentar por meio de ventriculografias; caracterização de determinadas doenças como endomiocardiofibrose, para se avaliar causa isquêmica mediante coronariografia, e, ainda, obtenção de amostras para anatomia patológica por biópsia endomiocárdica[13].

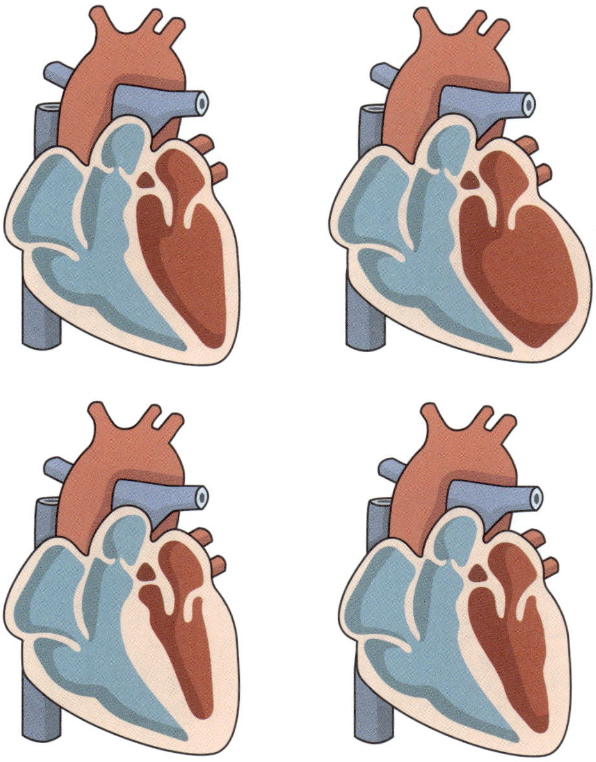

- **Hipertensão pulmonar:** quantificação da gravidade, obtida pelo cálculo das resistências vasculares pulmonares e a relação com os valores de pressões e resistência sistêmicas; determinação da resposta aos testes de reatividade pulmonar com vasodilatadores, seja para avaliação prognóstica, de risco cirúrgico e indicação/avaliação da terapêutica utilizada. A realização da arteriografia pulmonar para investigação etiológica pode ser fundamental em determinadas patologias, como estenoses periféricas múltiplas e tromboembolismo pulmonar[14].

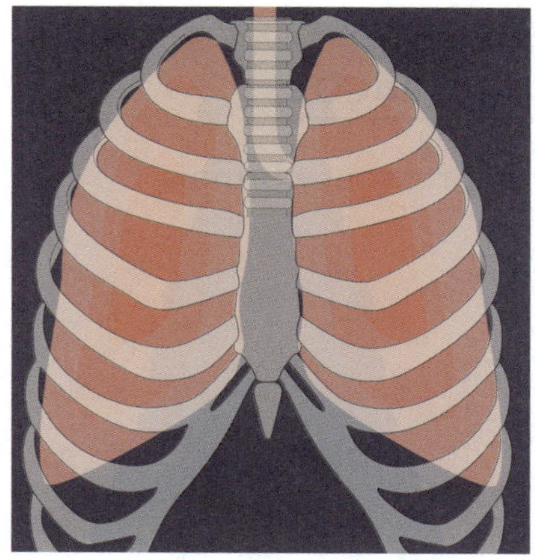

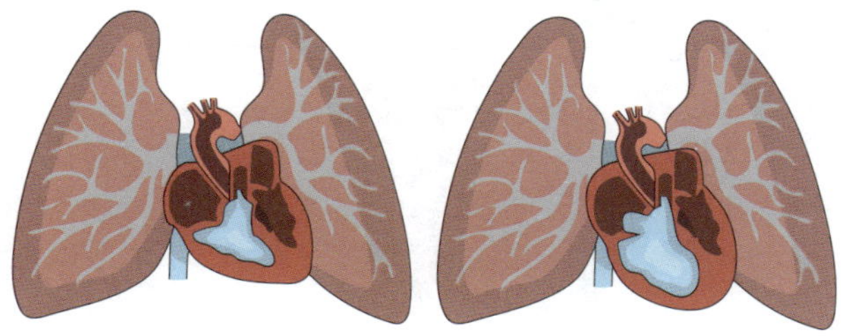

- **Doenças congênitas:** os métodos de diagnóstico não invasivos têm reduzido as indicações do cateterismo cardíaco tanto na avaliação estrutural como funcional das más-formações congênitas, constituindo hoje o procedimento invasivo um recurso principalmente terapêutico. Entretanto, na avaliação da hipertensão pulmonar e no cálculo dos fluxos e resistências sistêmica e pulmonar, o cateterismo cardíaco continua sendo o método mais preciso de quantificação. O estudo hemodinâmico e angiográfico, pré-intervenção, é fundamental na seleção de balões ou próteses e no planejamento dos procedimentos de dilatações valvares ou vasculares e oclusão de defeitos septais, fístulas e anastomoses congênitas e adquiridas[3,15].

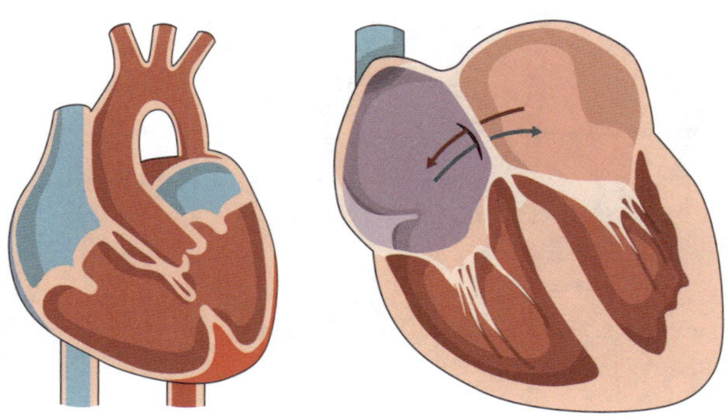

PRINCIPAIS DOENÇAS E SUAS ALTERAÇÕES

Curvas de pressões normais

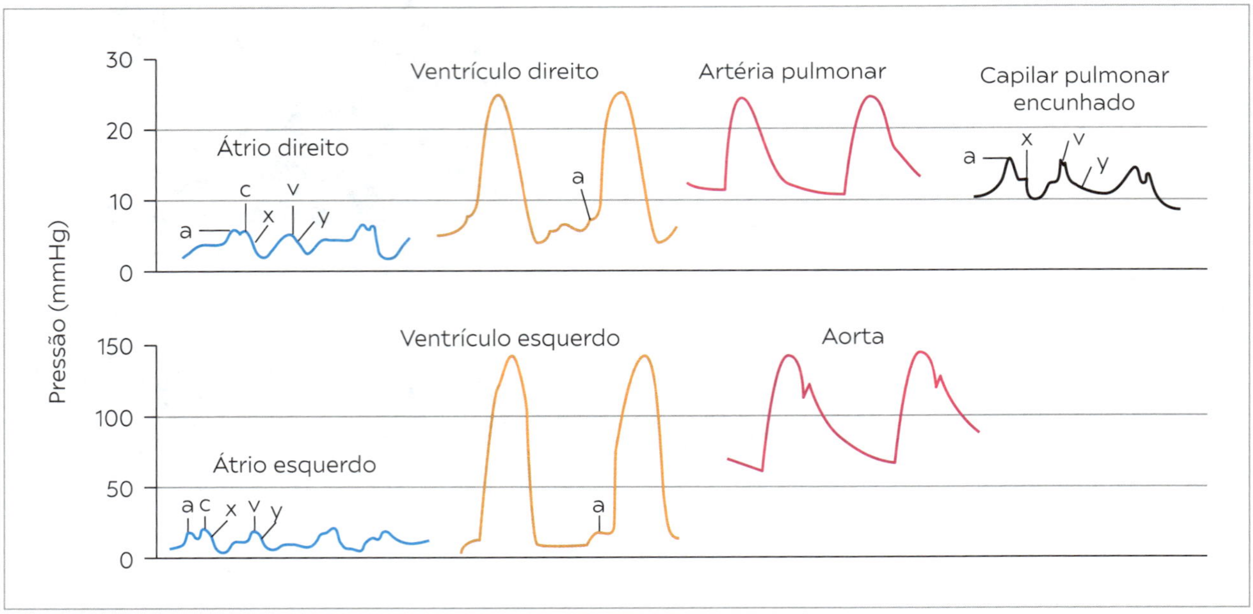

FIGURA 7 Curvas de pressão com formatos e valores dentro da normalidade.
Fonte: Libby et al., 2010[3].

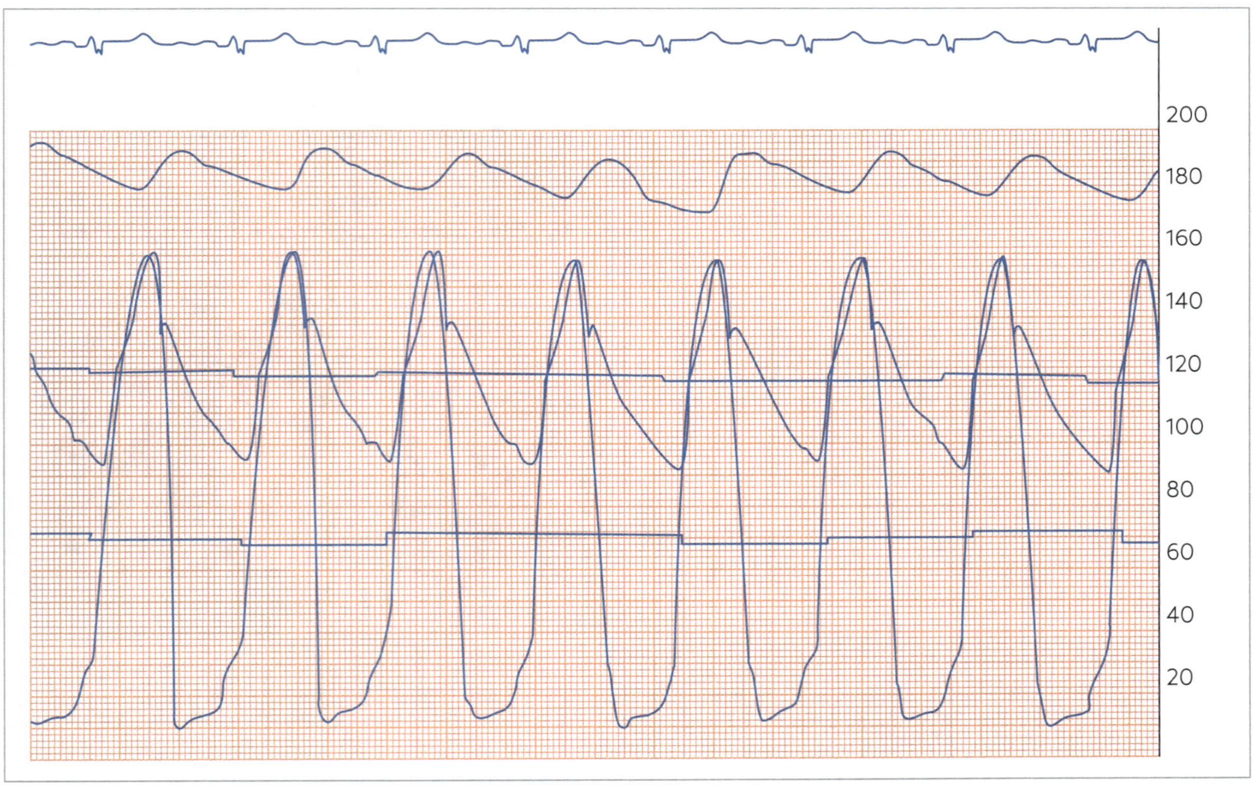

FIGURA 8 Curvas de pressão simultâneas no ventrículo esquerdo e aorta, respectivamente medidas com cateter e fio-guia 0,014 com manômetro de pressão (*pressure wire*).

Estenoses valvares

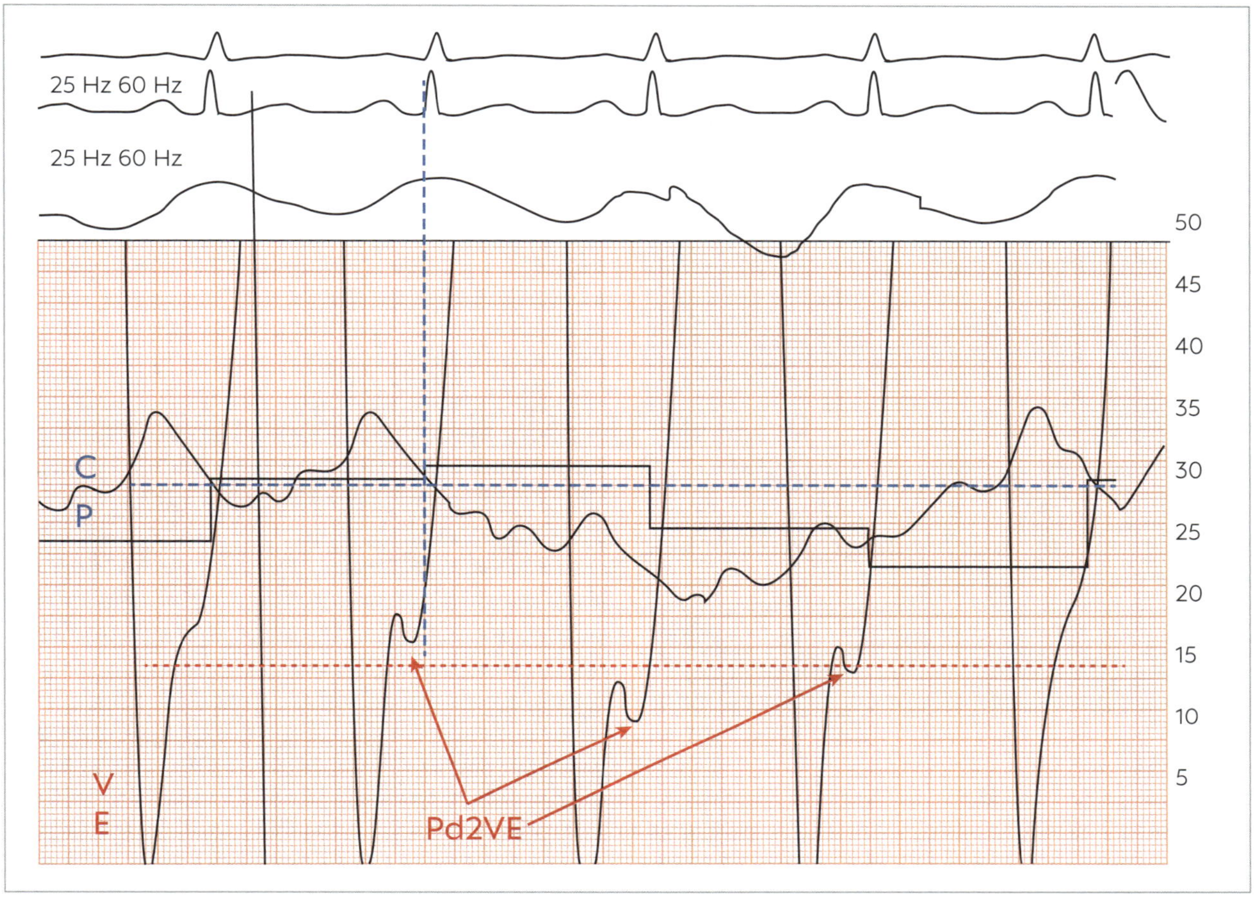

FIGURA 9 Estudo hemodinâmico para avaliação da estenose mitral. Curvas concomitantes do ventrículo esquerdo (VE) e capilar pulmonar (CP). Na ausência de obstruções, a pressão do CP = átrio esquerdo = pressão diastólica final do VE (Pd_2VE). Nessa figura, há um nítido gradiente entre a média das curvas de CP e Pd_2VE, em torno de 15 mmHg, classificando a estenose mitral como grave.

Fonte: Keeley e Grines, 1998[11].

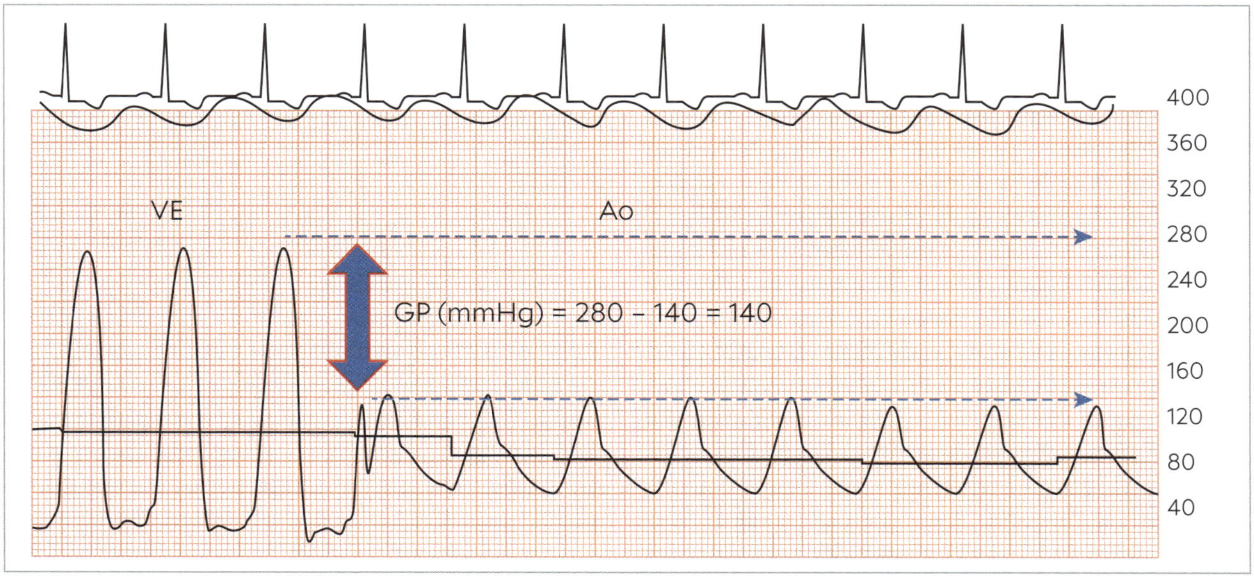

FIGURA 10 Curva de pressão comparativa VE-Ao (ventrículo esquerdo-aorta, evidenciando estenose aórtica grave pelo gradiente pressórico de pico (GP) de 140 mmHg.

Hipertensão pulmonar

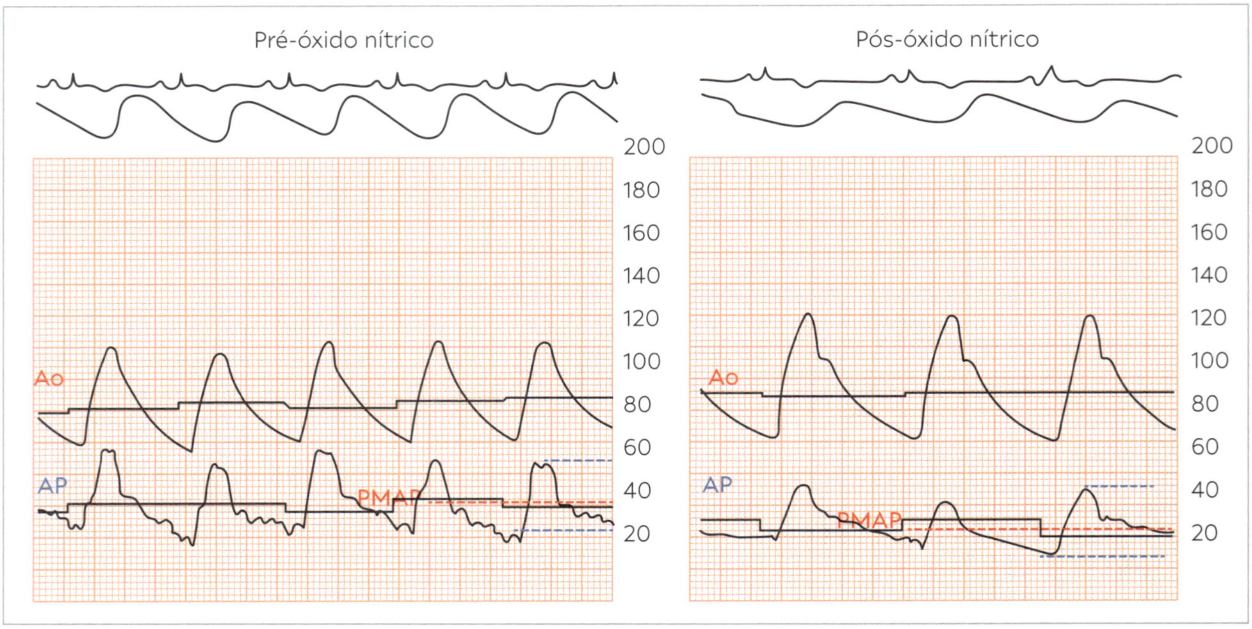

FIGURA 11 Curvas de pressão de aorta (Ao) e artéria pulmonar (AP) concomitantes, durante teste de reatividade pulmonar com óxido nítrico (NO). Antes do teste (curvas à esquerda), as pressões sistólica e diastólica de AP são de 66x26 mmHg, gerando uma pressão média de AP (PMAP) de 40 mmHg. Após o teste (curvas à direita), houve queda das pressões em AP (sistólica e diastólica de 42x15 mmHg), com uma PMAP de 24 mmHg, mostrando um teste positivo. De acordo com as diretrizes, há reatividade pulmonar quando, após a infusão de vasodilatador (NO), há queda de PMAP ≥ 10 mmHg e que o valor absoluto da PMAP seja ≤ 40 mmHg, com débito cardíaco mantido ou aumentado.
Fonte: McMurray et al., 2012[13].

A avaliação hemodinâmica por meio do cateterismo cardíaco evoluiu nas últimas décadas, com melhoras na técnica e em materiais utilizados, o que torna o exame mais seguro e eficaz no estudo de pacientes com doenças mais complexas e graves.

A avaliação do diagnóstico pelo cateterismo direito e esquerdo auxilia o entendimento de doenças congênitas e adquiridas, funcionais e estruturais, contribuindo com dados para prognósticos e determinando a opção terapêutica mais adequada. Toda essa evolução em procedimentos foi acompanhada, principalmente nas últimas décadas, pelo desenvolvimento de órteses e próteses (balões, *stents*, próteses valvares e dispositivos de oclusão) e consequentemente em inovações terapêuticas percutâneas, como as dilatações, plastias e substituições valvares (aórtica, pulmonar, mitral e tricúspide), tratamento ponta a ponta (TEER) de valvas insuficientes (mitral e tricúspide), oclusão de defeitos septais intracardíacos (CIA e CIV), oclusão de fístulas e anastomoses congênitas ou adquiridas, e dilatações de vasos venosos e arteriais, tornando essas opções de tratamento menos invasivas, bem estabelecidas e eficazes.

BIBLIOGRAFIA

1. Belz GG. Elastic properties and Windkessel function of the human aorta. Cardiovasc Drugs Ther. 1995;9(1):73-83.
2. Diagrama de Lewis e Wiggers. In: Guyton AC, Hall JE. Tratado de fisiologia médica. 12. ed. Rio de Janeiro: Guanabara Koogan; 2011. p. 190-208.
3. Libby P, Bonow RO, Mann DL, Zipes DP. Baunwald: tratado de doenças cardiovasculares, 8. ed. Philadelphia: Elsevier; 2010. p. 439-63, 526-60.
4. Baim DS. Grossman's cardiac catheterization, angiography & intervention. 7. ed. Lippincott Williams & Wilkins; 2006. p. 79-106, 118-29, 148-73.
5. Ragosta M. Textbook of clinical hemodynamics, 1. ed. Philadelphia: Elsevier; 2008. p. 16-49.
6. Rossato G, Quadros AS, Sarnento-Leite R, Gottschall CAM. Análise das complicações hospitalares relacionadas ao cateterismo cardíaco. Rev Brás Cardiol Invas. 2007;15(1):44-51.
7. Al-Hijji MA, Lennon RJ, Gulati R, El Sabbagh A, Park JY, Crusan D, et al. Safety and risk of major complications with diagnostic cardiac catheterization. Circ Cardiovasc Interv. 2019;12(7):e007791.
8. Tavakkol L, Ashraf S, Brener SJ. Risks and complications of coronary angiography: a comprehensive review. Glob J Health Sci. 2012;4(1):65-93.
9. Jolly SS, Yusuf S, Cairns J, Niemelä K, Xavier D, Widimsky P, et al. Radial versus femoral access for coronary angiography

and intervention in patients with acute coronary syndromes (RIVAL): a randomised, parallel group, multicentre trial. Lancet. 2011;377(9775):1409-20.

10. Mehran R, Nikolsky E. Contrast-induced nephropathy: definition, epidemiology and patients at risk. Kidney Int Suppl. 2006;(100):S11-5.
11. Keeley EC, Grines CL. Scraping of aortic debris by coronary guiding catheters: a prospective evaluation of 1,000 cases. J Am Coll Cardiol. 1998;32(7):1861-5.
12. Vahanian A, Alfieri O, Andreotti F, Antunes MJ, Barón-Esquivias G, Baumgartner H, et al. Guidelines on the management of valvular heart disease 2012. Eur Heart J. 2012;33(19):2451-96.
13. McMurray JJV, Adamopoulos S, Anker SD, Auricchio A, Böhm M, Dickstein K, et al. ESC Guidelines for the diagnosis and treatment of acute and chronic heart failure 2012. Eur Heart J. 2012;33(14):1787-847.
14. Galiè N, Hoeper MM, Humbert M, Torbicki A, Vachiery J-L, Barbera JA, et al. Guidelines for the diagnosis and treatment of pulmonary hypertension. Eur Heart J. 2009;30(20):2493-537.
15. Mullins CE. Cardiac catheterization in congenital heart disease: pediatric and adult. 1. ed. Blackwell; 2006. p. 537-622, 642-779.

19

Tomografia computadorizada do coração: escore de cálcio e angiotomografia das artérias coronárias

Maria Fernanda Braggion Santos
Gustavo Jardim Volpe

CONSULTA RÁPIDA

ESCORE DE CÁLCIO CORONARIANO

- Exame de tomografia computadorizada sem administração de contraste iodado.
- Ferramenta de estratificação de risco cardiovascular permitindo a detecção de aterosclerose subclínica.
- Indicado em indivíduos assintomáticos de risco cardiovascular intermediário ou de baixo risco com história familiar positiva para coronariopatia precoce.
- Os resultados permitem reclassificar o risco do paciente e auxiliam no manejo de medicações como na prescrição de estatinas.

ANGIOTOMOGRAFIA DAS ARTÉRIAS CORONÁRIAS

- Exame de tomografia computadorizada com administração de contraste iodado.
- Indicado para avaliação de coronariopatia em pacientes com suspeita de doença arterial coronariana estável.
- Indicado ainda para avaliação de anomalias das artérias coronárias e da patência de enxertos cirúrgicos.
- Pode ser realizado para avaliação de stents em casos selecionados, avaliação pré-operatória de cirurgias cardíacas não coronarianas e não cardíacas, em casos de testes funcionais inconclusivos ou diagnóstico diferencial de cardiomiopatias.
- Contraindicado em pacientes com reação alérgica grave prévia ao contraste iodado ou insuficiência renal.
- Permite a avaliação do grau de estenose das artérias coronárias e a caracterização das placas de aterosclerose.

ESCORE DE CÁLCIO

Definição do exame

O escore de cálcio (EC) coronariano é um exame de tomografia computadorizada (TC), sem a administração de meio de contraste iodado, utilizado para quantificação da calcificação das artérias coronárias, considerado importante ferramenta para estratificação de risco cardiovascular, por meio da detecção de aterosclerose subclínica[1].

Indicações

O exame está indicado para indivíduos assintomáticos com risco cardiovascular intermediário (5-20% de eventos em 10 anos), definido por meio de métodos de estratificação clínicos tradicionais, como o escore de Framingham[2], com o objetivo de refinar a estratificação de risco. Ressalta-se que o EC foi considerado o método com maior poder discriminatório, permitindo a reclassificação dos pacientes em um perfil de risco mais baixo ou mais elevado, em relação a outros exames como índice tornozelo-braquial ou proteína C-reativa ultrassensível[3].

Em pacientes de baixo risco (< 5% de eventos em 10 anos), justifica-se a indicação naqueles indivíduos com história familiar positiva para doença arterial coronariana (DAC) precoce (em familiar de primeiro grau do sexo masculino < 55 anos ou do sexo feminino < 65 anos).

Nos pacientes de alto risco cardiovascular (> 20% em 10 anos), o exame para avaliação do EC coronariano geralmente não está indicado[4]. No entanto, é importante considerar que em pacientes diabéticos, até 38% dos indivíduos apresentaram escore igual a 0, demonstrando que mesmo em um perfil de indivíduos de alto risco o exame pode ter utilidade[5].

O tempo para reavaliação do EC recomendado é de 5 anos para aqueles indivíduos com escore igual a 0 no exame inicial e de 3 a 5 anos para os pacientes com escore > 0[6]. O resumo das indicações do EC encontra-se na Figura 1.

Limitações

A principal limitação do método é a impossibilidade de avaliar placas de aterosclerose não calcificadas, que contém apenas conteúdo lipídico.

Contraindicações

O exame está contraindicado em pacientes em prevenção secundária, isto é, que já apresentaram um evento cardiovascular prévio.

Está também contraindicado em pacientes não colaborativos, com dificuldade de manter o decúbito

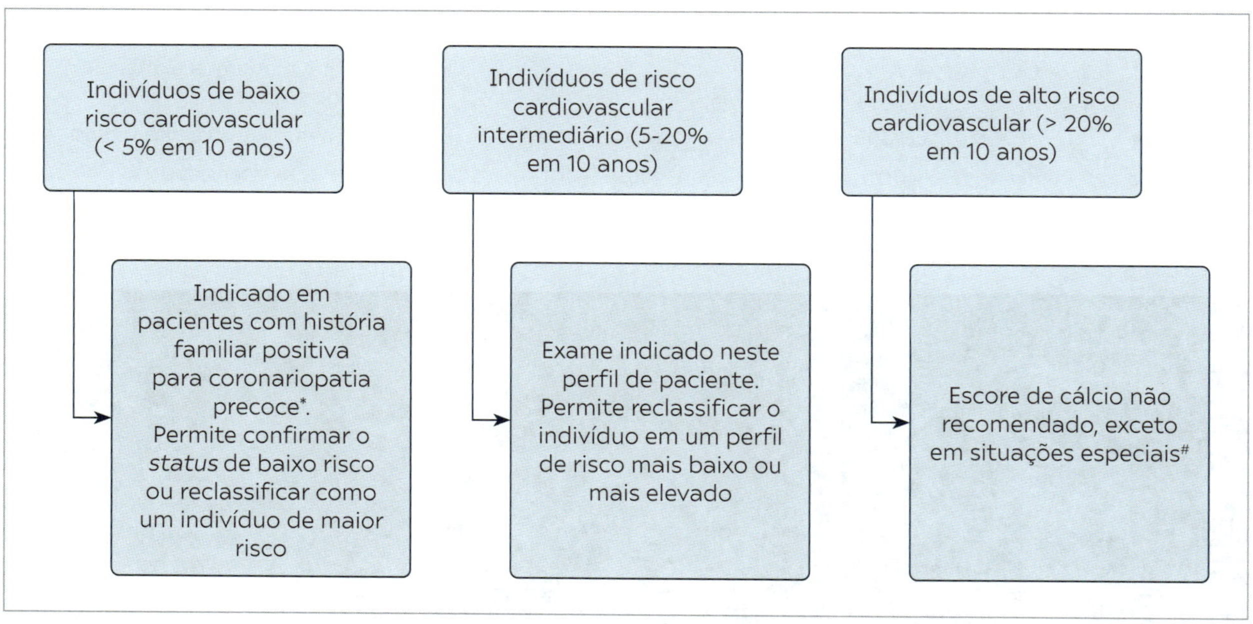

FIGURA 1 Indicações do exame de escore de cálcio coronariano.

* Familiar de primeiro grau do sexo masculino < 55 anos ou do sexo feminino < 65 anos.

A depender do julgamento do médico assistente para confirmação do *status* de alto risco.

dorsal ou realizar apneia por curtos períodos (cerca de 5 segundos).

Critérios básicos de interpretação clínica

O escore de cálcio coronariano é avaliado e reportado de duas formas:

- Em valores absolutos com pontos de corte fixos, principalmente por meio do método de Agatston[7].
- Em valores ajustados para idade, sexo e etnia do paciente (percentis de distribuição na população geral calculados por vários bancos de dados populacionais, sendo o estudo MESA – *Multi-Ethnic Study of Atherosclerosis*" – o mais utilizado)[8]. A Figura 2 exemplifica um exame para avaliação do escore de cálcio coronariano.

Em relação aos valores absolutos do EC, considera-se que aqueles pacientes com EC = 0, isto é, sem calcificação coronariana, apresentam risco muito baixo de eventos cardiovasculares em 5 a 10 anos. Ocorre então aumento progressivo da chance de eventos com o aumento do EC, sendo aqueles com escore > 400, considerados de alto risco, por apresentarem aterosclerose acentuada. A avaliação do percentil por meio da calculadora do estudo MESA auxilia na interpretação dos resultados à medida que aqueles indivíduos com escore de cálcio absoluto baixo, porém acima do percentil 75 para sexo, etnia e faixa etária, apresentam maior chance de eventos cardiovasculares[4].

Auxílio nas decisões terapêuticas

O exame tem como principal papel auxiliar na definição do melhor tratamento nos casos de escores habituais de risco cardiovascular para evitar evento adverso futuro, principalmente no que diz respeito ao uso de estatinas. O EC possibilita a não utilização da medicação em casos de pacientes resistentes ao tratamento e escore de cálcio zero ou a intensificação do tratamento com estatinas de alta potência em doses mais elevadas naqueles indivíduos que foram reclassificados para um perfil de mais alto risco após o resultado do exame[6,9]. A Tabela I resume a interpretação dos resultados do exame de EC e as recomendações na estratégia de tratamento.

TABELA I Escore de cálcio coronariano – interpretação e recomendações na estratégia de tratamento

Grau de calcificação coronariana	Valores absolutos (Agatston)	Risco de eventos	Recomendação de tratamento
Ausente	0	Muito baixo	Estatinas não recomendadas*
Leve	1-99	Baixo#	▪ Estatinas em moderada intensidade se percentil < 75% ▪ Estatinas em moderada a alta intensidade se percentil >75%
Moderada	100-399	Moderado	Estatinas em moderada a alta intensidade
Acentuada	> 400	Alto	Estatinas em alta intensidade

* Exceto em hipercolesterolemia familiar; # se percentil abaixo de 75%.

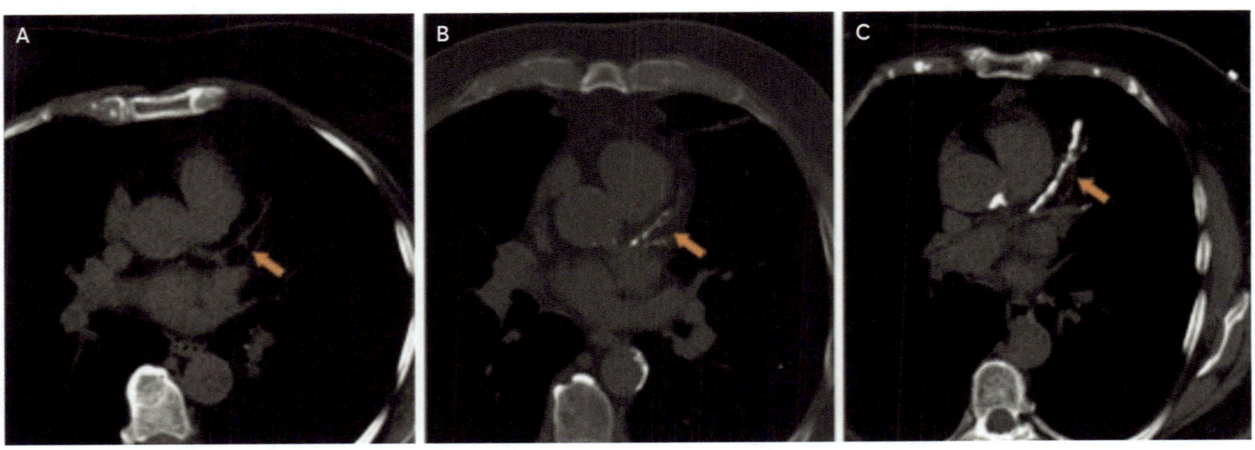

FIGURA 2 Exemplos de escore de cálcio. A: Escore de cálcio 0 (zero); B: escore de cálcio de 172 UA; C: escore de cálcio de 1.342 UA.

ANGIOTOMOGRAFIA DAS ARTÉRIAS CORONÁRIAS

Definição do exame

A angiotomografia (angioTC) das artérias coronárias é um exame de TC, que permite a avaliação de maneira não invasiva, rápida e segura da luz e das paredes arteriais, permitindo o diagnóstico e a classificação do grau de estenoses coronarianas ou mesmo a exclusão delas com boa acurácia, por meio da utilização de meio de contraste iodado[1].

Indicações

Vários estudos vêm demonstrando o valor da angioTC de coronárias no diagnóstico, no prognóstico e na indicação de terapia adequada, tanto medicamentosa como intervencionista, na doença arterial coronariana[10,11]. Consequentemente, as diretrizes mais recentes reafirmaram o papel do exame na avaliação de DAC estável[12,13].

De acordo com as recomendações da Sociedade de Tomografia Computadorizada Cardíaca (SCCT), as indicações de angioTC no contexto de DAC estável estão resumidas na Tabela II[14].

TABELA II Indicação de angiotomografia das artérias coronárias no contexto de doença arterial coronariana (DAC) estável

Exame de primeira escolha
▪ Avaliação de DAC em pacientes sem diagnóstico prévio, com sintomas de dor torácica típica ou atípica ou equivalente anginoso
▪ Suspeita de anomalia das artérias coronárias
▪ Avaliação de pacientes submetidos à cirurgia de revascularização miocárdica prévia, se o objetivo principal for avaliar a patência dos enxertos
Indicação apropriada
▪ Testes funcionais não conclusivos, para melhor definição de diagnóstico e prognóstico da coronariopatia
▪ Avaliação de *Stents* coronarianos > 3 mm de diâmetro, em porções proximais dos vasos, que não estejam em bifurcações
▪ Avaliação de coronárias previamente a cirurgias cardíacas não coronarianas em casos selecionados: pacientes jovens, com baixa a intermediária probabilidade de DAC, com doenças valvares primárias de etiologia não degenerativa
▪ Avaliação de DAC previamente a cirurgias não cardíacas em casos selecionados
▪ Investigação de cardiomiopatia isquêmica x não isquêmica em casos selecionados

DAC: doença arterial coronariana.

Preparo do paciente

Para a realização da angioTC de coronárias, é necessário que a frequência cardíaca esteja idealmente entre 50 e 60 batimentos por minuto (bpm). Para isso, é frequente a necessidade do uso de medicações cronotrópicas negativas (betabloqueadores, bloqueadores do canal de cálcio ou ivabradina), preferencialmente via oral. Imediatamente antes do exame, é administrado nitrato sublingual para garantir melhor qualidade das imagens, a não ser que exista contraindicação a seu uso[1,15].

Limitações

O exame tem sua avaliação limitada em casos de calcificações coronarianas extensas, ritmo cardíaco irregular (p. ex., fibrilação atrial), obesidade importante ou incapacidade do paciente em manter o decúbito dorsal ou realizar apneia sustentada durante a aquisição das imagens[15].

Contraindicações

O exame está contraindicado em pacientes com reação alérgica grave prévia ao contraste iodado ou *clearance* de creatinina < 40 mL/min ou < 30 mL/min, a depender do protocolo da instituição[15].

Critérios básicos de interpretação clínica

O exame de angioTC de coronárias permite a detecção da presença e do grau de estenose das artérias coronárias, além de trazer uma informação adicional de extrema importância sobre a caracterização das placas de aterosclerose, identificando aquelas com sinais de maior risco de ruptura[14].

Em relação ao grau de estenose das artérias coronárias, a SCCT recomenda que seja utilizada a seguinte classificação[14]:

- 0% de redução luminal – ausência de estenose coronariana.
- 1-24% de redução luminal – estenose mínima.
- 25-49% de redução luminal – estenose leve.
- 50-69% de redução luminal – estenose moderada.
- 70-99% de redução luminal – estenose acentuada.
- 100% de redução luminal – artéria ocluída.

A descrição das placas de aterosclerose coronariana envolve a análise de 4 características principais, sendo elas:

- Remodelamento positivo (placa de aterosclerose com diâmetro maior que a parede do vaso); placas de baixa atenuação, isto é, de alto conteúdo lipídico (< 30 UH – unidades Hounsfield).
- Presença de pequenas calcificações e de núcleo necrótico (sinal do anel de guardanapo).

A presença de, pelo menos, duas características acima em uma placa define-a como "placa de alto risco", isto é, que se associa a um maior risco de ruptura e evento cardiovascular futuro[16].

Com a finalidade de padronizar o laudo da angioTC das artérias coronárias e auxiliar no manejo do paciente, servindo como um guia para os próximos passos de acordo com os achados do exame, foi descrita a padronização CAD-RADS[17]. Essa classificação engloba a avaliação do grau de estenose coronariana, a caracterização da carga de aterosclerose, a descrição de *stents* e enxertos cirúrgicos, além de outras informações como presença de anomalia das artérias coronárias, conforme a Tabela III[17]. As Figuras 3 e 4 exemplificam os achados da angioTC das artérias coronárias com base na classificação do CAD-RADS.

PERSPECTIVAS

Com o objetivo de melhorar a acurácia do método, permitindo a avaliação funcional de estenoses coronarianas de grau moderado ou ainda auxiliando na definição da repercussão hemodinâmica de placas de difícil avaliação luminal pela ângio TC, dois novos métodos estão disponíveis: a CT-FFR (avaliação de reserva de fluxo fracionado pela tomografia computadorizada) e o exame de perfusão miocárdica após infusão de adenosina ou dipiridamol. A utilização mais ampla de ambas as técnicas permitirá a avaliação tanto anatômica quanto funcional das artérias coronárias em um único exame[16].

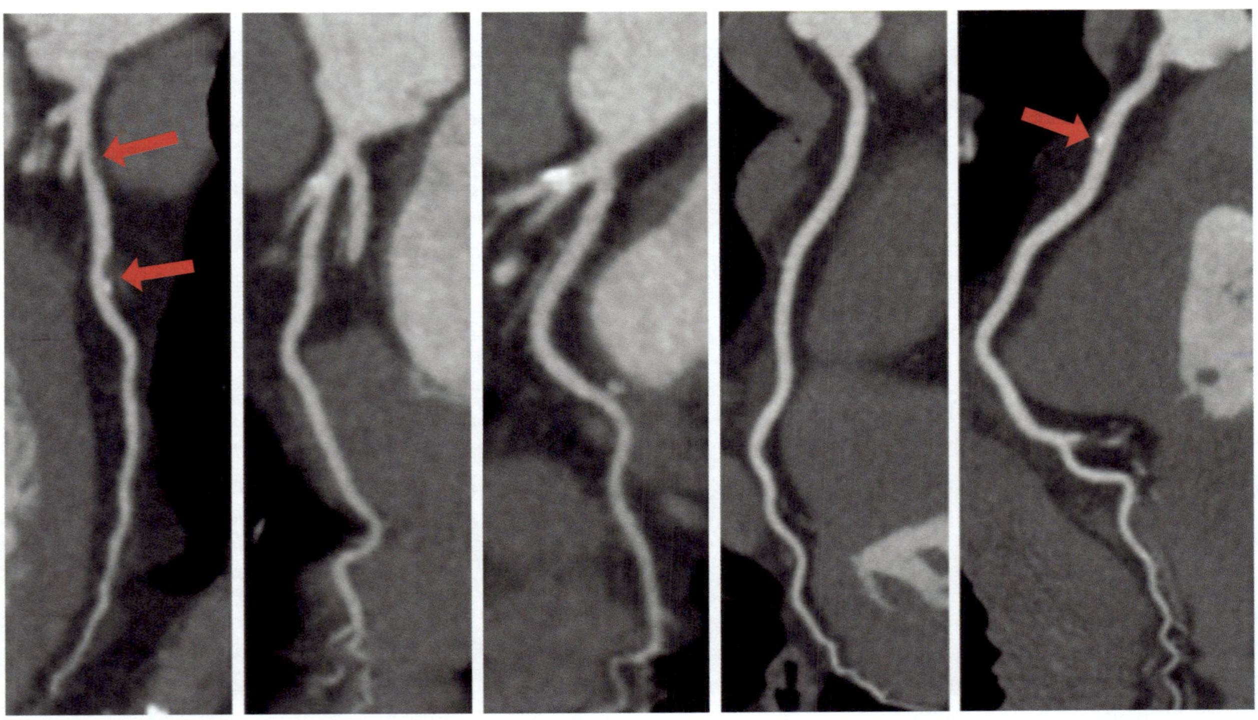

FIGURA 3 Paciente de 53 anos com dor precordial aos esforços e ao teste ergométrico positivo para isquemia. A: Ramo descendente anterior; B: primeiro ramo diagonal; C: ramo circunflexo; D: coronária direita + ramo ventricular posterior direito; E: coronária direita + ramo descendente posterior direito. Flechas laranjas apontam placas ateroscleróticas em A com redução luminal leve de 25-50% e em E de 1-24%. Achados do exame são classificados como CAD-RADS 2/P1.

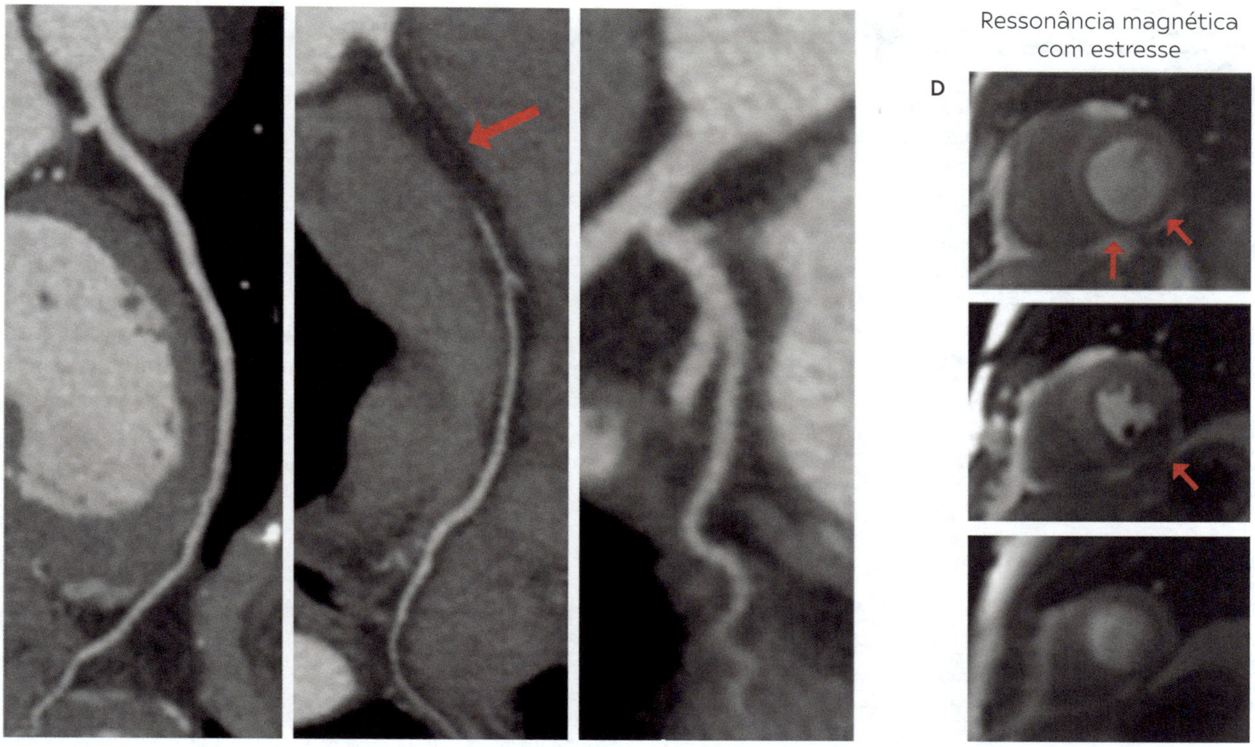

FIGURA 4 Paciente de 48 anos com dor precordial aos esforços. A: Ramo descendente anterior; B: coronária direita; C: ramo circunflexo; D: sequência de perfusão de ressonância magnética com estresse. Setas mostram oclusão proximal da coronária direita em B, configurando CAD-RADS 5/P1. Flechas em D mostram hipoperfusão compatível com isquemia miocárdica em parede inferolateral.

TABELA III Classificação CAD-RADS™ para interpretação e laudo de resultados de angiotomografia de artérias coronárias*

Classificação	Grau de estenose	Investigação adicional recomendada	Tratamento
0	Ausência de doença aterosclerótica	Nenhuma	Investigar causas não ateroscleróticas de precordialgia
1	1-24%	Nenhuma	Investigar causas não ateroscleróticas de precordialgia Prevenção e controle de fatores de risco
2	25-49%	Nenhuma	Investigar causas não ateroscleróticas de precordialgia Prevenção e controle de fatores de risco
3	50-69%	Considerar a avaliação funcional	Prevenção e controle de fatores de risco Terapêutica anti-isquêmica guiada por sintomas
4	A – 70-99%	Considerar angiografia ou avaliação funcional	Prevenção e controle de fatores de risco Terapêutica anti-isquêmica guiada por sintomas Considerar revascularização conforme a recomendação das diretrizes para tratamento de doença arterial coronariana crônica
	B – TCE > 50% ou triarterial > 70%	Angiografia recomendada	
5	100%	Considerar angiografia e/ou avaliação de viabilidade	
N	Estudo não diagnóstico	Avaliação adicional por outro método	

*São ainda descritos no CADRADS:

- P (P1-P4): "plaque" – de acordo com a carga de aterosclerose coronariana.
- HRP: placa de alto risco – *high risk plaque* – presença de pelo menos 2 critérios de placa de alto risco (remodelamento positivo, placas de baixa atenuação < 30 UH, presença de pequenas calcificações ou sinal do anel de guardanapo (presença de núcleo necrótico).
- I (+/-): *ischemia* – presença ou ausência de isquemia por CT-FFR ou estresse farmacológico pela TC, quando realizado.
- S: presença de *stent*.
- G: presença de enxerto cirúrgico – *graft*.
- E: exceções – anormalidades não ateroscleróticas (anomalias de artérias coronárias, dissecção coronariana).

BIBLIOGRAFIA

1. Sara L, Szarf G, Tachibana A, Shiozaki AA, Villa AV, Oliveira AC, et al. II Diretriz de ressonância magnética e tomografia computadorizada cardiovascular da Sociedade Brasileira de Cardiologia e do Colégio Brasileiro de Radiologia. Arq Bras Cardiol. 2014;103(6):1-86.
2. D'Agostino RB, Vasan RS, Pencina MJ, Wolf PA, Cobain M, Massaro JM, et al. General cardiovascular risk profile for use in primary care. Circulation. 2008;117(6):743-53.
3. Yeboah J, Young R, McClelland RL, Delaney JC, Polonsky TS, Dawood FZ, et al. Utility of nontraditional risk markers in atherosclerotic cardiovascular sisease risk assessment. J Am Coll Cardiol. 2016;67(2):139-47.
4. Neves PO, Andrade J, Monção H. Coronary artery calcium score: current status. Radiol Bras. 2017;50(3):182-9.
5. Malik S, Budoff MJ, Katz R, Blumenthal RS, Bertoni AG, Nasir K, et al. Impact of subclinical atherosclerosis on cardiovascular disease events in individuals with metabolic syndrome and diabetes: the Multi-Ethnic Study of Atherosclerosis. Diabetes Care. 2011;34(10):2285-90.
6. Hecht H, Blaha MJ, Berman DS, Nasir K, Budoff M, Leipsic J, et al. Clinical indications for coronary artery calcium scoring in asymptomatic patients: expert consensus statement from the Society of Cardiovascular Computed Tomography. J Cardiovasc Comput Tomogr. 2017;11(2):157-68.
7. Agatston AS, Janowitz WR, Hildner FJ, Zusmer NR, Viamonte M, Detrano R. Quantification of coronary artery calcium using ultrafast computed tomography. J Am Coll Cardiol. 1990;15(4):827-32.
8. McClelland RL, Chung H, Detrano R, Post W, Kronmal RA. Distribution of coronary artery calcium by race, gender, and age. Circulation. 2006;113(1):30-7.
9. Arnett DK, Blumenthal RS, Albert MA, Buroker AB, Goldberger ZD, Hahn EJ, et al. 2019 ACC/AHA Guideline on the Primary Prevention of Cardiovascular Disease: A Report of the American College of Cardiology/American Heart Association Task Force on Clinical Practice Guidelines. Circulation. 2019;140(11):e596-e646.
10. Douglas PS, Hoffmann U, Patel MR, Mark DB, Al-Khalidi HR, Cavanaugh B, et al. Outcomes of anatomical versus functional testing for coronary artery disease. N Engl J Med. 2015;372(14):1291-300.
11. SCOT-HEART Investigator, Newby DE, Adamson PD, Berry C, Boon NA, Dweck MR, et al. Coronary CT angiography and 5-year risk of myocardial infarction. N Engl J Med. 2018;379(10):924-33.
12. Knuuti J, Wijns W, Saraste A, Capodanno D, Barbato E, Funck-Brentano C, et al. 2019 ESC Guidelines for the diagnosis and management of chronic coronary syndromes: the task force for the diagnosis and management of chronic coronary syndromes of the European Society of Cardiology (ESC). Eur Heart J. 2019;41(3):407-77.
13. Gulati M, Levy PD, Mukherjee D, Amsterdam E, Bhatt DL, Birtcher KK, et al. 2021 AHA/ACC/ASE/CHEST/SAEM/SCCT/SCMR Guideline for the evaluation and diagnosis of chest pain: a report of the American College of Cardiology/American Heart Association Joint Committee on Clinical Practice Guidelines. J Am Coll Cardiol. 2021;78(22):e187-e285.
14. Narula J, Chandrashekhar Y, Ahmadi A, Abbara S, Berman DS, Blankstein R et al. SCCT 2021 expert consensus document on coronary computed tomographic angiography: a report of the Society of Cardiovascular Computed Tomography. J Cardiovasc Comput Tomogr. 2021;15(3):192-217.
15. Abbara S, Blanke P, Maroules CD, Cheezum M, Choi AD, Han BK, et al. SCCT guidelines for the performance and acquisition of coronary computed tomographic angiography: A report of the Society of Cardiovascular Computed Tomography Guidelines Committee: Endorsed by the North American Society for Cardiovascular Imaging (NASCI). J Cardiovasc Comput Tomogr. 2016;10(6):435-49.
16. Motoyama S, Ito H, Sarai M, Kondo T, Kawai H, Nagahara Y, et al. Plaque characterization by coronary computed tomography angiography and the likelihood of acute coronary events in mid-term follow-up. J Am Coll Cardiol. 2015;66(4):337-46.
17. Cury RC, Blankstein R, Leipsic J, Abbara S, Achenbach S, Berman D, et al. CAD-RADS 2.0 – 2022 Coronary artery disease – reporting and data system an expert consensus document of the Society of Cardiovascular Computed Tomography (SCCT), the American College of Cardiology (ACC), the American College of Radiology (ACR) and the North America Society of Cardiovascular Imaging (NASCI). J Cardiovasc Comput Tomogr. 2022.

20

Exames recomendados no paciente assintomático: *check-up*

Arnaldo Lichtenstein
Maria Helena Sampaio Favarato
Mario Ferreira Junior
Ricardo Vasserman de Oliveira

CONSULTA RÁPIDA

Viver mais e melhor é objetivo não só de doentes, mas também das pessoas aparentemente saudáveis. O rastreamento médico pode ajudar a alcançar este objetivo, desde que seja feito dentro dos limites que lhe são inerentes, ou seja, dosando os conhecimentos científicos e as novas técnicas de diagnóstico e tratamento com:

- Características epidemiológicas e culturais de onde é praticado;
- Discernimento clínico do profissional de saúde envolvido;
- Individualidade de cada paciente.

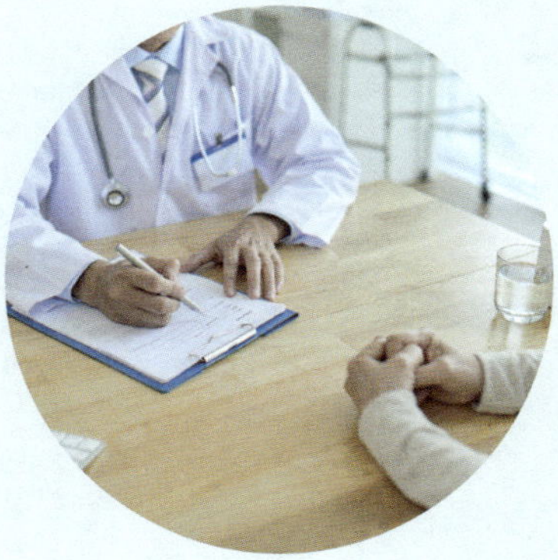

A solicitação indiscriminada ou painéis fixos de exames que desconsiderem as peculiaridades e necessidades de saúde de cada pessoa, individualmente, carece de validação científica e deve ser evitada!

PRINCIPAIS RECOMENDAÇÕES PARA O PACIENTE ASSINTOMÁTICO DE ACORDO COM A *US PREVENTIVE SERVICES TASK FORCE (USPSTF)* – GRAUS A E B DE EVIDÊNCIA

Categoria	Tópico	Descrição	Grau de evidência
Doenças cardiovasculares	Hipertensão arterial sistêmica (HAS)[1]	Medição da pressão arterial (PA) no consultório como triagem para hipertensão, em todos os adultos com 18 anos ou mais	A
	Aneurisma de aorta abdominal[2]	Rastreamento único com ultrassonografia de abdome em homens de 65 a 75 anos, que já tenham fumado qualquer quantidade	B

(continua)

PRINCIPAIS RECOMENDAÇÕES PARA O PACIENTE ASSINTOMÁTICO DE ACORDO COM A *US PREVENTIVE SERVICES TASK FORCE* (USPSTF) – GRAUS A E B DE EVIDÊNCIA *(continuação)*

Categoria	Tópico	Descrição	Grau de evidência
Doenças metabólicas	Dislipidemia/uso de estatina[3]	Triagem de lipídios em adultos de 40 a 75 anos e cálculo de risco cardiovascular[4]. Pacientes nessa faixa de idade que apresentam simultaneamente um ou mais fatores de risco para doença cardiovascular (dislipidemia, diabetes, hipertensão ou tabagismo), associado a risco de evento cardiovascular em 10 anos acima de 10%, devem receber estatina de dose baixa a moderada	B
	Pré-diabetes e diabetes tipo 2[5]	Rastrear pré-diabetes e diabetes tipo 2 em adultos de 35 a 70 anos, com sobrepeso ou obesidade	B
	Sobrepeso e obesidade[6]	Avaliar IMC de todos os adultos acima de 18 anos e oferecer intervenções comportamentais para aqueles com IMC >= 30 kg/m^2	B
	Osteoporose[7]	Densitometria óssea para mulheres acima de 65 anos ou para mulheres com alto risco de fratura, avaliadas por ferramentas de medição de risco clínico validadas	B
Doenças oncológicas	Câncer de colo uterino[9]	Citologia cervical em mulheres de 21 a 65 anos a cada 3 anos	A
	Câncer associado ao gene BRCA[10]	Avaliar histórico familiar de mulheres que possam sugerir mutações genéticas no gene *BRCA* 1/2: história pessoal ou familiar de câncer de mama, ovário, trompas, peritoneal	B
	Câncer de mama[11]	Mamografia de rastreamento bienal para mulheres de 50 a 74 anos	B
	Câncer de pulmão[12]	Tomografia computadorizada de baixa dose em adultos de 50 a 80 anos, que tenham histórico de tabagismo de 20 anos-maço e atualmente fumam ou pararam nos últimos 15 anos	B
	Câncer de cólon[13]	Rastrear câncer colorretal em todos os adultos de 50 a 75 anos (A) e todos os adultos de 45 a 49 anos (B)	A
Transtornos psicossociais	Uso abusivo de álcool[14]	Rastrear o consumo excessivo de álcool em adultos com 18 anos ou mais e oferecer aconselhamento comportamental para os casos identificados	B
	Abuso de drogas[15]	Rastrear o uso de drogas em adultos com 18 anos ou mais	B
	Depressão[16]	Rastrear depressão para todos os adultos de 18 anos ou mais	B
	Violência por parceiro íntimo[17]	Rastrear violência doméstica em mulheres em idade reprodutiva e realizar encaminhamento ou orientação para casos positivos para serviço de apoio contínuos	B
Doenças infecciosas	HIV[18]	Rastreio de HIV em todas as pessoas de 15 a 65 anos e pessoas mais jovens ou mais velhas expostas a risco	A
	Hepatite B[19]	Rastreio de infecção pelo vírus da hepatite B em adultos e adolescentes com risco aumentado de infecção	B
	Hepatite C[20]	Rastreio da infecção pelo vírus da hepatite C em adultos de 18 a 79 anos	B
	Clamídia e gonorreia[21]	Rastreio de clamídia e gonorreia em todas as mulheres sexualmente ativas com 24 anos ou menos e em mulheres com 25 anos ou mais que apresentam risco aumentado	B
	Sífilis[22]	Rastrear sífilis em pessoas que apresentam risco de infecção	A
	Tuberculose[23]	Rastrear infecção latente de tuberculose em populações com risco aumentado	B

INTRODUÇÃO

O rastreamento ou rastreio médico, que também é conhecido como busca ativa, *check-up* ou *screening*, consiste na tentativa de revelar doenças em fase inicial, antes que apareçam sintomas ou sinais clínicos, bem como, identificar fatores de risco de doenças potencialmente tratáveis[24].

De forma geral, o rastreamento oferece boas oportunidades para que se adotem tratamentos eficazes e ações preventivas capazes de prolongar a sobrevida e melhorar a qualidade de vida das pessoas.

A prática do rastreamento, que é um aspecto essencial da atenção primária à saúde[25], difundiu-se nas últimas décadas, inclusive entre as especialidades médicas, como a cardiologia.

É importante destacar, no entanto, que a solicitação indiscriminada ou painéis fixos de exames que desconsiderem as peculiaridades e necessidades de saúde de cada pessoa, individualmente, carecem de validação científica e devem ser evitadas.

Como regra básica, a qualidade de vida de alguém submetido a um *check-up*.

deve ser mantida, pelo menos, em nível equivalente ao anterior do rastreio, mesmo que uma doença ou um problema prejudicial à saúde tenha sido detectado, e algum tratamento ou intervenção tenha sido instituído. Isto é um motivo a mais para reforçar a ideia de que exames de rastreamento médico devam ser solicitados de forma embasada e individualizada.

AS VANTAGENS DO *CHECK-UP* BASEADO EM EVIDÊNCIAS

Desde a década de 1980, entidades como a *US Preventive Services Task Force (USPSTF)* e a *Canadian Task Force on Preventive Health Gare (CTFPHC)*, além de outras, empenham-se em oferecer diretrizes preventivas baseadas em evidências científicas sólidas. Isso é importante para garantir que condições de risco sejam prontamente caracterizadas e para evitar o uso abusivo ou inadequado de exames com o potencial de prejudicar a saúde, o que pode acontecer quando um teste mal indicado resulta em falso-positivo, gerando erro no diagnóstico, tratamento desnecessário com consequente piora da qualidade de vida.

Estudos indicam que de 18%[26] a 68%[27] dos exames realizados anualmente (laboratório e imagem), não agregam valor ao cuidado efetivo ao paciente.

As recomendações da USPSTF e da CTFPHC, por serem bem elaboradas e periodicamente atualizadas, são consideradas referências internacionais.

Entretanto, antes de transpô-las para o Brasil, deve-se considerar as características específicas da nossa população. Isto pode ser feito a partir do uso de ferramentas de avaliação de risco que levam em conta aspectos epidemiológicos locais.

A USPSTF utiliza graus de recomendação (A, B, C, D e I) para realização de exames de rastreio, conforme o nível de evidência encontrado nos estudos que avaliaram sua eficácia.

Recomendações A e B significam benefícios substanciais ou moderados, respectivamente, de forma que se sugere que sejam aplicados na prática clínica. Grau C representa um benefício pequeno e deve levar em consideração as preferências do paciente (decisão compartilhada), como é o caso do uso de antígeno prostático específico (PSA) para diagnóstico precoce de câncer de próstata[28]. Grau D implica o não benefício ou malefício da medida, desencorajando o médico de solicitar o exame - é o exemplo da investigação periódica para câncer de pâncreas[29]. Já o nível I implica a insuficiência de evidências para avaliar o benefício ou malefício da medida, como é o caso da avaliação para câncer de pele em adultos[30].

O RACIONAL ENVOLVENDO O DIAGNÓSTICO PRECOCE

De forma geral, um rastreamento médico adequado é voltado para doenças que apresentam alta incidência, prevalência e morbidade e mortalidade, além de período pré-clínico prolongado. Os exames ideais devem apresentar boa acurácia para o diagnóstico precoce, fácil acesso e segurança para o paciente, além de serem custo-efetivos. Além disso, só se justifica rastrear doenças para as quais existe um tratamento precoce capaz de mudar a história natural da doença, melhorar a qualidade de vida ou aumentar a sobrevida.

Existem evidências de que riscos à saúde futura possam ser identificados com a realização de exames preventivos durante visitas médicas de diferentes finalidades, inclusive aquelas em que o exame clínico completo não é realizado, como no caso de consultas motivadas por sintomas simples, busca de orientação ou para retornos eletivos, avaliação médica periódica na medicina do trabalho, etc.

A experiência prática mostra que a demanda por exames médicos, clínicos, laboratoriais e de imagem, é muito grande. Isso exige que médicos estejam preparados para oferecer esses serviços baseados em evidências de real valor preventivo.

Os exames de rastreamento não obrigatoriamente definem a presença da doença. Muitas vezes o rastreamento serve apenas para indicar se uma pessoa tem alta ou baixa probabilidade de apresentá-la, de forma que o diagnóstico final depende de outros exames complementares. Por exemplo, após uma dosagem de glicemia de jejum de 133 mg/dL é necessária uma segunda dosagem, hemoglobina (Hb) glicada ou teste de tolerância à glicose para confirmação do diagnóstico de diabetes tipo II.

DISTORÇÕES INERENTES AO *CHECK-UP*

Além do risco de erro em alguma fase da realização de testes laboratoriais ou exames de imagem (coleta, preparação, execução, leitura e interpretação), o *check-up* pode sofrer algumas distorções, muito peculiares, que interferem em seus desfechos.

Sobrediagnóstico

Uma primeira distorção é a ocorrência do sobrediagnóstico (tradução do termo em inglês *overdiagnosis*). Trata-se do diagnóstico de doenças que, se não fossem rastreadas, jamais seriam percebidas. Tratam-se de anormalidades que, ou não progridem, ou que progridem muito lentamente para causar sintomas, ou ainda que se resolvem espontaneamente. Acarreta, portanto, um excesso de exames, diagnósticos e tratamentos que não levam a benefício relacionado à qualidade de vida ou ao prognóstico.

Um outro aspecto do sobrediagnóstico ocorre quando se amplia a definição das doenças, seja com critérios clínicos que englobam situações discretamente diferentes da normalidade, seja com uma definição que ocorre somente a partir de resultados de exames.

As duas causas são o excesso de diagnósticos e o excesso de definição de doenças e sua consequência é uma só: causar mais danos do que benefícios para as pessoas testadas e diagnosticadas.

O sobrediagnóstico só pode ser evidenciado em ensaios clínicos controlados com grupos de pessoas, comparando a evolução de rastreados com não rastreados, e não individualmente, o que pode dificultar a sua valorização e a compreensão.

O diagnóstico de situações sem repercussão clínica pode gerar tratamentos indevidos e trazer riscos. É um dos problemas mais danosos e custosos da prática moderna e relaciona-se com o conceito de prevenção quaternária.

Viés de seleção

O viés de seleção ocorre quando os indivíduos estudados não são representativos da população-alvo sobre quais as conclusões devem ser tiradas. Por exemplo, pessoas com hábitos de vida mais saudáveis que se voluntariam para um estudo sobre rastreamento.

Viés de tempo ganho

Outro exemplo de distorção é o chamado viés de tempo ganho. Pode-se observar na Figura 1: a linha superior mostra o exame de rastreio identificando uma doença maligna em idade mais precoce, iniciando o tratamento desde aquele momento. Já a linha de baixo representa a situação em que a paciente viveria, caso não tivesse feito o exame. Neste segundo caso, o diagnóstico teria sido feito somente quando os sintomas tivessem surgido, dando início ao tratamento mais tardiamente.

Comparada à situação do diagnóstico por sintomas (linha de baixo), o rastreamento (linha superior) não promoveria, no final das contas, um ganho real de sobrevida, apenas uma antecipação do diagnóstico e mais tempo de vida da pessoa que tenha conhecimento dele. Concretamente, a paciente estaria, na verdade, convivendo com a doença por mais anos (linha superior), correndo inclusive o risco de ter uma piora da qualidade de vida, nesse período, devido a ansiedade ou tratamentos agressivos intempestivos. Como premissa para uma proposta de estudo de rastreamento, a história natural da doença deve ser conhecida, bem como os efeitos do tratamento precoce ou mais tardio.

Evidências científicas recentes têm demonstrado que a melhora da qualidade de vida e o aumento de sobrevida de mulheres com câncer de mama, por exemplo, dependem mais do aprimoramento do tratamento do que do momento do diagnóstico, propriamente dito.

Vale sempre relembrar que o objetivo do rastreamento médico é proporcionar aos pacientes mais anos de vida saudável e não de doença ou medo de adoecer.

Viés de duração

Usado para se referir ao fenômeno pelo qual tumores de crescimento mais lento e menos agressivos têm um período pré-clínico mais longo de detecção de triagem e, portanto, são mais propensos a serem detectados por triagem do que cânceres de crescimento mais rápido e mais agressivos.

Mapeamento genético

Uma última ressalva em relação a problemas ligados ao *check-up* tem relação com o florescimento da genômica.

É muito comum, atualmente, a realização de painéis para identificar genes ou mutações genéticas associados a vários tipos de agravo à saúde, mesmo em pessoas sau-

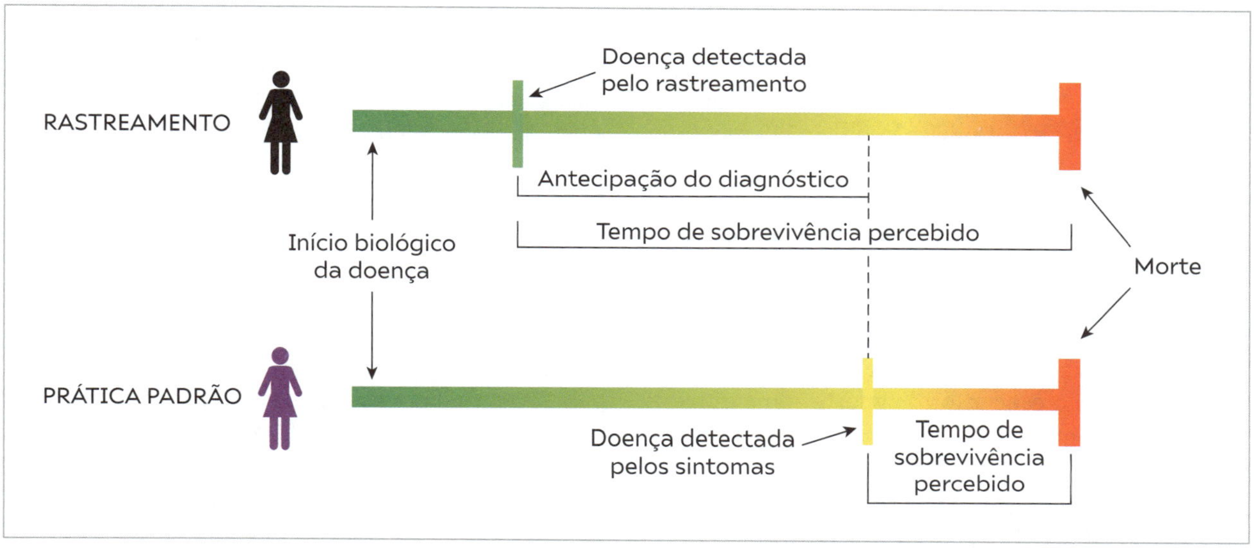

FIGURA 1 Ilustração gráfica do viés de tempo ganho[31].

dáveis. A finalidade seria antecipar o conhecimento do risco para que a prevenção pudesse ser posta em prática.

Entretanto, a presença do gene não implica, necessariamente, que ele se expressará ao longo da vida. Não é certo, também, que exista forma eficaz de prevenir a expressão do gene, o que faz da inclusão do mapeamento genético no *check-up* parecer uma iniciativa ainda prematura.

Neste sentido, cabe ressaltar que a maior parte das doenças crônicas tem etiologia multifatorial, com suscetibilidade genética sendo um dos fatores de risco, sendo necessária a interação com outros fatores, como exposições ambientais e comportamentos de risco para o desenvolvimento da doença.

Sugere-se a leitura do capítulo 78 – "Genética para o cardiologista".

PRÉ-REQUISITOS MÍNIMOS PARA A SOLICITAÇÃO DO *CHECK-UP*

Possibilidade de diagnóstico caso o rastreamento seja positivo

Os testes de rastreamento, sejam eles questionários, manobras de exame clínico ou exames complementares, exigem a complementação de outros exames para definição do diagnóstico. O acesso a esses exames deve ser assegurado e facilitado.

Tratamento existente, disponível e acessível

Preliminarmente, cabe incluir em um programa de rastreamento, apenas condições médicas para as quais exista tratamento ou intervenção precoce ou controle eficaz do problema, com evidência de benefício prognóstico caso esse tratamento ou intervenção seja realizado no período assintomático. Nesta situação, pode-se proceder ao rastreamento, mas somente se houver, também, garantia de acesso rápido e completo a todos os dispositivos que compõem o procedimento terapêutico. Um exemplo, é a mamografia para rastreio de câncer de mama: sua realização só faz sentido se, além do exame, também estiverem disponíveis o serviço de biópsia, acesso à cirurgia, radio e quimioterapia.

Não há suporte científico que justifique rastrear doença ou problema de saúde para a qual não exista cura ou outro tipo de controle ou intervenção eficaz, mesmo que haja um bom exame disponível para diagnosticá-la em fase inicial. Um exemplo atual é a demência. Há questionários de boa sensibilidade, aplicáveis em consultório, capazes de detectar alterações bastante precoces das funções cognitivas em idosos[32]. Entretanto, não se comprovou até hoje que os medicamentos disponíveis para o seu tratamento consigam alterar a evolução natural da doença.

No caso deste tipo de doença, o rastreio periódico de idosos assintomáticos ainda tem pouco a acrescentar.

Boa expectativa de sobrevida

A avaliação do estado de saúde global do indivíduo e a estimativa de sobrevida no longo prazo são extremamente importantes no rastreamento e se tornam ainda mais consideráveis quanto mais avançada é a idade e o número de doenças preexistentes.

Como regra geral, rastreamentos invasivos a partir de 65 anos só se justificam para pacientes em bom estado geral de saúde e com boa expectativa de sobrevida em 10 anos.

Avalie, por exemplo, a razoabilidade de rastrear o câncer colorretal em uma pessoa de 73 anos, com diagnósticos de diabetes, hipertensão arterial sistêmica (HAS), insuficiência renal e fibrilação atrial crônica, cuja expectativa de vida em 10 anos, calculada por uma ferramenta validada para aplicação clínica[33], seja menor que 30%. Qual a possibilidade desta paciente suportar o tratamento de um câncer colorretal diagnosticado por rastreamento? Há esperança de melhora da expectativa de sobrevida se o câncer for diagnosticado e tratado? Provavelmente não.

A NECESSÁRIA INDIVIDUALIZAÇÃO DO RASTREAMENTO MÉDICO

Fatores de riscos individuais

Com o objetivo de tornar o rastreamento médico um conjunto de procedimentos cada vez mais personalizado, é esperado que fatores individuais sejam levados cada vez mais em conta antes de executá-lo. Fatores de risco podem ser identificados por meio de anamnese cuidadosa, *check-lists* e questionários qualitativos ou quantitativos, muitos deles avaliados e validados para a população brasileira.

Preferências individuais dos pacientes

Além da exposição a fatores de risco que podem ser abordados de forma estruturada pelos instrumentos mencionados, o profissional de saúde responsável pela solicitação dos exames de rastreio deve manter-se aberto para levar em consideração, também, as preferências individuais dos pacientes. O medo de complicações médicas pode induzir, por exemplo, a opção por um exame de sangue nas fezes ao invés de uma colonoscopia para rastrear o câncer colorretal.

LEITURA SUGERIDA

- Brodersen J, Schwartz LM, Heneghan C. Overdiagnosis: what it is and what it isn't. BMJ Evidence-Based Medicine. 2018;23:1-3.

BIBLIOGRAFIA

1. Guirguis-Blake JM, Evans CV, Webber EM, Coppola EL, Perdue LA, Soulsby Weyrich M. Screening for hypertension in adults: an updated systematic evidence review for the U.S. Preventive Services Task Force: Evidence Synthesis No. 197. AHRQ publication n. 20-05265- EF-1. Rockville: Agency for Healthcare Research and Quality; 2021.
2. Guirguis-Blake JM, Beil TL, Senger CA. Primary care screening for abdominal aortic aneurysm: a systematic evidence review for the U.S. Preventive Services Task Force. Rockville: Agency for Healthcare Research and Quality (US); 2019.
3. Chou R, Dana T, Blazina 1. Statin use for the prevention of cardiovascular disease in adults: a systematic review for the U.S. Preventive Services Task Force. Rockville: Agency for Healthcare Research and Quality (US); 2016.
4. Goff DC Jr, Lloyd-Jones DM, Bennett G, Coady S, D'Agostino RB Sr, Gibbons R, et al. 2013 ACC/AHA guideline on the assessment of cardiovascular risk: a report of the American College of Cardiology/American Heart Association Task Force on Practice Guidelines. Circulation. 2014.
5. Jonas DE, Crotty K, Yun JDY, Middleton JC, Feltner C, Taylor-Phillips S, et al. Screening for prediabetes and type 2 diabetes mellitus: an evidence review for the U.S. Preventive Services Task Force. Evidence synthesis n. 207. AHRQ Publication n. 21-05276-EF-1. Rockville: Agency for Healthcare Research and Quality; 2021.
6. LeBlanc ES, Patnode CD, Webber EM, Redmond N, Rushkin N, O'Connor EA. Behavioral and pharmacotherapy weight loss Interventions to prevent obesity-related morbidity and mortality in adults: updated evidence report and systematic review for the US Preventive Services Task Force. JAMA. 2018.
7. Viswanathan M, Reddy S, Berkman, N, Cullen K, Middleton, JC, Nicholson WK, et al. Screening to prevent osteoporotic fractures updated evidence report and systematic review for the US Preventive Services Task Force. JAMA, 2018.
8. University of Sheffield. Fracture Risk Assessment Tool. Disponível em: https://www.sheffield ac.uk/FRAX/
9. Melnikow J, Henderson JT, Surda BU, Senger CA, Durbin S, Weyrich MS. Screening for cervical cancer with high-risk human papillomavirus testing updated evidence report and systematic review for the US Preventive Services Task Force. JAMA. 2018.
10. Nelson HD, Pappas M, Cantor A. Risk assessment, genetic counseling, and genetic testing for BRCA1/2-related cancer in women: a systematic review for the U.S. Preventive Services Task Force. Rockville: Agency for Healthcare Research and Quality (US); 2019.
11. Nelson HD, Cantor A, Humphrey L. Screening for breast cancer: a systematic review to update the 2009 U.S. Preventive Services Task Force Recommendation. Rockville: Agency for Healthcare Research and Quality (US). 2016.
12. Jonas DE, Reuland OS, Reddy SM. Screening for lung cancer with low-dose computed tomography: an evidence review for the U.S. Preventive Services Task Force. Rockville: Agency for Healthcare Research and Quality (US). 2021.
13. Lin JS, Perdue LA, Henrikson NB. Screening for colorectal cancer: an evidence update for the U.S. Preventive Services Task Force. Rockville: Agency for Healthcare Research and Quality (US). 2021.
14. O'Connor, EA, Perdue, LA, Senger, CA, Rushkin, M, Patnode, CD, Bean, SI, et al. Screening and behavioral counseling Interventions to reduce unhealthy alcohol use in adolescents and adults updated evidence report and systematic review for the US Preventive Services Task Force. JAMA. 2018.
15. Patnode CD, Perdue LA, Rushkin M. Screening for unhealthy drug use in primary care in adolescents and adults, Including pregnant persons: updated systematic review for the U.S. Preventive

Services Task Force. Rockville: Agency for Healthcare Research and Quality (US).

16. O'Connor E, Rossom RC, Henninger M, et al. Screening for depression in adults: an updated systematic evidence review for the U.S. Preventive Services Task Force. Rockville: Agency for Healthcare Research and Quality (US). 2016.
17. Feltner C, Wallace I, Berkman N. Screening for Intimate partner violence, elder abuse, and abuse of vulnerable adults: an evidence review for the U.S. Preventive Services Task Force. Rockville: Agency for Healthcare Research and Quality (US). 2018.
18. Chou, R, Dana, T, Grusing, S, Bougatsos, C. Screening for HIV Infection in asymptomatic, nonpregnant adolescents and adults updated evidence report and systematic review for the US Preventive Services Task Force. JAMA. 2019.
19. Chou R, Blazina I, Bougatsos C. Screening for hepatitis B virus Infection in nonpregnant adolescents and adults: a systematic review for the U.S. Preventive Services Task Force. Rockville: Agency for Healthcare Research and Quality (US). 2020.
20. Chou R, Dana T, Fu R, Zakher B, Wagner J, Ramirez S, et al. Screening for hepatitis C virus Infection in adolescents and adults updated evidence report and systematic review for the US Preventive Services Task Force. JAMA. 2020.
21. US Preventive Services Task Force. Screening for chlamydia and gonorrhea US Preventive Services Task Force Recommendation Statement. JAMA. 2021.
22. Cantor A, Nelson HD, Daeges M. Screening for syphilis in nonpregnant adolescents and adults: systematic review to update the 2004 U.S. Preventive Services Task Force Recommendation. Rockville: Agency for Healthcare Research and Quality (US); 2016.
23. Kahwati LC, Feltner C, Halpern M. Screening for latent tuberculosis Infection in adults: an evidence review for the U.S. Preventive Services Task Force. Rockville (MD): Agency for Healthcare Research and Quality (US); 2016.
24. Favarato MHS, Saad R, Ivanovic LF, Jorge MCP, Oliveira JC, Santos VG, et al. (eds.). Manual do residente de clínica médica, 3ª ed. Santana de Parnaíba: Manole; 2023.
25. Brasil. Ministério da Saúde. 29 - Cadernos de Atenção Primária: Rastreamento. Brasília – DF. 2010.
26. Dai D, Vale RRD, Monteiro JMC, Plens GCM, Ferreira JM, Fonseca LAM, et al. Perception of usefulness of laboratory tests ordering by internal medicine residents in ambulatory setting: A single-center prospective cohort study. Plos one. 2021.
27. Miyakis S, Karamanof G, Liontos M, Mountokalakis TD. Factors contributing to inappropriate ordering of tests in an academic medical department and the effect of an educational feedback strategy. Postgrad Med J. 2006.
28. Fenton JJ, Weyrich MS, Durbin S. Prostate-Specific Antigen-Based Screening for Prostate Cancer: A Systematic Evidence Review for the U.S. Preventiva Services Task Force. Rockville: Agency for Healthcare Research and Quality (US). 2018.
29. Henrikson NB, Bowles EJA, Blasi PR. Screening for pancreatic cancer: a systematic evidence review for the U.S. Preventiva Services Task Force. Rockville (MD): Agency for Healthcare Research and Quality (US); 2019.
30. Wernli KJ, Henrikson NB, Morrison CC. Screening for skin cancer in adults: an updated systematic evidence review for the U.S. Preventiva Services Task Force. Rockville: Agency for Healthcare Research and Quality (US). 2016.
31. Oke J, Fanshawe T, Nunan D. Lead time bias. Catalogue of Bias. 2021.
32. Creavin ST, Wisniewski S, Noel-Storr AH, Trevelyan CM, Hampton T, Rayment D, et al. Mini-Mental State Examination (MMSE) for the detection of dementia in clinically unevaluated people aged 65 and over in community and primary care populations. Cochrane Database of Systematic Reviews. 2016.
33. Suemoto CK, Ueda P, Beltrán-Sánchez H, Lebrão ML, Duarte YA, Wong R, et al. Development and validation of a 10-year mortality prediction model: meta-analysis of individual participant data from five cohorts of older adults in developed and developing countries. J Gerontol Series A: Biological Sciences and Medical Sciences. 2016.

Seção III

IMPACTO, DIAGNÓSTICO E TRATAMENTO DOS PRINCIPAIS FATORES DE RISCO CARDIOVASCULARES

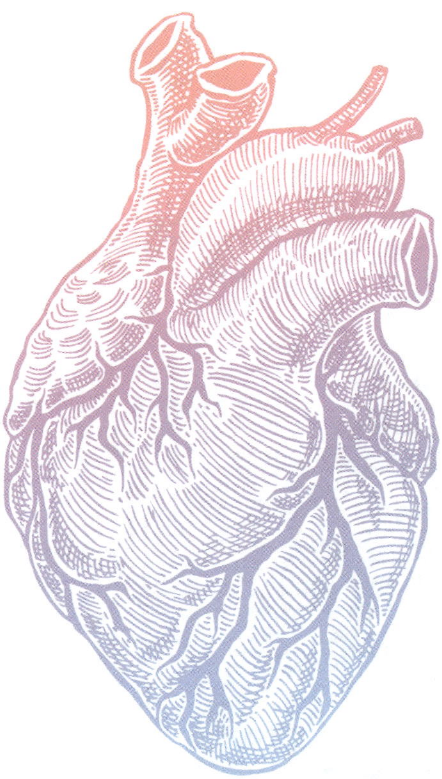

21

Prevenções: primordial, primária, secundária, terciária e quaternária

Fernando Nobre
Marcelo Garcia Leal

CONSULTA RÁPIDA

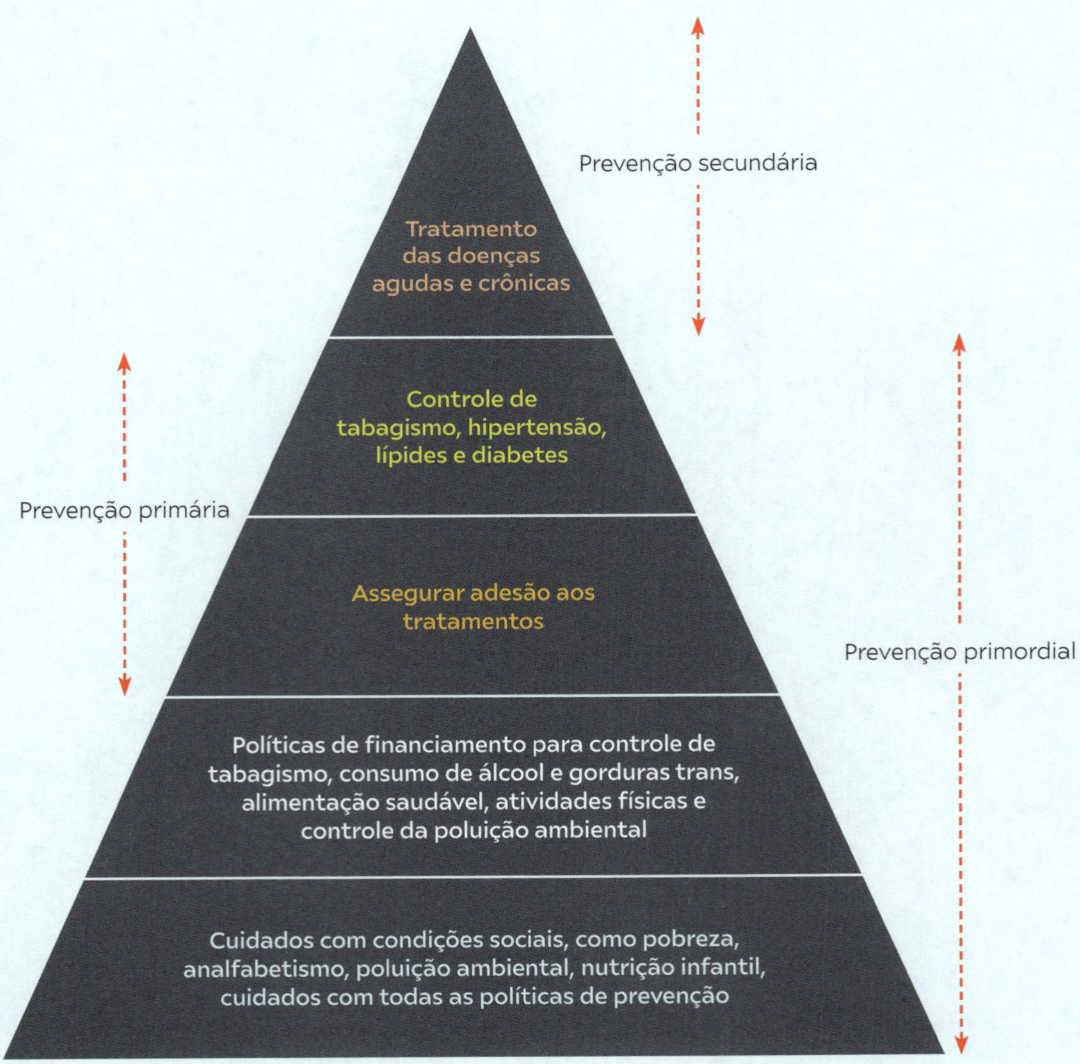

- **Prevenção primordial:** é para não haver o desenvolvimento de fatores de risco, como hipertensão arterial, dislipidemias, tabagismo, sobrepeso/obesidade e outros. A prevenção primordial foca em determinantes sociais, condições que levam ao aparecimento de fatores de risco como iniquidade de acesso às condições de vida, pobreza, urbanização, poluição ambiental, educação, sedentarismo, estresse psicossocial.
- **Prevenção primária:** são as ações que visam impedir as manifestações de doença cardiovascular em pacientes que ainda não tiveram manifestações de doenças estabelecidas.
- **Prevenção secundária:** evitar que o indivíduo já acometido previamente por uma doença cardiovascular, como infarto do miocárdio, venha a sofrer um novo episódio do evento.
- **Prevenção terciária:** é definida como as ações para suavizarem o impacto causado pela anterior ocorrência de um evento cardiovascular. Nesse caso, o objetivo é melhorar a qualidade de vida e reduzir desabilidades, restaurando as funções cardíacas perdidas. Assim, devem-se medir as complicações e fazê-las regredir, reduzindo a velocidade de evolução da doença e diminuir custos com tratamentos.
- **Prevenção quaternária:** é definida como as ações tomadas para identificar pacientes em risco de abusivas orientações medicamentosas e proteção para intervenções invasivas. Em linhas gerais, seriam intervenções objetivando procedimentos que, embora sejam considerados eticamente corretos, poderiam levar a iatrogenia.

INTRODUÇÃO

As doenças cardiovasculares estabelecem-se, nas suas várias formas, por meio de uma sequência que se inicia muito precocemente para resultarem em eventos cardiovasculares (ECV), em geral, no médio e longo prazos. Dzau e Braunwald[1] definiram didaticamente essa sequência, que se inicia com os fatores de risco até que ECV se manifestem, culminando com a morte, em um formato que definiram como *continuum* cardiovascular (Figura 1).

Assim, a forma ideal de interferir na indesejada evolução até o estabelecimento de um ECV é iniciar o programa de controle dos fatores de risco cardiovasculares. Em conformidade com o tempo, na vida das pessoas em que essas intervenções são praticadas, são definidos cinco tipos de prevenção: primordial, primária, secundária, terciária e quaternária. A Figura 2 mostra os momentos de ação das prevenções primordial, primária e secundária.

PREVENÇÃO PRIMORDIAL

É a prevenção para não haver o desenvolvimento de fatores de risco, como hipertensão arterial, dislipidemias, tabagismo, sobrepeso/obesidade e outros. A prevenção primordial foca em determinantes sociais, condições que levam ao aparecimento de fatores de risco como iniquidade de acesso às condições de vida, pobreza, urbanização, poluição ambiental, educação, sedentarismo e estresse psicossocial.

PREVENÇÃO PRIMÁRIA

São as ações que visam a impedir as manifestações de doença cardiovascular em pacientes que ainda não tiveram manifestações de doenças estabelecidas (Figura 3).

PREVENÇÃO SECUNDÁRIA

Evitar que o indivíduo já acometido por uma doença cardiovascular, como infarto do miocárdio, venha a sofrer um novo episódio do evento que já teve.

PREVENÇÃO TERCIÁRIA

É definida como ações para suavizarem o impacto causado pela anterior ocorrência de um ECV. Nesse caso, o objetivo é melhorar a qualidade de vida e reduzir desabilidades, restaurando as funções cardíacas perdidas. Assim, devem-se medir as complicações e as regredir, reduzindo a velocidade de evolução da doença e diminuir custos com tratamentos[4].

PREVENÇÃO QUATERNÁRIA

É definida como as ações tomadas para identificar pacientes em risco de abusivas orientações medicamentosas e proteção para intervenções invasivas[5]. Em linhas gerais, seriam intervenções objetivando procedimentos que, embora sejam considerados eticamente corretos, poderiam levar a iatrogenia.

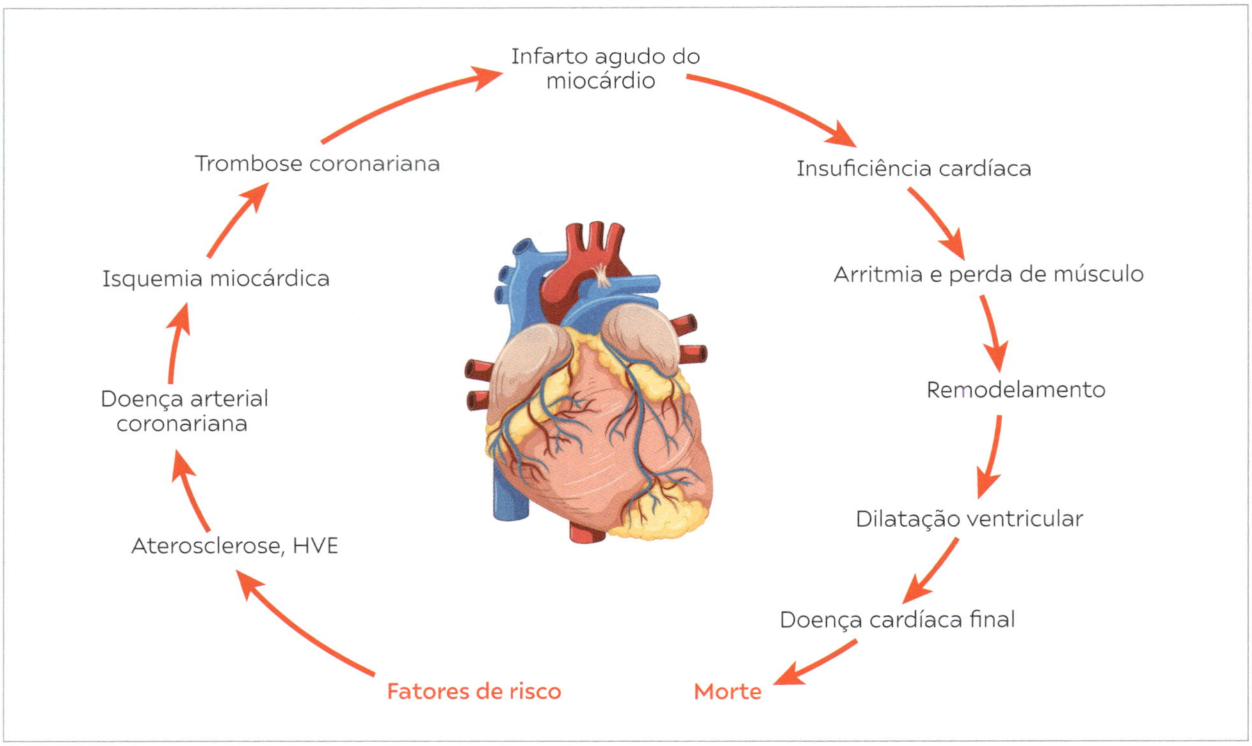

FIGURA 1 *Continuum* cardiovascular: dos fatores de risco cardiovascular à morte.
HVE: hipertrofia ventricular esquerda.
Fonte: Dzau e Braunwald, 1991[1].

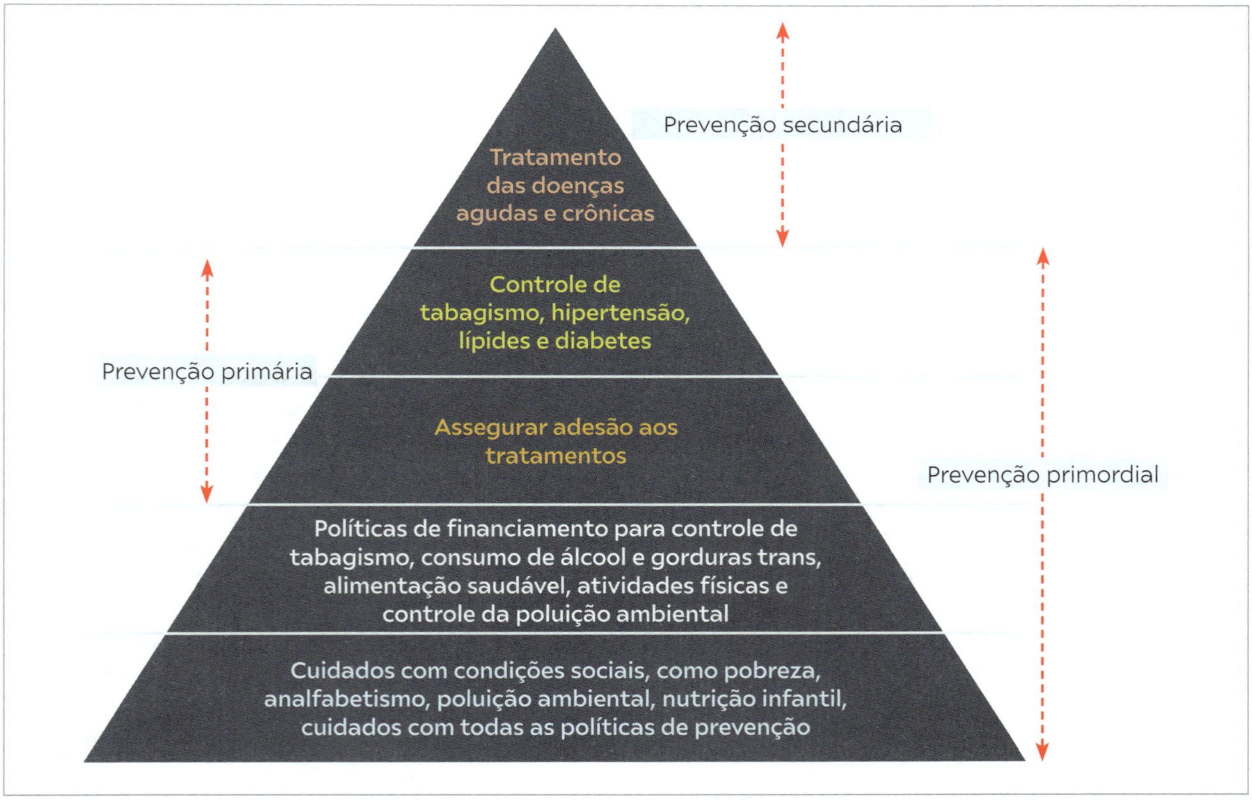

Tratamento das doenças agudas e crônicas
Prevenção secundária
Controle de tabagismo, hipertensão, lípides e diabetes
Prevenção primária
Assegurar adesão aos tratamentos
Prevenção primordial
Políticas de financiamento para controle de tabagismo, consumo de álcool e gorduras trans, alimentação saudável, atividades físicas e controle da poluição ambiental
Cuidados com condições sociais, como pobreza, analfabetismo, poluição ambiental, nutrição infantil, cuidados com todas as políticas de prevenção

FIGURA 2 Prevenções primordial, primária e secundária.
Fonte: adaptada de Gupta e Wood, 2019[2].

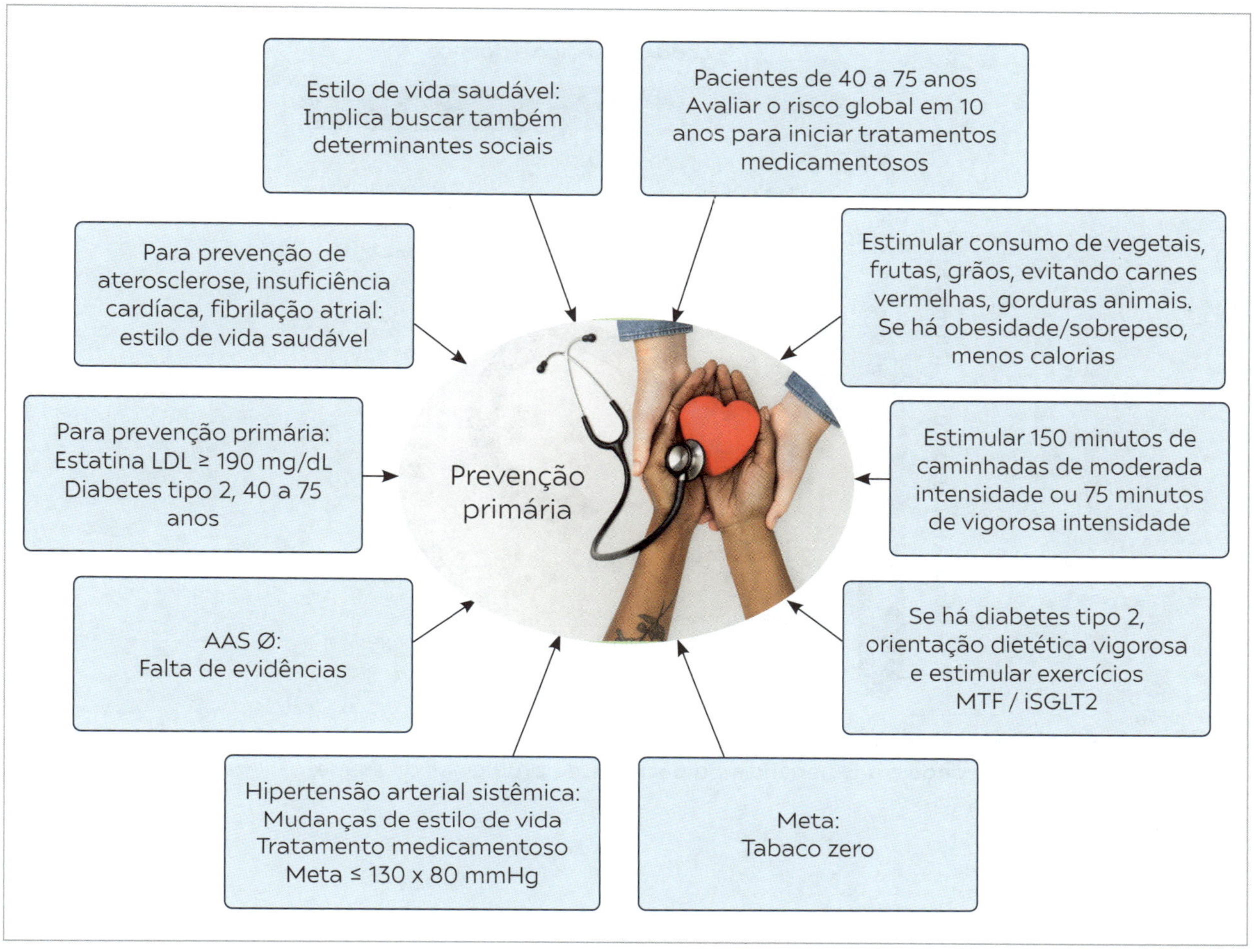

FIGURA 3 **Prevenção primária: considerações sobre as intervenções e metas a serem obtidas com elas.**
MTF: metformina; iSGLT2: inibidores do cotransportador sódio-glicose 2.
Fonte: Arnett et al., 2019[3].

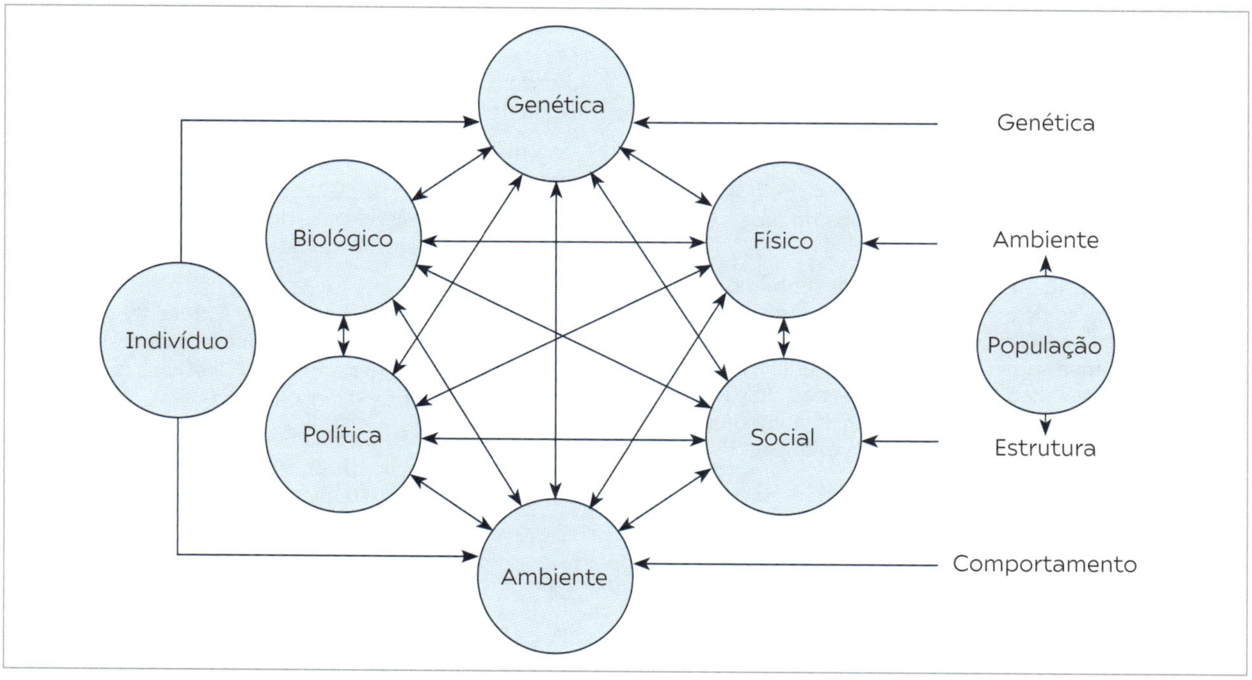

FIGURA 4 **Determinantes para a saúde e as doenças cardiovasculares.**
Fonte: Gupta R; Wood DA, 2019.[2]

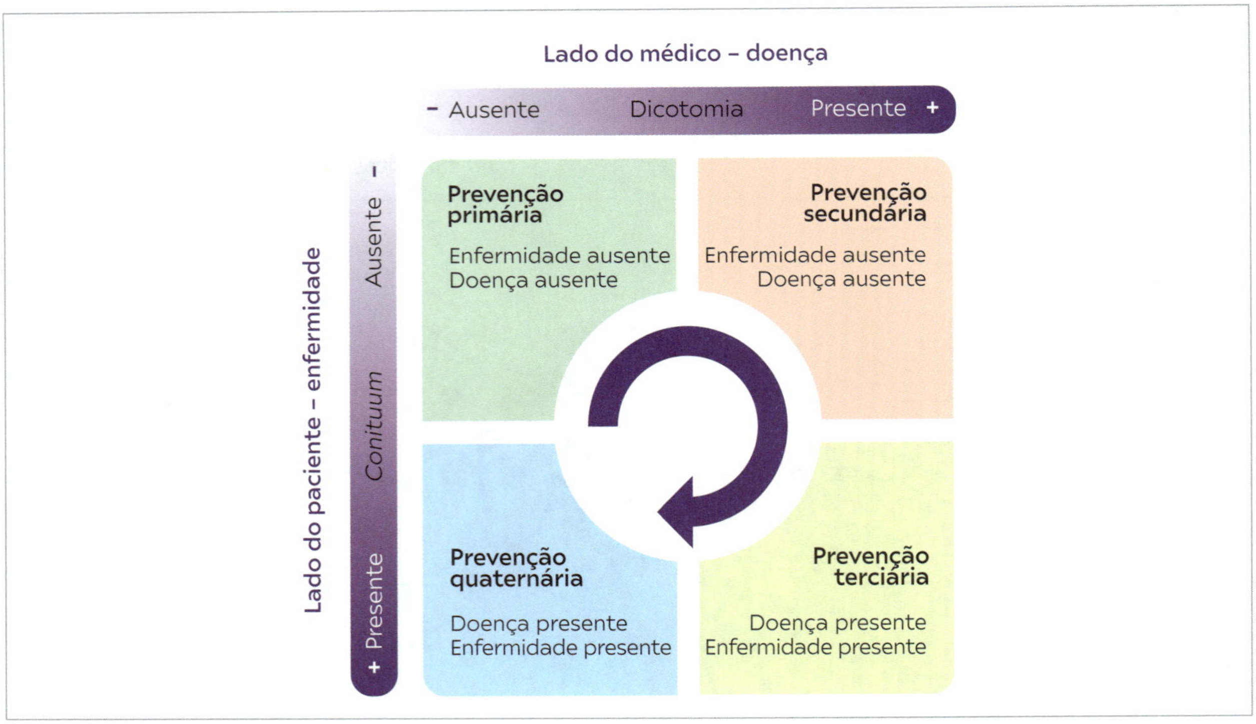

FIGURA 5 Tipos de prevenção das doenças cardiovasculares. A doença é o processo patológico, desvio de uma norma biológica. Enfermidade é a experiência do paciente de problemas de saúde, às vezes quando nenhuma doença pode ser encontrada.
Fonte: Martins et al., 2018[5].

A Figura 5[5] e a Tabela I[3] expressam as principais ações para a prevenção das doenças cardiovasculares aplicáveis aos diversos níveis.

TABELA I Recomendações para a prevenção de doenças cardiovasculares

1. Promover estilo de vida saudável, e o melhor modo de prevenir doença vascular aterosclerótica, insuficiência cardíaca, fibrilação atrial.
2. Avaliar os possíveis determinantes como fatores de risco e condições sociais para a ocorrência de doenças cardiovasculares e criar grupos de trabalho para intervenções.
3. Adultos entre 40 e 75 anos devem ser submetidos a avaliação de risco de ocorrência de um evento cardiovascular em 10 anos. Avaliar a necessidade de intervenções medicamentosas, como anti-hipertensivos, estatinas e ácido acetilsalicílico. A presença, ou não, de risco adicional ou para melhor estratificação poderá exigir avaliação de escore de cálcio coronariano.
4. Todo adulto deverá consumir dieta saudável, enfatizando a ingestão de vegetais, frutas, grãos, baixas quantidades de gorduras animais e gorduras "trans". Evitar alimentos processados, especialmente carnes; refrigerantes, açúcares. Consumo regular de peixes é recomendado. Para aqueles com sobrepeso ou obesidade, recomendação de restrição de ingestão calórica para perda de peso.

(continua)

TABELA I Recomendações para a prevenção de doenças cardiovasculares (*continuação*)

5. Recomendar, pelo menos, 150 minutos/semana de exercícios de moderada intensidade ou 75 minutos/semana de exercícios vigorosos.
6. Adultos com diabetes tipo 2: cuidar atentamente da dieta e estimular atividades físicas. Metformina está indicada como primeira linha do tratamento medicamentoso, seguida de iSGLT2 ou GLP1.
7. Recomendar e insistir fortemente a cessação do tabagismo.
8. O ácido acetilsalicílico não deve ser usado de rotina pela falta de evidências robustas para prevenção primária.
9. Estatinas deverão ser usadas para prevenção primária de doença cardiovascular em pacientes com colesterol LDL elevado segundo as Diretrizes para Prevenção de Doença Aterosclerótica.
10. Intervenções não medicamentosas devem ser fortemente recomendadas para pacientes com hipertensão arterial sistêmica.

Fonte: Arnett et al., 2019[3].

Por óbvio, as prevenções primordial e primária devem receber atenções especiais por serem os primeiros degraus da evolução para as doenças cardiovasculares, como expresso na Figura 1. Outros fatores que podem contribuir para o aparecimento das doenças cardiovasculares são considerados fatores de risco emergentes ou não clássicos, como: leucemia promielocítica aguda, hiper-homocisteinemia, hiperuricemia, inflamação, estado socioeconômico e poluição ambiental, discutidos no Capítulo 31.

COMO ESTRATIFICAR O RISCO CARDIOVASCULAR GLOBAL

Para o adequado conhecimento de cada indivíduo, a Estratificação do Risco Cardiovascular Global deverá ser obtida em cada uma das avaliações às quais o paciente seja submetido (Tabelas II e III).

Para ter acesso à calculadora de risco, ir ao *site* da Sociedade Brasileira de Cardiologia: *Calculadora para Estratificação de Risco Cardiovascular.*

COMO ABORDAR ESSES ACHADOS COM OS PACIENTES

A obtenção do escore de risco cardiovascular definirá as condições pertinentes a um indivíduo em particular.

A recomendação prática que fazemos é valorizar os benefícios que serão auferidos com as intervenções ao contrário de criar uma ação de exploração dos potenciais riscos, como a chance em torno de 30%, em 10 anos, de sofrer um infarto agudo do miocárdio. Desse modo, os fatores de risco de mais fácil controle, como hipertensão arterial e colesterol total aumentado, poderão ser explorados e reavaliados entre 4 e 6 semanas pós-intervenções.

Esses dados deverão servir de argumentos para intervenções mais complexas, como abolição do tabagismo e prática de atividades físicas regulares e adequadas às suas condições, além de outras orientações pertinentes.

Assim, novamente, valorizar os benefícios obtidos, ao contrário de usar o argumento dos riscos, será mais valorizável e, seguramente, mais aceito pelo paciente.

As recomendações de intervenções com fins de prevenção de doença cardiovascular deverão, portanto, ser pautadas pela sequência expressa na Figura 6. Sugere-se que as orientações preventivas sejam iniciadas na infância para colher os benefícios na fase adulta da vida[6,7].

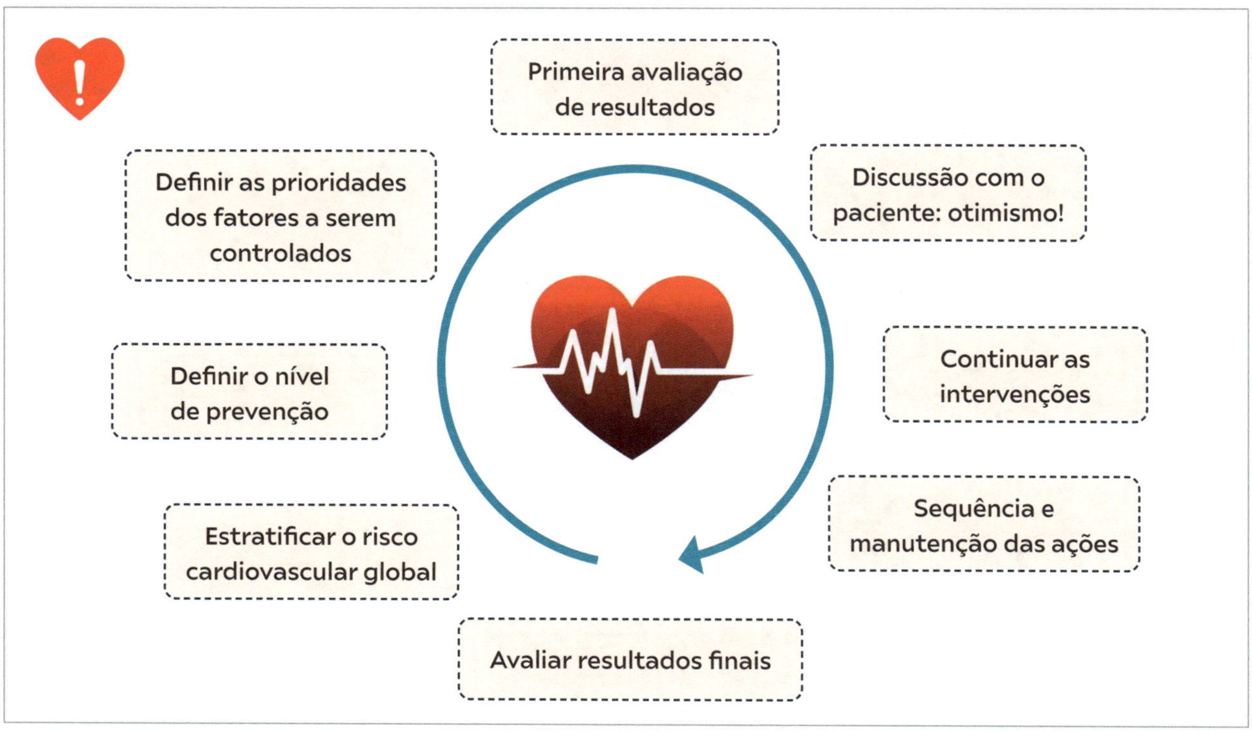

FIGURA 6 Sequência proposta para a abordagem dos fatores de risco cardiovascular e ações a serem tomadas, da identificação ao controle.

TABELA II Estratificação do risco cardiovascular global para mulheres

Pontos	Idade (anos)	HDL	Colesterol total	PAS não tratado	PAS tratado	Fumante	Diabético
-3				< 120			
-2		60+					
-1		50-59			< 120		
0	30-34	45-49	< 160	120-129		Não	Não
1		35-44	160-199	130-139			
2	35-39	< 35		140-149	120-129		
3			200-239		130-139	Sim	
4	40-44		240-279	150-159			Sim
5	45-49		280+	160+	140-149		
6					150-159		
7	50-54				160+		
8	55-59						
9	60-64						
10	65-69						
11	70-74						
12	75+						

Pontos atribuídos. PAS: pressão arterial sistólica. Total

Fonte: Agostini et al., 2008.

	Pontos	Risco, %
	≤-2	< 1
	-1	1,0
	0	1,2
	1	1,5
	2	1,7
Baixo risco	3	2,0
	4	2,4
	5	2,8
	6	3,3
	7	3,9
	8	4,5
	9	5,3
	10	6,3
	11	7,3
	12	8,6
	13	10,0
	14	11,7
Médio risco	15	13,7
	16	15,9
	17	18,5
	18	21,5
	19	24,8
	20	28,5
Alto risco	21 +	> 30

TABELA III Estratificação do risco cardiovascular global para homens

Pontos	Idade (anos)	HDL	Colesterol total	PAS não tratado	PAS tratado	Fumante	Diabético
-2		60+		< 120			
-1		50-59					
0	30-34	45-49	< 160	120-129	< 120	Não	Não
1		35-44	160-199	130-139			
2	35-39	< 35	200-239	140-159	120-129		
3			240-279	160+	130-139		Sim
4			280+		140-159	Sim	
5	40-44				160+		
6	45-49						
7							
8	50-54						
9							
10	55-59						
11	60-64						
12	65-69						
13							
14	70-74						
15	75+						
Pontos atribuídos. PAS: pressão arterial sistólica.						Total	

Fonte: Agostini et al., 2008.

	Pontos	Risco, %
Baixo risco	≤-3 ou menos	< 1
	-2	1,1
	-1	1,4
	0	1,6
	1	1,9
	2	2,3
	3	2,8
	4	3,3
	5	3,9
	6	4,7
	7	5,6
	8	6,7
	9	7,9
	10	9,4
Médio risco	11	11,2
	12	13,2
	13	15,6
	14	18,4
	15	21,6
	16	25,3
	17	29,4
Alto risco	18+	> 30

BIBLIOGRAFIA

1. Dzau V, Braunwald E. Resolved and unresolved issues in the prevention and treatment of coronary artery disease: a workshop consensus statement. Am Heart J. 1991;121(4 Pt 1):1244-63.
2. Gupta R, Wood DA. Primary prevention of ischaemic heart disease: populations, individuals, and health professionals. Lancet. 2019;394(10199):685-96.
3. Arnett DK, Blumenthal RS, Albert MA, Buroker AB, Goldberger ZD, Hahn EJ, et al. 2019 ACC/AHA Guideline on the primary prevention of cardiovascular disease: executive summary: a report of the American College of Cardiology/American Heart Association Task Force on Clinical Practice Guidelines. Circulation. 2019;140(11):e563-e595.
4. Prasad K. Current status of primary, secondary, and tertiary prevention of coronary artery disease. Int J Angiol. 2021;30(3):177-86.
5. Martins C, Godycki-Cwirko M, Heleno B, Brodersen J. Quaternary prevention: reviewing the concept. Eur J Gen Pract. 2018;24(1):106-11.
6. Jacobs Jr DR, Woo JG, Sinaiko AR, Daniels SR, Ikonen J, Juonala M, et al. Childhood cardiovascular risk factors and adult cardiovascular events. N Engl J Med. 2022;386(20):1877-88.
7. Laddu D, Ma J, Kaar J, Ozemek C, Durant RW, Campbell T, et al. Health behavior change programs in primary care and community practices for cardiovascular disease prevention and risk factor management among midlife and older adults: a scientific statement from the American Heart Association. Circulation. 2021;144(24):e533-e549.
8. D'Agostino RB Sr, Vasan RS, Pencina MJ, Wolf PA, Cobain M, Massaro JM, et al. General cardiovascular risk profile for use in primary care: the Framingham Heart Study. Circulation. 2008;117(6):743-53.

22

Hipertensão arterial sistêmica

Fernando Nobre
Andréa de Araújo Brandão

CONSULTA RÁPIDA

Diagnóstico e triagem

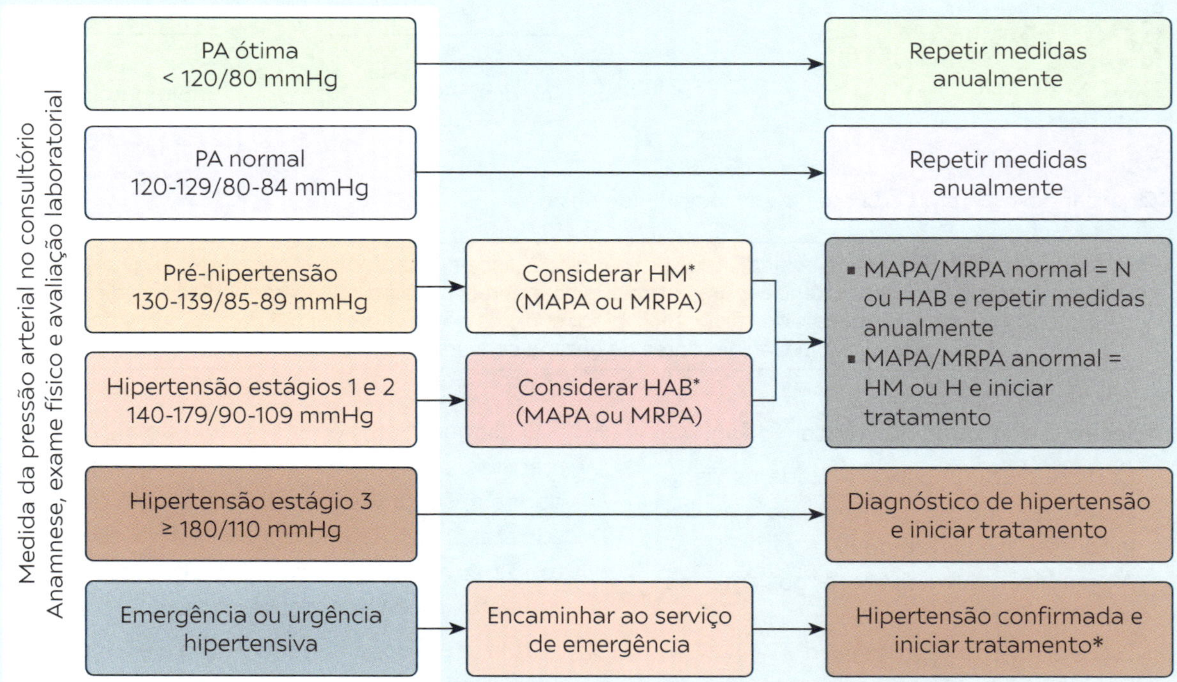

HAB: hipertensão do avental branco; HM: hipertensão mascarada; H: hipertensão; N: normotensão verdadeira; PA: pressão arterial.

Tratamento não medicamentoso

- Cessação do tabagismo
- Controle do peso (IMC < 25 kg/m^2; circunferência abdominal < 102 cm para os homens e < 88 cm para mulheres).
- Padrão alimentar (frutas, verduras, legumes, baixo teor de gorduras saturadas)
- Moderado consumo de sal (< 5 g/dia)
- Moderado consumo de álcool (< 30 g/homens e < 15 g/mulheres)
- Controle do estresse emocional
- Prática de princípios de espiritualidade (veja Capítulo 30)

Tratamento medicamentoso

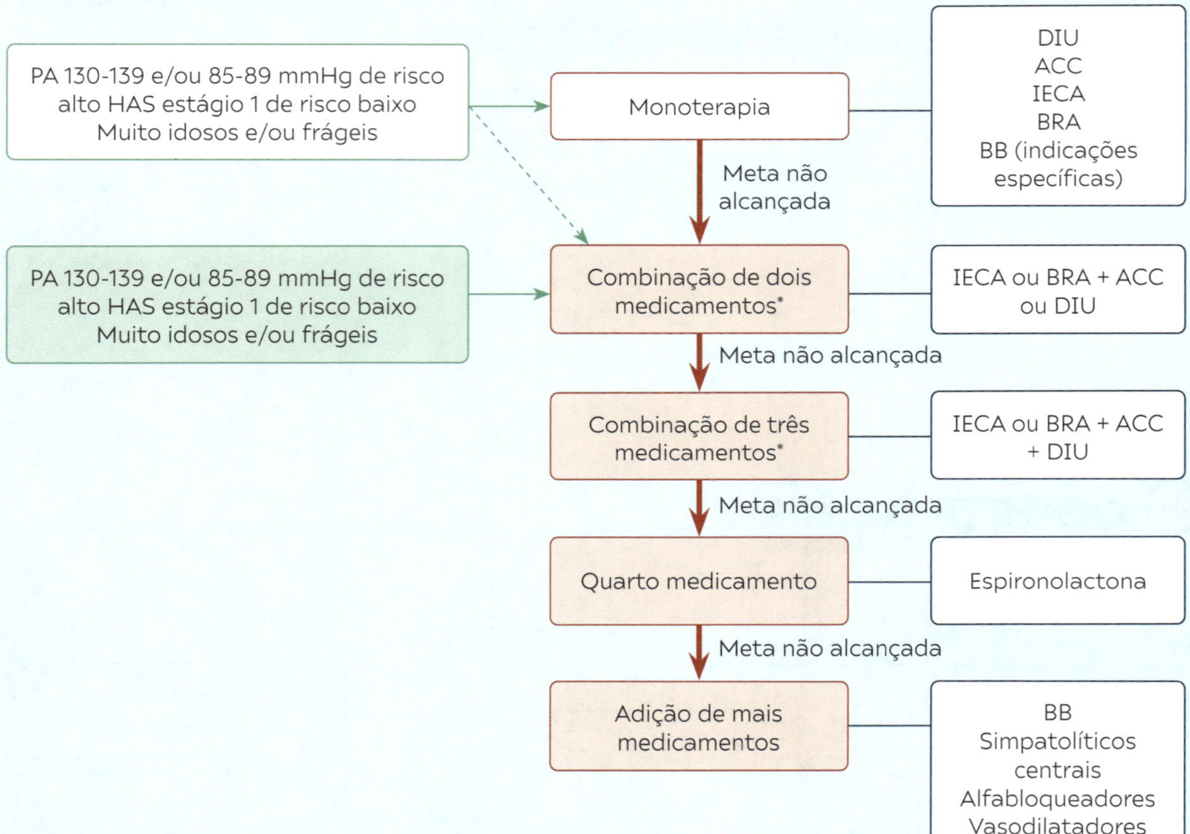

*Otimizar doses, preferencialmente em comprimido único

Betabloqueadores (BB) devem ser indicados em condições específicas, como: IC, pós-IAM, angina, controle da FC, mulheres jovens com potencial para engravidar, em geral em combinação com outros medicamentos. ACC: antagonistas dos canais de cálcio; BRA: bloqueadores dos receptores AT1 da angiotensina; DIR: diuréticos; IECA: inibidores da enzima conversora da angiotensina

Adesão e acompanhamento

- Certeza do diagnóstico é fundamental.
- Assegurar que o paciente foi bem avaliado laboratorial e clinicamente.
- A prescrição deve obedecer aos critérios ideais.
- Escolha do anti-hipertensivo.
- Definição da posologia e horários de uso do(s) medicamento(s).
- Ter certeza do controle da pressão arterial (idealmente com MAPA, assegurando controle nas 24 horas, vigília e sono, ou MRPA).
- Fazer todos os esforços (médico e paciente) para manter o tratamento de forma continuada.
- Estabelecer um plano de retornos para o seguimento.
- Avisar o paciente, "cobrar" atitude participativa.

O diagnóstico de HAS é fundamentado nas medidas de consultório com atenção aos cuidados necessários para sua obtenção de forma correta. O uso da medida da PA fora do consultório permite a avaliação dos diversos comportamentos da PA hoje conhecidos.

Utilizar uma boa história clínica e exames básicos essenciais para uma estratificação do risco é fundamental para as propostas de tratamento e busca das metas ideais da pressão arterial.

Todos os esforços deverão ser feitos para que o tratamento seja mantido de forma continuada para que o melhor prognóstico seja obtido.

INTRODUÇÃO

Hipertensão arterial sistêmica (HAS) é uma doença muito frequente, de grave evolução, relacionada à alta morbidade e à elevada mortalidade caso não seja adequadamente diagnosticada e corretamente tratada.

Sem dúvidas, tem a maior prevalência no atendimento de consultório.

DIAGNÓSTICO E ESTRATIFICAÇÃO DO RISCO

A avaliação inicial de um paciente com HAS inclui a confirmação do diagnóstico, a suspeita e a identificação de causa secundária, além da avaliação do risco cardiovascular. As lesões de órgão-alvo e as doenças associadas também devem ser investigadas[1].

O diagnóstico da HAS é feito usualmente com base na medida da pressão arterial (PA) realizada no consultório e que deve obedecer a critérios bem definidos para ser suficientemente capaz de fornecer valores reais. A Figura 1 estabelece a forma correta de medir a PA no consultório[2].

Com o advento da monitorização ambulatorial da pressão arterial (MAPA) e da monitorização residencial da pressão arterial (MRPA, atualmente também chamada MAPA 5 dias), foram definidos quatro tipos de comportamento expressos na Figura 2[1].

- Normotensão: definida pelo comportamento normal da PA no consultório (< 140 × 90 mmHg) e pela MAPA no período de 24 horas < 130 × 80 mmHg ou MRPA com valores < 130 × 80 mmHg.
- Hipertensão arterial sistêmica (H): definida como valores de PA ≥ 140 × 90 mmHg no consultório e PA ≥ 130 × 80 mmHg nas 24 horas pela MAPA ou na MRPA ≥ 130 × 80 mmHg.
- Hipertensão do avental branco (HAB): estabelecida quando a PA de consultório estiver acima do normal (≥ 140 × 90 mmHg) com PA < 130 × 80 mmHg nas 24 horas pela MAPA ou < 130 × 80 mmHg pela MRPA.
- Hipertensão mascarada (HM): condição definida quando a PA de consultório for < 140 × 90 mmHg com PA ≥ 130 × 80 mmHg nas 24 horas pela MAPA ou ≥ 130 × 80 mmHg pela MRPA[2] (Figura 2).

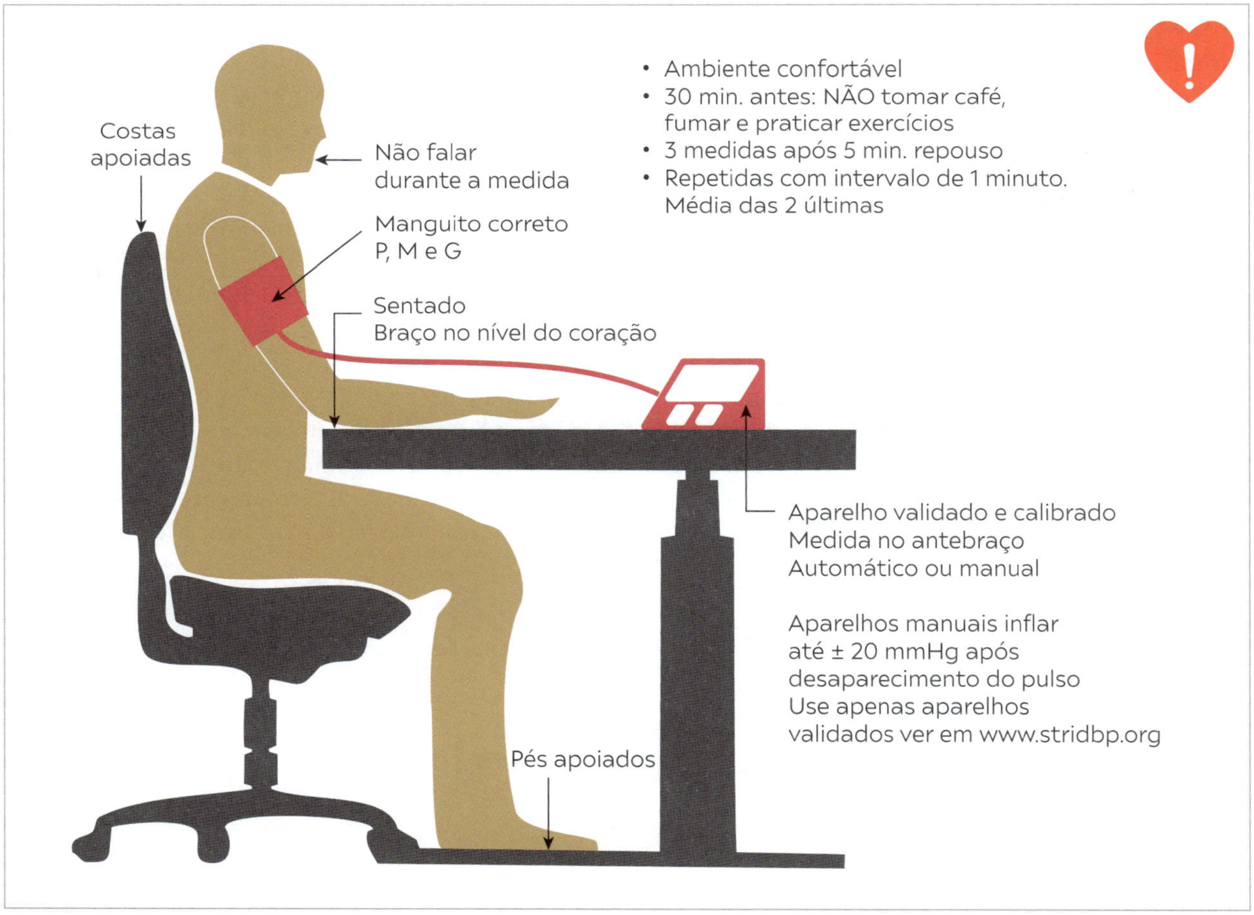

FIGURA 1 Orientações para a correta medida da pressão arterial em consultório[3].
Mantenha aparelhos sempre calibrados (calibrar no máximo a cada 6 meses).

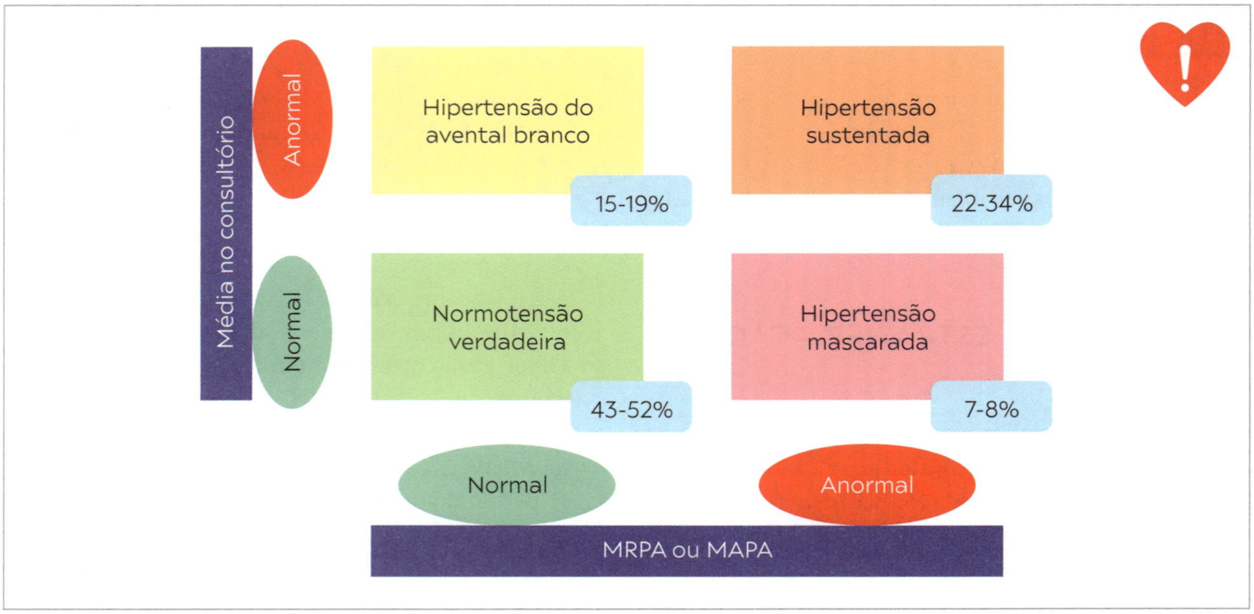

FIGURA 2 As quatro principais formas de apresentação da pressão arterial e a definição dos fenótipos atualmente definidos: normotensão verdadeira, hipertensão verdadeira, hipertensão do avental branco e hipertensão mascarada.

Para cada um dos métodos empregados para a medida da PA para fins de diagnóstico, há valores referenciais que estão expressos na Tabela I.

Quando a medida de consultório é a referência para o diagnóstico da HAS, de acordo com os valores obtidos, deve-se classificar o paciente em diferentes níveis, em conformidade com o que está expresso na Tabela II.

Essa definição de estágios nos quais os pacientes estão alocados tem importância, pois diferentes valores de pressão arterial representarão diversos riscos e exigirão condutas e metas a serem atingidas com o tratamento de forma específica.

Entretanto, não se define o risco global de um paciente somente pelos valores de PA obtidos. A conjunção de outros fatores de risco associados poderá definir riscos diferentes, mesmo para pacientes com os mesmos valores de pressão arterial.

Para o diagnóstico e a definição do risco individual, deve-se consultar a Tabela III, segundo as Diretrizes Brasileiras de Hipertensão 2020[1].

De forma didática e objetiva, as orientações para diagnóstico e triagem dos pacientes avaliados estão representadas na Figura 3, que indica o uso das medidas de consultório e da MAPA/MRPA, e o modo de se obter os quatro tipos de comportamento da pressão arterial.

Para completar a avaliação básica de cada paciente, recomendam-se exames considerados essenciais e que, portanto, devem ser realizados em todos os pacientes em uma avaliação inicial. Segundo as Diretrizes Brasileiras de Hipertensão 2020, são eles: análise de urina, potássio plasmático, creatinina plasmática, glicemia de jejum e HbA1c, estimativa do ritmo de filtração glomerular (utilizando as fórmulas propostas para esse fim), colesterol total, HDL-c e triglicerídeos plasmáti-

TABELA I Definição de comportamentos alterados da pressão arterial segundo as medidas de consultório, MAPA e MRPA[1]

Categoria	PAS (mmHg)		PAD (mmHg)
PA no consultório	≥ 140	e/ou	≥ 90
MAPA 24 horas	≥ 130	e/ou	≥ 80
▪ Vigília	≥ 135	e/ou	≥ 85
▪ Sono	≥ 120	e/ou	≥ 70
MRPA	≥ 130	e/ou	≥ 80

HAS: hipertensão arterial; PA: pressão arterial; PAD: pressão arterial diastólica; PAS: pressão arterial sistólica; MAPA: monitorização ambulatorial da pressão arterial; MRPA: monitorização residencial da pressão arterial.

TABELA II Classificação do comportamento da pressão arterial, segundo a Diretriz Brasileira de Hipertensão 2020[1] (igualmente a adotada pela Diretriz de Hipertensão das Sociedades Europeias de Cardiologia e Hipertensão[4])

Classificação da pressão arterial de acordo com a medida no consultório a partir de 18 anos de idade			
Classificação	PAS (mmHg)		PAS (mmHg)
PA ótima	< 120	e	< 80
PA normal	120-129	e/ou	80-84
Pré-hipertensão	130-139	e/ou	85-89
HAS estágio 1	140-159	e/ou	90-99
HAS estágio 2	160-179	e/ou	100-109
HAS estágio 3	≥ 180	e/ou	≥ 110

HAS: hipertensão arterial sistêmica; PA: pressão arterial; PAD: pressão arterial diastólica; PAS: pressão arterial sistólica. * A classificação é definida de acordo com a PA no consultório e com o nível mais elevado de PA, sistólica e diastólica. ** A HAS sistólica isolada, caracterizada pela PAS ≥ 140 mmHg e pela PAD < 90 mmHg, é classificada em 1, 2 ou 3 de acordo com os valores da PAS nos intervalos indicados. *** A HAS diastólica isolada, caracterizada pela PAS < 140 mmHg e PAD ≥ 90 mmHg é classificada em 1, 2 ou 3 de acordo com os valores da PAD nos intervalos indicados.

TABELA III Estratificação do risco do paciente com hipertensão arterial sistêmica com base nos valores de pressão arterial e condições associadas

	PA (mmHg)			
FR, presença de LOA ou doença	Pré-hipertensão PAS 130-139 PAD 85-89	Estágio 1 PAS 140-149 PAD 90-99	Estágio 2 PAS 160-169 PAD 100-109	Estágio 3 PAS > 180 PAD > 110
Sem FR	Sem risco adicional	Risco baixo	Risco moderado	Risco alto
1 ou 2 FR	Risco baixo	Risco moderado	Risco alto	Risco alto
≥ 3 FR	Risco moderado	Risco alto	Risco alto	Risco alto
LOA, DRC estágio 3, DM, DCV	Risco alto	Risco alto	Risco alto	Risco alto

DCV: doença cardiovascular; DM: *diabetes mellitus*; DRC: doença renal crônica; FR: fator de risco; LOA: lesão em órgão-alvo; PA: pressão arterial; PAS: pressão arterial sistólica.

cos (calcular o LDL-c com base na fórmula: LDL-c = CT – triglicérides/5 + HDL-c), ácido úrico plasmático e eletrocardiograma convencional[1].

TRATAMENTO

O tratamento da HAS objetiva buscar um controle adequado da PA, atingindo as metas definidas para determinado paciente com o emprego de medicamentos de fácil administração que sejam capazes de reduzir a morbidade e a mortalidade inerentes à hipertensão[5-7].

Ele é dividido em dois modos a serem empregados: tratamento não medicamentoso e medicamentoso.

O tratamento não medicamentoso deve objetivar:

- Cessação do tabagismo.
- Controle do peso: IMC < 25 kg/m²; circunferência abdominal < 102 cm para os homens e < 88 cm para mulheres.
- Padrão alimentar: frutas, verduras, legumes, baixo teor de gorduras saturadas.
- Moderado consumo de sal: < 5 g/dia.
- Moderado consumo de álcool: < 30 g/homens e < 15 g/mulheres.
- Controle do estresse emocional.
- Prática de princípios de espiritualidade (veja Capítulo 30).

Após estabelecido o diagnóstico e estratificado o risco inerente ao paciente a ser tratado com medicamentos, deve-se considerar a qual fenótipo ele pertence.

Para os indivíduos com hipertensão arterial sustentada ou verdadeira, pode-se valer do fluxograma da Figura 4 para instituir e manter o tratamento objetivando dois aspectos: controlar a PA e alcançar a meta ideal. Deve-se dar ênfase ao uso de combinações de medicamentos, pois se associam a maior eficácia anti-hipertensiva e maior tolerabilidade, maior adesão ao tratamento e

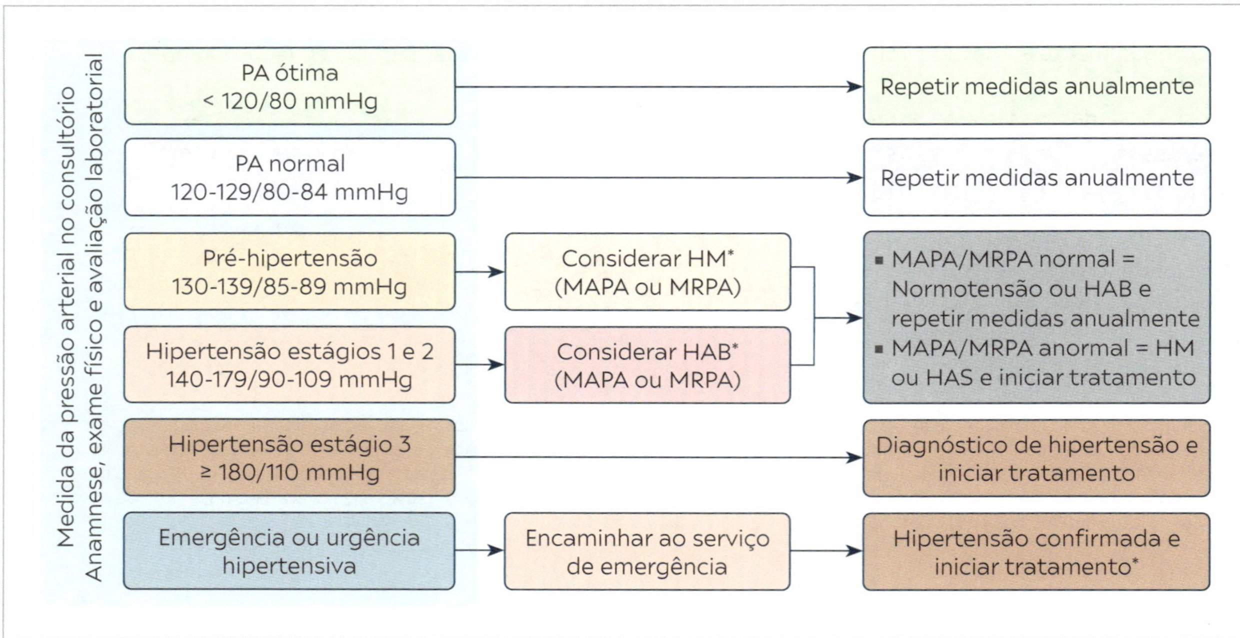

FIGURA 3 **Diagnóstico e triagem dos diversos comportamentos da pressão arterial[1]. HAB: hipertensão do avental branco; HM: hipertensão mascarada; HAS: hipertensão arterial sistêmica; PA: pressão arterial.**

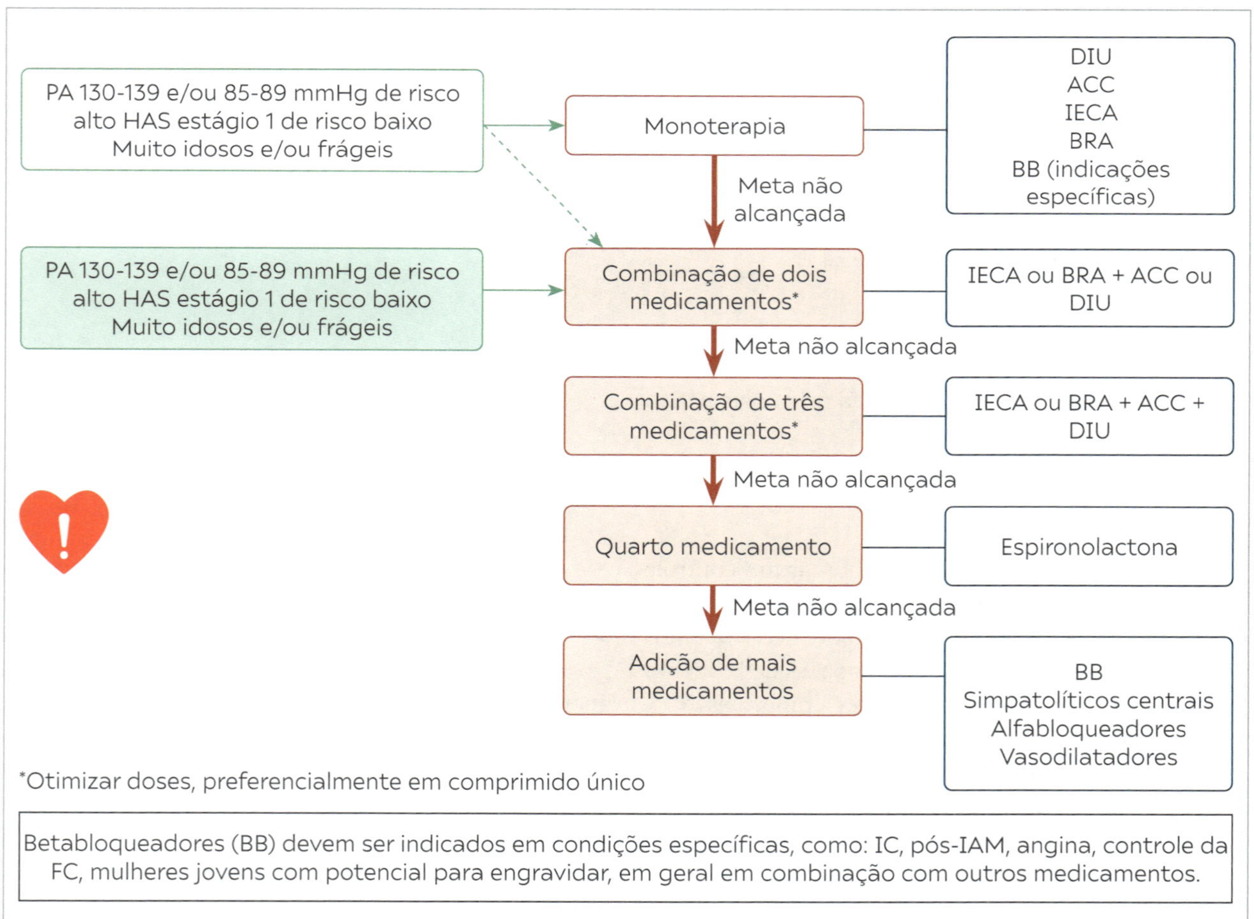

FIGURA 4 **Fluxograma para o tratamento da hipertensão arterial sistêmica.**

ACC: antagonistas de canal de cálcio; BB: betabloqueadores; BRA: bloqueador dos receptores AT1 da angiotensina II; DIU: diurético; IECA: inibidor da enzima conversora da angiotensina.

menor inércia terapêutica e, consequentemente, maior proteção cardiovascular.

Com relação ao emprego das associações de medicamentos são consideradas as mais efetivas o emprego de diuréticos em ação conjunta com IECA ou BRA, ou ACC em associação com BRA ou IECA. Vale ressaltar que não deverá ser empregada a associação de IECA e BRA[8].

O conhecimento atual de dois diferentes tipos de comportamento da PA, quando medidas fora do consultório são empregadas, exige a aplicação de condutas específicas para: HAB e HM.

Com relação ao comportamento da PA elevada no consultório, porém normal quando realizada a MAPA ou MRPA e a persistentemente normal nas medidas casuais, mas sistematicamente elevadas nas medidas obtidas por MAPA e/ou MRPA, orientações atuais quanto às intervenções estão expressas na Tabela IV, com base nas informações decorrentes da Diretriz do American College of Cardiologia e American Heart Association[3].

TABELA IV Condutas na hipertensão do avental branco e mascarada

	Tratamento não medicamentoso	Tratamento medicamentoso
Hipertensão do avental branco	De rotina: sim	De rotina: não Syst-Eur[9] e HYVET[10] sugerem tratamento em > 60-80 anos, pois pode conferir benefícios na prevenção de eventos cardiovasculares. Se houver LOA ou risco cardiovascular alto ou muito alto
Hipertensão mascarada	De rotina: sim	De rotina: sim Como o risco é similar ao de hipertensão verdadeira, utilizar tratamento medicamentoso para normalizar a PA por MAPA/MRPA[3]

LOA: lesão em órgão-alvo; MAPA: monitorização ambulatorial da pressão arterial; MRPA: monitorização residencial da pressão arterial.

Ainda com relação à HAB, deve-se considerar que esses pacientes deverão ser submetidos anualmente à MAPA ou à MRPA, considerando que há maior probabilidade de eles se tornarem hipertensos com o passar do tempo[10].

ACOMPANHAMENTO

Como doença crônica, a HAS necessita de tratamento continuado.

A adesão às orientações prescritas necessitará, portanto, de orientações e convencimento dos pacientes para segui-las.

Constituem aspectos fundamentais para que eles atentem aos cuidados e aos medicamentos prescritos e tenham um acompanhamento que lhes confira o melhor prognóstico:

- Certeza do diagnóstico é fundamental.
- Assegurar que o paciente foi bem avaliado laboratorial e clinicamente.
- A prescrição deve obedecer aos critérios ideais já discutidos.
- Escolha do anti-hipertensivo.
- Definição da posologia e horários de uso do(s) medicamento(s).
- Ter certeza do controle da pressão arterial (idealmente com MAPA, assegurando controle nas 24 horas, vigília e sono ou MRPA).
- Fazer todos os esforços (médico e paciente) para manter o tratamento de forma continuada.
- Estabelecer um plano de retornos para acompanhamento.
- Avisar o paciente e "cobrar" atitude participativa.

Além de manter o tratamento de forma continuada, é necessário avaliar se as metas ideais de PA para a condição clínica e a estratificação de risco do paciente estejam atendidas. A Tabela V estabelece, segundo a Diretriz Brasileira de Hipertensão 2020[1], as metas ideais para cada grupo de pacientes.

TABELA V Metas de pressão arterial para pacientes sob tratamento

Metas gerais				
	Risco cardiovascular			
Meta	Baixo ou moderado		Alto	
PA sistólica (mmHg)	< 140		120-129	
PA diastólica (mmHg)	< 90		70-79	
Metas para idosos considerando a condição global e a medida da PA de consultório				
	PAS de consultório		PAD de consultório	
Condição global[1]	Limiar de tratamento	Meta pressórica[4,5]	Limiar de tratamento	Meta[8]
Hígidos[2]	≥ 140 (I, A)	130-139 (I, A)[6]	≥ 90	70-79
Idosos frágeis[3]	≥ 160 (I, C)	140-149 (I, A)[7]	≥ 90	70-79

1: mais importante que a idade cronológica é a condição funcional; 2: incluindo fragilidade leve; 3: fragilidade moderada a severa; 4: incluindo idosos com comorbidades: DM, DAC, DRC, ACV/EIT (não se refere à fase aguda); 5: avaliar ativamente a tolerabilidade, inclusive possíveis sintomas atípicos; 6: uma meta mais rígida (125-135 mmHg) pode ser obtida em casos selecionados, especialmente em idosos motivados, com < 80 anos, apresentando ótima tolerabilidade ao tratamento; 7: limites mais elevados em caso de sobrevida limitada e ausência de sintomas. A redução da PA deve ser gradual; 8: PAD: evitar < 65-70 mmHg e portadores de DAC clinicamente manifesta.

BIBLIOGRAFIA

1. Barroso WKS, Rodrigues CIS, Bortolotto LA, Mota-Gomes MA, Brandão AA, Feitosa ADM, et al. Diretrizes Brasileiras de Hipertensão Arterial – 2020. Arq Bras Cardiol. 2021;116(3):516-658.
2. Nobre F, Mion Jr, F. Monitorização ambulatorial da pressão arterial: V décadas de mais luzes e menos sombras. Arq Bras Cardiol. 2016;106(6).
3. Ungera T, Borghib C, Charcharc F, Khanf NA, Poulterh NR, Prabhakarani D, et al. 2020 International Society of Hypertension global hypertension practice Guidelines. J Hypertension. 2020;38:982-1004.
4. Williams B, Mancia G, Spiering S, Agabiti E, Azizi M, Burnier M et al. 2018 ESC/ESH Guidelines for the management of arterial Hypertension. Eur Heart J. 2018;39:3021:104.
5. Ott C, Schmieder RE. Diagnosis and treatment of arterial hypertension 2021. Kidney Int. 2022;101(1):36-46.
6. Blood Pressure Lowering Treatment Trialists' Collaboration. Pharmacological blood pressure lowering for primary and secondary prevention of cardiovascular disease across different levels of blood pressure: an individual participant-level data meta-analysis. Lancet. 2021;397:1625-36.
7. Whelton PK, Carey RM, Aronow WS. 2017 ACC/AHA/AAPA/ABC/ACPM/AGS/APhA/ASH/ASPC/NMA/PCNA Guideline for the Prevention, Detection, Evaluation, and Management of High Blood Pressure in Adults: Executive Summary: a report of the American College of Cardiology/American Heart Association Task Force on Clinical Practice Guidelines. J Am Coll Cardiol. 2018;71:2199-269.
8. Flack JM, Adekola B. Blood pressure and the new ACC/AHA hypertension Guidelines. Trends Cardiovasc Med. 2020;30(3):160-4.
9. Beckett NS, Peters R, Fletcher AE, Staessen JA, Liu LS, et al. On behalf of the HYVET Study Group. Treatment of hypertension in patients 80 years of age or older. N Engl J Med. 2008;358:1887-98.
10. Staessen JA, Fagard R, Thijs L, Celis H, Arabidze GG, Birkenháger WH, et al. Randomised double-blind comparison of placebo and active treatment for older patients with isolated systolic hypertension. The Systolic Hypertension in Europe (Syst-Eur) Trial Investigators. Lancet. 1997;350(9080):757-64.
11. Mancia G, Facchetti R, Bombelli M, Cuspidi C, Grassi G. White-coat hypertension: pathophysiological and clinical aspects: excellence award for hypertension research 2020. Hypertension. 2021; 78(6):1677-88.

23

Dislipidemias

Ikaro Soares Santos Breder
Otavio Rizzi Coelho
Andrei Carvalho Sposito

CONSULTA RÁPIDA

Avaliação laboratorial do perfil lipídico

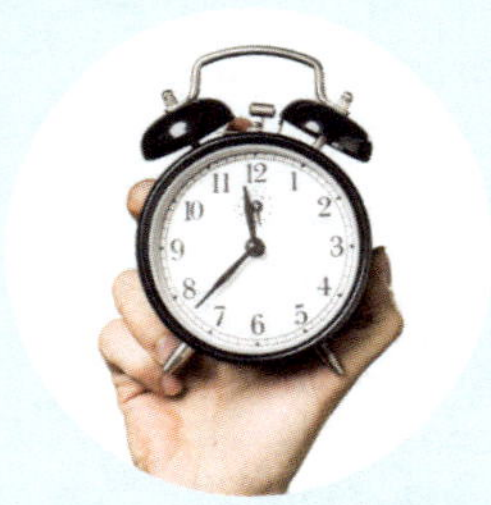

A hora de colher sangue:

Idealmente no período pós-prandial. Com correção dos valores dos triglicerídeos que variarão nesse momento da coleta.

Melhores preditores de risco

Hierarquia das lipoproteínas na predição de risco

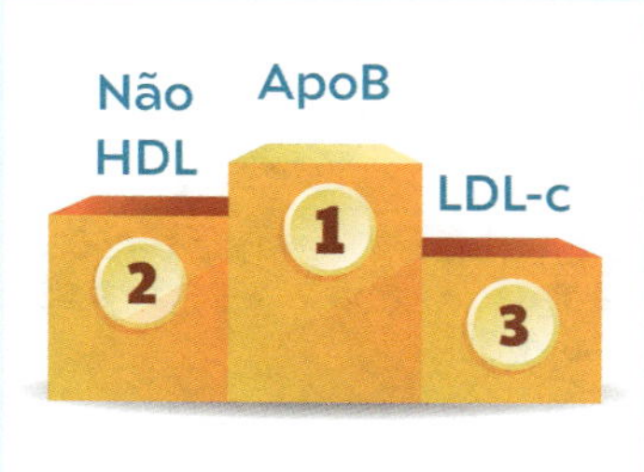

Lp(a)

Tem importância nas pessoas com familiares que apresentaram doença cardiovascular precoce, sem explicação plausível.

Frequência da reavaliação

A indicação de reavaliação do perfil lipídico é de 4-6 semanas após a introdução do tratamento.

HDL-c

Valores menores de 40 mg/dL em homens e 50 mg/dL em mulheres são preditores para doenças cardiovasculares (DCV).

Causas primárias para HDL-c baixo

Causas primárias de HDL-c baixo	Herança genética	Manifestações clínicas	Nível de HDL-c (mg/dL)
Doença de Tangier	Autossômica recessiva Mutação no gene *ABCA1*	DAC precoce, hepatoesplenomegalia, neuropatia periférica, hipertrofia amigdaliana, opacidade de córnea	HDL < 5
Deficiência da LCAT	Autossômica recessiva Mutação no gene *LCAT*	Sem DAC precoce, hipertensão arterial sistêmica, opacidade corneana, anemia normocrômica, proteinúria, hipertrigliceridemia, doença renal terminal	HDL < 10
Deficiência da apolipoproteína A-1	Herança dominante, podendo se apresentar na forma heterozigota	DAC prematura, opacidade corneana, xantomas, xantelasmas	HDL < 10

Causas secundárias

Hipertrigliceridemia, obesidade, *diabetes mellitus*, gênero masculino, sedentarismo.

Tratamento

Controle do tabagismo, do peso, da pressão arterial e prática de atividades físicas regulares. Não há tratamento medicamentoso disponível para elevação do HDL-c.

LDL-c

Risco cardiovascular	Metas pela Diretriz Brasileira	Metas pela Diretriz Europeia	Opções medicamentosas
Baixo risco cardiovascular	LDL-c < 130 mg/dL e colesterol não HDL < 160 mg/dL	LDL-c < 116 mg/dL	Rosuvastatina 5-10 mg Atorvastatina 10-20 mg Sinvastatina 20-40 mg Pitavastatina 2-4 mg
Intermediário risco cardiovascular	LDL-c < 100 mg/dL e colesterol não HDL < 130 mg/dL	LDL-c < 100 mg/dL	Rosuvastatina 5-10 mg Atorvastatina 10-20 mg Sinvastatina 20-40 mg Pitavastatina 2-4 mg
Alto risco cardiovascular	LDL-c < 70 mg/dL e colesterol não HDL < 100 mg/dL	≥ redução de 50% do LDL-c basal e LDL-c < 70 mg/dL	Rosuvastatina 20-40 mg Atorvastatina 40-80 mg Sinvastatina + ezetimiba 40/10 mg
Muito alto risco cardiovascular	LDL-c < 50 mg/dL e colesterol não HDL < 80 mg/dL	≥ redução de 50% do LDL-c basal e LDL-c < 55 mg/dL	Rosuvastatina 20-40 mg Atorvastatina 40-80 mg Sinvastatina + ezetimiba 40/10 mg Estatina + ezetimiba + iPCSK9
Recorrência de evento cardiovascular em ≤ 2 anos do primeiro evento		LDL-c < 40 mg/dL Colesterol não HDL < 70 mg/dL	Rosuvastatina 20-40 mg Atorvastatina 40-80 mg Sinvastatina + ezetimiba 40/10 mg Estatina + ezetimiba + iPCSK9

Triglicérides

Causas comuns

- Obesidade.
- Resistência insulínica.
- Excesso de ingestão de carboidratos e açucares.
- Hipotireoidismo.
- Diabetes descompensado.
- Insuficiência renal crônica.
- Etilismo.

Manifestações clínicas e complicações

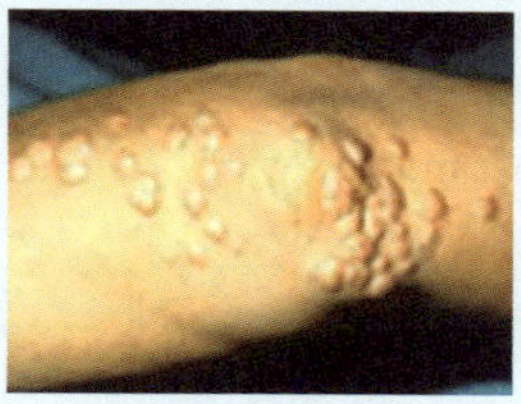

- Xantomas cutâneos.

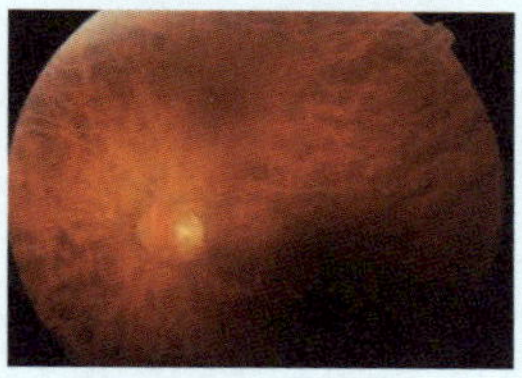

- Lipemia retinal por hipertrigliceridemia.
- Pancreatite.

Tratamento

- Avaliar o risco cardiovascular anteriormente à tomada de decisão.
- Promover redução de LDL-c e de não HDL-c.
- Indicação do tratamento por meio dos fibratos:
  - Pacientes com baixo risco cardiovascular.
  - LDL-c dentro da faixa ideal e triglicérides > 500 mg/dL.
  - Fibratos são a primeira escolha se triglicérides > 500 mg/dL e com LDL-c no alvo terapêutico.
  - Na população com hipertrigliceridemia leve a moderada (150-500 mg/dL), há possíveis benefícios com o uso de fibratos e ômega-3. Cuidado com a associação de fibrato e estatina.

INTRODUÇÃO

A aterosclerose é uma doença crônica e inflamatória, responsável pelas principais causas de morte em todo o mundo. Nas últimas décadas, diversos estudos evidenciaram que o manejo da dislipidemia, em especial do *low-density lipoprotein* (LDL-c), é a principal forma de redução de risco cardiovascular[1].

Apesar do amplo desenvolvimento científico na área, pacientes adequadamente tratados permanecem com considerável risco cardíaco residual. Por isso, a adesão médica às diretrizes de prescrição é tão necessária.

Este capítulo tem por objetivos:

- Disseminar o conhecimento relacionado ao adequado manejo das dislipidemias, comparando as diretrizes Brasileira e Europeia.
- Descrever novos estudos publicados posteriormente a essas diretrizes, atualizando o conhecimento produzido até então.

AVALIAÇÃO LABORATORIAL DO PERFIL LIPÍDICO

Horário da coleta

Tanto as diretrizes brasileira[1] como a europeia[2] sugerem que se faça a avaliação do perfil lipídico, preferencialmente no período pós-prandial, não mais em jejum. Isso porque, independentemente se no jejum ou no estado pós-prandial, o colesterol total, o HDL-c e as apolipoproteínas (ApoAI e ApoB) não se alterarão significativamente.

Os triglicérides, por outro lado, podem ter alterações no período pós-prandial e o valor de referência deve ser ajustado. Ressalta-se que a hipertrigliceridemia pós-prandial é um fator de risco cardiovascular bem estabelecido.

Ademais, a coleta pós-prandial representaria melhor o cotidiano de um indivíduo, uma vez que geralmente o jejum não passa de 12 horas ou mais[1].

Dosagem de ApoB e do colesterol não HDL

Comparando-se a dosagem de apolipoproteína B, LDL-c e colesterol não HDL, a melhor preditora de risco cardiovascular é a ApoB, seguida pelo colesterol não HDL e depois o LDL-c. No entanto, dada a dificuldade de obtenção, custo e falta de parâmetros no tratamento, recomenda-se a utilização do colesterol não HDL, em vez da ApoB[1]. A dosagem de colesterol não HDL é especialmente útil em relação ao LDL-c na população com altos níveis de triglicérides, diabetes, obesidade ou níveis de LDL-c muito baixos[2].

O colesterol não HDL é obtido pela fórmula: colesterol total – HDL-c.

As evidências apontam que o colesterol não HDL é superior à medida isolada da LDL-c, na predição do risco cardiovascular, por incluir outras frações aterogênicas, como o IDL-c e os triglicérides ricos em lipoproteínas[2].

TABELA I Principais causas primárias de HDL-c baixo

Causas primárias de HDL-c baixo	Herança genética	Manifestações clínicas	Nível de HDL-c (mg/dL)
Doença de Tangier	Autossômica recessiva Mutação no gene *ABCA1*	DAC precoce, hepatoesplenomegalia, neuropatia periférica, hipertrofia amigdaliana, opacidade de córnea	HDL < 5
Deficiência da *LCAT*	Autossômica recessiva Mutação no gene *LCAT*	Sem DAC precoce, hipertensão arterial sistêmica, opacidade corneana, anemia normocrômica, proteinúria, hipertrigliceridemia, doença renal terminal	HDL < 10
Deficiência da apolipoproteína A-1	Herança dominante, podendo se apresentar na forma heterozigota	DAC prematura, opacidade corneana, xantomas, xantelasmas	HDL < 10

Dosagem da lipoproteína (a) – Lp(a)

Trata-se de um tipo de partícula de LDL-c, com alta capacidade de atravessar as barreiras endoteliais, promovendo efeito aterogênico. A Lp(a) assemelha-se ao plasminogênio e é capaz de se ligar a seu receptor, aumentando o risco pró-trombótico[3]. O Capítulo 31 – "Outros fatores de risco cardiovascular" traz detalhe desse tema.

É recomendado que seja feita a dosagem da Lp(a) ao menos uma vez na vida, em especial nos pacientes com familiares que apresentaram doença cardiovascular precocemente e sem causa estabelecida. Nos indivíduos com Lp(a) ≥ 180 mg/dL, cujo risco cardiovascular é aumentado, o manejo deve-se focar no LDL-c e no colesterol não HDL.

O uso de estatinas, ezetimiba, sequestrantes biliares e niacina mostrou-se ineficaz para a redução de risco cardiovascular nos pacientes com elevada Lp(a). Os inibidores de PCSK-9 (iPCSK9) também são capazes de reduzir a Lp(a) sérica. Estudos de subanálise apontam para um resultado mais robusto de redução de risco cardiovascular nos pacientes com elevada Lp(a) basal, em relação àqueles com Lp(a) baixa[4].

Frequência da avaliação

A V Diretriz Brasileira recomenda a reavaliação do perfil lipídico 4 a 6 semanas após a introdução do tratamento[1].

HIGH DENSITY LIPOPROTEIN (HDL-C)

A partícula de HDL-c é conhecida por seu potencial efeito antiaterogênico, relacionado ao efluxo do colesterol e a seu transporte reverso[5].

Estudos populacionais mostraram que o baixo HDL-c (menores que 40 mg/dL em homens e menor que 50 mg/dL em mulheres), é um preditor para doenças cardiovasculares (DCV), independentemente do LDL-c[6]. Reforçando a importância do HDL-c para a saúde vascular, estudos populacionais mostraram que, para cada 1 mg/dL de aumento do HDL-c, há redução de 2 a 3% no risco de eventos aterotrombóticos[6].

A seguir serão apresentadas as causas primárias e secundárias para a redução do HDL-c e os tratamentos com o objetivo de seu aumento.

Causas primárias para o baixo HDL-c

Pacientes com deficiência de lipoproteínas de alta densidade (HDL-c < 20 mg/dL) de causa primária são incomuns. Embora a prevalência seja baixa, quando realizados estudos em famílias que apresentaram DCV prematura, (idade inferior a 60 anos), esse número se eleva para 4%[7]. As causas mais comuns de hipolipoalfaproteinemia primária são: (a) deficiência de ApoA-I; (b) doença de Tangier (DT); (c) deficiência de lecitina: colesterolaciltransferase (LCAT). A Tabela I traz um resumo das principais características dessas três doenças. Quanto ao tratamento, o objetivo é a redução do LDL-c e do colesterol não HDL, por meio das drogas hipolipemiantes, como as estatinas e a ezetimiba, para a redução do risco cardiovascular global.

Causas secundárias de baixo HDL-c

Entre as causas secundárias relacionadas à HDL-c baixa, podem-se destacar: hipertrigliceridemia, obesidade, *diabetes mellitus*, gênero (masculino), sedentarismo[8].

Tratamento

Tanto os estudos com apabetalone[9], droga com a finalidade de reduzir a expressão de genes ligados à resposta inflamatória e ao consumo do HDL-c em fase inflamatória aguda, como com os inibidores da CETP (proteína de transferência de colesterol esterificado), os promotores da elevação do HDL-c (torcetrapib, evacetrapib e anacetrapib)[10-12] e a niacina[13,14], mostraram ineficazes na redução do risco cardiovascular por meio do aumento do HDL-c.

Por causa da ineficácia desses tratamentos medicamentosos, o manejo do HDL-c baixo se dá por meio da redução dos outros fatores de risco, como correção da pressão arterial (PA), glicemia, cessação do Tabagismo e manejo do LDL-c e do não HDL-c[2]. É também desejável que o índice de massa corporal (IMC) esteja em sua faixa de normalidade (18,5-24,9 kg/m^2). Sabe-se que, para cada 1 kg perdido, em média o HDL-c eleva-se em 0,4 mg/dL. A atividade física aeróbica moderada pode aumentar o HDL-c de 3,1-6,0 mg/dL. A cessação do tabagismo também pode contribuir para a elevação do HDL-c, desde que se previna o ganho de peso[2].

LOW-DENSITY LIPOPROTEIN (LDL-C)

As evidências mais recentes tornaram consolidados os resultados benéficos da redução do LDL-c e de outras lipoproteínas derivadas da ApoB na aterogênese[2]. Entretanto, apesar da bem-sucedida redução de eventos com a terapia hipolipemiante, a baixa adesão ao tratamento, tanto pela classe médica, como pelos pacientes, é preocupante. Em um estudo publicado pelo nosso grupo, com mais de 1.000 pacientes com DM 2 e alto ou muito alto risco cardiovascular, apenas 7,8% estavam com LDL-c na meta preconizada[15].

Comparação entre as Diretrizes Brasileira e Europeia

Nesse tópico, serão comparadas as Diretrizes Brasileiras e Europeia, com relação à classificação do risco cardiovascular (RCV) às metas a serem alcançadas e às drogas a serem utilizadas em ambas

- **Baixo risco cardiovascular:** a Diretriz Brasileira considera baixo risco cardiovascular aqueles que têm < 5% de risco em 10 anos. A Diretriz Europeia considera < 1%. Nesses, a diretriz brasileira recomenda um LDL-c < 130 mg/dL, enquanto a Europeia < 116 mg/dL.
- **Risco cardiovascular intermediário:** essa faixa é mais ampla na Diretriz Brasileira, englobando pacientes com risco entre 5 e 20%, enquanto a Europeia considera apenas 1 a 5%. Quanto às metas de LDL-c, não há diferenças.
- **Alto risco cardiovascular:** a Diretriz Brasileira considera alto risco aqueles com > 20% em 10 anos. A Diretriz Europeia considera aqueles com risco entre 5 e 10% em igual período. A Diretriz Brasileira recomenda LDL-c < 50 mg/dL e colesterol não HDL < 80 mg/dL, enquanto a Europeia recomenda redução de LDL-c ≥ 50% em relação ao basal e alvo < 55 mg/dL.
- Muito alto risco cardiovascular: a Diretriz brasileira considera apenas aqueles com doença cardiovascular já estabelecida ou com estenose arterial ≥ 50%. A Europeia incluiu, além desses, (i) aqueles com risco CV > 10%, (ii) pacientes com DM1 há mais de 20 anos, (iii) pacientes com diabetes e com lesão de órgão-alvo ou (iv) com taxa de filtração glomerular < 30 mL/min/1,73 m^2.

As Tabelas II e III explicitam essas considerações.

Populações específicas

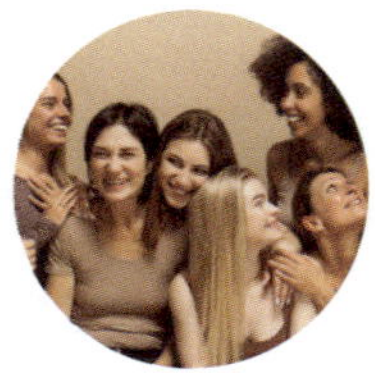

Mulheres: o benefício da redução de LDL-c e de colesterol não HDL é semelhante entre os sexos. Assim, a Diretriz Europeia recomenda que a estratificação de risco e a intensidade das drogas utilizadas sejam as iguais[2].

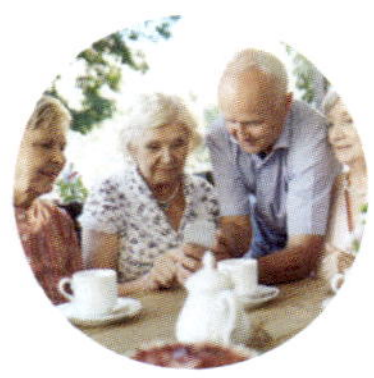

Idosos (≥ 75 anos): não há dúvidas sobre o benefício do tratamento hipolipemiantes em pessoas com idade ≤ 75 anos. Tampouco, na população com idade ≥ 75 anos e história de doença cardiovascular estabelecida.

No entanto, os dados são escassos para essa faixa etária, com dislipidemia isolada, sem outros fatores de risco, como diabetes, hipertensão ou doença aterosclerótica subclínica.

Para essa população, com dislipidemia isolada, em prevenção primária, as Diretrizes Brasileira e Europeia sugerem a realização de tratamento hipolipemiante, com base na estratificação de risco cardiovascular. O *Trial STAtin Therapy for Reducing Events in Elderly* (STAREE - NCT02099123), com início em 2014, está buscando avaliar a eficácia do uso de atorvastatina 40 mg/dia nessa população específica, e está com previsão de término de inclusão de pacientes em dezembro de 2022.

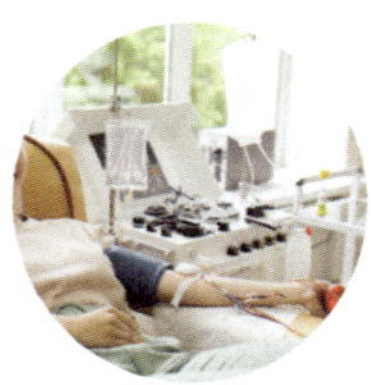

Doença renal crônica terminal: a Diretriz KDIGO[16] orienta que não seja iniciada terapia hipolipemiante na população em prevenção primária que esteja em tratamento renal substitutivo, por causa da ausência de eficácia nos estudos até então realizados. No entanto, a mesma diretriz sugere que, para os pacientes que evoluam para tratamento dialítico, as estatinas deverão ser mantidas, caso já tenham sido iniciadas previamente.

Podemos concluir que, até o momento, não foi encontrado um ponto no qual a redução de LDL-c perca

TABELA II Classificação de risco cardiovascular de acordo com as Diretrizes Brasileira e Europeia

Baixo risco	Risco cardiovascular < 5%	Risco cardiovascular < 1%
Risco intermediário	Sexo masculino: risco 5-10% Sexo feminino: risco 5-20% Diabetes sem estratificador de risco[a]	Risco cardiovascular: 1-5% Diabetes sem estratificador de risco
Alto risco	Sexo masculino: risco > 10% Sexo feminino: risco > 20% Doença arterial periférica[B]; TFG 30-59 Diabetes com estratificador de risco	Risco cardiovascular entre 5-10% TFG 30-59 mL/min/1,73 m^2 Diabetes com estratificador de risco
Muito alto risco	Pacientes em prevenção secundária Obstrução arterial > 50% (carótida, cerebral, vascular, periférica)	Risco cardiovascular > 10%; doença arterial periférica; pacientes em prevenção secundária; obstrução arterial > 50% (carótida, cerebral, vascular, periférica); diabetes com lesão de órgão-alvo; tfg < 30-59 mL/min/1,73 m^2

[a] Estratificador de risco = idade ≥ 48 anos no homem e ≥ 54 anos na mulher; tempo de diabetes > 10 anos; história familiar de primeiro grau com DCV prematura (< 55 anos para masculino e < 65 anos para feminino); tabagismo; hipertensão arterial sistêmica; síndrome metabólica; presença de albuminúria > 30 mg/g; retinopatia; TFG < 60 mL/min/1,73m^2. [b] Doença arterial periférica: placa carotídea > 1,5 mm; doença aterosclerótica em artéria vertebral, mesentérica, extremidades, renal e aórtica; índice tornozelo-braquial < 0,9; escore de cálcio > 10 Agatston.

TABELA III Comparativo das metas terapêuticas de acordo com as diretrizes brasileira e europeia

Risco cardiovascular	Metas pela Diretriz Brasileira	Metas pela Diretriz Europeia	Opções medicamentosas
Baixo risco cardiovascular	LDL-c < 130 mg/dL e colesterol não HDL < 160 mg/dL	LDL-c < 116 mg/dL	Rosuvastatina 5-10 mg Atorvastatina 10-20 mg Sinvastatina 20-40 mg Pitavastatina 2-4 mg
Intermediário risco cardiovascular	LDL-c < 100 mg/dL e colesterol não HDL < 100 mg/dL	LDL-c < 100 mg/dL	Rosuvastatina 5-10 mg Atorvastatina 10-20 mg Sinvastatina 20-40 mg Pitavastatina 2-4 mg
Alto risco cardiovascular	LDL-c < 70 mg/dL e colesterol não HDL < 130 mg/dL	≥ redução de 50% do LDL-c basal e LDL-c < 70 mg/dL	Rosuvastatina 20-40 mg Atorvastatina 40-80 mg Sinvastatina + Ezetimiba 40/10 mg
Muito alto risco cardiovascular	LDL-c < 50 mg/dL e colesterol não HDL < 80 mg/dL	≥ redução de 50% do LDL-c basal e LDL-c < 55 mg/dL	Rosuvastatina 20-40 mg Atorvastatina 40-80 mg Sinvastatina + ezetimiba 40/10 mg Estatina + ezetimiba + iPC5K9
Recorrência de evento cardiovascular em ≤ 2 anos do primeiro evento		LDL-c < 40 mg/dL Colesterol não HDL < 70 mg/dL	Rosuvastatina 20-40 mg Atorvastatina 40-80 mg Sinvastatina + ezetimiba 40/10 mg Estatina + ezetimiba + iPC5K9

HDL-c: *high-density lipoprotein cholesterol*; iPCSK9: inibidores da pró-proteína convertase subtilisina quexina tipo 9 (PCSK9); LDL-c: *low-density lipoprotein cholesterol*.

eficácia na prevenção de eventos aterotrombóticos. Em razão da segurança dos tratamentos, inclusive quando o LDL-c atinge valores muito baixos (≤ 40 mg/dL), recomenda-se busca agressiva pelas metas estabelecidas.

HIPERTRIGLICERIDEMIA

A hipertrigliceridemia pode ser decorrente da obesidade, da resistência insulínica, do excesso de ingestão de carboidratos e açucares refinados. Outras causas para a hipertrigliceridemia são: hipotireoidismo, diabetes descompensado, insuficiência renal crônica, etilismo e uso de medicações. Clinicamente, a elevação dos triglicérides pode se manifestar com a presença de xantomas cutâneos, *lipemia retinalis* e pancreatite.

Tratamento

Embora se saiba que a hipertrigliceridemia é um fator de risco cardiovascular, há dados conflitantes sobre a proteção por meio de seu tratamento. Por isso, tanto a V Diretriz Brasileira como a Diretriz Europeia recomendam a avaliação do risco cardiovascular anteriormente à tomada de decisão. Após a estratificação, o objetivo primário será a redução de LDL-c e de não HDL-c, por meio da utilização de estatinas em combinação ou não com ezetimiba.

> O tratamento isoladamente dos triglicérides, por meio dos fibratos como primeira escolha, restringe-se a pacientes com baixo risco cardiovascular, LDL-c dentro da faixa ideal, e com triglicérides > 500 mg/dL para evitar o risco de pancreatite.

Na população que já está em uso de estatinas, com o LDL-c e o colesterol não HDL dentro do alvo terapêutico, se a hipertrigliceridemia leve a moderada persistir, o tratamento com fibratos e/ou ômega-3 pode ser considerado. Particularmente, se há HDL-c baixo e triglicérides > 200 mg/dL, há evidência de proteção cardiovascular por meio do uso de fibratos[2]. Ademais, há estudos clínicos demonstrando que há redução de eventos microvasculares, como retinopatia e amputação de membros inferiores, após a intervenção com fibratos em pacientes com diabetes[17].

> Recentemente, o estudo REDUCE-IT[18] mostrou que a utilização de doses elevadas de eicosapentaenoico (EPA), em pacientes com triglicérides entre 135 e 499 mg/dL, com alto risco cardiovascular e LDL-c controlado por meio das estatinas, levou à redução de aproximadamente 25% do risco de eventos trombóticos.

O tratamento para redução dos triglicérides deve ser baseado prioritariamente no RCV, lançando mão de estatinas e, se necessário, ezetimiba. O uso de fibratos continua sendo a primeira escolha nos pacientes com triglicérides > 500 mg/dL e com LDL-c no alvo terapêutico. Na população com hipertrigliceridemia leve a moderada (150-500 mg/dL), há possíveis benefícios com o uso de fibratos e ômega-3, os quais ainda carecem de confirmações de benefícios.

Deve-se ressaltar que a utilização concomitante de estatinas e fibratos pode ser deletéria e especialmente contraindicada é a associação da genfibrozila com estatinas.

BIBLIOGRAFIA

1. Faludi AA, Izar MCO, Saraiva JFK, Chacra APM, Bianco HT, Afiune A, et al. Atualização da diretriz brasileira de dislipidemias e prevenção da aterosclerose. Arq Bras Cardiol. 2017;109:1-76.
2. Mach F, Baigent C, Catapano AL, Koskinas KC, Casula M, Badimon L, et al. 2019 ESC/EAS Guidelines for the management of dyslipidaemias: lipid modification to reduce cardiovascular risk. Eur Heart J. 2020;41(1):111-88.
3. van der Valk FM, Bekkering S, Kroon J, Yeang C, Van den Bossche J, van Buul JD, et al. Oxidized phospholipids on lipoprotein(a) elicit arterial wall inflammation and an inflammatory monocyte response in humans. Circulation. 2016;134(8):611-24.
4. O'Donoghue ML, Fazio S, Giugliano RP, Stroes ESG, Kanevsky E, Gouni-Berthold I, et al. Lipoprotein(a), PCSK9 inhibition, and cardiovascular risk. Circulation. 2019;139(12):1483-92.
5. Bonilha I, Zimetti F, Zanotti I, Papotti B, Sposito AC. Dysfunctional high-density lipoproteins in type 2 diabetes mellitus: molecular mechanisms and therapeutic implications. J Clin Med. 2021;10(11).
6. Kosmas CE, Silverio D, Sourlas A, Garcia F, Montan PD, Guzman E. Primary genetic disorders affecting high density lipoprotein (HDL). Drugs Context. 2018;7:212546.
7. Genest JJ, Martin-Munley SS, McNamara JR, Ordovas JM, Jenner J, Myers RH, et al. Familial lipoprotein disorders in patients with premature coronary artery disease. Circulation. 1992;85(6):2025-33.
8. Schaefer EJ, Lamon-Fava S, Ordovas JM, Cohn SD, Schaefer MM, Castelli WP, et al. Factors associated with low and elevated plasma high density lipoprotein cholesterol and apolipoprotein A-I levels in the Framingham Offspring Study. J Lipid Res. 1994;35(5):871-82.
9. Ray KK, Nicholls SJ, Buhr KA, Ginsberg HN, Johansson JO, Kalantar-Zadeh K, et al. Effect of apabetalone added to standard therapy on major adverse cardiovascular events in patients with recent acute coronary syndrome and type 2 diabetes: a randomized clinical trial. JAMA. 2020;323(16):1565-73.
10. Barter PJ, Caulfield M, Eriksson M, Grundy SM, Kastelein JJ, Komajda M, et al. Effects of torcetrapib in patients at high risk for coronary events. N Engl J Med. 2007;357(21):2109-22.
11. Lincoff AM, Nicholls SJ, Riesmeyer JS, Barter PJ, Brewer HB, Fox KAA, et al. Evacetrapib and cardiovascular outcomes in high-risk vascular disease. N Engl J Med. 2017;376(20):1933-42.
12. Bowman L, Hopewell JC, Chen F, Wallendszus K, Stevens W, Collins R, et al. Effects of anacetrapib in patients with atherosclerotic vascular disease. N Engl J Med. 2017;377(13):1217-27.
13. Boden WE, Probstfield JL, Anderson T, Chaitman BR, Desvignes-Nickens P, Koprowicz K, et al. Niacin in patients with low HDL cholesterol levels receiving intensive statin therapy. N Engl J Med. 2011;365(24):2255-67.
14. Landray MJ, Haynes R, Hopewell JC, Parish S, Aung T, Tomson J, et al. Effects of extended-release niacin with laropiprant in high-risk patients. N Engl J Med. 2014;371(3):203-12.
15. Barreto J, Luchiari B, Wolf VLW, Bonilha I, Bovi TG, Assato BS, et al. Compliance with cardiovascular prevention guidelines in type 2 diabetes individuals in a middle-income region: a cross-sectional analysis. diagnostics (basel). 2022;12(4).
16. Tonelli M, Wanner C, Members KDIGOLGDWG. Lipid management in chronic kidney disease: synopsis of the Kidney Disease: Improving Global Outcomes 2013 clinical practice guideline. Ann Intern Med. 2014;160(3):182.
17. Rajamani K, Colman PG, Li LP, Best JD, Voysey M, D'Emden MC, et al. Effect of fenofibrate on amputation events in people with type 2 diabetes mellitus (FIELD study): a prespecified analysis of a randomised controlled trial. Lancet. 2009;373(9677):1780-8.
18. Bhatt DL, Steg PG, Miller M, Brinton EA, Jacobson TA, Ketchum SB, et al. Cardiovascular risk reduction with icosapent ethyl for hypertriglyceridemia. N Engl J Med. 2019;380(1):11-22.

24

Obesidade e sobrepeso

Carlos Alberto Nogueira-de-Almeida
Maria Eduarda Nogueira-de-Almeida
José Ernesto dos Santos

CONSULTA RÁPIDA

Obesidade é definida como excesso de adiposidade corporal.

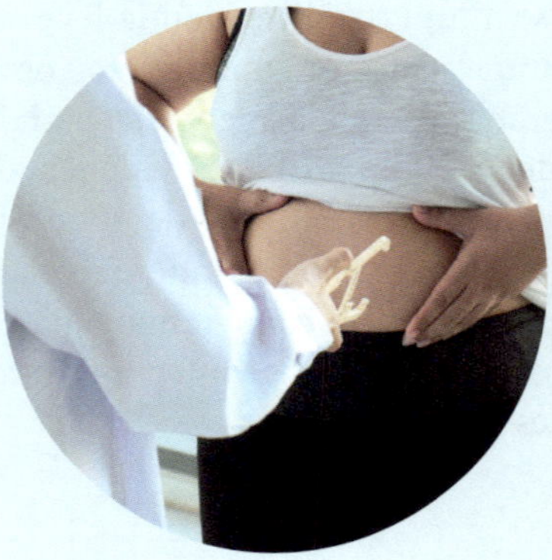

ADIPOSIDADE CORPORAL SEGUNDO O GÊNERO

Idade (anos)	Homens	Mulheres
20-39	8 a 19%	21 a 32%
40-59	11 a 21%	23 a 33%
60-79	13 a 24%	24 a 35%

ÍNDICE DE MASSA CORPORAL

IMC < 18,5	Baixo peso
IMC entre 18,5 e 24,9	Normal
IMC entre 25 e 29,9	Sobrepeso
IMC entre 30 e 34,9	Obesidade classe 1
IMC entre 35 e 39,9	Obesidade classe 2
IMC > 40	Obesidade severa

CIRCUNFERÊNCIA ABDOMINAL COMO MARCADOR DE ADIPOSIDADE CENTRAL

	Circunferência abdominal (cm)
Homens	< 102
Mulheres	< 88

A circunferência abdominal, indicativo de adiposidade central ou abdominal, tem importância como fator prognóstico devendo ser < 102 cm para homens e < 88 cm para as mulheres.

Diagnóstico diferencial

- Edema.
- Gestação.
- Hipertrofia muscular.
- Grandes massas tumorais etc.

Exames laboratoriais

A escolha de quais exames solicitar deve ser sempre direcionada pela anamnese.

Não existem protocolos internacionalmente aceitos sobre quais exames devem ser feitos de rotina.

TRATAMENTO

Deve seguir uma abordagem ampla, que permita atingir os objetivos ligados à melhora da saúde. Podem-se elencar os principais alvos terapêuticos:

- Redução da adiposidade.
- Incremento da atividade física.
- Tratamento e controle das comorbidades.
- Bem-estar emocional e social.
- Manutenção das mudanças em longo prazo.

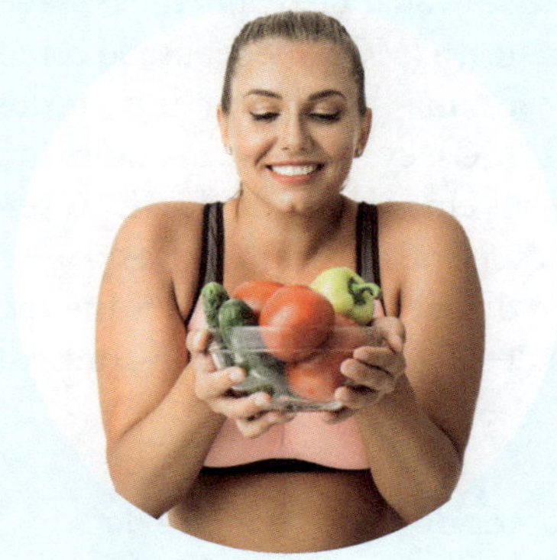

Não medicamentoso

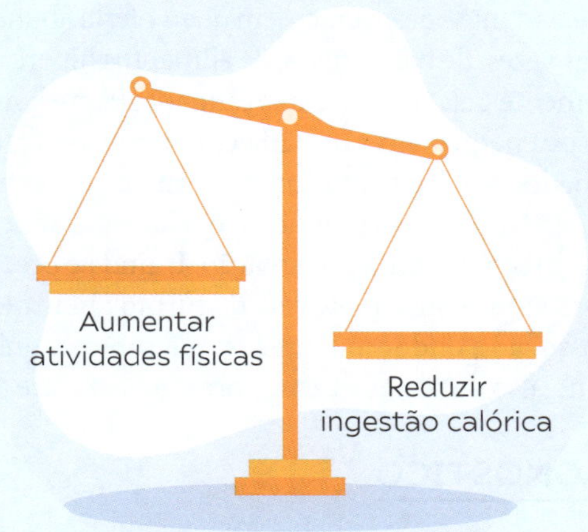

Medicamentoso

- Sibutramina.
- Orlistate.
- Liraglutida.
- Semaglutida.

Cirúrgico (cirurgia bariátrica)

- IMC ≥ 50 kg/m^2.
- Obesidade grau III com IMC ≥ 40 kg/m^2, com ou sem comorbidades, sem sucesso no tratamento clínico convencional realizado durante, no mínimo, dois anos.
- Obesidade grau II com IMC entre 35 e 39,9 kg/m^2 associado a comorbidades desencadeadas ou agravadas pela obesidade (diabetes, apneia do sono, hipertensão arterial sistêmica, dislipidemia, doença coronariana, osteoartrites, entre outras), sem sucesso no tratamento clínico convencional realizado por, no mínimo, dois anos.

INTRODUÇÃO

Definição

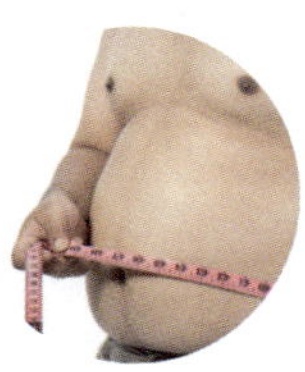

Obesidade é definida como excesso de adiposidade corporal. Sendo assim, o correto diagnóstico deve ser feito por meio da comprovação de que o percentual de gordura está acima de determinado ponto de corte. A Tabela I mostra os valores sugeridos para cada faixa etária e gênero[1].

TABELA I Valores normais de percentual de gordura

Idade (anos)	Homens	Mulheres
20-39	8 a 19%	21 a 32%
40-59	11 a 21%	23 a 33%
60-79	13 a 24%	24 a 35%

O índice de massa corporal (IMC) é bastante utilizado na prática clínica, mas ele deve ser interpretado de forma cautelosa, uma vez que valores elevados de

IMC significam que a massa corpórea está acima do desejado para determinada estatura, entretanto não é capaz de diferenciar a composição desse excesso. Daí a importância de se avaliar efetivamente o percentual de gordura. Na prática, o IMC pode ser usado como método de triagem inicial, uma vez que grande parte dos pacientes obesos terá IMC elevado. Mas, é sempre importante lembrar dos casos em que, apesar de o IMC ser normal, a composição corporal mostrará adiposidade excessiva e o diagnóstico de obesidade persistirá mesmo assim.

Os pontos de corte de IMC estão apresentados na Tabela II.

TABELA II Pontos de corte de índice de massa corporal (IMC)

IMC < 18,5	Baixo peso
IMC entre 18,5 e 24,9	Normal
IMC entre 25 e 29,9	Sobrepeso
IMC entre 30 e 34,9	Obesidade classe 1
IMC entre 35 e 39,9	Obesidade classe 2
IMC > 40	Obesidade severa

A circunferência abdominal (CA), indicativo de adiposidade central ou abdominal, tem importância como fator prognóstico devendo ser < 102 cm para homens e < 88 cm para as mulheres. Entre indivíduos com o mesmo IMC, aqueles com maior CA terão pior prognóstico. O modo de obter a circunferência abdominal está indicado na Figura 1.

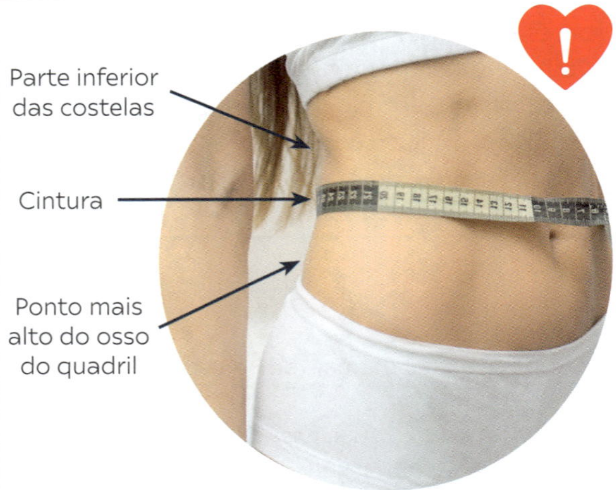

NORMALIDADE

	Homens	Mulheres
Valor	< 102 cm	< 88 cm

FIGURA 1 Como obter a circunferência abdominal e valores normais.

Causas e fatores de risco

A obesidade tem causas de origem multifatorial. O acúmulo excessivo de gordura é o resultado do somatório de fatores genéticos, epigenéticos e ambientais. Nos primeiros anos de vida, aspectos como ganho de peso gestacional, crescimento intrauterino, amamentação, velocidade de ganho de peso pós-natal, entre outros, podem determinar ajustes funcionais de origem epigenética no genoma que direcionam o organismo para o acúmulo e a preservação do gordura[2]. Para além das raras mutações que levam às obesidades mono ou oligogênicas, um número bastante expressivo (mais de 900) de polimorfismos de nucleotídeo único (SNP, em inglês) que atuam como facilitadores da obesidade já foram demonstrados, evidenciando o caráter poligênico da herança na maioria dos casos, havendo um número muito elevado de pequenas variações genéticas com potencial de predispor ao quadro[3]. E não resta dúvidas de que o ser humano moderno vive em um ambiente bastante obesogênico, em que a oferta abundante e, muitas vezes, de baixo custo, de alimentos hipercalóricos e altamente palatáveis é uma realidade. Paralelamente, o gasto de energia tem sido cada vez menor, por causa das facilidades do mundo moderno e da migração do trabalho de aspecto predominantemente braçal, para aquele mais ligado à tecnologia da informação. E ainda é preciso que se levem em conta possíveis distúrbios neurológicos, psicossociais, endocrinológicos, microbiota, qualidade de sono, uso de medicamentos orexígenos, entre outros[4].

DIAGNÓSTICO

Sinais e sintomas clínicos

A obesidade tem como sintoma básico o aumento da gordura corporal. Entretanto, várias repercussões ou comorbidades precisam ser lembradas e abordadas por meio de seus sinais e sintomas[5]:

- Apneia do sono.
- Intolerância a exercícios.
- Asma.
- Resistência periférica à insulina e diabetes.
- Síndrome dos ovários policísticos.
- Doença hepáticas gordurosa não alcoólica.
- Refluxo gastroesofágico.
- Colelitíase.
- Pseudotumor cerebral.
- Hipertensão arterial.
- Aterosclerose.
- Inflamação crônica subclínica.
- Coagulopatia.
- Hiperfiltração glomerular.

- Glomerulopatia.
- Osteoartrite.
- Epifisiólise da cabeça do fêmur.
- Dislipidemia.
- Deficiência de vitamina D.
- Infertilidade e hipogonadismo.
- Vários tipos de câncer.
- Distúrbios psicossociais.

Diagnósticos diferenciais

Quando se utiliza apenas o peso ou o IMC para diagnosticar a obesidade, o quadro pode ser confundido com outras situações que levam ao aumento da massa corporal, sem que isso signifique elevação dos depósitos de gordura:

- Edema.
- Gestação.
- Hipertrofia muscular.
- Grandes massas tumorais etc.

Exames laboratoriais

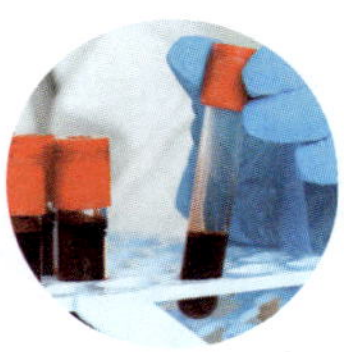

De maneira geral, não são utilizados exames laboratoriais ligados diretamente ao excesso de adiposidade, por ser esse um diagnóstico feito pelo exame clínico e pelas medidas antropométricas e de composição corporal. Entretanto, as comorbidades devem ser abordados sistematicamente, por serem elas que habitualmente impõem os maiores riscos ao paciente.

A escolha de quais exames solicitar deve ser sempre direcionada pela anamnese (aqui incluídos os antecedentes pessoais e familiares) e pelo exame físico. Não existem protocolos internacionalmente aceitos sobre dosagens laboratoriais "de rotina", que devessem ser pedidas para todos os pacientes. Entretanto, em razão da elevada prevalência de algumas condições associadas à obesidade, alguns exames básicos devem ser solicitados:

- Glicemia.
- Hemoglobina glicada.
- Teste de tolerância à glicose.
- Lipidograma.
- AST.
- ALT.
- Ureia.
- Creatinina.
- Ácido úrico.

Por ser tema sempre presente atualmente, é importante lembrar sobre os testes genéticos para abordagem do paciente portador de obesidade. Apesar de ser algo promissor, pela possibilidade de se compreender melhor a doença, considerando-se seus aspectos herdados, as evidências atuais não permitem que sejam recomendados de maneira rotineira[6]. Adicionalmente ao fato de haver ainda um número limitado de genes que possam ser estudados, existem ainda os aspectos epigenéticos, que podem levar à expressão modificada de determinados genes[2].

Armadilhas do diagnóstico

O maior risco ligado ao diagnóstico refere-se aos raros casos em que o IMC elevado possa estar ligado ao excesso de outros compartimentos, como água ou massa muscular. Nesse caso não se trata de obesidade. Ou, por sua vez, apesar de um IMC normal, há associação com excesso de gordura. Nesse caso, o diagnóstico de obesidade deve ser confirmado.

Outro risco que deve ser minimizado é o falso diagnóstico de "obeso metabolicamente saudável". Nesse caso, muitas vezes a ideia equivocada de que se trata apenas de adiposidade excessiva, sem repercussões metabólicas que imponham risco ao paciente, pode ser devida, simplesmente, à falta de investigação adequada. Por exemplo: um paciente obeso pode apresentar um quadro clássico de resistência periférica à insulina e intolerância à glicose, com alto risco de evolução para diabetes, mas pode ter um exame de glicemia normal.

Também deve ser levado em conta o fato de que, frequentemente, o clínico busca apenas quadros orgânicos, deixando de lado o fato de que os aspectos psicossociais também devem ser entendidos como comorbidades e são eles, que, muitas vezes, levam ao maior grau de sofrimento do paciente[7].

TRATAMENTO

O tratamento da obesidade deve seguir uma abordagem ampla, que permita atingir os objetivos ligados à melhora da saúde do paciente. Podem-se elencar os principais alvos terapêuticos:

- Redução da adiposidade.
- Incremento da atividade física.

- Tratamento e controle das comorbidades.
- Bem-estar emocional e social.
- Manutenção das mudanças por longo prazo.

A redução da adiposidade, de forma bastante simplista, pode ser obtida pelo balanço energético negativo, ou seja, é preciso que a ingestão energética seja inferior ao gasto. Para isso, é importante que o clínico se apoie em informações confiáveis sobre o consumo alimentar do paciente e sobre suas atividades diárias. A combinação de redução de ingestão calórica e aumento da atividade física é sempre desejável.

Do ponto de vista da alimentação, orientações genéricas, por exemplo, coma menos, evite industrializados, retire os doces, entre outras, devem ser evitadas, porque elas pressupõem que todos os pacientes obesos sejam iguais, o que não é verdade. Para alguns, reduzir calorias pode estar fortemente ligado à diminuição no consumo de bebidas alcoólicas, mas, para outros, esse aspecto pode ser irrelevante. Sendo assim, um inquérito alimentar deve sempre ser realizado e, por meio dele, podem-se determinar as estratégias mais adequadas para cada indivíduo. Muitas vezes, orientações apenas qualitativas podem ser suficientes, principalmente quando forem observados hábitos inequivocadamente obesogênicos. Se um paciente ingere bebidas adoçadas em todas as refeições, certamente deverá ser orientado a evitar esse hábito; se utiliza frituras diariamente, de igual forma deverá reduzir essa prática. Por sua vez, para muitas pessoas, será preciso propor uma dietoterapia, mais específica, adequadamente calculada, de forma individualizada, a fim de que o balanço negativo seja obtido. A farmacoterapia antiobesidade, atualmente, apoia-se sobretudo na ajuda para que a ingestão calórica seja reduzida, por meio de redução da fome, aumento da saciedade ou redução na absorção de nutrientes. Os medicamentos aprovados no Brasil serão discutidos em tópico separado.

Toda atividade física leva ao aumento do gasto energético, de modo que o objetivo que deve ser traçado para a maioria dos pacientes é o aumento de sua atividade. Se ele é completamente sedentário, o simples fato de trocar alguns minutos da posição sentada para a posição supina já trará benefícios. Em geral, considera-se que a prática diária de 30 minutos, de forma contínua ou acumulada, já traz grandes benefícios à saúde, objetivando-se a totalização de 150 minutos semanais[8]. Entretanto, a maior parte dos guias recomenda que, para que a ajuda ao emagrecimento seja efetiva, é importante que seja atingida uma meta mais ambiciosa, que seria a prática de 60 a 90 minutos diários de exercícios com moderada a elevada intensidade, perfazendo 225 a 300 minutos por semana, combinando-se componentes aeróbicos e de resistência[9].

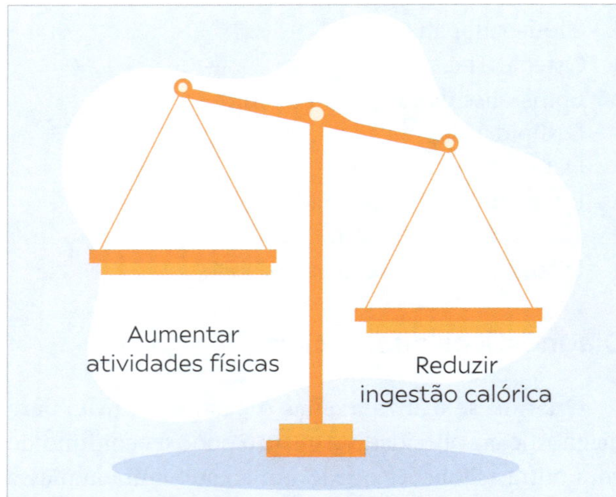

FIGURA 2 Princípios do tratamento não medicamentoso (entendido como mudança de estilo de vida).

As comorbidades devem ser tratadas de duas maneiras: o emagrecimento possivelmente será capaz de atenuar, ou até mesmo curar, algumas delas, sendo assim, essa deverá ser a direção principal. Entretanto, alguns quadros podem ter a obesidade como seu fator desencadeador e, uma vez instalados, deverão ter seu tratamento conduzido de maneira independente da redução do peso corporal.

FARMACOTERAPIA ANTIOBESIDADE

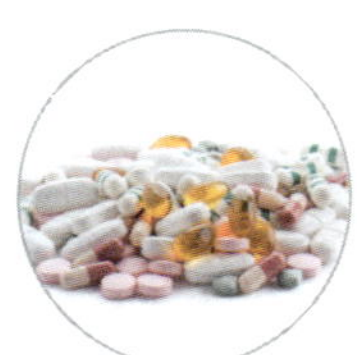

No Brasil encontram-se amplamente aprovados (sem qualquer pendência judicial) e disponíveis no mercado nacional para o tratamento da obesidade os seguintes fármacos: sibutramina, orlistate, liraglutida e semaglutida.

Existem ainda produtos que se encontram em litígio judicial (anfepramona, femproporex e mazindol), um que está aprovado, mas ainda não é vendido (combinação de bupropiona e naltrexona) e vários outros usados de maneira *off-label*.

Sibutramina

O mecanismo de ação baseia-se na inibição da recaptação de noradrenalina, serotonina e dopamina, levando à redução da fome, à saciedade mais precoce e ao discreto aumento da taxa metabólica basal. As doses recomendadas são de 10 a 15 mg/dia. Os efeitos adversos em geral são discretos, podendo ocorrer aumento da pressão artéria e da frequência cardíaca, boca seca, constipação intestinal e insônia. A maior parte desses sinais e sintomas acontece no início e desaparece com a continuidade do tratamento[10].

> Em 2005, o estudo SCOUT[11], que avaliou o tratamento com sibutramina em 11 mil pacientes obesos com alto risco de doenças cardiovasculares e idade superior a 55 anos, mostrou que esses pacientes apresentaram aumento do risco de ataques cardíacos e infartos do miocárdio. Por conta desse estudo, alguns países proibiram a comercialização do medicamento e, em outros, os fabricantes deixaram de comercializá-lo.
>
> No Brasil ele segue aprovado, mas seu uso deve ser muito criterioso em pacientes idosos e que apresentem fatores de risco cardiovascular.

Orlistate

Esse medicamento atua por meio da inibição parcial da lipase intestinal, provocando perda de lipídeos pelas fezes os quais, não sendo absorvidos, deixam de colaborar para a ingestão calórica diária[10]. A taxa de absorção intestinal do medicamento é bastante baixa, conferindo elevado grau de segurança sistêmica. A dose recomendada é de 120 mg três vezes por dia, um pouco antes do café da manhã, almoço e jantar, levando à perda pelas fezes de cerca de 30% dos lipídeos ingeridos na dieta. O principal efeito adverso refere-se exatamente a seu mecanismo de ação, uma vez que a gordura não absorvida que chega à parte final do intestino pode levar à formação de gases, desconforto, cólicas e esteatorreia. Outro cuidado que deve ser tomado, especialmente no uso de longo prazo, refere-se às vitaminas lipossolúveis que são perdidas pelas fezes com os lipídeos excretados.

Liraglutida

Trata-se um análogo do GLP-1 que apresenta diversos efeitos sistêmicos, mas, para efeito de seu uso no tratamento da obesidade, destacam-se a redução da fome e o aumento da saciedade, observados por conta de seu efeito em núcleos hipotalâmicos específicos[12]. Foi aprovado no Brasil, inicialmente, apenas para adultos, mas, depois, foi estendida a permissão a partir de 12 anos de idade.

O medicamento é injetado diariamente via subcutânea. A dose terapêutica é de 3 mg, entretanto é recomendado o escalonamento semanal, evoluindo-se a partir de 0,6 mg (0,6 – 1,2 – 1,8 – 2,4 – 3,0) até chegar à dose recomendada. A progressão lenta é recomendada para que se reduzam os efeitos adversos, especialmente as náuseas.

Mais recentemente a semaglutida foi incorporada ao arsenal terapêutico para o tratamento da obesidade. A Tabela III exibe ações, doses recomendadas e possíveis efeitos adversos.

Medicamentos de ação indireta

Muitos pacientes apresentam obesidade secundária a outros quadros, que podem atuar como causadores principais, disparadores ou coadjuvantes. Dessa forma, muitas vezes o tratamento pode incluir medicamentos que não são aprovados para a obesidade, mas que poderão agir na doença de base, colaborando para o sucesso do tratamento[13].

A depressão é um exemplo clássico, uma vez que muitos pacientes deprimidos passam a comer de forma exagerada e ganham peso. Para esses, o uso de antidepressivos, para além de ajudarem no controle da depressão, poderá auxiliar no emagrecimento.

O transtorno de déficit de atenção e a hiperatividade muitas vezes levam à compulsão alimentar. Nesse caso, o uso de medicamentos, como o metilfenidato, pode ser benéfico para a doença em si, mas também poderá colaborar para redução da ingestão alimentar.

Doenças endocrinológicas, por exemplo, o hipotireoidismo, podem cursar com ganho de peso, e o controle medicamentoso poderá ser importante para que a obesidade não se instale ou seja reduzida.

Síndromes genéticas, como Pradder-Willi, apresentam boa resposta ao uso de certos medicamentos (GH, no caso de Pradder-Willi), que controlam diversas expressões indesejáveis da doença, incluído o ganho de peso excessivo. A deficiência congênita de produção da leptina, originária de mutação genética do gene OB, responde muito bem à reposição desse hormônio.

TRATAMENTO CIRÚRGICO

Alguns pacientes podem ser elegíveis ao tratamento cirúrgico da obesidade. Importante salientar que, mesmo pertencendo a esse grupo, muitos poderão responder satisfatoriamente ao tratamento convencional, de modo que a cirurgia deve ser vista como opção quando ocorre

TABELA III Principais medicamentos utilizados no tratamento da obesidade

Medicamentos	Ação	Doses	Efeitos adversos
Sibutramina	Inibição da recaptação de noradrenalina, serotonina e dopamina, levando a redução da fome, saciedade mais precoce e discreto aumento da taxa metabólica basal	10 a 15 mg/dia	Aumento da PA e da FC, boca seca, constipação intestinal e insônia. O Estudo Scout (obesos com alto risco de DCV, idade > 55 anos), aumento do risco de ataques cardíacos e IAM
Orlistate	Inibição parcial da lipase intestinal, provocando perda de lipídeos pelas fezes	120 mg, 3 vezes/dia	Gases, desconforto, cólicas, esteatorreia, diarreia
Liraglutida	Redução da fome e aumento da saciedade	Doses progressivas (0,6 - 1,2 - 1,8 - 2,4 - 3,0), se diárias	Náuseas
Semaglutida	Diminui o apetite. Retarda o esvaziamento gástrico	Doses progressivas 0,25 mg; 0,5 mg; 1,0 mg e 2,0 mg	Náuseas
Semaglutida VO	Diminui o apetite. Retarda o esvaziamento gástrico	3 mg, 7 mg, 14 mg	Náuseas

DCV: doença cardiovasculas; FC: frequência cardíaca; IAM: infarto agudo do miocárdio; PA: pressão arterial; SC: subcutânea.

falha da abordagem não operatória. As técnicas cirúrgicas atualmente se resumem a três tipos: restritivas (reduzindo a capacidade gástrica a ingestão de alimentos com saciedade precoce), disabsortivas (excluindo segmento intestinal e reduzindo a absorção de nutrientes) e mistas (restritivas + disabsortivas)[10].

São candidatos a esse procedimento os pacientes que apresentam[14]:

- IMC ≥ 50 kg/m².
- Obesidade grau III com IMC ≥ 40 kg/m², com ou sem comorbidades, sem sucesso no tratamento clínico convencional realizado durante, no mínimo, 2 anos.
- Obesidade grau II com IMC entre 35 e 39,9 kg/m² associado a comorbidades desencadeadas ou agravadas pela obesidade (diabetes, apneia do sono, hipertensão arterial sistêmica, dislipidemia, doença coronariana, osteoartrites, entre outras), sem sucesso no tratamento clínico convencional realizado por, no mínimo, 2 anos.

Devem ser observadas algumas características[14]:

- Ausência de causas secundárias passíveis de tratamento.
- Idade superior a 16 anos.
- Capacidade intelectual para compreender todos os aspectos do tratamento cirúrgico.
- Compromisso com o acompanhamento pré e pós-operatório.
- Ausência de dependência química a álcool e/ou drogas ilícitas nos últimos 5 anos.
- Ausência de distúrbio psicótico grave, história prévia de bulimia, doença psiquiátrica não compensada ou história de tentativa de suicídio nos últimos 2 anos.
- Abstenção total de tabagismo por período mínimo de 90 dias.

O procedimento é contraindicado em casos de[14]:

- Transtornos de comportamento alimentar.
- Transtornos psicóticos graves.
- História de dependência química nos últimos 5 anos.
- Tentativa de suicídio nos últimos 2 anos.
- Hipertensão portal, com varizes esofagogástricas.
- Doenças imunes ou inflamatórias do trato digestivo superior que venham a predispor o indivíduo a sangramento digestivo.
- Doença neoplásica ou infecciosa e inflamatória em atividade.
- Síndrome de Cushing decorrente de hiperplasia na suprarrenal não tratada.
- Tumores endocrinológicos.

ACOMPANHAMENTO

A obesidade é uma doença crônica, o que implica acompanhamento em longo prazo[15]. Nem sempre o uso de medicamentos deverá ser contínuo, entretanto é muito provável que as medidas relativas ao estilo de vida devam ser permanentes. Após o paciente atingir o peso e o percentual de gordura desejáveis, é importante que realize reavaliações periódicas com o profissional de saúde, a fim de que os dados antropométricos e de composição corporal e exames laboratoriais sejam monitorados. Tanto a obesidade em si, como as doenças associadas, devem ser seguidas continuamente, detectando-se e tratando-se precocemente quadro emergentes ou recaídas. Quase sempre, durante o acompanhamento,

CIRURGIA BARIÁTRICA

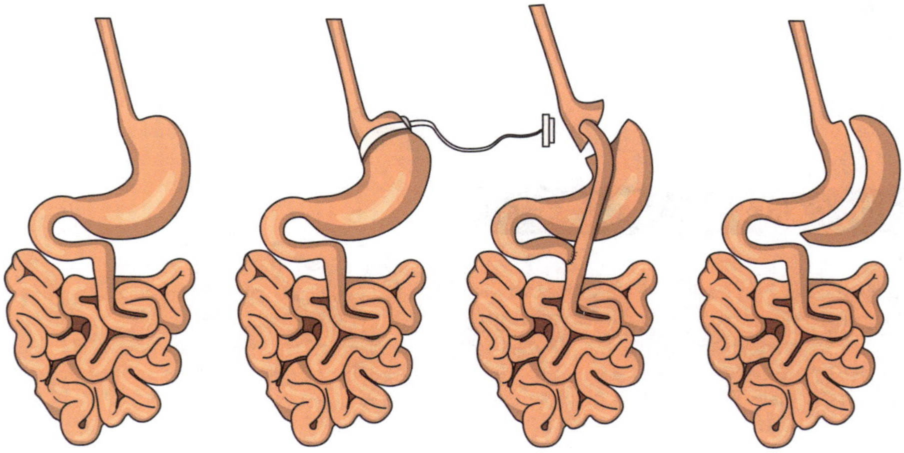

INDICAÇÕES

- IMC ≥ 50 kg/m²
- IMC ≥ 40 kg/m², com ou sem comorbidades, sem sucesso no tratamento clínico convencional realizado durante, no mínimo, dois anos
- Obesidade grau II com IMC entre 35 e 39,9 kg/m² associado a comorbidades desencadeadas ou agravadas pela obesidade (diabetes, apneia do sono, hipertensão arterial sistêmica, dislipidemia, doença coronariana, osteoartrites, entre outras), sem sucesso no tratamento clínico convencional realizado por, no mínimo, dois anos.

PRINCIPAIS CONTRAINDICAÇÕES

- Tentativa de suicídio nos últimos 2 anos
- Hipertensão portal, com varizes esofagogástricas
- Doenças imunes ou inflamatórias
- Doença neoplásica ou infecciosa e inflamatória em atividade
- Tumores endocrinológicos

OBSERVAR

- Ausência de causas secundárias passiveis de tratamento
- Idade superior a 16 anos
- Capacidade intelectual
- Compromisso com o acompanhamento pré e pós-operatório
- Ausência de dependência
- Ausência de distúrbio psicótico grave
- Abstenção total de tabagismo por período mínimo de 90 dias

FIGURA 3 Indicações, cuidados e contraindicações da cirurgia bariátrica.

serão necessários novos períodos de intervenção mais acentuada, com reforço e/ou intensificação das medidas dietéticas, de atividade física e medicamentosas. Sugere-se que, durante a fase de tratamento inicial, o acompanhamento seja mensal. Após esse período, o acompanhamento pode ser semestral, ou mais curto, a depender de decisão clínica.

BIBLIOGRAFIA

1. Gallagher D, Heymsfield SB, Heo M, Jebb SA, Murgatroyd PR, Sakamoto Y. Healthy percentage body fat ranges: an approach for developing guidelines based on body mass index. Am J Clin Nutr. 2000;72(3):694-701.
2. Nogueira-De-Almeida CA, Mello ED. Programação metabólica e epigenética. In: Nogueira-De-Almeida CA, Mello ED (ed.). Nutrologia pediátrica: prática baseada em evidências. 2.ed. Santana de Parnaíba: Manole; 2022. p.156-60.
3. Loos RJF, Janssens A. Predicting polygenic obesity using genetic information. Cell Metab. 2017;25(3):535-43.
4. Nogueira-de-Almeida CA, de Mell ED, de Almeida Ribeiro GAN, de Almeida CCJN, Falcão MC. Classificação da obesidade infantil. Medicina (Ribeirão Preto Online). 2018;51(2):138-52.
5. Abdelaal M, le Roux CW, Docherty NG. Morbidity and mortality associated with obesity. Ann Transl Med. 2017;5(7):161.
6. ABESO. Posicionamento sobre o tratamento nutricional do sobrepeso e da obesidade: departamento de nutrição da Associação Brasileira para o estudo da obesidade e da síndrome metabólica. São Paulo: ABESO; 2022.
7. Nogueira-De-Almeida CCJ. Psicologia da alimentação. In: Nogueira-De-Almeida CA, Mello ED (ed.). Nutrologia pediátrica – prática baseada em evidências. 2.ed. Santana de Paranaíba: Manole; 2022. p.115-24.
8. Bauman AE, Nelson DE, Pratt M, Matsudo V, Schoeppe S. Dissemination of physical activity evidence, programs, policies, and surveillance in the international public health arena. Am J Prev Med. 2006;31(4 Suppl):S57-65.
9. Slentz CA, Duscha BD, Johnson JL, Ketchum K, Aiken LB, Samsa GP, et al. Effects of the amount of exercise on body weight, body composition, and measures of central obesity: STRRIDE – a randomized controlled study. Arch Intern Med. 2004;164(1):31-9.
10. Ribas-Filho D, Nogueira-de-Almeida CA (ed.). Livro texto de obesidade. Barueri: Manole; 2021. 560p.
11. James WPT. The SCOUT study: risk-benefit profile of sibutramine in overweight high-risk cardiovascular patients. Eur Heart J Suppl. 2005;7(suppl_L):L44-8.
12. Williams DM, Staff M, Bain SC, Min T. Glucagon-like peptide-1 receptor analogues for the treatment of obesity. touchREV Endocrinol. 2022;18(1):43-8.
13. Guimarães C, Pereira LRL, Iucif Júnior N, Cesarino EJ, Almeida CAN, Carvalho D, et al. Tolerability and effectiveness of fluoxetine, metformin and sibutramine in reducing anthropometric and metabolic parameters in obese patients. Arq Bras Endocrinol Metab. 2006;50(6):1020-5.
14. Ribeiro DRB, Matos MGL, Soriano EA, Fernandes SL. Tratamento cirúrgico da obesidade. In: Ribas-Filho D, Nogueira-de-Almeida CA (ed.). Livro texto de obesidade. Barueri: Manole; 2021. p. 216-250.
15. Pepe RB, Fuliwara CTH, Beyruti M (ed.).. Posicionamento sobre o tratamento nutricional do sobrepeso e da obesidade : departamento de nutrição da Associação Brasileira para o estudo da obesidade e da síndrome metabólica. São Paulo: ABESO; 2022. 257p.

25

Orientações dietéticas para as principais situações clínicas no consultório

Maria Eduarda Nogueira-de-Almeida
Carlos Alberto Nogueira-de-Almeida
José Ernesto dos Santos

CONSULTA RÁPIDA

- A nutrição exerce papel fundamental na prevenção e no tratamento não medicamentoso das doenças cardiovasculares.
- A dieta Dash (*Dietary Approaches to Stop Hypertension*) está associada com redução do risco cardiovascular e da pressão arterial.
- A cessação do tabagismo, prática de atividade física, adequação do perfil lipídico da dieta e limitação do consumo de álcool são importantes pontos de atenção.
- Muitos medicamentos podem interferir na absorção e no metabolismo de nutrientes, de modo que buscar essas interações é essencial para evitar deficiências nutricionais.

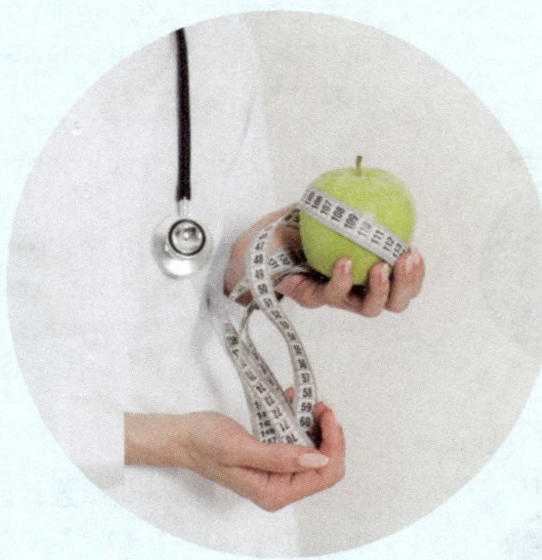

INTRODUÇÃO

A nutrição se encontra intimamente ligada com a prevenção e o tratamento de diversas doenças cardíacas. A adoção de estilo de vida saudável, associando atividade física, cessação de tabagismo, etilismo e padrão alimentar de boa qualidade, é capaz de prevenir o desenvolvimento de doenças crônicas e, em especial, atuar na redução do risco cardiovascular.

De modo geral, deve-se buscar a manutenção de um peso saudável, prática regular de atividade física, consumo moderado de sódio e adequação de perfil lipídico da dieta, buscando reduzir consumo de gorduras saturadas, excluir gorduras trans e garantir quantidades adequadas de ácidos graxos mono e poli-insaturados. No entanto, recomendações específicas podem ser feitas para diferentes situações clínicas no consultório. A seguir, as recomendações nas três principais situações que merecem atenção do ponto de vista nutricional: a hipertensão arterial sistêmica (HAS), as dislipidemias (DLP) e a insuficiência cardíaca (IC).

HIPERTENSÃO ARTERIAL SISTÊMICA

A abordagem nutricional é a principal estratégia no tratamento não medicamentoso da HAS, além de cessação do tabagismo e prática de atividade física. Entre os objetivos do tratamento nutricional nesses pacientes, têm-se perda de peso, controles do etilismo, da ingestão de sódio, das dislipidemias e atenção a alguns nutrientes específicos, como potássio, magnésio e cálcio. Os principais pontos de atenção são indicados na Tabela I.

TABELA I Recomendações e benefícios do tratamento não medicamentoso da hipertensão arterial sistêmica

Perda de peso 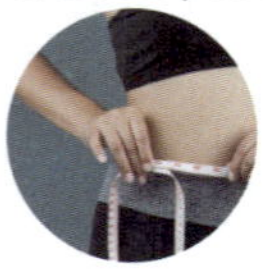	A perda de peso é essencial no tratamento da hipertensão arterial sistêmica (HAS) em pacientes com sobrepeso ou obesidade, mesmo que não se consiga atingir o peso ideal para a estatura. Ademais, a circunferência da cintura também pode ser usada como parâmetro de adiposidade corporal total[1]
Dieta DASH 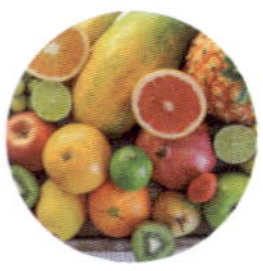	A dieta Dash (*Dietary Approaches to Stop Hypertension*) tem sido muito utilizada por seu efeito hipotensor, além de estar associada a menor risco de acidente vascular encefálico (AVE), mortalidade por doenças cardiovasculares (DCV) e doença renal crônica (DRC). Caracterizada por maior consumo de frutas (4 a 5 porções), hortaliças (4 a 5 porções), laticínios com baixo teor de gordura (2 a 3 porções) e cereais integrais (7 a 8 porções); consumo moderado de oleaginosas (4 a 5 porções por semana); redução do consumo de gorduras, doces, bebidas com açúcar e carnes vermelhas. Esse padrão alimentar apresenta alto teor de potássio, magnésio, cálcio e fibras, além baixo teor de gorduras totais e saturadas[1]
Sódio 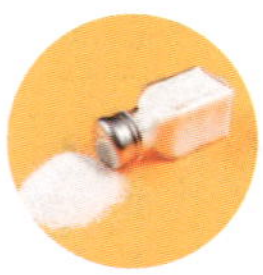	A ingestão recomendada de sódio é a mesma da população em geral, ou seja, até 2 g/dia de sódio ou 5 g/dia de sal No entanto, a população brasileira consome além dessa quantidade (em torno de 12 g de NaCl/dia), seja por excesso no preparo caseiro de refeições, seja por adição a alimentos prontos, bem como pela ingestão por meio de alimentos industrializados Por isso, deve-se orientar o paciente no preparo caseiro com menos sal e na leitura de rótulos nutricionais É importante ressaltar que outros tipos de sal, como do Himalaia ou marinho, também não apresentam vantagens já que possuem o mesmo conteúdo de NaCl em relação ao sal de cozinha[1]
Potássio 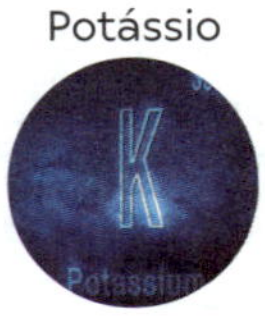	É sabido que o aumento da ingestão de potássio pode exercer efeito de redução da pressão arterial Uma alternativa existente é a substituição parcial do NaCl por semelhantes com baixo teor de sódio e maior teor de potássio[1] Também são exemplos de alimentos ricos em potássio: feijão, ervilha, vegetais de folhas verde-escuras, melão, banana, laranja, cenoura, beterraba e batata inglesa
Laticínios com baixo teor de gorduras 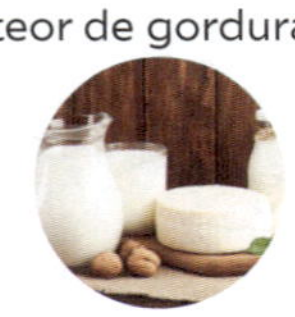	Laticínios apresentam efeito cardioprotetor e efeito hipotensor modesto, especialmente aqueles com baixo teor de gorduras Esses efeitos se devem, principalmente, a constituintes como proteína do soro do leite, fosfolipídios da membrana dos glóbulos de gordura, cálcio, magnésio, potássio, probióticos e vitamina K[1]
Cafeína 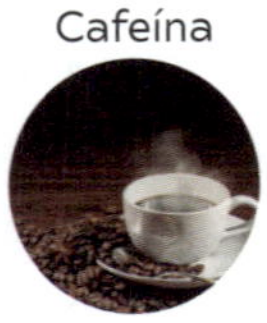	Estudos indicam possível efeito modesto de redução da pressão arterial com consumo de café, embora sejam observadas discretas elevações da pressão arterial, não sustentadas, logo após a ingestão. No entanto, recomenda-se que o consumo não supere as quantidades baixas a moderadas de até 200 mg/dia de cafeína[1]
Álcool 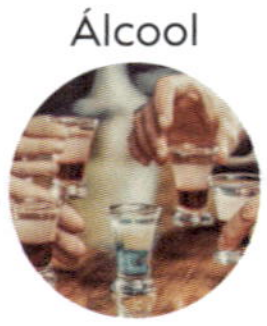	Deve-se reduzir o consumo de bebidas alcoólicas, sendo o limite máximo de até 30 g/dia, para homens, e 15 g/dia, para mulheres, homens com baixo peso, indivíduos com sobrepeso e/ou indivíduos com triglicerídeos elevados. 30 g de etanol estão contidos em: 720 mL de cerveja, 50 mL de uísque ou 250 mL de vinho
Atividade física 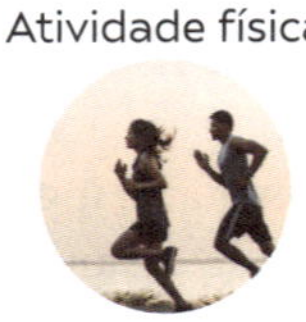	Recomenda-se a prática regular de atividade física, com exercícios aeróbicos, com pelo menos 150 minutos por semana de atividade moderada, além de evitar comportamentos sedentários[1]

Ademais, sabe-se que o tratamento medicamentoso da HAS pode interferir no metabolismo de nutrientes, dependendo da droga utilizada, de modo que é preciso monitorar a oferta e o estado nutricional deles. As interações que merecem mais atenção estão indicadas na Tabela II.

DISLIPIDEMIA E ATEROSCLEROSE

O tratamento não medicamentoso é elemento-chave no controle das dislipidemias, especialmente da hipertrigliceridemia. Assim, o manejo nutricional se destaca como ferramenta de controle do colesterol sérico e prevenção ou tratamento de comorbidades agravantes, como HAS, diabetes *mellitus* (DM), excesso de peso e síndrome metabólica.

Na hipercolesterolemia, a adequação da distribuição dos ácidos graxos na dieta é essencial, assim como a perda de 5 a 10% do peso corporal. A adequada distribuição de nutrientes para cada situação de hipercolesterolemia está indicada na Tabela III.

No caso da hipertrigliceridemia, a redução do peso corporal, da ingestão de bebidas alcoólicas e de açúcares simples são os principais componentes do manejo dietético. Diminuir o consumo de carboidratos e aumento de atividades físicas também exercem grande influência no controle dos triglicerídeos.

A recomendação da porcentagem de lipídios na dieta varia conforme o tipo de hipertrigliceridemia, sendo de até 10% do valor energético total na hipertrigliceridemia primária grave, de 25 a 35% da hipertrigliceridemia primária moderada e de 30 a 35% na hipertrigliceridemia de causa secundária.

O consumo de fitosteróis também ocasiona redução da concentração sérica de LDLc, CT e TG. Pode ser indicado na alimentação ou em forma de cápsulas, associado a outras medidas de tratamento[8].

Em relação à proteína de soja, estudos indicam associação entre consumo de 1 a 2 porções diárias de alimentos-fonte e redução de LDLc, aumento de HDLc e redução de TG[8].

Os ácidos graxos ômega 3 devem estar presentes na dieta, sendo recomendado consumo de duas ou mais porções de peixes ricos em EPA e DHA por semana como medida de redução do risco cardiovascular, além de suplementação de 2 a 4 g ao dia na hipertrigliceridemia[8].

Por fim, o consumo de fibras deve ser orientado de modo a atingir ao menos 25 g/dia, sendo 3 g/dia de fibras solúveis.

Acerca da interação entre medicamentos e nutrientes no tratamento das dislipidemias, sabe-se que alguns medicamentos podem interferir na absorção de vitaminas lipossolúveis, de modo que seus níveis devem ser monitorados para evitar deficiências.

INSUFICIÊNCIA CARDÍACA

Não é incomum que pacientes com insuficiência cardíaca (IC) apresentem anorexia, por causa do estado hipermetabólico. Esse aumento do gasto energético é

TABELA II Principais alterações medicamentosas no tratamento da hipertensão arterial sistêmica

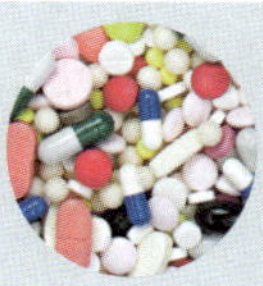 Medicamentos	Interação nutricional
Metildopa – droga de ação central	Reduz absorção de folato, B12 e ferro[2-4]
Nifedipina – antagonista de canal de cálcio	Deficiência de folato[5]
Captopril – inibidor da enzima conversora da angiotensina	Deficiência de zinco[6]
Enalapril – inibidor da enzima conversora da angiotensina	Hipercalemia[2,4] Deficiência de zinco[6]
Hidroclorotiazida – diurético tiazídico depletor de potássio	Risco de hipercalemia com uso de suplementos de cálcio ou vitamina D[2] Aumento da excreção de cloro, potássio, zinco, magnésio, glicose, bicarbonato de sódio e riboflavina, podendo afetar estado nutricional[6]
Clortalidona – diurético tiazídico depletor de potássio	Risco de hipercalemia com uso de suplementos de cálcio ou vitamina D[2]
Furosemida – diurético de alça	Aumento da excreção de tiamina, potássio, cálcio, zinco, magnésio e cloro[4,6] Risco de hiperglicemia[4]
Espironolactona – diurético poupador de potássio	Risco de hipercalemia[4,7]

TABELA III Recomendações nutricionais para as diversas formas de dislipidemias (Diretriz Brasileira de Dislipidemias e Prevenção da Aterosclerose)[8]

Recomendações	LDLc dentro da meta e sem comorbidades (%)	LDL-c acima da meta ou presença de comorbidades (%)	Triglicerídeos		
			Limítrofe 150 a 199 mg/dL (%)	Elevado 200 a 499 mg/dL (%)	Muito elevado > 500 mg/dL (%)
Perda de peso	Manter peso saudável	5 a 10	Até 5	5 a 10	5 a 10
Carboidratos (%VET)	50 a 60	45 a 60	50 a 60	50 a 55	45 a 50
Açúcares de adição (%VET)	< 10	< 10	< 10	5 a 10	< 5
Proteínas (%VET)	15	15	15	15 a 20	20
Gorduras totais (%VET)	25 a 35	25 a 35	25 a 35	30 a 35	30 a 35
Ácidos graxos trans (%VET)	Excluir da dieta				
Ácidos graxos saturados (%VET)	< 10	< 7	< 7	< 5	< 5
Ácidos graxos monoinsaturados (%VET)	15	15	10 a 20	10 a 20	10 a 20
Ácidos graxos poli-insaturados (%VET)	5 a 10	5 a 10	10 a 20	10 a 20	10 a 20
Ácido linolênico (g/dia)	1,1 a 1,6				
EPA e DHA (g/dia)			0,5 a 1	1 a 2	> 2
Fibras	25 g/dia, sendo 6 g de fibras solúveis				

consequência dos maiores níveis de fatores catabólicos e resistência a hormônios anabólicos, além da maior demanda energética dos sistemas respiratório e cardiovascular.

Ademais, o edema de alças intestinais na IC ocasiona náuseas, má absorção de lipídios e perdas proteicas. No caso de esteatorreia, deve-se atentar-se às vitaminas lipossolúveis.

As recomendações dietéticas devem ser calculadas de acordo com as necessidades individuais do paciente, levando em conta suas comorbidades. Outras recomendações são indicadas na Tabela IV.

TABELA IV Recomendações nutricionais na insuficiência cardíaca

Carboidratos	Dar preferência aos carboidratos de baixo teor glicêmico Atenção ao consumo adequado de fibras (20 a 30 g/dia), a fim de facilitar a evacuação
Proteínas	Para pacientes com estado nutricional adequado, recomenda-se oferta de 1,1 g/kg/dia No caso de depleção nutricional, perdas por nefropatia ou má absorção intestinal, deve-se ofertar de 1,5 a 2 g/kg/dia[9] Caso o paciente apresente insuficiência renal, deve-se ajustar a ingestão proteica de acordo com o quadro
Lipídios	Evitar gorduras trans, reduzir consumo de gorduras saturadas e garantir consumo adequado de insaturadas A suplementação de TCM é recomendada no caso de esteatorreia
Sódio e balanço hídrico	Em pacientes assintomáticos: recomenda-se dieta normossódica (até 5 g/dia de sal) e sem restrição de fluidos Em pacientes sintomáticos: recomenda-se consumo de 2 a 3 g/dia de sal e ajustes conforme nível plasmático de sódio. A ingestão hídrica deve ser ajustada até que se atinja estado normovolêmico, sendo a restrição máxima até 600-700 mL/m^2 de superfície corporal por dia
Álcool	Buscar reduzir consumo Limite máximo de 30 g/dia para homens e 20 g/dia para mulheres
Volume e fracionamento	O fracionamento da dieta em 6 a 8 refeições/dia, com volume reduzido, ajuda a evitar sobrecarga prandial e melhora a absorção de nutrientes

Deve-se atentar aos medicamentos em uso. No caso de diuréticos, é importante checar as vitaminas do complexo B, cálcio, magnésio e selênio, em razão de possíveis perdas urinárias. A deficiência de zinco também pode ocorrer com o uso de antagonistas dos receptores de angiotensina II (BRAII) e no caso dos inibidores da enzima conversora de angiotensina podem ocorrer hiperpotassemia[10].

BIBLIOGRAFIA

1. Barroso WKS, Rodrigues CIS, Bortolotto LA, Mota-Gomes MA, Brandão AA, Feitosa ADdM, et al. Diretrizes Brasileiras de Hipertensão Arterial – 2020. Arq Bras Cardiol. 2021;116:516-658.
2. Martins C, Saeki, S. L. Interações fármaco x nutriente. 3 ed. Curitiba: Instituto Cristina Martins; 2013.
3. Masaoka Y, Tanaka Y, Kataoka M, Sakuma S, Yamashita S. Site of drug absorption after oral administration: assessment of membrane permeability and luminal concentration of drugs in each segment of gastrointestinal tract. Eur J Pharm Sci. 2006;29(3-4):240-50.
4. Reis NT. Nutrição clínica: interações. Rio de Janeiro: Rubio; 2004. p.580.
5. Livada R, Shiloah J. Calcium channel blocker-induced gingival enlargement. Journal of human hypertension. 2014;28(1):10-4.
6. Mohn ES, Kern HJ, Saltzman E, Mitmesser SH, McKay DL. Evidence of drug – nutrient interactions with chronic use of commonly prescribed medications: An update. Pharmaceutics. 2018;10(1):36.
7. Morgan T. Cinical use of potassium supplements and potassium sparing diuretics. drugs. 1973;6(3):222-9.
8. Faludi AA, Izar MCdO, Saraiva JFK, Chacra APM, Bianco HT, Afiune A, et al. Atualização da diretriz brasileira de dislipidemias e prevenção da aterosclerose–2017. Arq Bras Cardiol. 2017;109:1-76.
9. Aquilani R, Opasich C, Verri M, Boschi F, Febo O, Pasini E, et al. Is nutritional intake adequate in chronic heart failure patients? J Am Coll Cardiol. 2003;42(7):1218-23.
10. Sahade V, Montera VdSP. Tratamento nutricional em pacientes com insuficiência cardíaca. Rev Nutrição. 2009;22:399-408.

26

Tabagismo

Jaqueline R. Scholz

CONSULTA RÁPIDA

Os riscos do tabagismo

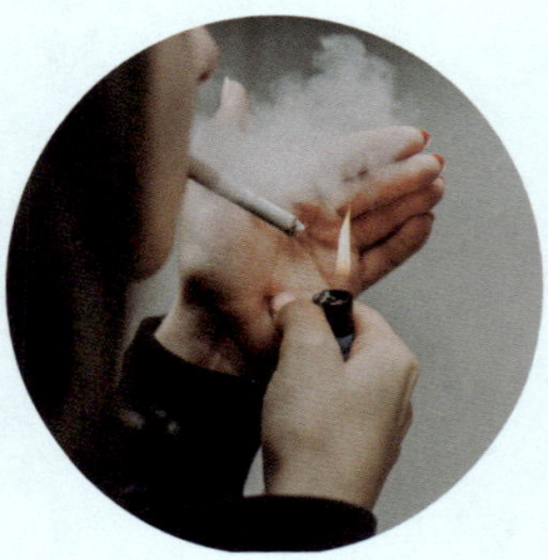

- Fator de risco independente para doença cardiovascular aterosclerótica, doença arterial coronariana (DAC), acidente vascular encefálico e insuficiência cardíaca.
- Reduz em média 10 anos na expectativa de vida dos homens e 6 nas mulheres.
- Mata mais de 8 milhões de pessoas por ano no mundo.
- É causa para: câncer e doenças crônicas não transmissíveis, tuberculose, infecções respiratórias, úlcera gastrointestinal, impotência sexual, infertilidade em mulheres e homens, osteoporose, catarata.
- Infarto do miocárdio (IM) aumenta seis vezes em mulheres e três vezes em homens que fumam 20 cigarros por dia.
- InterHeart: 36% do risco atribuível à população de um primeiro IM.
- Revascularização cirúrgica do miocárdio: fumantes têm maior risco relativo de mortalidade por todas as causas (RR 1,7), morte cardíaca (RR 1,8) e necessidade de repetição da revascularização (RR 1,4).

Benefícios da cessação do tabagismo

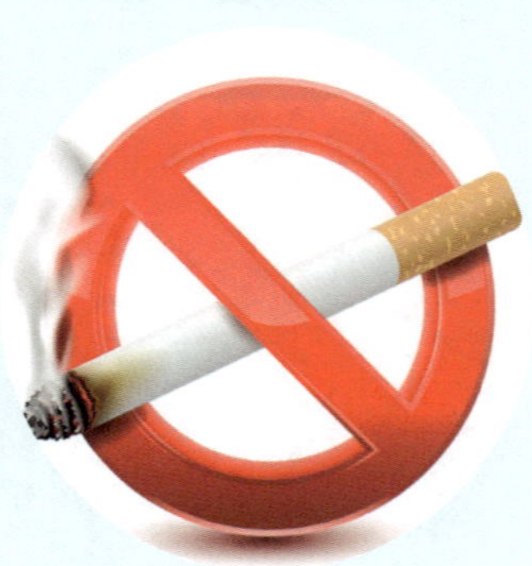

- Redução na taxa de eventos por DAC conhecida varia de 7 a 47%.
- Riscos cardíacos associados ao tabagismo diminuem 50% dois anos após a cessação.
- Há melhora de desfechos em pacientes que tiveram síndrome coronariana aguda.
- O risco relativo de mortalidade para fumantes que pararam em comparação com aqueles que continuaram fumando foi de 0,64.
- Após a angioplastia coronariana percutânea, os fumantes apresentam maior RR de morte (1,8) e de IAM com onda Q (2,1) em comparação com não fumantes, e maior RR de mortalidade total e cardíaca (RR 1,4 e 1,5).

Princípios gerais do tratamento

- Apoio cognitivo-comportamental e uso de medicamentos eficazes para cessação, como repositores de nicotina, bupropiona e vareniclina.

Tratamento medicamentoso do tabagismo

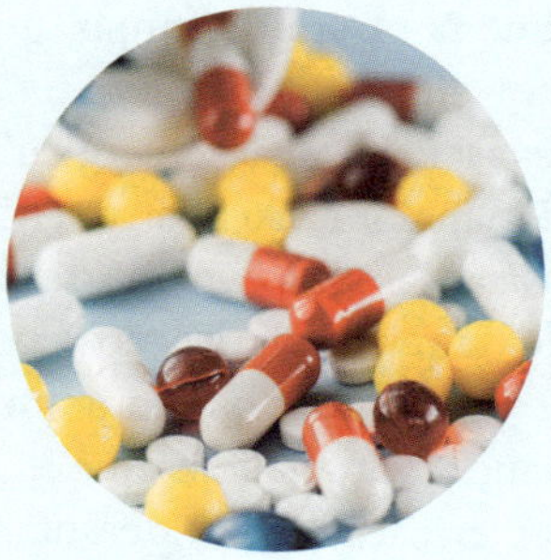

- Nicotina, bupropiona e vareniclina.
- Diretriz da American Thoracic Society (ATS), publicada em 2020, recomenda o uso da vareniclina como primeira opção.

Orientações comportamentais

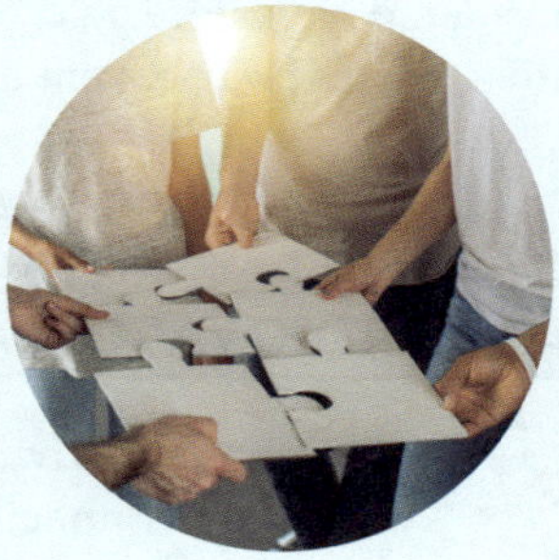

- Apoio psíquico é fundamental para consolidar a conduta.
- "Fumar de castigo": o fumante só pode fumar voltado para a parede de pé e isolado.

Os riscos do cigarro eletrônico

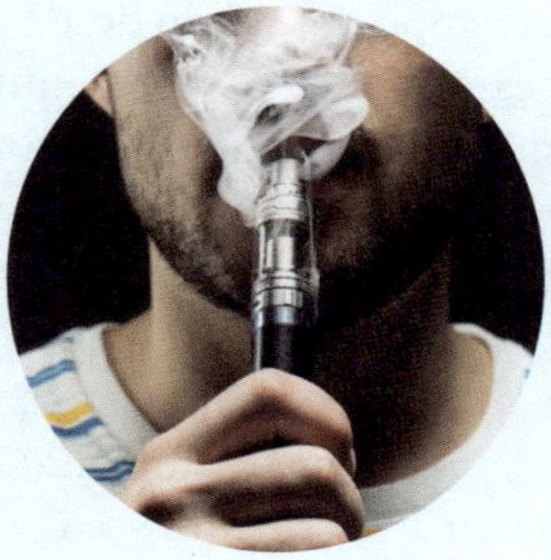

- Não caia nessa conversa!
- Cigarros eletrônicos são tão perniciosos quanto os convencionais.
- O que se atribui a eles são ideias falsas e mitos:
  - Tem pouco efeito nocivo.
  - Servem de ponte para a cessação do tabagismo.
  - E tantos outros mitos.

INTRODUÇÃO

A prevalência do tabagismo na população brasileira vem caindo ao longo dos últimos 30 anos, em consequências de políticas públicas adequadas[1,2]. Atualmente, cerca de 9% da população adulta brasileira fuma. Apesar da prevalência reduzida, o número absoluto de fumantes ainda é um desafio para a saúde pública, correspondendo a cerca de 20 milhões.

O tabagismo é reconhecido como uma doença crônica causada pela dependência à nicotina e está codificado na Revisão da Classificação Internacional das Doenças – décima edição (CID-10) sob Doenças e Problemas Relacionados à Saúde[4], ele integra o grupo de "transtornos mentais, comportamentais ou do neurodesenvolvimento em razão do uso de substância psicoativa" (CID F17)"[5].

O tabagismo reduz em média 10 anos na expectativa de vida dos homens, conforme demostrado por Petto et al. no Estudo dos Médicos Ingleses[6]. Nas mulheres fumantes, dados do Centers for Disease Control and Prevention (CDC) dos Estados Unidos, de 2002, a expectativa de vida das fumantes é, em média, 14 anos menor que das não fumantes[7].

> Fumar mata mais de 8 milhões de pessoas por ano no mundo, dessas mortes mais de 7 milhões são o resultado do uso direto do tabaco, enquanto cerca de 1,2 milhão é o resultado de não fumantes expostos ao fumo passivo (CID 10 Z58.7)[8].

Além de estar associado a diversos tipos de câncer e a doenças crônicas não transmissíveis, o tabagismo também contribui para o desenvolvimento de outras enfermidades, como tuberculose, infecções respiratórias, úlcera gastrointestinal, impotência sexual, infertilidade em mulheres e homens, osteoporose, catarata, entre outras[8].

Os efeitos cardiovasculares do cigarro são intensos, e, na medida em que envelhecemos, perdemos a capacidade de reagir por meio dos mecanismos fisiológicos de defesa e, geralmente, após 20 anos de exposição, a curva de risco se comporta de forma crescente[9].

O tabagismo é um fator de risco independente para doença cardiovascular aterosclerótica, doença arterial coronariana (DAC), doença cerebrovascular e insuficiência cardíaca (IC)[10].

Fumar pouco, mesmo que um cigarro/ dia, aumenta o risco de DAC e de acidente vascular encefálico (AVE), mas o risco se acentua com o aumento do consumo diário de cigarros[11].

A incidência de infarto do miocárdio (IM) aumenta seis vezes em mulheres e três vezes em homens que fumam pelo menos 20 cigarros por dia, quando comparados com indivíduos que nunca fumaram[12]. No estudo InterHeart, realizado em 52 países, o tabagismo representou 36% do risco atribuível à população de um primeiro infarto do miocárdio[13].

Os pacientes que continuam fumando na presença de DAC estabelecida têm risco aumentado de novo IM e de morte, incluindo morte cardíaca súbita[14]. Entre os fumantes que pararam de fumar após IM, o risco de eventos recorrentes diminui com o passar do tempo[15].

Após revascularização cirúrgica do miocárdio, os fumantes têm maior risco relativo (RR) de mortalidade por todas as causas (RR 1,7), morte cardíaca (RR 1,8) e necessidade de revascularização repetida (RR 1,4) em comparação com aqueles que pararam de fumar por pelo menos um ano[16]. Os pacientes que continuam fumando após revascularização, tanto percutânea como cirúrgica, têm mortalidade significativamente maior quando comparados aos que deixaram de fumar[17].

A importância da cessação precoce ou tardia tem impacto relevante para redução de risco[18]. Além disso, fumar é considerada a maior causa evitável isolada de adoecimento e mortes precoces em todo o mundo[19].

IMPORTÂNCIA DA CESSAÇÃO DO TABAGISMO EM PACIENTES COM DOENÇAS CARDIOVASCULARES

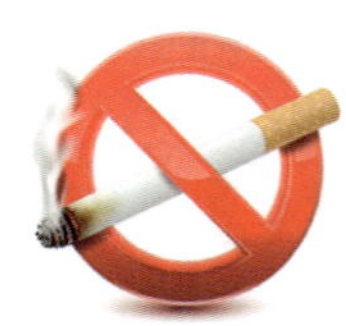

Entre os indivíduos sem doença coronária conhecida, a redução na taxa de eventos cardíacos associada à cessação do tabagismo varia de 7 a 47%[8]. Os riscos cardíacos associados ao tabagismo diminuem 50% dois anos após a cessação e continuam a diminuir com o aumento do tempo decorrido desde o abandono[8].

A cessação do tabagismo melhora desfechos em pacientes que tiveram síndrome coronariana aguda. Metanálise de 20 estudos prospectivos (coorte incluindo pacientes com infarto do miocárdio, cirurgia de revascularização do miocárdio, intervenção coronária percutânea ou DAC estável e acompanhamento de, pelo menos, dois anos), que incluiu 12.603 fumantes, dos quais 5.659 deixaram de fumar e 6.944 continuaram a fumar, o RR de mortalidade para fumantes que pararam em comparação com aqueles que continuaram fumando foi de 0,64 (IC 95% 0,58-0,71)[17].

A qualidade de vida melhora significativamente entre os pacientes que deixaram de fumar depois do infarto do miocárdio. Usando dados de dois grandes registros nos EUA, os fumantes que não pararam tiveram piores indicadores de qualidade de vida em comparação com aqueles que pararam e com os que nunca fumaram[20].

Após a angioplastia coronariana percutânea, os fumantes apresentam maior RR de morte (1,8) e de IM com onda Q (2,1) em comparação com não fumantes, e maior RR de mortalidade total e cardíaca (RR 1,4 e 1,5, respectivamente) quando comparados àqueles que param de fumar[21].

Em um estudo com 1.893 pacientes com DAC com idade superior a 55 anos, a mortalidade após seis anos de acompanhamento foi significativamente maior entre os que continuaram a fumar em comparação com aqueles que pararam (RR 1,7)[22]. Os benefícios foram equivalentes nas idades de 55 a 64 anos e acima de 65 anos, e foram os mesmos observados em pacientes comparáveis entre 34 e 54 anos[22].

Cabe ressaltar que a motivação para a cessação do tabagismo é importante determinante para êxito, no entanto, pode não ser suficiente.

Aproximadamente 50% dos pacientes tabagistas que internam por IM voltam a fumar em até 6 meses após a alta[18]. A insuficiência cardíaca (IC), independentemente de sua etiologia, também cursa com internações frequentes e, mesmo assim, as estatísticas indicam que 50% dos pacientes tabagistas com essa condição retomam o vício após a alta[23].

Tanto a IC como o IM estão entre as causas mais prevalentes de internação no Brasil, e dão a dimensão da importância de se tratar com método eficiente o tabagismo. O benefício da cessação nessa população traz ganhos dos mais relevantes, considerando recorrência de novos eventos e melhora clínica. A importância da obtenção da cessação ao tabaco se confunde com a necessidade da melhor abordagem da doença cardiovascular associada.

TRATAMENTO DO TABAGISMO

As bases do tratamento do tabagismo consistem no apoio cognitivo-comportamental e uso de medicamentos eficazes para a cessação como repositores de nicotina, bupropiona e vareniclina[24].

A diretriz da American Thoracic Society (ATS), publicada em 2020, recomenda o uso da vareniclina como a primeira opção para iniciar o tratamento do tabagismo, por sua maior eficácia em relação ao uso da bupropiona e da terapia de reposição de nicotina (TRN)[25].

A força-tarefa do American College of Cardiology (ACC), publicada em 2018, também preconiza o uso da vareniclina como a primeira opção para o tratamento do tabagismo em cardiopatas[26].

Nossa experiência em ambulatório especializado na cessação do tabagismo, também recomenda combinar medicamentos de primeira linha para os pacientes com maior dificuldade para cessar o tabagismo e estender o uso da vareniclina para mais de 12 semanas nos fumantes com dificuldades de se manterem abstêmios no longo prazo[27].

Embora a TRN e a bupropiona sejam considerados medicamentos de primeira linha no tratamento tabagismo, nossa prática ambulatorial de mais de 900 pacientes mostra que a melhor opção medicamentosa para tratar fumantes com doenças cardiovasculares é a vareniclina isolada ou associada à bupropiona, com melhor relação de custo-efetividade[28].

Adicionam-se a esse dado os resultados do estudo EAGLES, protocolo randomizado, duplo-cego controlado com placebo, que avaliou mais 8 mil pacientes, sendo 4 mil com doenças psiquiátricas e 4 mil sem essa característica, e comparou a eficácia e a segurança da vareniclina, da bupropiona e dos adesivos de nicotina *versus* placebo na cessação do tabagismo[29]. A taxa de cessação foi maior no grupo vareniclina, tanto em pacientes com e sem doença psiquiátrica. A bupropiona e os adesivos tiveram desempenhos semelhantes e foram superiores ao placebo. A segurança de todos os medicamentos foi comprovada, tanto no grupo com doença psiquiátrica como no sem doença. A segurança cardiovascular desses medicamentos também foi avaliada no seguimento de 52 semanas desses pacientes, avaliando desfechos cardiovasculares, e mostrou segurança de todos os produtos (estudo CATS)[30].

É necessário não esquecer da importância da associação que existe entre tabagismo e doença mental. Frequentemente é necessário o uso de inibidores de recaptação de serotonina (IRS) para tratamento de comorbidades psiquiátricas subclínicas, como depressão e ansiedade. Muitas vezes essas doenças não foram diagnosticadas, e o uso desses medicamentos complementa o tratamento[27].

Nova técnica comportamental

Em 2015, de forma intuitiva e acidental, foi desenvolvida uma nova técnica comportamental, batizada "Fumar de castigo".

A técnica consiste em, quando o fumante sentir desejo de fumar, fazê-lo de forma restrita: em pé, isolado e olhando a parede. O único estímulo permitido é o próprio cigarro, e nada mais. Trata-se de um novo paradigma no tratamento do tabagismo, visto que as técnicas convencionais orientam que o fumante evite gatilhos associados ao ato de fumar, que muitas vezes refletem a rotina de qualquer pessoa, só que, no caso dos fumantes, o cigarro foi inserido nesses contextos, ficando difícil de evitar essas situações. Dessa forma, "fumar de castigo" cria um modelo de condicionamento não prazeroso associado ao ato de fumar. Sendo desnecessário pedir para o(a) fumante privar-se das atividades corriqueiras. Basta que não fume: comendo, bebendo, dirigindo, assistindo TV, andando, conversando etc.

Essa técnica duplica a chance de sucesso no tratamento do tabagismo com vareniclina[31] e reduz o consumo de cigarros em 30 a 50%, mesmo sem tratamento medicamentoso associado[32].

MITOS E VERDADES SOBRE OS CIGARROS ELETRÔNICOS

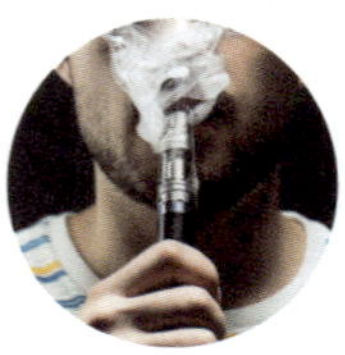

Os cigarros eletrônicos (CE) são dispositivos alimentados por bateria que simulam o "ato de fumar" ao liberarem para inalação um aerossol. Não existe combustão, e o aerossol é produzido pelo aquecimento do líquido que contém nicotina e outros aromatizantes, tendo propilenoglicol e glicerol, em composições que podem ser distintas, como veículos de dispersão. Nos últimos anos, houve um rápido progresso tecnológico, incluindo mudanças no tamanho do dispositivo e na energia das baterias[33]. Os CE de 4ª geração – tipo *pen-drive* (JUUL) usam sal de nicotina, e esse produto tem poder de adição maior que do cigarro convencional, tornando-se um problema de saúde pública nos Estados Unidos, pela quantidade de adolescentes viciados no produto[34]. A agência de regulação americana, FDA, proibiu a comercialização do produto em julho de 2022[34], mas a empresa conseguiu uma liminar para permitir a venda, e a questão está *sub judice*. Isso mostra que a aposta de imaginar que esse produto poderia ser menos danoso que o cigarro convencional não se confirmou, especialmente no quesito dependência a nicotina.

Com relação a efeitos cardiovasculares, já se sabe que o risco cardiovascular para infarto e AVC é semelhante ao do cigarro convencional, com agravante de ocorrer em faixas etárias mais novas, principalmente pela presença de nanopartículas determinando inflamação endotelial[35,36].

O risco de doenças respiratórias e inflamatórias graves foi conhecido em 2019, quando constatou-se a EVALI (*E-cigarette or Vaping product use-Associated Lung Injury*)[37], grave síndrome respiratória em usuários do cigarro eletrônico. A EVALI matou 68 jovens americanos e internou mais de 2.800. Ela ocorreu, principalmente, naqueles que preparavam o líquido para próprio consumo, com a presença da vitamina E, THC e nicotina. Isso fez as autoridades proibirem que os usuários manipulassem os líquidos de consumo, mas mostrou o potencial de gravidade que o uso desses equipamentos poderia causar. Durante a pandemia da covid-19, o risco de morte e de complicações pulmonares foi maior nos usuários do CE, sendo mais um motivo de alerta para frear e inibir o consumo nos Estados Unidos[38]. As evidências mostram que novas substâncias são formadas da interação dos componentes quando aquecidos, e a liberação de metais pesados, como níquel e cromo, presentes no arcabouço do produto. A capacidade de inflamarem e agredirem o sistema respiratório são evidentes[38].

Em relação às doenças neoplásicas, já existe associação do uso de CE com tumores de tireoide, pele e útero em jovens, fato não observado com o cigarro convencional[39].

Dessa forma, o corpo de evidências demonstra que o produto não é inócuo, bem como não é opção de tratamento contra o tabagismo, visto que a maior parte dos fumantes de cigarros que migram para esse produto continua viciado em nicotina e consumindo diariamente o produto[40].

No Brasil, a comercialização do CE é proibida desde 2009, pela Anvisa, e, em resolução recente, foi ratificada e mantida a proibição em julho de 2022. Essa medida é preventiva e visa a evitar a disseminação e a propagação do vício na população jovem brasileira, além de ser amplamente apoiada pelas entidades médicas do país.

BIBLIOGRAFIA

1. Ministério da Saúde. Instituto Nacional de Câncer (INCA). Tabagismo. 2022. Disponível em: https://www.inca.gov.br/tabagismo. Acesso em: 30 nov. 2022.
2. World Health Organization (WHO). Report on global tobacco epidemic: Monitoring tobacco use and prevention policies. 2017. [cited 2022 Aug. 2]. Disponível em: https://apps.who.int/iris/bitstream/handl

e/10665/255874/9789241512824eng.pdf;jsessionid=B1FF7AA363B-89DFE981715FF3DEC0019?sequence=1.
3. Brasil. Ministério da Saúde. Programa Vigitel. Brasília; 2021. Disponível em: https://www.gov.br/saude/pt-br/composicao/svs/inqueritos-de--saude/vigitel.
4. World Health Organization (WHO). International Classification of Diseases 11th Revision. The global standard for diagnostic health information. Geneva: WHO; 2022.
5. American Psychiatric Association. Diagnostic and statistical manual of mental disorders, 5th edition. Washington: American Psychiatric Association; 2013.
6. Doll R, Peto R, Boreham J, Sutherland I. Mortality in relation to smoking: 50 years' observations on male British doctors. BMJ. 2004;328(7455):1519.
7. Centers for Disease Control and Prevention (CDC). Women and smoking: a report of the surgeon general. Atlanta; 2002. Disponível em: https://www.cdc.gov/mmwr/preview/mmwrhtml/rr5112a4.htm.
8. United States. Department of Health and Human Services. The Health Consequences of Smoking – 50 Years of Progress. A Report of the Surgeon General. 2014. Atlanta. USA.
9. Kamimura D, Cain LR, Mentz RJ, White WB, Blaha MJ, DePhilippis AP, et al. Cigarette smoking and incident heart failure: insights from the Jackson Heart Study. Circulation. 2018;137(24):2572-82.
10. Benjamin EJ, Virani SS, Callaway CW, Chamberlain AM, Chang AR, Cheng S, et al. Heart disease and stroke statistics – 2018 update: a report from the American Heart Association. Circulation. 2018;137:e67-e492.
11. Hackshaw A, Morris JK, Boniface S, Tang JL, Milenkovic D. Low cigarette consumption and risk of coronary heart disease and stroke: meta-analysis of 141 cohort studies in 55 study reports. BMJ. 2018;360:j5855.
12. Njølstad I, Arnesen E, Lund-Larsen PG. Smoking, serum lipids, blood pressure, and sex differences in myocardial infarction. A 12-year follow-up of the Finnmark Study. Circulation. 1996;93(3):450-6.
13. Yusuf S, Hawken S, Ounpuu S, Dans T, Avezum A, Lanas F, et al. Effect of potentially modifiable risk factors associated with myocardial infarction in 52 countries (the INTERHEART study): case-control study. Lancet. 2004;364(9438):937-52.
14. Rea TD, Heckbert SR, Kaplan RC, Smith NL, Lemaitre RN, Psaty BM. Smoking status and risk for recurrent coronary events after myocardial infarction. Ann Intern Med. 2002;137(6):494-500.
15. Buchanan DM, Arnold SV, Gosch KL, Jones PG, Longmore LS, Spertus JA, et al. Association of smoking status with angina and health-related quality of life after acute myocardial infarction. Circ Cardiovasc Qual Outcomes. 2015;8(5):493-500.
16. Zhang YJ, Iqbal J, van Klaveren D et al. Smoking is associated with adverse clinical outcomes in patients undergoing revascularization with PCI or CABG: the SYNTAX trial at 5-year follow-up. J Am Coll Cardiol. 2015;65(11):1107-15.
17. Critchley JA, Capewell S. Mortality risk reduction associated with smoking cessation in patients with coronary heart disease: a systematic review. JAMA. 2003;290(1):86-97.
18. Rigotti N, McDermott M. Smoking cessation and cardiovascular disease. It's never too early or too late for action. J Am Coll Cardiol. 2019;74:508-1110.
19. The health benefits of smoking cessation. A report of the Surgeon General. DHHS Publication (CDC) 90-8416; U.S. Department of Health and Human Services. Washington; 1990.
20. Buchanan DM, Arnold SV, Gosch KL et al. Association of smoking status with angina and health-related quality of life after acute myocardial infarction. Circ Cardiovasc Qual Outcomes. 2015;8(5):493-500.
21. Hasdai D, Garratt KN, Grill DE et al. Effect of smoking status on the long-term outcome after successful percutaneous coronary revascularization. N Engl J Med. 1997;336(11):755-61.
22. Hermanson B, Omenn GS, Kronmal RA, Gersh BJ. Beneficial six-year outcome of smoking cessation in older men and women with coronary artery disease. Results from the CASS registry. N Engl J Med. 1988;319(21):1365-69.
23. Kaufmam R, Azevedo VMP, Xavier RMA, Geller M, et al. Evolution of heart failure-related hospital admissions and mortality rates: a 12-year. International Journal of Cardiovascular Sciences. 2015;28(4):276-81.
24. Rigotti NA, Kruse GR, Livingstone-Banks J, Hartmann-Boyce J. Treatment of tobacco smoking: a review. JAMA. 2022;327(6):566-77.
25. Leone FT, Zhang Y, Evers-Casey S et al. Initiating pharmacologic treatment in tobacco-dependent adults. An Official American Thoracic Society Clinical Practice Guideline. Am J Respir Crit Care Med. 2020;202(2):e5-e31.
26. Barua RS, Rigotti NA, Benowitz NL et al. 2018 ACC Expert consensus decision pathway on tobacco cessation treatment. J Am Coll Cardiol. 2018;72(25):3332-65.
27. Issa JS, Abe TO, Moura S, Santos PC, Pereira AC. Effectiveness of coadministration of varenicline, bupropion, and serotonin reuptake inhibitors in a smoking cessation program in the real-life setting. Nicotine Tob Res. 2013;15(6):1146-50.
28. Scholz J, Portela LD, Abe TMO, Gaya PV, Santos V, Ferreira C, et al. Cost-effectiveness analysis of smoking-cessation treatment using electronic medical records in a cardiovascular hospital. Clinical Trials and Regulatory Science in Cardiology. 2016;14:1-3.
29. Anthenelli RM, Benowitz NL, West R3, St Aubin L, McRae T, Lawrence D, et al. Neuropsychiatric safety and efficacy of varenicline, bupropion, and nicotine patch in smokers with and without psychiatric disorders (EAGLES): a double-blind, randomized, placebo-controlled clinical trial. Lancet. 2016;387(10037):2507-20.
30. Benowitz N, Pipe A, West R, Hays T, Tonstad S, McRae T, et al. Cardiovascular safety of varenicline, bupropion, and nicotine patch in smokers: a randomized clinical trial. JAMA Intern Med. 2018;178(5):622-31.
31. Scholz JR, Abe TO, Gaya PV, Bellini B, de Moraes IRA, Santos JR, et al. Cue restricted smoking increases quit rates with varenicline. Tob Prev Cessat. 2021;7:33.
32. Belline BB. Estudo prospectivo, placebo-controlado, randomizado e duplo-cego, para avaliar segurança e eficácia do uso de Estimulação Magnética Transcraniana Profunda (EMTp) na cessação do tabagismo. Tese (Doutorado em Ciências, Programa de Cardiologia). – Faculdade de Medicina, Universidade de São Paulo, São Paulo. 2022.
33. Cullen KA, Ambrose BK, Gentzke AS, Apelberg BJ, Jamal A, King BA. Notes from the field: use of electronic cigarettes and any tobacco product among middle and high school students – United States, 2011-2018. MMWR Morb Mortal Wkly Rep. 2018;67:1276-77.
34. Food Drugs Administration (FDA). FDA denies authorization to market JUUL products. [cited 2022 Aug. 25]. Disponível em: https://www.fda.gov/news-events/press-announcements/fda-denies-authorization--market-juul-products.
35. Alzahrani T, Pena I, Temesgen N, Glantz SA. Association between electronic cigarette use and myocardial infarction. Am J Prev Med. 2018.
36. Lee WH, Ong SG, Zhou Y, Tian L, Bae HR, Baker N, et al. Modeling cardiovascular risks of e-cigarettes with human-induced pluripotent stem cell-derived endothelial cells. J Am Coll Cardiol. 2019;73:2722-37.
37. Centers for Disease Control and Prevention. Outbreak of lung injury associated with the use of ecigarette, or vaping, products [Internet]. Atlanta, GA: Centers for Disease Control and Prevention; 2020 [modified 2020 Feb 25]. Disponível em: https://www.cdc.gov/tobacco/basic_information/e-cigarettes/severe-lung-disease.html.
38. Kaur G, Lungarella G, Rahman I. SARS-CoV-2 COVID-19 susceptibility and lung inflammatory storm by smoking and vaping. J Inflamm. 2020;17:21.
39. Chidharla A, Agarwal K, Abdelwahed S, Bhandari R, Singh A, et al. Cancer prevalence in e-cigarette users: a retrospective cross-sectional NHANES Study. World J Oncol. 2022;13(1):20-6.
40. Wang RJ, Bhadriraju S, Glantz SA. E-cigarette use and adult cigarette smoking cessation: a meta-analysis. Am J Public Health. 2021;111(2):230-46.

27

Síndrome metabólica

Heno Ferreira Lopes

CONSULTA RÁPIDA

Definições da síndrome metabólica de melhores aplicações na prática clínica

AHA/NHLBI/ADA/NCEP/ATPIII atualizada	Definição harmonizada
2004	2009
3 ou mais de ...	3 ou mais de ...
Circunferência de cintura ≥ 102 cm (H) ≥ 88 cm (M)	**Circunferência de cintura** Específica para etnia e localização geográfica
HDL-colesterol < 40 mg/dL (H) < 50 mg/dL (M) TG ≥ 150 mg/dL ou tratamento	**HDL-colesterol** < 40 mg/dL (H) < 50 mg/dL (M) TG ≥ 150 mg/dL ou tratamento
DM 2, glicemia ≥ 100 mg/dL	Glicemia ≥ 100 mg/dL ou tratamento
PAS ≥ 130 mmHg ou PAD ≥ 85 mmHg ou tratamento	PAS ≥ 130 mmHg ou PAD ≥ 85 mmHg ou tratamento

AHA: Associação Americana de Cardiologia; NHLBI: Instituto Nacional do Coração, Pulmão e do Sangue; ADA: Sociedade Americana de Diabetes; NCEP/ATPIII: Programa Nacional para Educação em Relação ao Colesterol-Painel de Tratamento do Adulto III; HDL: lipoproteína de alta densidade; DM: *diabetes mellitus*; PAD: pressão arterial diastólica; PAS: pressão arterial sistólica; TG: triglicérides.

A definição harmonizada, embora ainda não seja muito aplicada na prática clínica, parece ser mais fiel na avaliação do paciente com síndrome metabólica, uma vez que leva em consideração valores de circunferência abdominal para as diferentes etnias conforme a distribuição em diferentes partes do mundo (*vide* tabela a seguir).

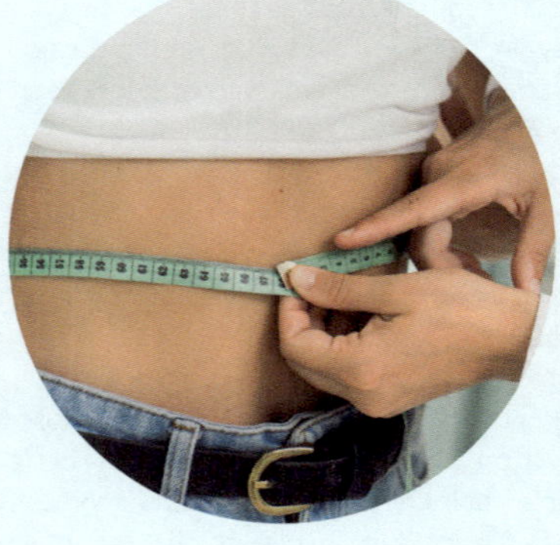

Valores de circunferência abdominal de acordo com as diferentes partes do mundo		
População/etnia	Circunferência de cintura (cm) (valores anormais)	
	Homens	Mulheres
Estados Unidos (NCEP/ATPIII)	≥ 102	≥ 88
Canada	≥ 102	≥ 88
Europoide	≥ 94	≥ 80
Sociedades Cardiovasculares Europeias	≥ 102	≥ 88
Sul-asiático	≥ 90	≥ 80
Chineses	≥ 90	≥ 80
Força tarefa da cooperativa chinesa	≥ 85	≥ 80
Japoneses	≥ 85	≥ 90
Etnias da América Central e do Sul	≥ 90	≥ 80
Mediterrâneo oriental e Oriente Médio	≥ 94	≥ 80
África subsaariana	≥ 94	≥ 80

Por falta de avaliação específica de valores normais da circunferência abdominal no Brasil utilizam-se os critérios de anormalidade 102 cm para homens e 88 cm para mulheres.
Fonte: modificada de Savoia e Schiffrin[14].

INTRODUÇÃO

Conforme definição anterior, o diagnóstico da síndrome metabólica depende apenas de medida antropométrica (circunferência de cintura), medida da pressão arterial e dosagens bioquímicas simples (HDL-colesterol, triglicérides e glicemia). A associação de três ou mais dessas variáveis, quando alteradas, fecha o diagnóstico de síndrome metabólica.

O tratamento é baseado em mudança de estilo de vida, com foco, principalmente, na perda de peso e no uso de medicamentos específicos para controle da glicemia, dos triglicérides e da pressão arterial. O tratamento da síndrome metabólica visa à prevenção do diabetes, quando não instalado, de eventos cardiovasculares, da demência e de alguns tipos de câncer.

O agrupamento de fatores de risco descrito como síndrome metabólica (SM) já foi observado por vários autores na literatura há muitos anos. Porém, a SM passou a ser vista com maior atenção na prática clínica a partir da descrição do Dr. Reaven, como "síndrome X", no final da década de 1980[1]. A partir das observações do Dr. Reaven houve grande progresso na literatura em relação ao impacto da SM no risco cardiovascular, aos possíveis mecanismos fisiopatológicos e às propriedades da gordura visceral, sendo as vísceras um conjunto de órgãos com propriedades autócrinas, parácrinas e endócrinas. A SM aumenta de forma significativa o risco cardiovascular e tem sido vista como uma epidemia em todo o globo terrestre[2]. Sua prevalência no Brasil não é bem conhecida. Nos Estados Unidos, ela é próxima de 40%, e, de acordo com levantamento feito em 2021, esse percentual vem mantendo-se estável, porém a glicemia média da população sofreu aumento de 2011 para 2018[3].

DEFINIÇÃO/DIAGNÓSTICO

Apesar de a denominação SM ser aceita em todo o mundo, sua definição já foi motivo de discussão por diferentes sociedades médicas no mundo inteiro. Porém, as definições sofrem poucas modificações em relação aos componentes (Tabelas I e II). Na Tabela I estão as definições da organização mundial de saúde (WHO), do grupo europeu para o estudo da resistência à insulina (EGIR), do programa nacional para educação em relação ao colesterol/painel de tratamento do adulto III (NCEP/ATP III) e a definição da associação americana de endocrinologia clínica (AACE). Pelo fato de ser mais fácil em termos de aplicação na prática clínica, a definição do NCEP/ATPIII tem sido a mais usada. Porém, a definição homogeneizada por considerar valores de circunferência abdominal de acordo com etnia e região geográfica parece ser mais apropriada para os brasileiros e outras regiões do mundo.

Na Tabela II estão as definições da Associação Americana de Cardiologia (AHA)/Instituto Nacional do Coração, Pulmão e do Sangue (NHLBI)/Sociedade Americana de Diabetes (ADA)/Programa Nacional para Educação em Relação ao Colesterol-Painel de Tratamento do Adulto III (NCEP/ATPIII) atualizadas; a da Federação Internacional de Diabetes (IDF) e a declaração conjunta

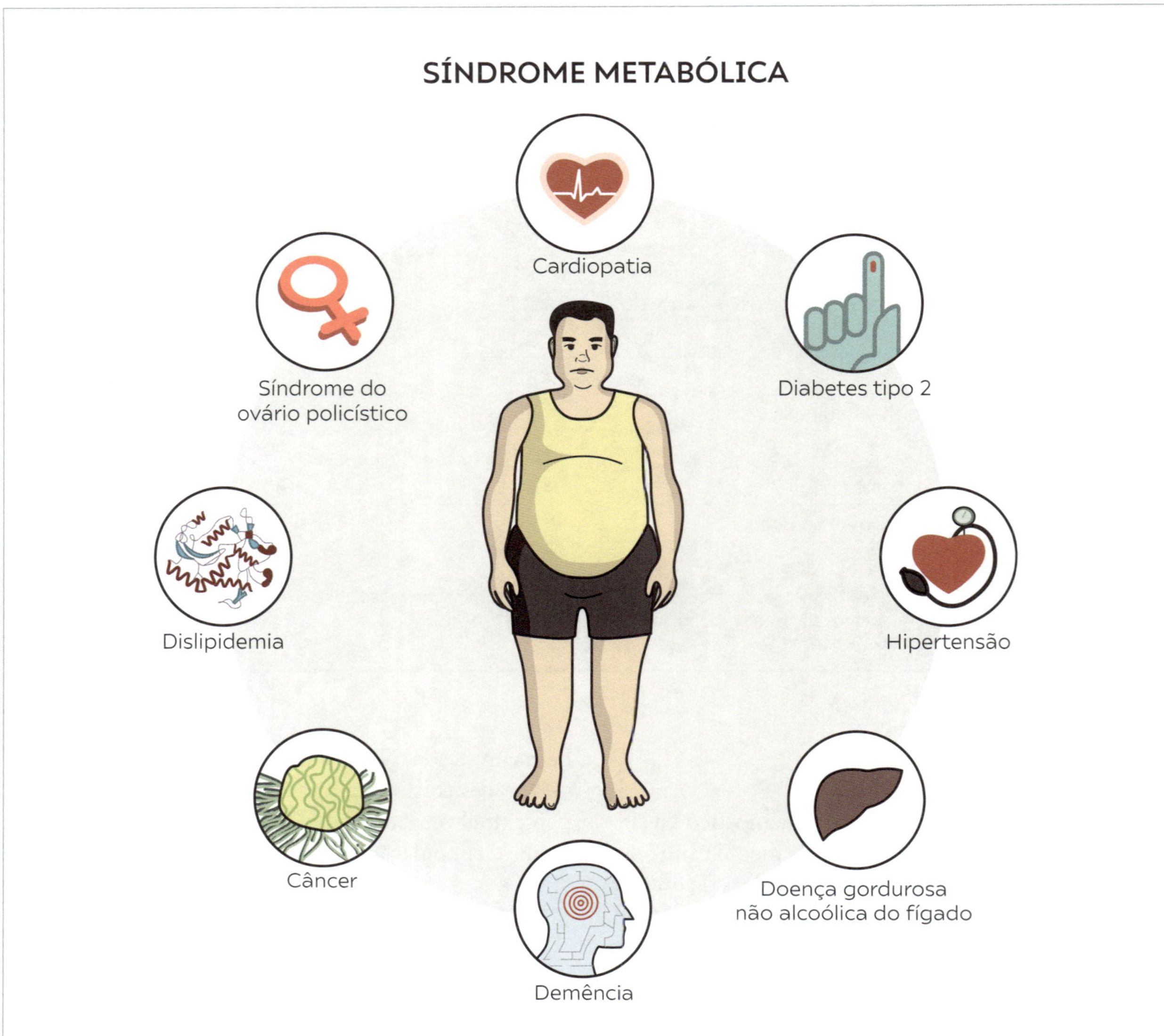

FIGURA 1 Síndrome metabólica e suas possíveis consequências.

da IDF, AHA/NHLBI, Federação Mundial do Coração, da Sociedade Internacional de Aterosclerose e da Associação Internacional para o Estudo da Obesidade, denominada definição harmonizada[2]. A definição harmonizada, embora ainda pouco usada na literatura, contempla as informações das definições do NCEP/ATPIII e da IDF. Nesse caso, a circunferência de cintura definida no NCEP/ATPIII, baseada em americanos, difere da usada na IDF, que foi mais para europeus. De acordo com a discussão que ocorreu em reunião envolvendo várias organizações, 3 critérios de 5 devem ser usados para definir a síndrome metabólica, mas os valores de referência para circunferência abdominal devem ser individualizados de acordo com a etnia e diferentes regiões do mundo. Essa parece ser uma boa proposta, que é muito semelhante à do NCEP/ATPIII e da IDF. O diferencial dessa definição está no critério circunferência abdominal (tabela no artigo original) que vai variar de acordo com a etnia e a região geográfica[4]. De acordo com as duas definições de mais fácil aplicação na prática clínica (NCEP/ATP III modificado e definição harmonizada), o diagnóstico da SM é baseado em dado antropométrico (circunferência de cintura), dados metabólicos (dosagem de HDL-colesterol, triglicérides, glicose no sangue) e nos valores de pressão arterial. De acordo com essas definições, a presença de três ou mais desses componentes configura o diagnóstico.

FISIOPATOLOGIA

A fisiopatologia da SM vem sendo discutida largamente na literatura desde a década de 1980[1,5]. Inicialmente discutiu-se muito a respeito da resistência à insulina como a principal característica para a SM. No entanto, nunca ficaram muito bem estabelecidos os fatores que levariam

TABELA I Diferentes definições da síndrome metabólica na linha do tempo

Ano	WHO 1999	EGIR 1999	NCEP/ATPIII 2001	AACE 2003
Número de fatores	GJA/IG/DM2 ou resistência a insulina e + 2 de ...	Resistência a insulina e 3 ou mais de ...	3 ou mais de ...	GJA/IG com um dos seguintes ...
Obesidade	Relação C/Q > 0,9 H, > 0,85 M ou IMC > 30 kg/m²	CC ≥ 94 cm H ≥ 80 cm M	CC ≥ 102 cm H ≥ 88 cm M	IMC ≥ 25 kg/m²
Dislipidemia	HDL-Col < 35 mg/dL H < 39 mg/dL M TG ≥ 150 mg/dia	HDL-Col < 39 mg/dL TG ≥ 177 mg/dL ou Tratamento	HDL-Col < 40 mg/dL H < 50 mg/dL M TG ≥ 150 mg/dL	HDL-Col < 40 mg/dL H < 50 mg/dL M TG ≥ 150 mg/dL
Hiperglicemia	DM 2 Glicemia > 110 mg/dL TTG 2 horas > 140 mg/dL	DM 2 (não) Glicemia > 110 mg/dL	DM 2 Glicemia ≥ 110 mg/dL	DM 2 (não) Glicemia ≥ 110 mg/dL TTG 2 horas > 140 mg/dL
Hipertensão	PAS ≥ 140 mmHg PAD ≥ 90 mmHg	PAS ≥ 140 mmHg PAD ≥ 90 mmHg ou tratamento	PAS ≥ 130 mmHg PAD ≥ 85 mmHg	PAS ≥ 130 mmHg PAD ≥ 85 mmHg
Componentes adicionais	Microalbuminúria ≥ 20 mcg/min Albumina/creatinina ≥ 30 mg/g	–	–	RI HF DM2, idade, etnia, SOP, sedentarismo, estilo de vida

AACE: Associação Americana de Endocrinologistas Clínicos; CC: circunferência da cintura; C/Q: cintura quadril; DM2: diabetes *mellitus* tipo 2; EGIR: Grupo Europeu para Estudo da Resistência à Insulina; GJA: glicemia de jejum alterada; H: homem; IG: índice glicêmico; IMC: índice de massa corporal; M: mulher; NCEP/ATP III: Programa Nacional para Educação em Relação ao Colesterol/Painel de Tratamento do Adulto; PAD: pressão arterial diastólica; PAS: pressão arterial sistólica; SOP: síndrome do ovário policístico; TG: triglicérides; TTG: teste oral de tolerância à glicose; WHO: Organização Mundial da Saúde.

TABELA II Diferentes definições da síndrome metabólica na linha do tempo

Ano	AHA/NHLBI/ADA/ NCEP/ ATPIII atualizado 2004	IDF 2005	Definição harmonizada* 2009
Número de fatores	3 ou mais de ...	Obesidade e 2 de...	3 ou mais de ...
Obesidade	CC ≥ 102 cm H ≥ 88 cm M	CC ≥ 94 cm H ≥ 90 (asiático H) ≥ 80 cm M	CC Específica para etnia e localização geográfica
Dislipidemia	HDL-Col < 40 mg/dL H < 50 mg/dL M TG ≥ 150 mg/dL ou tratamento	HDL-Col < 40 mg/dL H < 50 mg/dL M TG ≥ 150 mg/dL ou tratamento	HDL-Col < 40 mg/dL H < 50 mg/dL M TG ≥ 150 mg/dL ou tratamento
Hiperglicemia	DM 2 Glicemia ≥ 100 mg/dL	DM 2 Glicemia ≥ 100 mg/dL	Glicemia ≥ 100 mg/dL ou tratamento
Hipertensão	PAS ≥ 130 mmHg PAD≥ 85 mmHg ou tratamento	PAS ≥130 mmHg PAD ≥ 85 mmHg ou tratamento	PAS ≥ 130 mmHg PAD≥ 85 mmHg ou tratamento

AHA: Associação Americana de Cardiologia; CC: circunferência de cintura; DM2: *diabetes mellitus* tipo 2; H: homem; IDF: Federação Internacional de Diabetes; M: mulher; NCEP/ATP III: Programa Nacional para Educação em Relação ao Colesterol/Painel de Tratamento do Adulto; NHLBI: Instituto do Coração, Pulmão e do Sangue; PAD: pressão arterial diastólica; PAS: pressão arterial sistólica.

à resistência à insulina. Uma abordagem mais comum é a respeito da predisposição genética, excesso de caloria na dieta e inatividade física[3]. A partir daí ocorreria a obesidade central (acúmulo de gordura visceral) que contribuiria para um ambiente pró-inflamatório, a ativação hormonal e a resistência à insulina. Ainda falta informação para explicar essa sequência de acontecimentos, porque alguns indivíduos consomem muita caloria, são sedentários, desenvolvem obesidade e não apresentam características suficientes para serem considerados portadores de síndrome metabólica? Apesar das observações a respeito da associação da genética com a SM, os estudos, de modo geral, apontam para associação da obesidade central com diabetes do tipo 2, não necessariamente com os demais componentes da síndrome metabólica. Por sua vez, a associação de história familiar positiva para hipertensão arterial sistêmica com dislipidemia e resistência à insulina tem sido observada de longa data[6,7]. Dr. Reaven, que descreveu a síndrome X na década de 1980 com outros colaboradores, observou a presença de resistência à insulina e dislipidemia em indivíduos não obesos, filhos de pais hipertensos, em comparação com filhos de pais normotensos[8]. Essas informações levaram a pensar em possíveis mecanismos na fisiopatogênese da SM semelhantes aos observados nos filhos de pais hipertensos. Um mecanismo de grande importância para explicar as alterações hemodinâmicas e metabólicas observadas precocemente nos filhos de pais hipertensos é um desbalanço autonômico (predomínio do simpático sob o parassimpático)[7]. Talvez sendo esse o mesmo mecanismo envolvido na SM.

A ideia de explicar melhor a fisiopatologia (Figura 2) é de que uma alteração primária no equilíbrio simpático parassimpático (interação genética e ambiente) resulta no predomínio da ativação simpática. A maior ativação simpática resultará no maior tônus vascular (receptor α1), maior ativação do sistema-renina-angiotensina-aldosterona (receptor β1) e possível alteração na curva de pressão natriurese (receptor β1, α1?). A alteração na curva de pressão natriurese resultará no déficit de excreção de sódio pelo rim e o sódio em excesso no organismo vai se acumular na musculatura lisa dos vasos de resistência, com maior reatividade vascular a aminas simpaticomiméticas (noradrenalina, por exemplo), à angiotensina II, que resultará em maior vasoconstrição (maior resistência vascular periférica). A influência da noradrenalina e angiotensina II resultará em hiperplasia e hipertrofia do vaso. A hiperplasia e a hipertrofia do vaso dependem de maior síntese proteica que, por sua vez, depende de maior expressão de RNAm e RNAt e maior gasto energético. O maior gasto de energia resultará em maior taxa metabólica basal. O que ocorre em filhos de hipertensos e pacientes com hipertensão arterial[9,10]. A taxa metabólica basal tem relação linear com a pressão arterial, mesmo em indivíduos normotensos[11].

De acordo com essa linha de raciocínio a respeito da fisiopatologia da SM (Figura 2), o maior consumo de energia decorrente de maior atividade simpática e maior síntese proteica promove mudança no substrato para a produção de energia. Nesse caso, a energia oferecida será proveniente de ácidos graxos em vez da glicose. A maior mobilização de ácidos graxos do tecido adiposo visceral (receptores β3) para suprir essa maior demanda energética resultará na resistência à insulina, pela inibição do transporte e fosforilação da glicose, provavelmente por inibição da fosfatidilinositol-3 quinase (PI3K)[12]. A resistência à insulina está associada a menores níveis de HDL-colesterol, maior nível de triglicérides, maior concentração de LDL pequena e densa. A insulina quando em excesso ativa a *mitogen-activated protein kinase* (MAPK), e a atividade desse complexo enzimático resulta em hiperplasia e hipertrofia da musculatura lisa dos vasos[13]. Concomitantemente, a produção de adipocitocinas, como resistina, também tem relação direta com a resistência à insulina iniciada pelo aumento do metabolismo de ácidos graxos como fonte calórica. Citocinas inflamatórias provenientes do tecido adiposo visceral também podem contribuir com o processo inflamatório presente nos pacientes com hipertensão[14].

TRATAMENTO

A abordagem do paciente com SM é complexa por envolver aspectos sociais, econômicos, familiares (hábitos e costumes) e pessoais (psicológico, conhecimento, medos e crenças) como expresso na Figura 3. O foco principal deve ser a mudança de estilo de vida no sentido de manter uma alimentação saudável e a perda de peso para controle do agrupamento de fatores de risco. Além da mudança de estilo de vida, o uso de medicação pode ser necessário[15]. Para o tratamento, é preciso uma avaliação personalizada do perfil do paciente, pois são vários fatores relacionados que implicam esse tratamento. É difícil mudar hábitos de vida adquiridos desde a infância e arraigados à pessoa na vida adulta, bem como fatores sociais e econômicos dificultam a mudança no estilo de vida. Como mencionado, além do estilo de vida saudável em boa parte dos casos, há a necessidade de tratamento medicamentoso, que deve ser focado nas alterações presentes: obesidade central, dislipidemia, hiperglicemia e hipertensão arterial sistêmica. Em relação à obesidade (central), existem medicamentos que podem ser usados para a redução do peso. Mas infelizmente os resultados do tratamento são transitórios. Um dos mais eficientes para a redução do peso é o não medicamentoso (atividade física e restrição alimentar), porém muito difícil de implementar. Em relação à hipertensão arterial sistêmica, à hiperglicemia e à dislipidemia, existem vários medicamentos disponíveis, cujo uso está bem estabeleci-

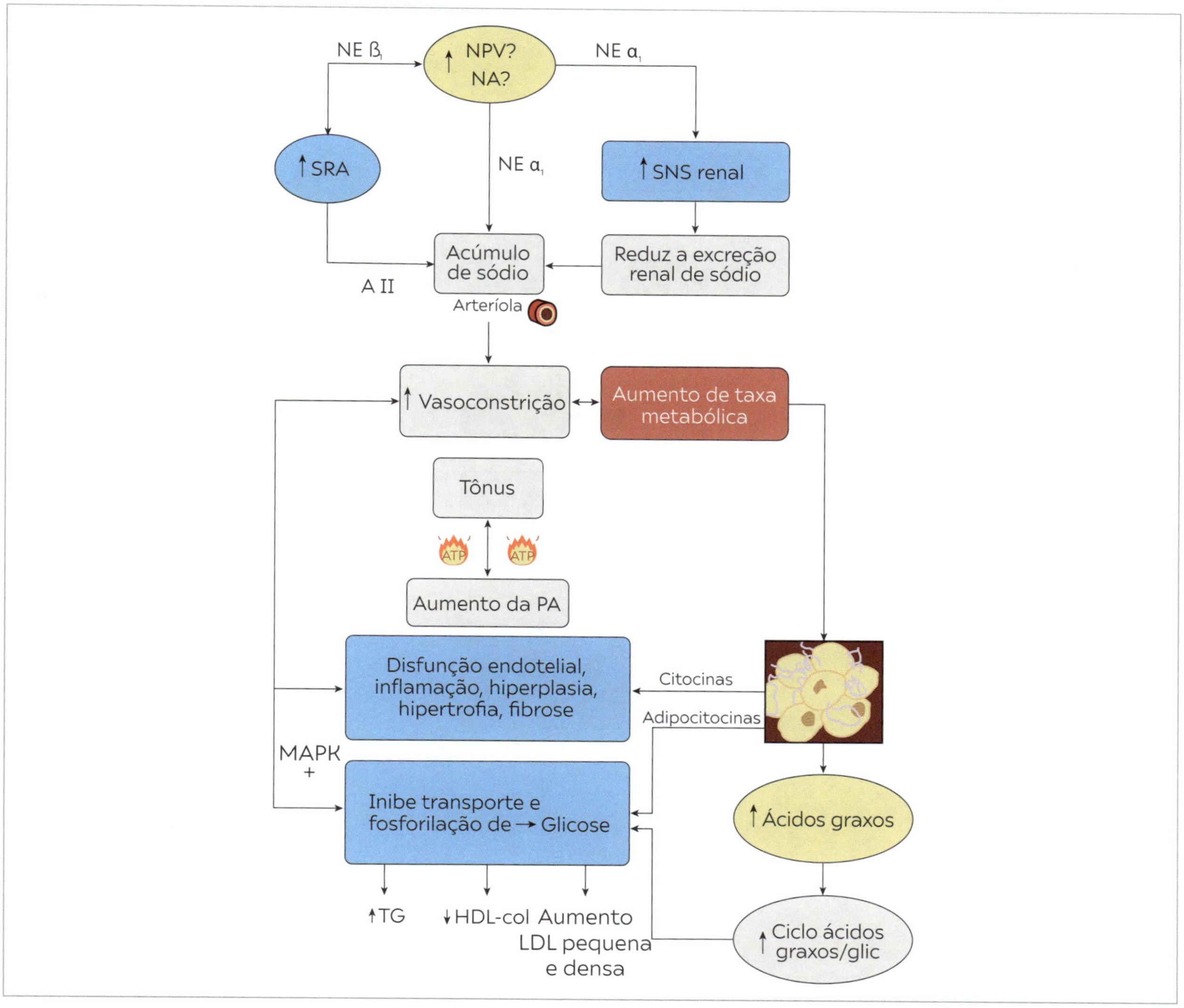

FIGURA 2 Fisiopatologia da síndrome metabólica.
AII: angiotensina II; HI: hiperinsulinemia; HIP: hipotálamo; MAPK: *mitogen-ativated protein kinase*; NA: núcleo arqueado; NE: norepinefrina; NPV: núcleo paraventricular; PA: pressão arterial; RI: resistência à insulina; SNS: sistema nervoso simpático.

do nas diretrizes[16-18], e permitem controle satisfatório. O objetivo principal do tratamento da síndrome metabólica é prevenir o diabetes tipo 2, os eventos cardiovasculares, a demência, alguns tipos de câncer (fígado, colorretal, endométrio, pâncreas, mama)[19] e isso pode ser alcançado por meio de dieta balanceada e saudável, atividade física, controle emocional e cuidados pessoais. Essas ações podem ser feitas com o tratamento medicamentoso quando não sejam suficientes isoladamente (Figura 3).

A SM é um grande problema de saúde pública que vem crescendo progressivamente à medida que as pessoas adotam estilo de vida sedentário e maior oferta de alimentos, não necessariamente de boa qualidade. Uma abordagem interdisciplinar é fundamental para o tratamento, uma vez que ela envolve aspectos sociais, econômicos, psicológicos e familiares. O tratamento com medicamentos continua sendo uma opção.

A abordagem da obesidade central é o maior desafio, e a melhora desse componente pode resultar no melhor controle dos demais componentes da síndrome metabólica.

BIBLIOGRAFIA

1. Reaven GM. Banting lecture 1988. Role of insulin resistance in human disease. Diabetes. 1988;37:1595-607.
2. Saklayen M. The global epidemic of the metabolic syndrome. Curr Hypertens Rep. 2018;20(2):12.
3. Liang XP, Or CY, Tsoi MF, Cheung CL, Cheung BMY. Prevalence of metabolic syndrome in the United States National Health and

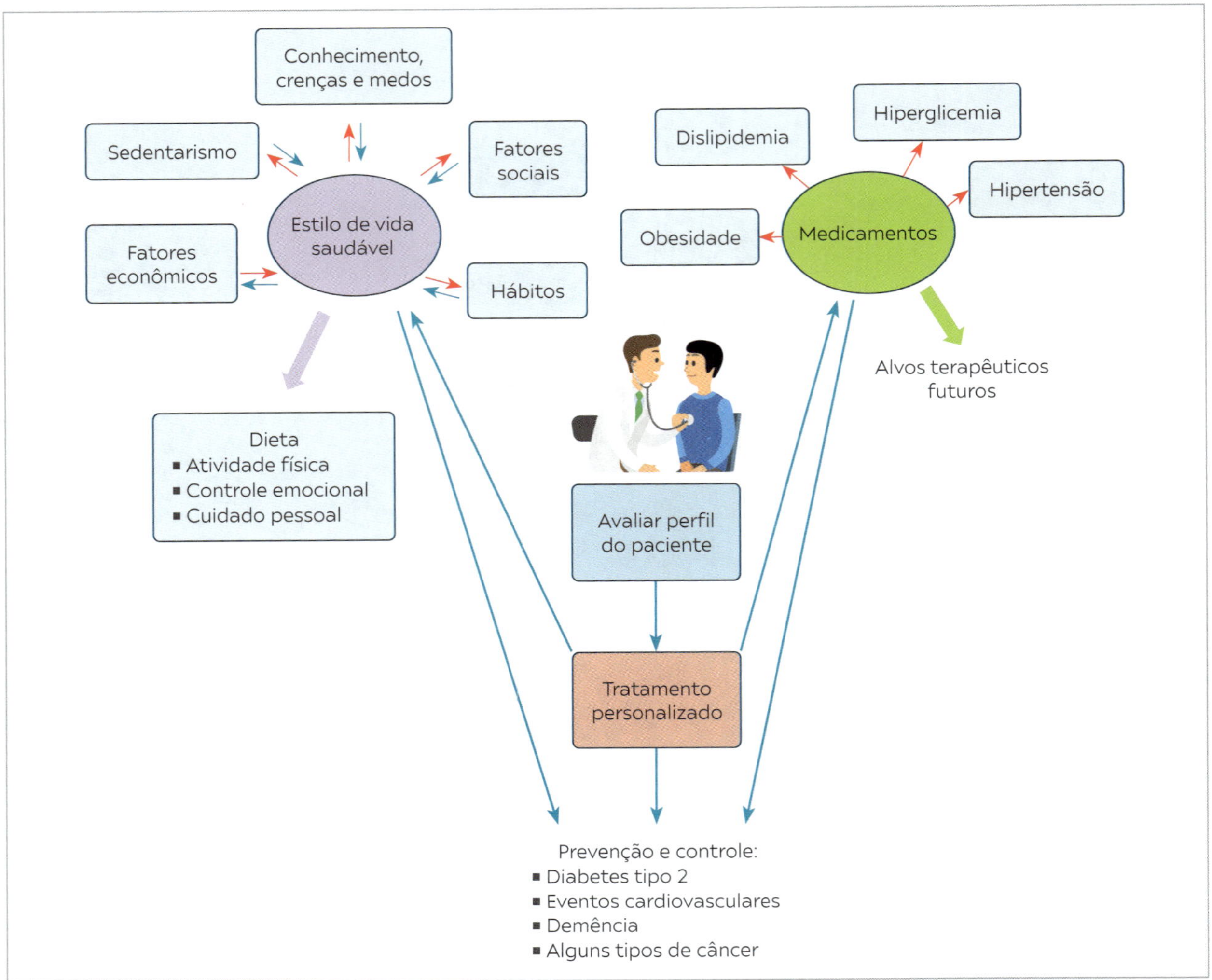

FIGURA 3 **Tratamento da síndrome metabólica.**
Fonte: modificada de Kruszynska et al.[12].

Nutrition Examination Survey (NHANES) 2011-2018. Eur Heart J. 2021;42(Suppl1):ehab724.2420.

4. Samson SL, Garber AJ. Metabolic syndrome. Endocrinol Metab Clin N Am. 2014;43:1-23.
5. Fahed G, Aoun L, Zerdan MB, Allam S, Zerdan MB, Bouferraa et al. Metabolic syndrome: updates on pathophysiology and management in 2021. Int J Mol Sci. 2022;23:786.
6. Iimura O. Insulin resistance and hypertension in Japanese. Hypertens Res. 1996;19(Suppl):S1-S8.
7. Lopes HF, Bernardes Silva H, Barreto Filho JAS, Consolim-Colombo FM, Giorgi DMA, Krieger EM. Lipid metabolism alterations in normotensive subjects with positive family history of hypertension. Hypertension. 1997;30:629-31.
8. Facchini F, Chen YD, Clinkingbeard C, Jeppesen J, Reaven GM. Insulin resistance, hyperinsulinemia, and dyslipidemia in nonobese individuals with a family history of hypertension. Am J Hypertens. 1992;10:694-9.
9. Motta JM, Lemos TM, Consolim-Colombo FM, Moyses RMA, Gusmão MAN, Egan BM, et al. Abnormalities of anthropometric, hemodynamic, and autonomic variables in offspring of hypertensive parents. J Clin Hypertens (Greenwich). 2016;18(9):942-8.
10. Kunz I, Schorr U, Klaus S, Sharma AM. Resting metabolic rate and substrate use in obesity hypertension. Hypertension. 2000;36:26-32.
11. Chen T, Chu X, Zhu Y, Lan Y, Zhao H, Zhu H, Shen C. Basal metabolic rate is correlated with blood pressure among young population. Int J Clin Exp Med. 2016;9(6):12375-83.
12. Kruszynska YT, Worrall DS, Ofrecio J, Frias JP, Macaraeg G, Olefsky JM. Fatty Acid-induced insulin resistance: decreased muscle PI3K activation but unchanged akt phosphorylation. J Clin Endocrinol Metabolism. 2002;(87):226-34.
13. Begum N, Song Y, Rienzie J, and Ragolia L. Vascular smooth muscle cell growth and insulin regulation of mitogen-activated protein kinase in hypertension. Am J Physiol. 1998;275:C42-C49.
14. Savoia C, Schiffrin EL. Inflammation in hypertension. Curr Opin Nephrol Hypertens. 2006;15:152-8.
15. Aguilar-Salinas CA, Viveros-Ruiz T. Recent advances in managing/understanding the metabolic syndrome. F1000 Faculty Rev:370.
16. Barroso WKS, Rodrigues CIS, Bortolotto LA, Mota-Gomes MA, Brandão AA, Feitosa ADM, et al. Diretrizes Brasileiras de Hipertensão Arterial – 2020. Arq Bras Cardiol. 2021;116(3):516-658.
17. Sociedade Brasileira de Diabetes. Diretrizes da Sociedade Brasileira de Diabetes 2019-2020. São Paulo: Clannad; 2019.
18. Faludi AA, Izar MCO, Saraiva JFK, Chacra APM, Bianco HT, Afiune Neto A, et al. Atualização da Diretriz Brasileira de Dislipidemias e Prevenção da Aterosclerose – 2017. Arq Bras Cardiol. 2017;109(2Supl.1):1-76.
19. Esposito K, Chiodini P, Colao A, Lenzi A, Giugliano D. Metabolic syndrome and risk of cancer – a systematic review and meta-analysis. Diabetes Care. 2012;35:2402-11.

28

Atividades físicas: quando e como prescrever

Leonardo Pippa Gadioli
Camila Quaglio Bertini

CONSULTA RÁPIDA

Recomendações para a prática de exercícios físicos aeróbicos, resistidos e de flexibilidade segundo a Organização Mundial da Saúde (OMS).

	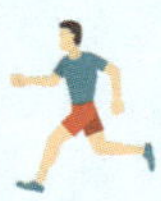		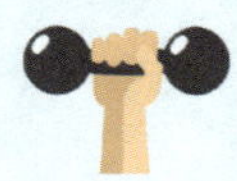	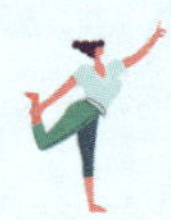
	Intensidade moderada	Intensidade vigorosa		
Crianças e adolescentes (5 a 17 anos)	60 minutos/dia	3 dias/semana		
Adultos (18 a 64 anos)	150 a 300 minutos/semana	75 a 150 minutos/semana	2 x/semana	
Idosos > 65 anos	150 a 300 minutos/semana	75 a 150 minutos/semana	2 x/semana	3 x/semana

Exemplos de atividades com intensidades leve, moderada e vigorosa

Intensidade	Exemplos	% da FC máxima	Teste da fala
Leve (< 3 MET)	Caminhar, arrumar a cama, lavar pratos, passar roupa, jogar cartas, pescar sentado	57-63%	
Moderado (≥ 3 e < 6 MET)	Caminhar (4,8 km/h), lavar carro, dança de salão, pedalar, jogar tênis de mesa e tênis em dupla	64-76%	Respiração ofegante, de modo que se consiga completar uma frase sem pausas
Vigoroso (≥ 6 MET)	Caminhar (7,2 km/h), trotar (7,2 km/h), pedalar, nadar, jogar futebol e tênis simples	77-95%	Respiração rápida, de modo que não consiga completar uma frase sem pausas

Princípios básicos da prescrição de exercícios aeróbicos, resistidos e de flexibilidade de acordo com o conceito FITT

	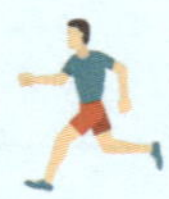		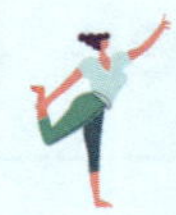
Frequência	Mínimo 3x/semana Ideal > 5 x/semana	2 a 3 dias/semana não consecutivos	2 a 3 dias/semana idealmente todos os dias
Intensidade	Moderada a vigorosa	10 a 15 repetições ou 40 a 60% de 1 RM	Alongamento até o ponto de estiramento muscular ou leve desconforto
Tempo	150 a 300 minutos/semana	1 a 3 sessões 8 a 10 tipos diferentes de exercícios com foco nos principais grupos musculares	Manter por 15 segundos para alongamento estático 4 ou mais repetições cada exercício
Tipo	Bicicletas verticais e reclináveis, elípticos, simulador de escada, esteira ergométrica e caminhada	Halteres, caneleiras, bandas elásticas e aparelhos de musculação	Alongamentos estáticos e dinâmicos com foco nas principais articulações dos membros e tronco

INTRODUÇÃO

A inatividade física ou sedentarismo é considerada a quarta principal causa de morte ao redor do mundo. Estima-se que até 5 milhões de mortes por ano poderiam ser evitadas se a população mundial fosse mais ativa. Adicionalmente, o sedentarismo causa importante impacto econômico em perda de produtividade e assistência médica, sendo considerado um dos principais problemas em saúde pública[1,2]. No Brasil, estima-se que aproximadamente metade da população tenha níveis insuficientes de atividade física de acordo com as orientações preconizadas pela Organização Mundial da Saúde[2] (OMS) (Figura 1).

Nesse contexto, a prática de exercícios físicos de forma regular promove inúmeros benefícios (Figura 2), diminuindo principalmente o risco de doenças cardiovasculares, diabetes tipo 2 e doenças oncológicas, por exemplo, os cânceres de mama, cólon e pulmão[4]. Estudo clássico de Myers et al.[5] mostrou que o aumento de capacidade aeróbica em 1 equivalente metabólico (MET) resulta em incremento de 12% na sobrevida. De modo adicional, estudo de Lee et al.[6] avaliou a capacidade aeróbica de uma população de mais de três mil adultos e evidenciou uma redução na incidência de síndrome metabólica (52%), dislipidemia (30%) e hipertensão (28%) naqueles que apresentaram aumento da aptidão física ao longo de seis anos de acompanhamento. O aumento de 1 MET na capacidade funcional reduziu em 22, 12 e 7% as chances de síndrome metabólica, dislipidemia e hipertensão arterial sistêmica (HAS) respectivamente. Dessa forma, a atividade física pode ser considerada um dos pilares da manutenção da qualidade e do aumento da expectativa de vida na população.

	Intensidade moderada	Intensidade vigorosa		
Crianças e adolescentes (5 a 17 anos)	60 minutos/dia	3 dias/semana		
Adultos (18 a 64 anos)	150 a 300 minutos/semana	75 a 150 minutos/semana	2 x/semana	
Idosos > 65 anos	150 a 300 minutos/semana	75 a 150 minutos/semana	2 x/semana	3 x/semana

FIGURA 1 Recomendações para prática de exercícios físicos aeróbicos, resistidos e de flexibilidade segundo a Organização Mundial da Saúde (OMS).

	Aumento	Diminuição
Aguda	Função endotelial Débito cardíaco Fluxo sanguíneo muscular Fluxo sanguíneo coronariano	Glicemia Marcadores inflamatórios Hiperlipidemia pós-prandial Hormônios grelina e pipar Y (moduladores de apetite)
Crônica	VO_2 máximo Sensibilidade à insulina Massa, força e potência muscular Massa óssea	Hemoglobina glicolisada Frequência cardíaca de repouso e submáxima Rigidez arterial Doenças degenerativas cognitivas (Alzheimer) Depressão e ansiedade Risco de queda nos idosos

FIGURA 2 Benefícios da prática de exercícios físicos.

ATIVIDADE FÍSICA × EXERCÍCIOS FÍSICOS

Atividade física e exercícios físicos podem parecer termos semelhantes, no entanto, possuem significados distintos e, por isso, é importante defini-los conforme as orientações do Colégio Americano de Medicina do Esporte[7]:

- **Atividade física** é definida como qualquer movimento corporal produzido por contração dos músculos esqueléticos que promove aumento da necessidade calórica sobre o gasto energético em repouso. Por exemplo, lavar a louça e caminhar com o cachorro.
- **Exercício físico** é um tipo de atividade física que consiste em movimento corporal planejado, estruturado e repetitivo praticado para melhorar e/ou manter um ou mais componentes de aptidão física. Por exemplo, corrida e natação.

A Tabela I descreve os principais termos utilizados na cardiologia do exercício.

TABELA I Principais definições na cardiologia do exercício

Aptidão física	Capacidade de realizar atividades e exercícios físicos esperados para seu grupo etário, sexo e dimensões físicas, que favoreçam a saúde, a sobrevivência e a adequada funcionalidade no ambiente em que vivem
Sedentarismo	É a condição na qual há ausência de exercício físico regular e de atividade física frequente que envolva gasto energético > 2 a 3 vezes o valor de repouso, no trabalho, transporte pessoal ou lazer
Exercitante	Praticante regular de exercícios físicos
Atleta	Pratica exercícios regular, usualmente intensos, individualmente ou em grupo (time) como principal foco o desempenho e a competição
Atleta recreacional	Definição de atleta acrescida de volume de treinamento ≥ 4horas por semana
Atleta competitivo	Definição de atleta acrescida de volume de treinamento ≥ 6 horas por semana (p. ex., atleta jovem ou master)
Atleta de elite	Definição de atleta acrescida de volume de treinamento ≥ 10 horas por semana (p. ex., atletas olímpicos)

Fonte: adaptada da Diretriz de Prevenção Cardiovascular da Sociedade Brasileira de Cardiologia, 2019[8] e do Consenso de Cardiologia do Esporte da Sociedade Europeia de Cardiologia, 2020[9].

AVALIAÇÃO CLÍNICA PRÉ-PARTICIPAÇÃO

É imprescindível que durante as consultas o médico promova estímulos a hábitos saudáveis, bem como saber orientar e prescrever exercícios físicos para indivíduos de qualquer idade. A avaliação clínica é uma importante ferramenta para evitar que indivíduos habitualmente inativos com doença cardiovascular manifesta ou oculta sejam expostos a maior risco de eventos adversos (morte súbita e infarto agudo do miocárdio). Em contrapartida, é preciso remover barreiras desnecessárias à adoção de um estilo de vida fisicamente ativo.

Assim sendo, os candidatos à prática de exercícios físicos com intensidade moderada a vigorosa (Figura 3) devem ser submetidos a uma avaliação médica (anamnese e exame físico) para identificar fatores de risco, sinais ou sintomas sugestivos de doenças cardiovasculares, pulmonares, metabólicas e do aparelho locomotor. O questionário de prontidão para atividade física (PAR-Q) é um auxílio nessa avaliação (Figura 4). O eletrocardiograma (ECG) de repouso é recomendado por diversas entidades, sendo considerado mandatório em indivíduos acima de 35 anos de idade pela maior prevalência de doenças cardiovasculares, incluindo a doença arterial coronariana[10]. Corrado et al.[11] avaliaram atletas competitivos de 12 a 35 anos por um período de aproximadamente 25 anos e observaram uma redução de 90% de eventos de morte súbita após a introdução de avaliação pré-participação associada ao exame de eletrocardiograma de repouso.

TESTES DE EXERCÍCIO

Os testes de exercícios (teste cardiopulmonar e teste ergométrico) são indicados principalmente na avaliação inicial de indivíduos assintomáticos que desejam realizar exercícios físicos de alta intensidade, competições ou

Intensidade	Exemplos	% da FC máxima	Teste da fala
Leve (< 3 MET)	Caminhar, arrumar a cama, lavar pratos, passar roupa, jogar cartas, pescar sentado	57-63%	
Moderado (≥ 3 e < 6 MET)	Caminhar (4,8 km/h), lavar carro, dança de salão, pedalar, jogar tênis de mesa e tênis em dupla	64-76%	Respiração ofegante, de modo que se consiga completar uma frase sem pausas
Vigoroso (≥ 6 MET)	Caminhar (7,2 km/h), trotar (7,2 km/h), pedalar, nadar, jogar futebol e tênis simples	77-95%	Respiração rápida, de modo que não consiga completar uma frase sem pausas

FIGURA 3 Exemplo de atividades com intensidade leve, moderada e vigorosa (1 MET é igual ao consumo de 3,5 mL/kg/minuto de oxigênio).

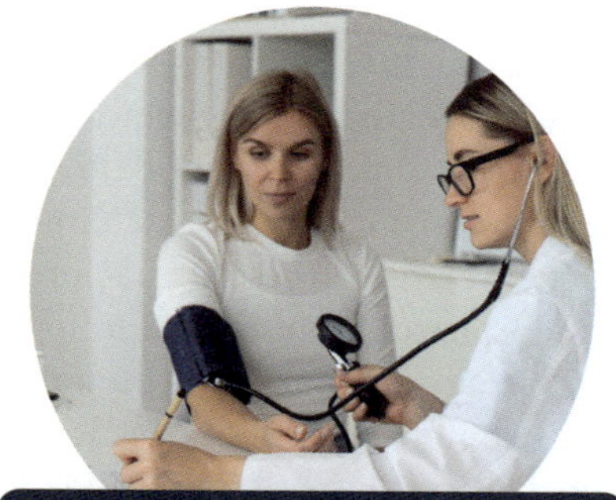

AVALIAÇÃO CLÍNICA PRÉ-PARTICIPAÇÃO

Exercícios físicos com intensidade moderada a vigorosa

Anamnese e exame físico

- Identificação de fatores de risco, sinais e sintomas de DCV, pulmonares, metabólicas e do aparelho locomotor

Questionário de prontidão para atividade física

Eletrocardiograma

- Mandatório para > 35 anos

Teste ergométrico

- Avaliação inicial de indivíduos assintomáticos que desejam realizar exercícios físicos de alta intensidade, competições

Teste cardiopulmonar

- Método necessário para atletas
- Indivíduos sintomáticos (identificar a etiologia dos sintomas de dispneia e prescrição de exercícios em portadores de cardiopatias e pneumopatias)

Ecocardiograma

- Só indicado se houver suspeita de alterações estruturais do coração

FIGURA 4 Exames fundamentais na avaliação clínica.

como parte de identificação precoce de doença cardiovascular. Adicionalmente, pode-se indicar os testes de exercícios para avaliar a aptidão cardiorrespiratória e evolução do treinamento físico com predomínio do componente aeróbico. É importante ressaltar que indivíduos assintomáticos e sem fatores de risco cardiovascular não necessitam de testes de exercícios para serem liberados para realizar exercícios físicos. Em contrapartida, após os 35 anos de idade, a doença arterial coronariana é considerada a principal causa de eventos cardiovasculares durante o esforço. Dessa forma, o teste de exercício pode auxiliar na identificação de isquemia miocárdica nessa faixa etária[10].

O teste cardiopulmonar (TCP) é considerado padrão-ouro na avaliação da aptidão cardiorrespiratória. A adição de medidas e análise dos gases expirados permite a mensuração de forma objetiva da capacidade funcional e uma avaliação completa dos sistemas cardiocirculatório, pulmonar, metabólico e muscular. Em indivíduos assintomáticos, o TCP pode auxiliar na prescrição de exercícios, sendo inclusive o método de escolha em atletas. Na mesma direção, o TCP também está indicado em indivíduos sintomáticos com o objetivo de identificar a etiologia dos sintomas de dispneia e principalmente na prescrição de exercícios em portadores de cardiopatias e pneumopatias[12].

EXERCÍCIOS FÍSICOS EM CARDIOPATAS

De acordo com a OMS, a reabilitação cardiovascular:

> **Reabilitação cardiovascular (RCV)** é o conjunto de atividades necessárias para assegurar às pessoas com doenças cardiovasculares condição física, mental e social ótima, que lhes permita ocupar pelos seus próprios meios um lugar tão normal quanto seja possível na sociedade.

Dessa forma, o principal objetivo da RCV com ênfase nos exercícios físicos é propiciar uma melhora dos componentes da aptidão física, da força e da potência muscular, da flexibilidade, do equilíbrio, de algo que exige a combinação de diferentes modalidades de treinamento[13].

A reabilitação cardiopulmonar está indicada principalmente nos portadores de doença arterial coronariana (DAC) e insuficiência cardíaca (IC). Recente metanálise mostrou que a RCV reduz a mortalidade cardiovascular e a hospitalização na DAC e redução de hospitalização na IC. Além disso, a participação em programas de RCV aumenta a capacidade funcional, reduz sintomas de isquemia miocárdica e dispneia e melhora a qualidade de vida. Na DAC aguda, os benefícios sobre o remodelamento ventricular ocorreram quando o programa de RCV foi iniciado precocemente (6 horas a 7 dias). Para cada semana sem exercícios físicos após o infarto, poderá ser necessário um mês adicional de treinamento para obter benefícios similares no volume sistólico final e na fração de ejeção do ventrículo esquerdo[14].

Os portadores de marca-passo e cardiodesfibrilador implantável, valvopatias, cardiomiopatia hipertrófica, doença arterial obstrutiva periférica e pós-transplante cardíaco também se beneficiam da participação em programa de recuperação cardiovascular. Tradicionalmente, a RCV é dividida em fases temporais, sendo a fase 1 intra-hospitalar e as fases 2, 3 e 4 ambulatoriais[13] (Figura 5).

Ainda que as fases possam ser sequenciais, não se deve fazer uma divisão rígida delas, já que as condições clínicas do paciente devem ser levadas em conta como pacientes muito sintomáticos e debilitados, que necessitam de uma maior supervisão direta dos exercícios físicos, e outros pacientes de baixo risco, que podem realizar uma RCV domiciliar, em que a maioria das sessões ocorre sob supervisão indireta, a distância[15].

A estratificação do risco clínico possibilita maior segurança, com direcionamento individualizado às fases da RCV. Os pacientes de alto risco, com menor capacidade física e mais sintomáticos, beneficiam-se em participar de sessões supervisionadas (fases 2 e 3), enquanto os de menor risco, com maior capacidade física e menos sintomáticos precocemente podem realizar, sem supervisão direta, exercícios mais intensos e diversificados (fase 4)[13] (Figura 6).

MONITORIZAÇÃO DO EXERCÍCIO

Do ponto de vista prático, aparelhos que monitoram a frequência cardíaca como frequencímetros, oxímetros de pulso, *smartwatch, smart band* podem ser usados durante o treinamento. Os pacientes são instruídos a atingir a frequência cardíaca prescrita na porcentagem predefinida de VO_2pico durante o teste cardiopulmonar ou pelas fórmulas de frequência cardíaca de reserva durante o teste ergométrico. Embora usado em alguns centros quando disponíveis, não há necessidade formal de monitorização eletrocardiográfica na maioria dos pacientes que praticam um programa de reabilitação cardiovascular. Em caso de ritmo irregular, como a fibrilação atrial, deve-se utilizar taxa modificada de percepção de esforço da escala subjetiva de Borg (Figura 7).

PRESCRIÇÃO DE EXERCÍCIO

Os princípios básicos da prescrição de exercícios podem ser descritos usando o conceito FITT[7] (frequência, intensidade, tempo e tipo) e estão resumidos na Figura 8. Além dos exercícios aeróbicos, a prescrição de exercícios resistidos e de flexibilidade deve fazer parte da orientação sobre a prática de exercícios físicos durante a consulta médica. Os benefícios da realização de exercícios resistidos são: aumento de força muscular, resistência e densidade óssea, principalmente em indivíduos com sarcopenia e osteopenia. De modo adicional, a prática de exercícios de flexibilidade, por exemplo, tai chi chuan e ioga, diminui risco de queda em idosos, promove proteção osteomioarticular e melhora a qualidade de vida.

Fase	1	2	3	4
Local	Intra-hospitalar (UCO e/ou enfermaria)	Dentro do complexo hospitalar ou centro de reabilitação	Centro de reabilitação ou academia	Em academia ou qualquer local para a prática do exercício
Objetivo	Evitar: Repouso prolongado no leito Complicações respiratórias e trombose Preparar para alta hospitalar	Condicionamento cardiorrespiratório Ganho de força muscular e equilíbrio Educação sobre a doença	Manutenção dos ganhos da fase 2	Manutenção
Duração	Até a alta hospitalar	3 meses	3 a 6 meses	Indeterminada

FIGURA 5 Fases do programa de reabilitação cardiovascular.

Fase 2	Fase 3	Fases 3 ou 4
IC: CF III e IV (NYHA) Angina: III e IV (CCS)	IC: CF I e II (NYHA) Angina: I e II (CCS)	Ausente
Inferior a 8 a 12 semanas	Superior a 12 semanas	Superior a 6 semanas
TE < 5 MET TCP < 16 mL/kg/min TCP < 60% do predito	TE: 5 a 7 MET TCP > 15,9 mL/kg/min TCP 60 a 85% do predito	TE > 7 MET TCP > 20 mL/kg/min TCP > 85% do predito
Baixa carga TE < 6 MET TCP < 15 mL/kg/min	TE < 6 MET TCP > 15 mL/kg/min	Ausente
DRC: dialítica Queda da SpO_2 no esforço Arritmias complexas	Clínica	Clínica

FIGURA 6 Estratificação de risco clínico para o programa de reabilitação cardiovascular de acordo com os sintomas, o evento cardiovascular, a capacidade funcional, o limiar isquêmico e as características clínicas.

CF: classe funcional; DRC: insuficiência renal crônica; IC: insuficiência cardíaca; MET: equivalente metabólico; TCPE: teste cardiopulmonar de exercício; TE: teste ergométrico; VO_2: consumo de oxigênio).

Sensação subjetiva de esforço Borg
Exercícios com a autopercepção de esforço como moderado, médio ou pesado, situando-se entre 2 e 4 na escala Borg 0-10 ou 10 a 13 na escala 6-20

Teste de fala
Execução dos exercícios em intensidade em que a respiração seja ofegante, porém controlada, de modo que se consiga completar uma frase sem pausas

Percentuais da FC de pico
Exercícios na intensidade entre 70 e 85% da FC pico* FC alvo = FC pico x percentual

FC de reserva Karvonen
Exercícios na intensidade entre 50 e 80% da FC de reserva (FC pico – FC repouso)
FC alvo = FC repouso + (FC pico – FC de repouso) x percentual

Limiares do teste cardiopulmonar
Execução dos exercícios em intensidade entre os limiares ventilatórios 1 e 2 (limiar anaeróbio e ponto de compensação respiratória)

FIGURA 7 Exemplos de orientação para prescrição de exercícios aeróbicos em moderada intensidade.

Fonte: adaptada e modificada da Diretriz Brasileira de Reabilitação Cardiovascular[10].

Frequência	Mínimo 3x/semana Ideal > 5 x/semana	2 a 3 dias/semana não consecutivos	2 a 3 dias/semana idealmente todos os dias
Intensidade	Moderada a vigorosa	10 a 15 repetições ou 40 a 60% de 1 RM	Alongamento até o ponto de estiramento muscular ou leve desconforto
Tempo	150 a 300 minutos/semana	1 a 3 sessões 8 a 10 tipos diferentes de exercícios com foco nos principais grupos musculares	Manter por 15 segundos para alongamento estático 4 ou mais repetições cada exercício
Tipo	Bicicletas verticais e reclináveis, elípticos, simulador de escada, esteira ergométrica e caminhada	Halteres, caneleiras, bandas elásticas e aparelhos de musculação	Alongamentos estáticos e dinâmicos com foco nas principais articulações dos membros e tronco

FIGURA 8 **Princípios básicos da prescrição de exercícios aeróbicos, resistidos e de flexibilidade de acordo com o conceito FITT (Frequência, Intensidade, Tempo, Tipo)[7].**

BIBLIOGRAFIA

1. Kohl HW 3rd, Craig CL, Lambert EV, Inoue S, Alkandari JR, Leetongin G,Kahlmeier S; Lancet Physical Activity Series Working Group. The pandemic of physical inactivity: global action for public health. Lancet. 2012;380(9838):294-305.
2. Arnett et al 2019 ACC/AHA Guideline 2019 ACC/AHA guideline on the primary prevention of cardiovascular disease: a report of the American College of Cardiology/American Heart Association Task Force on Clinical Practice Guidelines. Circulation. 2019;140:e596-e646.
3. Guthold R, Stevens GA, Riley LM, Bull FC. Worldwide trends in insufficient physical activity from 2001 to 2016: a pooled analysis of 358 population-based surveys with 1.9 million participants. Lancet Glob Health 2018;6(10):e1077-86.
4. Sociedade Brasileira de Oncologia Clínica (SBOC). Atividade física e câncer: recomendações para prevenção e controle. São Paulo: SBOC; 2022. 57p.
5. Myers J, Prakash M, Froelicher V, Do D, Partington S, Atwood JE. Exercise capacity and mortality among men referred for exercise testing. N Engl J Med. 2002;346(11):793-801.
6. Lee DC, Sui X, Church TS, Lavie CJ, Jackson AS, Blair SN. Changes in fitness and fatness on the development of cardiovascular disease risk factors hypertension, metabolic syndrome, and hypercholesterolemia. J Am Coll Cardiol. 2012;59(7):665-72.
7. Riebe D et al. Diretrizes do ACSM para os testes de esforço e sua prescrição. 10.ed. Rio de Janeiro: Guanabara Koogan; 2018.
8. Précoma DB, Oliveira GMM, Simão AF, Dutra OP, Coelho OR, Izar MCO, et al. Atualização da Diretriz de Prevenção Cardiovascular da Sociedade Brasileira de Cardiologia – 2019. Arq Bras Cardiol. 2019;113(4):787-891.
9. Peliccia A, Sharma S, Gati S, Bäck M, Börjesson M, Caselli S, et al. 2020 ESC Guidelines on sports cardiology and exercise in patients with cardiovascular disease. Eur Heart J. 2021;42:17-96.
10. Ghorayeb N, Stein R, Daher DJ, Silveira AD, Ritt LEF, Santos DFP et al. Atualização da Diretriz em Cardiologia do Esporte e do Exercício da Sociedade Brasileira de Cardiologia e da Sociedade Brasileira de Medicina do Esporte – 2019. Arq Bras Cardiol. 2019;112(3):326-68.
11. Corrado D, Basso C, Pavei A, Michieli P, Schiavon M, Thiene G. Trends in sudden cardiovascular death in young competitive athletes after implementation of a preparticipation screening program. JAMA. 2006;296(13):1593-601.
12. Herdy AH, Ritt LE, Stein R, Araújo CG, Milani M, Meneghelo RS, et al. Cardiopulmonary exercise test: background, applicability and interpretation. Arq Bras Cardiol. 2016;107(5):467-81.
13. Carvalho T, Milani M, Ferraz AS, Silveira AD, Herdy AH, Hossri CAC, et al. Diretriz Brasileira de Reabilitação Cardiovascular – 2020. Arq Bras Cardiol. 2020;114(5):943-87.
14. Haykowsky M, Scott J, Esch B, Schopflocher D, Myers J, Paterson I, et al. A meta-analysis of the effects of exercise training on left ventricular remodeling following myocardial infarction: start early and go longer for greatest exercise benefits on remodeling. Trials. 2011;12:92.
15. Papa V, Guizilini S, Bublitz CB, Rocco IS. Reabilitação cardiovascular baseada em exercício físico na insuficiência cardíaca – fase hospitalar e ambulatorial. Rev Soc Cardiol Estado Sao Paulo. 2020;30(2):239-47.

29

Avaliação do atleta e dos profissionais do esporte

Cléa Simone Sabino de Souza Colombo

CONSULTA RÁPIDA

Objetivo e componentes da avaliação do atleta

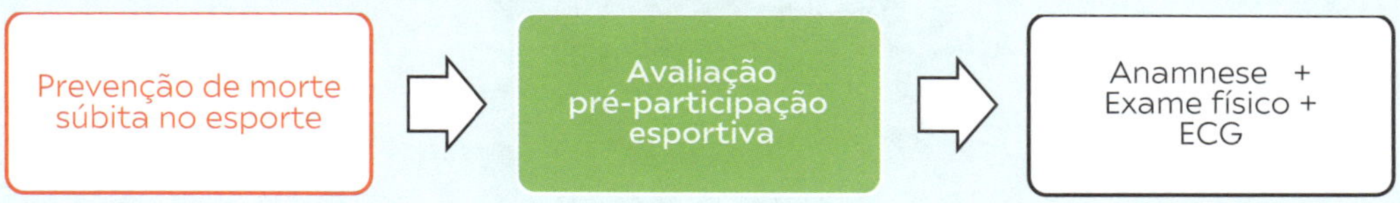
Prevenção de morte súbita no esporte
Avaliação pré-participação esportiva
Anamnese + Exame físico + ECG

Pontos relevantes na interpretação do ECG do atleta assintomático

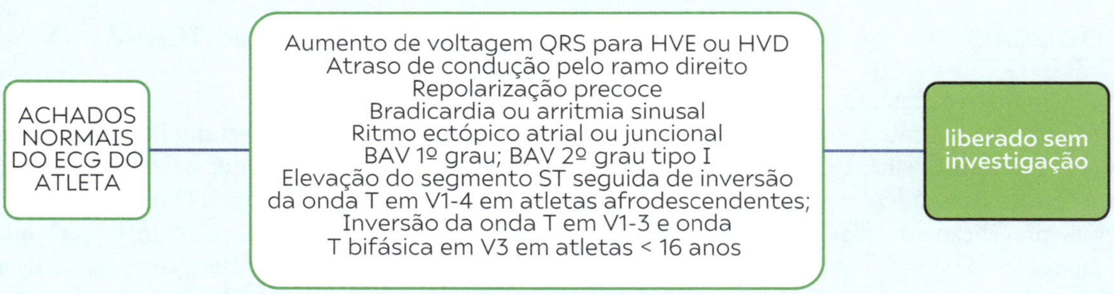

Indicação de exames complementares na avaliação do atleta

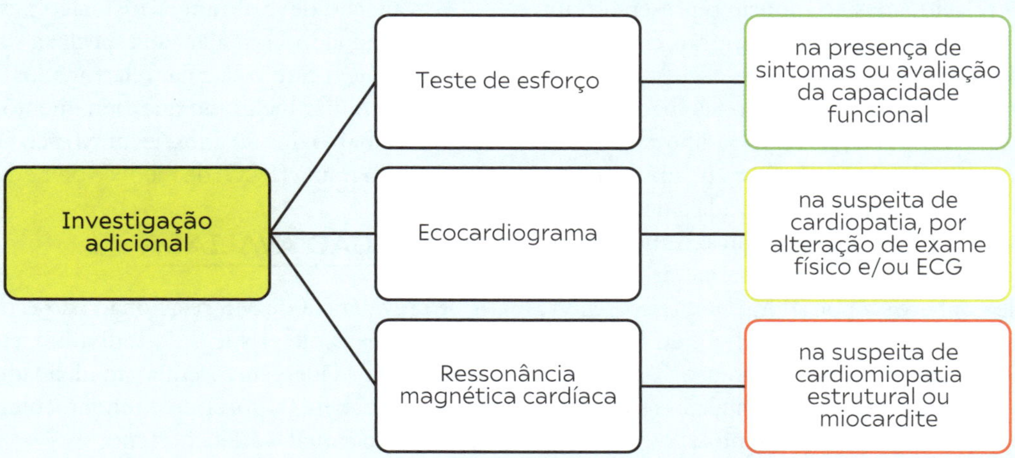

Pontos fundamentais na definição de elegibilidade para o esporte

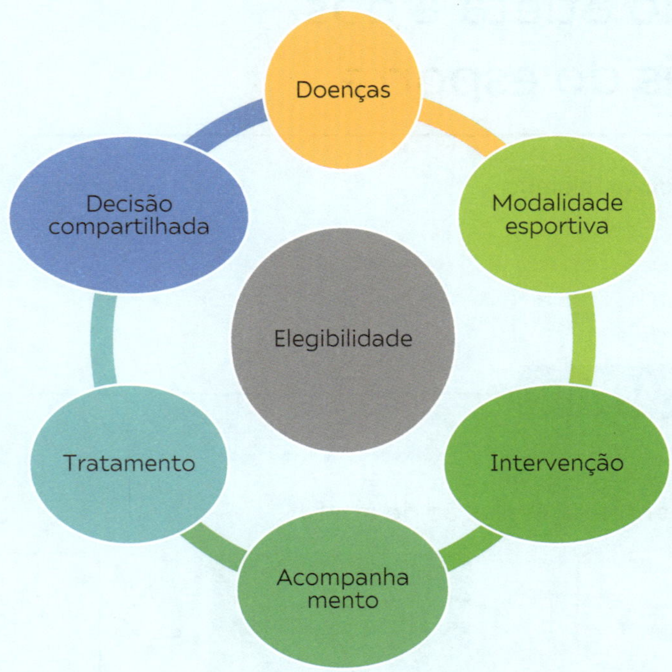

INTRODUÇÃO

"Exercício físico é remédio", premissa estabelecida.

Os benefícios da prática regular de exercícios já estão bem determinados há décadas, sendo orientada na manutenção da saúde em razão de seu impacto positivo na prevenção de várias doenças, desde as cardiovasculares até câncer de mama, cólon e depressão[1]. Dessa forma, sempre se deve estimular os pacientes a se manterem ativos e quando se está diante de atletas, o primeiro pensamento é de "exemplo de saúde". Portanto, a ocorrência de eventos cardiovasculares e/ou morte súbita (MS) relacionadas ao esporte representam um paradoxo e são motivo de grande comoção, com caráter trágico e devastador.

É importante ressaltar que o exercício não é a causa primária da MS, mas pode agir como gatilho para a ocorrência de arritmias fatais na presença de um substrato miocárdico anormal, situação observada em indivíduos portadores de cardiopatias subjacentes. A maioria dos indivíduos com doenças cardíacas hereditárias é assintomática e desconhece ser portadora desse risco, sendo a MS frequentemente a primeira manifestação da doença, 60% ocorrendo durante o esforço intenso[2]. A avaliação de atletas representa parte fundamental na estratégia de prevenção da ocorrência desses eventos.

AVALIAÇÃO PRÉ-PARTICIPAÇÃO ESPORTIVA (APP)

A APP é a principal ferramenta na prevenção da MS no esporte, e recomenda-se sua realização antes do início da prática esportiva. O objetivo é identificar os atletas com risco de arritmias "malignas" induzidas pelo exercício e orientar o tratamento, a modificação de hábitos e até mesmo restringir a participação em esportes, minimizando o risco de ocorrências fatais. Geralmente, a MS é a primeira manifestação de doenças quiescentes ainda não diagnosticadas nesses atletas.

A avaliação deve abranger histórico pessoal e esportivo detalhado, com atenção especial a sintomas de possível origem cardiovascular relacionados ao esforço, histórico familiar incluindo questionamento sobre MS em idade abaixo dos 50 anos, exame físico completo e eletrocardiograma (ECG) de repouso de 12 derivações[3].

POPULAÇÃO AVALIADA

A prevalência de MS relacionada ao esporte varia conforme as características do indivíduo, envolvendo fatores como idade, gênero, etnia e modalidade esportiva praticada (Tabela I), portanto é fundamental conhecer a população à qual o atleta pertence[4].

CAUSAS CARDÍACAS DE MORTE SÚBITA

A principal causa de MS em atletas master (> 35 anos) é a doença arterial coronariana obstrutiva (DAC), assim como na maioria da população geral. Já nos atletas jovens (< 35 anos), as causas geralmente são cardiopatias congênitas/hereditárias (estruturais ou elétricas) e, eventualmente, adquiridas (Figura 1). Entre as causas hereditárias mais comuns, pode-se destacar a miocardiopatia hipertrófica (MCH) e as canalopatias (doenças hereditárias caracterizadas por alterações nos canais iônicos, levando a um maior risco de arritmias cardíacas), e, entre as adquiridas, a miocardite[5]. A APP deve objetivar a identificação dos atletas com alterações sugestivas dessas doenças quiescentes e com potencial risco de MS.

ANAMNESE

A presença de sintomas, como dor precordial, palpitações, falta de ar desproporcional, tontura, síncope ou pré-síncope relacionados ao esforço ou logo após o término do esforço deve sempre ser investigada.

Antecedentes pessoais de doenças prévias que possam estar relacionadas com cardiopatias ou risco cardiovascular aumentado devem ser considerados, como histórico de sopro cardíaco na infância e alterações da pressão arterial (que podem estar relacionados a cardiopatias congênitas) e elevação da glicemia e do colesterol (que conferem aumento do risco de aterosclerose e DAC). Deve-se dar atenção especial à ocorrência de episódios de convulsão sem diagnóstico específico, pois podem representar situação de baixo débito secundário a arritmias cardíacas. Alterações visuais, como miopia acentuada, podem estar relacionadas à síndrome de Marfan e indivíduos com anemia persistente devem ser investigados quanto à possibilidade de anemia falciforme, que traz risco de tromboembolismo em situações de desidratação, por exemplo.

O histórico de infecções virais recentes deve constar da anamnese e, no contexto atual, a informação de infecção pelo SARS-CoV2, com descrição do quadro clínico prévio de Covid-19 e situação vacinal, são de grande relevância devido ao risco de miocardite secundária e sequelas associadas[6].

O uso de medicamentos e suplementos não deve ser negligenciado, visto que cada vez mais se observa o aumento de atletas que utilizam substâncias lícitas e ilícitas para a melhora de desempenho. Estimulantes que contêm cafeína e anfetaminas, compostos hiperproteicos, eritropoietina sintética (EPO), hormônio do crescimento (GH) e esteroides anabolizantes figuram entre os mais comuns, com efeitos cardiovasculares variados, podendo servir de gatilho para arritmias em cardiopatias quiescentes ou até mesmo desencadear miocardiopatias com o uso prolongado[7].

TABELA I Característica dos atletas com maior risco de morte súbita (MS) relacionada ao esporte

Indivíduos com maior risco de MS (média geral de incidência: 2,1 por 100.000 atletas/ano)	
Idade	> 35 anos
Gênero	Masculino (10:1)
Etnia	Afrodescendentes (incidência 4,7 por 100.000 atletas/ano)
Modalidade esportiva	Alta intensidade e componentes intermitentes como basquetebol e futebol (19,2/100.000 atletas/ano na divisão universitária norte-americana)

EXAME FÍSICO

O exame físico deve ser completo, incluindo peso, altura e envergadura naqueles indivíduos mais altos e longilíneos. É interessante observar e pontuar características marfanoides.

Atenção especial deve ser dada ao sistema cardiovascular, incluindo ausculta das carótidas, aorta abdominal, palpação dos pulsos e medida correta da pressão arterial, preferencialmente em ambos os membros superiores e, se necessário, inferiores. A ausculta cardíaca deve ser cuidadosa, realizada em posição supina e em pé (ou na realização de manobra de Valsalva), visando identificar a presença de ritmo cardíaco irregular, cliques (especialmente os meso e telessistólicos) e sopros com característica "não inocente" (sistólicos ou diastólicos com intensidade ≥ 2+/6+ ou sugestivos de obstrução dinâmica da via de saída do ventrículo esquerdo).

EXAMES COMPLEMENTARES

Eletrocardiograma de repouso de 12 derivações

A realização do ECG na APP é recomendada pela Diretriz Brasileira de Cardiologia do Esporte da Sociedade Brasileira de Cardiologia e Sociedade Brasileira de Medicina do Exercício e do Esporte para todos os atletas e tem papel fundamental no diagnóstico de doenças e prevenção de MS no esporte[8]. A recomendação está alinhada com as orientações da Sociedade Europeia de Cardiologia (ESC), do Comitê Olímpico Internacional (COI) e da Federação Internacional de Futebol (Fifa) e baseia-se na experiência italiana que demonstrou queda de 86% na ocorrência de MS em atletas jovens após a introdução do ECG na APP, ao longo da observação por 26 anos dessa população[9]. A inclusão do ECG na APP aumenta em mais de 4 vezes a sensibilidade na detecção de cardiopatias que figuram entre

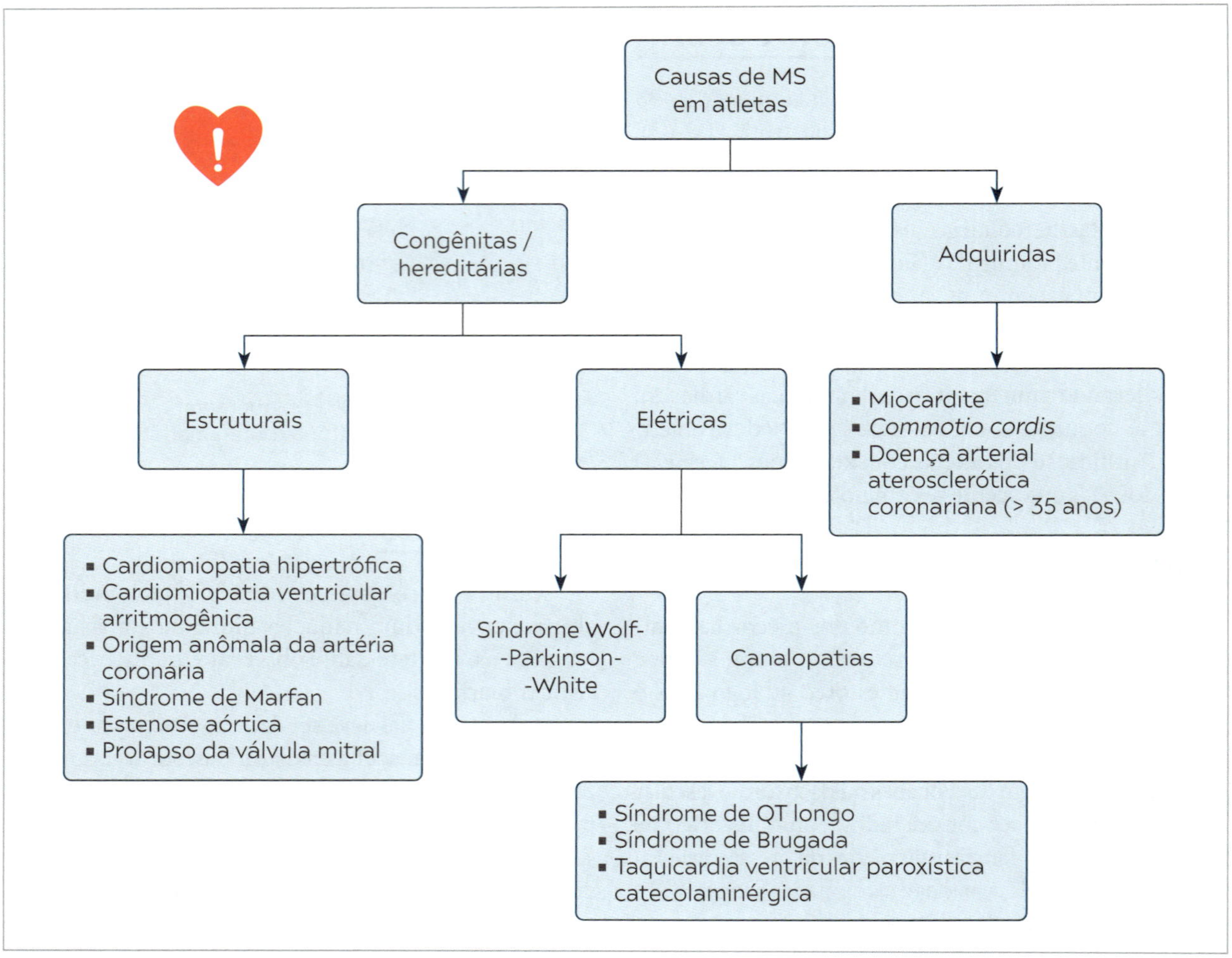

FIGURA 1 Principais causas cardíacas de morte súbita (MS) em atletas.

as principais causas de MS em atletas, em que frequentemente a história e o exame físico são normais[10]. Apesar disso, o ECG representa uma armadilha em potencial na avaliação do atleta, pois quando interpretado de maneira inadequada pode gerar aumento de custos levando à realização de exames desnecessários e desgaste psicológico do atleta. A American Heart Association (AHA) tem grande preocupação com os custos e a falta de conhecimento na interpretação, podendo levar a falsos-positivos, por isso não recomenda sua realização de rotina.

A prática regular de exercícios físicos de alta intensidade por período prolongado (> 4 horas/semana) leva a adaptações cardiovasculares que se refletem no ECG do atleta, como o aumento de câmaras cardíacas e do tônus vagal. Essas adaptações são consideradas fisiológicas e variam conforme a idade, o gênero, a etnia e a modalidade esportiva praticada, e os achados secundários a elas são considerados normais no ECG do atleta, não necessitando investigação complementar em assintomáticos. Entretanto, esses achados podem se sobrepor a alterações eletrocardiográficas presentes em algumas cardiopatias em estágio inicial, tornando desafiadora sua interpretação.

Nas últimas décadas, a interpretação adequada desse exame no atleta tem sido motivo de estudo, com o objetivo de aumentar a especificidade sem diminuir a sensibilidade na detecção de cardiopatias. As recomendações internacionais mais recentes para essa avaliação classificam os achados eletrocardiográficos em normais, anormais e limítrofes para o atleta, em que a presença de qualquer achado normal e/ou um achado limítrofe isolado em assintomáticos, sem histórico de MS familiar, não representa a necessidade de qualquer investigação adicional (Tabela III)[11].

A observação criteriosa do padrão normal e da população avaliada é a chave para uma boa interpretação. Alguns atletas têm vagotonia mais acentuada e podem apresentar bradicardia extrema e bloqueios atrioventriculares, como maratonistas e triatletas. O prolongamento do intervalo QT também é achado comum nessa população, sendo o valor de normalidade diferente daquele da população geral.

TABELA II Dados relevantes da anamnese e do exame físico do atleta

Sintomas
Dor ou desconforto no peito ao esforço
Síncope ou pré-síncope
Palpitações ou falha no coração
Falta de ar desproporcional ao grau de esforço
Antecedentes pessoais
Sopro cardíaco
Anemia
Convulsões
Asma ou bronquite
Alteração dos níveis de glicemia ou lípides
Alteração da pressão arterial
Alteração visual
Uso de medicamentos e/ou suplementos
Uso de álcool, tabaco e outras drogas
Antecedentes familiares
Familiar de 1º ou 2º grau com histórico de ataque cardíaco prematuro ou morte súbita com menos de 50 anos
Histórico familiar de cardiopatia hereditária conhecida (síndrome de Marfan, síndrome do QT longo, síndrome de Brugada, arritmias graves, doença arterial coronariana ou outras doenças cardiovasculares incapacitantes)
Histórico de afogamento ou acidente inexplicado
Exame físico
Características de Marfan (musculoesquelético/ocular)
Pulsos assimétricos ou diminuídos
Sopros ou cliques à ausculta cardíaca
Ritmo cardíaco irregular
Aumento da pressão arterial ou diferença de medida nos membros

As alterações da repolarização ventricular são as que demandam maior atenção, pois é nesse momento que se observa maior variação do padrão de normalidade e, ao mesmo tempo, podem ser identificados sinais de patologias.

Entre as últimas modificações acrescentadas ao critério de normalidade do ECG do atleta está a identificação da "variante de repolarização ventricular afrodescendente", descrita como supradesnivelamento do segmento ST (ponto J) de morfologia convexa, seguida de onda T invertida ou bifásica, nas derivações de V1 até V4, diminuindo a quantidade de ECG falsos-positivos em indivíduos desta etnia, sem perder a sensibilidade para detecção de doenças. Esse padrão tem sido estudado inclusive de acordo com a procedência regional do atleta, sugerindo variações entre afro-caribenhos, africanos do sul e central[12,13]. No Brasil ainda não há um padrão bem definido por causa da grande miscigenação da população, mas alguns estudos apontam para uma tendência ao padrão afrodescendente nos indivíduos miscigenados, mas que não apresentam fenótipo definido como afrodescendente[14].

Em mulheres atletas, as adaptações cardíacas ocorrem de forma diferente dos homens. Entre elas, a repolarização ventricular pode apresentar como padrão frequente a inversão da onda T de V1 a V3, precedida de segmento ST mais achatado e retilíneo que dos homens, que seria considerado achado anormal no sexo masculino[15]. O chamado "padrão juvenil" definido como inversão da onda T de V1 até V3 e onda T bifásica em V3 em atletas com idade menor que 16 anos também foi classificado como normal do atleta.

Entretanto, a presença de inversão da onda T na parede lateral, inferior ou além de V4 na parede anterior, assim como o infradesnivelamento do segmento ST, é sempre suspeita de patologia associada, independentemente da idade, do gênero ou da etnia do atleta, devendo levar à realização de investigação complementar, principalmente de miocardiopatias, como a MCH, a displasia arritmogênica ventricular e a miocardite.

O bloqueio completo de ramo direito figura como um achado "intermediário" do ECG do atleta, e, quando em isolamento, sem outras alterações associadas, em assintomáticos, pode ser considerado normal e sem necessidade de investigação. Já o bloqueio de ramo esquerdo deve ser sempre considerado patológico.

Exames laboratoriais

Não há uma recomendação específica de necessidade de quais exames laboratoriais devem ser realizados na avaliação pré participação. Porém, sugere-se que seja feita uma avaliação clínica da saúde geral do atleta, incluindo hemograma, glicemia, lipídeos, funções renal e hepática. A realização de algumas sorologias como Chagas e hepatite pode ser indicada em alguns casos, bem como a dosagem hormonal e de algumas vitaminas, que devem ser avaliadas individualmente.

Ecodopplercardiograma transtorácico (ECO TT)

A realização do ECO TT não faz parte da rotina da APP inicial. Muitos trabalhos demonstraram baixo custo-efetividade na realização indiscriminada do exame como triagem de atletas. Assim como o ECG, o ECO TT apresenta padrões diferentes da população geral por causa das adaptações fisiológicas ao treinamento, que podem incluir hipertrofia miocárdica, dilatação de

TABELA III Classificação dos achados no eletrocardiograma do atleta

Normais
Aumento de voltagem QRS para HVE ou HVD (SV1+RV5 ou RV6 > 3,5 mV ou RV1 + SV5 ou SV6 > 1,1 mV)
Atraso de condução pelo ramo direito
Repolarização precoce/elevação do segmento ST (elevação de ponto J, do segmento ST, ondas J ou empastamento do QRS terminal nas derivações inferiores e/ou laterais)
Bradicardia ou arritmia sinusal (FC ≥ 30 bpm)
Ritmo ectópico atrial ou juncional
BAV 1º grau (P-R 200-400 ms)
BAV 2º grau tipo Mobitz I
Elevação do segmento ST (ponto J) de morfologia convexa, seguida de inversão da onda T em V1-4 em atletas afrodescendentes
Inversão da onda T em V1-3 e onda T bifásica em V3 em atletas < 16 anos
Limítrofes
Desvio do eixo a E (–30 a –90º)
Aumento do átrio E
Desvio do eixo a D (> 120º)
Bloqueio completo do ramo D
Anormais
Inversão da onda T (≥ 1 mm de profundidade em 2 ou mais derivações contíguas, exceto D3, AVR e V1); exclui padrão afrodescendente e juvenil
Depressão do segmento ST
Onda Q patológica (duração > 40 ms ou amplitude > 1/4 de R em 2 ou mais derivações, exceto D3 e AVR)
Bloqueio completo do ramo E
QRS ≥ 140 ms
Onda épsilon
Pré-excitação ventricular
Intervalo QT prolongado (> 470 ms em homens e 480 ms em mulheres)
Padrão Brugada tipo 1
Bradicardia sinusal acentuada com FC < 30 bpm
Intervalo P-R ≥ 400 ms
BAV 2º grau tipo Mobitz II
BAV 3º grau
2 ou mais extrassístoles ventriculares em 10 s do traçado
Taquiarritmias atriais (taquicardias supraventriculares, *flutter* e fibrilação atrial)
Arritmias ventriculares (pares, trios ou TVNS)

câmaras cardíacas e até diminuição da fração de ejeção ventricular em alguns casos, e que, se interpretados de forma inadequada, podem trazer mais problemas e custos que auxílio. Por sua vez, a avaliação direcionada a achados específicos, como a identificação do óstio das coronárias e a medida do diâmetro da raiz de aorta, em algumas populações específicas de atletas, como aqueles de esportes em que se observam indivíduos mais altos e longilíneos, tem sido descrita como de grande utilidade, se realizada por médicos experientes no método[16]. Dessa forma, recomenda-se a utilização do ECO TT de forma racional, preferencialmente na complementação de investigação, guiado pelos achados da APP inicial.

Teste ergométrico (TE)

O TE deve ser realizado em atletas para a avaliação da capacidade funcional ou no auxílio da identificação de possíveis alterações cardíacas durante o esforço que possam estar relacionadas a cardiopatias, principalmente

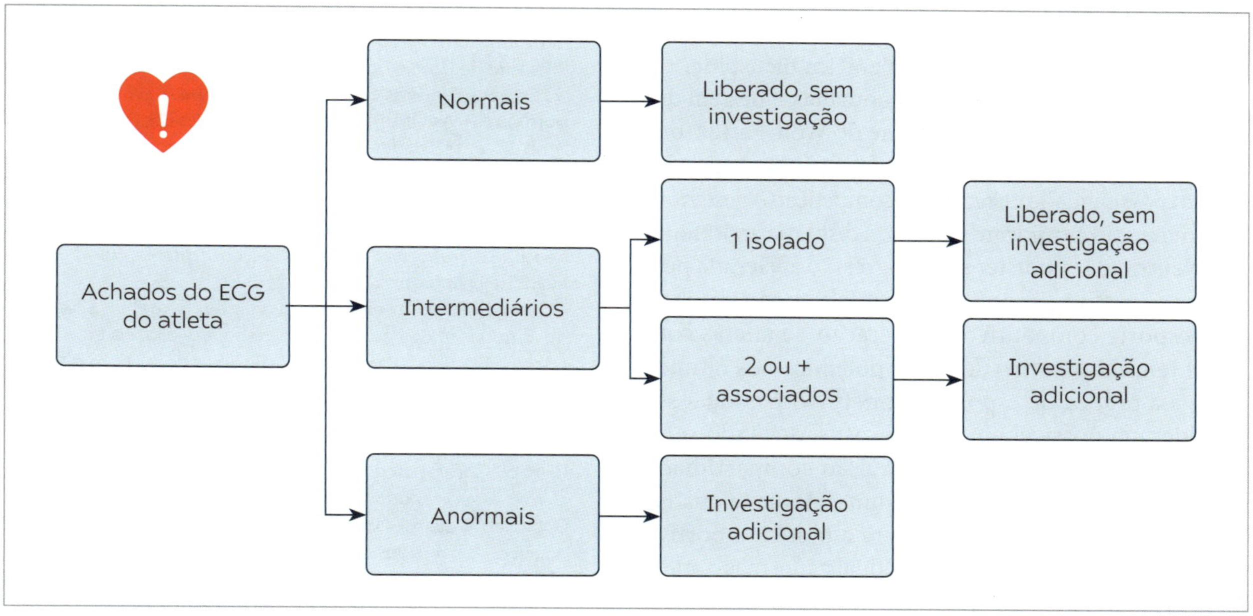

FIGURA 2 Fluxograma para investigação adicional de cardiopatia baseado nos achados de ECG de atletas assintomáticos, conforme classificação das recomendações internacionais.

naqueles com sintomas. A ocorrência de arritmias em algumas cardiopatias congênitas pode ser desencadeada pelo esforço intenso e a observação do padrão eletrocardiográfico e hemodinâmico durante o TE máximo, até a exaustão, pode trazer informação importante na avaliação. Estudos recentes sugerem que há morfologias de extrassístoles ventriculares mais comuns em atletas (infundibular e fascicular), enquanto outras estão mais comumente relacionadas a miocardiopatias e, quando presentes, devem ser investigadas[17]. As extrassístoles consideradas mais comuns e idiopáticas geralmente diminuem ou desaparecem no pico do esforço e retornam na recuperação. Em indivíduos sintomáticos ou naqueles com fatores de risco para DAC, a realização do TE é obrigatória para a liberação para a prática de exercícios de alta intensidade. Já para a avaliação da capacidade funcional, o teste cardiopulmonar é o padrão-ouro, pois inclui a medida direta do consumo máximo de oxigênio e outras variáveis capazes de definir zonas de treinamento pela determinação dos limiares anaeróbicos, bem como diferenciar as causas de uma possível queda de desempenho no atleta. Entretanto, sua disponibilidade ainda é reduzida e o custo maior, o que torna o TE a ferramenta mais acessível na prática clínica.

Ressonância magnética cardíaca (RMC)

A realização da RMC deve ser restrita à investigação adicional quando há suspeita de miocardiopatia estrutural hereditária ou adquirida suscitada por alterações nos exames anteriores realizados na APP inicial e complementar. É importante destacar que a RMC também apresenta peculiaridades nos atletas, devendo ser realizada em centros especializados e interpretada por médicos experientes na área da medicina do esporte. A presença de pequenas áreas de fibrose miocárdica (puntiforme e em ponto de inserção do ventrículo direito) tem sido descrita como achado frequente em atletas, geralmente naqueles de resistência (*endurance*), porém seu significado clínico e prognóstico ainda não estão bem estabelecidos[18]. Outras alterações cardiológicas secundárias à adaptação fisiológica ao treinamento, assim como no ECO, também podem se sobrepor a alterações iniciais de miocardiopatias e necessitam de *expertise* na interpretação.

ELEGIBILIDADE PARA O ESPORTE

Atletas assintomáticos, sem histórico familiar de MS, com exame físico e ECG normais, estão liberados para o treinamento e a competição sem necessidade de investigação adicional.

Quando é identificada alguma cardiopatia, a elegibilidade para a prática esportiva competitiva depende do tipo e da gravidade da doença identificada e da modalidade esportiva pretendida. O componente estático e dinâmico baixo, moderado ou alto de cada esporte (classificação de Mitchell) serve como orientação para o limite de liberação para algumas cardiopatias[19]. O grau de disfunção valvar, a função ventricular e o diâmetro da aorta são dados determinantes na decisão de condutas relacionadas a valvopatias, sendo o acompanhamento de especial importância na valva aórtica bicúspide.

Algumas cardiopatias como anomalia de origem das coronárias, valvopatias e síndrome de Wolf-Parkinson-White podem ser submetidas a tratamento intervencionista, com possibilidade de retorno à competição *a posteriori*.

Em relação às miocardiopatias, a displasia arritmogênica ventricular pode ter sua progressão acelerada pela prática esportiva e representa desqualificação absoluta para esporte competitivo. A liberação de atletas com MCH tem sido motivo de muita polêmica nos últimos anos, e a prática de esporte competitivo passou a ser considerada possível em alguns casos, devendo ser a avaliação individualizada e a decisão compartilhada entre médico-atleta-família[20]. Algumas das canalopatias também podem ser liberadas para a prática esportiva após a estratificação de risco individualizado, mas o atleta deve ser bem orientado quanto à hidratação adequada, evitando distúrbios eletrolíticos, hipertermia e uso de substâncias e medicamentos que possam interferir na repolarização ventricular. É de extrema importância que os atletas tenham ciência e se certifiquem de que os locais de treinamento e competição possuam equipamento de emergência e desfibrilador externo automático (DEA) disponíveis.

ACOMPANHAMENTO

Recomenda-se reavaliação anual dos atletas, principalmente até os 21 anos, quando há maior chance de manifestação de doenças hereditárias. O acompanhamento de eventuais alterações observadas na APP, com reavaliação periódica em períodos mais curtos, da presença de sintomas e dos exames realizados representa a chave para a identificação precoce de cardiopatias e para a orientação adequada quanto à possibilidade e à necessidade de tratamento, restrição ou desqualificação para o esporte, com papel fundamental na prática esportiva com segurança.

BIBLIOGRAFIA

1. Riebe D, Ehrman JK, Liguori G, Magal M. Benefits and risks associated with physical activity. In: American College of Sports Medicine. ACSM's guidelines for exercise testing and prescription. Philadelphia: Wolters Kluwer; 2018. p.1-21.
2. Finocchiaro G, Papadakis M, Robertus JL, Dhutia H, Steriotis AK, Tome M, et al. Etiology of sudden death in sports insights from a United Kingdom Regional Registry. J Am Coll Cardiol. 2016;67(18):2108-15.
3. Ghorayeb N, Costa RVC, Daher DJ, Oliveira Filho JA, et al. Diretriz em Cardiologia do Esporte e do Exercício da Sociedade Brasileira de Cardiologia e da Sociedade Brasileira de Medicina do Esporte. Arq Bras Cardiol. 2013;100(1):1-41.
4. Harmon KG, Asif IM, Maleszewski JJ, Owens DS, Prutkin JM, Salerno JC, et al. Incidence and etiology of sudden cardiac arrest and death in high school athletes in the United States. Mayo Clin Proc. 2016;91(11):1493-502.
5. Asif IM, Harmon KG. Incidence and etiology of sudden cardiac death: New Updates for Athletic Departments. Sport Heal A Multidiscip Approach. 2017;9(3):268-79.
6. Colombo CSS de S, Leitão MB, Avanza AC, Borges SF, Silveira AD da, Braga F, et al. Posicionamento sobre avaliação pré-participação cardiológica após a covid-19: orientações para retorno à prática de exercícios físicos e esportes – 2020. Arq Bras Cardiol. 2021; 116(6):1213-26.
7. Baggish AL, Weiner RB, Kanayama G, Hudson JI, Lu MT, Hoffmann U, et al. Cardiovascular toxicity of illicit anabolic-androgenic steroid use. Circulation. 2017;135(21):1991-2002.
8. Ghorayeb N, Stein R, Daher DJ, Silveira AD da, Ritt LEF, Santos DFP dos, et al. The Brazilian Society of Cardiology and Brazilian Society of Exercise and Sports Medicine Updated Guidelines for Sports and Exercise Cardiology – 2019. Arq Bras Cardiol. 2019;326-68.
9. Pelliccia A, Maron BJ. Preparticipation cardiovascular evaluation of the competitive athlete : perspectives from the 30-year Italian experience. Am J Cardiol. 1995;75(12):827-9.
10. Harmon KG, Zigman M, Drezner JA. The effectiveness of screening history, physical exam, and ECG to detect potentially lethal cardiac disorders in athletes: a systematic review/meta-analysis. J Electrocardiol. 2015;48(3):329-38.
11. Sharma S, Drezner JA, Baggish A, Papadakis M, Wilson MG, Prutkin JM, et al. International Recommendations for Electrocardiographic Interpretation in Athletes. J Am Coll Cardiol. 2017;69(8):1057-75.
12. Papadakis M, Carre F, Kervio G, Rawlins J, Panoulas VF, Chandra N, et al. The prevalence, distribution, and clinical outcomes of electrocardiographic repolarization patterns in male athletes of African/Afro-Caribbean origin. Eur Heart J. 2011;32(18):2304-13.
13. Riding NR, Sharma S, McClean G, Adamuz C, Watt V, Wilson MG. Impact of geographical origin upon the electrical and structural manifestations of the black athlete's heart. Eur Heart J. 2019;40(1):50-8.
14. Colombo CSSS, Daher DJ, Francisco RC, Garcia TG, Santos DFP, et al. Electrocardiographic analysis of professional soccer players from different ethnicity. Is there a typical South American pattern? Eur Heart J. 2017;38(1):529-30.
15. Colombo CSSS, Finocchiaro G. The female athlete's heart: facts and fallacies. Curr Treat Options Cardiovasc Med. 2018;20(12).
16. Kerkhof DL, Gleason CN, Basilico FC, Corrado GD. Is there a role for limited echocardiography during the preparticipation physical examination? PM R. 2016;8(3):S36-44.
17. Corrado D, Drezner JA, D'Ascenzi F, Zorzi A. How to evaluate premature ventricular beats in the athlete: critical review and proposal of a diagnostic algorithm. Br J Sports Med. 2020;54(19):1142-8.
18. Baggish AL. Focal Fibrosis in the Endurance Athlete's Heart. JACC Cardiovasc Imaging. 2018;11(9):1271-3.
19. Levine BD, Baggish AL, Kovacs RJ, Link MS, Maron MS, Mitchell JH. Eligibility and disqualification recommendations for competitive athletes with cardiovascular abnormalities: task force 1: Classification of Sports: Dynamic, Static, and Impact. Circulation. 2015;132(22).
20. Gati S, Sharma S. Exercise prescription in individuals with hypertrophic cardiomyopathy: what clinicians need to know. Heart. 2022;heartjnl-2021-319861.

30

Espiritualidade e doenças cardiovasculares

Roberto Esporcatte
Fernando Nobre
Álvaro Avezum

CONSULTA RÁPIDA

Definição

Espiritualidade é um aspecto dinâmico e intrínseco da humanidade, pelo qual as pessoas buscam significado, propósito e transcendência e experimentam relacionamento com o eu, a família, os outros, a comunidade, a sociedade, a natureza e o significativo ou sagrado.

Razões para integrar a espiritualidade na prática clínica

- Melhor relacionamento médico-paciente
- Identificação de conflitos de espiritualidade passados, presentes ou de impacto na assistência
- Evidências científicas relacionando espiritualidade, mecanismos de doença e desfechos clínicos
- Identificação de ferramentas de espiritualidade para enfrentamento (*coping*)
- Identificação de oportunidades para intervenções em valores humanos, psicológicos e espiritualidade
- Indicador de qualidade assistencial em protocolos de acreditação

Benefícios da espiritualidade sobre desfechos clínicos

- Pressão arterial mais baixa
- Melhor função cardiovascular (variabilidade de frequência cardíaca, reatividade vascular, tônus vagal, barorreflexo etc.)
- Menos dislipidemia, diabetes e doença arterial coronariana e encefálica
- Melhor modulação dos sistemas imune, humoral e metabólico
- Menor consumo de tabaco e álcool
- Aumento da prática de atividade física
- Menores taxas de depressão e suicídio
- Menor comportamento de aversão diante do estresse
- Maior bem-estar e menor estresse psicossocial
- Melhor interatividade com o ambiente
- Maior longevidade

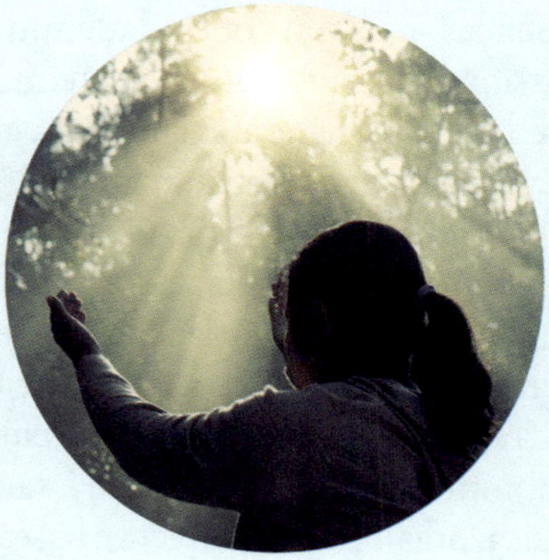

Razões para abordagem sistematizada de espiritualidade

- Crença em um Deus, força superior, universal ou transcendental
- Formas e intensidades variadas de fé (80% da população)
- Maior confiança no profissional e no sistema de saúde
- Maior empatia e senso de acolhimento, centro dos cuidados
- Vida pessoal e cuidados pautados por práticas religiosas
- Antecipação de conflitos de conduta (diagnóstica e terapêutica)
- Fortalecimento da relação profissional de saúde-paciente-família

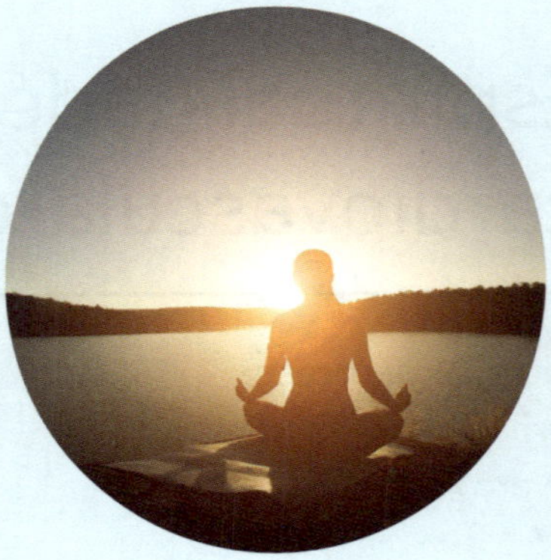

Reconhecimento do sofrimento espiritual pela anamnese

Formas de sofrimento espiritual	Características na anamnese
Falta de significado e propósito	Falta de significado. Preocupações com a vida após a morte Perguntas sobre a existência e o significado do sofrimento
Desespero/desesperança	Desespero ou desesperança absoluta/sem valor de vida
Não estar sendo lembrado	Separado da comunidade/sem senso de relação
Culpa/vergonha	Sentir que fez algo errado ou mal/considerar-se mau
Raiva de Deus/dos outros	Deslocando raiva em relação a representantes religiosos ou outros Incapacidade de perdoar
Abandono por Deus/outros	Falta de amor, solidão
Sentindo-se fora de controle	Sensação de falta de controle sobre a função física e mental
Sofrimento espiritual/existencial	Perda de fé ou significado
Reconciliação	Necessidade de perdão ou reconciliação de si mesmo ou de outros
Luto/perda	O sentimento e o processo associados à perda de pessoa, saúde, relacionamentos

DEFINIÇÕES

A prática médica contemporânea é exercida com importante dualidade determinada, por um lado, pelo avanço científico que ampliou a capacidade de prevenção, diagnóstico e tratamento de praticamente todas as doenças, mas, por outro lado, um afastamento do profissional de saúde do paciente motivado pela falta de treinamento, tempo exíguo para atendimento e incapacidade de ver o ser humano em sua integralidade.

Dessa forma, privilegia-se a medicina mecanicista mais imediata e superficial, em detrimento do correto reconhecimento e valorização do indivíduo em suas dimensões psicológica, social e espiritual.

A Tabela I sumariza o racional para a incorporação dos domínios da espiritualidade e saúde, de forma sistemática, organizada, completa e baseada em evidências científicas na prática clínica diária.

A Tabela II traz as definições de religião, religiosidade e espiritualidade[1]. Pode-se reforçar o entendimento de espiritualidade como sendo "um aspecto dinâmico e intrínseco da humanidade, pelo qual as pessoas buscam significado, propósito, transcendência e experimentam relacionamento com o eu, a família, os outros, a comunidade, a sociedade, a natureza e o significativo ou

TABELA I Razões para integrar a espiritualidade na prática clínica

Melhor relacionamento médico-paciente
Identificação de conflitos de espiritualidade passados, presentes ou de impacto na assistência
Evidências científicas relacionando espiritualidade, mecanismos de doença e desfechos clínicos
Identificação de ferramentas de espiritualidade para enfrentamento (*coping*)
Identificação de oportunidades para intervenções em valores humanos, psicológicos e espiritualidade
Indicador de qualidade assistencial em protocolos de acreditação

TABELA II Definições de religião, religiosidade e espiritualidade

Religião
Sistema organizado de crenças, práticas e símbolos destinados a facilitar a proximidade com o transcendente ou o divino e fomentar a compreensão do relacionamento e das responsabilidades de uma pessoa com os outros que vivem em comunidade
Religiosidade
O quanto um indivíduo acredita, segue e pratica uma religião
Religiosidade organizacional: participação na igreja, templo ou serviços religiosos
Religiosidade não organizacional: rezar, ler livros ou assistir a programas religiosos por iniciativa própria
Espiritualidade
Conjunto de valores morais, mentais e emocionais que norteiam pensamentos, comportamentos e atitudes nas circunstâncias da vida de relacionamento intra e interpessoal. Pode ser motivada ou não pela vontade e ser passível de observação e de mensuração

sagrado. Espiritualidade pode ser expressa por meio de crenças, valores, tradições e práticas"[2].

Esses conceitos devem alertar o profissional de saúde sobre a gama enorme de informações relevantes e impactantes para o processo de saúde, adoecimento e enfrentamento que podem não ser facilmente identificáveis, mas devem ser buscados para melhor condução clínica.

As abordagens no domínio da espiritualidade devem ser sensíveis, respeitando crenças e valores, adaptadas ao momento pessoal e cenário clínico e cautelosas para que não tenho cunho proselitista e doutrinário.

MECANISMOS E DESFECHOS CLINICAMENTE RELEVANTES

A despeito da dificuldade de medidas, pois muitos questionários e índices expressam mais religiosidade que espiritualidade propriamente dita, e da grande superposição com valores, morais, psicológicos e comportamentais, é importante destacar que há consistente embasamento em pesquisas demonstrando redução de desfechos clinicamente relevantes, bem como a modificação de mecanismos e mediadores pelos indivíduos com maior espiritualidade.

A Tabela III resume as principias modificações determinadas pela espiritualidade nos processos de saúde e adoecimento[3]. Estudos epidemiológicos consistentes e revisões sistemáticas sugerem fortemente que, em especial, a religiosidade organizacional reduz mortalidade por todas as causas, mortalidade por doenças cardiovasculares e por câncer.

TABELA III Benefícios da espiritualidade nos desfechos clínicos associados a espiritualidade

Pressão arterial mais baixa
Melhor função cardiovascular (variabilidade de frequência cardíaca, reatividade vascular, tônus vagal, barorreflexo etc.)
Menos dislipidemia, diabetes e doença arterial coronariana e cerebral
Melhor modulação dos sistemas imune, humoral e metabólico
Menor consumo de tabaco e álcool
Aumento da prática de atividade física
Menores taxas de depressão e suicídio
Menor comportamento de aversão diante do estresse
Maior bem-estar e menor estresse psicossocial
Melhor interatividade com o ambiente
Maior longevidade

Fonte: Koenig et al., 2012[3].

ANAMNESE ESPIRITUAL

Em paralelo à crescente documentação científica sobre os mecanismos da espiritualidade sobre as doenças cardiovasculares (DCV), deve-se considerar que a maioria dos pacientes possui alguma forma de espiritualidade e deseja que questões relacionadas sejam conduzidas pelo profissional de saúde, especialmente o médico (Tabela IV).

TABELA IV Razões para abordagem sistematizada de espiritualidade

Crença em um Deus, força superior, universal ou transcendental
Formas e intensidades variadas de fé (80% da população)
Maior confiança no profissional e no sistema de saúde
Maior empatia e senso de acolhimento, centro dos cuidados
Vida pessoal e cuidados pautados por práticas religiosas
Antecipação de conflitos de conduta (diagnóstica e terapêutica)
Fortalecimento da relação profissional de saúde-paciente-família

A abordagem sistemática da espiritualidade deve ser considerada principalmente diante de doenças crônicas, graves, de prognóstico reservado ou em perspectivas de paliação, mas não parece aplicável na apresentação das grandes emergências[1,4]. A despeito dessa forte recomendação, na prática clínica não se observa essa conduta em razão da incerteza que os profissionais têm sobre a receptividade dos pacientes, da falta de conhecimento e de treinamento formal, do receio de ser interpretado como invasão de privacidade ou imposição de religião, de dificuldades na linguagem da espiritualidade, de divergências de crença ou mesmo à simples falta de tempo.

O profissional deve, de forma ativa, sensível, individualizada e no momento oportuno conforme o cenário, buscar as informações mais completas e relevantes na temática de espiritualidade, crenças, rituais e conflitos. São propostos três tipos de anamnese e intervenção, coerentes com o nível de atuação, capacitação e responsabilidade do profissional de saúde (Tabela V)[5].

O rastreamento espiritual é de breve duração e deve ser feito já no contato inicial, por todo e qualquer provedor de cuidados clínicos, por meio de escalas ou questões abertas como: "Religião ou espiritualidade são importantes no enfrentamento de sua doença? Se sim, quanta força/conforto você retira da sua religiosidade/espiritualidade neste momento? Se não, houve algum momento em que R/E foi importante para você? Você gostaria da visita de um capelão ou outra pessoa relacionada às suas crenças?".

Para a obtenção de uma história ou anamnese espiritual, faz-se necessário melhor nível de conhecimento e treinamento, sendo reservado principalmente para médicos, enfermeiros ou outros profissionais capacitados como capelães. Essa história espiritual pode ser obtida ao longo da conversa com o paciente, de maneira informal e intuitiva, ou valer-se de instrumentos estruturados, muito úteis principalmente para aqueles não familiarizados ou em processo de aprendizagem. Analisar alguns desses instrumentos, conhecidos por seus acrônimos como HOPE, FICA, CSI-MEMO e ACP, leva à progressiva familiarização com os diversos aspectos relevantes à anamnese espiritual, com maior desenvoltura, abrangência e, consequentemente, maior capacidade de atender às demandas do paciente (Tabela VI)[1,4]. Recomenda-se que o clínico se familiarize com pelo menos um deles e o aplique rotineiramente. As pesquisas e a prática clínica indicam que sua utilização leva apenas de 2 a 5 minutos.

Ainda como forma de aprendizado e familiaridade nessa abordagem, o índice DUREL (*Duke University Religion Index*), que é escala de religiosidade simples, de fácil aplicação, muito empregada em pesquisas,

TABELA V Tipos de abordagens clínicas em espiritualidade e religião

	Contexto clínico	Duração	Tipo	Profissional
Rastreamento espiritual	Contato inicial	Curta	Questões abertas ou escala de respostas em itens Objetivo: identificar necessidade mais imediata de cuidados em espiritualidade	Qualquer provedor de cuidados clínicos
Anamnese espiritual	Contato inicial e reabordagens subsequentes	Curta	Questões abertas	Provedor de cuidados clínicos (médico, enfermeira ou capelão)
Abordagem espiritual	Contato inicial e abordagens subsequentes	Longa	Entrevista com diretrizes estruturais conceituais e desenvolvimento de plano de cuidados espirituais	Capelão certificado ou profissional de cuidados espirituais com treinamento equivalente

Fonte: Balboni et al., 2017[5].

TABELA VI Questionários HOPE, FICA, CSI-MEMO e ACP para anamnese espiritual

Questionário HOPE	Questionário FICA
H – Há fontes de esperança? Quais são suas fontes de esperança, conforto e paz? A que você se apega nos tempos difíceis? O que lhe dá apoio e faz você andar para a frente?	**F – Fé/crença** Você se considera religioso ou espiritualizado? Você tem crenças que ajudam a lidar com os problemas? Se não tem, o que dá significado à vida?
O – Organização religiosa Você se considera parte de uma religião organizada? Isso é importante? Faz parte de uma comunidade? Isso ajuda você? De que formas sua religião ajuda você? Você é parte de uma comunidade religiosa?	**I – Importância/influência** Que importância você dá para a fé e as crenças religiosas em sua vida? A fé ou as crenças já ajudaram você a lidar com estresse ou problemas de saúde? Você tem alguma crença que pode afetar decisões médicas ou seu tratamento?

(continua)

TABELA VI Questionários HOPE, FICA, CSI-MEMO e ACP para anamnese espiritual (*continuação*)

Questionário HOPE	Questionário FICA
P – Práticas espirituais pessoais Você tem alguma crença espiritual que seja independente de sua religião organizada? Você crê em Deus? Qual é sua relação com ele? Que aspectos de sua espiritualidade ou prática espiritual ajudam mais? (oração, meditação, leituras, frequentar serviços religiosos?)	C – Comunidade Você faz parte de alguma comunidade religiosa ou espiritual? Ela lhe dá suporte? Como? Existe algum grupo de pessoas que você realmente ama ou é importante para você? Há alguma comunidade (igreja, templo, grupo de apoio) que lhe dê suporte?
E – Efeitos no tratamento Há algum recurso espiritual do qual você está sentindo falta? Há alguma restrição para seu tratamento gerada por suas crenças?	A – Ação no tratamento Como você gostaria que o médico considerasse a questão religiosa/espiritual em seu tratamento? Indique algum líder religioso/espiritual da sua comunidade.
CSI-MEMO	**História espiritual (American College of Physicians)**
▪ Suas crenças religiosas/espirituais lhe dão conforto ou são fontes de estresse? ▪ Como essas crenças influenciariam suas decisões médicas se você ficasse realmente doente? ▪ Você possui algum tipo de crença espiritual que pode influenciar ou conflitar com suas decisões médicas? ▪ Você é membro de alguma comunidade espiritual ou religiosa e ela lhe dá suporte? ▪ Você possui alguma necessidade espiritual que deva ser abordada por alguém?	▪ A fé (religião/espiritualidade) é importante para você nessa doença? ▪ A fé tem sido importante para você em outras épocas de sua vida? ▪ Você tem alguém para falar sobre assuntos religiosos? ▪ Você gostaria de tratar de assuntos religiosos com alguém?

também pode ser útil como ferramenta de anamnese[6]. É composto de cinco itens que avaliam três dimensões do envolvimento religioso: religiosidade organizacional, não organizacional e intrínseca (Tabela VII).

TABELA VII Índice de religiosidade da Universidade de Duke (DUREL)

(A) Com que frequência você vai a uma igreja, um templo ou um outro encontro religioso? (religiosidade organizacional)	
1. ( ) Mais do que uma vez por semana 2. ( ) Uma vez por semana 3. ( ) Duas a três vezes por mês	4. ( ) Algumas vezes por ano 5. ( ) Uma vez por ano ou menos 6. ( ) Nunca
(B) Com que frequência você dedica seu tempo a atividades religiosas individuais, como preces, rezas, meditações, leitura da bíblia ou de outros textos religiosos? (religiosidade não organizacional)	
1. ( ) Mais que uma vez ao dia 2. ( ) Diariamente 3. ( ) Duas ou mais vezes por semana	4. ( ) Uma vez por semana 5. ( ) Poucas vezes por mês 6. ( ) Raramente ou nunca
A seção seguinte contém três frases a respeito de crenças ou experiências religiosas. Por favor, anote o quanto cada frase se aplica a você (religiosidade intrínseca). **(C)** Em minha vida, eu sinto a presença de Deus (ou do Espírito Santo).	
1. ( ) Totalmente verdade para mim 2. ( ) Em geral é verdade 3. ( ) Não estou certo	4. ( ) Em geral não é verdade 5. ( ) Não é verdade
(D) As minhas crenças religiosas estão realmente por trás de toda a minha maneira de viver.	
1. ( ) Totalmente verdade para mim 2. ( ) Em geral é verdade 3. ( ) Não estou certo	4. ( ) Em geral não é verdade 5. ( ) Não é verdade
(E) Eu me esforço muito para viver a minha religião em todos os aspectos da vida.	
1. ( ) Totalmente verdade para mim 2. ( ) Em geral é verdade 3. ( ) Não estou certo	4. ( ) Em geral não é verdade 5. ( ) Não é verdade

SOFRIMENTO ESPIRITUAL E DEMANDAS ASSISTENCIAIS

Entre as diversas reações comportamentais observadas no processo de adoecimento, é fundamental atentar-se para a luta ou a angústia espiritual (*spiritual struggle or distress*), entendida como um "estado de sofrimento relacionado à capacidade prejudicada de experimentar significado na vida através conexões consigo mesmo, com os outros, com o mundo ou com um ser superior". Uma crise de saúde, seja pessoal seja próxima, desafia todo o sistema de crenças ou visão e propósito de vida do indivíduo. A Tabela VIII aponta dados de anamnese úteis à identificação do sofrimento espiritual[7].

Para Cicely Saunders, precursora dos cuidados paliativos na década de 1960, deve-se atentar quanto à presença da dor espiritual em sua essência quando um sentido desolado de insignificância é encontrado pela pessoa no final da vida. Ato contínuo e em contraposição ao conceito de bem-estar, é necessário reconhecer a presença da "dor total" (Figura 1).

Identificadas as demandas em espiritualidade e religiosidade, surge a pergunta sobre quem deve prestar este suporte. Naturalmente, para demandas simples, o acolhimento atento, respeitoso e compassivo de todo e qualquer provedor de saúde pode ser suficiente. Entretanto, em grande parte das situações, o suporte espiritual deve ser profundo e estruturado, envolvendo múltiplos saberes e responsabili-

TABELA VIII Reconhecimento do sofrimento espiritual pela anamnese

Formas de sofrimento espiritual	Características na anamnese
Falta de significado e propósito	Falta de significado. Preocupações com a vida após a morte Perguntas sobre a existência e o significado do sofrimento
Desespero/desesperança	Desespero ou desesperança absoluta/sem valor de vida
Não estar sendo lembrado	Separado da comunidade/sem senso de relação
Culpa/vergonha	Sentir que fez algo errado ou mal/considerar-se mau
Raiva de Deus/dos outros	Deslocando raiva em relação a representantes religiosos ou outros Incapacidade de perdoar
Abandono por Deus/outros	Falta de amor, solidão
Sentindo-se fora de controle	Sensação de falta de controle sobre a função física e mental
Sofrimento espiritual/existencial	Perda de fé ou significado
Reconciliação	Necessidade de perdão ou reconciliação de si mesmo ou de outros
Luto/perda	O sentimento e o processo associados à perda de pessoa, saúde e relacionamentos

Fonte: Puchalski et al., 2018[7].

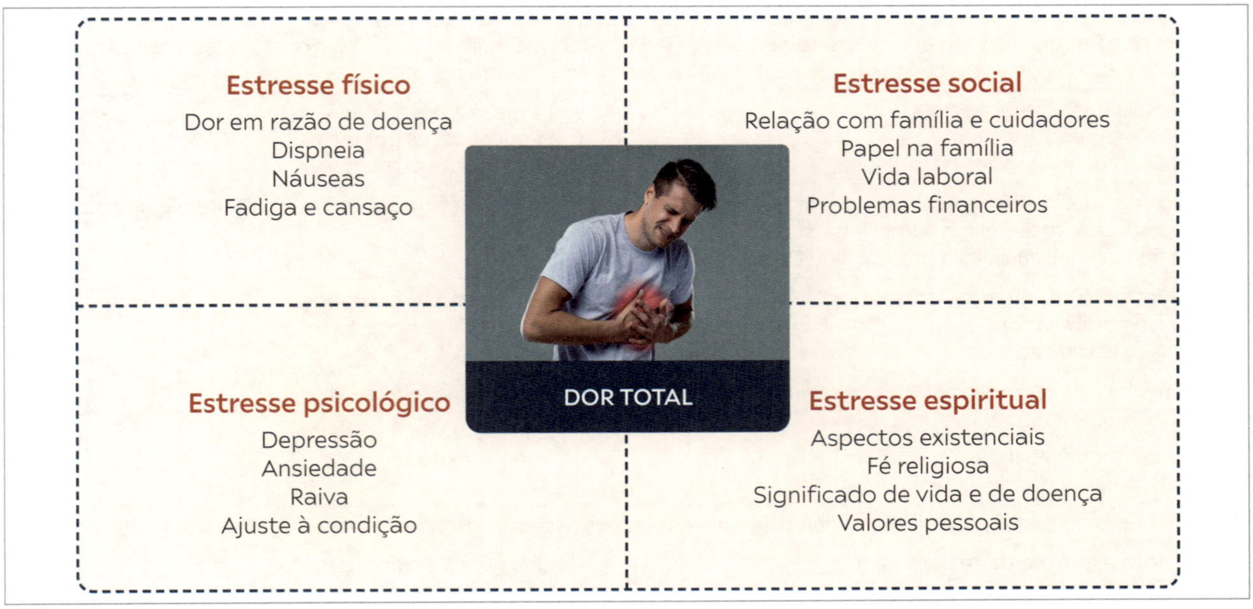
Estresse físico
Dor em razão de doença
Dispneia
Náuseas
Fadiga e cansaço
Estresse social
Relação com família e cuidadores
Papel na família
Vida laboral
Problemas financeiros
DOR TOTAL
Estresse psicológico
Depressão
Ansiedade
Raiva
Ajuste à condição
Estresse espiritual
Aspectos existenciais
Fé religiosa
Significado de vida e de doença
Valores pessoais

FIGURA 1 Componentes da dor total.

dades, características que impõem a necessidade de vários participantes atuando de forma dinâmica e integrada, com reuniões conjuntas e recorrentes para aferição dos resultados e novas necessidades (Tabela IX). Atenção especial deve-se ter a zonas limítrofes e a superposição de transtornos da saúde mental que demandem abordagem específica.

TABELA IX Suporte espiritual integrado. Características dos participantes da equipe

Capelania ou praticante certificado	Modelos diferentes de formação acadêmica (Estados Unidos) ou confessional (frequente no Brasil)
Líderes religiosos	Não pertencem ao time de cuidados de saúde Sem proficiência para planos de cuidados Devem respeitar diversidades e evitar proselitismo
Equipe interdisciplinar de cuidados	Desconhecimento específico do assunto, sem treinamento ou capacitação, pouco tempo para diagnóstico preciso e abordagens recomendadas em espiritualidade Pode estar apta a atender necessidades simples, mas não para cuidados espirituais Fundamental para subsidiar o cuidador espiritual
Em caso de recusa a uma ou mais abordagens	Profissional de saúde deverá ouvir e tentar entender as preocupações Não deve questionar ou se omitir

Para melhores resultados, estratégias de treinamento de equipe para o cuidado centrado no paciente, em que todos saibam as políticas e rotinas institucionais de avaliação, bem como as opções disponíveis de suporte e parcerias com grupos religiosos devem ser implementadas.

INTERVENÇÕES EM ESPIRITUALIDADE E SAÚDE

Além das demandas em espiritualidade que permeiam os processos de saúde, adoecimento e enfrentamento, outros aspectos devem ser considerados pois são ferramentas diagnósticas e terapêuticas valiosas neste domínio.

O processo de adoecimento, em especial frente a situações graves, crônicas e de terminalidade, determinam fortes transformações e todas as atividades que façam já parte da rotina ou possam ser desenvolvidas a partir de uma proposta de ressignificação e de enfrentamento devem ser consideradas (Tabela X)[8].

Outra linha de atuação em desenvolvimento diz respeito ao conceito de enfermidade moral e intervenções em valores ou sentimentos humanos. A enfermidade

TABELA X Atividades com senso de comunidade, transcendência e significado

Oração	Perdão, gratidão e bondade
Meditação	Justiça social
Identificar significado, propósito e vocação na vida	Aceitação de si mesmo e dos outros (mesmo com falhas)
Leitura doutrinária, filosófica e afins	Aprender (estudo) com modelos espirituais
Participar de serviços e rituais comunitários	Ser parte de algo maior do que você mesmo
Voluntariado e caridade	Apreciar a sacralidade da vida

Fonte: Amonoo et al., 2020[8].

(moral) refere-se à resposta subjetiva do paciente ao fato de não estar bem mesmo não havendo confirmação laboratorial ou clínica, mas que pode ser avaliada objetivamente por meio de questionários ou escalas. Há correlação com alterações bioquímicas, hormonais ou com desfechos clínicos dependendo da intensidade, da condição clínica avaliada ou de período de observação. Existem escalas e questionários para avaliação destes valores humanos, como por exemplo gratidão, disposição ao perdão, propósito de vida, otimismo, entre inúmeras (Tabela XI)[9].

TABELA XI Valores e sentimentos humanos a serem buscados na anamnese

Sentimentos negativos	Sentimentos positivos
Raiva	Perdão
Ódio/hostilidade	Gratidão
Pessimismo	Honestidade
Vaidade/orgulho	Altruísmo
Ingratidão	Humildade
Ressentimento	Autodisciplina
Ruminação	Otimismo
Desejo de vingança	Solidariedade
Egoísmo	Empatia
Não perdão	Tolerância
Intolerância	Paciência/calma

Fonte: Avezum et al., 2020[9].

Identificado um valor predominante no comportamento biopsicossocial e espiritual, estratégias como terapia do perdão, treinamento em gratidão (*"journaling"*), controle da raiva, ansiedade e hostilidade, contribuem para melhor estabilidade do sistema cardiovascular, neuroendócrino e imunológico.

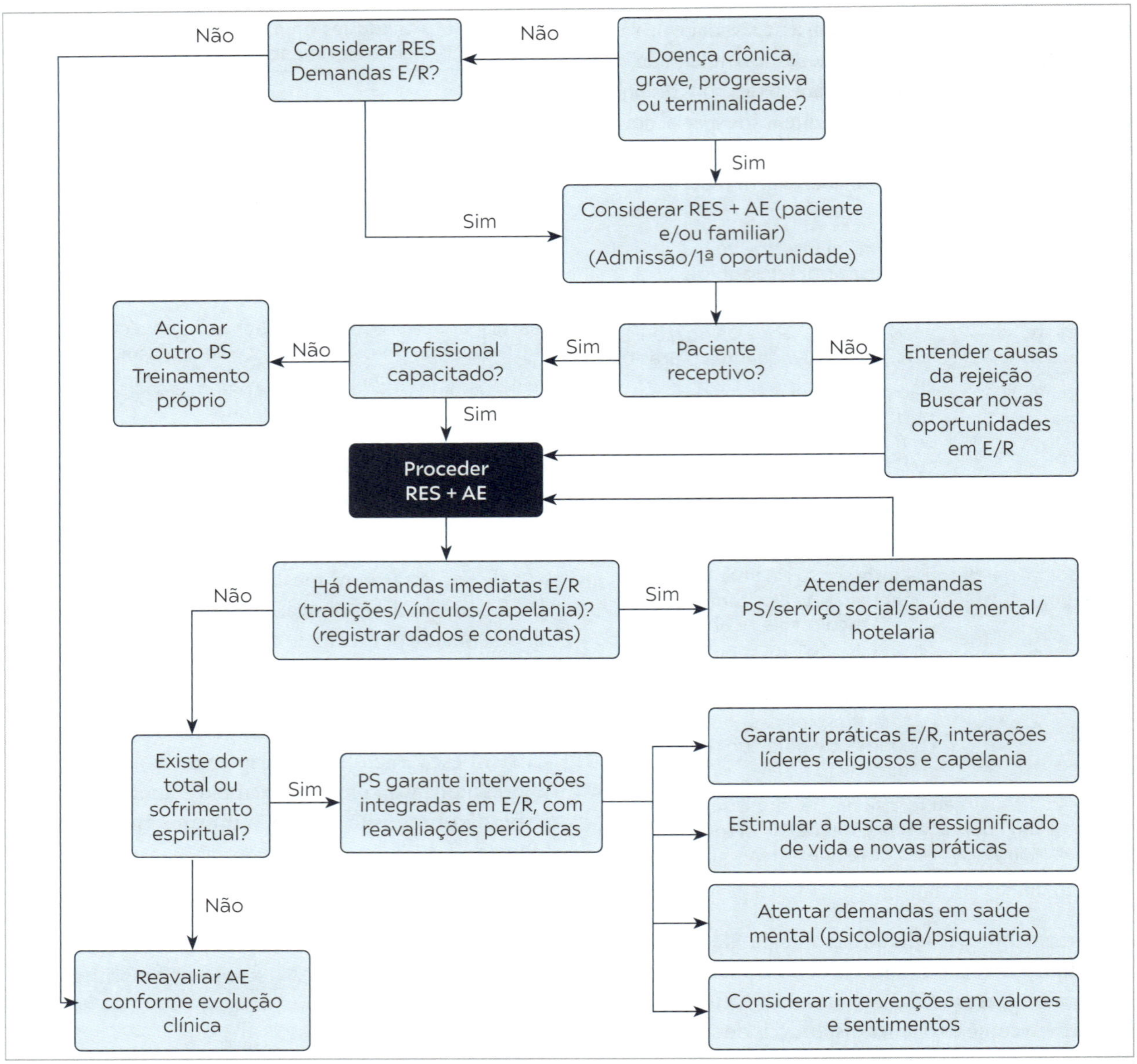

FIGURA 2 **Fluxograma para abordagem assistencial em espiritualidade.**
AE: anamnese espiritual; E/R: espiritualidade e religiosidade; PS: profissional de saúde; RES: rastreamento espiritual simples.
Fonte: Esporcatte, 2023.

BIBLIOGRAFIA

1. Précoma DB, Oliveira GMM, Simão AF, Dutra OP, Coelho OR, Izar MCO, et al. Updated cardiovascular prevention guideline of the Brazilian Society of Cardiology – 2019. Arq Bras Cardiol. 2019;113(4):787-891.
2. Puchalski CM, Vitillo R, Hull SK, Reller N. Improving the spiritual dimension of whole person care: reaching national and international consensus. J Palliat Med. 2014;17(6):642-56.
3. Koenig HG, King DE, Carson VB. Handbook of religion and health. 2nd ed. Oxford; New York: Oxford University Press. 2012.
4. Esporcatte R, Avezum Jr. A, Moreira-Almeida, Pinto IMF, Moriguchi EH. Espiritualidade: do conceito à anamnese espiritual e escalas para avaliação. Rev Soc Cardiol Estado de São Paulo. 2020;30(3):306-14.
5. Balboni TA, Fitchett G, Handzo GF, Johnson KS, Koenig HG, Pargament KI, et al. State of the science of spirituality and palliative care research Part II: Screening, assessment, and interventions. J Pain Symptom Manage. 2017;54(3):441-53.
6. Curcio CS, Lucchetti G, Moreira-Almeida A. Validation of the portuguese version of the Brief Multidimensional Measure of Religiousness/Spirituality (BMMRS-P) in clinical and non-clinical samples. J Relig Health. 2015;54(2):435-48.
7. Puchalski CM, King SDW, Ferrell BR. Spiritual considerations. Hematol Oncol Clin North Am. 2018;32(3):505-17.
8. Amonoo HL, Harris JH, Murphy WS, Abrahm JL, Peteet JR. The physician's role in responding to existential suffering: what does it mean to comfort always? J Palliat Care. 2020;35(1):8-12.
9. Avezum Jr A, Borba M, Lantieri C, Moreira D, Bedirian R. Enfermidade moral: como pensamentos e sentimentos influenciam a saúde cardiovascular. Rev Soc Cardiol Estado de São Paulo. 2020;30(3):315-27.

31

Outros fatores de risco cardiovascular

Sergio Emanuel Kaiser
Fernando Nobre

CONSULTA RÁPIDA

Além dos fatores de risco tradicionais (tabagismo, obesidade, inatividade física, hipertensão arterial sistêmica, dislipidemia, *diabetes mellitus*, estresse psicossocial, consumo abusivo de álcool), outros fatores participam do risco imposto levando à doença. Mesmo com o tratamento desses fatores clássicos de risco ainda existe o que se denomina risco cardiovascular residual.

São fatores de risco adicionais aos classicamente considerados, discutidos a seguir:

- Risco inflamatório.
- Hiper-homocisteinemia.
- Hiperuricemia.
- Hiperlipoproteinemia (a) – Lp(a) elevada.
- Determinantes socioambientais.
- Poluição atmosférica.

Um resumo sobre esses fatores de risco não clássicos com relação aos significados, à forma de avaliação e aos efeitos das possíveis intervenções é exibido na figura a seguir.

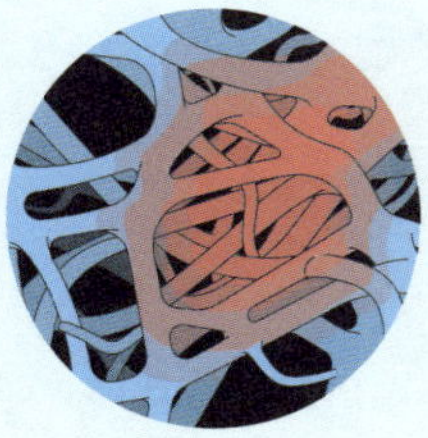

Risco inflamatório

Avaliação

PCR-ultrassensível (us) > 2 mg/dL presentes em 30 a 40% – risco alto entre 1 e 2 mg/dL – risco mais baixo
Dosagem de rotina não é recomendada

Intervenções

Estatinas são benéficas na redução do processo

Anti-inflamatório

Colchicina – bom efeito anti-inflamatório, porém não recomendada de rotina

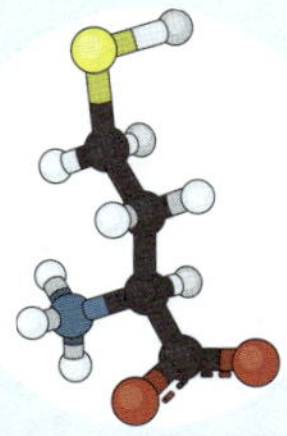

Hiper-homocisteinemia

Avaliação

Somente alterações genéticas raras com altíssimos níveis de homocisteinemia causam risco elevado de IAM e AVE
Dosagem de rotina não é recomendada

Intervenções

Ácido fólico – sem benefícios na redução de eventos cardiovasculares

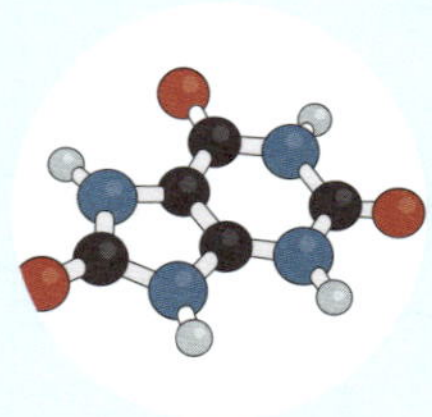

Hiperuricemia

Avaliação

Há relação entre elevações persistentes do ácido úrico e: hipertensão, DRC, DAC, resistência à insulina.
Dosagem de rotina é recomendada como triagem de risco

Intervenções

Alopurinol – sem evidências de benefícios na prevenção de eventos cardiovasculares.

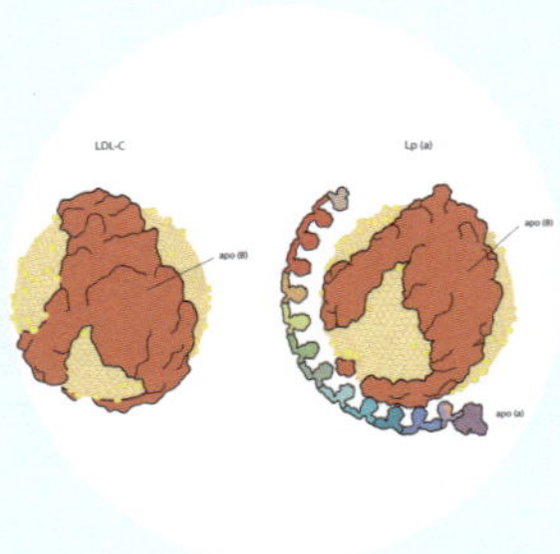

Lp(a)

As diretrizes brasileiras recomendam a determinação de Lpa apenas em pacientes com história de doença aterosclerótica prematura e portadores de hipercolesterolemia familiar
Diretrizes internacionais recomendam a dosagem de Lpa ao menos uma vez na vida em qualquer pessoa

Valor de referência:
50 mg/dL ou 125 nMol/L

Uma vez normal a Lpa, não há necessidade de nova determinação, pois não haverá nenhuma variação significativa ao longo da vida

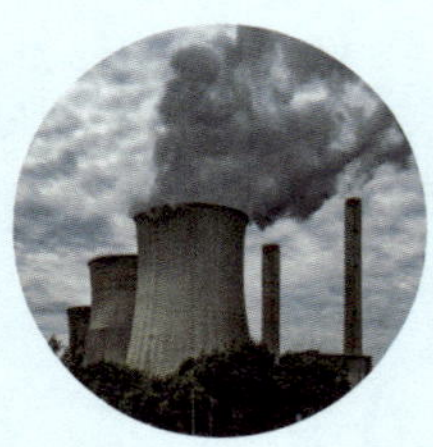

Poluição atmosférica

A aspiração de matéria particulada, especialmente com diâmetro abaixo de 2,5 μm (M2,5), provoca aumento do estresse oxidativo e pode exacerbar o processo aterosclerótico por disfunção endotelial, inflamação, desequilíbrio autonômico e propensão a trombose

INTRODUÇÃO

Os dois principais determinantes de risco para eventos cardiovasculares de natureza aterosclerótica são representados pela concentração sérica de LDL-colesterol (LDLc) e pela hipertensão arterial sistêmica (HAS).

Tabagismo, *diabetes mellitus*, gênero, idade, pressão arterial sistólica, colesterol total e HDL-colesterol têm sido amplamente usadas em prevenção primária para detecção de pacientes com maior risco de eventos cardiovasculares e orientação terapêutica baseada na probabilidade de um indivíduo sofrer um evento cardiovascular nos dez anos subsequentes.

Métodos de imagem baseados na presença de aterosclerose subclínica, como o escore de cálcio à tomografia de tórax, contribuem para refinar a estratificação de risco e ajustar a intensidade da intervenção terapêutica[1].

Todos os escores de risco padecem de limitações, pelo fato de capturarem um contingente relativamente limitado de pacientes em que os fatores responsáveis pelo desenvolvimento da doença aterosclerótica já vinham atuando muitos anos antes de instalados a disfunção endotelial, a inflamação na camada subintimal das artérias e o acúmulo de lipídios em placas ateroscleróticas.

Outros fatores capazes de influenciar a velocidade e a intensidade do processo aterosclerótico não são contemplados nas equações de risco em prevenção primária e persistem, se não controlados, a expor os pacientes a risco de novos eventos ou mesmo morte.

Serão abordadas algumas dessas variáveis capazes de conferir risco aterosclerótico em maior ou menor grau, mesmo após o controle dos fatores de risco tradicionais, a saber: risco inflamatório, homocisteína, ácido úrico e lipoproteína(a), determinantes socioambientais e poluição atmosférica.

RISCO RESIDUAL

Aspecto intrigante com relação ao cálculo do risco global para o aparecimento da doença aterosclerótica, e os benefícios auferidos com o tratamento dela, está centrado no fato de as intervenções reduzirem os desfechos de forma, quase sempre, modesta em relação ao esperado e o desejado.

Dhindsa et al.[2] definiram risco cardiovascular residual como "formas subótimas de controle dos fatores de risco para as doenças cardiovasculares", pois há miríades de outros fatores não atingidos nas estratégias de controle. Segundo esses autores, o risco residual pode ser atribuído a fatores de risco não tradicionais não avaliados e sobre os quais, portanto, nenhuma intervenção é proposta (Figura 1).

RISCO INFLAMATÓRIO

Aterosclerose é um processo essencialmente inflamatório. A redução do LDLc ou a adoção de mudanças no estilo de vida são por si só medidas capazes de mitigar o processo inflamatório intrarterial. Entretanto, há situações em que persiste um processo de inflamação subclínica, passível de detecção por meio de biomarcadores ou métodos avançados de imagem. Doenças inflamatórias crônicas também podem associar-se a maior risco de eventos ateroscleróticos e o clássico exemplo é a artrite reumatoide[3]. Muito mais frequente, porém, é a deposição de gordura – não só em território visceral, mas também distribuída em outros tecidos, igualmente disfuncional e pró-inflamatória – determinando maior propensão a desfechos cardiovasculares e frequentemente acompanhada de elevação nos níveis séricos do biomarcador proteína C-reativa ultrassensível (PCR-us).

Elevações modestas, porém, persistentes de PCR-us podem apresentar maior propensão a um evento apesar do controle dos tradicionais fatores de risco cardiovascular[4,5]. PCR-us acima de 2 mg/L pode ser identificada em cerca de 30 a 40% dos indivíduos recrutados

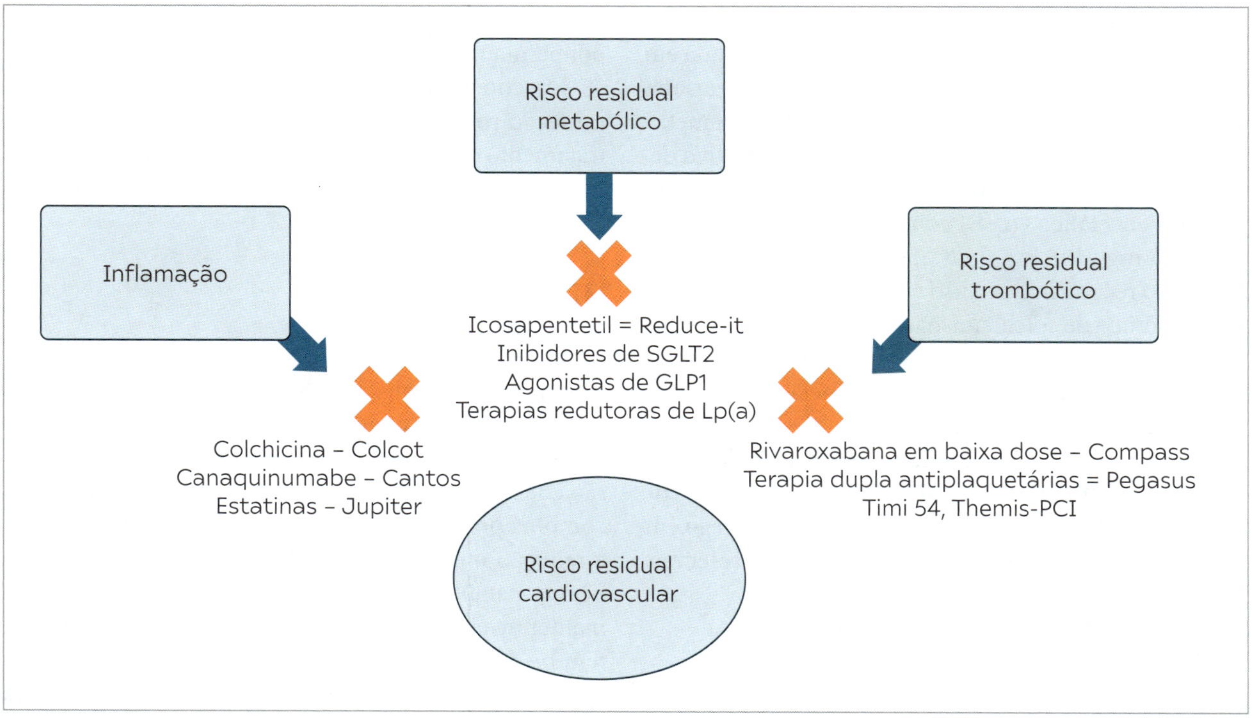

FIGURA 1 Componentes do risco residual cardiovascular e estudos pivotais devotados à redução de desfechos cardiovasculares relacionados a esses componentes.
Fonte: adaptada de Dhindsa et al., 2020[2].

para estudos clínicos de medicamentos destinados a prevenir desfechos cardiovasculares[4].

A atualização 2017 da Diretriz Brasileira de Dislipidemia não recomenda sua dosagem com finalidade de estratificação de risco em indivíduos com doença aterosclerótica manifesta ou subclínica, nos diabéticos e naqueles de alto risco cardiovascular global, mas admite como indicativos de risco cardiovascular aumentado – uma vez afastadas outras causas inflamatórias. Níveis entre 1 e 2 mg/L definiriam risco intermediário, segundo essa Diretriz[6].

Abordagem do risco inflamatório

O bem-sucedido estudo Jupiter no qual rosuvastatina foi testada contra placebo em pacientes sem doença cardiovascular prévia, LDLc médio de 108 mg/dL e PCR-us > 2 mg/L demonstrou a possibilidade de haver um efeito anti-inflamatório agregado à redução medicamentosa do LDLc[4]. O estudo CANTOS demonstrou pela primeira vez que um agente anti-inflamatório (o anticorpo monoclonal canaquinumabe) era capaz de reduzir adicionalmente em 15% o risco de um desfecho composto de morte cardiovascular, infarto do miocárdio e acidente vascular encefálico em pacientes com infarto prévio e tratados adequadamente com estatinas[4]. Esse anticorpo, contudo, não foi liberado pelos órgãos regulatórios para essa finalidade. O medicamento anti-inflamatório mais bem-sucedido até o momento é a colchicina, testada em pacientes após internação por síndrome coronariana aguda e em síndrome coronariana crônica. Uma metanálise[7] sugeriu redução de 46 e 50% no risco relativo de, respectivamente, novo infarto do miocárdio e acidente vascular encefálico (AVE) com doses diárias variando entre 0,5 mg e 1,8 mg, mas apenas uma diretriz até o momento recomenda seu uso em situações particulares. O uso crônico de colchicina não é isento de riscos. Muitos pacientes referem efeitos adversos gastrointestinais intoleráveis, bem como existem evidências de aumento na mortalidade não cardiovascular entre os pacientes tratados com colchicina. Enquanto o resultado de novos agentes e recomendações atualizadas não vêm ao conhecimento da comunidade científica, seu emprego em prevenção secundária deve ser encarado com reservas.

HIPER-HOMOCISTEINEMIA

Homocisteína não é encontrada naturalmente na dieta, mas tão somente um produto intermediário do metabolismo intracelular da metionina alimentar. Portadores de raro defeito genético com comprometimento do metabolismo da metionina apresentam valores séricos extremamente elevados de homocisteína e têm altíssimo risco de doença vascular aterotrombótica precoce e tromboembolismo venoso. Entretanto, na vasta maioria dos casos de hiper-homocisteinemia, os níveis são moderadamente altos e resultam de hábitos dietéticos pobres em folato. Consideram-se normais valores até 15 µmol/L. Em países nos quais a fortificação alimentar com folato é obrigatória, a prevalência de hiper-homocisteinemia é claramente mais baixa em comparação com países onde não existe legislação a esse respeito[8]. Hiper-homocisteinemia é mais frequente em portadores de doença renal crônica, mas não há evidências de redução de desfechos cardiovasculares com administração de ácido fólico nem em renais crônicos nem tampouco como prevenção secundária ou primária em portadores de doença aterosclerótica ou indivíduos de alto risco para doença cardiovascular aterosclerótica[9]. A única exceção parece restringir-se a uma modesta redução de 10% no risco de AVE mediante o uso de folato em pacientes com doença cardiovascular prévia[9]. Em países onde a fortificação alimentar com folato tornou-se obrigatória, a incidência de AVE ajustada para outros fatores de risco declinou em comparação àqueles em que essa medida não é obrigatória. Um grande estudo chinês prospectivo aleatorizado demonstrou que a administração de folato em pacientes hipertensos e dislipidêmicos reduziu em 7% o risco de acidente vascular encefálico para cada redução de 20 µmol/L nos níveis de homocisteína, mas esse benefício desaparecia no subgrupo em uso de hipolipemiantes e/ou antiplaquetários[8].

Em conclusão, não há dados que suportem a determinação rotineira de homocisteína ou o emprego de tratamento com folato, inclusive nas principais diretrizes de prevenção cardiovascular, em que esse assunto não é sequer abordado.

HIPERURICEMIA

Em seres humanos, o ácido úrico é o produto resultante do catabolismo das purinas pela enzima xantina-oxidase. Em condições fisiológicas, níveis séricos de até 7 mg/dL em homens e 6 mg/dL em mulheres são considerados normais. Em pacientes sintomáticos, como os portadores de gota ou nefrolitíase por urato, a redução medicamentosa dos níveis séricos de urato é consensual, e a terapia tem por objetivo alcançar e manter níveis iguais ou inferiores a 6 mg/dL. Entretanto, não há recomendação em diretrizes para tratamento da hiperuricemia assintomática, não obstante uma série de evidências aponte a existência de associação entre hiperuricemia e doenças cardiovasculares. Não há estudos prospectivos controlados e aleatorizados que demonstrem a redução do risco cardiovascular promovida pela redução medicamentosa do ácido úrico em indivíduos assintomáticos.

> Hiperuricemia está associada ao desenvolvimento de hipertensão arterial sistêmica, resistência à insulina, diabetes, doença renal crônica, doença arterial coronariana, fibrilação atrial e insuficiência cardíaca.

Os mecanismos básicos envolvem aumento do estresse oxidativo, ativação da sinalização de vias inflamatórias intracelulares, disfunção endotelial e ativação do sistema renina-angiotensina[10].

No Brasil, o único inibidor da xantina-oxidase comercialmente disponível é o alopurinol. A dose inicial é de 100 mg/dia, e a dose almejada é de 300 mg/dia, podendo, entretanto, chegar até 600 mg/dia. Em assintomáticos, não há recomendação para tratamento, mas pacientes com múltiplas comorbidades podem se beneficiar do tratamento medicamentoso, conforme sugere metanálise de 30 estudos abrangendo mais de 18 mil pacientes que documentou redução de 6% no desfecho composto de morte cardiovascular, AVE e infarto do miocárdio[11].

HIPERLIPOPROTEINEMIA(A) – LP(A)

A lipoproteína(a) ou, abreviadamente, Lp(a) nada mais é que uma LDL à qual se liga covalentemente uma apolipoproteína conhecida como Apo(a) sintetizada pelo fígado. Essa lipoproteína é considerada atualmente a dislipidemia genética mais frequente, já que cerca de 20% da população, ou seja, mais de um bilhão de pessoas no mundo apresenta níveis séricos elevados de Lp(a). Seus níveis séricos praticamente não oscilam ao longo da vida, exceto em situações transitórias, por exemplo, em quadros inflamatórios ou infecciosos. O interesse na elucidação de seu papel na aterogênese aumentou com base em sua identificação como importante fator de risco para doença vascular aterosclerótica e para estenose aórtica, especialmente, após o desenvolvimento de tecnologias silenciadoras de RNA mensageiro, capazes de reduzir em 70 a 80% seus níveis séricos. Há atualmente um estudo de desfecho cardiovascular em andamento com um desses compostos em pacientes portadores de doença cardiovascular aterosclerótica e aumento de Lp(a) cujo resultado deverá ser conhecido por volta de 2024 ou 2025. Até o presente momento, não há tratamento especificamente voltado à redução de Lp(a).

Essa lipoproteína é capaz de penetrar na íntima arterial como qualquer outra partícula de LDLc. Entretanto, sua atividade pró-inflamatória é maior. Atribui-se também ao poder oxidante desses fosfolipídios a agressão ao tecido valvar aórtico. Numerosas evidências genéticas e epidemiológicas apontam para aumento significativo de eventos cardiovasculares e mesmo de morte por todas as causas em pacientes com Lp(a) acima do percentil 90 de distribuição dessa lipoproteína nas populações estudadas[12] (Figura 2).

> Algumas importantes diretrizes internacionais já recomendam a dosagem de Lpa ao menos uma vez na vida em qualquer pessoa[13]. As diretrizes brasileiras recomendam a determinação de Lpa em pacientes com história de doença aterosclerótica prematura e portadores de hipercolesterolemia familiar.

Não há menção à recomendação de dosagem de Lp(a) em portadores de estenose aórtica ou valva aórtica bicúspide[1]. O valor de referência de acordo com a elevação do risco é considerado pelas diretrizes como 50 mg/dL ou 125 nMol/L. Uma vez dentro da faixa de referência de Lp(a) não há necessidade de nova determinação, já que não haverá nenhuma variação significativa ao longo da vida.

Pacientes com Lp(a) elevada devem ser encorajados a manter estilo de vida saudável, atividade física regular, peso corporal adequado e usar permanentemente terapia hipolipemiante dentro das metas recomendadas, mas essas orientações devem ser dadas independentemente dos valores de Lp(a).

DETERMINANTES SOCIOAMBIENTAIS

A maior carga de doenças não transmissíveis, como obesidade, diabetes e HAS, abate-se justamente sobre os países de baixa ou média renda, com evidentes prejuízos não só à saúde da população, como à economia destes países e seus sistemas de saúde[14]. Vulnerabilidade socioeconômica é reconhecida como importante determinante de risco cardiovascular e inúmeras são as causas para essa associação: hábitos alimentares preferencialmente voltados ao consumo de alimentos mais baratos, de alto nível calórico e baixo valor nutricional. Também há maior prevalência de tabagismo e hábitos sedentários, dificuldade de acesso regular a serviços públicos de saúde, má adesão ao uso dos medicamentos. Limitação cognitiva consequente à educação escolar mais precária e insegurança no ambiente social e familiar, que geram medo, estresse e discriminação social e racial[15]. O enfrentamento dessas questões depende de políticas públicas voltadas à redu-

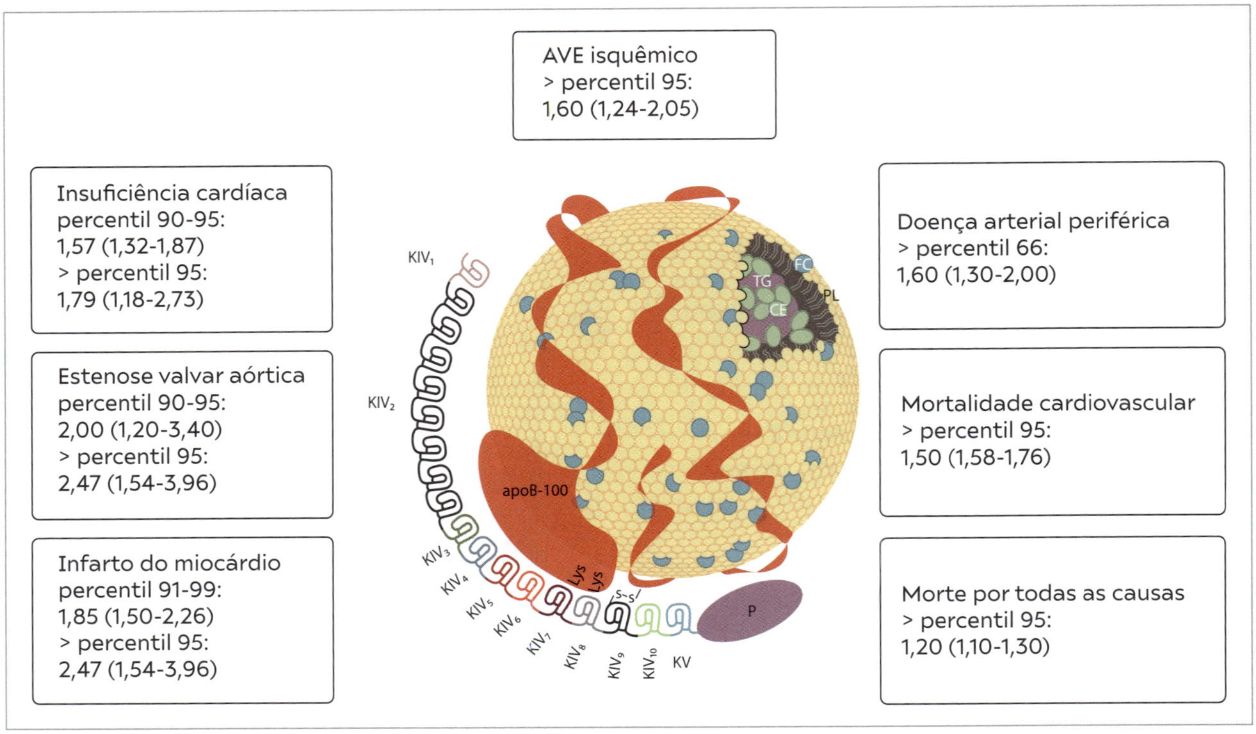

FIGURA 2 Associação entre níveis elevados de Lp(a) e riscos de desfechos cardiovasculares nos estudos de Kopenhagen. As razões de risco ajustadas foram calculadas para indivíduos com Lp(a) nos percentis mais elevados em comparação aos riscos observados em pacientes com Lp(a) em percentis mais baixos de distribuição na população estudada.

Fonte: adaptada de Arsenault e Kamstrup, 2022.[12]

ção das desigualdades de educação e renda. Ao alcance do médico, em seu consultório ou nos ambulatórios do sistema único de saúde, está a capacidade de ouvir, gerar empatia e encorajar a adoção de hábitos mais saudáveis, sem descuidar da prescrição de medicamentos eficazes e ajustados a um orçamento apertado.

POLUIÇÃO ATMOSFÉRICA

Não raramente, famílias de renda mais baixa vivem em ambientes mais expostos à poluição atmosférica. Em muitos países, o próprio ar do ambiente doméstico é poluído em razão da queima de combustíveis fósseis para cocção e aquecimento. Não só combustíveis fósseis, mas outras substâncias geradas por atividade industrial, têm a propriedade de gerar partículas muito pequenas, que permanecem em suspensão no ar. A aspiração dessa matéria particulada, especialmente com diâmetro abaixo de 2,5 μm ($M_{2,5}$) provoca aumento do estresse oxidativo e pode exacerbar o processo aterosclerótico por disfunção endotelial, inflamação, desequilíbrio autonômico e propensão a trombose[16]. A definição de "dias de céu azul" significando períodos de tempo sem poluição atmosférica foi relacionada de forma indireta com menor incidência de doença cardiovascular e acidente vascular encefálico (Figura 3).

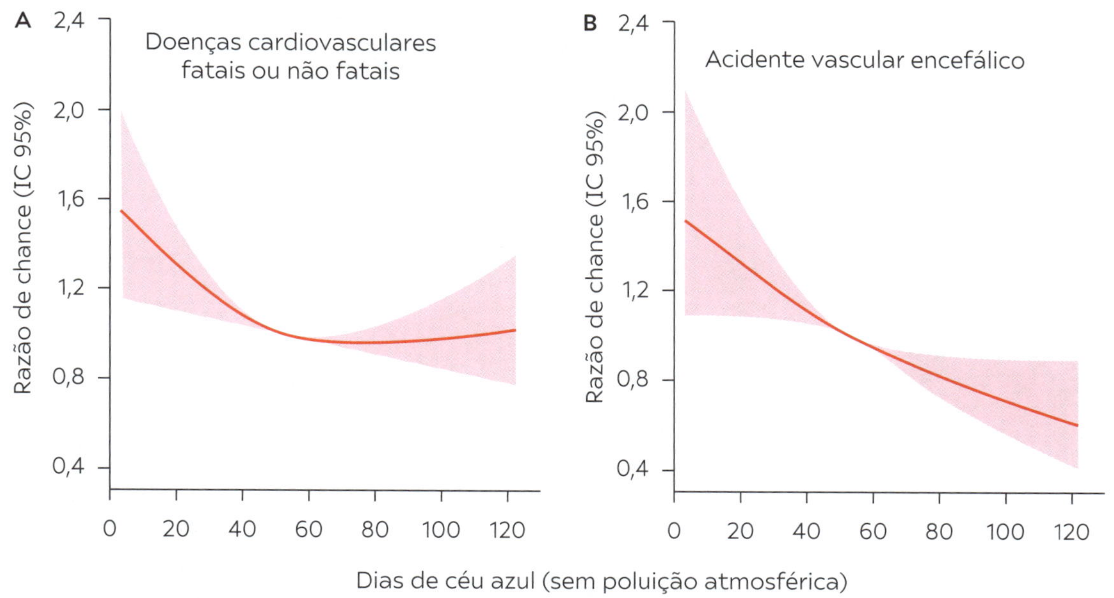

FIGURA 3 Relação entre dias de "céu azul" com ocorrência de doenças cardiovasculares e acidente vascular encefálico.

Fonte: Tang et al., 2022[17].

BIBLIOGRAFIA

1. Précoma DB, de Oliveira GMM, Simão AF, Dutra OP, Coelho OR, Izar MC de O, et al. Updated Cardiovascular Prevention Guideline of the Brazilian Society of Cardiology – 2019. Arq Bras Cardiol. 2019;113:787-891.
2. Dhindsa DS, Sandesara PB, Shapiro MD, Wong ND. The evolving understanding and approach to residual cardiovascular risk management. Front Cardiovasc Med. 2020;7:88.
3. del Rincon ID, Williams K, Stern MP, Freeman GL, Escalante A. High incidence of cardiovascular events in a rheumatoid arthritis cohort not explained by traditional cardiac risk factors. Arthritis Rheum. 2001;44:2737-45
4. Aday AW, Ridker PM. Targeting residual inflammatory risk: a shifting paradigm for atherosclerotic disease. Front Cardiovasc Med. 2019;6:16.
5. Emerging Risk Factors Collaboration, Kaptoge S, Di Angelantonio E, Lowe G, Pepys MB, Thompson SG, et al. C-reactive protein concentration and risk of coronary heart disease, stroke, and mortality: an individual participant meta-analysis. Lancet. 2010;375:132-40.
6. Faludi AA, Izar MC de O, Saraiva JFK, Chacra APM, Bianco HT, Neto AA, et al. Atualização da diretriz brasileira de dislipidemias e prevenção da aterosclerose – 2017. Arq Bras Cardiol. 2017;109(2 suppl 1):1-76.
7. Kofler T, Kurmann R, Lehnick D, Cioffi GM, Chandran S, Attinger-Toller A, et al. Colchicine in patients with coronary artery disease: a systematic review and meta-analysis of randomized trials. J Am Heart Assoc. 2021;10:e021198.
8. Smith AD, Refsum H. Homocysteine – from disease biomarker to disease prevention. J Intern Med. 2021;290:826-54.
9. Martí-Carvajal AJ, Solà I, Lathyris D, Dayer M. Homocysteine-lowering interventions for preventing cardiovascular events. Cochrane Database Syst Rev. 2017 ;8:CD006612.
10. Yu W, Cheng JD. Uric acid and cardiovascular disease: an update from molecular mechanism to clinical perspective. Front Pharmacol. 2020;11:582680.
11. Ying H, Yuan H, Tang X, Guo W, Jiang R, Jiang C. Impact of serum uric acid lowering and contemporary uric acid-lowering therapies on cardiovascular outcomes: a systematic review and meta-analysis. Front Cardiovasc Med. 2021;8:641062.
12. Arsenault BJ, Kamstrup PR. Lipoprotein(a) and cardiovascular and valvular diseases: a genetic epidemiological perspective. Atherosclerosis. 2022;349:7-16.
13. March F, Baigent C, Catapano AL, Koskinas KC, Casula M, Badimon L, et al. 2019 ESC/EAS Guidelines for the management of dyslipidaemias: lipid modification to reduce cardiovascular risk. Eur Heart J. 2020;41:111-88.
14. Vos T, Lim SS, Abbafati C, Abbas KM, Abbasi M, Abbasifard M, et al. Global burden of 369 diseases and injuries in 204 countries and territories, 1990-2019: a systematic analysis for the Global Burden of Disease Study 2019. Lancet. 2020;396:1204-22.
15. Jilani MH, Javed Z, Yahya T, Valero-Elizondo J, Khan SU, Kash B, et al. Social determinants of health and cardiovascular disease: current state and future directions towards healthcare equity. Curr Atheroscler Rep. 2021;23:55.
16. Al-Kindi SG, Brook RD, Biswal S, Rajagopalan S. Environmental determinants of cardiovascular disease: lessons learned from air pollution. Nat Rev Cardiol. 2020;17:656-72.
17. Tang H, Zheng C, Cao X, Wang S, Zhang L, Wang X, et al. Blue sky as a protective factor for cardiovascular disease. Front Public Health. 2022;10:1016853.

Seção IV

SITUAÇÕES COMUNS NO CONSULTÓRIO DO CARDIOLOGISTA

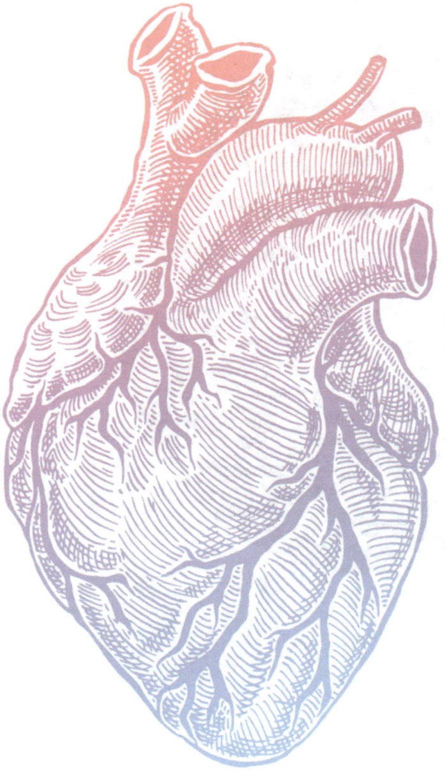

32

Embolia pulmonar

Marcelo Bettega
Marcos Knobel
Elias Knobel

CONSULTA RÁPIDA

Fisiopatogenia

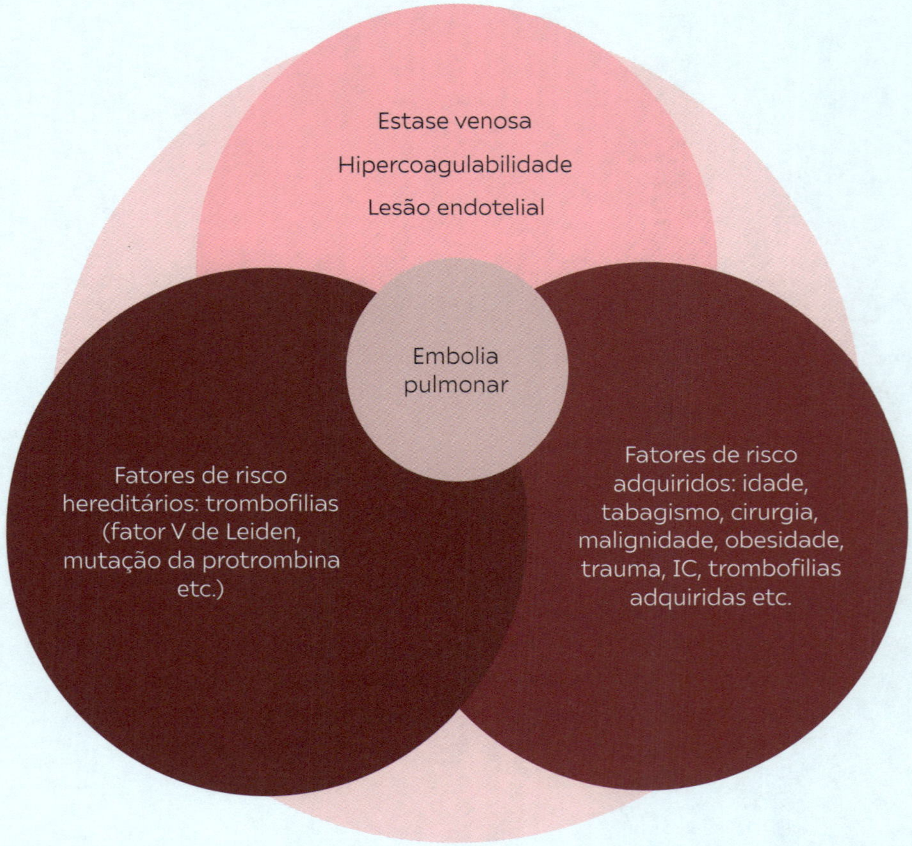

Fluxograma para o diagnóstico

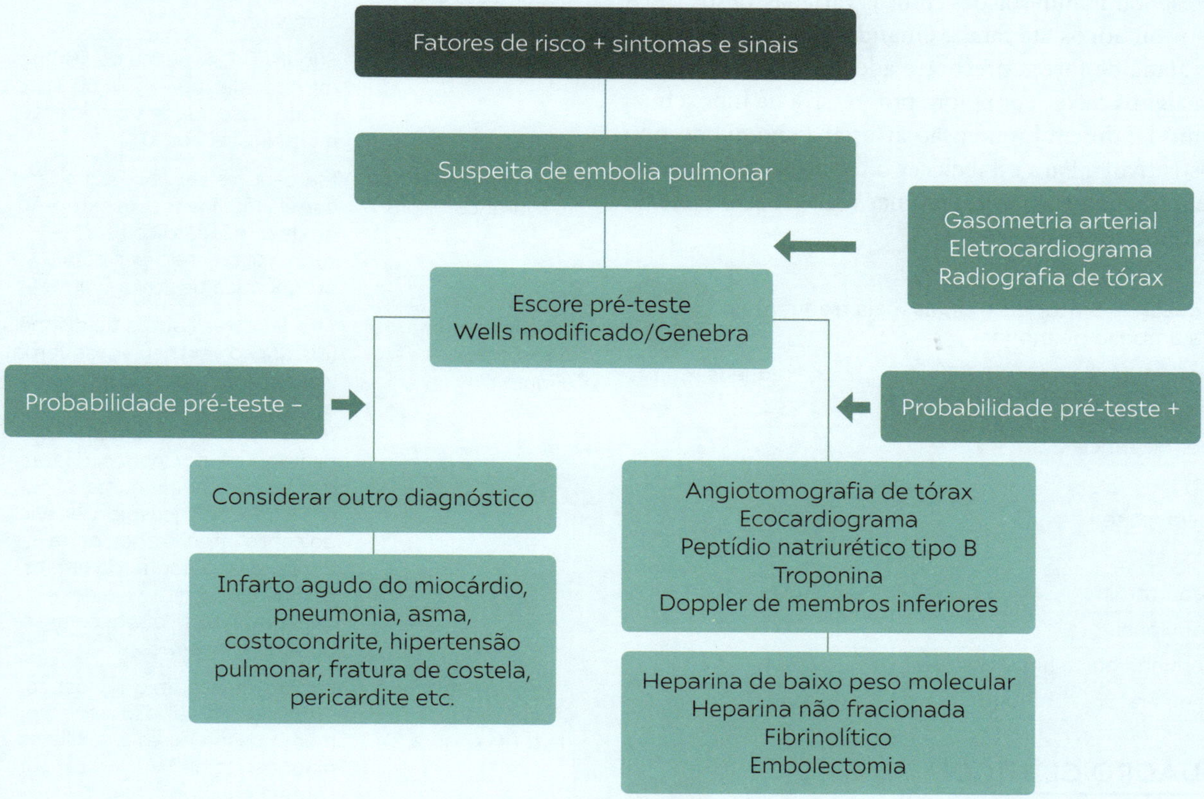

Tratamento

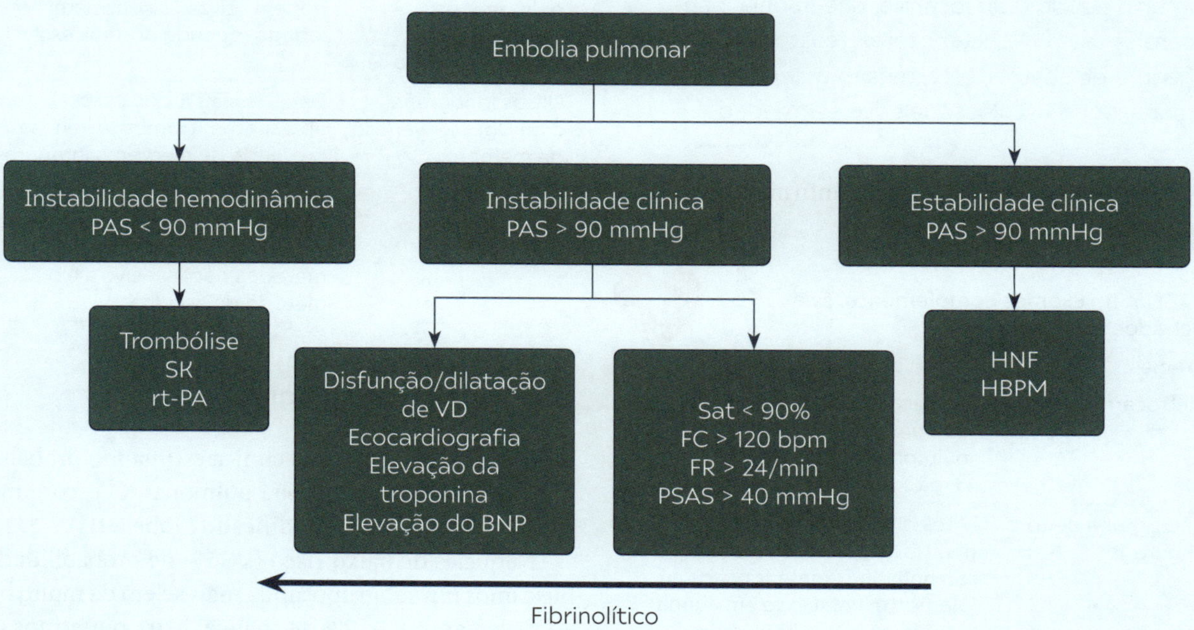

BNP: peptídio natriurético cerebral; FC: frequência cardíaca; FR: frequência respiratória; HBPM: heparina de baixo peso molecular; HNF: heparina não fracionada; PAS: pressão arterial sistólica; PSAP: pressão sistólica da artéria pulmonar; rt-PA: fator ativador do plasminogênio tecidual; SK: estreptoquinase; VD: ventrículo direito.

INTRODUÇÃO

A embolia pulmonar (EP) é uma doença que pode apresentar manifestações clínicas variadas, desde casos assintomáticos até fatais. Quando não diagnosticada e tratada de forma precoce e adequada, pode evoluir, em alguns casos, com piora progressiva da hipoxemia, culminando em hipotensão arterial e choque do tipo obstrutivo[1,2]. Para estabelecer o diagnóstico, é preciso atentar para os sinais e sintomas mais frequentemente encontrados (Tabela I).

TABELA I Sintomas e sinais mais frequentes da embolia pulmonar

Sintomas	Frequência
Dispneia	73%
Dor pleurítica	66%
Tosse	37%
Hemoptise	13%
Sinais	
Taquicardia	30%
Taquipneia	70%
Segunda bulha hiperfonética	23%
Temperatura subfebril	14%

QUADRO CLÍNICO[1]

Os diagnósticos diferenciais da EP incluem infarto agudo do miocárdio, pneumonia, pericardite, asma, pneumotórax, costocondrite, fratura de costela, hipertensão pulmonar primária, dor musculoesquelética e ansiedade[3].

Exames recomendados para confirmação/exclusão do diagnóstico estão na Tabela II.

TABELA II Exames complementares e achados comuns

Exame	Achado
Eletrocardiograma	Taquicardia sinusal (mais comum), padrão S1Q3T3, P pulmonale ou bloqueio de ramo direito (mais raro).
Radiografia de tórax (Figura 1)	Atelectasia, derrame pleural, infiltrado pulmonar e elevação do hemidiafragma; sinal de Hampton (infiltrado em cunha com base pleural que representa hemorragia parenquimatosa) ou sinal de Westermark (oligoemia com artéria pulmonar proeminente)
Gasometria arterial	Hipoxemia associada à hipocapnia
D-dímero	Sugere TEP se acima de 500 ng/mL naqueles abaixo de 50 anos e, acima disso, idade do paciente multiplicada por 10
Troponina e peptídio natriurético tipo B	Marcadores cardíacos que têm correlação linear com extensão de dano miocárdico na EP submaciça e maciça e com prognóstico desfavorável
Ecocardiograma transtorácico (Figura 4)	Avalia outras causas de dispneia (disfunção ventricular esquerda, valvopatias, derrame pericárdico etc.); achados de EP mais frequentes: ventrículo direito dilatado e hipocinético, dilatação das artérias pulmonares, regurgitação tricúspide, desvio do septo interventricular da direita para a esquerda (efeito Bernheim inverso), veia cava inferior dilatada e sem colapso durante a inspiração
Angiotomografia computadorizada de tórax (Figura 2)	Padrão-ouro para diagnóstico; inclui estudo de vasos de membros inferiores e auxilia no diagnóstico de TVP; indicar com cautela em idosos e na insuficiência renal
Cintilografia pulmonar de ventilação e perfusão (Figura 3)	Indicado naqueles que não podem utilizar o contraste iodado; quando normal, exclui EP
Ultrassonografia com Doppler venoso de membros inferiores	De 30% a 50% dos casos apresentam trombose venosa profunda de membros inferiores concomitante
Angiografia pulmonar	Quando não é possível confirmar ou afastar o diagnóstico com métodos não invasivos, é o método de escolha

Dinâmica para o diagnóstico

Iniciar a estratificação clínica estimando probabilidade pré-teste para embolia pulmonar. O escore mais utilizado é o de Wells modificado (Tabela III)[4].

Naqueles de baixo risco (< 15% de probabilidade), buscamos um subgrupo ainda mais seleto de muito baixo risco para EP (< 2% de chance), para podermos dar alta precoce. É aí que entra o escore PERC (*Pulmonary Embolism Rule-Out Criteria*)[6].

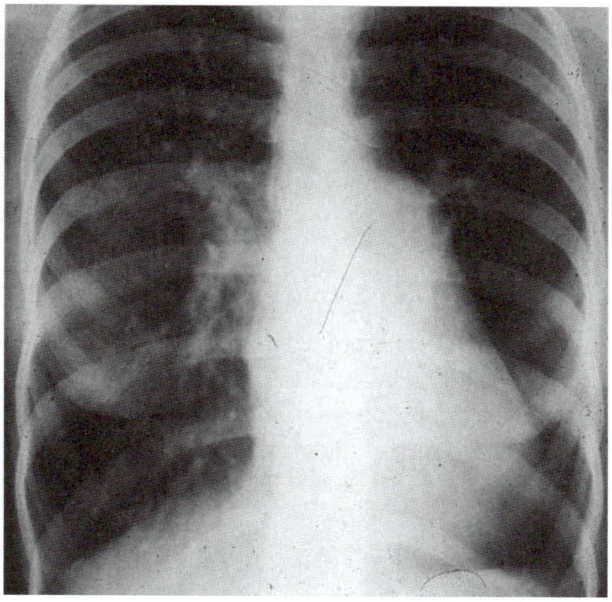

FIGURA 1 Radiografia de tórax: abaulamento do tronco da artéria pulmonar, hipertransparência e ausência de sombras vasculares no campo pulmonar esquerdo em paciente com diagnóstico de embolia pulmonar.

TABELA III Critérios de Wells modificado

Clínica de trombose venosa profunda	3,0 pontos
Outro diagnóstico além de EP é improvável	3,0 pontos
Frequência cardíaca > 100 bpm	1,5 pontos
Imobilização de 3 ou mais dias ou cirurgia nas últimas 4 semanas	1,5 pontos
Trombose venosa profunda ou EP prévias	1,5 pontos
Hemoptise	1,0 ponto
Neoplasia ativa	1,0 ponto
Probabilidade	Escore
Alta	> 6,0 pontos
Moderada	2,0 a 6,0 pontos
Baixa	< 2,0 pontos
Critérios de Wells modificado	
EP provável	> 4,0 pontos
EP improvável	≤ 4,0 pontos

Fonte: van Belle et al., 20065.

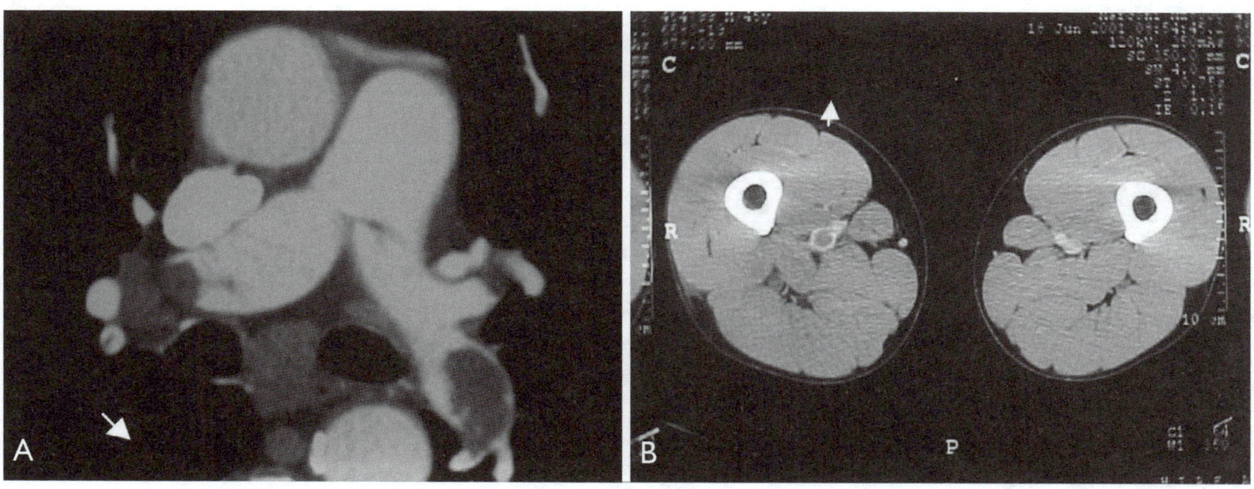

FIGURA 2 Tomografia helicoidal do pulmão e dos membros inferiores: trombos em ambas as artérias pulmonares (A) e na veia femoral esquerda (B).

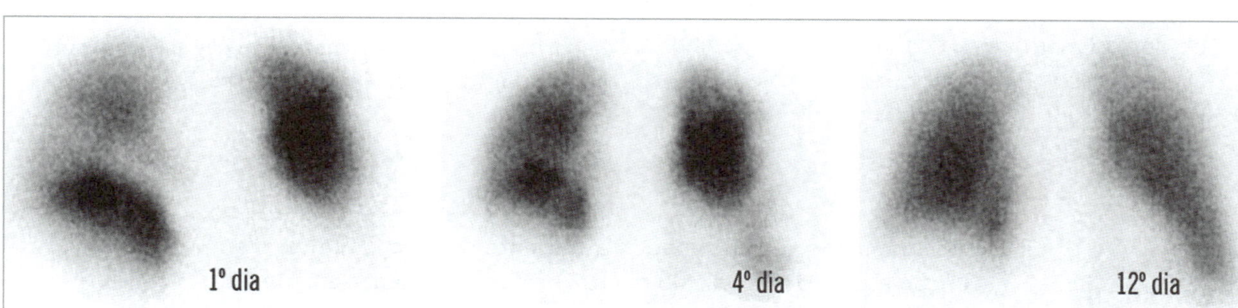

FIGURA 3 Cintilografia pulmonar na embolia pulmonar bilateral antes e após fibrinólise.

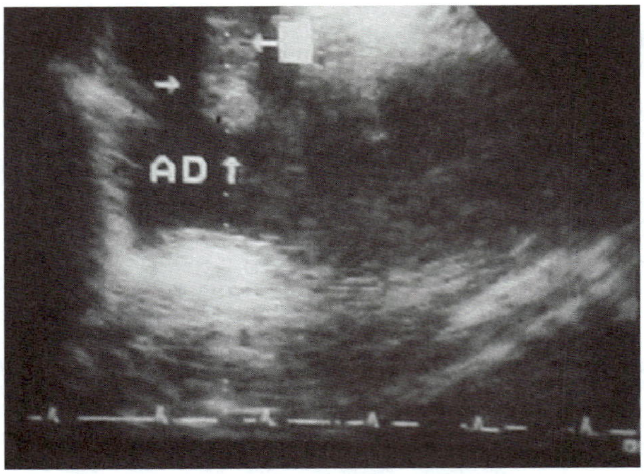

FIGURA 4 Ecocardiograma transesofágico com trombo séssil junto à veia cava superior (setas).

As variáveis do **PERC** são:

- Idade > 50 anos.
- Pulso > 100 bpm.
- Saturação ≤ 95% em ar ambiente.
- Hemoptise e histórico de uso de estrógenos.
- História de cirurgia ou trauma nas últimas 4 semanas.
- Edema unilateral na perna.
- Embolia pulmonar ou trombose venosa profunda prévias.

Caso todas as respostas sejam negativas, podemos dar alta para o paciente sem maiores cuidados. Caso alguma resposta seja positiva, recomenda-se coletar o D-dímero e, se positivo, prosseguir com investigação. Naqueles de risco intermediário pelo escore de Wells, recomenda-se prosseguir direto ao D-dímero sem usar o escore PERC. Da mesma forma, caso o risco de EP seja alto, devemos iniciar de imediato a anticoagulação e exames de imagem - angiotomografia, cintilografia, ultrassonografia com Doppler de membros inferiores ou angiografia pulmonar caso haja instabilidade[2,3,7-9].

Sinais de má evolução e envolvimento de ventrículo direito

Entre os fatores que determinam as repercussões hemodinâmicas da embolia pulmonar, destacam-se[10]:

- Porcentagem da área arterial pulmonar ocluída.
- Reserva contrátil do ventrículo direito.
- Intensidade da ação dos mediadores humorais plaquetários (vaso e broncoconstritores).
- Comorbidade cardiovascular prévia.

Tratamento

O escore PESI ajuda a estratificar o risco de morte do paciente e a decisão de internação do paciente, em unidade intensiva ou enfermaria, ou alta com anticoagulação oral. O escore PESI simplificado (Tabela IV) é mais facilmente aplicado no dia a dia e facilita a decisão clínica[11].

TABELA IV Escore PESI simplificado

Variável	Pontos
Idade > 80 anos	1
Histórico de câncer	1
Histórico de doença pulmonar obstrutiva crônica	1
Frequência cardíaca ≥ 110 bpm	1
Pressão sistólica < 100 mmHg	1
Saturação de oxigênio < 90%	1
Baixo risco	0 (1,1%)
Alto risco	≥ 1 (8,9%)

Fora o grupo de muito baixo risco, com PERC negativo, que pode ter alta e tratamento domiciliar, propõe-se a seguinte abordagem (Tabela V).

Deve-se iniciar com anticoagulação parenteral com heparina e transacionar para anticoagulação via oral se boa evolução clínica e laboratorial[1-3].

Fibrinolíticos são destinados a pacientes com choque ou disfunção aguda do ventrículo direito, preferencialmente em até 72 horas do diagnóstico, mas podendo ser utilizado até 14 dias[1,10,14,15].

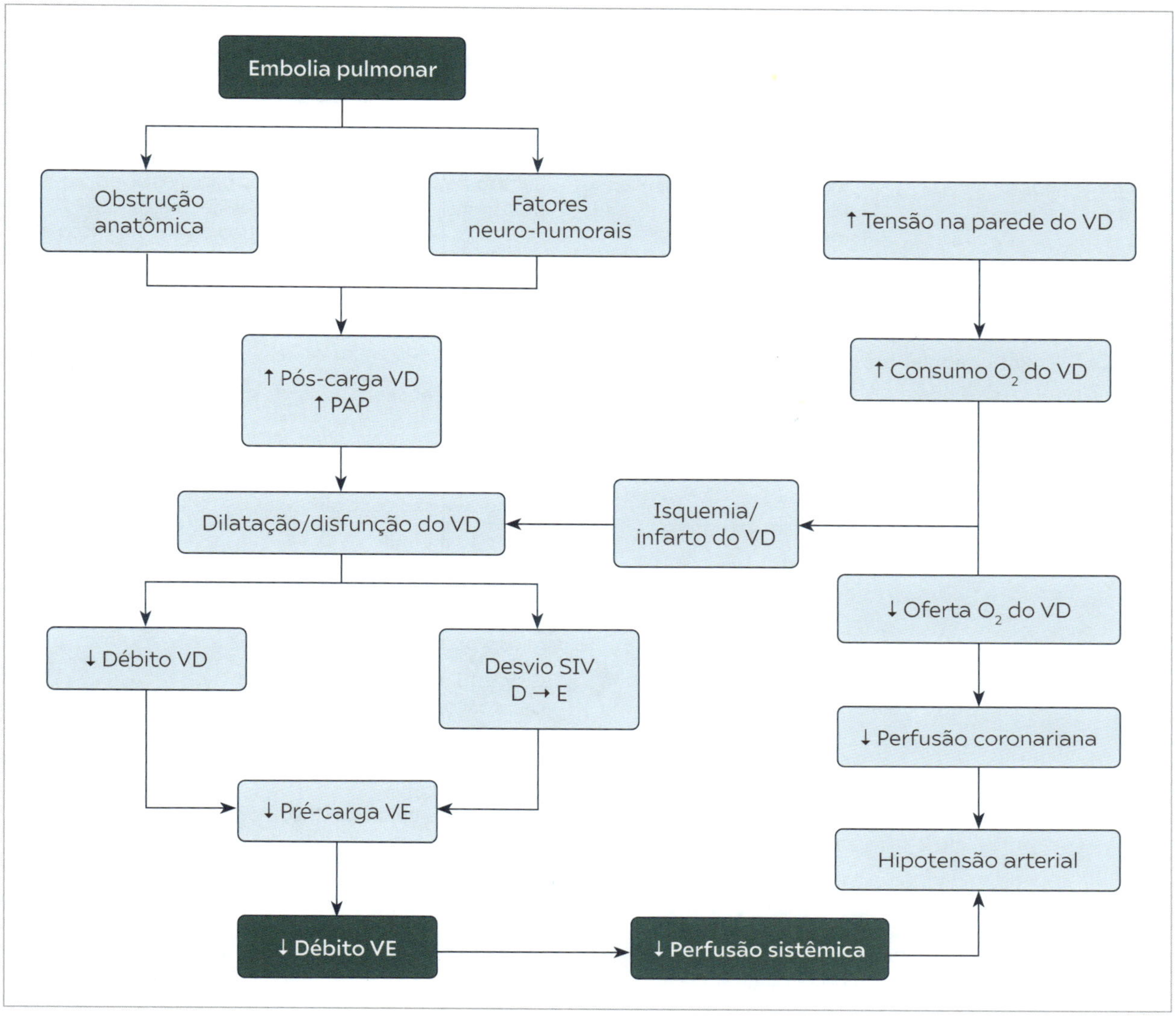

FIGURA 5 **Fisiopatogenia da disfunção do ventrículo direito na embolia pulmonar.**
D: direito; E: esquerdo; PAP: pressão da artéria pulmonar; SIV: septo interventricular; VD: ventrículo direito; VE: ventrículo esquerdo.

TABELA V **Sugestão de abordagem de pacientes com tromboembolia pulmonar baseado em classificação de risco**

Baixo risco	Moderado risco	Maior risco
PESI simplificado 0 Pressão arterial sistólica > 100 mmHg Sem sangramento Sem hipoxemia Clearance de creatinina > 30 mL/min Sem gestação Sem doença hepática importante Sem trombocitopenia	Coágulo proximal na angiotomografia Elevação de troponina Elevação de peptídio natriurético tipo B Hipoxemia responsiva Estáveis hemodinamicamente	Disfunção do ventrículo direito Bloqueio do ramo direito novo Hipoxemia refratária Confusão mental Instabilidade hemodinâmica Elevação maciça de troponina Elevação maciça de peptídio natriurético tipo B PESI classe IV
1. Iniciar heparina 2. Internar em leito não monitorizado 3. Considerar tratamento ambulatorial se evolução adequada	1. Iniciar heparina 2. Internar em leito não monitorizado 3. Controle evolutivo durante a internação	1. Fibrinólise e heparina 2. Internar em leito monitorizado em unidade de terapia intensiva 3. Naqueles com contraindicações para fibrinólise, considerar trombectomia mecânica/ embolectomia

Fonte: Musset et al., 2002[12].

TABELA VI Emprego de heparina na embolia pulmonar

Heparina	Posologia	Reversor	Perfil ideal
Heparina de baixo peso molecular: enoxaparina	1 mg/kg a cada 12 horas	Não há	Estável, baixo a moderado risco, sem disfunção do ventrículo direito, sem alto risco de sangramento
Heparina não fracionada	60 a 80 UI/kg, dose de ataque 12 a 18 UI/kg, dose de manutenção	Sulfato de protamina	Pacientes de alto risco, instáveis, em unidade de terapia intensiva, que usaram fibrinolítico ou em alto risco de sangramento

TABELA VII Anticoagulantes orais[1-3,13]

Medicação	Posologia	Contraindicações
Varfarina	Iniciar com 2,5 ou 5 mg e ajustar conforme TP. Suspender heparina apenas após atingir o alvo de TP.	Má adesão. Não controle do TP. Doença hepática ou renal graves. HAS grave não controlada
Dabigatrana	150 mg 2 x/dia	ClCr < 30 mL/min Insuficiência hepática Child-Pugh B e C Coagulopatia Uso concomitante de inibidores ou indutores da glicoproteína P ou CYP3A4
Rivaroxabana	15 mg 2 x/dia por 3 semanas 20 mg 1 x/dia após	ClCr < 30 mL/min Uso concomitante de inibidores de glicoproteína P com ClCr < 50 mL/min Uso concomitante de indutores da glicoproteína P
Apixabana	10 mg 2 x/dia por 7 dias 5 mg 2 x/dia por 6 meses 2,5 mg 2 x/dia após 6 meses	ClCr < 15 mL/min Insuficiência hepática Child-Pugh B e C Coagulopatia Uso concomitante de inibidores ou indutores da glicoproteína P
Edoxabana	60 mg 1 x/dia 30 mg 1 x/dia se ClCr 15 a 10 mL/min, baixo peso < 60 kg, uso concomitante de inibidores ou indutores da glicoproteína P	ClCr < 15 mL/min Insuficiência hepática Child-Pugh B e C Coagulopatia Uso de rifampicina

ClCr: *clearance* de creatinina; TP: tempo de protrombina; HAS: hipertensão arterial sistêmica.

TABELA VIII Fibrinolíticos utilizados no tratamento da tromboembolia pulmonar

Fibrinolítico	Dose de ataque	Dose de manutenção
Estreptoquinase	250.000 UI em 30 min	100.00 UI/h em 24-120 horas
Alteplase (rt-PA)	10 mg	90 mg x 2 horas
Tenecteplase (TNK)	Até 60 kg: 30 mg; 60-70 kg: 35 mg; 70-80 kg: 40 mg; 80-90 kg: 45 mg; > 90 kg: 50 mg	-

EMBOLECTOMIA

A embolectomia percutânea ou cirúrgica está indicada para os pacientes com EP e instabilidade hemodinâmica ou clínica na vigência de contraindicação para a terapia fibrinolítica ou nos casos de tratamento malsucedido[16,17].

Acompanhamento e prognóstico

Nos pacientes com EP cujo fator etiológico é identificado e reversível, a duração do tratamento será de 6 meses. Nos casos idiopáticos ou em portadores de neoplasias, o tratamento será postergado por anos ou indefinido[18]. Nos casos em que houver contraindicação absoluta para anticoagulação, recorrência de EP (apesar da adequada anticoagulação oral) ou em pacientes de alto

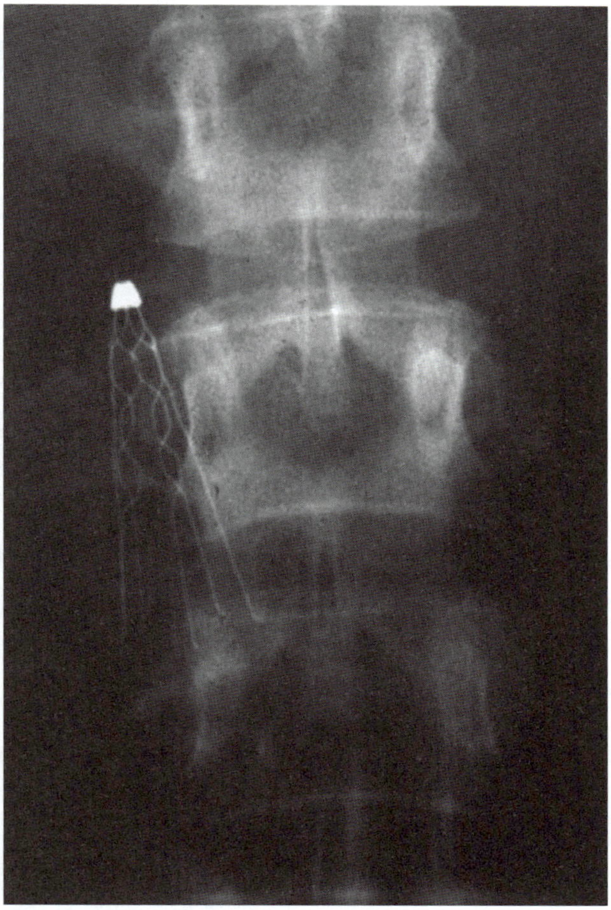

FIGURA 6 Filtro de Greenfield.

risco para EP, mesmo na vigência de anticoagulação, o uso do filtro de veia cava inferior (filtro de Greenfield) é de extrema importância, dificultando que coágulos migrem para os pulmões[4].

Alguns pontos precisam de atenção ao acompanhar o paciente que apresentou EP: investigar e tratar condições predisponentes – câncer, trombofilias, processo infeccioso etc.; monitorar anticoagulantes para manutenção na faixa terapêutica; monitorar a recorrência de EP e manter alto grau de suspeição na mudança de *status* clínico; considerar medidas como filtro de veia cava inferior caso haja recorrência em uso de anticoagulação; investigar hipertensão pulmonar, insuficiência cardíaca direita e EP crônica caso haja dispneia após meses do diagnóstico inicial[2,4,8].

BIBLIOGRAFIA

1. Baruzzi ACA KE, Bastos JF, et al. Tromboembolismo pulmonar. 3. ed. São Paulo: Atheneu; 2006.
2. Konstantinides SV, Meyer G, Becattini C, Bueno H, Geersing G-J, Harjola V-P, et al. 2019 ESC Guidelines for the diagnosis and management of acute pulmonary embolism developed in collaboration with the European Respiratory Society (ERS). Eur Heart J. 2020;41(4):543-603.
3. Ortel TL, Neumann I, Ageno W, Beyth R, Clark NP, Cuker A, et al. American Society of Hematology 2020 guidelines for management of venous thromboembolism: treatment of deep vein thrombosis and pulmonary embolism. Blood Adv. 2020;4(19):4693-738.
4. Sanchez O, Planquette B, Meyer G. Update on acute pulmonary embolism. Eur Respir Rev. 2009;18(113):137-47.
5. van Belle A, Büller HR, Huisman MV, Huisman PM, Kaasjager K, Kamphuisen PW, et al. Effectiveness of managing suspected pulmonary embolism using an algorithm combining clinical probability, D-dimer testing, and computed tomography. JAMA. 2006;295(2):172-9.
6. Kline JA, Courtney D, Kabrhel C, Moore CL, Smithline HA, Plewa MC, et al. Prospective multicenter evaluation of the pulmonary embolism rule-out criteria. J Thromb Haemost. 2008;6(5):772-80.
7. Roy P-M, Colombet I, Durieux P, Chatellier G, Sors H, Meyer G. Systematic review and meta-analysis of strategies for the diagnosis of suspected pulmonary embolism. BMJ. 2005;331(7511):259.
8. Stevens SM, Woller SC, Kreuziger LB, Bounameaux H, Doerschug K, Geersing G-J, et al. Antithrombotic therapy for VTE disease: second update of the CHEST guideline and expert panel report. Chest. 2021;160:e545-e608.
9. Lee AY, Hirsh J. Diagnosis and treatment of venous thromboembolism. Annu Rev Med. 2002;53:15-33.
10. Baruzzi ACA, Knobel E, Cirenza C, et al. Repercussões hemodinâmicas da terapia trombolítica no tromboembolismo pulmonar agudo. Arq Bras Cardiol. 1995;515-20.
11. Jiménez D, Aujesky D, Moores L, Gómez V, Lobo JL, Uresandi F, et al. Simplification of the pulmonary embolism severity index for prognostication in patients with acute symptomatic pulmonary embolism. Arch Intern Med. 2010;170(15):1383-9.
12. Musset D, Parent F, Meyer G, Maître S, Girard P, Leroyer C, et al. Diagnostic strategy for patients with suspected pulmonary embolism: a prospective multicentre outcome study. Lancet. 2002;360(9349):1914-20.
13. Schulman S, Kearon C, Kakkar AK, Mismetti P, Schellong S, Eriksson H, et al. Dabigatran versus warfarin in the treatment of acute venous thromboembolism. N Engl J Med. 2009;361(24):2342-52.
14. Konstantinides S, Geibel A, Heusel G, Heinrich F, Kasper W; Management Strategies and Prognosis of Pulmonary Embolism-3 Trial Investigators. Management Strategies and Prognosis of Pulmonary Embolism-3 Trial Investigators. Heparin plus alteplase compared with heparin alone in patients with submassive pulmonary embolism. N Engl J Med. 2002;347(15):1143-50.
15. Wan S, Quinlan DJ, Agnelli G, Eikelboom JW. Thrombolysis compared with heparin for the initial treatment of pulmonary embolism: a meta-analysis of the randomized controlled trials. Circulation. 2004;110(6):744-9.
16. Kucher N, Goldhaber SZ. Management of massive pulmonary embolism. Circulation. 2005;112(2):e28-32.
17. Goldhaber S. Advanced treatment strategies for acute pulmonary embolism, including thrombolysis and embolectomy. J Thromb Haemost. 2009;7 Suppl 1:322-7.
18. Ridker PM, Goldhaber SZ, Danielson E, Rosenberg Y, Eby CS, Deitcher SR, et al. Long-term, low-intensity warfarin therapy for the prevention of recurrent venous thromboembolism. N Engl J Med. 2003;348(15):1425-34.

33

Doenças do pericárdio

Dirceu Melo
Fabio Fernandes

CONSULTA RÁPIDA

- As principais síndromes pericárdicas são a pericardite aguda/crônica, o derrame pericárdico e a pericardite constritiva.
- A pericardite aguda é importante causa de dor torácica na sala de emergência. Os quadros virais respondem por 80-90% dos casos, e o tratamento se baseia no uso de anti-inflamatórios e colchicina em regime ambulatorial.
- Os corticoides aumentam a chance de recidiva e devem ser usados apenas em casos selecionados.
- Na presença de sinais de alto risco de complicações e/ou de etiologia não viral, a internação hospitalar deve ser considerada para investigação e tratamento específicos.
- Derrames pericárdicos pequenos e sem repercussão hemodinâmica em geral não demandam investigação ou tratamento específico. Por outro lado, os derrames volumosos apresentam risco de tamponamento cardíaco e, por essa razão, exigem investigação etiológica e avaliação para drenagem do líquido, preferencialmente por videopericardioscopia.
- A pericardite constritiva é uma sequela tardia da pericardite aguda e consiste na fibrose e perda de elasticidade do pericárdio. Como resultado, ocorrem restrição ao enchimento ventricular e insuficiência cardíaca. A pericardiotomia é o tratamento de escolha e apresenta bons resultados, com resolução dos sintomas na maioria dos pacientes.

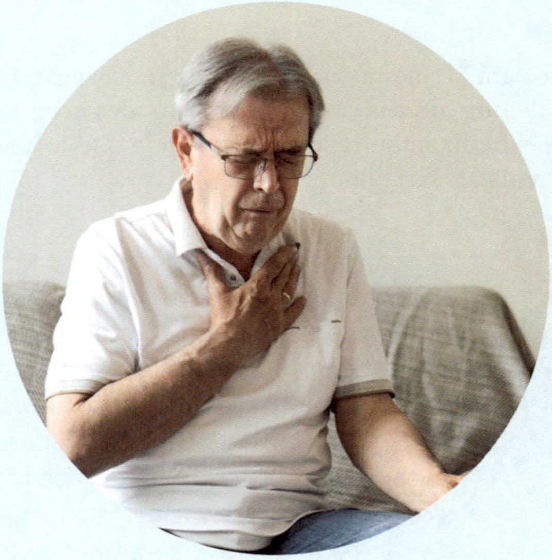

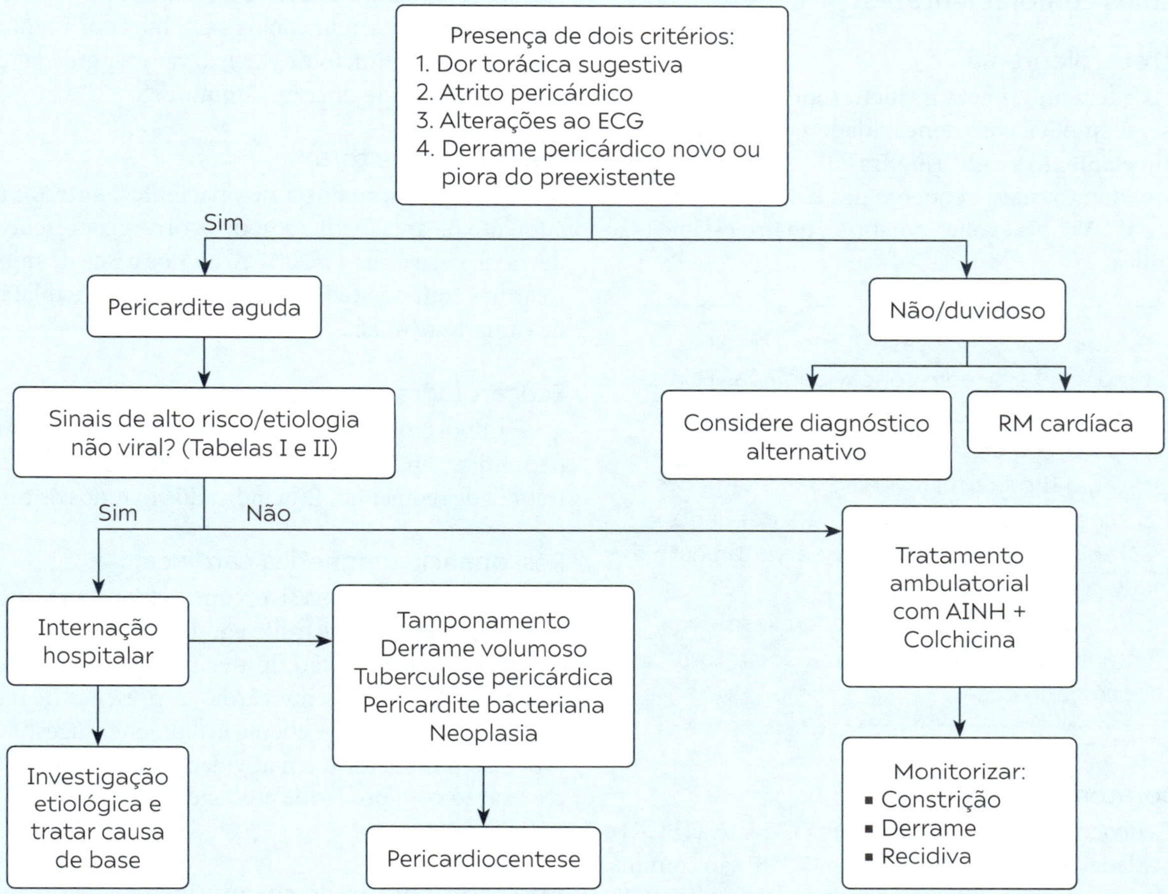

AINH: anti-inflamatório não hormonal; ECG: eletrocardiograma; RM: ressonância magnética.

PERICARDITE AGUDA

Etiologia

A pericardite aguda é uma doença comum, causada pela inflamação do pericárdio, e representa 5% de todas as causas de dor torácica na sala de emergência[1]. Sua principal causa são as infecções virais, que representam 85-90% dos casos, embora também possa ser secundária a afecções sistêmicas e infecções não virais[1,2].

Diagnóstico e quadro clínico

O quadro clínico na maioria dos pacientes é composto por pródomo viral, com febre, mialgia e sintomas de vias aéreas superiores ou trato gastrintestinal. A seguir, surge dor torácica com característica pleurítica, de início súbito e forte intensidade, que piora com a inspiração profunda e se irradia para o pescoço e músculo trapézio. Frequentemente a dor tem caráter postural, com piora em decúbito dorsal e melhora ao sentar-se. O exame físico pode revelar paciente febril, com toxemia, taquicardia e propedêutica pulmonar sugestiva de derrame pleural. O atrito pericárdico está presente em 85% dos casos e caracteriza-se por som rude, irregular, mais bem audível na borda esternal esquerda. Pode possuir caráter intermitente, por isso é importante a realização de exame físico seriado[1-3]. O diagnóstico é realizado quando se encontram pelo menos dois dos seguintes critérios[2]:

- Dor torácica sugestiva.
- Atrito pericárdico.
- Alterações eletrocardiográficas sugestivas.
- Derrame pericárdico novo ou aumento do preexistente.

Exames complementares

Eletrocardiograma

As alterações típicas incluem supradesnivelamento do segmento ST com concavidade para cima e infradesnivelamento de PR (Figura 1)[1-4]. Tipicamente, há envolvimento mais frequente das derivações DI, DII, aVF e V3-V6. Na evolução natural, quatro estágios são descritos:

- Estágio I (80% dos casos): supra de ST anterior e inferior com concavidade para cima. Desvio do segmento PR com polaridade oposta à da onda P.
- Estágio II precoce: reversão das alterações do segmento ST e segmento PR desviado.
- Estágio II tardio: progressivo achatamento e inversão de onda T.
- Estágio III: inversão de T generalizada.
- Estágio IV: eletrocardiograma que retorna ao traçado basal.

Laboratório

Leucocitose, elevação de proteína C-reativa (PCR) e velocidade de hemossedimentação (VHS) são comuns. A alteração dos marcadores de necrose miocárdica (CK-MB e troponina) pode ocorrer por comprometimento epicárdico e deve sugerir o diagnóstico de miopericardite. A realização de sorologias virais e cultura para vírus tem baixa sensibilidade e não deve ser realizada de rotina. As provas de atividade reumatológica, como fator antinúcleo (FAN) e fator reumatoide (FR), devem ser guiadas pela suspeita clínica de doença autoimune[4].

Radiografia de tórax

É normal na maioria dos pacientes, entretanto o aumento da área cardíaca pode ocorrer na presença de derrame pericárdico > 200 mL ou nos casos de miopericardite com insuficiência cardíaca aguda e dilatação de câmaras cardíacas[2].

Ecocardiograma

É importante para detectar a presença de derrame pericárdico, sinais de tamponamento ou alterações de contratilidade segmentar. Está indicado em todos os casos[5].

Ressonância magnética cardíaca

É um exame não invasivo, com melhor acurácia para o diagnóstico de pericardite aguda. Avalia a espessura e o grau de inflamação do pericárdio, bem como o comprometimento do miocárdio. A presença de realce tardio pelo gadolínio e edema é altamente sugestiva de processo inflamatório em atividade, apresentando boa correlação com provas de atividade inflamatória (PCR e VHS)[1,2,5].

Angiotomografia de coronárias

Pode ser útil nos casos em que há dúvida em relação ao diagnóstico diferencial com infarto agudo do miocárdio.

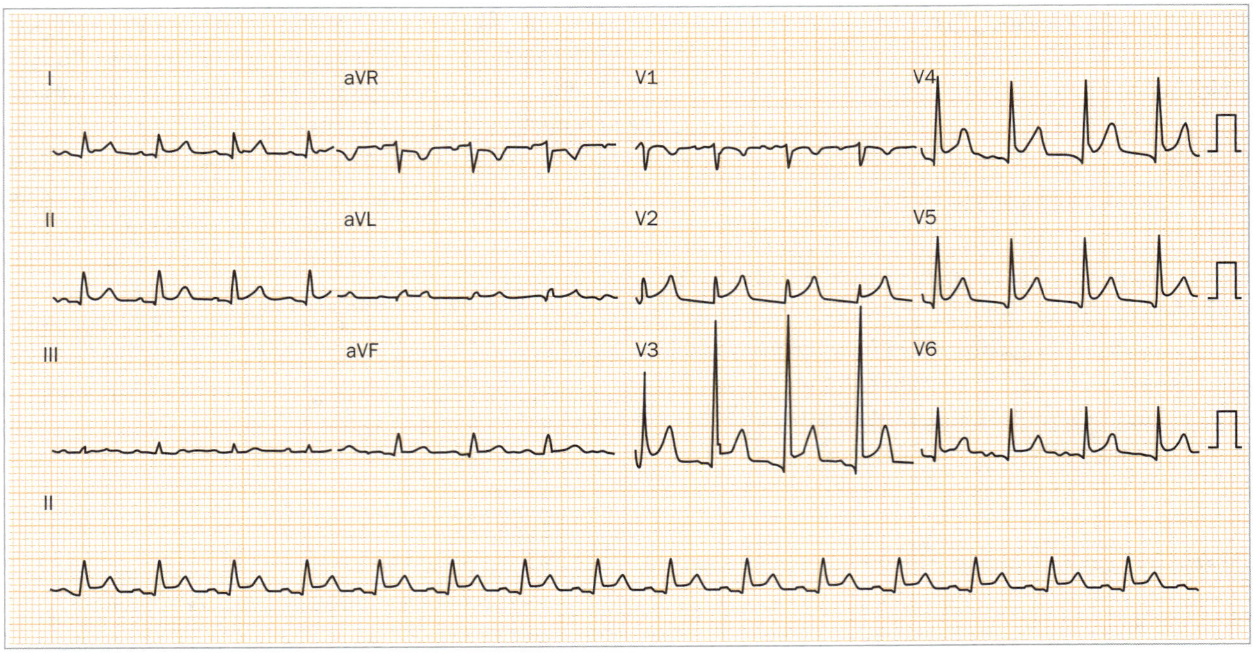

FIGURA 1 Achados eletrocardiográficos da pericardite aguda. Supradesnivelamento difuso com concavidade para cima e infradesnivelamento de PR.

Avaliação e tratamento

A maioria dos casos de pericardite aguda viral ou idiopática apresenta bom prognóstico, com curso autolimitado. Nesses casos, a investigação etiológica não é necessária, e o tratamento é baseado no controle dos sintomas em regime ambulatorial. Entretanto, é importante estar atento aos sinais de alto risco de complicações e às evidências clínicas de etiologia não viral, que apresentam evolução e tratamento específicos (Tabelas I e II)[1-5].

TABELA I Sinais de alto risco de complicações
Pulso paradoxal
Sinal de Kussmaul
Derrame pericárdico moderado a importante
Imunossupressão
Uso de anticoagulante oral
Trauma torácico recente
Pericardite recorrente
Falha terapêutica após 7 dias de tratamento

TABELA II Sinais sugestivos de etiologia não viral
Anemia
Emagrecimento
Sudorese noturna
Pneumonia bacteriana em tratamento
Imunossupressão
Infarto agudo do miocárdio recente
Neoplasia prévia
Tuberculose prévia
Doenças autoimunes
Cirurgia cardíaca
Radioterapia

O tratamento é baseado no uso de anti-inflamatórios não hormonais, colchicina e corticoides. Nos pacientes com sinais de alto risco de complicações ou suspeita de etiologia não viral, está indicada a internação hospitalar (Figura 2).

ANTI-INFLAMATÓRIOS NÃO HORMONAIS

Têm como objetivo o alívio dos sintomas, já que não alteram a história natural da doença.

O agente de escolha é o ibuprofeno, na dose de 300-800 mg de 2-3 x/dia por 10 a 14 dias, com redução gradual da dose apenas após melhora dos sintomas e normalização da PCR6. Esse agente tem bom perfil de segurança, com poucos efeitos colaterais e efeito favorável no fluxo coronariano. Em pacientes com doença arterial coronariana, o ácido acetilsalicílico (AAS) é o agente de escolha, na dose de 750 mg, 3 x/dia. Em todos os pacientes está indicada a proteção gástrica com inibidores de bomba de prótons.

Colchicina

Recomenda-se colchicina na dose de 0,5 mg 2 x/dia por 3 meses[1-6]. Deve ser utilizada metade da dose em idosos e pessoas com menos de 70 kg.

A diarreia é o efeito colateral mais frequente (8% dos casos). Uso com cautela deve ser recomendado em pacientes com insuficiência renal, hepática, discrasias sanguíneas, distúrbios da motilidade gastrintestinal e uso de drogas metabolizadas pelo citocromo P450[1-6].

Corticoides

O corticoide está associado à melhora rápida dos sintomas à custa de aumento de recidiva, portanto seu uso precoce na pericardite aguda viral/idiopática deve ser evitado[1-4].

O uso de corticoides está indicado nos casos de pericardite secundária a doenças autoimunes e pericardite urêmica[3]. Pode também ser considerado nos casos de tuberculose e pericardite viral ou idiopática com falha terapêutica ao uso de anti-inflamatórios não hormonais (AINH) e colchicina. A droga de escolha é a prednisona, na dose de 0,2-0,5 mg/kg por 4 semanas, com redução de 1 a 2 mg por semana.

DERRAME PERICÁRDICO

Em pacientes com derrame pericárdico sem sinais clínicos de tamponamento cardíaco, a abordagem envolve dois aspectos básicos:

- Avaliação do tamanho do derrame.
- Investigação etiológica.

Os pacientes devem ser submetidos a cuidadosa anamnese e exame físico, com o objetivo de identificar sinais precoces de comprometimento hemodinâmico e

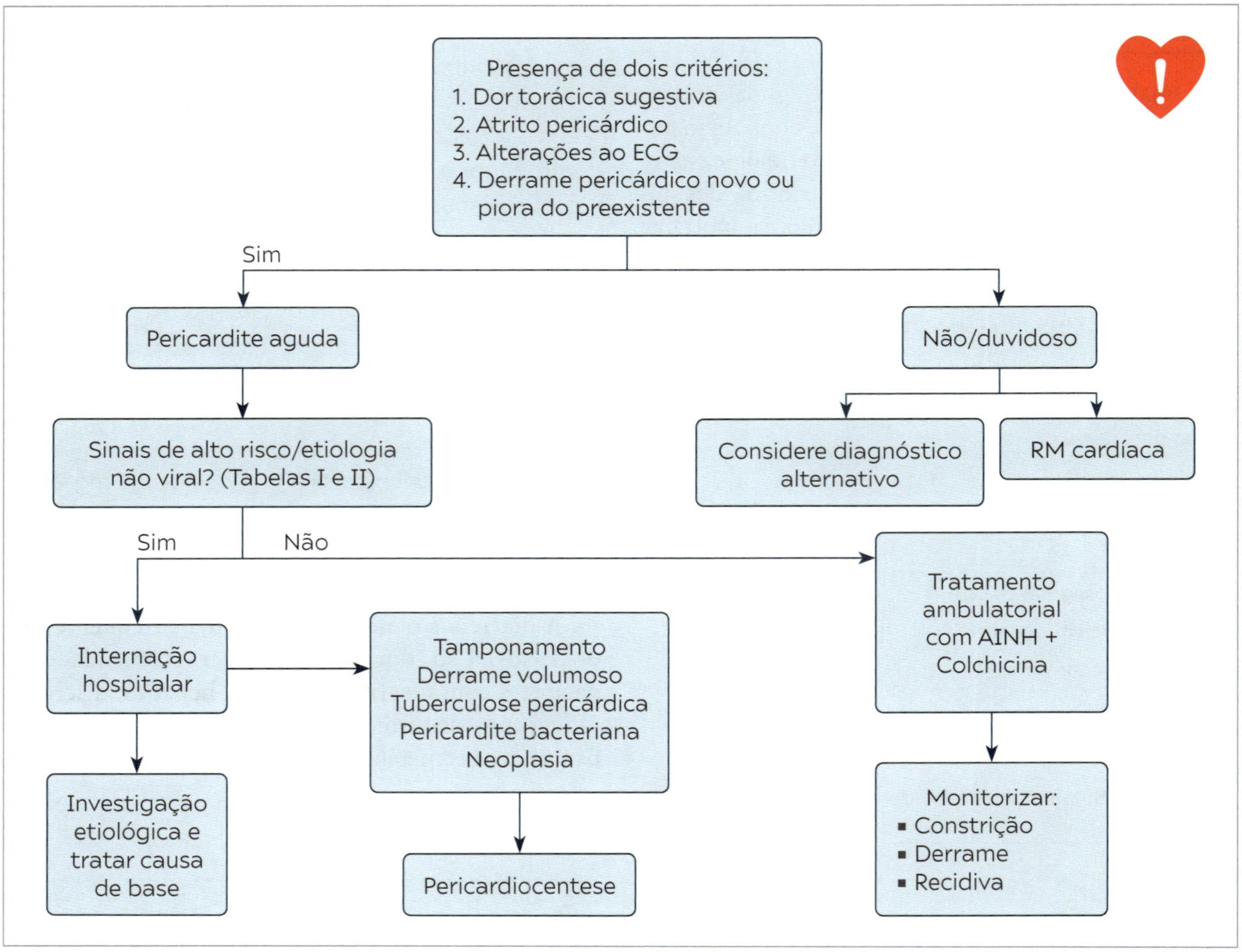

FIGURA 2 Fluxograma para diagnóstico e tratamento da pericardite aguda.
AINH: anti-inflamatório não hormonal; ECG: eletrocardiograma; RM: ressonância magnética.

dados que possam esclarecer a causa de base. O contexto clínico em que o derrame ocorre fornece importantes pistas diagnósticas, e alguns exemplos incluem presença de neoplasias, colagenoses, tuberculose, infarto do miocárdio, pericardite aguda, hipotireoidismo ou insuficiência renal[7,8].

Em pacientes com derrame pericárdico pequeno, sem repercussão hemodinâmica, sinais inflamatórios ou suspeita de doenças sistêmicas potencialmente tratáveis, a investigação etiológica usualmente não é necessária. Nesses casos, avaliação clínica e ecocardiograma seriados são suficientes[7].

> No caso de derrame pericárdico idiopático volumoso (≥ 20 mm durante a diástole) ou relacionado a colapso de câmaras cardíacas, a maioria dos especialistas indica drenagem, devido ao risco de tamponamento, que ocorre subitamente em até um terço dos casos[1,2].

Nesses pacientes, a análise do líquido e a da biópsia pericárdica são ferramentas para elucidação diagnóstica, embora apresentem baixo rendimento. No líquido pericárdico, podem ser avaliados celularidade, proteínas totais, glicose, LDH, ADA (adenosina deaminase), marcadores tumorais (CEA, AFP, CA19-9, CA-125), cultura para fungos, bactérias e micobactérias, além de PCR (*polymerase chain reaction*) para vírus cardiotrópicos e o bacilo da tuberculose[1,2,7,8].

> A pericardioscopia permite a análise visual do pericárdio e a seleção do melhor local para a obtenção de amostras de tecido. Essa técnica pode aumentar o rendimento da biópsia de 15-20% (quando realizada às cegas) para até 65%[2]. Portanto, recomendamos o seu uso sempre que possível.

PERICARDITE CONSTRITIVA

Etiologia

A pericardite constritiva é consequência da inflamação crônica do pericárdio, que se torna espessado e calcificado, levando a restrição do enchimento diastólico dos ventrículos, queda do volume sistólico e baixo débito cardíaco[2,3]. As principais causas são idiopáticas, tuberculose, colagenoses, neoplasias e cirurgia cardíaca prévia.

Diagnóstico e quadro clínico

O quadro clínico é sugestivo de insuficiência cardíaca direita, com anasarca, ascite, distensão abdominal e edema de membros inferiores, que podem ser agravados por enteropatia perdedora de proteínas. Sintomas inespecíficos incluem fadiga, anorexia, náuseas, dispepsia e perda de peso. Ao exame físico, observa-se paciente com caquexia cardíaca, elevação de pulso venoso jugular e sinal de Kussmaul (alteração da dinâmica do pulso na respiração). O *knock* pericárdico é um achado sugestivo de pericardite constritiva; trata-se de som rude, protodiastólico, devido à vibração da parede ventricular na fase de enchimento rápido[1-4].

Exames complementares

Eletrocardiograma

Alterações inespecíficas do segmento ST e onda T, ondas Q patológicas, complexos QRS de baixa voltagem, bloqueio atrioventricular, fibrilação atrial, sinais de sobrecarga atrial ou distúrbios da condução intraventricular[2,3].

Peptídio natriurético tipo B

Pode ser útil no diagnóstico diferencial com outras síndromes restritivas. Valores normais ou pouco elevados falam a favor de pericardite constritiva[4].

Radiografia de tórax

Calcificações pericárdicas e derrame pleural podem ser observados em até um terço dos pacientes (Figura 3)[1,2].

Ecocardiograma

O ecocardiograma apresenta baixa sensibilidade para o diagnóstico de pericardite constritiva. Os principais achados incluem[5,9]:

- Espessamento pericárdico.
- Movimentação anormal do septo interventricular.
- Dilatação e ausência de colapso inspiratório da veia cava inferior.
- Variação respiratória dos fluxos mitral (> 25%) e tricúspide (> 40%).
- Ondas E′ com velocidade normal ou aumentada.

Tomografia e ressonância magnética cardíacas

Podem demonstrar espessamento e calcificação pericárdica, movimentação atípica do septo interventricular e dilatação da veia cava inferior. Além disso, a presença de edema e realce tardio pericárdico na RM pode sugerir processo inflamatório em atividade[5,9]. Aproximadamente 20% dos pacientes que são submetidos a tratamento cirúrgico têm espessura pericárdica normal, portanto esse achado não descarta o diagnóstico[5]. A ressonância pode ser útil na identificação de miocardiopatias restritivas, importante diagnóstico diferencial[1,5,9].

Estudo hemodinâmico invasivo

Cateterismo direito com o padrão chamado de *dip* (descenso Y rápido) e *plateau* ou "sinal da raiz quadrada". Observam-se também aumento das pressões de átrio direito e ventrículo direito, pressão capilar pulmonar e equalização das pressões de enchimento nas quatro câmaras cardíacas[1].

TRATAMENTO

Em pacientes com características constritivas e sinais de pericardite aguda sem calcificação pericárdica, o tratamento etiológico pode reverter os sinais de insuficiência cardíaca[2,4]. Nos casos em que há importante espessamento e calcificação pericárdica, a cirurgia de pericardiotomia deve ser indicada.

Cerca de 80% dos pacientes apresentam resolução dos sintomas 5 anos após o procedimento[3,7]. Os principais preditores de mortalidade operatória são: idade avançada, classe funcional NYHA, hiponatremia, disfunção ventricular, disfunção hepática, renal, constrição pós-radioterapia e pós-pericardiotomia[4,5]. A mortalidade relacionada à pericardiotomia varia de 6% a 12%, e as

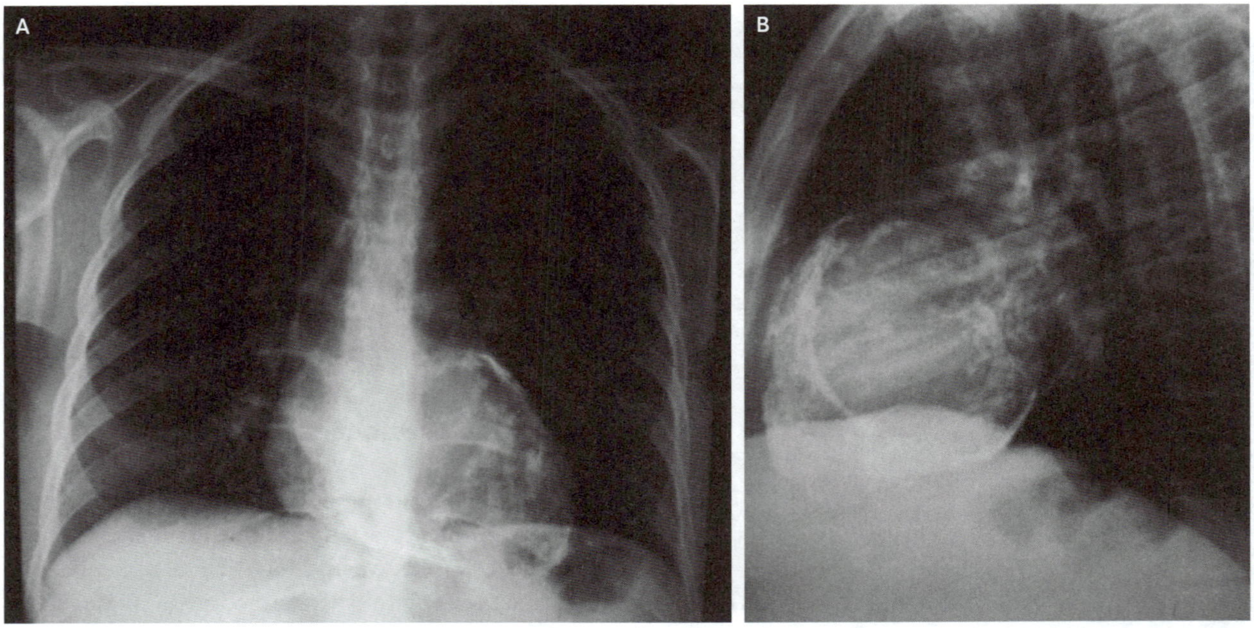

FIGURA 3 Radiografia de tórax (A: posteroanterior; B: perfil) mostrando calcificações em paciente com pericardite constritiva.

principais complicações incluem disfunção ventricular esquerda aguda por síndrome de descompressão, sangramento e ruptura de parede ventricular[1,2,4,5].

> Enquanto não é realizada a cirurgia, os diuréticos podem aliviar os sintomas de hipervolemia. Betabloqueadores devem ser evitados, pois, com a restrição ao enchimento ventricular, o débito cardíaco é mantido com o aumento da frequência cardíaca.

BIBLIOGRAFIA

1. Troughton RW, Asher CR, Klein AL. Pericarditis. Lancet. 2004;363(9410):717-27.
2. Adler Y, Charron P, Imazio M, Badano L, Barón-Esquivias G, Bogaert J, et al. 2015 ESC Guidelines for the diagnosis and management of pericardial diseases: The Task Force for the Diagnosis and Management of Pericardial Diseases of the European Society of Cardiology (ESC) endorsed by: The European Association of Cardio-Thoracic Surgery (EACTS). Eur Heart J. 2015;36(42):2921-64.
3. Montera MW, Mesquita ET, Colafranceschi AS, Oliveira Junior AM, Rabischoffsky A, Ianni BM, et al. Sociedade Brasileira de Cardiologia. I Diretriz Brasileira de Miocardites e Pericardites. Arq Bras Cardiol. 2013;100(4 supl. 1):1-36.
4. Khandaker MH, Espinosa RE, Nishimura RA, Sinak LJ, Hayes SN, Melduni RM, et al. Pericardial disease: diagnosis and management. Mayo Clin Proc. 2010;85(6):572-93.
5. Klein AL, Abbara S, Agler DA, Appleton CP, Asher CR, Hoit B, et al. American Society of Echocardiography clinical recommendations for multimodality cardiovascular imaging of patients with pericardial disease: endorsed by the Society for Cardiovascular Magnetic Resonance and Society of Cardiovascular Computed Tomography. J Am Soc Echocardiogr. 2013;26(9):965-1012.
6. Sheith S, Wang DD, Kasapis C. Current and emerging strategies for the treatment of acute pericarditis: a systematic review. J Inflamm Res. 2010;3:135-42.
7. Imazio M, Spodick DH, Brucato A, Trinchero R, Adler Y. Controversial issues in the management of pericardial diseases. Circulation. 2010;121(7):916-28.
8. Spodick DH. Acute pericarditis: current concepts and practice. JAMA 2003;289(9):1150-3.
9. Yared K, Baggish AL, Picard MH, Hoffmann U, Hung J. Multimodality imaging of pericardial diseases. JACC Cardiovasc Imaging. 2010;3(6):650-60.

34

Síncope

Carolina Lemes
Denise Tessariol Hachul

CONSULTA RÁPIDA

Definição

A síncope é definida como a perda autolimitada da consciência secundária a um hipofluxo cerebral global transitório. Caracteriza-se por início súbito (precedido ou não de pródromos), incapacidade de manutenção do tônus postural, curta duração e recuperação completa e espontânea.

A síncope é uma manifestação clínica frequente, de um extenso espectro de doenças. Tem prognóstico variável, desde situações benignas até de alto risco de morte súbita, a depender de sua etiologia e perfil dos pacientes.

Com base nessas características, a síncope representa um desafio a pacientes e profissionais. Portanto, o conhecimento de seu mecanismo fisiopatológico e sua etiologia é fundamental, para auxiliar na sistematização do atendimento visando à segurança do paciente, eficácia da abordagem e redução dos custos desnecessários.

História clínica detalhada, incluindo a medida da pressão arterial ortostática e o eletrocardiograma, constituem bases imprescindíveis para o diagnóstico, a estratificação de risco e o tratamento adequado da síncope.

Tratamento de acordo com a etiologia

Síncope reflexa

Educação e medidas comportamentais:

- Orientações sobre o caráter benigno, como evitar gatilhos e fatores desencadeantes e aumento da ingesta hidrossalina. O *tilt training* e a reabilitação autonômica podem ser úteis para a redução da recorrência.

Medidas medicamentosas:

- Medicações hipotensoras devem ser modificadas ou descontinuadas sempre que possível.
- Midodrina e fludrocortisona podem ser consideradas em pacientes com síncope vasovagal ortostática, pressão arterial normal/baixa e ausência de contraindicação à medicação.
- Betabloqueadores não estão indicados, exceto em situações específicas.

Estimulação cardíaca:

- O implante de marca-passo é conduta de exceção e pode ser considerado para reduzir a recorrência de síncope em pacientes com mais de 40 anos e os seguintes achados:

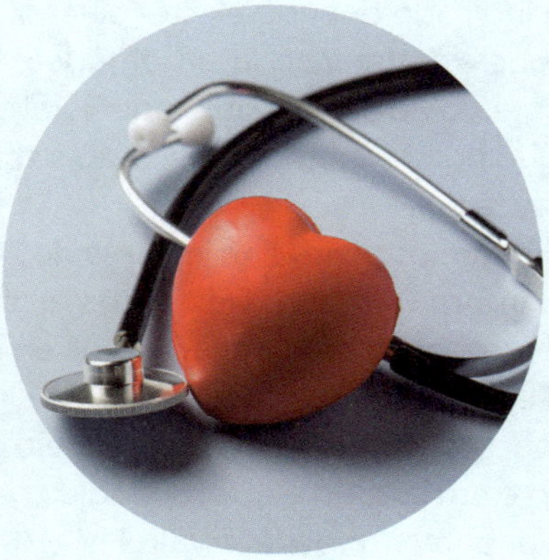

- Documentação de pausas sintomáticas espontâneas por mais de 3 segundos ou pausas assintomáticas de mais de 6 segundos devidas à parada sinusal, bloqueio atrioventricular ou ambos.
- Síndrome do seio carotídeo na forma cardioinibitória, associada às síncopes.

Denervação vagal ou cardioneuroablação:

- Em pacientes com menos de 40 anos com síncopes cardioinibitórias recorrentes e refratárias ao tratamento clínico.

Síncope por hipotensão ortostática

Educação e medidas comportamentais:

- Orientações sobre o caráter benigno, evitar gatilhos e fatores desencadeantes, aumento da ingesta hidrossalina. Deve ser indicado o uso de meias elásticas até a cintura, para melhora do retorno venoso. Elevação da cabeceira da cama (10-20 cm) para reduzir o retorno venoso durante o período noturno e manter o sistema renina-angiotensina-aldosterona ativado, evitando a diurese por pressão e hipovolemia.
- **Manobras de contrapressão física, *tilt training* e reabilitação autonômica são bastante úteis.**

Medidas medicamentosas:

- Evitar vasodilatadores, anti-hipertensivos de ação prolongada, diuréticos, alfa-agonistas.
- Midodrina ou fludrocortisona podem ser consideradas na refratariedade às medidas comportamentais.

Síncope cardíaca

O tratamento deve ser direcionado conforme cada etiologia.

Estimulação cardíaca:

- Nas bradicardias, o implante de marca-passo está indicado quando existe relação entre a síncope e a bradicardia sintomática devido a doença do nó sinusal ou bloqueio atrioventricular por doença intrínseca do sistema de condução.
- Em **bloqueios atrioventriculares de 2º ou 3º grau intermitentes/paroxísticos** mesmo sem documentação de correlação entre os sintomas e o eletrocardiograma.
- Em pacientes **com síncope, bloqueio de ramo** e um estudo eletrofisiológico positivo (prolongamento do intervalo HV > 70 ms ou bloqueios infra-hissianos de 2º ou 3º grau durante estimulação atrial ou com prova farmacológica) ou bloqueio atrioventricular documentado em *loop recorder*.

Ablação por cateter:

- Nas taquiarritmias, ablação por cateter está indicada para prevenir recorrência de síncope em pacientes com síncope devido a taquicardia supraventricular ou ventricular.

Tratamento medicamentoso antiarrítmico:

- Medicações antiarrítmicas, incluindo drogas para controle da frequência cardíaca, podem ser consideradas na síncope devido a taquicardia supraventricular ou ventricular.

Cardiodesfibrilador implantável:

- O implante está indicado em pacientes com síncope e:
  - Taquicardia ventricular e fração de ejeção ≤ 35%.
  - Infarto do miocárdio prévio, que tiveram taquicardia ventricular induzida durante o estudo eletrofisiológico.
- Também está indicado para reduzir morte súbita cardíaca em pacientes com insuficiência cardíaca sintomática (NYHA II ou III) e fração de ejeção ≤ 35% após 3 meses de terapia medicamentosa otimizada, bom *status* funcional e sobrevida > 1 ano.
- Na cardiomiopatia hipertrófica, é recomendado implante em pacientes com episódios de síncope inexplicada, de acordo com o escore de risco (HCM Risk-SCD).

A síncope é uma manifestação clínica frequente, de um extenso espectro de doenças. Tem prognóstico variável, desde situações benignas até de alto risco de morte súbita, a depender de sua etiologia e perfil dos pacientes. Com base nessas características, a síncope representa um desafio a pacientes e profissionais. O conhecimento de seu mecanismo fisiopatológico e sua etiologia é fundamental para auxiliar na sistematização do atendimento visando à segurança do paciente, eficácia da abordagem e redução dos custos desnecessários. História clínica detalhada, incluindo medida da PA ortostática e ECG, constituem bases imprescindíveis para o diagnóstico, a estratificação de risco e o tratamento adequado da síncope.

DEFINIÇÃO E EPIDEMIOLOGIA

A **síncope** é definida como a perda autolimitada da consciência secundária a um hipofluxo cerebral global transitório. Caracteriza-se por início súbito (precedido ou não de pródromos), incapacidade de manutenção do tônus postural, curta duração e recuperação completa e espontânea[1,2].

A síncope representa uma manifestação clínica frequente, com taxa de prevalência de cerca de 20% na população geral. Entretanto, estudos reportam taxas de prevalência de até 41% e recorrência de 13,5%, de acordo com diferentes subgrupos avaliados. Esse sintoma pode corresponder a cerca de 1% a 3% das queixas em serviços de urgência e até 40% das internações, gerando gastos exonerantes para o sistema de saúde[1-4].

Com relação às etiologias, a vasovagal corresponde à maioria dos eventos sincopais, seguida pelas causas cardíacas, hipotensão ortostática e aquelas de origem inexplicada[1-4].

Na perspectiva epidemiológica, a síncope apresenta um padrão bimodal de idade, com o primeiro pico aos 15 e 20 anos e um segundo pico em torno dos 70 anos (Figura 1). A suscetibilidade à síncope no segundo pico, em idosos, pode ser explicada pelo seu caráter multifatorial: a presença de comorbidades e as alterações fisiológicas próprias da idade, as quais diminuem a capacidade de compensação das variações de pressão arterial por meio do sistema barorreflexo. Além disso, a síncope nos idosos pode representar um desafio no diagnóstico, pois eles tendem a ter pródromos curtos ou ausentes e apresentar quedas com amnésia perievento, o que dificulta a caracterização da ocorrência da perda de consciência[3,4].

O prognóstico na síncope está associado à etiologia, presença de alterações cardíacas estruturais e síndromes arrítmicas. A mortalidade estimada em 1 ano pode variar de 0% nas síncopes vasovagais a 30% nas cardíacas[1-4]. No entanto, a síncope reflexa recorrente pode resultar em morbidade significativa devido ao declínio da funcionalidade e às possíveis quedas com traumas[6]. Apesar do avanço no conhecimento das novas modalidades de diagnóstico e nos sistemas aprimorados de atendimento envolvidos na síncope, essa condição ainda representa um desafio.

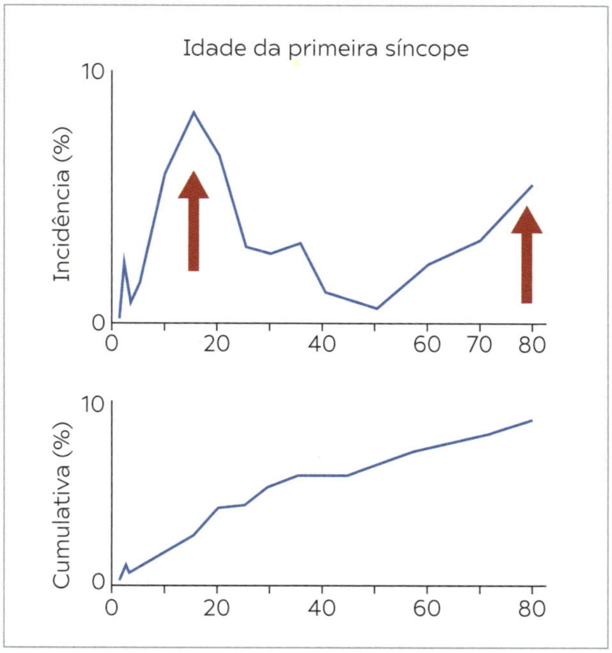

FIGURA 1 Idades de maior incidência de síncope.
Fonte: Moya et al., 2009[5].

Dessa forma, é fundamental identificar corretamente o paciente com síncope, estratificar o risco e definir estratégias apropriadas para uma abordagem (ambulatorial ou hospitalar) de forma segura e eficaz, considerando os custos elevados e muitas vezes desnecessários para o setor de saúde[1,2].

FISIOPATOLOGIA

A **fisiopatologia da síncope**, representada na Figura 2, envolve como mecanismo central a queda da pressão arterial (PA) e a diminuição do fluxo sanguíneo cerebral. Uma interrupção súbita do fluxo sanguíneo cerebral, por um período de 6 a 8 segundos, é capaz de causar perda completa da consciência. Na medida em que a PA é o produto entre o débito cardíaco e a resistência vascular periférica, a queda em um desses componentes pode causar síncopes, sendo que esses mecanismos podem interagir de formas varáveis[2].

As causas de queda da resistência vascular periférica incluem a diminuição da atividade simpática reflexa microvascular, causando vasodilatação, e a deficiência

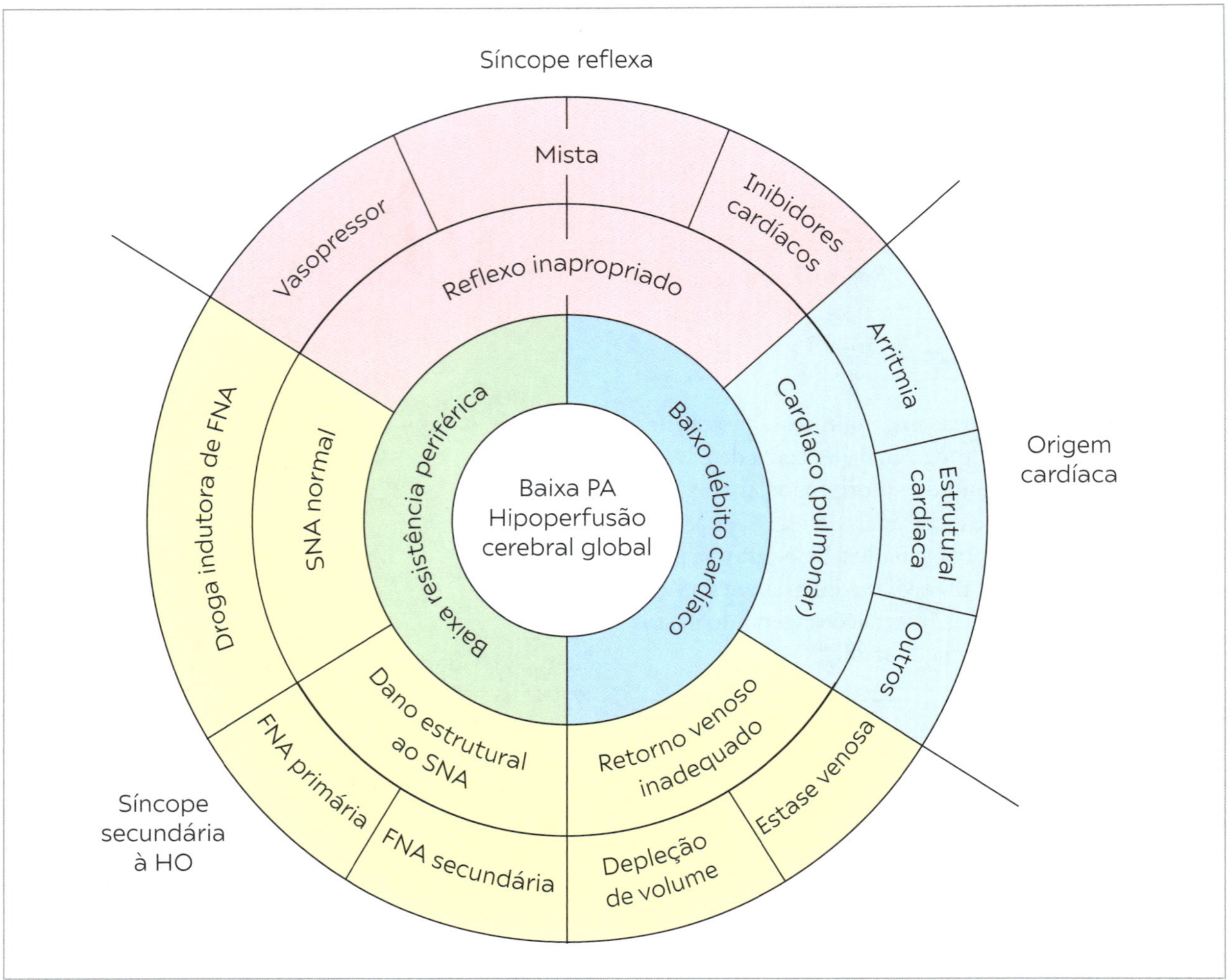

FIGURA 2 Base fisiopatológica da classificação da síncope.

FNA: falência autonômica; HO: hipotensão ortostática; PA: pressão arterial sistêmica; SNA: sistema nervoso autônomo. Fonte: adaptada de Brignole et al., 2018[2].

funcional e estrutural do próprio sistema nervoso autônomo (SNA). Ambas podem levar à vasoconstrição simpática insuficiente em resposta à posição ortostática[1,2]. A redução do débito cardíaco pode ser desencadeada por bradicardia ou assistolia reflexa (resposta cardioinibitória caracterizada pelo predomínio do componente parassimpático do SNA), arritmias cardíacas, doenças cardíacas estruturais, depleção de volume e retorno venoso inadequado[2].

CLASSIFICAÇÃO DAS PERDAS TRANSITÓRIAS DE CONSCIÊNCIA

É imprescindível diferenciar a síncope de outras formas de perda da consciência não sincopal, com abordagem específica de acordo com cada condição (Figura 3).

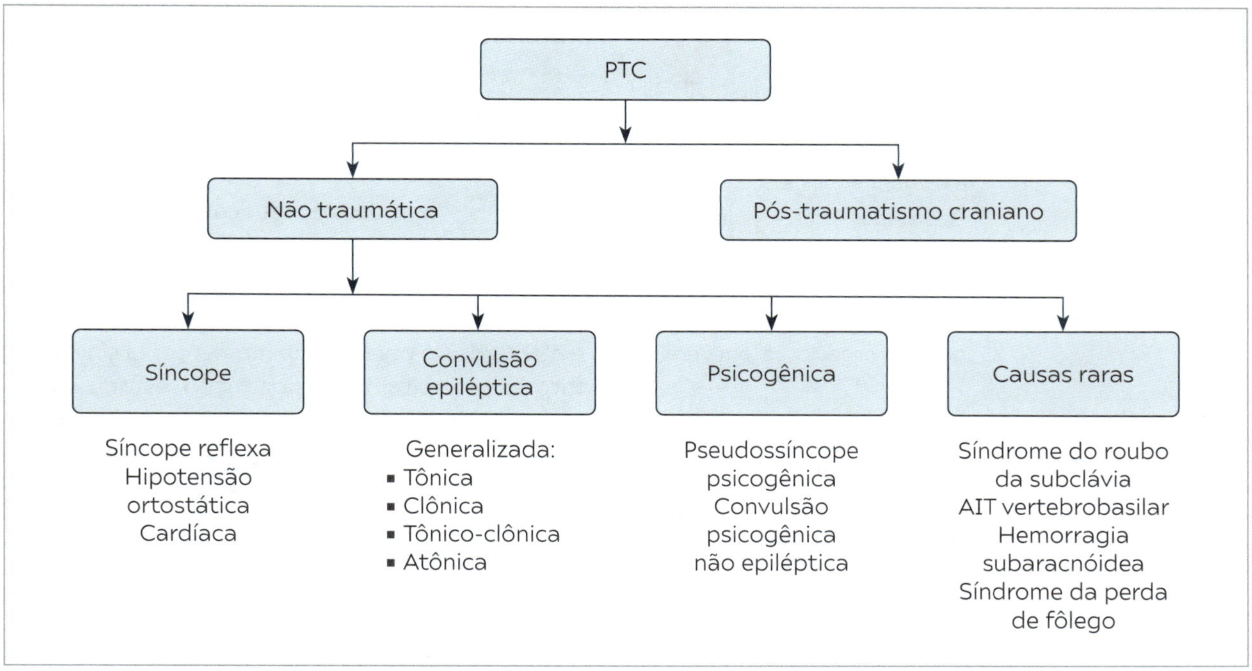

FIGURA 3 **Tipos de perda transitória da consciência.**
AIT: acidente isquêmico transitório; PTC: perda transitória da consciência. Fonte: adaptada de Brignole et al., 2018[2].

CLASSIFICAÇÃO DAS SÍNCOPES

TABELA I Classificação das síncopes

Reflexa, neuromediada ou vasovagal
Síncope vasovagal clássica: postura ortostática prolongada (menos frequentemente sentado), calor intenso, ambientes aglomerados
Estresse emocional: medo, dor, procedimentos médicos (coletas de sangue e pequenas cirurgias)
Situacional: tosse, espirro, deglutição, evacuação, dor visceral, micção, pós-exercício, levantamento de peso, tosse e soluço
Síndrome do seio carotídeo
Hipotensão ortostática
Insuficiência autonômica primária: falência autonômica pura, atrofia multissistêmica, doença de Parkinson com disfunção autonômica, demência de corpos de Lewy
Insuficiência autonômica secundária: *diabetes mellitus*, amiloidose, trauma da medula espinal; síndromes pós-infecciosas (virais, pós-covid-19), pós-vacinais; condições autoimunes, neoplasia e insuficiência renal
Induzido por droga: álcool, vasodilatadores, diuréticos, fenotiazinas e antidepressivos
Depleção volêmica: hemorragia, diarreia, vômito, desidratação.
Pós-prandiais
Síncopes cardíacas
Taquicardias: ventriculares ou supraventriculares

(continua)

TABELA I Classificação das síncopes (*continuação*)

Síncopes cardíacas
Bradicardias: disfunção do nó sinusal, bloqueios atrioventriculares
Doença estrutural: estenose aórtica, cardiomiopatia hipertrófica, tamponamento cardíaco, disfunções valvares, anomalias coronarianas congênitas, massas e tumores cardíacos causando obstruções ao fluxo (exemplo: mixoma atrial
Cardiopulmonar e vascular: embolia pulmonar, hipertensão pulmonar, dissecção aórtica

Fonte: adaptado de Brignole et al., 2018[2].

DIAGNÓSTICO

Abordagem inicial

O **primeiro passo da avaliação** do paciente com perda da consciência é identificar se o evento é uma síncope. Em algumas situações, o diagnóstico diferencial entre síncope e outras formas de perda da consciência pode ser uma tarefa difícil, como nos quadros de epilepsias focais (assistolia ictal), desordens metabólicas, intoxicação e cataplexia[2]. A Tabela II traz características que auxiliam nessa diferenciação.

TABELA II Características entre síncope e outras causas de perda da consciência

Condições incorretamente diagnosticadas como síncope	
Condição	**Elementos característicos que a distinguem da síncope**
Crises convulsivas	Estado pós-ictal (sonolência e recuperação lenta, em muitos minutos), sialorreia, lesões em partes moles devido a movimentos tônico-clônicos, gatilhos específicos (em geral, luzes piscando).
Crises convulsivas parciais complexas e de ausência	Paciente irresponsivo e com amnésia posterior ao evento, mas sem queda concomitante.
Quedas sem PTC	Paciente não fica irresponsivo, lembra-se do motivo da queda.
Cataplexia e narcolepsia	Queda, paralisia flácida e irresponsivo, mas sem amnésia perievento; motivada por riso intenso.
Hemorragia subaracnóidea ou intraparenquimatosa	Redução do estado normal de consciência progressivo e não súbito, precedida de cefaleia intensa e outros sinais neurológicos localizatórios.
AIT vertebrobasilar (VB) ou carotidiano	Sinais localizatórios e sintomas neurológicos, geralmente sem perda da consciência (carotidiano) ou com perda de consciência (VB).
Síndrome de roubo da subclávia	Precedida de movimentos dos braços.
Desordens metabólicas (hipoglicemia, hipóxia, hiperventilação com hipocapnia e intoxicações)	Duração muito maior do que outras causas de PTC; o estado normal de consciência pode ser apenas reduzido, e não perdido. A correção da causa é a solução do sintoma.

AIT: acidente isquêmico transitório. Fonte: adaptado de Brignole et al., 2018[2].

Uma vez identificada a síncope, o próximo passo é realizar uma histórica clínica completa que consiste em anamnese detalhada, exame físico minucioso e um eletrocardiograma de 12 derivações. Ao final, o conjunto dessas informações pode determinar ou fortemente sugerir o diagnóstico da causa da síncope[2,7,8].

Anamnese

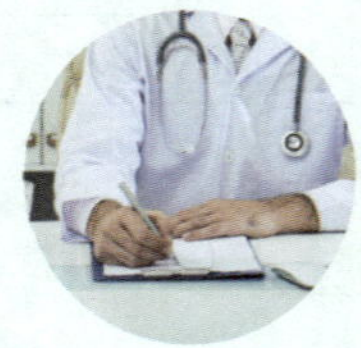

Na **anamnese**, é de suma importância detalhar e explorar todo o contexto da ocorrência da síncope: caracterizar a frequência e a duração do evento, o tempo de história, bem como as circunstâncias, forma de início, posição e atividade do paciente no momento da síncope, fatores precipitantes (calor, medo, estado infecioso, cansaço), presença ou não de sintomas prodrômicos e sintomas associados. Devem-se interrogar testemunhas que possam ter presenciado o episódio e observado sinais de palidez cutânea, movimentos tônicos, se a queda ocorreu sem possibilidade de defesa do paciente e a duração do evento até a recuperação completa da consciência[1,2,8].

Durante a anamnese, devem-se também detalhar comorbidades (doenças cardíacas e neurológicas, *diabetes mellitus*, neoplasias, estados virais, abuso de substâncias químicas, doenças psiquiátricas) e as medicações de uso contínuo ou recentes (diuréticos, vasodilatadores, cronotrópicos negativos, drogas que prolongam o intervalo QT, moderadores de apetite, psicotrópicos, entre outros). A história familiar também deve fazer parte da investigação, especialmente a ocorrência de morte súbita precoce e inexplicada, cardiomiopatias e arritmias, disautonomias e síndrome vasovagal devido ao seu caráter hereditário.

Exame físico

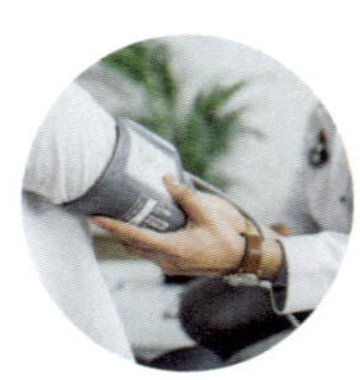

O exame físico deve ser minucioso, abrangendo a avaliação do estado geral do paciente (nutrição, hidratação, coloração das mucosas, sarcopenia), bem como avaliação neurológica da marcha e equilíbrio, força muscular e sinais localizatórios.

A PA e a frequência cardíaca devem ser medidas na posição supina e na ortostase (imediata e depois de 3 primeiros minutos da mudança de posição). Além disso, avaliação de amplitude e simetria dos pulsos e ausculta cardíaca devem ser exploradas.

Vale ressaltar que a hipotensão ortostática (HO) clássica é a queda da PA sistólica ≥ 20 mmHg ou da diastólica ≥ 10 mmHg, medida nos primeiros 3 minutos após assumir a postura ortostática. A prevalência dessa condição aumenta com o envelhecimento, atingindo 30% dos idosos acima de 75 anos[2,3].

Eletrocardiograma

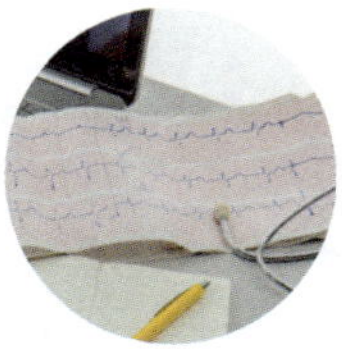

O eletrocardiograma (ECG) é o único exame complementar que deve ser feito em todos os pacientes na avaliação inicial. Algumas alterações eletrocardiográficas podem revelar causas potencialmente relacionadas à síncope ou sugerir a necessidade de avaliação adicional (Tabela III).

TABELA III Alterações eletrocardiográficas como possíveis causas de síncope

Achados de alto risco no eletrocardiograma do paciente com síncope
Maiores
Alterações compatíveis com isquemia aguda.
Bloqueio atrioventricular (AV) de 2º grau (Mobitz II) ou 3º grau (total).
Fibrilação atrial de baixa resposta ventricular (FC < 40 bpm).
Bradicardia sinusal persistente (FC < 40 bpm) ou repetitivos bloqueios sinoatriais ou pausas sinusais.
Bloqueios de ramo, distúrbios de condução intraventricular, hipertrofia ventricular ou ondas Q compatíveis com doença cardíaca isquêmica ou miocardiopatias.
Taquicardia ventricular sustentada ou não sustentada.
Dispositivo cardíaco eletrônico implantável com disfunção (marca-passo ou CDI).
Padrão de Brugada tipo 1 ou 2
QTc > 460 ms em eletrocardiogramas repetidos sugerindo síndrome do QT longo.
Menores (alto risco apenas se história consistente com síncope arrítmica)
Bloqueio atrioventricular de 2º grau Mobitz I e de 1º grau com aumento importante do intervalo PR.
Bradicardia sinusal inapropriada (FC 40-50 bpm) ou fibrilação atrial de baixa resposta (FC 40-50 bpm) assintomáticas.

(continua)

TABELA III Alterações eletrocardiográficas como possíveis causas de síncope (*continuação*)

Achados de alto risco no eletrocardiograma do paciente com síncope
Menores (alto risco apenas se história consistente com síncope arrítmica)
Taquicardia supraventricular ou fibrilação atrial paroxísticas.
Pré-excitação ventricular.
Intervalo QT curto (≤ 340 ms).
Padrões de Brugada atípicos.
Ondas T negativas em derivações precordiais direitas, ondas épsilon (sugestivas de cardiomiopatia arritmogênica do ventrículo direito).

Fonte: adaptado de Brignole et al., 2018[2].

Estratificação de risco

Existe um consenso de vários estudos de que os escores de estratificação de risco disponíveis não demostraram melhor sensibilidade e especificidade quando comparados com o julgamento clínico em prever o risco do paciente. Portanto, eles não devem ser usados isoladamente para estratificação de risco[1,2]. As Tabelas III e IV baseiam-se na avaliação do perfil de risco para orientar a melhor conduta.

Pacientes de **baixo risco** são mais propensos à síncope reflexa, possuem melhor prognóstico e podem ser tratados em ambiente ambulatorial[2,8].

Indivíduos classificados como de intermediário risco necessitam de uma opinião especializada em síncope, que poderá ser feita de forma segura em unidades de síncope. Não há evidência direta de que a internação hospitalar altere seu prognóstico, mas há evidências de que a avaliação e o tratamento numa unidade de síncope são benéficos. As unidades de síncope são estruturas virtuais ou físicas dentro de um serviço de saúde para o atendimento da síncope, com acesso a especialistas e equipe multidisciplinar, o que resulta em um desempenho melhor, mais seguro e custo-efetivo[2].

Pacientes de **alto risco** são mais propensos à síncope cardíaca, sendo necessária a investigação adicional em ambiente hospitalar[1,2].

TABELA IV Estratificação de risco baseada na história clínica e exame físico

Achados de baixo e alto risco do paciente com síncope		
	Baixo risco	Alto risco
História clínica	História de síncope: ▪ Com pródromos típicos ou síncope reflexa (escurecimento visual, sensação de calor, sudorese, náusea, vômito). ▪ Após situação desconfortável (odor, som, visão, dor). ▪ Em ortostase prolongada, lugares quentes ou multidões. ▪ Durante ou após refeição. ▪ Ao tossir, deglutir, evacuar ou urinar. ▪ À rotação da cabeça ou pressão do seio carotídeo (ato de barbear, colarinho apertado). ▪ Após levantar-se da posição deitada ou sentada. Síncopes recorrentes de longa data (anos) com achados de baixo risco e mesmas características da atual. Ausência de doença cardíaca estrutural.	**Maiores** ▪ Início de novos sintomas (dor torácica, dispneia, dor abdominal ou cefaleia). ▪ Síncope durante exercício ou deitado. ▪ Palpitações de início súbito seguidas por síncope. ▪ Menores (alto risco se associados com doença cardíaca estrutural ou ECG anormal) ▪ Sem pródomos (ou pródomos com duração < 10 segundos). ▪ História familiar de morte súbita cardíaca em jovem. ▪ Síncope na posição sentada. Doença cardíaca estrutural ou coronariana severa (insuficiência cardíaca, baixa fração de ejeção do ventrículo esquerdo ou infarto do miocárdio prévio).
Exame físico	Ausência de achados de alto risco	▪ Hipotensão sistólica inexplicada (PA sistólica < 90 mmHg). ▪ Toque retal sugestivo de sangramento gastrintestinal. ▪ Bradicardia persistente (FC < 40 bpm) em paciente alerta e sem histórico de condicionamento físico de atleta. ▪ Sopro sistólico não conhecido.

Fonte: adaptado de Brignole et al., 2018[2].

Exames adicionais

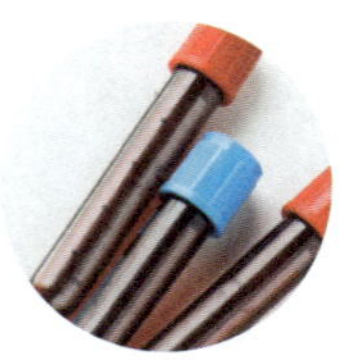

De acordo com a avaliação inicial, exames cardiológicos ou avaliação autonômica podem ser realizados para confirmação etiológica.

Exames laboratoriais e de imagem (tomografia de crânio, hemograma e bioquímica, dímero-D e marcadores cardíacos) possuem pouco rendimento diagnóstico. Assim, devem ser solicitados de acordo com o contexto clínico, e não de forma rotineira[2].

Ecocardiograma

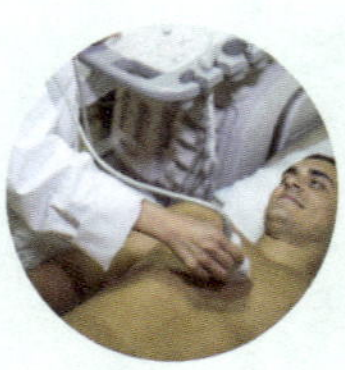

Deve ser feito em todos os pacientes com suspeita de cardiopatia estrutural ou quadro clínico sugestivo de causas cardíacas.

Tomografia computadorizada e ressonância magnética do coração

A tomografia computorizada ou ressonância magnética do coração devem ser consideradas em casos selecionados que se apresentam com síncope suspeita de causa cardíaca estrutural, quando o ecocardiograma é insuficiente para o diagnóstico.

Testes provocativos (teste de esforço e cintilografia miocárdica)

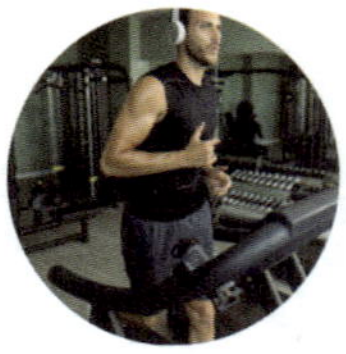

Pacientes com síncopes durante ou após o esforço físico ou história de dor torácica associada devem ser submetidos a testes provocativos para afastar isquemia miocárdica, arritmia ventricular e bloqueios atrioventriculares no esforço. Além de afastar possível marcador de doença, o teste de esforço pode auxiliar na identificação de etiologia vasovagal como a vasodepressão reflexa.

Monitoramento eletrocardiográfico

Holter

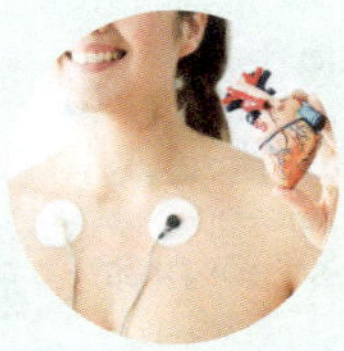

A monitorização com **Holter** deve ser considerada em pacientes com síncopes ou pré-síncopes frequentes (≥ 1 episódio por semana).

Monitores de eventos externos

O monitor de eventos externos possui maior chance de flagrar um evento clínico devido ao seu maior tempo de monitoramento quando comparados ao Holter 24 horas.

Os sintomas devem ocorrer ao menos uma vez ao mês para que o diagnóstico possa ser esclarecido durante a monitoração externa.

Monitor de eventos implantável

Indicado a pacientes com síncope recorrente de origem incerta, ausência de critérios de alto risco e alta chance de recorrência durante o tempo de uso do dispositivo. Pode ser indicado em pacientes de alto risco, sem indicação primária para cardiodesfibrilador implantável ou marca-passo, cuja avaliação detalhada e ampliada não elucidou a causa da síncope.

Estudo eletrofisiológico

Nos últimos anos, o desenvolvimento de métodos não invasivos com valor diagnóstico mais elevado diminuiu a importância do EEF como teste diagnóstico. Não obstante, o EEF continua a ser útil para o diagnóstico na suspeita de doença do nó sinusal, bloqueio de ramo bifascicular, bloqueio atrioventricular de alto grau e suspeita de taquicardia ventricular. Um EEF positivo prevê a causa da síncope, no entanto um estudo negativo não permite excluir síncope arrítmica, justificando uma avaliação adicional[2].

Teste de inclinação ou *tilt-test*

Esse método provocativo, idealizado primeiramente para a avaliação da suscetibilidade à síncope neurocardiogênica ou vasovagal, demonstrou ser uma ferramenta útil também para a avaliação de outros quadros de suscetibilidade à hipotensão ou de intolerância ortostática, como a HO e síndrome postural ortostática taquicardizante (SPOT), as síncopes psicogênicas, a síncope convulsiva e quedas (principalmente nos idosos)[2,3,7].

A evolução na tecnologia e nos equipamentos aliada à necessidade de determinar e diferenciar os mecanismos fisiopatológicos dos vários tipos de disfunção autonômica gerou os atuais sistemas de monitorização autonômica estendida durante o teste de inclinação (TI), com análises não somente da PA e a frequência cardíaca, como também de parâmetros hemodinâmicos como a resistência vascular periférica, o débito cardíaco, o volume sistólico, a variabilidade do RR e a sensibilidade barorreflexa, por meio da técnica de bioimpedância e de *softwares* especiais[7].

Testes de função autonômica

A manobra de Valsalva e o teste da respiração profunda devem ser considerados para avaliação da função autonômica na suspeita de HO neurogênica. A manobra de Valsava também pode ser indicada para confirmação de tendência hipotensiva induzida por síncope situacional, como tosse, tocar instrumento de sopro, canto e elevação de pesos[2].

Monitorização ambulatorial da pressão arterial de 24 horas

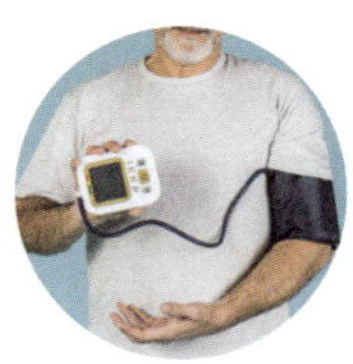

A monitorização ambulatorial da pressão arterial (MAPA) está indicada na detecção de hipertensão arterial sistêmica durante o sono e monitorização do grau de HO na disfunção autonómica. A MAPA também pode avaliar se há hipotensão durante episódios sugestivos de intolerância ortostática[2].

Massagem do seio carotídeo

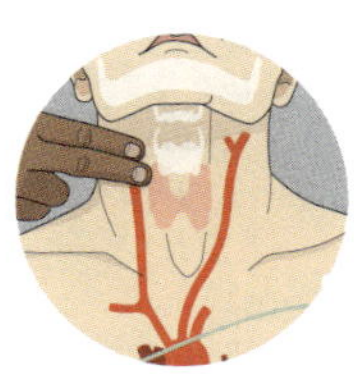

A reprodução de uma síncope durante massagem do seio carotídeo (MSC) caracteriza a síndrome do seio carotídeo; por outro lado, uma MSC positiva na ausência de história de síncope define hipersensibilidade do seio carotídeo. A hipersensibilidade do seio carotídeo nos doentes com síncope inexplicada pode ser um achado inespecífico[1,2,7]. A MSC deve ser feita com o paciente em monitorização contínua da PA e do ritmo, de preferência em ortostase, a fim de melhor avaliar o componente vasodepressor e também pela maior taxa de positividade.

Considera-se resposta positiva quando ocorre assistolia ≥ 3 segundos (forma cardioinibitória) ou queda da PA sistólica ≥ 50 mmHg (forma vasodepressora). A MSC está indicada em pacientes > 40 anos com síncope compatível com um mecanismo reflexo. Ela deve ser evitada em casos de acidente isquêmico transitório ou acidente vascular cerebral há menos de 3 meses ou estenose carotídea acima de 70%[2,7].

TRATAMENTO

O tratamento é direcionado à etiologia da síncope, visando melhora da qualidade de vida, de recorrências e prevenção de morte súbita (Tabela V).

TABELA V Tratamento de acordo com a etiologia da síncope

Síncope reflexa
Educação e medidas comportamentais: orientações sobre o caráter benigno, como evitar gatilhos e fatores desencadeantes, aumento da ingesta hidrossalina. O *tilt training* e a reabilitação autonômica podem ser úteis para a redução da recorrência. **Medidas medicamentosas:** ▪ Medicações hipotensoras devem ser modificadas ou descontinuadas sempre que possível. ▪ Midodrina e fludrocortisona podem ser consideradas em pacientes com síncope vasovagal ortostática, pressão arterial normal/baixa e ausência de contraindicação à medicação. ▪ Betabloqueadores não estão indicados, exceto em situações específicas. **Estimulação cardíaca:** ▪ O implante de marca-passo é conduta de exceção e pode ser considerado para reduzir a recorrência de síncope em pacientes com > 40 anos e os seguintes achados: documentação de pausas sintomáticas espontâneas por mais de 3 segundos ou pausas assintomáticas de mais de 6 segundos devidas a parada sinusal, bloqueio atrioventricular ou ambos; síndrome do seio carotídeo na forma cardioinibitória, associado às síncopes. **Denervação vagal ou cardioneuroablação:** em pacientes < 40 anos com síncopes cardioinibitórias recorrentes e refratárias ao tratamento clínico.
Síncope por hipotensão ortostática
Educação e medidas comportamentais: ▪ Orientações sobre o caráter benigno, evitar gatilhos e fatores desencadeantes, aumento da ingesta hidrossalina. Deve ser indicado o uso de meias elásticas até a cintura para melhora do retorno venoso. Elevação da cabeceira da cama (10-20 cm) para reduzir o retorno venoso durante o período noturno e manter o sistema renina-angiotensina-aldosterona ativado, evitando a diurese por pressão e hipovolemia. ▪ Manobras de contrapressão física, *tilt training* e reabilitação autonômica são bastante úteis. **Medidas medicamentosas:** ▪ Evitar vasodilatadores, anti-hipertensivos de ação prolongada, diuréticos, alfa-agonistas. ▪ Midodrina ou fludrocortisona podem ser consideradas na refratariedade às medidas comportamentais.
Síncope cardíaca
O tratamento deve ser direcionado conforme cada etiologia. **Estimulação cardíaca:** ▪ Nas bradicardias, o implante de marca-passo está indicado quando existe relação entre a síncope e a bradicardia sintomática devido a doença do nó sinusal ou bloqueio atrioventricular por doença intrínseca do sistema de condução. ▪ Em bloqueios atrioventriculares de 2º ou 3º grau intermitentes/paroxísticos mesmo sem documentação de correlação entre os sintomas e o eletrocardiograma. ▪ Em pacientes com síncope, bloqueio de ramo e um estudo eletrofisiológico positivo (prolongamento do intervalo HV > 70 ms ou bloqueios infra-hissianos de 2º grau ou 3º grau durante estimulação atrial ou com prova farmacológica) ou bloqueio atrioventricular documentado em *loop recorder*. **Ablação por cateter:** nas taquiarritmias, ablação por cateter está indicada para prevenir recorrência de síncope em pacientes com síncope devido a taquicardia supraventricular ou ventricular. **Tratamento medicamentoso antiarrítmico:** medicações antiarrítmicas, incluindo drogas para controle de frequência cardíaca, podem ser consideradas na síncope devido a taquicardia supraventricular ou ventricular. **Cardiodesfibrilador implantável:** ▪ O implante está indicado em pacientes com síncope e: taquicardia ventricular e fração de ejeção ≤ 35%; infarto do miocárdio prévio, que tiveram taquicardia ventricular induzida durante estudo eletrofisiológico. ▪ Também está indicado para reduzir morte súbita cardíaca em pacientes com insuficiência cardíaca sintomática (NYHA II ou III) e fração de ejeção ≤ 35% após 3 meses de terapia medicamentosa otimizada, bom *status* funcional e sobrevida > 1 ano. ▪ Na cardiomiopatia hipertrófica, é recomendado implante em pacientes com episódios de síncope inexplicada, de acordo com o escore de risco (HCM Risk-SCD).

Fonte: adaptado de Brignole et al., 2018[2].

BIBLIOGRAFIA

1. Shen W-K, Sheldon RS, Benditt DG, Cohen MI, Forman DE, Goldberger ZD, et al. 2017 ACC/AHA/HRS guideline for the evaluation and management of patients with syncope: a report of the American College of Cardiology/American Heart Association Task Force on Clinical Practice Guidelines and the Heart Rhythm Society. Circulation. 2017;136:e60-e122.
2. Brignole M, Moya A, de Lange FJ, Deharo JC, Elliott PM, Fanciulli A, et al. 2018 ESC Guidelines for the diagnosis and management of syncope. Eur Heart J. 2018;39(21):1883-948.
3. Kenny RA. Syncope in the elderly: diagnosis, evaluation and treatment. J Cardiovasc Electrophysiol. 2003;14(9 Suppl):S74-7.
4. Torabi P, Rivasi G, Hamrefors V, Ungar A, Sutton R, Brignole M, et al. Early and late-onset syncope: insight into mechanisms. Eur Heart J. 2022;43(22):2116-23.
5. Task Force for the Diagnosis and Management of Syncope; European Society of Cardiology (ESC); European Heart Rhythm Association (EHRA); Heart Failure Association (HFA); Heart Rhythm Society (HRS); Moya A, et al. Guidelines for the diagnosis and management of syncope (version 2009). Eur Heart J. 2009;30(21):2631-71.
6. Matthews IA, Tresham IAE, Parry SW. Syncope in the Older Person. Cardiol Clin. 2015;33:411-21.
7. Benditt DG, Ferguson DW, Grubb BP, Kapoor WN, Kugler J, Lerman BB, et al. Tilt table testing for accessing syncope. J Am Coll Cardiol. 1996;28(1):263-75.
8. Casagranda I, Brignole M, Cencetti S, Cervellin G, Costantino G, Furlan R, et al. Management of transient loss of consciousness of suspected syncopal cause, after the initial evaluation in the emergency department. Emergency Care J. 2016;12:25-7.

35

Doenças da aorta ascendente e do arco aórtico

Adilson Scorzoni Filho

CONSULTA RÁPIDA

Essas doenças são divididas em agudas e crônicas e podem ter origem congênita ou adquirida.

Doenças agudas da aorta

A mais importante é a dissecção aguda, definida como delaminação da camada média da aorta provocada por sangramento intramural e que pode resultar na formação de uma nova luz dentro da parede, culminando em uma luz falsa e uma verdadeira. A luz falsa possui em parte de sua circunferência a parede com número menor de camadas que a luz original, estando, assim, mais propensa a ruptura. Adicionalmente, a luz verdadeira pode ser comprimida pela falsa, comprometendo o fluxo sanguíneo para órgãos e sistemas.

As síndromes aórticas agudas (SAA) apresentam, em geral, sintomas clínicos exuberantes, principalmente dor de início súbito e de forte intensidade. Essa dor comumente se apresenta adjacente à porção da aorta acometida e pode progredir para diferentes regiões do corpo, como região torácica anterior, cervical e mandibular, torácica posterior, toracoabdominal e abdominal.

Diante dos riscos da doença aguda, há indicação de correção cirúrgica de urgência e, caso haja complicações associadas, a cirurgia deve ser imediata.

Tratamento

Pacientes com suspeita de síndrome aórtica aguda necessitam de tratamento emergencial medicamentoso, inicialmente, a fim de diminuir riscos de complicações agudas, manter a estabilidade clínica e hemodinâmica, enquanto o diagnóstico definitivo e o tratamento cirúrgico são avaliados.

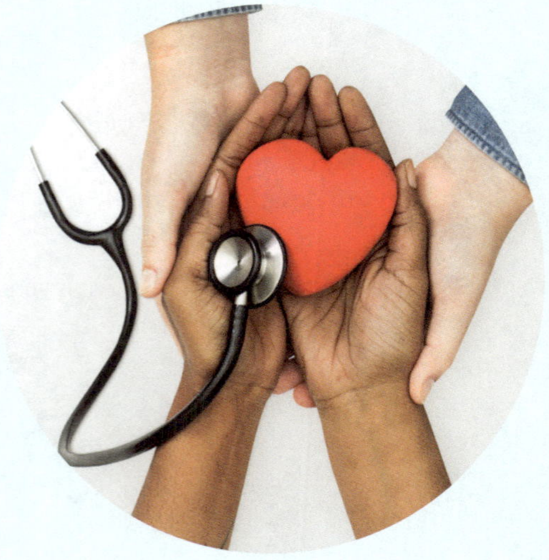

Doenças crônicas da aorta

As doenças crônicas da aorta têm origens diversas e contemplam desde os aneurismas crônicos, dissecções que saíram das fases mais agudas, doenças congênitas, infecções e tumores primários ou metastáticos e requerem vigilância e tratamento em momento adequado a fim de evitar a agudização.

Aneurisma da aorta é considerado quando esse diâmetro é superior a 50% do previsto no segmento analisado. Se a dilatação não alcança essa dimensão denomina-se ectasia da aorta.

A vigilância do aneurisma da aorta envolve o constante acompanhamento da velocidade de crescimento e do tamanho da aorta e a definição do melhor momento para indicação cirúrgica, momento em que o risco de eventos adversos futuros é maior do que a mortalidade cirúrgica esperada. Vale ressaltar que o tratamento cirúrgico em caráter de urgência tem risco operatório bastante elevado quando comparado ao eletivo.

Durante o acompanhamento, atenção deve ser dada aos sinais que podem aumentar o risco de um evento agudo: sintomas de dor relacionado ao aneurisma, crescimento igual ou maior que 0,5 cm em um ano, mudança na aparência ou formato do aneurisma, presença de aneurisma sacular ou úlcera penetrante. Diante desses sinais e sintomas, o paciente deve ser encaminhado para avaliação da equipe cirúrgica.

Tratamento

A abordagem cirúrgica de aneurismas da raiz da aorta e da aorta ascendente tem como objetivo realizar a troca profilática do trecho comprometido e prevenir eventos aórticos agudos e suas complicações potencialmente fatais, como dissecção e ruptura aórtica ou morte súbita.

INTRODUÇÃO

As doenças da aorta são frequentemente diagnosticadas e seguidas na prática clínica dos consultórios e ainda se constitui em um desafio cirúrgico.

A busca ativa de possíveis portadores dessas afecções, como aqueles com história familiar da doença ou fatores predisponentes e muitas vezes assintomáticos, o diagnóstico precoce realizado antes de um primeiro evento agudo, o acompanhamento adequado e a indicação cirúrgica em momento ideal diminuem os riscos de complicações e morte. Essas doenças são divididas em agudas e crônicas e podem ter origem congênita ou adquirida.

Entre as malformações da aorta, destacam-se as anomalias do arco aórtico e grandes vasos, além da coarctação da aorta, que serão discutidas nas situações especiais.

Grande atenção é dada às doenças agudas, que frequentemente apresentam sintomatologia exuberante e necessitam de abordagem precoce pelo alto risco de complicações graves e de eventos fatais. Por outro lado, as doenças crônicas, principalmente representadas pelos aneurismas da aorta torácica, podem ser assintomáticas em até 95% dos pacientes antes de ocorrer um primeiro evento agudo[1].

Doenças agudas da aorta

As doenças agudas da aorta (DAA) estão englobadas dentro das síndromes aórticas agudas[2,3] que abrangem a dissecção aguda, hematoma intramural, úlcera penetrante e ruptura. Foram assim classificadas por apresentarem comportamentos clínicos semelhantes, como dor aórtica, perda da integridade da parede aórtica e risco potencial de ruptura vascular.

Esse comprometimento também pode ocorrer quando um ramo arterial da aorta fica conectado somente à falsa luz. A progressão dessa dissecção também pode ocorrer de forma anterógrada e retrógrada.

A dissecção aguda é definida como delaminação da camada média da aorta provocada por sangramento intramural e que pode resultar na formação de uma nova luz dentro da parede, culminando em uma luz falsa e uma verdadeira. A luz falsa possui em parte de sua circunferência a parede com número menor de camadas que a luz original, estando, assim, mais propensa a ruptura. Adicionalmente, a luz verdadeira pode ser comprimida pela falsa, comprometendo o fluxo sanguíneo para órgãos e sistemas.

As duas formas de classificação mais comumente usadas para dissecção da aorta são DeBakey (tipo I, II e III) e Stanford (tipo A e B) (Figura 1).

Doenças crônicas da aorta

As doenças crônicas da aorta têm origens diversas e contemplam desde os aneurismas crônicos, dissecções que saíram das fases mais agudas, doenças congênitas, infecções e tumores primários ou metastáticos e requerem vigilância e tratamento em momento adequado, a fim de evitar a agudização.

A aorta ascendente tem diâmetro médio de 3,2 cm na altura do ramo direito da artéria pulmonar[5] e é considerada patologicamente dilatada quando seu diâmetro excede o considerado normal para aquela idade e superfície corporal.

O aneurisma da aorta é considerado quando esse diâmetro é superior a 50% do previsto naquele segmento analisado[6]. Se a dilatação não alcança essa dimensão, denomina-se ectasia.

DIAGNÓSTICO

Síndromes aórticas agudas

As síndromes aórticas agudas (SAA) apresentam, em geral, sintomas clínicos exuberantes, principalmente dor de início súbito e de forte intensidade. Essa dor comumente se apresenta adjacente à porção da aorta acometida e pode progredir para diferentes regiões do corpo, como região torácica anterior, cervical e mandibular, torácica posterior, toracoabdominal e abdominal.

A dissecção da aorta é o evento agudo mais temido, e os principais fatores de risco predisponentes para sua ocorrência estão listados na Tabela I.

A dissecção tipo A (Stanford) apresenta mortalidade alta principalmente nas primeiras horas de evolução. Nesse tipo de dissecção, há risco de mortalidade de 1% a 2% por hora, principalmente na fase hiperaguda. Mortalidade total pode chegar a 80% nas primeiras duas semanas. O risco de mortalidade aumentará se ocorrerem, de forma concomitante, complicações como tamponamento cardíaco, isquemia miocárdica ou infarto agudo do miocárdico, isquemia de sistema nervoso central, má perfusão de algum órgão ou insuficiência aórtica aguda.

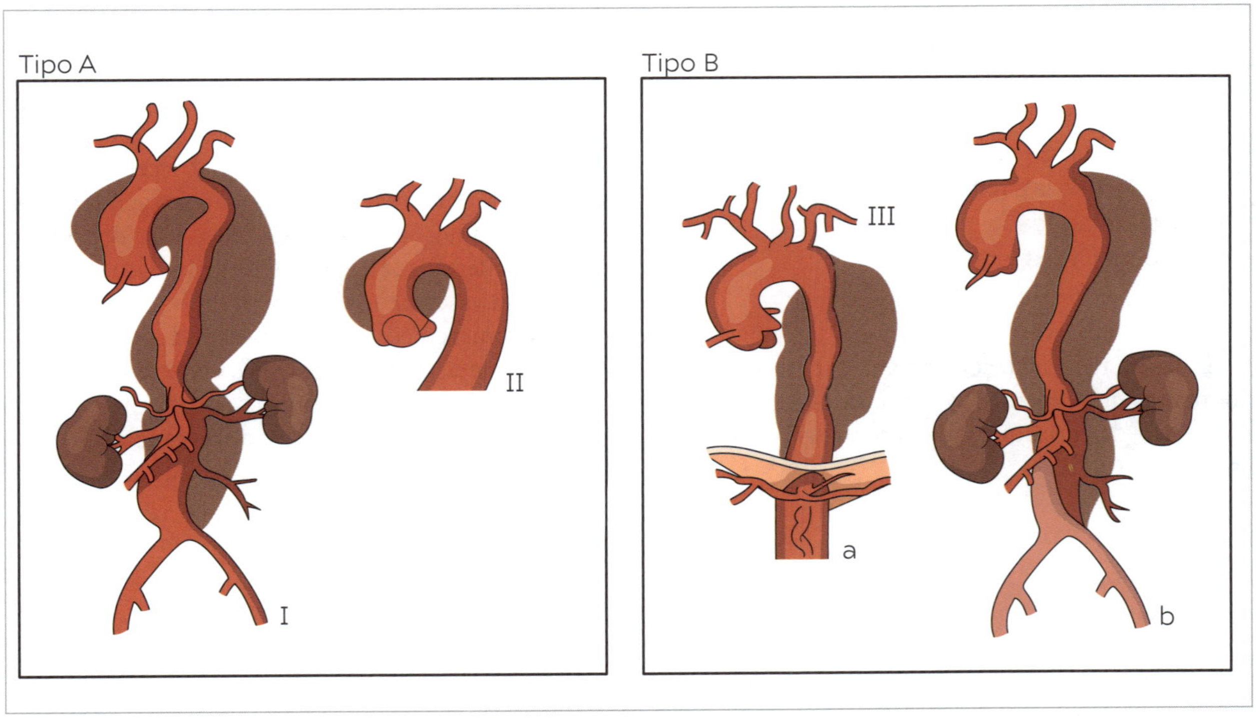

FIGURA 1 Classificações de dissecção aórtica feita por DeBakey (I, II, IIIa e IIIb) e Stanford (A e B)
Fonte: adaptada de Riambau et al., 2017[4].

Diante dos riscos da doença aguda, há indicação de correção cirúrgica de urgência e, caso haja complicações associadas, a cirurgia deve ser imediata.

De acordo com o tempo decorrido a partir do início dos sintomas, foi realizada a classificação das dissecções em hiperaguda (até 24 horas do início), aguda (1 a 14 dias), subaguda (15 a 90 dias) e crônica (após 90 dias)[7]. Essa classificação se baseia no risco de mortalidade e ajuda na decisão de tratamento.

TABELA I Fatores de risco para dissecção aguda da aorta

Aumento de estresse da parede da aorta	Condições associadas a alterações da camada média
Hipertensão, principalmente mal controlada	**Genética**
Feocromocitoma	Síndrome de Marfan e síndrome Ehlers-Danlos
Uso de cocaína ou outro estimulante	Valva aórtica bicúspide
Levantamento de peso ou outra manobra de Valsalva	Síndrome de Turner
Trauma	Síndrome de Loeys-Dietz e síndrome familiar de dissecção ou aneurisma da aorta
Desaceleração ou lesão por torção (acidente, queda)	**Vasculites**
Coarctação da aorta	
	Arterite de Takayasu
	Arterite de células gigantes
	Outras
	Gravidez, doença do rim policístico e uso crônico de corticoides ou imunossupressão
	Infecções envolvendo a parede da aorta

Fonte: adaptado de Hiratzka et al., 2020[8].

Nas úlceras penetrantes agudas, haverá indicação de intervenção de urgência se houver dor aórtica recorrente ou persistente, ruptura contida ou crescimento rápido, hematoma ou derrame pleural[9].

Na dissecção aguda da aorta tipo B, a mortalidade é menor, porém pode chegar a 25% em até 30 dias se houver ruptura ou má perfusão de órgãos e tecidos.

DIAGNÓSTICO CLÍNICO

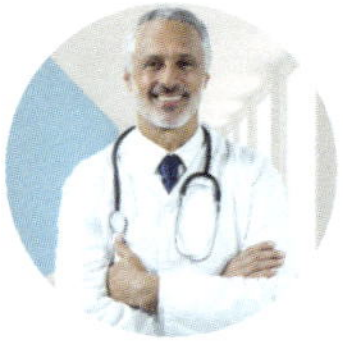

Para aumentar a suspeição de SAA e agilizar o diagnóstico, foram criados alguns escores. O mais atual e simplificado é o denominado AORTAs:

Nele são atribuídos pontos a cada evento de hipotensão ou choque circulatório, presença de aneurisma prévio na aorta, déficit de pulso em algum membro, déficit neurológico, dor intensa e dor de início súbito. Se o somatório dos pontos dos achados for zero ou um, haverá baixa probabilidade de dissecção aguda da aorta. Caso o somatório seja de dois ou mais, haverá alta probabilidade (Tabela II).

TABELA II Escore AORTAs para avaliação de probabilidade de dissecção aguda da aorta

Achado clínico	Pontuação
Hipotensão/choque	2
Presença de aneurisma	1
Déficit de pulso	1
Déficit neurológico	1
Dor intensa	1
Dor de início súbito	1

Fonte: Isselbacher et al., 2022[7]; baseado em Morello et al., 2021[10].

Diante de sinais e sintomas da SAA, pode-se definir a dissecção da aorta tipo A e tipo B (Tabela III).

Radiografia de tórax no aneurisma da aorta

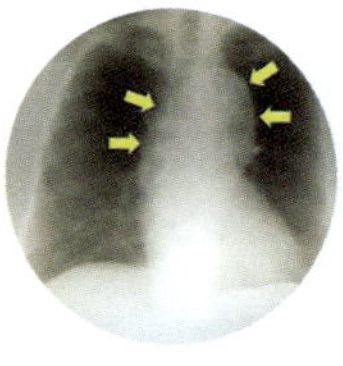

Ante a suspeita clínica de SAA, exames de imagem devem ser realizados para confirmar ou excluir o acometimento da aorta e sua extensão. O raio x de tórax é um exame pouco

TABELA III Sinais e sintomas mais comuns das dissecções agudas da aorta nos tipos A e B

	Tipo A	Tipo B
Dor torácica	80%	70%
Dor nas costas	40%	70%
Início súbito da dor	85%	85%
Dor migratória	< 15%	20%
Regurgitação aórtica	40-75%	NA
Tamponamento cardíaco	< 20%	NA
Isquemia miocárdica ou infarto	10-15%	10%
Insuficiência cardíaca	< 10%	< 5%
Derrame pleural	15%	20%
Síncope	15%	<5%
Déficit neurológico grave (AVC/coma)	< 10%	< 5%
Isquemia medular	< 1%	NR
Isquemia mesentérica	< 5%	NR
Insuficiência renal aguda	< 20%	10%
Isquemia de membro inferior	< 10%	< 10%

AVC: acidente vascular cerebral; NA: não aplicável; NR: não reportado.
Fonte: Erbel et al., 2014[9].

sensível e pouco específico, mas está disponível mesmo em serviços básicos de saúde e pode mostrar achados sugestivos da doença (Tabela IV).

TABELA IV Sinais na radiografia de tórax sugestivos de dissecção da aorta

Alargamento mediastinal.
Perda do contorno normal do botão aórtico.
"Sinal do cálcio" (separação maior que 5 mm entre a parede da aorta e a calcificação da íntima).
Duplo contorno na aorta.
Desvio da traqueia para a direita.
Desvio da sonda nasogástrica para a direita.

Fonte: Isselbacher et al., 2022[7].

Eletrocardiograma

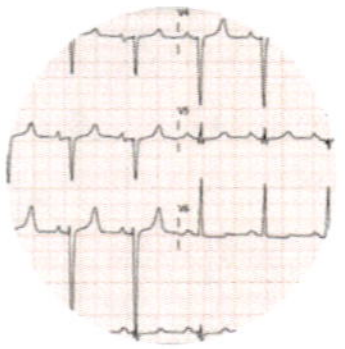

O International Registry of Acute Aortic Dissection (IRAD)[11] mostrou que metade dos pacientes com dissecção da aorta apresenta alargamento do mediastino na radiografia ou alterações no contorno da aorta. Entretanto, a DAA pode progredir para os seios de Valsalva comprometendo fluxo coronariano, principalmente na coronária direita, levando a dor precordial, alterações eletrocardiográficas e das enzimas cardíacas. Essas alterações que poderiam sugerir isquemia acabam atrasando o correto diagnóstico[11].

O uso de antiagregantes plaquetários comumente administrados no tratamento equivocado da síndrome coronariana aguda poderia aumentar o risco de sangramento no tratamento cirúrgico de urgência e emergência da dissecção aguda da aorta.

> A associação do eletrocardiograma de 12 derivações com radiografia de tórax é muito utilizada para diagnóstico diferencial entre dor torácica da isquemia cardíaca e SAA.

Ecocardiograma

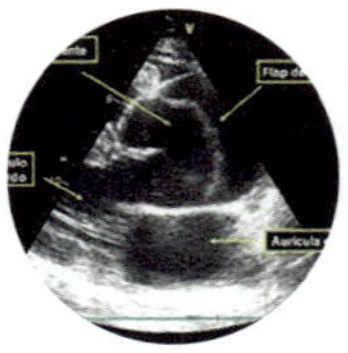

Pode contribuir no diagnóstico definitivo de DAA e identificar complicações correlacionadas como tamponamento cardíaco e regurgitação valvar aórtica. Pode contribuir, também, para o diagnóstico diferencial da isquemia miocárdica, doença pericárdica ou embolia pulmonar. Adicionalmente fornece informações como avaliação da contratilidade ventricular esquerda, presença de derrame pericárdico, função da válvula aórtica, tamanho e contratilidade do ventrículo direito e pressão da artéria pulmonar.

> No entanto, diante de suspeita clínica de SAA, o resultado negativo do ecocardiograma transtorácico não deve ser considerado definitivo.

O ecocardiograma transesofágico é mais sensível no diagnóstico e apresenta ótima visualização da raiz da aorta. Também apresenta limitações na visualização da porção distal da aorta ascendente, do arco aórtico e de seus vasos. Outros exames de imagem com maior sensibilidade devem ser realizados, como angiotomografia ou ressonância magnética, considerados padrão-ouro com a visualização da aorta e seus ramos em sua totalidade (Tabela V).

ANEURISMA CRÔNICO DA AORTA

> A vigilância do aneurisma da aorta envolve o constante acompanhamento da velocidade de crescimento e do tamanho da aorta e a definição do melhor momento para indicação cirúrgi-

TABELA V Recomendação para escolha de exames de imagem para dissecção da aorta

Exame	Recomendação	Vantagens	Desvantagens
TC	Primeira escolha	Alta disponibilidade. Rapidez diagnostica. Alta acurácia. Baixa dependência do operador. Permite avaliar toda a aorta e seus ramos.	Exposição à radiação ionizante. Requer contraste iodado. Artefato de pulsação na aorta ascendente (pode ser minimizado com sincronização de ECG).
ETE	Primeira e segunda escolha	Alta acurácia na aorta torácica Altas disponibilidade, rapidez e portabilidade. Excelente para avaliar derrame pericárdico, regurgitação aórtica e função ventricular esquerda. Pode detectar envolvimento de artérias coronárias. Avaliação segura em pacientes graves, mesmo em ventilação mecânica. Aplicabilidade em sala cirúrgica.	Operador-dependente. Limitação de visualização de porção distal da aorta ascendente e arco aórtico. Não confiável para vasos cerebrais e de abdome superior. Artefatos de reverberação podem simular delaminações. Semi-invasivo.
ETT	Segunda escolha	Opção inicial de imagem em sala de emergência. Avalia função ventricular esquerda, derrame pericárdico, tamanho e função do ventrículo direito, pressão da artéria pulmonar. Avalia regurgitação aórtica.	Sensibilidade insuficiente para raiz aorta e ascendente. Baixa sensibilidade e acurácia na aorta descendente. Baixa sensibilidade para hematoma e úlcera de parede.
RNM	Terceira escolha	Multiplanar 3D e alta resolução. Acurácia muito alta. Não necessita de radiação ionizante ou contraste iodado. Apropriado para imagens em série por muitos anos.	Menor disponibilidade. Não viável em situações de emergência ou pacientes instáveis. Dificuldade de monitorização de pacientes críticos durante o exame. Tempo de exame mais longo. Cuidado com o gadolínio e disfunção renal.
Angiografia	Quarta escolha	Raramente necessário.	Baixa sensibilidade para hematoma intramural. Menor sensibilidade que os demais exames Tempo de diagnóstico mais longo. Exposição à radiação ionizante. Requer contraste iodado. Morbidade associada.

ECG: eletrocardiograma; ETE: ecocardiograma transesofágico; ETT: ecocardiograma transtorácico; RNM: ressonância nuclear magnética; TC: tomografia computadorizada.
Fonte: adaptado de Goldstein et al., 2015[12].

ca. Esse é o momento em que o risco de eventos adversos futuros é maior do que a mortalidade cirúrgica esperada[7]. Vale ressaltar que o tratamento cirúrgico em caráter de urgência tem risco operatório bastante elevado quando comparado ao eletivo.

A maioria dos aneurismas crônicos é assintomática, e o diagnóstico pode ser realizado quando há alguma suspeita clínica ou dilatação da aorta encontrada em exames de rotina[7].

Ainda assim, 21% dos pacientes com aneurisma da aorta torácica têm um familiar com algum aneurisma conhecido[13], e o seu crescimento é mais rápido do que aqueles esporádicos sem história familiar. Adicionalmente, a ocorrência de dissecção aguda da aorta está aumentada em seis vezes em parentes de primeiro grau com história familiar[14].

Além do interrogatório acerca da história familiar de doenças da aorta, a pesquisa de condição hereditária e congênita predisponente pode ser realizada por testes comercialmente disponíveis. Nesse sentido, sugerimos consultar o Capítulo "Genética para o cardiologista".

> Durante o acompanhamento dos pacientes com doenças crônicas da aorta, atenção deve ser dada aos sinais que podem aumentar risco de um evento agudo: sintomas de dor relacionado ao aneurisma, crescimento igual ou maior que 0,5 cm em 1 ano, mudança na aparência ou formato do aneurisma, presença de aneurisma sacular ou úlcera penetrante. Diante desses sinais e sintomas, o paciente deve ser encaminhado para avaliação da equipe cirúrgica.

A indicação para correção cirúrgica do aneurisma da raiz da aorta, ascendente e arco aórtico dependerá de alguns sinais e sintomas (Tabela VI).

TABELA VI Recomendação de correção cirúrgica em pacientes com aneurisma da aorta

Aneurisma da aorta ascendente e raiz
Sintomas relacionados ao aneurisma.
Paciente assintomático com diâmetro da aorta ≥ 5,5 cm.
Paciente com diâmetro da aorta ≤ 5,5 cm e crescimento do diâmetro em 1 ano ≥ 0,5 cm ou em 2 anos ≥ 0,3 cm/ano.
Paciente que será submetido a troca ou reparo valvar aórtico tricúspide ou outra cirurgia cardíaca com diâmetro da aorta ≥ 5 cm.
Aneurisma do arco aórtico
Sintomas relacionados ao aneurisma com baixo ou moderado risco cirúrgico (cirurgia aberta).
Paciente assintomático com baixo risco cirúrgico e diâmetro do arco ≥ 5,5 cm (cirurgia aberta).
Paciente assintomático com alto risco cirúrgico e diâmetro do arco ≥ 5,5 cm (cirurgia híbrida ou endovascular).

Fonte: adaptado de Isselbacher et al., 2022[7].

Tratamento

Síndrome aórtica aguda

> Pacientes com suspeita de SAA necessitam de tratamento emergencial medicamentoso, inicialmente, a fim de diminuir riscos de complicações agudas, manter a estabilidade clínica e hemodinâmica, enquanto o diagnóstico definitivo e tratamento cirúrgico é avaliado.

Esse tratamento inclui controle agressivo e rápido da frequência cardíaca e da pressão arterial sistêmica, realizados com betabloqueadores (como esmolol, metoprolol) e vasodilatadores endovenosos (como nitroprussiato de sódio), assim como controle da dor. A frequência cardíaca alvo deve permanecer entre 60 e 80 bpm, e a pressão arterial sistólica não deve exceder 120 mmHg. Essas medidas reduzem o estresse sobre a parede da aorta.

Dissecção aguda tipo A

O tratamento da dissecção aguda que envolve a aorta ascendente é predominantemente cirúrgico. O objetivo é substituir a aorta ascendente, prevenir ou tratar ruptura, corrigir a insuficiência aórtica, quando houver, restabelecer o fluxo sanguíneo aos órgãos com isquemia e minimizar ou impedir, se possível, fluxo para falsa luz das porções não abordadas da aorta, além de prevenir a progressão da dissecção para áreas ainda não acometidas.

Aneurisma da aorta ascendente e arco aórtico

A abordagem cirúrgica de aneurismas da raiz da aorta e da aorta ascendente tem como objetivo realizar a troca profilática do trecho comprometido e prevenir eventos aórticos agudos e suas complicações potencialmente fatais, como dissecção e ruptura aórtica ou morte súbita.

ACOMPANHAMENTO

O acompanhamento dos portadores de doença da aorta requer atenção ao controle dos fatores de risco, principalmente da hipertensão arterial sistêmica (HAS) e daqueles associados ao desenvolvimento da doença aterosclerótica, como cessação do tabagismo, controle do *diabetes mellitus* e dislipidemia.

> A escolha do exame de imagem para acompanhamento periódico deve considerar a acurácia do detalhamento da região da aorta a ser acompanhada, a exposição à radiação ionizante, o número de exames a serem realizados e a limitação ao uso de contraste iodado e gadolínio decorrente de alteração da função renal.

Quanto ao tratamento medicamentoso, há consenso de que o agressivo manejo da HAS é o mais importante fator independente na prevenção da degeneração aneurismática crônica e da ruptura. Embora os betabloqueadores sejam o tratamento de escolha, em geral a associação de mais de uma droga é requerida[6].

Entre as classes de anti-hipertensivos disponíveis, a melhor associação é com os inibidores da enzima conversora de angiotensina ou bloqueadores dos receptores da angiotensina.

Coarctação da aorta

A coarctação da Aorta (CoA) é uma anormalidade relativamente comum. É um estreitamento que ocorre com mais frequência logo após a emergência da artéria subclávia esquerda, tipicamente com um segmento aórtico aneurismático imediatamente após a área estenosada, embora variantes sejam frequentes.

As complicações tardias dessa doença incluem hipertensão arterial, insuficiência cardíaca, hemorragia intracraniana, especialmente durante exercício, e formação de aneurisma da aorta pós-estenótico ou na aorta ascendente, principalmente na associação com valva aórtica bicúspide e doença estrutural da aorta[8].

A indicação de tratamento ocorre quando o gradiente sistólico pré e pós-estenose é maior que 20 mmHg.

Também há recomendação de tratamento caso o gradiente seja superior a 10 mmHg no ecocardiograma ou cateterismo desde que haja associação a depressão sistólica do ventrículo esquerdo ou circulação colateral importante, condições em que o gradiente fica subestimado. E o tratamento da CoA é cirúrgico via aberta ou via endovascular.

BIBLIOGRAFIA

1. Czerny M, Schmidli J, Adler S, van den Berg JC, Bertoglio L, Carrel T, et al. Editor's Choice e Current Options and Recommendations for the Treatment of Thoracic Aortic Pathologies Involving the Aortic Arch: An Expert Consensus Document of the European Association for Cardio-Thoracic Surgery (EACTS) & the European Society for Vascular Surgery (ESVS). Eur J Vasc Endovasc Surg. 2019;57(2):165-98.
2. Villacosta I, San Roman JA. Acute aortic syndrome. Editorial. Heart. 2001;85:365-8.
3. Macura KJ, Corl FM, Fishman EK, Bluemke DA. Pathogenesis in acute aortic syndromes: aortic dissection, intramural hematoma, and penetrating atherosclerotic aortic ulcer. AJR Am J Roentgenol. 2003;181(2):309-16.
4. Riambau V, Böckler D, Brunkwall J, Cao P, Chiesa R, Coppi G, et al. Editor's choice – management of descending thoracic aorta diseases: clinical practice guidelines of the European Society for Vascular Surgery (ESVS). Eur J Vasc Endovasc Surg. 2017;53(1):4-52.
5. Elefteriades JA, Ziganshin BA, Rizzo JA, Fang H, Tranquilli M, Paruchuri V, et al. Indications and imaging for aortic surgery: Size and other matters. J Thorac Cardiovasc Surg. 2015;149:S10-3.
6. Albuquerque LC, Braile DM, Palma JH, Saadi EK, Almeida RMS, Gomes WJ, et al. Guidelines for surgery of aortic diseases from the Brazilian Society of Cardiovascular Surgery – Updated in 2009. Rev Bras Cir Cardiovasc. 2009;24(2 Suppl):7s-33s.
7. Isselbacher E, Preventza O, lii JHB, Augoustides JG, Beck AW, Bolen MA, et al. 2022 ACC/AHA Guideline for the diagnosis and management of aortic disease. J Am Coll Cardiol. 2022;80(24):e223-e393.
8. Hiratzka LF, Bakris GL, Beckman JA, Bersin RM, Carr VF, Casey Jr DE, et al. 2010 Guidelines for the diagnosis and management of patients with thoracic aortic disease. Circulation. 2010;121(13):e266-e369.
9. Erbel R, Aboyans V, Boileau C, Bossone E, Di Bartolomeo R, Eggebrecht R, et al. 2014 ESC Guidelines on the diagnosis and treatment of aortic diseases Document covering acute and chronic aortic diseases of the thoracic and abdominal aorta of the adult. The Task Force for the Diagnosis and Treatment of Aortic Diseases of the European Society of Cardiology (ESC). Eur Heart J. 2014;35(41):2873-926.
10. Morello F, Bima P, Pivetta E, Santoro M, Catini E, Casanova B, et al. Development and validation of a simplified probability assessment score integrated with age-adjusted d-Dimer for diagnosis of acute aortic syndromes. J Am Heart Assoc. 2021;10(3):e018425.
11. Harris KM, Strauss CE, Eagle KA, Hirsch AT, Isselbacher EM, Tsai TT, et al. Correlates of delayed r ecognition and treatment of acute type A aortic dissection: the International Registry of Acute Aortic Dissection (IRAD). Circulation. 2011;124(18):1911-8.
12. Goldstein SA, Evangelista A, Abbara S, Arai A, Asch FM, Badano LP, et al. Multimodality Imaging of Diseases of the Thoracic Aorta in Adults: From the American Society of Echocardiography and the European Association of Cardiovascular Imaging Endorsed by the Society of Cardiovascular Computed Tomography and Society for Cardiovascular Magnetic Resonance. J Am Soc Echocardiogr. 2015;28(2):119-82.
13. Albornoz G, Coady MA, Roberts M, Davies RR, Tranquilli M, Rizzo JA, et al. Familial thoracic aortic aneurysms and dissectionsdincidence, modes of inheritance, and phenotypic patterns. Ann Thorac Surg. 2006;82(4):1400-5.
14. Chen S-W, Kuo C-F, Huang Y-T, Lin W-T, Wu VC-C, Chou A-H, et al. Association of family history with incidence and outcomes of aortic dissection. J Am Coll Cardiol. 2020;76(10):1181-92.
15. Gawinecka J, Schönrath F, von Eckardstein A. Acute aortic dissection: pathogenesis, risk factors and diagnosis. Swiss Med Wkly. 2017;147:w14489.
16. Silberbach M, Roos-Hesselink JW, Andersen NH, Braverman AC, Brown N, Collins RT, et al. Cardiovascular health in Turner syndrome: a scientific statement from the American Heart Association. Circ Genom Precis Med. 2018;11(10):e000048.
17. Rusthoven CG, Liu AK, Bui MM, Schefter TE, Elias AD, Lu X, et al. Sarcomas of the aorta: a systematic review and pooled analysis of published reports. Ann Vasc Surg. 2014;28(2):515-25.

36

Doenças da aorta torácica e abdominal

Edwaldo Edner Joviliano
Fernando Reis Neto
Milton Sergio Bohatch Junior

CONSULTA RÁPIDA

Doenças da aorta: resumo clínico

Doenças aórticas agudas

Síndrome aórtica aguda →

- Dor aguda lancinante, retroesternal, com irradiação para o dorso.
- Composta por úlcera penetrante, hematoma intramural e dissecção aórtica aguda.

- Angiotomografia de aorta total: importante avaliar todos os segmentos.
- Suporte em unidade de terapia intensiva.
- Controle de pressão e frequência cardíaca.
- Avaliação especializada: cirurgião vascular.

Doenças aórticas crônicas

Aneurisma de aorta →

- Maioria assintomática: achado de exame.
- Sintomáticos: massa pulsátil, dor abdominal (crescimento/iminência de rotura).
- Complicados: roto, embolização distal, fístula aortocava, fístula aortoentérica.

- Ultrassom Doppler da aorta abdominal e ilíacas.
- Angiotomografia
- Controle de fatores de risco: hipertensão arterial, tabagismo, dislipidemia.
- Avaliação especializada: tratamento endovascular ou aberto.

INTRODUÇÃO

As doenças da aorta são potencialmente fatais e necessitam de diagnóstico acurado, vigilância regular e tratamento multidisciplinar. As principais situações clínicas podem ser divididas em: agudas (síndromes aórticas agudas, aneurisma roto e oclusão arterial aguda) e crônicas (aneurismas de aorta e doença arterial obstrutiva). Tanto o aneurisma quanto a dissecção de aorta ascendente e arco aórtico são de competência da cirurgia cardíaca, mas de interesse e necessidade de conhecimento do cardiologista clínico, e são discutidas em capítulo específico.

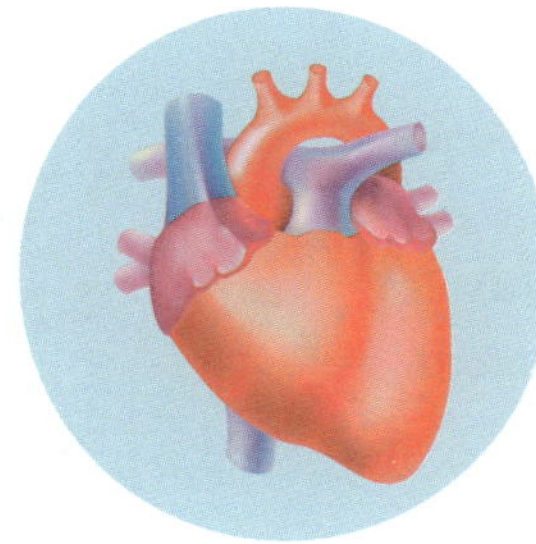

DOENÇAS AÓRTICAS AGUDAS

As síndromes aórticas agudas (SAA) abrangem um grupo heterogêneo de pacientes com características anatômicas e clínicas semelhantes. Esse grupo inclui dissecção aórtica, hematoma intramural e úlcera aórtica penetrante. A incidência de SAA na população geral varia de 4 a 6 casos por 100 mil pessoas/ano, mas aumenta até mais de 30 em pessoas com mais de 65 anos[1,2].

A dissecção aguda da aorta tipo B (DAAB) é o resultado de uma ruptura na camada arterial íntima, que permite ao sangue se propagar dentro da camada média. Isso cria um septo que divide a luz aórtica em verdadeira e falsa. As classificações mais utilizadas na DAAB estão disponíveis na Figura 1 e na Tabela I[1,2].

A ulcera aórtica penetrante (UAP) é definida como a ulceração de uma placa aterosclerótica aórtica que penetra através da lâmina elástica interna na camada média. A

O hematoma intramural (HI) é definido como a presença de sangue dentro da parede da aorta sem ruptura da íntima ou um ponto de entrada identificável na imagem. Pode ser precursor tanto da dissecção quanto da úlcera aórtica penetrante. O HI é diagnosticado na presença de um espessamento circular ou em forma de crescente > 5 mm da parede aórtica na ausência de fluxo sanguíneo. A classificação segue a classificação de Stanford para dissecção de aorta. O tipo A envolve a aorta ascendente, e o tipo B está localizado no arco aórtico e na aorta descendente[1-3].

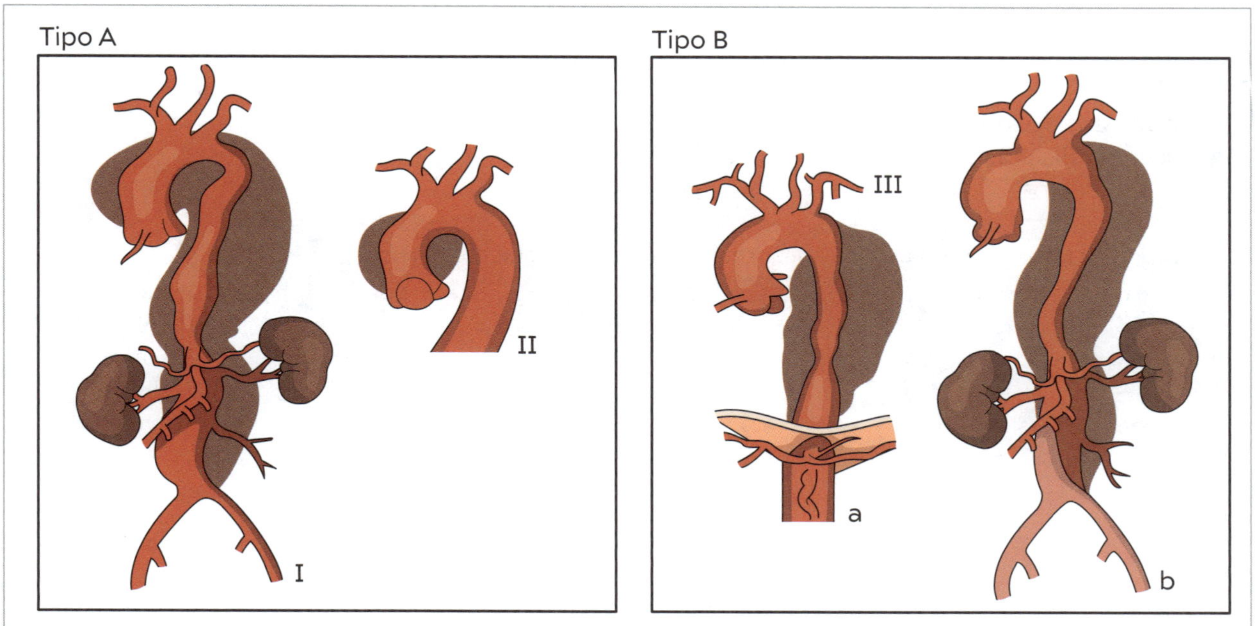

FIGURA 1 Classificações de dissecção aórtica feita por DeBakey (I, II, IIIa e IIIb) e Stanford (A e B).
Fonte: adaptada de Riambau et al., 2017[2].

TABELA I Classificações temporal, anatômica e de gravidade das dissecções de aorta

Temporal	
Hiperaguda	< 24 horas
Aguda	1-14 dias
Subaguda	15-90 dias
Crônica	> 90 dias
Anatômica	
Stanford	
A	Dissecção com origem na aorta ascendente
B	Dissecção com origem na aorta descendente, distal e artéria subclávia
DeBakey	
I	Dissecção iniciada na aorta ascendente com extensão até a aorta descendente ou abdominal
II	Dissecção iniciada e restrita na aorta ascendente
IIIa	Dissecção iniciada e restrita à aorta descendente
IIIb	Dissecção iniciada na aorta descendente com extensão para a aorta abdominal
Dissecção não A não B	Dissecção iniciada no arco aórtico proximal e artéria subclávia esquerda e sem afetar a aorta ascendente
Gravidade	
Não complicada	Ausência de achados de alto risco, má perfusão e rotura
Alto risco	Clínicas: dor refratária; hipertensão refratária; hemotórax; readmissão
	Morfológicas: diâmetro aórtico > 40 mm; má perfusão radiológica; *flap* na pequena curvatura; diâmetro do lúmen falso > 22 mm
Complicada	Ruptura e síndrome de má perfusão

Fonte: Gawinecka et al., 2017[1].

história natural dessa lesão é caracterizada por aumento progressivo da aorta e desenvolvimento de aneurismas saculares ou fusiformes. A localização mais comum da UAP é a aorta torácica descendente (UAP tipo B)[3].

DOENÇAS AÓRTICAS CRÔNICAS

O aneurisma de aorta é uma doença degenerativa definida como dilatação permanente e localizada com um aumento de pelo menos 50% do diâmetro da aorta normal (Tabela II). Afeta principalmente a população idosa acima de 65 anos nos aneurismas torácicos e toracoabdominais, e acima de 75 anos nos aneurismas da aorta abdominal. Entretanto, síndromes genéticas, doenças autoimunes, infecciosas e do tecido conjuntivo podem se manifestar com dilatação de aorta em qualquer idade.

TABELA II Características da doença aneurismática em cada segmento aórtico

Segmento da aorta	Incidência	Frequência	Diâmetro normal	Indicações de intervenção	Correlação diâmetro-ruptura
Torácica descendente	5,3-10/100.000/ano	4%**	2-2,3 cm	Homem > 5,5 cm Mulher > 5,0 cm*	5-5,9 cm: 3% > 6 cm: 3,7-7%
Toracoabdominal			1,7-2,6 cm	> 6,5 cm > 6,0 cm em doenças do tecido conjuntivo	> 7,0 cm: 43%***
Abdominal	25/100.000/ano	90%	2,2-2,3 cm	Homem > 5,5 cm Mulher > 5,0 cm*	5-6 cm: 3-15% 6-7 cm: 10-20% 7-8 cm: 20-40% > 8 cm: 30-50%

* A mulheres ou no contexto de distúrbios do tecido conjuntivo, pode-se considerar diâmetro > 5 cm. ** Aorta ascendente e arco aórtico representam 6% dos aneurismas de aorta. *** Progressão para dissecção ou ruptura. Fonte: Rojas *et al.*, 2005;4 Ferro *et al.*, 2007;5 Iglesias et al., 2021[6]; Gouveia e Melo et al., 2022[7].

DIAGNÓSTICO

Doenças aórticas agudas

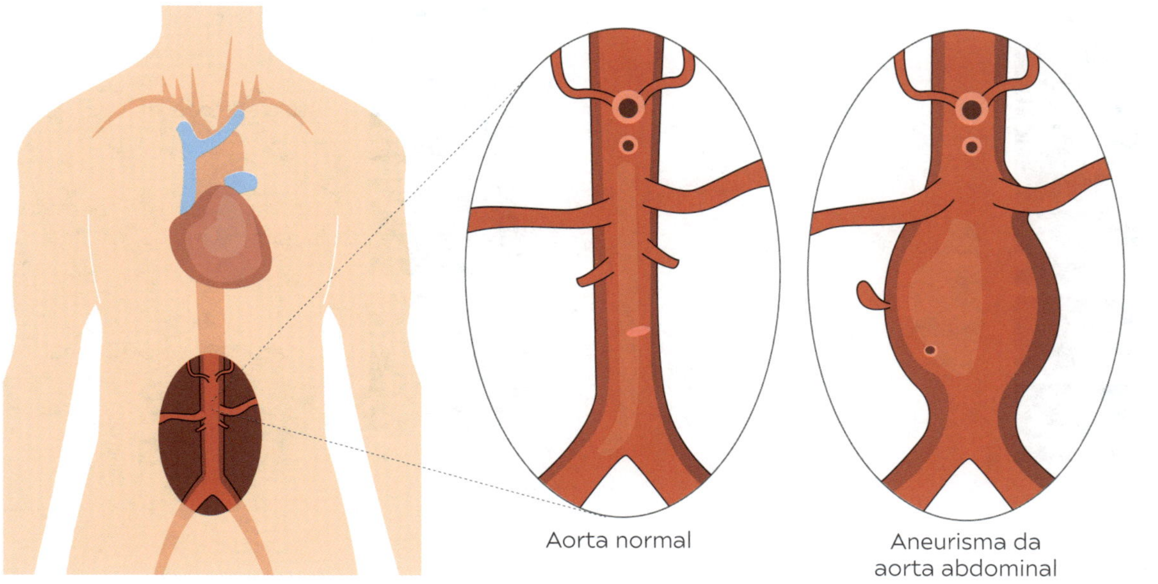

Síndromes aórticas agudas e o aneurisma torácico/abdominal roto

O quadro clínico dos pacientes com SAA pode mimetizar várias outras doenças.

> A apresentação clássica é a dor torácica ou interescapular súbita, presente em cerca de 80% dos pacientes com dissecção aguda de aorta do tipo B. As complicações mais graves incluem ruptura aórtica e oclusões arteriais, com consequente síndrome de má perfusão[2].

A "síndrome de má perfusão" é definida como isquemia de órgão-alvo (visceral, renal, membros inferiores, cérebro ou medula espinhal) com manifestação clínica (ex.: isquemia mesentérica aguda ou acidente vascular encefálico). Já a "má perfusão" é definida como redução do fluxo sanguíneo a um órgão evidenciado por exame de imagem ou mesmo pelo exame clínico (ex.: assimetria de pulsos) ou imagem radiológica[8].

Aneurismas agudos de aorta (AAA) sintomáticos são aqueles que apresentam dor abdominal e/ou nas costas, saco aneurismático doloroso à palpação ou a presença de eventos embólicos, mas sem ruptura da parede aórtica. A apresentação clássica do AAA roto inclui a tríade em apenas 26% dos casos, caracterizada por: dor abdominal/lombar súbita, hipotensão e massa abdominal pulsátil[9]. A dor intensa e continua é causada pela ruptura para o retroperitônio. A dor pode irradiar para as costas, testículos, canal inguinal ou reto. Ao exame, o paciente pode apresentar sinais de choque (palidez, diaforese e hipotensão) associado a massa abdominal pulsátil[10]. Por sua vez, o aneurisma de aorta torácico (AAT) roto é caracterizado por dor torácica súbita (interescapular), podendo apresentar derrame pleural, tamponamento cardíaco e hemomediastino. Geralmente a ruptura do AAT é contida por estruturas periaórticas (pleura, pericárdio) ou órgãos intratorácicos (esôfago, pulmões, coração)[2].

As diretrizes atuais recomendam a angiotomografia como exame padrão-ouro para o diagnóstico devido à sua alta disponibilidade e precisão, bem como pela visualização detalhada de toda a aorta e suas estruturas adjacentes. Os tomógrafos atuais têm sensibilidade de até 100% e especificidade de 98-99%. A imagem deve incluir um estudo sem contraste, seguido por um estudo de contraste de fase arterial e tardia[2,10].

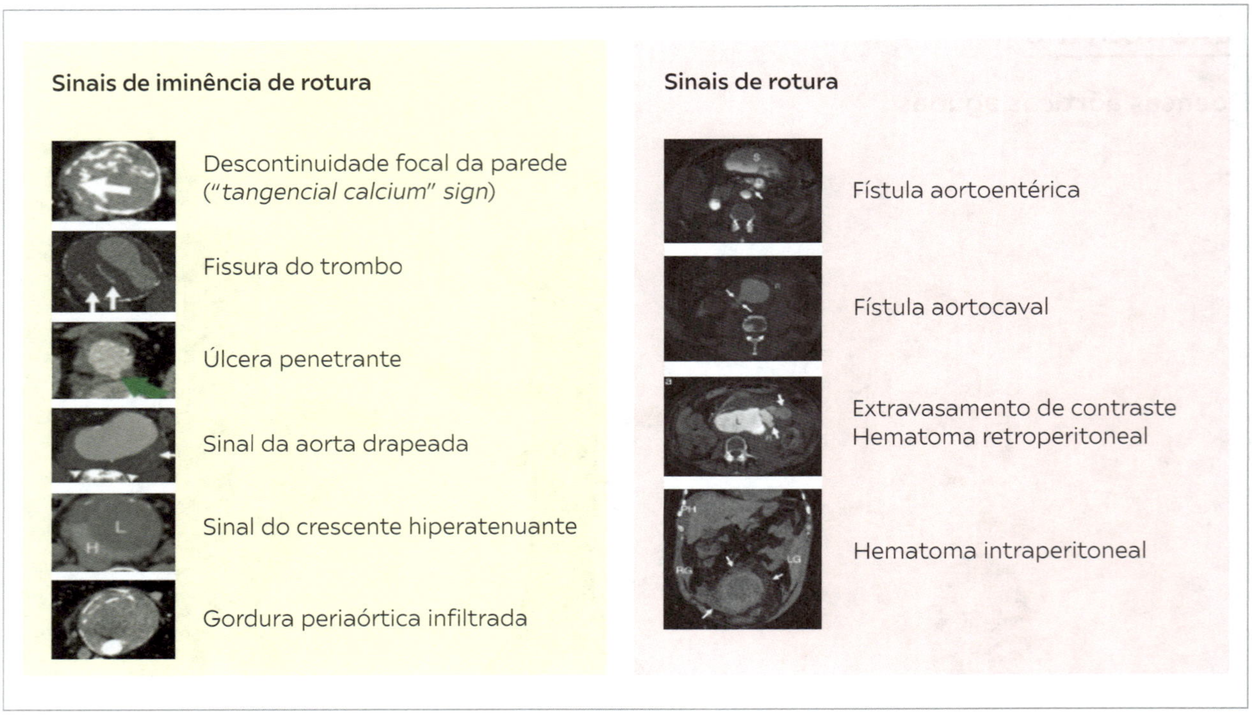

FIGURA 2 Sinais tomográficos de iminência de ruptura e de ruptura aórtica.

DOENÇAS AÓRTICAS CRÔNICAS

Rastreamento dos aneurismas torácicos

Devido ao caráter silencioso, grande parte dos aneurismas é diagnosticada incidentalmente em estudos radiológicos para avaliar outras doenças. Como a triagem populacional não se mostrou custo-efetiva, a seleção dos pacientes para a realização de exames de imagem é baseada na história clínica, incluindo história familiar, bem como nos achados do exame físico. Atualmente a triagem de parentes de pacientes com doença da aorta torácica conhecida é recomendada pela American Heart Association e pelas Diretrizes da European Society of Cardiology[2].

A história clínica deve ser direcionada para determinar se o paciente apresenta risco elevado para AAT e deve receber avaliação adicional para diagnóstico. A Tabela III lista os principais fatores de risco. Em pacientes considerados de risco baixo ou intermediário para um AAT com base na história e nos achados do exame físico, sugere-se a radiografia de tórax como o primeiro exame, pois pode identificar um diagnóstico alternativo aos sintomas e evitar a necessidade de imagens adicionais da aorta. Em pacientes considerados de alto risco para AAT sintomático ou SAA, recomenda-se a tomografia computadorizada da aorta (TCA) devido à sua rapidez e facilidade de uso para o planejamento pré-operatório. A angiorressonância magnética e a ecocardiografia transesofágica também são adequadas para triagem e identificação da doença da aorta torácica, mas têm aplicabilidade limitada nesse cenário[11].

Elefteriades e Ziganshin listaram achados clínicos associados aos aneurismas torácicos, como:

História familiar de doença aórtica; valva aórtica bicúspide; aneurisma intracraniano; anomalias do arco aórtico; cistos renais simples; aneurisma da aorta abdominal; *thumb-palm sign*; arterite temporal. A indivíduos de alto risco que apresentam uma ou mais das condições descritas sugere-se prosseguir a investigação[12].

TABELA III Principais fatores de risco a serem avaliados na seleção de pacientes para rastreamento do aneurisma torácico

História familiar de aneurisma ou dissecção de aorta	
Síndromes genéticas	Síndrome de Marfan
	Síndrome de Loeys-Dietz
	Síndrome de Ehlers-Danlos (tipo IV)
	Síndrome de Turner
Doença inflamatória	Doença de Takayasu
	Arterite de células gigantes
	Doença de Behçet
Doenças cardiovasculares	Coarctação de aorta
	Doença valvar aórtica (ex.: valva bicúspide)
	Cateterismo de aorta
História de trauma contuso torácico	

Rastreamento de aneurisma de aorta abdominal

Vários ensaios clínicos randomizados demonstraram benefício na redução da taxa de aneurismas rotos e na mortalidade global associadas ao aneurisma de aorta. Recomenda-se a triagem populacional com ultrassonografia a todos os homens aos 65 anos de idade.

O American College of Cardiology e a American Heart Association recomendam a triagem para homens com mais de 60 anos com um irmão ou pai que tenha tido aneurisma de aorta abdominal. Já a European Society for Vascular Surgery recomenda que todos os homens e mulheres com 50 anos ou mais com um parente de primeiro grau com AAA sejam considerados para triagem em intervalos de 10 anos e em intervalos entre 5 e 10 anos quando apresentam um aneurisma periférico verdadeiro[10]. A ultrassonografia (USG) é o exame recomendado para acompanhamento do AAA, conforme a Tabela IV[10].

TABELA IV Acompanhamento dos aneurismas de aorta abdominal

Vigilância ultrassonográfica dos aneurismas abdominais	
Diâmetro da aorta	Intervalo de seguimento
2,5-2,9 cm	A cada 5-10 anos
3-3,9 cm	A cada 3 anos
4,0-4,9 cm	Anualmente
≥ 5,0 cm	A cada 3-6 meses

TRATAMENTO

Síndromes aórticas agudas

Os objetivos do tratamento são manter ou restaurar a perfusão dos órgãos vitais e prevenir tanto a progressão da dissecção quanto a ruptura da aorta. Portanto, é importante fazer uma avaliação de risco em um estágio inicial para determinar os méritos da intervenção médica, endovascular ou cirúrgica[2].

O tratamento de primeira linha são os betabloqueadores intravenosos (ou alfa/betabloqueadores). Para pacientes que não respondem ou são intolerantes aos betabloqueadores, bloqueadores dos canais de cálcio ou inibidores ou bloqueadores da enzima conversora de angiotensina podem ser usados como alternativas ou complemento. O alívio da dor também é um componente importante para o tratamento medicamentoso ideal, pois a dor persistente pode indicar progressão da dissecção ou ruptura iminente[2].

Não se recomenda triagem populacional para aneurisma de aorta abdominal em mulheres[10].

Aneurisma torácico/abdominal roto

Representam uma emergência médica! Deve-se realizar imediata avaliação pelo cirurgião vascular para programação de tratamento cirúrgico. Esta, por sua vez, pode ser convencional ou endovascular. A correção endovascular é a primeira escolha, por apresentar menores morbidade e mortalidade[2].

Doenças aórticas crônicas

Aneurisma de aorta torácica e abdominal

O tratamento clínico inclui o controle da pressão arterial, tratamento com estatina para otimização do controle de lipídios e cessação do tabagismo. Já o tratamento definitivo pode ser por cirurgia ou endovascular.

O tratamento cirúrgico é indicado em aneurismas rotos, sintomáticos (dor no aneurisma em expansão, trombose, embolização periférica ou compressão de órgãos adjacentes) e com risco de ruptura. Esse risco é relacionado principalmente ao diâmetro absoluto do aneurisma e taxa de crescimento. Aneurismas saculares, pseudoaneurismas e aneurismas infecciosos/inflamatórios também apresentam maior risco e são indicativos de correção. Além da sintomatologia, sinais tomográficos de iminência de ruptura necessitam de avaliação do cirurgião vascular, pois podem requerer intervenção precoce. Atualmente, os tratamentos disponíveis para os aneurismas de aorta são cirurgia aberta, endovascular ou híbrida[2,3,10].

ACOMPANHAMENTO

Pacientes submetidos a tratamento de aneurisma devem fazer acompanhamento por meio de Doppler vascular e/ou angiotomografia, sobretudo em pacientes tratados pela via endovascular, visto que estes apresentam maior taxa de reintervenção devido aos *endoleak* (vazamento)[2,11]. As SAA após o tratamento em geral endovascular seguem a mesma vigilância clínica e radiológica dos aneurismas de aorta[11].

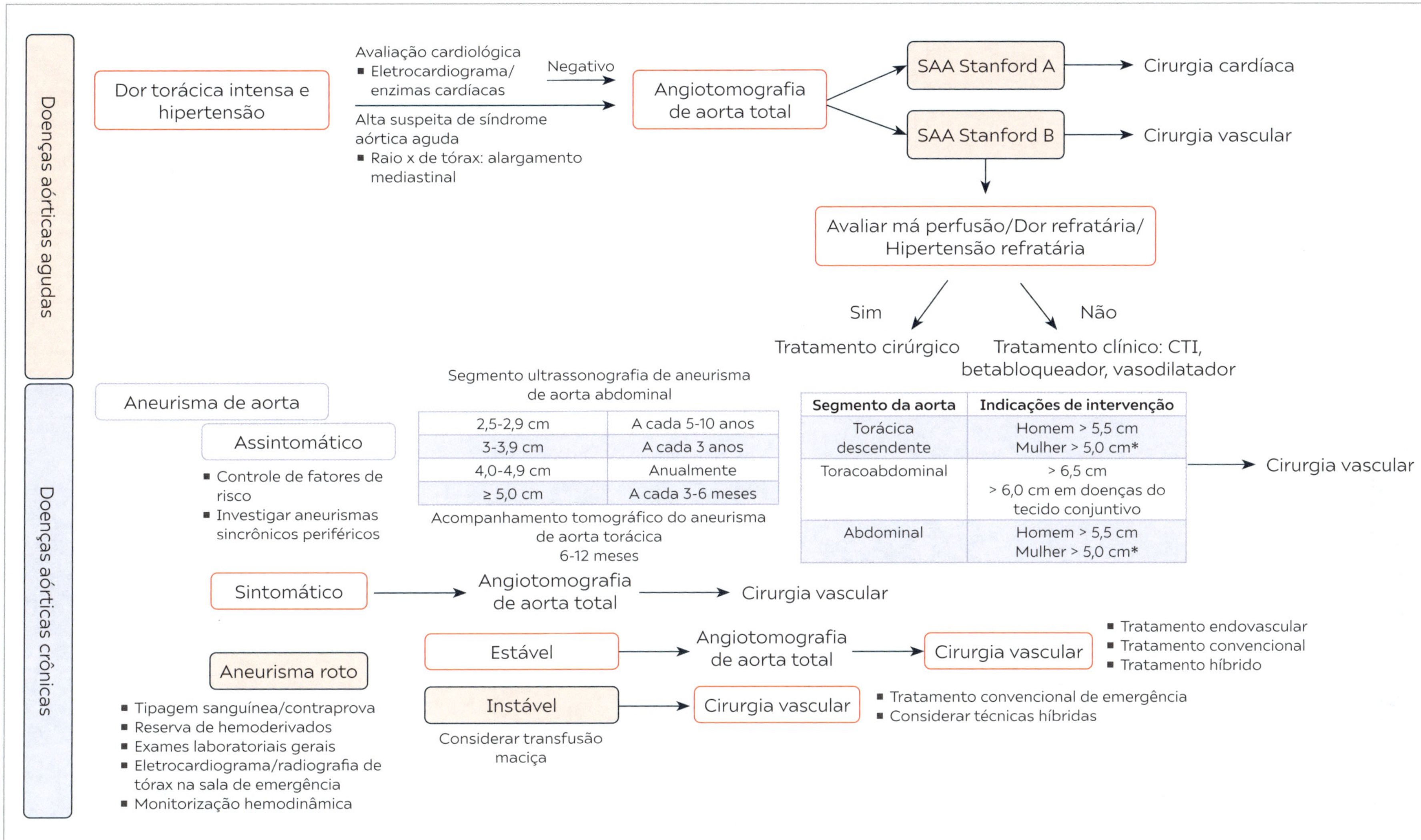

FIGURA 3 Fluxograma do manejo das doenças aórticas aguda e crônica.

BIBLIOGRAFIA

1. Gawinecka J, Schönrath F, von Eckardstein A. Acute aortic dissection: pathogenesis, risk factors and diagnosis. Swiss Med Wkly. 2017;25:147:14489.
2. Riambau V, Böckler D, Brunkwall J, Cao P, Chiesa R, Coppi G, et al. Editor's Choice - Management of Descending Thoracic Aorta Diseases: Clinical Practice Guidelines of the European Society for Vascular Surgery (ESVS). Eur J Vasc Endovasc Surg. 2017;53(1):4-52.
3. Erbel R, Aboyans V, Boileau C, Bossone E, Di Bartolomeo R, Eggebrecht H, et al. 2014 ESC Guidelines on the diagnosis and treatment of aortic diseases. Kardiol Pol. 2014;72(12):1169-252.
4. Rojas SS, Veiga VC, Souza JM, Berlinck MF, Senra DF, Vieira RW, et al. Correção dos aneurismas da aorta torácica e toracoabdominal. Técnica de canulação central. Arq Bras Cardiol. 2005;84(4):297-303.
5. Ferro CR, Oliveira DC, Guerra FF, Lucena AJ, Nunes FP, Ortiz ST, et al. Prevalência e fatores de risco na associação entre doença arterial coronariana e aneurisma de aorta. Arq Bras Cardiol. 2007;88(1):40-4.
6. Iglesias CI, Azofra EA, Suarez SB, Marcos FA, Zanabili Al-Sibbai AA, Pérez MA. Incidence of thoracic aortic aneurysms in patients with a previous abdominal aortic aneurysm repair. Vasc Med. 2021;26(1):50-52.
7. Gouveia e Melo R, Silva Duarte G, Lopes A, Alves M, Caldeira D, Fernandes E Fernandes R, et al. Incidence and prevalence of thoracic aortic aneurysms: a systematic review and meta-analysis of population-based studies. Semin Thorac Cardiovasc Surg. 2022;34(1):1-16.
8. MacGillivray TE, Gleason TG, Patel HJ, Aldea GS, Bavaria JE, Beaver TM, et al. The Society of Thoracic Surgeons/American Association for Thoracic Surgery Clinical Practice Guidelines on the management of type B aortic dissection. Ann Thorac Surg. 2022;113(4):1073-1092.
9. Marston WA, Ahlquist R, Johnson G. Misdiagnosis of ruptured abdominal aortic aneurysm. J Vasc Surg. 1992; 16(1):17-22.
10. Czerny M, Schmidli J, Adler S, van den Berg JC, Bertoglio L, Carrel T, et al. Current options and recommendations for the treatment of thoracic aortic pathologies involving the aortic arch: an expert consensus document of the European Association for Cardio--Thoracic surgery (EACTS) and the European Society for Vascular Surgery (ESVS). Eur J Cardiothorac Surg. 2019;55(1):133-62.
11. Upchurch GR Jr, Escobar GA, Azizzadeh A, Beck AW, Conrad MF, Matsumura JS, et al. Society for Vascular Surgery clinical practice guidelines of thoracic endovascular aortic repair for descending thoracic aortic aneurysms. J Vasc Surg. 2021;73(1S):55-83.
12. Elefteriades JA, Ziganshin BA. Paradigm for detecting silent thoracic aneurysm disease. Semin Thorac Cardiovasc Surg. 2016;28(4):776-82.
13. Jonker FH, Trimarchi S, Verhagen HJ, Moll FL, Sumpio BE, Muhs BE. Meta-analysis of open versus endovascular repair for ruptured descending thoracic aortic aneurysm. J Vasc Surg. 2010;51(4):1026e30.
14. Crawford JD, Perrone KH, Wong VW, Mitchell EL, Azarbal AF, Liem TK, et al. A modern series of acute aortic occlusion. J Vasc Surg. 2014;59(4):1044-50.
15. Jongkind V, Earnshaw JJ, Bastos Gonçalves F, Cochennec F, Debus ES, Hinchliffe R, et al. Editor's choice – Update of the European Society for Vascular Surgery (ESVS) 2020 Clinical practice guidelines on the management of acute limb ischaemia in light of the COVID-19 pandemic, based on a scoping review of the literature. Eur J Vasc Endovasc Surg. 2022;63(1):80-89.
16. Vogt M, Wolfson S, Kuller L. Lower extremity arterial disease and the aging process: a review. J Clin Epidemiol. 1992;45(5):529-42.
17. Aston NO, Thomas ML, Burnand KG. The distribution of atherosclerosis in the lower limbs. Eur J Vasc Surg. 1992; 6(1):73-7.
18. Conte MS, Bradbury AW, Kolh P, White JV, Dick F, Fitridge R, et al. Global vascular guidelines on the management of chronic limb-threatening ischemia. Eur J Vasc Endovasc Surg. 2019;58(1S):S1-S109.e33.

37

Gravidez e problemas cardíacos

Isabelle Nunes Lemos Borges de Freitas
Marilia Moro
Talita Carla Stratti Moreira
Walkiria Samuel Ávila

CONSULTA RÁPIDA

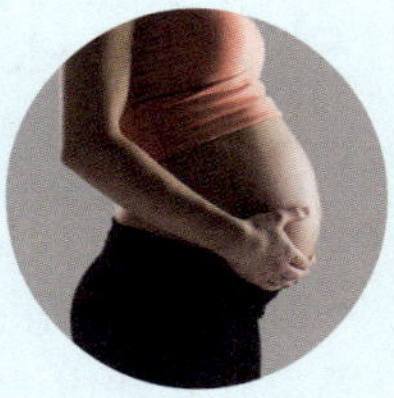

Doutor, estou grávida e tenho um problema cardíaco!

1º passo

- Diagnóstico anatômico, etiológico e funcional da cardiopatia
- Exames complementares
- Estratificação do risco da cardiopatia para a gravidez
- Ajuste da terapêutica para a gestação
- Aconselhamento genético
- Encaminhamento ao obstetra

→

2º passo

- Consultas periódicas no mínimo a cada 30 dias
- Internação hospitalar diante de complicação ou a partir da 34ª semana nas cardiopatias de riscos III/IV (OMSm)
- Discussão com *Heart Team* na decisão de intervenção percutânea *vs.* cirurgia a céu aberto

3º passo

- Discussão com a equipe obstétrica e anestesia a partir da 32ª semana com objetivo de planejamento do parto
- Consulta até 42 dias após o parto – otimização da terapêutica cardiológica
- Avaliação do recém-nascido

→

4º passo

- Aconselhamento reprodutivo
- Acompanhamento até 12 meses após o parto
- Prevenção primária da doença cardiovascular para pacientes com complicações obstétricas
- Encaminhamento para a atenção primária à saúde da mulher de pacientes que tiveram complicações obstétricas

INTRODUÇÃO

Estima-se que as cardiopatias incidam em 4% das gestações e, por si só, continuam sendo a principal causa obstétrica indireta de morte materna na gravidez e no puerpério. O aperfeiçoamento dos métodos de diagnóstico e das alternativas terapêuticas proporcionaram, nas últimas décadas, um crescente número de gestantes com doenças cardiovasculares (DCV). Além disso, a gravidez vem acontecendo em faixas etárias mais avançadas e na presença de fatores associados à DCV que aumentam o risco à gestação. A qualidade da assistência multidisciplinar prestada à grávida cardiopata é o diferencial para o sucesso da gravidez, visto que a proporção de óbitos evitáveis ou provavelmente evitáveis corresponde a quase 80%, decorrente de causas obstétricas diretas ou indiretas em todo o mundo[1,2].

1º PASSO – 1ª CONSULTA NA GRAVIDEZ

> Na primeira consulta da gestação, a definição do **diagnóstico etiológico e estrutural** da doença cardíaca é essencial para permitir a estratificação do risco à gravidez que deve ser fundamentada na Classificação da Organização Mundial da Saúde (OMSm) (Tabela I)[3].

Pacientes incluídas nas classes I e II apresentam risco aceitável para o desenvolvimento da gestação; pacientes na classe III apresentam risco significativo e exigem acompanhamento em hospital terciário e devem ser desaconselhadas à engravidar; aquelas em risco IV apresentam contraindicação à gravidez e se já em curso do primeiro trimestre de gravidez não programada devem receber a proposta de interromper a gestação.

A classificação da OMSm tem sido a mais aceita em todo o mundo, contudo não contempla a doença valvar reumática como cardiopatia adquirida mais frequente no Brasil. Por essa razão, o Posicionamento sobre Cardiopatia e Gravidez da Sociedade Brasileira de Cardiologia (SBC)[5] instituiu uma classificação de risco da gravidez para doença valvar, fundamentada na opinião de especialistas (Tabela II). Na primeira consulta cardiológica, os casos de gestantes com doença valvar de alto risco devem ser discutidos com *heart team*, na intenção de tratamento percutâneo durante o segundo trimestre da gestação, o qual idealmente deveria ser realizado antes da concepção.

Entre os exames complementares, o eletrocardiograma e o ecocardiograma definem o diagnóstico das cardiopatias, na grande maioria dos casos de gestantes cardiopatas. O sistema Holter 24 horas auxilia na identificação e estratificação das arritmias cardíacas, e a ressonância magnética cardíaca, quando indicada, não apresenta restrições durante a gestação. O tes-

TABELA I Classificação da Organização Mundial da Saúde modificada (OMSm) quanto ao risco da gravidez para mulher com doença cardiovascular preexistente

OMSm I (2,4-5%)	OMSm II (5,7-10,5%)	OMSm II-III (0-19%)	OMSm III (19-27%)	OMSm IV > 40%
Lesões discretas. PVM. Lesões simples operadas com sucesso (CIA, CIV, PCA, DAVP). Extrassístoles atriais ou ventricular isoladas.	Lesões não operadas. CIA, CIV, PCA. Tetralogia de Fallot operada. Arritmias não complexas. Síndrome de Turner. DAo normal.	Disfunção ventricular: FEVE > 45%. Cardiomiopatia hipertrófica. Valvopatia mitral ou aórtica leve a moderada. Síndrome de Marfan ou outras doenças sem dilatação de aorta. Valva aórtica bicúspide (DAo < 45 mm). Coarctação da aorta operada. DSAV.	Disfunção ventricular: FEVE: 30-45%. Cardiomiopatia periparto: FEVE normal. Prótese mecânica. Ventrículo direito sistêmico: FE normal. Circulação de Fontan S/C. Cardiopatia cianogênica N/C. Cardiopatias congênitas complexas. Estenose mitral grave.	Hipertensão arterial pulmonar. Disfunção ventricular sistêmica: FEVE < 30%/NYHA III-IV. Cardiomiopatia periparto com disfunção ventricular. Lesões obstrutivas graves de coração esquerdo. Ventrículo direito sistêmico com grave disfunção. Dilatação de aorta. > 45 mm: síndrome de Marfan. > 50 mm: valva bicúspide.

CIA: comunicação intra-atrial; CIV: comunicação interventricular; DAo: doença da aorta; DAVP: drenagem anômala de veias pulmonares; DSAV: defeito do septo atrioventricular; FEVE: fração de ejeção do ventrículo esquerdo; PCA: persistência do canal arterial; PVM: prolapso da valva mitral. Adaptado de Thorne et al., 2006[4].

TABELA II Classificação de riscos da doença valvar à gravidez

Risco alto	Risco intermediário	Risco aceitável
Estenose mitral importante	PB com disfunção moderada	Valvopatia discreta
Estenose aórtica importante PB estenótica/calcificada PM com disfunção	Estenose pulmonar grave	PB sem disfunção
Hipertensão pulmonar importante	PM PM mitral > PM da aorta	Valvopatia + fração de ejeção normal
Insuficiência aórtica + doenças da aorta ▪ Síndrome de Marfan (diâmetro de aorta > 45 mm) ▪ Valva bicúspide (diâmetro de aorta > 50 mm)	Insuficiência aórtica + doenças da aorta ▪ Síndrome de Marfan (diâmetro de aorta 40 a 45 mm) ▪ Valva aórtica bicúspide (diâmetro de aorta 45 a 50 mm)	Valvopatia sem fatores desfavoráveis FA, HP, disfunção ventricular, antecedentes (IC, EI, trombo)
Valvopatia + fração de ejeção < 35%	Anticoagulação permanente	–

EI: endocardite infecciosa; FA: fibrilação atrial; HP: hipertensão pulmonar; IC: insuficiência cardíaca; PB: prótese biológica; PM: prótese mecânica. Fonte: Avila et al., 2020[5].

> Na prática clínica, ambas as classificações são satisfatórias para a presunção de riscos de complicações e de morte materna, contudo existem fatores complicadores que influenciam os desfechos da gravidez e que devem ser considerados além da classificação da OMSm e da SBC apresentados na Tabela III.

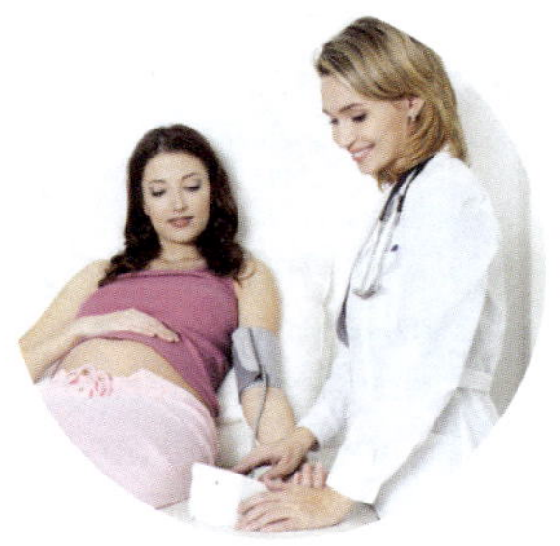

TABELA III Fatores complicadores ao risco para gravidez

Hipoxemia (STO_2 < 90%)
Classe funcional: III/IV (NYHA)
Arritmias cardíacas complexas
Fibrilação atrial
Lesões estruturais residuais (calcificação de tubos, degeneração de enxertos etc.)
Disfunção ventricular sistêmica
Hipertensão pulmonar
Comorbidades (HAC, DM, obesidade)

DM: *diabetes mellitus*/gestacional I; HAC: hipertensão arterial crônica; NYHA: New York Heart Association.

te ergométrico não é recomendado na investigação de doença isquêmica coronariana, e o teste ergoespirométrico auxilia na estratificação de risco antes da “nova” gestação. Em contrapartida, a realização de exames com radiação ionizante deve ser justificada para decisões de condutas que priorizam a vida materna; caso contrário, deve ser postergada para após o parto. O ecocardiograma fetal é recomendado para o rastreamento de cardiopatia congênita fetal e deve ser realizado entre a 25ª e 28ª semanas de gestação.

O ajuste terapêutico na primeira consulta da gestação pretende manter a eficácia do tratamento materno e a prevenção dos efeitos adversos obstétricos e fetais. Nesse sentido, em 2015 a classificação do risco dos fármacos (A, B, C, D e X) foi substituída pela denominada *Pregnancy and Lactation Labeling Rule* (PLLR)[6] porque esta fornece um resumo descritivo e informações detalhadas sobre estudos em animais e ensaios clínicos dos fármacos durante a gestação. A Tabela IV traz um resumo das restrições dos principais fármacos de ação cardiovascular utilizados durante a gestação prescritos na prática da Cardiologia[5-7].

2º PASSO – PREVENÇÃO E TRATAMENTO DAS COMPLICAÇÕES

> A seleção da **terapêutica medicamentosa** diante das complicações merece considerações que devem priorizar a vida materna, mas ponderar os efeitos adversos para a gravidez. Nesse cenário, destacamos para a prática clínica o tratamento da insuficiência cardíaca (IC) e das arritmias cardíacas e a prevenção do tromboembolismo.

Insuficiência cardíaca

A IC é a principal causa de mortalidade materna, com uma prevalência de 12,5% em gestantes portadoras de cardiopatias, destacando-se que sua ocorrência após o parto também é frequente[8].

> O **diagnóstico** durante a gravidez é um grande desafio porque as alterações fisiológicas da gestação, por si só, provocam sintomas como dispneia, ortopneia, palpitações, tonturas e sinais como taquicardia e edema periférico, que também fazem parte da síndrome clínica da IC. A progressiva piora do quadro clínico faz suspeitar de IC, lembrando da importância de um interrogatório astuto e categórico sobre os antecedentes pessoais e familiares.

Entre as causas mais frequentes de IC destacam-se pré-eclâmpsia, embolia amniótica, cardiomiopatias, doença valvar, cardiomiopatia periparto, disfunção de próteses valvares, tromboembolismo pulmonar, infarto agudo do miocárdio e as miocardites.

A investigação laboratorial e exames de imagem orientam para a definição do diagnóstico na quase totalidade dos casos. Nesse contexto, o peptídio natriurético (BNP) é um marcador não modificado pela gravidez e auxilia no diagnóstico de IC durante a gestação (Figura 1)[9].

O tratamento não medicamentoso inclui uma parceria eficiente entre o cardiologista e o obstetra em consultas periódicas e frequentes, restrição hídrica e salina moderada, controle do peso corporal, investigação de infecções, sobretudo do trato geniturinário, tratamento da anemia e a necessidade de eventual hospitalização.

Arritmias cardíacas

As arritmias são comuns na gestação. Sendo uma primeira manifestação ou agravamento ou recorrência de arritmia preexistente, a conduta essencial para o tratamento e prognóstico é a definição da existência ou não de uma doença cardíaca estrutural ou elétrica. A fibrilação atrial (FA) e a taquicardia paroxística supraventricular (TPSV) são as mais diagnosticadas.

As palpitações são comuns, e em apenas 10% dos casos estão associadas a presença de arritmia. Sua avaliação diagnóstica não difere da realizada em mulheres fora da gestação. Bradicardia sinusal sintomática é pouco frequente, em geral associada à síndrome da hipotensão supina gestacional. Síncopes ligadas a bloqueios atrioventriculares são igualmente incomuns. A morte cardíaca súbita, rara durante a gestação, apresenta maior risco de ocorrência em mulheres com taquicardia ventricular associada a cardiopatia estrutural e naquelas com canalopatias (especialmente portadoras da síndrome do QT longo)[11]. As recomendações atuais propõem que as arritmias durante a gestação sejam classificadas de acordo com o potencial comprometimento hemodinâmico. No grupo de baixo e médio risco, o parto tem indicação obstétrica. Já no grupo de alto risco, há indicação de parto cesárea[5,9-11].

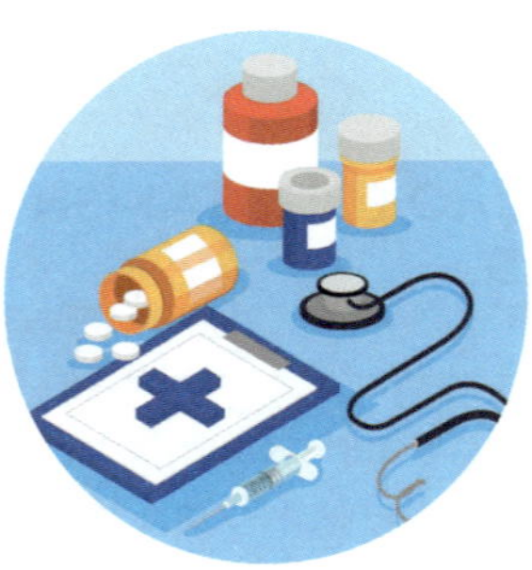

> No **tratamento medicamentoso**, ajustes e restrições de fármacos devem ser respeitados visando à segurança obstétrica e fetal, como mostra a Tabela IV.
>
> Os **betabloqueadores**, particularmente os beta-1-cardiosseletivos (metoprolol, bisoprolol, carvedilol), são os de primeira escolha no tratamento da IC com fração de ejeção reduzida e nos casos de congestão pulmonar consequente à estenose mitral isolada.
>
> Os **diuréticos de alça** (furosemida) são os mais empregados e devem ser usados com muita cautela – em doses não altas porque contribuem para a redução do fluxo placentário.
>
> **Vasodilatadores**: a associação hidralazina e nitratos pode substituir os inibidores da enzima conversora ou os bloqueadores dos receptores da angiotensina, contudo frequentemente acarretam hipotensão que é mal tolerada durante a gravidez.
>
> **Digitálicos**: a digoxina é de grande valor para as pacientes que se mantêm sintomáticas, a despeito da terapêutica otimizada com betabloqueador, vasodilatador e diurético, além de contribuir para o controle da frequência cardíaca em casos de taquiarritmias[5,9,10].

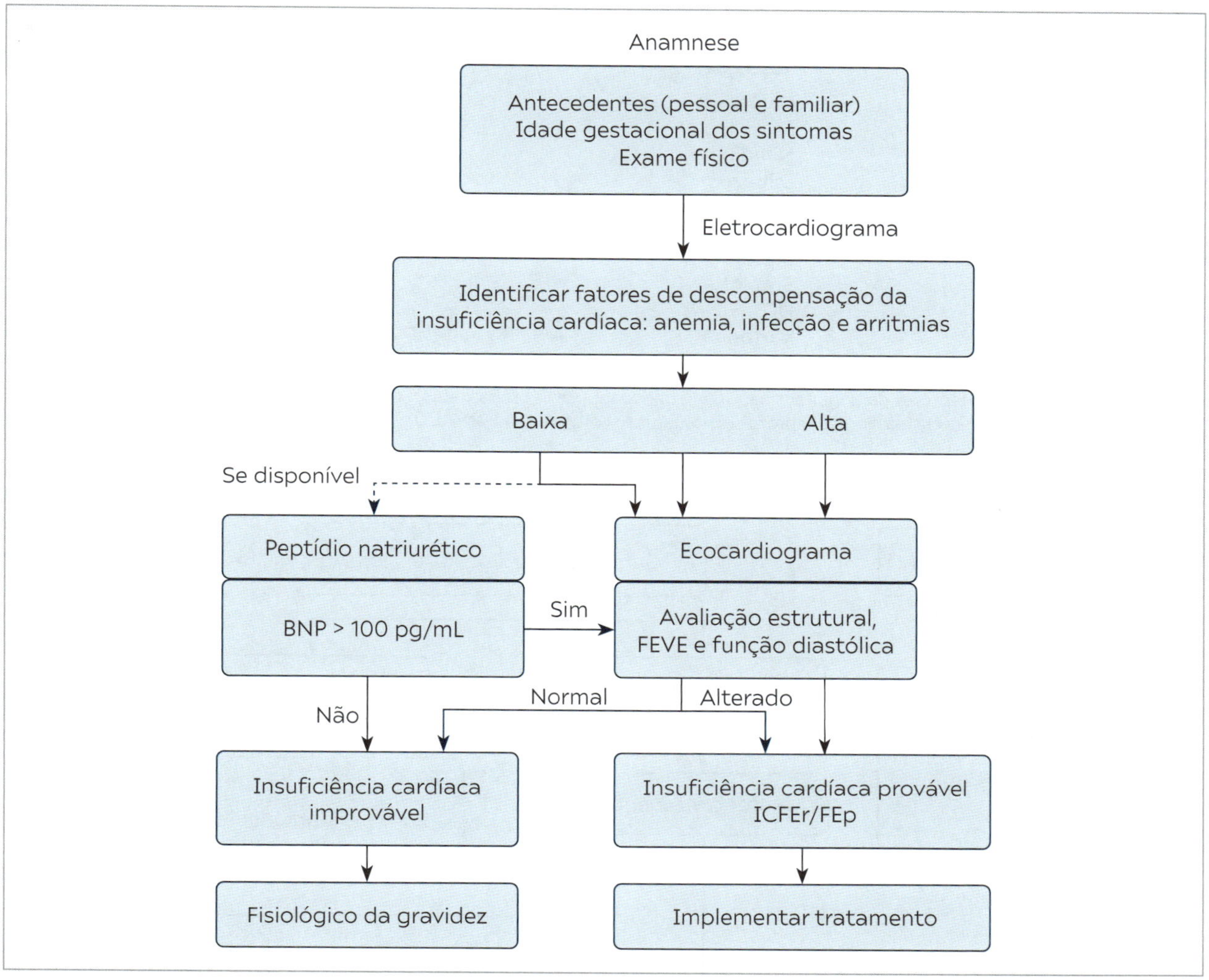

FIGURA 1 Fluxograma para o diagnóstico da insuficiência cardíaca na gestação. BNP: peptídio natriurético; FEVE: fração de ejeção do ventrículo esquerdo; ICFEr: IC com fração de ejeção reduzida; ICFEp: IC com fração de ejeção preservada.

Adaptada de Rohde et al., 2018[9].

O tratamento sempre deve considerar a presença de lesão cardíaca estrutural, sintomas e complexidade das arritmias (Figura 2). Também devem ser lembradas na avaliação inicial as doenças tireoidianas, distúrbios hidroeletrolíticos, tromboembolismo pulmonar e abuso de álcool. Podem ser utilizados na gestação, de acordo com a indicação, cardioversão elétrica, manobras vagais, fármacos antiarrítmicos, implante de dispositivos (marca-passo, cardiodesfibrilador implantável, ressincronizador cardíaco) e ablação por cateter (Tabela V)[12].

No manuseio agudo das demais arritmias sustentadas supraventriculares (fibrilação atrial, *flutter*, taquicardia atrial), betabloqueadores, digitálicos e verapamil são indicados para o controle da resposta ventricular. O uso de magnésio tem se mostrado seguro e eficaz como tratamento adjuvante para o controle de frequência. O tratamento crônico das TSV e TV (para aqueles pacientes sem pré-excitação) deve ser semelhante ao realizado fora da gestação, exceto pelo uso da amiodarona devido às implicações ao feto. O sotalol não deve ter uso permanente em gestantes com síndrome de Wolff-Parkinson-White para prevenção dos episódios de TPSV. Sempre devemos buscar o uso da menor dose possível dos medicamentos.

A estimativa de risco tromboembólico em pacientes com fibrilação ou *flutter* atrial permanente sem doença cardíaca estrutural deve ser apoiada no escore de CHA2DS2-VASc. É indicada anticoagulação se escore maior ou igual a 2, utilizando heparina e/ou antagonistas da vitamina K (a depender da idade gestacional). Os DOAC (dabigatrana, rivaroxabana, apixabana, edoxabana) ainda não têm seu uso liberado na gestação. A ablação por cateter e o implante de dispositivos, quando imprescindíveis, podem ser

TABELA IV Medicamentos de ação cardiovascular e riscos para a gravidez

Contraindicação	Restrições	Liberação
Atenolol	Carvedilol	Heparina
IECA	Propranolol	Digoxina
Estatinas	Nifedipino	Enoxaparina
BRA	Diltiazem	Verapamil
Hidantoína	Nitroprussiato	Adenosina
Bosentana	Sildenafila	Metildopa
Espironolactona	Metoprolol	Epoprostenol
Amiodarona	Sotalol	Furosemida
DOAC	HCT	Clopidogrel
	Varfarina	Ácido acetilsalicílico
		Fondaparinux

BRA: bloqueadores dos receptores da angiotensina; DOAC: anticoagulantes orais diretos; HCT: hidroclorotiazida; IECA: inibidores da enzima conversora da angiotensina. Fonte: Reprotox (www.reprotox.org); Avila et al., 2020[5].

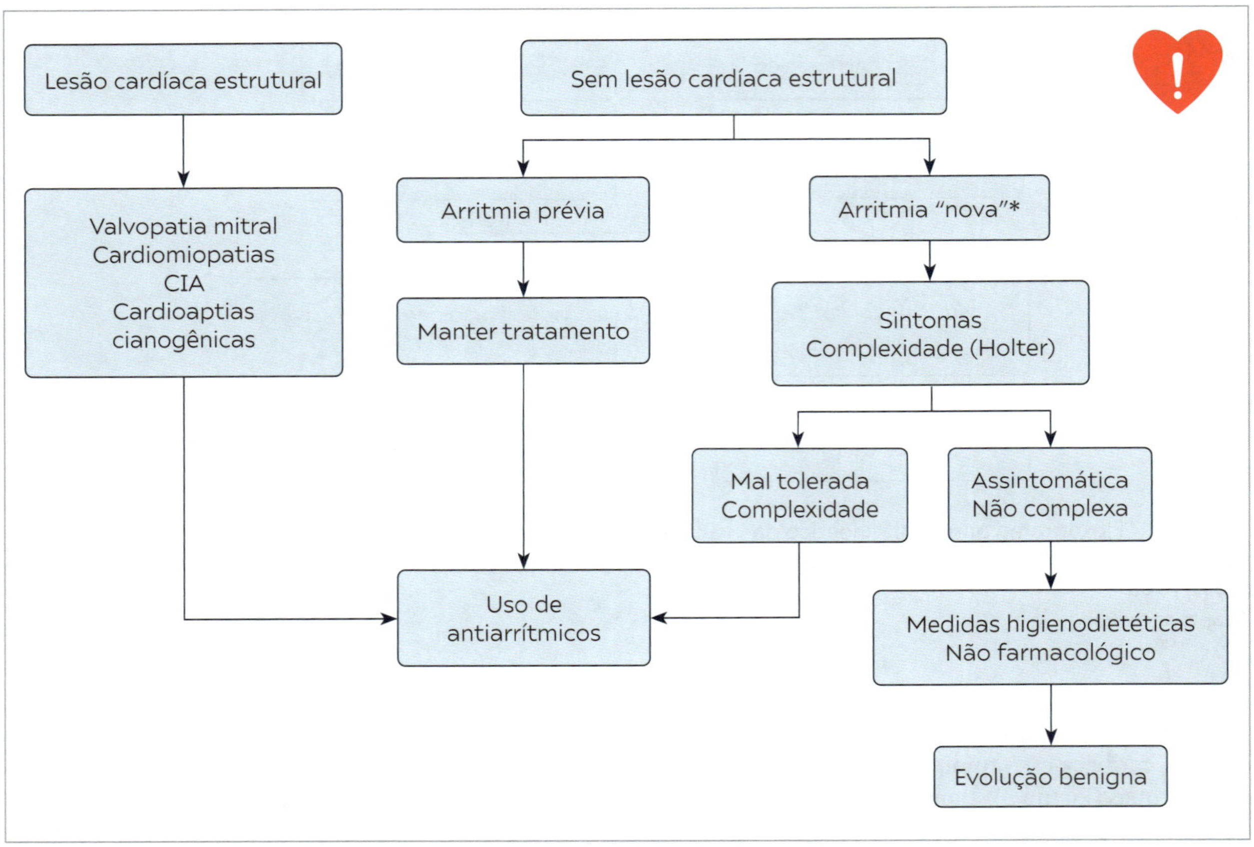

FIGURA 2 Arritmias cardíacas durante a gravidez. Como conduzir?

* Taquicardia supraventricular, fibrilação atrial, taquicardia ventricular não sustentada, taquicardia ventricular e fibrilação ventricular. CIA: comunicação interatrial.

realizados, sem ou com o mínimo de fluoroscopia. Se as condições clínicas permitirem, deverão ser realizados fora do período gestacional. Portadoras de marca-passo e cardiodesfibrilador implantável devem ter seus dispositivos reprogramados antes do parto cesárea devido à interferência do bisturi elétrico. Se parto cesárea de emergência, coloca-se um ímã sobre a loja do gerador de marca-passo durante o uso do bisturi elétrico, com colocação da placa do cautério longe da região torácica. Não é preciso tal reprogramação para parto vaginal.

Prevenção do tromboembolismo

O estado de hipercoagulabilidade da gravidez exige a anticoagulação permanente em pacientes com alto

TABELA V Tratamento medicamentoso da insuficiência cardíaca

Fármaco	Uso durante a gestação	Efeitos adversos possíveis	Uso durante a lactação
Diuréticos de alça (furosemida)	Permitido	Hipovolemia e hipotensão materna; hipoperfusão uterina	Permitido (em excesso, pode reduzir a quantidade de leite)
Betabloqueadores (beta1 seletivo); bisoprolol, carvedilol, metoprolol	Permitido	Bradicardia e ou hipoglicemia fetal (dose-dependente)	Permitido
IECA e BRA	Não permitido	Agenesia renal, oligoâmnio, malformação, perdas fetais	Permitido (captopril, enalapril)
Antagonistas dos mineralocorticoides	Não permitido	Feminilização do feto masculino	Permitido
Sacubitril-valsartana	Não permitido	Semelhante aos IECA e BRA	Desconhecido
Hidralazina nitratos	Permitido	Hipoperfusão uteroplacentária	Permitido
Ivabradina	Não permitido	Desconhecido	Desconhecido
Digoxina	Permitido	Baixo peso do recém-nascido	Permitido
HNF e HBPM	Permitido	Não atravessa a barreira placentária	Permitido
Varfarina	Evitar – risco teratogênico	Embriopatia por varfarina (deformidades esqueléticas, hemorragia intracraniana, aborto espontâneo, perdas fetais)	Permitido
DOAC (rivaroxabana, apixabana, edoxabana, dabigatrana)	Não permitido	Dados limitados; possível malformação, restrição de crescimento intrauterino	Desconhecido

BRA: bloqueadores dos receptores da angiotensina; HBPM: heparina de baixo peso molecular; HNF: heparina não fracionada; IECA: inibidores da enzima conversora da angiotensina. Fonte: Avila et al., 2020[5]; Halpern et al., 2019[7].

TABELA VI Tratamento das arritmias *versus* efeitos adversos no concepto

Fármaco	Efeitos adversos para o feto
Lidocaína	Seguro
Magnésio	Seguro
Adenosina	Seguro (dose máxima de 24 mg)
Digoxina	Seguro
Propafenona	Seguro (< 600 mg)
Propranolol, metoprolol, carvedilol	Risco baixo de restrição do crescimento e bradicardia (dose-dependente)
Sotalol	Sem efeito teratogênico, risco de bradicardia
Verapamil	Bradicardia, tendência a restrição do crescimento
Diltiazem	Restrição do crescimento, anomalias
Atenolol	Alto risco de restrição do crescimento e bradicardia
Amiodarona	Hipoglicemia, restrição do crescimento, prematuridade, hipotireoidismo
Ivabradina	Teratogênico, retardo do crescimento
Seguro	
Uso com cautela	
Não indicado	

risco ao tromboembolismo, como próteses mecânicas e fibrilação atrial com lesão cardíaca estrutural. A proposta apresentada na Figura 3 pretende obter a eficácia materna e a proteção do feto, em cinco momentos[5].

- Momento 1 – orientação quanto ao diagnóstico precoce da gravidez: esclarecimento sobre a obrigatoriedade em manter a anticoagulação, a disponibilidade dos anticoagulantes e os seus riscos em todas as etapas da gestação, parto e puerpério. A orientação inclui a informação sobre a importância do diagnóstico precoce da gravidez em reduzir a ocorrência da embriopatia, que ocorre entre a 6ª e 9ª semanas de gestação.
- Momento 2 – primeiro trimestre: confirmado o diagnóstico da gravidez (beta-HCG e ultrassonografia obstétrica), deve ser realizada a substituição da varfarina pela heparina para a prevenção de trombose materna e o malefício da embriopatia. Em pacientes que chegam à primeira visita médica com idade gestacional além da 6ª semana, a varfarina não deve ser suspensa.
- Momento 3 – segundo trimestre: retorno ao anticoagulante oral. O retorno para a varfarina ajusta-se à suposição de abreviar o uso da heparina e do menor risco da embriopatia. A proposta é manter as doses de varfarina de acordo com as metas de anteriores à gestação, com controle do INR semanal ou quinzenal. A reintrodução da varfarina deve obedecer à dinâmica da transição, ou seja, simultânea à heparina de baixo peso molecular subcutânea ou à heparina não fracionada endovenosa até o alcance da meta do INR.
- Momento 4 – terceiro trimestre: considerar a hospitalização, redirecionar para a anticoagulação parenteral e planejar o parto. A hospitalização deve ser programada com 36 semanas de gestação para o uso de heparina de baixo peso molecular subcutânea ou heparina não fracionada endovenosa.
- Momento 5 – puerpério: reintrodução da anticoagulação oral e alta hospitalar. Decorridas 6 horas do parto e em ausência de complicação materna, a heparina não fracionada endovenosa ou heparina de baixo peso molecular subcutânea em doses terapêuticas devem ser reintroduzidas. A varfarina deve ser prescrita 48 horas após o parto, obedecendo à dinâmica de transição em conjunto com a heparina até o valor de 2,0 do INR, quando é dada a alta hospitalar.

3º PASSO – DISCUSSÃO SOBRE O PARTO

A assistência multidisciplinar ao parto e puerpério abrange a estratificação de risco da cardiopatia e as considerações aos protocolos de prevenção e tratamento de cada maternidade. A via de parto é de indicação obstétrica, contudo o vaginal espontâneo no termo da gestação é a escolha mais acertada. As indicações maternas do parto cesárea incluem IC grave; cardiopatias em risco IV (OMS m); formas graves de hipertensão pulmonar; arritmias complexas de difícil controle e trabalho de parto sob uso de anticoagulante oral. Nesse cenário, essas pacientes devem permanecer em unidade de terapia intensiva no período de 24 a 48 horas após o parto[5,10,11].

4º PASSO – PLANEJAMENTO FAMILIAR E CONTRACEPÇÃO

O aconselhamento reprodutivo da mulher cardiopata deve considerar o desejo e o momento da programação da "nova" gravidez. Mulheres cardiopatas não podem vivenciar uma gravidez não planejada. A consulta de planejamento familiar possibilita que a paciente obtenha informações relacionadas aos riscos associados à gravidez, sobre os medicamentos teratogênicos que devem ser suspensos antes da concepção e a respeito da segurança e eficácia dos contraceptivos. É importante ressaltar que pacientes que apresentam indicação de intervenção da lesão estrutural ou elétrica do coração devem realizá-las antes da concepção.

Os critérios de elegibilidade da OMSm[13] estabelecem as limitações e contraindicações dos métodos anticoncepcionais para as diferentes cardiopatias e situações clínicas, propiciando um apoio à prescrição (Tabela VII). O conhecimento sobre as características e propriedades dos métodos de contracepção deve ser compartilhada com o ginecologista no intuito de obter, além da eficácia, a segurança e a tolerância ao método selecionado. Atualmente, os tipos de contracepção reversíveis existentes no mercado nacional incluem as pílulas combinadas de uso oral, os dispositivos intrauterinos, o endoceptivo de liberação de etonogestrel, o injetável mensal, o injetável trimestral e os implantes subdérmicos de progesterona. Entre os contraceptivos hormonais, a OMS classifica como seguros para as doenças cardíacas os anticoncepcionais que contenham progestágenos isolados nas diferentes formas (Figura 4) de administração. A gravidez não planejada é um importante fator que contribui para a mortalidade materna decorrente de cardiopatias na gravidez.

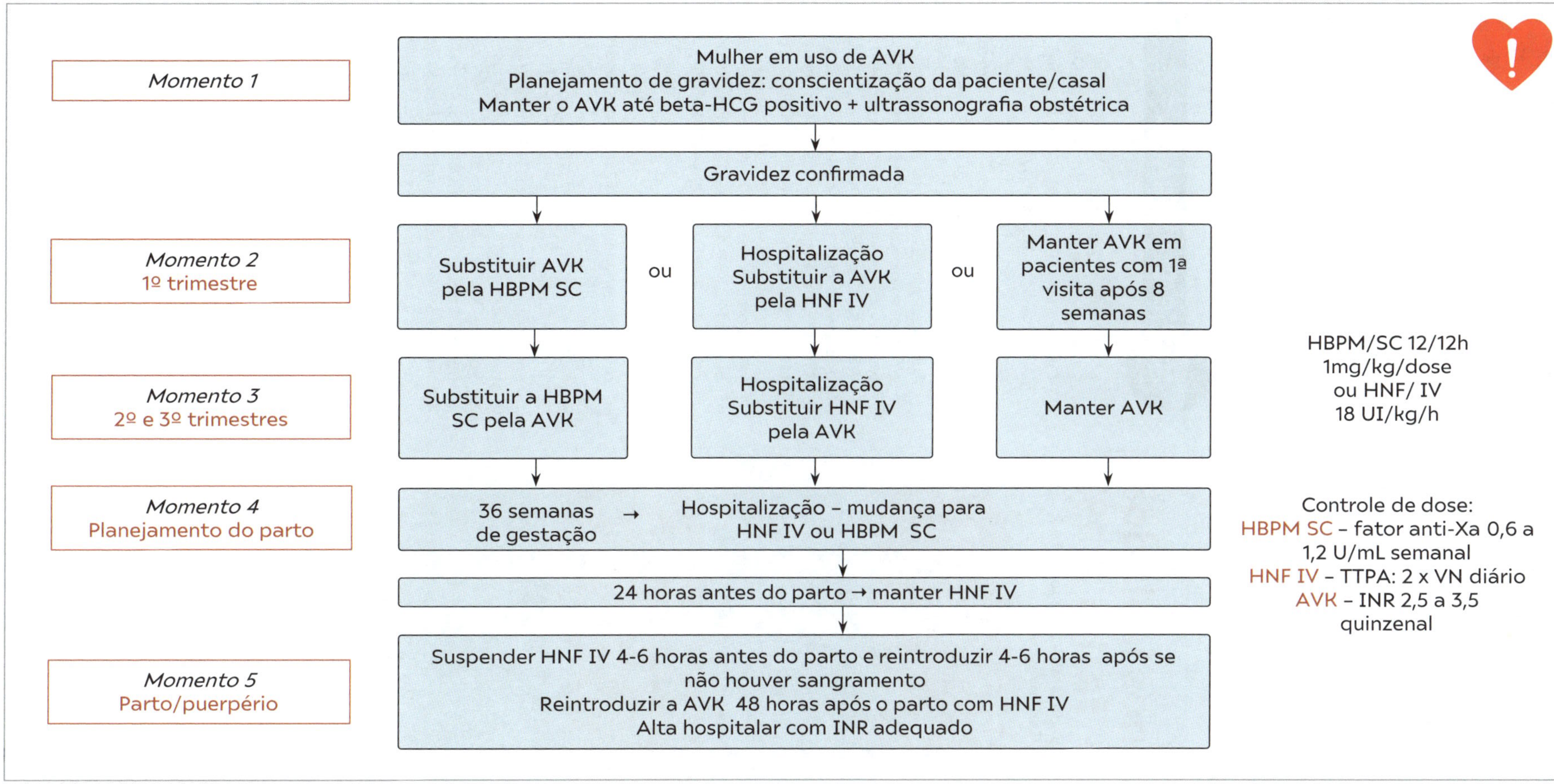

FIGURA 3 Recomendações para anticoagulação permanente em grávidas com alto risco de tromboembolismo

AVK: antagonista da vitamina K; HBPM: heparina de baixo peso molecular; HNF: heparina não fracionada; IV: via intravenosa; SC: via subcutânea.

TABELA VII Seleção do método de contracepção e doença cardiovascular. Classificação do risco da cardiopatia à gestacão* e ao contraceptivo**. Interdisciplinaridade

OMS classe	Risco da gestão	Risco do contraceptivo
1	Aceitável	Não modificado
2	Baixa morbidade	Benefício maior
3	Alta morbidade e letalidade	Risco maior
4	Gestação contraindicada	Método contraindicado

* Organização Mundial da Saúde (OMS). ** Critérios de elegibilidade da OMS: classificados como 1 e 2 têm seu uso recomendado e os riscos 3 e 4 são desaconselhados, considerando-se os tipos de cardiopatia e a situação clínica da paciente. Fonte: WHO, 2015[14].

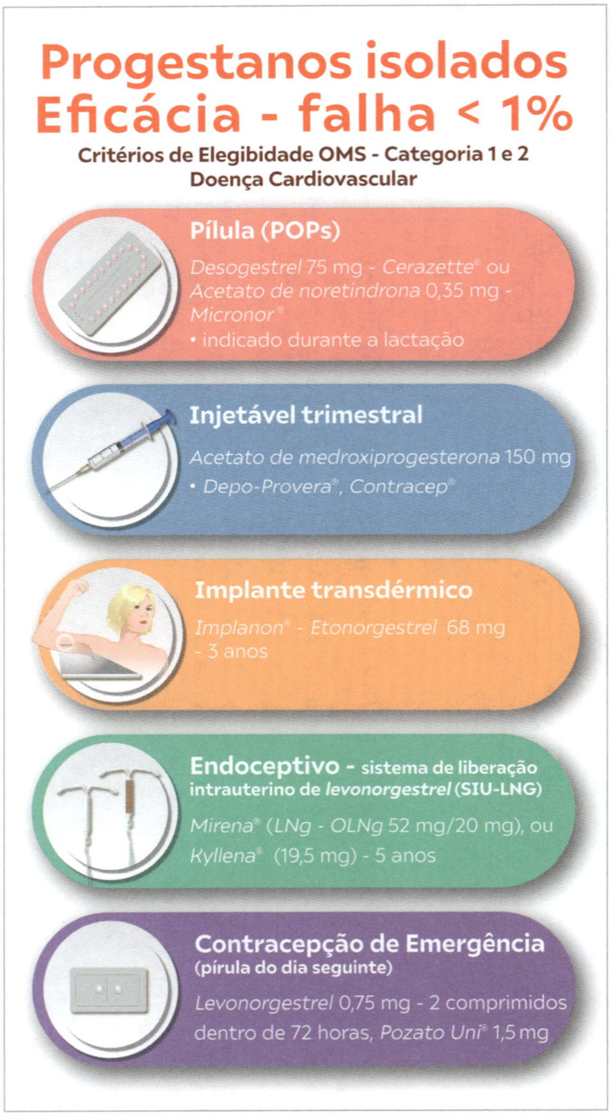

FIGURA 4 Progestágenos isolados.
Fonte: Avila et al., 2020[15].

BIBLIOGRAFIA

1. Brasil. Ministério da Saúde. Secretaria de Vigilância em Saúde. Boletim Epidemiológico 20. Volume 51. Maio 2020.
2. Campanharo FF, Cecatti JG, Haddad SM, Parpinelli MA, Born D, Costa ML, et al. The impact of cardiac diseases during pregnancy on severe maternal morbidity and mortality in Brazil and Brazilian Network for Surveillance of Severe Maternal Morbidity Study Group. PLoS One. 2015;10(12):e0144385.
3. Balci A, Sollie-Szarynska KM, van der Bijl AGL, Ruys TPE, Mulder BJM, Roos-Hesselink JW, et al. Prospective validation and assessment of cardiovascular and offspring risk models for pregnant women with congenital heart disease. Heart. 2014;100(17):1373-81.
4. Thorne S, MacGregor A, Nelson-Piercy C. Risks of contraception and pregnancy in heart disease. Heart. 2006;92(10):1520-5.
5. Avila WS, Alexandre ERG, Castro ML, Lucena AJG, Marques-Santos C, Freire CMV, et al. Brazilian Cardiology Society statement for management of pregnancy and family planning in women with heart disease – 2020. Arq Bras Cardiol. 2020;114(5):849-942.
6. Brucker MC, King TL. The 2015 US Food and Drug Administration Pregnancy and Lactation Labeling Rule. J Midwifery Womens Health. 2017;62(3):308-16.
7. Halpern DG, Weinberg CR, Pinnelas R, Mehta-Lee S, Economy KE, Valente AM. Use of medication for cardiovascular disease during pregnancy: JACC state-of-the-art review. J Am Coll Cardiol. 2019;73(4):457-76.
8. Mogos MF, Piano MR, McFarlin BL, Salemi JL, Liese KL, Briller JE. Heart failure in pregnant women: a concern across the pregnancy continuum. Circ Heart Fail. 2018;11(1):e004005.
9. Rohde LE, Montera MW, Bocchi EA, Clause N, Albuquerque DC, Rassi S. Diretriz brasileira de insuficiência cardíaca crônica e aguda. Arq Bras Cardiol. 2018;111(3):436-539.
10. Mehta LS, Warnes CA, Bradley E, Burton T, Economy K, Mehran R, et al. Cardiovascular considerations in caring for pregnant patients: a scientific statement from the American Heart Association. Circulation. 2020;141(23):e884-e903.
11. Regitz-Zagrosek V, Roos-Hesselink JW, Bauersachs J, Blomström-Lundqvist C, Cífková R, De Bonis M, et al. 2018 ESC Guidelines for the management of cardiovascular diseases during pregnancy. Eur Heart J. 2018;39(34):3165-241.
12. Tamirisa KP, Elkayam U, Briller JE, Mason PK, Pillarisetti J, Merchant FM, et al. Arrhythmias in pregnancy. JACC Clin Electrophysiol. 2022;8(1):120-35.
13. Curtis KM, Tepper NK, Jatlaoui TC, Berry-Bibee E, Horton LG, Zapata LB, et al. U.S. Medical eligibility criteria for contraceptive use, 2016. MMWR Recomm Rep. 2016;65(3):1-103.
14. World Health Organization (WHO). Medical eligibility criteria for contraceptive use, 5th ed. Geneva: WHO; 2015.
15. Avila WS, Alexandre ERG, Castro ML, Lucena AJG, Marques-Santos C, Freire CMV, et al. Posicionamento da Sociedade Brasileira de Cardiologia para gravidez e planejamento familiar na mulher portadora de cardiopatia – 2020. Arq Bras Cardiol. 2020;114(5):849-942.

38

Condutas no paciente pós-intervenções

Precil Diego Miranda de Menezes Neves
Rafael Amorim Belo Nunes
Luísa Pacheco Avezum
Laura Pacheco Avezum
Gustavo Bernardes de Figueiredo Oliveira
Álvaro Avezum

CONSULTA RÁPIDA

- Os procedimentos de intervenção coronariana representam modalidade terapêutica associada ao tratamento medicamentoso, com objetivos de alívio sintomático e, dependendo do cenário eletivo ou agudo, de redução do risco de novos eventos isquêmicos, como infarto agudo do miocárdio e óbito cardiovascular.
- Os dispositivos cardíacos implantáveis consistem em avanços tecnológicos importantes na prevenção e no tratamento de complicações de distúrbios de ritmo cardíaco. O manejo ambulatorial adequado é essencial para garantir o bom funcionamento e predizer/tratar complicações associadas a arritmias.
- O manejo clínico adequado no retorno ao consultório, após receber alta hospitalar, constitui pedra fundamental para que o paciente tenha uma evolução clínica sem complicações precoces, com vigilância atenta, e implementação de medidas recomendadas para prevenção secundária otimizada em longo prazo.

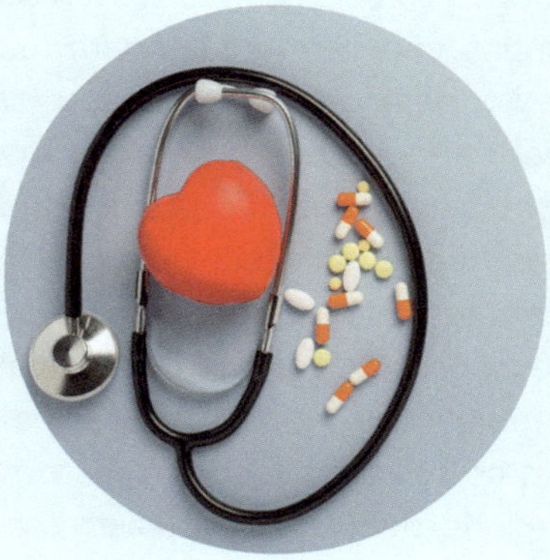

INTRODUÇÃO

Na prática cardiológica de consultório, os procedimentos de intervenção cardiológica são importantes aliados no manejo de pacientes nos mais diversos cenários, como doença arterial coronariana, arritmias cardíacas, valvopatias, miocardiopatias, entre outros. Monitorização do bom funcionamento dos dispositivos e/ou controle medicamentoso são essenciais para diminuir o risco de futuras complicações.

Neste capítulo, serão abordados os principais tópicos no manejo ambulatorial de pacientes submetidos a procedimentos de revascularização miocárdica e pacientes portadores de dispositivos cardíacos implantáveis.

REVASCULARIZAÇÃO MIOCÁRDICA

A revascularização miocárdica (RM) é um procedimento comum na prática cardiológica. Esse procedimento pode ser feito por meio de intervenção coronária percutânea (ICP) com implante de *Stent* coronariano (medicamentoso ou não medicamentoso) ou pela cirurgia de revascularização miocárdica coronariana com enxertos venosos aortocoronários e/ou com utilização de enxertos arteriais, notadamente a artéria torácica interna esquerda. Esses procedimentos podem ser realizados de forma eletiva ou no contexto de síndromes coronárias agudas e, neste último, há evidência do benefício clínico por redução de desfechos clinicamente relevantes, como morte cardiovascular e novos eventos isquêmicos, incluindo novo infarto do miocárdio. As recomendações seguintes são baseadas nas diretrizes do American College of Cardiology, da American Heart Association e da Society Cardiovascular Angiography Interventions[1], da European Society of Cardiology e European Association for Cardio-Thoracic Surgery[2].

- Reavaliação inicialmente proposta: primeiro retorno em 30 dias, depois trimestral, e até o final do primeiro ano, seguindo-se de modo anual os pacientes pós-RVM miocárdica, visando à busca ativa por novos sintomas, eventuais complicações clínicas, confirmação da adesão à prevenção secundária medicamentosa, assim como às orientações para adoção de mudanças de hábitos e estilo de vida saudável.
- Orientação de medidas para mudança de estilo de vida (como cessar tabagismo, dieta adequada e atividade física regular), controle adequado das comorbidades prévias (metas para controle de hipertensão, diabetes, dislipidemia, manejo de obesidade e perda de gordura abdominal), além de intervenções psicológicas/medicamentosas nos pacientes com transtornos de ansiedade, depressão e/ou estresse.
- Encaminhar o paciente para programas de reabilitação cardiovascular com o intuito de aumentar a sobrevida livre de eventos, incluindo menor risco de novas hospitalizações e procedimentos de revascularização repetidos, além de propiciar melhor qualidade de vida.
- Em pacientes submetidos à cirurgia de RVM, ao exame físico avaliar possíveis complicações pós-procedimento, como instabilidade torácica, infecções de sítio cirúrgico ou de áreas doadoras de enxertos vasculares, edema de membros inferiores, derrame pleural, instabilidade hemodinâmica ou sangramentos, entre outros.
- Para pacientes submetidos à ICP, palpação dos locais onde o acesso vascular para o procedimento coronariano foi realizado (artéria femoral em membros inferiores ou artéria radial em membros superiores), a fim de avaliar complicações como formação de pseudoaneurisma, sinais de isquemia distal no contexto de embolia e/ou trombose, hematomas e infecção.
- Para pacientes submetidos à ICP, retorno precoce com menos de 30 dias deverá ser realizado para vigilância de nefropatia induzida por contraste, particularmente nos pacientes idosos, com disfunção renal aguda ou crônica pré-procedimento invasivo, naqueles que receberam volume de contraste acima de 100 mL, nos diabéticos, nos indivíduos com disfunção sistólica ventricular esquerda, com baixo peso ou com menor superfície corporal, e em pacientes em situações de síndromes coronárias agudas. Orientar para garantir adequada hidratação, manter euvolemia e evitar medicamentos com potencial de nefrotoxicidade como anti-inflamatórios não esteroides.
- Prescrição e orientação sobre benefício e importância de adesão às medicações comprovadamente associadas à redução de mortalidade e à estabilização de placas ateroscleróticas com redução de novos eventos isquêmicos, em suas doses máximas toleradas pelo paciente. Essas classes consistem, especialmente, em estatinas e antiagregantes plaquetários. A Figura 1 descreve o fluxograma para uso de dupla antiagregação plaquetária em pacientes pós-RVM por ICP.
- Após síndrome coronariana aguda e/ou ICP em paciente com fibrilação atrial com indicação de anticoagulação oral, considerar a dupla terapia com inibidor P2Y12 e anticoagulante oral ao invés de tripla terapia com AAS, inibidor P2Y12 e anticoagulante oral[3].
- Para pacientes que apresentam diagnóstico prévio ou que evoluem com sinais de insuficiência cardíaca com fração de ejeção

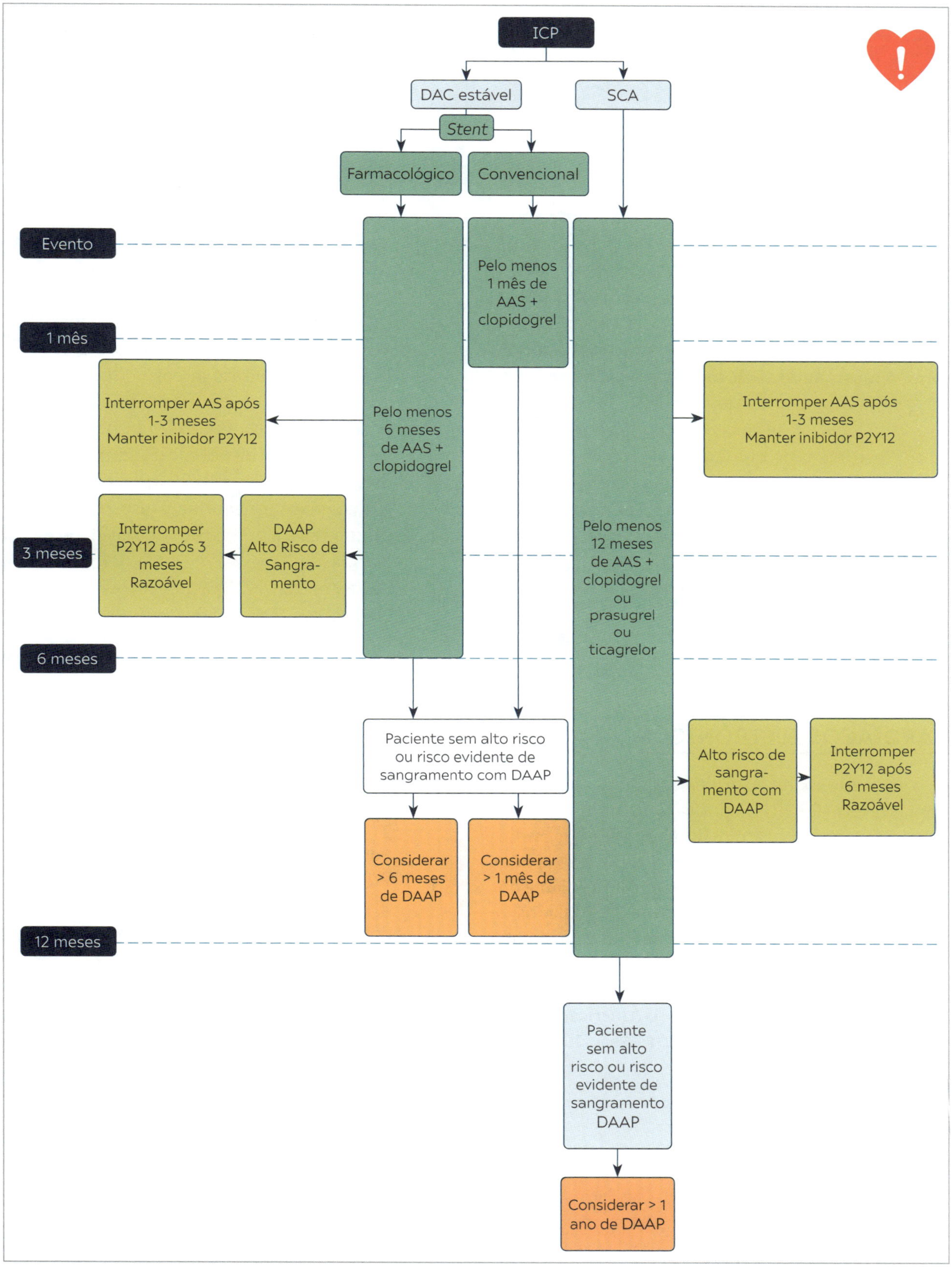

FIGURA 1 **Fluxograma de dupla antiagregação plaquetária após revascularização miocárdica percutânea.**
AAS: ácido acetilsalicílico; DAAP: dupla antiagregação plaquetária; DAC: doença arterial coronariana; ICP: intervenção coronariana percutânea; P2Y12: *adenosina difosfato P2Y12 receptor*; SCA: síndrome coronariana aguda.
Fonte: Lawton et al., 2022[1].

reduzida pós-procedimento, iniciar ou otimizar medicações que reduzem mortalidade em doses máximas toleradas pelos pacientes. Essas classes incluem inibidores de enzima conversora de angiotensina (IECA) ou bloqueadores de receptores de angiotensina II (BRA), betabloqueadores, antagonistas do receptor mineralocorticoide, inibidores de SGLT2, hidralazina + dinitrato de isossorbida (especialmente em afrodescendentes, se intolerantes aos IECA ou BRA ou na forma associada para maior efeito vasodilatador), inibidor da neprilisina e do receptor da angiotensina em combinação.

- Para pacientes que mantêm sintomas isquêmicos mesmo após RVM, recomenda-se, além de otimização de medicamentos antianginosos, a realização de provas funcionais que possam identificar novas áreas de isquemia (ou prévias e residuais por revascularização incompleta, para guiar a terapêutica de modo adequado, reduzindo novos exames invasivos desnecessários).

IMPLANTE DE DISPOSITIVOS CARDÍACOS ELETRÔNICOS

Vários são os dispositivos cardíacos eletrônicos implantáveis (DCEI) disponíveis na prática clínica, entre eles o marca-passo definitivo (MCPD), cardioversor-desfibrilador implantável (CDI) e a terapia de ressincronização cardíaca (TRC). Após o implante dos dispositivos, alguns cuidados devem ser tomados de forma ambulatorial para garantir seu funcionamento, identificar complicações e evitar desconfigurações. As recomendações a seguir são baseadas nas diretrizes da European Society of Cardiology[4], do American College of Cardiology/da American Heart Association[5] e da Heart Rythm Society[6].

- A monitorização do funcionamento desses dispositivos pode ser feita de forma eficaz tanto por meio de consultas presenciais como por avaliações remotas, sem evidências claras de superioridade de uma forma sobre a outra.

- O acompanhamento por monitorização remota deve ser oferecido a todos os pacientes com DCEI após orientação ao paciente sobre o método, suas responsabilidades e sinais de alarme, com o devido registro em seu prontuário. A Tabela I elenca as frequências e as modalidades de avaliação dos DCEI de acordo com o tipo e o tempo de implantação.
- Após o implante de DCEI orienta-se não realizar exercícios vigorosos com o membro ipsilateral ao dispositivo por um período de 4-6 semanas. Recomenda-se não praticar esportes de contato intenso e risco elevado de trauma direto local (artes marciais, boxe), para evitar danos ao dispositivo ou eletrodos, além de potenciais complicações no sítio de implantação. Para outros esportes coletivos, orienta-se o uso de coletes protetores e a prática com intensidade moderada.
- Pacientes com MCPD que necessitem realizar ressonância magnética (RM) podem apresentar disfunção de dispositivo por alterações dos sensores, além de apresentar complicações como perfuração miocárdica pelos cabos, entre outros. Existem MCPD com sistemas condicionais para RM. Alguns dos fatores de risco para complicações associadas à RM em pacientes usuários de MCPD são dispositivos não condicionais para RM, taxas de absorção específica > 2 W/kg, cabos epicárdicos, exames de imagens torácicas, depleção da carga do gerador, implantes metálicos próximos ao DCEI, entre outros. A Figura 2 descreve o fluxograma para avaliação do paciente com MCPD que precisar realizar RM.
- O risco de disfunção de marca-passo em pacientes submetidos a tratamento com radioterapia é maior em pacientes submetidos à aplicação de radiação com fótons com energia > 6-10 MV (pela produção de nêutrons), em pacientes com dose cumulativa > 2 Gy (risco moderado) ou > 10 Gy (alto risco) e naqueles dependentes de marca-passo. A Figura 3 ilustra o manejo de pacientes com DCEI e indicação de tratamento com radioterapia.

TABELA I Frequência e modalidade de avaliação para pacientes com dispositivos cardíacos eletrônicos implantáveis (DCEI)

Tipo de avaliação	Frequência	Modalidade de avaliação
Avaliação pós-implante imediato	Até 72 h pós-implante do dispositivo	Avaliação presencial
Avaliação pós-implante precoce	2-12 semanas pós-implante	Avaliação presencial
Avaliação de rotina para MCPD/TRC-MCPD	A cada 3-12 meses	Avaliação presencial ou monitorização remota
Avaliação de rotina para CDI/TRC-D	A cada 3-6 meses	Avaliação presencial ou monitorização remota
Após choque pelo CDI/TRC-D	A cada 24-48 horas	Avaliação presencial ou monitorização remota
Após > 1 choque pelo CDI/TRC-D	Imediatamente	Avaliação presencial
Qualquer DCEI até sinais de depleção de bateria	Anual	Avaliação presencial
Qualquer DCEI após sinais de depleção de bateria	A cada 1-3 meses	Avaliação presencial ou monitorização remota

CDI: cardioversor-desfibrilador implantável; MCPD: marca-passo definitivo; TRC: terapia de ressincronização cardíaca.

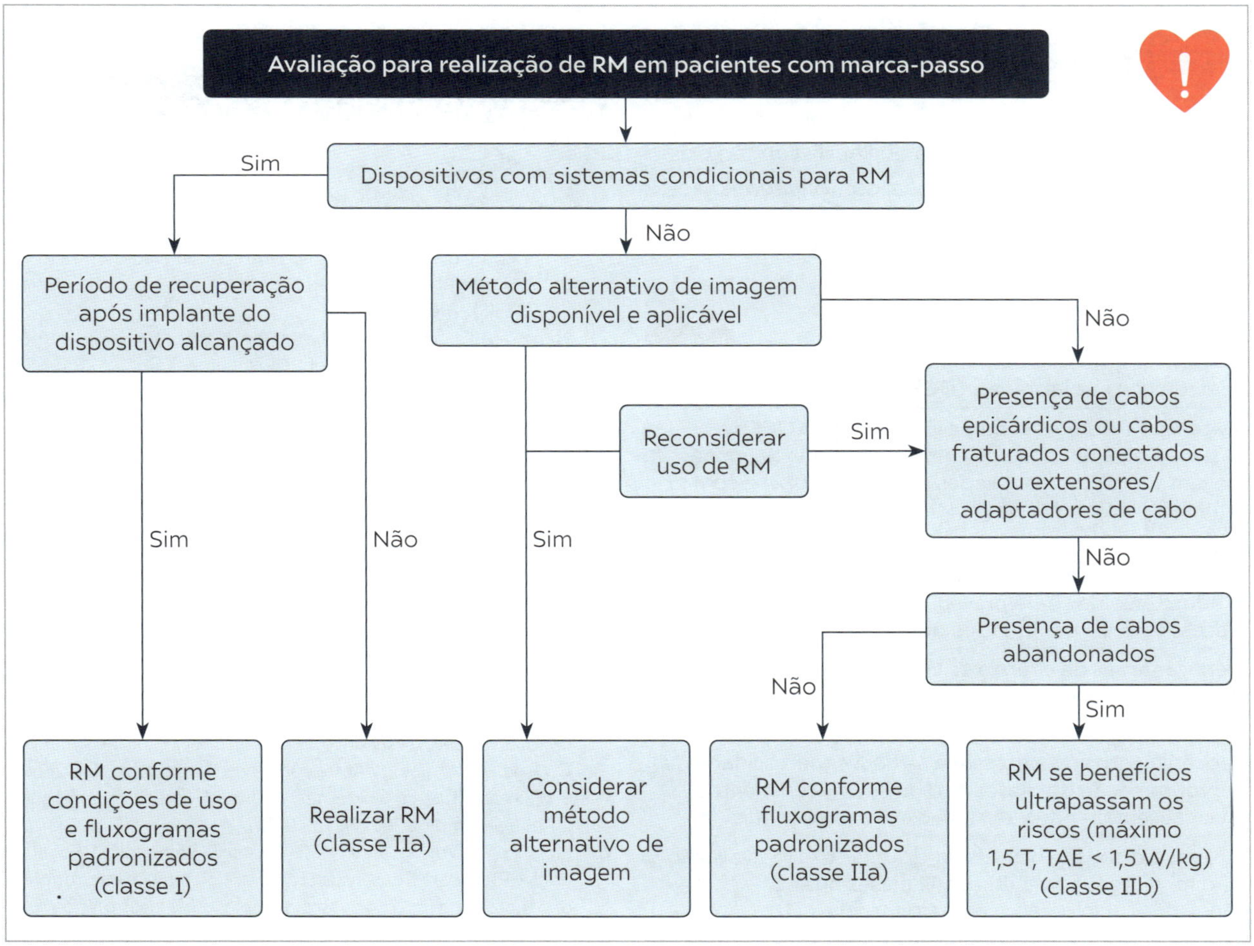

FIGURA 2 Fluxograma de avaliação para realização de ressonância magnética em pacientes portadores de marca-passo. RM: ressonância magnética; TAE: taxa de absorção específica.

Fonte: Glikson, et al., 2022[3].

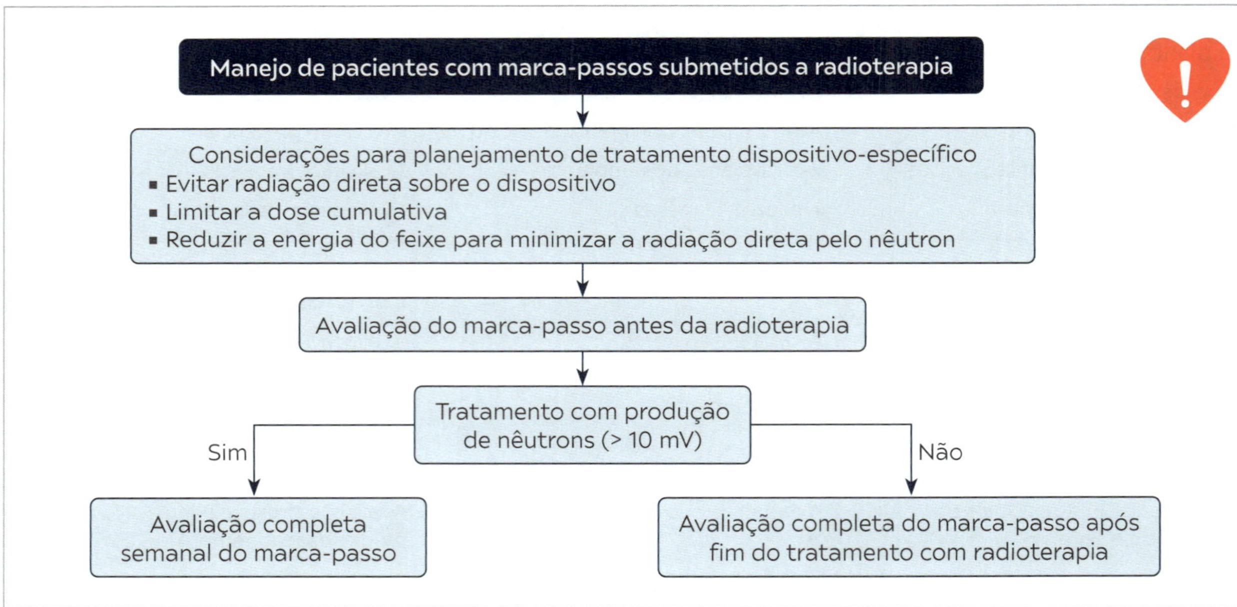

FIGURA 3 **Fluxograma de manejo de pacientes com marcapasso submetidos a radioterapia.**
Fonte: Glikson, et al., 2022[3].

- Existem cuidados específicos em relação ao manejo perioperatório de pacientes em uso de DCEI para evitar disfunção dos dispositivos ou outras complicações. Essas orientações são descritas na Tabela II.

TABELA II **Cuidados perioperatórios em pacientes com dispositivos cardíacos eletrônicos implantáveis (DCEI)**

Evite usar cateteres centrais ipsilaterais ao DCEI; a inserção ou a remoção de cateter de artéria pulmonar devem ser realizadas guiadas por fluoroscopia e com profilaxia antimicrobiana
Informe o paciente sobre o risco potencial de interferência eletromagnética durante o procedimento e adote medidas para preveni-la de acordo com as necessidades e preferências do paciente
Verificar antes da cirurgia se o dispositivo está em modo assíncrono de estimulação do aparelho
A presença de técnicos especializados durante o procedimento só é necessária se houver necessidade de reprogramação do dispositivo ou em procedimentos que causem grande interferência eletromagnética
Checar o dispositivo antes da cirurgia se essa avaliação não foi realizada nos últimos 12 meses ou se a longevidade do gerador é desconhecida

BIBLIOGRAFIA

1. Lawton JS, Tamis-Holland JE, Bangalore S, Bates ER, Beckie TM, Bischoff JM, et al. 2021 ACC/AHA/SCAI guideline for coronary artery revascularization: executive summary: a report of the American College of Cardiology/American Heart Association Joint Committee on Clinical Practice Guidelines. Circulation. 2022;145(3):e4-e17.
2. Neumann FJ, Sousa-Uva M, Ahlsson A, Alfonso F, Banning AP, Benedetto U, et al; ESC Scientific Document Group. 2018 ESC/EACTS Guidelines on myocardial revascularization. Eur Heart J. 2019;40(2):87-165.
3. Bainey KR, Marquis-Gravel G, Belley-Côté E, Turgeon RD, Ackman ML, Babadagli HE, et al. Canadian Cardiovascular Society/Canadian Association of Interventional Cardiology 2023 Focused Update of the Guidelines for the Use of Antiplatelet Therapy. Can J Cardiol. 2024;40(2):160-181.
4. Glikson M, Nielsen JC, Kronborg MB, Michowitz Y, Auricchio A, Barbash IM, et al. 2021 ESC Guidelines on cardiac pacing and cardiac resynchronization therapy. Europace. 2022;24(1):71-164.
5. Kusumoto FM, Schoenfeld MH, Barrett C, Edgerton JR, Ellenbogen KA, Gold MR, et al. 2018 ACC/AHA/HRS guideline on the evaluation and management of patients with bradycardia and cardiac conduction delay: executive summary: a report of the American College of Cardiology/American Heart Association Task Force on Clinical Practice Guidelines, and the Heart Rhythm Society. J Am Coll Cardiol. 2019;74(7):932-87.
6. Slotwiner D, Varma N, Akar JG, Annas G, Beardsall M, Fogel RI, et al. HRS Expert Consensus Statement on remote interrogation and monitoring for cardiovascular implantable electronic devices. Heart Rhythm. 2015;12(7):e69-100.

39

Avaliação perioperatória para cirurgias não cardíacas

Marcos Pitta Lottenberg
Luciana Dornfeld Bichuette
Bruno Caramelli

CONSULTA RÁPIDA

Possibilidades de avaliação do risco cardiovascular

Variáveis de risco	Classes de risco
▪ Operação intraperitoneal, intratorácica ou vascular suprainguinal. ▪ Doença arterial coronariana. ▪ Insuficiência cardíaca. ▪ Doença cerebrovascular. ▪ Diabetes com insulinoterapia. ▪ Creatinina pré-operatória > 2 mg/dL.	▪ I: nenhuma variável. ▪ II: uma variável. ▪ III: duas variáveis. ▪ IV: três ou mais variáveis.

Variáveis de risco		Classes de risco
▪ Infarto agudo do miocárdio < 6 meses (10 pontos). ▪ Infarto agudo do miocárdio > 6 meses (5 pontos). ▪ Angina classe III (10 pontos). ▪ Angina classe IV (20 pontos). ▪ Edema agudo de pulmão na última semana (10 pontos). ▪ Edema agudo de pulmão alguma vez na vida (5 pontos).	▪ Suspeita de estenose aórtica crítica (20 pontos). ▪ Eletrocardiograma com ritmo não sinusal ou ritmo sinusal com extrassístoles supraventriculares (5 pontos). ▪ Eletrocardiograma com mais de 5 extrassístoles ventriculares (5 pontos). ▪ $PO_2 < 60$, $pCO_2 > 50$, potássio < 3, ureia > 107, creatinina > 3 ou restrito ao leito (5 pontos). ▪ Idade > 70 anos (5 pontos).	▪ Maior que 20 pontos: alto risco. ▪ 0 a 15 pontos: avaliar variáveis de Eagle e Vanzetto para discriminar os riscos baixo e intermediário.

Variáveis de risco		Classes de risco
▪ Idade > 70 anos. ▪ História de angina. ▪ Diabetes *mellitus*. ▪ Ondas Q no eletrocardiograma.	▪ História de insuficiência cardíaca. ▪ História de infarto. ▪ Alterações isquêmicas do ST. ▪ Hipertensão arterial sistêmica com hipertrofia ventricular importante.	▪ Baixo risco: 1 variável. ▪ Risco intermediário: duas ou mais variáveis.

Avaliação clínica

- Anamnese completa, abordando sintomas.
- Capacidade funcional.
- Antecedentes pessoais, clínicos e cirúrgicos.
- Medicações de uso contínuo.
- Alergias prévias.
- Indicação da cirurgia atual.
- Prognóstico e gravidade da doença que suscitou a cirurgia.
- Tipo do procedimento a ser realizado.
- Exame físico: pressão arterial, pulsos periféricos, sopros cardíacos ou carotídeo.
- Congestão pulmonar ou sistêmica, inspeção cutânea, focos infecciosos.

Exames necessários e em condições especiais

- 65 anos, eletrocardiograma, radiografia de tórax, hemograma completo, creatinina, cirurgias de médio ou grande porte: provas de coagulação.
- Outros exames poderão ser necessários, de acordo com particularidades de cada paciente.

Fluxograma para avaliação do risco perioperatório

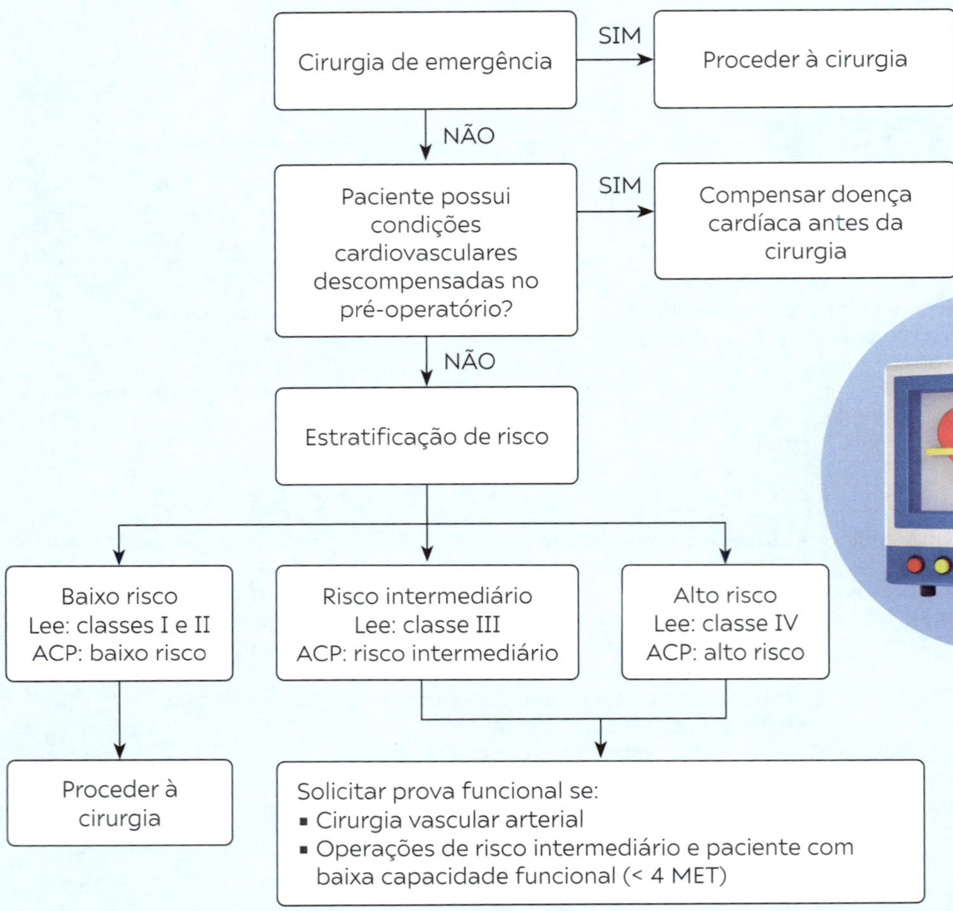

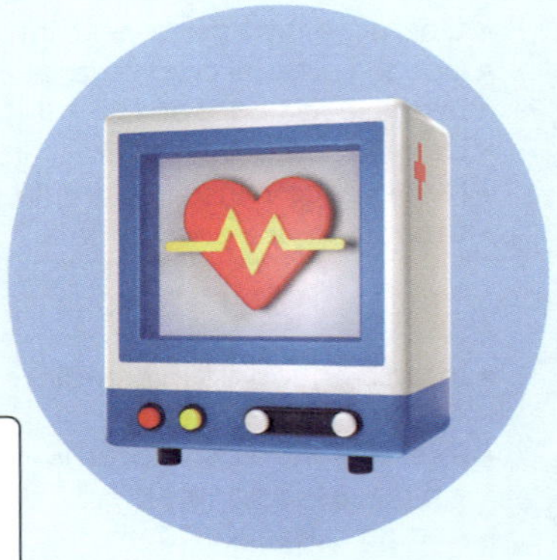

Condutas em relação às medicações

Medicamentos	Condutas
Betabloqueadores	Introdução em pacientes com isquemia sintomática ou evidenciada por prova funcional, pelo menos 7 dias antes do procedimento. Não devem ser suspensos em usuários crônicos da medicação.
Estatinas	Considerar o tratamento com estatinas em pacientes que serão submetidos a cirurgias vasculares 2 semanas antes do procedimento. Maior risco cardiovascular (RCV) e indicação de uso de estatina pelas comorbidades também se beneficiam. Não suspender em usuários crônicos.

(continua)

(continuação)

Medicamentos	Condutas
AAS	Prevenção primária: suspender 7 dias antes de cirurgias. Prevenção secundária: manter, na dose máxima de 100 mg por dia (exceto neurocirurgias ou ressecção transuretral da próstata).
Dupla antiagregação	Clopidogrel ou ticagrelor: suspender o uso por 5 dias. Condições especiais: *stent* medicamentoso e outras, veja o texto.
Anticoagulantes	Procedimentos de baixo risco de sangramento, como endoscópicos diagnósticos, dermatológicos e cirurgia de catarata: recomenda-se a manutenção. Cirurgias de alto risco de sangramento. Se em uso de varfarina, suspender 5 dias antes da cirurgia e realizar "tratamento de ponte" com heparina. Novos anticoagulantes: suspender 24 horas antes. Em caso de disfunção renal moderada (*clearance* de creatinina entre 30 e 50 mL/minuto) ou neurocirurgias, suspender pelo menos 48 horas antes. Não há necessidade de "ponte com heparina".

INTRODUÇÃO

Estima-se que mais de 200 milhões de procedimentos cirúrgicos sejam realizados a cada ano em todo o mundo[1]. Com o aumento da expectativa de vida e o envelhecimento da população, observa-se que pacientes cada vez mais idosos e com mais comorbidades estão sendo submetidos a cirurgias, de forma que, a despeito dos avanços nas técnicas cirúrgicas e anestésicas, a mortalidade relacionada a esses procedimentos está aumentando no Brasil[2]. As complicações cardiovasculares são responsáveis por ao menos um terço das mortes no período perioperatório, representadas principalmente pelo infarto agudo do miocárdio (IAM)[3].

Com o intuito de refinar a identificação de pacientes de maior risco para essas complicações, diversos escores têm sido utilizados para estimar o risco cardiovascular relacionado a cirurgias não cardíacas. Esses escores indicam que pacientes são candidatos à estratificação de risco adicional por meio de exames complementares, métodos para monitorização e detecção precoce de eventos e estratégias para a prevenção de complicações[4].

RISCO CIRÚRGICO

Para a obtenção do risco cirúrgico (RC), algumas etapas da avaliação clínica são fundamentais. Primeiramente, deve-se fazer uma anamnese completa, abordando sintomas, podendo-se aqui compreender o grau de compensação de suas doenças, capacidade funcional, antecedentes pessoais clínicos e cirúrgicos, medicações de uso contínuo, alergias prévias, indicação da cirurgia atual, prognóstico e gravidade da doença que suscitou a necessidade da cirurgia e o tipo do procedimento a ser realizado.

Em seguida, um exame físico cuidadoso também pode agregar dados valiosos, como medida de pressão arterial, avaliação de pulsos periféricos, pesquisa de sopros cardíacos ou carotídeo, sinais de congestão pulmonar ou sistêmica e inspeção cutânea para a pesquisa de possíveis focos infecciosos que contraindiquem o procedimento.

Com relação a exames complementares, independentemente da presença ou não de comorbidades, recomenda-se, para indivíduos com mais de 65 anos, a realização de eletrocardiograma, radiografia de tórax, hemograma completo, provas de função renal (creatinina) e, no contexto de cirurgias de médio ou grande porte, provas de coagulação (tempo de protrombina, tempo de tromboplastina parcial ativada e tempo de sangramento)[5]. Outros exames poderão ser necessários de acordo com particularidades de cada paciente.

Em situações em que há indicação de intervenção cirúrgica de emergência, o papel do especialista deve se basear em medidas de monitorização e intervenções para redução do RC no intra e no pós-operatório, não sendo indicado nenhum exame complementar que atrase a cirurgia.

RISCO CARDIOVASCULAR

O cálculo do risco cardiovascular (RCV) no perioperatório baseia-se em variáveis bem estabelecidas, e a 3ª Diretriz Brasileira de Avaliação Cardiovascular Perioperatória da Sociedade Brasileira de Cardiologia recomenda diversos fluxogramas de estratificação de risco de eventos cardiovasculares no período perioperatório. Estes contemplam recorrentemente fatores como doença arterial coronária prévia, insuficiência cardíaca sintomática, doença cerebrovascular prévia, *diabetes mellitus* e doença renal crônica. Além do risco do paciente, deve-se considerar também o risco intrínseco do procedimento: cirurgias vasculares arteriais de aorta ou vasculares periféricas são de alto risco; outras de grande porte, como cirurgias de cabeça e pescoço, intraperitoneais, intratorácicas, ortopédicas ou prostáticas são de risco intermediário; procedimentos de menor porte, como cirurgias de mama, catarata, procedimentos endoscópicos ou superficiais, possuem baixo risco intrínseco. As Tabelas I, II e III trazem os componentes dos fluxogramas de Lee e do American College of Physicians. A Figura 1, adaptada da própria diretriz, determina a conduta a ser realizada, de acordo com o RC obtido por meio dessas ferramentas.

A capacidade funcional é um fator determinante na estratificação de risco, para o diagnóstico e a conduta. O paciente que tiver capacidade funcional ao menos intermediária só deverá ser submetido a estratificação para doença arterial coronariana, com provas funcionais, se possuir RC intermediário ou alto e se o procedimento a ser realizado for de alto risco intrínseco.

A estratificação para doença arterial coronariana, nesse cenário, pode ser feita tanto pela cintilografia de perfusão miocárdica com estresse físico ou medicamentoso quanto pelo ecocardiograma de estresse, que são exames com acurácias adequadas. Já o teste ergométrico pode ser empregado na indisponibilidade destes últimos, mas possui menores sensibilidade e especificidade. A cineangiocoronariografia deve ser reservada a pacientes sintomáticos ou com provas não invasivas que acusarem isquemia extensa.

O papel dos biomarcadores cardíacos no período perioperatório é motivo de grande discussão, e a conclusão da comunidade científica é que se trata de bons preditores de risco.

A troponina é relevante tanto na estratificação do RC quanto na pesquisa ativa de isquemia em pacientes selecionados. Aqueles com intermediário ou alto RCV, calculado pelos fluxogramas, devem realizar uma dosagem de troponina tanto no pré-operatório quanto no 1º, 2º e 3º dias pós-operatórios, acompanhada de eletrocardiograma diário. Além da troponina, o BNP se mostrou um potente marcador de RCV perioperatório. Sua dosagem antes do procedimento pode auxiliar no tratamento perioperatório, quando possível, em pacientes submetidos a cirurgias vasculares arteriais, ou

TABELA I Fluxograma de Lee

Variáveis de risco	Classes de risco
▪ Operação intraperitoneal, intratorácica ou vascular suprainguinal. ▪ Doença arterial coronariana. ▪ Insuficiência cardíaca. ▪ Doença cerebrovascular. ▪ Diabetes com insulinoterapia. ▪ Creatinina pré-operatória > 2 mg/dL.	▪ I: nenhuma variável. ▪ II: uma variável. ▪ III: duas variáveis. ▪ IV: três ou mais variáveis.

TABELA II Fluxograma do American College of Physicians

Variáveis de risco		Classes de risco
▪ Infarto agudo do miocárdio < 6 meses (10 pontos). ▪ Infarto agudo do miocárdio > 6 meses (5 pontos). ▪ Angina classe III (10 pontos). ▪ Angina classe IV (20 pontos). ▪ Edema agudo de pulmão na última semana (10 pontos). ▪ Edema agudo de pulmão alguma vez na vida (5 pontos).	▪ Suspeita de estenose aórtica crítica (20 pontos). ▪ Eletrocardiograma com ritmo não sinusal ou ritmo sinusal com extrassístoles supraventriculares (5 pontos). ▪ Eletrocardiograma com mais de 5 extrassístoles ventriculares (5 pontos). ▪ PO_2 < 60, pCO_2 > 50, potássio < 3, ureia > 107, creatinina > 3 ou restrito ao leito (5 pontos). ▪ Idade > 70 anos (5 pontos).	▪ Maior que 20 pontos: alto risco. ▪ 0 a 15 pontos: avaliar variáveis de Eagle e Vanzetto para discriminar os riscos baixo e intermediário.

TABELA III Variáveis de Eagle e Vanzetto

Variáveis de risco		Classes de risco
▪ Idade > 70 anos. ▪ História de angina. ▪ *Diabetes mellitus*. ▪ Ondas Q no eletrocardiograma.	▪ História de insuficiência cardíaca. ▪ História de infarto. ▪ Alterações isquêmicas do ST. ▪ Hipertensão arterial sistêmica com hipertrofia ventricular importante.	▪ Baixo risco: 1 variável. ▪ Risco intermediário: duas ou mais variáveis.

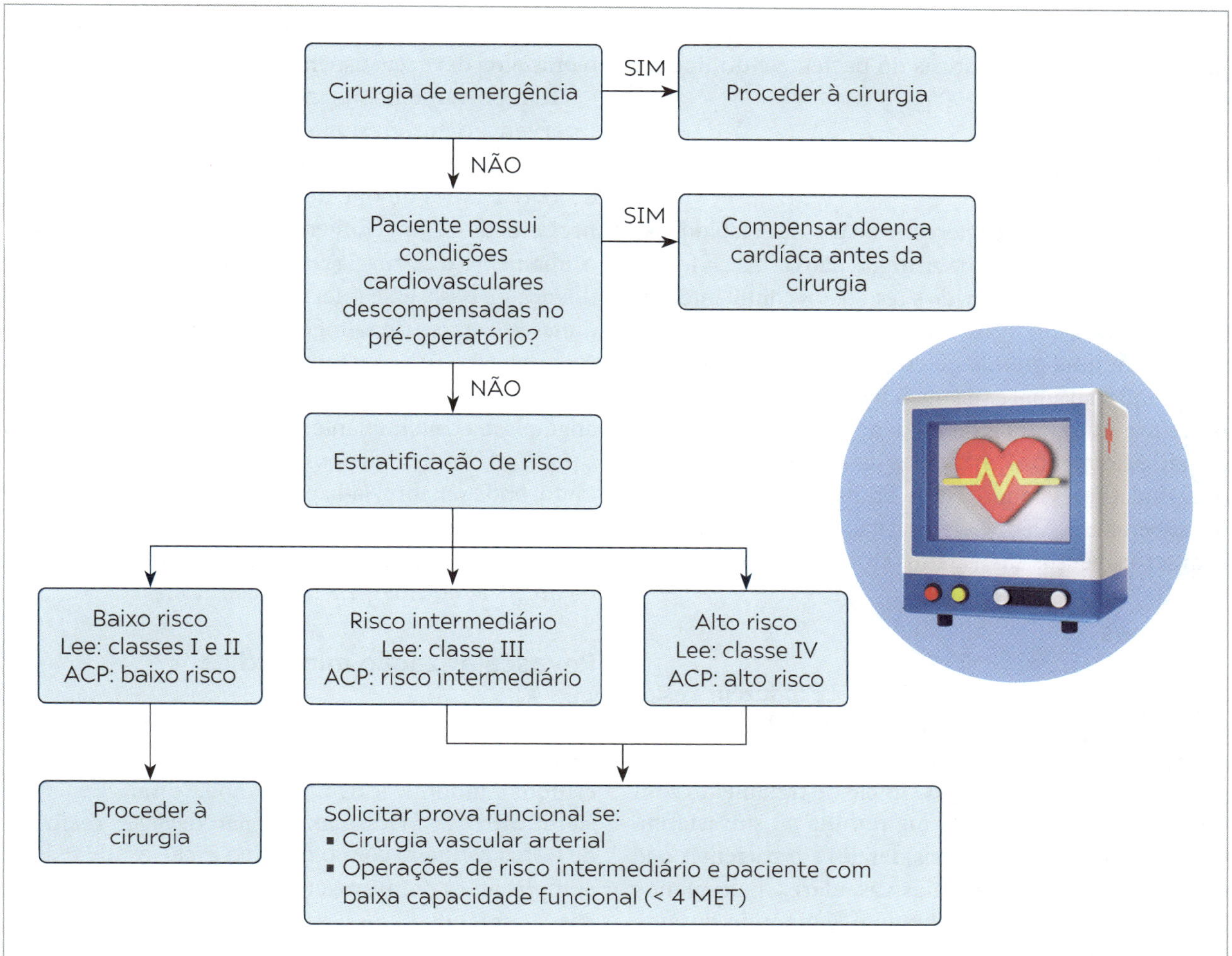

FIGURA 1 Fluxograma para avaliação cardiovascular perioperatória.

naqueles com idade superior a 55 anos e um fator de RCV adicional (*diabetes mellitus*, hipertensão arterial sistêmica, tabagismo e antecedente familiar de doença arterial coronária precoce)[5,6].

Em pacientes com suspeita clínica de doença valvar, deve-se realizar um ecocardiograma para avaliação anatômica, estratificação do prognóstico e, se indicada, conduta terapêutica. Pacientes com valvopatia já conhecida que serão submetidos a cirurgias de risco intermediário ou alto sem ecocardiograma no último ano ou com piora dos sintomas devem repetir o exame antes do procedimento. Em havendo indicação de abordagem da valvopatia, seja por sintomas, seja por prognóstico, esta deve ser feita anteriormente à cirurgia não cardíaca proposta. Vale ressaltar que a valvopatia estenótica acarreta um risco perioperatório maior, quando comparada com as valvopatias regurgitantes. A presença de insuficiência mitral importante, assintomática e sem indicação de tratamento não é contraindicação às cirurgias não cardíacas.

Com relação a pacientes com sintomas ou diagnóstico de insuficiência cardíaca (IC), a prioridade deve sempre ser a compensação com antecedência à cirurgia não cardíaca. Pacientes em classe funcional III ou IV, segundo a New York Heart Association (NYHA), devem ter sua cirurgia adiada até a sua adequada compensação. Aqueles sem diagnóstico prévio, mas com sintomas de IC, devem ser submetidos a ecocardiograma; em havendo confirmação de diagnóstico, a cirurgia deve ser adiada por ao menos 3 meses, a fim de possibilitar a otimização terapêutica adequada.

MEDIDAS PARA REDUÇÃO DO RISCO CIRÚRGICO DO PONTO DE VISTA CARDIOVASCULAR

O estresse secundário à anestesia e à cirurgia pode desencadear isquemia, tanto por aumento na demanda de oxigênio pelo miocárdio quanto por diminuição do suprimento. Diante disso, estratégias específicas para redução de RCV podem ser colocadas em prática, a depender das características do paciente e do tipo de cirurgia proposta.

Betabloqueadores

As recomendações referentes ao uso de betabloqueadores no perioperatório de cirurgias não cardíacas foram alvo de amplo debate, devido a resultados conflitantes em estudos prévios. A avaliação cuidadosa de tais estudos demonstra uma grande heterogeneidade entre eles. A recomendação atual é sua introdução em pacientes com isquemia sintomática ou evidenciada por prova funcional, pelo menos 7 dias antes do procedimento, para uma titulação, evitando, assim, bradicardia e hipotensão intraoperatória. Além disso, os betabloqueadores não devem ser suspensos em usuários crônicos da medicação[5].

Estatinas

As estatinas reduzem o colesterol e induzem a estabilização da placa aterosclerótica, podendo prevenir a sua ruptura e consequentemente a ocorrência de IAM no período perioperatório. O início do tratamento com estatinas (atorvastatina 20 mg por dia ou sinvastatina 40 mg por dia) deve ser considerado em pacientes que serão submetidos a cirurgias vasculares, pelo menos 2 semanas antes do procedimento, e mantido durante 30 dias ou indefinidamente, no caso de indicação para prevenção de aterosclerose. Após esse período, a dose deve ser ajustada para a meta de colesterol LDL de cada paciente. Pacientes de maior RCV e indicação de uso de estatina pelas comorbidades também se beneficiam de sua introdução antes de cirurgias não vasculares. Por fim, as estatinas não devem ser suspensas em usuários crônicos[5].

Antiagregantes

Em pacientes em uso de ácido acetilsalicílico (AAS) para a prevenção primária, recomenda-se sua suspensão 7 dias antes de cirurgias não cardíacas. Já aqueles que fazem uso da medicação para prevenção secundária devem mantê-la, na dose máxima de 100 mg por dia, exceto se candidatos a neurocirurgias ou ressecção transuretral da próstata, procedimentos com elevado risco de sangramento[5].

No caso de uso de dupla antiagregação plaquetária (DAPT) com clopidogrel ou ticagrelor, deve ser suspenso o uso 5 dias antes do procedimento, com reintrodução após certificação de boa hemostasia, em acordo com a equipe cirúrgica. Idealmente, a DAPT não deve ser suspensa por período superior a 10 dias no perioperatório. Já o prasugrel deve ser suspenso 7 dias antes das cirurgias.

É importante ressaltar que pacientes que fizeram intervenção coronariana percutânea por síndrome coronariana aguda idealmente devem completar 1 ano de DAPT antes de operações eletivas; entretanto, na necessidade de procedimentos tempo-sensíveis, em que o adiamento da cirurgia compromete o prognóstico da doença de base, esse intervalo pode ser reduzido para 6 meses e, excepcionalmente, 1 mês. Já na doença coronariana crônica com intervenção percutânea recente, idealmente mantém-se a DAPT por 4 a 6 semanas se angioplastia com implante de *stent* não medicamentoso e por 3 a 12 meses se com *stent* medicamentoso. Entretanto, pode ser abreviada para 3 meses para os *stents* de nova geração ou até mesmo 1 mês, excepcionalmente. Antes desse período, apenas operações não cardíacas de urgência ou emergência se justificam[7-9].

Revascularização miocárdica

Em relação à revascularização cirúrgica miocárdica (RCM) profilática antes de cirurgias não cardíacas, estudos randomizados não demonstraram benefício significativo[10,11]. Dessa forma, não deve ser realizada de forma rotineira com o objetivo exclusivo de reduzir complicações cardiovasculares, sendo recomendada apenas em indivíduos com indicação inequívoca[12].

Manejo de anticoagulação no perioperatório

O manejo de anticoagulação no período perioperatório é desafiador, uma vez que sua interrupção aumenta temporariamente o risco tromboembólico, enquanto sua manutenção pode aumentar o risco de complicações hemorrágicas.

Para pacientes que serão submetidos a procedimentos de baixo risco de sangramento como procedimentos endoscópicos diagnósticos, dermatológicos e cirurgia de catarata, recomenda-se a manutenção do tratamento anticoagulante. Já para aqueles que serão submetidos a cirurgias de alto risco de sangramento e que possuem alto risco de tromboembolismo (fibrilação atrial com CHADS2 de 5-6, portadores de prótese valvar mecânica, tromboembolismo venoso ou acidente vascular encefálico há menos de 3 meses e trombofilia grave), se em uso de varfarina, ela deve ser suspensa 5 dias antes da cirurgia e ser realizado "tratamento de ponte" com heparina não fracionada (HNF) ou de baixo peso molecular (HBPM) em dose plena quando INR < 2. Recomenda-se suspender a HNF 4 a 6 horas antes do procedimento e a HBPM 24 horas antes, com reintrodução assim que possível no pós-operatório, preferencialmente em 24 horas. Para pacientes de baixo risco de tromboembolismo (CHADS2 0-2), não é necessária a "ponte com heparina", enquanto para os de risco intermediário devemos analisar caso a caso[5,13].

Pacientes em uso crônico dos anticoagulantes orais diretos e que possuem função renal normal, devem ter a medicação suspensa 24 horas antes da cirurgia e, nos casos de disfunção renal moderada (*clearance* de creatinina entre 30 e 50 mL/minuto) ou neurocirurgias, devem ser suspensos pelo menos 48 horas antes.

Os novos anticoagulantes têm características próprias quanto à suspensão ou não, e o avaliador de risco perioperatório deve seguir as orientações específicas de cada um deles.

Em outubro de 2022, a Sociedade Europeia de Cardiologia publicou uma nova versão das diretrizes sobre o tema[14]. Uma importante contribuição desta nova versão das diretrizes foi a inclusão dos biomarcadores troponina (24 horas antes e até 48 horas depois) e BNP (antes da operação) como ferramentas definitivas para a estimativa do risco de complicações para pacientes que serão submetidos a intervenções cirúrgicas de risco intermediário ou elevado.

As complicações cardiovasculares são foco de grande preocupação durante o período perioperatório, tanto pela sua incidência quanto pela potencial gravidade associada à sua presença. Diante disso, ainda que a maioria dos pacientes submetidos a cirurgias não cardíacas apresente baixo RCV perioperatório, é fundamental identificar quais são aqueles pacientes com risco elevado. Desse modo, será possível instituir, de forma eficaz e racional, estratégias protetoras e de monitorização, reduzindo assim o risco de morbidade e mortalidade.

BIBLIOGRAFIA

1. Weiser TG, Regenbogen SE, Thompson KD, Haynes AB, Lipsitz SR, Berry WR, et al. An estimation of the global volume of surgery: a modelling strategy based on available data. Lancet. 2008;372(9633):139-44.
2. Yu PC, Calderaro D, Gualandro DM, Marques AC, Pastana AF, Prandini JC, et al. Non-cardiac surgery in developing countries: epidemiological aspects and economical opportunities: the case of Brazil. PLoS One. 2010;5(5):e10607.
3. Devereaux PJ, Sessler DI. Cardiac complications in patients undergoing major noncardiac surgery. N Engl J Med. 2015;373(23):2258-69.
4. Lee TH, Marcantonio ER, Mangione CM, Thomas EJ, Polanczyk CA, Cook EF, et al. Derivation and prospective validation of a simple index for prediction of cardiac risk of major noncardiac surgery. Circulation. 1999;100(10):1043-9.
5. Gualandro DM, Yu PC, Caramelli B, Marques AC, Calderaro D, Fornari LS, et al. 3ª Diretriz de Avaliação Cardiovascular Perioperatória da Sociedade Brasileira de Cardiologia. Arq Bras Cardiol. 2017;109(3 suppl 1):1-104.
6. Rodseth RN, Lurati Buse GA, Bolliger D, Burkhart CS, Cuthbertson BH, Gibson SC, et al. The predictive ability of pre-operative B-type natriuretic peptide in vascular patients for major adverse cardiac events: an individual patient data meta-analysis. J Am Coll Cardiol. 2011;58(5):522-9.
7. Feres F, Costa RA, Abizaid A, Leon MB, Marin-Neto JA, Botelho RV, et al. Three vs twelve months of dual antiplatelet therapy after zotarolimus-eluting stents: the OPTIMIZE randomized trial. JAMA. 2013;310(23):2510-22.
8. Vranckx P, Valgimigli M, Jüni P, Hamm C, Steg PG, Heg D, et al. Ticagrelor plus aspirin for 1 month, followed by ticagrelor monotherapy for 23 months vs aspirin plus clopidogrel or ticagrelor for 12 months, followed by aspirin monotherapy for 12 months after implantation of a drug-eluting stent: a multicentre, open-label, randomised superiority trial. Lancet. 2018;392(10151):940-9.
9. Calderaro D, Bichuette LD, Maciel PC, Cardozo FAM, Ribeiro HB, Gualandro DM, et al. Atualização da Diretriz de Avaliação Cardiovascular Perioperatória da Sociedade Brasileira de Cardiologia: foco em manejo dos pacientes com intervenção coronária percutânea – 2022. Arq Bras Cardiol. 2022;118(2):536-47.
10. McFalls EO, Ward HB, Moritz TE, Goldman S, Krupski WC, Littooy F, et al. Coronary-artery revascularization before elective major vascular surgery. N Engl J Med. 2004;351(27):2795-804.
11. Wong EYW, Lawrence HP, Wong DT. The effects of prophylactic coronary revascularization or medical management on patient outcomes after noncardiac surgery--a meta-analysis. Can J Anaesth. 2007;54(9):705-17.
12. Cesar LA, Ferreira JF, Armaganijan D, Gowdak LH, Mansur AP, Bodanese LC, et al; Sociedade Brasileira de Cardiologia. Diretriz de doença coronária estável. Arq Bras Cardiol. 2014;103(2 Suppl 2):1-56.
13. Douketis JD, Spyropoulos AC, Kaatz S, Becker RC, Caprini JA, Dunn AS, et al. Perioperative bridging anticoagulation in patients with atrial fibrillation. N Engl J Med. 2015;373:823-33.
14. Halvorsen S, Mehilli J, Cassese S, Hall TS, Abdelhamid M, Barbato E, et al. 2022 ESC Guidelines on cardiovascular assessment and management of patients undergoing non-cardiac surgery: Developed by the task force for cardiovascular assessment and management of patients undergoing non-cardiac surgery of the European Society of Cardiology (ESC) Endorsed by the European Society of Anaesthesiology and Intensive Care (ESAIC). Eur Heart J. 2022;43(39):3826-924.

40

Adesão ao tratamento nas doenças cardiovasculares

Fernando Nobre
Décio Mion Júnior

CONSULTA RÁPIDA

Conceito de adesão

É o grau de concordância entre a orientação recebida (em relação à frequência de consultas, aos cuidados, à terapia não medicamentosa e medicamentosa) e a conduta do paciente.

Fluxograma para avaliar e conduzir a adesão

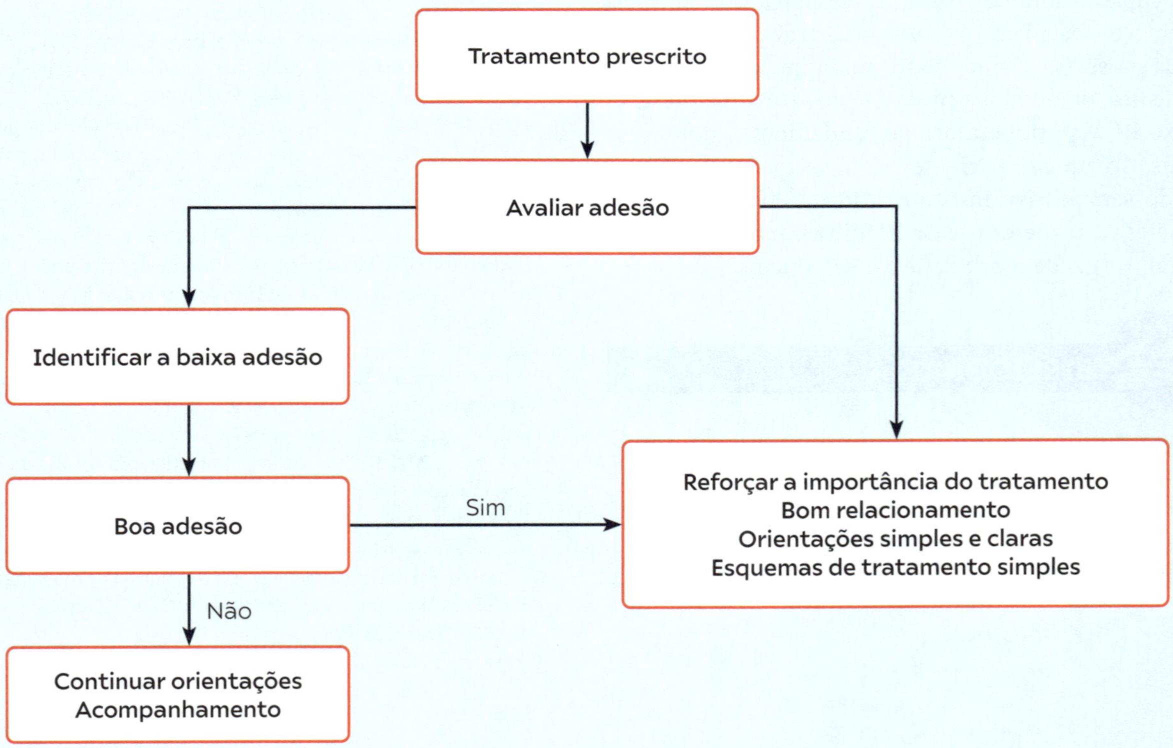

PRINCIPAIS CAUSAS DE NÃO ADESÃO PARA AS QUAIS O MÉDICO DEVE ESTAR ATENTO

- Fatores socioeconômicos
- Sistemas de atendimento
- Doenças concomitantes
- Medicamentos utilizados
- Características dos pacientes

ORIENTAÇÕES PARA MELHORAR A ADESÃO

IDENTIFICAR A BAIXA ADESÃO

- Procure causas (faltas às consultas)
- Dificuldades com obtenção dos medicamentos
- Falta de resposta adequada ao tratamento. Modificações do tratamento
- Trazer medicamentos em uso

REFORÇAR A IMPORTÂNCIA DO CONTROLE DA DOENÇA COM O TRATAMENTO

CRIAR MECANISMOS DE BOM RELACIONAMENTO

- Médico-paciente
- Equipe-paciente
- Identificar barreiras e ajudar a desconstruí-las

OFERECER ORIENTAÇÕES SIMPLES E CLARAS SOBRE O TRATAMENTO

ESQUEMAS DE TRATAMENTO SIMPLES

- MENOS medicamentos MAIS adesão

INTRODUÇÃO E CONCEITOS

A fiel obediência aos tratamentos propostos é um dos determinantes dos benefícios que se espera com a instituição da terapêutica, por mudanças de estilo de vida ou na forma de medicamentos.

Adesão significa o grau de concordância entre a orientação recebida (em relação à frequência de consultas, aos cuidados, à terapia não medicamentosa e medicamentosa) e a conduta do paciente[1,2].

O grau de adesão também pode ser avaliado e tem como extremo o abandono do acompanhamento.

De forma mais ampla, é possível também estabelecer que o mesmo conceito pode ser aplicado às orientações não medicamentosas, como: dietas, recomendações para atividades físicas, cessação do tabagismo, controle de peso, entre outras.

Há uma sinonímia que frequentemente se vê aplicada, como: aderência, observância, obediência, complacência, fidelidade. Parece, entretanto, usar-se em língua portuguesa o termo adesão. O termo segundo o *Novo Aurélio: o dicionário da língua portuguesa século XXI*[3] significa: concordância, obediência, que melhor reflete o sentido do conceito utilizado.

A adesão, ou não, ao tratamento proposto é determinada por um conjunto de fatores, sendo, pois, multifatorial e depende de fatores socioeconômicos, sistemas de atendimento, doenças concomitantes, medicamentos utilizados e características dos pacientes[4].

As consequências da não adesão são não apenas relacionadas a pior prognóstico das doenças tratadas, mas implicam custos adicionais aos cuidados com a saúde. Estima-se que a adesão ao tratamento do diabetes *mellitus* determinaria que para cada dólar empregado com o tratamento seriam economizados 7 dólares americanos, enquanto 5,10 dólares para o controle do colesterol e 3,98 para a normalização da pressão arterial[5].

Por essas razões, é imperativo que os médicos tenham especial atenção com relação à adesão aos tratamentos prescritos, identificando os determinantes que estejam concorrendo para a não adesão e, igualmente, buscando soluções para instituí-los.

PRINCIPAIS CAUSAS PARA NÃO ADESÃO

A Figura 1 expressa as principais razões que podem concorrer para a não adesão.

A avaliação dos motivos em cada paciente em particular e a intervenção sobre elas trará mais sucesso na manutenção continuada do tratamento.

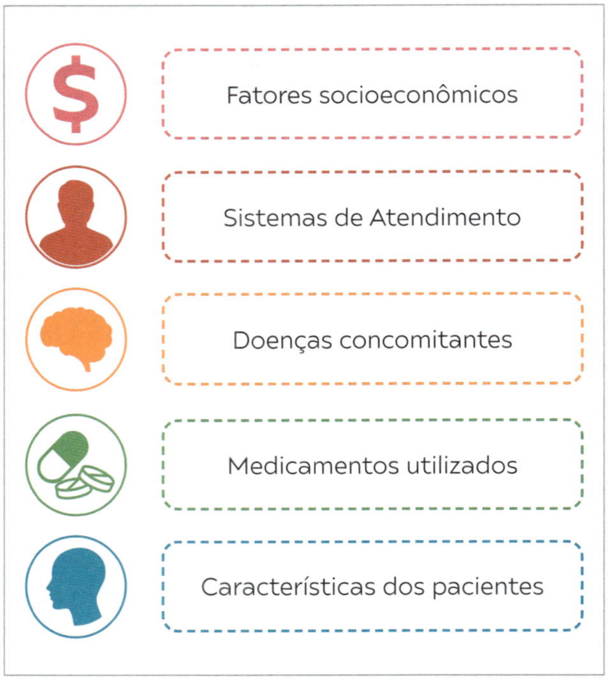

FIGURA 1 Fatores determinantes de má adesão ao tratamento medicamentoso prescrito[4].

Fatores socioeconômicos

Dos pacientes medicados para doenças crônicas (asma, doença pulmonar obstrutiva crônica, depressão, diabetes *mellitus*, dislipidemia, hipertensão arterial e osteoporose), 1 em cada 6 (17%) indivíduos que necessitam tratamento continuado não estava atendendo às prescrições medicamentosas feitas, em metanálise conduzida por McVin Hua Heng Cheen et al.[6], podendo esses achados serem considerados um quadro bastante otimista frente a outros números bem superiores de não adesão.

Nessa metanálise, os fatores socioeconômicos foram determinantes, ao lado de outros, para a não adesão de 25% para tratamento da osteoporose, assim como igual porcentagem para dislipidemias.

Aduke E Ipingbemi et al.[7] avaliaram a importância do custo do tratamento como determinante de maior adesão. Por óbvio, especialmente em populações socioeconomicamente menos favorecidas, o custo do tratamento é determinante da menor adesão.

Sistema de atendimento

O acesso mais fácil ao atendimento e aos cuidados oferecidos aos pacientes, bem como a constância dos profissionais envolvidos, são determinantes de melhor adesão.

No Ambulatório de Hipertensão do Hospital das Clínicas da Faculdade de Medicina de Ribeirão Preto da Universidade de São Paulo, foram avaliados 75 pacientes com vistas às suas percepções sobre o atendimento nesse serviço (dados utilizados apenas para orientação de condutas a serem adotadas em relação ao atendimento e não publicados formalmente). Os resultados dessa avaliação apontaram que 70% dos entrevistados gostavam do atendimento médico e dos demais profissionais envolvidos, em clara demonstração de que um modelo especial de cuidados é fator determinante de maior adesão.

Doenças concomitantes

A associação de doenças contribui para aspectos que reduzem a adesão ao tratamento. Essas concomitâncias de doenças, em geral, determinam: polifarmácia (emprego de medicamentos diversos), dificuldade à utilização de muitas medicações, tratamentos com custos elevados, dúvidas sobre a indicação de cada medicamento, tratamentos complexos e maior probabilidade de efeitos adversos[8].

A utilização de vários medicamentos, cada qual com seu perfil de efeitos indesejáveis, favorece a não adesão. Sobretudo porque o somatório, nem sempre previsto, desses efeitos adversos contribuirá para a suspensão voluntária das medicações em uso[9] (Tabela I).

TABELA I Principais efeitos adversos de medicamentos comumente associados no tratamento de doenças concomitantes[9]

Classes de medicamentos	Efeitos adversos principais e mais comuns
Estatinas	Dores musculares, soluço, alterações do sono
IECA	Tosse
ACC	Edema periférico
Bloqueadores dos receptores mineralocorticoides	Ginecomastia
Betabloqueadores	Disfunção erétil, fraqueza muscular, cansaço físico
Nitratos	Cefaleia
Metformina	Diarreia, manifestações digestivas

Medicamentos utilizados

De acordo com as características peculiares a cada medicamento, como custo, esquemas posológicos complicados exigidos, efeitos adversos intoleráveis e outros, a adesão poderá ser prejudicada.

No tratamento da hipertensão arterial sistêmica, a utilização de medicamentos com efeitos adversos que podem comprometer a qualidade de vida dos pacientes e a adesão em curto (12 meses) e em longo prazo (4 anos) foi avaliada. Os autores concluíram que aquelas terapêuticas com menores efeitos adversos tiveram nesses dois tempos de avaliação maior probabilidade de manutenção do tratamento prescrito[10].

A Figura 2 exibe a adesão nesses dois momentos de avaliação de conformidade com as medicações empregadas e seus respectivos efeitos adversos mais comuns.

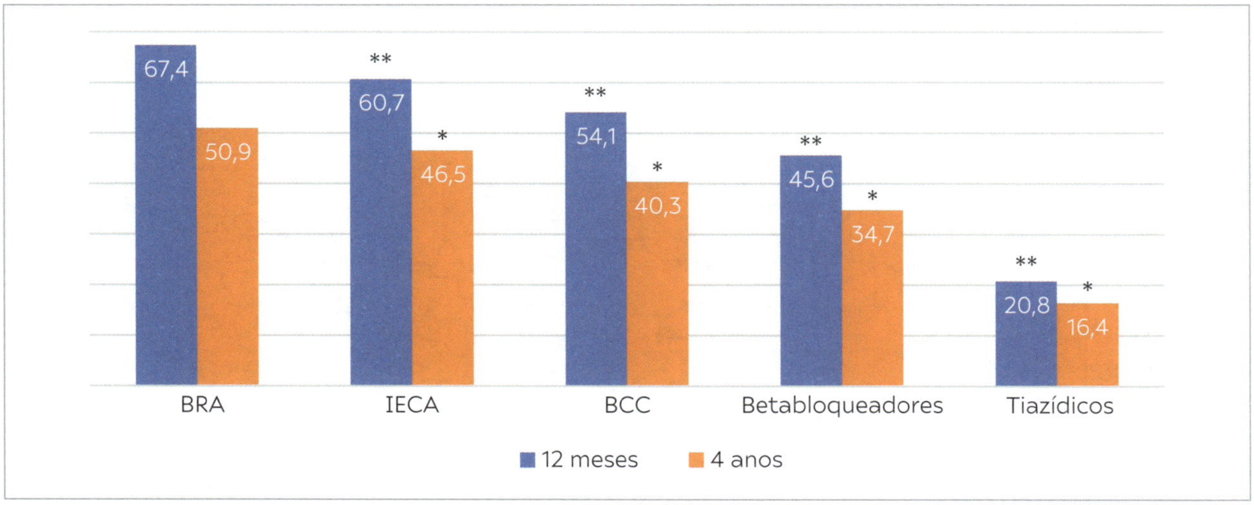

FIGURA 2 Adesão ao tratamento da hipertensão arterial sistêmica de acordo com a classe de anti-hipertensivo utilizada.

BRA: bloqueadores de receptores da angiotensina II; IECA: inibidores da enzima conversora da angiotensina; BCC: bloqueadores de canais de cálcio.

* p < 0,05 *vs* BRA. ** p < 0,01 *vs* BRA.

Características dos pacientes

As peculiaridades de cada paciente podem interferir na adesão ao tratamento prescrito.

Pouco ou nenhum conhecimento sobre a doença, falta de informação dos cuidadores de saúde sobre benefícios a serem auferidos com o tratamento proposto e mantido, crenças e superstições e ausência de sintomas da doença são alguns dos fatores que, por parte do paciente, podem contribuir para a má adesão[10].

A maior adesão está relacionada com a menor ocorrência de desfechos, entre eles o mais relevante que é a mortalidade.

Wu JYF et al.[11], há quase duas décadas, demonstraram maior probabilidade de morte inversamente aos graus de adesão observados em 30 meses de acompanhamento e observação do desfecho maior: mortalidade.

Marcadas e significantes diferenças podem ser observadas (Figura 3) entre os indivíduos com muito baixa adesão (entre 0 e 0,33%) e aqueles nos níveis mais elevados (entre 67 e 100%).

ESTRATÉGIAS PARA MELHORAR A ADESÃO

Diante da constatação dos problemas decorrentes da falta de adesão, total ou parcial, e das condições que contribuem para que isso ocorra, são necessárias ações definidas para que o fato seja minimizado.

As ações principais para melhorar a adesão estão centradas nas proposituras estabelecidas na Tabela II.

TABELA II Ações a favor da melhora da adesão ao tratamento

Identificar a baixa adesão: ▪ procure causas (faltas às consultas) ▪ dificuldades com obtenção dos medicamentos ▪ falta de resposta adequada ao tratamento. Modificações do tratamento Trazer medicamentos em uso
Reforçar a importância do controle da doença com o tratamento
Criar mecanismos de bom relacionamento: ▪ Médico-paciente ▪ Equipe-paciente ▪ Identificar barreiras e ajudar a desconstruí-las
Oferecer orientações simples e claras sobre o tratamento
Esquemas de tratamento simples: ▪ Menos medicamentos mais adesão

Pacientes que faltam às consultas têm menor adesão também ao tratamento.

Barbosa e Nobre[12] demonstraram que os pacientes faltosos às consultas apresentavam menores taxas de adesão aos tratamentos, tanto medicamentoso como de mudanças de estilo de vida (Figura 4).

Quanto maiores e mais frequentes forem as modificações de esquemas terapêuticos não devidamente

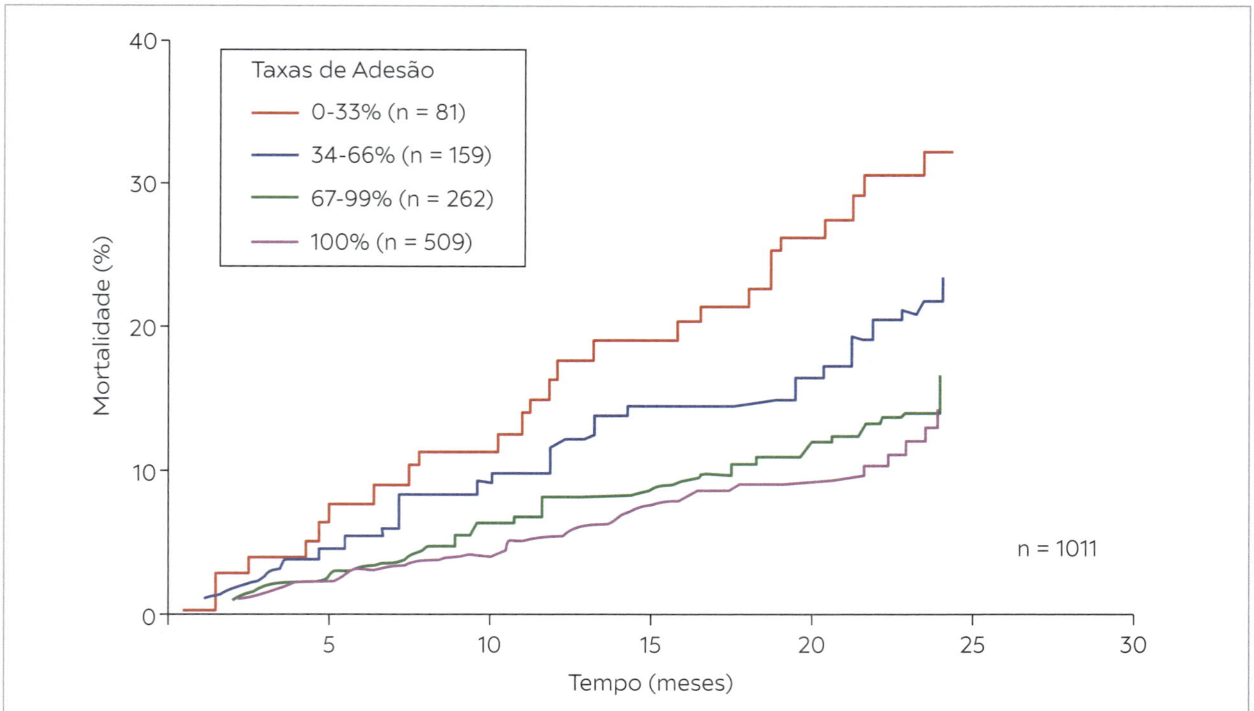

FIGURA 3 Mortalidade observada de acordo com o grau de adesão observado ao longo do tempo.

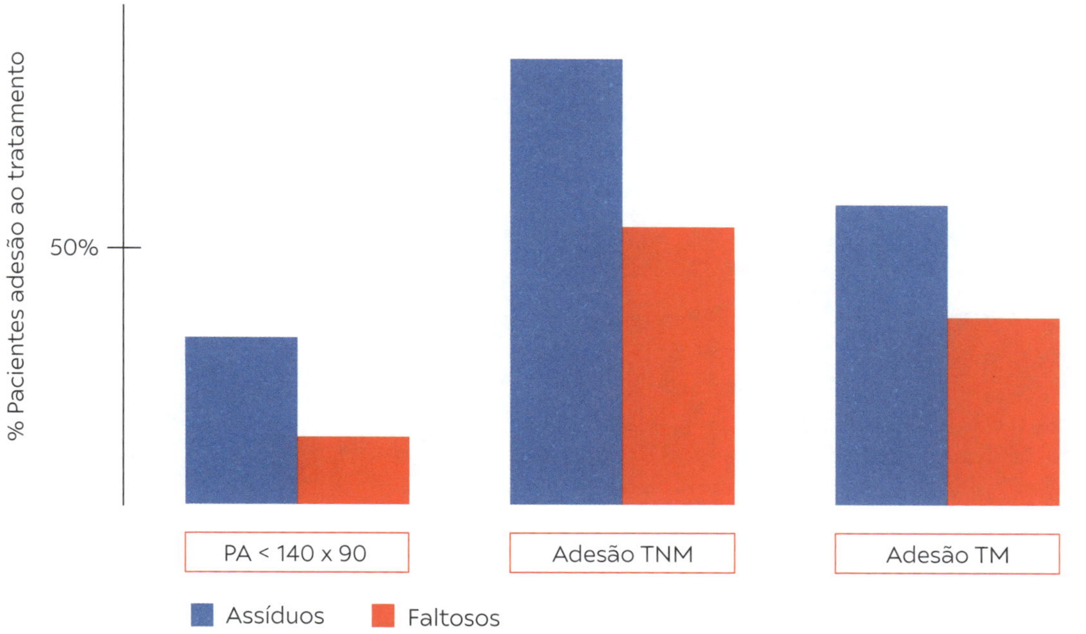

FIGURA 4 **Adesão de acordo com a assiduidade às consultas.**
TNM = Tratamento não medicamentoso; TM = Tratamento medicamentoso.

orientados e com explicações claras e convincentes, maior a tendência dos pacientes perderem a confiança em relação a seu acompanhamento e abandonarem com maior frequência o tratamento instituído[13].

Em conclusão, a adesão ao tratamento nas doenças crônicas é fundamental para o melhor prognóstico e para a redução de custos no acompanhamento dos pacientes sob tratamento. Embora as taxas de adesão e controle da quase totalidade das doenças que exigem tratamento continuado sejam muito baixas, é necessário esforço conjunto de médicos, equipes envolvidas no tratamento e no acompanhamento e das instituições que atendem esse tipo de doente.

Instituir ações que passem pela identificação da não adesão até estratégias que as incrementem são absolutamente necessárias e fazem parte de um atendimento humanizado e comprometido com a melhor qualidade da saúde.

BIBLIOGRAFIA

1. Cramer JA, Roy A, Burrell A, et al. Medication compliance and persistence: terminology and definitions. Value Health. 2008;11(1):44-7.
2. Gusmão JL, Ginani GF, Silva GV, Ortega KC, Mion Jr D. Adesão ao tratamento em hipertensão arterial sistólica isolada. Rev Bras Hipertens. 2009;16(1):38-43.
3. Novo Aurélio: o dicionário da língua portuguesa século XXI. 3. ed. Rio de Janeiro: Nova Fronteira; 1999. p.51.
4. Ferdinand KC, Senatore FF, Clayton-Jeter H, Cryer DR, Lewin JC, Nasser SA, et al. Improving medication adherence in cardiometabolic disease: practical and regulatory implications. JACC. 2017;69(4):437-51.
5. Sabate E. Adherence to long-term therapies: Evidence for action. Geneva, Switzerland: World Health Organization; 2003.
6. Cheen MHH, Tan YZ, Oh LF, Wee HL, Thumboo J. Prevalence of and factors associated with primary medication non-adherence in chronic disease: a systematic review and meta-analysis. Int J Clin Pract. 2019;73:e13350.
7. Ipingbemi AE, Erhun WO, Adisa R. Pharmacist-led intervention in treatment non-adherence and associated direct costs of management among ambulatory patients with type 2 diabetes in Southwestern Nigeria. BMC Health Serv Res. 2021;21(1):1000.
8. Pereira AA. Aspectos psicológicos envolvidos na não adesão. In: Nobre F, Mion Jr D. Adesão ao tratamento. São Paulo: Casa Leitura Médica; 2013. P. 35-43.
9. Cross AJ, Elliott RA, Petrie K, Kuruvilla L, George J. Intervention for improve medication – taking ability and adherence in adults prescribed multiple medications. Cochrane Database Syst Rev. 2020;5(5):CDO12419.
10. Erdine S. Compliance with the treatment of hypertension: the potential of combination therapy. J Clin Hypertens (Greenwich). 2010;12(1):40-6.
11. Wu JYF, Leung WYS, Chang S, Lee B, Zee B, Tong PCY, et al. Effectiveness of telephone counselling by a pharmacist in reducing mortality in patients receiving polypharmacy: randomised controlled trial. BMJ. 2006;333:(7567).
12. Coelho EB, Nobre F. Recomendações práticas para se evitar o abandono do tratamento anti-hipertensivo. Rev Bras Hipertens. 2006;13(1):51-4.
13. Yiannakopoulou EC, Papadopulos JS, Cokkinos DV, Mountokalakis TD. Adherence to antihypertensive treatment: a critical factor for blood pressure control. Eur J Cardiovasc Prev Rehabil. 2005;12:243-9.

Seção V

DOENÇAS COMUNS NO CONSULTÓRIO DO CARDIOLOGISTA: DOENÇA CORONARIANA, INSUFICIÊNCIA CARDÍACA, VALVOPATIAS

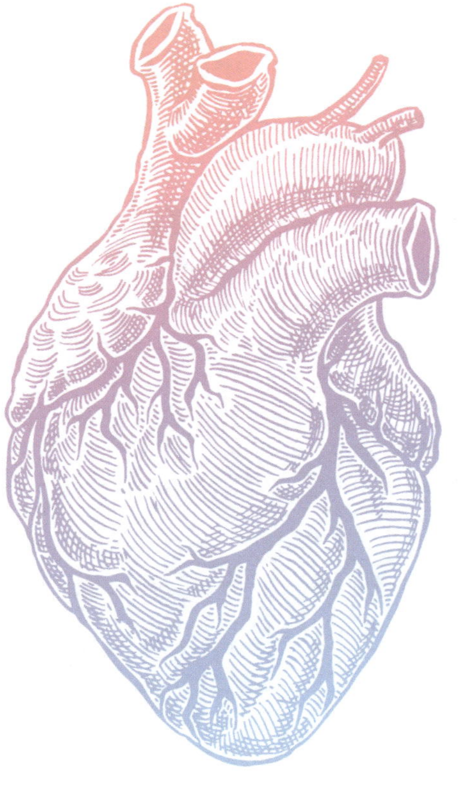

41

Doença arterial coronariana estável

Luís Henrique Wolff Gowdak
Luiz Antonio Machado César

CONSULTA RÁPIDA

A história clínica é o mais importante na avaliação do paciente com dor torácica e, associada à presença dos fatores de risco para doença aterosclerótica, permite estimar a probabilidade do diagnóstico de doença arterial coronariana estável. Após o diagnóstico, a estratificação de risco é fundamental por sua implicação na terapêutica.

Avaliação clínica – o que considerar

- Tipo de angina.
- Alterações ao eletrocardiograma.
- Refratariedade à medicação.
- Função ventricular esquerda.
- Provas funcionais de isquemia.

Tratamentos

Não medicamentoso – objetivos

- Aliviar sintomas.
- Reduzir eventos cardiovasculares.
- Tratar condições que promovam e/ou agravem a angina.
- Modificar os fatores de risco.
- Mudar o estilo de vida.

Medicamentoso – objetivos

Medicações que reduzem eventos:

- Antiagregantes plaquetários/anticoagulantes.
- Betabloqueadores em situações específicas.
- Inibidores da enzima conversora de angiotensina.
- Estatinas.

Medicações para alívio dos sintomas:

- Betabloqueadores.
- Bloqueadores dos canais de cálcio.
- Nitratos.
- Trimetazidina.
- Ivabradina.
- Ranolazina.
- Alopurinol.

Tratamento por métodos invasivos

- Isquemia em provas funcionais.
- Disfunção ventricular esquerda.
- Lesão de tronco da artéria coronária esquerda.
- Sintomas não controlados com o tratamento medicamentoso.
- Acentuada limitação das atividades habituais.
- Idade biológica.
- Experiência de serviços intervencionistas e cirurgiões cardiovasculares.

DEFINIÇÃO

A doença arterial coronariana estável (DACE), cuja principal manifestação clínica é a angina de peito, caracteriza-se pela ocorrência de episódios reversíveis de desequilíbrio entre a oferta de sangue e a demanda metabólica miocárdica, habitualmente induzíveis por exercício físico, emoção ou outros tipos de estresse; eventualmente, tais episódios podem ocorrer de maneira espontânea. As várias apresentações clínicas da DACE estão relacionadas a diversos mecanismos fisiopatológicos que incluem:

- Obstrução por placas ateroscleróticas das artérias coronárias epicárdicas.
- Vasoespasmo focal ou difuso de artérias coronárias.
- Doença microvascular.
- Disfunção ventricular esquerda secundária a infarto do miocárdio prévio e/ou miocárdio hibernante (isquemia crônica).

Vários dos processos anteriores podem coexistir em um mesmo paciente, contribuindo para a diversidade de manifestações clínicas associadas ao diagnóstico de DACE[1]. Embora a doença aterosclerótica coronariana seja a principal causa implicada na isquemia miocárdica, outras condições encontradas com alguma frequência na prática clínica podem precipitar ou agravar essas manifestações e devem merecer especial atenção do clínico na avaliação do indivíduo com sintomas anginosos e/ou equivalentes (Tabela I).

DIAGNÓSTICO

Anamnese e exame físico

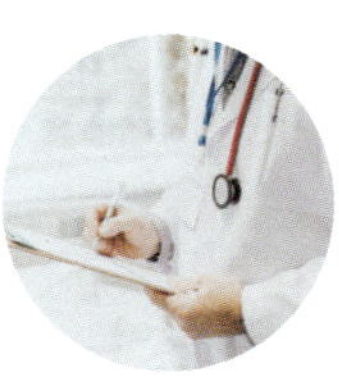

O diagnóstico de DACE baseia-se essencialmente na anamnese cuidadosa e detalhada sobre a referência de desconforto torácico. Em grande número de pacientes, o diagnóstico de doença coronariana pode ser estabelecido com segurança apenas em dados de história clínica, embora exames complementares sejam necessários para a estratificação do risco de eventos, definição da melhor estratégia terapêutica (invasiva *versus* não invasiva) e exclusão de diagnósticos alternativos[2].

As principais características clínicas do desconforto torácico relacionado à isquemia miocárdica podem ser agrupadas em quatro categorias: localização, tipo, duração e relação com fatores agravantes ou de melhora.

TABELA I Principais condições clínicas associadas ao aparecimento e/ou agravamento da angina estável

Aumento da demanda metabólica	
Quadros sistêmicos determinando aumento de consumo pelo miocárdio	Hipertireoidismo
	Sepse
Aumento da massa ventricular	Hipertrofia ventricular esquerda secundária à estenose aórtica
	Hipertrofia ventricular esquerda secundária à hipertensão arterial
	Cardiomiopatia hipertrófica
	Hipertensão pulmonar
	Hipertensão arterial grave
Alterações hemodinâmicas transitórias levando a aumento do consumo	Taquiarritmias
	Uso de estimulantes adrenérgicos (cocaína)
Diminuição da oferta de O_2	
Diminuição do conteúdo arterial de O_2	Anemia
	Hipoxemia
	Intoxicação por CO
Obstrução luminal fixa da coronária	Aterosclerose coronariana
	Fibrose coronariana pós-radioterapia
	Compressão extrínseca da luz coronária
	Arterites coronarianas
	Embolia coronariana
Obstrução dinâmica da luz coronariana	Espasmo coronariano
	Trajeto intramiocárdico da artéria coronária ("ponte" miocárdica)
	Origem anômala das artérias coronárias (especialmente em adultos jovens)
Alterações da viscosidade sanguínea	Anemia falciforme (crises de falcização)
	Poliglobulia
	Trombocitose e trombofilias
Alteração microvascular de coronária	Muito comum em diabéticos e especialmente mulheres
Alterações hemodinâmicas transitórias levando à diminuição da oferta	Bradiarritmias
	Hipotensão arterial

Tipicamente, os episódios de angina localizam-se no tórax, próximo ao esterno, embora possam ser referidos em qualquer localização entre o epigástrio e a arcada dentária inferior ou mandíbula, entre as escápulas ou nos membros superiores. A dor ou desconforto pode ser irradiada para a face ulnar do membro superior esquerdo, região cervical, mandíbula ou arcada dentária (Figura 1). Os pacientes habitualmente referem um desconforto em opressão, constritivo, em aperto ou peso sobre o esterno, algumas vezes, em queimação. Dispneia pode acompanhar os episódios de desconforto, além de outros sintomas menos específicos, como fadiga, náusea ou apreensão. Devemos chamar a atenção para o fato de que, em muitos pacientes, dispneia pode ser o único sintoma referido, levando ao diagnóstico diferencial com a dispneia de causa pulmonar.

A duração do desconforto é breve, não mais do que 5 minutos na maioria dos casos, de início gradual e progressivo. Um aspecto importante na avaliação de qualquer desconforto torácico é a sua relação com o esforço físico ou estresse emocional. Os sintomas anginosos são desencadeados ou agravados por aumento no nível de esforço físico, como caminhar ladeira acima, e rapidamente desaparecem com o repouso. Alguns pacientes referem episódios anginosos após refeições copiosas, em dias frios, ou são despertados durante o sono por dor. O uso de nitratos por via sublingual rapidamente alivia o desconforto anginoso.

A descrição precisa do desconforto torácico permite sua classificação em angina típica, angina atípica ou dor não anginosa, descritas na Tabela II. Essa simples classificação tem importante implicação na sequência de investigação diagnóstica[3].

TABELA II Classificação clínica tradicional da dor torácica

Angina típica (definitiva)	Preenche todos os critérios a seguir: ▪ Desconforto retrosternal de qualidade e duração característicos. ▪ Desencadeada por esforço físico ou estresse emocional. ▪ Aliviada com o repouso ou por nitratos.
Angina atípica (provável)	Preenche dois dos critérios anteriores
Dor torácica não anginosa	Preenche apenas um ou nenhum dos critérios anteriores

A classificação funcional proposta pela Canadian Cardiovascular Society[4] é largamente usada para tentar quantificar a intensidade da atividade física desencadeadora dos sintomas anginosos. Lembremo-nos de que essa

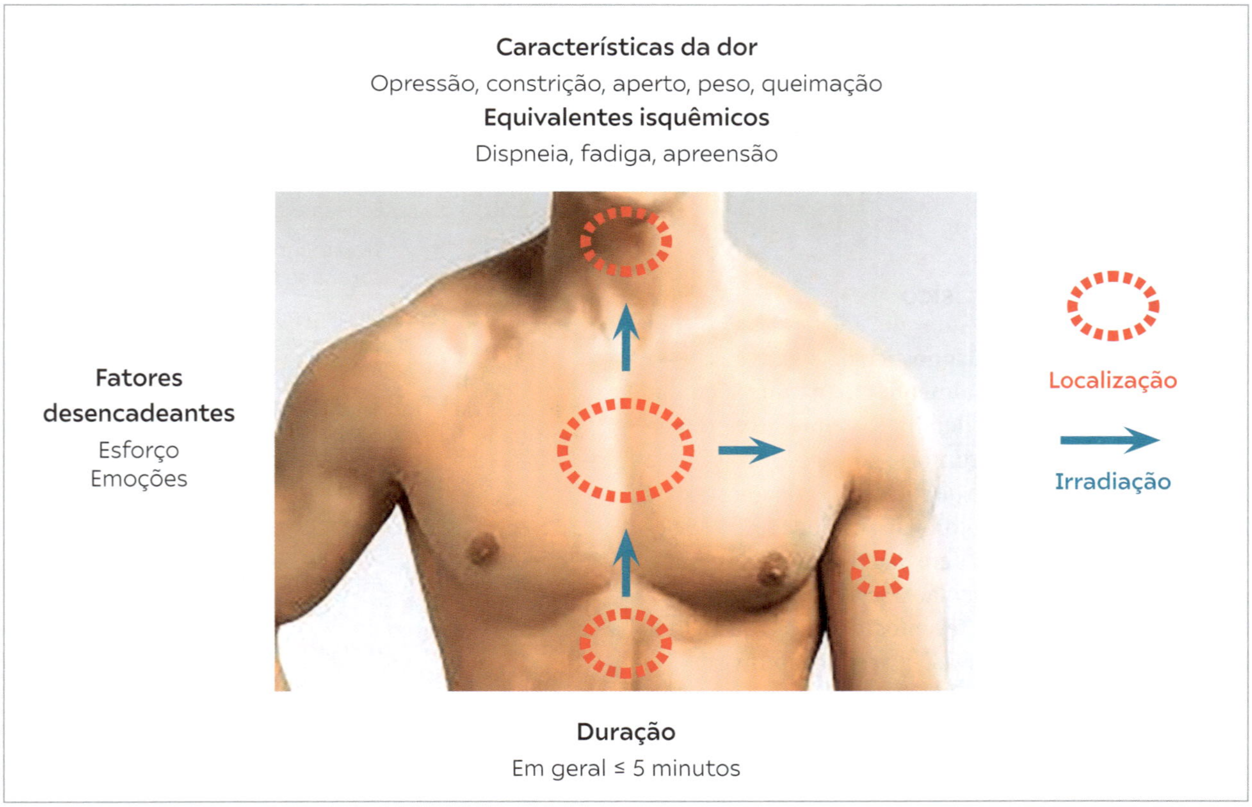

FIGURA 1 Características, localização, irradiação e fatores mais comuns que podem desencadear a dor anginosa.

classificação é indicativa da máxima limitação funcional vivenciada pelo paciente em determinado momento, ainda que em outros dias os pacientes possam se sentir perfeitamente bem.

TABELA III Classificação funcional de angina proposta pela Canadian Cardiovascular Society

Classe funcional	Limitação funcional
Classe I	Atividades simples como caminhar ou subir escadas não causam angina. Angina pode ocorrer com atividades mais extenuantes, rápidas ou prolongadas durante o trabalho ou lazer.
Classe II	Leve limitação para atividades simples. Angina desencadeada ao caminhar ou subir escadas rapidamente, ou após refeições, no frio ou sob estresse emocional; caminhar mais do que duas quadras no plano ou subir mais de um lance de escadas.
Classe III	Acentuada limitação para atividades simples. Angina desencadeada ao caminhar menos do que duas quadras no plano ou subir um lance de escadas em velocidade normal.
Classe IV	Incapacidade de realizar qualquer atividade física sem precipitar episódio de angina. Angina pode estar presente mesmo em repouso.

O exame físico na DACE é necessário para avaliar a presença de anemia, hipertensão arterial, doença valvar, cardiomiopatia hipertrófica obstrutiva ou arritmias. Além disso, determinação do índice de massa corpórea (IMC), pesquisa de doença aterosclerótica extracardíaca (carotídea ou dos membros inferiores), identificação de comorbidades como tireoidopatias, nefropatias e diabetes complementam a avaliação geral. Deve-se estar atento à presença de sinais de disfunção ventricular esquerda, que identificam um subgrupo de maior risco de complicações[5].

EXAMES COMPLEMENTARES

Laboratoriais

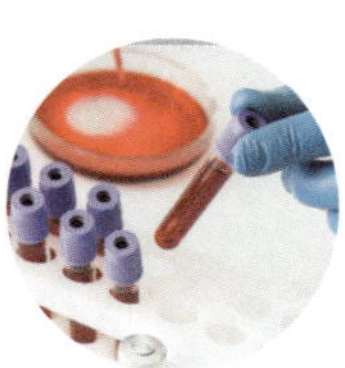

São necessários para que se possam identificar causas secundárias de isquemia, bem como para a avaliação de fatores de risco (hiperglicemia e dislipidemias), comorbidades (função renal) e determinação do prognóstico[6]. A Tabela IV lista os principais exames laboratoriais utilizados na avaliação inicial de pacientes com diagnóstico suspeito ou confirmado de angina estável.

TABELA IV Exames laboratoriais usados na avaliação de pacientes com suspeita ou diagnóstico confirmado de angina estável

Hemograma completo
Creatinina e estimativa da taxa de filtração glomerular
Glicemia de jejum e hemoglobina glicada (HbA1c)
Perfil lipídico (estudo do colesterol e frações + triglicérides)
Avaliação da função tireoidiana (se houver suspeita clínica de tireoidopatia)
Avaliação da função hepática precocemente após o início do tratamento com estatinas
Creatinofosfoquinase em pacientes em uso de estatinas com queixa de sintomas sugestivos de miopatia
Dosagem de BNP pode ser considerada em pacientes com suspeita de disfunção ventricular

Eletrocardiograma de repouso

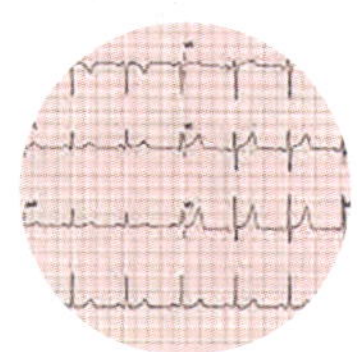

Exame de fácil realização e bastante custo-efetivo.

O eletrocardiograma (ECG) de repouso deve ser feito em todos os pacientes com angina estável. Não é incomum, todavia, o achado de ECG normal (50% ou mais dos casos) mesmo naqueles com angina limitante. Ainda que um ECG normal não permita afastar o diagnóstico de DACE, a presença de zonas eletricamente inativas e alterações da repolarização ventricular sugerem fortemente o diagnóstico. Torna-se obrigatório na avaliação da dor torácica na sala de emergência como elemento para diagnóstico diante da suspeita de síndrome coronariana aguda.

Teste ergométrico

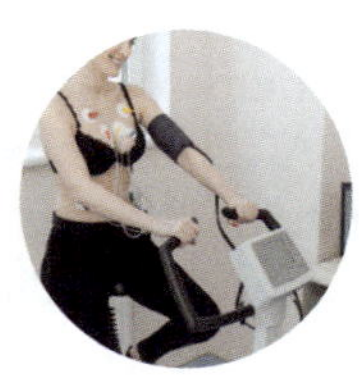

Refina o diagnóstico pelo eletrocardiograma.

Pela sua simplicidade e disponibilidade em vários centros, o teste ergométrico (TE) em esteira rolante ou bicicleta continua a ser uma importante opção na avaliação funcional de pacientes com probabilidade intermediária de DAC e boa capacidade de exercício. Além de avaliar alterações do segmento ST induzidas pelo esforço físico, outros parâmetros funcionais, como resposta cronotrópica, resposta pressórica, sintomas e trabalho realizado, complementam a análise do TE. Os valores de sensibilidade e especificidade para o diagnóstico de DAC por meio do TE variam enormemente na literatura, situando-se entre 45% e 50% e 85% e 90%.

Para a obtenção de informações de diagnóstico mais preciso quanto à presença de DAC obstrutiva, o TE deve ser limitado por sinais/sintomas e realizado sem a influência de agentes anti-isquêmicos (teste diagnóstico). Alternativamente, o TE pode ser realizado em pacientes na vigência de tratamento para avaliação de controle dos sintomas e da isquemia esforço-induzida (teste para avaliação da terapêutica).

Importante: limitações

As limitações do TE devem ser conhecidas para que sua indicação e interpretação sejam adequadas. Assim, em pacientes com bloqueio do ramo esquerdo, ritmo de marca-passo ou síndrome de Wolff-Parkinson-White, as alterações eletrocardiográficas basais dificultam a análise do segmento ST. Resultados falso-positivos ocorrem mais frequentemente em pacientes com hipertrofia ventricular esquerda, distúrbios eletrolíticos, distúrbios de condução intraventricular, fibrilação atrial e em uso de digitálicos[7].

O TE também pode ser considerado inconclusivo, por exemplo, se ao menos 85% da frequência cardíaca máxima prevista não for alcançada na ausência de sinais ou sintomas de isquemia, na presença de limitações ortopédicas ou outras condições não cardíacas, ou quando as alterações do ECG não permitem concluir pela presença de isquemia miocárdica (Veja também Capítulo 7 – "Teste de esforço").

Ecocardiograma

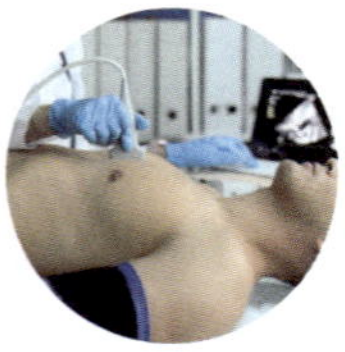

Pode auxiliar no diagnóstico de outras causas de dor torácica.

O ecocardiograma transtorácico fornece valiosas informações quanto à função e estrutura cardíacas. Embora a função global do ventrículo esquerdo possa estar normal em grande número de pacientes com DACE, anormalidades da contratilidade segmentar podem ser encontradas, aumentando a probabilidade do diagnóstico de DACE como causa do desconforto torácico. Mais ainda, diagnósticos diferenciais de dor torácica, incluindo doença valvar (estenose aórtica) ou cardiomiopatia hipertrófica, são facilmente descartados pelo ecocardiograma[8].

Monitorização eletrocardiográfica dinâmica – Holter de 24 horas

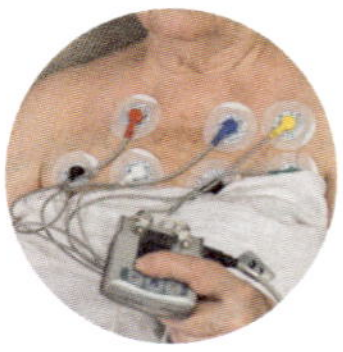

Angina vasoespástica: alterações dinâmicas do ST.

A monitorização eletrocardiográfica dinâmica (Holter de 24 horas) é útil na investigação de pacientes com DACE e arritmias e suspeita de angina vasoespástica para a análise de alterações dinâmicas do segmento ST[9].

Radiografia de tórax

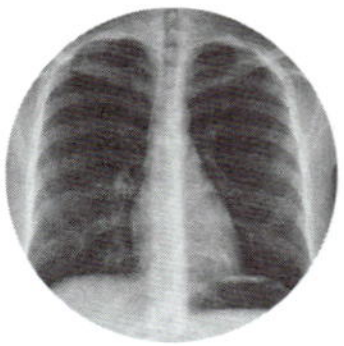

Pouca utilidade direta; descarta outras causas de dor torácica.

A radiografia de tórax é realizada rotineiramente em pacientes com dor torácica; no entanto, em pacientes com DACE, oferece poucas informações adicionais. Pode ser útil naqueles com suspeita de disfunção ventricular, naqueles em que se considera o diagnóstico diferencial com pneumopatias ou para descartar outras causas de dor torácica.

EXAMES ESPECIAIS

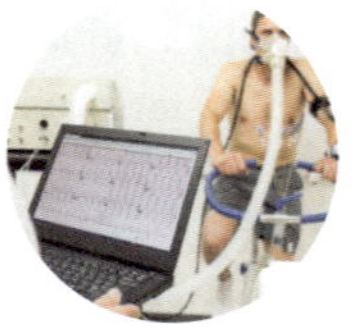

Testes provocativos de isquemia por métodos de imagem

Ecocardiografia de estresse

A ecocardiografia de estresse é feita durante o exercício (esteira ou bicicleta ergométrica) ou mais comumente durante a infusão de agentes farmacológicos (dobutamina e/ou vasodilatadores). Até muito recentemente, a suspeita do diagnóstico de DAC baseava-se no aparecimento de alterações induzíveis da motilidade regional como marcador de isquemia (desequilíbrio entre oferta e consumo) durante a fase de estresse, comparativamente ao repouso. Atualmente, nova técnica baseada na infusão de microbolhas com o uso de vasodilatadores (ecocardiografia de contraste miocárdico) permite a avaliação da perfusão miocárdica, além daquela fornecida pela análise do espessamento parietal. Valores de sensibilidade e especificidade no diagnóstico de DAC variam de 72% a 85% e de 82% a 95%, dependendo do protocolo (exercício, dobutamina ou vasodilatadores)[10].

Cintilografia de perfusão miocárdica

A cintilografia de perfusão miocárdica (CPM) permite a geração de imagens da captação relativa do radiotraçador, que reflete a distribuição regional do fluxo sanguíneo miocárdico. Os mais usados radiotraçadores são aqueles baseados no tecnécio-99m (^{99m}Tc). A exemplo da ecocardiografia com estresse, a CPM pode ser realizada associada ao TE (preferencialmente, sempre que possível) ou sob estresse medicamentoso (naqueles com incapacidade física ou outras limitações). Por essa técnica, a hipoperfusão miocárdica é caracterizada por uma redução na captação do radiotraçador durante a fase de estresse, em comparação com a captação obtida em repouso. Os valores de sensibilidade e especificidade para o diagnóstico de DACE variam em função do protocolo utilizado, sendo de 73% a 92% e de 63% a 87%, respectivamente, no teste com exercício físico, e de 90% a 91% e de 75% a 84%, respectivamente, no teste sob estresse medicamentoso[11].

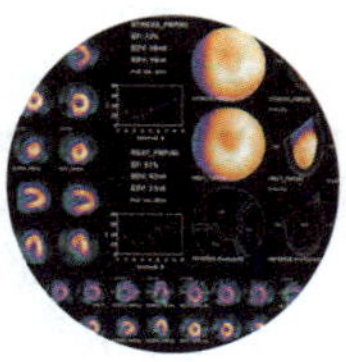

Redução da capacidade de captação no esforço comparada ao repouso.

Ressonância magnética de estresse

A ressonância magnética de estresse (RME) durante a infusão de dobutamina pode ser utilizada para a detecção de anormalidades regionais de contratilidade induzíveis por isquemia, especialmente naqueles pacientes em que a janela acústica para a ecocardiografia de estresse é inadequada. Para o diagnóstico de DAC, a RME com dobutamina fornece valores de sensibilidade e especificidade de 79% a 88% e de 81% a 91%, respectivamente. A utilização da RME para avaliação de pacientes com suspeita de DAC teve grande impulso com o desenvolvimento de protocolos para o estudo da perfusão miocárdica em tempo real pela injeção de contraste paramagnético baseado em gadolínio (técnica de cine-ressonância de primeira passagem) durante a infusão de agente vasodilatador (dipiridamol ou adenosina). Os valores de sensibilidade e especificidade com essa técnica variam de 67% a 94% e de 61% a 85%, respectivamente[12].

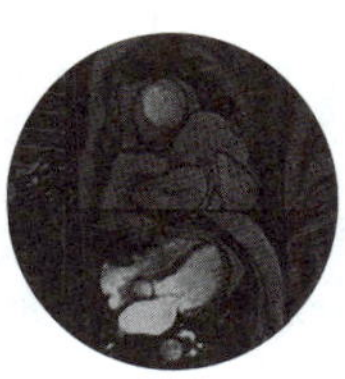

Detecção de anormalidades regionais de contratilidade induzíveis por isquemia.

Exames para avaliação do grau de aterosclerose coronariana e outras alterações

Escore de cálcio

A tomografia computadorizada (TC) de múltiplos detectores permite a detecção de calcificação coronariana sem a utilização de meio de contraste. O escore de Agatston é geralmente empregado na quantificação das lesões calcificadas[13]. Exceção aos pacientes com disfunção renal, que podem apresentar calcificação da camada média, depósitos de cálcio nas artérias coronárias correlacionam-se com a carga aterosclerótica, mas não necessariamente com o grau de estenose luminal.

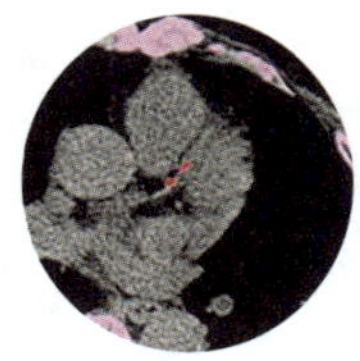

Valor para prognóstico: permite reclassificar o risco.

IMPORTANTE!

O escore de cálcio pode ser usado em indivíduos com probabilidade intermediária de risco de eventos pelo escore de Framingham, permitindo a sua reclassificação diante dos resultados obtidos[14].

Angiotomografia das coronárias

Após a injeção de meio de contraste, a TC permite a visualização do lúmen arterial coronariano. Para que se aumente sua acurácia, os pacientes devem ser capazes de manter um adequado padrão respiratório, sem obesidade mórbida, com escore de cálcio favorável (< 400) e em ritmo sinusal com frequência cardíaca < 65 bpm. Em pacientes com suspeita de DAC baseada na história clínica, diversos estudos multicêntricos definiram valores de sensibilidade e especificidade variando de 95% a 99% e 64% a 83%, respectivamente. O valor preditivo negativo dessa técnica aproxima-se de 100%, dependendo da série estudada[15]. Assim, a utilização do teste deve ser reservada àqueles

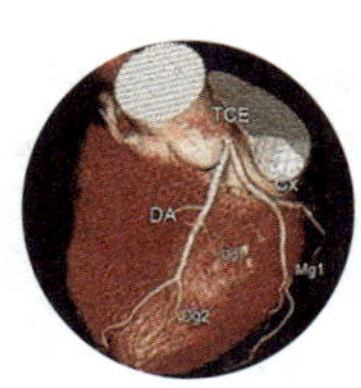

Permite a visualização do lúmen das artérias coronárias.

com probabilidade intermediária para a exclusão do diagnóstico de DAC, ou naqueles pacientes com testes provocativos de isquemia discordantes da suspeição clínica (teste positivo em paciente de baixo risco com dor não anginosa)[16].

> *Cuidado!*
>
> Não há indicação da angiotomografia de coronárias na avaliação de pacientes assintomáticos.

Angiografia coronariana ou cinecoronariografia

O uso da coronariografia invasiva ou angiografia coronariana (AC) apenas para estabelecer ou excluir o diagnóstico de DACE é raramente necessária em pacientes estáveis. Em alguns subgrupos, no entanto, como aqueles com disfunção do ventrículo esquerdo e angina típica, ou certas profissões (como pilotos de avião) devido à regulamentação do exercício profissional, ela pode ser indicada com finalidade de diagnóstico. Fornece, todavia, valiosas informações prognósticas relacionadas à localização, extensão e gravidade das lesões obstrutivas. Por outro lado, mais comumente, a coronariografia invasiva é utilizada após a estratificação de risco não invasiva, para a definição de estratégias de revascularização miocárdica a serem adotadas. Em pacientes de alto risco de eventos, a coronariografia pode ser usada precocemente mesmo sem a realização de testes não invasivos.

> **NÃO DEVE SER INDICADA/USADA**
>
> Finalmente, não deve ser usada em pacientes que se recusam a ser submetidos a procedimentos invasivos e/ou de revascularização miocárdica, que não sejam candidatos à intervenção coronariana percutânea ou cirurgia de revascularização, ou naqueles em que se antecipa que estratégias de revascularização não devam melhorar a capacidade funcional ou a qualidade de vida dos afetados. A taxa de complicações, incluindo morte, infarto agudo do miocárdio ou acidente vascular encefálico, é de 0,1% a 0,2%[17].

Outros métodos

Além da coronariografia, outros métodos de avaliação funcional de lesões ateroscleróticas moderadas foram desenvolvidos como o ultrassom intracoronário (em inglês, *intravascular ultrasound* – IVUS) e a determinação da reserva de fluxo fracionada (em inglês, *fractional flow reserve* – FFR)[18]. Recentemente, a determinação não invasiva por território coronariano do fluxo sanguíneo miocárdico (em inglês, *myocardial blood flow* – MBF) e da reserva de fluxo coronariano (em inglês, CFR) de forma absoluta (mL/min/g de tecido) baseadas no ecocardiograma, medicina nuclear ou ressonância cardíaca, confirmaram sua utilidade na investigação funcional de pacientes com padrão obstrutivo multiarterial e seu impacto prognóstico na ocorrência de eventos cardiovasculares. A maior complexidade dessas avaliações, no entanto, tanto do ponto de vista de capacitação técnica quanto instrumental (*softwares* específicos de análise, ou radioisótopos de meia-vida mais curta como o ^{82}Rb) dificultam sua maior aplicabilidade na clínica.

A Figura 2, adaptada das Diretrizes Europeias para o Diagnóstico e Tratamento da Síndrome Coronariana Crônica[19], ilustra uma proposta para diagnóstico em pacientes com suspeita de DAC estável (ver também Capítulo 17 – "Ultrassom intracoronariano, reserva de fluxo coronariano (CFR), índice de resistência da microcirculação (IMR) e reserva de fluxo fracionada (FFR)".

ESTRATIFICAÇÃO DO RISCO DE EVENTOS CARDÍACOS

Após a confirmação do diagnóstico, a estratificação de risco é uma etapa importante para fundamentar a estratégia terapêutica. Na avaliação do paciente, considera-se a classificação funcional de angina, alterações ao ECG convencional, a resposta ao tratamento clínico, a função ventricular esquerda e as provas funcionais de isquemia (extensão e intensidade). Para pacientes com diagnóstico firmado de DACE com apresentação clínica

> **CRITÉRIOS DE ALTO RISCO**
>
> - Angina refratária ao tratamento medicamentoso.
> - Presença de isquemia em múltiplas derivações no ECG de repouso.
> - Função ventricular esquerda deprimida.
> - Alterações significativas em prova funcional de isquemia, como o teste ergométrico ou estudo de perfusão miocárdica: alteração do segmento ST com carga baixa, queda da pressão arterial durante o exercício, falha ao executar exercício de até 6 minutos, ou extensas áreas de isquemia.

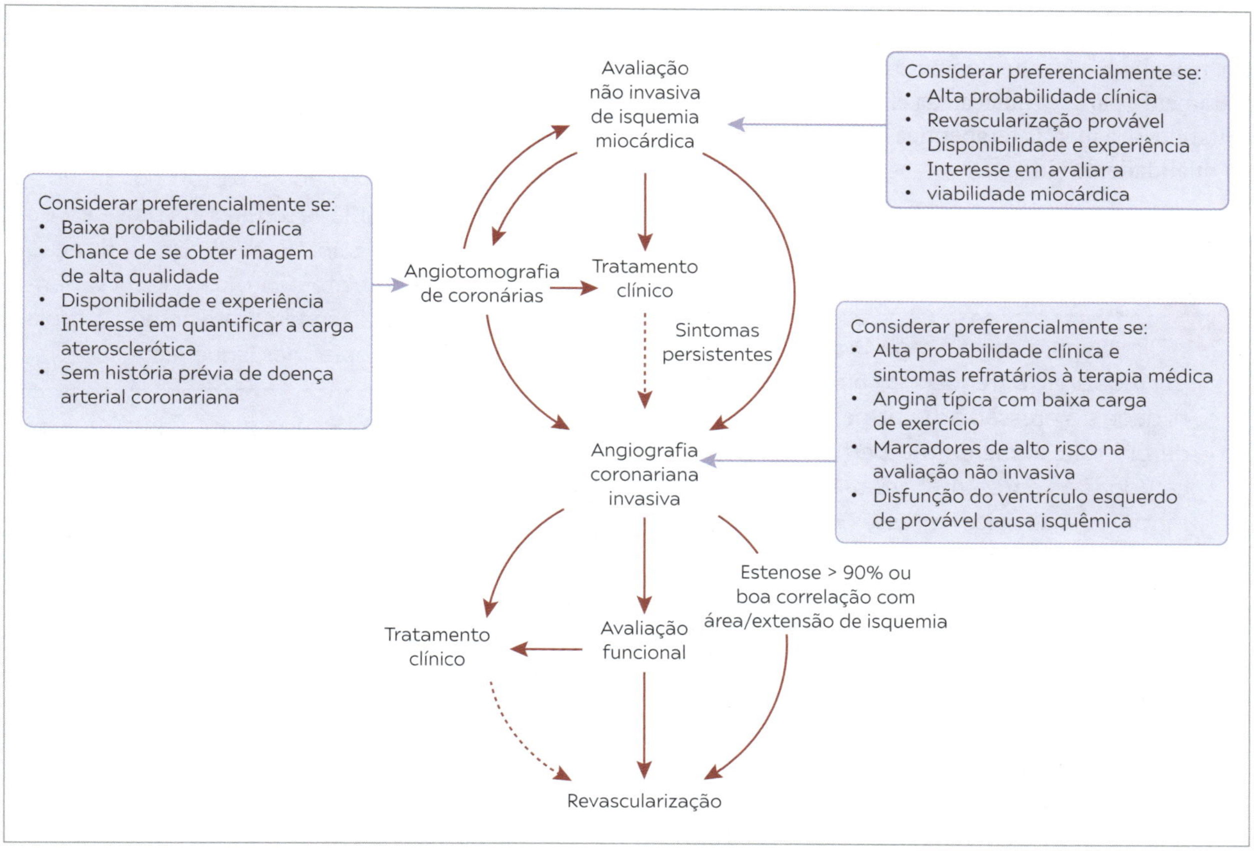

FIGURA 2 Estratégias para diagnóstico em pacientes com suspeita de doença arterial coronariana estável.

e exames caracterizados como de baixo risco, indica-se tratamento medicamentoso, seguido de reavaliação por estratificação funcional. Tais pacientes têm excelente prognóstico e podem ser seguidos clinicamente sem a necessidade de cinecoronariografia ou tratamento invasivo. Pacientes que apresentem algumas das características de alto risco são considerados de alto risco e devem ser encaminhados para diagnóstico invasivo e intervenção (revascularização), se necessário.

TRATAMENTO

Fatores desencadeantes/agravantes e modificações no estilo de vida

Os objetivos do tratamento de pacientes com diagnóstico de DACE incluem redução dos sintomas e melhora no prognóstico no longo prazo. Tais objetivos podem ser obtidos por meio de modificações do estilo de vida, controle dos fatores de risco, tratamento medicamentoso e educação dos pacientes.

> **Recomendações para mudança** no estilo de vida (cessação de tabagismo, atividade física regular e vacinação anual contra a gripe) e controle rigoroso dos fatores de risco (hipertensão arterial, diabetes, dislipidemia, obesidade) foram recentemente revistos em outros documentos[20-22]. Além disso, condições clínicas associadas agravantes da isquemia miocárdica (hipertireoidismo, anemia etc.) devem ser identificadas e tratadas adequadamente.

Tratamento medicamentoso para controle dos sintomas

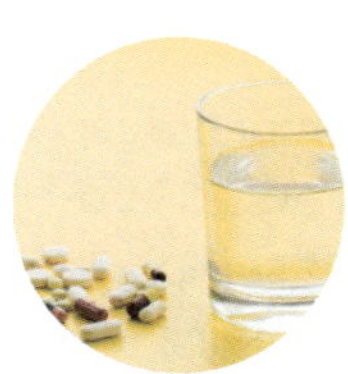

O tratamento medicamentoso para controle dos sintomas deve ser a combinação de agentes antianginosos que efetivamente controlam esses sintomas, com máxima adesão e baixa incidência de eventos adversos. Habitualmente, os pacientes necessitarão de uma estratégia combinada de pelo menos duas classes de antianginosos para controle sintomático efetivo. Os pacientes devem ser reavaliados frequentemente após a introdução do tratamento para reavaliação da eficácia e tolerabilidade, evitando-se a inércia terapêutica com evidente prejuízo da qualidade de vida.

Betabloqueadores

Diminuem o consumo de O_2 pelo miocárdio por reduzirem a frequência cardíaca, a contratilidade e a pressão arterial; pelo maior tempo de diástole, aumentam a perfusão miocárdica. Todas as apresentações melhoram a tolerância ao exercício. Por essas características, ainda são considerados agentes anti-isquêmicos de primeira escolha. Os efeitos colaterais comuns a essa classe de medicamentos incluem depressão, fadiga, bradicardia, bloqueio atrioventricular, broncoespasmo, vasoconstrição periférica, hipotensão postural e disfunção erétil. A interrupção abrupta dos betabloqueadores deve ser evitada, pois há efeito "rebote", marcado pelo retorno abrupto da atividade adrenérgica. Em pacientes com suspeita de angina vasoespástica, seu uso deve ser evitado, pelo risco de agravamento dos sintomas. A frequência cardíaca de repouso a ser atingida com o uso de betabloqueadores situa-se entre 55 e 60 bpm.

Antagonistas dos canais de cálcio

Constituem um grupo heterogêneo de medicamentos. Os efeitos dos antagonistas dos canais de cálcio (ACC) são dependentes de vasodilatação e redução da resistência arterial periférica. Entre os ACC não diidropiridínicos, tanto o verapamil quanto o diltiazem têm indicação no tratamento da angina, com eficácia comparada à dos betabloqueadores[23]. Efeitos adversos incluem bradicardia, bloqueio atrioventricular e descompensação de insuficiência cardíaca. Entre os ACC diidropiridínicos, nifedipino e anlodipino são particularmente úteis no controle da angina em indivíduos hipertensos; seus efeitos adversos mais comuns incluem cefaleia, edema maleolar, fadiga, rubor facial e taquicardia reflexa. Os ACC podem ser utilizados como terapia inicial para a redução de sintomas quando os betabloqueadores estão contraindicados e/ou em combinação com estes quando o tratamento inicial não é satisfatório ou substituindo os betabloqueadores, na presença de efeitos colaterais intoleráveis. Têm indicação preferencial no tratamento da angina variante de prinzmetal, sendo efetivos no controle dos sintomas e episódios isquêmicos.

A associação dos ACC diidropiridínicos e betabloqueadores se justifica pela atenuação da taquicardia reflexa, pela prevenção de vasoconstrição e pelo aumento da tolerância ao exercício. Dentre os medicamentos mais utilizados, o anlodipino é o que apresenta o melhor perfil farmacocinético (dose de 2,5 a 10 mg/dia). O nifedipino, principalmente a apresentação de longa duração, também pode ser utilizado com segurança. Os efeitos colaterais mais comuns são cefaleia, edema de membros inferiores, rubor facial, além da hipotensão arterial e obstipação intestinal.

Ainda que tanto os ACC quanto os betabloqueadores sejam recomendados em Diretrizes Nacionais e Internacionais como agentes de primeira escolha no tratamento sintomático de pacientes com DACE, não há estudo clínicos randomizados comparando-se essa estratégia contra outra antianginosa baseada em outras classes de medicamentos. De fato, publicação recente em revisão dos últimos 50 anos da literatura médica sobre a eficácia comparativa dos agentes antianginosos não encontrou diferença entre eles[24], mostrando que o tratamento antianginoso deve ser individualizado, observando-se o perfil hemodinâmico (frequência cardíaca e pressão arterial), mecanismo responsável pela isquemia miocárdica, comorbidades, presença de disfunção ventricular esquerda, preferências do paciente e perfil de segurança dos fármacos[25].

Nitratos

Os nitratos são os mais antigos medicamentos antianginosos. Promovem vasodilatação mediada pelo óxido nítrico (NO) de arteríolas e veias e redução de pré-carga. Durante as crises agudas de angina, ou antecedendo situações em que se antecipa a ocorrência de angina, dá-se preferência à via sublingual (isossorbida 5 mg ou propatilnitrato 10 mg). Para a prevenção em longo prazo das crises anginosas, a preparação oral de isossorbida

(20 ou 40 mg) ou de liberação prolongada (50 mg) é frequentemente usada. No entanto, o uso crônico e regular dos nitratos pode levar à diminuição da sua eficácia (tolerância). Isso pode ser minimizado por tomadas "assimétricas" do medicamento, promovendo um período de 8 a 10 horas sob baixos níveis de nitratos circulantes (por exemplo, uso às 7, 13 e 19 horas)[26].

Não há evidência de que os nitratos determinem redução de eventos cardiovasculares ou morte. Hipotensão e cefaleia são os eventos adversos mais comuns com o uso de nitratos. Hipotensão grave pode ser precipitada pelo uso concomitante de nitratos e inibidores da fosfodiesterase-5 (sildenafila, por exemplo). Apesar de largamente utilizados, descreveu-se piora da disfunção endotelial como potencial complicação do seu uso crônico de ação prolongada por ativação do sistema nervoso simpático e do sistema renina-angiotensina-aldosterona, além de aumento da produção de endotelina, aumento da produção de superóxido e aumento da atividade da fosfodiesterase[27]. Assim, a prática comum do uso rotineiro de nitratos de ação prolongada como agentes de primeira linha deve ser revista diante de outras opções atualmente disponíveis.

Trimetazidina

A trimetazidina é o único agente anti-isquêmico metabólico disponível no Brasil. Age inibindo a betaoxidação de ácidos graxos ao bloquear a 3-cetoacilcoenzima A tiolase de cadeia longa nas células miocárdicas isquêmicas, permitindo maior oxidação de glicose. Consequentemente, ocorre a otimização da produção celular de energia, prevenindo a depleção de ATP, fundamental para a homeostase celular[28].

A administração desse agente não modifica a frequência cardíaca e a pressão arterial durante o repouso ou esforço físico, podendo ser utilizado como monoterapia ou em associação a outros medicamentos. Vários estudos mostraram que sua associação a bloqueadores beta-adrenérgicos ou antagonistas dos canais de cálcio reduziu a angina e a isquemia induzida pelo esforço físico. Os resultados dessa associação foram superiores à monoterapia.

Tem eficácia antianginosa comparável à dos betabloqueadores, reduzindo as crises de angina e o consumo de nitrato sublingual, além de aumentar a capacidade funcional, a tolerância ao exercício e a função ventricular esquerda, com evidente melhora na qualidade de vida dos pacientes[29]. Estudo recente, retrospectivo e observacional, mostrou que o uso de trimetazidina associado à terapia otimizada em pacientes com insuficiência cardíaca promoveu redução do risco de mortalidade cardiovascular e mortalidade global[30].

A redução de hospitalizações por causas cardiovasculares em pacientes com disfunção do ventrículo esquerdo e em uso de trimetazidina foi demonstrada em recente metanálise[31]. Finalmente, um estudo sul-coreano mostrou redução de eventos cardiovasculares (incluindo morte em pacientes após evento coronariano agudo) em pacientes sob uso de trimetazidina comparativamente ao tratamento convencional[32]. Embora retrospectivos e observacionais, esses estudos sinalizam a possibilidade de redução de eventos cardiovasculares com o uso de trimetazidina associado à terapia medicamentosa otimizada[33].

O uso de trimetazidina como medicação adjuvante à terapia padrão durante procedimentos de revascularização miocárdica (percutânea ou cirúrgica) levou à menor liberação de marcadores de necrose miocárdica, redução do estresse oxidativo e melhora da função ventricular esquerda[34]. Tem excelente perfil de tolerabilidade, com incidência de sintomas parkinsonianos semelhantes a placebo, como mostrado no estudo ATPCI[35].

Ivabradina

A ivabradina é o primeiro representante dos inibidores da corrente If das células do nó sinoatrial. Ao bloquear essa corrente, atenua a fase 4 do potencial de ação (despolarização diastólica), levando à redução da frequência cardíaca sem efeitos sobre a condução atrioventricular ou a contratilidade miocárdica. A menor frequência cardíaca determina maior tempo de diástole e melhor perfusão coronariana, particularmente vantajosas nos pacientes com angina estável. Há dados experimentais sugerindo que o benefício sobre a perfusão miocárdica é apenas parcialmente dependente da redução da frequência cardíaca[36] e envolve o aumento da colateralização para o território isquêmico, maior tempo de perfusão diastólica em comparação aos betabloqueadores e aumento da reserva de fluxo coronariano.

Tem seu uso aprovado para pacientes com angina estável intolerantes a (ou parcialmente controlados com) betabloqueadores em ritmo sinusal e frequência > 70 bpm. Em pacientes com angina estável, disfunção moderada do ventrículo esquerdo e frequência cardíaca > 70 bpm, a associação de ivabradina à terapia otimizada promoveu redução no desfecho primário de morte cardiovascular, hospitalização por infarto agudo do miocárdio e insuficiência cardíaca, e redução do risco de hospitalização por infarto agudo do miocárdio[37]. Todavia, não demonstrou impacto em morbimortalidade em estudos com pacientes com DAC estável[38].

Ranolazina

A ranolazina é um inibidor seletivo da corrente tardia de sódio. Os efeitos colaterais incluem tontura, náusea e constipação. Além disso, a ranolazina aumenta o QTc e, portanto, deve ser usada com cuidado em pacientes com prolongamento do intervalo QT ou em uso de drogas que também podem prolongá-lo.

Em um estudo controlado por placebo com 6.560 pacientes com diagnóstico de infarto agudo do miocárdio sem supra de ST, a adição de ranolazina ao tratamento padrão não se mostrou eficaz na redução do desfecho primário de eficácia de morte por causa cardiovascular, infarto do miocárdio ou isquemia recorrente[39]. No entanto, no grande subgrupo de pacientes com angina crônica (n = 3.565), foram observadas reduções significativas de isquemia recorrente, melhora da angina e menor necessidade de intensificação do tratamento antianginoso[40]. Em outro estudo controlado por placebo em pacientes com diabetes e DACE recebendo um ou dois antianginosos, a ranolazina reduziu a angina e o consumo de nitrato sublingual com boa tolerabilidade[41]. Esses resultados suportam o uso dessa droga como medicamento de segunda escolha em pacientes sintomáticos, apesar do emprego de outros antianginosos, como betabloqueadores, ACC ou nitratos de ação prolongada.

Alopurinol

Este inibidor da xantina-oxidase, utilizado como agente anti-hiperuricêmico, também tem propriedades antianginosas. Embora com limitada evidência clínica, em um pequeno estudo com 65 pacientes com angina estável, alopurinol na dose de 600 mg/d determinou aumento no tempo para depressão do segmento ST e da angina esforço-induzida[42].

Tratamento medicamentoso para redução do risco de eventos

Antiagregantes plaquetários

Ácido acetilsalicílico

O ácido acetilsalicílico (AAS) é efetivo nos pacientes com quadros coronarianos agudos como a angina instável e o infarto agudo do miocárdio[43]. O benefício do seu uso se estende aos pacientes com DAC estável reduzindo eventos primários (infarto agudo do miocárdio e morte súbita) e secundários (eventos vasculares, acidente vascular encefálico e mortalidade geral). Está indicado, portanto, em todos os pacientes com angina estável, mesmo na ausência de infarto agudo do miocárdio prévio, na dose de 75 a 100 mg diários.

Inibidores orais P2Y12

Agentes que bloqueiam o receptor plaquetário P2Y12 diminuem a ativação plaquetária e a progressão do trombo arterial. Clopidogrel e prasugrel são pró-drogas que bloqueiam irreversivelmente o receptor P2Y12 por meio de seus metabólitos ativos. Ticagrelor é um inibidor P2Y12 reversível que não necessita de ativação metabólica. Em pacientes intolerantes ao AAS, clopidogrel 75 mg/d pode ser usado em substituição.

Em pacientes com DACE, a utilização de dupla antiagregação plaquetária (AAS + inibidor P2Y12) deve ser considerada nas seguintes situações:

- Em pacientes de moderado ou alto risco de eventos isquêmicos e baixo risco de sangramento.

- Após intervenção coronariana percutânea com implante de *Stent* ou infarto agudo do miocárdio recente.

O tempo de manutenção da dupla antiagregação plaquetária é variável e prevê a cuidadosa análise do balanço entre prevenção do evento trombótico versus risco de sangramento[44]. Em pacientes de alto risco de sangramento gastrintestinal em uso de terapia antitrombótica, recomendam-se inibidores de bomba de prótons.

Anticoagulantes

Os anticoagulantes inibem a ação e/ou formação da trombina, elemento fundamental tanto na cascata de coagulação quanto na ativação plaquetária. A eficácia na prevenção de eventos trombóticos com o uso de dupla antiagregação fez com que o emprego rotineiro deles em pacientes com DACE (salvo indicações específicas, como quando em ritmo de fibrilação atrial ou portadores de próteses valvares mecânicas) fosse abandonado.

No entanto, com o surgimento dos anticoagulantes orais diretos, com melhor perfil de segurança do que os antagonistas de vitamina K, novos estudos procuraram reavaliar essa classe de fármacos em pacientes com angina estável.

Rivaroxabana

O uso de baixas doses de rivaroxabana foi avaliado em diversos estudos com pacientes com DACE e ritmo sinusal. No estudo COMPASS[45], rivaroxabana 2,5 mg 2 x/dia associada ao AAS levou à redução do risco de eventos isquêmicos às custas de maior risco de sangramento não fatal. Assim, em pacientes DACE e padrão obstrutivo multiarterial com história de infarto agudo do miocárdio > 1 ano e entendidos como de alto risco de eventos isquêmicos, dose baixa de rivaroxabana pode ser associada ao AAS.

Estatinas e outros agentes hipolipemiantes

Estudos em pacientes portadores de dislipidemia de prevenção secundária mostraram importantes benefícios com o uso das estatinas quanto a mortalidade cardiovascular, acidente vascular cerebral e eventos cardiovasculares maiores[46].

Todos os pacientes portadores de DACE documentada devem receber estatinas objetivando-se LDL-colesterol < 50 mg%. Em pacientes em quem, apesar do uso em monoterapia de doses maximamente toleradas de estatinas de alta potência associado à modificação do estilo de vida, não se atingiu a meta terapêutica estabelecida, adiciona-se ezetimiba. Finalmente, em pacientes de muito alto risco cardiovascular em quem as estratégias anteriores permitiram atingir a meta de colesterol LDL, a combinação com um inibidor PCSK9 está indicada.

Betabloqueadores

Não há impacto prognóstico do uso de betabloqueadores na população geral de pacientes com DACE. No entanto, entre aqueles com insuficiência cardíaca com fração reduzida do ventrículo esquerdo, o uso de betabloqueadores levou à redução do risco de eventos e deve ser considerado[47]. Por outro lado, ante os avanços nas estratégias terapêuticas de prevenção secundária, o impacto prognóstico em longo prazo anteriormente atribuível aos betabloqueadores em pacientes pós-infarto agudo do miocárdio tem sido questionado[48].

Inibidores da enzima conversora de angiotensina

Seus efeitos inesperados na redução de eventos cardiovasculares em portadores de DACE, sobretudo nos diabéticos, transformaram os inibidores da enzima conversora de angiotensina em medicamentos fundamentais no arsenal terapêutico desses pacientes. Com base nos resultados dos estudos HOPE (*Heart Outcomes Prevention Evaluation*) e EUROPA (*The EURopean trial On reduction of cardiac events with Perindopril in stable coronary Artery disease*), passou-se a indicá-los em pacientes com DACE documentada que também tenham diabetes *mellitus*, hipertensão arterial ou disfunção ventricular esquerda, particularmente agentes cujos benefícios foram documentados nos ensaios clínicos como ramipril e perindopril.

PROCEDIMENTOS DE REVASCULARIZAÇÃO MIOCÁRDICA

Os objetivos do tratamento intervencionista (revascularização miocárdica) baseiam-se, a exemplo do tratamento medicamentoso, na necessidade de alívio de sintomas e/ou aumento de sobrevida livre de eventos em pacientes com anatomia coronariana revelando padrão obstrutivo significativo (lesão de TCE ≥ 50% ou lesão de vasos epicárdicos principais ≥ 70%). Diversos fatores, como idade, função ventricular esquerda, extensão das lesões obstrutivas, sintomas decorrentes da isquemia miocárdica e a presença de comorbidades, influenciam a escolha de uma estratégia particular de manejo, quer seja terapia medicamentosa otimizada isolada ou associada à terapia de revascularização.

> Diante de todas as possibilidades de apresentação clínica, atualmente recomenda-se que a decisão sobre a necessidade de intervenção e, em havendo, o tipo a ser oferecido, seja discutido entre especialistas (cardiologista clínico, cardiologista intervencionista e cirurgião cardiovascular – o *heart team*) e com o entendimento pelo paciente dos riscos e benefícios de tal decisão.

Em casos de alta complexidade anatômica, com envolvimento de maior número de ramos coronarianos com lesões obstrutivas, o tratamento cirúrgico emerge como opção terapêutica preferencial, especialmente em populações de mais alto risco, como os diabéticos. Em indivíduos com menor complexidade, o tratamento percutâneo oferece benefícios com menor risco de complicações. No entanto, os recentes avanços na Cardiologia intervencionista ampliaram o alcance das intervenções coronarianas percutâneas com implantes de *Stent* no tratamento da DAC. A Tabela V sumariza as principais indicações para intervenção para alívio sintomático ou aumento de sobrevida[51,52].

TABELA V Principais indicações para procedimentos de revascularização miocárdica (percutâneo ou cirúrgico)

Alívio de sintomas
Ao menos uma estenose significativa passível de revascularização e sintomas debilitantes a despeito de terapia médica otimizada.
Ao menos uma estenose significativa passível de revascularização e sintomas debilitantes naqueles pacientes em que a terapia médica otimizada não pode ser plenamente implementada por contraindicações ou baixa tolerabilidade.
Aumento de sobrevida
Estenose ≥ 50% no tronco da coronária esquerda.
Pacientes selecionados com padrão obstrutivo triarterial (lesões ≥ 70%) com envolvimento proximal do RIVA (descendente anterior).
Pacientes selecionados com padrão obstrutivo biarterial (lesões ≥ 70%) com estenose proximal ≥ 70% do RIVA (descendente anterior).
Padrão obstrutivo biarterial (lesões ≥ 70%) associado à isquemia miocárdica extensa e/ou disfunção ventricular esquerda.

BIBLIOGRAFIA

1. Kaski JC, Crea F, Gersh BJ, Camici PG. Reappraisal of ischemic heart disease. Circulation. 2018;138(14):1463-80.
2. van Tellingen C. Chest pain and angina pectoris – or the ugly swan and the beautiful duckling. Neth Heart J. 2010;18(11):561-4.
3. Diamond GA. A clinically relevant classification of chest discomfort. J Am Coll Cardiol. 1983;1:574-5.
4. Campeau L. Grading of angina pectoris. Circulation. 1976;54(6):522-3.
5. Bösner S, Haasenritter J, Becker A, Karatolios K, Vaucher P, Gencer B, et al. Ruling out coronary artery disease in primary care: development and validation of a simple prediction rule. CMAJ. 2010;182(12):1295-300.
6. Madjid M, Fatemi O. Components of the complete blood count as risk predictors for coronary heart disease: in-depth review and update. Tex Heart Inst J. 2013;40(1):17-29.
7. Gibbons RJ, Balady GJ, Bricker JT, Chaitman BR, Fletcher GF, Froelicher VF, et al. ACC/AHA 2002 guideline update for exercise testing: summary article. A report of the American College of Cardiology/American Heart Association Task Force on Practice Guidelines (Committee to Update the 1997 Exercise Testing Guidelines). J Am Coll Cardiol. 2002;40(8):1531-40.
8. Daly C, Norrie J, Murdoch DL, Ford I, Dargie HJ, Fox K. The value of routine noninvasive tests to predict clinical outcome in stable angina. Eur Heart J. 2003;24(6):532-40.
9. Cohn PF, Fox KM, Daly C. Silent myocardial ischemia. Circulation. 2003;108(10):1263-77.
10. Pellikka PA, Arruda-Olson A, Chaudhry FA, Chen MH, Marshall JE, Porter TR, et al. Guidelines for performance, interpretation, and application of stress echocardiography in ischemic heart disease: from the American Society of Echocardiography. J Am Soc Echocardiogr. 2020;33(1):1-41.e8.
11. Wolk MJ, Bailey SR, Doherty JU, Douglas PS, Hendel RC, Kramer CM, et al. ACCF/AHA/ASE/ASNC/HFSA/HRS/SCAI/SCCT/SCMR/STS 2013 multimodality appropriate use criteria for the detection and risk assessment of stable ischemic heart disease: a report of the American College of Cardiology Foundation Appropriate Use Criteria Task Force, American Heart Association, American Society of Echocardiography, American Society of Nuclear Cardiology, Heart Failure Society of America, Heart Rhythm Society, Society for Cardiovascular Angiography and Interventions, Society of Cardiovascular Computed Tomography, Society for Cardiovascular Magnetic Resonance, and Society of Thoracic Surgeons. J Am Coll Cardiol. 2014;63(4):380-406.
12. Emrich T, Halfmann M, Schoepf UJ, Kreitner KF. CMR for myocardial characterization in ischemic heart disease: state-of-the-art and future developments. Eur Radiol Exp. 2021;5(1):14.
13. Agatston AS, Janowitz WR, Hildner FJ, Zusmer NR, Viamonte M Jr., Detrano R. Quantification of coronary artery calcium using ultrafast computed tomography. J Am Coll Cardiol. 1990;15(4):827-32.
14. Taylor AJ, Cerqueira M, Hodgson JM, Mark D, Min J, O'Gara P, et al. ACCF/SCCT/ACR/AHA/ASE/ASNC/NASCI/SCAI/SCMR 2010 Appropriate Use Criteria for Cardiac Computed Tomography. A Report of the American College of Cardiology Foundation Appropriate Use Criteria Task Force, the Society of Cardiovascular Computed Tomography, the American College of Radiology, the American Heart Association, the American Society of Echocardiography, the American Society of Nuclear Cardiology, the North American Society for Cardiovascular Imaging, the Society for Cardiovascular Angiography and Interventions, and the Society for Cardiovascular Magnetic Resonance. J Cardiovasc Comput Tomogr. 2010;4(6):407.e1-33.
15. Yamanaka F, Shishido K, Ochiai T, Moriyama N, Tobita K, Tani T, et al. Diagnostic performance of 320-slice computed tomography coronary angiography for symptomatic patients in clinical practice. Eur J Intern Med. 2017;39:57-62.
16. Knuuti J, Ballo H, Juarez-Orozco LE, Saraste A, Kolh P, Rutjes AWS, et al. The performance of non-invasive tests to rule-inand rule-out

significant coronary artery stenosis in patients with stable angina: a meta-analysis focused on post-test disease probability. Eur Heart J. 2018;39(35):3322-30.
17. Dehmer GJ, Weaver D, Roe MT, Milford-Beland S, Fitzgerald S, Hermann A, et al. A contemporary view of diagnostic cardiac catheterization and percutaneous coronary intervention in the United States: a report from the CathPCI Registry of the National Cardiovascular Data Registry, 2010 through June 2011. J Am Coll Cardiol. 2012;60(20):2017-31.
18. Kelshiker MA, Seligman H, Howard JP, Rahman H, Foley M, Nowbar AN, et al. Coronary flow reserve and cardiovascular outcomes: a systematic review and meta-analysis. Eur Heart J. 2022;43(16):1582-93.
19. Knuuti J, Wijns W, Saraste A, Capodanno D, Barbato E, Funck-Brentano C, et al. 2019 ESC Guidelines for the diagnosis and management of chronic coronary syndromes. Eur Heart J. 2020;41(3):407-77.
20. Visseren FLJ, Mach F, Smulders YM, Carballo D, Koskinas KC, Bäck M, et al. 2021 ESC Guidelines on cardiovascular disease prevention in clinical practice. Eur Heart J. 2021;42(34):3227-337.
21. Mach F, Baigent C, Catapano AL, Koskinas KC, Casula M, Badimon L, et al. 2019 ESC/EAS Guidelines for the management of dyslipidaemias: lipid modification to reduce cardiovascular risk. Eur Heart J. 2020;41(1):111-88.
22. Arnett DK, Blumenthal RS, Albert MA, Buroker AB, Goldberger ZD, Hahn EJ, et al. 2019 ACC/AHA Guideline on the Primary Prevention of Cardiovascular Disease: a report of the American College of Cardiology/American Heart Association Task Force on Clinical Practice Guidelines. Circulation. 2019;140(11):e596-e646.
23. Kawanishi DT, Reid CL, Morrison EC, Rahimtoola SH. Response of angina and ischemia to long-term treatment in patients with chronic stable angina: a double blind randomized individualized dosing trial of nifedipine, propranolol and their combination. J Am Coll Cardiol. 1992;19(2):409-17.
24. Ferrari R, Pavasini R, Camici PG, Crea F, Danchin N, Pinto F, et al K. Anti-anginal drugs-beliefs and evidence: systematic review covering 50 years of medical treatment. Eur Heart J. 2019;40(2):190-4.
25. Ferrari R, Camici PG, Crea F, Danchin N, Fox K, Maggioni AP, et al. Expert consensus document: a 'diamond' approach to personalized treatment of angina. Nat Rev Cardiol. 2018;15(2):120-32.
26. Parker JO. Eccentric dosing with isosorbide-5-mononitrate in angina pectoris. Am J Cardiol. 1993;72(12):871-6.
27. Thomas GR, DiFabio JM, Gori T, Parker JD. Once daily therapy with isosorbide-5-mononitrate causes endothelial dysfunction in humans: evidence of a free-radical-mediated mechanism. J Am Coll Cardiol. 2007;49(12):1289-95.
28. César LA, Gowdak LH, Mansur AP. The metabolic treatment of patients with coronary artery disease: effects on quality of life and effort angina. Curr Pharm Des. 2009;15(8):841-9.
29. Ciapponi A, Pizarro R, Harrison J. Trimetazidine for stable angina. Cochrane Database Syst Rev. 2005;(4):CD003614.
30. Fragasso G, Rosano G, Baek SH, Sisakian H, Di Napoli P, Alberti L, et al. Effect of partial fatty acid oxidation inhibition with trimetazidine on mortality and morbidity in heart failure: results from an international multicentre retrospective cohort study. Int J Cardiol. 2013;163(3):320-5.
31. Zhang L, Lu Y, Jiang H, Zhang L, Sun A, Zou Y, Ge J. Additional use of trimetazidine in patients with chronic heart failure: a meta-analysis. J Am Coll Cardiol. 2012;59(10):913-22.
32. Kim JS, Kim CH, Chun KJ, Kim JH, Park YH, Kim J, et al. Effects of trimetazidine in patients with acute myocardial infarction: data from the Korean Acute Myocardial Infarction Registry. Clin Res Cardiol. 2013;102(12):915-22.
33. Tsioufis K, Andrikopoulos G, Manolis A. Trimetazidine and cardioprotection: facts and perspectives. Angiology. 2015;66(3):204-10.
34. Labrou A, Giannoglou G, Zioutas D, Fragakis N, Katsaris G, Louridas G. Trimetazidine administration minimizes myocardial damage and improves left ventricular function after percutaneous coronary intervention. Am J Cardiovasc Drugs. 2007;7(2):143-50.
35. Ferrari R, Ford I, Fox K, Challeton JP, Correges A, Tendera M, et al. Efficacy and safety of trimetazidine after percutaneous coronary intervention (ATPCI): a randomised, double-blind, placebo-controlled trial. Lancet. 2020;396(10254):830-8.
36. Koruth JS, Lala A, Pinney S, Reddy VY, Dukkipati SR. The clinical use of ivabradine. J Am Coll Cardiol. 2017;70(14):1777-84.
37. Fox K, Ford I, Steg PG, Tendera M, Ferrari R; BEAUTIFUL Investigators. Ivabradine for patients with stable coronary artery disease and left-ventricular systolic dysfunction (BEAUTIFUL): a randomised, double-blind, placebo-controlled trial. Lancet. 2008;372(9641):807-16.
38. Fox K, Ford I, Steg PG, Tardif JC, Tendera M, Ferrari R; SIGNIFY Investigators. Ivabradine in stable coronary artery disease without clinical heart failure. N Engl J Med. 2014;371(12):1091-9.
39. Morrow DA, Scirica BM, Karwatowska-Prokopczuk E, Murphy SA, Budaj A, Varshavsky S, et al. Effects of ranolazine on recurrent cardiovascular events in patients with non-ST-elevation acute coronary syndromes: the MERLIN-TIMI 36 randomized trial. JAMA. 2007;297(16):1775-83.
40. Wilson SR, Scirica BM, Braunwald E, Murphy SA, Karwatowska-Prokopczuk E, Buros JL, et al. Efficacy of ranolazine in patients with chronic angina observations from the randomized, double-blind, placebo-controlled MERLIN-TIMI (Metabolic Efficiency With Ranolazine for Less Ischemia in Non-ST-Segment Elevation Acute Coronary Syndromes) 36 Trial. J Am Coll Cardiol. 2009;53(17):1510-6.
41. Kosiborod M, Arnold SV, Spertus JA, McGuire DK, Li Y, Yue P, et al. Evaluation of ranolazine in patients with type 2 diabetes mellitus and chronic stable angina: results from the TERISA randomized clinical trial (Type 2 Diabetes Evaluation of Ranolazine in Subjects With Chronic Stable Angina). J Am Coll Cardiol. 2013;61(20):2038-45.
42. Noman A, Ang DS, Ogston S, Lang CC, Struthers AD. Effect of high-dose allopurinol on exercise in patients with chronic stable angina: a randomised, placebo-controlled crossover trial. Lancet. 2010;375(9732):2161-7.
43. Antithrombotic Trialists' Collaboration. Collaborative meta-analysis of randomised trials of antiplatelet therapy for prevention of death, myocardial infarction, and stroke in high risk patients. BMJ. 2002;324(7329):71-86.
44. Capodanno D, Alfonso F, Levine GN, Valgimigli M, Angiolillo DJ. ACC/AHA Versus ESC Guidelines on Dual Antiplatelet Therapy: JACC Guideline Comparison. J Am Coll Cardiol. 2018;72(23 Pt A):2915-31.
45. Eikelboom JW, Connolly SJ, Bosch J, Dagenais GR, Hart RG, Shestakovska O, et al. Rivaroxaban with or without Aspirin in Stable Cardiovascular Disease. N Engl J Med. 2017;377(14):1319-30.
46. Baigent C, Keech A, Kearney PM, Blackwell L, Buck G, Pollicino C, et al. Efficacy and safety of cholesterol-lowering treatment: prospective meta-analysis of data from 90,056 participants in 14 randomised trials of statins. Lancet. 2005;366(9493):1267-78.
47. Packer M, Bristow MR, Cohn JN, Colucci WS, Fowler MB, Gilbert EM, et al. The effect of carvedilol on morbidity and mortality in patients with chronic heart failure. U.S. Carvedilol Heart Failure Study Group. N Eng J Med. 1996;334(21):1349-55.
48. Jackevicius CA, Krumholz HM, Ross JS, Koh M, Chong A, Austin PC, et al. Clinical outcomes with beta-blocker use in patients with recent history of myocardial infarction. Can J Cardiol. 2020;36(10):1633-40.
49. Flather MD, Yusuf S, Køber L, Pfeffer M, Hall A, Murray G, et al. Long-term ACE-inhibitor therapy in patients with heart failure or left-ventricular dysfunction: a systematic overview of data from individual patients. ACE-Inhibitor Myocardial Infarction Collaborative Group. Lancet. 2000;355(9215):1575-81.
50. Dagenais GR, Pogue J, Fox K, Simoons ML, Yusuf S. Angiotensin--converting-enzyme inhibitors in stable vascular disease without left ventricular systolic dysfunction or heart failure: a combined analysis of three trials. Lancet. 2006;368(9535):581-8.
51. Neumann FJ, Sousa-Uva M, Ahlsson A, Alfonso F, Banning AP, Benedetto U, et al. 2018 ESC/EACTS Guidelines on myocardial revascularization. Eur Heart J. 2019;40(2):87-165.
52. Writing Committee Members, Lawton JS, Tamis-Holland JE, Bangalore S, Bates ER, Beckie TM, et al. 2021 ACC/AHA/SCAI Guideline for Coronary Artery Revascularization: a report of the American College of Cardiology/American Heart Association Joint Committee on Clinical Practice Guidelines. J Am Coll Cardiol. 2022;79(2):e21-e129.

42

Insuficiência cardíaca com fração de ejeção reduzida

Fabiana Marques
Flávio Henrique Valicelli
Marcus Vinicius Simões

CONSULTA RÁPIDA

1. A insuficiência cardíaca (IC) é uma síndrome de diagnóstico fundamentalmente clínico. Apesar de todo o avanço tecnológico e científico dos últimos anos, a avaliação de sintomas e sinais ainda é a principal ferramenta para o diagnóstico.

2. A IC pode ser classificada de acordo com a função sistólica ventricular esquerda em IC com fração de ejeção do ventrículo esquerdo (FEVE) reduzida (≤ 40%), levemente reduzida (entre 41% e 49%) e preservada (≥ 50%).

3. A investigação de doença coronariana deve ser realizada na maioria dos casos. A escolha da estratificação invasiva com cineangiocoronariografia ou não invasiva com métodos de imagem deve considerar a presença de sintomas anginosos e o risco cardiovascular.

4. O tratamento medicamentoso apresentou grande evolução nos últimos anos com enfoque no sistema de peptídios natriuréticos (sacubitril) e o surgimento de nova classe de medicação (inibidores de SGLT2).

5. O tratamento medicamentoso otimizado é composto por cinco pilares: antagonistas da ação da angiotensina-2, antagonismo da aldosterona, bloqueadores beta-adrenérgicos, antagonista da neprilisina e inibição do SGLT2. Pode promover redução de até 70% na mortalidade nos pacientes com IC com FE reduzida.

1

- Desordem estrutural ou funcional.
- Déficit de enchimento e ejeção.
- Redução da tolerância aos esforços.
- Dispneia e fadiga.
- Sinais de retenção hídrica (edema periférico ou congestão pulmonar).
- Alterações da regulação neuro-hormonal.
- Elevação de peptídios natriuréticos.

2

Estágio	Descrição	Abordagens possíveis
A	Risco de desenvolver IC. Sem doença estrutural ou sintomas de IC	Controle de fatores de risco para IC: tabagismo, dislipidemia, hipertensão, etilismo, diabetes e obesidade
B	Doença estrutural cardíaca presente. Sem sintomas de IC	Considerar IECA, betabloqueador e antagonistas mineralocorticoides
C	Doença estrutural cardíaca presente. Sintomas prévios ou atuais de IC	Tratamento clínico otimizado e medidas adicionais. Considerar TRC, CDI e tratamento cirúrgico. Considerar manejo por equipe multidisciplinar
D	IC refratária ao tratamento clínico. Requer intervenção especializada	Todas as medidas acima. Considerar transplante cardíaco e dispositivos de assistência ventricular

CDI: cardioversor desfibrilador implantável; IC: insuficiência cardíaca; IECA: inibidor da enzima conversora de angiotensina; TRC: terapia de ressincronização cardíaca.

Classe	Definição	Descrição geral
I	Ausência de sintomas	Assintomático
II	Atividades físicas habituais causam sintomas. Limitação leve	Sintomas leves
III	Atividades físicas menos intensas que as habituais causam sintomas. Limitação importante, porém confortável no repouso	Sintomas moderados
IV	Incapacidade para realizar qualquer atividade sem apresentar desconforto. Sintomas podem surgir em repouso	Sintomas graves

3

Sintomas anginosos
História de infarto prévio ou doença coronariana conhecida
Testes funcionais com evidências de isquemia miocárdica
Presença de alterações eletrocardiográficas ou ecocardiográficas fortemente sugestivas de doença coronariana
Presença de múltiplos fatores de risco configurando alto risco cardiovascular*

* Poderá também ser considerada.

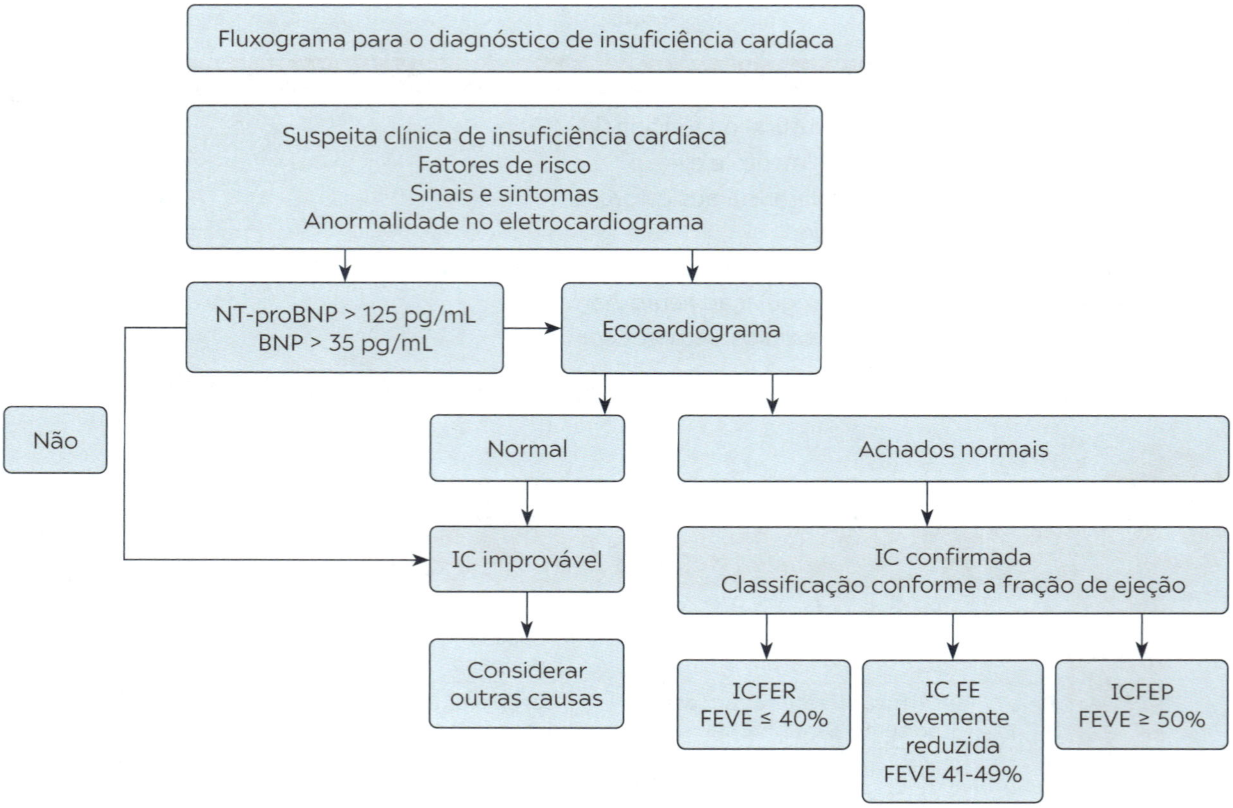
Fluxograma para o diagnóstico de insuficiência cardíaca
Suspeita clínica de insuficiência cardíaca
Fatores de risco
Sinais e sintomas
Anormalidade no eletrocardiograma
NT-proBNP > 125 pg/mL
BNP > 35 pg/mL
Ecocardiograma
Não
Normal
Achados normais
IC improvável
IC confirmada
Classificação conforme a fração de ejeção
Considerar outras causas
ICFER
FEVE ≤ 40%
IC FE levemente reduzida
FEVE 41-49%
ICFEP
FEVE ≥ 50%

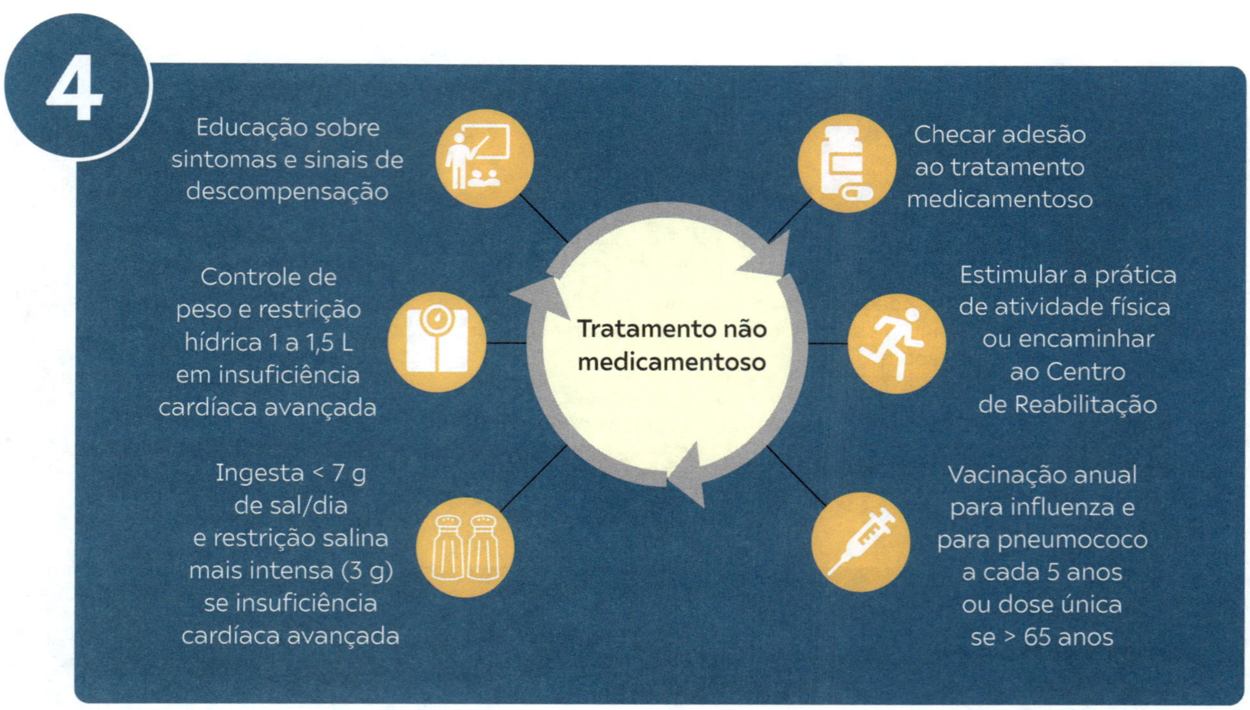
4
Educação sobre sintomas e sinais de descompensação
Checar adesão ao tratamento medicamentoso
Controle de peso e restrição hídrica 1 a 1,5 L em insuficiência cardíaca avançada
Tratamento não medicamentoso
Estimular a prática de atividade física ou encaminhar ao Centro de Reabilitação
Ingesta < 7 g de sal/dia e restrição salina mais intensa (3 g) se insuficiência cardíaca avançada
Vacinação anual para influenza e para pneumococo a cada 5 anos ou dose única se > 65 anos

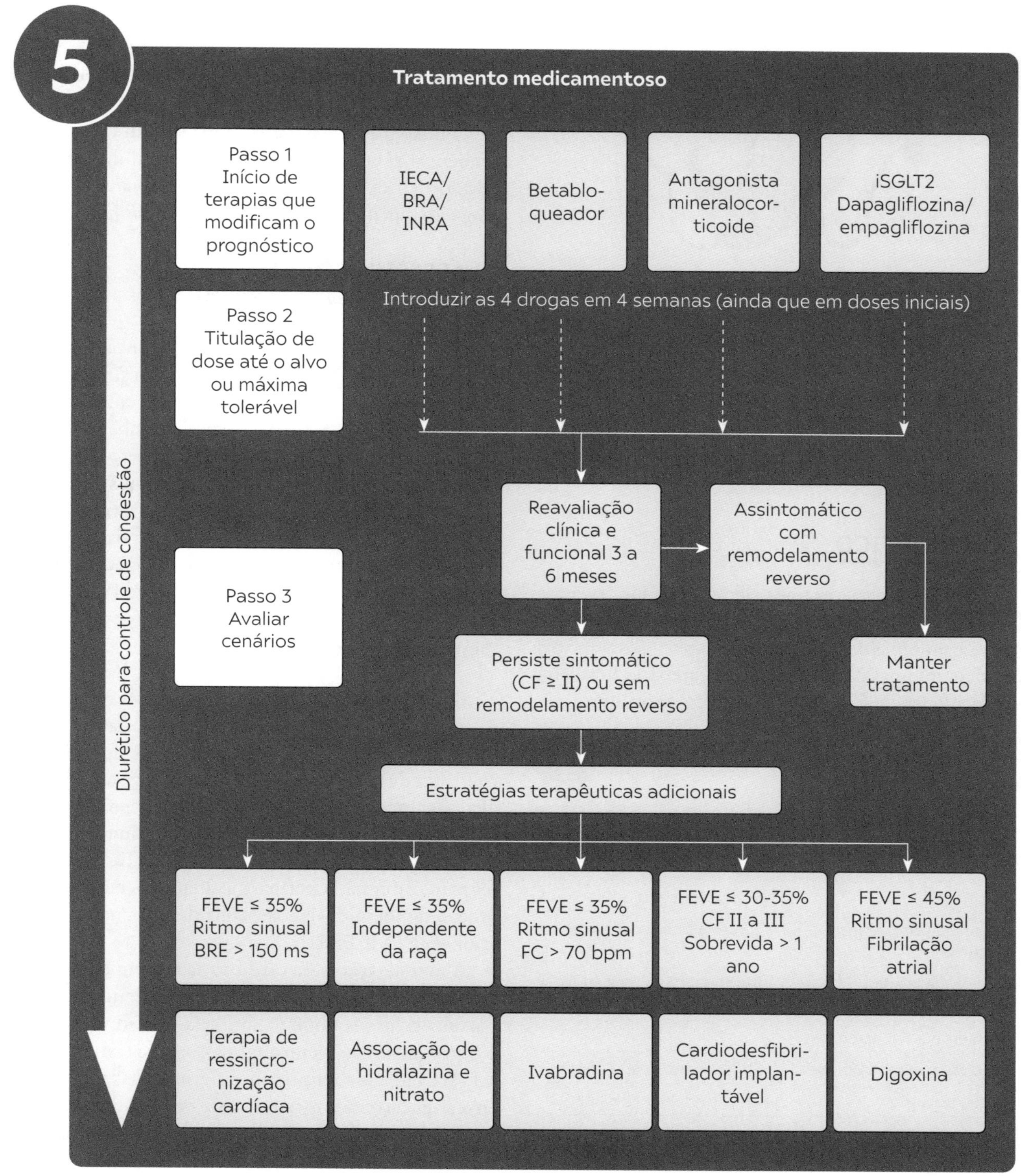

DEFINIÇÃO

A insuficiência cardíaca (IC) é uma síndrome clínica complexa resultante de desordem cardíaca estrutural ou funcional que causa prejuízo do enchimento ou ejeção de sangue pelo coração, em repouso ou esforço. Caracteriza-se por redução da tolerância aos esforços manifesta por dispneia e fadiga e/ou sinais de retenção hídrica como edema periférico ou congestão pulmonar. Tais manifestações associam-se a alterações da regulação neuro-hormonal e à elevação de peptídeos natriuréticos. Essa síndrome clínica resulta em comprometimento da capacidade funcional, da qualidade de vida e aumento da morbidade e mortalidade.

TABELA I Definição de insuficiência cardíaca

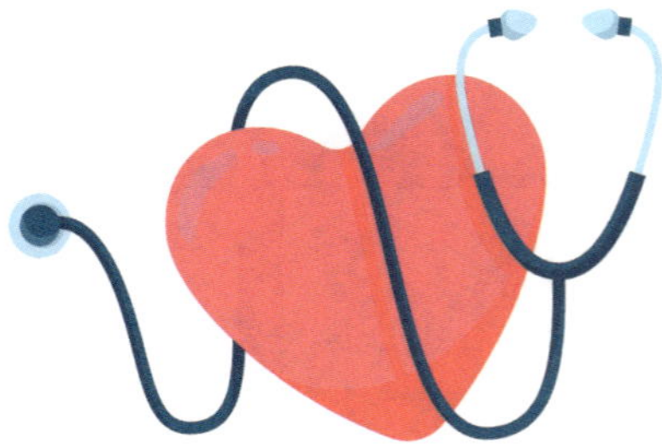

Desordem estrutural ou funcional
Déficit de enchimento e ejeção
Redução da tolerância aos esforços
Dispneia e fadiga
Sinais de retenção hídrica (edema periférico ou congestão pulmonar)
Alterações da regulação neuro-hormonal
Elevação de peptídios natriuréticos

DIAGNÓSTICO

História clínica e exame físico detalhados devem ser feitos em todos os pacientes em busca dos principais sinais e sintomas de IC. A Tabela II explicita os principais sinais e sintomas da IC, segundo as Diretrizes Brasileiras de Insuficiência Cardíaca Crônica e Aguda 2018.

TABELA II Sinais e sintomas de insuficiência cardíaca

Sintomas típicos	Sinais mais específicos
Falta de ar/dispneia	Pressão venosa jugular elevada
Ortopneia	Refluxo hepatojugular
Dispneia paroxística noturna	Terceira bulha cardíaca
Fadiga/cansaço	Impulso apical desviado para a esquerda
Intolerância ao exercício	
Sintomas menos típicos	Sinais menos específicos
Tosse noturna	Crepitações pulmonares
Ganho de peso	Taquicardia
Dor abdominal	Hepatomegalia e ascite
Perda de apetite e perda de peso	Extremidades frias
Nocitúria e oligúria	Edema periférico

Fonte: Rohde et al., 2018[1].

A triagem e a confirmação do diagnóstico pode ser feita mediante detecção de níveis séricos elevados de peptídio natriurético. O peptídio natriurético (BNP) e seu fragmento (NT-proBNP) são marcadores bioquímicos produzidos pelos cardiomiócitos e cujos níveis se elevam pela distensão das paredes do coração nas sobrecargas de volume ou pressão. Podem ser usados também para estratificação do prognóstico.

O fluxograma representado pela Figura 1 mostra a sequência de ações necessárias ao encaminhamento do diagnóstico da IC, segundo a *2021 ESC Guidelines for the diagnosis and treatment of acute and chronic heart failure*.

CLASSIFICAÇÕES DA INSUFICIÊNCIA CARDÍACA

Além da classificação baseada na evolução temporal dos sintomas, sendo IC nova aquela com sintomas iniciados recentemente e IC crônica aquela com sintomas presentes há mais de 3-6 meses, pode, também, ser considerada crônica estável ou agudamente descompensada (quando sintomas e sinais se agravaram nos últimos 15 dias até sintomas graves em repouso). Outras classificações importantes consideram os estágios evolutivos da síndrome e o grau de limitação da capacidade para esforços e são mostradas nas Tabelas III e IV.

Diagnóstico etiológico

Dados do registro BREATHE mostram que, no Brasil, a doença arterial coronariana é uma das causas principais de IC, seguida pela cardiopatia hipertensiva[3]. A doença de Chagas, a doença valvar e a cardiomiopatia alcoólica permanecem etiologias frequentemente encontradas. Outras etiologias menos frequentes, como distrofias musculares, taquicardiomiopatia, miocardites, cardiomiopatia periparto, alterações endócrinas e renais, também devem ser consideradas na avaliação etiológica da ICFER.

A investigação para cardiopatia isquêmica é importante, uma vez que a revascularização de regiões com baixas perfusões pode melhorar a função ventricular e o prognóstico. A cineangiocoronariografia (Tabela V) está indicada na presença de sintomas anginosos. Investigação não invasiva com angiotomografia de coronárias, cintilografia miocárdica, ecocardiograma de estresse e ressonância magnética com avaliação de perfusão está indicada principalmente para indivíduos de perfil de risco cardiovascular baixo ou intermediário.

Avaliação complementar laboratorial

Deverá ser iniciada avaliação em paciente com ICFER, incluindo os exames indicados na Tabela VI.

A ressonância magnética cardíaca (RMC) fornece informações sobre presença de isquemia, fibrose e viabilidade. É o método considerado "padrão-ouro" para avaliação dos volumes ventriculares, função sistólica,

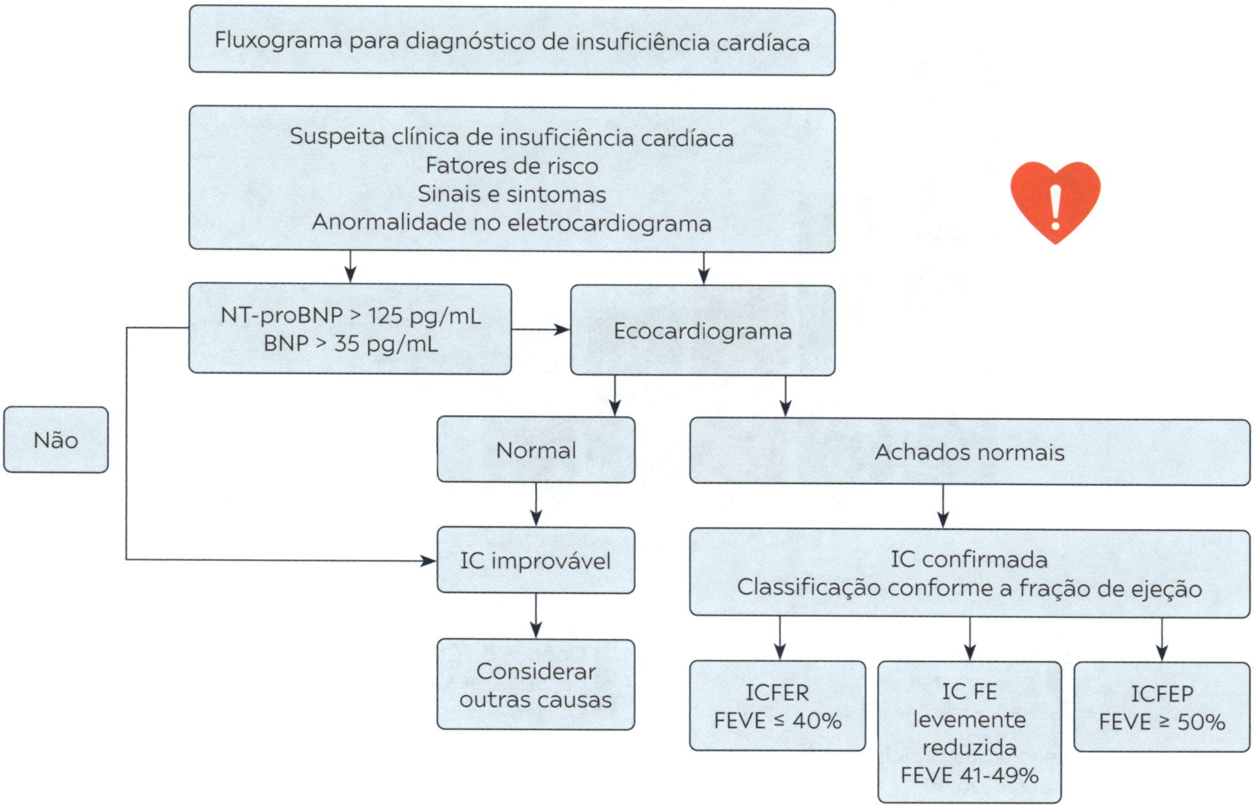

FIGURA 1 Fluxograma para diagnóstico da insuficiência cardíaca

FEVE: fração de ejeção do ventrículo esquerdo; IC: insuficiência cardíaca; ICFEP: insuficiência cardíaca com fração de ejeção preservada; ICFER: insuficiência cardíaca com fração de ejeção reduzida; NT pro-BNP: porção N-terminal do péptido natriurético tipo B.
Adaptada de McDonagh et al., 2021[2].

TABELA III Estágios da insuficiência cardíaca segundo American College of Cardiology/American Heart Association

Estágio	Descrição	Abordagens possíveis
A	Risco de desenvolver IC. Sem doença estrutural ou sintomas de IC	Controle de fatores de risco para IC: tabagismo, dislipidemia, hipertensão, etilismo, diabetes e obesidade
B	Doença estrutural cardíaca presente. Sem sintomas de IC	Considerar IECA, betabloqueador e antagonistas mineralocorticoides
C	Doença estrutural cardíaca presente. Sintomas prévios ou atuais de IC	Tratamento clínico otimizado e medidas adicionais. Considerar TRC, CDI e tratamento cirúrgico. Considerar manejo por equipe multidisciplinar
D	IC refratária ao tratamento clínico. Requer intervenção especializada	Todas as medidas acima. Considerar transplante cardíaco e dispositivos de assistência ventricular

CDI: cardioversor desfibrilador implantável; IC: insuficiência cardíaca; IECA: inibidor da enzima conversora de angiotensina; TRC: terapia de ressincronização cardíaca. Adaptado de Rohde **et al.**, 2018[1].

TABELA IV Classificação funcional da IC segundo a New York Heart Association

Classe	Definição	Descrição geral
I	Ausência de sintomas	Assintomático
II	Atividades físicas habituais causam sintomas. Limitação leve	Sintomas leves
III	Atividades físicas menos intensas que as habituais causam sintomas. Limitação importante, porém confortável no repouso	Sintomas moderados
IV	Incapacidade para realizar qualquer atividade sem apresentar desconforto. Sintomas podem surgir em repouso	Sintomas graves

Adaptado de Rohde **et al.**, 2018[1].

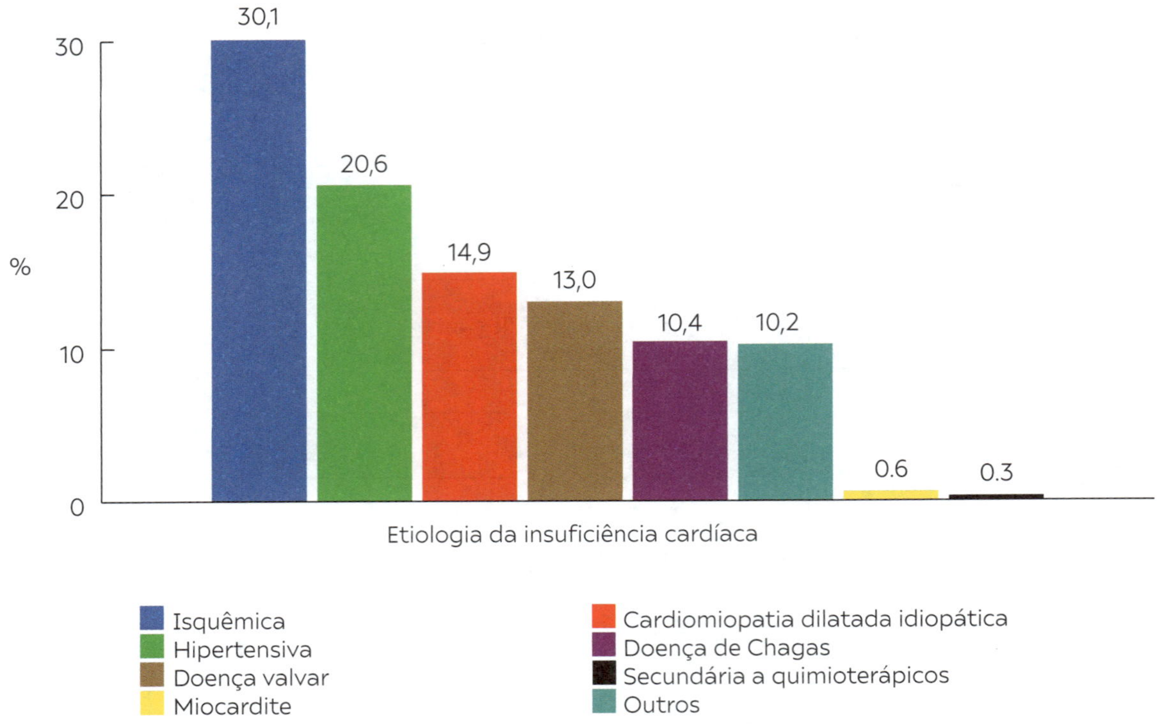

FIGURA 2 **Frequência das principais etiologias da insuficiência cardíaca.**
Fonte: de Albuquerque et al., 2015[3].

TABELA V Indicações de cineangiocoronariografia na avaliação etiológica de insuficiência cardíaca
Sintomas anginosos
História de infarto prévio ou doença coronariana conhecida
Testes funcionais com evidências de isquemia miocárdica
Presença de alterações eletrocardiográficas ou ecocardiográficas fortemente sugestivas de doença coronariana
Presença de múltiplos fatores de risco configurando alto risco cardiovascular*

* Poderá também ser considerada.

TABELA VI Exames de rotina indicados e necessários na insuficiência cardíaca
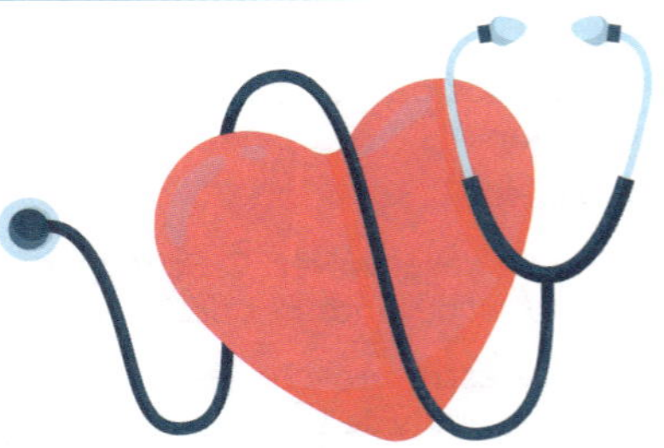
Função renal
Eletrólitos
Função hepática
Ferritina
Dosagem de TSH
Glicemia
Uremia
Urina de rotina
Sorologia para hepatites e HIV
Sorologia para doença de Chagas (se houver epidemiologia positiva)
Eletrocardiograma, radiografia do tórax e ecocardiograma (de forma rotineira)

massa e espessura do miocárdio. É excelente opção quando o ecocardiograma se apresenta inconclusivo ou quando é sugestivo de etiologia específica como miocardite e doenças infiltrativas.

TRATAMENTO

Tratamento não medicamentoso

O controle dos fatores de risco e das condições agravantes da IC deve ser aplicado universalmente: atividade física regular, ingesta adequada de sal, controle ponderal, cessação do tabagismo e da ingestão alcoólica e controle de comorbidades como hipertensão arterial sistêmica (HAS), dislipidemia e diabetes.

Restrição hídrica e salina

Evidências sugerem que dietas com teor muito reduzido de sal (< 2 g/dia) podem associar-se a maior ativação neuro-hormonal, maior mortalidade e desnutrição. Restrição dietética < 3 g associou-se a benefícios apenas nos portadores de IC avançada. No entanto, orientação para dieta restrita em sal (< 5 a 7 g por dia) é fundamental, pois o consumo médio é significativamente elevado na população brasileira (ao redor de 9,3 g/dia). A restrição hídrica com ingestão máxima de 1.000 a 1.500 mL/dia está indicada aos pacientes com classe funcional avançada (III e IV) e sinais congestivos refratários.

Reabilitação cardiovascular

Promove aumento da capacidade aeróbica e da massa muscular, produzindo melhora dos sintomas e aumento da capacidade de esforço. Está indicada a todos os portadores de IC clinicamente estáveis. Apresenta impacto positivo na qualidade de vida e na autoestima, ainda que não tenha sido documentado aumento da sobrevida.

Tratamento medicamentoso

Nas últimas três décadas, houve evolução impactante no tratamento medicamentoso da ICFER. O melhor entendimento fisiopatológico da doença levou ao desenvolvimento de opções terapêuticas que resultaram em melhora significativa da sobrevida e da qualidade de vida. A base atual do tratamento da ICFER está no bloqueio de eixos neuro-hormonais que tem efeitos cardiovasculares deletérios, compreendidos pelo sistema renina-angiotensina-aldosterona (SRAA) e sistema simpático, além de potencializar a ação benéfica dos peptídios natriuréticos mediante inibição da neprilisina. Mais recentemente a estratégia medicamentosa expandiu-se para incluir também os inibidores do cotransportador de sódio e glicose tipo 2 (SGLT2). Devido ao grande e precoce benefício desses novos tratamentos na evolução da IC, sugerem-se a introdução e associação dessas medicações ainda que em doses iniciais preferencialmente, dentro das 4 primeiras semanas após diagnóstico. Essas medicações devem ser otimizadas progressivamente com o objetivo de atingir rapidamente as doses máximas e toleradas preconizadas em diretrizes sobre o assunto (Figura 4).

Inibidores da enzima conversora de angiotensina (IECA)

Apresentam efeito vasodilatador arteriolar e venoso, reduzindo a pré- e a pós-carga e aumento do débito cardíaco. Extensa série de ensaios clínicos comprovou

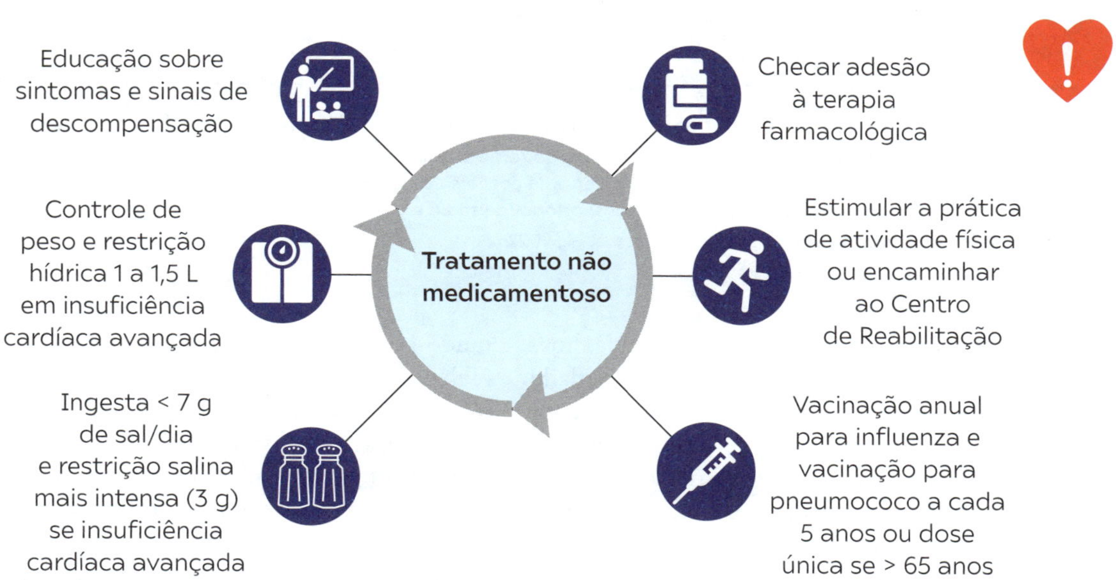

FIGURA 3 Tratamento não medicamentoso da insuficiência cardíaca com fração de ejeção reduzida.

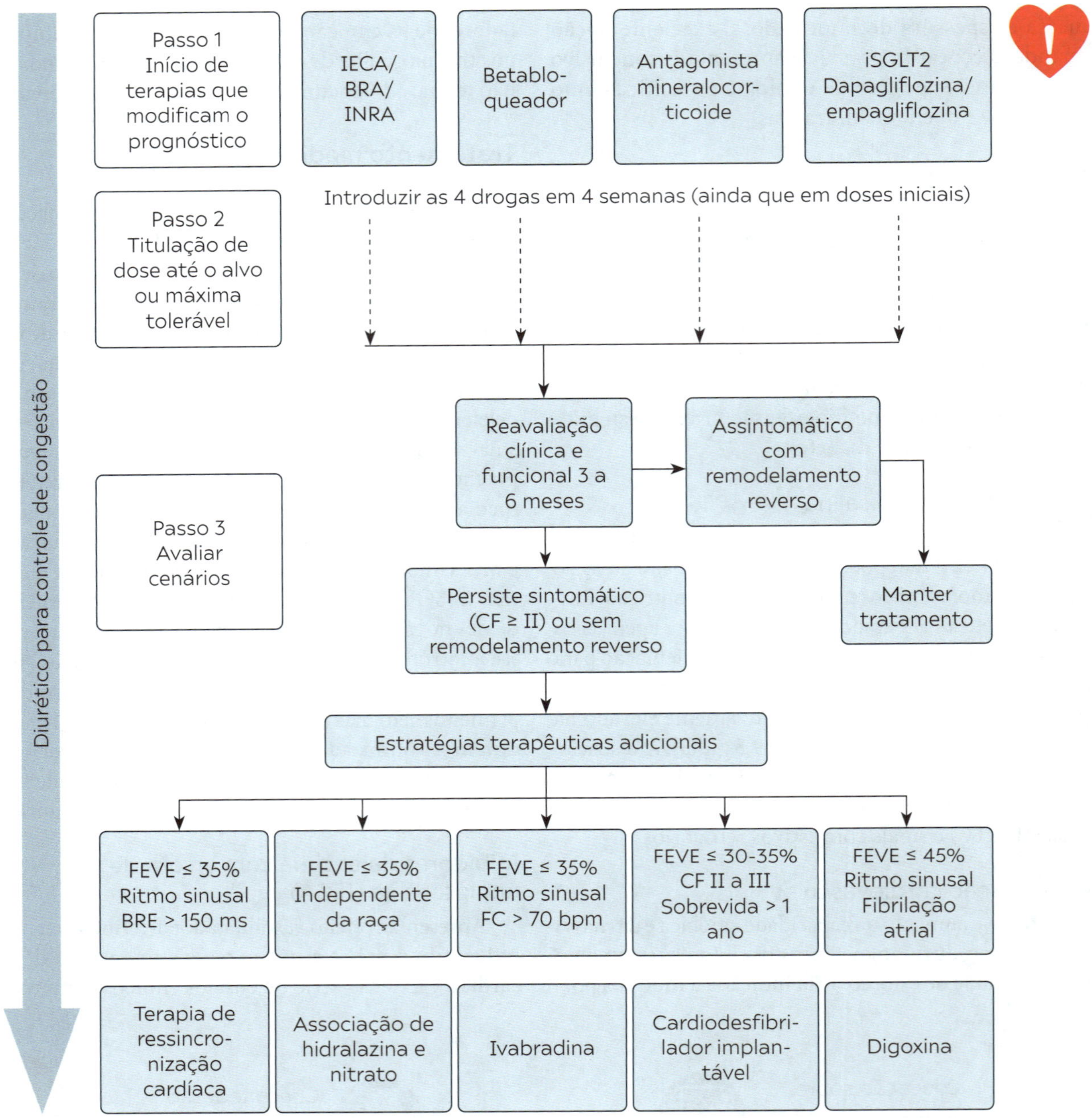

FIGURA 4 Fluxograma para o tratamento medicamentoso da insuficiência cardíaca com fração de ejeção reduzida.
BRA: bloqueador do receptor de angiotensina; BRE: bloqueio do ramo esquerdo; CF: classe funcional; FC: frequência cardíaca; FEVE: fração de ejeção do ventrículo esquerdo; IECA: inibidor da enzima conversora de angiotensina; INRA: inibidor da neprilisina e do receptor de angiotensina-neprilisina; iSGLT2: inibidor do cotransportador de sódio e glicose tipo 2.
Adaptada de Marcondes-Braga et al., 2021[4]; Heidenreich et al., 2022[5].

o benefício clínico com redução de mortalidade, hospitalizações, melhora da qualidade de vida, capacidade funcional e evitando a progressão do remodelamento cardíaco. Esses estudos avaliaram IECA em diferentes contextos: de disfunção ventricular assintomática pós-infarto agudo do miocárdio (IAM) até IC avançada em classe funcional (CF) IV. O benefício clínico é dose-dependente. Essas medicações devem ser iniciadas em doses baixas e tituladas a cada 10 a 15 dias, procurando-se atingir a dose-alvo preconizada nas diretrizes (Tabela VII). Nesse período, a função renal e os níveis plasmáticos do potássio devem ser monitorados. Valores de pressão arterial sistólica em torno de 90 a 100 mmHg não contraindicam o início ou progressão da terapia, desde que na ausência de sintomas de hipotensão. Os IECA podem associar-se à tosse seca persistente em até 20% dos casos, situação em que o uso do bloqueador do receptor de angiotensina (BRA) pode ser uma alternativa.

TABELA VII Inibidores da enzima conversora de angiotensina utilizados para tratamento da insuficiência cardíaca com fração de ejeção reduzida, doses iniciais e alvos terapêuticos

Nome do fármaco	Dose inicial	Dose-alvo	Frequência ao dia
Captopril	6,25 mg	50 mg	3 x
Enalapril	2,5 mg	20 mg	2 x
Lisinopril	2,5-5 mg	40 mg	1 x
Perindopril	2 mg	16 mg	1 x
Ramipril	1,25-2,5 mg	10 mg	1 x

Bloqueadores do receptor de angiotensina (BRA)

Os diversos ensaios clínicos avaliando o uso de BRA na ICFER mostraram não inferioridade em relação aos IECA, podendo ser usados em substituição a estes. Assim como os IECA, essas medicações devem ser iniciadas em doses baixas e tituladas preferencialmente a cada 15 dias, buscando-se atingir a dose-alvo preconizada nas diretrizes.

Inibidores da neprilisina

Os peptídios natriuréticos apresentam ação cardiovascular, renal e endócrina opostas à ação da angiotensina II, levando a redução da pressão arterial, do tônus simpático, da hipertrofia e fibrose. A degradação dos peptídios natriuréticos e de outros peptídios vasoativos, como a bradicinina e a adrenomedulina, ocorre por ação da endopeptidase neprilisina. A associação de sacubitril, inibidor da neprilisina que potencializa a ação do BNP endógeno com valsartana, um bloqueador do receptor ATI da angiotensina II, promoveu redução significativa de mortalidade total, morte súbita e hospitalizações. No cenário de IC aguda, sacubitril-valsartana foi avaliado em dois estudos randomizados, sendo observada boa tolerabilidade, redução de reospitalizações e segurança cardiovascular e renal. Aspectos práticos com relação ao uso de sacubitril-valsartana estão expressos na Tabela X.

Betabloqueadores (BB)

Vários ensaios clínicos comprovaram os benefícios dos BB na redução de mortalidade, redução de hospitalizações, melhora da capacidade funcional e indução de remodelamento reverso cardíaco. Esses benefícios clínicos foram comprovados com carvedilol, succinato de metoprolol e bisoprolol. Constituem o grupo de medicações que apresentam maior impacto isolado na

TABELA VIII Bloqueadores do receptor de angiotensina utilizados para tratamento da insuficiência cardíaca com fração de ejeção reduzida, doses iniciais e alvo terapêutico

Droga	Dose inicial	Dose-alvo	Frequência ao dia
Candesartana	4 a 8 mg	32 mg	1 x
Losartana	25 mg	50 a 75 mg	2 x
Valsartana	40 mg	160 mg	2 x

TABELA IX Aspectos práticos relativos aos inibidores da enzima conversora de angiotensina e bloqueadores do receptor de angiotensina

Não iniciar se potássio > 5,5 mEq/L.
Valores iniciais de creatinina elevados, mas abaixo de 2,5 mg/dL, ainda são compatíveis com início do inibidor da enzima conversora de angiotensina mediante monitorização cuidadosa dos níveis de creatinina e potássio séricos.
Reduzir a dose de potássio entre 5,5 e 6 mEq/L.
Suspender se potássio > 6 mEq/L.
Aceita-se aumento de até 50% da creatinina basal, ou valor absoluto de até 3 mg/dL, sem necessitar de redução da dose ou suspensão.
Se hipercalemia persistente ou perda de função renal, considerar terapia vasodilatadora alternativa (associação de nitrato e hidralazina).
Não administrar a combinação de inibidor da enzima conversora de angiotensina e bloqueador do receptor de angiotensina em pacientes em uso de antagonista de aldosterona devido ao risco de hipercalemia.

TABELA X Aspectos práticos relativos ao emprego de sacubitril-valsartana

Considerar níveis pressóricos e as doses já em uso de inibidor da enzima conversora de angiotensina/bloqueador do receptor de angiotensina.
Em uso de doses-alvo de inibidor da enzima conversora de angiotensina/bloqueador do receptor de angiotensina: iniciar com 100 mg a cada 12 horas.
Em idosos, pressão arterial sistólica < 100 mmHg, disfunção renal ou não intolerância a doses-alvo de inibidor da enzima conversora de angiotensina/bloqueador do receptor de angiotensina: iniciar com 50 mg a cada 12 horas.
Não iniciar com dose de 200 mg.
Monitorização frequente da função renal se histórico de disfunção renal.
Não prescrever em indivíduos com antecedente de angioedema.
Fazer interrupção de uso de inibidor da enzima conversora de angiotensina 36 horas antes do início.
Aumentar a dose a cada 10 ou 15 dias até a dose-alvo de 200 mg a cada 12 horas.
Reduzir ou suspender diurético se hipotensão na ausência de congestão.
Fazer titulação com doses menores em pacientes com pressão arterial limítrofe ou sintomas de hipotensão.
Reduzir ou suspender vasodilatadores (hidralazina/nitrato) se hipotensão.
Pode ser iniciado em pacientes com insuficiência cardíaca agudamente descompensada com estabilidade hemodinâmica e já sem uso de diuréticos endovenosos.
Pode ser iniciado em insuficiência cardíaca nova mesmo em uso prévio de bloqueadores neuro-hormonais.

redução da mortalidade quando comparado a todas as demais classes de medicações. BB apresentam entre si diferenças farmacológicas significativas quanto ao tipo de receptor bloqueado. Carvedilol não possui seletividade beta e apresenta efeito vasodilatador por afinidade ao receptor alfa-1. Bisoprolol apresenta a maior seletividade beta-1, com melhor tolerância em indivíduos portadores de broncorreatividade. Os efeitos colaterais mais importantes incluem bradicardia, hipotensão arterial e sensação de fadiga. Deve-se iniciar com doses baixas e titulação progressiva a cada 7 a 14 dias, com monitoramento desses parâmetros clínicos, lembrando que frequência cardíaca > 55 bpm ainda permite aumento de dose e eventual redução de dose pode ser considerada em frequência cardíaca < 50 bpm.

Aspectos práticos com relação ao emprego dos BB no tratamento da ICFER estão no Tabela XI.

TABELA XI Aspectos práticos do emprego do betabloqueadores no tratamento da insuficiência cardíaca com fração de ejeção reduzida

Iniciar o mais precocemente possível, na ausência de sinais de congestão.
Iniciar nas menores doses e progredir a cada 10 a 15 dias.
Tentar atingir as doses-alvo preconizadas em diretrizes.
Não é necessário o uso de inibidor da enzima conversora de angiotensina/bloqueador do receptor de angiotensina em doses-alvo para início.
Não suspender ou reduzir dose se bradicardia assintomática, avaliar suspensão ou redução de fármacos com ação cronotrópica negativa (digoxina e amiodarona).
Não suspender ou reduzir dose se hipotensão assintomática; nessa situação, avaliar uso de betabloqueador sem ação alfa-1.
Considerar uso mesmo se histórico de hiper-reatividade de vias aéreas (preferir nessa situação os betabloqueadores com maior seletividade beta-1.
Considerar prescrição e otimização da dose antes da alta hospitalar mesmo para pacientes mais graves que utilizaram previamente inotrópicos na internação.

Antagonistas mineralocorticoides

O aumento de aldosterona induz fibrose miocárdica, retenção de água e sódio e agravamento da disfunção ventricular. Ensaios clínicos com antagonistas da aldosterona, espironolactona e eplerenona (não disponível no Brasil) mostraram redução de mortalidade total, morte súbita, hospitalização. Deve-se iniciar o tratamento com dose de 25 mg, podendo-se aumentar até 50 mg/dia nos pacientes

TABELA XII Betabloqueadores utilizados para tratamento da ICFER, doses iniciais e alvo terapêutico

Droga	Dose inicial	Ajuste a cada 7 a 14 dias	Dose-alvo	Frequência ao dia
Bisoprolol	1,25 mg	2,5-5,0-10 mg	10 mg	1 x
Succinato de metoprolol	12,5 mg	25-50-100-200 mg	200 mg	1 x
Carvedilol	3,125 mg	6,25-12,5-25-50 mg	25 mg: < 85 kg 50 mg: > 85 kg	2 x

com sintomas persistentes. A dose pode ser reduzida para até 12,5 mg em dias alternados caso haja elevação de potássio sérico. Os efeitos colaterais mais frequentes são hiperpotassemia, disfunção renal e ginecomastia, este último não associado ao uso de eplerenona. De todos os efeitos colaterais, hiperpotassemia é o mais frequente, principalmente em portadores de doença renal, diabetes e em uso associado a inibidores do SRAA (IECA e BRA) em doses-alvo. A Tabela XIII traz aspectos práticos do tratamento com antagonistas mineralocorticoides.

TABELA XIII Aspectos práticos do emprego dos antagonistas dos receptores mineralocorticoides no tratamento da insuficiência cardíaca com fração de ejeção reduzida
Não utilizar simultaneamente a combinação antagonista da aldosterona + inibidor da enzima conversora de angiotensina + bloqueador do receptor de angiotensina.
Monitorização frequente da função renal e eletrólitos principalmente em portadores de disfunção renal.
Não iniciar se creatinina > 2,5 mg/dL.
Iniciar com dose de 12,5 mg se potássio limítrofe.
A dose pode ser otimizada até 50 mg nos pacientes que persistem sintomáticos se o potássio permitir.
Reduzir dose se potássio > 5,5 mEq/L.
Suspender se potássio > 6,0 mEq/L.
Suspender espironolactona se ginecomastia dolorosa.

Inibidores de SGLT2

O efeito renal primário dessas drogas é promover inibição da reabsorção de sódio e glicose no túbulo contornado proximal e consequentemente natriurese e glicosúria. Dapagliflozina e empagliflozina foram avaliadas nos estudos DAPA-HF e EMPEROR Reduced em portadores de ICFER com FEVE < 40% com e sem diabetes, sendo observada redução de desfecho composto de hospitalização ou morte cardiovascular mesmo na ausência de diabetes. O estudo DAPA-HF demonstrou redução de mortalidade por todas as causas de 17%, o que não foi observado no EMPEROR Reduced; no entanto, metanálise desses dois estudos mostrou redução de mortalidade por todas as causas e redução de morte cardiovascular. O benefício cardiovascular é independente do controle da glicemia. As gliflozinas também apresentam benefício impactante em desfechos renais com redução no declínio da taxa de filtração glomerular. Devido ao ótimo perfil de segurança, à baixa taxa de eventos adversos, à ausência de necessidade de titulação de dose e mínima interferência na pressão arterial, associados a benefícios robustos nos grandes ensaios clínicos, os iSGLT2 têm ganhado cada vez mais espaço no tratamento medicamentoso de ICFER, devendo ser adicionados precocemente. A Tabela XIV traz aspectos práticos para o emprego dessa classe de medicamentos na ICFER.

TABELA XIV Aspectos práticos do emprego dos inibidores da SGLT2 no tratamento da insuficiência cardíaca com fração de ejeção reduzida
Devido ao baixo impacto na pressão arterial, podem ser usados mesmo em pacientes com pressão arterial sistólica limítrofe (90 mmHg).
Podem ser prescritos mesmo na presença de disfunção renal, se *clearance* de creatinina > 25 mL/kg/min.
Não é necessário fazer supervisão rigorosa da função renal ou eletrólitos.
São eficazes e seguros em combinação com diuréticos de alça.
Reduzir ou suspender diurético se hipotensão na ausência de congestão.
Em decorrência do benefício robusto e baixa taxa de efeitos adversos, considerar uso mesmo antes da otimização completa dos bloqueadores neuro-hormonais.

Diuréticos de alça

Promovem aumento da natriurese e diurese, com redução da volemia e melhora dos sintomas congestivos. A utilização visa estritamente ao controle da congestão, pois não apresentam impacto favorável na sobrevida. Utilizar a menor dose necessária para obter controle da congestão. Ambulatorialmente, pode-se iniciar com dose de 20 mg/dia e progredir para dose-teto de 240 mg/dia, com o cuidado de dividir a dose em duas tomadas (cedo e à tarde) em doses > 40 mg/dia. A monitoração do peso é ferramenta útil no ajuste da dose. Considerar suspender ou reduzir a dose nos pacientes estáveis, persistentemente sem congestão já em uso de tratamento otimizado. Em presença de congestão refratária ao uso de diuréticos de alça (resistência ao diurético), a associação a diurético tiazídico, promovendo o bloqueio sequencial do néfron, deve ser considerada. Os efeitos adversos mais frequentes associados ao uso continuado de diuréticos são distúrbios eletrolíticos (hipomagnesemia e hipocalcemia) e metabólicos (hiperuricemia, hiperglicemia e hiperlipidemia).

Digoxina

Os glicosídeos cardíacos produzem efeito inotrópico positivo e redução da taxa de condução atrioventricular. Digoxina pode ser adicionada ao tratamento padrão otimizado para controle de sintomas e redução do número de internações. Pode ser utilizada para controle de frequência ventricular em portadores de fibrilação atrial (FA) e apresenta efeito neutro na sobrevida. A dose inicial e de manutenção é de 0,25 mg/dia. Mulheres, idosos e portadores de disfunção renal ou massa magra reduzida devem receber doses de 0,125 mg/dia. Resultados de estudos recentes relacionaram os níveis séricos de digoxina superiores a 1,2 μg/mL a risco aumentado de morte súbita, levando-se à recomendação de manutenção da digoxinemia entre 0,7 e 0,9 μg/mL. Com a evolução no tratamento da ICFER, a prescrição de digoxina tem sido cada vez mais restrita a pacientes com quadros avançados, sintomas refratários e internações repetidas.

Associação de hidralazina e nitrato

Em portadores de ICFER sintomáticos e intolerantes a IECA/BRA, o uso combinado de hidralazina (HDLZ) vasodilatador arteriolar e nitratos com vasodilatação venosa pode oferecer efeitos hemodinâmicos com melhora dos sintomas e aumento da sobrevida. A associação de HDLZ+nitrato também está indicada nos pacientes com persistência de sintomas, apesar de bloqueio neuro-hormonal otimizado independente da etnia. As doses iniciais são 25 mg de hidralazina e 10 mg de dinitrato de isossorbida em três tomadas ao dia, podendo ser tituladas na ausência de hipotensão sintomática até dose de 100 mg de hidralazina e 40 mg de dinitrato de isossorbida.

Ivabradina

Inibe especificamente o canal If do nó sinusal, reduzindo a frequência cardíaca no repouso e no esforço. Promove redução do desfecho composto de hospitalizações por IC e morte por causa cardiovascular. A dose inicial é de 5 mg em duas tomadas ao dia, podendo ser aumentada conforme a resposta da frequência cardíaca até 7,5 mg 2 x/dia. Ivabradina é recomendada a pacientes com sintomas persistentes de IC apesar do tratamento otimizado e que têm ritmo sinusal com frequência cardíaca > 70 bpm. Não está indicada a pacientes com FA.

Terapia de ressincronização cardíaca (TRC)

A terapia de ressincronização cardíaca é uma opção não medicamentosa para melhora dos sintomas e aumento da sobrevida. Está formalmente indicada para portadores de IC sintomáticos em ritmo sinusal, em tratamento medicamentoso otimizado, com FEVE < 35%, morfologia de bloqueio do ramo esquerdo no eletrocardiograma e QRS > 150 ms. Destaca-se a importância da seleção adequada de pacientes, pois 30% deles não apresentam resposta favorável. As características clínicas associadas a maior chance de resposta à TRC são sexo feminino, etiologia não isquêmica e bloqueio do ramo esquerdo padrão clássico com duração de QRS > 150 ms.

Cardiodesfibrilador implantável (CDI)

Cerca de 80% das mortes súbitas são decorrentes de taquicardia ventricular (TV) e fibrilação ventricular (FV). Na prevenção primária, recomenda-se o implante de CDI se FEVE ≤ 35%, sintomática em CF II-III (NYHA) de etiologia isquêmica, ao menos 40 dias após IAM e 90 dias após cirurgia de revascularização miocárdica com terapêutica otimizada e boa expectativa de vida em 1 ano. Na prevenção secundária, recomenda-se o implante de CDI em sobreviventes de parada cardíaca devido à FV ou TV sustentada, na presença de TV sustentada estável ou instável e na presença de síncope recorrente com indução de TV instável ou FV no estudo eletrofisiológico invasivo.

Tratamento não medicamentoso

Transplante cardíaco

O transplante cardíaco é um tratamento alternativo que pode restabelecer a sobrevida em níveis aceitáveis em longo prazo e deve ser considerado em portadores de IC persistente com sintomas incapacitantes e internações recorrente (estágio D) e sem alternativa de tratamento clínico ou cirúrgico. No contexto de IC aguda refratária e choque cardiogênico, o transplante pode ser uma opção terapêutica, visto que esses pacientes apresentam alta taxa de mortalidade. A avaliação objetiva da capacidade funcional com mensuração direta do consumo máximo de oxigênio (VO_2 máx) pela ergoespirometria deve ser feita nos pacientes ambulatoriais candidatos a transplante. VO_2 pico < 10 mL/kg/min é forte indicador para transplante. O achado de FE gravemente reduzida não representa isoladamente indicação de transplante.

BIBLIOGRAFIA

1. Rohde LEP, Montera MW, Bocchi EA, Clausell NO, de Albuquerque DC, Rassi S, et al. Diretriz brasileira de insuficiência cardíaca crônica e aguda. Arq Bras Cardiol. 2018;111(3):436-539.
2. McDonagh TA, Metra M, Adamo M, Gardner RS, Baumbach A, Böhm M, et al. 2021 ESC Guidelines for the diagnosis and treatment of acute and chronic heart failure. Eur Heart J. 2021;42(36):3599-726.
3. de Albuquerque DC, Neto JD de S, Bacal F, Rohde LEP, Bernardez-Pereira S, Berwanger O, et al. I Brazilian registry of heart failure: clinical aspects, care quality and hospitalization outcomes. Arq Bras Cardiol. 2015;104(6):433-42.
4. Marcondes-Braga FG, Moura LAZ, Issa VS, Vieira JL, Rohde LE, Simões MV, et al. Atualização de tópicos emergentes da diretriz brasileira de insuficiência cardíaca – 2021. Arq Bras Cardiol. 2021;1-39.
5. Heidenreich PA, Bozkurt B, Aguilar D, Allen LA, Byun JJ, Colvin MM, et al. 2022 AHA/ACC/HFSA Guideline for the management of heart failure: a report of the American College of Cardiology/American Heart Association Joint Committee on Clinical Practice Guidelines. J Am Coll Cardiol. 2022;79(17):e263-421.

43

Insuficiência cardíaca com fração de ejeção preservada

Flávio Henrique Valicelli
Fabiana Marques
Marcus Vinicius Simões

CONSULTA RÁPIDA

- A insuficiência cardíaca com fração de ejeção preservada (ICFEP) é a forma mais comum nos pacientes idosos.
- A ICFEP é uma condição multissistêmica que surge pela ação sobre o endotélio vascular de efeito inflamatório continuado até fases mais avançadas da vida, causado por comorbidades como hipertensão arterial, síndrome metabólica, obesidade, *diabetes mellitus*, sedentarismo.
- Grande parte dos pacientes exibe o fenótipo clínico de dispneia aos esforços, sem manifestações congestivas clássicas ao exame físico.
- O diagnóstico de ICFEP baseia-se na confirmação da presença de um "tripé de anormalidades":
  - Sintomas sugestivos na presença de fatores de risco.
  - Aumento dos níveis séricos de NT-proBNP ou BNP.
  - Alterações estruturais cardíacas, sendo as principais: aumento do átrio esquerdo, hipertrofia ventricular esquerda e sinais de disfunção diastólica.
- Os pacientes com sintomas persistentes que não atingem o diagnóstico de ICFEP por esses critérios "clássicos", o que ocorre em até 40% dos casos, podem ser triados para testes de estresse diastólico mediante o emprego de escores de probabilidade para a presença da síndrome.
- O tratamento das comorbidades ocupa um papel central para o controle dos sintomas desses pacientes.
- O controle adequado da pressão arterial, mas sem induzir hipotensão, é outro ponto central do tratamento, além do uso de diuréticos de alça.

INTRODUÇÃO

A insuficiência cardíaca com fração de ejeção preservada (ICFEP) compreende o grupo de pacientes com a síndrome causada por uma forma particular de disfunção miocárdica e que apresentam fração de ejeção do ventrículo esquerdo (FEVE) ≥ 50%. A ICFEP é um problema de saúde crescente, uma vez que sua incidência tem se elevado como reflexo do envelhecimento da população mundial, acarretando significativas morbidade e mortalidade e impacto na qualidade de vida. Estima-se que metade dos pacientes com IC exiba esse fenótipo.

No passado, a ICFEP era reconhecida como IC "diastólica", em oposição à IC "sistólica" correspondente à ICFE reduzida (ICFER). Como a disfunção diastólica está presente em ambas as condições, esse termo foi abandonado e substituído por "insuficiência cardíaca com fração de ejeção preservada". Além disso, as anormalidades cardiovasculares presentes nesse caso extrapolam em muito a disfunção diastólica para explicar a origem dos sintomas nessa síndrome, a qual também inclui disfunção microvascular, déficit cronotrópico, disfunção sistólica ventricular esquerda durante o esforço, desacoplamento ventrículo arterial e rigidez das paredes arteriais.

> Essa forma de IC é uma condição clínica tão grave quanto a ICFER, e o prognóstico sombrio é reflexo do acometimento multissistêmico, incluindo disfunção muscular e microvascular esquelética, hipertensão pulmonar, insuficiência renal e anemia.

CONCEITOS ATUAIS SOBRE A FISIOPATOGÊNESE

A síndrome ICFEP apresenta um modelo fisiopatogênico complexo e diverso daquele já estabelecido para a ICFER, este último precipuamente calcado no efeito deletério sobre o miocárdio da hiperativação crônica de mecanismos reflexos neuro-hormonais. Tradicionalmente, considerava-se que fosse o resultado de hipertrofia concêntrica, fibrose e disfunção diastólica promovidas pela hipertensão arterial sistêmica (HAS) e disfunção vascular. O atual modelo fisiopatogênico leva em consideração a ação continuada até fases mais avançadas da vida de condições pró-inflamatórias, como HAS, *diabetes mellitus*, obesidade, sedentarismo, síndrome metabólica e doença renal, levando à inflamação sistêmica do endotélio microvascular, resultando numa disfunção multiorgânica, com aumento do estresse oxidativo, redução da síntese de óxido nítrico, inflamação muscular e disfunção microvascular. Esse processo leva ao remodelamento miocárdico com hipertrofia e rigidez dos cardiomiócitos (Figura 1).

É oportuno salientar que os pacientes com ICFEP exibem, portanto, múltiplas comorbidades que não apenas criam o ambiente inflamatório sistêmico que leva ao aparecimento da disfunção miocárdica, mas também contribuem para agravar os sintomas e "compor" o quadro clínico desses pacientes idosos, com significativa redução da qualidade de vida e da capacidade física (Figura 2). A importância das comorbidades nesse cenário pode ser aquilatada pelo resultado de vários registros e coortes de pacientes que tem mostrado como causa principal a morte não cardiovascular (câncer, doença pulmonar, infecção), ao contrário dos pacientes com ICFER, cuja principal causa de morte é a cardiovascular.

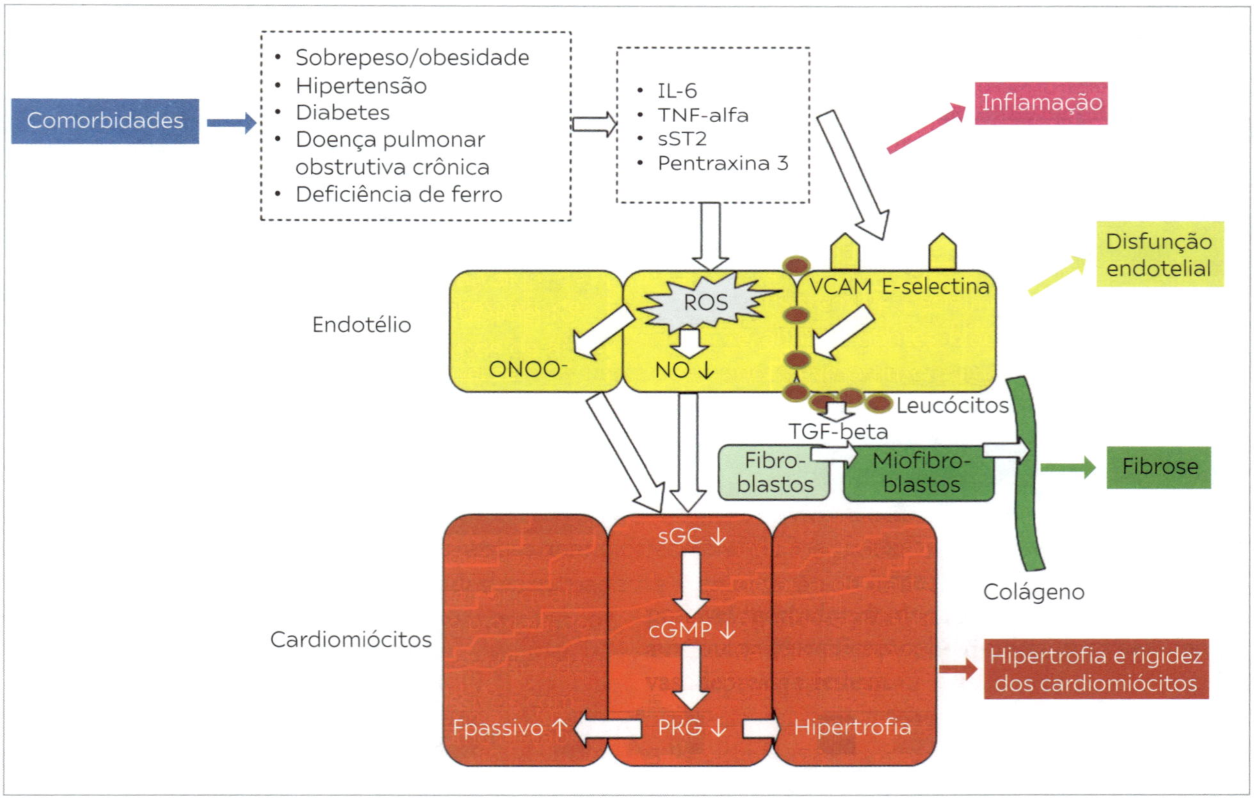

FIGURA 1 Modelo fisiopatogênico da insuficiência cardíaca com fração de ejeção preservada. Remodelamento miocárdico na insuficiência cardíaca com fração de ejeção preservada. Importância das comorbidades.
Adaptada de Paulus e Tschope, 2013[1].

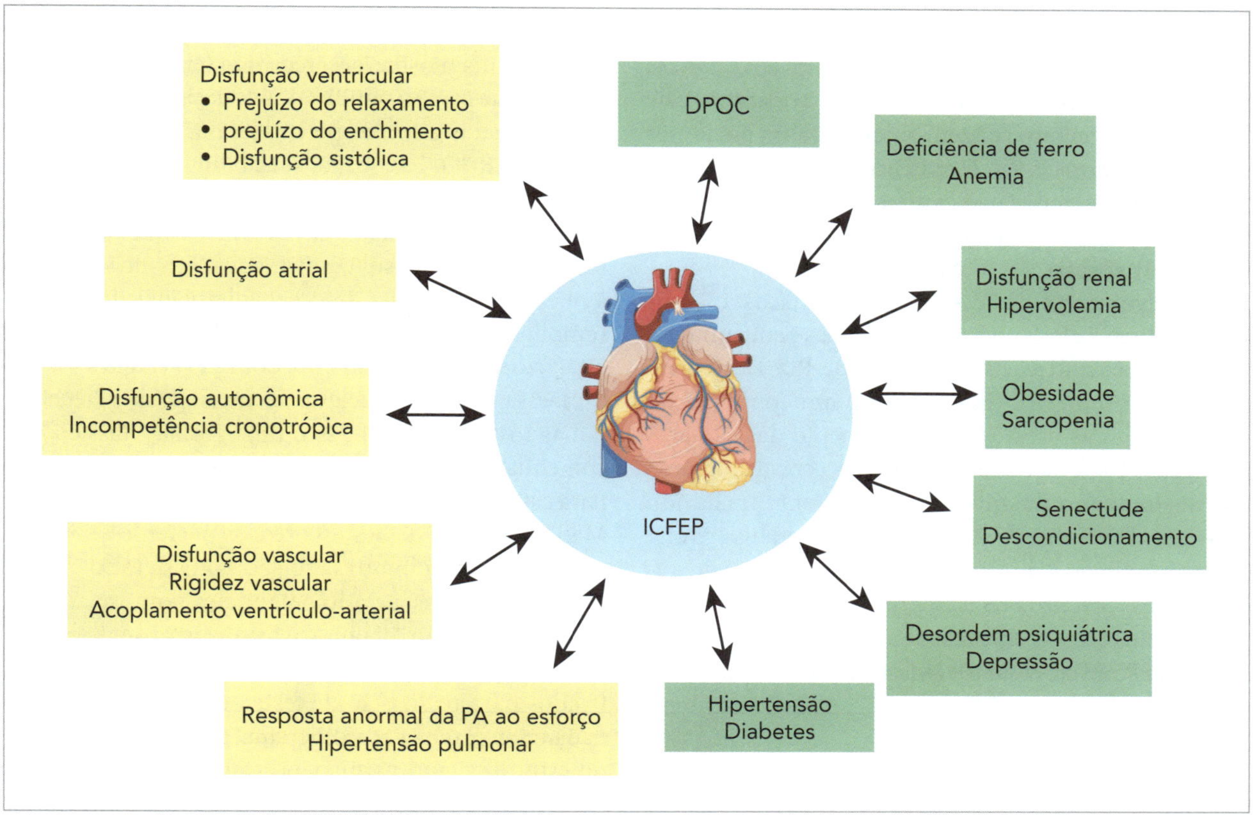

FIGURA 2 Anormalidades cardiovasculares e comorbidades. Fonte: Senni et al., 2014[2].

FENÓTIPOS CLÍNICOS E DIAGNÓSTICO

Diante desse processo fisiopatogênico, os pacientes se apresentam com diversos fenótipos clínicos, tornando sua identificação e manejo muito mais desafiadores do que temos na ICFER.

Para fins práticos, os fenótipos 2 e 3, que já exibem sinais evidentes de congestão pulmonar ou sistêmica, não representam grande desafio para o diagnóstico, já que a síndrome clínica de IC é confirmada à beira do leito e o achado da FEVE ≥ 50%, excluídas outras cardiopatias (valvares, doença arterial coronariana etc.), fecha o diagnóstico de ICFEP primária.

Três grandes fenótipos clínicos são reconhecidos:

- **Fenótipo 1**: paciente com elevação das pressões de enchimento do VE induzida principalmente durante o esforço físico, exibindo dispneia somente ao esforço. Os níveis séricos de peptídios natriuréticos podem estar normais ou levemente aumentados. Esses pacientes normalmente não exibem sinais de congestão ao exame físico e são os casos mais prevalentes no cenário ambulatorial.
- **Fenótipo 2**: paciente com queixa de dispneia mais grave, podendo surgir em repouso e acompanhada de ortopneia e sinais evidentes de congestão pulmonar ao exame físico e na radiografia do tórax. Os níveis séricos dos peptídios natriuréticos estão quase sempre elevados. Esse é o fenótipo mais comum nos pacientes hospitalizados por IC descompensada ou que acorrem a centros hospitalares por sintomas persistentes.
- **Fenótipo 3**: paciente com sintomas graves de dispneia, sinais de congestão pulmonar e exibindo hipertensão pulmonar, com remodelamento das câmaras direitas e congestão venosa sistêmica. Trata-se de fenótipo mais grave, de difícil manejo clínico e altas morbidade e mortalidade.

O desafio do diagnóstico se concentra nos pacientes com fenótipo 1, que exibem apenas dispneia aos esforços, sem outras manifestações congestivas evidentes. Vale lembrar que, na abordagem inicial desses pacientes com dispneia aos esforços e FEVE ≥ 50%, o primeiro passo é excluir causas não cardíacas de dispneia, como doença pulmonar obstrutiva crônica (DPOC), fibrose pulmonar, anemia, tireotoxicose (Figura 3).

Uma vez excluídas causas não cardíacas, o diagnóstico de ICFEP deve ser feito com base em aumento dos peptídios natriuréticos, NT-proBNP > 125 pg/mL ou BNP > 35 pg/mL (que representam confirmação de aumento das pressões de enchimento das câmaras cardíacas) e alterações estruturais ao ecocardiograma que sustentem o diagnóstico, usualmente incluindo aumento do volume do átrio esquerdo e/ou hipertrofia ventricular esquerda. Sinais ecocardiográficos de aumento dos valores da relação E/e' > 14 também podem ser tomados como evidência de aumento da pressão de enchimento atrial esquerda, reforçando o diagnóstico.

Dessa forma, preenchidos os três critérios (clínica sugestiva na presença de fatores de risco, aumento de peptídios natriuréticos e alterações estruturais cardíacas), o diagnóstico está estabelecido com segurança e elevada especificidade.

Contudo, estima-se que a sensibilidade dessa abordagem do diagnóstico seja reduzida (em torno de 60%), fazendo que parcela significativa de pacientes com ICFEP e dispneia aos esforços permaneça não diagnosticada (cerca de 40%). Essa baixa sensibilidade deve-se, fundamentalmente, aos casos de pacientes com ICFEP com NT-proBNP/BNP não aumentados, o que ocorre em cerca de 20% dos casos confirmados (achado vinculado à obesidade) e à falta de desenvolvimento do clássico remodelamento concêntrico do VE, que, na verdade, está presente em apenas 50% dos casos (Figura 4).

Dessa forma, naqueles pacientes que não "fecham" o diagnóstico seguindo-se o fluxograma "clássico", recomenda-se atualmente o uso de escores diagnósticos para estimar a probabilidade da presença da síndrome. Mediante o uso desses escores, os pacientes exibindo muito baixa probabilidade são considerados como "diagnóstico descartado", e aqueles com muito alta probabilidade são "diagnósticos confirmados". Aqueles com probabilidade intermediária seriam naturalmente triados para realização de teste de estresse diastólico não invasivo, por ecocardiograma, ou invasivo por meio do estudo hemodinâmico, para confirmação final ou descarte do diagnóstico. Dois escores de probabilidade foram desenvolvidos e validados para uso clínico: o escore H_2FPEF e o HFA-PEF (Tabelas I e II).

Um fluxograma atual e abrangente para diagnóstico, proposto pela última atualização da Diretriz Brasileira de Insuficiência Cardíaca e englobando os aspectos comentados anteriormente, está na Figura 5.

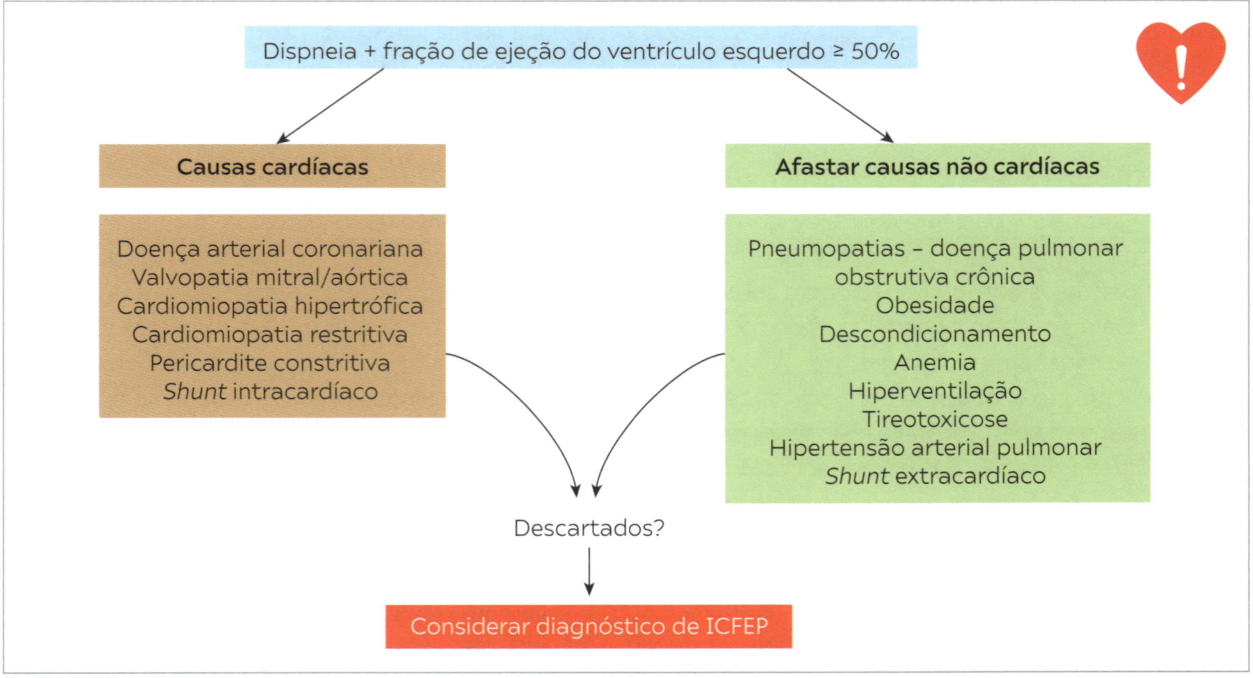

FIGURA 3 Abordagem do diagnóstico inicial da síndrome de insuficiência cardíaca com fração de ejeção preservada.

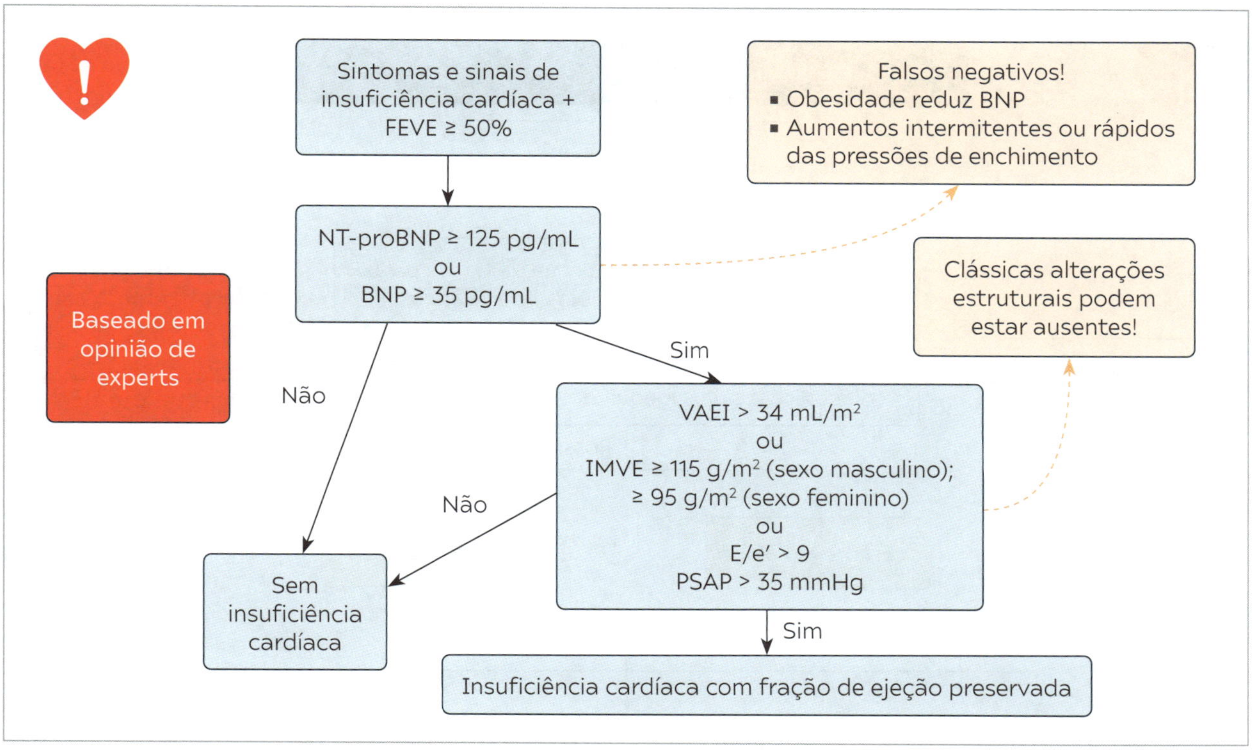

FIGURA 4 **Fluxograma para o diagnóstico da insuficiência cardíaca com fração de ejeção preservada.**

BNP: peptídio natriurético do tipo B; FEVE: fração de ejeção do ventrículo esquerdo; IMVE: índice de massa do ventrículo esquerdo; NT-proBNP: porção N-terminal do peptídio natriurético tipo B; VAEI: índice de volume atrial esquerdo. PSAP: pressão sistólica da artéria pulmonar estimada pela velocidade do fluxo regurgitante tricúspide.

Adaptada de Ponikowski et al., 2016.

TABELA I **Escore H2FPEF para o diagnóstico de insuficiência cardíaca com fração de ejeção preservada**

	Variável clínica	Características	Pontos
H_2	Obesidade (*heavy*)	IMC > 30 kg/m²	2
	Hipertensão	Dois um mais anti-hipertensivos	1
F	Fibrilação atrial	Paroxística ou persistente	3
P	Hipertensão pulmonar	PSAS > 35 mmHg (ecocardiograma)	1
E	Idade avançada (*elderly*)	Idade > 60 anos	1
F	Pressões de enchimento (*filling pressures*)	E/e' > 9	1

IMC: índice de massa corpórea; PSAP: pressão sistólica da artéria pulmonar.
Adaptada de Reddy YNV et al., 2018.

TABELA II **Escore HFA-PEF para o diagnóstico de insuficiência cardíaca com fração de ejeção preservada**

Critérios	Maior (2 pontos)	Menor (1 ponto)
Funcional	e' septal < 7 ou e' lateral < 10 ou E/e' > 15 ou Velocidade RT > 2,8 m/s (PSAP > 35 mmHg)	E/e' 9-14 ou GLS < 16%
Morfológico	VAEI > 34 mL/m² ou Massa VE ≥ 149/122 g/m² (H/M) e ERP > 0,42	VAEI 29-34 mL/m² ou Massa VE > 115/95 g/m² (H/M) ou ERP > 0,42 ou Septo ou PP ≥ 12 mm
Biomarcador (ritmo sinusal)	NT-proBNP > 220 pg/mL ou BNP > 80 pg/mL	NT-proBNP 125 a 220 pg/mL ou BNP 35 a 80 pg/mL
Biomarcador (fibrilação atrial)	NT-proBNP > 660 pg/mL ou BNP > 240 pg/mL	NT-proBNP 365 a 660 pg/mL ou BNP 105 a 240 pg/mL

BNP: peptídio natriurético do tipo B; ERP: espessura relativa da parede; GLS: *global longitudinal strain*; H: homens; M: mulheres; NT-proBNP: peptídio natriurético N-terminal pró-tipo B; PP: parede posterior; VAEI: índice de volume atrial esquerdo; VE: ventrículo esquerdo; velocidade RT: velocidade do fluxo de regurgitação da valva tricúspide.
Adaptada de Pieske et al., 2000.

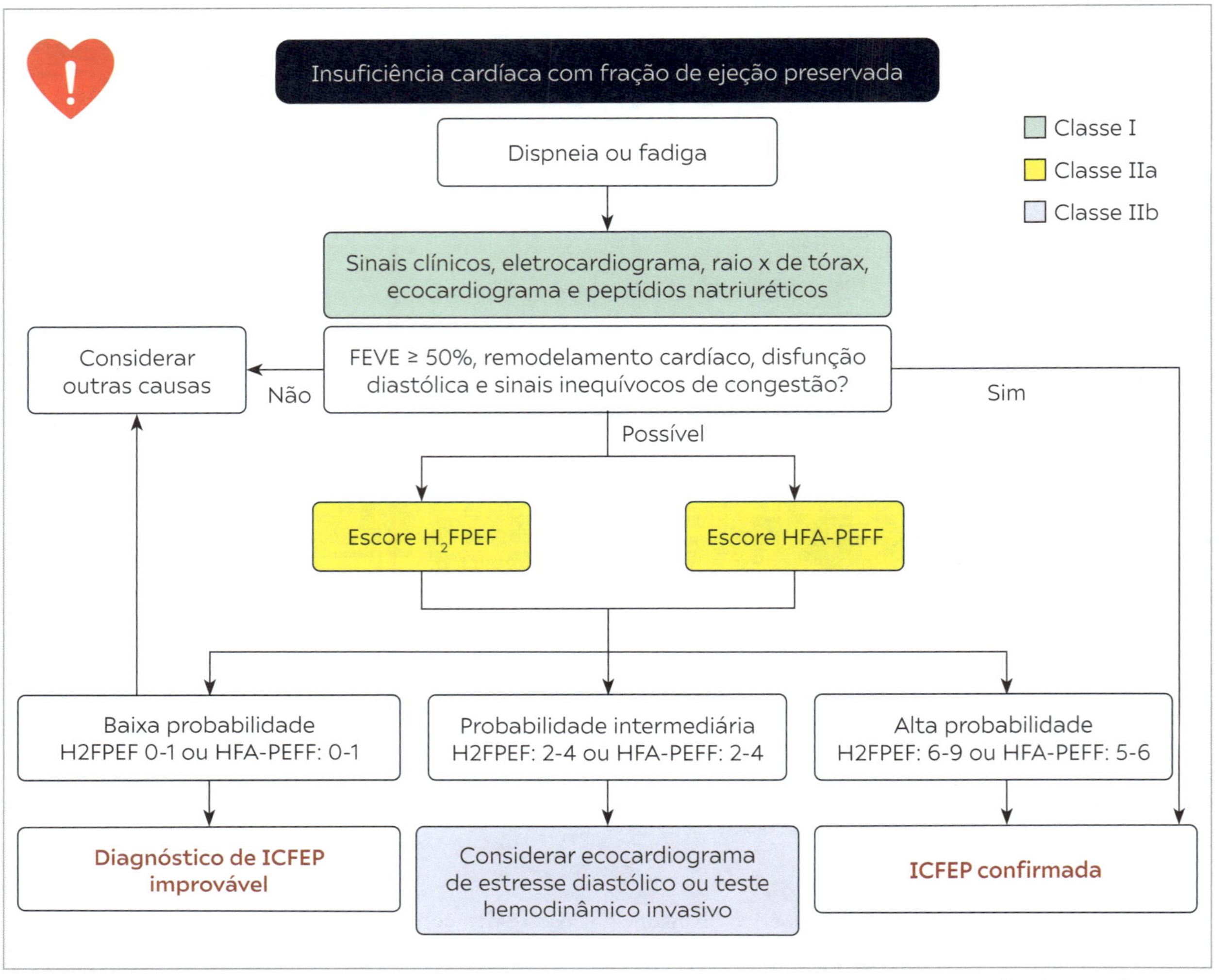

FIGURA 5 Fluxograma diagnóstico de insuficiência cardíaca com fração de ejeção preservada, de acordo com a atualização da Diretriz Brasileira de Insuficiência Cardíaca.

Cumpre também recomendar a investigação de causas alternativas de dispneia aos esforços para os pacientes julgados com baixa probabilidade de ICFEP. Vale lembrar ainda que, confirmado o diagnóstico, os pacientes devem ser investigados para eventual identificação de determinadas etiologias específicas, como a cardiomiopatia hipertrófica e a amiloidose cardíaca, que podem se apresentar inicialmente como ICFEP "primária".

ARMADILHAS DO DIAGNÓSTICO

- Afastar doença arterial coronariana é muito importante nos pacientes suspeitos de ICFEP, já que a cardiopatia isquêmica pode ser manifestar como dispneia aos esforços (equivalente anginoso).
- Parcela considerável de pacientes com ICFEP pode não ser detectada pelos critérios diagnósticos clássicos, necessitando de testes de estresse diastólico para serem identificados.
- O NT-proBNP pode estar normal em cerca de 20% dos pacientes.
- Vários padrões de remodelamento do VE são vistos, incluindo remodelamento excêntrico e espessura normal das paredes do VE.
- Após o diagnóstico, a investigação clínica deve incluir a pesquisa de etiologias específicas que podem se comportar como ICFEP primária, como a cardiomiopatia hipertrófica e a amiloidose cardíaca.

A restrição de sódio, apesar de ser um tema ainda controverso, faz parte dessa abordagem, principalmente com a orientação para a redução do uso exagerado (ingestão de mais de 7 g/dia de sal).

A vacinação contra *influenza* e contra pneumococo, com objetivo de reduzir fatores agravantes, também está indicada para pacientes com ICFEP.

Há evidências de que o treinamento físico pode melhorar a capacidade funcional e a qualidade de vida, com melhora no consumo de pico de oxigênio, devendo fazer parte do manejo de todos os pacientes com ICFEP. A redução significativa do peso corpóreo nos pacientes obesos com ICFEP também se associa a melhora significativa dos sintomas e da capacidade funcional.

TRATAMENTO

Tratamento não medicamentoso

A orientação multiprofissional é benéfica e está indicada para todos os pacientes com IC. A ICFEP acomete uma população mais idosa, com múltiplas comorbidades e mais frágil. A educação do paciente e dos cuidadores, com ênfase na etiologia, no tratamento, na progressão clínica e no autocuidado diário forma os alicerces para a redução de desfechos clínicos.

Tratamento medicamentoso

Na abordagem geral, é de fundamental importância o tratamento dos fatores etiológicos e comorbidades, com especial atenção para a doença coronariana, hipertensão arterial sistêmica, *diabetes mellitus*, obesidade, fibrilação atrial, anemia, doença renal e doenças pulmonares. Nesse sentido, é muito importante uma pesquisa ativa da presença de doença arterial coronariana nessa população.

Uma recomendação formal para o tratamento é o adequado controle da pressão arterial. De fato, pressão arterial aumentada está associada a importante elevação da pressão de enchimento do VE e surgimento/agravamento da dispneia. Contudo, os pacientes também têm agravamento de sintomas e piora da função renal quando ficam hipotensos. Dessa forma, o controle clínico deve ter como alvo manter a pressão arterial em níveis ótimos, com pressão arterial sistólica entre 120 e 130 mmHg.

Recomenda-se que, para atingir o controle da pressão arterial, devem-se usar medicamentos que mostraram benefício em melhora de sintomas e redução de hospitalizações – em subanálises de grandes estudos clínicos de ICFEP, como BRA II (estudo CHARM-Preserved), espironolactona (estudo TOP-CAT) e sacubitril/valsartana (estudo PARAGON-HF). Vale ressaltar que o uso rotineiro dessas drogas, sem a indicação de controle da HAS, não está indicado.

Outro ponto relevante é a falta de recomendação de uso de betabloqueadores, que podem agravar a disfunção sinusal e acentuar o déficit cronotrópico que é muito frequente nesses indivíduos, com consequente agravamento de sintomas de dispneia e fadiga. Outra recomendação ampla é o emprego de doses adequadas de diurético de alça (furosemida) para diminuir os sintomas congestivos. Vale lembrar que é comum o uso de doses elevadas desse fármaco nesses pacientes, já que a disfunção renal e a resistência à ação de diuréticos fazem parte do quadro clínico.

Até o momento, não há intervenções específicas que reduzam a mortalidade nos pacientes com ICFEP.

Publicado em 2021, o estudo clínico multicêntrico chamado EMPEROR-Preserved, avaliando o efeito da empagliflozina em comparação ao placebo em pacientes com IC sintomática e FEVE não reduzida (FEVE > 40%), mostrou redução do risco relativo do desfecho composto de internação hospitalar e morte cardiovascular. Na análise dos componentes do desfecho primário, houve redução significativa das internações hospitalares por IC em 27%, mas sem impacto na mortalidade.

Um estudo clínico multicêntrico mais recente, publicado em 2022, testou o uso da dapagliflozina nesse mesmo cenário clínico (estudo DELIVER), com resultados muito semelhantes aos alcançados pela empagliflozina, reforçando o benefício clínico dessa classe de medicamento para tratar a ICFEP.

Dessa forma, os inibidores da SGLT2 devem ser considerados para o tratamento dos pacientes com ICFEP (indicação classe de recomendação IIA, nível de evidência B).

A Tabela III traz um resumo das principais recomendações e medidas a serem evitadas no tratamento da ICFEP, enquanto a Figura 6 traz um resumo das ações medicamentosas a serem implementadas nos pacientes com insuficiência cardíaca com fração de ejeção preservada.

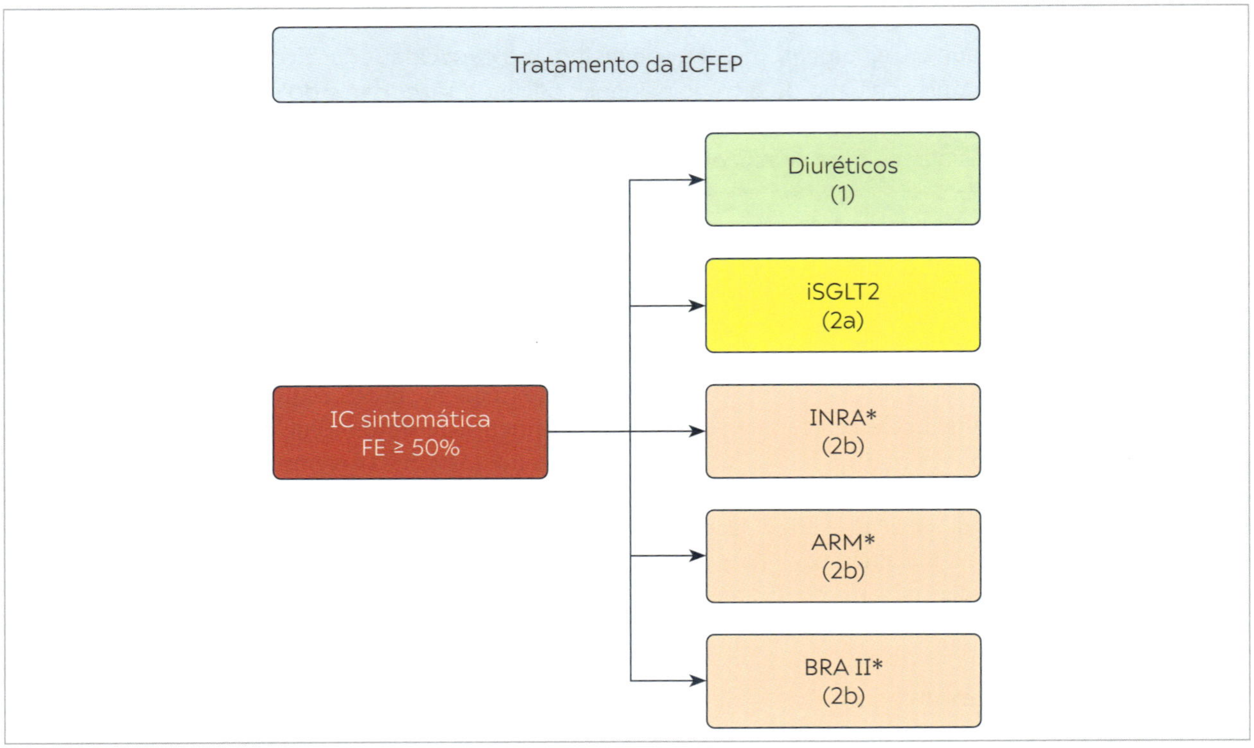

FIGURA 6 Tratamento da insuficiência cardíaca com fração de ejeção preservada (ICFEP).
ARM: antagonistas dos receptores mineralocorticoides; BRA II: bloqueadores dos receptores da angiotensina II; INRA: inibidores da neprilisina e dos receptores angiotensina; iSGLT2: inibidores da SGLT2.
Fonte: Heidenreich et al., 2022[7].

TABELA III Armadilhas do tratamento medicamentoso da insuficiência cardíaca com fração de ejeção preservada

Recomendado	Evitar
Uso de diuréticos de alça para controle das manifestações congestivas	Uso de vasodilatadores e indução de hipotensão arterial
Manter controle adequado da pressão arterial (PAS < 140 mmHg)	Uso de betabloqueadores e indução de bradicardia
Considerar uso de bloqueador dos receptores da angiotensina, espironolactona ou inibidor do receptor da neprilisina e da angiotensina para atingir adequado controle da pressão arterial	Uso "rotineiro" de bloqueadores neuro-hormonais
Uso de iSGLT2 para redução de sintomas e hospitalizações (IIA, nível de evidência B)	—

BIBLIOGRAFIA

1. Paulus WJ, Tschope C. A novel paradigm for heart failure with preserved ejection fraction. J Am Coll Cardiol. 2013;62(4):263-71.
2. Senni M, Paulus WJ, Gavazzi A, Fraser AG, Díez J, Solomon SD, et al. New strategies for heart failure with preserved ejection fraction: the importance of targeted therapies for heart failure phenotypes. Eur Heart J. 2014;35(40):2797-811.
3. Ponikowski P, Voors AA, Anker SD, Bueno H, Cleland JGF, Coats AJS, et al. 2016 ESC Guidelines for the diagnosis and treatment of acute and chronic heart failure. Eur Heart J. 2016; 37(27):2129-200.
4. Marcondes-Braga FG, Moura LAZ, Issa VS, Vieira JL, Rohde LE, Simões MV, et al. Atualização de tópicos emergentes da diretriz de insuficiência cardíaca – 2021. Arq Bras Cardiol. 2021;116(6):1174-212.
5. Reddy YNV, Carter RE, Obokata M, Redfield MM, Borlaug BA, et al. A Simple, Evidence-Based Approach to Help Guide Diagnosis of Heart Failure With Preserved Ejection Fraction. 2018;138(9):861-70.
6. Pieske B, Tschöpe C, de Boer RA, Fraser AG, Anker SD, Donal E, et al. How to diagnose heart failure with preserved ejection fraction: the HFA-PEFF diagnostic algorithm: a consensus recommendation from the Heart Failure Association (HFA) of the European Society of Cardiology (ESC). Eur J Heart Fall. 2000;22(3):391-412.
7. Heidenreich PA, Bozkurt B, Aguilar D, Allen LA, Byun JJ, Colvin MM, et al. 2022 AHA/ACC/HFSA Guideline for the management of heart failure: a report of the American College of Cardiology/ American Heart Association Joint Committee on Clinical Practice Guidelines. Circulation. 2022;145(18):e895-e1032. Erratum in: Circulation. 2022;145(18):e1033. Erratum in: Circulation. 2022;146(13):e185.

44

Estenose e insuficiência da valva mitral

Tarso Augusto Duenhas Accorsi
Flávio Tarasoutchi

CONSULTA RÁPIDA

Conceitos

A insuficiência mitral (IMi) é a incompetência do fechamento valvar mitral, cursando com refluxo de sangue do ventrículo esquerdo para o átrio esquerdo durante a sístole ventricular e consequente sobrecarga de volume e pressão progressivas nessas câmaras.

A estenose mitral (EMi) é o prejuízo na abertura valvar mitral, que implica gradiente progressivo de pressão atrioventricular e aumento da pressão intra-atrial.

Ambas as alterações podem ocorrer em valva mitral nativa ou em prótese mitral.

História natural

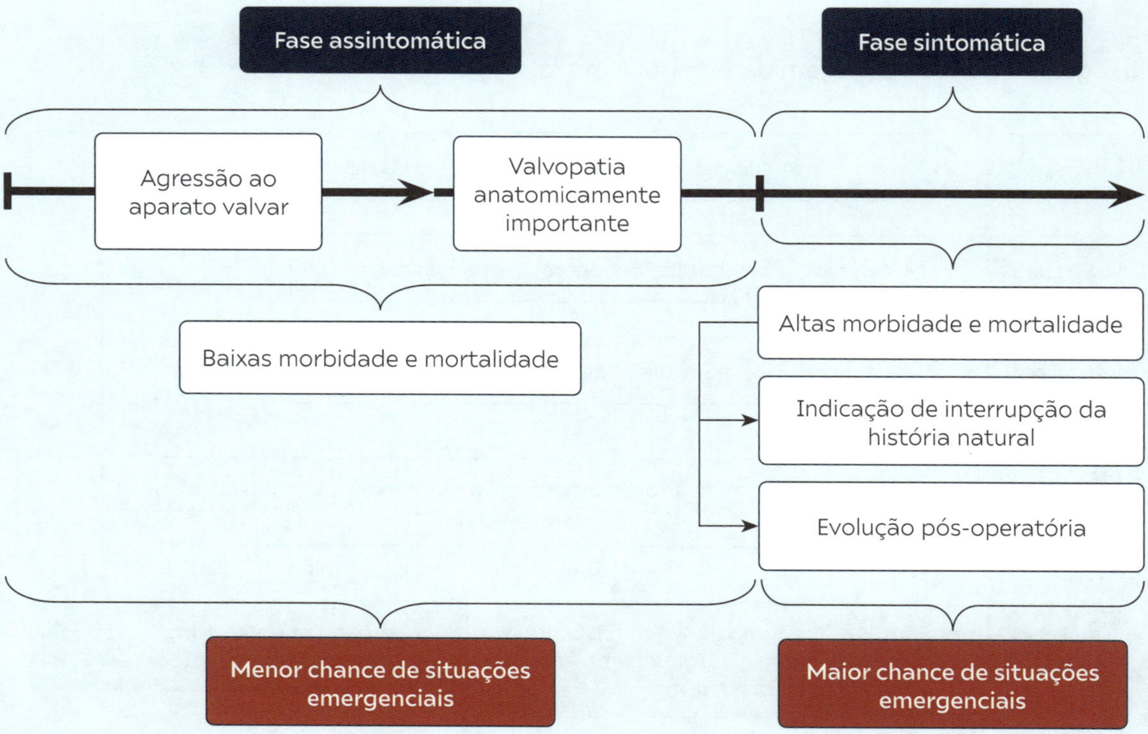

Diagnóstico

- Sopro sugestivo de IMi:
  - Importante: sopro sistólico, mais bem audível no foco mitral (ápice, *ictus cordis*), com diafragma do estetoscópio.
- Sopro sugestivo de EMi:
  - Importante: B1 muito hiperfonética, caracteristicamente com sopro diastólico, mais bem auscultado com campânula.

Exames subsidiários

- Eletrocardiograma.
- Radiografia de tórax.
- Ecodopplercardiograma (deve ser solicitado em todo paciente com suspeita de valvopatia).

Fluxograma para abordagem da insuficiência mitral

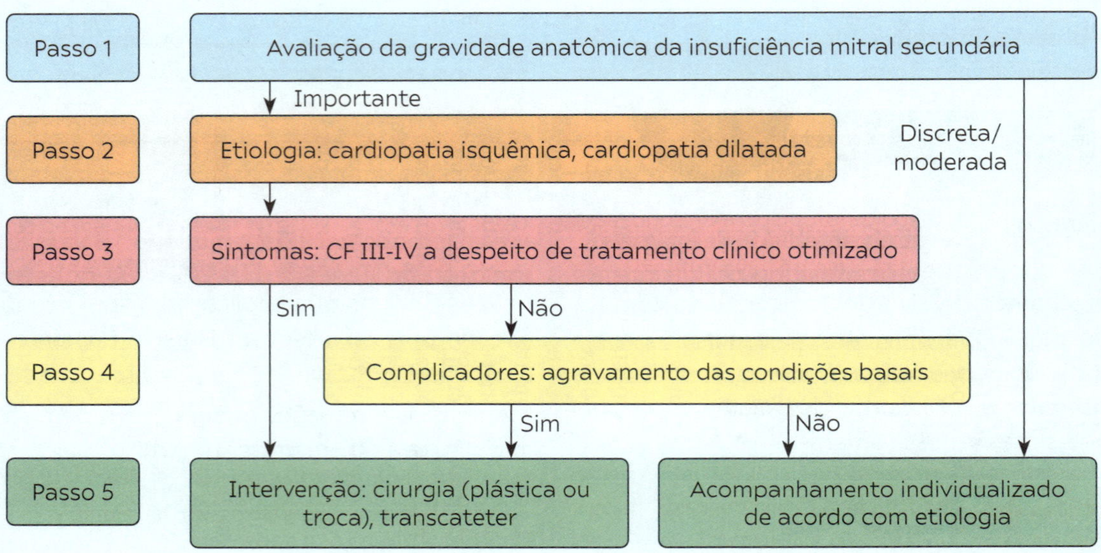

Fluxograma para abordagem da estenose mitral

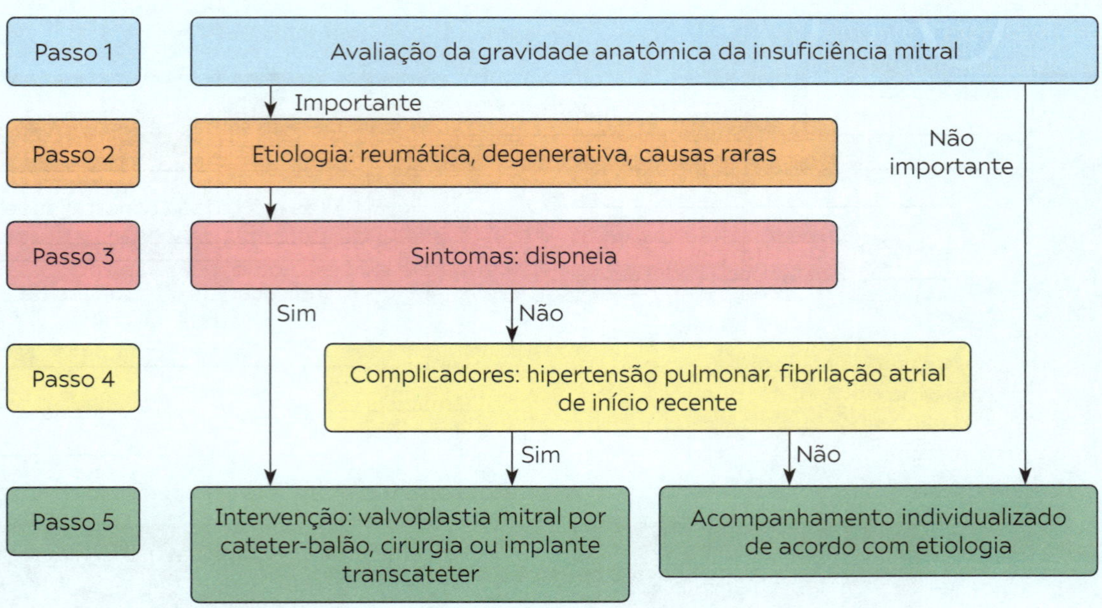

INTRODUÇÃO

Definições

A insuficiência mitral (IMi) é a incompetência do fechamento valvar mitral, cursando com refluxo de sangue do ventrículo esquerdo para o átrio esquerdo durante a sístole ventricular e consequente sobrecarga de volume e pressão progressivas nessas câmaras.

A estenose mitral (EMi) é o prejuízo na abertura valvar mitral, que implica gradiente progressivo de pressão atrioventricular e aumento da pressão intra-atrial (Figura 2).

Ambas as alterações podem ocorrer em valva mitral nativa ou em prótese mitral. A instalação aguda da IMi e EMi é rara, mas em geral se manifesta com insuficiência cardíaca (IC) aguda e grave, com o paciente atendido de emergência. O foco deste capítulo são as valvopatias crônicas, manifestação principal e frequente em consultório[1-3].

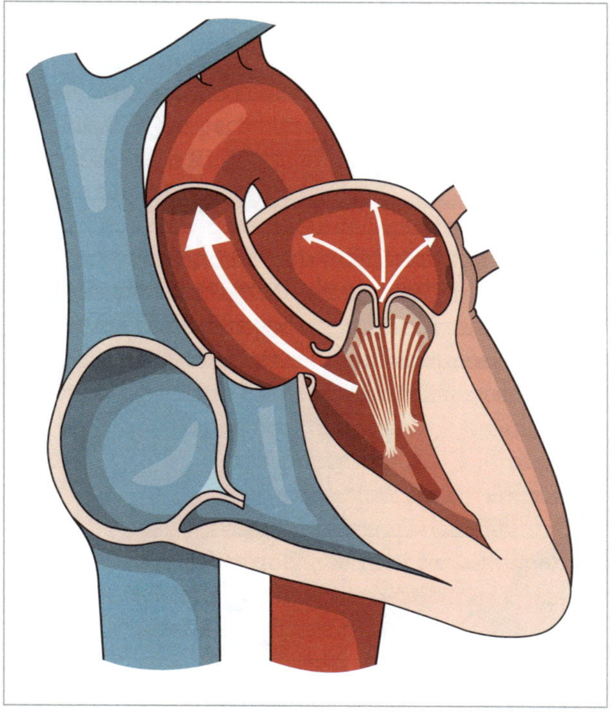

FIGURA 1 Refluxo do sangue em direção ao átrio esquerdo, por incompetência valvar mitral durante a sístole ventricular, levando ao aumento de volume e pressão progressiva nessas câmaras.

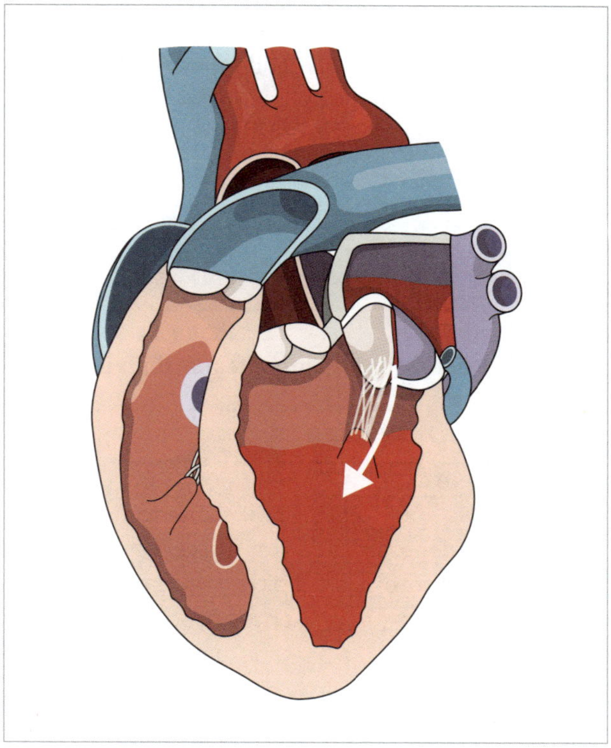

FIGURA 2 Prejuízo na abertura valvar mitral implicando gradiente progressivo de pressão atrioventricular e aumento da pressão intra-atrial.

Causas

A IMi apresenta dois mecanismos etiológicos distintos:

- **Primária**: caracterizada por agressão predominante nas cúspides e/ou aparato valvar (em geral por prolapso da valva mitral, sequela valvar reumática, ou degenerativa), cuja história natural é bem conhecida. Há boa evidência de literatura médica para auxílio ao tratamento. Intervenção cirúrgica adequada diminui significativamente morbidade e mortalidade.
- **Secundária** (ou funcional): apresenta aparato valvar normal, com cúspide com anatomia e movimentação adequadas, mas com falha de coaptação consequente ao remodelamento do miocárdio atrial e/ou ventricular esquerdo (em geral, denominada atrial,

secundária a dilatação ventricular ou isquêmica). Situação com menor evidência científica tanto para história natural como para demonstração de diminuição de mortalidade com intervenção cirúrgica. Atualmente, a estratégia transcateter (MitraClip) pode estar associada à redução de morbimortalidade em subgrupos específicos de IMi secundária.

A EMi é causada basicamente por duas doenças:

- **Febre reumática**: a maioria dos casos em países em desenvolvimento, em geral com sintomas entre a terceira e a quarta décadas de vida, caracterizada por fusão comissural, espessamento das cúspides e acometimento subvalvar, frequentemente associada a algum grau de IMi e acometimento concomitante em valva aórtica. Caracteristicamente apresenta maior dificuldade para tratamento cirúrgico conservador (plástica mitral), frequentemente sendo necessário implante de prótese.
- **Calcificação do anel mitral** (degenerativa): cerca de um quarto dos casos em países desenvolvidos, comum em pacientes muito idosos. Caracteriza-se por calcificação heterogênea do anel valvar mitral que acomete posteriormente cúspides, sem fusão comissural, frequentemente associada à calcificação aórtica e coronariana. Caracteristicamente incide em pacientes cujo risco cirúrgico é elevado pelo perfil clínico e por questões técnicas inerentes à topografia de calcificação. Ainda não há, até o momento, estratégia transcateter rotineira com boa evidência científica para o tratamento dessa condição, mas o *valve* in MAC (*mitral annulus calcification*) pode ser exequível e adequado em alguns subgrupos.

FATORES DE RISCO

Em adultos jovens, os principais fatores de risco para evolução com IMi ou EMi são febre reumática (em qualquer espectro de manifestação) e a presença de prolapso da valva mitral (presente em 1% da população). Adultos com outras cardiopatias, como fibrilação atrial crônica, IC com fração de ejeção preservada, IC com fração de ejeção reduzida ou infarto agudo do miocárdio prévio, podem evoluir com IMi secundária. Adultos idosos têm maior risco de evolução com valvopatias degenerativas[4,5].

HISTÓRIA NATURAL

A IMi e a EMi evoluem cronicamente (Figura 3).

DIAGNÓSTICO

Manifestações clínicas

A IMi e a EMi crônicas anatomicamente importantes quanto atingem a fase de descompensação cursam com sintomas e sinais de IC. Habitualmente, as manifestações iniciais são de IC de ventrículo esquerdo com congestão, dispneia aos esforços e ortopneia. A tendência é ocorrer limitação progressiva das atividades habituais, até sintomas ao repouso. A evolução desse quadro, quando não tratado medicamentosamente ou com intervenção cirúrgica, pode levar a manifestações de baixo débito do ventrículo esquerdo e sinais de IC do ventrículo direito (Tabela I).

TABELA I Manifestações: sinais e sintomas de insuficiência cardíaca por valvopatia mitral

Insuficiência cardíaca do ventrículo esquerdo	Insuficiência cardíaca do ventrículo direito
Congestão	Estase jugular
Dispneia aos esforços	Onda "v" gigante jugular
Ortopneia	Desvio do *ictus cordis* também para a esquerda
Dispneia paroxística noturna	Impulsão em espaços paraesternais direitos
Tosse	Impulsão subxifoide
Sibilos	Hepatomegalia
Hemoptise	Refluxo hepatojugular
Derrame pleural	Esplenomegalia
Fadiga	Ascite
Baixo débito	Edema sacral
Palidez cutânea	Edema escrotal
Hipotermia	Edema de membros inferiores
Má perfusão periférica	Dor no hipocôndrio direito
Pulsos filiformes	Terceira bulha do ventrículo direito
Cianose periférica	Regurgitação tricúspide
Hipotensão arterial	Náuseas

(continuação)

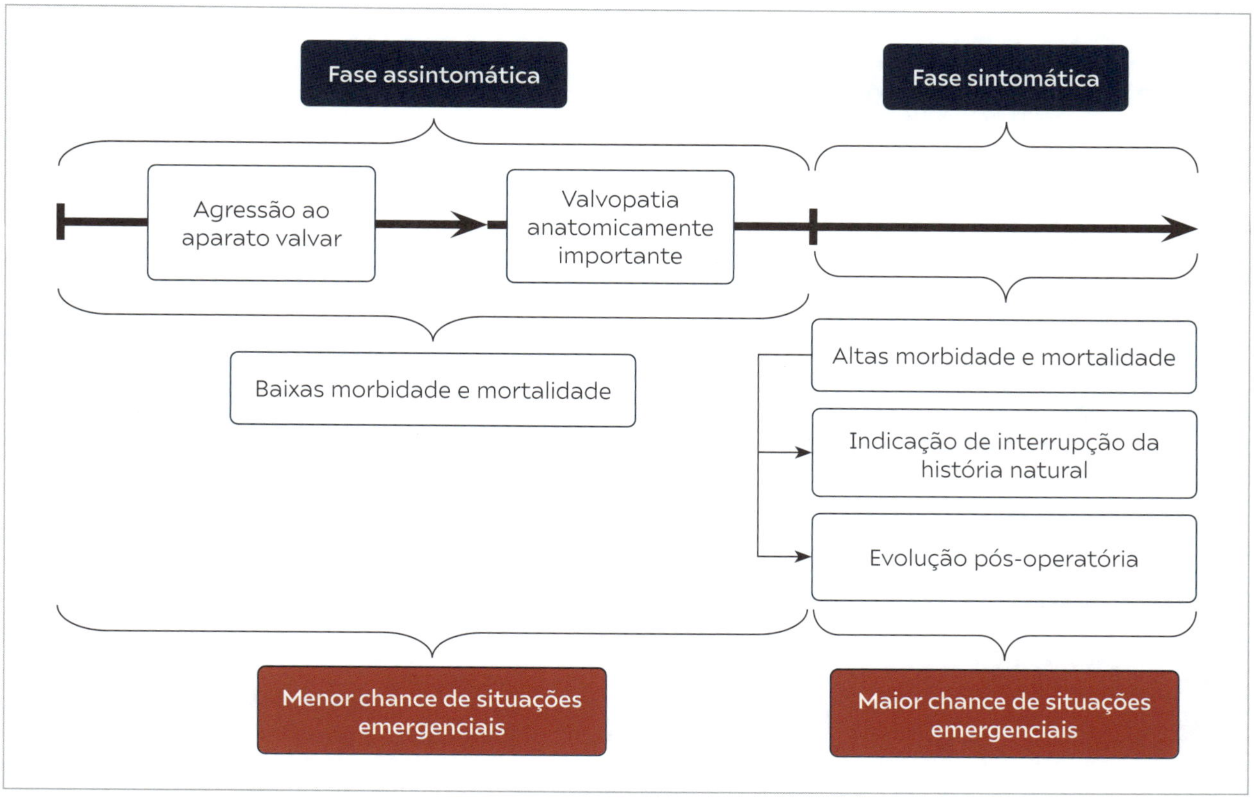

FIGURA 3 História natural das valvopatias primárias.

TABELA I Manifestações: sinais e sintomas de insuficiência cardíaca por valvopatia mitral (*continuação*)

Insuficiência cardíaca do ventrículo esquerdo	Insuficiência cardíaca do ventrículo direito
Pressão arterial convergente	Anorexia
Astenia	
Ansiedade	
Sonolência	
Agitação	
Oligúria	
Ictus para baixo	
Terceira bulha do ventrículo esquerdo	

Ausculta cardíaca

Frequentemente a probabilidade pré-teste da presença de valvopatia mitral é feita quando há presença de sopro cardíaco.

Sopro sugestivo de insuficiência mitral

Importante: sopro sistólico, mais bem audível no foco mitral (ápice, *ictus cordis*), com diafragma do estetoscópio, intensidade maior ou igual a 3+/6+, frequentemente holossistólico. B1 audível é caracteristicamente presente em IMi primária, enquanto a B1 hipofonética é característica de IMi por prolapso com rotura de corda ou IMi secundária. O timbre rude está mais associado a valvopatias primárias, enquanto o jato de vapor, a valvopatias secundárias (Figura 4)[1-3].

Pacientes com IMi por prolapso podem ter o sopro mesotelessistólico (iniciando no meio da sístole), por vezes precedido de clique (Figura 5).

Sopro sugestivo de estenose mitral

Importante: B1 muito hiperfonética, caracteristicamente com sopro diastólico, mais bem auscultado com campânula do estetoscópio, precedido por estalido da abertura da valva mitral (som rude, protodiastólico), decrescendo com ascenso final (reforço pré-sistólico) quando o ritmo é sinusal. O timbre do sopro habitualmente é em ruflar (Figura 6).

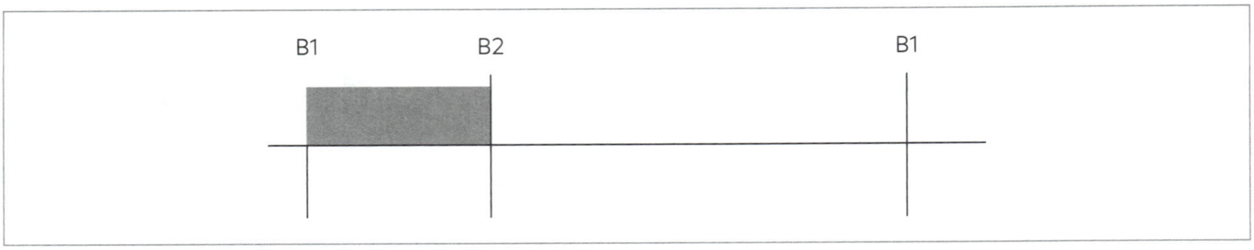

FIGURA 4 Sopro sugestivo de insuficiência mitral.

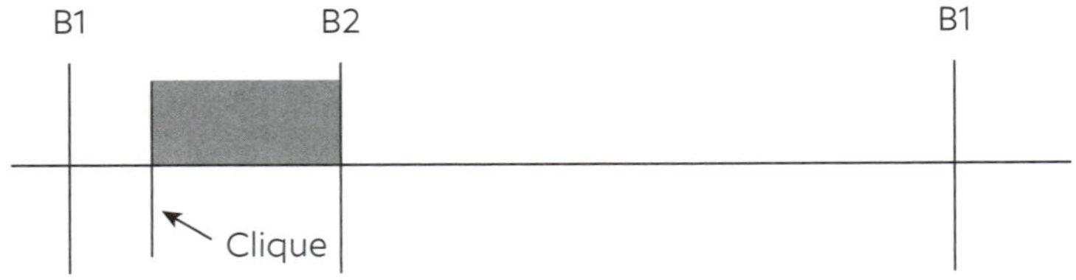

FIGURA 5 Sopro mesotelessistólico (iniciando no meio da sístole), por vezes precedido de clique.

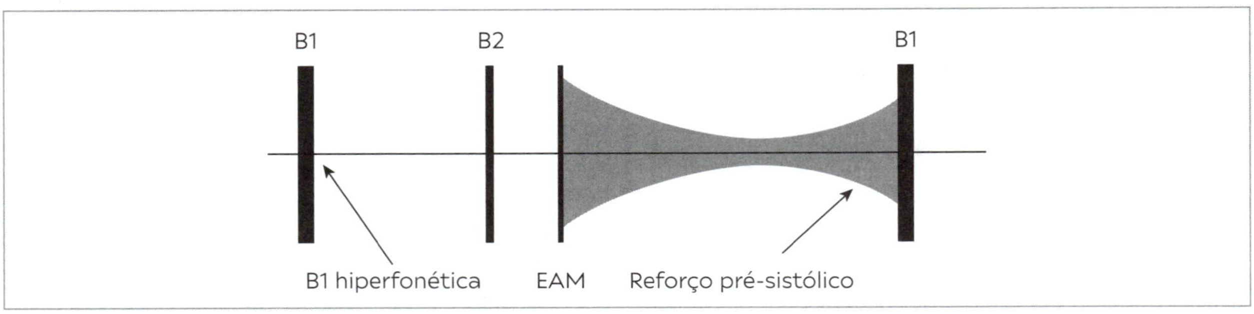

FIGURA 6 Sopro sugestivo de estenose mitral.

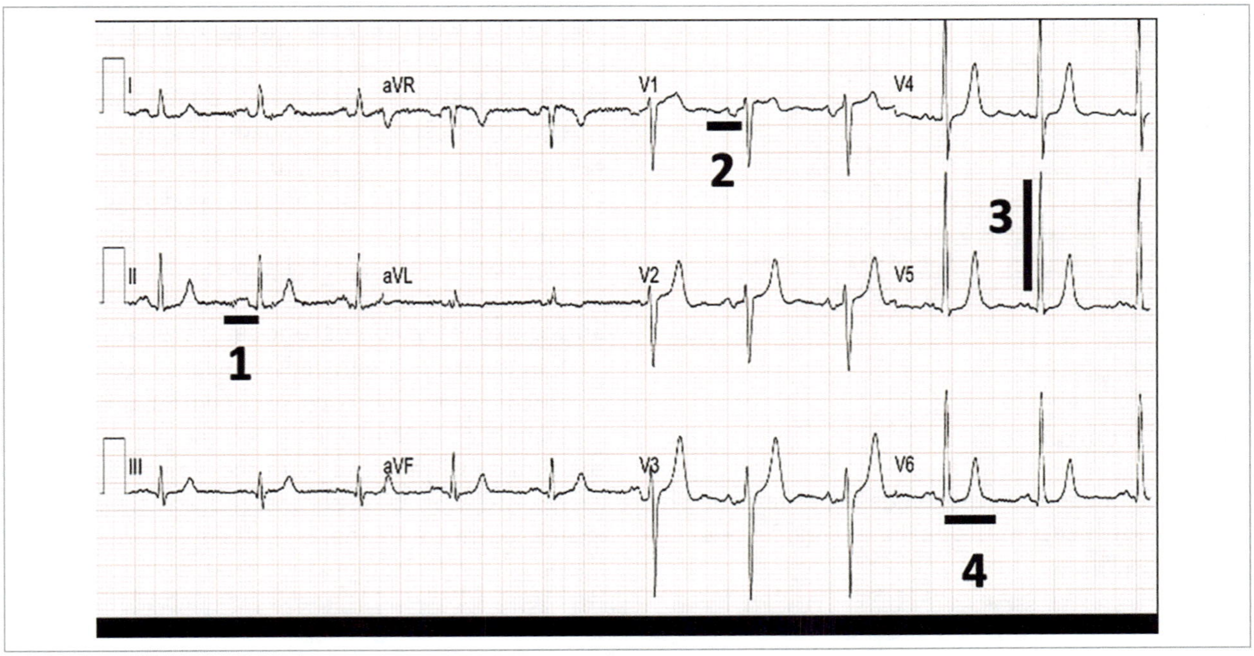

FIGURA 7 Alterações do eletrocardiograma na insuficiência mitral: sobrecarga atrial esquerda (onda P bífida - 1, sinal de Morris - 2) e sobrecarga ventricular esquerda (em geral com voltagens não exuberantes - 3 e sem *strain* - 4).

Estenose mitral significativa

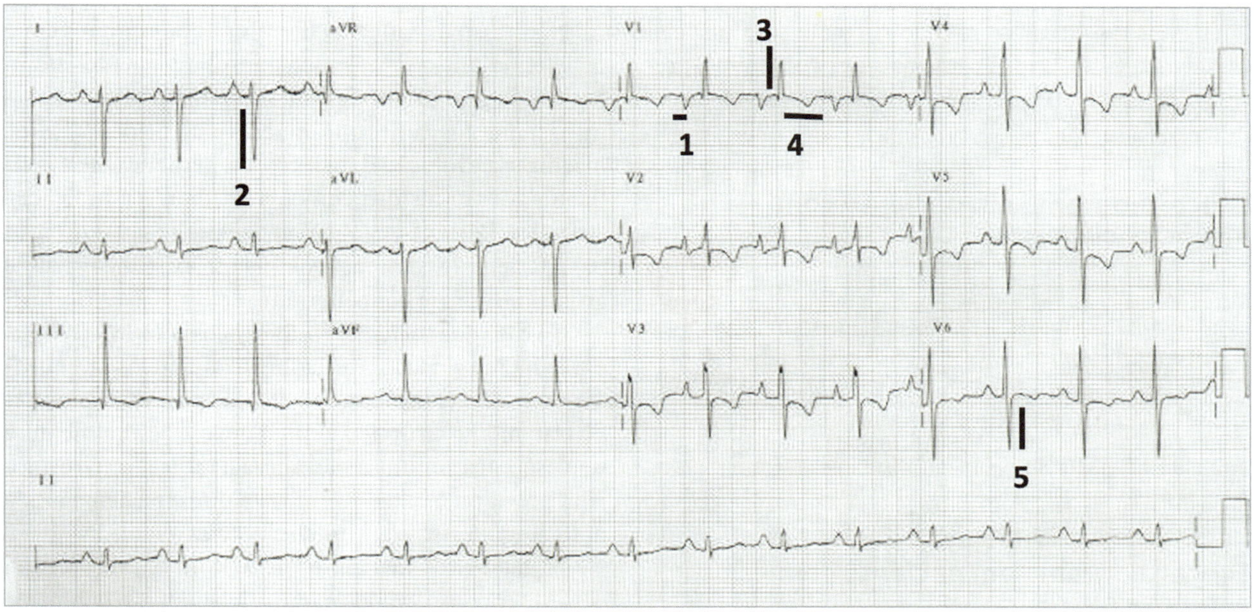

FIGURA 8 Alterações do eletrocardiograma na estenose mitral: sobrecarga atrial esquerda (sinal de Morris - 1), desvio do eixo para direita - 2, 3 e sobrecarga de ventrículo direito - 4,5.

Radiografia de tórax

Insuficiência mitral significativa

Aumento discreto do índice cardiotorácico – A, com convexidade do ventrículo esquerdo – B (Figura 9).

Estenose mitral significativa

Duplo contorno atrial – A, abaulamento convexo da artéria pulmonar – B, índice cardiotorácico normal – C e rotação da aorta para trás – D (Figura 10).

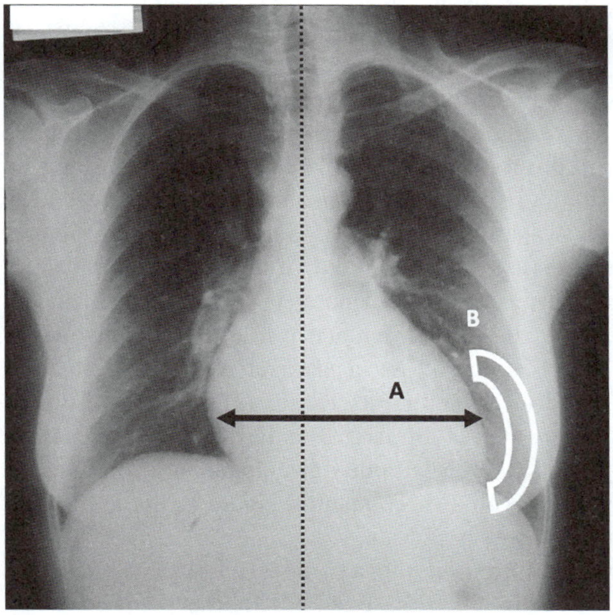

FIGURA 9 Radiografia de tórax de paciente com insuficiência mitral.

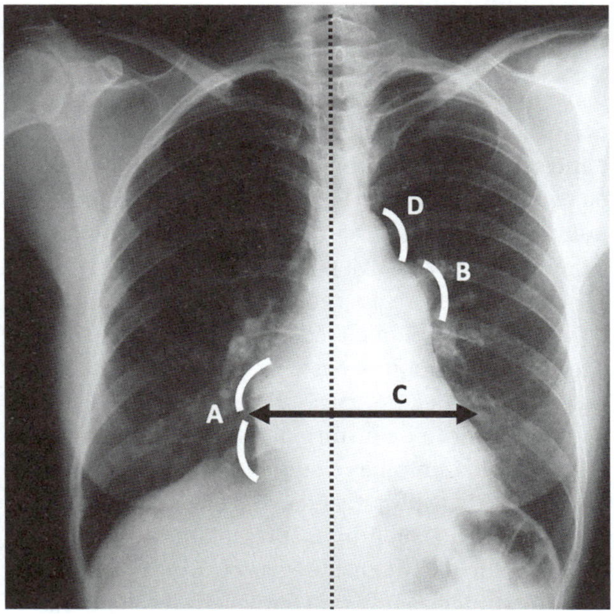

FIGURA 10 Radiografia de tórax de paciente com estenose mitral.

Ecodopplercardiograma

Deve ser solicitado em todo paciente com suspeita de valvopatia. Os dados principais que conferem a presença de valvopatia anatomicamente importante estão descritos a seguir[4].

Ecocardiograma em paciente com insuficiência mitral

- Área do jato ≥ 40% da área atrial esquerda.
- Fração regurgitante ≥ 50%.
- Volume regurgitante ≥ 60 mL/batimento.
- *Vena contracta* ≥ 0,7 cm.
- Área efetiva do orifício regurgitante > 0,4 cm^2.

Ecocardiograma em paciente com estenose mitral

- Área valvar mitral < 1,5 cm^2.
- Gradiente diastólico médio entre átrio esquerdo e ventrículo esquerdo ≥ 10 mmHg.
- Pressão sistólica de artéria pulmonar ≥ 50 mmHg em repouso.

TRATAMENTO[6-8]

Insuficiência mitral

As valvopatias crônicas primárias têm história natural bem conhecida (Figura 3). Da instalação da lesão até a evolução para valvopatia anatomicamente significativa e antes do aparecimento de sintomas ou complicadores da regurgitação mitral (IC, fibrilação atrial, hipertensão pulmonar, disfunção ventricular), há baixíssimo risco de morte associada à valvopatia (fase latente).

Quando ocorre aparecimento de sintomas de IC ou complicadores, inicia-se uma nova fase, agora com alto risco de complicações e morte de causa cardíaca. Essa fase implica indicação de tratamento cirúrgico para interrupção da história natural, com melhora indiscutível dos sintomas e aumento da sobrevida. Com o aumento da expectativa de vida e complexidade dos pacientes, alguns subgrupos apresentam risco cirúrgico[7] mais elevado, e tanto estratégias cirúrgicas específicas quanto estratégias transcateter devem ser ponderadas. Idealmente, essa avaliação é feita pelo *heart team* de centros cardiológicos de referência[8].

Não existem dados na literatura que comprovem o benefício do uso de vasodilatadores a pacientes assintomáticos portadores de IMi. Além disso, o uso desses medicamentos com função ventricular normal pode mascarar a evolução dos sintomas, perdendo-se a confiabilidade no quadro clínico, retardando a indicação cirúrgica. Portanto, os vasodilatadores só são indicados para pacientes assintomáticos quando existe hipertensão arterial sistêmica concomitante.

No caso dos pacientes sintomáticos com IMi crônica, o tratamento com vasodilatadores e diuréticos é frequentemente necessário para o controle de sintomas antes do tratamento cirúrgico. A melhora e, eventualmente, a remissão dos sintomas não altera a indicação cirúrgica feita previamente, tendo em vista que o paciente ainda mantém alto risco de complicações cardíacas[5,6].

Portadores de IMi que evoluem com fibrilação atrial devem ser considerados para anticoagulação conforme CHADS-VASC, com possibilidade de uso de varfarina e novos anticoagulantes.

Estenose mitral

Não há benefícios de medicações quando assintomáticos. Os betabloqueadores são utilizados para controle de frequência cardíaca em pacientes com fibrilação atrial (FA) ou mesmo em ritmo sinusal sintomáticos, antes da intervenção. Pacientes que evoluem com FA, em qualquer tipo de manifestação, devem ser anticoagulados sem cálculo de CHADS-VASC, e a medicação de escolha é exclusivamente a varfarina, estando os novos anticoagulantes contraindicados.

A diretriz brasileira de valvopatias da Sociedade Brasileira de Cardiologia, atualizada em 2020, foi disruptiva em propor um fluxograma em passos facilitadores da conduta à beira-leito, aumento do número de recomendações contemplando perfis de pacientes prevalentes na nossa sociedade e comparando as recomendações das diretrizes americana e europeia. Recomenda-se, frente a todos os pacientes portadores de valvopatias mitrais, seguir o passo a passo referente a cada situação, conforme a seguir[1-3]. A Figura 11 exibe o fluxograma proposto pela Diretriz Brasileira de Valvopatias da Sociedade Brasileira de Cardiologia para condutas no paciente com IMi, enquanto a Figura 9 exibe as mesmas orientações para EMi.

De forma específica para IMi e EMi, as recomendações de intervenções estão nas Tabelas II e III.

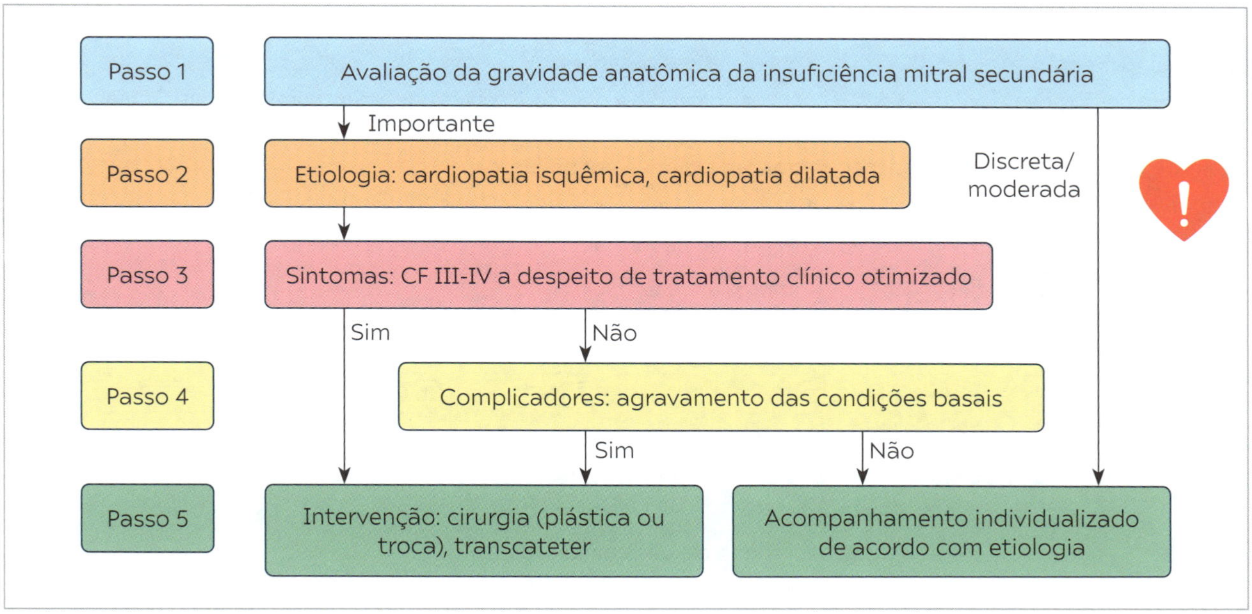

FIGURA 11 Fluxograma para o paciente com insuficiência mitral.

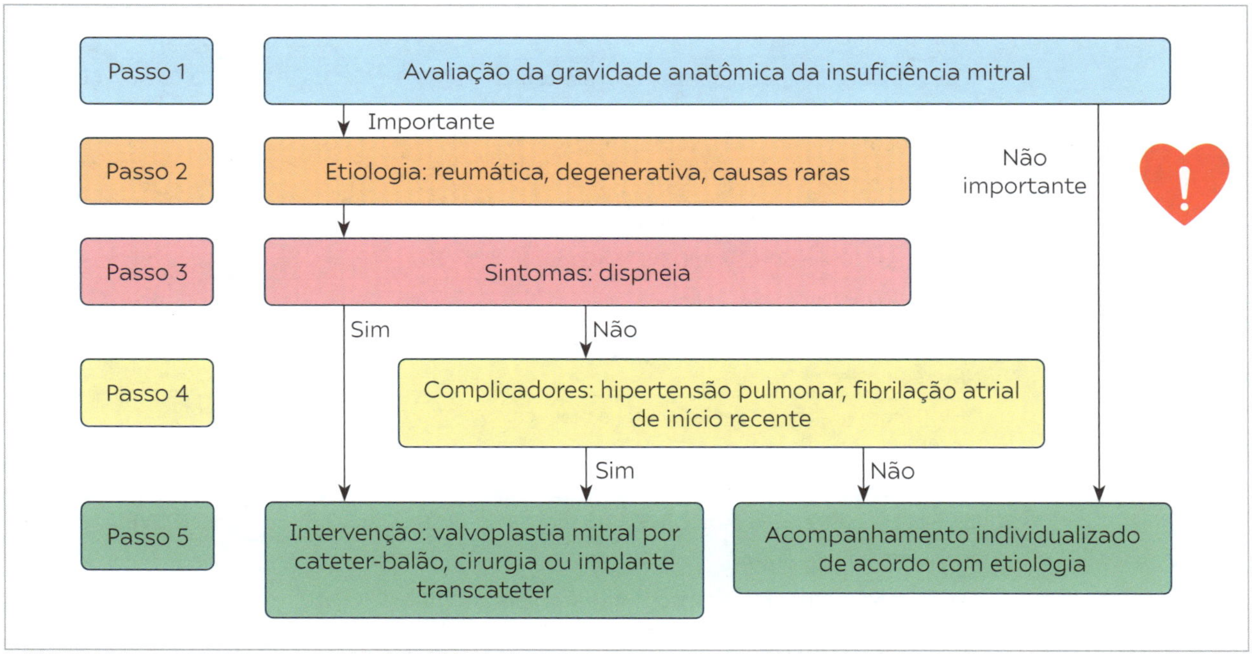

FIGURA 12 Fluxograma para o paciente com estenose mitral.

TABELA II Intervenções para os pacientes com insuficiência mitral

Tipo de intervenção	Considerações
Plástica da valva mitral	▪ Tratamento de escolha.
	▪ Pacientes reumáticos: resultados menos favoráveis.
	▪ Prolapso valvar mitral de cúspide posterior (P2 isolado): melhores resultados.
Troca da valva mitral	▪ Indicada em caso de impossibilidade de plástica valvar.

(continua)

TABELA II Intervenções para os pacientes com insuficiência mitral (*continuação*)

Tipo de intervenção	Considerações
Clipagem percutânea da valva mitral	▪ Reservado a pacientes de alto risco ou com contraindicação cirúrgica com sintomas refratários.
	▪ Insuficiência mitral degenerativa por prolapso.
	▪ Condição anatômica favorável
	▪ Indicado após decisão do *heart team*.

Insuficiência mitral primária

Intervenção	Condição clínica	SBC	AHA	ESC
Plástica da valva mitral (centros com experiência)	**Reumáticos**			
	Sintomático (CF ≥ II)	IIb C	IIb C	-
	Assintomático, com complicadores:			
	FEVE entre 30% e 60% e/ou DSVE ≥ 40 mm	IIb B	IIb B	-
	PSAP ≥ 50 mmHg ou FA	IIb B	-	-
	IM reumática, assintomática, sem complicadores	III	-	-
	Não reumáticos			
	CF ≥ II, com anatomia favorável	I B	I B	I B
	Assintomático, com anatomia favorável e complicadores:			
	FEVE entre 30% e 60% e/ou DSVE ≥ 40 mm	I B	I B	I B (DSVE ≥ 45 mm)
	PSAP ≥ 50 mmHg ou FA	IIa B	IIa B	IIa B
	Assintomático, IM por prolapso, com anatomia favorável, sem complicadores	IIa B	IIa B	IIa C (AE ≥ 60 mL/m^2 e ritmo sinusal)
Troca da valva mitral	**Reumáticos**			
	Sintomático (CF ≥ II)	IB	-	-
	Assintomático, com complicadores:			
	FEVE entre 30% e 60% e/ou DSVE ≥ 40 mm	IB	-	-
	PSAP ≥ 50 mmHg ou FA	IIa B	-	-
	IM reumática, assintomática, sem complicadores	III	-	-
	Não reumáticos			
	CF ≥ II, com anatomia desfavorável à plástica valvar	I B	I B	I B
	Assintomático, com anatomia desfavorável à plástica valvar, com complicadores:			
	FEVE entre 30% e 60% e/ou DSVE ≥ 40 mm	I B	I B	IC (DSVE ≥ 45 mm)
	PSAP ≥ 50 mmHg ou FA	IIa C	IIa C	IIa B
	Assintomático, IM por prolapso, com anatomia desfavorável à plástica valvar, sem complicadores	III	III	III
Clipagem percutânea da valva mitral	IM não reumática, com alto risco ou contraindicação à cirurgia, com sintomas refratários	IIa B	IIb B	IIb C

Observação: em centros com *heart team*.

Insuficiência mitral secundária

Intervenção	Condição clínica	SBC	AHA	ESC
Troca ou plástica da valva mitral	**Isquêmica**			
	Sintomático (CF ≥ III)	IIb B	IIb B	IIb c
	Revascularização associada	IIa B	IIa B	I C (FEVE > 30%) e I C (FEVE < 30%)
	Dilatada			
	Sintomático (CF ≥ III)	IIb B	IIb B	IIb c

(continua)

TABELA II Intervenções para os pacientes com insuficiência mitral (*continuação*)

Tipo de intervenção	Considerações			
Clipagem percutânea da valva mitral	**Isquêmica**			
	Sintomas refratários (CF ≥ III), com alto risco ou contraindicação à cirurgia	IIa B	-	IIb C (FE < 30%)
	Dilatada			
	Sintomas refratários (CF ≥ III), com alto risco ou contraindicação à cirurgia	IIa B	-	IIb C (FE < 30%)

AHA: American Heart Association; CF: classe funcional; DSVE: diâmetro sistólico do ventrículo esquerdo; ESC: European Society of Cardiology; FA: fibrilação atrial; FEVE: fração de ejeção do VE; IM: insuficiência mitral; PSAP: pressão sistólica da artéria pulmonar; SBC: Sociedade Brasileira de Cardiologia.

TABELA III Intervenções para os pacientes com estenose mitral

Tipo	Considerações			
Valvoplastia mitral por cateter-balão	▪ Tratamento de escolha na etiologia reumática.			
	▪ Indicações: - Sintomas (CF II-IV) e/ou fatores complicadores. - Escore ecocardiográfico de Wilkins-Block ≤ 8* (aparelho subvalvar e calcificação ≤ 2).			
	▪ Em gestantes ou pacientes com alto risco cirúrgico, considerar se: - Escore ecocardiográfico 9-10 (aparelho subvalvar e calcificação ≤ 2).			
	▪ Contraindicações: - Trombo em AE. - IM moderada ou importante. - Fenômeno embólico recente.			
Tratamento cirúrgico (comissurotomia/troca valvar)	▪ EM reumática CF III-V com contraindicações à VMCB.			
	▪ EM reumática com fatores complicadores, não elegíveis para VMCB.			
	▪ EM degenerativa refratária ao tratamento clínico.			
Implante valvar mitral transcateter (*valve in MAC*)	▪ EM degenerativa refratária ao tratamento clínico, com contraindicação ou alto risco ao tratamento cirúrgico (em estudo).			
Intervenção	**Condição clínica**	**SBC**	**AHA**	**ESC**
Valvoplastia mitral por cateter-balão	EM reumática CF II-V, na ausência de contraindicações	I A	I A	I B
	EM reumática assintomática, com fatores complicadores, na ausência de contraindicações	I C	IIb C (se FA)	IIa C (se alto risco tromboembólico ou de deterioração hemodinâmica)
Tratamento cirúrgico (comissurotomia/troca valvar)	EM reumática CF III-IV com contraindicações à VMCB	I B	I B	I C
	EM reumática assintomática com fatores complicadores, não elegíveis para VMCB	IIa C	IIb C (embolia recorrente)	-
	EM degenerativa refratária ao tratamento clínico	IIb C*	-	-
	EM reumático assintomático em programação de outra cirurgia cardíaca	IIa C	I C	-
Implante valvar mitral transcateter (*valve in MAC*)	EM degenerativa refratária ao tratamento clínico, com contraindicação ou alto risco a tratamento cirúrgico	IIb C**	-	-

* Individualizar em casos de escore ecocardiográfico 9-10. Pacientes com calcificação e aparato subvalvar com pontuações menores do que 3 têm maiores taxas de sucesso com VMCB.
** Considerar discussão junto ao *heart team*.
AE: átrio esquerdo; AHA: American Heart Association; CF: classe funcional; EM: estenose mitral; ESC: European Society of Cardiology; IM: insuficiência mitral; MAC: *mitral annulus calcificatio*; SBC: Sociedade Brasileira de Cardiologia; VMCB: valvoplastia mitral por cateter-balão.

ACOMPANHAMENTO[1-3]

- IMi primária discreta – (volume regurgitante < 30 mL/batimento, *vena contracta* < 0,3 cm, área efetiva do orifício regurgitante < 0,2 mm²): acompanhamento clínico e ecocardiográfico a cada 2-3 anos.
- IMi primária moderada – (volume regurgitante 30-59 mL/batimento, *vena contracta* 0,3-0,69 cm, área efetiva do orifício regurgitante 0,2-0,39 mm²): acompanhamento clínico e ecocardiográfico a cada 1-2 anos; intervenção concomitante em pacientes a serem submetidos a outro procedimento cardíaco cirúrgico.
- IMi primária significativa (assintomático e sem complicadores) – acompanhamento clínico e ecocardiográfico a cada 6 meses – 1 ano; intervenção concomitante em pacientes que serão submetidos a outro procedimento cardíaco cirúrgico.
- EMi secundária discreta a moderada (área valvar mitral > 1,5 cm²): acompanhamento clínico e ecocardiográfico a cada 1-2 anos; intervenção concomitante em pacientes que serão submetidos a outro procedimento cardíaco cirúrgico.
- EMi secundária significativa assintomático e sem complicadores: acompanhamento clínico e ecocardiográfico a cada 6 meses – 1 ano; intervenção concomitante em pacientes que serão submetidos a outro procedimento cardíaco cirúrgico.

BIBLIOGRAFIA

1. Tarasoutchi F, Montera MW, Ramos AIO, Sampaio RO, Rosa VEE, Accorsi TAD, et al. Atualização das Diretrizes Brasileiras de Valvopatias – 2020. Arq Bras Cardiol. 2020;115(4):720-75.
2. Baumgartner H, Falk V, Bax JJ, De Bonis M, Hamm C, Holm PJ, et al. 2017 ESC/EACTS guidelines for the management of valvular heart disease. Eu Heart J. 2017;38(36):2739-91.
3. Nishimura RA, Otto CM, Bonow RO, Carabello BA, Erwin 3rd JP, Fleisher LA, et al. AHA/ACC focused update of the 2014 AHA/ACC guideline for the management of patients with valvular heart disease: a report of the American College of Cardiology/American Heart Association Task Force on Clinical Practice Guidelines. J Am Coll Cardiol. 2017;70(2):252-89.
4. Marijon E, Ou P, Celermajer DS, Ferreira B, Mocumbi AO, Jani D, et al. Prevalence of rheumatic heart disease detected by echocardiographic screening. N Engl J Med. 2007;357(5):470-6.
5. Otto CM. Clinical practice. Evaluation and management of chronic mitral regurgitation. N Engl J Med. 2001;345(10):740-6.
6. Salem DN, O'Gara PT, Madias C, Pauker SG. Valvular and structural heart disease: American College of Chest Physicians Evidence-Based Clinical Practice Guidelines (8th Edition). Chest. 2008;133(6 Suppl):593S-629S.
7. Kang DH, Kim JH, Rim JH, Kim MJ, Yun SC, Song M, et al. Comparison of early surgery versus conventional treatment in asymptomatic severe mitral regurgitation. Circulation. 2009;119(6):797-804.
8. Feldman T, Kar S, Rinaldi M, Fail P, Hermiller J, Smalling R, et al. Percutaneous mitral repair with the MitraClip system: safety and midterm durability in the initial EVEREST (Endovascular Valve Edge-to-Edge REpair Study) cohort. J Am Coll Cardiol. 2009;54(8):686-94.

45

Estenose e insuficiência da valva aórtica

Max Grinberg
Antônio Sérgio de Santis Andrade Lopes

CONSULTA RÁPIDA

Estenose aórtica	Insuficiência aórtica
▪ Etiologia: degenerativa, valvopatia bicúspide, reumática. ▪ Destaques do exame clínico: sopro sistólico ejetivo (em diamante), hipofonese de segunda bulha, pulso *parvus et tardus*. ▪ Diagnóstico ecocardiográfico: área valvar ≤ 1,0 cm^2, gradiente médio transvalvar aórtico ≥ 40 mmHg, velocidade máxima do jato aórtico ≥ 4 m/s, razão das velocidades de fluxo entre a via de saída do ventrículo esquerdo e valva aórtica < 0,25. ▪ Quadro clínico: tríade de dispneia, síncope e dor torácica anginosa. ▪ Indicações de intervenção: sintomas ou presença de complicadores (FEVE < 50%, área valvar aórtica ≤ 0,7 cm^2, gradiente transvalvar aórtico > 60 mmHg, velocidade máxima do jato aórtico > 5 m/s). ▪ Modalidades de intervenção: cirurgia de troca valvar e transcateter. ▪ Discussão em *heart team*. ▪ Tratamento medicamentoso: diureticoterapia para sintomáticos.	▪ Etiologia: causas relacionadas à valva (degenerativa, reumática, bicúspide); causas relacionadas à aorta (aneurisma, dissecção, aortite). ▪ Destaques do exame clínico: sopro diastólico aspirativo, pulso em martelo d'água, sopro de Austin Flint. ▪ Diagnóstico ecocardiográfico: *vena contracta* > 6 mm, área efetiva do orifício regurgitante > 30 mm^2, volume regurgitante > 60 mL e fração regurgitante > 50%. ▪ Quadro clínico: dispneia. Menos comumente, dor torácica e síncope. ▪ Indicações de intervenção: sintomas ou presença de complicadores (FEVE < 50% ou remodelamento ventricular esquerdo: DDVE > 70 mm e DSVE > 50 mm (não reumático); DDVE > 75 mm e DSVE > 55 mm (reumático) ▪ Modalidades de intervenção: cirurgia de troca valvar. ▪ Tratamento medicamentoso: diuréticos e vasodilatadores (exclusivo para sintomáticos).

DDSE: diâmetro sistólico do ventrículo esquerdo; DDVE: diâmetro diastólico do ventrículo esquerdo; FEVE: fração de ejeção do ventrículo esquerdo.

INTRODUÇÃO

A valvopatia aórtica é um tema de extrema relevância no consultório cardiológico, sobretudo pelo aumento de sua prevalência e surgimento de novas modalidades de intervenção terapêutica.

Outras etiologias incluem a valvopatia bicúspide (2% da população geral) e, no Brasil e em outros países

A estenose aórtica (EAo), caracterizada pela obstrução valvar ao fluxo sanguíneo na via de saída do ventrículo esquerdo (VE), tem como etiologia principal a degenerativa/calcificada, com estreita relação epidemiológica com a senilidade populacional (prevalência de 3 a 5% em pacientes acima de 75 anos)[1].

em desenvolvimento, a causa reumática, cujo principal achado anatomopatológico consiste na fusão comissural (Tabela I). A etiologia degenerativa assemelha-se, do ponto de vista histopatológico, aos processos relacionados à aterosclerose vascular, compartilhando inclusive os mesmos fatores de risco, como hipertensão arterial sistêmica, dislipidemia, *diabetes mellitus* etc.[2].

A insuficiência aórtica (IAo) caracteriza-se pelo refluxo sanguíneo diastólico em direção ao VE determinado pela incompetência valvar aórtica. Suas etiologias relacionam-se a doenças que acometem diretamente os folhetos valvares: doença reumática, bicúspide, degenerativa, endocardite infecciosa; ou doenças da aorta: aneurisma, dissecção, aortites infecciosas ou inflamatórias (Tabela I). Consiste na terceira valvopatia de maior prevalência[3].

Para o manejo apropriado das valvopatias aórticas, é fundamental assegurar-se do adequado diagnóstico anatômico, estabelecer sua etiologia e buscar por sintomas ou complicadores. Essa avaliação escalonada auxilia na decisão de intervenção, além de orientar a seleção do melhor método terapêutico[4].

TABELA I Etiologia da estenose e insuficiência aórtica

Estenose aórtica	Insuficiência aórtica
Degenerativa/calcíficada	Alteração das semilunares (degenerativa, reumática, bicúspide, prolapso, trauma, endocardite)
Bicúspide (2% da população geral)	Alterações na aorta (aneurisma, dissecção, aortite sifilítica, espondiloartropatias soronegativas, vasculite)
Reumática	

DIAGNÓSTICO

O diagnóstico das valvopatias aórticas requer a associação de achados de anamnese e exame clínico com exames complementares, sobretudo a ecocardiografia com Doppler colorido. Como o tratamento cirúrgico/intervencionista requer a presença de valvopatia anatomicamente significativa, a seguir os principais achados relacionados à EAo e IAo com essas características.

Vale ressaltar que a fase sintomática da doença determina queda significativa de sobrevida, servindo de racional para a indicação de tratamento intervencionista nesses cenários[5]. Semiologicamente, a EAo gera um

A EAo determina o surgimento da tríade de sintomas caraterizada por dispneia (decorrente do aumento das pressões de enchimento imposta pela valvopatia, congestão venosa passiva retrógrada e hipertensão venocapilar pulmonar), dor torácica anginosa (em parte pela redução do gradiente de perfusão miocárdico, também relacionado ao aumento das pressões de enchimento) e síncope (débito cardíaco fixo associado a variações de resistência vascular periférica)[4].

sopro sistólico aórtico ejetivo (em diamante – Figura 1) geralmente associado ao pulso arterial com morfologia do tipo *parvus et tardus*.

O achado de pico de intensidade tardio (telessistólico) do sopro associado a hipofonese de segunda bulha indica maior gravidade anatômica. O fenômeno de Gallavardin (irradiação de sopro ejetivo de alta frequência para a região mitral) também reforça a gravidade anatômica da doença. Quanto aos exames complementares, destacamos o papel da ecocardiografia com Doppler colorido, que

TABELA II Principais métodos para o diagnóstico da estenose aórtica significativa

Exame clínico: sopro sistólico ejetivo (pico tardio + hipofonese de primeira bulha indicam maior gravidade); fenômeno de Gallavardin; pulso *parvus et tardus*, desdobramento paradoxal de B2.
Eletrocardiograma de 12 derivações: sinais de sobrecarga ventricular esquerda, alterações de repolarização ventricular.
Radiografia de tórax: índice cardiotorácico geralmente normal; sinais de congestão pulmonar.
Ecocardiograma: área valvar ≤ 1,0 cm², gradiente médio transvalvar aórtico ≥ 40 mmHg, velocidade máxima do jato aórtico ≥ 4 m/s, razão das velocidades de fluxo entre a via de saída do ventrículo esquerdo e valva aórtica < 0,25. Situação especial: ecocardiograma sob estresse com dobutamina para avaliação de reserva contrátil na EAo de baixo fluxo/baixo gradiente clássica (FEVE < 50%, área ≤ 1,0 cm² com gradiente médio transvalvar < 40 mmHg). Há reserva contrátil quando a área valvar apresenta variação inferior a 0,3 cm² associada a aumento do volume sistólico em 20% ou elevação de 10 mmHg no gradiente médio transvalvar.
Cateterismo cardíaco com gradiente transvalvar aórtico > 50 mmHg.
Tomografia de tórax com escore de cálcio valvar aórtico: valores > 1.300 UA para mulheres e acima de 2.000 UA para homens sugerem estenose aórtica importante.

B2: segunda bulha; FEVE: fração de ejeção do ventrículo esquerdo; UA: Unidades Agaston.

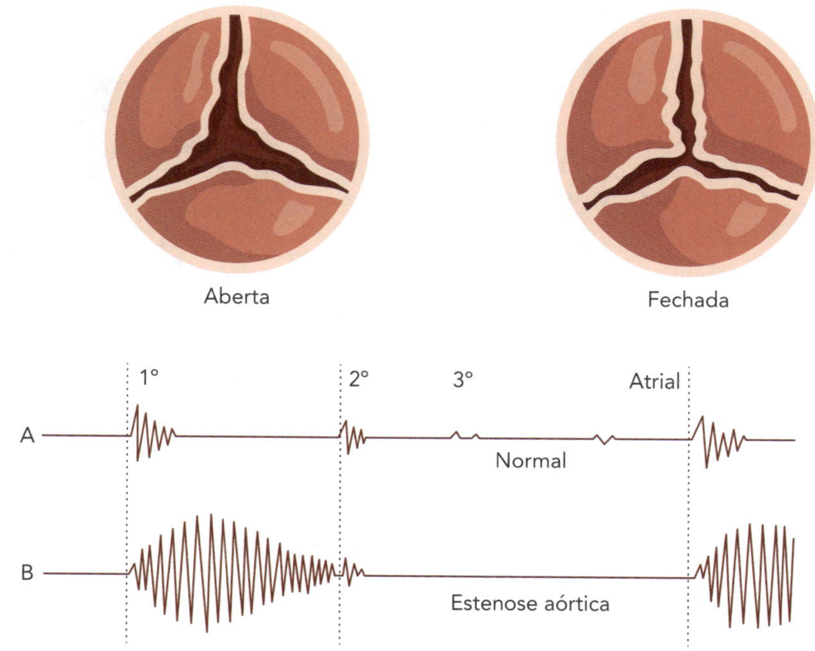

FIGURA 1 Representação do sopro característico da estenose aórtica.

permite não somente a avaliação anatômica/etiológica, como também a repercussão hemodinâmica e a classificação de gravidade. A Tabela II apresenta os principais métodos para diagnóstico da EAo significativa.

A IAo tem como principal sintoma a dispneia aos esforços relacionada à sobrecarga mista (volume e pressão) ao VE. O refluxo diastólico desencadeia mecanismos adaptivos moleculares associados à hipertrofia ventricular esquerda (HVE) excêntrica na tentativa de acolher o volume regurgitante sem gerar aumento das pressões de enchimento[4]. No entanto, uma vez excedidas as capacidades adaptativas de remodelamento ventricular, a elevação da pressão diastólica ventricular culmina em hipertensão venocapilar pulmonar. À semelhança da EAo, o desenvolvimento de sintomas reduz a sobrevida e serve de principal alicerce para a indicação de intervenção cirúrgica[4].

A IAo determina o surgimento de sopro diastólico aspirativo, cuja duração é o principal critério de gravidade (Figura 2).

Além disso, a elevada pressão de pulso, com fluxo sistólico intenso e acelerado, origina os clássicos sinais periféricos de insuficiência aórtica, além da morfologia típica de pulso arterial do tipo martelo d'água (Tabela III). O sopro de Austin Flint, também marcador de gravidade anatômica, caracteriza-se pelo ruflar mitral mesodiastólico sem hiperfonese de primeira bulha ou estalido de abertura.

Sua fisiopatologia relaciona-se com a estenose mitral funcional gerada pela restrição de abertura do folheto anterior da valva mitral, deslocado pelo refluxo aórtico diastólico. A ecocardiografia com Doppler colorido também é o principal método complementar para a caraterização anatômica/etiológica da IAo, além de estimar a gravidade da doença (Tabela III).

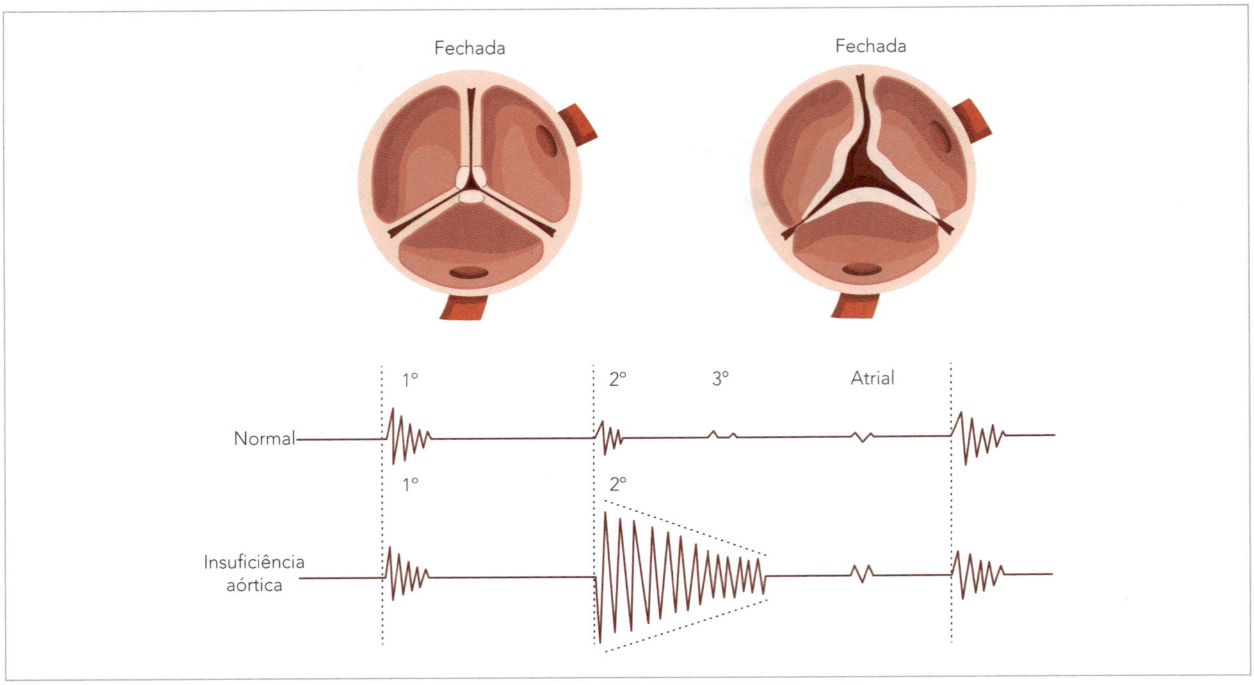

FIGURA 2 Representação gráfica das características do sopro na insuficiência aórtica.

TABELA III Diagnóstico da insuficiência aórtica significativa

Exame clínico: sopro diastólico aspirativo, hipofonese de B2, sopro de Austin Flint, pulso em martelo d'água. Sinais periféricos: Musset (movimentação frontal da cabeça), Becker (expansão da íris), dança das artérias (pulsação carotídea ampla), Muller (impulsões da úvula), Quincke (pulso capilar ungueal), Rosenback (impulsão do fígado), Gerhard (impulsão do baço), Traube (sopro nas artérias femorais), Duroziez (intensificação do sopro femoral com compressão da artéria), Mayne (queda de 15 mmHg da pressão diastólica com elevação do braço), Hill (diferença da pressão sistólica poplítea e braquial > 60 mmHg).
Eletrocardiograma: sinais de sobrecarga ventricular esquerda.
Radiografia de tórax: aumento do índice cardiotorácico relacionado à dilatação do VE.
Ecocardiograma: *vena contracta* > 6 mm, área efetiva do orifício regurgitante > 30 mm2, volume regurgintante > 60 mL, fração regurgitante > 50%.
Cateterismo cardíaco com aortografia: em casos de dissociação clínica/ecocardiográfica.

B2: segunda bulha; VE: ventrículo esquerdo.

A EAo e a IAo moderadas devem ser acompanhadas clinicamente, recebendo indicação de intervenção cirúrgica apenas no contexto de oportunidade (quando há outra condição maior e determinante da cirurgia cardíaca, como revascularização miocárdica).

TRATAMENTO

Para o tratamento das valvopatias aórticas, é fundamental certificar-se da gravidade anatômica. A indicação de intervenção exige que a valvopatia seja anatomicamente significativa.

Além da gravidade anatômica, estabelecer a etiologia é importante na escolha do melhor método de intervenção. O tratamento transcateter da EAo é bem estabelecido para a etiologia degenerativa, não sendo recomendado para etiologia reumática e ainda controverso para a valvopatia bicúspide[4].

Para a indicação de intervenção, após a determinação da gravidade anatômica e etiologia, deve-se buscar por sintomas decorrentes da valvopatia desadaptada. Como apresentado, o surgimento de sintomas é ponto crucial na história natural por condicionar maiores morbidade e mortalidade.

Vale ressaltar que muitos pacientes, sobretudo idosos, frequentemente passam a se autolimitar diante dos sintomas, deixando de praticar determinadas atividade físicas e apresentando-se ao clínico como "pseudoassintomáticos". Testes funcionais, como o ergoespirométrico, são bem aplicados nesses cenários por avaliar de maneira objetiva a capacidade funcional desses indivíduos.

Além dos sintomas, outro indicador de tratamento intervencionista é a presença de complicadores relacionados à valvopatia. No caso da EAo, o principal complicador consiste na disfunção ventricular esquerda, definida como fração de ejeção ventricular esquerda (FEVE) < 50%4.

Além disso, parâmetros ecocardiográficos relacionados a EAo significativa também condicionam intervenção devido ao prognóstico em curto prazo, com menor sobrevida livre de eventos[4,6]. A Tabela IV apresenta as indicações de intervenção na EAo.

TABELA IV Indicações de intervenção na estenose aórtica

Sintomático (classe funcional NYHA ≥ 2), síncope, angina
Assintomático (análise de complicadores): ▪ FEVE < 50%. ▪ Teste ergoespirométrico alterado. ▪ Estenose aórtica significativa: FEVE < 50%, área valvar aórtica ≤ 0,7 cm², gradiente transvalvar aórtico > 60 mmHg, velocidade máxima do jato aórtico > 5 m/s.

FEVE: fração de ejeção do ventrículo esquerdo; NYHA: New York Heart Association.

Na IAo os principais complicadores são a disfunção ventricular esquerda (FEVE < 50%) e o remodelamento ventricular esquerdo, mensurado por meio dos diâmetros ventriculares.

Vale ressaltar a diferença nos pontos de corte dos diâmetros ventriculares de acordo com a etiologia reumática e não reumática[4] (Tabela V).

TABELA V Indicações de intervenção na insuficiência aórtica

Sintomático (classe funcional NYHA ≥ 2), síncope, angina.
Assintomático (análise de complicadores): ▪ FEVE < 50%. ▪ Remodelamento ventricular esquerdo: DDVE > 70 mm e DSVE > 50 mm (não reumático); DDVE > 75 mm e DSVE > 55 mm (reumático).

DDSE: diâmetro sistólico do ventrículo esquerdo; DDVE: diâmetro diastólico do ventrículo esquerdo; FEVE: fração de ejeção do ventrículo esquerdo; NYHA: New York Heart Association.

Quanto aos métodos para intervenção, o principal tratamento para a IAo significativa sintomática e/ou complicador consiste na troca valvar, com substituição por prótese biológica ou mecânica de acordo com as preferências do paciente, idade, comorbidades e condições de acesso ao sistema de saúde.

Já para a EAo, o advento do implante transcateter de prótese biológica trouxe um novo horizonte terapêutico, sobretudo para os pacientes de elevado ou proibitivo risco cirúrgico, outrora carentes de modalidade intervencionista segura, nos quais se registrou redução de mortalidade absoluta de 20% quando comparada ao tratamento clínico conservador[7].

Estudos subsequentes comprovaram a segurança e os benefícios do tratamento transcateter também para pacientes de moderado (escore STS [Society of Thoracic Surgeons] entre 4% e 8%) e baixo risco cirúrgico (STS escore < 4%), com expansão das fronteiras dessa intervenção, sobretudo quando percutânea (transfemoral)[8,9]. Vale ressaltar que nesses estudos as populações estudadas apresentavam etiologia principalmente degenerativa e idade média > 70 anos.

Para outras etiologias (bicúspide, reumática) e para pacientes mais jovens com baixo risco cirúrgico, o tratamento cirúrgico convencional de troca valvar aórtica ainda consiste na melhor opção para intervenção.

Para assegurar a seleção da melhor estratégia terapêutica, sobretudo em casos de maior complexidade, destacamos a importância do *heart team* institucional, constituído por médicos de várias especialidades (radiologista, ecocardiografista, hemodinamicista, cirurgião cardíaco, cardiologista clínico, entre outros). A discussão individualizada dos casos por um time multiprofissional é vital para assegurar a escolha do tratamento mais seguro e eficaz. Com relação ao tratamento medicamentoso, na EAo significativa e sintomática restam poucas alternativas, e a principal opção consiste em diuréticos para alívio dos sintomas congestivos[4]. Vasodilatadores, mesmo na disfunção ventricular esquerda, devem ser utilizados com cautela pelo potencial efeito hipotensor decorrente do débito cardíaco fixo.

> Na IAo sintomática, recomenda-se a combinação de vasodilatadores e diuréticos para a redução do volume regurgitante e redução de congestão. Destacamos que o tratamento medicamentoso só é indicado para os sintomáticos e desempenha papel paliativo na medida em que a resolução intervencionista é imperativa.

ACOMPANHAMENTO

O acompanhamento ambulatorial dos pacientes com valvopatias aórticas é determinado pela gravidade anatômica: acompanhamento clínico e ecocardiográfico a cada 6 meses para EAo significativa e assintomática; anual para pacientes com EAo moderada (AVA entre 1 e 1,5 cm², gradiente médio transvalvar entre 25 e 39 mmHg) e a cada 2 a 3 anos para EAo discreta (área valvar > 1,5 cm², gradiente médio transvalvar < 25 mmHg)[4]. Do mesmo modo, reavaliação clínica/ecocardiográfica para IAo significativa e assintomática a cada 6 a 12 meses; de 1 a 2 anos para IAo moderada (*vena contracta* 0,3 a 0,6 cm) e de 3 a 5 anos para discreta (*vena contracta* < 0,3 cm)[4]. A Figura 3 resume as melhores formas para acompanhamento dos pacientes com EAo e IAo.

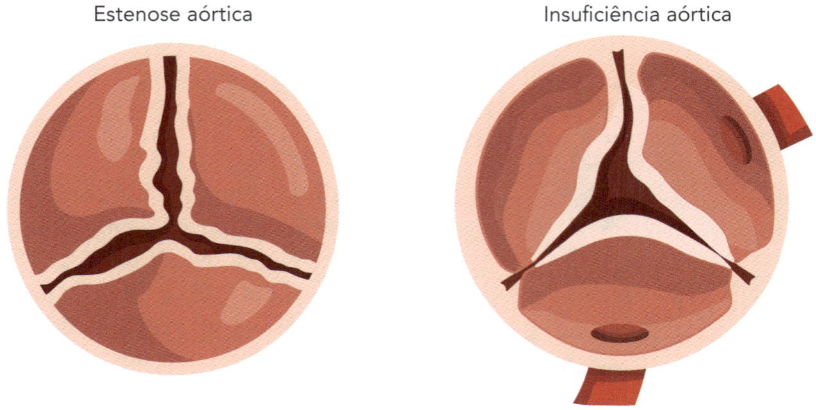

FIGURA 3 Intervalos de tempo sugeridos para o acompanhamento dos pacientes com estenose aórtica ou insuficiência aórtica de acordo com a gravidade.

BIBLIOGRAFIA

1. Iivanainen AM, Lindroos M, Tilvis R, Heikkilä J, Kupari M. Natural history of aortic valve stenosis of varying severity in the elderly. Am J Cardiol. 1996;78(1):97-101.
2. Otto CM, Kuusisto J, Reichenbach DD, Gown AM, O'Brien KD. Characterization of the early lesion of 'degenerative' valvular aortic stenosis. Histological and immunohistochemical studies. Circulation. 1994;90(2):844-53.
3. Iung B, Baron G, Butchart EG, Delahaye F, Gohlke-Bärwolf C, Levang OW, et al. A prospective survey of patients with valvular heart disease in Europe: The Euro Heart Survey on Valvular Heart Disease. Eur Heart J. 2003;24(13):1231-43.
4. Tarasoutchi F, Montera MW, Ramos AIO, Sampaio RO, Rosa VEE, Accorsi TAD, et al. Atualização das Diretrizes Brasileiras de Valvopatias – 2020. Arq Bras Cardiol. 2020;115(4):720-75.
5. Braunwald E. On the natural history of severe aortic stenosis. J Am Coll Cardiol. 1990;15(5):1018-20.
6. Rosenhek R, Zilberszac R, Schemper M, Czerny M, Mundigler G, Graf S, et al. Natural history of very severe aortic stenosis. Circulation. 2010;121(1):151-6.
7. Leon MB, Smith CR, Mack M, Miller DC, Moses JW, Svensson LG, et al. Transcatheter aortic-valve implantation for aortic stenosis in patients who cannot undergo surgery. N Engl J Med. 2010;363(17):1597-607.
8. Leon MB, Smith CR, Mack MJ, Makkar RR, Svensson LG, Kodali SK, et al. Transcatheter or Surgical Aortic-Valve Replacement in Intermediate-Risk Patients. N Engl J Med. 2016;374(17):1609-20.
9. Mack MJ, Leon MB, Thourani VH, Makkar R, Kodali SK, Russo M, et al. Transcatheter aortic-valve replacement with a balloon-expandable valve in low-risk patients. N Engl J Med. 2019;380(18):1695-705.

46

Prolapso valvar mitral

Auristela Isabel de Oliveira Ramos
Guilherme Séer da Silva
Mariana Oliveira Rezende

CONSULTA RÁPIDA

Definição

O prolapso de valva mitral (PVM) é uma doença caracterizada pelo deslocamento de um ou mais *scallops* da cúspide da valva mitral, podendo gerar regurgitação. Existem várias apresentações do PVM, desde uma deficiência fibroelástica, doença mais localizada em um dos segmentos da valva mitral, até a doença de Barlow, que pode acometer múltiplos segmentos de ambas as cúspides.

Exames complementares

Na avaliação do paciente com PVM, deve-se considerar o arsenal de exames usualmente empregado em outras doenças, como:

- Eletrocardiograma.
- Radiografia de tórax.
- Doppler ecocardiograma com mapeamento de fluxo em cores.
- Cateterismo cardíaco.

Prolapso valvar mitral e síndrome arritmogênica

Tratamentos clínico e cirúrgico

Tratamento clínico

Primeiro e segundo passos
Diagnóstico e avaliação da etiologia

Terceiro passo
Avaliação dos sintomas

Quarto passo
Avaliação dos complicadores

Quinto passo
Tratamento clínico

Tratamento cirúrgico

Estágio D
Estágio C2 (plástica valvar mitral é sempre preferível)
Estágio C1 (se a anatomia for favorável para plastia)
Estágio D: transcateter "*edge to edge*"

- Presença de PVM associado a frequente e/ou complexa arritmia ventricular, na ausência de outro substrato bem definido de arritmia (isquemia, canalopatia, cardiomiopatias).
- Arritmia frequente: densidade de arritmia ventricular ≥ 5%.
- Arritmia complexa: taquicardia ventricular (TV), fibrilação ventricular (FV) ou taquicardia ventricular não sustentada (TVNS).

DEFINIÇÃO

O prolapso de valva mitral (PVM) é uma doença caracterizada pelo deslocamento de um ou mais *scallops* da cúspide da valva mitral, podendo gerar regurgitação. Existem várias apresentações do PVM, desde uma deficiência fibroelástica, doença mais localizada em um dos segmentos da valva mitral, até a doença de Barlow, que pode acometer múltiplos segmentos de ambas as cúspides.

EPIDEMIOLOGIA

O PVM é a segunda causa de insuficiência mitral (IM) primária no Brasil e varia de 1% a 2,5% na população geral, sendo a primeira a febre reumática.

HISTÓRIA NATURAL[1-3]

Depende:

- Do grau de regurgitação mitral: discreto, moderado ou grave.
- Do estágio da doença, A, B, C ou D, de acordo com a classificação sugerida pela American Heart Association/American College of Cardiology (AHA/ACC) 2014:
  - **A:** pacientes em risco (PVM – mínima regurgitação).
  - **B:** pacientes com IM moderada, em progressão – alterações moderadas a graves na anatomia da valva mitral; *vena contrata* < 0,7 cm; ERO < 0,40 cm^2; volume regurgitante < 60 mL).
  - **C:** Pacientes com IM grave assintomáticos – alterações importantes da valva mitral; *vena contrata* ≥ 0,7cm; ERO ≥ 0,4 cm^2; volume regurgitante ≥ 60 mL):
    - C1: fração de ejeção (FE) > 60%; diâmetro sistólico final do ventrículo esquerdo (DSFVE) < 40 mm.
    - C2: FE ≤ 60%; DSFVE ≥ 40mm.
  - **D:** pacientes com IM grave sintomáticos (*vena contrata* ≥ 0,7cm; ERO ≥ 0,4 cm^2; volume regurgitante ≥ 60 mL).
- Da associação com síndrome arrítmica (descrito a seguir).
  - No PVM, os sintomas aparecem em torno da quinta década de vida, e os pacientes com IM devem ser acompanhados com alta frequência, pois, em 10 anos, 30% terão fibrilação atrial (FA), 65% insuficiência cardíaca (IC) e 90% necessitarão de cirurgia valvar.

DIAGNÓSTICO E AVALIAÇÃO DA ETIOLOGIA

Exame físico

- A primeira bulha pode estar abafada, seguida de um *click* mesotelessistólico.
- Presença de sopro sistólico que varia de intensidade, de acordo com a gravidade da regurgitação, que se inicia do meio para o final da sístole.
- Segunda bulha palpável em foco pulmonar (se houver hipertensão pulmonar).

Exames complementares

- **Eletrocardiograma:**
  - Pode ser normal ou apresentar alteração de acordo com o grau de sobrecarga atrial e/ou ventricular.
  - Pode haver extrassístoles frequentes, taquicardia paroxística atrial e/ou ventricular, FA atrial.
- **Radiografia de tórax:**
  - Pode ser normal.
  - Alterado de acordo com o grau da IM.
  - Aumento de câmaras esquerdas, redistribuição do fluxo pulmonar, edema intersticial.
  - Abaulamento ou retificação do tronco da artéria pulmonar.
- **Doppler ecocardiograma com mapeamento de fluxo em cores:**
  - O PVM é idealmente diagnosticado por meio de registro ecocardiográfico na janela paraesternal, eixo longitudinal, como uma protrusão das cúspides da valva mitral em direção ao átrio esquerdo de pelo menos 2 mm do plano anular mitral.
  - Avalia os diâmetros do átrio e ventrículo esquerdos, função ventricular esquerda e direita, grau de hipertensão pulmonar, lesões associadas.
  - Os parâmetros que devem ser observados para indicar tratamento cirúrgico são: fração de ejeção do ventrículo esquerdo (FEVE), DSFVE, diâmetro diastólico final do VE (DDFVE), dimensões do átrio esquerdo – tamanho e volume (DAE) e pressão da artéria pulmonar (PAP).
- **Cateterismo cardíaco:**
  - Indicado para afastar doença arterial coronariana, quando indicada intervenção em pacientes acima de 40 anos.
  - Discordância entre dados clínicos e exames não invasivos.

MANEJO[1-3]

Pacientes com PVM sem IM e sem arritmia devem ser orientados a fazer avaliação a cada 5 anos. Para a avaliação dos pacientes com PVM e IM significativa, as Diretrizes Brasileiras de Valvopatias sugerem cinco passos.

Primeiro e segundo passos

Diagnóstico e avaliação da etiologia

- **Quadro clínico:**
  - Em geral os pacientes são assintomáticos ou podem apresentar sintomas de IC de acordo com o estágio da IM.
  - Podem se queixar de palpitações leves ou importantes, principalmente quando associadas a síndrome arritmogênica (discutida a seguir).
  - Angina atípica (isquemia focal resultante de tensão nos músculos papilares).
- **Teste de esforço:**
  - Avaliação da capacidade funcional em pacientes assintomáticos com função ventricular preservada.
  - Indicado quando há divergência entre sintomas e o grau da IM.
  - Para orientação de atividade física.

Terceiro passo

Avaliação dos sintomas

- **Quadro clínico:**
  - Em geral os pacientes são assintomáticos ou podem apresentar sintomas de IC de acordo com o estágio da IM.
  - Podem se queixar de palpitações leves ou importantes, principalmente quando associadas a síndrome arritmogênica (discutida abaixo).
  - Angina atípica (isquemia focal resultante de tensão nos músculos papilares).
- **Teste de esforço:**
  - Avaliação da capacidade funcional em pacientes assintomáticos com função ventricular preservada.
  - Indicado quando há divergência entre sintomas e o grau da IM.
  - Para orientação de atividade física.

Quarto passo (avaliação dos complicadores)

Em pacientes com IM grave e assintomáticos (estágio C), devemos procurar os marcadores de gravidade seguintes:

- FEVE < 60%.
- DSVE > 40 mm.
- PSAP ≥ 50 mmHg no repouso ou ≥ 60 mmHg no esforço.
- FA de início recente.
- Átrio esquerdo ≥ 55mm ou volume do átrio esquerdo ≥ 60 mL/m² (ESC 2021).

Quinto passo

- Tratamento clínico:
  - A profilaxia para endocardite infecciosa não está indicada em pacientes com PVM segundo as diretrizes americanas e europeias. Por outro lado, as diretrizes brasileiras ainda recomendam quando está associado à regurgitação mitral (classe I).
  - Estimular consulta semestral ao dentista e bons hábitos para manter a saúde bucal.
  - Desestimular arte corporal invasiva como implante de *piercings* e tatuagens.
  - Não está indicado o uso de vasodilatadores, betabloqueadores ou diuréticos em pacientes assintomáticos com IM grave e função ventricular normal.
  - Pacientes com sintomas de IC devem receber medicação para controle dos sintomas enquanto aguardam o tratamento cirúrgico.
  - Pacientes com FA precisam de anticoagulação oral com varfarina (INR entre 2,0 e 3,0) ou um dos anticoagulantes de ação direta (novos anticoagulantes).
  - Uma vez que o paciente se torna sintomático, a correção do defeito valvar é a melhor opção, mesmo que o indivíduo volte a ficar assintomático em uso da medicação.

TRATAMENTO CIRÚRGICO (PACIENTES COM PROLAPSO VALVAR MITRAL E REFLUXO SIGNIFICATIVO)

- Indicações segundo as diretrizes americanas, europeias e brasileiras:[1-3]
  - Estágio D. Classe I, nível de evidência B.
  - Estágio C2. Classe I, nível de evidência B.
  - O reparo ou plástica valvar mitral é sempre preferível em relação à troca valvar. Classe I, nível de evidência B.
  - Estágio C1: intervenção cirúrgica pode ser indicada se a anatomia do PVM for favorável para plastia e a equipe cirúrgica tiver índice de sucesso elevado e

baixa mortalidade hospitalar. Classe IIa, nível de evidência B.
- Estágio D associado com alto risco cirúrgico: o procedimento transcateter *edge to edge* será razoável se a anatomia mitral for favorável e a expectativa de vida do paciente for de pelo menos 1 ano. Classe IIa, nível de evidência B.

PROLAPSO VALVAR MITRAL E SÍNDROME ARRITMOGÊNICA

Definição[4]

- Presença de PVM associado a frequente e/ou complexa arritmia ventricular, na ausência de outro substrato bem definido de arritmia (isquemia, canalopatia, cardiomiopatias).
- Arritmia frequente: densidade de arritmia ventricular ≥ 5%.
- Arritmia complexa: TV, FV ou TVNS.

Epidemiologia[5-9]

- O PVM pode estar associado a vários graus de arritmia, desde extrassístoles isoladas, taquicardia atrial, até arritmias graves ventriculares e morte súbita. O risco anual é estimado em 0,2% a 1,9% de acordo com os estudos. Não há uma correlação entre gravidade da regurgitação e arritmia, ou seja, alguns pacientes com PVM e IM discreta podem apresentar arritmia.

Exames complementares[10]

- Exame clínico, eletrocardiograma e ecocardiograma devem ser realizados em todos os pacientes com PVM.
- Identificados os fatores de risco, é recomendada a realização de Holter 24 horas ou de monitor de eventos de 7 dias para avaliar arritmias ventriculares mesmo em pacientes assintomáticos.
- Ressonância magnética cardíaca para avaliar cicatriz miocárdica deve ser considerada se houver presença de arritmias ventriculares complexas ou ecocardiografia evidenciando sinal de Pickelhaube (sinal ecocardiográfico de malignidade do PVM) ou disjunção do anel mitral (DAM).
- O papel do estudo eletrofisiológico na estratificação de risco da arritmia maligna não está bem estabelecido, por escassez de dados. A indicação deve ser individualizada em conjunto com o arritmologista.

Fatores de risco para arritmia[10,11]

- As diretrizes da Sociedade Brasileira de Cardiologia (SBC), AHA/ACC e European Society of Cardiology (ESC) sobre arritmias ventriculares e morte súbita cardíaca não contemplam recomendações específicas para estratificação de risco de morte súbita nos casos de PVM.
- Apesar de alguns fatores de risco terem sido identificados, nenhum deles foi identificado como um marcador de risco quando considerados de forma isolada. Entre eles podemos destacar:
  - Apresentação clínica: morte súbita abortada ou síncope inexplicada.
  - Ondas T bifásicas ou invertidas nas derivações inferiores (DII, DIII, aVF).
  - Extrassístoles ventriculares prematuras com morfologia que sugerem origem da musculatura papilar, da via de saída do VE ou de origem fascicular.
  - Acometimento de ambas as cúspides.
- Arritmias ventriculares graves não foram associadas à gravidade da insuficiência mitral, ou seja, morte súbita pode ocorrer em pacientes com regurgitação mínima ou discreta.
- Sinal de Pickelhaube: é um marcador ecocardiográfico que consiste na velocidade anular mitral lateral ≥ 16 cm/s, quantificada com Doppler tecidual. Os pacientes que preencheram esse critério tiveram maior probabilidade de ter arritmia ventricular maligna.
- Fibrose miocárdica: nos pacientes com morte súbita e arritmias ventriculares complexas, foram encontradas altas porcentagens de fibrose da musculatura papilar do VE (88%) ou fibrose inferobasal (93%) pela ressonância magnética cardíaca.
- DAM consiste na inserção anormal do anel mitral posterior na parede do átrio esquerdo, resultando no deslocamento do anel mitral em relação ao miocárdio ventricular. DAM > 8,5 mm tem sido correlacionada com TVNS em monitoramento com Holter.
- Os marcadores independentes para arritmia ventricular moderada a grave são: presença de disjunção

do anel mitral, onda T invertida e/ou depressão do segmento ST no ECG e redundância das cúspides da valva mitral, todos com associação independente para arritmia ventricular moderada a grave.

Manejo clínico[11]

- O manejo dos pacientes de baixo risco com arritmias polimórficas é conservador, com monitoramento cardíaco de rotina.
- Betabloqueadores são os agentes de primeira linha no manejo de arritmias ventriculares sustentadas ou não sustentadas.
- Recomenda-se que os pacientes evitem estimulantes como cafeína, álcool, tabagismo e drogas ilícitas que aumentem os níveis de catecolaminas.

Implante de cardiodesfibrilador implantável[4]

- O consenso da European Heart Rhythm Association e da European Association of Cardiovascular Imaging, publicado em 2022, sugere as seguintes indicações para implante do CDI em pacientes com PVM e síndrome arrítmica:
  - Prevenção secundária: FV documentada ou TV hemodinamicamente instável na ausência de causas reversíveis.
  - Prevenção primária: PVM com arritmia e FEVE < 35%, sintomas de IC a despeito da terapia clínica otimizada; também pode ser indicado em pacientes com síncope inexplicada e arritmia proveniente do aparato mitral (TV sustentada ou TVNS); pacientes com síncope inexplicada, TVS ou TVNS e 2 ou mais marcadores de risco.

Ablação[4,12]

- O consenso da European Heart Rhythm Association e da European Association of Cardiovascular Imaging, publicado em 2022, sugere as seguintes indicações para implante do CDI em pacientes com PVM e síndrome arrítmica:
  - Ablação por cateter está reservada para os pacientes com extrassístoles ventriculares frequentes, sintomáticos ou com FEVE reduzida.
  - Ablação para TV ou FV apesar do tratamento antiarrítmico ou terapia recorrente com CDI.

Tratamento cirúrgico da valva mitral[1-3]

- O tratamento da valvopatia mitral deve seguir as recomendações atuais das Diretrizes de Valvopatias para IM significativa.
- Não temos dados suficientes que comprovem que a cirurgia, em um contexto de doença discreta ou moderada, em pacientes com arritmias complexas, tenha benefício capaz de reverter o quadro arrítmico.
- É necessária discussão com o *heart team* para avaliar o melhor tratamento e o momento ideal para correção cirúrgica.

BIBLIOGRAFIA

1. Tarasoutchi F, Montera MW, Ramos AIO, Sampo RO, Rosa VEE, Accorsi TAD, et al. Atualização das diretrizes brasileiras de valvopatias – 2020. Arq Bras Cardiol. 2020.
2. Vahanian A, Beyersdorf F, Praz F, Milojevic M, Baldus S, Bauersachs J, et al. 2021 ESC/EACTS Guidelines for the management of valvular heart disease. 2021 ESC/EACTS Guidelines for the management of valvular heart disease. Eur Heart J. 2022;43(7):561-632.
3. Otto CM, Nishimura RA, Bonow RO, Carabello BA, Erwin 3rd JP, Gentile F, et al. 2020 ACC/AHA Guideline for the Management of Patients With Valvular Heart Disease: Executive Summary: a report of the American College of Cardiology/American Heart Association Joint Committee on Clinical Practice Guidelines. Circulation. 2021;143(5):e35-e71.
4. Sabbag A, Essayagh B, Barrera JDR, Basso C, Berni A, Cosyns B, et al. EHRA expert consensus statement on arrhythmic mitral valve prolapse and mitral annular disjunction complex in collaboration with the ESC Council on valvular heart disease and the European Association of Cardiovascular Imaging endorsed cby the Heart Rhythm Society, by the Asia Pacific Heart Rhythm Society, and by the Latin American Heart Rhythm Society. Europace. 2022;euac125.
5. Nishimura RA, McGoon MD, Shub C, Miller FA Jr., Ilstrup DM, Tajik AJ. Echocardiographically documented mitral-valve prolapse. Long-term follow-up of 237 patients. N Engl J Med 1985;313(21):1305-9.
6. Narayanan K, Uy-Evanado A, Teodorescu C, Reinier K, Nichols GA, Gunson K, et al. Mitral valve prolapse and sudden cardiac arrest in the community. Heart Rhythm. 2016;13(2):498-503.
7. Basso C, Perazzolo Marra M, Rizzo S, De Lazzari M, Giorgi B, Cipriani A, et al. Arrhythmic mitral valve prolapse and sudden cardiac death. Circulation. 2015;132(7):556-66.
8. Syed FF, Ackerman MJ, McLeod CJ, Kapa S, Mulpuru SK, Sriram CS, et al. Sites of successful ventricular fibrillation ablation in bileaflet mitral valve prolapse syndrome. Circ Arrhythm Electrophysiol. 2016;9(5):e004005.
9. Kuriachan VP, Sumner GL, Mitchell LB. Sudden cardiac death. Curr Probl Cardiol. 2015;40(4):133-200.

10. Miller MA, Dukkipati SR, Turagam M, Liao SL, Adams DH, Reddy VY, et al. Arrhythmic mitral valve prolapse: JACC review topic of the week. J Am Coll Cardiol. 2018;72(23 Pt A):2904-14.
11. Al-Khatib SM, Stevenson WG, Ackerman MJ, Bryant WJ, Callans DJ, Curtis AB, et al. 2017 AHA/ACC/HRS guideline for management of patients with ventricular arrhythmias and the prevention of sudden cardiac death. J Am Coll Cardiol. 2018;72:e91-220. Erratum in: J Am Coll Cardiol. 2018;72:1760.
12. Hong T, Yang M, Zhong L, Lee Y-H, Vaidya VR, Asirvatham SJ, et al. Ventricular premature contraction associated with mitral valve prolapse. Int J Cardiol. 2016;221:1144-9.

Seção VI

DOENÇAS COMUNS NO CONSULTÓRIO DO CARDIOLOGISTA: ARRITMIAS CARDÍACAS

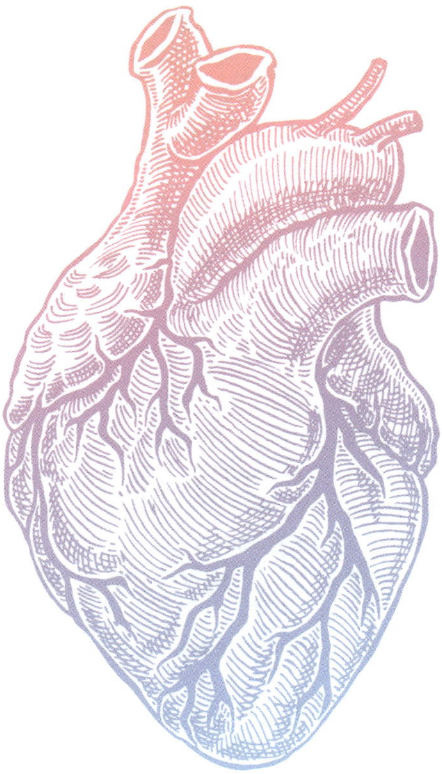

47

Estudo eletrofisiológico e tratamento invasivo das arritmias por ablação

Elerson Arfelli
Maria Lícia Ribeiro Cury Pavão

CONSULTA RÁPIDA

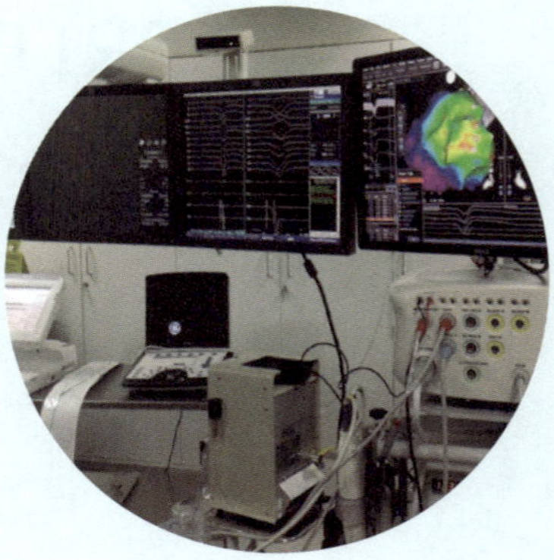

O estudo eletrofisiológico (EEF) trata-se de um método invasivo que, por meio de introdução de cateteres, permite avaliar mecanismos e gravidades de muitas arritmias cardíacas (diagnóstico), além de propor estratégias para tratamento curativo das arritmias por meio de ablação por cateter.

Indicações para o estudo eletrofisiológico e ablação

Estudo eletrofisiológico

- Elucidação de sintomas de etiologia cardíaca provável, como exemplo, palpitações e síncope de características cardíacas ou arrítmicas
- Estratificação de pacientes com suspeita clínica que sugira alto risco de morte súbita (taquicardia e síncope: infarto agudo do miocárdio (IAM) prévio, miocardiopatia dilatada, disfunção ventricular ou cardiopatia estrutural)
- Avaliação de pacientes recuperados de morte súbita com dependência de diagnóstico, na presença ou não de cardiopatia estrutural significativa
- Avaliação de pacientes sintomáticos com bloqueios atrioventriculares, principalmente na presença de bloqueios intraventriculares, no qual o sítio e a quantificação do distúrbio sejam essenciais para determinação do tratamento
- Estratificação de risco do indivíduo assintomático com pré-excitação ventricular e profissão de risco

Indicações de ablação

- Taquicardias supraventriculares (taquicardia por reentrada nodal, taquicardia por reentrada atrioventricular, síndrome de Wolff-Parkinson-White, taquicardia atrial)
- *Flutter* atrial e fibrilação atrial
- Extrassístoles ventriculares idiopáticas (com ou sem disfunção VE)
- Taquicardia ventricular de coração estruturalmente normal
- Taquicardia ventricular em cardiopatias estruturais

Riscos e complicações

As complicações relacionadas ao EEF são mínimas, aproximadamente 1% dos casos. Dentre elas destacamos lesão vascular do tipo fístula arteriovenosa, trombose venosa, pseudoaneurisma e hematoma. Nos procedimentos terapêuticos dependendo da localização do foco arritmogênico há risco de bloqueio atrioventricular durante a aplicação de radiofrequência.

Introdução

Nos últimos 40 anos, houve uma evolução muito importante no campo da eletrofisiologia clínica, em que o (EEF) passou de uma técnica meramente para fins de diagnóstico, principalmente no quesito de entendimento dos mecanismos de arritmias, para uma técnica que inclui terapêutica curativa (ablação por cateter). O desenvolvimento das técnicas de ablação e o refinamento do arsenal tecnológico permitiram que os procedimentos de EEF e ablação por cateter tenham alto índice de cura e baixo risco de complicações, sendo hoje considerados tratamentos de escolha para as principais arritmias[1].

Indicações

As indicações de EEF diagnóstico e ablação são baseadas em contextos clínicos em que avaliação não invasiva tenha sido inconclusiva e/ou mesmo em situações em que se deseja estratificação de risco. As principais indicações estão listadas na Tabela I[1,2].

TABELA I Estudo eletrofisiológico diagnóstico e ablação por cateter[1]

Estudo Eletrofisiológico
Elucidação de sintomas de etiologia cardíaca provável, como exemplo, palpitações e síncope de características cardíacas ou arrítmicas
Estratificação de pacientes com suspeita clínica que sugira alto risco de morte súbita (taquicardia e síncope: IAM prévio, miocardiopatia dilatada, disfunção ventricular ou cardiopatia estrutural)
Avaliação de pacientes recuperados de morte súbita com dependência de diagnóstico, na presença ou não de cardiopatia estrutural significativa
Avaliação de pacientes sintomáticos com bloqueios atrioventriculares, principalmente na presença de bloqueios intraventriculares, no qual o sítio e a quantificação do distúrbio sejam essenciais para determinação do tratamento
Estratificação de risco do indivíduo assintomático com pré-excitação ventricular e profissão de risco
Ablação
Taquicardias supraventriculares (taquicardia por reentrada nodal, taquicardia por reentrada atrioventricular, síndrome de Wolff-Parkinson-White, taquicardia atrial)
Flutter atrial e fibrilação atrial
Extrassístoles ventriculares idiopáticas (com ou sem disfunção VE)
Taquicardia ventricular de coração estruturalmente normal
Taquicardia ventricular em cardiopatias estruturais

IAM: infarto agudo do miocárdio; VE: ventrículo esquerdo

Aspectos técnicos

Pelo fato de se tratar de procedimento invasivo, embora seguro, ainda sim oferece algum risco de complicações, devendo ser amplamente esclarecido ao paciente. O procedimento deve ser realizado em ambiente hospitalar específico, em laboratório de eletrofisiologia, por equipe treinada e especializada.

Laboratório de eletrofisiologia

O EEF pode ser realizado em laboratórios de hemodinâmica ou centro cirúrgico (com equipamento de fluoroscopia portátil). Na Figura 1, temos exemplo de laboratório de eletrofisiologia e seus principais equipamentos.

Existem sistemas de mapeamento eletroanatômico (MEA), que permitem reconstrução anatômica tridimensional (3D) das câmaras cardíacas e, com isso, proporcionam maior precisão anatômica. Estes sistemas são capazes de traduzir atividades elétricas em cores, possibilitando a criação de mapas diversos, como de voltagem, ativação, zona de desaceleração e, com isso, possibilita definir áreas de cicatrizes e istmos de condução de circuitos complexos de taquiarritmias, permitindo identificar com maior precisão alvos para ablação. O MEA tem sido utilizado rotineiramente em pacientes submetidos ao tratamento por cateter de fibrilação atrial (FA), em casos complexos de taquiarritmias atrial e ventricular na presença de cardiopatia estrutural e pós-operatório tardio de cardiopatia congênita e troca valvar, tendo em vista que permite uma maior precisão

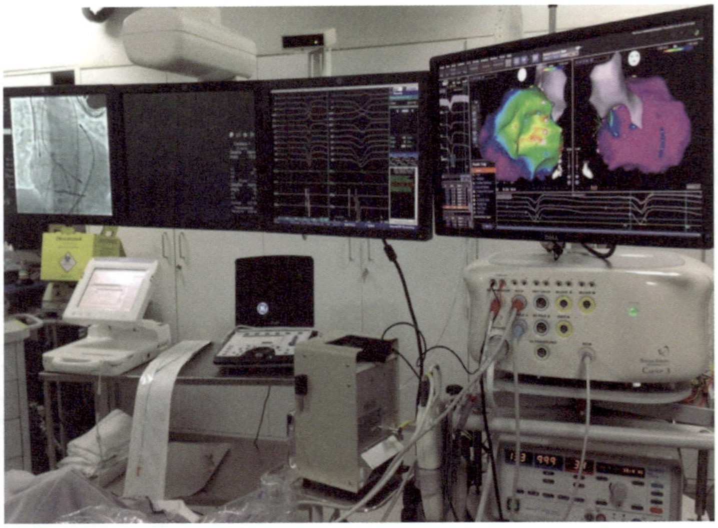

FIGURA 1 Laboratório de eletrofisiologia e seus principais equipamentos.

dos movimentos dos cateteres e menor tempo de exposição à radiação[3].

Procedimento

Por meio de punção venosa e/ou arterial são utilizados de 2 a 4 introdutores. Por eles, os cateteres são avançados até coração e posicionados em câmaras cardíacas para registros, estimulação e até mesmo aplicação de energia. As características eletrofisiológicas são analisadas em condições basais obtendo-se intervalos básicos (Figura 2) ou sob estimulação elétrica simples e após infusão de fármacos como: isoproterenol e atropina.

No EEF completo é possível avaliar a sequência de ativação atrial e ventricular, permitindo estudar a função do nó sinusal, condução atrioventricular e ventrículo-atrial, além de obter períodos refratários atrial, atrioventricular e ventricular. Também é possível avaliar, por estimulação atrial e ventricular programadas,

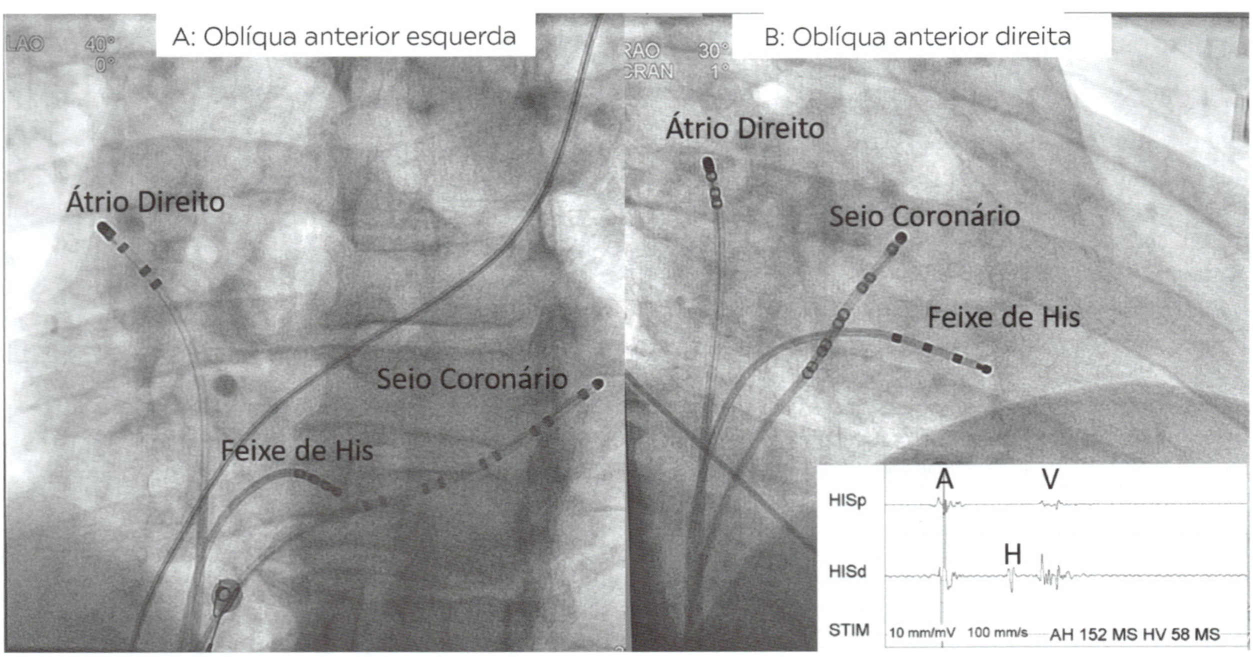

FIGURA 2 Posicionamento de cateteres em estudo eletrofisiológico e realização de medidas basais de condução atrioventricular e His-Purkinje.

a presença e o mecanismo de taquiarritmias que por ventura sejam induzíveis.

Além disso, o MEA consegue traduzir por cores os circuitos de arritmias, definindo seu mecanismo. Se for o propósito do procedimento, o circuito do foco arritmogênico é localizado e neste local são realizadas aplicações de energia.

Para a realização da ablação são utilizados cateteres terapêuticos multipolares, com vários modelos e opção de curvas e flexibilidades de pontas, acoplados ao gerador de energia.

As principais fontes de energia disponíveis são: radiofrequência e crioterapia (crioablação). A energia de radiofrequência é a mais utilizada pela maioria dos laboratórios de eletrofisiologia.

Uma das novidades é o cateter com sensor de força de contato. A ponta do cateter mede a força em gramas do contato com a parede do tecido. A ablação guiada por força de contato está associada a maior sobrevida livre de arritmia, sem aumento de complicações[4].

Riscos e complicações

É de suma importância ao indicar EEF, explicar claramente sobre benefícios e riscos do procedimento, devendo-se utilizar o termo de consentimento informado. Nesse documento deverá conter informações claras e detalhadas sobre o procedimento.

As complicações relacionadas ao EEF são mínimas, aproximadamente 1% dos casos. Dentre elas destacamos lesão vascular do tipo fístula arteriovenosa, trombose venosa, pseudoaneurisma e hematoma. Nos procedimentos terapêuticos dependendo da localização do foco arritmogênico há risco de bloqueio atrioventricular durante a aplicação de radiofrequência.

O risco de bloqueio atrioventricular (BAV) habitualmente é menor que 1%, no entanto, em situações especiais como pacientes portadores de síndrome de Wolff-Parkinson-White cuja localização da via acessória é muito próxima ao feixe de His (para-hissiana) o risco chega a 10-15%. Nesse caso, a realização ou não da ablação depende da decisão conjunta com o paciente, que deve ser baseada nos riscos e benefícios do procedimento. Em crianças com idade menor que dez anos e baixo peso, a manipulação dos cateteres ou aplicação de radiofrequência pode levar a risco de lesão de valvas, artérias coronárias e bloqueio AV, sendo que, neste grupo de pacientes é recomendável encaminhar para serviço especializado em eletrofisiologia pediátrica.

Outras complicações maiores, felizmente raras, estão relacionadas principalmente com procedimentos complexos de ablação (FA e TV) incluem embolia, perfuração com tamponamento cardíaco, acidente vascular encefálico, fístula átrio-esofágica e mesmo óbito[5].

Utilização do estudo eletrofisiológico na avaliação de bradiarritmias

Habitualmente, a avaliação de bradiarritmias é feita com o uso de métodos não invasivos, como eletrocardiograma (ECG), Holter e gravador de eventos (externo ou implantável). No entanto, em situações clínicas não esclarecedoras, o uso EEF é recomendável e pode ser útil na avaliação da função sinusal, dos bloqueios atrioventriculares e distúrbios da condução intraventricular.

Disfunção do nó sinusal

O EEF tem papel limitado na avaliação da disfunção do nó sinusal (DNS), com pouca utilidade e baixa especificidade.

A avaliação da DNS caracteriza-se basicamente pela medição direta do automatismo sinusal e condução por meio da junção sinoatrial. Parâmetros eletrofisiológicos são utilizados para avaliar indiretamente a função sinusal, a somente citar: tempo de recuperação nó sinusal (TRNS – VN < 1.500 ms) e o tempo corrigido (pela frequência cardíaca básica) de recuperação nó sinusal (TCRS – VN < 500 ms)[6].

Bloqueios atrioventriculares

O EEF pode ser útil em situações inconclusivas investigadas por meio de métodos não invasivos na etiologia de bloqueios atrioventriculares. Nesta avaliação, um cateter diagnóstico multipolar é posicionado na junção atrioventricular para obtenção do eletrograma do feixe de His. Essa manobra possibilita avaliar separadamente o Nó AV do sistema His-Purkinje e, com isso, permite a localização precisa do distúrbio e/ou sítio de bloqueio AV, fato este importante para decisão terapêutica. As principais alterações eletrofisiológicas são expressas por prolongamentos (distúrbios) dos intervalos AH (átrio-His – medida indireta da condução nodal AV – valor normal: 60 a 110ms) e HV (His-Purkinje até ativação ventricular valor normal: 35-55ms) ou pela ausência de condução (bloqueios) em parte dos intervalos. Intervalos HV muito prolongados identificam pacientes com alto risco de desenvolver bloqueios atrioventriculares sintomáticos.

Os achados eletrofisiológicos permitem classificar os BAVs em nodais (supra- ou pré-His) ou no nível do sistema His-Purkinje podendo ser intra-His ou infra-His. Como exemplos, o registro do eletrograma do feixe de His evidenciando inscrições AH (átrio – His) sem a inscrição do V (ventrículo) denota que o sítio de bloqueio AV é infra-His (Figura 3), e a dupla inscrição do feixe de His (H-H' - intra-His) evidencia bloqueio no tronco do feixe de His[7].

Utilização do EEF e ablação nas taquiarritmias

O EEF é utilizado amplamente nas taquiarritmias, pois possibilita o diagnóstico preciso, com mecanismo e propriedades eletrofisiológicas do circuito e/ou foco arritmogênico, além de identificar pacientes de alto risco e determinar a conduta terapêutica.

EEF, mapeamento e ablação por cateter nas taquicardias supraventriculares

As taquicardias supraventriculares (TSV) são classificadas em dois grupos distintos. Primeiro, as taquicardias que depende do Nó AV como parte integrante para manutenção do circuito – taquicardia por reentrada nodal AV (TRN) (Figura 4) e taquicardia por reentrada atrioventricular (TAV) mediada por uma via acessória (síndrome de WPW e via acessória oculta) (Figura 5) e, segundo, as TSV que não dependem do Nó AV para sua manutenção – taquicardia atrial, *flutter* atrial e fibrilação atrial. Desde a sua introdução na prática clínica no início dos anos 1990, a terapia de ablação por radiofrequência rapidamente emergiu e passou a ser usada rotineiramente no tratamento das taquiarritmias. Isso é devido, principalmente, a sua eficácia e segurança.

Estudos observacionais indicam que a taxa de sucesso da ablação por radiofrequência no tratamento das TSV mediadas por via acessória ou reentrada nodal AV é de 95% e 98% respectivamente, com taxa de recorrência menor que 6% nos primeiros meses[8].

Além disso, alguns autores puderam demonstrar que o tratamento é custo efetivo em longo prazo e promove melhor qualidade de vida quando comparado com o tratamento antiarrítmico medicamentoso. Atualmente, é a primeira opção de tratamento das TSV sintomáticas[9].

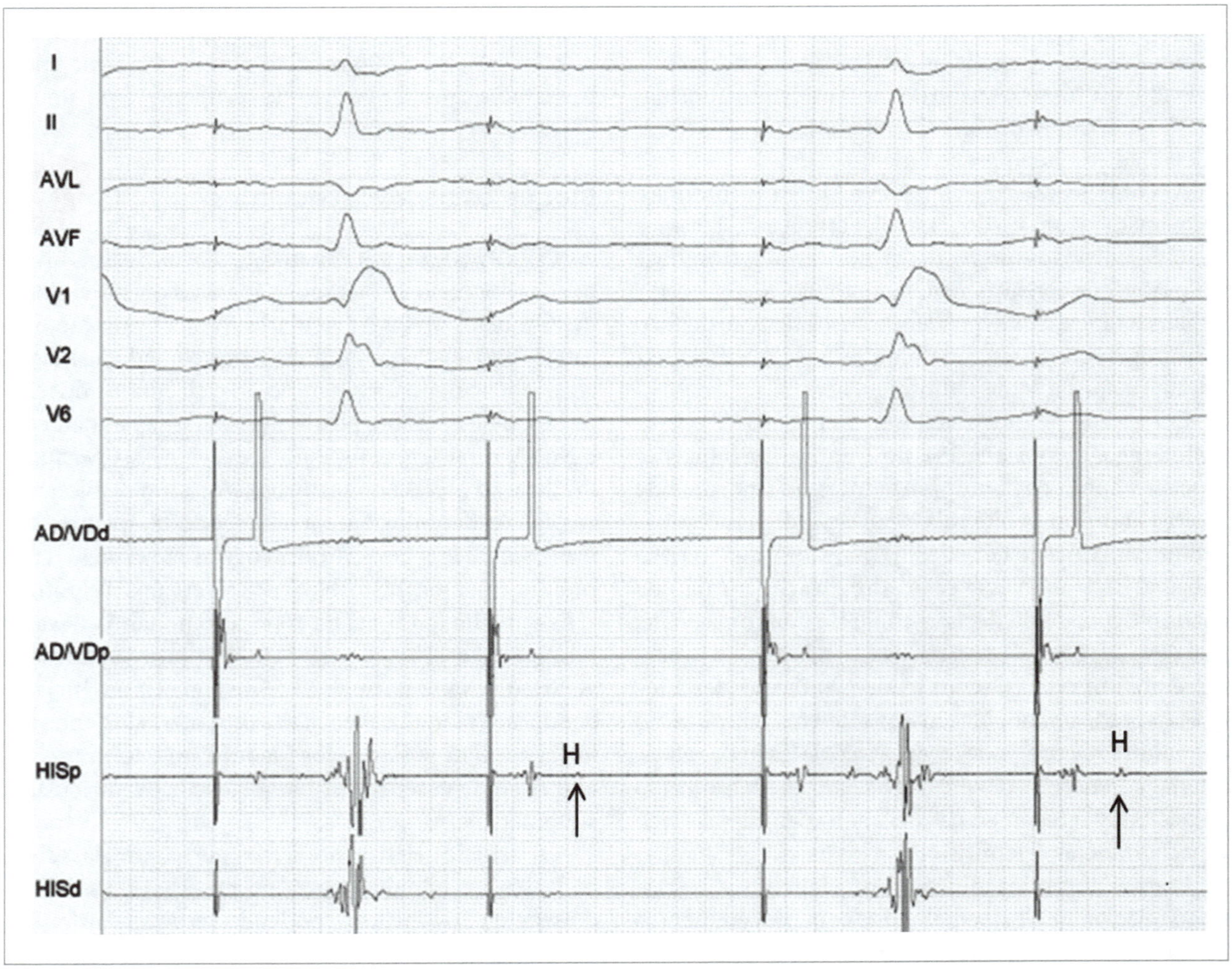

FIGURA 3 Bloqueio atrioventricular 2:1 infra-His, durante estimulação atrial programada a 120 bpm.

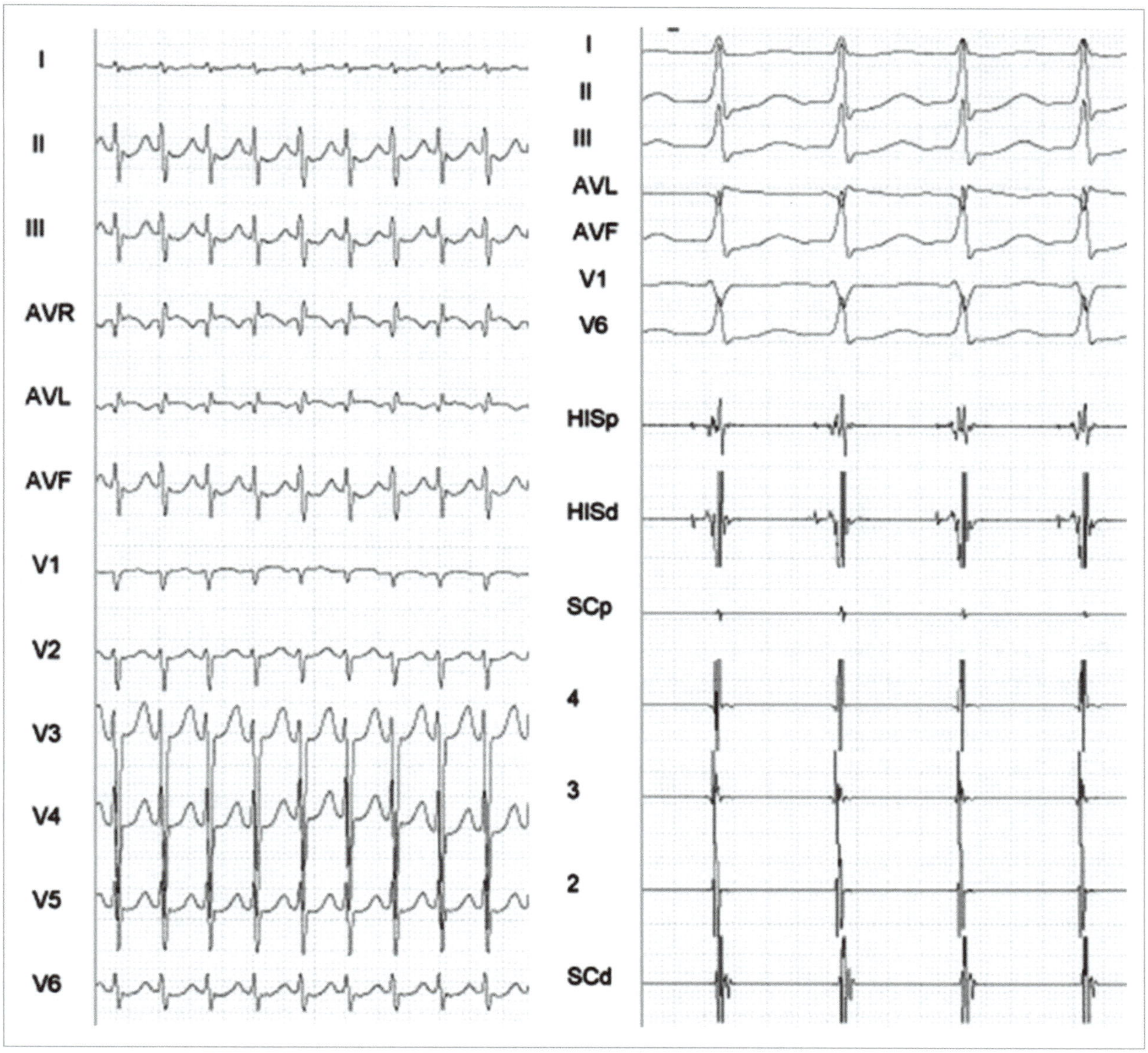

FIGURA 4 Diagnóstico eletrofisiológico de taquicardia por reentrada nodal atrioventricular (ativações atrial e ventricular simultâneas e fusão dos eletrogramas do átrio e ventrículo nos cateteres de seio coronário e feixe de His).

EEF, mapeamento e ablação nas ectopias e taquicardias ventriculares

Para os pacientes com taquicardia de QRS largo, quando o ECG é desafiador, o EEF permite estabelecer o diagnostico diferencial entre taquicardia ventricular (TV) de TSV com condução aberrante.

Nos pacientes com TV e doença cardíaca estrutural, o EEF é útil principalmente na estratificação de risco e orientação da terapêutica.

Além disso, a ablação por cateter com MEA passou a ter um papel fundamental em TV relacionadas a cicatrizes (cardiopatia estrutural), principalmente no controle de sintomas em pacientes com terapias de choque repetitivas e refratariedade ao tratamento medicamentoso[10].

Nos últimos anos, a terapia por ablação tem avançado nos pacientes com ectopias ventriculares sintomáticas e coração estruturalmente normal (taquicardia fascicular, ectopias de via de saída dos ventrículos), com alto índice de sucesso, se tornando o tratamento de primeira linha nestes casos[10].

Ablação de arritmias complexas e mapeamento eletroanatômico

A criação dos sistemas de MEA gerou uma mudança de paradigma no laboratório de eletrofisiologia, pois permitiram a reconstrução 3D da anatomia cardíaca e a visualização de cateteres de mapeamento e ablação sem a necessidade de fluoroscopia[11]. A evolução permi-

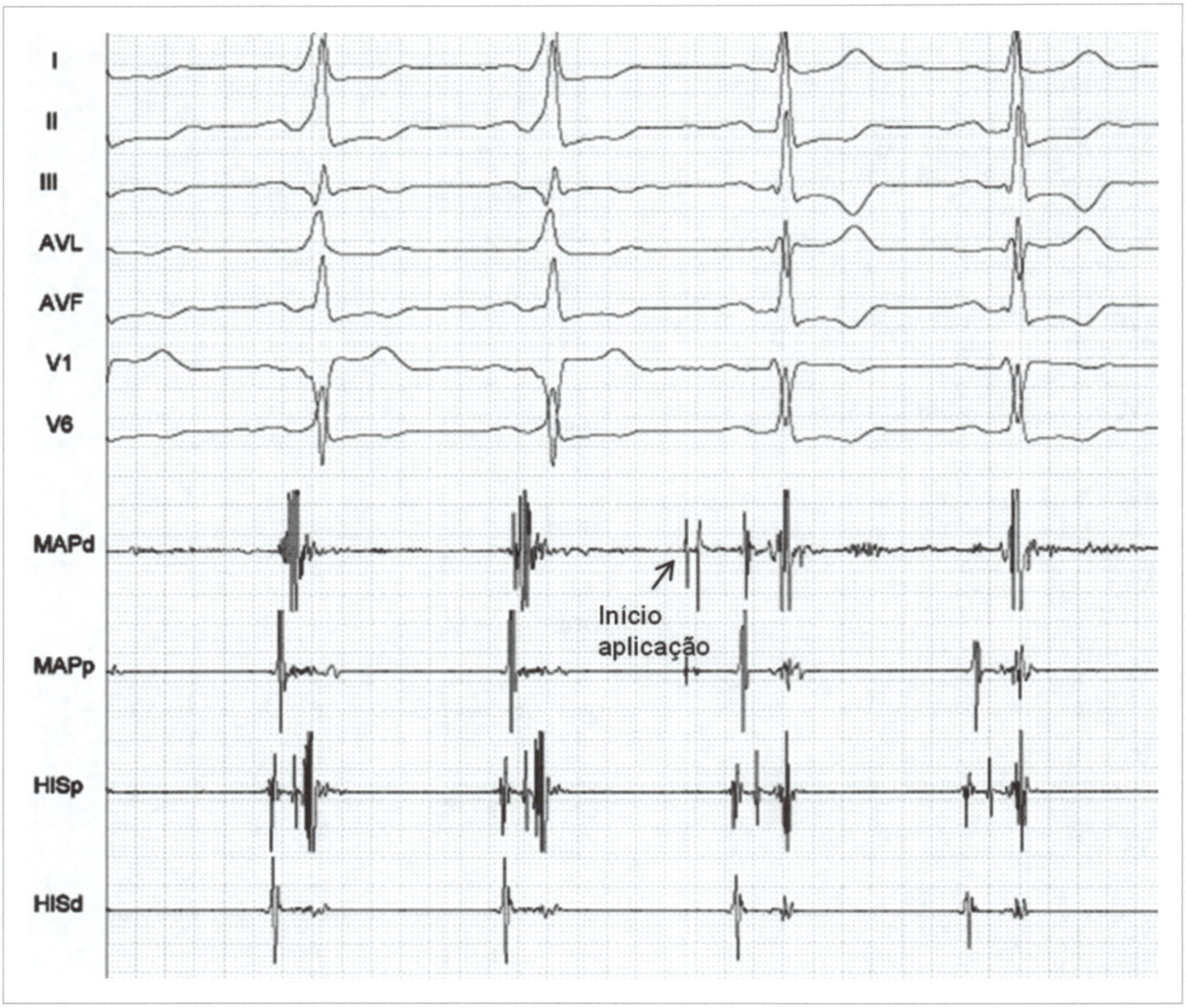

FIGURA 5 Ablação de via acessória posterosseptal. Após o artefato de aplicação, interrompe-se a condução pela via acessória e observa-se a normalização do eletrocardiograma de superfície.

tiu melhorar a taxa de sucesso da ablação de arritmias complexas, diminuir as complicações e diminuir o uso da fluoroscopia[12].

Ablação de fibrilação atrial

A ablação de fibrilação atrial com MEA tornou-se um procedimento comum na prática do eletrofisiologista. Estudos contemporâneos têm demonstrado ser o tratamento mais eficiente para o controle de ritmo nessa arritmia, sobretudo naqueles pacientes com FA de início recente (primeiro ano do diagnóstico). As técnicas, incluindo o uso de ecocardiografia intracardíaca (Figura 6), proporcionaram ao procedimento raras complicações, pouco ou nenhum tempo de fluoroscopia e rápido tempo total de procedimento[13].

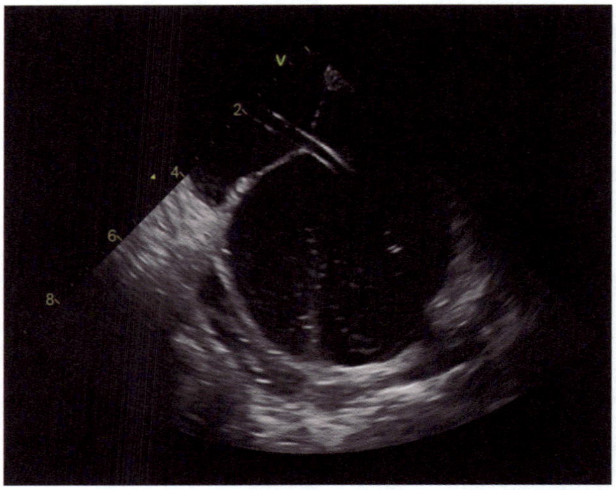

FIGURA 6 Imagem de ecocardiograma intracardíaco demonstrando cateter de ablação no átrio esquerdo, via punção transeptal.

O isolamento antral das veias pulmonares tem papel fundamental no sucesso do tratamento ablativo, tendo em vista que focos arritmogênicos nas veias pulmonares iniciam e perpetuam a taquiarritmia. Estudos demonstraram que a ablação realizada sob força de contato ótima (pelo menos 90% das lesões realizadas com força de contato com mais de 10g), a taxa de sucesso aumentou para 76%[14,15]. Além disso, utilização de protocolos que envolvam marcadores de qualidade de lesão (força de contato, tempo e *power*) correlaciona-se com aumento da taxa de isolamento de veias pulmonares e menor recorrência de arritmia atrial em 12 meses[16,17]. A Figura 7 demonstra um isolamento de veias pulmonares, com mapeamento de voltagem após ablação demonstrando baixa voltagem (identificado na cor vermelha) em veias pulmonares e ausência de atividade elétrica em veia pulmonar após ablação (Figura 7B).

Na FA persistente, o isolamento antral das veias pulmonares continua sendo necessário e com bom resultado, em torno de 59% de sucesso em 18 meses, porém estratégias adicionais de ablação podem ser utilizadas, como ablação de focos extrapulmonares deflagradores de FA, linhas adicionais em átrio esquerdo (como box de parede posterior) e extensas aplicações em sítios de eletrogramas fracionados na parede atrial esquerda[18].

Ablação de taquicardias ventriculares em cardiopatia estrutural

A ablação de TV em pacientes com cardiopatia estrutural sempre foi um dos maiores desafios para o eletrofisiologista. Situações clínicas como substratos arritmogênicos (cicatrizes) complexos, focos com sítios em superfícies epicárdicas, cardiopatias avançadas e taquicardias mal toleradas hemodinamicamente, podem explicar o fato. Com isso, a indicação de ablação nessa população, necessita ser criteriosa, como pacientes sintomáticos com refratariedade ao tratamento clínico, ou terapia adjuvante nos portadores de cardiodesfibrilador implantável (CDI) recebendo terapia por choque[19]. Com a melhora dos resultados dos procedimentos, pacientes com coronariopatia e com TV hemodinamicamente estável e FE ≥ 40%, a ablação em centros experientes pode ser considerada uma alternativa ao implante de CDI[10].

A evolução tecnológica tem permitido minimizar essas dificuldades, com destaque para os cateteres diagnóstico de alta densidade, que oferecem melhor detalhamento do substrato, integração entre imagem radiológica e o MEA (tomografia computadorizada e ressonância magnética) e reconstrução de diversos modelos de mapas, possibilitando inclusive a ablação de substrato em ritmo sinusal, sem necessidade de indução da taquicardia ventricular[20].

Além disso, os resultados com cessação da tempestade elétrica e melhora dos episódios de TV estão cada vez melhores e complicações cada vez mais controladas, com 70% dos pacientes livres de recorrência de arritmia ventricular em 12 meses, aumento de sobrevida e importante ganho em qualidade de vida para o paciente[21].

Com os avanços ocorridos no tratamento ablativo de arritmias complexas (MEA e novas tecnologias mais efetivas para ablação, como o sensor de contato), o tratamento de FA e TV relacionadas a cicatrizes vem se tornando um dos principais recursos a serem utilizados nestes pacientes, com alta taxa de sucesso.

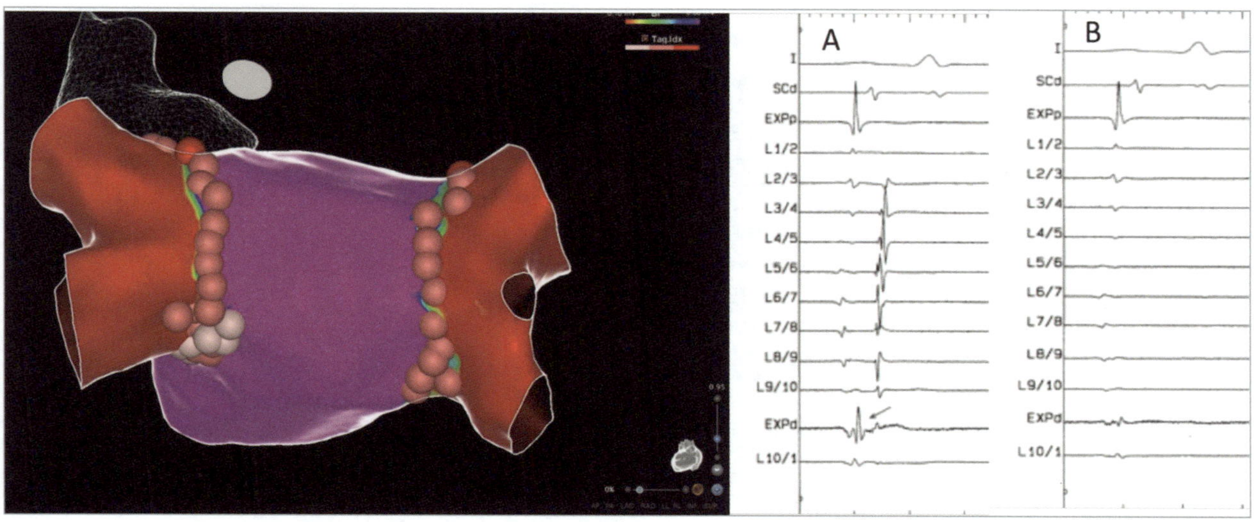

FIGURA 7 Isolamento elétrico de veias pulmonares (mapa de voltagem pós-ablação e eletrogramas pré (A) e pós-ablação (B) de veia pulmonar).

BIBLIOGRAFIA

1. Tracy CM, Akhtar M, DiMarco JP, et al. American College of Cardiology/American Heart Association 2006 update of the clinical competence statement on invasive electrophysiology studies, catheter ablation, and cardioversion: a report of the American College of Cardiology/American Heart Association/American College of Physicians Task Force on Clinical Competence and Training: developed in collaboration with the Heart Rhythm Society. Circulation. 2006;114(15):1654-68.
2. Brugada J, et al. 2019 ESC Guidelines for the management of patients with supraventricular tachycardia. The Task Force for the management of patients with supraventricular tachycardia of the European Society of Cardiology (ESC). Developed in collaboration with the Association for European Paediatric and Congenital Cardiology (AEPC). Eur Heart J. 2020;41(5):655-720.
3. Gepstein L, Evans SJ. Electroanatomical mapping of the heart: basic concepts and implications for the treatment of cardiac arrhythmias. Pacing Clin Electrophysiol. 1998;21(6):1268-78.
4. El Haddad M, et al. Determinants of acute and late pulmonary vein reconnection in contact force–guided pulmonary vein isolation. Circulation: Arrhythmia and Electrophysiology. 2017;10(4):e004867.
5. Vasheghani-Farahani A, et al. Acute complications in cardiac electrophysiology procedures: a prospective study in a high-volume tertiary heart center. Res Cardiovasc Med. 2018;7(1):20-5.
6. Ferrer MI. The sick sinus syndrome in atrial disease. JAMA. 1968;206(3):645-6.
7. Glikson M, et al. 2021 ESC Guidelines on cardiac pacing and cardiac resynchronization therapy: Developed by the Task Force on cardiac pacing and cardiac resynchronization therapy of the European Society of Cardiology (ESC) With the special contribution of the European Heart Rhythm Association (EHRA). Eur Heart J. 2021;42(35):3427-520.
8. Hafeez Y, Armstrong TJ. Atrioventricular nodal reentry tachycardia. BTI - StatPearls
9. Jansen H, et al. Anatomy for ablation of atrioventricular nodal reentry tachycardia and accessory pathways. Herzschrittmacherther Elektrophysiol. 2022;33(2):133-47.
10. Zeppenfeld K, et al. 2022 ESC Guidelines for the management of patients with ventricular arrhythmias and the prevention of sudden cardiac death: Developed by the task force for the management of patients with ventricular arrhythmias and the prevention of sudden cardiac death of the European Society of Cardiology (ESC) Endorsed by the Association for European Paediatric and Congenital Cardiology (AEPC). Eur Heart J. 2022;43(40):3997-4126.
11. Ladas TP, Sugrue A, Nan J, et al. Fundamentals of cardiac mapping. Card Electrophysiol Clin. 2019;11(3):433-448.
12. Maury P, Monteil B, Marty L, et al. Three-dimensional mapping in the electrophysiological laboratory. Arch Cardiovasc Dis. 2018;111(6-7):456-64.
13. Verma A, Marrouche NF, Natale A. Pulmonary vein antrum isolation: intracardiac echocardiography-guided technique. J Cardiovasc Electrophysiol. 2004;15(11):1335-40.
14. Reddy VY, Dukkipati SR, Neuzil P, et al. Randomized, controlled trial of the safety and effectiveness of a contact force-sensing irrigated catheter for ablation of paroxysmal atrial fibrillation: results of the TactiCath Contact Force Ablation Catheter Study for Atrial Fibrillation (TOCCASTAR) Study. Circulation. 2015;132(10):907-15.
15. Chen CF, Gao XF, Liu MJ, et al. Safety and efficacy of the ThermoCool SmartTouch SurroundFlow catheter for atrial fibrillation ablation: a meta-analysis. Clin Cardiol. 2020;43(3):267-74.
16. Hussein AAO, Das M, Chaturvedi V, et al. Prospective use of ablation Index targets improves clinical outcomes following ablation for atrial fibrillation. J Cardiovasc Electrophysiol. 2017;28(9):1037-47.
17. Chung MK, Refaat M, Shen WK, et al. Atrial fibrillation: JACC Council Perspectives. J Am Coll Cardiol. 2020;75(14):1689-713.
18. Verma A, et al. Approaches to catheter ablation for persistent atrial fibrillation. N Engl J Med. 2015;372(19):1812-22.
19. Guandalini GS, Liang JJ, Marchlinski FE. Ventricular tachycardia ablation: past, present, and future perspectives. JACC: Clinical Electrophysiology. 2019;5(12):1363-83.
20. Di Biase L, et al. Ablation of stable VTs versus Ssubstrate ablation in ischemic cardiomyopathy: the VISTA Randomized Multicenter Trial. J Am Coll Cardiol. 2015;66(25):2872-82.
21. Tung R, Vaseghi M, Frankel DS, et al. Freedom from recurrent ventricular tachycardia after catheter ablation is associated with improved survival in patients with structural heart disease: an International VT Ablation Center Collaborative Group Study. Heart Rhythm. 2015;12(9):1997-2007.

48

Fibrilação atrial

Dalmo Antônio Ribeiro Moreira

CONSULTA RÁPIDA

Definição

A fibrilação atrial (FA) é uma taquiarritmia supraventricular que se caracteriza pela ausência de atividade elétrica e contrátil atriais rítmica e sincronizada.

Prevalência

0,2 a 0,3% da população adulta entre 25 e 35 anos

3 a 4% entre 55 e 64 anos

5 a 9% entre 62 e 90 anos

Classificação

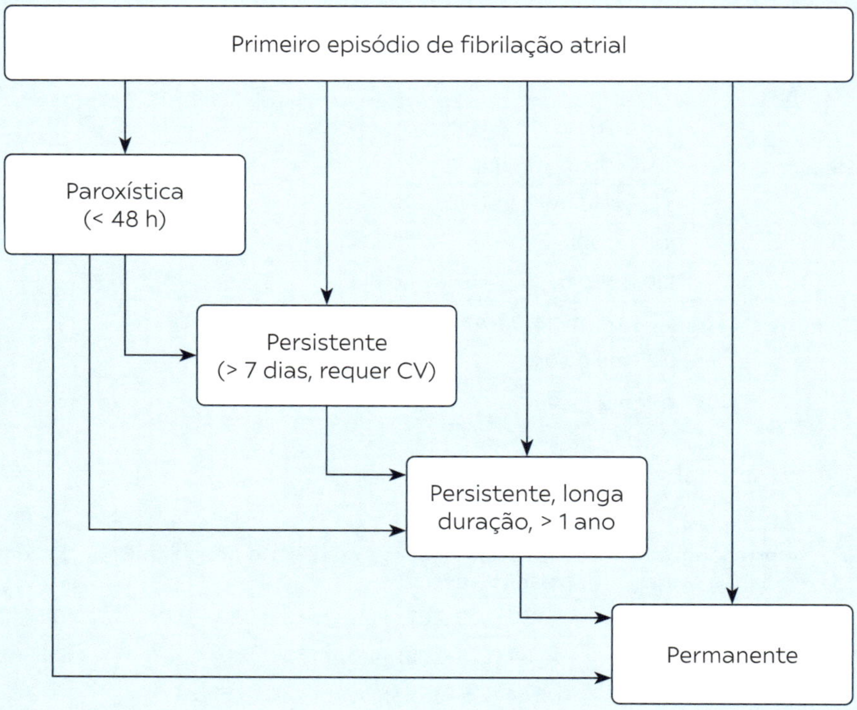

Tratamento

Anticoagulação

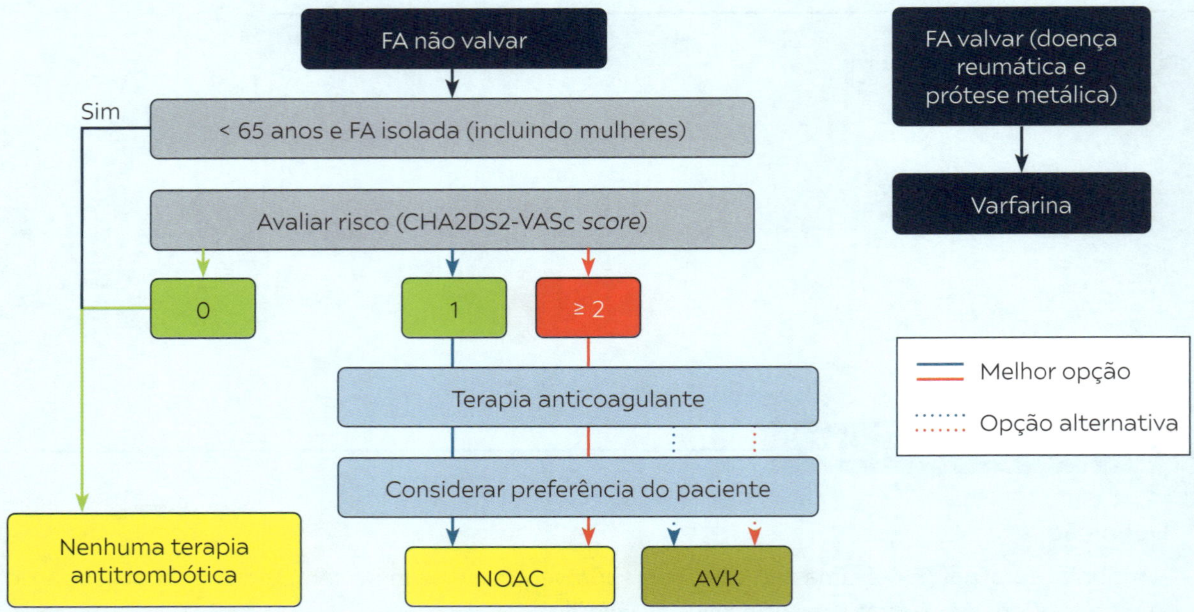

AVK: antagonista da vitamina K; NOAC: novos anticoagulantes.

Controle da frequência cardíaca

Infusão venosa – efeito agudo	
Metoprolol, tartarato	2,5-10 mg
Esmolol	0,5 mg em 1 minuto
	0,05-0,25 mcg/kg/min
Amiodarona	300 mg em 250 mL SG 5% em 30 a 60 minutos (veia central)
Manutenção (via oral)	
Bisoprolol	1,25 a 20 mg, 1 x ao dia
Metoprolol succinato	50 a 400 mg ao dia
Carvedilol	3,125 a 50 mg 2 x ao dia
Atenolol	100 a 200 mg ao dia
Diltiazem	180 a 360 mg (dose total ao dia)
Verapamil	40 a 120 mg até 3 x ao dia
Digoxina	0,25 mg ao dia
Amiodarona	200 mg ao dia

Reversão ao ritmo sinusal

Medicamento	Mortalidade por todas as causas	Descontinuação por efeito adverso	Efeito pró arrítmico	Recorrência de FA
Propafenona	0,05 (0,00-1,02)	1,69 (1,09-2,62)	1,52 (0,33-7,02)	0,37 (0,28-0,48)
Sotalol	2,23 (1,10-4,50)	1,64 (1,28-2,09)	3,26 (2,13-4,98)	0,51 (0,43-0,60)
Amiodarona	1,64 (0,59-4,56)	5,64 (2,34-13,63)	2,65 (0,88-8,00)	0,19 (0,14-0,26)

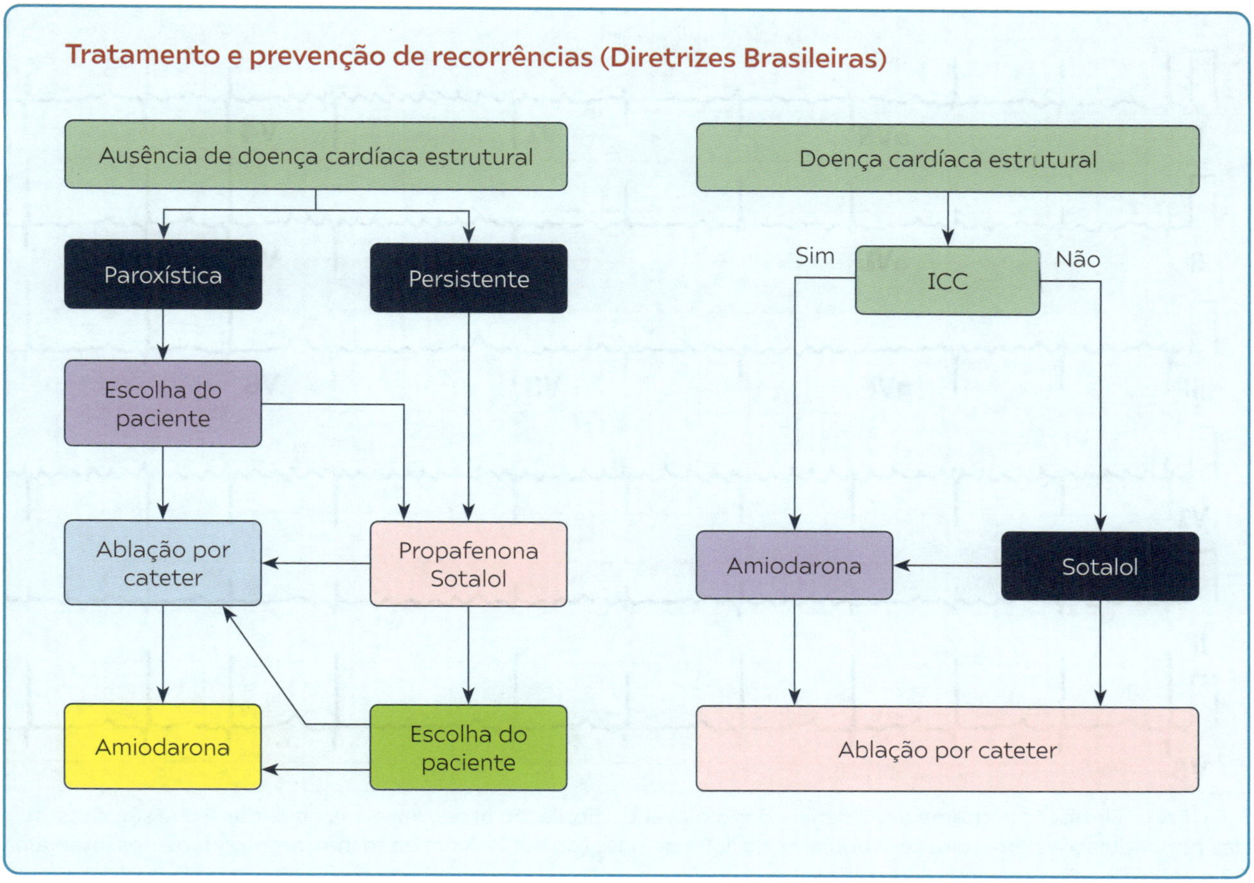

INTRODUÇÃO

A fibrilação atrial (FA) é uma taquiarritmia supraventricular que se caracteriza pela ausência de atividade elétrica e contrátil atriais rítmica e sincronizada. Como consequência da frequência atrial rápida, os impulsos são conduzidos aos ventrículos, de maneira rápida e irregular[1]. A frequência e a irregularidade da resposta ventricular caracterizam essa arritmia, sendo esses os principais determinantes dos sintomas. É a arritmia mais comum na clínica, cuja incidência aumenta com a idade, ocorrendo em 0,2 a 0,3% da população adulta entre 25 e 35 anos, 3 a 4% entre 55 e 64 anos e 5 a 9% entre 62 e 90 anos[2]. O risco para surgimento da FA aumenta com a presença de vários fatores de risco, triplicando sua incidência quando mais de um fator de risco (hipertensão, diabetes, dislipidemia, tabagismo etc.) está presente[3]. A implicação prática desse achado é que o tratamento desses fatores pode reduzir sua ocorrência[4].

Do ponto de vista clínico, a FA traz muita preocupação, pois é causa de tromboembolismo sistêmico, sendo acidente vascular encefálico (AVE) em 20% dos casos, insuficiência cardíaca em 30% dos pacientes acometidos, hospitalizações em até 40% e morte em 20% dos casos[5].

O diagnóstico eletrocardiográfico baseia-se na ausência de ondas P, que são substituídas por ondulações de amplitude variável (ondas "f") com frequência variando entre 450 e 700 bpm, irregularidade da resposta ventricular e alterações da repolarização ventricular[1].

CLASSIFICAÇÃO DA FIBRILAÇÃO ATRIAL

A FA é classificada em cinco tipos (Figura 2), com base em sua forma de apresentação e duração (Figura 2).

- Fibrilação atrial diagnosticada pela primeira vez: primeiro diagnóstico dessa arritmia, independentemente de sua duração ou gravidade dos sintomas.
- Fibrilação atrial paroxística: forma que reverte espontaneamente em 48 horas, podendo durar até sete dias.
- Fibrilação atrial persistente: taquiarritmia sustentada com duração maior que sete dias, ou duração inferior a sete dias, mas necessitando de terapia medicamentosa ou cardioversão elétrica.
- Fibrilação atrial persistente de longa duração: definida como a taquiarritmia com duração maior que um ano, quando se adota uma estratégia de controle

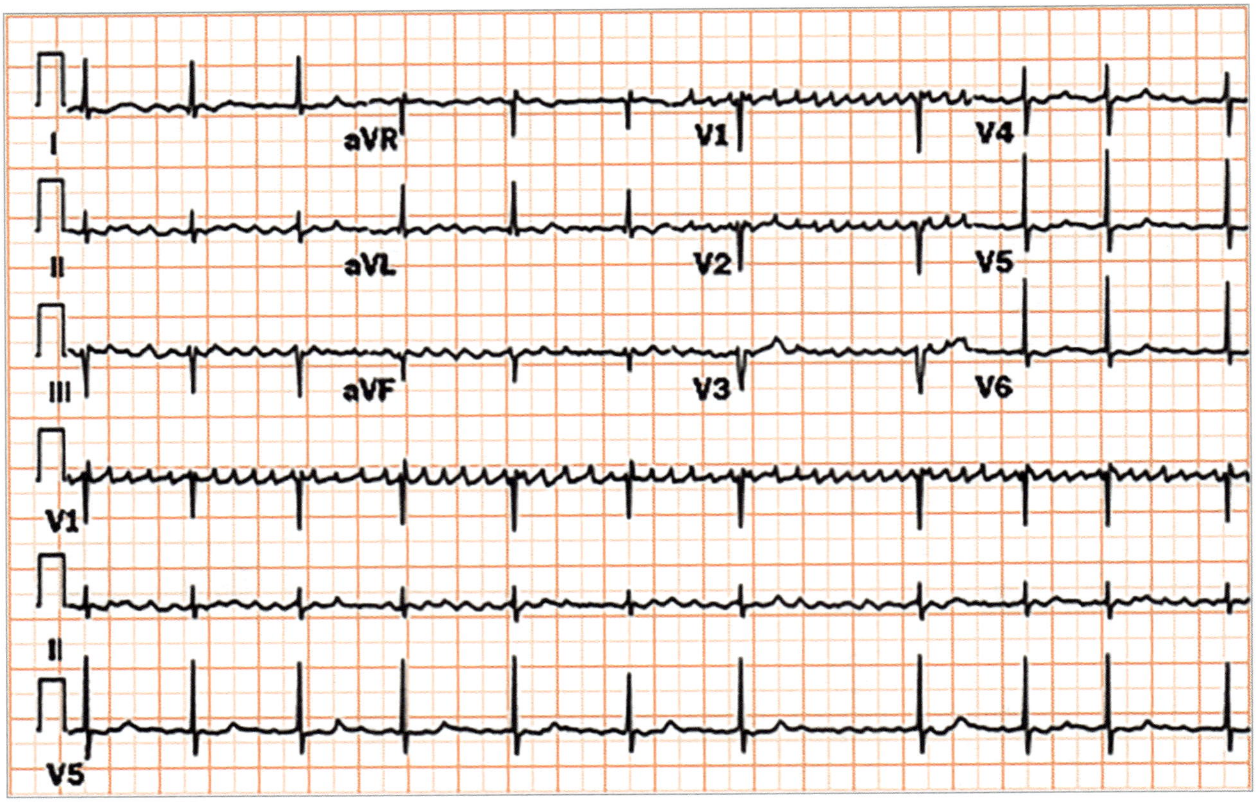

FIGURA 1 Eletrocardiograma de 12 derivações mostrando fibrilação atrial. Ausência de ondas P que são substituídas por ondulações grosseiras e irregulares da linha de base (ondas f). Além disso, há irregularidade dos intervalos RR e variações do segmento ST e ondas T.

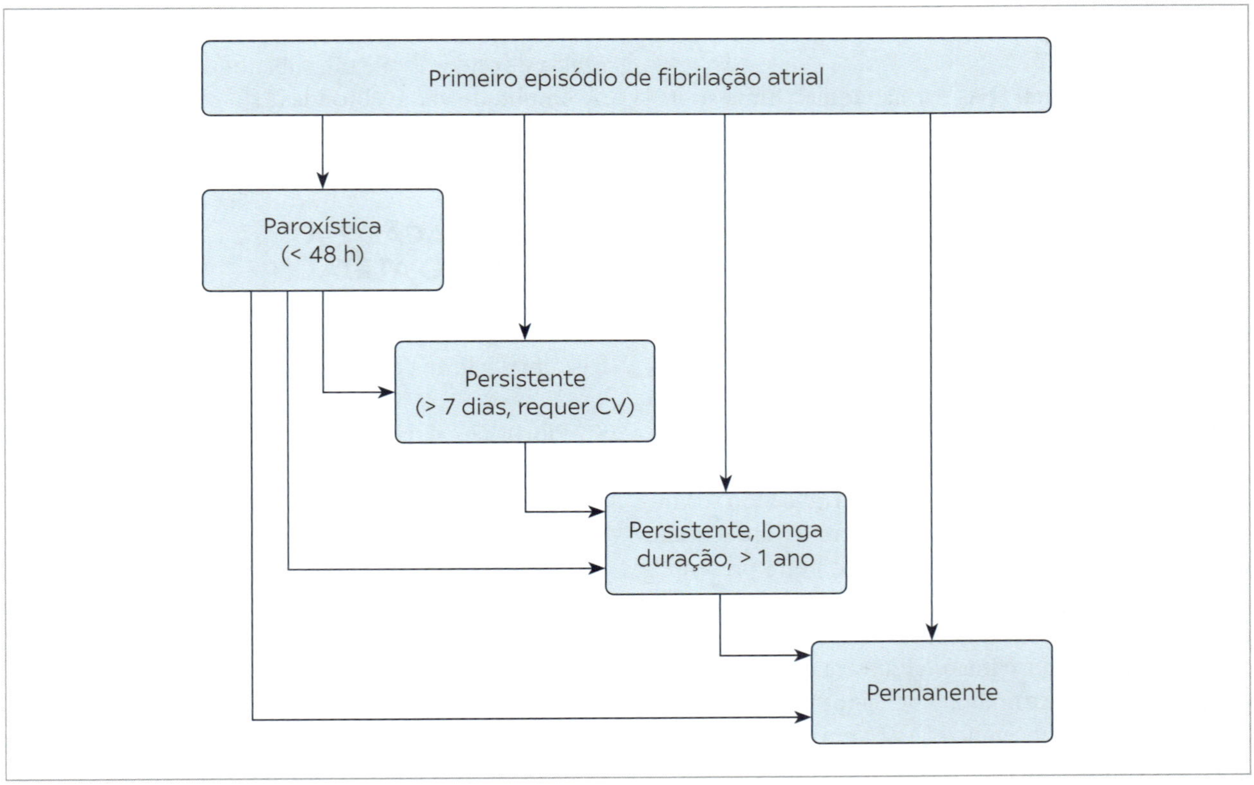

FIGURA 2 Classificação da fibrilação atrial de acordo com as Diretrizes da Sociedade Europeia de Cardiologia 2016[5].

CV: cardioversão.

do ritmo, particularmente a terapêutica não medicamentosa por cateter.

- Fibrilação atrial permanente: assim definida quando a arritmia é aceita pelo paciente e pelo seu médico, desse modo, intervenções de controle do ritmo não são mais uma opção de tratamento[5].

Na prática, essa classificação tem importância, pois auxilia quanto à decisão para a forma de tratar e ajuda na caracterização do prognóstico. O melhor prognóstico é dos pacientes com a forma paroxística e persistente, já a FA diagnosticada pela primeira vez tem prognóstico mais sombrio. Isso acontece porque, muitas vezes, a arritmia diagnosticada pela primeira vez associada a uma doença motiva internação hospitalar.

MECANISMOS ELETROFISIOLÓGICOS DA FIBRILAÇÃO ATRIAL

Houve grande avanço no entendimento dos mecanismos envolvidos na gênese da FA, e isso permitiu o entendimento da forma mais racional de tratar os pacientes, diminuindo o empiricismo terapêutico e, consequentemente, trazendo melhoria de seus resultados. Três fatores são fundamentais na gênese da FA: a) gatilhos ou deflagradores da arritmia; b) um substrato arritmogênico; c) fatores que desestabilizam o substrato e aumentam a chance de os gatilhos deflagrarem a arritmia (Figura 3)[6]. As ectopias atriais são um fator comum, precedendo episódios de fibrilação atrial. Na grande maioria, esses gatilhos são provenientes das veias pulmonares, além do seio coronário e veias cavas[7,8].

São considerados fatores importantes na formação do substrato arritmogênico e, por essa razão, seu tratamento com antiarrítmicos reduz o risco de surgimento da arritmia[9]. O substrato arritmogênico é a quantidade de tecido alterado necessária para gerar e manter a fibrilação atrial[10]. Caracteriza-se por aumento das correntes iônicas de cálcio (remodelamento elétrico), além de modificações da estrutura do miócito e fibrose (remodelamento estrutural).

As citocinas inflamatórias liberadas pela taquicardia e pelos fatores de risco associados a FA agridem o miócito (interleucinas, fator de necrose tumoral, proteína C-reativa, entre outros) e são consideradas fatores moduladores do substrato arritmogênico. Esse conhecimento é a base para utilização de fármacos não antiarrítmicos para o tratamento da FA[11] (IECA, BRA, espironolactona etc.). A síndrome metabólica, por exemplo, é um quadro com elevada atividade inflamatória e uma causa não rara de FA[12]. Outros fatores, como desequilíbrio da atividade autonômica simpática e parassimpática, processos isquêmicos, hipervolemia, distúrbios eletrolíticos, entre outros, são importantes para influenciar um substrato já formado e deflagrar a FA.

TRATAMENTO DA FIBRILAÇÃO ATRIAL

O tratamento da fibrilação atrial tem três objetivos: a) prevenir tromboembolismo; b) aliviar os sintomas; c) tratar fatores de risco que instabilizam o átrio esquerdo e aumentam o risco de recorrências. O tratamento que deve ser seguido após a cofirmação eletrocardiográfica da FA pode ser dividido da maneira visto a seguir[5,,13].

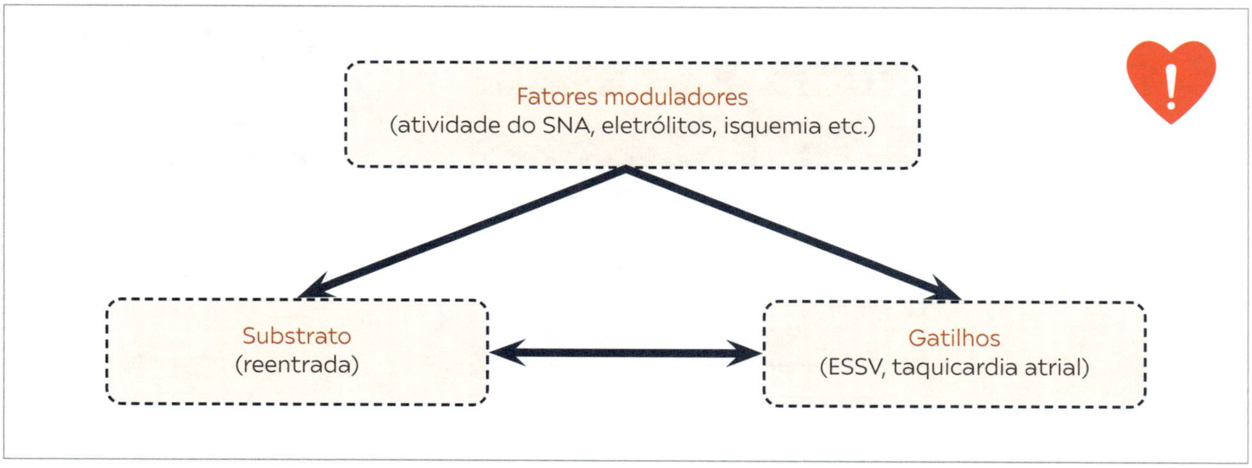

FIGURA 3 Mecanismo proposto para origem e manutenção da fibrilação atrial. Os gatilhos são as ectopias atriais ou episódios de taquicardia atrial responsáveis, com fatores de risco cardiovascular, para a formação do substrato arritmogênico. A arritmia é deflagrada quando fatores instabilizadores do subtrato (fatores modulares) atuarem de modo que a interação entre essas três variáveis seria fundamental para o surgimento da arritmia (ver discussão no texto; modificado de Coumel)[6].

ANTICOAGULAÇÃO

É a primeira etapa no tratamento de pacientes com FA. Sua indicação baseia-se principalmente no escore CHA_2DS_2VASc (C: insuficiência cardíaca; H: hipertensão arterial; D: diabetes mellitus; S: acidente vascular cerebral [stroke]; V: doença vascular periférica; S: sexo feminino). Homens com escore ≥ 2 e mulheres ≥ 3 têm indicação de anticoagulação. A Figura 4 apresenta um diagrama mostrando a conduta atual para anticoagulação de pacientes com fibrilação trial.

Os anticoagulantes indicados são a varfarina, cujo controle de efeito é baseado na determinação das taxas de INR (índice internacional normalizado, entre 2 e 3) ou, então, os anticoagulantes de nova geração:

- Dabigatrana 110/150 mg.
- Rivarobana 20 mg (ou 15 mg para aqueles com *clearance* de creatinina < 50 mL/min).
- Apixabana 5 mg ou 2,5 mg (para pacientes com taxas de creatinina > 1,5 mg; idade acima de 80 anos; peso abaixo de 60 kg).
- Edoxabana 60 ou 30 mg (pacientes com *clearance* de creatinina < 50 mL/min; peso < 60 kg; uso concomitante de inibidores da glicoproteína P, como ciclosporina, eritromicina ou cetoconazol)[14].

São medicamentos com eficácia comprovada, mais seguros que a varfarina, não necessitam de dosagens das taxas de anticoagulação. Essa classe de medicamentos reduziu o risco relativo de AVE em 19% quando comparado com varfarina[15].

CONTROLE DOS SINTOMAS

Na FA aguda, a cardioversão elétrica deve ser considerada em pacientes com distúrbios hemodinâmicos potencialmente graves (por exemplo, pressão sistólica abaixo de 90 mmHg). A chance de reversão nesses casos oscila ao redor de 90% após aplicação de choques bifásicos, iniciando com intensidade de 100 J. Em casos de sintomas de menor repercussão clínica, mas perturbadores da rotina do paciente, pode-se considerar o controle da frequência ventricular como medida inicial. Com certa frequência, a sintomatologia apresentada pode estar associada à elevado grau de estresse com aumento da atividade autonômica simpática[16]. Estudos clínicos demonstram que nessa condição, a chance de restabelecimento do ritmo sinusal é menor, além de estar associado a aumento das taxas de recorrência pós-reversão[17]. O controle da frequência cardíaca, portanto, pode ser realizado com sucesso. A grande vantagem é que a redução da frequência cardíaca restabelece as condições hemodinâmicas adequadas o que pode até propiciar restabelecimento espontâneo do ritmo sinusal espontâneo em até 70% dos casos[18]. A Tabela II apresenta os medicamentos mais empregados para essa conduta. O restabelecimento do ritmo sinusal a seguir deverá ser decidido individualmente, na dependência de outras variáveis clínicas, como tempo de duração da

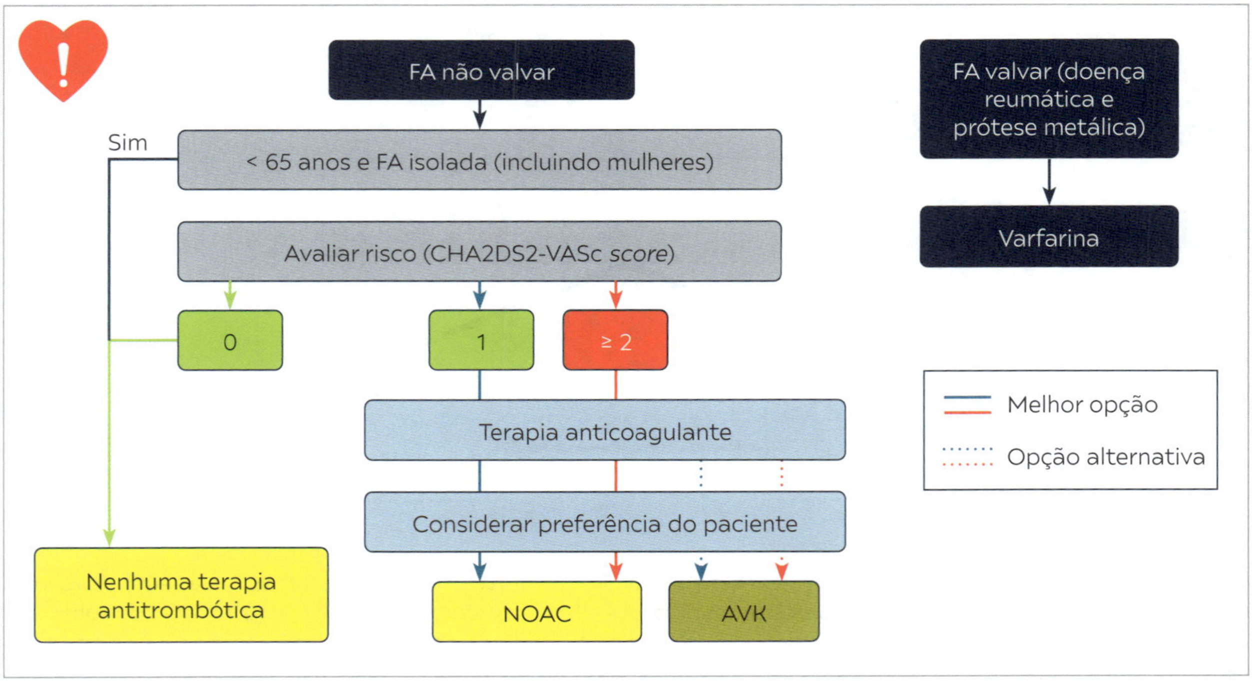

FIGURA 4 Critérios para anticoagulação e o tipo de medicamento mais indicado[5].
AVK: antagonista da vitamina K; NOAC: novos anticoagulantes.

TABELA I Novos anticoagulantes usados no tratamento da fibrilação atrial

	Dabigatrano*	Rivaroxabano*	Apixabano*	Edoxabano*
Doses	**150 mg** 2xx/dia CCr > 50 mL **110 mg** 2xx/dia CCr 15-30 mL	**20 mg** 1x/dia CCr > 50 mL **15 mg** 1x/d CCr 15-50 mL	**5 mg** 2xx/d CCr > 50 mL **2,5 mg** 2xx/d CCr > 15 mL > 80 anos < 60 kg	**60 mg** 1x/dia 30 mg **1x/dia** CCr 15-50 mL < 60 kg
Biodisponibilidade	3-7%	80-100%	50%	62%
Vida média	12-17 horas	5-9 horas	8-15 horas	10-14 horas
Eliminação renal	> 80%	66%	25-27%	50%
Monitorização	Não	Não	Não	Não
Reversão urgente	Idarucizumab	Concentrado protrombina Desmopressina Antifibrinolíticos	Concentrado protrombina Desmopressina Antifibrinolíticos	Antídoto – andexanet alfa – ainda não disponível
Interações	↑ Dronedarona ↓ Cetoconazol	Cetoconazol, ritonavir claritromicina		Ciclosporina**, Eritromicina** Cetoconazol**
	Rifampicina	Rifampincina, fenitoína, cabarmazepina	Rifampincina, fenitoína, cabarmazepina	Rifampicina

* Medicamentos referência: dabigatrano = Pradaxa®; rivaroxabano = Xarelto®; apixabano = Eliquis®; edoxabano = Lixiana®. ** Usar 30 mg

arritmia, sintomatologia do paciente e a probabilidade de manutenção do ritmo cardíaco normal.

TABELA II Medicamentos para controle da frequência cardíaca em pacientes com fibrilação atrial[5]

Infusão venosa – efeito agudo	
Metoprolol, tartarato	2,5-10 mg
Esmolol	0,5 mg em 1 minuto
	0,05-0,25 mcg/kg/min
Amiodarona	300 mg em 250 mL SG 5% em 30 a 60 minutos (veia central)
Manutenção (via oral)	
Bisoprolol	1,25 a 20 mg, 1 x ao dia
Metoprolol succinato	50 a 400 mg ao dia
Carvedilol	3,125 a 50 mg 2 x ao dia
Atenolol	100 a 200 mg ao dia
Diltiazem	180 a 360 mg (dose total ao dia)
Verapamil	40 a 120 mg até 3 x ao dia
Digoxina	0,25 mg ao dia
Amiodarona	200 mg ao dia

Se for optado pela reversão da FA com antiarrítmico, a propafenona é o agente de escolha, na dose de 600 mg VO (pacientes com peso acima de 70 kg) ou 450 mg (pacientes com peso abaixo de 70 kg). Taxas de reversão próximas de 94% são obtidas com essa abordagem, quando indicada de maneira correta (pacientes jovens, sem insuficiência cardíaca, doença coronária ou bradicardias)[20].

Amiodarona venosa raramente está indicada como primeira opção nessa condição, particularmente com a possibilidade de reversão espontânea. A taxa de reversão com este medicamento é semelhante à da propafenona, mas com o inconveniente de que demora de 12 a 24 horas para o ritmo cardíaco se normalizar[21].

A não utilização de medicamentos antiarrítmicos após o restabelecimento do ritmo cardíaco normal predispõe a recorrências. A amiodarona é o agente que mantém o paciente mais tempo em ritmo sinusal, mas com inconveniente de efeitos colaterais e necessidade de interrupção de seu uso em até 20% dos casos[22]. O maior benefício líquido, contudo, é alcançado com a propafenona (menor risco de morte por todas as causas, menor taxa de eventos adversos e consequente necessidade de suspensão, menor taxa de eventos pró-arrítmicos em comparação com a amiodarona)[23]. A Tabela III sumariza dados de uma metanálise que comparou eficácia e segurança da propafenona, sotalol e amiodarona na manutenção do ritmo sinusal[23].

A ablação das veias pulmonares é uma boa opção terapêutica em casos selecionados. Os pacientes que

TABELA III Resultados dos principais efeitos do sotalol, propafenona e amiodarona na prevenção de recorrências de fibrilação atrial (FA). Foram avaliadas as razões de chance para a mortalidade por todas as causas, descontinuação do medicamento por efeito adverso (EA), efeitos pró-arrítmicos e prevenção de fibrilação atrial[23]

Medicamento	Mortalidade por todas as causas	Descontinuação por EA	Efeito pró-arrítmico	Recorrência de FA
Propafenona	0,05 (0,00-1,02)	1,69 (1,09-2,62)	1,52 (0,33-7,02)	0,37 (0,28-0,48)
Sotalol	2,23 (1,10-4,50)	1,64 (1,28-2,09)	3,26 (2,13-4,98)	0,51 (0,43-0,60)
Amiodarona	1,64 (0,59-4,56)	5,64 (2,34-13,63)	2,65 (0,88-8,00)	0,19 (0,14-0,26)

mais se beneficiam são aqueles sintomáticos, com idade abaixo de 70 anos, átrio esquerdo com tamanho < 50 mm e sem comorbidades[5]. A indicação deve ser individualizada, e o paciente deve ser informado de riscos e benefícios. Houve grande avanço na terapia ablativa nos últimos anos no que diz respeito às formas de energia (crioablação), novos tipos de cateter, aprimoramento nas técnicas de mapeamento, o que aumentou a eficácia e a segurança dessa técnica de tratamento.

Orientações quanto à manutenção do ritmo sinusal segundo a SBC/SOBRAC pode ser consultadas na Figura 5[25].

CONTROLE DOS FATORES DE RISCO

O tratamento da FA é pouco eficaz quando não se considera o controle dos fatores de risco que aumentam a probabilidade de recorrências (Tabela IV)[25-27]. Vários desses fatores atuam de maneira direta ou indireta, agravando o remodelamento atrial e desestabilizando o substrato arritmogênico atrial. Mudanças no estilo de vida, atividade física, tratamento da apneia do sono, abandono do cigarro e consumo de álcool, entre outros, são fundamentais no sucesso terapêutico. Assim, não apenas pensar no antiarrítmico, mas também no controle desses fatores, conforme listado na Tabela IV.

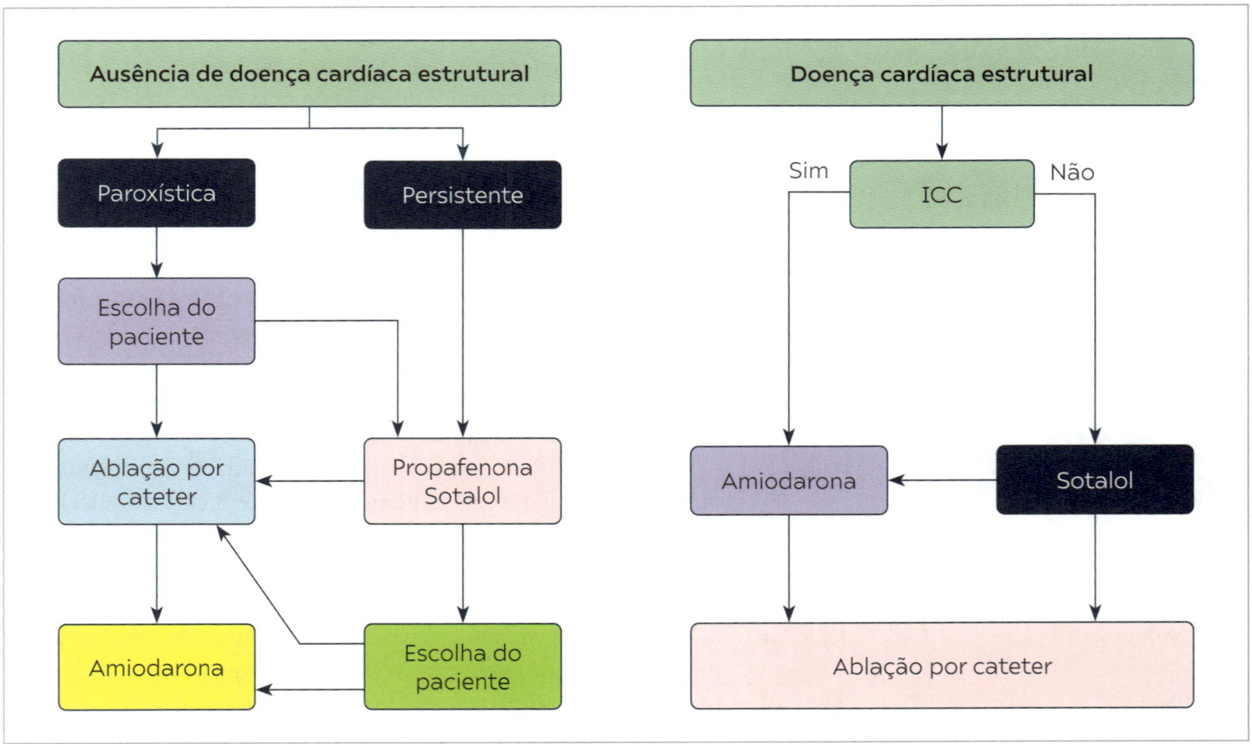

FIGURA 5 Fluxograma sugerido pelas Diretrizes Brasileiras para o tratamento da fibrilação atrial, para a prevenção de recorrências após o restabelecimento do ritmo sinusal[24].

TABELA IV Principais fatores de risco que devem ser abordados para a prevenção de recorrências de fibrilação atrial[5,25-27]

Obesidade	Sedentarismo/ hiperatividade física
Distúrbios da tireoide	Apneia obstrutiva do sono
Hipertensão arterial sistêmica	Hiperuricemia
Diabetes *mellitus*	Insuficiência cardíaca
Consumo de álcool	Insuficiência coronariana
Tabagismo	DPOC
Estresse psicológico	Doenças inflamatórias (RFGE)
Insuficiência cardíaca	Doença vascular
Insuficiência coronariana	Dislipidemia
Doença pulmonar obstrutiva crônica	Doença renal

BIBLIOGRAFIA

1. Pastore CA, Pinho JA, Pinho C, Samesima N, Pereira-Filho HG, Kruse JCL e cols. III Diretrizes para emissão de laudos em eletrocardiografia. Arq Bras Cardiol. 2016;106(4):1.
2. Staerk L, Sherer JÁ, Ko D, Benjamin EJ, Helm RH. Atrial fibrillation: epidemiology, pathophysiology, and clinical outcomes. Cir Res. 2017;120:1501-17.
3. Staerk L, Wang B, Preis SR, Larson MG, Lubitz SA, Ellinor PT, et al. Lifetime risk of atrial fibrillation according to optimal, borderline, or elevated levels of risk factors: cohort study based on longitudinal data from the Framingham Heart Study. BMJ. 2018;26;361:k1453.
4. Iwasaki YK, Nishida K, Kato T, Nattel S. Atrial fibrillation pathophysiology: implications for management. Circulation. 2011;124:2264-74.
5. Hindricks G, Potpara T, Dagres N, Arbelo E, Bax JJ, Blomström-Lundqvist C, et al. Scientific Document Group. 2020 ESC Guidelines for the diagnosis and management of atrial fibrillation developed in collaboration with the European Association of Cardio-Thoracic Surgery (EACTS)]. Eur Heart J. 2020:ehaa612.
6. Coumel P. Cardiac arrhythmias and the autonomic nervous system. J Cardiovasc Electrophysiol. 1993;4:338-55.
7. German DM, Kabir MM, Dewland TA, Henrikson CA, Tereshchenko LG. Atrial Fibrillation predictors: importance of the electrocardiogram. Ann Noninvasive. Electrocardiol. 2016;21:20-9.
8. Jais P, Haissaguerre M, Shah DC, Chouairi S, Gencel L, Hocini M, et al. A focal source of atrial fibrillation treated by discrete radiofrequency ablation. Circulation. 1997;95:572-6.
9. Alhede C, Lauridsen TK, Johannessen A, Dixen U, Jensen JS, Raatikainen P, et al. Antiarrhythmic medication is superior to catheter ablation in suppressing supraventricular ectopic complexes in patients with atrial fibrillation. Int J Cardiol. 2017;244:186-91.
10. West TC, Landa JF. Minimal mass required for induction of a sustained arrhythmia in isolated atrial segments. Am J Physiol. 1962;202:232-6.
11. Korantzopoulos P, Letsas KP, Tse G, Fragakis N, Goudis CA, Liu T. Inflammation and atrial fibrillation: a comprehensive review. J Arrhythm. 2018;34:394-401.
12. Kim YG, Choi KJ, Han S, Hwang KW, Kwon CH, Park GM et al. Metabolic syndrome and the risk of new-onset atrial fibrillation in middle-aged east Asian men. Circ J. 2018;82:1763-9.
13. Stevens D, Harrison SL, Kolamunnage-Dona R, Lip GYH, Lane DA. The atrial fibrillation better care pathway for managing atrial fibrillation: a review. Europace. 2021;23(10):1511-27.
14. Carnicelli AP, Hong H, Connolly SJ, Eikelboom J, Giugliano RP, Morrow DA, COMBINE AF (A Collaboration Between Multiple Institutions to Better Investigate Non-Vitamin K Antagonist Oral Anticoagulant Use in Atrial Fibrillation) Investigators. Direct Oral Anticoagulants Versus Warfarin in Patients With Atrial Fibrillation: Patient-Level Network Meta-Analyses of Randomized Clinical Trials With Interaction Testing by Age and Sex. Circulation. 2022;145(4):242-55.
15. Ruff CT, Giugliano RP, Braunwald E, Hoffman EB, Deenadayalu N, Ezekowitz MD, Camm AJ, Weitz JI, Lewis BS, Parkhomenko A, Yamashita T, Antman EM. Comparison of the efficacy and safety of new oral anticoagulants with warfarin in patients with atrial fibrillation: a meta-analysis of randomised trials. Lancet. 2014;383(9921):955-62.
16. Simantirakis EN, Papakonstantinou PE, Chlouverakis GI, Kanoupakis EM, Mavrakis HE, Kallergis EM, et al. Asymptomatic versus symptomatic episodes in patients with paroxysmal atrial fibrillation via long-term monitoring with implantable loop recorders. Int J Cardiol. 2017;231:125-30.
17. Pluymaekers NAHA, Dudink EAMP, Luermans JGLM, Meeder JG, Lenderink T, Widdershoven J, et al. Early or delayed cardioversion in recent-onset atrial fibrillation. N Engl J Med. 2019;380:1499-508.
18. Lombardi F, Colombo A, Basilico B, Ravaglia R, Garbin M, Vergani D, et al. Heart rate variability and early recurrence of atrial fibrillation after electrical cardioversion. J Am Coll Cardiol. 2001;37(1):157-62.
19. Lindberg S, Hansen S, Nielsen T. Spontaneous conversion of first onset atrial fibrillation. Intern Med J. 2012;42:1195-9.
20. Alboni P, Botto GL, Baldi N, Luzi M, Russo V, Gianfranchi L, et al. Outpatient treatment of recent-onset atrial fibrillation with the "pill-in-the-pocket" approach. N Engl J Med. 2004;351:2384-91.
21. Bianconi JJ, Voinov C, Maarek M. Comparison of oral loading dose of propafenone and amiodarone for converting recent--onset atrial fibrillation. PARSIFAL Study Group. Am J Cardiol. 1999;84:1029-32.
22. Roy D, Talajic M, Dorian P, Connolly S, Eisenberg MJ, Green M, Kus T, et al. Amiodarone to prevent recurrence of atrial fibrillation. Canadian Trial of Atrial Fibrillation Investigators. N Engl J Med. 2000;342:913-20.
23. Lafuente-Lafuente C, Valembois L, Bergmann JF, Belmin J. Antiarrhythmics for maintaining sinus rhythm after cardioversion of atrial fibrillation. Cochrane Database Syst Rev. 2015;(3):CD005049.
24. Magalhães LP, Figueiredo MJO, Cintra FD, Saad EB, Kuniyoshi RR, Teixeira RA, et al. Diretrizes Brasileiras de Fibrilação Atrial. Arq Bras Cardiol. 2016;106(4Supl.2):1-22.
25. Lau DH, Nattel S, Kalman JM, Sanders P. Modifiable risk factors and atrial fibrillation. Circulation. 2017;136:583-96.
26. Menezes AR, Lavie CJ, De Schutter A, Milani RV, O'Keefe J, DiNicolantonio JJ, et al. Lifestyle modification in the prevention and treatment of atrial fibrillation. Prog Cardiovasc Dis. 2015;58:117-25.
27. Pathak RK, Middeldorp ME, Lau DH, Mehta AB, Mahajan R, Twomey D, et al. Aggressive risk factor reduction study for atrial fibrillation and implications for the outcome of ablation: the ARREST-AF cohort study. J Am Coll Cardiol. 2014;64:2222-31.

49

Flutter atrial

Dalmo Antônio Ribeiro Moreira

CONSULTA RÁPIDA

Ablação do istmo cavotricuspídeo: sucesso > 90%

CHA2DS2VASc ≥ 2 anticoagulação

Comuns ♂ > 70 anos

Pouco frequente

Frequentemente associada à fibrilação atrial

Tratamento da forma instável: cardioversão elétrica (25-40 J). Estáveis: betabloqueadores, verapamil, diltiazem ou associações) < eficácia.

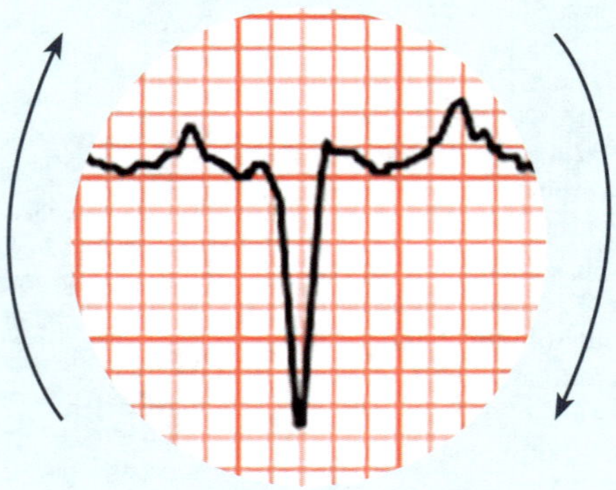

Pode ser típico ou atípico

Paroxística (menos comum) e crônica (cardiopatias ou doenças extracardíacas)

Frequência atrial de 300 bpm com fibrilação ventricular de 150 bpm (relação 2:1)

Não cardíacas: doença pulmonar obstrutiva crônica, embolia pulmonar, doenças da tireoide e alcoolismo

Eletrocardiograma: ausência de ondas P substituídas por ondas F cuja polaridade depende da ativação atrial direita

Causas comuns: hipertensão arterial sistêmica, valvopatia mitral, miocardiopatia dilatada isquêmica ou não, cardiopatias congênitas (anomalia de Ebstein, comunicação interatrial)

INTRODUÇÃO

O *flutter* atrial é uma taquiarritmia supraventricular pouco comum na prática clínica. Em um estudo populacional que incluiu pouco mais de 58 mil pessoas, a incidência anual foi de 0,88%, variando com a idade: 0,05% naqueles com idade abaixo de 50 anos; 1,09% na faixa etária entre 50 e 60 anos; 3,22% entre 60 e 70 anos; 4,22% entre 70 e 80 anos, atingindo 5,87% dos indivíduos com idade acima de 80 anos[1]. Pode ocorrer nas formas paroxística ou crônica. O *flutter* crônico está mais frequentemente associado a cardiopatias como doença isquêmica cardíaca, valvopatias, insuficiência cardíaca e doença pulmonar obstrutiva crônica. Em 60% dos casos, o *flutter* paroxístico pode surgir durante infecções, como pneumonia, exacerbações de doença pulmonar obstrutiva crônica, ou, inflamações, como pericardite, pós-operatório de cirurgia cardíaca, além de outras condições, como tireotoxicose e alcoolismo[1]. Essa forma é menos comum, manifestando-se em indivíduos sem cardiopatias, e é de causa desconhecida na maioria das vezes. As principais causas do *flutter* atrial são apresentadas na Tabela I.

TABELA I Principais causas de *flutter* atrial

Causas cardíacas
Valvopatia mitral (estenose ou insuficiência)
Hipertensão arterial
Miocardiopatias (dilatada, hipertrófica)
Pericardite
Insuficiência cardíaca
Cardiopatias congênitas (comunicação interatrial, anomalia de Ebstein, atresia tricúspide)
Flutter atrial do recém-nascido
Pós-operatório de cirurgia cardíaca
Pós-correção cirúrgica de cardiopatias (*flutter* incisional)
Pós-isolamento de veias pulmonares (ablação de fibrilação atrial)
Disfunção sinusal
Fármacos antiarrítmicos (utilizados no tratamento da fibrilação atrial)
Causas não cardíacas
Doença pulmonar obstrutiva crônica
Tireotoxicose
Embolia pulmonar
Álcool
Drogas (anfetamina)
Cafeína

Fonte: Granada et al., 20201.

DIAGNÓSTICO ELETROCARDIOGRÁFICO

Eletrocardiograficamente, o *flutter* atrial caracteriza-se pela presença de ondas F em "serrote", contínuas (ou seja, não separadas por linha isoelétrica), indicando que o tecido atrial passa a maior parte do tempo ativada. O *flutter* atrial é classificado na sua forma típica, quando o istmo cavotricuspídeo é parte integrante do circuito arritmogênico, e na forma atípica, quando o *flutter* não é dependente dessa região do átrio. No *flutter* típico, a rotação da ativação atrial ocorre no sentido anti-horário. Após sua passagem pelo assoalho do átrio direito, trafega em direção ao septo interatrial, teto do átrio direito até a *crista terminalis*, por essa razão as ondas F são negativas em D2, D3 e aVF. A despolarização do átrio esquerdo se realiza passivamente no sentido caudocranial (Figura 1)[5,6]. Quando a ativação atrial direita se

Os sintomas mais comuns são secundários à frequência cardíaca rápida, irregular algumas vezes e, também, à ausência da contração atrial efetiva. Incluem palpitações, falta de ar, fadiga, tontura e dor no peito. Tal como a fibrilação atrial, associa-se a maior risco de trombose atrial e embolia sistêmica[2]. Um estudo populacional que incluiu 9.939 pacientes com *flutter* atrial seguidos por 3 anos, comparados a 7.248 indivíduos da população geral, demonstrou que a fibrilação atrial ocorre com mais frequência em pacientes com *flutter* atrial (41% *versus* 1,2%), sendo também associado a maior risco de acidente vascular cerebral (4,1% *versus* 1,2%)[3]. *Flutter* atrial com frequências cardíacas persistentemente rápidas pode causar taquicardiomiopatia, condição clínica potencialmente reversível após o controle da frequência cardíaca ou restabelecimento do ritmo sinusal. Estudos clínicos demonstram reversão da disfunção ventricular por meio da ablação do circuito do *flutter* com redução da mortalidade por insuficiência cardíaca, em comparação aos pacientes não tratados ou cuja função ventricular não foi restabelecida por esse procedimento[4]

O padrão de ativação atrial determina a morfologia das ondas do *flutter*. Do ponto de vista eletrofisiológico, essa arritmia é causada por um circuito macrorreentrante que ocupa o átrio direito nas regiões da *crista terminalis*, istmo cavotricuspídeo (localizado entre o orifício da veia cava inferior e o anel tricúspide) e septo interatrial. A ativação do átrio esquerdo é passiva, não fazendo, portanto, parte obrigatória do circuito. A área de condução lenta da reentrada está localizada na maioria das vezes entre a válvula tricúspide e o óstio da veia cava inferior[5,6].

dá no sentido oposto (horário), inscrevem-se ondas "F" positivas nas mesmas derivações, ocorrendo o mesmo com a ativação atrial esquerda[5,6]. É muito característica no eletrocardiograma a discordância da polaridade das ondas F entre as derivações inferiores e a derivação V1. Quando negativas em D2, D3 e aVF, as ondas F são positivas em V1 e vice-versa. A frequência atrial oscila ao redor de 300 bpm na maioria das vezes, com resposta ventricular de 150 bpm (condução atrioventricular 2:1). Em casos de retardos da condução nodal atrioventricular

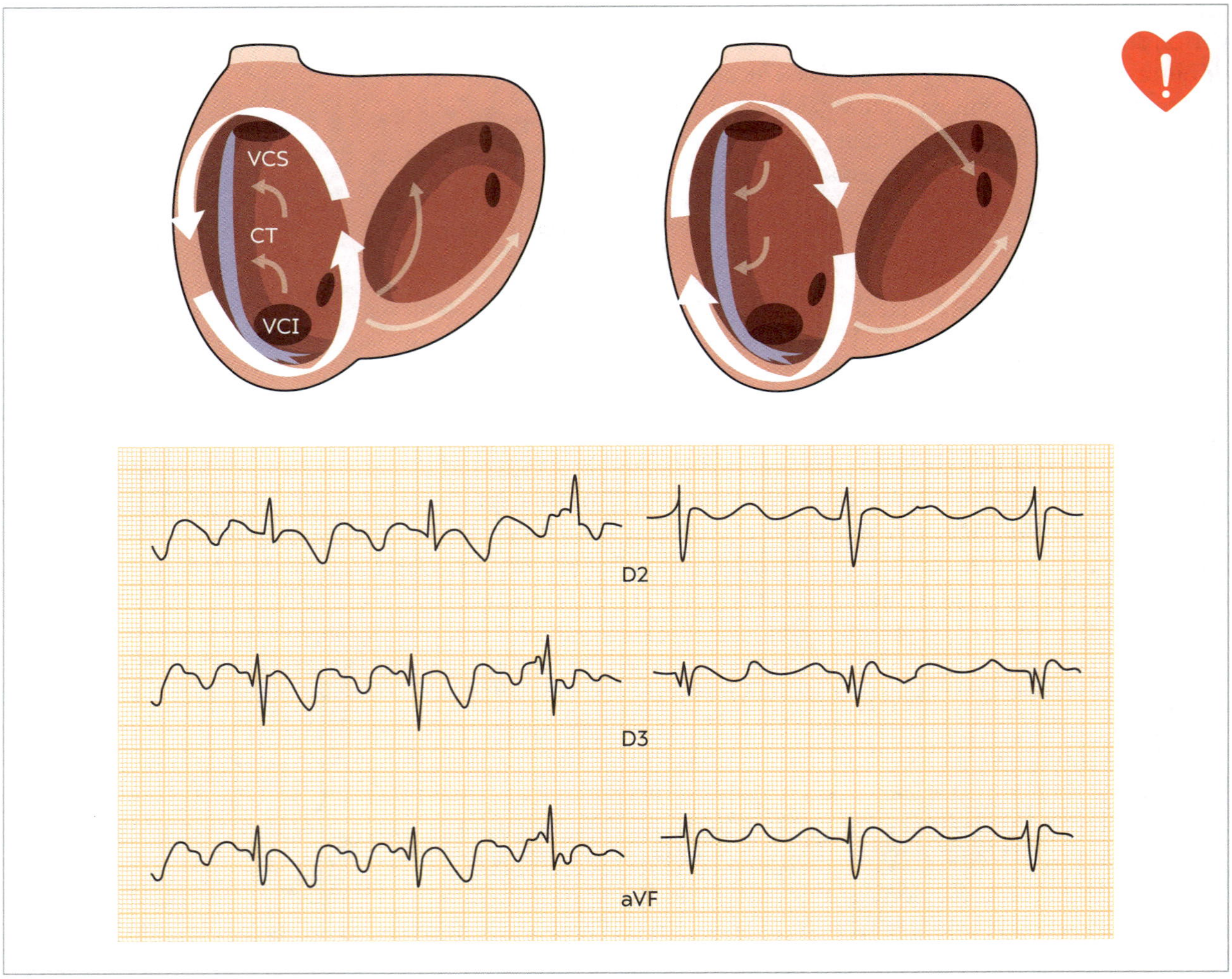

FIGURA 1 Na parte superior da figura, o circuito de reentrada do *flutter* atrial típico. À esquerda, a frente de onda tem rotação anti-horária, passando pela *crista terminalis* (CT), seguindo pelo istmo entre a veia cava inferior (VCI) e o anel tricúspide indo em direção ao septo interatrial. Essa é a forma mais comum de *flutter* na prática clínica. À direita, a frente de onda tem rotação horária, fazendo o trajeto inverso. Na parte inferior, o eletrocardiograma com as três derivações D2, D3 e aVF e as respectivas morfologias das ondas F. No primeiro caso, as ondas do *flutter* apresentam polaridade negativa; no *flutter* com rotação horária, as ondas são de polaridade positiva. Observe pelo esquema que a polaridade das ondas é determinada pelo padrão de ativação atrial.

Adaptada de Cosío, 2002[5].

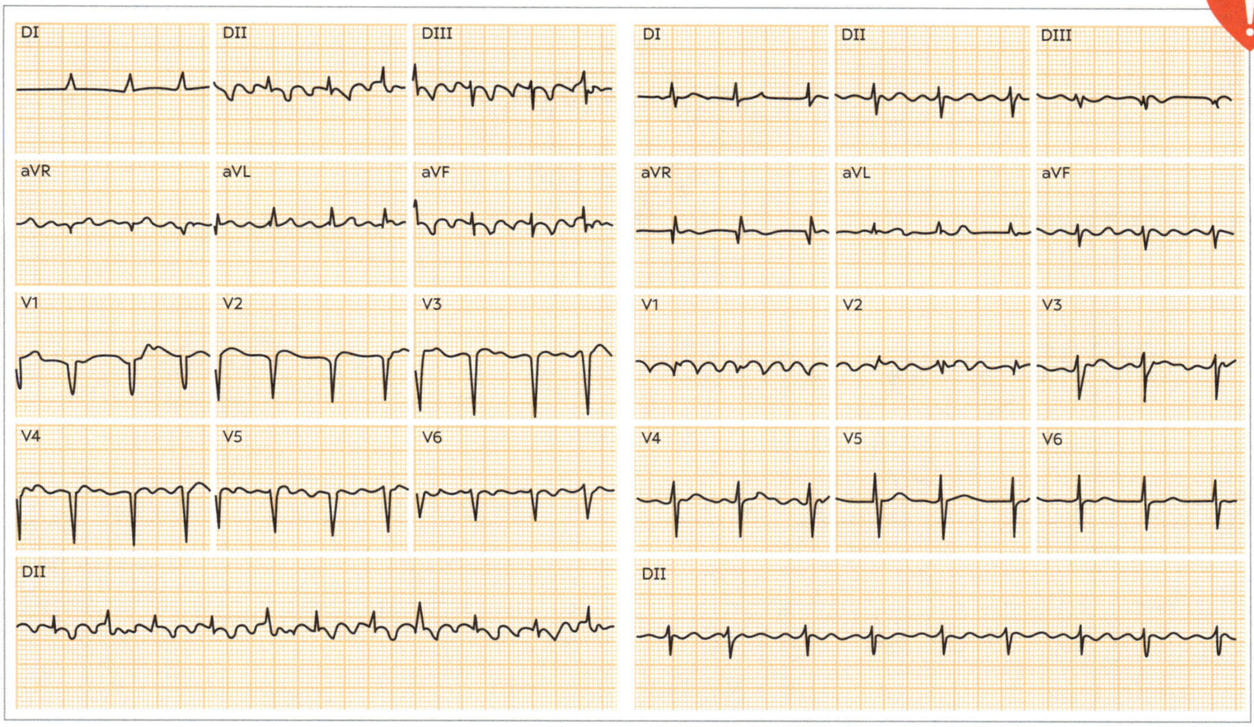

FIGURA 2 Eletrocardiograma do *flutter* atrial. À esquerda, *flutter* atrial do tipo comum em um paciente de 60 anos portador de miocardiopatia dilatada idiopática. Observam-se ondulações negativas em "serrote" nas derivações D2, D3 e aVF, com frequência atrial de 300 bpm e frequência ventricular variável. À direita, *flutter* com ondas "F" positivas em derivações inferiores em um paciente de 53 anos portador de hipertensão arterial. A frequência atrial é de 300 bpm, e a ventricular, de 75 bpm (bloqueio 4:1). Observe a discordância da polaridade das ondas F em derivações inferiores em relação a V1 em ambos os traçados

(hiperatividade parassimpática, fármacos etc.), a relação pode ser do tipo 4:1 ou variável.

O *flutter* atrial com frequência cardíaca baixa (< 60 bpm) pode indicar doença do nódulo atrioventricular, sendo parte de uma doença mais difusa do sistema de condução cardíaco. Por outro lado, na vigência de amiodarona ou propafenona, pode haver redução da frequência atrial, e por causa desse efeito, ocorrer elevação da resposta ventricular. Pacientes que fazem uso desses medicamentos não raramente necessitam da associação com betabloqueadores ou antagonistas dos canais de cálcio. Pacientes em uso de propafenona podem ter alargamento significativo da duração dos complexos QRS, resultando num padrão eletrocardiográfico que simula taquicardia ventricular.

> O ritmo cardíaco é regular quando a condução atrioventricular mantém relação constante, sendo irregular na presença de bloqueio atrioventricular do segundo grau, mais frequentemente o Mobitz tipo I ou Wenckebach. A frequência ventricular pode variar na dependência do tônus autonômico, estando mais baixa quando predomina a atividade vagal ou rápida, em vigência de hiperatividade simpática. Quando a frequência ventricular é rápida e as ondas F não são visíveis, o diagnóstico do *flutter* atrial pode ser facilitado pela compressão do seio carotídeo, que aumenta o grau de bloqueio atrioventricular, tornando-as evidentes. A adenosina pode ser administrada com o mesmo objetivo.

TRATAMENTO

O tratamento do *flutter* atrial pode ser realizado segundo as diretrizes internacionais (Figura 3)[7]. Dependerá da forma de apresentação da arritmia (aguda ou crônica) e da manifestação clínica do paciente (com ou sem distúrbio hemodinâmico). O *flutter* atrial costuma ser refratário ao tratamento farmacológico, por isso a cardioversão elétrica sincronizada é a conduta de eleição, particularmente em casos de instabilidade hemodinâmica. Podem ser empregados choques com

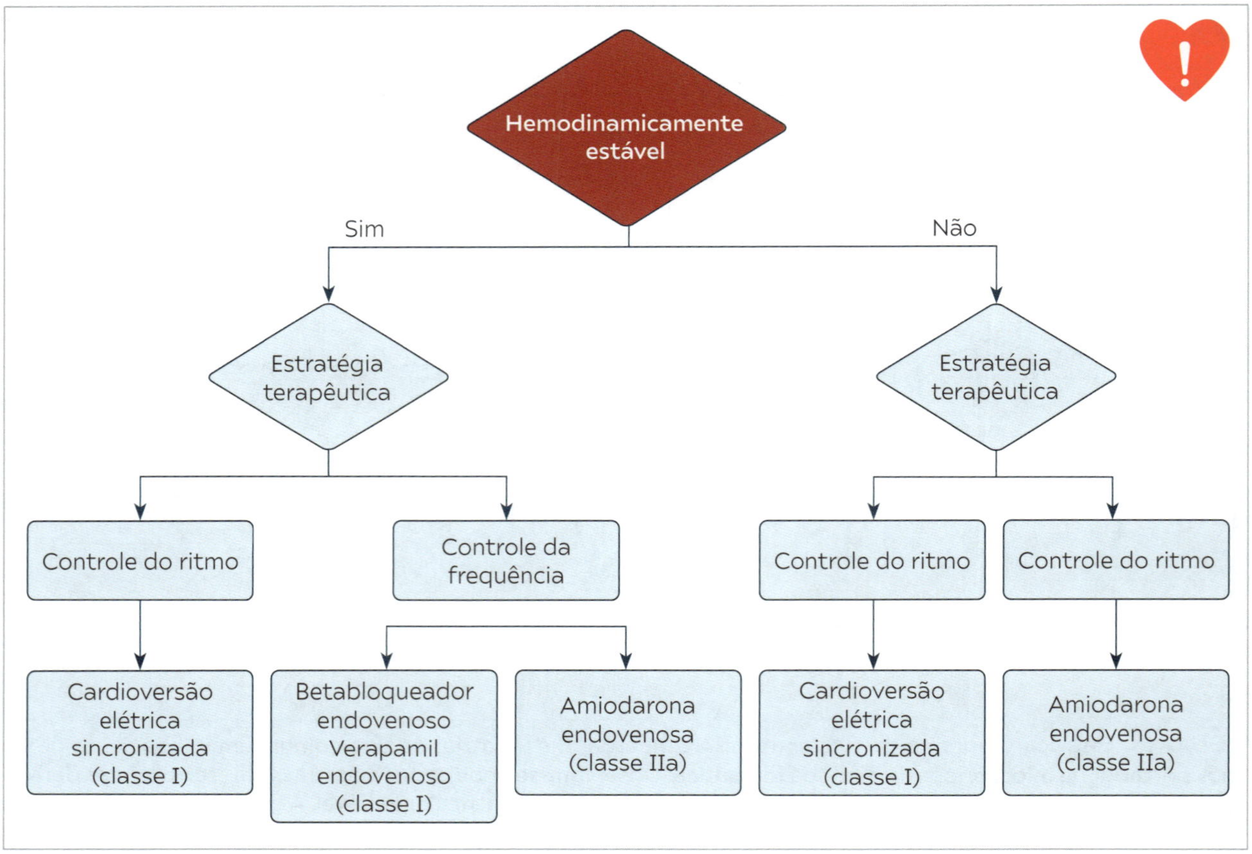

FIGURA 3 Tratamento do *flutter* atrial agudo de acordo com a forma de apresentação clínica, segundo as diretrizes americanas para tratamento das taquicardias supraventriculares
Fonte: Page et al., 2016[7].

carga baixa (25 a 40 Joules de choque bifásico), aumentando se necessário.

> Para redução da frequência ventricular em pacientes hemodinamicamente estáveis, os fármacos indicados são os betabloqueadores (metoprolol) ou verapamil por via venosa. Devem ser evitados em pacientes com insuficiência cardíaca, sendo a amiodarona a mais indicada nesses casos. A amiodarona (300 mg infundida em 20 a 30 minutos) é um fármaco que pode ser administrado na tentativa de reversão do *flutter* de recente começo na sala de emergência[7].

A Figura 4 apresenta a conduta a ser seguida nos pacientes que restabeleceram o ritmo sinusal. Para prevenção de recorrências, a ablação do circuito do *flutter* é a abordagem mais eficaz, com a vantagem da não necessidade de fármacos antiarrítmicos cronicamente (Figura 5). Em uma metanálise que incluiu 18 estudos com 1.823 pacientes, o sucesso da ablação com um único procedimento foi de 92% e, em casos de mais de um procedimento, saltou para 97%. A taxa de recorrências foi de 13,2%[8]. A incidência de fibrilação atrial após ablação de *flutter* atrial é de cerca de 31%, por essa razão alguns autores sugerem considerar a ablação concomitante das veias pulmonares para prevenção da fibrilação atrial quando se induz essa arritmia após a ablação do *flutter*[9]. Além disso, em pacientes com escore $CHA_2DS_2VASc \geq 2$, a anticoagulação preventiva também deve ser planejada[9].

Ainda não está bem estabelecida a relação entre *flutter* atrial e insuficiência cardíaca tal como acontece em pacientes com fibrilação atrial[10]. Entretanto, quando o paciente evolui com frequência ventricular elevada não controlada com medicamentos, o risco de disfunção ventricular é uma realidade. Essa é a típica situação na qual o restabelecimento do ritmo sinusal é importante para reverter a progressão da insuficiência cardíaca. Esse fato foi demonstrado numa metanálise na qual a melhora da função ventricular ocorreu em 88% dos pacientes que

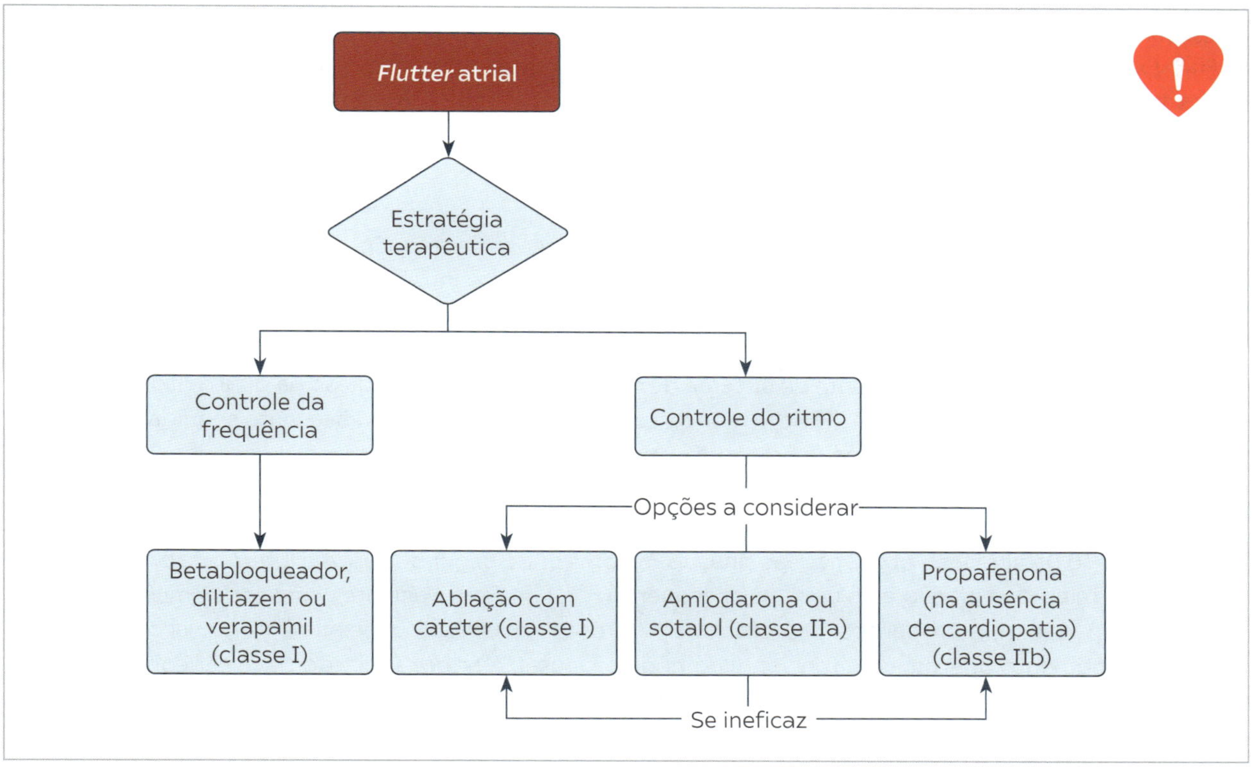

FIGURA 4 Prevenção de recorrências do *flutter* atrial. A estratégia dependerá se for realizado apenas o controle da frequência ventricular ou do ritmo cardíaco. No primeiro caso, podem ser empregados betabloqueadores e antagonistas de canais de cálcio. Para o controle do ritmo, a ablação do circuito do *flutter* é a conduta mais indicada na atualidade. A amiodarona ou sotalol ou até mesmo a propafenona são os fármacos caso a ablação não seja contemplada

Fonte: Page et al., 2016[7].

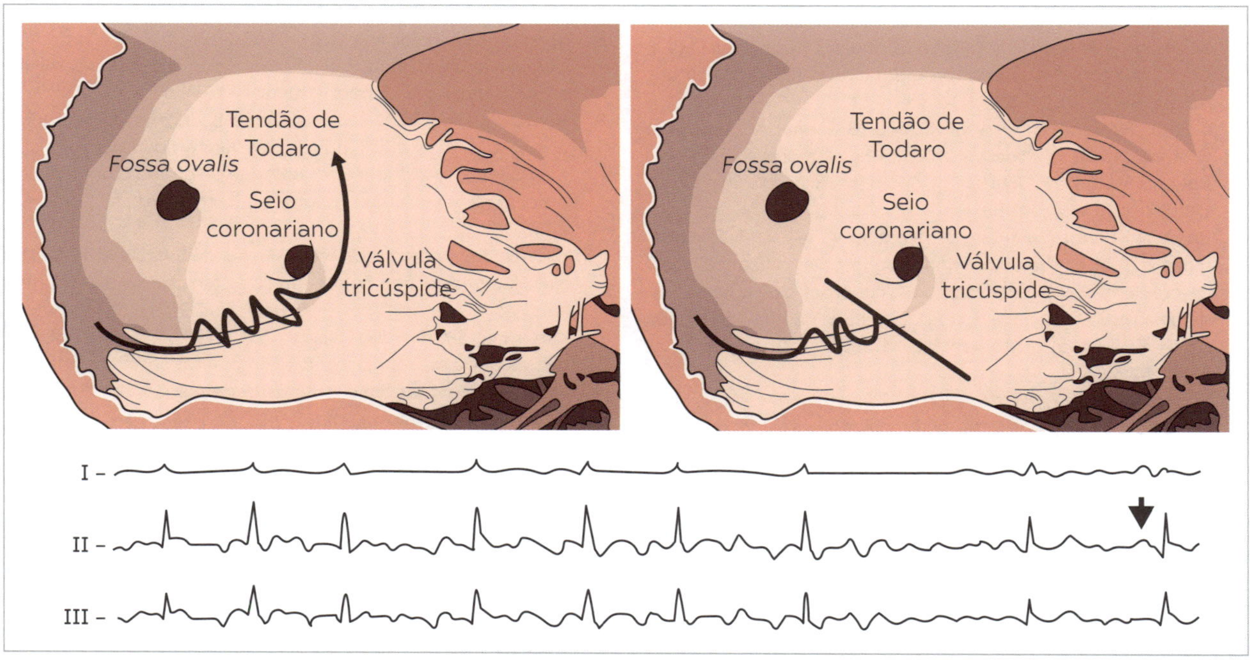

FIGURA 5 Circuito do *flutter* atrial típico (à esquerda) mostrando a frente de onda caminhando pelo istmo cavotricuspídeo (linha em ziguezague) em direção ao septo interatrial. À direita, após aplicação da lesão com radiofrequência produzida pelo cateter na área do istmo, interrompe-se a passagem da frente de onda, "quebrando" o circuito. Abaixo, o eletrocardiograma demonstrando a interrupção do *flutter* durante aplicação da radiofrequência (a seta mostra a onda P)

apresentavam taquicardiomiopatia secundária ao *flutter* atrial[10]. Essa abordagem com elevado grau de sucesso, conforme comentada anteriormente, deve ser a forma preferida de tratamento de pacientes nessa condição clínica. Nos pacientes nos quais a ablação não é aceita como forma de tratamento ou está contraindicada, os fármacos indicados são a propafenona ou o sotalol e, em casos de refratariedade, opta-se pela amiodarona.

Em pacientes assintomáticos com *flutter* atrial crônico, com frequência ventricular controlada e tolerada hemodinamicamente, o restabelecimento do ritmo sinusal pode não estar indicado, particularmente em idosos que exercem pouca atividade. Em alguns casos, a frequência ventricular lenta, na ausência de fármacos que retardam a condução nodal atrioventricular, pode ser manifestação de disfunção subjacente do sistema de condução cardíaco, condição na qual o ritmo sinusal restabelecido pode ser transitório, e manifesta-se com frequência cardíaca lenta seguida de piora clínica. Essa, talvez, seja uma condição na qual o *flutter* atrial seja o ritmo de escolha. Por outro lado, em pacientes submetidos a ablação, a necessidade de implante de marca-passo definitivo é maior naqueles que já apresentavam frequência sinusal abaixo de 50 bpm antes da ablação, histórico de fibrilação atrial, pausas sinusais maiores que 5 segundos após a interrupção do *flutter* ao término da ablação e volume atrial esquerdo > 60 mL/m^2[11]. Pacientes com átrios muito remodelados são mais propensos a apresentarem fibrose tecidual que pode aumentar o risco de comprometimento anatômico e funcional do nódulo sinusal. A anticoagulação deve ser considerada para pacientes com *flutter* atrial com as mesmas indicações dos pacientes com fibrilação atrial[12].

BIBLIOGRAFIA

1. Granada J, Uribe W, Chyou PH, Maassen K, Vierkant R, Smith PN, et al. Incidence and predictors of atrial flutter in the general population. J Am Coll Cardiol. 2000;36(7):2242-6.
2. Vadmann H, Nielsen PB, Hjortshøj SP, Riahi S, Rasmussen LH, Lip GY, et al. Atrial flutter and thromboembolic risk: a systematic review. Heart. 2015;101(18):1446-55.
3. Gula LJ, Redfearn DP, Jenkyn KB, Allen B, Skanes AC, Leong-Sit P, et al. Elevated Incidence of Atrial Fibrillation and Stroke in Patients With Atrial Flutter-A Population-Based Study. Can J Cardiol. 2018;34(6):774-83.
4. Brembilla-Perrot B, Ferreira JP, Manenti V, Sellal JM, Olivier A, Villemin T, et al. Predictors and prognostic significance of tachycardiomyopathy: insights from a cohort of 1269 patients undergoing atrial flutter ablation. Eur J Heart Fail. 2016;18(4):394-401.
5. Cosío FG. Atrial flutter update. Card Electrophysiol Rev. 2002;6(4):356-64.
6. Saoudi N, Cosio F, Waldo A, Chen S-A, Iesaka Y, Lesh M, et al. Classification of atrial flutter and regular atrial tachycardia according to electrophysiologic mechanism and anatomic bases: A statement from a joint expert group from the working group of arrhythmias of the European Society of Cardiology and the North American Society of Pacing and Electrophysiology. J Cardiovasc Electrophysiol. 2001;12(7):852-66.
7. Page RL, Joglar JA, Caldwell MA, Calkins JBC, Conti JB, Deal BJ, et al. 2015 ACC/AHA/ HRS guideline for the management of adult patients with supraventricular tachycardia: a report of the American College of Cardiology/American Heart Association Task Force on Clinical Practice Guidelines and the Heart Rhythm Society. J Am Coll Cardiol. 2016;67(13):e27-e115.
8. Spector P, Reynolds MR, Calkins H, Sondhi M, Xu Y, Martin A, et al. Meta-analysis of ablation of atrial flutter and supraventricular tachycardia. Am J Cardiol. 2009;104(5):671-7.
9. Romero J, Diaz JC, Di Biase L, Kumar S, Briceno D, Tedrow UB, et al. Atrial fibrillation inducibility during cavotricuspid isthmus-dependent atrial flutter ablation as a predictor of clinical atrial fibrillation. A meta-analysis. J Interv Card Electrophysiol. 2017;48(3):307-15.
10. Diamant MJ, Andrade JG, Virani SA, Jhund PS, Petrie MC, Hawkins NM. Heart failure and atrial flutter: a systematic review of current knowledge and practices. ESC Heart Fail. 2021;8(6):4484-96.
11. Kim J, Lee SH, Kim HR, Chung TW, Choi JH, Kim JY, et al. Predictors of permanent pacemaker implantation after sinus conversion of cavotricuspid isthmus-dependent atrial flutter. Sci Rep. 2022;12(1):5336.
12. Lanzarotti CJ, Olshansky B. Thromboembolism in chronic atrial flutter: is the risk underestimated? J Am Coll Cardiol. 1997;30(6):1506-11.

50

Taquicardias supraventriculares

Márcio Jansen de Oliveira Figueiredo
Fernando Piza de Souza Cannavan
Natália Miatelo Gimenez Ferreira
Victor Augusto Poncio

CONSULTA RÁPIDA

Taquicardias supraventriculares são decorrentes do uso das estruturas acima da bifurcação do feixe de His (átrios e junção atrioventricular e istmo cavo-tricuspídeo) para sua manutenção. As taquicardias supraventriculares (TSV) são, em geral, caracterizadas clinicamente como sintomáticas e recorrentes, ocasionando, na maioria das vezes, redução da qualidade de vida, mas, em poucos casos, levando à morte.

Principais taquicardias supraventriculares

Arritmia supraventricular	Mecanismo	Frequência	Cardiopatia
Taquicardia por reentrada nodal (TRN)	R	Comum	Não
Taquicardia por reentrada atrioventricular (TAV)	R	Comum	Não
Flutter atrial	R	Comum	Variável
Taquicardia atrial (TA)	R, AA, AD	Pouco comum	Variável
Taquicardia juncional não reciprocante	AA, AD	Rara	Variável

AA: automatismo anormal; AD: atividade deflagrada; R: reentrada.

A avaliação de sintomas possivelmente relacionados às TSV é parte importante da avaliação clínica desse tipo de paciente, sendo imperativa a tentativa de se avaliar o risco de morte súbita (MS) e a existência de cardiopatia subjacente.

O uso da ablação por cateter como forma preferencial de tratamento definitivo das TSV está bem estabelecido na literatura, constituindo um tratamento de baixo risco de complicações (mesmo para pacientes com maior idade) e de alta taxa de sucesso. O tratamento medicamentoso deve ser individualizado e direcionado para os indivíduos com baixo risco de complicações, sem risco ocupacional e com sintomas pouco frequentes e bem tolerados.

As TSV tratadas por ablação com sucesso apresentam excelente prognóstico, resultando na suspensão de medicações antiarrítmicas, retorno à prática de exercício físico e recuperação de qualidade de vida.

INTRODUÇÃO

> As taquicardias supraventriculares (TSV) são arritmias caracterizadas por origem elétrica acima do feixe de His (átrios, junção atrioventricular, istmo cavo-tricuspídeo), geralmente de complexo QRS estreito e frequência cardíaca maior que 100 batimentos por minutos (bpm). Caracterizadas clinicamente como sintomáticas e recorrentes, ocasionando, na maioria das vezes, redução da qualidade de vida, mas raramente levando à morte.

Sua prevalência é de 2,25/1.000 pessoas e incidência é de 35/100.000 pessoas ao ano. As mulheres apresentam um risco duas vezes maior de apresentar essas arritmias do que os homens, bem como os idosos (> 65 anos), que têm um risco de desenvolvê-las cinco vezes maior que o dos mais jovens[1].

De modo geral, ocorrem em pacientes com coração estruturalmente normal e se apresentam em paroxismos, sendo muitas vezes difícil documentá-las por meio de registro eletrocardiográfico.

Pacientes com essas arritmias merecem cuidados imediatos, porém nem sempre se faz necessário o diagnóstico exato para o início do tratamento[2]. O mecanismo de arritmia mais comum é a reentrada que em 60% dos casos envolvem um circuito de reentrada nodal e em 30%, circuito de reentrada atrioventricular por via acessória[3]. São raras as TSV por outros mecanismos, como automatismo anormal e atividade deflagrada (Tabela I).

DIAGNÓSTICO CLÍNICO

Visto que os pacientes normalmente se encontram assintomáticos no momento da avaliação no consultório, é importante que o médico tente caracterizar, por meio da anamnese, os sintomas durante a "crise" de arritmia. Sintomas comuns incluem palpitações, ansiedade, tonturas, desconforto torácico, frequência cardíaca maior que 150 bpm, entre outros (Tabela II).

TABELA II Sintomas comumente referidos durante as crises de taquiarritmias e relação com sua frequência

Palpitações	Comum
Fadiga	Comum
Desconforto torácico	Comum
Sensação de cabeça "aérea"	Comum
Dispneia	Pouco comum
Tontura	Pouco comum
Pré-síncope	Rara
Síncope	Rara

A caracterização dos sintomas de crise é o primeiro passo para o diagnóstico, devendo-se procurar definir como se iniciam, fatores desencadeantes e de melhora, relato de sensação de palpitação na região cervical ou fúrcula ("*frog*"), gatilhos e tempo de duração, relação com o esforço físico, necessidade de procura ao pronto atendimento e forma de reversão feita (manobra vagal, adenosina, cardioversão), bem como outros sintomas ou sinais sugestivos de cardiopatia estrutural. A presença de palpitações definidas como falhas do batimento ou pausas, com duração de poucos segundos, sugere extrassístoles. Além disso, dados clínicos como idade, gênero, comorbidades podem facilitar o diagnóstico (Tabela III).

Sintomas sugestivos de extrassístoles, em pacientes sem evidência de cardiopatia, devem ser correlacionados com eventuais fatores predisponentes, como o uso de cafeína em excesso, tabagismo, uso de drogas ilícitas, consumo de álcool ou hipertireoidismo.

Os pacientes com história sugestiva de TSV, mas sem eletrocardiograma (ECG) realizado durante o episódio,

TABELA I Principais taquicardias supraventriculares, mecanismos, frequência e relação com cardiopatia estrutural

Arritmia supraventricular	Mecanismo	Frequência	Cardiopatia
Taquicardia por reentrada nodal (TRN)	R	Comum	Não
Taquicardia por reentrada atrioventricular (TAV)	R	Comum	Não
Flutter atrial	R	Comum	Variável
Taquicardia atrial (TA)	R, AA, AD	Pouco comum	Variável
Taquicardia juncional não reciprocante AA, AD Rara Variável			

AA: automatismo anormal; AD: atividade deflagrada; R: reentrada.

TABELA III Dados relevantes para anamnese do paciente em investigação de taquicardia supraventricular
Sintomas ▪ Presença de síncope ▪ Presença de sensação de palpitação em fúrcula: sinal "frog"
Crise ▪ Gatilhos ▪ Duração ▪ Frequência (recorrência)
Relação com esforço físico: se positiva: durante ou após esforço?
Necessidade de reversão hospitalar (manobra vagal, adenosina, cardioversão)

podem não receber diagnóstico específico antes de serem encaminhados para a realização de um estudo eletrofisiológico (EEF) invasivo ou ablação por cateter.

O registro eletrocardiográfico de crise é, muitas vezes, imprescindível para o diagnóstico correto da arritmia, devendo o paciente ser orientado a procurar imediatamente atendimento quando houver percepção dos sintomas.

A Figura 1 mostra um fluxograma sugerido para os pacientes que não têm um registro eletrocardiográfico durante um episódio de arritmia.

DIAGNÓSTICO ELETROCARDIOGRÁFICO

O eletrocardiograma (ECG) é fundamental para o diagnóstico, devendo-se procurar pela presença de ritmo anormal, pré-excitação ventricular, taquicardia sinusal, aumento do intervalo QT, bloqueios de ramo, alterações segmentares ou outros achados sugestivos de cardiopatia estrutural. É ideal a recuperação do ECG registrado durante a crise, tornando o diagnóstico mais claro e o tratamento mais adequado. As características clínicas, somadas aos achados eletrocardiográficos, facilitam o diagnóstico diferencial das taquicardias supraventriculares, conforme demonstrado na Tabela IV.

A TSV mais frequente é a taquicardia por reentrada nodal (TRN) comum[5] (Figura 2), com achados eletrocardiográficos muito sugestivos, como a presença de onda P pequena deformando o QRS em V1 (padrão rSr') ou pseudo-S nas derivações inferiores, com intervalo RP muito inferior ao PR (normalmente menos que 80 ms).

A taquicardia por reentrada atrioventricular (TAV) ocorre em pacientes portadores de via acessória. Quando se apresenta como uma taquicardia de QRS estreito (TAV ortodrômica), pode ou não haver a presença de pré-excitação ventricular ao ECG de repouso. Essa observação é importante ao se avaliar o risco de morte súbita (MS) e a necessidade de encaminhamento para avaliação do eletrofisiologista. A pré-excitação ventricular caracteriza-se por intervalo PR curto e evidência de onda delta, geralmente acompanhados de um QRS alargado e repolarização ventricular anormal (Figura 3). A MS, embora tenha incidência um pouco maior nos pacientes com TAV em relação à população geral, pode ser a primeira manifestação da síndrome de Wolff-Parkinson-White (SWPW).

O risco de complicações da SWPW , como a presença de síncope e a própria MS, está associado às propriedades eletrofisiológicas da via acessória, como a velocidade

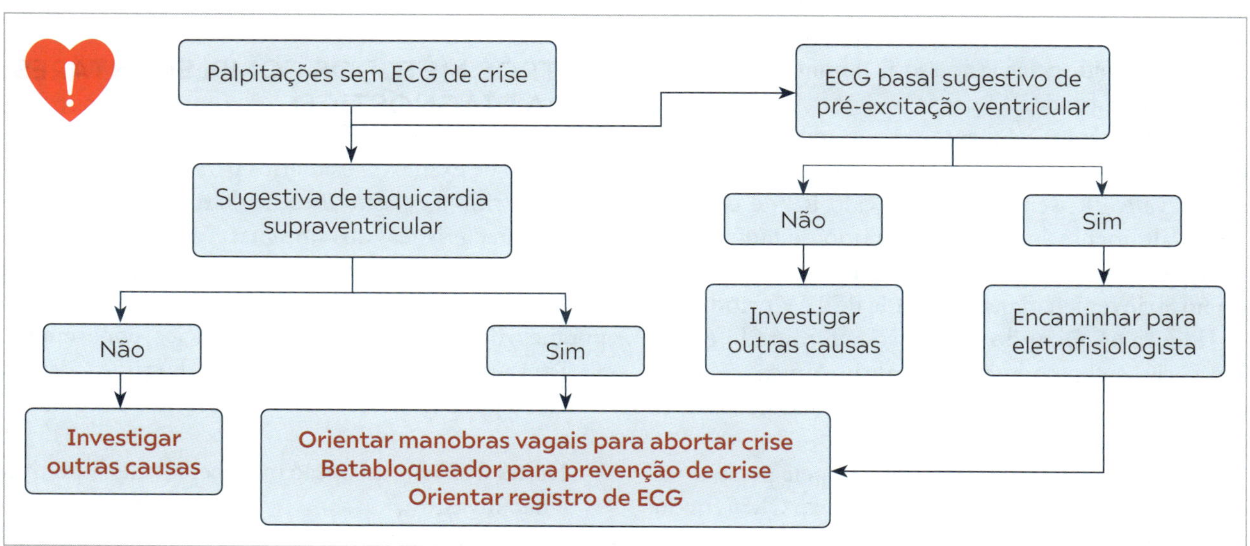

FIGURA 1 Fluxograma sugerido para pacientes com palpitações sem registro eletrocardiográfico em uma crise.

TABELA IV Achados clínicos e eletrocardiográficos para o diagnóstico diferencial de taquicardia supraventricular

Tipo de taquiarritmia	Idade típica de início dos sintomas	Causa subjacente	Achados do ECG de repouso	Sintomas mais frequentes	Achados do ECG de crise
Taquicardia supraventricular	Qualquer idade	Coração normal	Pré-excitação ventricular na TAV	Início e término súbitos, palpitações regulares	Ritmo regular, FC de 150 a 250 bpm Complexos QRS estreitos ou alargados (TAV antidrômica) Ondas P após o QRS podem ser visíveis
Fibrilação, flutter ou taquicardia atrial	Maior que 60 anos	Doença cardíaca (isquêmica, valvopatia, hipertensiva)	Sinais de sobrecarga de câmaras cardíacas, alteração da repolarização ventricular	Palpitações de início súbito, às vezes persistentes; os sintomas podem ser leves; palpitações irregulares	Ritmo regular ou irregular (fibrilação), com FC de 100 a 220 bpm, tipicamente 150 bpm no flutter Complexos QRS tipicamente estreitos e atividade atrial variável
Taquicardia sinusal	10 a 30 anos	Coração normal	ECG normal	Palpitações de início e término progressivos	Ritmo regular, FC máxima estimada em 220 – idade Ondas P de morfologia sinusal precedendo QRS
Taquicardia ventricular	Maior que 50 anos	Cardiopatia isquêmica, doença de Chagas	Ondas Q patológicas, bloqueios de ramo	Palpitações de início e término súbitos, síncope, morte súbita	Ritmo regular, FC variável Complexos QRS alargados, podendo-se visualizar batimentos de fusão e captura Dissociação atrioventricular

ECG: eletrocardiograma; FC: frequência cardíaca; TAV: taquicardia por reentrada atrioventricular.

de condução e o período refratário, determinando taquicardias muito rápidas e possível degeneração para a fibrilação ventricular (FV). Esse tipo de manifestação acomete indivíduos jovens e assintomáticos quando há condução rápida pela via acessória durante um episódio de fibrilação atrial (FA).

A TAV é a mais frequente em portadores da SWPW, caracterizando-se por um intervalo RP menor que o intervalo PR, sendo um intervalo RP de cerca de 70 ms altamente sugestivo desse tipo de taquicardia. Quando o braço anterógrado do circuito de reentrada é o nó atrioventricular, é chamada de TAV ortodrômica (Figura 6). Quando seu braço anterógrado é a via acessória, é chamada de TAV antidrômica, cabendo o diagnóstico diferencial entre outras taquicardias de QRS alargado.

A taquicardia atrial caracteriza-se pela presença de uma ou mais ondas P para cada complexo QRS (condução AV 1:1, 2:1 ou mais), e o intervalo PR, normalmente, é menor que o intervalo RP.

A presença de síncope ou a suspeita de SWPW devem ser cuidadosamente conduzidas, sendo sugerido o encaminhamento para a avaliação de um eletrofisiologista.

OUTROS MÉTODOS COMPLEMENTARES PARA DIAGNÓSTICO

O uso de exames subsidiários para a investigação do tipo de arritmia e a estratificação do risco de MS depende das características dos sintomas. Para fins de escolha medicamentosa para tratamento, a avaliação cardíaca estrutural faz-se importante e essa pode ser realizada por meio do ecocardiograma transtorácico, por exemplo.

Para aumentar a chance de registro de crise, podemos utilizar alguns recursos, como os descritos a seguir:

- **Holter de 24 horas:** opção mais facilmente disponível e não invasiva;
- **Teste ergométrico:** principalmente indicado para pacientes com sintomas relacionados ao esforço

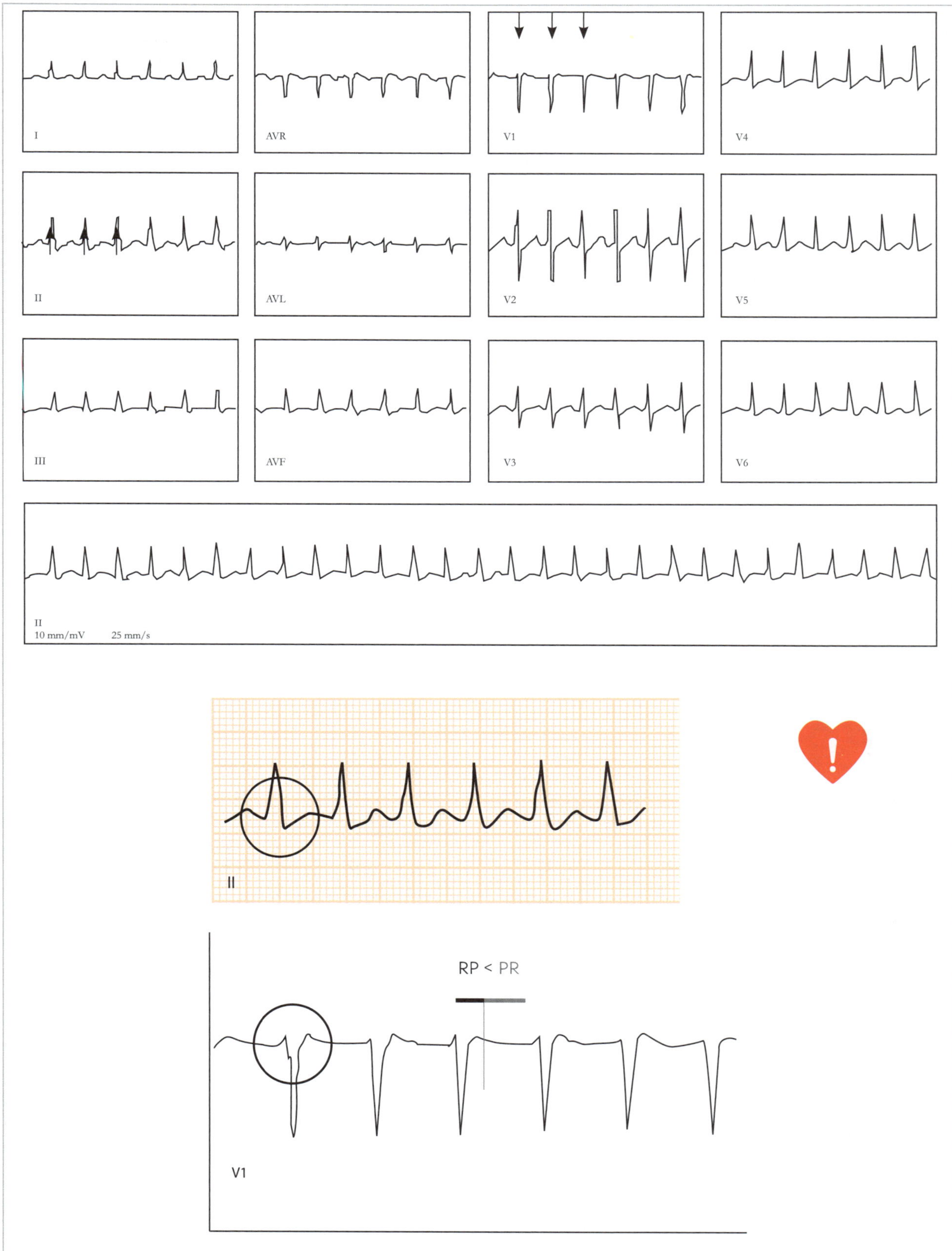

FIGURA 2 Eletrocardiograma de taquicardia por reentrada nodal, com padrão de pseudo-S em DII, rSr″ em V1 e RP < PR.

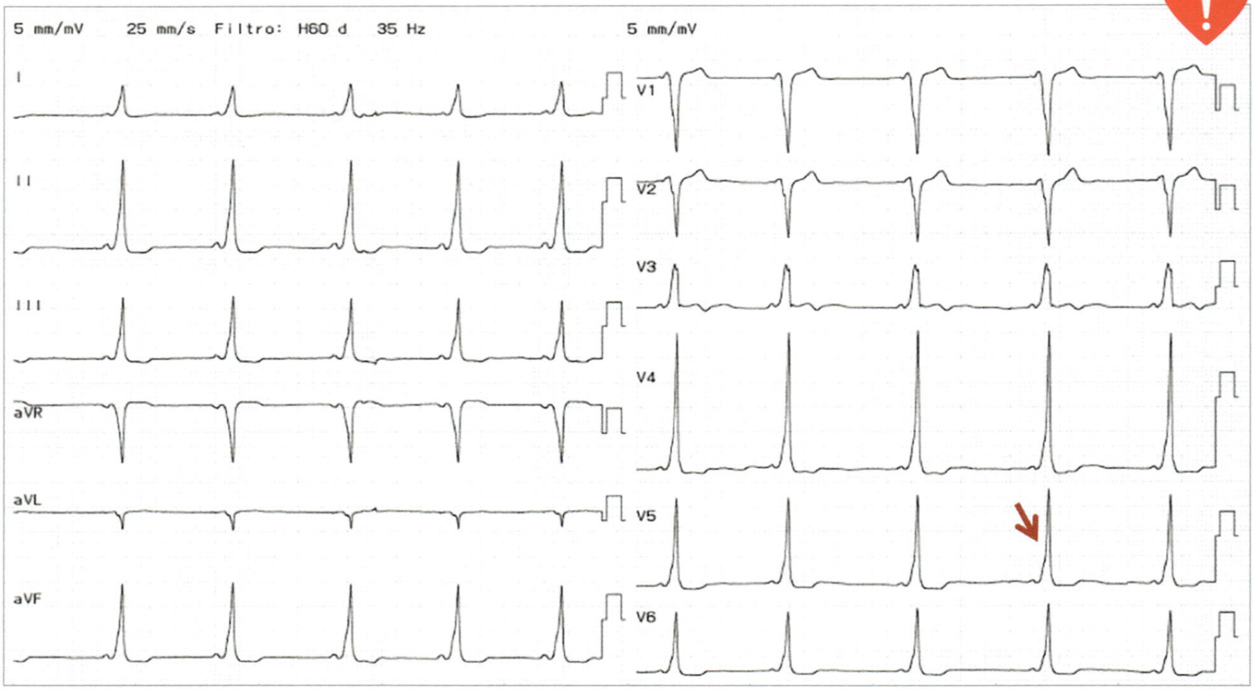

FIGURA 3 Eletrocardiograma em menor e maior zoom com evidência de pré- excitação ventricular caracterizando a onda delta (seta), e de intervalo PR curto.

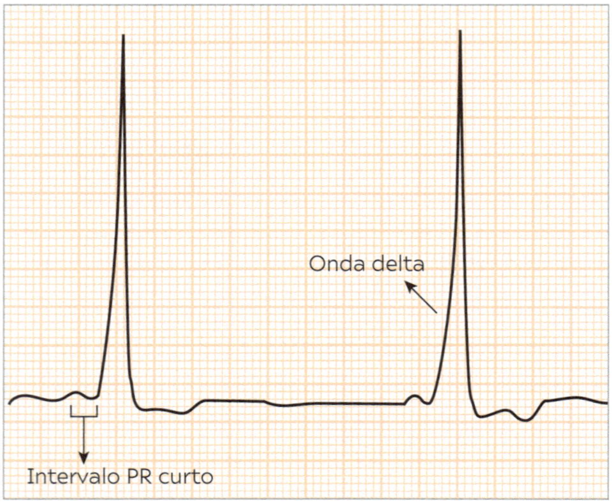

FIGURA 4 Em detalhes onda delta e intervalo PR curto características da síndrome Wolf-Parkinson-White.

físico ou para avaliação do comportamento da pré-excitação ventricular no esforço. Método também facilmente disponível e não invasivo;

- **Gravador de eventos (*looper*):** indicado para pacientes com sintomas menos frequentes, método mais caro e mais invasivo;
- **Tecnologias vestíveis:** uma das inovações é a aquisição de eletrocardiograma por meio de aplicativo eletrônico em relógio de pulso, que permite registrar não só a frequência, mas também o ritmo cardíaco, identificando irregularidades desse ritmo, sendo estas confirmadas por meio de várias leituras, emitindo avisos para o portador do dispositivo, permitindo diagnóstico precoce de arritmias cardíacas[6]. Há outros dispositivos inteligentes com tecnologia capaz de monitorar a FC, porém ainda não disponíveis para uso no nosso país. Os monitores de FC de uso óptico e de pulso são fáceis de usar, mas a validação apropriada do dispositivo usado é imperativa, bem como a avaliação do traçado por um especialista[1,7,8]. Um registro de ECG de derivação única de 30 segundos é suficiente para diagnosticar FA[9], mas a interpretação manual de traçados de derivação única, usando registro portátil, ainda é recomendado pelas diretrizes da European Society of Cardiology (ESC) 2020 para o diagnóstico e manejo dessa arritmia. Outras arritmias foram menos estudadas[8]. O maior desafio enfrentado pela utilização generalizada de novas tecnologias é o alto custo – barreira para muitas comunidades em todo o mundo. Além disso, uma melhor alfabetização digital em saúde entre pacientes e profissionais é fundamental para uma implementação bem-sucedida desses métodos, além do estabelecimento de aspectos legais relacionados a gravações e seu envio para os profissionais de saúde.

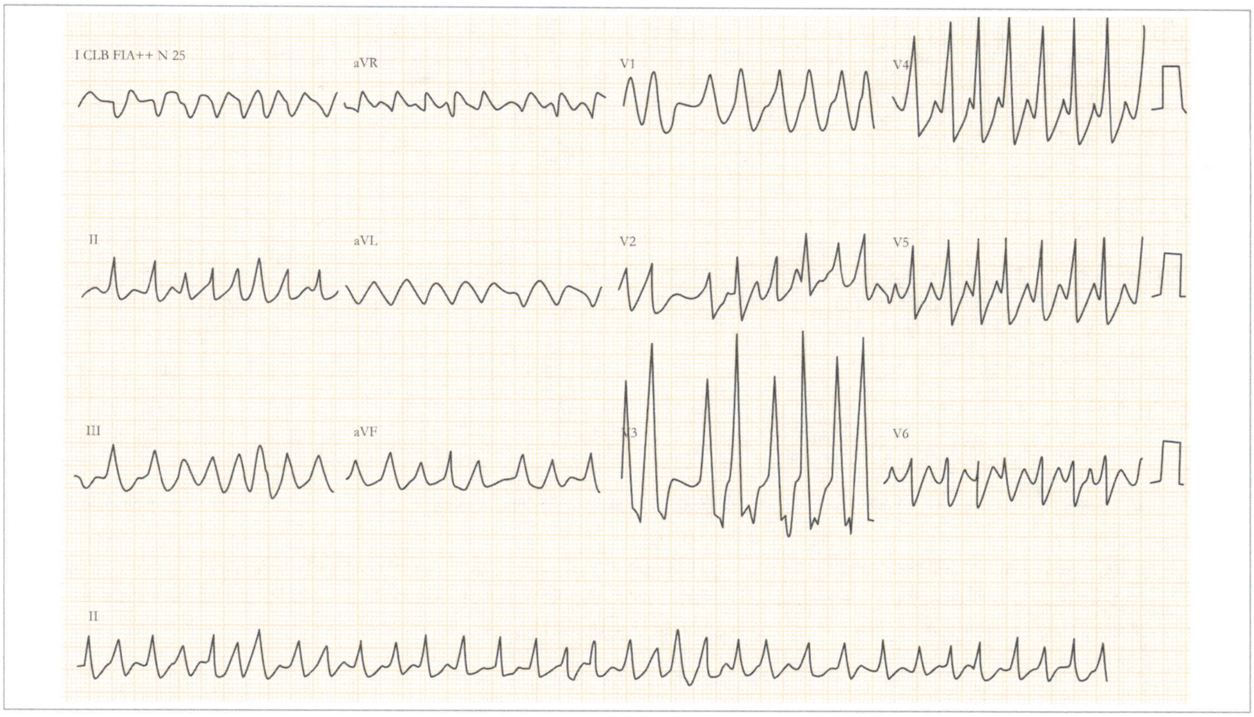

FIGURA 5 Eletrocardiograma mostrando fibrilação atrial com condução atrioventricular rápida por via acessória. Observa-se intervalo RR variável e complexos QRS similares, com padrão de onda delta e repolarização anormal.

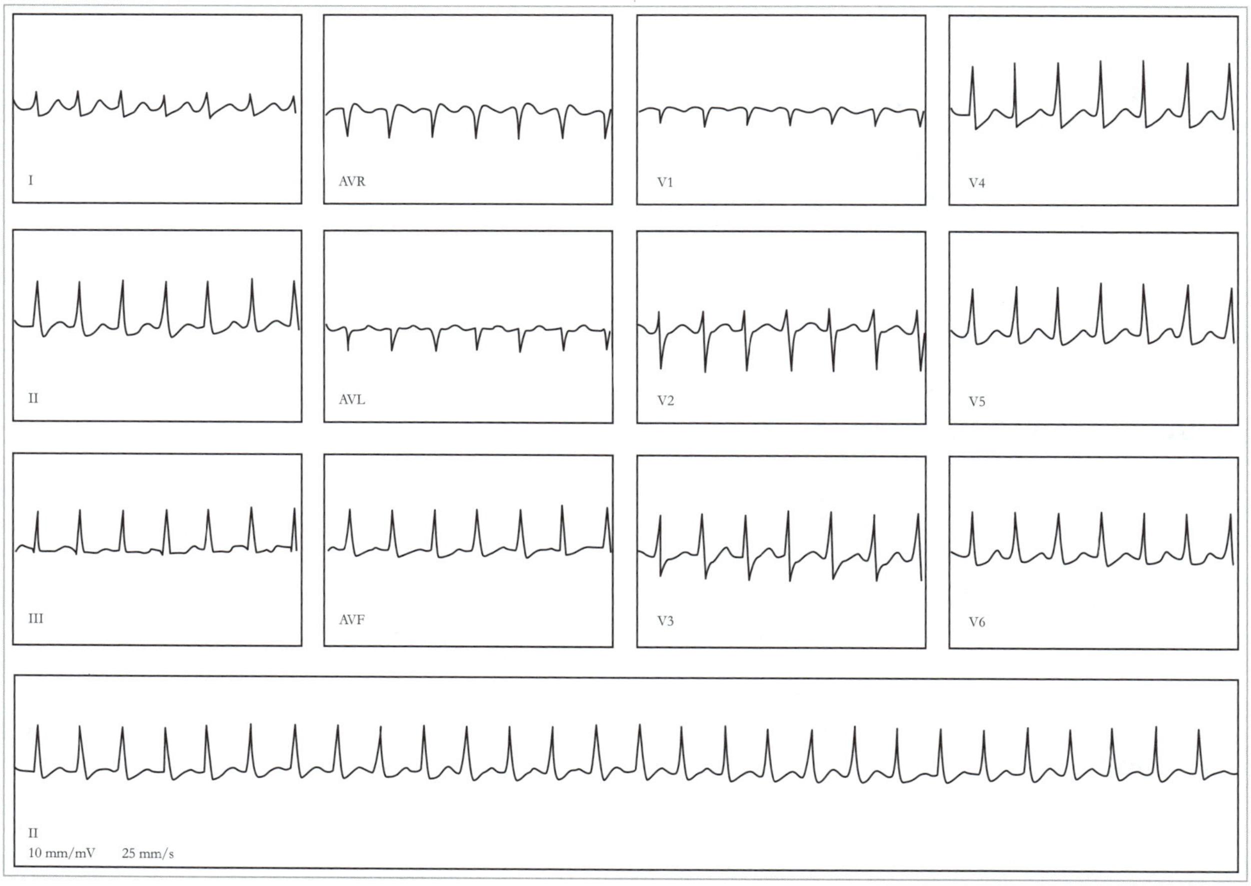

FIGURA 6 Eletrocardiograma mostrando taquicardia por reentrada atrioventricular ortodrômica. Observa-se taquicardia regular de QRS estreito, com intervalo RP menor que o intervalo PR, mas superior ao intervalo RP observado na taquicardia por reentrada nodal (Figura 2). (*continua*)

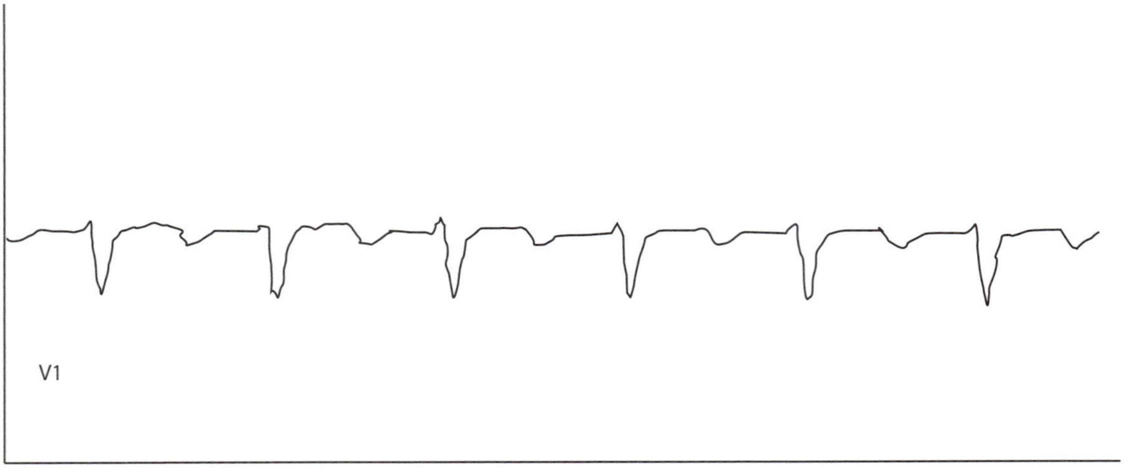

FIGURA 6 (*Continuação*) Eletrocardiograma mostrando taquicardia por reentrada atrioventricular ortodrômica. Observa-se taquicardia regular de QRS estreito, com intervalo RP menor que o intervalo PR, mas superior ao intervalo RP observado na taquicardia por reentrada nodal (Figura 2).

Parcerias entre os formuladores de políticas de saúde profissionais, indústria e comunidades de pesquisa são a chave para garantir acessibilidade, equidade, reembolso e inclusão[8].

Esse assunto pode também ser observado em discussão constante no Capítulo 6.

- No caso de pacientes portadores de dispositivos cardíacos eletrônicos implantáveis (CDI), a avaliação do ritmo registrado no próprio equipamento é possível e facilmente disponível além de também ser não invasivo.

TRATAMENTO NO CONSULTÓRIO PARA PACIENTES COM SUSPEITA DE TAQUICARDIAS SUPRAVENTRICULARES SEM REGISTRO DURANTE A CRISE

- **Medicamentoso:** a prescrição de betabloqueador de maneira empírica pode ser realizada. Prescrição de antiarrítmicos de classe I ou III, como propafenona, sotalol ou amiodarona geralmente é uma opção para pacientes com registro eletrocardiográfico de crise, sinais de pré-excitação ao ECG ou sintomas recorrentes.

É importante lembrar que pacientes com doença cardíaca estrutural são candidatos somente ao uso de amiodarona ou betabloqueadores, mas não ao uso de propafenona ou sotalol. Evitar situações que normalmente deflagram sintomas.

TABELA V Escolha do método complementar de monitorização ambulatorial do eletrocardiograma (ECG) considerando as características dos sintomas[10]

Sintoma	Tipo de registrador
Diário (fugaz ou prolongado, incapacitante ou não)	Holter
Semanais ou mensais	
Fugazes	*Looper*
Prolongados	*Looper*
	ECG pós-evento
	ECG no pronto-socorro
Incapacitantes	*Looper*
Pouco frequentes	
Fugazes	Reavaliar a conveniência do esclarecimento
Prolongados	*Looper* implantável
	Pronto-socorro

- **Não medicamentoso:**
  - Orientar o paciente a realizar manobras vagais quando houver crise.
  - Interromper a prática de exercícios físicos até a avaliação detalhada do quadro clínico por um especialista.
  - Não se expor a atividades profissionais ou de lazer em que a perda de consciência pode levar a um grave acidente pessoal ou social (atividades em altura ou que envolvam mergulho, pilotar aeronaves ou barcos, dirigir veículos de passageiros,

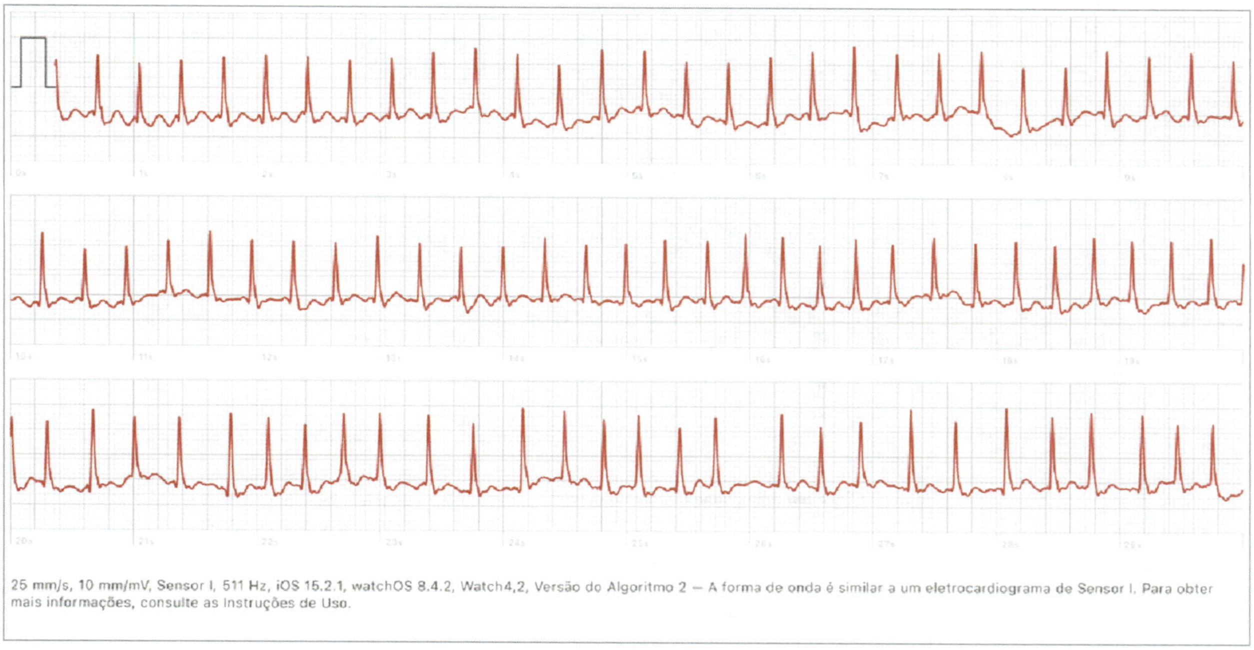

FIGURA 7 Registro eletrocardiográfico de taquicardia por meio de *smart watch*.

manipular máquinas industriais com risco de acidente, frequentar piscina ou locais que envolvam risco de afogamento).

TRATAMENTO DE CONSULTÓRIO PARA PACIENTES COM REGISTRO DE TAQUICARDIA SUPRAVENTRICULAR

Basicamente, nos casos dos pacientes portadores de TSV confirmadas, com eletrocardiograma durante as crises, as opções, além das mesmas orientações não medicamentosas acima descritas, são o uso de antiarrítmicos e ablação a depender do tipo específico de arritmia, sintomas do paciente ou repercussão do quadro (presença ou ausência de alterações estruturais cardíacas secundárias à presença da arritmia).

Esses pacientes devem, preferencialmente, ser encaminhados ao especialista arritmologista/eletrofisiologista, especialmente em algumas situações, como listado na Tabela VI.

TABELA VI Condições em que se deve preferencialmente encaminhar o paciente para um especialista para tratamento específico

Taquicardia de complexos QRS largos
Taquicardias supraventriculares ▪ Em pacientes com síncope ou sintomas graves ▪ Em pacientes com intolerância ou refratariedade ao tratamento medicamentoso ▪ Em pacientes que não desejam o tratamento medicamentoso crônico
Síndromes de pré-excitação ventricular (com ou sem taquicardia supraventricular)

Taquicardia por reentrada nodal

Um ensaio clínico randomizado que comparou a ablação por cateter como tratamento de primeira linha com drogas antiarrítmicas demonstrou benefícios significativos da ablação nas hospitalizações relacionadas à arritmia[11].

Para a prevenção da TRN, a ablação por cateter é o método de escolha, sendo indicação IB nas diretrizes mais recentes sobre o tema, podendo ser indicada mesmo para aqueles pacientes com crises infrequentes e bem toleradas, embora esses últimos possam ser acompanhados clinicamente[1].

O tratamento medicamentoso de escolha envolve o uso de drogas com atividade bloqueadora da condução pelo nó atrioventricular, como betabloqueadores, verapamil ou diltiazem, como tratamento IIA[1]. Nos pacientes sem cardiopatia estrutural, com insucesso no tratamento medicamentoso inicial, pode-se optar pelo uso de propafenona ou sotalol. O uso de amiodarona deve ser reservado aos pacientes com cardiopatia estrutural, sendo raramente necessário seu uso quando há insucesso com as drogas de primeira escolha.

A taxa de sucesso da ablação de TRN é de 97%, com recorrência de 1,34% e com risco de bloqueio atrioventricular (principal complicação do procedimento) < 1%[12-15].

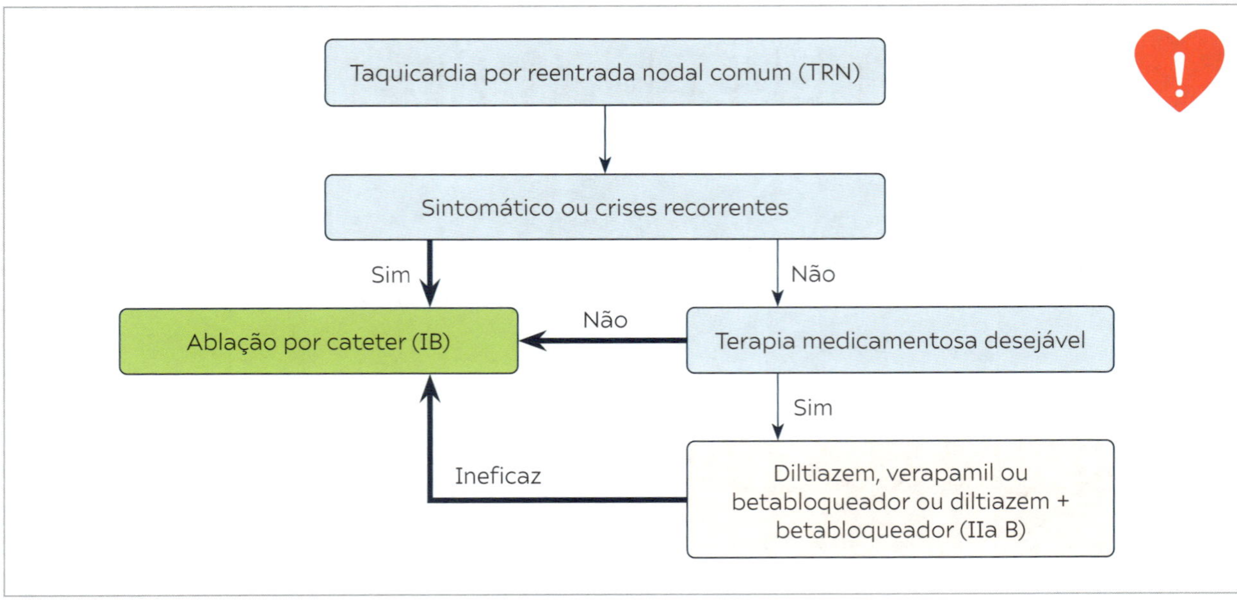

FIGURA 8 Fluxograma para o tratamento da taquicardia por reentrada nodal[1].

Taquicardia por reentrada atrioventricular e síndrome de Wolff-Parkinson-White

A presença de via acessória, ou seja, de uma conexão anormal entre miocárdio atrial e ventricular, está relacionada à taquicardia por reentrada atrioventricular (TRA) e à síndrome de Wolff-Parkinson-White. A via acessória que apresenta condução exclusivamente de maneira retrógrada (dos ventrículos aos átrios) denomina-se via acessória oculta, não causando alteração no ECG (intervalo PR curto e onda delta) durante o ritmo sinusal.

A síndrome de Wolff-Parkinson-White é caracterizada pela presença de pré-excitação ventricular e sintomas. A FA é presente em 50% desses pacientes sendo potencialmente fatal e relacionada à incidência de MS (degeneração para fibrilação entricular) entre 0,15 e 0,39%[4].

Na presença de sintomas, a ablação por cateter é o tratamento de escolha, sendo o uso de medicamentos reservado para indivíduos que aguardam a realização desse tratamento ou para aqueles submetidos a estudo eletrofisiológico invasivo, no qual se demonstrou que a via acessória é de baixo risco e de localização próxima ao sistema de condução (denominada para-hissiana). A taxa de sucesso da ablação por cateter da via acessória é superior a 90%. Entretanto, as taxas de sucesso, recorrência e complicações são variáveis de acordo com a localização da via.

O emprego de medicamentos antiarrítmicos para a prevenção de recorrências depende da presença de pré-excitação no ECG de repouso. Quando ele é normal (isto é, sem pré-excitação), o tratamento é similar àquele utilizado para a prevenção de recorrências da TRN e baseado, preferencialmente, no uso de drogas que deprimam a condução pelo nó AV, como betabloqueadores, antagonistas dos canais de cálcio.

Para o tratamento medicamentoso da SWPW, devem ser utilizadas drogas que alterem a condução pela via acessória. A propafenona tem indicação IIb B e verapamil, diltiazem e betabloqueadores IIa B[1].

Os pacientes com ECG sugestivo de pré-excitação, mas assintomáticos, constituem motivo de controvérsia em relação à necessidade de tratamento medicamentoso ou mesmo por ablação. Podem ser candidatos à estratificação invasiva da via com EEF ou não invasiva com teste ergométrico (Figura 9).

Gestantes

Deve-se evitar antiarrítmicos no primeiro trimestre de gestação, sempre que possível. Em caso de necessidade de medicação para controle de crises, para gestantes portadoras de TSV, o verapamil deve ser a droga de escolha[1] e para aquelas portadoras de SWPW sem doença cardíaca estrutural relacionada o uso de propafenona deve ser considerado; caso seja optado por betabloqueador, não utilizar atenolol[1].

Extrassístoles supraventriculares

A presença de sintomas fugazes e recorrentes, referidos como sensação de falha do batimento cardíaco, pausas ou palpitação com duração de poucos segundos,

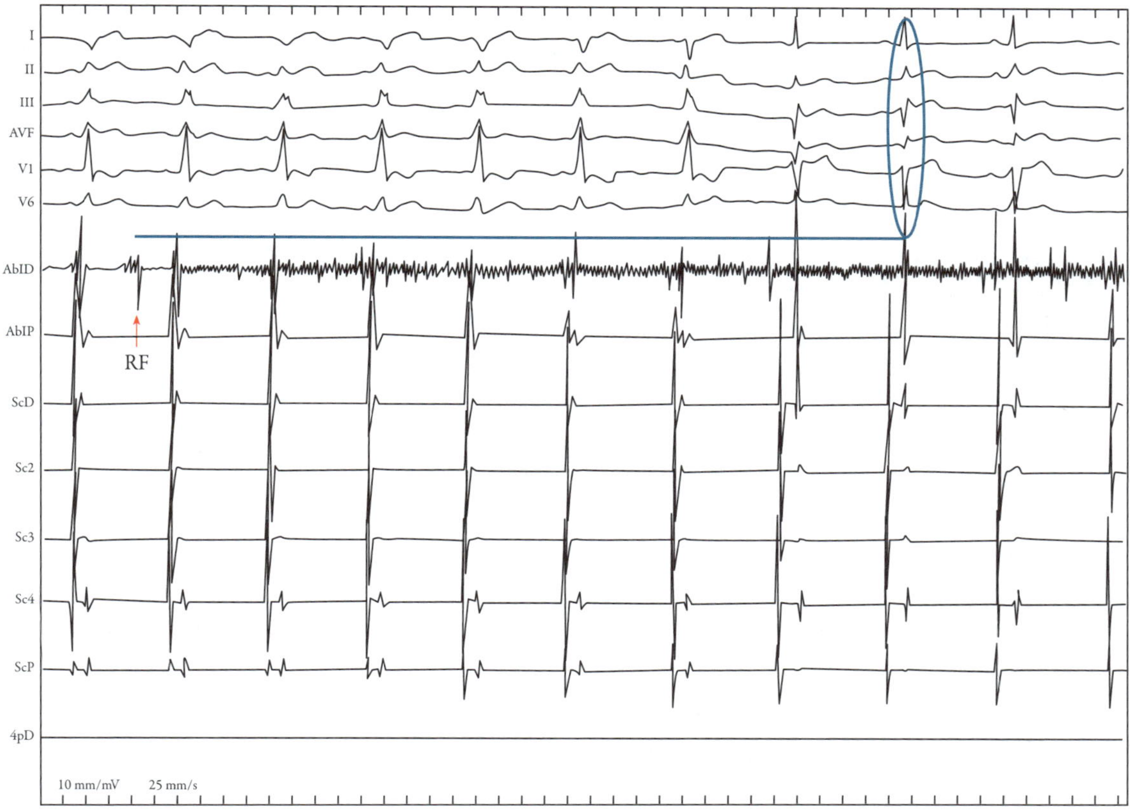

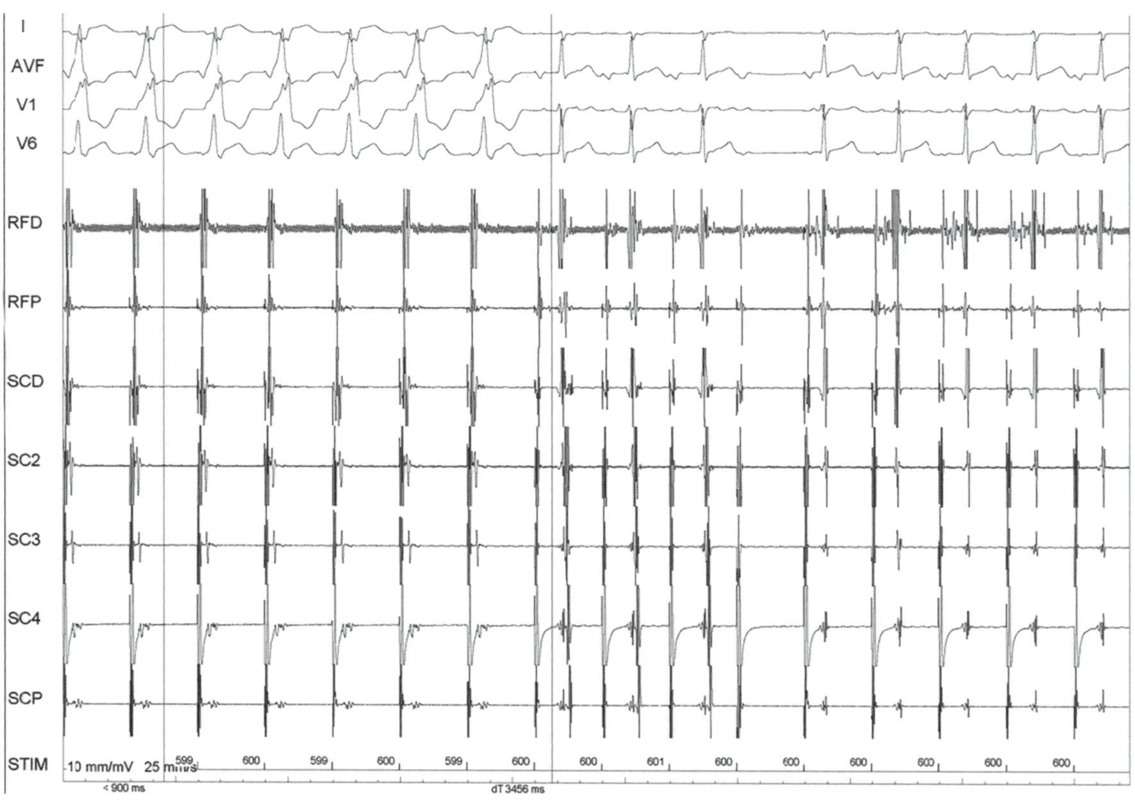

FIGURA 9 Registros de eletrocardiograma (ECG) obtidos durante ablação de via acessória em portador da síndrome de Wolff-Parkinson-White. Observe o artefato de radiofrequência (RF; seta) e o desaparecimento do padrão de pré-excitação cerca de 5 segundos após o início da aplicação de RF (destaque).

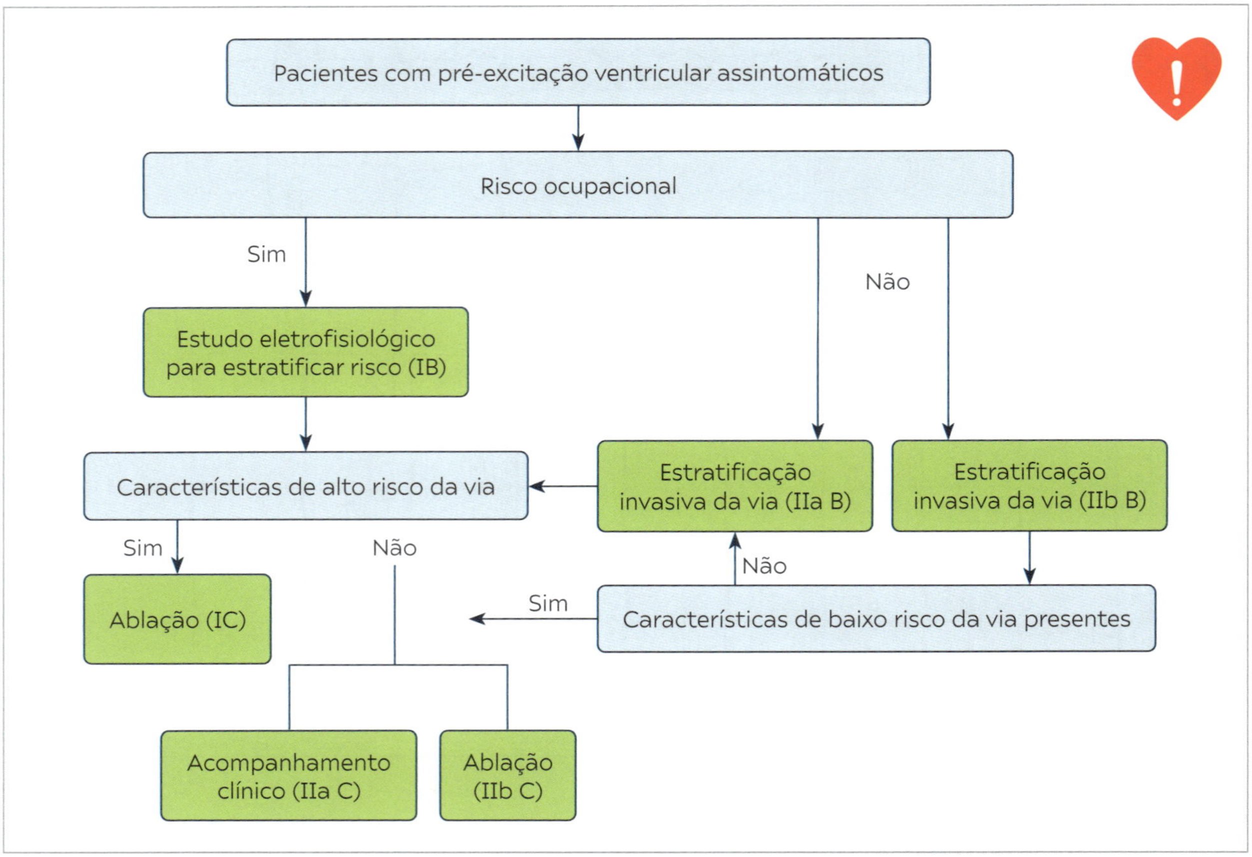

FIGURA 10 Fluxograma para o manejo do paciente assintomático com pré-excitação ventricular[1].

ou ainda sensação de um galope do coração, sugere extrassístoles. A diferenciação entre extrassístoles ventriculares e supraventriculares só pode ser feita pelo ECG ou pelo Holter.

A importância clínica de extrassístoles supraventriculares recorrentes pode ser resumida em duas situações distintas:

- Presença de sintomas recorrentes e debilitantes, que podem afetar a qualidade de vida do paciente.
- Presença de extrassístoles supraventriculares que deflagram outras arritmias, especialmente a fibrilação atrial.

No caso de extrassístoles supraventriculares muito sintomáticas, o tratamento tem como objetivo a melhora do sintoma e não necessariamente a supressão da arritmia, utilizando-se betabloqueadores ou antagonistas dos canais de cálcio. Extrassístoles supraventriculares que deflagram episódios de FA é um achado relevante, sobretudo em pacientes sintomáticos, podendo orientar à terapêutica mais adequada e até mesmo a ablação de fibrilação atrial.

ACOMPANHAMENTO E PROGNÓSTICO

De modo geral, pacientes portadores de TSV que estejam sob tratamento medicamentoso devem ser acompanhados por arritmologistas/eletrofisiologistas com avaliação clínica e por ECG, principalmente quando em uso de antiarrítmicos, tendo seu intervalo QT avaliado em cada consulta e 7 dias após introdução de antiarrítmicos.

Pacientes que foram submetidos à ablação com sucesso podem ser reencaminhados ao cardiologista geral para acompanhamento anual ou de acordo com as demais comorbidades, sendo reencaminhados ao eletrofisiologista em caso de recorrência de sintomas ou de modificação eletrocardiográfica.

As TSV tratadas por ablação com sucesso apresentam excelente prognóstico, resultando na suspensão de medicações antiarrítmicas, retorno à prática de exercício físico e recuperação de qualidade de vida.

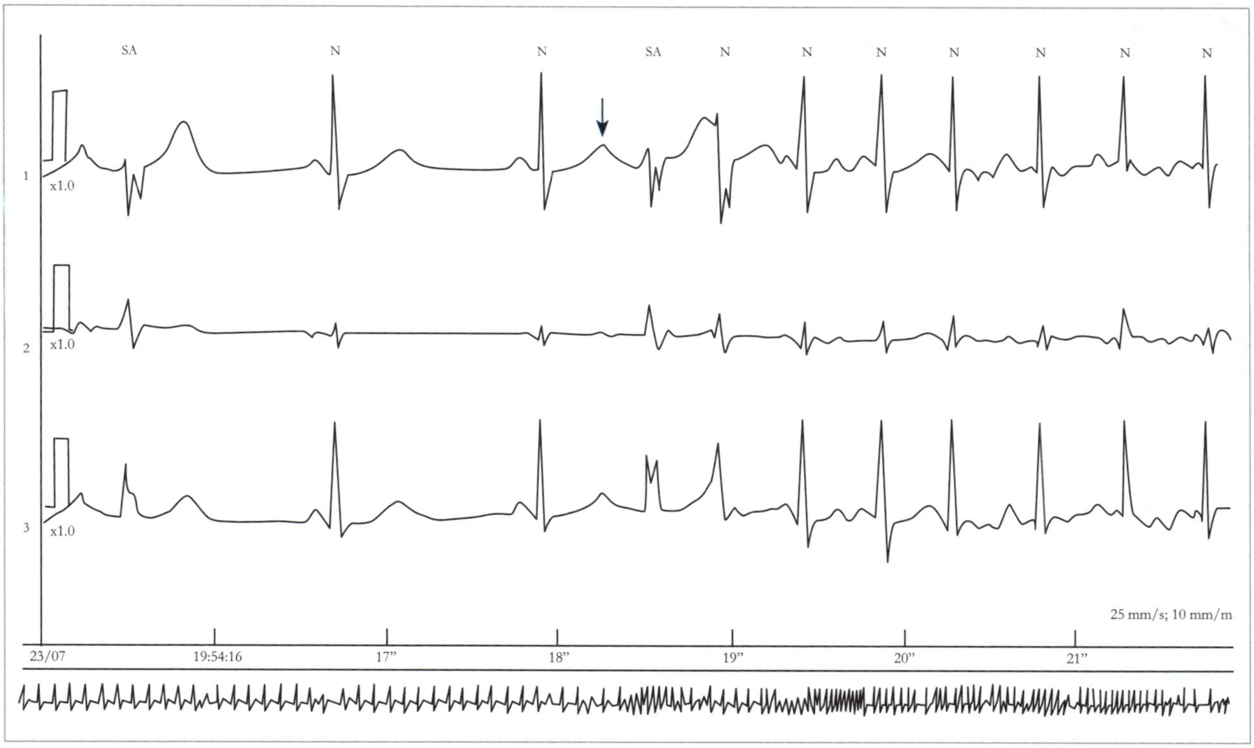

FIGURA 11 Exemplo de extrassístole atrial (seta) desencadeando fibrilação atrial. Observe o traçado na parte inferior com extrassístole atrial supraventricular com aberrância.

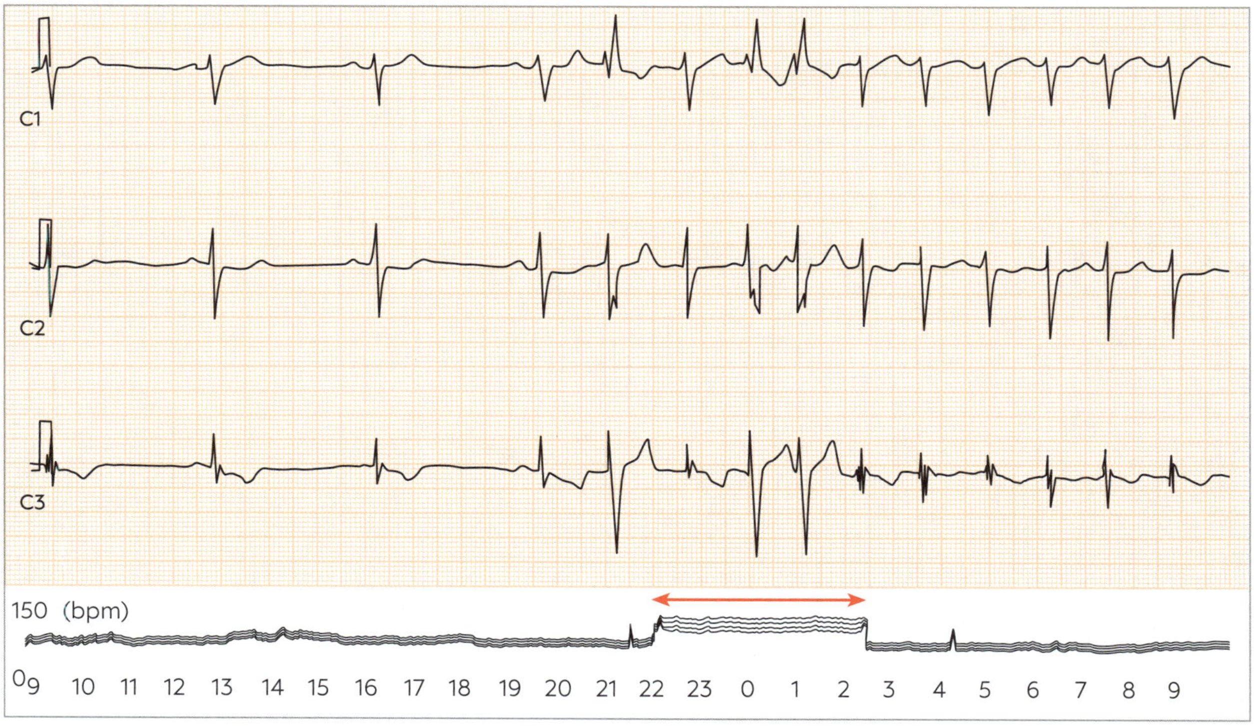

FIGURA 12 Fibrilação atrial iniciada por extrassístole atrial (seta). Observe o gráfico de 24 horas, com início da arritmia por volta das 22 horas.

BIBLIOGRAFIA

1. Brugada J. 2019 ESC Guidelines for the management of patients with supraventricular tachycardia The Task Force for the management of patients with supraventricular tachycardia of the European Society of Cardiology (ESC). Eur Heart J. 2020;41:655-720.
2. Link MS. Evaluation and initial treatment of supraventricular tachycardia. N Eng J Med. 2012;367:1438-48.3.
3. Délacretaz E. Supraventricular tachycardia. N Engl J Med. 2006;354:1039-51.
4. Blomström-Lundqvist C, Scheinman MM, Aliot EM, Alpert JS, Calkins H, Camm AJ et al. ACC/AHA/ESC guidelines for the management of patients with supraventricular arrhythmias – executive summary: a report of the American College of Cardiology/ American Heart Association Task Force on Practice Guidelines and the European Society of Cardiology Committee for Practice Guidelines. Eur Heart J. 2003;24(20):1857-97.
5. Elvas L, Gursoy S, Brugada J, Andries E, Brugada P. Atrioventricular nodal reentrant tachycardia: a review. Can J Cardiol.1994;10(3):342-8.
6. Apple Watch helps detect AF: is this the future? Medscape. 2019.
7. Wang R, Blackburn G, Desai M, Phelan D, Gillinov L, Houghtaling P, et al. Accuracy of wrist-worn heart rate monitors. JAMA Cardiol. 2017;2:104106.
8. Svennberg E. How to use digital devices to detect and manage arrhythmias: an EHRA practical guide. Europace. 2022;24(6):979-1005.
9. Hindricks G, Potpara T, Dagres N, Arbelo E, Bax JJ, Blomstrom-Lundqvist C et al.; ESC Scientific Document Group. 2020 ESC Guidelines for the diagnosis and management of atrial fibrillation developed in collaboration with the European Association of Cardio-Thoracic Surgery (EACTS). Eur Heart J. 2021;42:373-498.
10. Scanavacca MI, Rassi S, Cruz FES. Diretrizes para avaliação e tratamento de pacientes com arritmias cardíacas. Arq Bras Cardiol. 2002;79(supl. V).
11. Katritsis DG, Zografos T, Katritsis GD, Giazitzoglou E, Vachliotis V, Paxinos G, eet al. Catheter ablation vs. antiarrhythmic drug therapy in patients with symptomatic atrioventricular nodal re-entrant tachycardia: a randomized, controlled trial. Europace. 2017;19:602606.
12. Spector P, Reynolds MR, Calkins H, Sondhi M, Xu Y, Martin A, et al. Meta-analysis of ablation of atrial flutter and supraventricular tachycardia. Am J Cardiol. 2009;104:671-677.
13. Bohnen M, Stevenson WG, Tedrow UB, Michaud GF, John RM, Epstein LM, aet al. Incidence and predictors of major complications from contemporary catheter ablation to treat cardiac arrhythmias. Heart Rhythm. 2011;8:1661-1666.
14. Morady F. Catheter ablation of supraventricular arrhythmias: state of the art. Heart Rhythm. 2004;1:C67-C84.
15. Van Hare GF, Javitz H, Carmelli D, Saul JP, Tanel RE, Fischbach PS, et al.; Pediatric Electrophysiology Society. Prospective assessment after pediatric cardiac ablation: demographics, medical profiles, and initial outcomes. J Cardiovasc Electrophysiol. 2005;15:759-770.

51

Taquicardias ventriculares

Fernando Mello Porto
Adão Bento de Lucena Neto

CONSULTA RÁPIDA

As arritmias ventriculares são originadas em sítios abaixo do feixe de His.

Características e diagnóstico

São caracterizadas por ectopias (ou extrassístoles) ventriculares (EV), taquicardias ventriculares não sustentadas (TVNS) e taquicardias ventriculares sustentadas (TVS).

As EV e TVNS em pacientes com doença estrutural são associadas a aumento de risco cardiovascular. As duas formas de taquicardia paroxística supraventricular (TPSV) mais comuns são taquicardia atrioventricular (TAV) mediada por uma via acessória e taquicardia por reentrada nodal (TRN).

Prognóstico

Em corações normais (idiopáticas), particularmente de via de saída dos ventrículos, mesmo em sua forma de TVNS (taquicardia de Gallavardin), raramente têm sido associadas a condições malignas, não necessitando de tratamento em assintomáticos.

Quando muito frequentes (>10.000 a 20.000 por dia), podem estar associadas a redução na fração de ejeção do ventrículo esquerdo (FEVE), que é reversível com o controle da arritmia.

Tratamento

Pacientes que se apresentam assintomáticos com TVNS e sem comorbidades cardíacas associadas, não precisam geralmente de tratamento. Pacientes sintomáticos e sem comorbidades cardíacas devem ser medicados com betabloqueador devido ao perfil favorável de eficácia e segurança[12].

Se esses pacientes continuarem a ter episódios de TVNS, apesar da terapia com betabloqueadores, ou não puderem tolerar o tratamento com classe de medicamentos, pode ser usado um antagonista de canal de cálcio (ACC) com ação nodal atrioventricular (verapamil ou diltiazem).

Os ACC não diidropiridínicos são contraindicados na doença cardíaca estrutural ou insuficiência cardíaca com fração de ejeção reduzida.

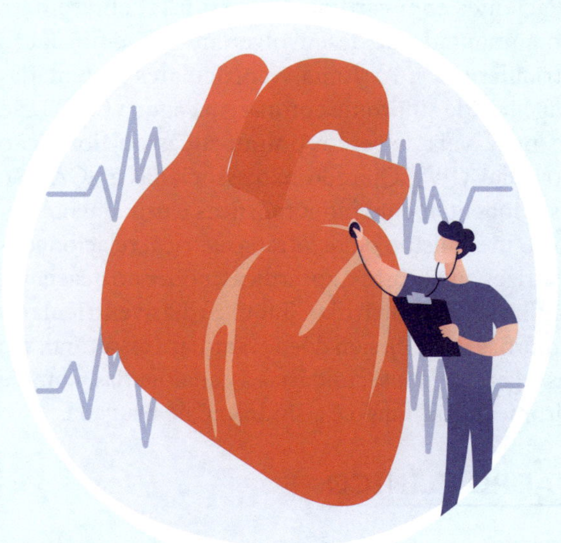

INTRODUÇÃO

As arritmias ventriculares são originadas em sítios abaixo do feixe de His.

São caracterizadas por ectopias (ou extrassístoles) ventriculares (EV), taquicardias ventriculares não sustentadas (TVNS) e taquicardias ventriculares sustentadas (TVS).

Ectopias ventriculares são comuns e aumentam de frequência com a idade. São definidas como frequentes quando se apresentam com incidência > 30 por hora[1].

Ectopias ventriculares e TVNS em pacientes com doença estrutural são associadas a aumento de risco cardiovascular[2,3,4,5]. Entretanto, no estudo CAST (*Cardiac Arrhythmia Suppression Trials*), o tratamento pós-infarto agudo do miocárdio (IAM) com medicações antiarrítmicas (flecainida, encainida, moricizina) aumentou o risco de morte com a supressão das ectopias ventriculares[6,7].

Ectopias ventriculares em corações normais (idiopáticas), particularmente de via de saída dos ventrículos, mesmo em sua forma de TVNS (taquicardia de Gallavardin), raramente têm sido associadas a condições malignas, não necessitando de tratamento em pacientes assintomáticos. Quando muito frequentes (>10.000 a 20.000 por dia), podem estar associadas a redução na fração de ejeção do ventrículo esquerdo (FEVE), que é reversível com o controle da arritmia. Como nesses pacientes a frequência cardíaca (FC) média não se eleva, a cardiomiopatia induzida se deve provavelmente a dissincroniomiopatia, semelhante a pacientes com bloqueio de ramo esquerdo, já que a despolarização ventricular se faz diretamente pelo miocárdio. Se o paciente é assintomático e não há evidência de canalopatia, deve-se apenas explicar a natureza benigna da arritmia, e tranquilizar o portador da arritmia.

Pacientes com cardiopatia estrutural apresentam risco aumentado de desenvolverem TVS e fibrilação ventricular (FV). Arritmias ventriculares sustentadas na vigência de síndrome coronariana aguda (SCA) são mais prováveis de serem polimórficas ou fibrilação ventricular (FV). Quando não associadas à SCA, são mais frequentemente monomórficas e usualmente devido ao mecanismo de reentrada elétrica, relacionadas a cicatrizes ou fibroses miocárdicas, podendo degenerar para fibrilação ventricular. Taquicardias ventriculares polimórficas (TVP), sem doença cardíaca estrutural, são raras e geralmente secundárias a canalopatias, como a síndrome de QT longo e a síndrome de Brugada.

QUADRO CLÍNICO

Arritmias podem produzir uma variada gama de sintomas e a gravidade deles não necessariamente refletem a presença ou extensão de doença cardíaca estrutural ou o risco de morte súbita (MS).

> Pacientes podem apresentar arritmias ventriculares totalmente assintomáticas. Palpitações, sejam extrassistólicas ou taquicárdicas, são os sintomas mais comuns. Dispneia, dor torácica, fraqueza, sudorese, lipotimia e síncope, podem acontecer associadas ou não a palpitações. Os achados geralmente refletem o grau de instabilidade hemodinâmica.

Pressão venosa jugular pode estar elevada e ondas "A" em canhão podem ser observadas devido a contração atrial, se ocorrendo com as valvas atrioventriculares fechadas. A primeira bulha (B1) pode variar de intensidade como resultado de perda de sincronismo atrioventricular.

DIAGNÓSTICO

Existe uma variedade de arritmias que podem mimetizar uma arritmia ventricular classificadas como de QRS largo. As mais presentes na prática são as taquicardias atriais e a taquicardia paroxística supraventricular (TPSV), com aberrância de condução pelos ramos.

As duas formas de TPSV mais comuns são taquicardia atrioventricular (TAV) mediada por uma via acessória e taquicardia por reentrada nodal (TRN). As TAV podem ter condução ortodrômica, quando ativam o ventrículo pelo sistema de condução, ou antidrômica, quando ativam os ventrículos por uma via acessória. Neste caso, a morfologia do QRS é indistinguível de uma taquicardia ventricular (TV), originária das proximidades das valvas atrioventriculares (Figura 1).

Artefatos de movimento no eletrocardiograma (ECG) são causas muito comuns de mimetismo de TV, especialmente se registradas em um monitor do tipo Holter, já que este é realizado com o paciente em movimento (Figura 2).

Taquicardias mediadas por marca-passos ou arritmias atriais conduzidas por dispositivos de estimulação cardíaca implantáveis (DCEI), especialmente quando programados para estimulação bipolar (por eventual dificuldade de se observar o artefato de estimulação – espícula), é outra situação clínica que pode confundir-se com uma taquicardia ventricular. A causa mais comum ocorre quando um marca-passo dupla câmara, com detecção e estimulação atrioventricular (DDD) segue taquicardias atriais. O marca-passo estimulará o ventrículo

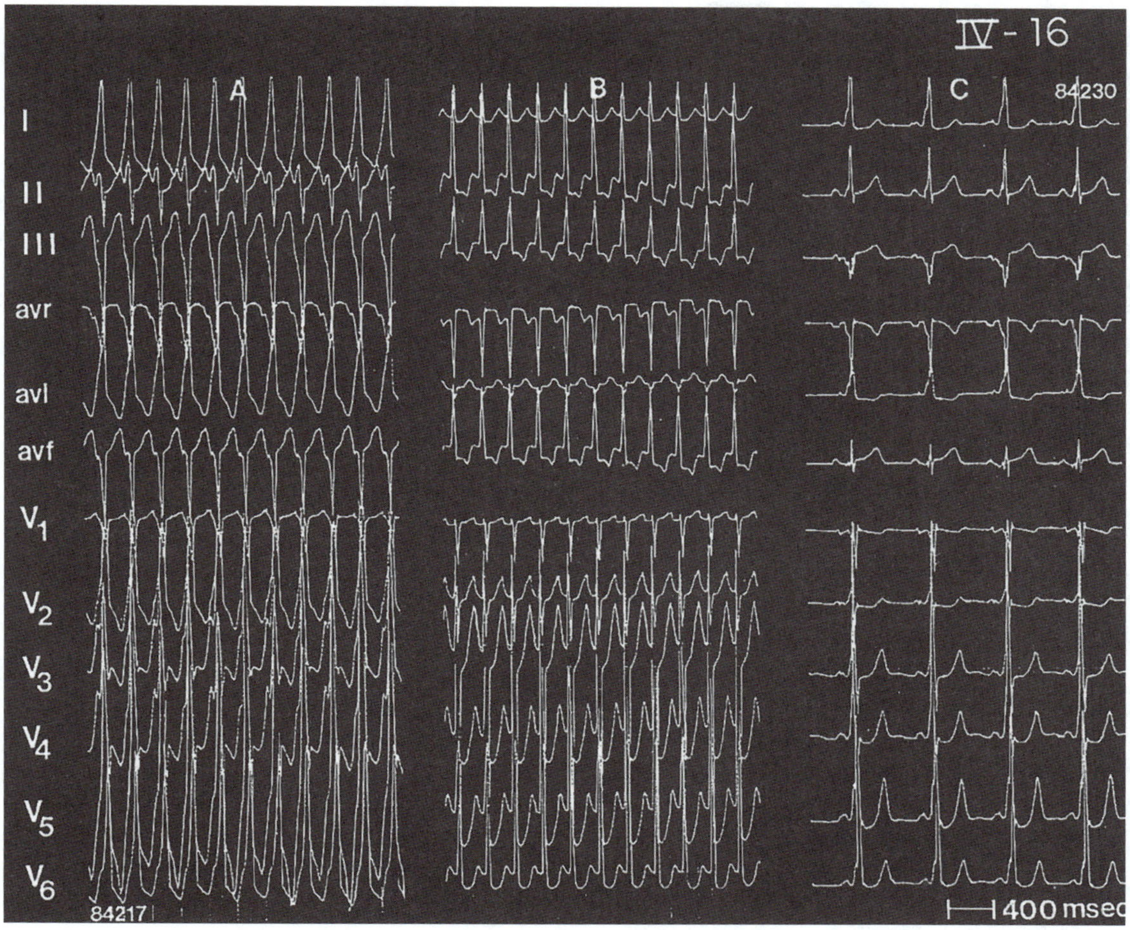

FIGURA 1 Síndrome de Wolf-Parkinson-White, taquicardia ventricular (TV) antidrômica (A) e ortodrômica (B). O primeiro traçado é uma taquicardia de QRS largo com impossível diferenciação de diagnóstico.

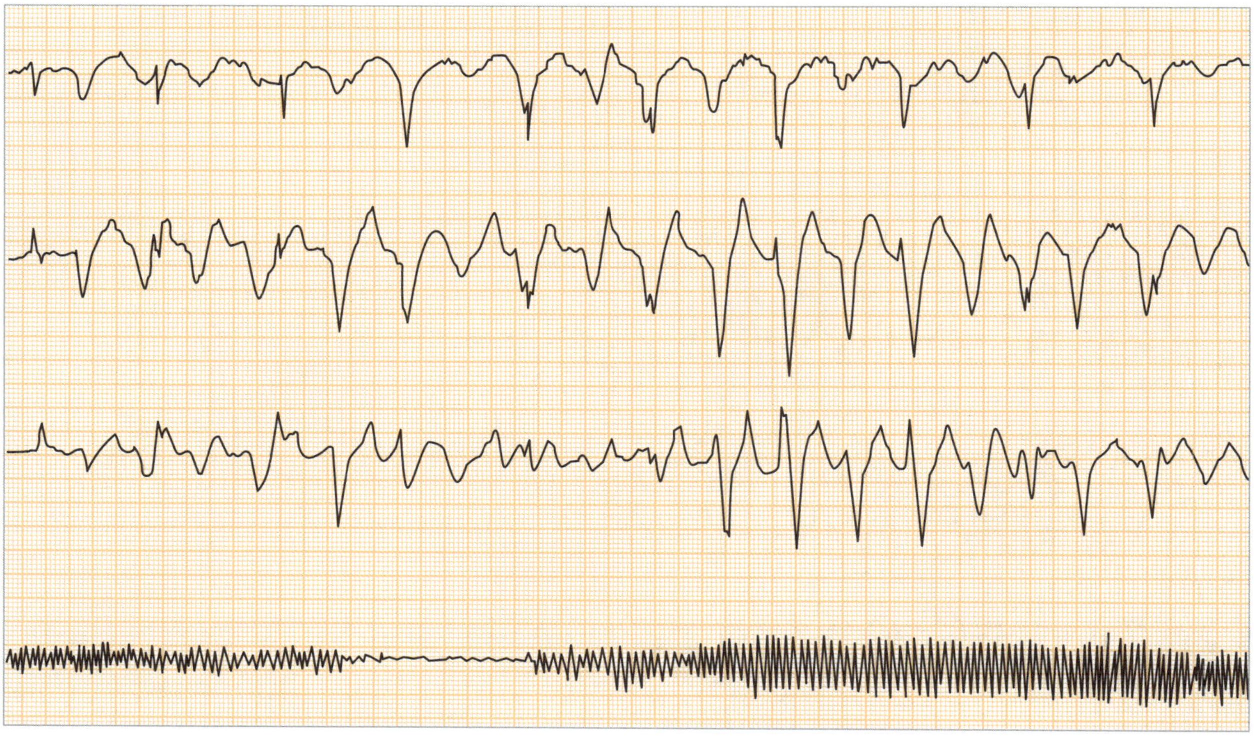

FIGURA 2 Registro eletrocardiográfico de Holter com interferência simulando arritmia ventricular.

até a frequência máxima (frequência de sincronismo), que é geralmente programada 130-140 bpm.

Se a morfologia do QRS for muito aberrante, não compatível com bloqueio do ramo direito ou esquerdo, ela é provavelmente ventricular. Pode-se lançar mão de dados clínicos para contribuir no diagnóstico. Como a doença arterial coronária (DAC) é a causa mais frequente de TV, a presença de IAM ou prévio (principalmente com ondas Q) reforça o diagnóstico de taquicardia ventricular. A dissociação ventrículo-atrial (VA) é um achado que sugere fortemente esse diagnóstico. Alguns detalhes, como capturas (morfologia supraventricular normal em meio à TV) e batimentos de fusão (morfologia intermediária entre as ectopias ventriculares e a supraventricular) sugerem dissociação VA, devido à existência de ondas P sinusais que despolarizaram total ou parcialmente os ventrículos durante a taquicardia (Figura 3).

Como tais diagnósticos podem ser desafiadores, mesmo sob um olhar experiente, diversos autores propuseram fluxogramas (Figuras 4 e 5) para facilitar o diagnóstico das taquicardias de QRS largo. Um dos primeiros grandes fluxogramas foi proposto pelos irmãos Brugada, por isso leva o nome deles, sendo um dos mais utilizados[9]. Tem sensibilidade de 98,7% e especificidade de 96,5% em sua publicação original. São analisados quadros de critérios em formas de perguntas. Se a res-

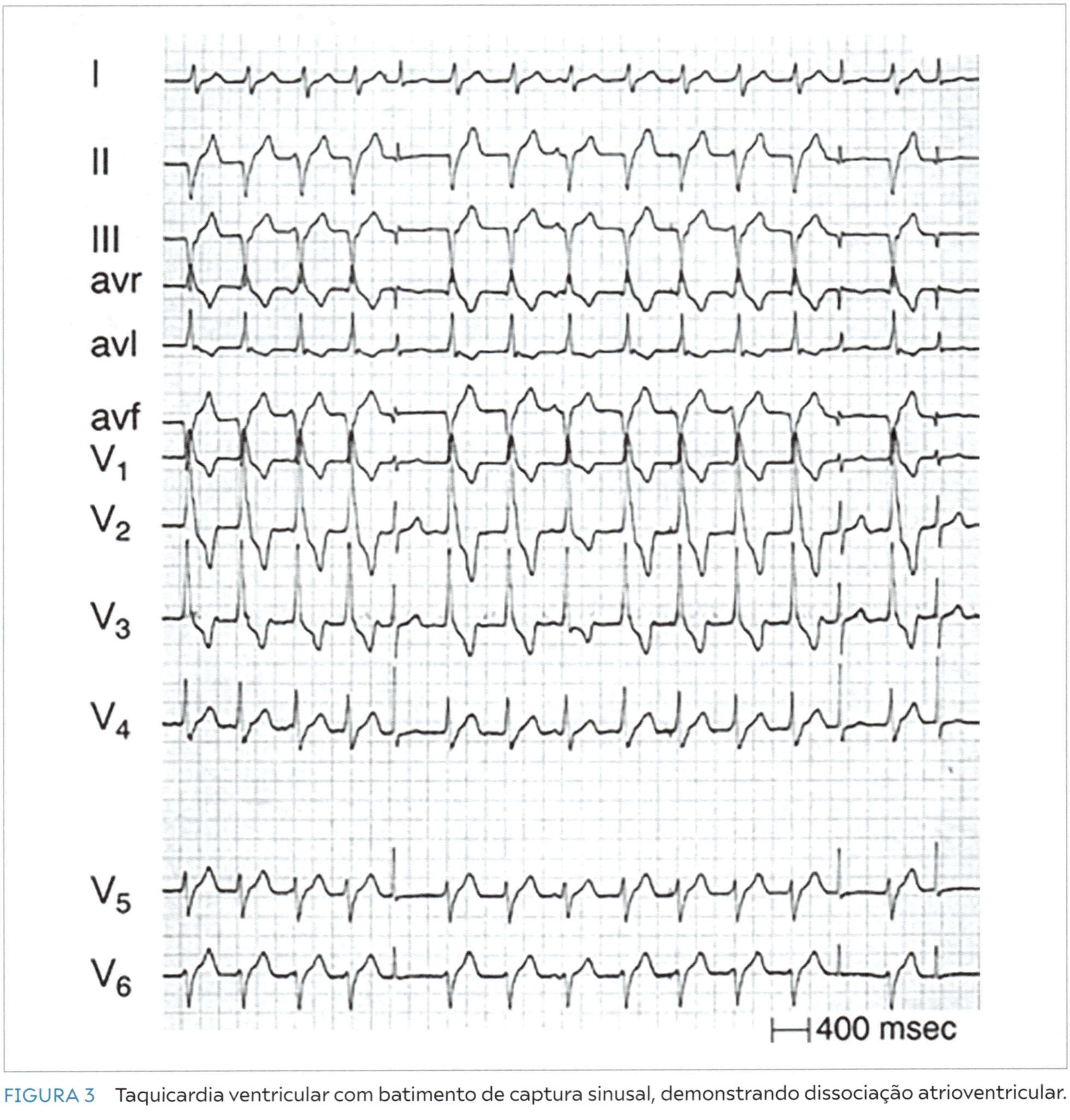

FIGURA 3 Taquicardia ventricular com batimento de captura sinusal, demonstrando dissociação atrioventricular.

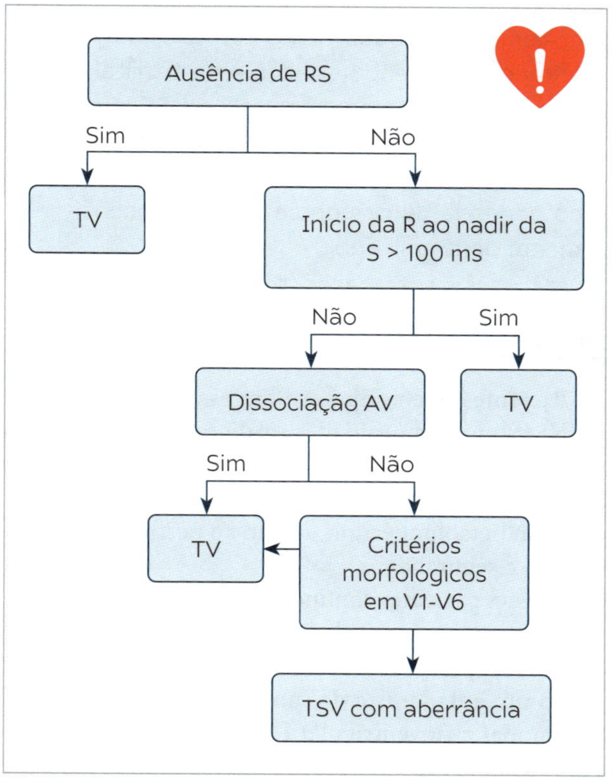

FIGURA 4 **Fluxograma para facilitar o diagnóstico das taquicardias de QRS largo.**
TV: taquicardia ventricular; AV: atrioventricular; TSV: taquicardia supraventricular.

posta a alguma das perguntas é sim, o diagnóstico de TV se faz mais provável. A resposta sendo não, deve-se seguir para a próxima pergunta até que todas as respostas sejam negativas:

- Ausência de RS das derivações precordiais: a ausência de ondas R e S na mesma derivação em todas as derivações precordiais denota concordância dos QRS. Neste caso, o diagnóstico é sugestivo de TV. Se apenas uma derivação apresentar RS, então deve ser respondida como não e procede-se a próxima pergunta;
- Início da onda R ao nadir da S >100ms: se positivo, sugere que a ativação ventricular se inicia pelo miocárdio, o que indica o diagnóstico de TV;
- Dissociação AV: a dissociação AV (ou VA) é um dos principais achados nas taquicardias ventriculares;
- Critérios morfológicos: tais critérios servem para diferenciar um QRS ventricular de um com morfologia clássica dos blo-

	LBBB		RBBB	
	VT	SVT	VT	SVT
Derivação V_1	Em V_1, V_2 qualquer de: a) r > 0,04 s b) Entalhe na fase descendente da onda S c) Nadir da S atrasado > 0,06 s	Em V_1, V_2 Ausência de: a) r ≥ 0,04 s b) Entalhe na fase descendente da onda S c) Nadir da S atrasado > 0,06 s	Pico esquerdo mais alto RS ou QR bifásicos	rsR′ ou rR′ trifásicos
	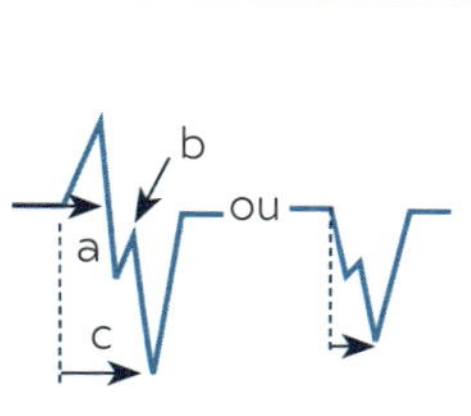	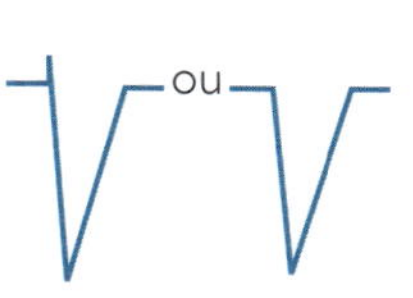	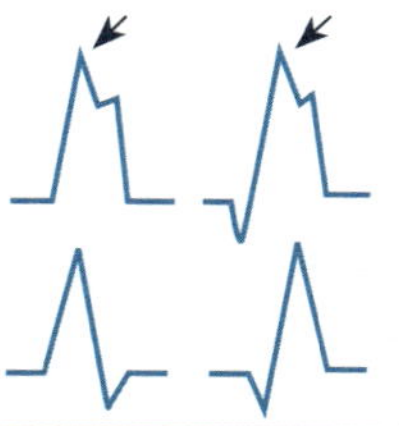	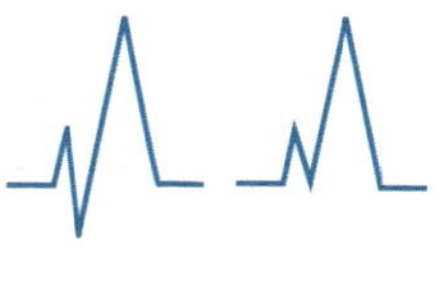
Derivação V_6	QS monofásico		rS bifásico	qRs trifásico
	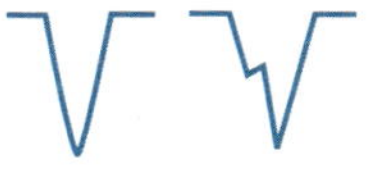		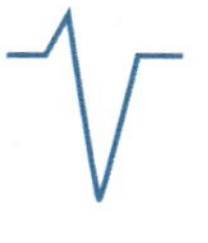	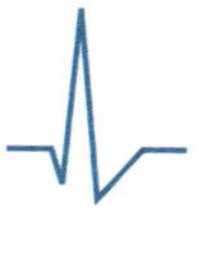

FIGURA 5 **Morfologias do QRS para diagnóstico.**

queios de ramos nas derivações V1, V2 e V6. Para tal, deve-se determinar o tipo de padrão da aberrância observando o V1: se o V1 for negativo, denomina-se padrão de ramo esquerdo; se positivo, denomina-se padrão de ramo direito.

Além dos citados neste capítulo, outros critérios vêm sendo criados para facilitar o diagnóstico das taquicardias de QRS largo, a maioria com sensibilidade equivalente. Embora cada um tenha limitações, o diagnóstico depende da competência e do conhecimento do examinador.

Vereckei et al.[10] propuseram um outro critério para o diagnóstico diferencial das taquicardias de QRS largo, baseado na derivação aVR (Figura 6). As três primeiras perguntas são respondidas de forma semelhante ao fluxograma de Brugada. A última pergunta relaciona a amplitude dos 40 milissegundos iniciais do QRS com a amplitude dos 40 milissegundos finais. Uma razão < 1, sugere ativação se iniciando pelo miocárdio. Tem, no seu artigo original, uma sensibilidade de 96 < 5% e especificidade de 75%.

Com o intuito de testar um critério simples, Pava LF[11] propôs um critério usando apenas uma derivação DII (Figura 7) e apenas uma análise: se a primeira mudança de polaridade for ≥ 50 ms, sugere taquicardia ventricular. Apresenta sensibilidade de 93,2% e especificidade de 99,3%.

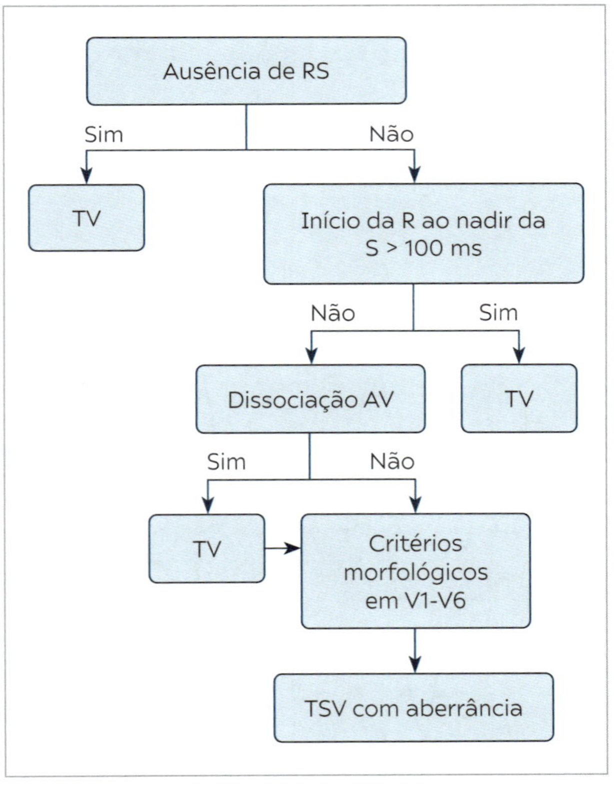

FIGURA 6 Critérios de Vereckei[10] para o diagnóstico diferencial das taquicardias de QRS largo baseado na derivação aVR.

TRATAMENTO

Pacientes que se apresentam assintomáticos com TVNS e sem comorbidades cardíacas associadas, não precisam geralmente de tratamento para esse fim. Os sintomáticos e sem comorbidades podem ser medicados com betabloqueador, devido ao perfil favorável de eficácia e segurança[12].

Se esses pacientes continuarem a ter episódios de TV não sustentada, apesar da terapia com betabloqueadores, ou não puderem tolerar esse tratamento, pode ser usado um antagonista de canal de cálcio (ACC) com ação nodal atrioventricular (verapamil ou diltiazem). Os ACC não diidropiridínicos são contraindicados na doença cardíaca estrutural ou insuficiência cardíaca com fração de ejeção reduzida[13].

Pacientes com TV monomórfica sustentada (TVMS) instáveis, devem ser tratados seguindo as diretrizes de suporte avançado de vida cardíaca (ACLS). Aqueles hemodinamicamente estáveis devem ser submetidos a cardioversão medicamentosa, usando uma medicação antiarrítmica. Amiodarona ou procainamida intravenosas podem ser usadas para esse fim. A procainamida reverterá entre 50 e 80% das TV e retardará a condução daquelas TVMS que não são revertidas[14,15].

A amiodarona converterá cerca de 30% dos pacientes para ritmo sinusal, mas é muito eficaz na redução da taxa de reversão da TVMS refratária[16-20].

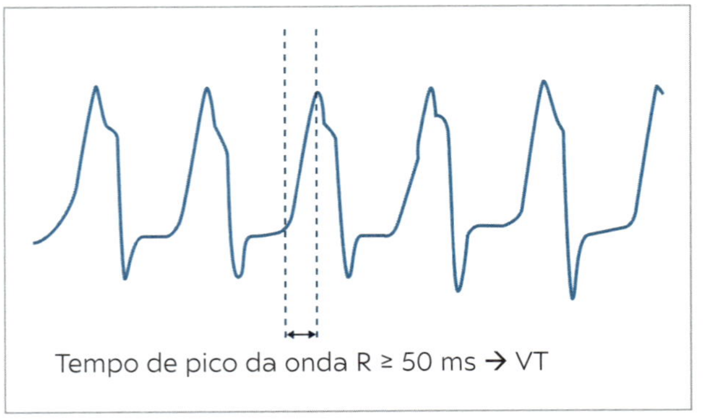

FIGURA 7 Pava et al. propuseram um critério usando apenas uma derivação, DII e apenas uma análise: se a primeira mudança de polaridade for ≥ 50 ms, sugere taquicardia ventricular[11].

O tratamento crônico de primeira escolha para os pacientes com DAC e TV é o emprego de betabloqueador associado a um menor risco de morte súbita cardíaca.

Em pacientes com doença cardíaca isquêmica que têm TV recorrente, apesar do tratamento com betabloqueadores, a amiodarona ou o sotalol podem ser indicados, no entanto, nenhum desses tratamentos foi associado a diminuição na mortalidade[21-25].

Amiodarona, mais um betabloqueador, tem sido associada a uma diminuição no número de choques do cardiodesfibrilador implantável (CDI) em comparação com a monoterapia com sotalol[26-28].

Pacientes com doença cardíaca estrutural que sobrevivem a parada cardíaca devido à TV, ou que experimentam TVS hemodinamicamente instável ou estável, devem ter indicação para implante de CDI, sempre que a sobrevida estimada for superior a um ano.

Algumas formas de TVMS, como as taquicardias ventriculares catecolaminérgicas de via de saída (tipo Gallavardin), TV fascicular ou de músculo papilar mitral, associadas a corações estruturalmente normais, podem ser tratadas com betabloqueadores e na refratariedade, com ablação por cateter de radiofrequência, com alto índice de sucesso com as novas tecnologias de mapeamento[29,30].

Pacientes com síncope que têm cardiomiopatia isquêmica, cardiomiopatia não isquêmica ou cardiopatia congênita na fase adulta e que não atendem aos critérios para um CDI, podem ser submetidos a um estudo eletrofisiológico para avaliar o risco de TVS. No entanto, a realização do estudo apenas para estratificação de risco não é usualmente indicada.

Porém, em casos de suspeita de diagnóstico de taquicardia ventricular ramo a ramo, em situações de cardiopatias estruturais, distúrbios de condução pelos ramos, suspeita de atraso na condução hissiana e TVMS muito rápida, deve-se realizar o estudo antes da indicação de CDI, pois esta forma de TVMS (ramo-a-ramo), é facilmente tratada com ablação de um dos ramos direito ou esquerdo[31].

A ablação por cateter tem uma recomendação classe I para pacientes com histórico de infarto do miocárdio ou outras doenças estruturais, que continuam a ter TVS sintomática, ou falharam ou são intolerantes a amiodarona ou outros medicamentos antiarrítmicos[32,33]

Cardioversão

Se um paciente com TV estiver hemodinamicamente instável, a cardioversão elétrica imediata é necessária. Isso é conseguido por um choque bifásico de 100-200 J. Todos os fatores reversíveis devem ser corrigidos. A TV em pacientes com IAM deve ser tratada com lidocaína intravenosa. Se o paciente apresentar *torsade de pointes*, então o sulfato de magnésio é o preferido, sendo também recomendado passagem de marca-passo provisório para manter frequência cardíaca mais alta para estabilização elétrica ventricular.

Diagnóstico diferencial

A TV deve ser diferenciada da TSV com condução aberrante, pois as estratégias de tratamento são diferentes. Os fatores que favorecem o diagnóstico de TV incluem: largura QRS maior que 0,14 segundos, com padrão de bloqueio de ramo direito (BRD) ou maior que 0,16 segundos, com padrão de bloqueio de ramo esquerdo (BRE), dissociação VA, intervalo RS maior que 100 milissegundos em uma derivação precordial (sinal de Brugada), QRS com concordância negativa nas derivações precordiais e batimentos de fusão ventricular[34,35].

Prognóstico

O prognóstico da TV depende da causa e da doença cardíaca estrutural. Pacientes que desenvolvem TV podem desenvolver insuficiência hemodinâmica e a mortalidade pode exceder 30% ao ano se nenhum tratamento for instituído. No caso da intervenção coronária percutânea (ICP), a TV que ocorre antes da revascularização está associada a uma mortalidade muito alta. O prognóstico não se correlaciona com a fração de ejeção apenas. Pacientes com cardiomiopatia hipertrófica, síndrome do QT longo e displasia do ventrículo direito geralmente têm função cardíaca normal, mas ainda têm um alto risco de morte súbita se apresentarem arritmias ventriculares sustentadas.

RECOMENDAÇÕES

Pacientes com **IC e FEVE reduzida** devem ser tratados com um betabloqueador, inibidores da ECA ou com bloqueadores dos receptores AT1 da angiotensina II, associados por vezes ao inibidor de neprilisina, antagonista do receptor mineralocorticoide e um inibidor da SGLT2, na melhor associação possível e viável individualmente, para reduzir o risco de morte súbita.

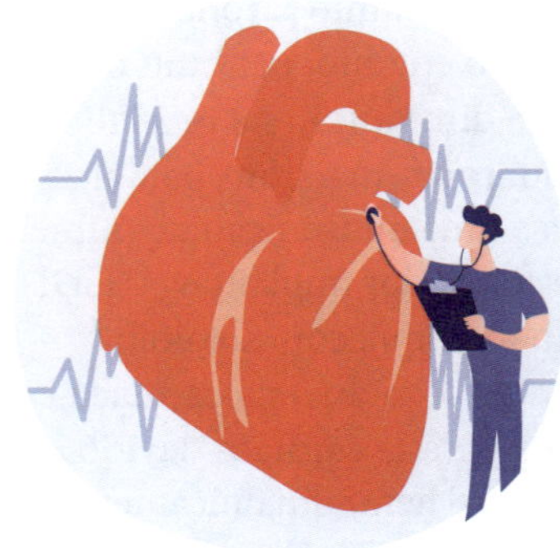

Em pacientes com **doença cardíaca isquêmica e TVMS**, o tratamento medicamentoso é necessário além da revascularização.

Em pacientes com **cardiomiopatia não isquêmica ou isquêmica**, insuficiência cardíaca e uma fração de ejeção de 35% ou menos, implante de um CDI é indicado.

A **ablação por cateter** é recomendada em pacientes com TVMS refratária ao tratamento medicamentoso, tempestade elétrica ou que não toleram a terapia medicamentosa antiarrítmica.

FIGURA 8 Recomendações para o tratamento.

Acompanhamento clínico

Pacientes com TV monomórfica, com anatomia cardíaca normal ou canalopatias, têm baixo risco de morte súbita, e podem ser tratados com medicamentos ou ablação.

Na presença de disfunção do VE, os medicamentos antiarrítmicos têm sido pouco eficazes em relação à redução de mortalidade total. A droga de escolha é a amiodarona e pode ser combinada com betabloqueadores. Em pacientes portadores de doença de Chagas, que é um grupo que recebe tratamento com CDI em número elevado, a mexiletina é uma droga eficaz devendo haver cuidado pois tem ação inotrópica negativa.

Melhorando os resultados da equipe de saúde

O reconhecimento precoce, a recuperação cardíaca precoce (RCP) e a desfibrilação de acesso público ajudaram a aumentar a taxa de sobrevida de pacientes que têm uma parada cardiorrespiratória fora do hospital. No entanto, a sobrevida permanece baixa em menos de 10%[36-38].

Após a chegada ao hospital, os conjuntos de cuidados com o controle de temperatura e ressuscitação cardiocerebral melhoraram ainda mais a sobrevida[39].

A parada cardiorrespiratória (PCR) intra-hospitalar compartilha a semelhança com a PCR fora dele, na medida em que a RCP e a desfibrilação são fatores importantes na sobrevivência. Cada minuto que o tratamento é atrasado reduz a sobrevida em aproximadamente 10%[40]. Isso dá à equipe um papel importante na melhoria dos resultados da PCR hospitalar. No entanto, há uma variação significativa entre os diferentes hospitais em eficácia. As equipes de ressuscitação devem ser universalmente constituídas por médicos, enfermeiros, anestesistas e terapeutas respiratórios coordenando seus esforços.

Hospitais de alto desempenho também são mais propensos a ter uma equipe de ressuscitação dedicada.

A comunicação eficaz entre os membros da equipe também foi identificada como um fator positivo na melhoria dos resultados[41].

BIBLIOGRAFIA

1. Brodsky M, Wu D, Denes P. Arrhythmias documented by 24 hour continuous electrocardiographic monitoring in 50 male medical students without apparent heart disease.Am J Cardiol. 1977;39:390-5.
2. Massing MW, Simpson RJ, Rautaharju PM. Usefulness of ventricular premature complexes to predict coronary heart disease events and mortality (from the Atherosclerosis Risk In Communities cohort). Am J Cardiol. 2006;98:1609-12.
3. Ofoma U, He F, Shaffer ML. Premature cardiac contractions and risk of incident ischemic stroke. J Am Heart Assoc. 2012;1:e002519.
4. Ataklte F, Erqou S, Laukkanen J. Meta-analysis of ventricular premature complexes and their relation to cardiac mortality in general populations.Am J Cardiol. 2013;112:1263-70.
5. Lin CY, Chang SL, Lin YJ. Long-term outcome of multiform premature ventricular complexes in structurally normal heart.Int J Cardiol. 2015;180:80-5.
6. The Cardiac Arrhythmia Suppression Trial II Investigators. Effect of the antiarrhythmic agent moricizine on survival after myocardial infarction. The Cardiac Arrhythmia Suppression Trial II Investigators. N Engl J Med. 1992;327(4):227-33.
7. Echt DS, Liebson PR, Mitchell LB. Mortality and morbidity in patients receiving encainide, flecainide, or placebo. The Cardiac Arrhythmia Suppression Trial. N Engl J Med. 1991;324:781-8.
8. Morganroth J, Goin JE. Quinidine-related mortality in the short-to-medium-term treatment of ventricular arrhythmias: a meta-analysis. Circulation. 1991;84:1977-83.
9. Brugada P, Brugada J, Mont L, Smeets J, Andries EW. A new approach to the differential diagnosis of a regular tachycardia with a wide QRS complex. Circulation. 1991;83(5):1649-59.
10. Vereckei. New algorithm using only lead aVR for differential diagnosis of wide QRS complex tachycardia Heart Rhythm. 2008;5(1):89-98.
11. Pava LF. R-wave peak time at DII: a new criterion for differentiating between wide complex QRS tachycardias Heart Rhythm. 2010;7(7):922-6.
12. Reiter MJ, Reiffel JA. Importance of beta blockade in the therapy of serious ventricular arrhythmias. Am J Cardiol. 1998;82(4A):9I-19I.
13. Gill JS, Blaszyk K, Ward DE, Camm AJ. Verapamil for the suppression of idiopathic ventricular tachycardia of left bundle branch block-like morphology. Am Heart J. 1993;126(5):1126-33.
14. Gorgels AP, van den Dool A, Hofs A, Mulleneers R, Smeets JL, Vos MA, ete al. Comparison of procainamide and lidocaine in terminating sustained monomorphic ventricular tachycardia. Am J Cardiol. 1996;78(1):43-6.
15. Komura S, Chinushi M, Furushima H, Hosaka Y, Izumi D, Iijima K, et al. Efficacy of procainamide and lidocaine in terminating sustained monomorphic ventricular tachycardia. Circ J. 2010;74(5):864-9.
16. Marill KA, deSouza IS, Nishijima DK, Stair TO, Setnik GS, Ruskin JN. Amiodarone is poorly effective for the acute termination of ventricular tachycardia. Ann Emerg Med. 2006;47(3):217-24.
17. deSouza IS, Martindale JL, Sinert R. Antiarrhythmic drug therapy for the termination of stable, monomorphic ventricular tachycardia: a systematic review. Emerg Med J. 2015;32(2):161-7.
18. Schützenberger W, Leisch F, Kerschner K, Harringer W, Herbinger W. Clinical efficacy of intravenous amiodarone in the short term treatment of recurrent sustained ventricular tachycardia and ventricular fibrillation. Br Heart J. 1989;62(5):367-71.
19. Somberg JC, Bailin SJ, Haffajee CI, Paladino WP, Kerin NZ, Bridges D, et al. Amio-Aqueous Investigators. Intravenous lidocaine versus intravenous amiodarone (in a new aqueous formulation) for incessant ventricular tachycardia. Am J Cardiol. 2002;90(8):853-9.
20. Ochi RP, Goldenberg IF, Almquist A, Pritzker M, Milstein S, Pedersen W, et al. Intravenous amiodarone for the rapid treatment of life-threatening ventricular arrhythmias in critically ill patients with coronary artery disease. Am J Cardiol. 1989;64(10):599-603.
21. Pacifico A, Hohnloser SH, Williams JH, Tao B, Saksena S, Henry PD, et al. Prevention of implantable-defibrillator shocks by treatment with sotalol. d,l-Sotalol Implantable Cardioverter-Defibrillator Study Group. N Engl J Med. 1999;340(24):1855-62.
22. Connolly SJ, Dorian P, Roberts RS, Gent M, Bailin S, Fain ES, et al. Optimal Pharmacological Therapy in Cardioverter Defibrillator Patients (OPTIC) Investigators. Comparison of beta-blockers, amiodarone plus beta-blockers, or sotalol for prevention of shocks from implantable cardioverter defibrillators: the OPTIC Study: a randomized trial. JAMA. 2006;295(2):165-71.
23. Antiarrhythmics versus Implantable Defibrillators (AVID) Investigators. A comparison of antiarrhythmic-drug therapy with implantable defibrillators in patients resuscitated from near-fatal ventricular arrhythmias. N Engl J Med. 1997;337(22):1576-83.
24. Connolly SJ, Hallstrom AP, Cappato R, Schron EB, Kuck KH, Zipes DP, et al. Meta-analysis of the implantable cardioverter defibrillator secondary prevention trials. AVID, CASH and CIDS studies. Antiarrhythmics vs Implantable Defibrillator study. Cardiac Arrest Study Hamburg. Canadian Implantable Defibrillator Study. Eur Heart J. 2000;21(24):2071-8.
25. Kuck KH, Cappato R, Siebels J, Rüppel R. Randomized comparison of antiarrhythmic drug therapy with implantable defibrillators in patients resuscitated from cardiac arrest: the Cardiac Arrest Study Hamburg (CASH). Circulation. 2000;102(7):748-54.
26. Buxton AE, Lee KL, Fisher JD, Josephson ME, Prystowsky EN, Hafley G. A randomized study of the prevention of sudden death in patients with coronary artery disease. Multicenter Unsustained Tachycardia Trial Investigators. N Engl J Med. 1999;341(25):1882-90.
27. Moss AJ, Zareba W, Hall WJ, Klein H, Wilber DJ, Cannom DS, et al. Multicenter Automatic Defibrillator Implantation Trial II Investigators. Prophylactic implantation of a defibrillator in patients with myocardial infarction and reduced ejection fraction. N Engl J Med. 2002;346(12):877-83.
28. Blomström-Lundqvist C, Scheinman MM, Aliot EM, Alpert JS, Calkins H, Camm AJ, et al. American College of Cardiology. American Heart Association Task Force on Practice Guidelines. European Society of Cardiology Committee for Practice Guidelines. Writing Committee to Develop Guidelines for the Management of Patients With Supraventricular Arrhythmias. ACC/AHA/ESC guidelines for the management of patients with supraventricular arrhythmias--executive summary: a report of

the American College of Cardiology/American Heart Association Task Force on Practice Guidelines and the European Society of Cardiology Committee for Practice Guidelines (Writing Committee to Develop Guidelines for the Management of Patients With Supraventricular Arrhythmias). Circulation. 2003;108(15):1871-909.

29. Komatsu Y, Nogami A, Kurosaki K, Morishima I, Masuda K, Ozawa T, et al. Fascicular ventricular tachycardia originating from papillary muscles: purkinje network involvement in the reentrant circuit. Circ Arrhythm Electrophysiol. 2017;10(3):e004549.
30. Seghda TAA, Fremy D, Millogo GRC, Saludas Y, Aguettaz D, Riocreux C, et al. Ventricular arrythmia and sport practice: A Gallavardin's ventricular tachycardia during exercice in healthy heart, about a case and review of the literature. Ann Cardiol Angeiol (Paris). 2019;68(3):187-94.
31. Balasundaram R, Rao HB, Kalavakolanu S, Narasimhan C. Catheter ablation of bundle branch reentrant ventricular tachycardia Heart Rhythm. 2008;5;S68-S72.
32. Al-Khatib SM, Daubert JP, Anstrom KJ, Daoud EG, Gonzalez M, Saba S, et al. Catheter ablation for ventricular tachycardia in patients with an implantable cardioverter defibrillator (CALYPSO) pilot trial. J Cardiovasc Electrophysiol. 2015;26(2):151-7.
33. Kuck KH, Schaumann A, Eckardt L, Willems S, Ventura R, Delacrétaz E, et al. VTACH study group. Catheter ablation of stable ventricular tachycardia before defibrillator implantation in patients with coronary heart disease (VTACH): a multicentre randomised controlled trial. Lancet. 2010;375(9708):31-40.
34. Brugada P, Brugada J, Mont L, Smeets J, Andries EW. A new approach to the differential diagnosis of a regular tachycardia with a wide QRS complex. Circulation. 1991;83(5):1649-59.
35. Isenhour JL, Craig S, Gibbs M, Littman L, Rose G, Risch R. Wide-complex tachycardia: continued evaluation of diagnostic criteria. Acad Emerg Med. 2000;7(7):769-73.
36. van Diepen S, Girotra S, Abella BS, Becker LB, Bobrow BJ, Chan PS, et al. Multistate 5-year initiative to improve care for out-of--hospital cardiac arrest: primary results from the Heart Rescue Project. J Am Heart Assoc. 2017;6(9).
37. Buick JE, Drennan IR, Scales DC, Brooks SC, Byers A, Cheskes S, et al. Rescu Investigators. improving temporal trends in survival and neurological outcomes after out-of-hospital cardiac arrest. Circ Cardiovasc Qual Outcomes. 2018;11(1):e003561.
38. Sasson C, Rogers MA, Dahl J, Kellermann AL. Predictors of survival from out-of-hospital cardiac arrest: a systematic review and meta-analysis. Circ Cardiovasc Qual Outcomes. 2010;3(1):63-81.
39. Rittenberger JC, Guyette FX, Tisherman SA, DeVita MA, Alvarez RJ, Callaway CW. Outcomes of a hospital-wide plan to improve care of comatose survivors of cardiac arrest. Resuscitation. 2008;79(2):198-204.
40. Ali B, Zafari AM. Narrative review: cardiopulmonary resuscitation and emergency cardiovascular care: review of the current guidelines. Ann Intern Med. 2007;147(3):171-9.
41. Nallamothu BK, Guetterman TC, Harrod M, Kellenberg JE, Lehrich JL, Kronick SL, et al. How do resuscitation teams at top-performing hospitals for in-hospital cardiac arrest succeed? A qualitative study. Circulation. 2018;138(2):154-63.

52

Bradiarritmias

Silas dos Santos Galvão Filho

CONSULTA RÁPIDA

- Quando patológica, a bradicardia na maioria das vezes é sintomática e consequente a alterações estruturais do sistema excitocondutor do coração.
- Os sintomas da bradicardia são variados, tanto em tipos como em intensidade, podendo ser evidentes, como nos casos de perda súbita da consciência, ou até uma discreta diminuição da capacidade física.
- Quando indicado, o tratamento é basicamente o implante de marca-passo cardíaco.
- A cardioneuroablação é um procedimento promissor no tratamento de bradicardias vagotônicas.

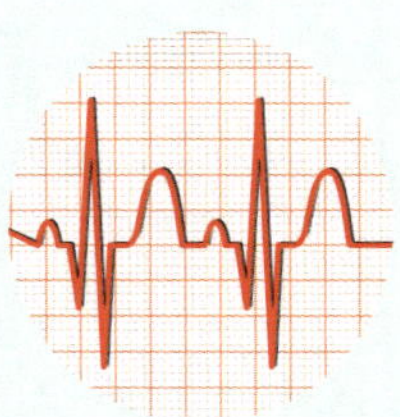

Bradiarritmia é definida como alteração do ritmo cardíaco que pressupõe frequência cardíaca abaixo dos limites inferiores da normalidade de 50 bpm.

Do ponto de vista eletrofisiológico, as bradiarritmias podem ser causadas por redução da frequência de geração do impulso elétrico (diminuição do automatismo do nó sinusal), ou distúrbios na condução desse estímulo (BAV), podendo se apresentar de maneira persistente ou intermitente.

INTRODUÇÃO

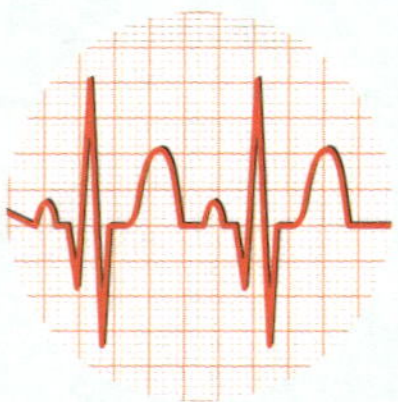

Bradiarritmia é definida como alteração do ritmo cardíaco que pressupõe frequência cardíaca abaixo dos limites inferiores da normalidade de 50 bpm.

As bradiarritmias apresentam uma grande variedade de manifestações clínicas, mecanismos responsáveis e prognóstico, podendo até mesmo não ter qualquer significado clínico, sendo consideradas fisiológicas, como nos casos da bradicardia dos atletas ou nas bradicardias durante o sono. O tratamento com o restabelecimento da frequência cardíaca (FC) adequada, quando indicado, é bastante eficaz e apropriado, dependendo de se conhecer bem as suas características, causas e consequências. A incorporação da estimulação cardíaca artificial no arsenal terapêutico das bradiarritmias, a partir dos anos 1960, foi fundamental para o tratamento dessa arritmia, tendo mudado a história natural e reduzindo drasticamente a mortalidade de arritmias, como o bloqueio atrioventricular total (BAVT) adquirido.

TIPOS E CARACTERÍSTICAS MAIS FREQUENTES DAS BRADIARRITMIAS

Do ponto de vista eletrofisiológico, as bradiarritmias podem ser causadas por redução da frequência de geração do impulso elétrico (diminuição do automatismo do nó sinusal), ou distúrbios na condução desse estímulo (BAV), podendo se apresentar de maneira persistente ou intermitente.

Quanto à etiologia, podemos dividir as bradiarritmias em causas extrínsecas e intrínsecas ao sistema excitocondutor do coração. As causas extrínsecas vão desde as hormonais, como o hipotireoidismo, até a ação de drogas cronotrópicas negativas, como digitais ou antiarrítmicos, mas principalmente as alterações reflexas do sistema nervoso autônomo (disautonomias). A seguir, as principais causas de bradicardias.

Hipertonia vagal

Pacientes que apresentam persistentemente o tônus vagal aumentado (vagotônicos) são bradicárdicos no repouso, entretanto na maioria das vezes apresentam resposta cronotrópica normal, com elevação da FC frente a estresse físico ou emocional. Esses pacientes em geral são assintomáticos e têm o eletrocardiograma (ECG) com bradicardia sinusal, sem outras alterações. Na quase totalidade dos casos de bradicardia vagotônica, não existe indicação de tratamento, somente acompanhamento clínico periódico. Já nos raros casos de pacientes sintomáticos (tonturas, indisposição, sonolência ou intolerância aos esforços), ou com evidências de prejuízo na função cardíaca, está indicado o tratamento, que na grande maioria dos casos é o implante de marca-passo. Pode-se tentar o tratamento medicamentoso com o uso de drogas parassimpaticolíticas, como a atropina, ou simpaticomiméticas, como o salbutamol. Entretanto, o tratamento medicamentoso não apresenta bons resultados em longo prazo na maioria dos casos. A cardioneuroablação, proposta por Pachon e colaboradores[1], que objetiva modular a enervação vagal do sistema excitocondutor do coração, tem se mostrado uma excelente opção de tratamento para esses pacientes.

TABELA I Principais causas de bradicardias
Hipertonia vagal
Síncope neurocardiogênica cardiodepressora
Síndrome do seio carotidiano hipersensível
Disfunção sinusal
Doença do nó sinusal
Bloqueios atrioventriculares infranodais
Bloqueios atrioventriculares associados à fibrilação atrial

Síncope neurocardiogênica cardiodepressora

A síncope neurocardiogênica do tipo cardiodepressora é causada por bradicardia intermitente (por vezes com longas pausas no ritmo cardíaco) devido a perda do equilíbrio do sistema nervoso autônomo frente a determinadas situações. O sintoma, como o próprio nome da entidade, é a síncope (perda súbita da consciência), consequente a assistolia, geralmente levando a queda da própria altura que na maioria das vezes é precedida de pródromos, com rápida recuperação da consciência. O tratamento na maioria das vezes é somente o esclarecimento do problema ao paciente além de recomendações gerais, como:

- Evitar as circunstâncias que desencadeiam o problema, como longos períodos em pé, início de desidratação, aglomerações, ambiente fechados e calor.

- Manter boa hidratação (em torno de 2 litros por dia), principalmente no calor do verão.
- Usar meias elásticas 3/4 de média compressão, principalmente se for necessário ficar um período em pé.
- Por último, ao sentir algo que pareça o pródomo (muitos pacientes identificam claramente como grande mal-estar que precede a síncope), deitar-se para evitar a queda.

Nos casos refratários, o tratamento pode ser medicamentoso, em que se utilizam betabloqueadores, fludrocortisona e miodrina, com resultados controversos. Em casos refratários ou extremos, pode ser indicado implante de marca-passo de dupla câmara, com bons resultados[2]. Mais recentemente, a cardioneuroablação tem sido utilizada no tratamento da sincope neurocardiogênica, com bons resultados em estudos iniciais[3], e pode vir a ser uma boa opção.

Síndrome do seio carotidiano hipersensível

O seio ou bulbo carotidiano, localizado na área de bifurcação das carótidas comuns, contém mecanorreceptores e barorreceptores que têm como finalidade controlar a pressão arterial e o fluxo da circulação cerebral. Normalmente, quando massageados, determinam reflexos nervosos que causam redução da FC e da pressão arterial. A hipersensibilidade dos seios carotidianos é uma exacerbação desse reflexo, com redução significativa da pressão arterial e/ou bradicardia com pausas prolongadas devido a parada sinusal e/ou BAV, podendo causar perda súbita da consciência, quando então fica caracterizada a síndrome do seio carotidiano hipersensível.

A hipersensibilidade dos seios carotidianos foi definida pela European Society of Cardiology em 2001[4], como uma pausa no ritmo cardíaco superior a 3 segundos e/ou uma redução da pressão arterial sistólica igual ou superior a 50 mmHg durante a massagem do seio carotidiano. É uma doença de idosos, muito rara em indivíduos com menos de 50 anos[5]. A hipersensibilidade do seio carotidiano é considerada cardiodepressora quando se manifesta com pausas no ritmo cardíaco, vasodepressora quando ocorre hipotensão por vasoplegia, e mista quando se apresenta com as duas alterações. O marca-passo cardíaco de dupla câmara é extremamente eficaz no tratamento da síndrome do seio carotidiano hipersensível que determine bradicardia (cardiodepressora e mista), o que representa a quase totalidade desses casos[6].

As causas intrínsecas de bradicardia incluem alterações primárias do sistema excitocondutor do coração, que ocorrem no nó sinusal (disfunção sinusal) e/ou na junção atrioventricular (BAV).

Disfunção sinusal

Disfunção do nó sinusal é quando o marca-passo natural do coração, geralmente por desgaste, reduz sua capacidade automática e/ou tem dificuldades em liberar o estímulo para os átrios, gerando bradicardia sinusal, ritmo juncional, bloqueios sinoatriais e/ou pausas sinusais (Figura 1).

A causa dessa doença, apesar de poder se dever a alterações congênitas, com caráter familiar, na grande maioria dos casos é o desgaste natural do envelhecimento determinando degeneração de células automáticas do nó sinusal. Além da bradicardia persistente e de episódios de pausas, a disfunção sinusal pode causar incapacidade de elevar a FC frente ao esforço, chamada de incompetência cronotrópica. A doença do nó sinusal avançada pode se manifestar com alternância entre bradicardia e episódios de taquicardia atrial, na maioria das vezes fibrilação atrial (FA), constituindo-se na síndrome braditaqui (Figura 2). A disfunção sinusal pode ser assintomática.

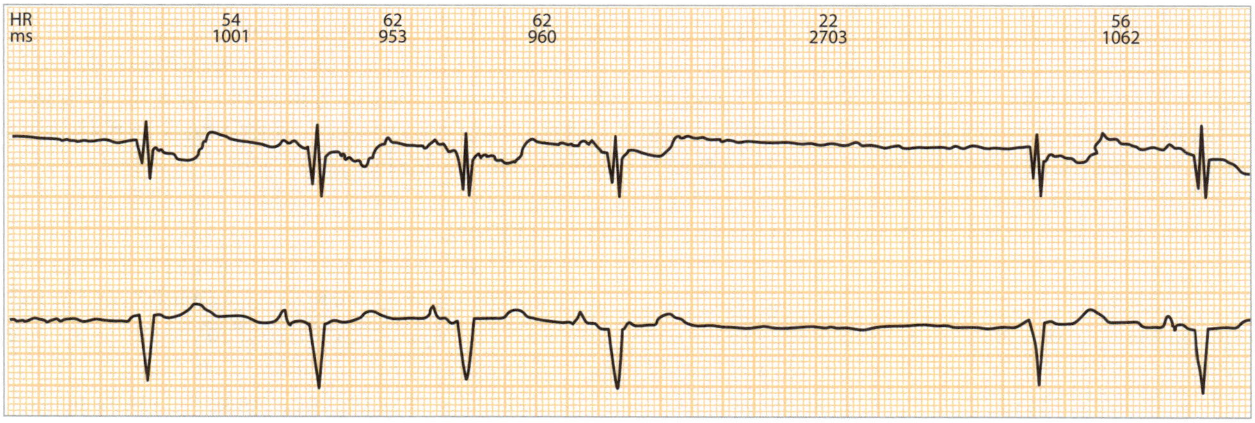

FIGURA 1 Registro eletrocardiográfico de parada sinusal com escape juncional: arritmia típica de disfunção sinusal.

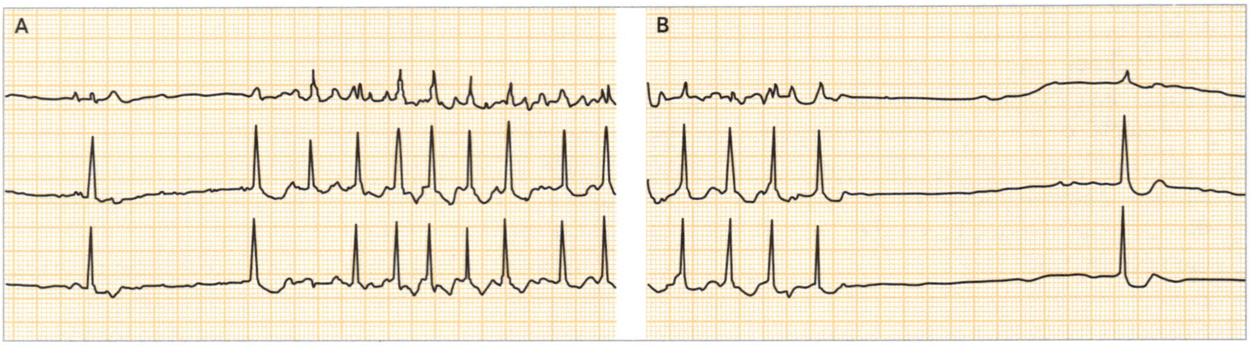

FIGURA 2 Traçados obtidos por Holter de portador de síndrome braditaqui, documentando o momento da entrada e da saída da taquiarritmia (fibrilação atrial). Nota-se a acentuação da bradicardia que precede o início da taquiarritmia (traçado A), assim como a pausa prolongada após reversão espontânea (traçado B).

Doença do nó sinusal

Os sintomas mais frequentes da doença do nó sinusal (DNS) incluem tonturas, indisposição, cansaço fácil, intolerância aos esforços, sonolência, mais raramente perda súbita da consciência e até mesmo palpitações nas síndromes braditaqui. Os pacientes portadores de DNS assintomáticos não têm indicação de tratamento, entretanto devem ser acompanhados ambulatorialmente. Já no caso de DNS com presença de sintomas, está indicado tratamento, que é basicamente implante de marca-passo cardíaco com estimulação atrial, exclusiva (AAI) caso a condução AV seja normal, ou de dupla câmara (DDD), quando existem concomitantemente alterações da condução AV e consequente necessidade de estimulação ventricular. Os marca-passos cardíacos mostraram-se extremamente eficazes no tratamento da DNS, com remissão dos sintomas e melhora significativa da qualidade de vida de seus portadores[7].

Bloqueios atrioventriculares

Os BAV são consequentes a alterações eletrofisiológicas que determinam bloqueio do impulso elétrico na junção AV, ocasionando dissociação persistente ou intermitente entre a contração atrial e ventricular, com possibilidade de causar bradicardia ventricular e bradisfigmia. Da mesma maneira que a DNS, os BAV podem ser consequentes a alterações congênitas, assim como alterações genéticas com caráter familiar. Entretanto, na grande maioria dos casos, são alterações adquiridas, consequentes a lesões ou desgaste do sistema excitocondutor do coração na junção AV.

As lesões da junção AV capazes de bloquear a condução podem ser de causas isquêmicas ou inflamatórias, como no caso da cardiomiopatia chagásica. Entretanto, na maioria das vezes, os BAV são causados pelo desgaste natural do envelhecimento. Eletrocardiograficamente, os BAV são classificados de três graus:

- BAV do 1º grau: intervalo PR aumentado (maior que 200 ms).
- BAV do 2º grau: ondas P bloqueadas intermitentemente (tipo I ou Wenckeback = aumento progressivo do PR até ocorrer P bloqueada; tipo II: onda P bloqueada sem aumento prévio do PR.
- BAV do 3º grau ou total (BAVT): ondas P e R dissociadas com frequência de P superior à frequência de R.

Os BAV responsáveis por bradicardia são os de 2º e 3º grau. Os bloqueios AV do 2º grau do tipo I (Wenckeback) são característicos de alterações na condução do nó AV, estrutura de grande reserva funcional e por isso menos grave, de instalação progressiva e insidiosa, dificilmente evoluindo abruptamente para bloqueios avançados. Já os bloqueios do 2º grau do tipo II são quase exclusivamente consequentes a alterações da condução no sistema His-Purkinje, estrutura com menor reserva funcional que frequentemente evolui para bloqueios mais avançados de maneira súbita, sendo, portanto, considerados mais graves[8].

Os BAVT podem também ser classificados do ponto de vista eletrofisiológico quanto ao local do bloqueio: nodais, quando ao nível do nó AV, ou infranodais, no sistema His-Purkinje.

BAVT nodais

São, na maioria das vezes, congênitos, podendo ou não acompanhar cardiopatias congênitas (não são infrequentes na transposição corrigida dos grandes vasos), e normalmente apresentam ritmo de substituição ventricular (escape) com QRS fino e estável, com frequência ventricular > 40 bpm e mínima resposta cronotrópica, ativados por focos de localização alta em relação ao sistema excitocondutor e consequentemente com maior capacidade automática, até mesmo por isso bem menos graves e muitas vezes assintomáticos.

BAVT infranodais

São quase sempre adquiridos, consequentes a processos inflamatórios, isquêmicos, desgaste natural do envelhecimento ou complicações cirúrgicas/intervencionistas. Apresentam ritmo de substituição (escape) instável, com frequência baixa, QRS largo, causando sintomas e muitas vezes indicando implante de marca-passo provisório de urgência no momento da instalação da arritmia. São graves e com mau prognóstico, sendo relatada alta mortalidade no primeiro ano de instalação quando não tratados com marca-passo (Figura 3).

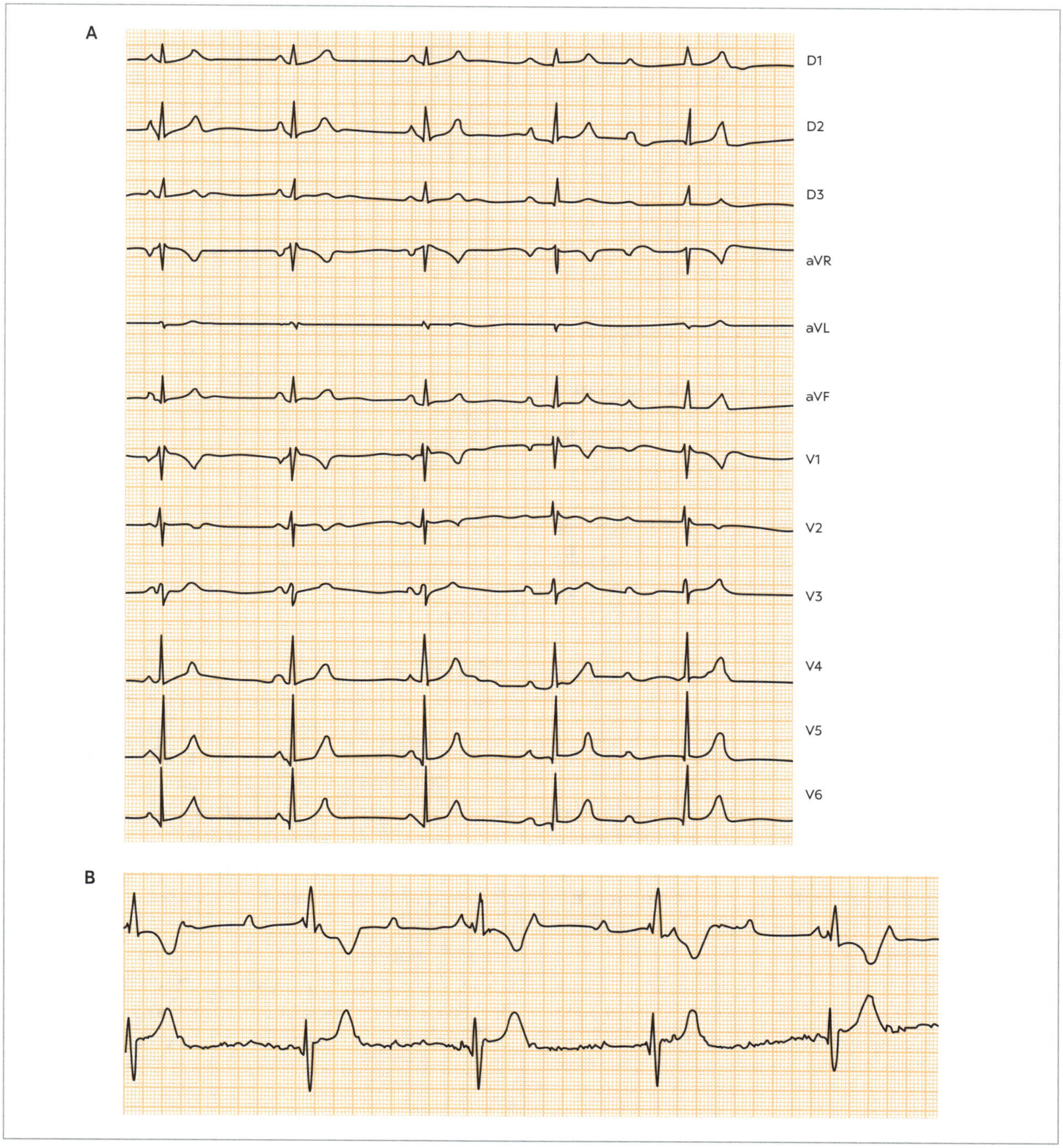

FIGURA 3 A: Eletrocardiograma de paciente de 24 anos acompanhada desde os 2 anos de idade com BAVT congênito sem marca-passo, assintomática e com coração normal. B: Traçado de paciente com BAVT chagásico instável aguardando implante de marca-passo provisório.

BAV associados à fibrilação atrial

Na FA, a manifestação eletrocardiográfica dos BAV é a resposta ventricular baixa com bradicardia ventricular e ritmo irregular. Quando a FA se manifesta com ritmo ventricular bradicárdico regular, é muito provável que estejamos diante de FA com BAVT.

O tratamento das bradicardias consequentes aos BAV é o implante de marca-passo, de dupla câmara (DDD) quando o ritmo atrial é estável, ou monocâmara ventricular (VVI) em casos com FA refratária, sendo que a indicação desse dispositivo depende da presença de sintomas, riscos ou prejuízos da função cardíaca. Sabe-se que a estimulação cardíaca artificial ventricular muscular convencional induzindo QRS largo e padrão eletrocardiográfico de BRE pode determinar dissincronia na contração cardíaca, com atraso na ativação do lado esquerdo e consequente prejuízo na função sistólica, devendo ser evitada em paciente que já apresente comprometimento da função sistólica cardíaca[9,10]. Nesses casos, se a estimulação ventricular é necessária e indispensável, é preferível a estimulação biventricular da terapia de ressincronização cardíaca convencional ou a estimulação do sistema de condução no septo interventricular, que determinam QRS mais finos e contração mais sincrônica (Figura 4)[11].

AVALIAÇÃO CLÍNICA E DIAGNÓSTICO

A avaliação clínica ambulatorial de pacientes portadores ou com risco de bradicardia deve se compor de:

- História clínica e exame físico.
- ECG de repouso.
- Exames de avaliação do ritmo cardíaco.
- Outros exames complementares.

Anamnese

A avaliação das características do paciente, da eventual presença de comorbidades bradicardizantes como o hipotireoidismo, do uso de medicamentos possíveis de gerar bradicardia, além de criteriosa análise dos sintomas e sinais clínicos sugestivos de bradiarritmia, é muito importante.

Alguns sintomas são omitidos pelos pacientes, como o cansaço fácil nos idosos portadores de disfunção sinusal. A seguir, os sintomas mais importantes causados pela bradicardia.

Síncope

A perda súbita da consciência é um sintoma exuberante e, quando consequente à bradicardia, é causada por pausas prolongadas no ritmo cardíaco. Pode ser extremamente grave, como nos casos dos BAVT adquiridos, com alta mortalidade, ou menos graves, como nas síncopes vasovagais, passando por arritmias de riscos intermediários, como na síndrome do seio carotidiano hipersensível.

Tonturas

Episódios de tonturas, desde leves até pré-síncopes, são sugestivos de bradicardias. Esse sintoma é muito frequentes na DNS.

Sonolência, indisposição, cansaço fácil

Esses sintomas podem estar diretamente relacionados a bradicardia ou incompetência cronotrópica. Devemos considerar que esses sintomas podem ser omitidos involuntariamente pelos pacientes, como no caso dos idosos, e que muitas vezes consideramos como consequentes ao envelhecimento.

TABELA II Avaliação clínica e diagnóstico

Anamnese e exame físico.
Eletrocardiograma de repouso.
Exames de avaliação do ritmo cardíaco: ▪ Holter de 24 horas ou de mais longa duração ▪ Monitorização eletrocardiográfica de eventos ▪ Teste ergométrico ▪ *Tilt test* ▪ Estudo eletrofisiológico
Outros exames complementares: ▪ Polissonografia. ▪ Ecodopplercardiograma. ▪ Exames bioquímicos de laboratório.

Exame físico

Nos pacientes que se apresentam com bradicardia e bradisfigmia, dois outros sinais clínicos devem ser observados por não infrequentemente estarem presentes nos portadores dessa arritmia e sugerirem repercussão na função cardiológica: palidez cutâneo-mucosa e alargamento da pressão arterial diferencial.

Já nos pacientes portadores de bradicardia intermitente, quando não se apresentarem bradicárdicos na ocasião da consulta, o exame físico pode ser absolutamente normal. Nos pacientes com história de síncopes, é muito importante, durante a consulta, que se realize o teste da massagem dos seios carotídeos com monitorização eletrocardiográfica, para avaliar a possibilidade de síndrome do seio carotidiano hipersensível.

Essa massagem deve ser feita unilateralmente na região cervical, com discreta a moderada pressão após palpação do pulso carotidiano por aproximadamente 5 segundos, sendo considerada positiva se determinar pausas no ritmo ventricular (por parada sinusal e/ou BAV) de 3 segundos ou mais (Figura 5).

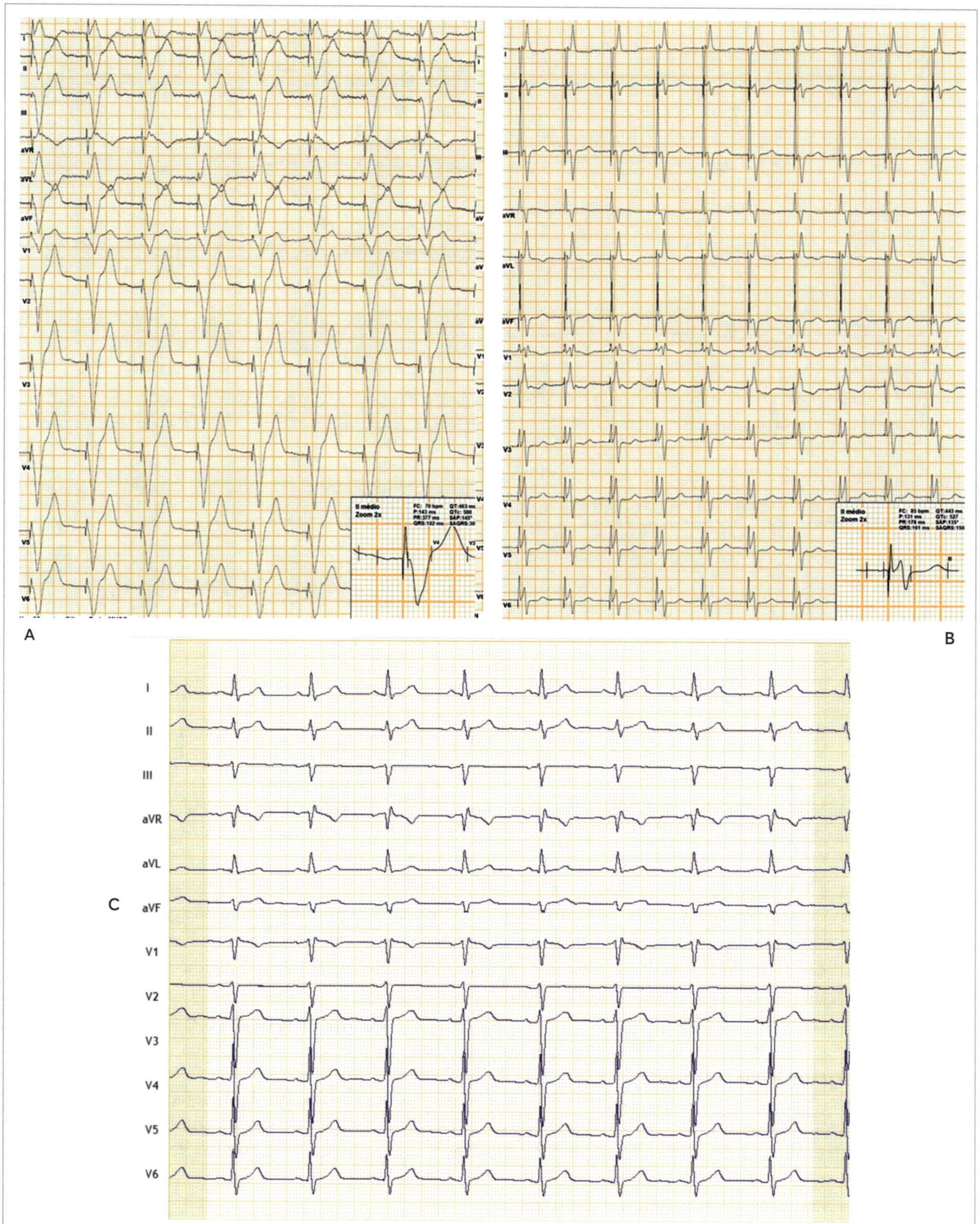

FIGURA 4 Três modalidades de estimulação ventricular. A: Estimulação muscular convencional do ventrículo direito, induzindo QRS largo e padrão eletrocardiográfico de BRE. B: Estimulação biventricular. C: Estimulação do ramo esquerdo no septo interventricular. As duas últimas com QRS estreito. No traçado C não se observa espícula, por ser estimulação bipolar.

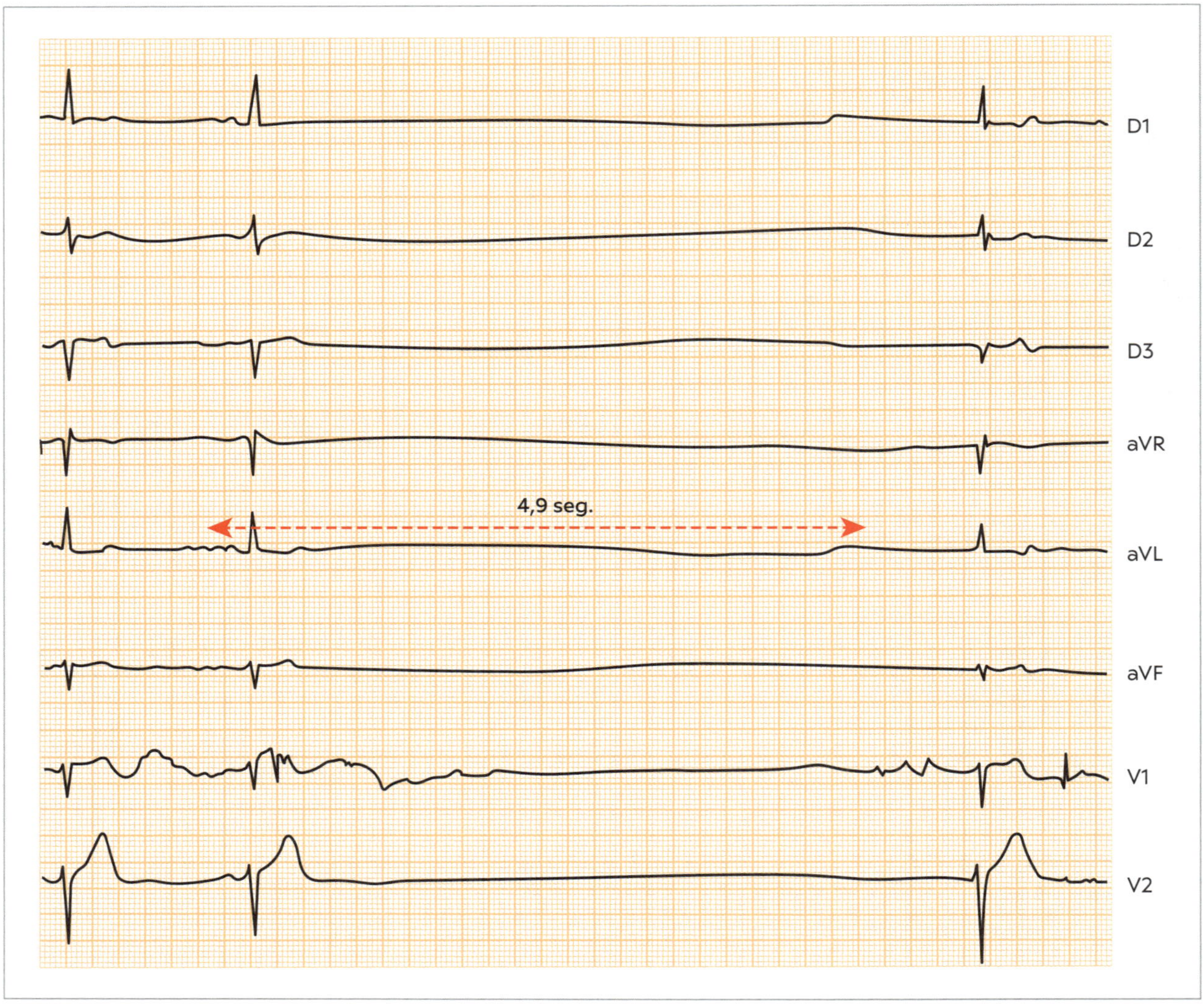

FIGURA 5 Massagem do seio carotidiano direito determinando pausa prolongada, caracterizando hipersensibilidade do seio carotidiano.

É importante ressaltar que a massagem do seio carotidiano está contraindicada na presença de sopros carotídeos, obstrução contralateral, histórico de acidente vascular cerebral, ataque isquêmico transitório ou infarto do miocárdio recente (nos últimos 3 meses).

Eletrocardiograma de repouso

O ECG de repouso é exame fundamental na avaliação das bradiarritmias, mostrando, além da frequência das câmaras cardíacas, o estado do nó sinusal e da condução AV e intraventricular (IV). A bradicardia sinusal pode ser vagotônica e não necessariamente patológica, ou consequente a disfunção intrínseca do nó sinusal. Já paradas sinusais ou bloqueios sinoatriais sugerem fortemente disfunção sinusal intrínseca. O ECG de repouso pode pôr em evidência os BAV de todos os graus e os bloqueios intraventriculares (bloqueios de ramo) que podem sugerir episódios de agravamento dos distúrbios da condução AV, com períodos de bradicardias acentuadas ou pausas prolongadas.

Exames complementares de avaliação do ritmo

Esses exames são fundamentais e indispensáveis na avaliação dos tipos e do significado clínico e prognóstico das bradiarritmias. A seguir, os principais exames de avaliação do ritmo cardíaco.

Holter de 24 horas ou de mais longa duração

O Holter faz uma avaliação do ECG durante o período de registro, geralmente de 24 horas, em especial do ritmo cardíaco. Além dessas características e da curva de FC no período analisado, podem-se evidenciar bradicardias intermitentes, tanto por redução do automatismo sinusal como por distúrbios da condução AV, podendo correlacioná-las com sintomas. O Holter pode mostrar também arritmias sinusais, distúrbios da condução AV ou IV que sugerem riscos de bradicardias intermitentes (Figura 6).

O desenvolvimento mais recente de sistemas de monitorização eletrocardiográfica de longa duração (mais de 24 horas) mais confortáveis aumenta significativamente a eficácia dessa avaliação. É, portanto, um exame indispensável para a avaliação das bradiarritmias.

Monitorização eletrocardiográfica de eventos

Também conhecida como Looper, tem como objetivo a monitorização prolongada com finalidade de gravar o ECG intermitentemente, apenas no momento do evento (sintoma), avaliando se está relacionada a alterações do ritmo cardíaco. Pode ser externa (monitorização média de 2 semanas) ou implantável (monitorização de até 6 anos). Os externos são muito parecidos com o Holter convencional e tendem a ser substituídos por versões mais modernas de monitorização, com gravação contínua de longa duração. Já os implantáveis são pequenos dispositivos, instalados no subcutâneo com microcirurgia, que pode ser feita ambulatorialmente, podendo ser seguidos remotamente. Os monitores de eventos são muito importantes para a elucidação de sintomas sugestivos de bradicardia, ao passo que os implantáveis são indicados principalmente para o esclarecimento de síncopes esporádicas de origem indeterminada.

Teste ergométrico

O teste ergométrico tem o objetivo de fazer uma avaliação clínica e eletrocardiográfica do coração diante de um estresse mesurável e físico. Em relação à investigação de bradiarritmias, é muito importante na avaliação da resposta cronotrópica frente ao esforço e de eventuais, e raros, casos de bradicardias durante ou imediatamente após o esforço[12].

Tilt test

Também conhecido como teste de inclinação, é um exame que avalia a presença de disautonomias (alterações reflexas do sistema nervoso autônomo) responsáveis pela sincope neurocardiogênica ou vasovagal[13]. Está indicado na investigação da síncope indeterminada, principalmente quando é precedida de pródomos, sugerindo disautonomias.

Estudo eletrofisiológico

O estudo eletrofisiológico (EEF) é um exame realizado com o emprego de cateterismo cardíaco e faz uma avaliação do sistema excitocondutor do coração, desde o nó sinusal até as fibras de Purkinje, além de pesquisar a presença de substratos arritmogênicos de taquiarritmias, tanto supraventriculares como ventriculares. Com relação às bradicardias, o EEF avalia a função sinusal por meio da determinação do tempo de recuperação do nó sinusal e tempo de condução sinoatrial, que quando alterados sugerem fortemente disfunção sinusal, além de avaliar a condução AV em todos os níveis: nó AV, tronco do feixe de His e seus ramos. Pela análise dos intervalos do eletrograma do feixe de His (PA, AH, H e HV), define-se o tipo eletrofisiológico do bloqueio: nodal, intra ou infra His, sendo muito importante para avaliar a condução AV em pacientes que apresentem distúrbios da condução AV ou IV, definindo seu prognóstico.

Outros exames complementares

Além dos exames de avaliação do ritmo por meio da análise do ECG, alguns outros são importantes na avaliação das bradicardias, como:

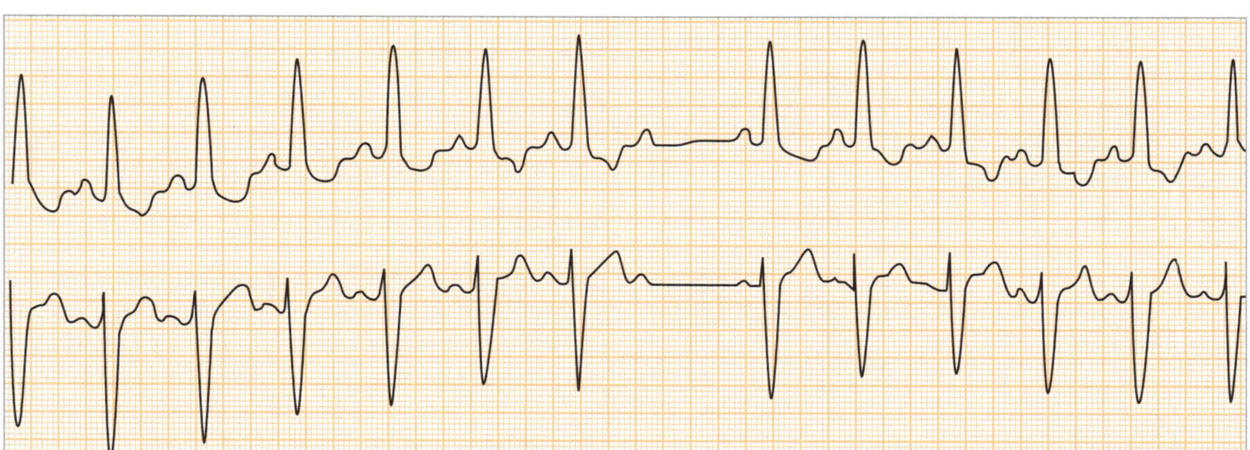

FIGURA 6 Registro de Holter mostrando BAV do 2º grau do tipo II, com onda P bloqueada sem aumento prévio do PR: arritmia quase patognomônica de bloqueio infranodal.

Polissonografia

A polissonografia (PLS) é um exame que avalia a qualidade do sono e a respiração no período examinado, evidenciando eventuais episódios de apneia durante o sono. A apneia do sono pode ser responsável por episódios de bradicardias ou pausas prolongadas durante o sono, que podem ser corrigidas com o tratamento específico[14].

Ecodopplercardiograma

O ecodopplercardiograma é um exame de imagem simples que faz uma excelente avaliação anatômica e funcional do coração, muito importante nos pacientes portadores de bradicardias, já que essa arritmia pode ser responsável/decorrente de alterações estruturais e funcionais cardíacas. O exame pode também orientar, em alguns casos, o momento de indicar tratamento e o tipo a ser proposto.

Esse exame se mostra importante na escolha da modalidade de estimulação ventricular, se muscular convencional, biventricular ou septal no sistema de condução. O ecodopplercardiograma também é fundamental para o acompanhamento de pacientes com marca-passo cardíaco, principalmente com estimulação ventricular muscular convencional, para observar se esse modo de estimulação em longo prazo determina alterações estruturais e/ou funcionais no coração.

Exames bioquímicos de laboratório

Exames laboratoriais, além de fazerem uma avaliação bioquímica geral, podem ser importantes para identificar e orientar o tratamento de causas reversíveis de bradicardia, como dosagem dos hormônios tireoidianos, digoxinemia, potássio, cálcio e pH.

TRATAMENTO DAS BRADIARRITMIAS

Nem todas as bradicardias têm indicação de tratamento, e em algumas situações não representam qualquer tipo de prejuízo, sendo mesmo consideradas fisiológicas. É o caso de muitos pacientes vagotônicos ou da bradicardia dos atletas. Mesmo quando existe doença do sistema excitocondutor do coração, como no caso dos BAVT congênitos, quando assintomáticos e sem repercussões estruturais no coração, a conduta deve ser somente o acompanhamento clínico periódico. Na maioria das bradicardias, a indicação de tratamento depende da presença de sintomas, repercussões estruturais ou riscos.

TABELA III Tratamento das bradiarritmias
Marca-passo
Bradicardia reflexa
Disfunção sinusal
Bloqueios atrioventriculares
Ablação

O tratamento das bradicardias persistentes ou intermitentes irreversíveis, quando indicado, é na quase totalidade dos casos o implante de marca-passo cardíaco. Em alguns casos por vagotonia, a cardioneuroablação parece ser uma boa opção, entretanto ainda carece de mais estudos que mostrem a efetividade permanente desse procedimento. De acordo com as diretrizes da European Society of Cardiology de 2021[15], as indicações de marca-passo para o tratamento das bradicardias são:

Bradicardia reflexa

Classe I

Marca-passo de dupla câmara está indicado a pacientes com menos de 40 anos, com grave e imprevisível síncope recorrente que tenha:

- Pausa espontânea assistólica sintomática documentada > 3 segundos ou assintomática > 6 segundos devido a pausa sinusal ou BAV. (Evidência A)
- Síndrome do seio carotidiano hipersensível cardioinibitório. (Evidência A)
- Síncope assistólica durante *tilt test*. (Evidência A)

Classe II

Marca-passo de dupla câmara pode ser considerado para reduzir síncope recorrente em paciente com características clínicas de síncope sensível a adenosina. (Evidência B)

Classe III

Marca-passo não está indicado na ausência de reflexo cardioinibitório documentado. (Evidência B)

Disfunção sinusal

Classe I

Marca-passo está indicado na disfunção sinusal quando sintomas podem ser claramente atribuídos a bradicardia. (Evidência B)

Marca-passo em pacientes sintomáticos na síndrome braditaqui, para corrigir a bradicardia e permitir o tratamento medicamentoso da taquicardia, a não ser que a cardioneuroablação seja preferida para tratar a taquicardia. (Evidência B)

Classe IIa

Marca-passo de dupla câmara com adaptação de frequência pode ser considerado em pacientes com incompetência cronotrópica e claros sintomas durante exercícios. (Evidência B)

Classe IIb

Marca-passo pode ser considerado em paciente com síncope que apresente pausa assintomática > 6 segundos devido a parada sinusal documentada. (Evidência C)

Marca-passo pode ser considerado na disfunção sinusal quando os sintomas são sugestíveis devido a bradiarritmias mesmo que as evidências não sejam conclusivas. (Evidência C)

Classe III

Marca-passo não é recomendado a pacientes com bradicardia devido a disfunção sinusal assintomáticos ou devido a causas transitórias que podem ser corrigidas e prevenidas. (Evidência C)

Bloqueios atrioventriculares

Classe I

Marca-passo está indicado a pacientes em ritmo sinusal com BAV permanentes ou paroxísticos do 3º grau, ou 2º grau tipo II, infranodal 2x1 ou de alto grau, independentemente da presença de sintomas. (Evidência C)

Marca-passo está indicado para pacientes com arritmias atriais (principalmente FA) permanentes ou paroxísticas BAVT ou BAV de alto grau independentemente da presença de sintomas. (Evidência C)

Classe IIa

Marca-passo deve ser considerado em pacientes com BAV do 2º grau tipo I que cause sintomas ou quando o estudo eletrofisiológico mostra a localização intra ou infra His do bloqueio. (Evidência C)

Marca-passo deve ser considerado em pacientes portadores de sintomas similares aos da síndrome do marca-passo e claramente atribuídos a BAV do 1º grau (PR > 300 ms). (Evidência C)

Classe III

Marca-passo não é recomendado a pacientes com BAV devido a causas transitórias que podem ser corrigidas ou prevenidas. (Evidência C)

Os marca-passos cardíacos propiciam um tratamento seguro e extremamente eficaz das bradiarritmias, e o desenvolvimento permanente desses equipamentos tem propiciado uma estimulação cardíaca artificial cada vez mais próxima da ativação fisiológica do sistema excito-condutor do coração.

BIBLIOGRAFIA

1. Pachón-Mateos JC, Pachon EI, Higuti C, Peña TGS, Lobo TJ, Pachón CTC, et al. Cardioneuroablação: a denervação vagal por cateter como nova terapia para síncope cardioinibitória. J Cardiac Arrythmias. 2019;32(3):182-96.
2. Verosy PD, Chen LY, Miller AL, Noseworthy PA, Slotwiner DJ, Thiruganasambandamoorthy V. Pacing as a treatment for reflex-mediated (vasovagal, situational, or carotid sinus hypersensitivity) syncope: a systematic review for the 2017 ACC/AHA/HRS guideline for the evaluation and management of patients with syncope: a report of the American College of Cardiology/American Heart Association Task Force on Clinical Practice Guidelines and the Heart Rhythm Society. Circulation 2017;136(5):e123-e135.
3. Pachon JC, Pachon EI, Cunha Pachon MZ, Lobo TJ, Pachon JC, Santillana TG. Catheter ablation of severe neurally mediated reflex (neurocardiogenic or vasovagal) syncope: cardioneuroablation long-term results. Europace. 2011;13(9):1231-42.
4. Brignole M, Alboni C, Benditt D, Bergfeldt L, Blanc JJ, Bloch Thomsen PE, et al. Guidelines on management (diagnosis and treatment) of syncope. Eur Heart J. 2001;22(15):1256-306.
5. Humm AM, Mathias CJ. Unexplained syncope: is screening for sinus hypersensitivity indicated in all patients aged over 40 years? J Neurol Neurosurg Psychiatry. 2006;77(11):1267-70.
6. Brignole M, Sartore B, Barra M, Menozzi C, Lolli G. Is DDD superior to VVI pacing in mixed carotid sinus syndrome? An acute and medium-term study. Pacing Clin Electrophysiol. 1988;11(11 Pt 2):1902-10.
7. Epstein AE, Dimarco JP, Ellenbogen A, Mark Estes NA, Freedman RA, Gettes LS, et al. ACC/AHA/HRS 2008 Guidelines for Device-Based Therapy of Cardiac Rhythm Abnormalities. J Am Coll Cardiol. 2008;51(21):e1-62.
8. Langendorf R, Pick A. Atrio-Ventricular block type II (Mobitz) Its natural and clinical significance. Circulation. 1968;38:819-20.
9. Martinelli Filho M, Siqueira SF, Costa R, Greco OT, Moreira LF, D'Avila A, Heinst EK. Conventional versus biventricular pacing in heart failure and bradyarrhythmia: the COMBAT study. J Card Fail. 2010;16(4):293-300.
10. Funck RC, Mueller HH, Lunati M, Piorkowski C, De Roy L, Paul V, et al. Characteristics of a large sample of candidates for permanent ventricular pacing included in the Biventricular Pacing for Atrioventricular Block to Prevent Cardiac Desynchronization Study (BioPace). Europace. 2014;16(3):354-62.
11. Slotwiner DJ, Raitt MH, Munoz FDC, Mulpuru SK, Nasser N, Peterson PN. Impact of physiologic pacing versus right ventricular pacing among patients with left ventricular ejection fraction greater than 35%: a systematic review for the 2018 ACC/AHA/HRS Guideline on the evaluation and management of patients with bradycardia and cardiac conduction delay. Circulation. 2019;140:e483-e503.
12. Abbott JA, Hirschfeld DS, Kunkel FW, Sheinman MM, Modin G. Graded exercise testing in patients with sinus node dysfunction. Am J Cardiol. 1977;62(3):330-8.
13. Hachul D, Sosa EA, Consolim F, Magalhães L, Scanavacca M, Martinelli M, et al. Reprodutibilidade do teste de inclinação em pacientes com síncope neurocardiogênica. Arq Bras Cardiol. 1994;62(5):297-9.
14. Kim YS, Kim SY, Park DY, Wu HW, Hwang G-S, Kim HJ. Clinical implication of heart rate variability in obstructive sleep apnea syndrome patients. J Craniofac Surg. 2015;26(5):1592-5.
15. Glikson M, Nielsen JC, Kronborg MB, Michowitz Y, Auricchio A, Barbash IM, et al. 2021 ESC Guidelines on cardiac pacing and cardiac resynchronization therapy. Eur Heart J. 2021;42(35):3427-520.

53

Extrassistolias: quando são importantes e como tratá-las

Adalberto Menezes Lorga Filho
Eduardo Palmegiani
Thiago B. Cury Megid

CONSULTA RÁPIDA

O termo extrassístole (ES) é atribuído a um batimento precoce que ocorra de forma inesperada com um ciclo consideravelmente menor que o previsto. De acordo com seu local de origem pode ser classificada como:

TIPOS DE EXTRASSÍSTOLES

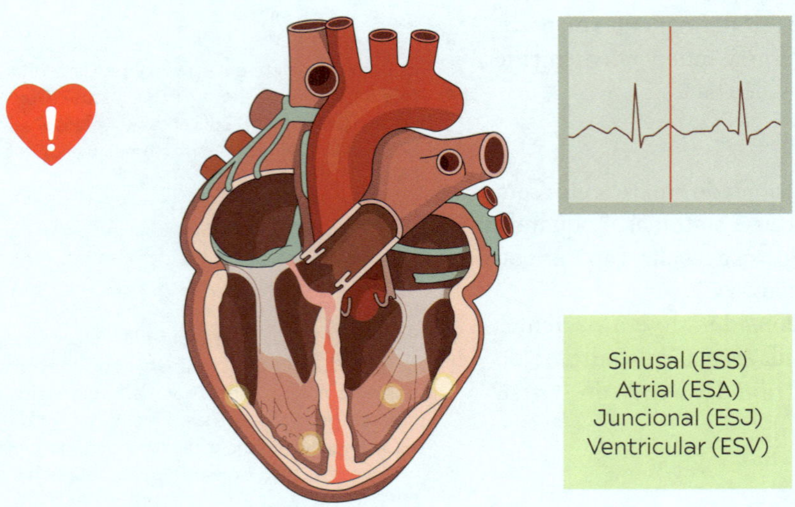

Pacientes com extrassístoles normalmente são de baixo risco e assintomáticos.

Nos pacientes com extrassístoles ventriculares (ESV) deve ser investigada cardiopatia estrutural e descartar história familiar de morte súbita (MS) de origem cardíaca.

Nos pacientes com coração normal, o esclarecimento e tranquilização sobre a benignidade do quadro, é fundamental e na maioria das vezes suficiente.

Pacientes com cardiopatias induzidas ou agravadas por ESV, a ablação deve ser o tratamento de escolha.

Em casos com ESV e cardiopatia estrutural, o tratamento da doença de base deve guiar a terapêutica.

INTRODUÇÃO

As extrassístoles (ES) são arritmias normalmente benignas e as mais frequentes no consultório. A quase totalidade dos pacientes no consultório do cardiologista apresentarão ao menos uma ES na sua evolução clínica.

O termo ES é atribuído a qualquer batimento cardíaco precoce, ou seja, que ocorra de forma inesperada com um ciclo consideravelmente menor que o previsto para a frequência cardíaca (FC) vigente.

Na maioria das vezes são batimentos de origem ectópica, mas podem ocorrer também provenientes do próprio nó sinusal.

Podem ser classificadas, conforme o seu foco de origem, como extrassístole sinusal (ESS), atrial (ESA), juncional (ESJ) ou ventricular (ESV). As extrassístoles atriais (incluindo a sinusal) e as juncionais, são denominadas extrassístoles supraventriculares (ESSV), devido a sua origem acima da bifurcação do feixe de His - junção atrioventricular e átrios.

Quando de ocorrência esporádica, normalmente as ES são benignas, assintomáticas e não se associam necessariamente a cardiopatia. Entretanto, quanto mais frequente se tornam, mais se correlacionam com comorbidades, inclusive cardiopatias, e com o avanço da idade[1]. De modo geral, e principalmente quando assintomáticas, as ES não necessitam ser tratadas, mas em alguns casos podem se tornar marcadores de pior prognóstico, alertando para o cuidado de um controle adequado das comorbidades e estilo de vida.

Quando de ocorrência esporádica, normalmente as ES são benignas, assintomáticas e não se associam necessariamente a cardiopatia. Entretanto, quanto mais frequente se tornam, mais se correlacionam com comorbidades, inclusive cardiopatias, e com o avanço da idade[1]. De modo geral, e principalmente quando assintomáticas, as ES não necessitam ser tratadas, mas em alguns casos podem se tornar marcadores de pior prognóstico, alertando para o cuidado de um controle adequado das comorbidades e estilo de vida.

Principalmente as ESV, em alguns cenários clínicos, podem apresentar riscos, devendo esse ser estratificado

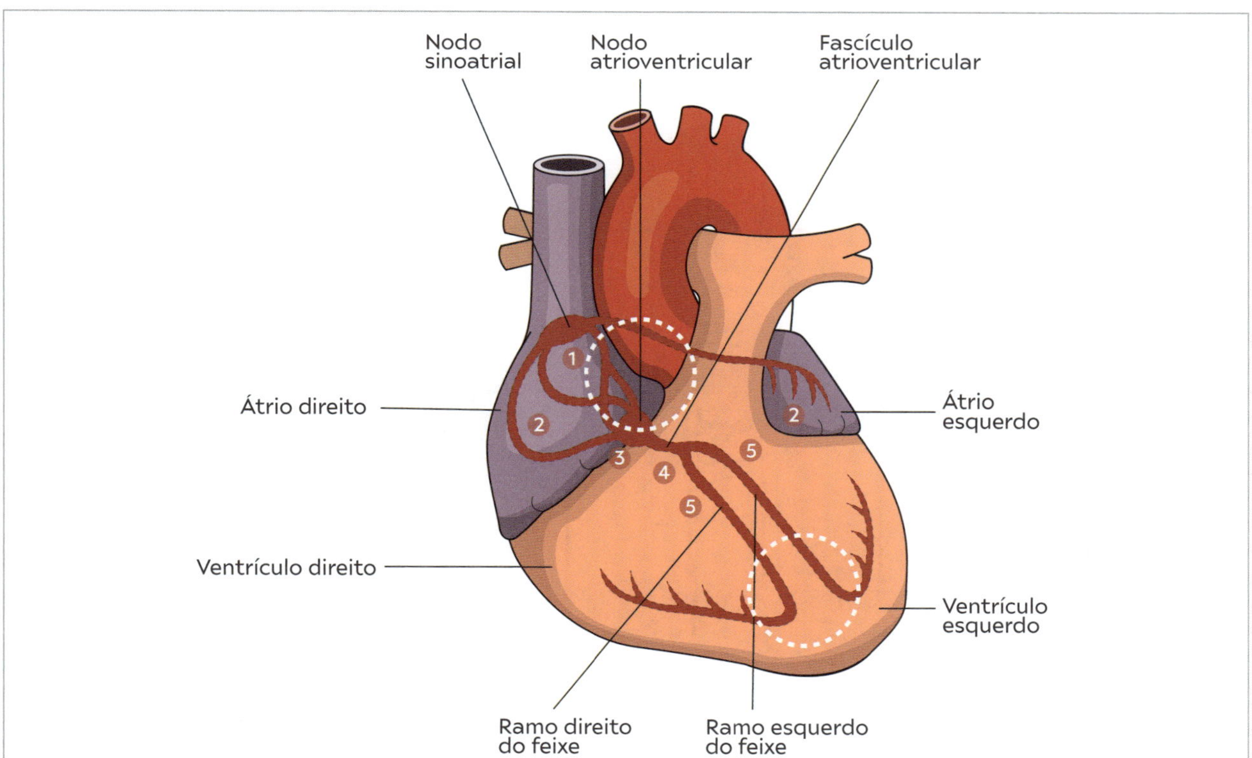

FIGURA 1 Possíveis origens das extrassístoles (sinusal, atrial, juncional e ventricular).

e instituído, se necessário, tratamento. A seguir serão abordadas situações em que devemos nos preocupar com as diferentes formas de ES, quando e como tratá-las.

EXTRASSÍSTOLES SUPRAVENTRICULARES

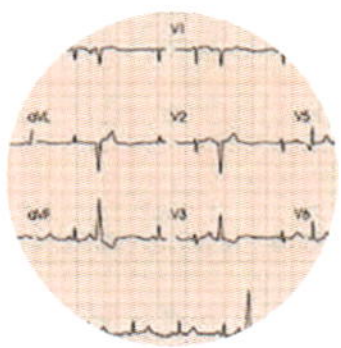

Extrassístoles atriais

Diagnóstico

As extrassístoles atriais (ESA) como o próprio nome diz, são batimentos precoces que se originam nos átrios. Desta forma, toda ESA se manifesta inicialmente por uma onda P no eletrocardiograma (ECG) (Figura 2), que pode ou não conduzir para os ventrículos e assim gerar QRS.

O diagnóstico muitas vezes é simples, mas em alguns casos pode ser dificultado por sobreposições de atividades elétricas do coração ou refratariedade total ou relativa da junção atrioventricular (JAV), que faz a condução aos ventrículos.

No primeiro caso, como a ESA é um batimento precoce, esta pode ocorrer antes que termine a onda T do QRS anterior, fazendo com que a onda P se "esconda"

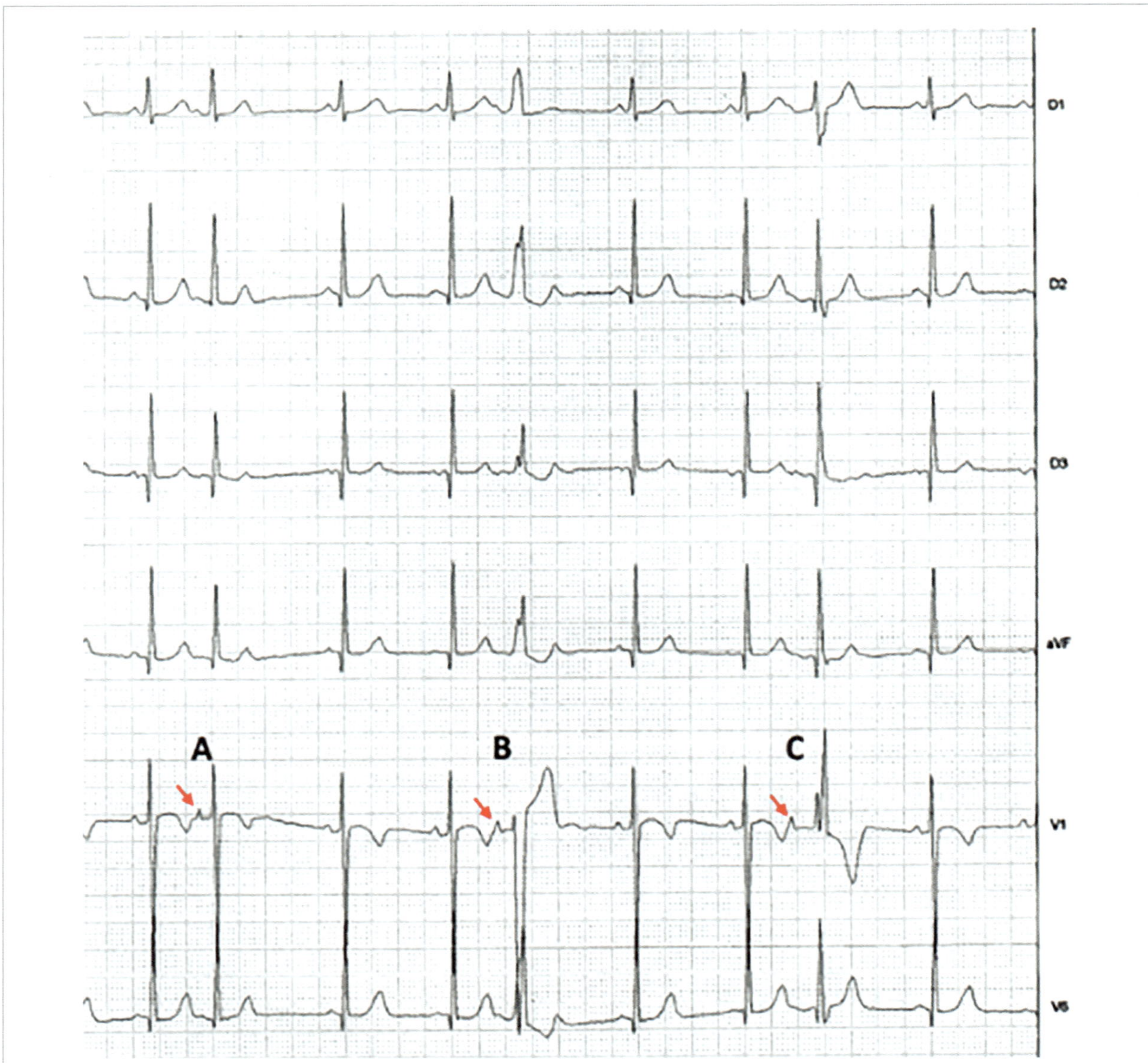

FIGURA 2 Extrassístoles supraventriculares. I: Exemplo de extrassístoles atriais (ESA) com a onda P dentro da onda T em B e C. Em A condução atrioventricular com QRS estrito igual ao sinusal, e B condução aos ventrículos com bloqueio de ramo esquerdo e em C condução aos ventrículos com bloqueio de ramo direito, ambos sendo um comportamento fisiológico por refratariedade dos ramos devido à precocidade dos batimentos.

dentro da onda T do batimento antecedente. Para uma correta análise eletrocardiográfica, nessas circunstâncias, sempre que se observar um QRS precoce, deve-se comparar a onda T, imediatamente antes da ES, com outra que não tenha extrassístole na sua sequência e procurar pequenos entalhes que sugiram a presença da onda P dentro da onda T.

Esta análise se torna mais crítica quando a ESA muito precoce atinge um dos ramos do sistema de condução atrioventricular (AV) em período refratário e conduz com QRS largo devido ao bloqueio de ramo e simula uma ESV (Figura 3). A identificação da onda P precedendo o QRS é fundamental para o correto diagnóstico.

Já quando a ESA, devido a sua precocidade, atingir o nó AV em período refratário relativo, conduzirá com intervalo PR longo, ou se atingir o nó AV em período refratário absoluto, será bloqueada, não gerando QRS (Figura 4).

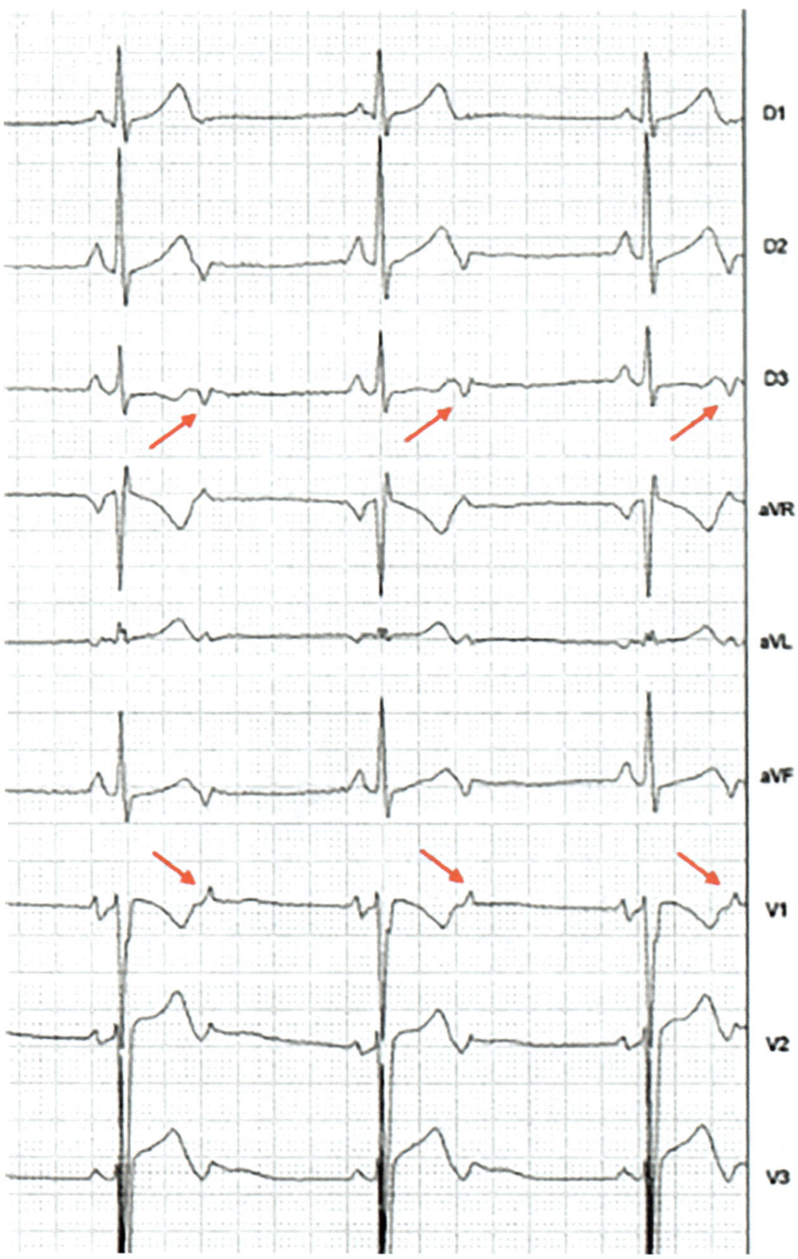

FIGURA 3 Extrassístoles supraventriculares bigeminadas e bloqueadas, que podem ser confundidas com bloqueio atrioventricular 2:1. A variação entre os ciclos PP e diferença de morfologia da P da extrassístole atrial (ESA) confirmam o diagnóstico de bigeminismo atrial bloqueado.

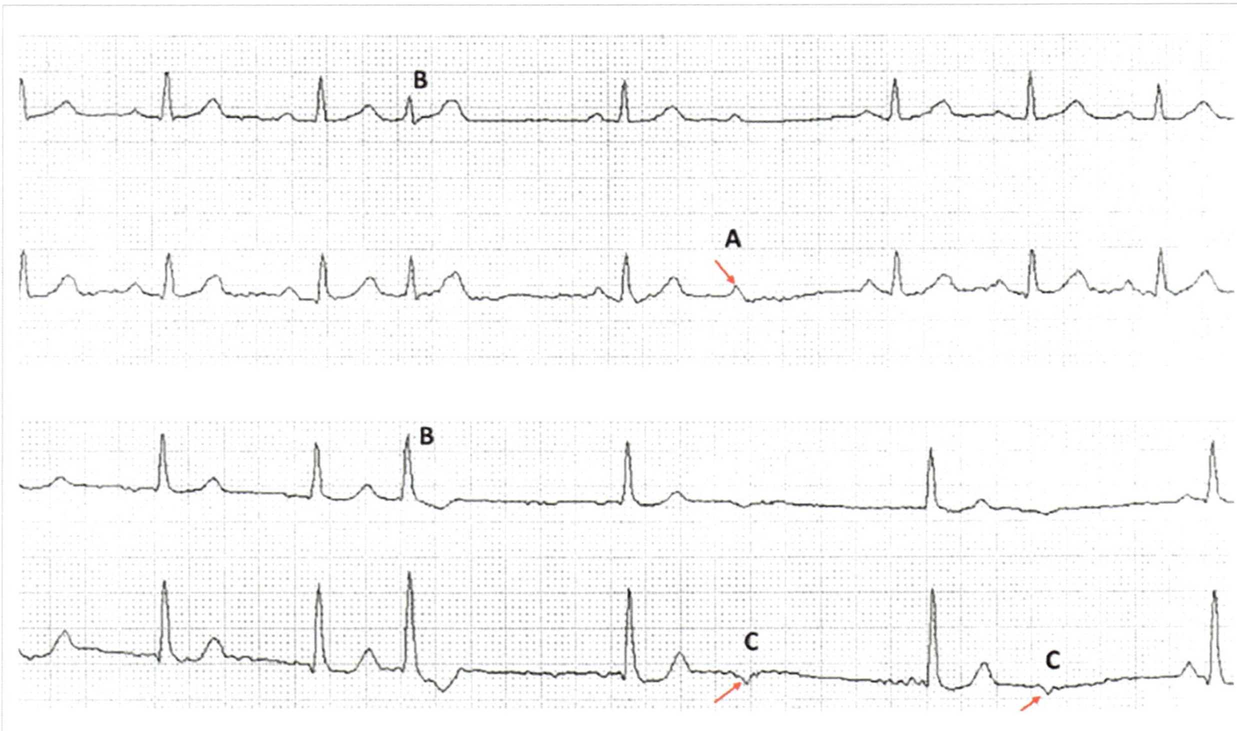

FIGURA 4 Exemplo de pseudobloqueio atrioventricular (AV). Em A observa-se onda P sinusal bloqueada. Em B, presença de extrassístoles juncionais (ESJ) clássicas, sem onda precedendo. Em C onda P precoce e negativa, simulando extrassístole atrial (ESA) bloqueada, porém se trata de ESJ apenas com condução retrógrada aos átrios. Quando a ESJ ocorre, mas não conduz nem para os átrios nem para os ventrículos, pode predispor a ocorrência do pseudobloqueio AV, pois a ESJ "oculta" ocupa a junção AV e a P sinusal seguinte não consegue conduzir para os ventrículos (A).

Estes comportamentos do nó AV são fisiológicos e não devem ser interpretados como bloqueios atrioventriculares patológicos.

Investigação clínica

Normalmente as ESA não se manifestam com grande frequência e são achados fortuitos de exames. Nestes casos, se não houver sintomas, não há necessidade de maiores investigações.

Entretanto, em alguns pacientes, as ESA ocorrem com grande frequência e merecem uma investigação mais cuidadosa. Quando sintomáticas são rapidamente percebidas, facilitando o diagnóstico e tratamento. Não raramente ocorrem com alta frequência e podem predispor a ocorrência de fibrilação atrial (FA) e, em raros casos, quando incessantes, podem levar à disfunção ventricular por taquicardiomiopatia[1].

A investigação em pacientes portadores de ESA com Holter, teste ergométrico (TE) e ecocardiograma pode ser necessária.

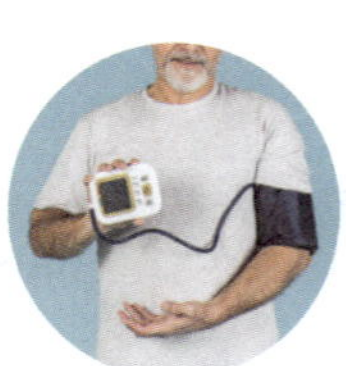

No Holter pode-se avaliar a densidade de ESA de 24 horas e a ocorrência de formas mais complexas como taquicardias atriais (TA) e/ou FA, além de servirem de referência na avaliação da resposta a tratamentos.

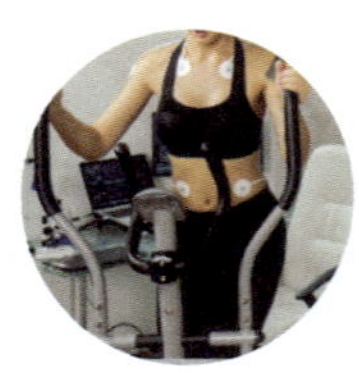

O TE permite avaliar a relação da ESA com esforço físico. Em alguns pacientes elas podem desaparecer no decorrer do esforço físico e em outros aumentar tanto em número quanto em complexidade. Nesses casos, pode ocorrer boa resposta ao tratamento com betabloqueadores (BB).

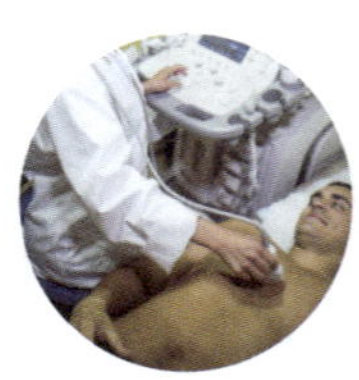

O ecocardiograma afastará alterações estruturais, avaliando se há remodelamento do átrio esquerdo, o que sugere maior possibilidade de fibrilação atrial.

Tratamento

Raramente ESA devem ser tratadas. Entretanto, quando realmente sintomáticas ou muito frequentes, o tratamento pode ser necessário, por exemplo, com betabloqueadores, como primeira escolha se não houver contraindicação.

Terão melhores resultados nos casos de ESA sensíveis a catecolaminas, que pioram ou aparecem com esforço físico.

Medicamentos como propafenona e sotalol também podem ser tentados em casos mais avançados, desde que não haja cardiopatia estrutural. A amiodarona fica reservada para as situações em que a propafenona e o sotalol estão contraindicados ou não foram efetivos no tratamento. A ablação do foco arritmogênico é uma opção para os pacientes com ESA monomórficas, refratárias ao tratamento medicamentoso, naqueles que queiram se livrar do medicamento antiarrítmico ou que evoluem com taquicardiomiopatia.

Extrassístoles juncionais

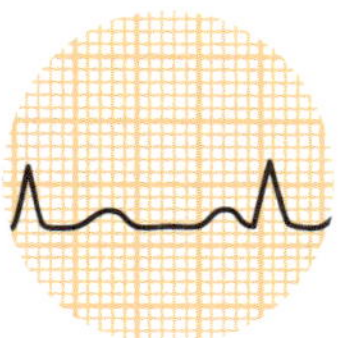

A junção AV compreende o nó AV e o feixe comum de His.

Impulsos elétricos que surgem na junção AV são denominados juncionais.

A junção AV também pode ser foco de origem de arritmias, ocasionando extrassístoles juncionais (ESJ) e até taquicardias juncionais (sustentadas ou não).

O diagnóstico eletrocardiográfico das ESJ é feito quando existe QRS precoce, com morfologia idêntica ao sinusal, porém sem a onda P precedendo-o.

Sempre antes do diagnóstico definitivo de ESJ, é importante avaliar cuidadosamente o segmento ST do batimento anterior e descartar a presença de onda P que possa estar escondida na onda T.

Se as ESJ apresentam condução aberrante por um dos ramos (bloqueio de ramo direito ou esquerdo) alargando o QRS, fica impossível pelo ECG diferenciá-las de extrassístoles ventriculares[2].

Por outro lado, haverá QRS largo com titmo sinusal, devido a bloqueio prévio de ramo, se o batimento precoce for idêntico (também com QRS largo) e não apresentar onda P precedente, o diagnóstico é de ESJ.

Na maioria das vezes, as ESJ são esporádicas e assintomáticas ou oligossintomáticos. Como surgem da junção AV, que se localiza entre os átrios e os ventrículos, as ESJ podem apresentar condução anterógrada aos ventrículos e simultaneamente condução retrógrada aos átrios.

Nessas condições, os átrios e os ventrículos contraem-se simultaneamente sendo mais fácil a ocorrência de sintomas como palpitações e mal-estar. À análise do pulso jugular detecta-se presença de onda A em canhão.

As ESJ raramente necessitam de tratamento e, quando sintomáticas, o tratamento antiarrítmico com betabloqueadores é a primeira escolha, podendo-se tentar outros antiarrítmicos como propafenona, sotalol e amiodarona, não havendo contraindicação.

Raramente ESJ bloqueadas podem simular bloqueio AV do 2° grau do tipo Mobitz tipo II (Figura 4) e ser indicado marcapasso inadvertidamente.

Isso ocorre quando ESJ bloqueiam simultaneamente sua condução aos átrios e aos ventrículos, havendo a despolarização apenas da junção AV. Com isso, a onda P sinusal seguinte, ao tentar conduzir para os ventrículos, encontra a junção AV em período refratário absoluto e não gera seu respectivo QRS, simulando um bloqueio AV do 2° grau Mobitz tipo II (Figura 4A).

Este fenômeno é denominado pseudobloqueio AV e o diagnóstico é suspeitado quando em registros eletrocardiográficos mais longos (geralmente no Holter) observa-se concomitante aos episódios de bloqueio atrioventricular (BAV) do 2° grau Mobitz tipo II, à ocorrência de ESJ clássicas (Figura 4B) ou a ESJ que conduzam apenas retrogradamente aos átrios, simulando ESA bloqueada, com onda P negativa nas derivações inferiores (Figura 4C).

O diagnóstico definitivo de pseudobloqueio AV só pode ser feito pelo estudo eletrofisiológico. Uma vez confirmado o diagnóstico de pseudobloqueio AV, o tratamento só será necessário se houver sintomas que comprometam a qualidade de vida.

Ablação de focos juncionais deve ser evitada devido ao risco de BAV total, sendo indicado apenas em última instância, nos raros casos com evolução desfavorável.

Extrassístoles ventriculares

Diagnóstico

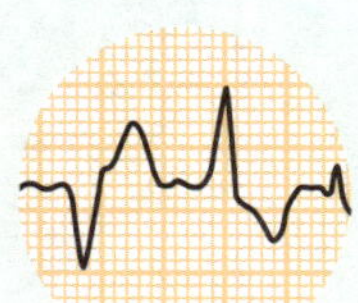

As extrassístoles ventriculares (ESV) são batimentos ectópicos precoces que têm origem em qualquer local dos ventrículos, com exceção do tronco comum do feixe de His.

As ESV são as arritmias mais frequentes no consultório e sua prevalência varia de acordo com o método de diagnóstico utilizado, podendo variar de 2% no ECG simples, até 70% quando se utiliza o Holter de 24 horas[3].

Em relação à morfologia, as ESV são divididas em monomórficas (quando todas têm uma única morfologia), dimórficas (com duas morfologias) ou polimórficas (quando possuem três ou mais).

Quanto ao padrão de aparecimento, são classificadas como:

- Isoladas: ESV única.
- Pareadas: duas ESV consecutivas.
- Bigeminadas: períodos de alternância entre uma ESV e um batimento sinusal (bigeminismo ventricular).
- Trigeminadas: períodos de alternância entre uma ESV e dois batimentos sinusais e assim sucessivamente (Figura 5).

Avaliação clínica

É imprescindível na avaliação clínica inicial, a anamnese e o exame físico detalhados, que busquem evidenciar a história pessoal ou familiar de cardiopatias estruturais ou genéticas, associadas a maior risco de morte súbita cardíaca (MSC), que deve ser detalhadamente investigada.

Pacientes com ESV normalmente procuram atendimento médico devido a sintomas ou achado incidental em avaliação física/eletrocardiográfica de rotina.

Os sintomas são variáveis e podem incluir: palpitações (sensação de falha, batimentos irregulares ou mais fortes), dispneia, fadiga, pré-síncope e, raramente, morte súbita cardíaca.

O ECG de 12 derivações é importante, pois além de contribuir para a localização da origem da ESV, dá uma ideia inicial da densidade delas. Essas informações são fundamentais para programação do tratamento e avaliação de risco.

Além disso, o ECG pode evidenciar alterações relacionadas a uma possível causa, como: QT longo; ondas Q patológicas; inversão de ondas T nas derivações precordiais direitas/onda épsilon (sugestivas de displasia arritmogênica de ventrículo direito); sobrecarga ventricular e alterações que sugiram cardiomiopatia hipertrófica.

Em pacientes com coração normal, alguns padrões eletrocardiográficos são mais comuns (Tabela I)[4]. Tais ESV podem ser classificadas como idiopáticas e, com raras exceções, estão associadas a um bom prognóstico. O local de origem mais comum de ESV idiopática costuma ser do trato de saída ventricular, responsável por até 90% delas em coração normal. Originam-se preferencialmente

As extrassístoles ventriculares (ESV) são batimentos ectópicos precoces que têm origem em qualquer local dos ventrículos com exceção do tronco comum do feixe de His.

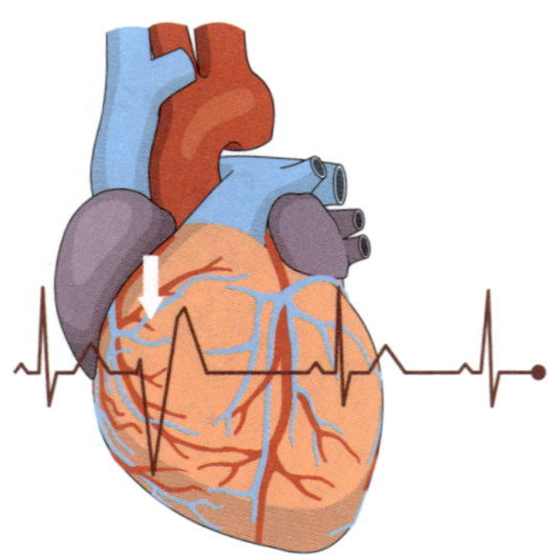

Extrassístoles ventriculares

Classificação

Em relação à morfologia:

- Monomórficas
- Polimórficas

Padrão de aparecimento:

- Isoladas
- Pareadas: duas ESV consecutivas
- Bigeminismo Ventricular: Uma ESV e um batimento sinusal
- Trigeminadas: Uma ESV e dois batimentos sinusais

FIGURA 5 Classificação das extrassístoles ventriculares.

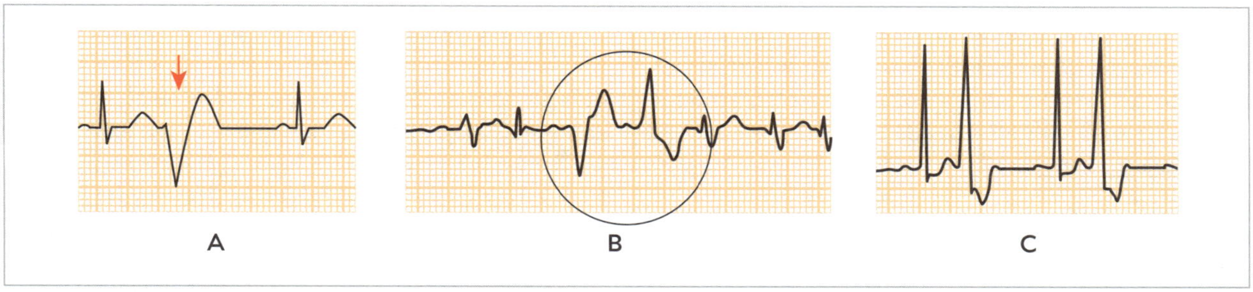

FIGURA 6 Tipos de extrassístoles ventriculares. A: Extrassístole ventricular isolada. B: Extrassístoles ventriculares de diferentes morfologias. C: Bigeminismo ventricular.

TABELA I Padrões eletrocardiográficos das principais extrassístoles ventriculares idiopáticas

Origem	Padrão em V1	Eixo	Outras características
VSVD (parede livre)	BRE	Inferior	QS em V1, transição V4-V5, entalhe nas derivações inferiores
VSVD (septo)	BRE	Inferior	QS em V1, transição VE-V4, QRS mais estreito, ausência de entalhe
Para-hissiana	BRE ou BRD (dependendo da saída)	Inferior	Evs estreitas, polaridade semelhante ao QRS sinusal com diferenças súbitas
VSVE	BRE ou BRD	Inferior	rS, qR ou R em V1, transição em V2-V3
Fascículo posterior	BRD	Superior	Pode se apresentar como TV

Ao: aórtica; BRD: bloqueio de ramo direito; BRE: bloqueio de ramo esquerdo; EV: extrassístole ventricular; TV: taquicardia ventricular; VSVE: via de saída de ventrículo esquerdo; VSVD: via de saída de ventrículo direito. Higuchi e Bhargava, 2022[4].

no trato de saída do ventrículo direito (VD), gerando um QRS com padrão de bloqueio de ramo esquerdo (BRE), associado a um eixo desviado para baixo (D2, D3 e AVF positivos).

O segundo tipo mais comum dentre as idiopáticas são aquelas com origem nos fascículos do ramo esquerdo do sistema His-Purkinje. Normalmente possuem QRS estreito, com padrão de bloqueio de ramo direito (BRD) associado a bloqueio divisional anterossuperior – BDASE.

Esta avaliação morfológica inicial é importante para definição de prognóstico, além de ajudar na programação do tratamento medicamentoso ou por ablação.

Em ESV com morfologias atípicas, que fogem aos padrões de idiopáticas, deve-se considerar presença de cardiopatias associadas e pior prognóstico.

Exemplo disso são as ESV com padrão de BRE e eixo desviado para cima, em que a principal hipótese de diagnóstico deve ser displasia arritmogênica do ventrículo direito (DAVD).

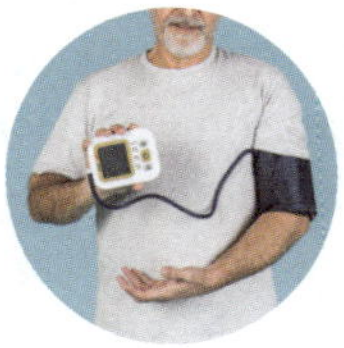

O Holter de 24 horas, ajuda na caracterização da carga (número e porcentagem em relação ao total de batimentos diários) de ESV e correlação com sintomas. É um exame fundamental no diagnóstico de cardiomiopatia induzida por ESV, acompanhamento clínico de pacientes em tratamento medicamentoso ou expectante e na programação de ablação por cateter.

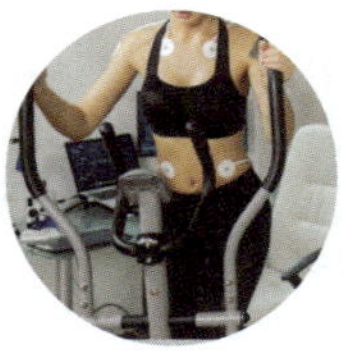

O TE deve ser utilizado na avaliação de sintomas relacionados ao estresse físico e permite a observação do comportamento das ESV durante e após algum esforço, principalmente naqueles indivíduos com suspeita de taquicardia ventricular polimórfica catecolaminérgica (TVPC).

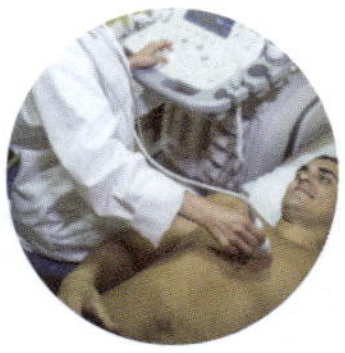

O ecocardiograma transtorácico está indicado para diagnóstico de cardiopatias estruturais que podem estar associadas às ESV, além de ser uma ferramenta importante no diagnóstico e acompanhamento da cardiopatia associada.

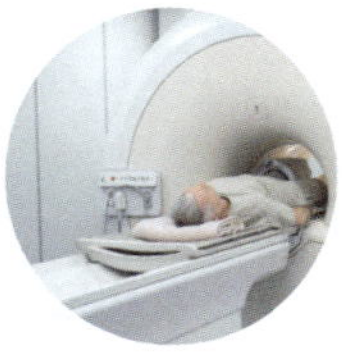

A ressonância magnética cardíaca (RMC) não deve ser realizada de rotina, mas é reservada para avaliação de ESV com padrões eletrocardiográficos atípicos em que se suspeita de cardiopatias estruturais mais raras (sarcoidose, doenças infiltrativas, sequela de miocardite), pacientes com taquicardia ventricular sustentada (TVS) e em pacientes com suspeita de DAVD.

A presença de realce tardio, ajuda no diagnóstico e caracterização de áreas inflamatórias e cicatriciais em cardiopatias estruturais, importante no planejamento de procedimentos invasivos de ablação por cateter e estratificação de risco.

Cardiomiopatia induzida por extrassístoles ventriculares

Embora as ESV monomórficas estejam associadas a um bom prognóstico, em alguns casos, onde a densidade delas é elevada, podem causar disfunção ventricular esquerda, ou levar a uma piora da fração de ejeção de VE, se já há disfunção prévia. Acredita-se que o principal mecanismo que leva a disfunção seja a dessincronização inter e intraventricular.

> Embora haja critérios para definir quais pacientes desenvolverão disfunção secundária às ESV, algumas características demonstraram maior associação com essa cardiomiopatia: carga superior a 15% de ESV no Holter de 24 horas, pacientes assintomáticos, ESV de longa duração, interpoladas, com QRS mais alargado e de origem epicárdica[5-8].

Independente da presença de sintomas, pacientes nos quais se suspeita de disfunção induzida ou agravada por ESV, tratamentos de supressão com medicações ou ablação devem ser considerados.

Prognóstico e estratificação de risco

O melhor estratificador de risco nas ESV é a presença e a gravidade de doenças estruturais cardíacas. Com raras exceções, na ausência de cardiopatia estrutural ou canalopatias, elas serão benignas, independente de sua frequência ou morfologia. Em pacientes com alteração estrutural cardíaca, essas tornam-se um marcador de pior prognóstico. Nesses casos, a estratificação de risco e prevenção de MSC devem ser individualizadas de acordo com a doença e orientada pelas diretrizes específicas.

> Extrassístoles ventriculares com intervalos de acoplamento mais curtos, podem cair no pico da onda T ("fenômeno R sobre T"), o que no passado foi considerado risco para ocorrência de fibrilação ventricular (FV).

Mais recentemente, Noda et al.[9] demonstraram, na maior série de casos de pacientes com FV idiopática deflagrada por ESV, que os intervalos de acoplamento eram mais longos, mostrando que esse não foi o principal determinante para início destas arritmias malignas. Entretanto, estas ESV de acoplamento curto parecem ter maior malignidade em pacientes específicos com maior risco para TV polimórfica/FV idiopática, como portadores de síndrome de Brugada, infarto agudo do miocárdio, repolarização precoce, sequelas de miocardite ou FV idiopática. Nesta subpopulação de pacientes, que já apresentaram arritmias malignas, mesmo após tratamento por ablação, com sucesso, deve-se considerar o implante de cardioversor desfibrilador implantável (CDI).

TABELA II Fatores que podem predizer quais extrassístoles ventriculares são potencialmente não benignas ou atípicas

Clínica	Presença de doença estrutural cardíaca, isquêmica ou elétrica
	Presença de realce tardio em RM do VE e/ou VD
ECG	EV frequentes (> 8%)
	QRS largo (> 140 ms)
	EV polimórficas e complexas (pares, TVNS)
	Aumento das EV com esforço
	Sítio de origem atípico (não compatível com EV idiopática)
	Intervalo de acoplamento curto ("R sobre T")
	Origem epicárdica (maior associação com "taquicardiomiopatia")

ECG: eletrocardiograma; ESV: extrassístole ventricular; RM Cardíaca: ressonância magnética; VD: ventrículo direito; VE: ventrículo esquerdo. Gorenek et al., 2020[10]; Higuchi e Bhargava, 2022[4].

Tratamento

Em muitos pacientes, principalmente com ESV idiopáticas, o aconselhamento e a tranquilização do paciente quanto à benignidade do caso já são suficientes, já que uma parcela destes procuram o médico pelo medo e insegurança quanto ao risco de eventos cardíacos maiores. Nos demais, além de orientação, um tratamento adicional pode ser necessário e deve levar em conta os sintomas, a quantidade de arritmia e a presença de cardiopatia estrutural ou elétrica[3]. Higuchi et al.[4] propuseram um fluxograma para avaliação e tratamento das ectopias ventriculares (Figura 7).

Após avaliação inicial, caso o paciente tenha tido arritmias ventriculares sustentadas, deflagradas por extrassístole ventricular (EV), o tratamento com ablação por cateter é a primeira escolha, devido à maior efetividade quando comparado ao tratamento medicamentoso. CDI deve ser considerado em tais pacientes seguindo as recomendações específicas para TV/FV.

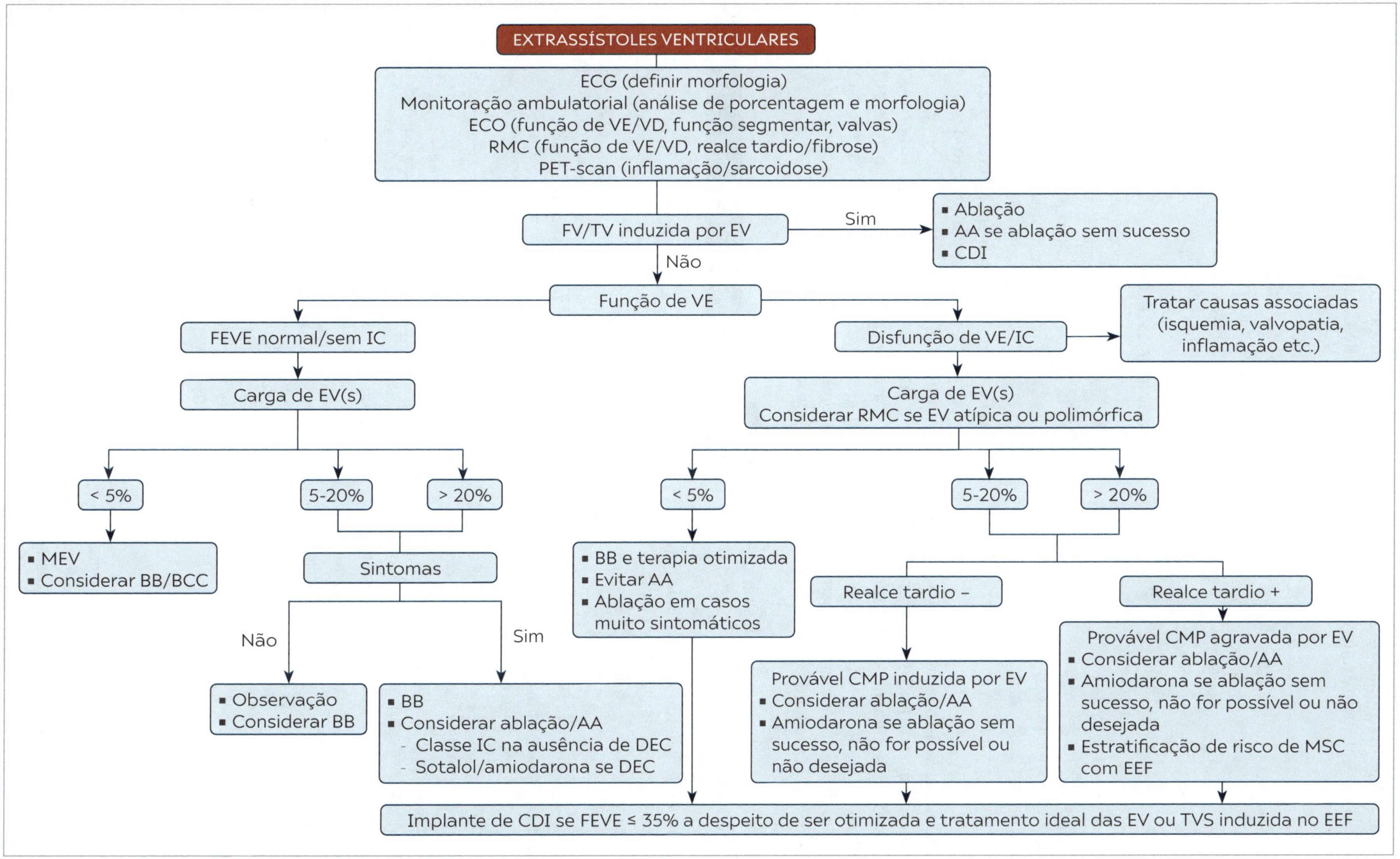

FIGURA 7 **Fluxograma para tratamento de extrassístoles ventriculares.**

AA: antiarrítmico; BB: betabloqueador; BCC: bloqueador de canal de cálcio; BRD: bloqueio de ramo direito; BRE: bloqueio de ramo esquerdo; CDI: cardioversor desfibrilador implantável; CMP: cardiomiopatia; DEC: doença estrutural cardíaca; ECG: eletrocardiograma; ECO: ecocardiograma; EEF: estudo eletrofisiológico; EV: extrassístole ventricular; FEVE: fração de ejeção de ventrículo esquerdo; FV: fibrilação ventricular; IC: insuficiência cardíaca; MEV: mudança de estilo de vida; RMC: ressonância magnética cardíaca; TVS: taquicardia ventricular sustentada; VE: ventrículo. Fonte: Higuchi e Bhargava, 2022[4].

Na ausência de TV/FV, o segundo passo é a avaliação da fração de ejeção de ventrículo esquerdo (FEVE).

> Em pacientes com disfunção de VE induzida ou agravada pelas EV, além de tratamento medicamentoso para insuficiência cardíaca (IC), guiada pelas diretrizes e tratamento específico da cardiopatia associada, um tratamento da arritmia deve ser considerado nos pacientes com carga moderada (5-20%) ou alta (> 20%) de EV, a despeito da presença de sintomas, dada a melhora esperada na FEVE secundária ao controle das arritmias.

Nestes indivíduos, ablação por cateter é o tratamento de escolha, sendo os antiarrítmicos considerados nos casos de insucesso/impossibilidade de realizar ablação. Nos pacientes com EV pouco frequentes (<5%), o uso de antiarrítmico pode ser considerado nos pacientes sintomáticos, sempre se respeitando as contraindicações específicas de cada cardiopatia.

Nos pacientes com coração normal, sintomáticos e com baixa frequência de EV, além de orientações de mudança de estilo de vida (evitar abuso do álcool, nicotina, medicações deflagradoras), o uso de betabloqueadores ou antagonistas de canal de cálcio (ACC) não diidropiridínico.

> Na ausência de cardiopatia e carga moderada (5-20%) ou alta (>20%) de EV, os sintomas guiarão o tratamento, já que tais pacientes possuem bom prognóstico. Nos indivíduos assintomáticos, avaliação periódica com Holter e ecocardiograma para avaliação da FEVE deve ser realizada. Nos pacientes sintomáticos, além do acompanhamento, tratamento medicamentoso (betabloqueadores ou antagonistas de canais de cálcio) ou invasivo com ablação por cateter devem ser considerados, levando-se em conta a preferência do paciente.

Tratamento medicamentoso

Embora o tratamento medicamentoso apresente uma baixa eficácia na redução das EV, os betabloqueadores estão indicados nos pacientes com EV idiopáticas, sendo mais efetivos nos casos localização na via de saída que aumentam com esforço físico ou durante a vigília. Os antagonistas de canais de cálcio, embora também indicados nas EV de via de saída, são particularmente mais eficazes no tratamento das fasciculares.

Em pacientes sintomáticos e refratários ao tratamento inicial com BB, bloqueador de canal de cálcio (BCC) ou ablação, o uso de propafenona, sotalol e amiodarona podem ser considerados desde que não haja contraindicações.

Ablação por cateter

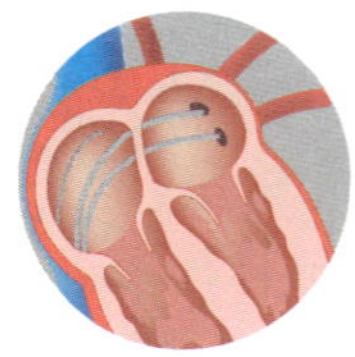

Mais eficaz que o tratamento medicamentoso e com baixo índice de complicação, a ablação por cateter tem taxas de sucesso que variam de acordo com o sítio de origem da arritmia, podendo apresentar eficácia de até 90% na eliminação das do trato de saída ventricular e fasciculares.

Pelo fato de as EV serem de difícil provocação no laboratório de eletrofisiologia, a ablação por cateter possui uma limitação nos pacientes com baixa carga espontânea ou naqueles que desaparecem com a sedação para o procedimento.

BIBLIOGRAFIA

1. Conen D, Adam M, Roche F. Premature atrial contractions in the general population: frequency and risk factors. Circulation. 2012;126:2302-8.
2. Josephson ME. Ectopic rhythms and premature depolarizations. In Josephson ME, ed. Clinical cardiac electrophysiology. Techniques and interpretations, 4th ed. Philadelphia: Lippincott Williams & Wilkins, 2008, pp. 163-167.
3. Marcus GM. Evaluation and management of premature ventricular complexes. Circulation. 2020;141:1404-18.
4. Higuchi K, Bhargava M. Management of premature ventricular complexes. Heart. 2022;108:565-72.
5. Yokokawa M, Kim HM, Good E, Chugh A, Pelosi F Jr, Alguire C, et al. Relation of symptoms and symptom duration to premature ventricular complex-induced cardiomyopathy. Heart Rhythm. 2012;9:92-95.
6. Latchamsetty R, Yokokawa M, Morady F, Kim HM, Mathew S, Tilz R, et al. Multicenter outcomes for catheter ablation of idiopathic premature ventricular complexes. JACC Clin Electrophysiol. 2015;1:116-23.
7. Sadron Blaye-Felice M, Hamon D, Sacher F, Pascale P, Rollin A, Duparc A, et al. Premature ventricular contraction-induced cardiomyopathy: related clinical and electrophysiologic parameters. Heart Rhythm. 2016;13:103-10.
8. Olgun H, Yokokawa M, Baman T, Kim HM, Armstrong W, Good E, et al. The role of interpolation in PVC-induced cardiomyopathy. Heart Rhythm. 2011;8:1046-9.
9. Noda T, Shimizu W, Taguchi A. Malignant entity of idiopathic ventricular fibrillation and polymorphic ventricular tachycardia initiated by premature extrasystoles originating from the right ventricular outflow tract. J Am Coll Cardiol. 2005;46:1288-94.
10. Gorenek B, Fisher JD, Kudaiberdieva G, Baranchuk A, Burri H, Campbell KB, et al. Premature ventricular complexes: diagnostic and therapeutic considerations in clinical practice: a state-of-the-art review by the American College of Cardiology Electrophysiology Council. J Interv Card Electrophysiol 2020;57(1):5-26.)

54

Disautonomia: repercussões e condutas

Eduardo Augusto Quidute Arrais Rocha
Eduardo Arrais Rocha
Fátima Dumas Cintra

CONSULTA RÁPIDA

- As disfunções autonômicas podem ser divididas em dois grandes grupos: síndromes vasovagais e síndromes disautonômicas.
- **As síndromes vasovagais** são disfunções reflexas, esporádicas e benignas e ocorrem em pacientes sem doença intrínseca no sistema nervoso autônomo (SNA).
- **As disautonomias ou neuropatia autonômica cardiovascular (NAC)** manifestam-se na presença de afecções no SNA cardiovascular simpático e/ou parassimpático, implicando pior prognóstico.
- A detecção de hipotensão ortostática (HO) é um sinal tardio nas disautonomias e pode indicar maior gravidade.
- Os **testes de Valsalva**, respiratório e ortostático (relação 30:15) são os métodos padrão-ouro para o diagnóstico de NAC. Eles podem ser associados aos testes de variabilidade RR para aumento da sensibilidade. Esses testes podem detectar alterações iniciais ou subclínicas e avaliar a gravidade e o prognóstico.
- O **Tilt-test (TT)** é útil nas síndromes vasovagais, entretanto pode ser muito tardio nas síndromes disautonômicas. O padrão de resposta com redução gradativa na pressão arterial (PA) sem aumento compensatório na frequência cardíaca (FC) sugere disautonomia.
- Os pacientes com disautonomia podem evoluir com hipertensão supina em mais de 50% dos casos.
- A **síndrome da fadiga crônica** representa uma forma de disautonomia e tem sido denominada doença sistêmica de intolerância ao exercício.
- A **síndrome da taquicardia postural ortostática (SPOT ou POTS)** é caracterizada por elevação sustentada da FC ≥ 30 bpm (≥ 40 bpm se < 20 anos) ou FC ≥ 120 bpm nos primeiros 10 minutos em posição ortostática ou durante o TT.

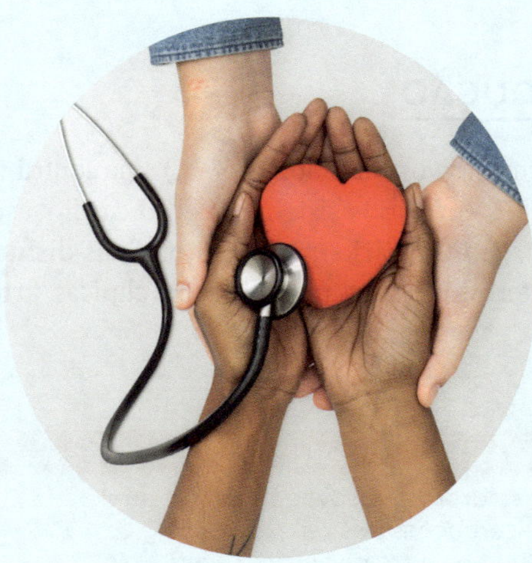

QUANDO SUSPEITAR?

Sinais e sintomas
Tonturas posturais, síncopes, fadiga, queda, intolerância aos esforços, taquicardia, incompetência cronotrópica, dores, parestesias e intolerância ortostática

Sintomas em diversos órgãos
Constipação, empachamento, alterações na sudorese, urinárias ou menstruais, impotência e hipoglicemias

SCREENING

Medida da pressão arterial e frequência cardíaca deitado e após 1, 3 e 5 minutos em ortostase
Testes de Valsava, respiratório e ortostático (30:15)
Variabilidade RR no domínio da frequência e do tempo

Eletrocardiograma
MAPA 24 horas
Holter 24 horas
Tilt-test
Testes laboratoriais

ACOMPANHAMENTO

Avaliação com especialista
Acompanhamento com equipe multidisciplinar (fisioterapeuta, nutricionista, terapeuta ocupacional)
Revisão de fármacos agravadores do quadro
Tratamento das doenças de base
Considerar que a hipotensão ortostática (HO) pode estar associada à hipertensão supina

Reforçar importância das medidas higienodietéticas
Repetição de testes de disautonomia anualmente ou conforme agravamento de sinais e sintomas
Tratamento das doenças cardiovasculares devido maior risco de mortalidade

INTRODUÇÃO

O sistema nervoso autônomo (SNA) atua contribuindo com funções em vários sistemas, como cardiovascular, digestório, geniturinário e sudomotor. Suas disfunções podem determinar várias manifestações clínicas. O termo neuropatia autonômica cardiovascular (NAC) significa envolvimento do sistema nervoso autônomo cardiovascular, que modula a frequência cardíaca, os volumes sistólico e diastólico, o intervalo QT e a resistência vascular sistêmica. Seu comprometimento está relacionado à maior morbidade e mortalidade cardiovascular[1-5].

Síndromes vasovagais x disautonomia

As síndromes vasovagais decorrem de exacerbações nos reflexos fisiológicos vasovagais em pacientes suceptíveis, enquanto nas disautonomias (neuropatias autonômicas cardiovasculares) observam-se comprometimento patológico do sistema nervoso

Hipertensão supina – um sinal de alerta

A presença de hipertensão supina, padrão falta de descenso (*non-dipper*) ou negativo *dipper* no exame da monitorização ambulatorial da pressão arterial (MAPA) 24 h, principalmente em pacientes acometidos de doenças conhecidas que podem evoluir com disautonomia deve levar a suspeição e investigação com *screening* clínico e laboratorial para disautonomia.

FISIOPATOLOGIA

Apesar de outros neurotransmissores serem importantes na regulação das respostas cardiovasculares, a liberação de noradrenalina nas terminações nervosas pós-ganglionares simpáticas representa o mais importante mediador da rápida regulação cardiovascular, necessária para o equilíbrio da PA e a perfusão cerebral. A hipotensão postural neurogênica (HPN) representa uma deficiência na responsividade desse neurotransmissor à mudança postural (Tabela I).

Diferente das síndromes reflexas ou vasovagais, nos quadros de disautonomia, os reflexos de aumento na FC precedendo o quadro clínico e a bradicardia concomitante com a hipotensão não são observados[6-8].

HIPOTENSÃO POSTURAL OU ORTOSTÁTICA

A hipotensão postural (HP) ou ortostática clássica é definida pela presença de redução da PA sistólica ≥ 20 mmHg e/ou da PA diastólica de 10 mmHg, após 3 minutos em posição ortostática ativa ou passiva durante o Tilt-test. Nos pacientes com hipertensão supina, uma redução ≥ 30 mmHg pode ser mais adequada[1-8].

A HP inicial é caracterizada por uma redução acentuada da PA (superior a 40 mmHg na PAS e/ou 20 mmHg na PAD) nos primeiros 15 segundos após ortostase, sendo mais frequente nos indivíduos jovens e na inclinação ativa, sem significado prognóstico desfavorável nesse grupo.

A HP tardia é uma forma observada após 3 minutos de ortostase, podendo ocorrer em mais 50% dos casos, geralmente indicando formas menos graves de disautonomia, podendo, entretanto, evoluir para as formas mais precoces em metade dos casos.

Os mecanismos fisiopatológicos são diversos, enquanto na HPN a vasoconstrição comprometida é decorrente de um dano permanente na atividade eferente simpática, na hipotensão postural não neurogênica (HPNN), ela inclui uma variedade de causas, como o uso de medicamentos anti-hipertensivos, antidepressivos, alfabloqueadores usados para hipertrofia prostática benigna (HPB), além da depleção de volume. As doenças crônicas que levam ao descondicionamento físico agravam o quadro[2-8].

Deve-se suspeitar principalmente nos seguintes grupos:

- Doença de Parkinson, atrofia multissistêmica, quadros de demência e neuropatias periféricas.
- História de quedas inexplicadas ou síncopes.
- Idosos, principalmente com fragilidade.
- Uso de múltiplas medicações.
- Sintomas ortostáticos inespecíficos.

Medidas da FC também variam da posição supina (e/ou sentada) para a ortostática e auxiliam em diferenciar a HPN da HPNN. Espera-se que, em indivíduos com HP, haja elevação compensatória da FC de 10-15 bpm dentro de 3 minutos de posição de pé. Se isso não ocorrer, é possível que a HP seja neurogênica (considerar uso de medicação cronotrópica negativa ou doença do sistema de condução).

Alguns pacientes podem apresentar hipotensão pós-prandial, particularmente após refeições copiosas, ricas em carboidratos ou associadas ao consumo de bebida alcoólica.

Sintomas de intolerância ortostática podem ocorrer mesmo sem HP detectável, em razão do comprometi-

TABELA I Causas de disfunções autonômicas agudas ou crônicas, centrais ou periféricas

Etiologias das disautonomias			
Centrais	Periféricas	Agudas	Crônicas
Doença de Parkinson Síndromes demenciais (p. ex., corpos de Lewy) Atrofia multissistêmica Esclerose múltipla Tumores cerebrais Doenças medulares	Diabetes mellitus Insuficiência renal crônica Falência autonômica pura Amiloidose Deficiência de vitamina B12 Doenças autoimunes Neoplasias Alcoolismo	Pós-infecciosas (arboviroses) Síndrome de Guillain-Barré Doenças autoimunes Síndromes paraneoplásicas Pós-operatórios Neuropatias periféricas Pandisautonomias	Senilidade Pandisautonomia Causas idiopáticas Síndrome da fadiga crônica Taquicardia postural ortostática Alcoolismo Secundária a fármacos Doenças do colágeno Forma familiar Pós-infecciosas (p.ex., arboviroses, covid-19)

QUANDO SUSPEITAR?

Sinais e sintomas
Tonturas posturais, síncopes, fadiga, queda, intolerância aos esforços, taquicardia, incompetência cronotrópica, dores, parestesias e intolerância ortostática

Sintomas em diversos órgãos
Constipação, empachamento, alterações na sudorese, urinárias ou menstruais, impotência e hipoglicemias

SCREENING

Medição da pressão arterial e frequência cardíaca deitado e após 1, 3 e 5 minutos em ortostase
Testes de Valsava, respiratório e ortostático (30:15)
Variabilidade RR no domínio da frequência e do tempo

Eletrocardiograma
MAPA 24 horas
Holter 24 horas
Tilt-test
Testes laboratoriais

ACOMPANHAMENTO

Avaliação com especialista
Acompanhamento com equipe multidisciplinar (fisioterapeuta, nutricionista, terapeuta ocupacional)
Revisão de fármacos agravadores do quadro
Tratamento das doenças de base
Considerar que a hipotensão ortostática (HO) pode estar associada à hipertensão supina

Reforçar importância das medidas higienodietéticas
Repetição de testes de disautonomia anualmente ou conforme agravamento de sinais e sintomas
Tratamento das doenças cardiovasculares devido maior risco de mortalidade

FIGURA 1 Fluxograma para avaliação das disautonomias.
Fonte: adaptada de Rocha et al., 2021[1,2].

mento da vasorreatividade periférica e do retorno venoso, porém com resposta compensatória da FC suficiente para manter a PA aceitável.

O prognóstico da HP é variável.

Em idosos, ocorre aumento de 2,5 vezes o risco de queda ou síncope, ocasionando fraturas e traumas, o que acaba por prejudicar a qualidade de vida. Além disso, a HP é um fator preditor independente de morbidade e mortalidade.

SÍNDROME DA FADIGA CRÔNICA

É uma doença complexa, que envolve a desregulação do sistema nervoso central (SNC), do sistema imune, com disfunção do metabolismo da energia celular e do transporte iônico, além de anormalidades cardiovasculares. É caracterizada por fadiga persistente e recorrente após o exercício, sem outra causa que explique a origem dos sintomas[9,10].

Os exames laboratoriais de rotina geralmente são normais. O acometimento na regulação autonômica do sistema vascular é comumente encontrado, principalmente na resposta deficiente ao assumir a posição ortostática, resultando em alta associação com disautonomia.

Na última década, observou-se um alarmante aumento de pacientes com outras morbidades associadas, como a dor crônica e comprometimento funcional. Ocorrem após um evento deflagrador como infecções, cirurgias, acidentes ou após um estresse físico ou mental. Ansiedade e depressão podem acompanhar o quadro.

Um significativo número de pacientes apresenta marcadores autoimunes e inflamatórios. Achados objetivos incluem: intolerância ortostática ao Tilt-test, disfunção autonômica, neuropatia de pequenas fibras, hipovolemia e anormalidades em testes funcionais de ressonância magnética.

Apesar das recentes descobertas, ainda não há um método de alta sensibilidade e especificidade para o diagnóstico preciso, assim como também não há um tratamento eficaz.

O tratamento das doenças também crônicas associadas com a fadiga crônica precisam ser realizadas associado à psicoterapia, à terapia comportamental cognitiva e à terapia ocupacional, podendo melhorar o estado funcional e reduzir o sofrimento desses pacientes. Geralmente são necessárias medicações sintomáticas para dores, alterações em outros órgãos e também para os quadros hipotensivos associados.

SÍNDROME POSTURAL ORTOSTÁTICA TAQUICARDIZANTE (SPOT OU POTS)

É definida como a resposta cronotrópica exagerada à mudança da postura horizontal para a ortostase, persistente e associada a sintomas de intolerância ortostática (IO).

É a causa mais comum de IO na população jovem. Afeta aproximadamente 500 mil a 3 milhões de indivíduos somente nos EUA, sendo a maioria mulheres (4:1), com idade entre 15 e 25 anos ou no início de sua vida profissional[11,12].

Geralmente identifica-se um ou mais fatores desencadeadores à semelhança da fadiga crônica. As manifestações clínicas dessas duas entidades podem ocorrer concomitantemente ou de forma alternada no mesmo paciente.

O eletrocardiograma e o Holter 24 h devem ser realizados para descartar causas primárias de taquicardias. O ecocardiograma e o teste ergométrico avaliam a presença de cardiopatia estrutural e a resposta da FC ao esforço. Testes laboratoriais, como hemograma, função tireoidiana, provas inflamatórias e autoimunes, podem descartar causas secundárias de taquicardia. O TT é útil para obtenção de parâmetros hemodinâmicos e da tolerância à posição ortostática prolongada.

A SPOT é heterogênea, resultante de distintos mecanismos fisiopatológicos. Ela pode ser classificada em cinco tipos: neuropático, hipovolêmico, hiperadrenérgico, secundária e relacionada com hipermobilidade das articulações (síndrome de Ehler-Danlos) e a síndrome da hiperativação dos mastócitos.

Não há nenhuma recomendação classe I para o tratamento da SPOT. Medidas não medicamentosas incluem aumento da ingestão de líquidos para 2 a 3 L/dia e 3 g Na^+/dia, ou seja, 5 g de sal (NaCl). Se as medidas não farmacêuticas não forem efetivas, o tratamento com medicamentos pode ser instituído de acordo com o tipo do distúrbio hemodinâmico associado. Sintomas concomitantes, como cefaleia e distúrbios do sono ou problemas gastrointestinais, são frequentemente observados na SPOT, devendo ser tratados adequadamente, assim como a terapia cognitiva comportamental e a reabilitação cardiovascular devem ser fortemente consideradas[11-13].

MANIFESTAÇÕES CLÍNICAS E CARDIOVASCULARES

As doenças que acometem o SNA podem se manifestar de diversas formas a depender da etiologia, do grau de envolvimento, do tempo de doença, da presença de comorbidades, da idade e/ou do uso de medicamentos associados. Muitos sintomas podem ser completamente debilitantes, como as dores intensas se há neuropatia periférica e as quedas e as síncopes em pacientes com NAC, até a completa intolerância ortostática vista nas fases avançadas das disautonomias, com HP grave e, muitas vezes, com hipertensão arterial supina, dificultando ainda mais o tratamento (Tabela II e Figura 2).

MÉTODOS DE INVESTIGAÇÃO

O SNA apresenta complexidade razoável, tornando, à primeira vista, sua investigação difícil e de interpretação duvidosa. No entanto, alguns testes são simples, de fácil execução e fornecem informações valiosas quanto às suas deficiências (Figura 1 e Tabelas III e IV).

TESTES CARDIOVAGAL – VALSALVA, RESPIRATÓRIO E POSTURAL 30:15

Os testes cardiovagal, descritos por Ewing, na década de 1970, são o padrão-ouro no diagnóstico da neuropatia autonômica cardiovascular. Eles apresentam boa sensibilidade e especificidade e devem ser realizados na presença de sintomas sugestivos de disautonomia, além de precocemente em pacientes com doenças como diabetes, que podem evoluir com NAC, mesmo em sua fase de intolerância à glicose. Os testes são divididos em métodos que avaliam a função simpática e parassimpática, esses usualmente alterados mais precocemente nos diabéticos[14].

TABELA II Sintomas clínicos gerais e cardiovasculares de disautonomia

Sintomas clínicos	Sinais e sintomas cardiovasculares
Impotência no homem e redução da libido	Fadiga e intolerância ao exercício
Irregularidades no ciclo menstrual	Pré-síncope e síncope
Urgência e incontinência urinária	Escurecimento visual e intolerância à ortostase prolongada
Diarreia, constipação e/plenitude gástrica	Quedas inexplicadas
Respostas exacerbadas a hipoglicemiantes	Respostas exacerbadas a anti-hipertensivos
Dificuldade de controle do diabetes (devido à gastroparesia)	Hipertensão supina
Hipoidrose ou anidrose	Padrão falta de descenso na MAPA
Alterações visuais e atrofia de pupila	Cansaço e falta de ar (por incompetência cronotrópica)
Dor, dormência ou queimação em extremidades	Bradicardia
Diminuição da função cognitiva	Palidez e extremidades frias
Tremores e desequilíbrio	Hipotensão ortostática
Alterações sono e apneias	Síncope ou pré-síncope pós-prandial
Dor intensa em região cervical posterior (isquemia do trapézio)	Palpitações e taquicardia ao levantar

Fonte: elaborada pelo autor e adaptada de Rocha et al., 2021[1,2].

TABELA III Questionário *Survey of Autonomic Symptoms* (SAS) sobre envolvimento de diversos órgãos e sistemas nas disautonomias

Sintomas	Sintomas nos últimos 6 meses? (1: sim, 2: não)	Gravidade desse sintoma? (escala de 1-5)
	1 ou 2	1-5
Boca ou olhos secos		
Palidez ou cianose		
Sensação de frio		
Sudorese dos pés reduziu em relação ao resto do corpo		
Sudorese dos pés reduzida após exercícios		
Sudorese nas mãos		
Náuseas, escurecimento visual e/ou vômitos após alimentação		
Diarreia		
Constipação		
Perda de urina		
Dificuldade na ereção		

A presença de 3 ou mais sintomas aferiu sensibilidade de 95% e especificidade de 65%, enquanto a presença de 7 ou mais pontos na severidade dos sintomas determinou 60% de sensibilidade e 90% de especificidade. Os sintomas gastrointestinais tiveram menor correlação com outros índices. Fonte: Rocha et al., 2021[1,2].

TABELA IV Escala de graduação da gravidade da hipotensão postural

Grau	Sinais e sintomas
1	Sintomas infrequentes/sem restrição para se manter de pé com 20 a 30 mmHg de queda da PAS.
2	≥ 5 min de permanência de pé (> 30 mmHg de queda na PAS)
3	< 5 min de permanência de pé (> 30 mmHg de queda na PAS ou severo impacto na atividade diária)
4	< 1 min de permanência de pé (> 30 mmHg de queda na PAS ou incapacitado)

Fonte: adaptada de Rocha et al., 2021[1,2].

A presença de alteração em um método dos dois testes cardiovagal implica neuropatia autonômica precoce ou incerta, devendo ser repetido após um ano para confirmação e avaliação evolutiva. A presença de três testes positivos mostra-se confirmatório para neuropatia autonômica cardiovascular. A associação de HP a três testes positivos implica disautonomia avançada com pior prognóstico.

Esses testes necessitam de uma avaliação e preparo adequado, com a suspensão de diversos medicamentos que possam alterar a análise da FC e do SNA. Pacientes com arritmias frequentes, fibrilação atrial, marca-passo cardíaco, tremores acentuados ou não colaborativos não possibilitam a avaliação adequada desse exame.

TILT-TEST (TT) OU TESTE DE INCLINAÇÃO

O TT é uma ferramenta para diagnóstico útil em pacientes com disautonomia. Ao mudar de posição deitada para em pé, há uma transferência de 500-800 mL de volume central para a periferia (pelve, abdome e membros inferiores). Esse movimento de volume leva a uma queda no volume sistólico e, consequentemente, do débito cardíaco. Essa queda é sentida pelos barorreceptores do arco aórtico que, após a interação com centros vasomotores, deflagram uma resposta com redução da atividade parassimpática e aumento da simpática. Isso se traduz em vasoconstrição periférica e aumento da frequência cardíaca[15].

> ! O TT pode ser particularmente útil para detectar e confirmar a falência autonômica observada na HP, na taquicardia postural ortostática, na hipotensão postural tardia e nas alterações reflexas da reação vasovagal.

MONITORIZAÇÃO AMBULATORIAL DA PRESSÃO ARTERIAL (MAPA) DE 24 HORAS

A resposta atenuada ou reversa na MAPA pode demonstrar atividade simpática exacerbada, podendo estar presente na disautonomia, e tem sido associada ao aumento de mortalidade. Além disso, a presença de hipertensão durante o sono pode aumentar o risco de hipotensão na vigília (incremento da secreção no sono de hormônio natriurético).

A MAPA pode indicar alterações relacionadas à disfunção autonômica cardiovascular, podendo selecionar pacientes para avaliação mais profunda de disautonomia. Mais especificamente, ela pode ser útil, em especial, na detecção de hipertensão durante o sono (um importante preditor de eventos cardiovasculares) e formas de hipotensão postural precoce ou pós-prandial, em geral não detectados com as medidas usuais de pressão arterial[2].

HOLTER E ANÁLISES DA VARIABILIDADE RR

O Holter 24 h pode ser utilizado para análise da FC média, incompetência cronotrópica e arritmias cardíacas, além de permitir a análise da variabilidade RR quando acoplado a *softwares* específicos. Frequências cardíacas médias elevadas podem sugerir disfunção autonômica, por exemplo, no diabético ou na taquicardia sinusal inapropriada. A identificação de incompetência cronotrópica pode justificar o cansaço ou a fadiga de pacientes disautonômicos[2].

Há vários métodos para analisar os dados da variabilidade RR, incluindo a análise no domínio do tempo e da frequência. Na análise no domínio do tempo, cada QRS é detectado para determinar o intervalo "normal a normal". Esse intervalo também fornece informação adicional, incluindo o desvio-padrão desses intervalos. A análise estatística mais complexa requer períodos prolongados de tempo.

A análise espectral (domínio da frequência) pode obter essa variância como uma função da frequência, medida em Hertz, em intervalos curtos de 5 minutos, podendo também separar melhor as análises dos componentes simpáticos e parassimpáticos.

Alterações na FC ocorrem continuamente durante atividades diárias, refletindo equilíbrio autonômico, mecanismos cardiovasculares reflexos e estímulos externos. Em pessoas normais, variabilidade RR aumentada da FC é considerada uma medida de integridade autonômica, enquanto a variação reduzida da FC é um sinal precoce de desequilíbrio autonômico.

ELETRONEUROMIOGRAFIA E AS NEUROPATIAS DE FIBRAS FINAS

O comprometimento neuropático de fibras finas pode ocorrer sem que haja comprometimento de fibras grossas, configurando a neuropatia de fibras finas, ou uma polineuropatia, em que há acometimento claro daquelas. Entre os sintomas típicos, destacam-se parestesias, dor, sensação de queimação ou frieza, com clara piora no período de sono. Sintomas e sinais disautonômicos ocorrem em aproximadamente 50% desses pacientes. Mais raramente, um quadro de neuropatia de fibras finas pode manifestar-se predominante ou exclusivamente com sintomas autonômicos[1,2,16].

A eletroneuromiografia convencional, por meio de estudos de condução e eletromiografia, é exame fundamental na avaliação inicial desses casos, não para confirmar o diagnóstico, mas principalmente para excluir polineuropatia (acometimento de fibras grossas) e condições que possam manifestar-se de modo semelhante aos quadros de radiculopatia S1 bilateral que, caracteristicamente, cursam com parestesias nos pés. Os estudos de condução por esse método avaliam apenas as fibras nervosas mais rápidas, não sendo capaz de identificar o comprometimento das fibras finas[16].

Tratamento

O tratamento deve buscar a melhora dos sintomas clínicos e a qualidade de vida, aumentando a tolerância à ortostase e a capacidade física. Três etapas devem ser seguidas: (1) avaliar e ajustar os medicamentos preexistentes, (2) tratamento não medicamentoso e (3) tratamento empregando medicamentos (Tabela V).

As medidas gerais e a participação dos familiares são fundamentais no tratamento. Nos casos com indicação para tratamento da hipertensão arterial supina associada, deve-se optar por anti-hipertensivos com meia-vida curta, com uso antes de o paciente se deitar e, principalmente, se PA maiores > 160/100 mmHg. As repercussões desfavoráveis da hipertensão arterial sistêmica (HAS) nos pacientes disautonômicos são diferentes dos pacientes hipertensos crônicos. Nas disautonomias, os maiores vilões são as hipotensões e as síncopes[17-19].

TABELA V Abordagem terapêutica da disautonomia

Hipotensão ortostática – intervenções não medicamentosas:
Redução da retenção venosa em membros inferiores

- Contramanobras físicas, p. ex., cruzar as pernas, agachamento, movimentação de pernas, compressão das mãos; mudança lenta de postura
- Vestimenta compressiva: meias elásticas preferencialmente até a cintura – 30-40 mmHg e/ou cintas abdominais 20-30 mmHg

Aumento da volemia central

- Aumentar a ingestão de sódio (3 g Na^+/dia, ou seja, 5 g de sal)
- Aumentar a ingestão de água (2-3 L/dia)*
- Levantar a cabeceira da cama durante o sono (15-25 cm)

Mudanças no estilo de vida

- Aprender a identificar os sintomas prodrômicos de hipotensão ortostática
- Refeições leves e fracionadas. Atividade física como exercícios na água e bicicleta sentado com apoio. Evitar o consumo de álcool e de alimentos ricos em carboidratos
- Evitar situações que aumentam a temperatura corporal (como sauna e banho quente)
- Uso suplementar de água (preferencialmente gelada – 400/500 mL) antes de se levantar

Intervenções medicamentosas:

- Rever todo o tratamento medicamentoso, evitando medicamentos que potencializam a HP
- Aumento do volume intravascular
  - Fludrocortisona: 0,1-0,3 mg/dia – 1 x/dia
  - Eritropoetina: 25-75 U/kg – 3 x/semana

Aumento da resistência vascular

- Midodrina: 2,5-10 mg, 1 a 3 x/dia nos horários de maior HP, evitando uso noturno.
- Droxidopa: 100-600 mg até 3 x/dia.
- Piridostigmina: 60 mg/dia.
- Ergotamina/cafeína: 1 mg/100 mg/dia

Terapia combinada

- Fludrocortisona: 0,1-0,2 mg/dia, VO
- Midodrina: 5-10 mg, VO – 3 x/dia

Fonte: elaborada pelo autor e modificada de Rocha et al., 2021[1,2].

BIBLIOGRAFIA

1. Rocha EA, Mehta N, Távora-Mehta MZP, Roncari CF, Cidrão AADL, Elias Neto J. Disautonomia: uma condição esquecida – Parte 1. Arq Bras Cardiol. 2021;116:814-35.
2. Rocha EA, Mehta N, Távora-Mehta MZP, Roncari CF, Cidrão AADL, Elias Neto J. Disautonomia: uma condição esquecida – Parte II. Arq Bras Cardiol. 2021;116:981-98.
3. Spallone V. Update on the impact, diagnosis and management of cardiovascular autonomic neuropathy in diabetes: what is defined, what is new, and what is unmet. Diabetes Metab J. 2019;43(1):3-30.
4. Freeman R, Wieling W, Axelrod FB, et al. Consensus statement on the definition of orthostatic hypotension, neurally mediated syncope and the postural tachycardia syndrome. Clin Auton Res. 2011;21:69-72.
5. Gibbons CH, Schmidt P, Biaggioni I, et al. The recommendations of a consensus panel for the screening, diagnosis, and treatment of neurogenic orthostatic hypotension and associated supine hypertension. J Neurol. 2017;264:1567-82.
6. Fanciulli A, Jordan J, Biaggioni I, et al. Consensus statement on the definition of neurogenic supine hypertension in cardiovascular autonomic failure by the American Autonomic Society (AAS) and the European Federation of Autonomic Societies (EFAS): Endorsed by the European Academy of Neurology (EAN) and the European Society of Hypertension (ESH). Clin Auton Res. 2018;28(4):355-62.
7. Vinik AI, Camacho PM, Davidson JA, et al. Task Force to Develop an AACE Position Statement on Autonomic Testing. American Association of Clinical Endocrinologists and American College of Endocrinology Position Statement on Testing for Autonomic and Somatic Nerve Dysfunction. Endocr Pract. 2017;23(12):1472-8.
8. Freeman R, Abuzinadah AR, Gibbons C, Jones P, Miglis MG, Sinn DI. Orthostatic hypotension. J Am Coll Cardiol. 2018;72(11):1294-309.
9. Fukuda K, Straus SE, Hickie I, et al. The chronic fatigue syndrome: a comprehensive approach to its definition and study. International chronic fatigue syndrome study group. Ann Intern Med. 1994;121:953-9.
10. Komaroff AL. Advances in understanding the pathophysiology of chronic fatigue syndrome. JAMA. 2019;322:499-500.
11. Sheldon RS, Grubb BP, Olshansky B, et al. Heart rhythm society expert consensus statement on the diagnosis and treatment of postural tachycardia syndrome, inappropriate sinus tachycardia, and vasovagal syncope. Heart Rhythm. 2015;12(6), e41-63.
12. Brignole M, Moya A, de Lange FJ, Deharo JC, Elliott PM, et al. Practical Instructions for the 2018 ESC Guidelines for the diagnosis and management of syncope. 2018. Eur Heart J. 2018;39(21):e43-e80.
13. Shibao C, Lipsitz LA, Biaggioni I. ASH position paper: evaluation and treatment of orthostatic hypotension. J Clin Hypertension. 2013:15:147-53.
14. Rolim LC, Sá JR, Chacra AR, Dib SA. Diabetic cardiovascular autonomic neuropathy: risk factors, clinical impact and early diagnosis. Arq Bras Cardiol. 2008;90(4):e24-31.
15. Rocha EA. Síndromes neuralmente mediadas. Arq Bras Cardiol. 2006;87(3):e34-e44.
16. Gondim FAA, Barreira AA, Claudino RC, et al. Definition and diagnosis of small fiber neuropathy: consensus from the Peripheral Neuropathy Scientific Department of the Brazilian Academy of Neurology. Arq Neuro-Psiquiatric. 2018;76(3):200-8.
17. Lorga Filho AM, Magalhães LP, Cintra FD. Síncope. Rio de Janeiro: Atheneu. 2013. P.7.
18. Schroeder C, Jordan J, Kaufmann H. Management of neurogenic orthostatic hypotension in patients with autonomic failure. Drugs. 2013;73:1267-79.
19. Freeman R. Clinical practice. Neurogenic orthostatic hypotension. N Engl J Med. 2008;358(6):615-24.

55

Dispositivos cardíacos eletrônicos implantáveis (DCEI): marca-passos definitivos, cardiodesfibriladores implantáveis, terapia de ressincronização cardíaca

João Paulo Chaves de Melo
Cristiano Honório Ribeiro Teixeira

CONSULTA RÁPIDA

Método mnemônico para avaliação dos dispositivos cardíacos eletrônicos implantáveis

PBL STOP

- **P** (*Present rhythm*): avaliar a frequência e o ritmo intrínsecos ou subjacentes: observar o eletrograma intracardíaco para o ritmo de apresentação/subjacente.
- **B** (*Battery*): avaliar o *status* da bateria: verificar a tensão, a impedância, o indicador de substituição eletiva (ERI), o tempo de descarga e a data da última carga (no caso do cardiodesfibrilador implantável – CDI).

L (*Lead*): impedância	S (*Sensing*): sensibilidade	T (*Threshold*): limiar de captura
É uma medida automática da resistência ao fluxo de corrente durante a estimulação artificial. Relacionada às características inerentes ao eletrodo, bem como fatores relacionados ao implante. Valores normais: eletrodo de choque – 20 a 100 Ω; eletrodo de estimulação – 200 a 1.500 Ω. Alteração > 30% do basal ou uma alteração aguda > 200 Ω (estimulação) ou > 12 Ω (choque) é preocupante.	Capacidade de detectar a despolarização miocárdica intrínseca, definida pelo menor sinal miocárdico intrínseco que pode ser detectado. Como determinar: diminuir a frequência estimulada para permitir que o ritmo subjacente se manifeste. Valores normais: implante – ondas R > 5 mV e ondas P > 1,5 a 2 mV; pós-implante: R > 5 a 10 mV e ondas P > 2 a 5 mV.	Quantidade mínima de corrente necessária para estimulação. Como determinar: aumentar a frequência de estimulação acima da frequência intrínseca subjacente e reduzir a energia até a perda de captura. Valores normais: implante (< 1,0 a 1,5 V) no átrio e no ventrículo; pós-implante (< 1,5 a 2,0 V) no átrio e ventrículo.

- **O** (*Observation*): observações/eventos/diagnósticos:
- Histogramas de frequência: quando fixa, sugere inatividade relativa ou a necessidade de uma avaliação da função de resposta de frequência.
- Episódios gravados: abordagem geral para a interpretação de episódios de arritmia.
- **P** (*Programming*): programação.

INTRODUÇÃO

Os dispositivos cardíacos eletrônicos implantáveis (DCEI) detectam potenciais elétricos cardíacos intrínsecos e, se ausentes, transmitem impulsos elétricos ao coração para estimular a contração cardíaca[1]. Responsáveis por uma mudança na história natural das bradiarritmias, taquiarritmias e insuficiência cardíaca, são didaticamente divididos em[2]:

- Marca-passo (MP): tratamento eficaz para uma variedade de bradiarritmias.
- CDI: opção de tratamento de primeira linha para a prevenção primária (populações com alto risco) ou secundária de morte súbita cardíaca (MSC).
- Ressincronizadores: utilizados em alguns casos de disfunção ventricular.

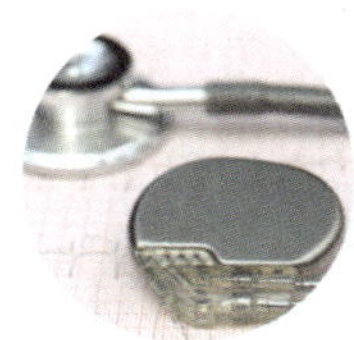

MARCA-PASSOS PERMANENTES

TABELA I Sistema básico: gerador de pulso e eletrodos de estimulação

Gerador de pulso	Eletrodos de estimulação
Implantado no subcutâneo (pré-peitoral) ou submuscular na parede torácica. Consiste em: ▪ Invólucro (também conhecido como "casca"): titânio (biocompatível, forte e leve). ▪ Conector: cabeçote contendo as portas do conector do eletrodo. ▪ Componentes (circuitos de detecção, temporização saída).	Função: conectam o gerador de marca-passo ao coração. São filamentos condutores revestidos de material isolante. Endocárdicos: inseridos por via transvenosa. Epicárdicos: inseridos por toracotomia e fixados no epicárdio. Bipolar: dois polos na porção distal do eletrodo e separados por 2 a 3 cm de isolamento. ▪ Vantagens: menos *oversensing*, sem estimulação de loja (músculo peitoral). ▪ Desvantagens: maior diâmetro e corpo do eletrodo mais rígido. ▪ Unipolar: polo de condução único na ponta de eletrodo. ▪ Vantagens: eletrodo de menor diâmetro e maior amplitude do artefato de estimulação. ▪ Desvantagens: tendência a *oversensing*, podendo resultar em estimulação da loja.

Fonte: Andrade, 2019[1]; Hayes et al., 2021[2].

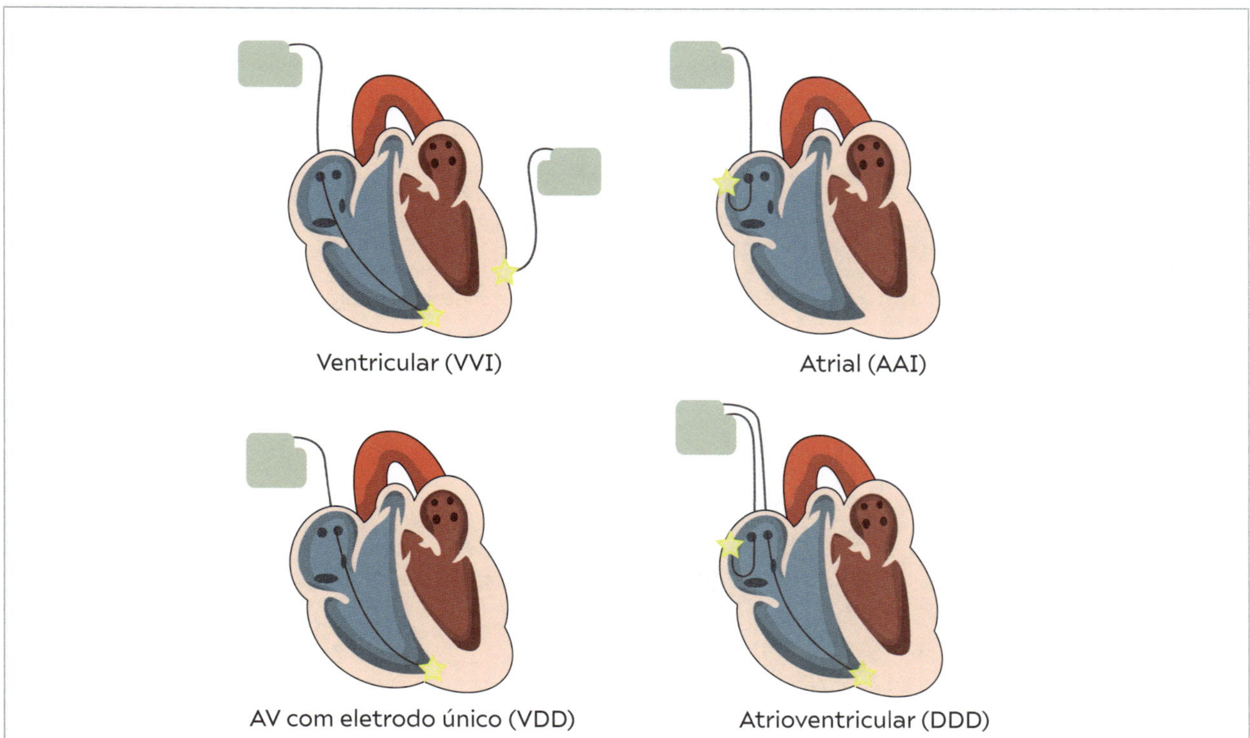

FIGURA 1 Tipos de marca-passos e as nomenclaturas que os identificam.

INDICAÇÕES E RECOMENDAÇÕES[3]

TABELA II Doença do nó sinusal

Indicações	Classe	Nível
Sintomas claramente atribuídos a bradiarritmias	I	B
Síndrome bradicardia-taquicardia de modo a corrigir as bradiarritmias e possibilitar a terapêutica farmacológica, a não ser que seja preferível a ablação da taquiarritmia	I	B
A ablação da FA deve ser considerada como estratégia para evitar o implante de marca-passo nos doentes com bradicardia relacionada com FA ou com pausas sintomáticas após reversão dessa arritmia.	II a	C
Síncope: pode ser considerado marca-passo para reduzir a síncope recorrente quando a(s) pausa(s) assintomática(s) > 6 s devido à pausa sinusal é/são documentada(s)	II b	C
Sintomas são provavelmente devidos a bradiarritmias, mas a evidência não é conclusiva	II b	C
Não se recomenda marca-passo em bradiarritmias relacionadas com a doença do nó sinusal, quando assintomáticos, ou devido a causas transitórias	III c	
Recomendações		
Doença do nó-sinusal e marca-passo DDD*: recomenda-se a minimização da estimulação ventricular desnecessária por meio de programação	I	A
Incompetência cronotrópica e sintomas durante esforço: deve ser considerado o modo DDD* com resposta em frequência	II a	B
Síndrome bradicardia-taquicardia: pode ser considerada a programação do ATP atrial	II b	B

* Ver na Figura 1 os tipos de marca-passos.
ATP atrial: estimulação antitaquicardia atrial; FA: fibrilação atrial.

TABELA III Bloqueio atrioventricular

Indicações	Classe	Nível
Ritmo sinusal + bloqueio atrioventricular permanente ou paroxístico de 2º grau tipo 2, de 3º grau, infranodal 2:1 ou de grau avançado, independentemente dos sintomas	I	C
Arritmia atrial (principalmente FA) + bloqueio atrioventricular permanente ou paroxístico de 3º grau ou de grau elevado, independentemente dos sintomas	I	C
Bloqueio atrioventricular de 2º grau tipo 1 com sintomas, ou localização intra ou infra-Hissianos no EEF	II a	C
Bloqueio atrioventricular de 1º grau (PR > 0,3 s) com sintomas persistentes e claramente atribuíveis à "síndrome do marca-passo"	II a	C
Não se recomenda marca-passo em pacientes com bloqueio atrioventricular devido a causas transitórias que podem ser corrigidas e prevenidas	III	C
Recomendações		
FA permanente: recomenda-se estimulação ventricular com a função resposta de frequência	I	C
Bloqueio atrioventricular: deve ser preferível estimulação bicameral atrioventricular relativamente à ventricular de câmara única para evitar a "síndrome do marcapasso" e para melhorar a qualidade de vida.	II a	A

EEF: estudo eletrofisiológico; FA: fibrilação atrial.

TABELA IV Bloqueios de ramo

Indicações	Classe	Nível
Síncope inexplicada + bloqueio bifascicular, se bloqueio intra ou infra-Hissiano de 2º ou 3º grau com um intervalo HV basal ≥ 70 ms	I	B
Bloqueio de ramo alternante independente de sintomas	I	C
Síncope inexplicada + bloqueio bifascicular, sem necessidade de EEF, em populações selecionadas: idosos, doentes frágeis, síncope de alto risco e/ou recorrente	II b	B
Não se recomenda marca-passo em bloqueio de ramo ou bloqueio bifascicular assintomático	III	B

EEF: estudo eletrofisiológico.

TABELA V Situações especiais

Indicações	Classe	Nível
1. IAM: quando o BAV não se resolve num período de pelo menos 5 dias.	I	C
2. Cirurgia cardíaca: período de observação clínica de pelo menos 5 dias; em caso de BAVT sem ritmo de escape e cuja resolução é improvável, este período de observação pode ser encurtado.	I	C
3. Implante de válvula aórtica transcateter (TAVI): ▪ BAV completo ou de alto grau que persiste durante 24 a 48 horas após procedimento. ▪ Novo bloqueio de ramo alternante. ▪ BRD prévio: qualquer distúrbio novo da condução: BAV transitório de alto grau, prolongamento do PR ou alteração do eixo. ▪ Holter ou EEF em pacientes com BRE com QRS > 150 ms ou PR > 240 ms sem prolongamento adicional durante > 48 horas após procedimento. ▪ Não é indicado profilaticamente nos doentes com BRD sem indicação para marca-passo permanente.	 I I II a II a III	 C C B C C
4. BAVT congênito: na presença de um dos seguintes fatores de risco: a) Sintomas. b) Pausas > 3 vezes a duração do ciclo do ritmo de escape ventricular. c) Ritmo de escape com QRS largo. d) Intervalo QT prolongado. e) Ectopia ventricular complexa. f) Média da frequência cardíaca diurna < 50 bpm.	I	C
5. Doenças raras: ▪ Doenças neuromusculares: qualquer BAV de 2º e 3º graus ou HV ≥ 70 ms, independentemente de sintomas. ▪ Síndrome de Kearns-Sayre: prolongamento do PR, qualquer grau de BAV, bloqueio de ramo ou de bloqueio fascicular.	 I II a	 C C
Observação: a síndrome de Kearns-Sayre se caracteriza por oftalmoplegia externa progressiva, retinopatia pigmentar e distúrbios de condução cardíaca.		

BAV: bloqueio atrioventricular; BAVT: bloqueio atrioventricular total (ou de 3º grau); BRD: bloqueio de ramo direito; EEF: estudo eletrofisiológico; HV: tempo de condução entre o local onde se registra o potencial "H" e o início da ativação ventricular (valores normais entre 35 e 55 ms); IAM: infarto agudo do miocárdio.

TABELA VI Nomenclatura (código NBG). Ver também a Figura 1

Posição	I	II	III	IV	V
Categoria	Câmara estimulada	Câmara sentida	Resposta à sensibilidade	Modulação da frequência cardíaca	Antitaquiarritmia
	A: átrio V: ventrículo D: dupla (A e V)	O: nenhuma A: átrio V: ventrículo D: dupla	O: nenhuma A: átrio V: ventrículo D: dupla	O: nenhuma R: resposta de frequência	O: nenhuma A: Átrio V: ventrículo D: dupla

Exemplos: AAI, VVI, VVD, DDI, DDD, VVIR, DDIR, DDDR.

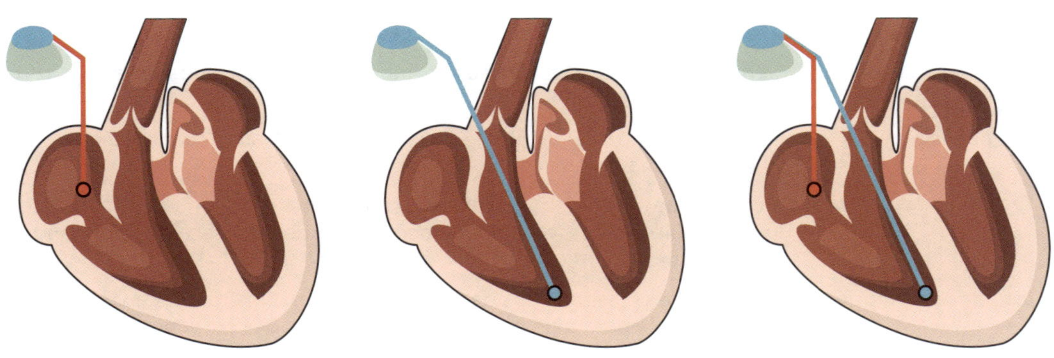

AAI VVI DDD

Fonte: Andrade, 2019[1]; Hayes et al., 2021[2].

TABELA VII Modos de programação

AOO/VOO	Estimulação independente da atividade intrínseca
AAI/AAIR	Estimulação e detecção apenas no átrio – indicado em doença pura do nó sinusal
VVI/VVIR	Estimulação e detecção apenas no ventrículo – geralmente com fibrilação atrial permanente
VDD	Dispositivo geralmente de derivação única que detecta o estímulo atrial e estimula o ventrículo
DDD/DDDR	Detecção e estimulação de dupla câmara (atrial e ventricular)

R: sensor resposta de frequência ativado.
Fonte: Hayes et al., 2021[2].

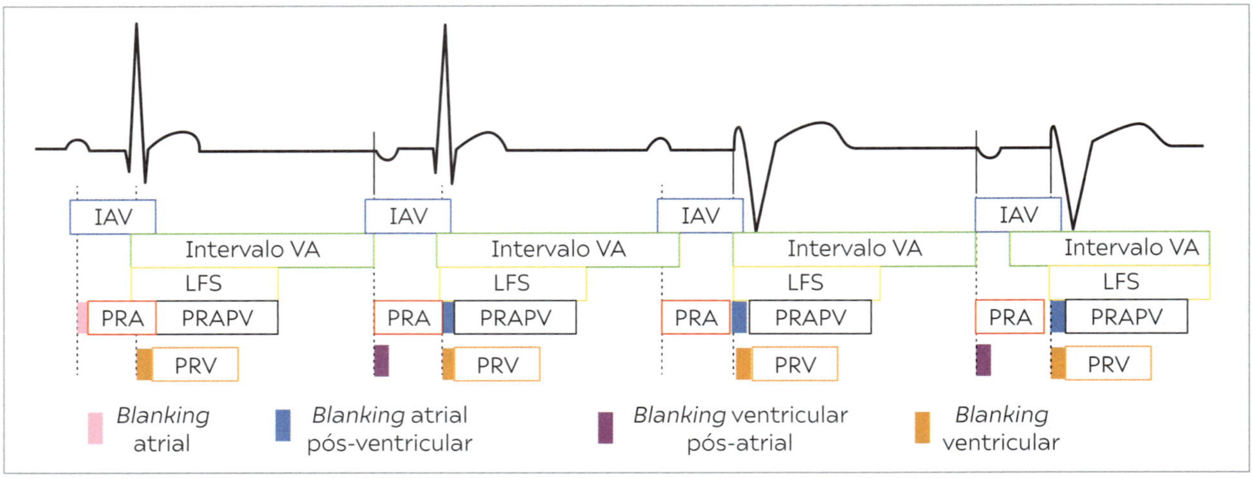

FIGURA 2 Ciclo de temporalização.
Fonte: Barold et al., 2020[4].

TABELA VIII Terminologia geral

Síndrome de marca-passo	Sintomas e sinais provocados pelo marca-passo
Crosstalk	Interpretação inadequada do sinal atrial como sendo uma onda R, resultando em ausência do estímulo artificial ventricular
Período refratário (PR)	Intervalo em que o DCEI não responde a sinais intrínsecos, evitando o reinício da temporização com sinais inadequados
Período refratário absoluto – *blanking*	Não "vê" sinais intrínsecos
Período refratário relativo	"Vê" e conta eventos intrínsecos, mas não responde a eles
Período de alerta	Tempo após o período refratário em que o sensor está aberto e procurando sinais
Limite de frequência inferior	Frequência mais lenta de estimulação do marca-passo
Limite de frequência superior (LFS)	Frequência mais rápida de estimulação do marca-passo
Intervalo AV (IAV)	Tempo desde o evento atrial até o impulso ventricular subsequente (intrínsecos ou estimulados)
Resposta de frequência	Sensor aumenta e diminui a frequência de estimulação com base em "necessidade fisiológica"
Histerese	Permite que a frequência caia abaixo da mínima programada após a detecção de um estímulo intrínseco, estimulando a atividade intrínseca e prolongando a vida útil da bateria
Mudança automática de modo	Frequências atriais rápidas detectadas induzem uma mudança da estimulação de câmara dupla para a de câmara única, evitando o acompanhamento de arritmias atriais e a estimulação do ventrículo com frequências desnecessariamente altas
Autocaptura	Inicia periodicamente na amplitude máxima e trabalha até o limite mínimo de captura efetiva para minimizar a saída de energia, otimizando a bateria e permitindo estimulação segura

Fonte: Ellenbogen e Kaszala, 2020[5].

TABELA IX Resolução de problemas

Undersensing	*Oversensing*	Perda de captura
Quando o marca-passo deixa de reconhecer um evento espontâneo atrial ou ventricular, podendo ocorrer de forma permanente ou intermitente	O dispositivo detecta eventos e os interpreta como despolarização atrial ou ventricular, em situações nas quais de fato essas despolarizações não ocorrem: "sensibilidade exagerada"	O estímulo emitido pelo marca-passo não causa despolarização e não resulta em contração cardíaca
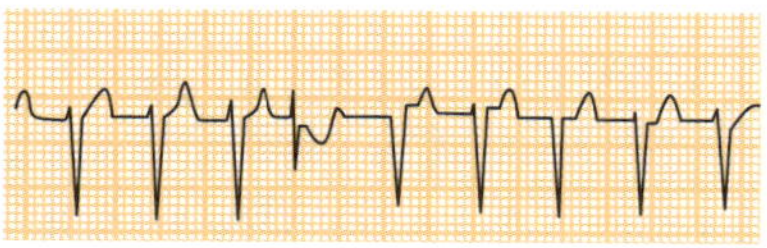	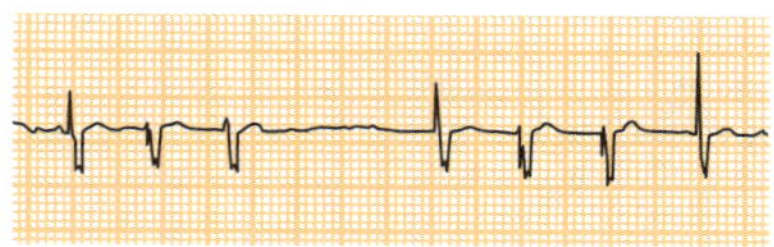	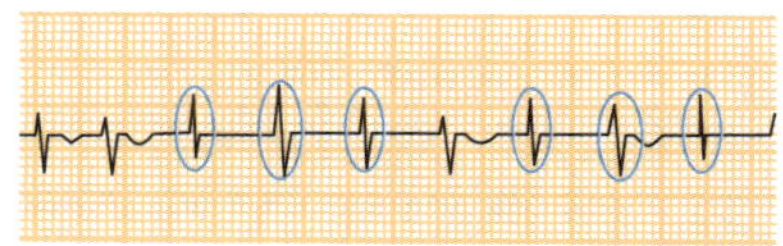
Causas: ▪ Programação inadequada. ▪ Fratura do cabo-eletrodo (isolante e/ou fio condutor). ▪ Desposicionamento do cabo. ▪ Alterações do sinal emitido (alterações na voltagem da onda P ou QRS). ▪ Desgaste do sistema.	Causas: ▪ Programação. ▪ Falha no gerador. ▪ Pseudo mau funcionamento.	Causas: ▪ Programação. ▪ Elevação do limiar de captura. ▪ Falha do eletrodo. ▪ Pseudo mau funcionamento.
Manejo: ▪ Tratar da causa subjacente: corrigir anormalidades eletrolíticas, tratar isquemia e remover medicamentos não essenciais. ▪ Mudanças de programação: aumentar a sensibilidade. ▪ Revisão e/ou implante de eletrodo (se houver problema do eletrodo).	Manejo ▪ Mudanças de programação: reduzir a sensibilidade e prolongar o período refratário. ▪ Alterar o algoritmo de decaimento de detecção. ▪ Mudança do gerador: se houver problema no gerador/bateria. ▪ Revisão e/ou troca de eletrodo: se houver problema do eletrodo.	Manejo ▪ Tratamento da causa subjacente: corrigir as anormalidades eletrolíticas, tratar a isquemia e retirar medicamentos não essenciais. ▪ Programação: aumentar a largura e amplitude de pulso da estimulação] ▪ Revisão e/ou implante de eletrodo (se houver problema no eletrodo).

Fonte: Hayes et al., 2021[2].

CARDIOVERSOR-DESFIBRILADOR IMPLANTÁVEL

Conceitos básicos

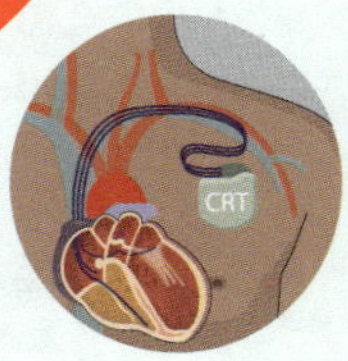

Não difere fundamentalmente de um marca-passo.

Gerador tem um volume maior (para comportar a fonte de alimentação de alta voltagem e um capacitor de choque).

O eletrodo de estimulação do ventrículo direito tem um diâmetro maior devido à função de desfibrilação.

Detecta arritmias ventriculares potencialmente prejudiciais e administra tratamentos[1].

Estimulação antitaquicardia (ATP)

Série de pulsos, predefinidos, rápidos e sucessivos na tentativa de encerrar a arritmia.

Cardioversão ou desfibrilação

Se ATP não for bem-sucedida, o dispositivo realizará um choque bifásico de baixa ou alta voltagem. É importante observar que a detecção de "taquicardia ventricular/fibrilação ventricular" (TV/FV) é baseada na frequência cardíaca detectada pelo eletrodo do ventrículo direito. Se uma duração definida de taquicardia for excedida, a arritmia será "detectada", e, a partir daí, discriminadores poderão ser usados para diferenciar origem ventricular de supraventricular.

Discriminadores são aplicados apenas na zona TV e não podem ser programados na zona FV. Na ausência de discriminadores, a frequência e a duração da taquicardia definem a "zona" de arritmia e desencadeiam as terapias programadas.

TABELA X Tratamentos por meio de cardiodesfibrilador implantável

A detecção, a avaliação e o tratamento da taquiarritmia são progressivos e dependem de várias etapas	
Etapa 1: sensibilidade	
Capacidade do dispositivo de detectar a taquiarritmia.	
Em geral, ajustam automaticamente a sensibilidade em relação à amplitude do sinal detectado.	
Etapa 2: critérios de detecção	
Frequência: o primeiro passo para determinar se uma arritmia está presente.	
Duração: substituto para determinar se a arritmia é sustentada ou não sustentada, sendo programado como uma série de contadores (por exemplo: 18/24 batimentos).	
Etapa 3: fluxogramas para discriminação de TSV e TV	
Início	▪ Compara o intervalo RR no início da taquicardia ao intervalo RR com os batimentos anteriores. ▪ Ajuda a diferenciar a taquicardia sinusal (início gradual) da TV (início súbito). ▪ Se o delta medido > delta programado: terapia não inibida: TV. ▪ Se o delta medido < delta programado: terapia inibida: TSV.
Estabilidade	▪ O dispositivo examina os intervalos RR para determinar se a taquicardia é regular ou irregular. ▪ Ajuda a diferenciar FA (duração de ciclo irregular/instável) de TV (ciclo regular/estável). ▪ Se o delta medido < delta programado: terapia não será inibida – considerada estável: TV. ▪ Se o delta medido > delta programado: terapia é inibida – considerada instável: FA.
Morfologia	▪ O dispositivo compõe modelos de morfologia por meio do eletrograma do ritmo basal e os compara com a taquicardia. ▪ A expectativa é que a morfologia da TV seja significativamente diferente daquelas registradas durante um ritmo de linha de base: TSV parece sinusal (> 94% de correlação); TV não parece sinusal (< 94% de correlação). ▪ Especialmente úteis em dispositivos de câmara única devido à falta de eletrodo atrial. ▪ Não pode ser usado após a administração da terapia, pois a tensão residual (polarização) na bobina causa alterações acentuadas no eletrograma (alargamento, mudança de polaridade), tornando a comparação com o modelo não confiável.
Discriminadores de câmara dupla	▪ Avalia a relação AV, avaliando o número e o tempo das ondas P entre as ondas R. ▪ Define condução AV *versus* VA (TV com condução retrógrada).

Fonte: Andrade, 2019[1].

TABELA XI Indicações para implante de cardiodesfibrilador implantável na prevenção primária

Cardiopatia isquêmica Recomendações	Classe	Nível
FEVE ≤ 35% com pelo menos 40 dias pós-IAM e pelo menos 90 dias após a revascularização, e com IC classe II ou III da NYHA apesar de terapia medicamentosa otimizada	I	A
FEVE ≤ 30% com pelo menos 40 dias pós-IAM e pelo menos 90 dias após a revascularização, e com IC classe I da NYHA apesar de terapia medicamentosa otimizada	I	A
FEVE ≤ 40% com TVNS, e indução de TV sustentada ou FV no estudo eletrofisiológico	I	B
IC classe IV da NYHA candidatos a transplante cardíaco ou um dispositivo de assistência ventricular esquerda	II a	B
CDI não é indicado a pacientes classe IV da NYHA com IC refratária a medicamentos que também não podem ser indicados para transplante cardíaco ou dispositivo de assistência ventricular esquerda	III	C
Cardiopatia não isquêmica **Recomendações**	**Classe**	**Nível**
IC com sintomas classe II-III da NYHA e FEVE ≤ 35%, apesar de terapia medicamentosa otimizada	I	A
Em pacientes com mutação lâmina A/C que têm dois ou mais fatores de risco (TVNS, FEVE < 45%, mutação *nonmissense* e sexo masculino)	II a	B
IC com sintomas classe I da NYHA e FEVE ≤ 35%, apesar da terapia medicamentosa otimizada	II b	B
CDI não é indicado a pacientes com IC classe IV da NYHA refratária a medicamentos que também não são candidatos a transplante cardíaco ou dispositivo de assistência ventricular esquerda ou um desfibrilador com ressincronizador	III	C

CDI: cardiodesfibrilador implantável; FEVE: fração de ejeção do ventrículo esquerdo; FV: fibrilação ventricular; IAM: infarto agudo do miocárdio; IC: insuficiência cardíaca; NYHA: New York Heart Association; TV: taquicardia ventricular; TVNS: taquicardia ventricular não sustentada. Fonte: Al-Khatib et al., 2018[6]; Zeppenfeld et al., 2022[7].

TABELA XII Indicações para implante de cardiodesfibrilador implantável na prevenção secundária

Cardiopatia isquêmica		
Recomendações	**Classe**	**Nível**
Sobrevivente à PCR devido a TV/FV TV hemodinamicamente instável TV sustentada estável sem causas reversíveis	I	A
Síncope inexplicada com TV monomórfica induzida no estudo eletrofisiológico	I	A
Cardiopatia não isquêmica		
Recomendações	**Classe**	**Nível**
Sobrevivente à PCR devido a TV/FV TV hemodinamicamente instável TV sustentada estável sem causas reversíveis	II a	A
Síncope presumivelmente devido a arritmias ventriculares e que não atendem às indicações para um CDI para prevenção primária, um CDI ou um estudo eletrofisiológico para estratificação de risco para MSC podem ser benéficos	II b	B

CDI: cardiodesfibrilador implantável; FV: fibrilação ventricular; MSC: morte súbita cardíaca; PCR: parada cardiorrespiratória; TV: taquicardia ventricular. Fonte: Al-Khatib et al., 2018[6]; Zeppenfeld et al., 2022[7].

Taquicardia supraventricular (TSV) rápida pode resultar na administração de terapias devido à frequência ventricular que excede o disparo predefinido. Até três zonas de detecção de frequência ventricular podem ser programadas para permitir a administração de diferentes terapias de CDI, dependendo da frequência de taquiarritmia.

Manejo do paciente

- Aproximadamente 30%-60% dos pacientes terão choque dentro de 2 anos, sendo que apenas 60% são adequados[1].
- Prognóstico: choques do CDI estão associados ao aumento da mortalidade por todas as causas, em seis vezes para choques apropriados, e em duas vezes para choques inapropriados.

TERAPIA DE RESSINCRONIZAÇÃO CARDÍACA

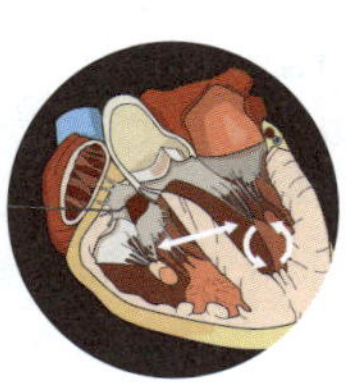

A terapia de ressincronização cardíaca (TRC) é utilizada para pacientes com insuficiência cardíaca com fração de ejeção reduzida (ICFEr) e bloqueio de ramo ou para paciente com ICFEr (< 40%) com indicação de implante de marca-passo por bloqueio atrioventricular (BAV) avançado. O objetivo é ressincronizar o acoplamento elétrico e mecânico com a estimulação biventricular, ou estimulação apenas do ventrículo esquerdo e corrigir o dissincronismo ventricular[5]. A TRC pode ser obtida com um dispositivo projetado apenas para estimulação (CRT-P), ou esse dispositivo pode ter capacidade adicional para desfibrilação (CRT-D).

A ausência de resposta à terapia de ressincronização cardíaca é estimada entre 30% e 40%[1].

A ausência de resposta à terapia de ressincronização cardíaca é estimada entre 30% e 40%[1].

Estimulação do sistema de condução

- **Estimulação ventricular apical direita:** resulta em ativação ventricular dessincronizada que pode levar ao comprometimento da função ventricular. Locais de estimulação miocárdica alternativos, como estimulação do septo ventricular direito, e estimulação do trato de saída do ventrículo direito ainda dependem da condução célula a célula do miocárdio e não foram capazes de prevenir cardiomiopatia induzida por estimulação[8].
- **Estimulação biventricular:** é bem consolidada, com ativação ventricular mais sincrônica, porém ainda produz um padrão de ativação não fisiológico.
- **Estimulação direta do sistema de condução His-Purkinje:** oferece a capacidade de preservar a ativação fisiológica dos ventrículos em pacientes com complexos QRS estreitos intrinsecamente normais e permite corrigir bloqueio de ramo na maioria dos

TABELA XIII Como determinar o tipo de choque e a causa subjacente

Choques apropriados (TV-FV)	Choques desnecessários	Choques inapropriados
Adesão à terapia medicamentosa Insuficiência cardíaca nova ou agravada Isquemia nova ou agravada Patologia subjacente Distúrbios eletrolíticos (K^+, Mg^{2+}) Hipertireoidismo Excesso de álcool ou abuso de drogas	TV hemodinamicamente tolerada/lenta TV não sustentada TV sensível a ATP	Falha em discriminar TSV Complicações no implante – "parafusos soltos" Programação inadequada, *oversensing* de onda T, *far-field* atrial Problema de eletrodo: falha de eletrodo, fratura de isolamento Artefatos: miopotencial, interferência eletromagnética
Choques repetitivos na ausência ou devido a taquiarritmia tolerada	Coloque um ímã sobre o dispositivo para inibir a terapia A monitorização contínua deve ser mantida durante a aplicação do ímã	
Avaliar e tratar causas reversíveis	Corrigir os eletrólitos (K^+ > 4,0 a 4,5 e $MgSO_4$ IV) se o QTc for prolongado Tratar a isquemia miocárdica Remover drogas desnecessárias	
Terapia com betabloqueadores	Terapia de primeira linha para pacientes recebendo tratamento apropriado ▪ Choque apropriado: podem diminuir a probabilidade de choques recorrentes e tratar a condição cardíaca subjacente ▪ Choque inapropriado: podem diminuir a frequência ventricular durante a taquicardia supraventricular, diminuindo assim a probabilidade de terapia do dispositivo	
Terapia com drogas antiarrítmicas	Choque apropriado: podem retardar a taquicardia ventricular, aumentando a probabilidade de sucesso da estimulação antitaquicardia Choque inadequado: podem ajudar a manter o ritmo sinusal	
Avaliar terapia cognitivo-comportamental	Altos níveis de depressão/ansiedade	

ATP: estimulação antitaquicardia; FV: fibrilação ventricular; TSV: taquicardia supraventricular; TV: taquicardia ventricular. Fonte: Andrade, 2019[1].

TABELA XIV Indicações para a terapia de ressincronização cardíaca

Ritmo sinusal	Classe	Nível
Bloqueio de ramo esquerdo		
IC sintomática em ritmo sinusal + FEVE ≤ 35% + QRS ≥ 150 ms + TMO	I	A
IC sintomática em ritmo sinusal + FEVE ≤ 35% + QRS 130 - 149 ms + TMO	II a	B
Sem bloqueio de ramo esquerdo		
IC sintomática em ritmo sinusal + FEVE ≤ 35% + QRS ≥ 150 ms + TMO	II a	B
IC sintomática em ritmo sinusal + FEVE ≤ 35% + QRS 130 -149 ms + TMO	II b	B
Duração do QRS		
Não está indicado em pacientes com IC e duração do QRS < 130 ms	III	A
Fibrilação atrial persistente ou permanente	**Classe**	**Nível**
Bloqueio de ramo esquerdo		
IC classe III ou IV da NYHA + FEVE ≤ 35% + QRS ≥ 130 ms + TMO, desde que seja instituída uma estratégia para assegurar a captura biventricular	II a	C
Ablação do nó atrioventricular deve ser realizada nos casos de estimulação biventricular inadequada	II a	B
Frequência ventricular não controlada + ablação do nó atrioventricular		
IC com FE reduzida (< 40%)	I	B
ICFE levemente reduzida (40-50%)	II a	C
ICFE preservada (> 50%)	II b	C
***Upgrade* de estimulação convencional para terapia de ressincronização cardíaca**		
IC sintomática com FEVE ≤ 35% após implante de marcapasso convencional ou CDI com uma proporção significativa de estimulação do ventrículo direito, apesar de TMO		
FE reduzida + indicação de terapia antibradicardia		
ICFE reduzida (< 40%), independentemente da classe NYHA, com indicação para estimulação ventricular devido BAV de alto grau, incluindo pacientes com FA	I	A

CDI: cardiodesfibrilador implantável; FEVE: fração de ejeção do ventrículo esquerdo; IC: insuficiência cardíaca; NYHA: New York Heart Association; TMO: terapia medicamentosa otimizada. Fonte: Glikson et al., 2022[3].

TABELA XV Avaliação e solução de problemas

Critérios definidores da resposta clínica	
Seleção do paciente	Insuficiência cardíaca sintomática Fração de ejeção ≤ 35% Bloqueio de ramo esquerdo ≥ 150 ms QRS Estimulação ventricular frequente
Posição do eletrodo	Região posterior e lateral do ventrículo esquerdo Região basal (evitar ápice) Sítio de maior atraso elétrico Evitar locais com fibrose miocárdica
Acompanhamento	Otimizar captura do ventrículo esquerdo – QRS estimulado mais estreito pelo eletrocardiograma – em casos selecionados, usar ecocardiograma Estimulação do bloqueio intraventricular ≥ 95% Controle de frequência na fibrilação atrial (se necessário ablação do nó atrioventricular) Tratar ectopias ventriculares frequentes

TABELA XVI Causas de não resposta

Passíveis de modificação	Não passíveis de modificação
Otimização atrioventricular insatisfatória < 90% de estimulação biventricular Arritmias Anemia Terapia medicamentosa insatisfatória	Posição insatisfatória do eletrodo Dissincronia mecânica persistente QRS estreito subjacente Disfunção primária do ventrículo direito

Fonte: Andrade, 2019[1]; Hayes et al., 2021[2].

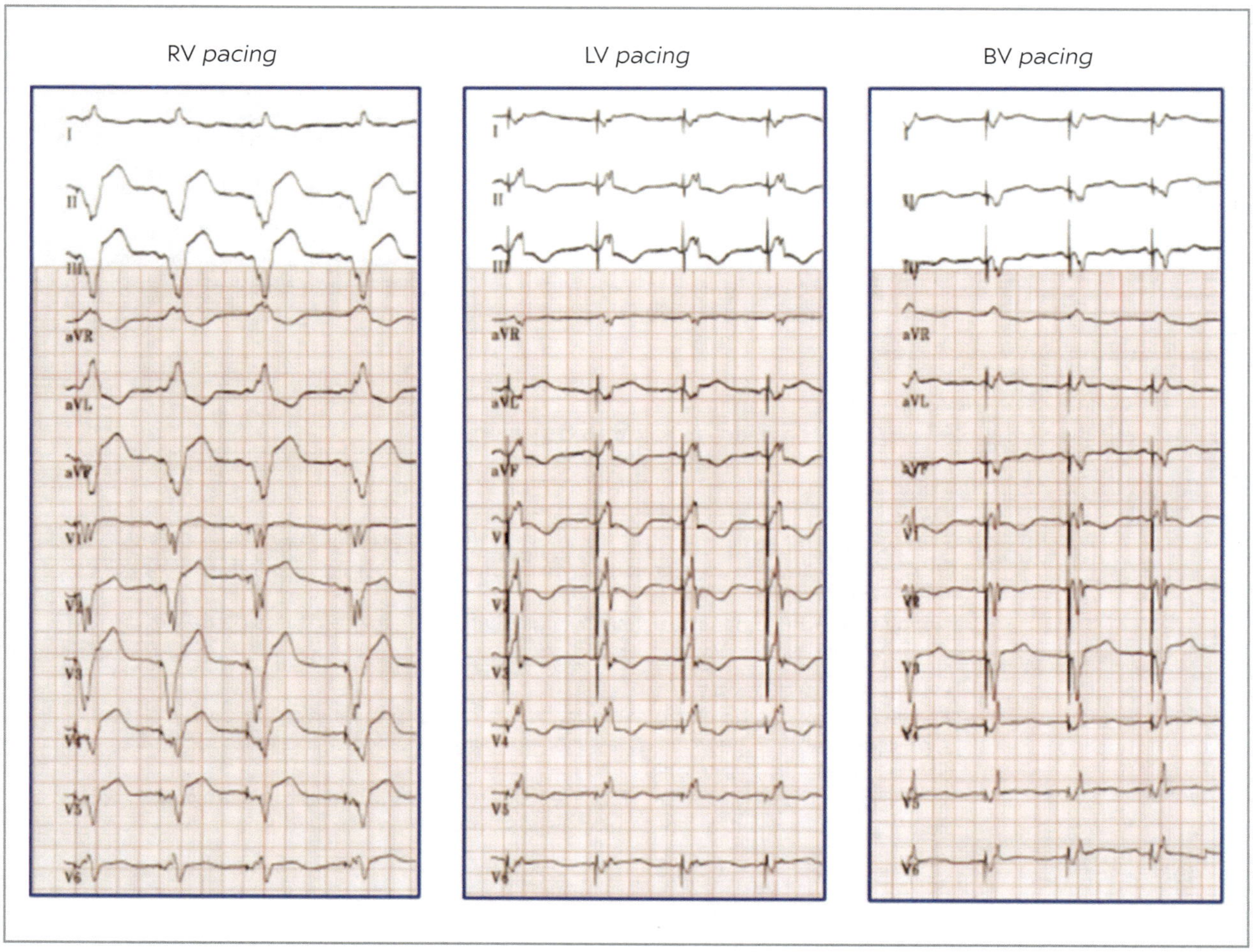

FIGURA 3 Eletrocardiograma de 12 derivações, mostrando morfologia do QRS, durante a estimulação ventricular direita (RV), ventricular esquerda (LV) e biventricular (BV).

Fonte: Ellenbogen e Kaszala, 2020[5].

TABELA XVII Avaliação e acompanhamento do portador de terapia de ressincronização cardíaca

Etapa 1: avaliação clínica para causas reversíveis	Otimização do tratamento medicamentoso. Se sobrecarga de volume: aumentar a dose de diuréticos. Fibrilação atrial: controle da frequência cardíaca (medicamentosa ou ablação do nó atrioventricular) ou ritmo (cardioversão ou ablação). Gerenciar comorbidades: doença pulmonar obstrutiva crônica, anemia e doença renal crônica. Isquemia miocárdica: angiografia coronariana ± revascularização.
Etapa 2: eletrocardiograma – avaliação de fusão ou pseudofusão	Derivação DI e V1: relação R/S < 1 em V1 ou > 1 em DI: considerar perda de captura ventricular esquerda. Derivação II e V1: comparar o eletrocardiograma de linha de base no momento do implante e o eletrocardiograma atual: ↑ R/↓ S em II e sem alteração na morfologia em V1: perda de captura do ventrículo direito (VPP 93%, VPN 96%). ↑ S em II e/ou alteração na morfologia em V1: perda de captura do ventrículo esquerdo (VPP 91%, VPN 71%). 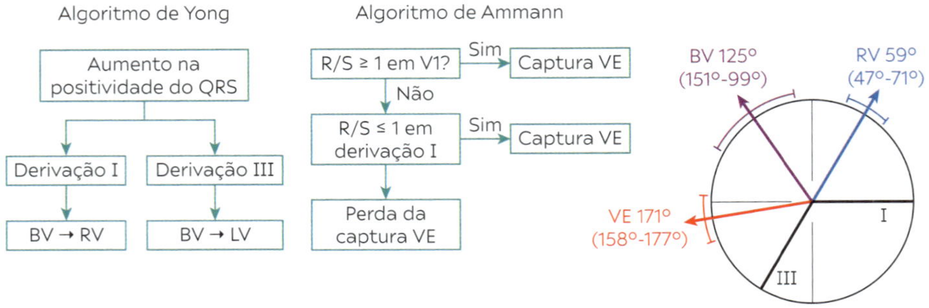
Etapa 3: interrogação do dispositivo	Certificar que o marca-passo está estimulando o ventrículo > 95% do tempo. Garantir uma captura adequada e consistente de eletrodos do ventrículo esquerdo e do ventrículo direito.
Etapa 4: programação básica	Resposta de frequência: pacientes com incompetência cronotrópica. Frequência de acompanhamento: frequência máxima de acompanhamento/sensor de 140 a 150 bpm garante que a estimulação seja administrada em frequências mais altas. Mudança de modo: considerar uma frequência mínima durante a mudança de modo de 70 bpm (compensar perda do débito atrial).
Etapa 5: atrasos AV/VV	Atrasos AV Empírico: 100 a 120 ms para sinais atriais detectados (adicionar 0-30 ms para estimulados). Influxo mitral baseado em eco (método Ritter). Atrasos VV: Hemodinâmica invasiva: baseada em dP/dt do ventrículo esquerdo ou pressão de pulso aórtico. Eletrograma: fusão entre despolarização intrínseca e estimulada (largura QRS). Fluxogramas automáticos: encontrados em dispositivos mais recentes, são específicos do fabricante Nenhum estudo demonstrou melhora nos desfechos clínicos rígidos da otimização de rotina dos atrasos de VV.
Etapa 6: estudos de dissincronia	Evidência de dissincronia: Reavaliar a posição do eletrodo do ventrículo esquerdo (transvenoso ou epicárdico). A posição apical do eletrodo está associada a uma resposta abaixo do ideal. Sem evidência de dissincronia: Regurgitação mitral moderada a grave: considerar cirurgia de ventilação mecânica. Sem regurgitação mitral: considerar dispositivos de suporte cardíaco.

Fonte: Andrade, 2019[1].

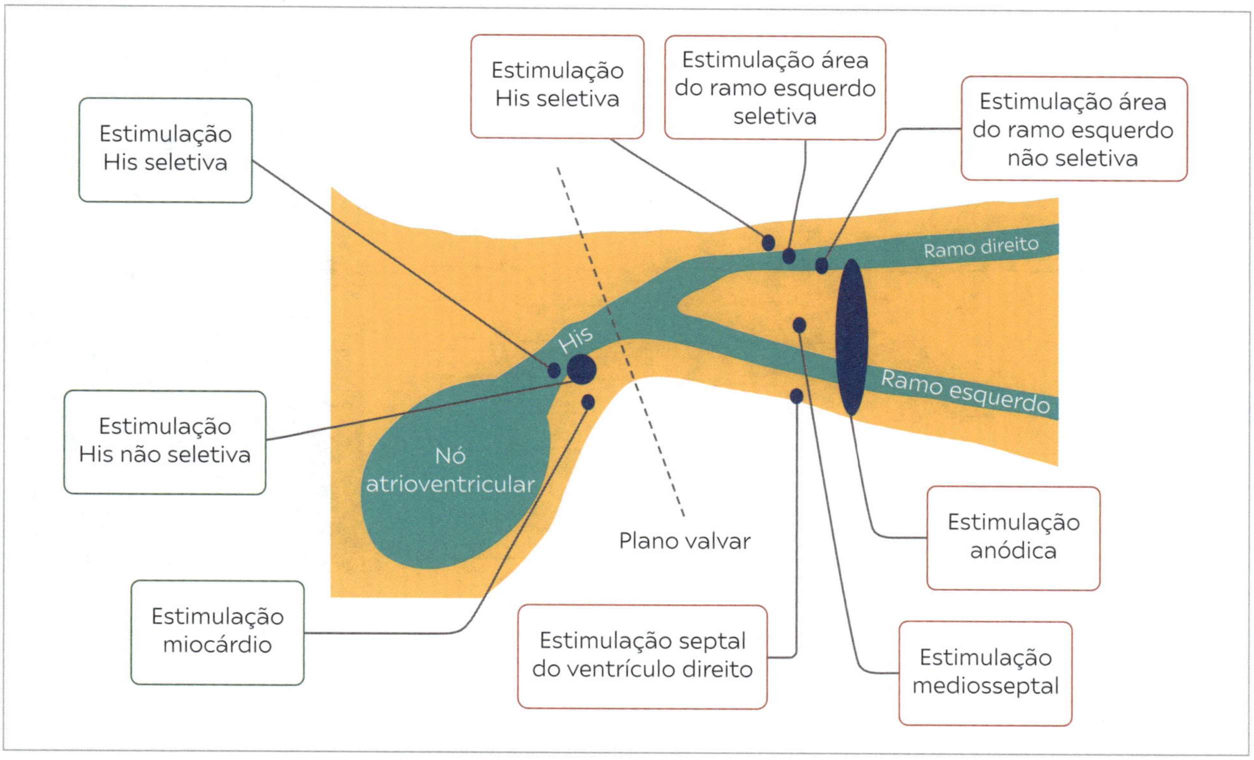

FIGURA 4 Estimulação do sistema de condução.
Fonte: Arnold et al., 2020[9].

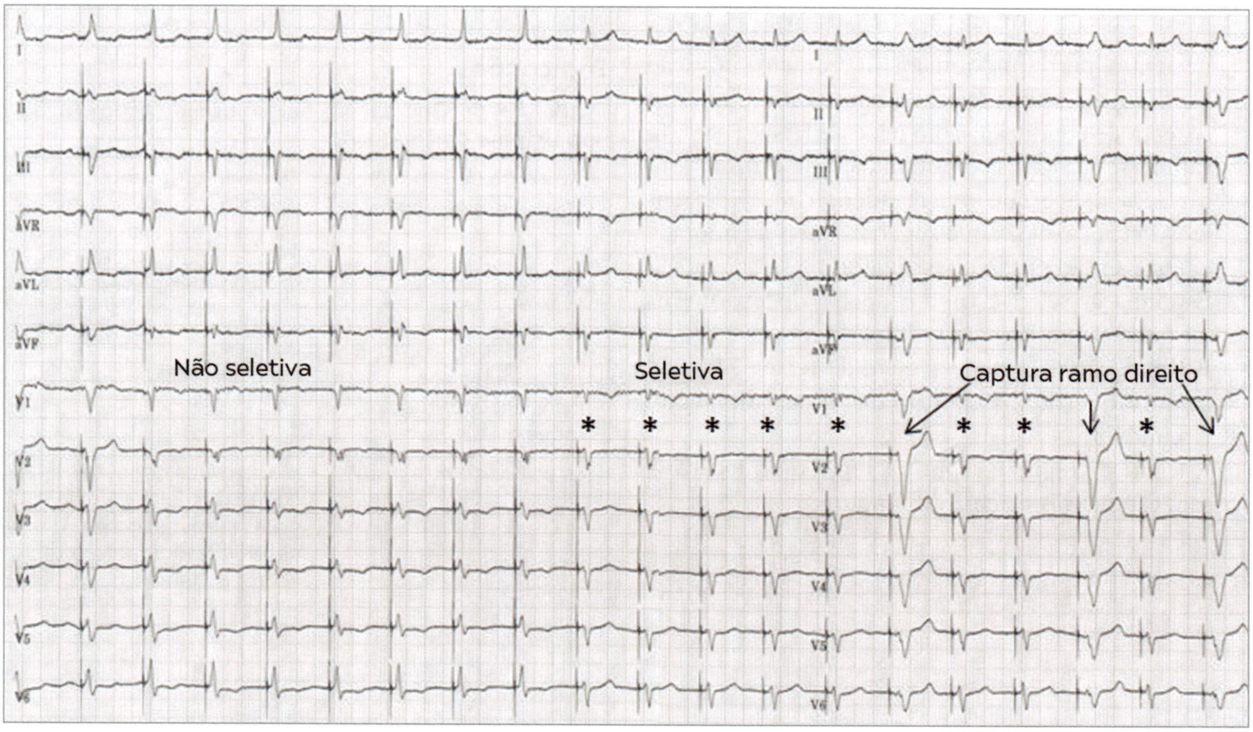

FIGURA 5 Eletrocardiograma de 12 derivações demonstrando tipos de capturas. Em saídas mais altas (até 1,5 V @ 1 ms), há fusão entre o feixe de His e a captura miocárdica local (resposta não seletiva); em saídas mais baixas (até 0,5 V @ 1 ms), há captura de feixe His puro com estímulo para início de QRS (S-QRS) igual ao intervalo HV nativo; abaixo dessa saída, há uma captura seletiva do ramo direito.
Fonte: Dandamudi e Vijayaraman, 2016[10].

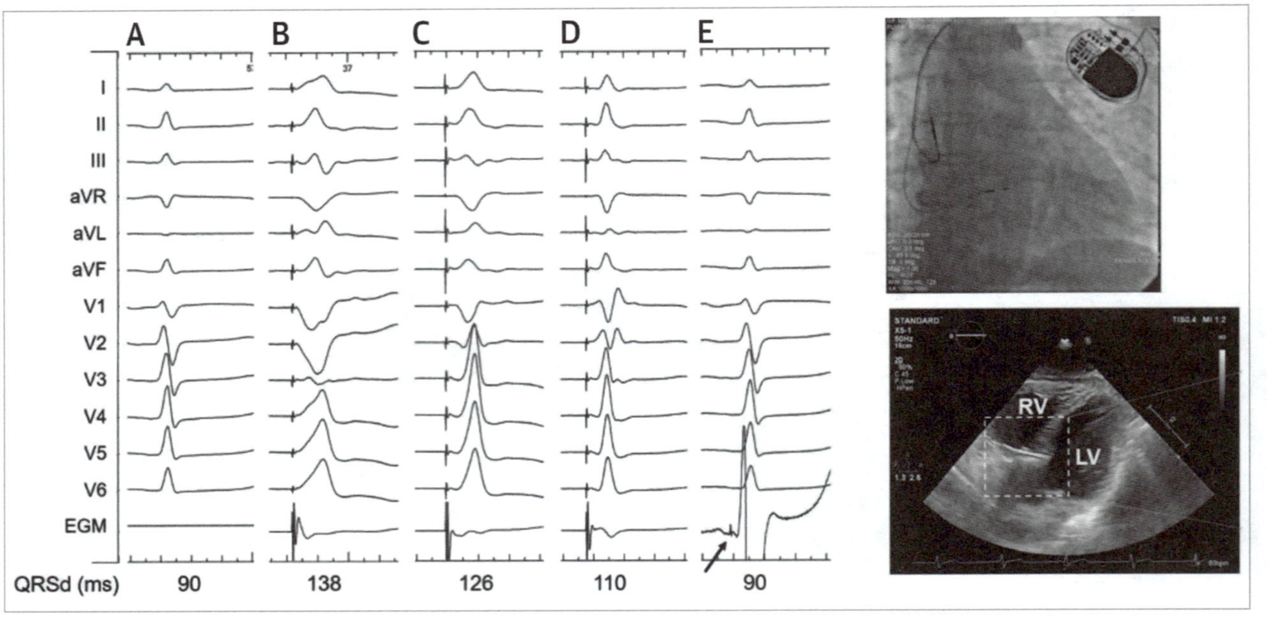

FIGURA 6 Eletrocardiograma de 12 derivações e eletrograma intracavitário durante LBBP em paciente com disfunção do nó sinusal: (A) ritmo intrínseco; (B) estimulação (1,5 V, 0,5 ms) no lado direito do septo; (C) estimulação (2,0 V, 0,5 ms) no septo médio; (D) estimulação (1,0 V, 0,5 ms) no lado esquerdo do septo; (E) potencial do ramo esquerdo (seta).

Observações: imagem fluoroscópica da visão oblíqua anterior direita mostra a posição final do eletrodo. Ecocardiografia tridimensional mostra a ponta do eletrodo de estimulação no lado esquerdo do septo interventricular.

LBBP: estimulação do ramo esquerdo.

Fonte: Zhang et al., 2019[8].

pacientes, permitindo maior sincronia da ativação ventricular. Locais preferidos para a estimulação do sistema de condução são o feixe de His e a área do ramo esquerdo. Essa modalidade de estimulação cardíaca já se tornou uma realidade, com evidências crescentes e sólidas que sugerem que será adotada em um amplo grupo de pacientes.

- Estimulação seletiva: captura apenas do feixe de His ou ramo esquerdo, sem captura do miocárdio.
- Estimulação não seletiva: além do feixe de His ou ramo esquerdo, há captura do miocárdio septal circundante.
- Estimulação septal: captura apenas do miocárdio, sem captura do sistema de condução.

Indicações

TABELA XVIII Indicações para o tipo de estimulação do sistema de condução

Alta carga de estimulação ventricular necessária	Bloqueio atrioventricular, fibrilação atrial conduzida lentamente, cardiomiopatia induzida por estimulação e ablação nó atrioventricular
Terapia de ressincronização cardíaca em pacientes com insuficiência cardíaca e bloqueio de ramo	Terapia inicial ou terapia de resgate
Disfunção do nó sinusal	A doença de condução nodal atrioventricular já pode coexistir ou se desenvolver durante o acompanhamento

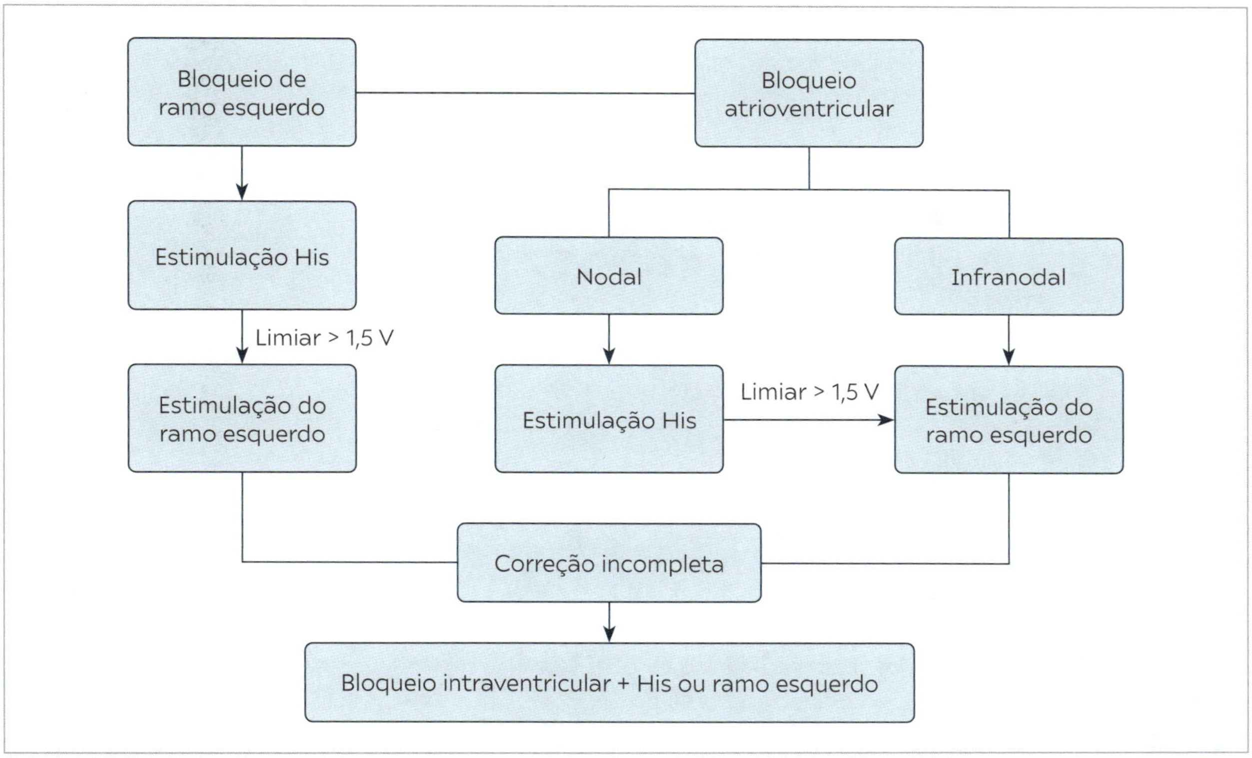

FIGURA 7 **Fluxograma para estimulação cardíaca.**

BIBLIOGRAFIA

1. Andrade J. The clinical cardiac electrophysiology handbook. 2. ed. Cardiotext; 2019.
2. Hayes DL, Asirvatham SJ, Friedman PA. Cardiac pacing, defibrillation and resynchronization. 4. ed. Wiley; 2021.
3. Glikson M, Nielsen JC, Kronborg MB, Michowitz Y, Auricchio A, Barbash IM, et al. [2021 ESC Guidelines on cardiac pacing and cardiac resynchronization therapy developed by the Task Force on cardiac pacing and cardiac resynchronization therapy of the European Society of Cardiology (ESC) with the special contribution of the European Heart Rhythm Association (EHRA)]. G Ital Cardiol (Rome). 2022;23(7):1-94.
4. Barold S, Stroobandt R, Sinnaeve A. Cardiac pacemakers and resynchronization step by step. 2. ed. Wiley; 2010. 480 p.
5. Ellenbogen K, Kaszala K. Cardiac pacing and ICDs. 7. ed. Wiley; 2020. 464 p.
6. Al-Khatib SM, Stevenson WG, Ackerman MJ, Bryant WJ, Callans DJ, Curtis AB, et al. 2017 AHA/ACC/HRS Guideline for management of patients with ventricular arrhythmias and the prevention of sudden cardiac death: a report of the American College of Cardiology/American Heart Association Task Force on Clinical Practice Guidelines and the Heart Rhythm Society. J Am Coll Cardiol. 2018;72(14):e91-e220.
7. Zeppenfeld K, Tfelt-Hansen J, de Riva M, Winkel BG, Behr ER, Blom NA, et al. 2022 ESC Guidelines for the management of patients with ventricular arrhythmias and the prevention of sudden cardiac death. Eur Heart J. 2022;43(40):3997-4126.
8. Zhang S, Zhou X, Gold MR. Left bundle branch Pacing: JACC Review Topic of the Week. J Am Coll Cardiol. 2019;74(24):3039-49.
9. Arnold AD, Whinnett ZI, Vijayaraman P. His-Purkinje conduction system pacing: state of the art in 2020. Arrhythm Electrophysiol Rev. 2020;9(3):136-45.
10. Dandamudi G, Vijayaraman P. How to perform permanent His bundle pacing in routine clinical practice. Heart Rhythm. 2016;13(6):1362-6.

Seção VII

DOENÇAS COMUNS NO CONSULTÓRIO DO CARDIOLOGISTA: CARDIOPATIAS CONGÊNITAS NA CRIANÇA E NO ADULTO

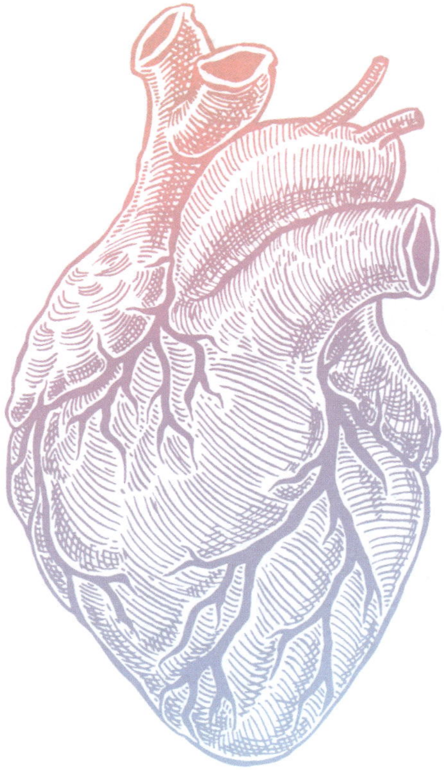

56

Doenças congênitas do coração mais comuns na criança

Ieda Biscegli Jatene

CONSULTA RÁPIDA

As cardiopatias congênitas podem ser divididas em dois grandes grupos de acordo com a presença ou não de cianose:

Comunicação interatrial (CIA), comunicação interventricular (CIV), persistência do canal arterial (PCA) e defeito do septo atrioventricular (DSAV), estenose pulmonar (EP), estenose aórtica (EAo) e coarctação de aorta (CoAo)

Podem cursar com hiperfluxo pulmonar ou obstrução da via de saída do VD ou VE e não apresentam cianose durante a sua evolução.

Acianogênicas

↑

Cardiopatias congênitas

↓

Cianogênicas

Tetralogia de Fallot (T4F)
Transposição das grandes artérias

Presença de cianose labial e/ou de extremidades, consequentes a defeitos na origem e relação espacial das grandes artérias assim como aquelas decorrentes de alterações no desenvolvimento dos ventrículos.

Cardiopatias acianogênicas

Cardiopatias acianogênicas com hiperfluxo pulmonar

Nesse grupo de malformações cardíacas, o *shunt* se estabelece quando o sangue do átrio esquerdo (AE), do ventrículo esquerdo (VE) ou da aorta (Ao) passa para o átrio direito (AD), ventrículo direito (VD) ou para artéria pulmonar (AP), respectivamente. Portanto, os pulmões recebem todo sangue não oxigenado do retorno venoso sistêmico, além do sangue oxigenado que é desviado para o lado direito do coração através do defeito, o que leva à sobrecarga de volume e/ou pressão de uma ou mais câmaras ou estruturas cardiovasculares.

Nesse grupo estão incluídas:

- **Comunicação interatrial (CIA).**
- **Comunicação interventricular (CIV).**
- **Persistência do canal arterial (PCA).**
- **Defeito do septo atrioventricular (DSAV).**

O diagnóstico clínico é confirmado pelos exames de imagem e é indicado o tratamento cirúrgico ou o tratamento por cateterismo (percutâneo intervencionista) de acordo com a evolução do paciente.

Cardiopatias acianogênicas obstrutivas

Essa população de pacientes inclui:

- **Estenose pulmonar (EP) relacionada a via de saída do VD.**
- **Estenose aórtica (EAo).**
- **Coarctação de aorta (CoAo) relacionadas a via de saída do ventrículo esquerdo.**

Da mesma forma, o diagnóstico clínico é confirmado pelos exames complementares e o tratamento será cirúrgico ou percutâneo dependendo da anatomia do defeito e da idade do paciente.

Nos dois subgrupos o tratamento medicamentoso é indicado de acordo com a repercussão hemodinâmica.

Cardiopatias cianogênicas

As cardiopatias congênitas cianogênicas têm como principal característica a cianose, que pode estar presente desde o nascimento ou surgir em períodos distintos da evolução.

Tetralogia de Fallot (T4F)

Os aspectos anatômicos que a determinam são caracterizados por:

- Comunicação interventricular (CIV).
- Estenose pulmonar infundíbulo valvar (EPIV).
- Dextroposição da aorta.
- Hipertrofia do ventrículo direito.

> A cianose aparece ao redor do terceiro mês de vida, principalmente labial e leito ungueal, acentuando-se com aumento da atividade da criança (choro, cólicas e irritabilidade), podendo desencadear crise de hipóxia.
>
> O tratamento medicamentoso consiste no uso de betabloqueador e o tratamento cirúrgico é indicado entre quatro e seis meses de vida quando a anatomia é favorável, ou é indicado nos primeiros dias, nos casos de importante hipofluxo pulmonar.

Transposição das grandes artérias

Considerada a cardiopatia congênita cianogênica mais frequente no período neonatal, é caracterizada por:

- Concordância atrioventricular.
- Discordância ventrículo arterial.

> O tronco pulmonar se origina do ventrículo esquerdo e aorta do ventrículo direito. A cianose é precoce e quando necessária é realizada atriosseptostomia com balão de Rashkind logo após o nascimento para melhor estabilização e posterior encaminhamento para cirurgia, sendo a operação de Jatene o tratamento de escolha para essa cardiopatia.

INTRODUÇÃO

O objetivo do cardiologista é, sem dúvida, reconhecer a presença de uma cardiopatia congênita e orientar o diagnóstico e tratamento da forma mais adequada buscando obter os melhores resultados e oferecer a melhor qualidade de vida aos pacientes. Fazendo uso da história pregressa e familiar, dos achados ao exame físico, da radiografia de tórax e da eletrocardiografia, pode-se estabelecer uma abordagem razoável da fisiopatologia da cardiopatia. Entretanto, a confirmação do diagnóstico se faz com os exames de imagem e o tratamento pode ser paliativo ou definitivo, cirúrgico ou por intervenção percutânea, de acordo com cada defeito.

CARDIOPATIAS ACIANOGÊNICAS

Diagnóstico e tratamento

Nesse grupo de cardiopatias devemos considerar aquelas que evoluem com hiperfluxo pulmonar e as que mostram obstrução à ejeção ventricular.

Cardiopatias acianogênicas com hiperfluxo pulmonar

As cardiopatias acianogênicas com hiperfluxo pulmonar caracterizam-se por *shunt* esquerda-direita ao nível atrial (CIA), ao nível ventricular (CIV), entre a aorta e a artéria pulmonar (PCA) e ao nível atrioventricular, com presença de CIA e CIV.

Comunicação interatrial (CIA)

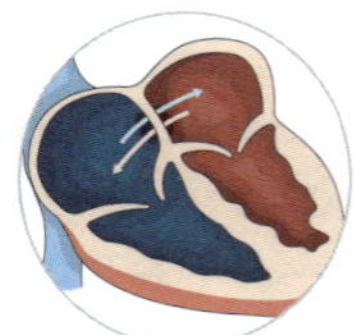

Em pacientes acianóticos com comunicação interatrial (CIA), a direção do *shunt* é da esquerda para a direita e sua magnitude depende do tamanho do defeito. Nessa situação, o sangue passa do AE para o AD provocando aumento de volume no átrio direito, no ventrículo direito e na artéria pulmonar (a complacência do VD é maior que a do VE).

A incidência é de 1 para 1500 nascidos vivos, representando 6 a 10 % de todas as anomalias cardíacas congênitas e é mais frequente no sexo feminino na proporção de 2:1.

Os tipos mais comuns de comunicação interatrial (CIA) são *ostium, ostium primum,* seio venoso e seio coronário (Figura 1).

A maioria dos pacientes é assintomática e é encaminhada ao cardiologista pediátrico após ausculta de sopro

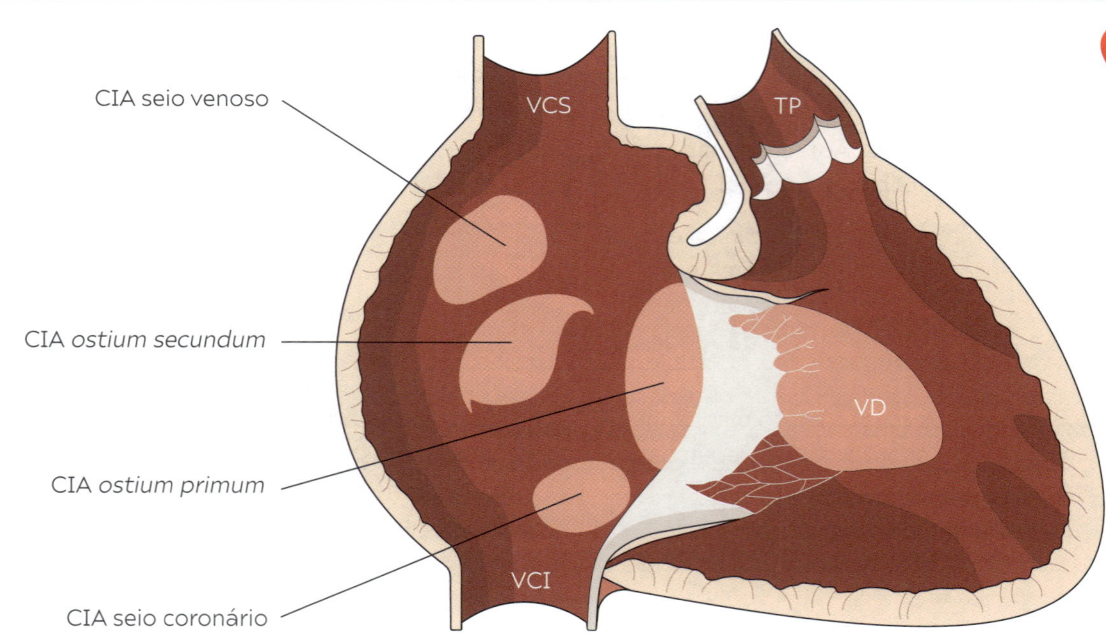

FIGURA 1 Esquema representando os defeitos do septo interatrial visualizados a partir do átrio direito.
CIA: comunicação interatrial.
Fonte: Driscoll, 2008[2].

cardíaco. Em menos de 10% se detectam sinais de insuficiência cardíaca e pode ocorrer déficit de crescimento ou infecções respiratórias de repetição nos casos de CIA ampla. Raramente evoluem com hipertensão pulmonar na infância e adolescência.

É a cardiopatia congênita mais frequente na idade adulta.

A ecocardiografia é usada para confirmar o diagnóstico e o tipo de CIA, bem como avaliar dilatações de câmaras e sinais de hipertensão pulmonar.

> Em pacientes adolescentes e adultos, o ecocardiograma transesofágico é superior ao transtorácico, avaliando não apenas as dimensões, mas também a presença de bordas ao redor do defeito, o que colabora na decisão do tratamento a ser indicado.

A idade ideal para o tratamento cirúrgico da CIA é entre 2 e 4 anos. Quanto ao fechamento percutâneo, atualmente é o tratamento de escolha nos casos em que as bordas para ancorar as próteses, as dimensões e a localização do defeito são consideradas ideais. Entretanto, quando há necessidade de se corrigir a CIA numa fase inicial de vida (lactente), o tratamento é sempre cirúrgico (Figura 2).

Comunicação interventricular (CIV)

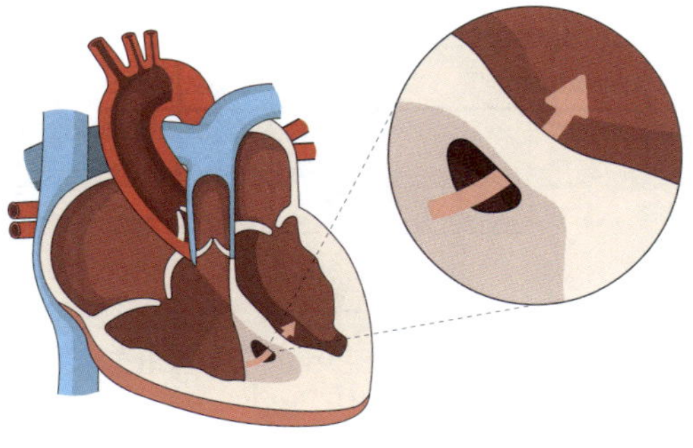

As comunicações interventriculares (CIV) ocorrem em 1,5 a 3,5 de cada 1000 nascidos vivos e representam 16 a 20% dos defeitos cardíacos congênitos, sem predominância por gênero.

A classificação morfológica é baseada nos quatro componentes do septo interventricular (Figura 3):

- Perimembranosa (mais comum).
- Infundibular.
- Via de entrada.
- Muscular.

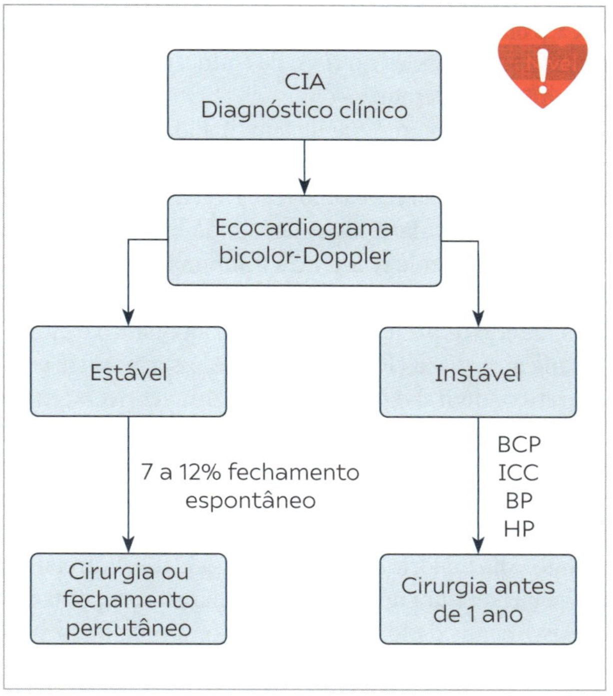

FIGURA 2 Comunicação interatrial: diagnóstico e tratamento.

BCP: broncopneumonia; IC: Insuficiência cardíaca congestiva; BP: baixo peso; HP: hipertensão pulmonar.

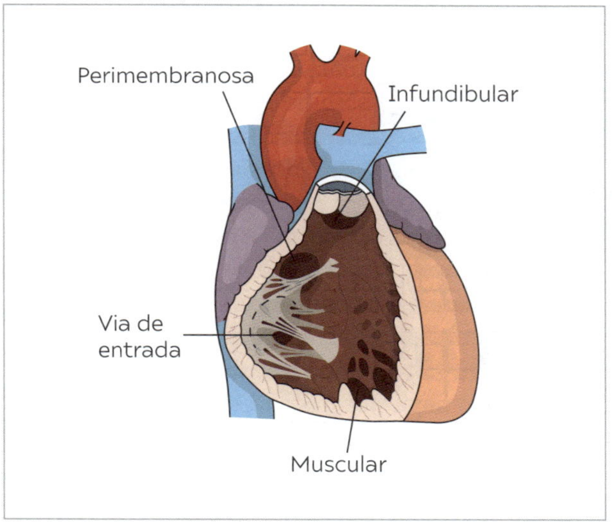

FIGURA 3 Visualização dos diferentes tipos de comunicação interventricular (CIV) a partir do lado direito do septo interventricular.

Fonte: Driscoll, 2008[2].

> Os pacientes podem ser assintomáticos ou apresentar dispneia, infecções respiratórias de repetição e hipodesenvolvimento pondo-estatural.

A evolução com hipertensão pulmonar é mais precoce nos defeitos grandes e o risco de endocardite bacteriana deve ser considerado.

O cateterismo raramente tem finalidade para o diagnóstico e é realizado na busca de defeitos associados não evidenciados pela ecocardiografia, ou ainda na suspeita de doença vascular pulmonar, sendo então realizadas medidas de fluxo e resistência pulmonar para definir a operabilidade.

Quando os pacientes evoluem com quadro de insuficiência cardíaca (IC) precoce é necessário tratar com diurético, digital e inibidor da enzima conversora de angiotensina (IECA) e a cirurgia é indicada a partir do terceiro mês de vida, conforme cada caso.

Quando a evolução clínica for favorável, aguarda-se até, pelo menos, os 3 anos pois o fechamento espontâneo acontece na maioria dos casos até essa idade. Entretanto, existe na literatura referências ao fechamento espontâneo até os 10 anos de idade, conforme o tipo de lesão. Nas crianças que evidenciam sinais de hipertensão pulmonar, o fechamento deve ser realizado entre 6 e 9 meses, na tentativa de evitar evolução para doença obstrutiva vascular pulmonar irreversível.

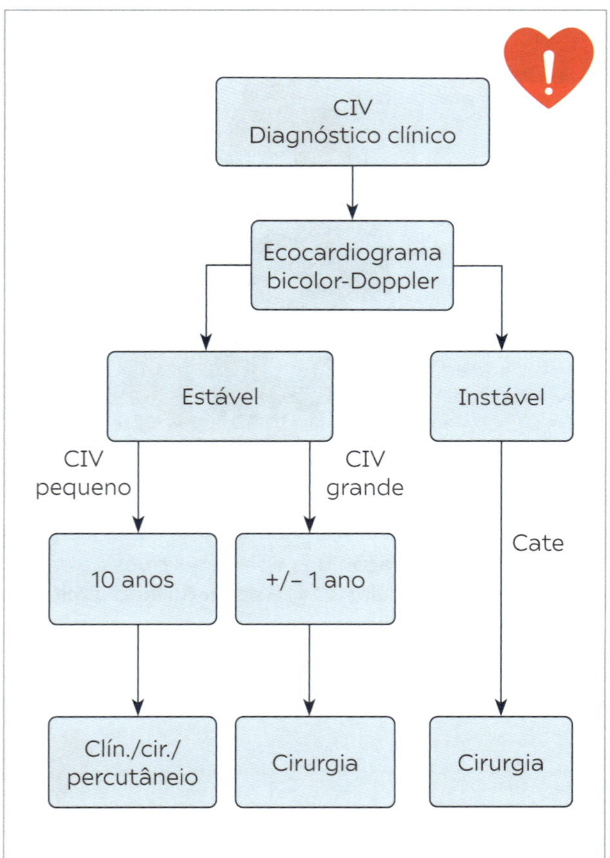

FIGURA 4 Comunicação interventricular (CIV): diagnóstico e tratamento.

Persistência do canal arterial

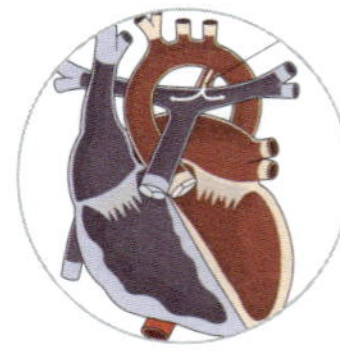

O canal arterial é uma estrutura presente no feto e que deve se fechar após o nascimento, ocorrendo em 80% das crianças com peso inferior a 1200 gramas. Está presente na síndrome da rubéola congênita e tem prevalência maior no sexo feminino. A Figura 5 indica critérios para diagnóstico e tratamento.

Assim como em outros defeitos, o cateterismo não é indispensável para o diagnóstico, mas tem fundamental importância para o tratamento com diferentes dispositivos.

> Os canais arteriais diagnosticados devem sempre ser tratados. Em lactentes prematuros, o defeito pode ser fechado com uso de indometacina.

Defeito do septo atrioventricular (DSAV)

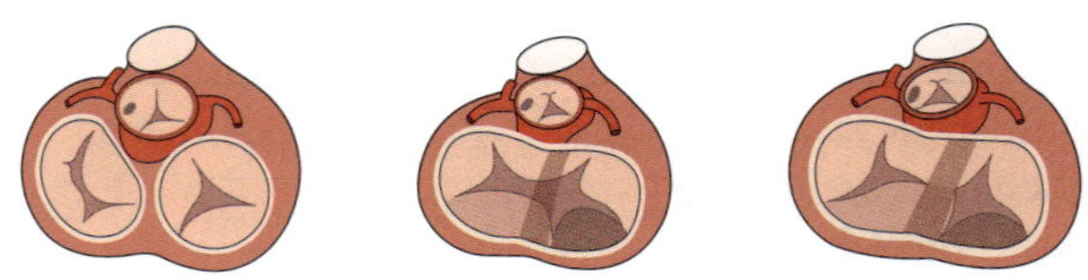

Existe forte associação com síndrome de Down (trissomia do cromossomo 21). Quase metade dos portadores dessa síndrome tem cardiopatia congênita, sendo 50% defeito do septo atrioventricular (DSAV).

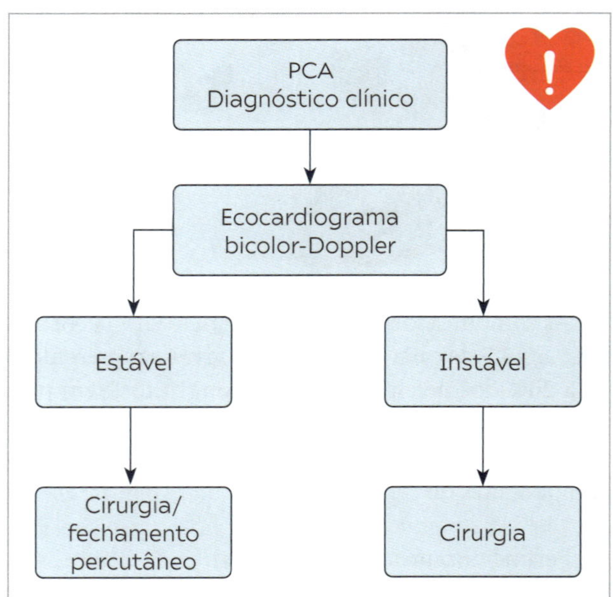

FIGURA 5 Diagnóstico e tratamento do canal arterial persistente.

Pode-se classificar os DSAV em:

- Forma total.
- Forma parcial.
- Intermediária.

A valva AV única no DSAV de forma total, apresenta, em geral, cinco folhetos e é classificada em três subgrupos de acordo com a classificação de Rastelli (tipo A, B e C).

A maior preocupação nos casos de forma total associado à síndrome de Down é evitar a hipertensão pulmonar que se estabelece precocemente.

Um achado característico é fácies sindrômica, quando a cardiopatia está associada à trissomia do cromossomo 21.

O tratamento clínico está indicado para os casos com IC até que se realize a correção cirúrgica, o que geralmente é feito, no DSAV total, entre 4 e 6 meses de idade, e na forma parcial após o primeiro ano de vida, desde que não haja sinais sugestivos de hipertensão pulmonar (Figura 6).

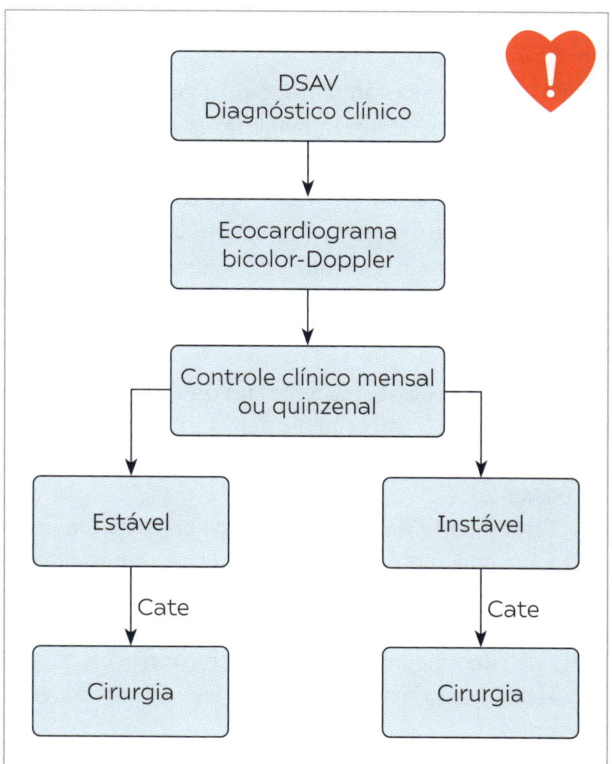

FIGURA 6 Defeito do septo atrioventricular (DSAV): diagnóstico e tratamento.

Cardiopatias acianogênicas obstrutivas na via de saída do ventrículo esquerdo (VE)

Estenose aórtica

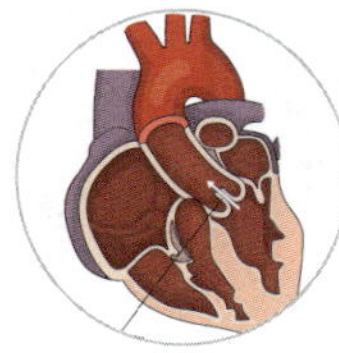

A estenose aórtica (EAo) pode ser classificada em (Figura 7):

- Valvar.
- Supravalvar.
- Subvalvar.

A maioria dos pacientes é assintomática e o diagnóstico é feito após ausculta de sopro cardíaco.

Crianças com estenose aórtica grave podem apresentar sinais de baixo débito e raramente apresentam síncope. No período neonatal os pacientes estão mais suscetíveis a fibrilação ventricular.

Nos casos de EAo crítica do neonato, é necessário o alívio da obstrução e nessa situação é indicada valvoplastia com balão como procedimento paliativo. Nos lactentes com gradiente sistólico (GS) superior a 50 milímetros de mercúrio ou com sintomas, é indicada a cirurgia.

O estudo hemodinâmico confirma os achados clínicos e em casos específicos pode ser utilizado como tratamento.

Na EAo valvar com GS [VE-Ao] entre 50 e 80 milímetros de mercúrio, deve-se considerar a idade do paciente, a presença de insuficiência aórtica associada e a espessura da parede ventricular esquerda.

Nos casos de bebês com EAo crítica e insuficiência cardíaca e/ou baixo débito cardíaco, o alívio da estenose pode não estar relacionado à magnitude do GS, assim como em pacientes que sofrem síncope ou apresentam sintomas claramente relacionados à EAo, esses também são tratados independentemente do gradiente sistólico.

A estenose aórtica subvalvar e supravalvar tem tratamento eminentemente cirúrgico.

Coartação de aorta

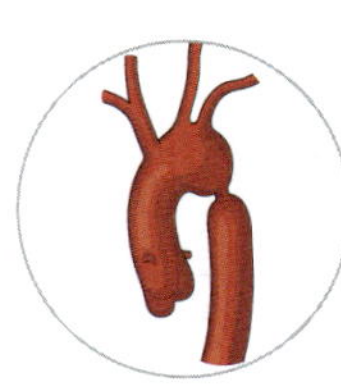

A coartação de aorta (CoAo) localiza-se próximo à inserção do canal ou ligamento arterial, sendo mais comum em homens que em mulheres, podendo estar associada à síndrome de Turner.

A sintomatologia está relacionada à intensidade da obstrução e às anomalias associadas, podendo evidenciar sinais de IC nos primeiros dias de vida levando ao edema agudo de

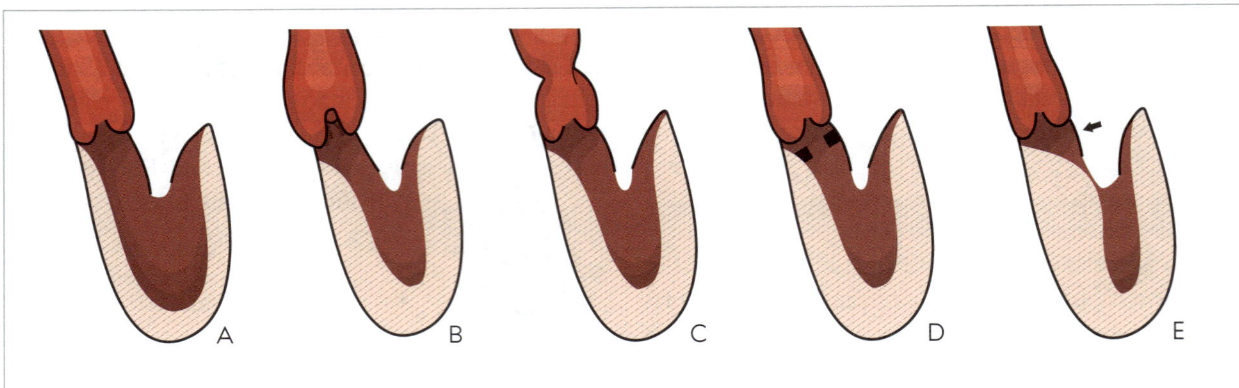

FIGURA 7 Estenose aórtica. A: Normal; B: estenose valvar; C: estenose supravalvar; D: estenose subvalvar; E: estenose subaórtica hipertrófica idiopática.
Fonte: Park e Salamat, 2020[1].

pulmão. É uma causa secundária de hipertensão arterial sistêmica.

Caso a CoAo não seja grave o suficiente para provocar IC na fase inicial da vida, o paciente, em geral, permanecerá assintomático podendo chegar à adolescência ou idade adulta tratados como hipertensos arteriais.

A ressonância magnética e a angiotomografia são os métodos de escolha para analisar as características anatômicas do defeito e o desenvolvimento de circulação colateral.

O cateterismo cardíaco não é necessário para o diagnóstico, mas extremamente importante no seu tratamento.

Nos casos que apresentam hipoplasia do arco aórtico ou necessitam de abordagem precoce, o tratamento é cirúrgico. A dilatação com balão é o método de escolha para a coartação de aorta recorrente. Mais recentemente, a dilatação com balão combinada com a colocação percutânea de *stent* tem se mostrado útil, especialmente, para pacientes adultos e adolescentes. A época ideal para corrigir a CoAo por via percutânea, é a partir de um ano de idade e para a cirurgia, a idade ideal está entre um e quatro anos.

CARDIOPATIAS CIANOGÊNICAS

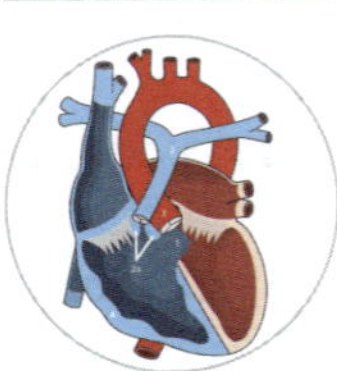

1.—Comunicação interventricular (CIV)
2.—Estenose pulmonar (EP) (estenose infundibular)
3.—Dextroposição da aorta
4.—Hipertrofia do ventrículo direito

Tetralogia de Fallot (T4F)

Em 1888, Étienne-Louis Arthur Fallot (21/09/1850-30/04/1911) descreveu os aspectos anatômicos que determinam a doença, caracterizados por:

- Comunicação interventricular (CIV).
- Desvio anterossuperior do septo infundibular, cursando com estenose pulmonar (EP).
- Cavalgamento da aorta no septo interventricular.
- Hipertrofia ventricular direita (HVD).

Dentre as manifestações clínicas mais comuns encontramos cianose de mucosas, lábios e leitos ungueais. A posição de cócoras pode ser adotada pelos portadores dessa cardiopatia com a finalidade de aumentar a resistência vascular sistêmica e propiciar maior fluxo pulmonar.

A condução desses pacientes no pré-operatório consiste em combater infecções e anemia e usar propranolol (de 1 a 4 miligramas do medicamento para cada quilo do paciente).

O tratamento da crise de hipóxia consiste em acalmar a criança, colocando-a em posição genupeitoral para aumentar resistência vascular sistêmica, utilizar morfina, betabloqueador endovenoso e tratar acidose.

O uso do oxigênio nesses casos é controverso.

O tratamento cirúrgico consiste em duas abordagens diferentes:

- Paliativo: aumentar fluxo pulmonar em crianças menores que 3 meses, assintomáticos, com anatomia desfavorável ou com más condições clínicas, que consiste na cirurgia de Blalock-Taussig (anastomose entre artéria subclávia e artéria pulmonar).

- Corretivo: entre 4 e 6 meses quando houver anatomia favorável e lactentes pouco sintomáticos. Consiste em fechamento da CIV com patch e direcionamento da aorta para ventrículo esquerdo, ressecção infundibular e comissurotomia pulmonar ou colocação de retalho transanular com monocúspide.

Concordância atrioventricular e discordância ventriculoarterial:

AD	VD	Ao
AE	VE	AP

Transposição das grandes artérias (TGA)

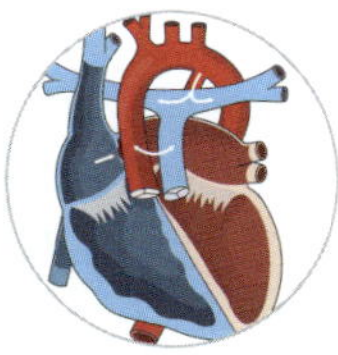

Considerada a cardiopatia congênita cianogênica mais frequente no período neonatal, correspondendo a 6% das cardiopatias congênitas. É a situação anatômica caracterizada por concordância atrioventricular e discordância ventrículo arterial, de forma que o tronco pulmonar se origine do ventrículo esquerdo e aorta do ventrículo direito.

A TGA pode ser classificada de acordo com os defeitos associados:

- TGA com CIA: mais comum e chamada de TGA simples;
- Cianose precoce que piora com fechamento do canal arterial, necessitando de atriosseptostomia (Rashkind) com cateter balão de urgência;
- TGA com CIV: cianose discreta com sinais de insuficiência cardíaca;
- TGA com CIV e obstrução da via de saída do VE (estenose pulmonar): cianose e insuficiências cardíacas discretas quando há equilíbrio entre fluxos sistêmico e pulmonar.

Na TGA simples, a abordagem cirúrgica é indicada nos primeiros dias de vida, visando sempre a correção anatômica (cirurgia de Jatene) (Figura 8).

Na TGA com CIV e estenose pulmonar, a cirurgia de Jatene é indicada do período neonatal até os dois meses de vida, desde que a estenose pulmonar seja ressecável. A cirurgia de Jatene está contraindicada nos casos em que a estenose pulmonar não é tratável.

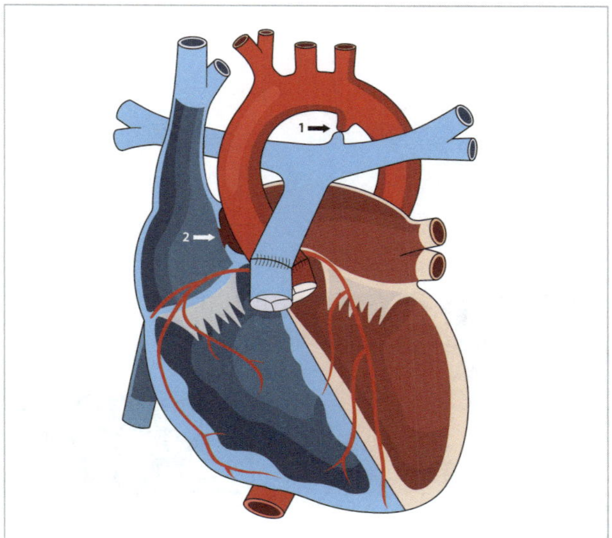

FIGURA 8 Correção anatômica (cirurgia de Jatene).
Fonte: adaptado de Everett e Lim, 2021[8].

BIBLIOGRAFIA

1. Park MK, Salamat M. Park's pediatric cardiology for practitioners, 7.ed. New York: Elsevier; 2020.
2. Driscoll D. Cardiologia pediátrica: fundamentos. Rio de Janeiro: Thieme Revinter; 2008. p.85-103
3. Du ZD, Hijazi ZM, Kleinman CS, Silverman NH, Larntz K. Comparison between transcatheter and surgical closure of secundum atrial septal defects in children and adults: results of a multicenter nonrandomized trial. J Am College Cardiol. 2002;39:1836-44.
4. Webb G. and Gatzoulis M. Atrial septal defects in adults: recent progress and overview. Circulation 2006;114:1645-53.
5. Minette MS, Sahn DJ. Ventricular septal defects. Circulation 2006;114(20):2190-7.
6. Wilson W, Taubert K, GEwitz M. Prevention of endocarditis: guidelines from the American Heart Association. Circulation 2007;116:1736-54.
7. Marino B, Vairo U, Corno A,.Atrioventricular canal in Down syndrome. Prevalence of associated cardiac malformations compared with patients without Down syndrome. Am J Dis Child.1990;144:1120-2.
8. Everett AD, Lim DS. Illustrated field guide to congenital heart disease and repair, 4.ed. Scientific Software Solutions; 2021.

57

Doenças congênitas do coração mais comuns no adulto

Fernando Amaral

CONSULTA RÁPIDA

DOENÇAS CONGÊNITAS DO CORAÇÃO MAIS COMUNS NO ADULTO

- Comunicação interatrial (CIA)
- Comunicação interventricular (CIV)
- Estenose aórtica
- Estenose pulmonar
- Coarctação da aorta (CoAo)
- Tetralogia de Fallot
- Transposição das grandes artérias (TGA)
- Atresia tricúspide e coração univentricular

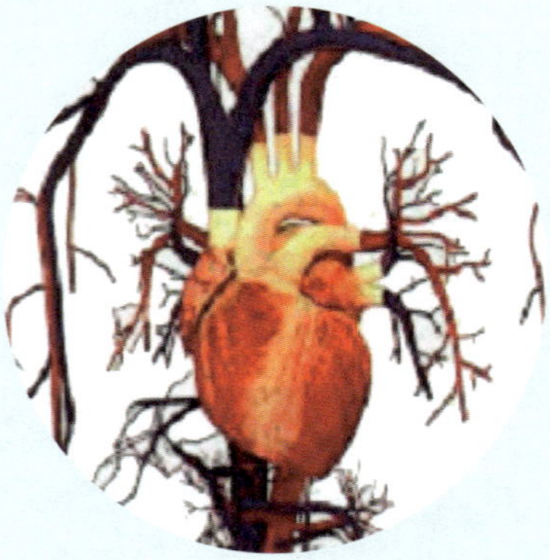

INTRODUÇÃO

A evolução da cardiologia pediátrica verificada nas últimas décadas propiciou o surgimento de uma nova subespecialidade na área cardiológica: cardiopatia congênita no adulto.

O diagnóstico precoce na criança, o aprimoramento progressivo do tratamento invasivo e a constatação de que esses pacientes devem ser acompanhados ambulatorialmente, tem criado uma população crescente de indivíduos adultos com características peculiares que demandam assistência especializada. É importante salientar que, existem mais adultos do que crianças com cardiopatia congênita.

A primeira instituição a disponibilizar esse tipo de atendimento, em 1959, está localizada em Toronto, Canadá, dando continuidade assistencial ao tradicional e conceituado serviço de cardiologia pediátrica local. Outros centros surgiram a seguir na Inglaterra (1975) e nos Estados Unidos (1976), respondendo às necessidades desses países. Gradativamente foram surgindo outros polos de atendimento, inclusive no Brasil.

Um aspecto interessante que merece ser mencionado é o perfil clínico dos pacientes em acompanhamento ambulatorial. Nas instituições mais tradicionais, a proporção de pacientes com cardiopatias consideradas de moderada e alta complexidade é maior em virtude do início precoce do tratamento invasivo, o mesmo não ocorrendo nos serviços mais novos, onde as cardiopatias de baixa complexidade predominam. Outro aspecto de grande importância é a constatação de que 70 a 80% desses pacientes não estão sendo acompanhados em ambulatório especializado[1,2].

Esse dado está certamente relacionado à transição inadequada de atendimento dos pacientes do ambulatório pediátrico para o adulto, que usualmente ocorre aos 16/18 anos de idade[3]. Investigações detalhadas já mostraram que essa descontinuidade estava relacionada ao fato de que muitos pacientes se consideravam curados, outros não sabiam que o acompanhamento era necessário e outros relatavam não terem sido adequadamente orientados no momento da alta da unidade pediátrica[4]. O desconhecimento por parte da comunidade médica e também da população leiga da existência de centros especializados para assistência a esses pacientes certamente também contribui para um acompanhamento inadequado.

Descreveremos de maneira sintetizada e prática as principais cardiopatias congênitas encontradas no adulto. Recentemente publicamos a experiência do ambulatório de Cardiopatia Congênita no Adulto do Hospital das Clínicas da Faculdade de Medicina de Ribeirão Preto[5]. As Figuras 1 e 2 mostram os principais diagnósticos em pacientes não tratados e tratados invasivamente e a descrição a seguir é baseada nessa experiência. O objetivo é dar uma noção prática do perfil clínico e conduta nesses pacientes. Informações detalhadas podem ser obtidas nas referências mencionadas, em livros especializados[6,7] e, particularmente, nos *guidelines* da especialidade publicados[8].

COMUNICAÇÃO INTERATRIAL (CIA)

Muito frequente na prática clínica. O tipo *ostium secundum* é a forma mais encontrada. Diagnóstico tardio é comum.

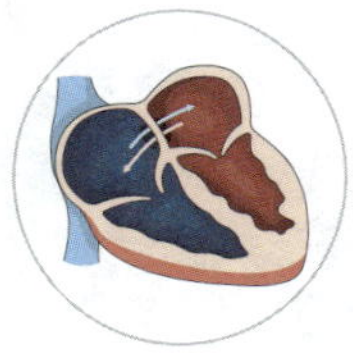

Diagnóstico

Frequentemente assintomáticos nas primeiras décadas. Dispneia de esforço e cansaço relaciona-se com formas mais graves. Insuficiência cardíaca pode ocorrer nas formas graves de longa duração.

- Ausculta cardíaca: sopro sistólico suave no foco pulmonar e desdobramento fixo da segunda bulha (B2) na grande maioria dos casos, podendo estar ausente.
- Eletrocardiograma (ECG): bloqueio incompleto do ramo direito (BIRD) com ou sem sobrecarga do ventrículo direito (SVD) é encontrado na grande maioria dos casos.
- Radiografia do tórax: variável em função da gravidade. Pode ser normal nas formas leves. Cardiomegalia,

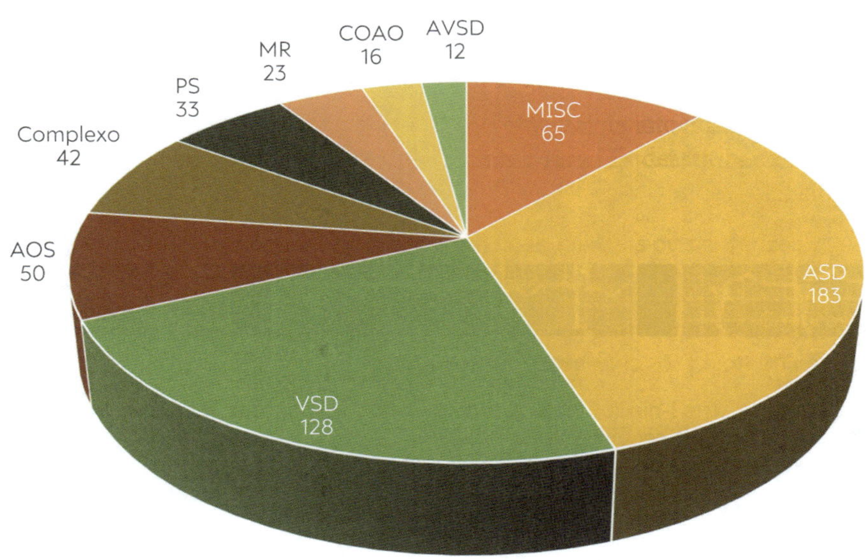

FIGURA 1 Diagnóstico em 552 pacientes não tratados invasivamente.
AOS: estenose aórtica; ASD: defeito do septo atrial; AVSD: defeito do septo atrioventricular; COMPLEX: cardiopatias complexas; COAO: coarctação da aorta; MISC: miscelânea; MR: insuficiência mitral; PS: estenose pulmonar.

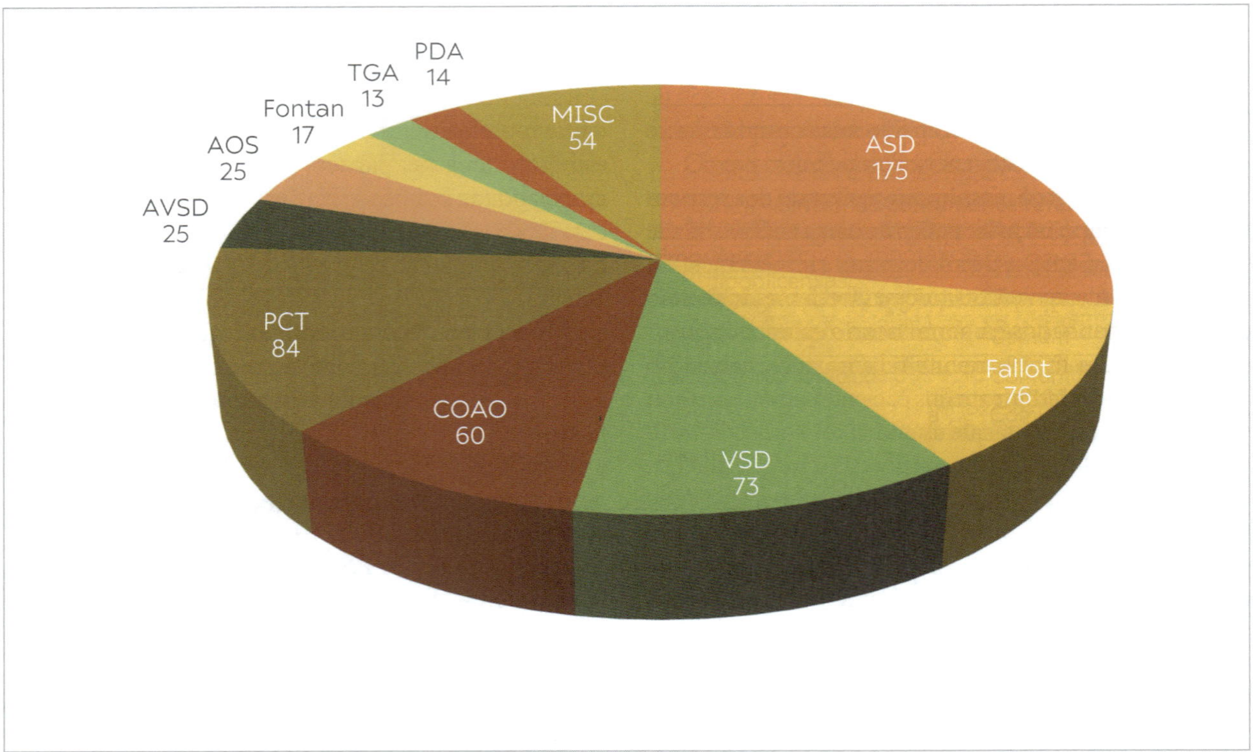

FIGURA 2 **Diagnóstico em 616 pacientes tratados invasivamente.**
AOS: estenose aórtica; ASD: defeito do septo atrial; AVSD: defeito do septo atrioventricular; COAO: coarctação da aorta; Fallot: tetralogia de Fallot; Fontan: cirurgia de Fontan; PCT: intervenção percutânea; PDA: canal arterial; TGA: transposição dos grandes vasos; VSD: defeito do septo ventricular.

assim como dilatação do tronco pulmonar (TAP) e artéria pulmonar direita (APD) estão relacionadas com as formas mais graves (Figura 3).

- Ecocardiograma: confirma diagnóstico clínico na quase totalidade dos casos: localização e tamanho do defeito, volume das câmaras direitas, sinais de hipertensão pulmonar. Ecocardiograma transesofágico pode ser necessário.
- Estudo hemodinâmico: raramente empregado, indicado para avaliação da hipertensão pulmonar e possível coronariopatia.

Tratamento

- Clínico: pode ser empregado nas formas graves sem indicação de oclusão ou nos casos com hipertensão pulmonar grave.
- Oclusão percutânea: frequentemente indicada na maioria dos casos dependendo da exata localização do defeito no septo interatrial. Procedimento seguro, adotado na maioria dos centros especializados, vários tipos de próteses estão disponíveis com bons resultados a médio prazo.
- Cirurgia: bastante segura, está, a princípio, indicada nos casos com relação de fluxo pulmonar/sistêmico

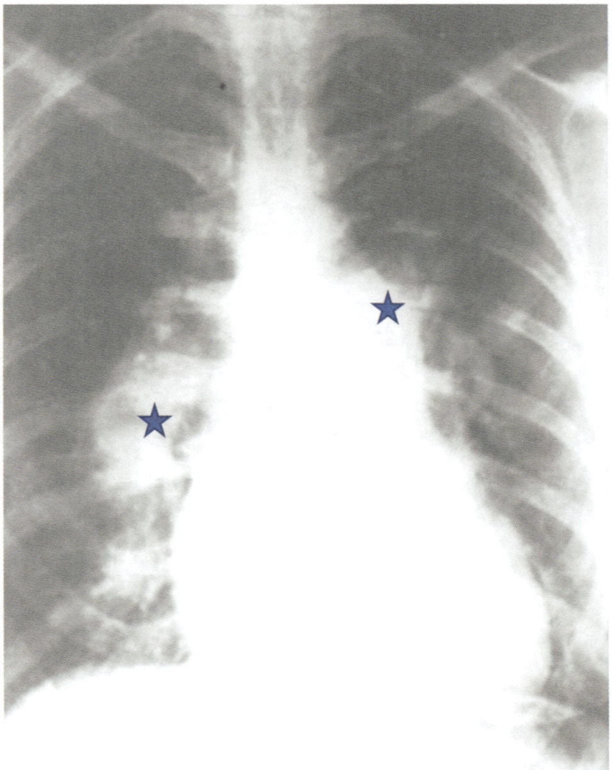

FIGURA 3 Radiografia de tórax em adulto com comunicação interatrial grande.

(Qp/Qs) > 1,5. Tratamento simultâneo de arritmia pode ser necessário. Nem todo paciente com CIA de importante repercussão deve ser tratado invasivamente, particularmente os mais idosos. Deve ser considerada a real possibilidade de melhora na qualidade de vida.

Acompanhamento

- CIA pequena sem repercussão: pacientes podem ser acompanhados em unidades secundárias com retornos eventuais ao centro de referência. Gestação e atividades físicas são liberadas, exceto mergulho profissional.
- CIA com repercussão importante: quando a oclusão não ocorreu, é recomendado acompanhamento rotineiro em ambulatório especializado para tratamento sintomático e/ou da hipertensão pulmonar. Os casos tratados percutaneamente devem ser acompanhados rotineiramente com ecocardiograma para que a história natural a longo prazo do procedimento seja conhecida. Pacientes com bom resultado cirúrgico (defeito ocluído, involução da dilatação do ventrículo direito e sem arritmias) podem ser acompanhados fora do centro de referência com retorno a cada 3 anos (Figura 4).

COMUNICAÇÃO INTERVENTRICULAR (CIV)

A grande maioria tem diagnóstico estabelecido na idade pediátrica, são portadores de lesão discreta sem necessidade de intervenção e atingem a idade adulta devido à ausência de oclusão espontânea, muito comum em crianças.

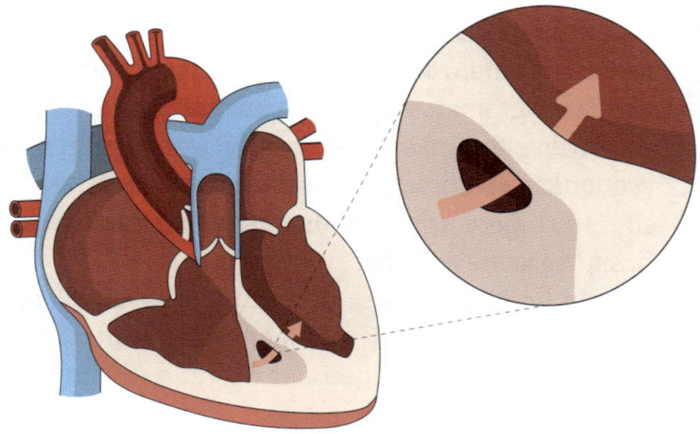

Diagnóstico

Habitualmente assintomáticos. Casos eventualmente encontrados nessa faixa etária que apresentam repercussão importante costumam se queixar de cansaço e dispneia de graus variáveis.

- Ausculta cardíaca: sopro sistólico bem audível no mesocárdio diminuindo de intensidade nos outros focos, às vezes com frêmito. Nas formas graves, além do sopro, há desvio do *ictus cordis* para a esquerda e hiperfonese da B2 quando houver hipertensão pulmonar.
- ECG: normal na CIV pequena. Nas formas com hiperfluxo pulmonar importante há sobrecarga ventricular esquerda (SVE). A SVD pode ser notada nos casos com estenose pulmonar associada ou hipertensão pulmonar.
- Radiografia do tórax: normal na CIV pequena. Dilatação das câmaras esquerdas e hiperfluxo pulmonar de grau variável estão presentes nas formas mais graves. Se houver hipertensão pulmonar importante, o tronco da artéria pulmonar (TAP) e os ramos ar-

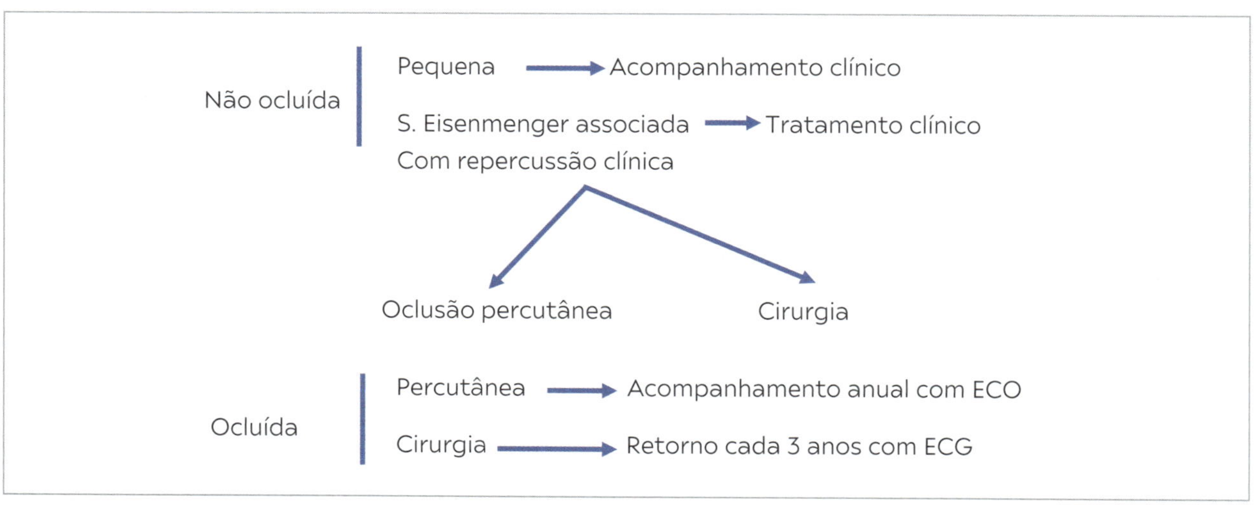

FIGURA 4 Conduta no adulto com comunicação interatrial.
ECG: eletrocardiograma; ECO: ecocardiograma.

teriais pulmonares ficam dilatados e a área cardíaca tende a diminuir, assim como o hiperfluxo pulmonar.

- Ecocardiograma: determina o diâmetro e a localização do defeito com segurança. Dilatação das câmaras esquerdas, insuficiência aórtica às vezes associada e sinais de hipertensão pulmonar podem ser detectados nas formas mais graves.
- Estudo hemodinâmico: desnecessário na CIV pequena. Indicado na dúvida diagnóstica, avaliação da resistência vascular pulmonar e estudo das artérias coronárias.

Tratamento

- Clínico: terapêutica anticongestiva clássica pode ser empregada temporariamente, antes da correção cirúrgica das formas mais graves. Terapêutica específica para hipertensão pulmonar grave pode ser necessária, usualmente com sildenafila e bosentana.
- Oclusão percutânea: pode ser uma opção viável, em casos selecionados.
- Cirurgia: não indicada na CIV pequena, é a terapêutica de escolha nas formas com repercussão clínica importante.

Acompanhamento

- CIV pequena sem repercussão: pacientes podem ser acompanhados em unidades secundárias com retornos eventuais ao centro de referência. Gestação e atividades físicas liberadas. Recomenda-se profilaxia contra endocardite bacteriana quando necessário.
- CIV com repercussão importante: quando a oclusão por algum motivo não ocorreu, é recomendado acompanhamento rotineiro em ambulatório especializado para tratamento sintomático e/ou da hipertensão pulmonar. Pacientes com bom resultado cirúrgico, apresentando nenhuma ou discreta lesão residual podem ser acompanhados em unidades secundárias com retornos eventuais ao centro de referência (Figura 5).

ESTENOSE AÓRTICA

A lesão valvar (aqui abordada) é a forma mais frequente, usualmente com morfologia bicúspide, tem característica familiar e pode estar associada à anormalidade da raiz da aorta. A lesão é usualmente progressiva levando à fibrose e calcificação. Obstrução subvalvar e supravalvar são mais raras.

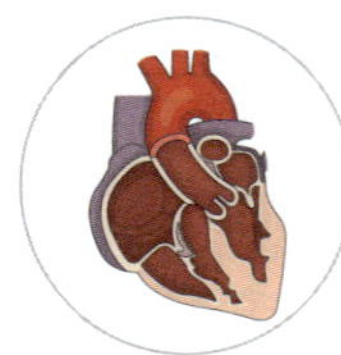

Diagnóstico

Frequentemente assintomáticos, mesmo nas formas graves. Dispneia de esforço, tontura e síncope estão relacionadas à obstrução importante. Morte súbita, endocardite, arritmias e dissecção da aorta são eventos potencialmente relacionados.

- Ausculta cardíaca: sopro sistólico melhor audível no foco aórtico, irradiado para o pescoço e de intensidade diretamente relacionada à gravidade da obstrução. Clique aórtico é muito frequente, audível principalmente nos focos da ponta, não tem relação com a gravidade e pode ser o único sinal em pacientes com valva aórtica bicúspide (VAB) isolada. Presença de quarta bulha (B4) e desdobramento paradoxal da B2 podem ser audíveis nas formas graves.

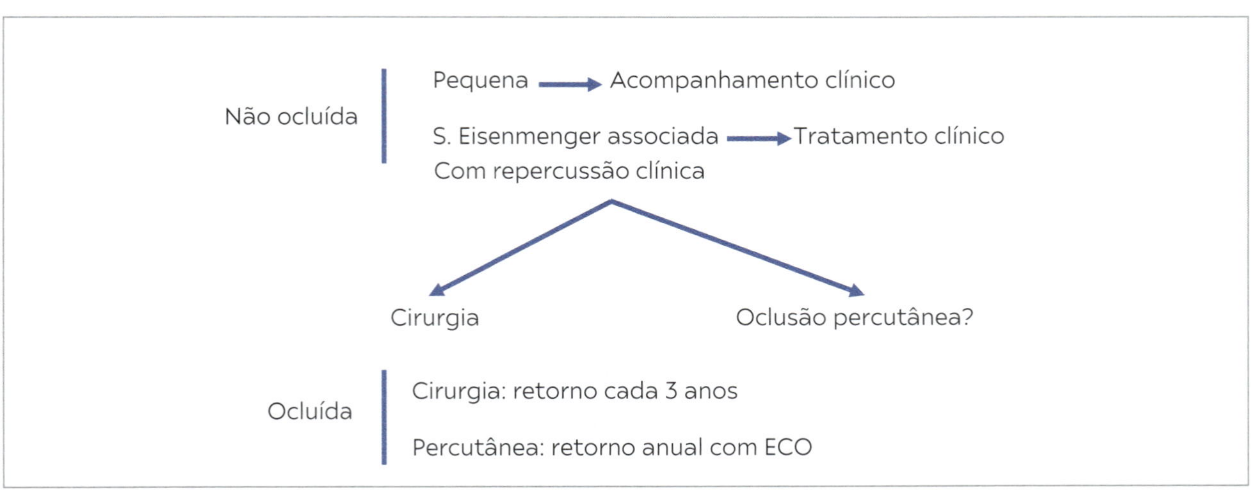

FIGURA 5 Conduta no adulto com comunicação interventricular.
ECO: ecocardiograma.

- ECG: normal nas formas leves. Na lesão grave é frequente a sobrecarga de câmaras esquerdas e alterações na repolarização ventricular.
- Radiografia do tórax: a área cardíaca é frequentemente normal, mesmo nas formas graves. Dilatação da aorta ascendente é comum (Figura 6).
- Ecocardiograma: determina o diagnóstico na grande maioria dos casos, mostrando a morfologia e a área valvar, gradiente ventrículo esquerdo-aorta (VE-AO), possível presença de hipertrofia ventricular esquerda (HVE) e características da aorta ascendente.
- Estudo hemodinâmico: indicado quando a investigação não invasiva é inconclusiva ou para realização de coronariografia. Lesão grave é definida por gradiente VE-AO > 70 mmHg e área valvar < 0,5 cm^2/m^2 (melhor avaliada pelo ECO).

Tratamento

- Clínico: tratamento medicamentoso é infrequente pois as formas graves são habitualmente tratadas antes da falência ventricular esquerda.
- Alívio percutâneo (valvoplastia aórtica): indicado nas formas graves, especialmente se não houver calcificação valvar. Procedimento seguro e eficaz na grande maioria dos casos, mas não curativo. Estenose ou insuficiência valvar residual é a regra. O implante valvar percutâneo, frequentemente indicado em pacientes mais idosos como uma alternativa à cirurgia, tem sido recomendado.

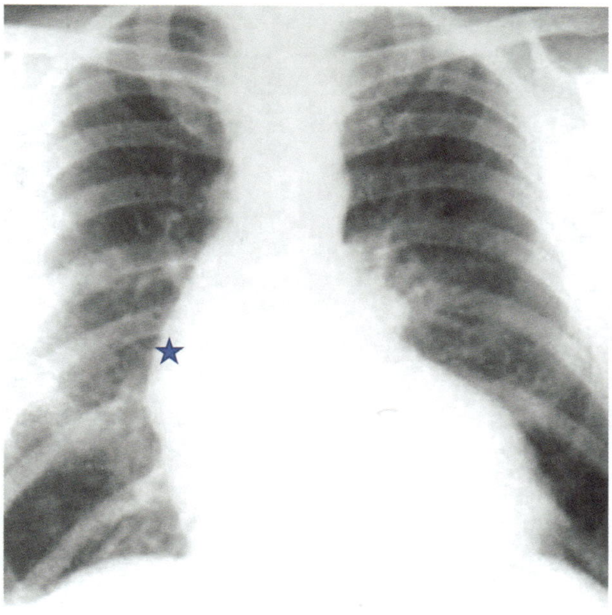

FIGURA 6 Radiografia de tórax na estenose aórtica valvar.

- Cirurgia: não indicada nas formas leves. A comissurotomia aórtica, inicialmente realizada quando a opção é a cirurgia, costuma proporcionar alívio satisfatório e pode, eventualmente, ser o tratamento definitivo. Os casos com recidiva da estenose ou aqueles com insuficiência valvar residual podem se beneficiar de uma plastia cirúrgica valvar. Quando há necessidade de troca valvar as opções clássicas são o implante de uma prótese biológica ou mecânica, procedimentos também seguros, mas que têm os inconvenientes de degeneração precoce e uso rotineiro de anticoagulantes, respectivamente.

Uma alternativa interessante, de segurança e eficácia comprovada, particularmente no adulto jovem é a cirurgia de Ross[9]. Essa técnica, não universalmente aceita e disponível em alguns centros no país é também conhecida como um autotransplante da valva pulmonar na posição aórtica e tem mostrado resultados favoráveis a longo prazo[10].

Acompanhamento

- Estenose aórtica leve: pacientes com obstrução discreta, tratados ou não, ou com VAB isolada devem ser avaliados anualmente para se detectar possível agravamento do quadro. Gestação e exercícios físicos estão liberados e profilaxia contra endocardite é recomendada.
- Estenose aórtica grave: pacientes com obstrução importante por algum motivo não tratada invasivamente devem ser acompanhados de perto, devido a um possível aparecimento de arritmias e insuficiência cardíaca. Profilaxia contra endocardite é recomendada, gestação está contraindicada e a atividade física deve ser leve (Figura 7).

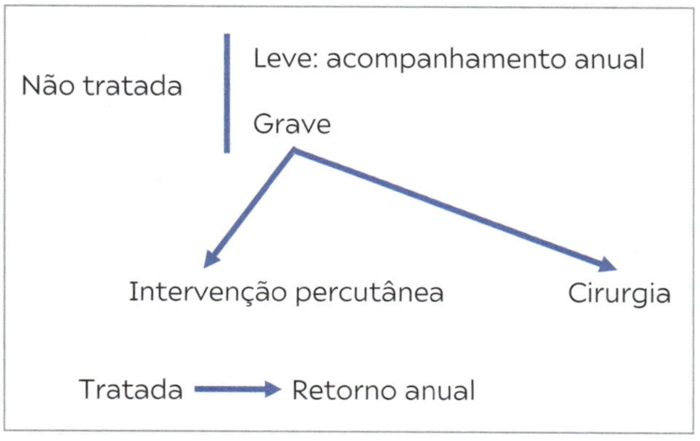

FIGURA 7 Conduta no adulto com estenose aórtica valvar.

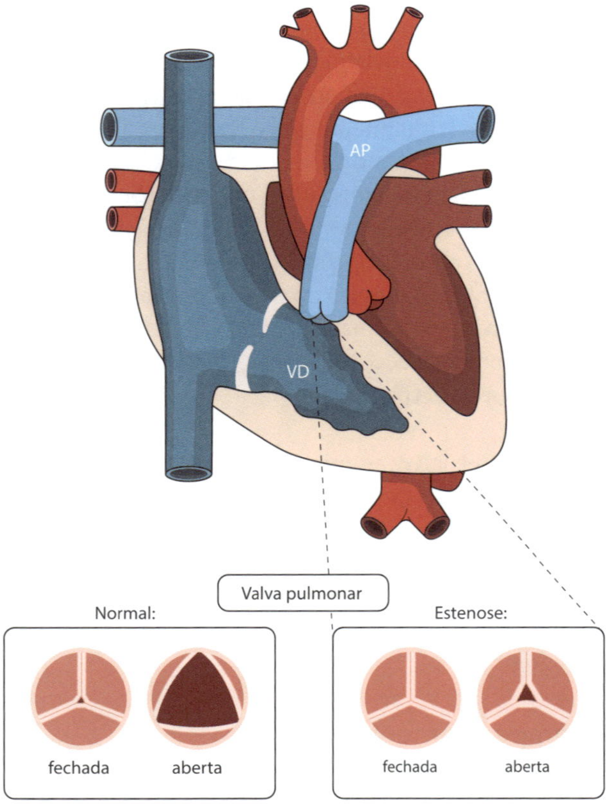

ESTENOSE PULMONAR

A lesão valvar, aqui abordada, é a forma mais frequente, devendo ser lembrada a possível ocorrência de estenose subvalvar e supravalvar, mais raras. A grande maioria dos pacientes são os portadores de obstrução leve sem necessidade de intervenção ou aqueles tratados na idade pediátrica e que necessitam de acompanhamento devido a lesão residual habitualmente presente. A perspectiva de vida é bastante favorável para esses pacientes.

Diagnóstico

Pacientes com lesão leve ou moderada são habitualmente assintomáticos. Aqueles com obstrução importante costumam apresentar dispneia de esforço, cansaço e palpitações, podendo também, eventualmente, serem assintomáticos. Insuficiência cardíaca raramente ocorre. Cianose pode ser detectada nas formas graves com CIA associada.

Ausculta cardíaca: sopro sistólico melhor audível no foco pulmonar e de intensidade diretamente relacionada à gravidade da obstrução é a regra. O clique pulmonar, também melhor audível no foco pulmonar, costuma desaparecer na inspiração espontânea e frequentemente não está presente na lesão grave. A B2 costuma estar desdobrada, com amplitude do desdobramento diretamente relacionada à gravidade e apresentando hipofonese do componente pulmonar.

- ECG: tem boa correlação com a gravidade da obstrução e é normal nas formas leves. Quando a estenose é importante, aparecem sinais de sobrecarga ventricular direita, incluindo desvio do eixo elétrico para a direita.
- Radiografia do tórax: a área cardíaca costuma ser normal. Nas formas muito graves com falência ventricular direita, podem ser notados cardiomegalia e hipofluxo pulmonar. O achado mais encontrado é a dilatação do tronco e da artéria pulmonar esquerda (Figura 8A e B respectivamente) que não tem relação com a gravidade.

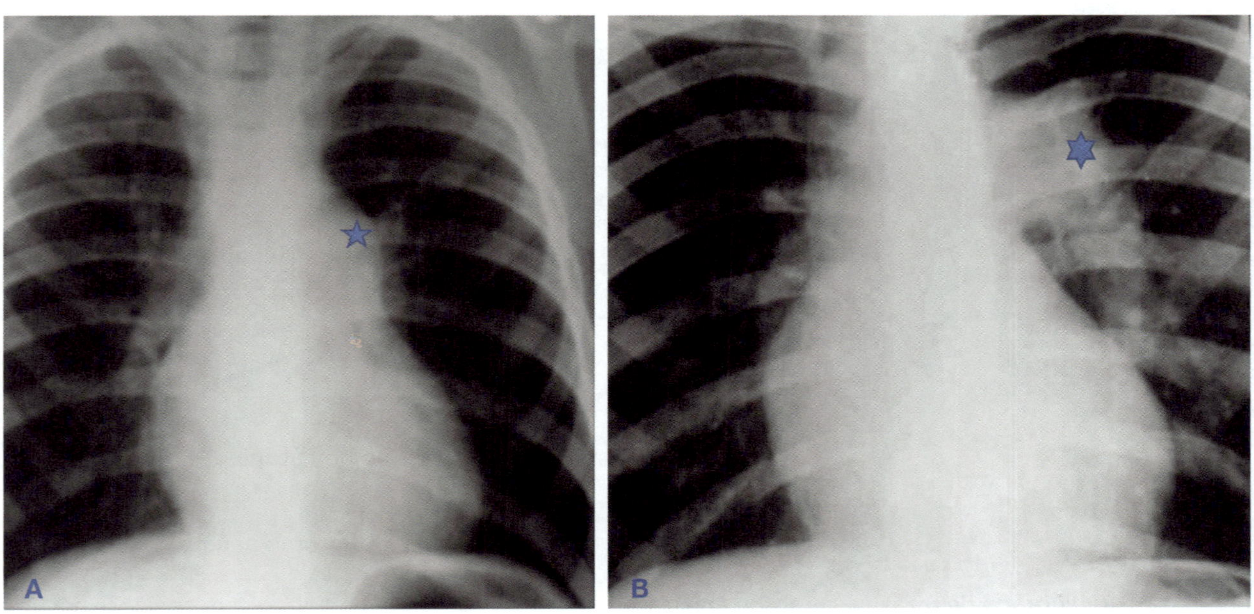

FIGURA 8 Radiografia de tórax na estenose pulmonar valvar.

- Ecocardiograma: determina o diagnóstico na grande maioria dos casos, definindo a morfologia valvar, o gradiente ventrículo direito-artéria pulmonar (VD-AP) e a possível presença de hipertrofia do ventrículo direito (VD).
- Estudo hemodinâmico: raramente empregado com finalidade diagnóstica, pode ser indicado para estudo das artérias coronárias. Lesões com gradiente sistólico VD-AP > 50 mmHg são consideradas graves.

Tratamento

- Clínico: tratamento medicamentoso nas formas sintomáticas é raramente necessário, pois a terapêutica invasiva costuma ser precocemente indicada.
- Alívio percutâneo (valvoplastia pulmonar): é a opção de escolha quando a obstrução é importante. O procedimento é seguro, eficaz na grande maioria dos casos com farta documentação na literatura, mas não é curativo. Lesões residuais, principalmente insuficiência valvar, costumam estar presentes, justificando acompanhamento rotineiro. O implante valvar percutâneo é procedimento em fase de grande interesse e expansão no momento.
- Cirurgia: raramente necessária, em vista do habitual sucesso da intervenção percutânea. A valvotomia costuma ser a melhor opção.

Acompanhamento

- Estenose pulmonar leve: perspectiva bastante favorável. Esses pacientes podem ter vida inteiramente normal com retorno ao centro de referência a cada 2 ou 3 anos. As formas de gravidade intermediária (gradiente VD-AP entre 30 e 50 mmHg) devem retornar anualmente.

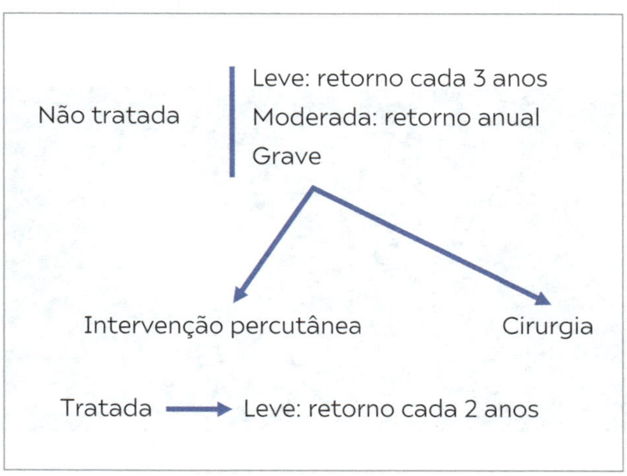

FIGURA 9 Conduta no adulto com estenose pulmonar valvar.

- Estenose pulmonar grave: pacientes com obstrução importante por algum motivo não tratada invasivamente, devem ser acompanhados de perto devido possível aparecimento de arritmias e insuficiência cardíaca. Gestação está contraindicada, exercícios leves podem ser realizados e a profilaxia contra endocardite é controversa.

COARCTAÇÃO DA AORTA (COAO)

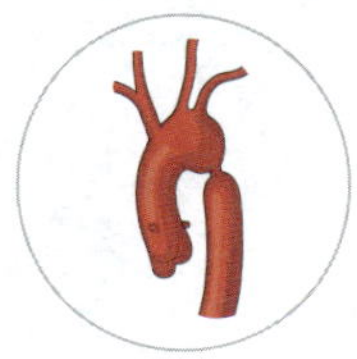

Considerada uma cardiopatia de média complexidade, a coarctação da aorta (CoAo), detalhadamente descrita em 1827 e 1828[11], apresenta peculiaridades bastante específicas em relação ao diagnóstico e tratamento. A grande maioria dos adultos em acompanhamento ambulatorial são aqueles já tratados, sobretudo na idade pediátrica, e que necessitam de acompanhamento rotineiro devido à lesão residual sempre presente. Eventualmente, adultos jovens portadores de hipertensão arterial podem ser diagnosticados. Lesão valvar aórtica, principalmente a valva aórtica bicúspide, está frequentemente associada.

Diagnóstico

Podem ser assintomáticos, sobretudo quando a obstrução é discreta ou apresentar sintomas secundários à hipertensão arterial, como cefaleia e cansaço aos esforços.

Exame físico: hipertensão arterial de gravidade variável, pulsos femorais diminuídos ou ausentes, pulsos braquiais com amplitude aumentada e aorta visível na fúrcula esternal são achados clássicos. Sopro sistólico nos focos aórtico e aórtico acessório pode estar ausente ou estar relacionado à lesão valvar aórtica comumente associada, assim como o clique aórtico e a hiperfonese de B2. Sopro sistólico ou contínuo no dorso está relacionado à circulação colateral habitualmente presente.

- ECG: pode ser normal nas obstruções sem gravidade ou apresentar SVE com ou sem alteração da repolarização ventricular nas lesões graves.
- Radiografia do tórax: a área cardíaca costuma ser normal. Dilatação da aorta ascendente e corrosão intercostal devido às colaterais são achados clássicos, porém nem sempre presentes (Figura 10).
- Ecocardiograma: confirma o diagnóstico na grande maioria dos casos, visualizando a obstrução, mostrando a HVE e detectando lesões associadas.
- Ergometria: indicada para avaliação do comportamento da pressão arterial durante o esforço nos pacientes tratados invasivamente.

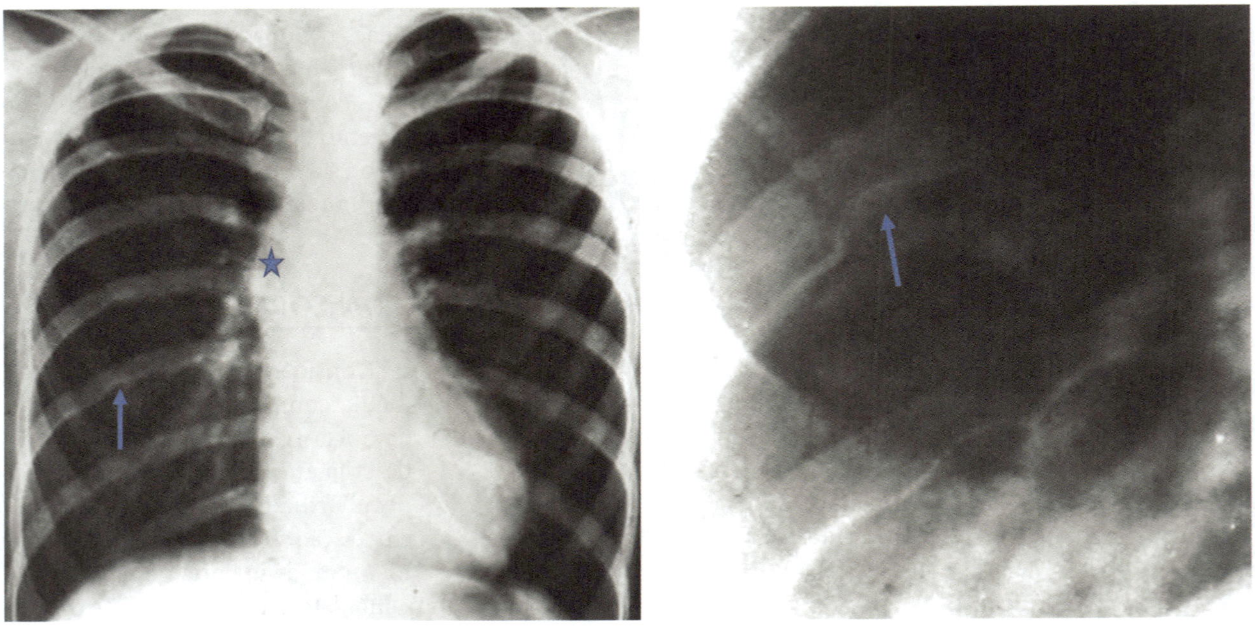

FIGURA 10 Radiografia na coarctação da aorta.

- Ressonância magnética/angiotomografia: é o método não invasivo ideal para confirmação diagnóstica, podendo mostrar claramente o local e a extensão da obstrução com medidas do fluxo e gradiente, o delineamento das regiões pré e pós estenóticas e circulação colateral quando presente e também avaliar a função do ventrículo esquerdo (VE) (Figura 11).
- Estudo hemodinâmico: em muitos centros, ainda é o método empregado para o diagnóstico definitivo, estando formalmente indicado quando há necessidade de coronariografia. A imagem sugestiva (seta na Figura) e o gradiente no local da CoAo > 20 mmHg (também passível de ser comprovado pelo eco e ressonância), caracteriza uma obstrução importante se não houver circulação colateral. O gradiente pode ser pequeno, mesmo na CoAo grave, se as colaterais estiverem bem desenvolvidas (Figura 12).

Tratamento

- Clínico: restrito, na grande maioria dos casos, ao controle da hipertensão arterial, podendo ser empregado no curto período antes do alívio da obstrução. Aproximadamente 20% dos pacientes tratados invasivamente, particularmente quando na idade adulta, continuam hipertensos e devem ser adequadamente medicados e orientados.
- Intervenção percutânea: está se firmando como a opção ideal para obstruções localizadas com gradiente > 20 mmHg. A aortoplastia com implante de *stent* recoberto é procedimento seguro, eficaz na grande maioria dos casos, mas não curativo. Obstrução residual costuma estar presente e eventual dilatação ou troca do *stent* pode ser necessária. Formação aneurismática e rotura da aorta são complicações raras.

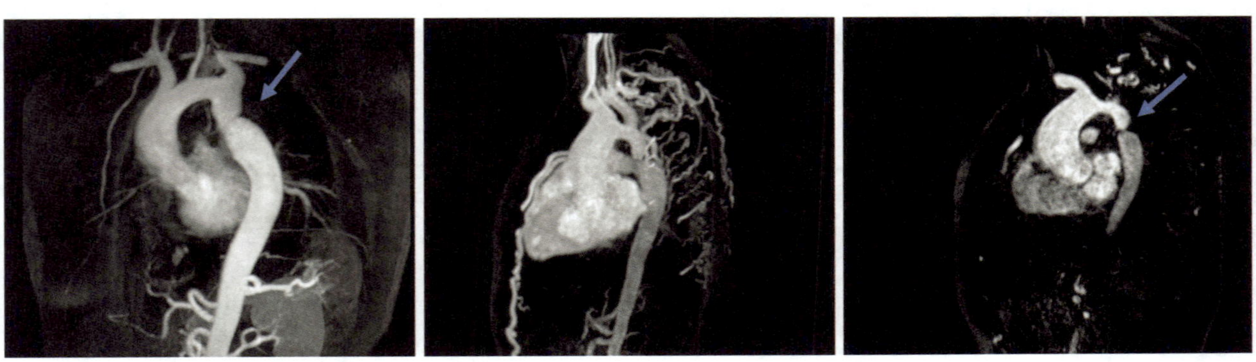

FIGURA 11 Ressonância magnética na coarctação da aorta.

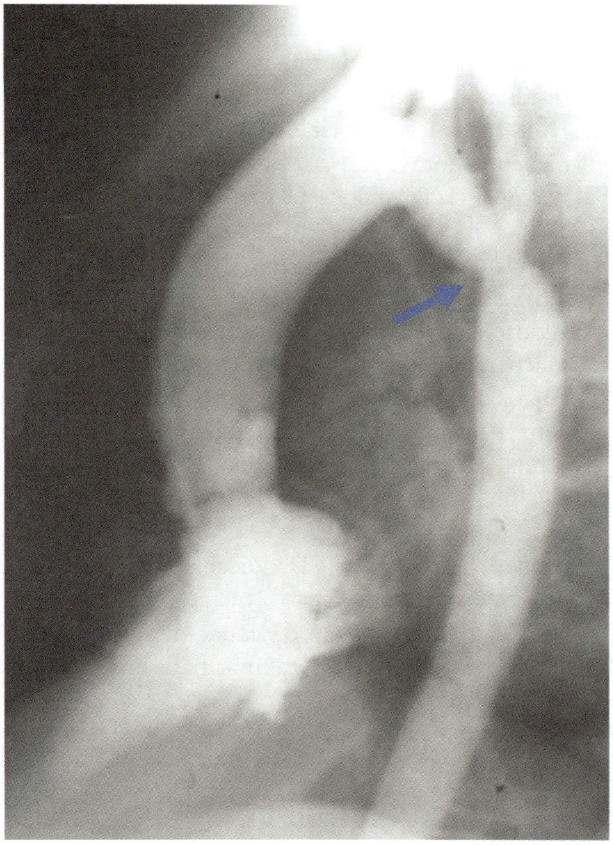

FIGURA 12 Angiografia na coarctação da aorta.

- Cirurgia: considerado como procedimento de baixo risco, não é isento de complicações. A ressecção da região coarctada com anastomose término-terminal é a técnica usualmente empregada. Eventualmente pode ser necessária a interposição de tubo de material sintético no local da anastomose.

Acompanhamento

- Pacientes não tratados: aqueles portadores de lesão discreta, sem indicação de tratamento invasivo, devem ser reavaliados rotineiramente a cada 2 anos. Aqueles com obstrução importante, por algum motivo não tratados, devem ser acompanhados rigorosamente a cada 6 meses, sobretudo visando ao controle da hipertensão arterial.
- Pacientes tratados: independente do método empregado, todos devem ser acompanhados para sempre por exame clínico detalhado e investigação não invasiva, incluindo eco e ressonância. Persistência da hipertensão arterial, agravamento da lesão valvar aórtica, recoarctação, desenvolvimento precoce de coronariopatia e, mais raramente, formação aneurismática, são situações bem conhecidas no acompanhamento desses pacientes. Gestação está liberada nas formas leves e a profilaxia contra endocardite é recomendada em todos os casos. A prática de exercícios é recomendada sempre na dependência da avaliação do comportamento da pressão arterial por meio do exame de monitoração ambulatorial da pressão arterial (MAPA) ou ergometria (Figura 13).

TETRALOGIA DE FALLOT

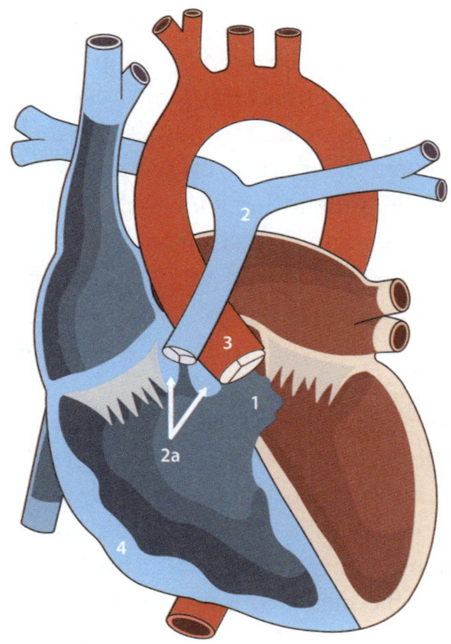

1. Comunicação interventricular (CIV)
2. Estenose pulmonar (EP) (estenose infundibular)
3. Dextroposição da aorta
4. Hipertrofia do ventrículo direito

Pacientes adultos com tetralogia de Fallot (T4F), ainda não tratada cirurgicamente, são raros, mas eventualmente podem ser identificados. A quase totalidade

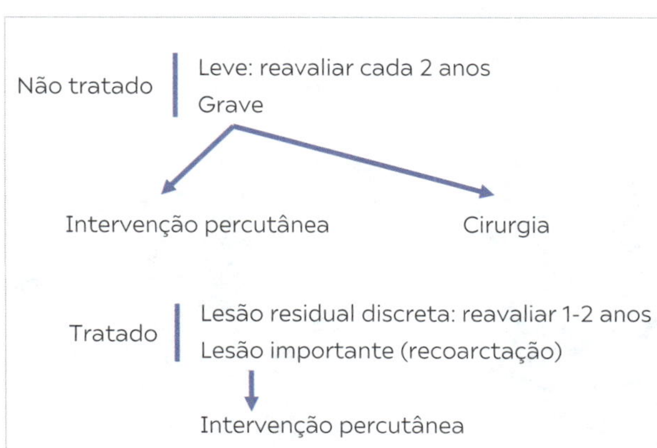

FIGURA 13 Conduta no adulto com coarctação da aorta.

dos casos em acompanhamento ambulatorial são aqueles operados na idade pediátrica e que necessitam de acompanhamento devido à presença de lesões residuais, sempre presentes.

Quadro clínico

A lesão residual mais comumente encontrada é a insuficiência da valva pulmonar (IP) e, a seguir, a estenose infundibular/valvar. A CIV ou CIA são menos frequentes. Os sintomas são dependentes da gravidade dessas lesões. Alguns pacientes com lesão residual discreta costumam ser totalmente assintomáticos, inclusive aos esforços. Pacientes com IP costumam piorar progressivamente, o que pode influenciar, somado a fibrose do VD, no aparecimento da disfunção ventricular direita. Dispneia aos esforços, cansaço e síncope costumam estar relacionados às formas graves de IP. A morte súbita é um evento catastrófico, infrequente e relacionado às arritmias complexas.

Ausculta cardíaca: sopro sistólico e diastólico no foco pulmonar de intensidade variável é a regra. Quando a lesão residual é somente estenose isolada o sopro é sistólico. Ausência de sopro é rara, mas pode ocorrer. A B2 costuma estar fixamente desdobrada no foco pulmonar, secundária ao bloqueio do ramo direito, frequentemente encontrado nos casos tratados por meio de uma incisão cirúrgica no VD.

- ECG: bloqueio completo do ramo direito, com intervalo variável do complexo QRS costuma estar presente na grande maioria dos casos operados por incisão no VD e bem menos frequente quando a abordagem é por via atrial direita. Intervalo do QRS ≥ 180 ms é considerado fator de risco cardiovascular.
- Radiografia do tórax: pode ser normal nas formas com lesão residual discreta. É frequente a dilatação do tronco pulmonar secundária à IP, que costuma melhorar após a reintervenção (Figura 14).
- Ecocardiograma: habitualmente realizado nas visitas ambulatoriais, visa documentar a evolução da estenose/insuficiência pulmonar, função ventricular bilateral, diâmetro da raiz da aorta e eventual CIV residual.
- Holter: indicado rotineiramente, sobretudo nos pacientes com maior risco de arritmia.
- Ressonância magnética: é o método ideal para avaliação pós-intervenção. Além de demonstrar a anatomia da via de saída do VD e eventual CIV residual, possibilita a obtenção de medidas confiáveis dos volumes ventriculares e da relação entre massa e volume diastólico indexado do VD, elementos importantes, entre outros, para a determinação da conduta nos casos com IP progressiva. O estudo da função ventricular, sobretudo do VD, tem adquirido importância crucial na avaliação pós-operatória desses casos. Presença de fibrose miocárdica, passível de ser quantificada, assim como de discinesia do VD indicam pior prognóstico.
- Ergoespirometria: usada rotineiramente nos casos com IP para avaliação da capacidade funcional, serve como parâmetro auxiliar para indicação de troca valvar.
- Estudo hemodinâmico: pode ser necessário para confirmação diagnóstica, melhor visualização dos ramos pulmonares e coronariografia.

Tratamento

- Clínico/arritmia: tratamento medicamentoso anticongestivo pode ser necessário nas formas com lesão residual importante, não tratadas invasivamente por algum motivo. O tratamento das arritmias pode ser medicamentoso ou por meio de ablação percutânea. Implante de desfibrilador automático pode ser necessário nos casos com documentada taquicardia ventricular sustentada sem melhora com a terapêutica clínica.
- Intervenção percutânea: nos casos de estenose residual valvar grave, a valvoplastia pulmonar pode ser benéfica. Lesões estenóticas importantes de ramos pulmonares costumam ser tratadas por meio do implante de *stents*. O implante percutâneo da valva

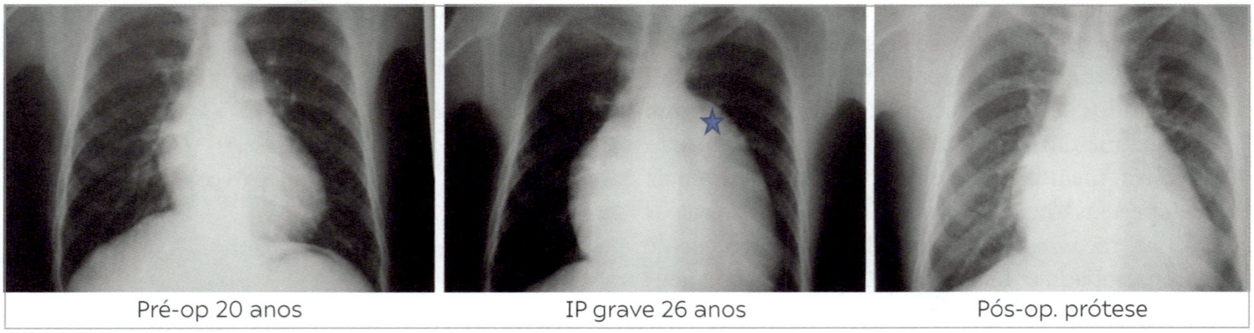

FIGURA 14 Radiografia de tórax no pós-operatório de tetralogia de Fallot.

pulmonar, ainda sem resultados a longo prazo, está sendo adotado em muitos serviços especializados.

- Cirurgia: o procedimento mais empregado é a troca da valva pulmonar nos casos com IP grave. Sabidamente benéfica nos casos claramente sintomáticos ou naqueles com IP progressiva, ainda encontra certa restrição quanto ao seu uso nos pacientes assintomáticos. As opções de uso são prótese biológica ou mecânica.

Acompanhamento

- Estenose e/ou insuficiência pulmonar leves: avaliação a cada dois anos com exames não invasivos de rotina.
- Insuficiência pulmonar grave: os casos não tratados devem ser vistos anualmente também com exame não invasivos.

Profilaxia contra endocardite é recomendada em todos os casos. Gravidez liberada nas formas com lesão residual leve. Pacientes com lesões graves, sobretudo aqueles com disfunção do VD, têm maior risco de insuficiência cardíaca e arritmias. Exercícios físicos totalmente liberados nos casos com lesões residuais discretas e função ventricular normal. Pacientes com lesões graves devem se ater às atividades recreativas. Estratificação do risco cardiovascular utilizando elementos clínicos e de exames complementares é mandatório para um acompanhamento adequado (Figura 15)[12,13].

CARDIOPATIAS COMPLEXAS

Esse é um grupo de cardiopatias que demanda muita atenção e os pacientes afetados devem ser acompanhados sempre no ambulatório especializado. Sua frequência está diretamente relacionada com a idade do serviço, ou seja, nas instituições mais antigas[5], o número de pacientes costuma ser maior do que naquelas mais jovens. Abordaremos aqui de forma sumária duas situações habitualmente tratadas cirurgicamente na idade pediátrica, escolhidas por apresentarem um maior potencial de ocorrência no ambulatório adulto: pacientes tratados para correção de transposição dos grandes vasos (TGA) e aqueles submetidos à cirurgia de Fontan.

Transposição das grandes artérias (TGA)

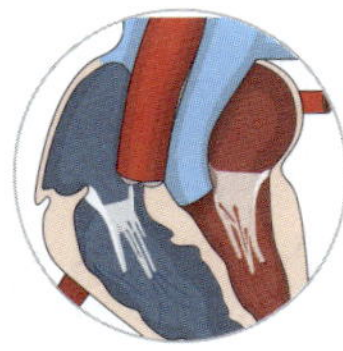

Adultos portadores de TGA não operada são raros. O grupo de pacientes operados representa um bom exemplo da grande evolução do tratamento neonatal verificada nas últimas décadas. Três tipos de procedimento empregados na idade pediátrica têm possibilitado que um bom número de pacientes atinja a idade adulta.

Cirurgia de Senning ou Mustard (correção no plano atrial)

Descritas em 1959[14] e 1964[15], são classificadas como uma correção fisiológica. As grandes experiências são restritas às instituições mais antigas, tendo possibilitado sobrevida de um número substancial de pacientes, por meio de um procedimento no qual o fluxo venoso pulmonar e sistêmico é redirecionado à nível atrial para o ventrículo correspondente, mantendo a discordância ventrículo-arterial.

- Quadro clínico: a grande maioria apresenta certa limitação aos esforços, que pode se agravar quando ocorre disfunção do VD, obstrução intra-atrial e insuficiência valvar atrioventricular. Sopro sistólico no mesocárdio de intensidade variável pode estar presente. A B2 é única e hiperfonética devido anteriorização da aorta. Arritmias necessitando tratamento e insuficiência cardíaca costumam ocorrer principalmente nos casos de longa evolução.
- ECG: sobrecarga do VD e eixo do QRS desviado para a direita. Costuma ocorrer ritmo juncional, bradicárdico.

EP/IP residual leve: acompanhamento a cada 2 anos

EP grave
- Valvoplastia pulmonar
- Implante de *stent* (lesão de ramos pulmonares)
- Cirurgia

IP grave
- Implante valvar percutâneo
- Cirurgia

FIGURA 15 Conduta no adulto operado de tetralogia de Fallot.
EP: estenose pulmonar; IP: insuficiência pulmonar.

- Holter: rotineiramente solicitado devido possibilidade de arritmias.
- Radiografia do tórax: área cardíaca costuma ser normal nas formas não complicadas. Cardiomegalia aparece nos pacientes com falência do VD ou insuficiência valvar atrioventricular.
- Ecocardiograma: realizado de rotina nas visitas ambulatoriais, pode estimar a função do VD e suspeitar de obstrução intra-atrial, sendo eventualmente necessária a técnica transesofágica.
- Ressonância magnética: método ideal para avaliação desses pacientes, pode mostrar a conexão veno-atrial e avaliar a função do VD.
- Estudo hemodinâmico: realizado na dúvida diagnóstica e para avaliação da resistência vascular pulmonar.

Tratamento

- Clínico/arritmia: tratamento medicamentoso pode ser necessário para insuficiência cardíaca ou arritmias. Ablação por radiofrequência pode ser necessária.
- Cirurgia: pode ser indicada para alívio da obstrução intra-atrial. Pacientes com disfunção grave do VD podem ser candidatos a um transplante cardíaco.
- Acompanhamento: deve sempre ser feito em unidade terciária e a frequência das consultas deve ser determinada pela gravidade da lesão residual. Gestação é possível, particularmente quando a função do VD é normal. Profilaxia contra endocardite não costuma ser recomendada e atividade física intensa deve ser evitada.

Cirurgia de Rastelli

Descrita em 1969[16], essa técnica de correção fisiológica é empregada nos casos de TGA associada à CIV e estenose pulmonar. Basicamente, a CIV é ocluída e a anastomose do VD com o tronco pulmonar é obtida por meio da inserção de um tubo de material sintético.

- Quadro clínico: obstrução residual leve habitualmente não provoca sintomas. Os casos com obstrução importante costumam se queixar de cansaço e dispneia, podendo ser, eventualmente, assintomáticos. No exame físico, o sopro sistólico é frequente e diretamente relacionado com a gravidade da obstrução residual. Sopro diastólico pode aparecer nos casos com insuficiência pulmonar associada. A B2 costuma ser única e hiperfonética, podendo ser inaudível quando o sopro é muito rude.
- ECG: bloqueio do ramo direito e sinais de sobrecarga do VD, dependendo da gravidade da obstrução, costumam ser notadas.
- Radiografia do tórax: a área cardíaca pode estar normal nos casos com lesão residual discreta ou aumentada por conta da presença de lesões importantes como CIV residual e insuficiência pulmonar.
- Ecocardiograma: empregado de rotina nas avaliações ambulatoriais, oferece informações quanto à gravidade da estenose residual, morfologia dos ramos pulmonares principais e possíveis lesões associadas.
- Ressonância magnética: além de fornecer informação confiável sobre a função do VD, permite boa avaliação da conexão entre este e a artéria pulmonar. A imagem do tubo estenosado e a gravidade dessa estenose podem ser adequadamente verificadas.
- Estudo hemodinâmico: usualmente empregado quando existem dúvidas quanto à gravidade da estenose residual e para melhor visualização dos ramos pulmonares periféricos, sempre necessária no planejamento terapêutico.

Tratamento

- Clínico: habitualmente não é necessário tratamento medicamentoso, exceto nos casos graves que, por algum motivo, não foram reoperados.
- Intervenção percutânea: o implante de *stents* pode ser benéfico nas obstruções residuais encontradas nas artérias pulmonares. Seu emprego nas obstruções do tubo VD-artéria pulmonar não costuma ser bem-sucedido.
- Cirurgia: apesar de muito ter contribuído para o alívio da obstrução nos casos de TGA + CIV + EP com melhora na qualidade de vida, esses pacientes frequentemente necessitam ser reoperados para troca do conduto obstruído.
- Acompanhamento: deve sempre ser feito em unidade terciária e a frequência das consultas, determinada pela gravidade da lesão residual. Gestação é possível nas formas sem obstrução grave, profilaxia contra endocardite costuma ser recomendada e atividade física intensa deve ser evitada.

Cirurgia de Jatene (correção anatômica)

A correção bem-sucedida foi descrita em 1975[17] por Adib Domingos Jatene constando, basicamente, na promoção da conexão entre o VD e artéria pulmonar e do VE com a aorta, translocando-se as artérias coronárias e ocluindo a CIV quando presente, nos casos sem estenose pulmonar. A adoção universal dessa alternativa possibilitou uma melhora substancial na perspectiva de vida desses pacientes, a ponto de os serviços inaugurados a partir dessa época terem pouca ou nenhuma experiência com a correção no plano atrial.

- Quadro clínico: a maioria desses pacientes são assintomáticos. Na ocorrência de obstrução importante da neopulmonar, costumam estar presentes dispneia de esforço e sopro sistólico no foco pulmonar.
- ECG: normal na grande maioria dos casos. Sobrecarga do VD costuma ser notada na obstrução grave da neopulmonar.
- Radiografia do tórax: normal na maioria dos casos. Cardiomegalia pode ser notada se houver insuficiência aórtica ou pulmonar importantes.
- Ecocardiograma: realizado rotineiramente nas consultas ambulatoriais, pode ser útil na avaliação da função ventricular e na quantificação da estenose pulmonar e da insuficiência aórtica eventualmente presentes.
- Estudo hemodinâmico: realizado quando existe dúvida quanto à gravidade da estenose pulmonar ou para avaliação coronariana.

Tratamento

- Clínico: tratamento medicamentoso é raramente necessário.
- Intervenção percutânea: pode ser tentada quando a estenose da neopulmonar é importante com resultados nem sempre favoráveis. Obstrução coronária parece ter melhor perspectiva.
- Cirurgia: costuma ser bem-sucedida nos casos de estenose importante da neopulmonar, estenose coronária e insuficiência aórtica.
- Acompanhamento: deve sempre ser feito em unidade terciária e a frequência das consultas deve ser determinada pela gravidade da lesão residual. Mesmo pacientes com mínima ou nenhuma lesão residual devem ser acompanhados para conhecimento da história pós-cirúrgica. Pacientes sem lesão residual ou com lesões leves estão liberados para gestação e atividade física.

Atresia tricúspide e coração univentricular

Cirurgia de Fontan

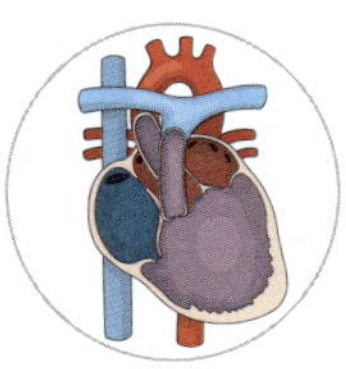

Pacientes portadores de cardiopatias complexas nas quais um dos ventrículos é hipoplásico ou ausente, constituem um grupo de indivíduos nos quais o manejo clínico é frequentemente difícil, a possibilidade de cura não existe e os resultados das intervenções cirúrgicas são marcados por frequentes complicações e prognóstico tardio reservado. Na prática diária, esses dois defeitos são mais frequentemente encontrados e podem exemplificar bem essa situação. Costumam ser precocemente sintomáticos, necessitando de atenção nos primeiros meses de vida, quando habitualmente algum procedimento cirúrgico paliativo é realizado com o objetivo de aumentar o fluxo pulmonar nos casos com obstrução importante (*shunt* sistêmico pulmonar) ou diminuí-lo quando for excessivo (bandagem da artéria pulmonar).

Há cinco décadas, Fontan e Baudet[18] propuseram uma alternativa cirúrgica com o objetivo de separar as duas circulações que diminuía a cianose e impunha ao sistema cardiovascular uma hipertensão venosa sistêmica com hipotensão arterial pulmonar[19]. Essa técnica ficou classicamente conhecida como cirurgia de Fontan e passou a ser amplamente utilizada no manejo desses pacientes.

Ao longo dos anos, modificações foram gradativamente introduzidas na execução desse procedimento com o propósito de oferecer alternativas cirúrgicas mais fisiológicas e sujeitas a um menor número de complicações.

Apesar de ser considerada uma intervenção paliativa e de resultados tardios, ainda não completamente conhecidos, a cirurgia de Fontan tem propiciado uma sobrevida importante para esses pacientes, permitindo uma melhora sintomática e melhor qualidade de vida.

Mesmo com a ocorrência importante de complicações e óbitos no acompanhamento a curto e médio prazos, um número considerável de pacientes alcança a idade adulta necessitando de acompanhamento especializado. A tendência de aumento no número desses pacientes nos ambulatórios é bem reconhecida à medida que a experiência pediátrica aumenta e as técnicas cirúrgicas permitem melhor sobrevida.

Pacientes submetidos a uma cirurgia de Fontan na idade adulta são infrequentes, apesar de experiências já relatadas mostrarem baixa mortalidade precoce e a longo prazo. Mesmo reconhecendo a tendência a uma piora clínica tardia, essa técnica, que apresenta características fisiológicas bem peculiares[19], preserva melhor a função ventricular e diminui a ocorrência de arritmias do que nos pacientes tratados somente com *shunt* aortopulmonar ou cavopulmonar isoladamente.

- Quadro clínico: sintomas dependem do resultado cirúrgico. Pacientes podem ser assintomáticos ou com pouca limitação ou então serem gravemente limitados. A enteropatia perdedora de proteínas é uma infrequente, porém grave complicação, geralmente relacionada à obstrução do fluxo e que habitualmente cursa com sintomatologia importante.
- Exame físico: cianose de grau variável, dependendo do resultado. Pulso venoso jugular aumentado, ausência de impulsão precordial e B2 hiperfonética são frequentes. Sopros podem estar ausentes. Sopro sistólico importante pode estar relacionado com

insuficiência valvar atrioventricular ou obstrução ao fluxo sistêmico.

- ECG: SVE é a regra. Importante para avaliar condução sinoatrial e atrioventricular.
- Holter: frequentemente utilizado para detecção de possíveis arritmias.
- Oximetria transcutânea: realizada rotineiramente nas visitas ambulatoriais, pode detectar hipoxemia de grau variável.
- Avaliação hematológica: empregada para dosagem de proteínas, contagem hematológica e avaliação da função hepática.
- Ergoespirometria: não usada de rotina pode, eventualmente, ser útil para identificação do paciente com maior risco ou para planejamento de atividades físicas.
- Ecocardiograma: usado rotineiramente para verificação da presença de alterações na circulação de Fontan, assim como trombose e disfunção ventricular. Avaliação transesofágica pode ser necessária.
- Ultrassom hepático: empregado para detecção de possíveis lesões hepáticas habitualmente presentes.
- Ressonância magnética: pode oferecer informações importantes quanto à função ventricular, regurgitação valvar e detectar possíveis obstruções ao fluxo.
- Estudo hemodinâmico: geralmente utilizado quando existe suspeita de obstrução ao longo do circuito.

Tratamento

- Clínico: anticoagulação é frequentemente empregada apesar de alguma discussão quanto ao tipo ideal de medicação. Ácido acetilsalicílico 100 mg costuma ser prescrito na maioria dos casos. O tratamento clínico da enteropatia perdedora de proteínas é complexo e frequentemente ineficaz[20].
- Intervenção percutânea: *stents* podem ser empregados para alívio de obstruções ao longo do circuito. Fenestração do septo interatrial pode ser necessária para diminuição da hipertensão venosa.
- Cirurgia: à medida que os pacientes eventualmente tratados por meio de uma anastomose atriopulmonar envelhecem e as complicações começam a aparecer, conversão cirúrgica para uma anastomose cavopulmonar total pode ser necessária com ou sem cirurgia para arritmia associada. Outra opção a ser considerada em alguns casos é o transplante cardíaco.
- Acompanhamento: independente do quadro clínico, todos esses pacientes devem ser acompanhados em ambulatório especializado e a frequência das consultas deve ser determinada pela gravidade das lesões residuais. Pacientes clinicamente bem, sem necessidade de medicação, costumam ser avaliados anualmente. Gestação, a princípio, deve ser desaconselhada. Profilaxia contra endocardite é recomendada e a atividade física leve deve ser estimulada.

BIBLIOGRAFIA

1. Moons P, Meijboom FJ, Baumgartner H, Trindade PT, Huyghe E. ESC Working Group on Grown-up Congenital Heart Disease, et al. Structure and activities of adult congenital heart disease programmes in Europe. Eur Heart J. 2010;31:1305-10.
2. Patel MS, Kogon BE. Care of the adult congenital heart disease patient in the United States: a summary of the current system. Pediatr Cardiol. 2010;31:511-4.
3. Moons P, Bratt EL, De BackerJ, Goossens E, Hornug T, Tutarel O, et al. Transition to adulthood and transfer to adult care of adolescentes with congenital heart disease: a global consensus statement. Eur J Cardiol. 2021;42:4213-23.
4. Yeung E, Kay J, Roosevelt GE, Brandon M, Yetman AT. Lapse of care as a predictor for morbidity in adults with congenital heart disease. Int J Cardiol. 2008;125:62-5.
5. Amaral F, Manso PH, Jacob MFB, Schmidt A. Adult congenital heart disease outpatient clinic. Descriptive analysis of a 12-year experience in Brazil. Braz J Cardiovasc Surg. 2020;35(3):254-64.
6. Gatzoulis MA, Webb GD, Daubeney PEF. Diagnosis and management of adult congenital heart disease. Philadelphia: Elsevier; 2017.
7. Saremi F. Cardiac CT and MR for adult congenital heart disease. New York: Springer; 2014.
8. Stout KK, Daniels CJ, Aboulhosn JA, Bozkurt B, Broberg CS, Colman JM, et al. 2018 AHA/ACC Guidelines for the management of adults with congenital heart disease: executive summary. Circulation. 2019;139:e637-e697.
9. Ross DN. Replacement of aortic and mitral valves with a pulmonar autograft. Lancet. 1967;2:956-8.
10. Amaral F, Moreira Neto FF, Sgarbieri RN. Autotransplante da valva pulmonar na posição aórtica (cirurgia de Ross). Arq Bras Cardiol. 1998:70(5):355-9.
11. Perloff JK. The clinical recognition of congenital heart disease. 4th edn. Philadelphia: WB Saunders; 1994.
12. Orwat S, Diller GP. Risk stratification in adults with repaired tetralogy of Fallot: the long journey from clinical parameters and surface ECG to in-depth assessment of myocardial mechanics, volume and pressure loading. Heart. 2014;100 (3):185-7.
13. Possner M, Tseng SY, Alahadab F, Bokma JP, Lubert AM, Khairy P, et al. Risk factors for mortality and and ventricular tachycardia in patients with repaired tetralogy of Fallot: a systematic review and meta-analysis. Can J Cardiol. 2020;36:1815-25.
14. Senning A. Surgical correction of transposition of the great arteries. Surgery. 1959;45:966-80.
15. Mustard WT. Successful two-stage correction of transposition of the great vessels. Surgery. 1964;55:469-72.
16. Rastelli GC McGoon DC, Wallace RB. Anatomic correction of transposition of the great arteries with ventricular septal defect and sub-pulmonary stenosis. J Thorac Cardiovasc Surg. 1969;58:545-52.
17. Jatene AD, Fontes VF, Paulista PP. Anatomic correction of transposition of the great arteries. J Thorac Cardiovasc Surg. 1976;72:364-70.
18. Fontan F, Baudet E. Surgical repair of tricuspid atresia. Thorax. 1971;26: 240-8.
19. De Leval MR. The Fontan circulation: a challenge to William Harvey? Nat Clin Pract Cardiovasc Med. 2005;2:202-8.
20. Amaral F, Atik E. Enteropatia perdedora de proteínas após cirurgia de Fontan. Arq Bras Cardiol. 2006;87:236-40.

Seção VIII

DOENÇAS COMUNS NO CONSULTÓRIO DO CARDIOLOGISTA: CARDIOMIOPATIAS

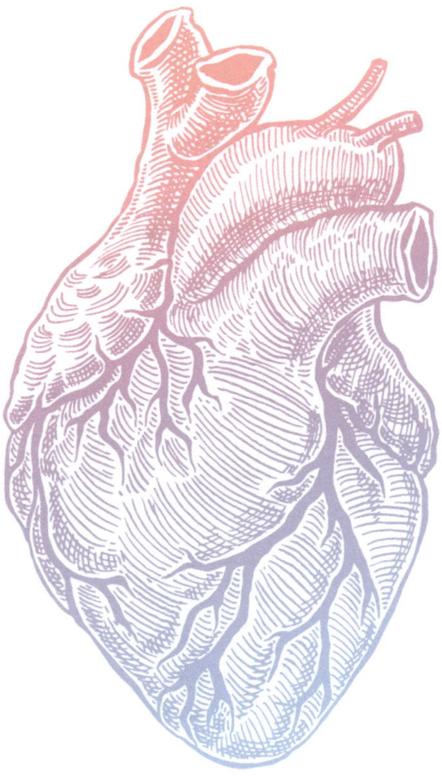

58

Cardiomiopatia na doença de Chagas

Henrique Turin Moreira
José Antônio Marin Neto

CONSULTA RÁPIDA

Diagnóstico na fase crônica

- Dois testes sorológicos distintos.
- Opções: ELISA, hemaglutinação e imunofluorescência indiretas.

Alterações de eletrocardiograma "típicas" da cardiomiopatia crônica

- Bradicardia sinusal < 40 bpm.
- Extrassístoles ventriculares frequentes (> uma no eletrocardiograma de 10 segundos em repouso).
- Bloqueio do ramo direito completo.
- Bloqueio atrioventricular de terceiro grau.
- Área eletricamente inativa.
- Alteração primária da repolarização ventricular.
- Disfunção do nó sinusal.
- Taquicardia ventricular.
- Fibrilação ou *flutter* atriais.

Estágios clínicos da insuficiência cardíaca na cardiopatia crônica da doença de Chagas	
A	Forma indeterminada
B1	Assintomático com alteração de eletrocardiograma ou ecocardiograma (mobilidade segmentar do ventrículo esquerdo) e fração de ejeção do ventrículo esquerdo preservada
B2	Assintomático com alteração de eletrocardiograma e fração de ejeção do ventrículo esquerdo preservada
C	Sintomático
D	Sintomas refratários

Escore de Rassi	
Classe funcional III ou IV	5 pontos
Cardiomegalia	5 pontos
Disfunção sistólica do ventrículo esquerdo (global ou segmentar)	3 pontos
Taquicardia ventricular não sustentada	3 pontos
QRS de baixa voltagem	2 pontos
Sexo masculino	2 pontos
0 a 6 pontos: risco baixo; 7 a 11 pontos: risco intermediário; ≥ 12 pontos: risco alto.	

Recomendações para o tratamento da insuficiência cardíaca	FEVE < 40%	FEVE ≥ 40 e < 55%
IECA/BRA	Forte	Ponderada
Betabloqueadores	Forte	Ponderada
Espironolactona	Forte	Ponderada
Diuréticos	Forte	Ponderada
Inibidores de SGLT2	Ponderada	Ponderada
Sacubitril-valsartana	Ponderada	Não
Ivabradina	Ponderada	Não
Digoxina	Ponderada	Não
Hidralazina e nitrato	Ponderada	Não

BRA: bloqueador do receptor de angiotensina; FEVE: fração de ejeção do ventrículo esquerdo; IECA: inibidor da enzima conversora de angiotensina; SGLT2: cotransportador de sódio e glicose do tipo 2.

Tratamento etiológico (adulto ≥ 60 kg)

- Benznidazol (comprimido 100 mg) – 180 comprimidos. Tomar 1 comprimido a cada 8 horas por 60 dias.

Uso da amiodarona

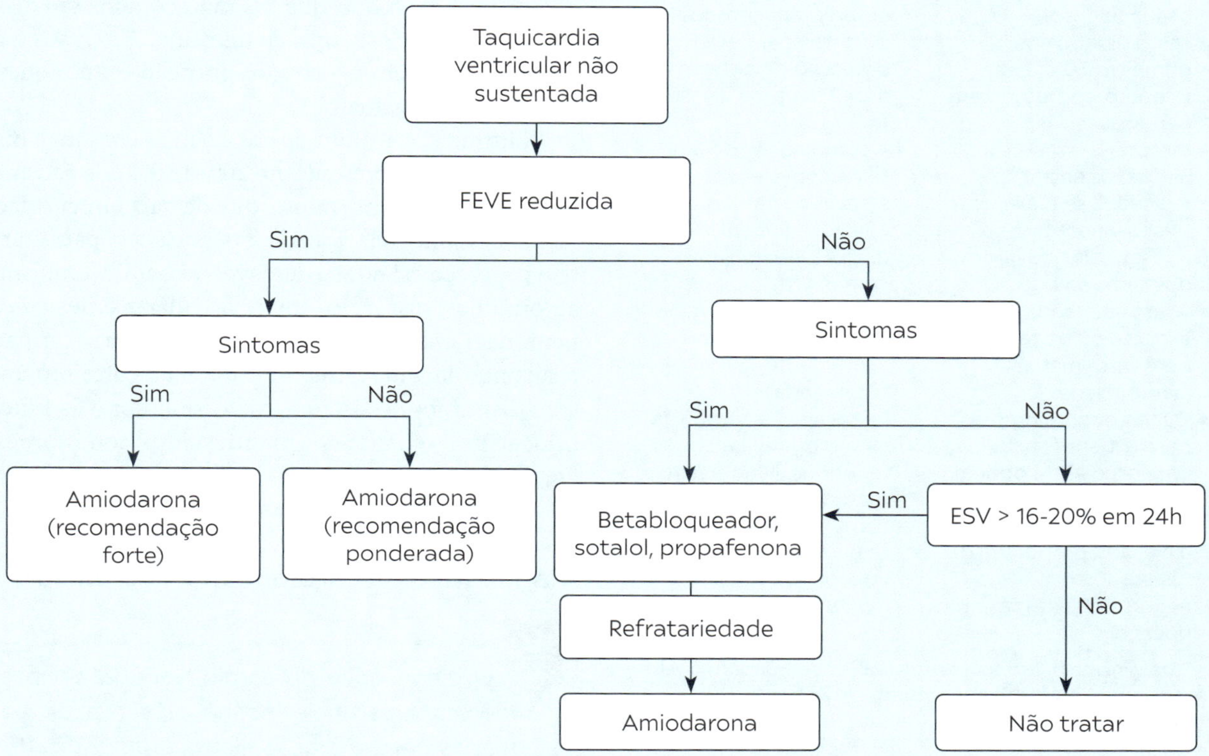

INTRODUÇÃO

A doença de Chagas (DC) é resultante da infecção pelo protozoário flagelado *Trypanosoma cruzi* (*T. cruzi*), cujos principais vetores de transmissão aos seres humanos são os insetos hematófagos da subfamília Triatominae, popularmente conhecidos como "barbeiros". Outras formas de transmissão não vetorial direta são possíveis, como a infecção congênita, a transfusão de sangue, transplante de órgãos sólidos ou de medula óssea infectados.

Tem-se recentemente tornado mais frequente a transmissão oral, quando há a ingestão de alimentos contaminados. Atualmente, estima-se que existam cerca de 6 a 7 milhões de pessoas infectadas pelo *T. cruzi* mundialmente, com 1 a 1,8 milhão no Brasil. O objetivo deste capítulo é apresentar os aspectos mais relevantes e atuais voltados ao atendimento de pacientes com cardiomiopatia crônica da doença de Chagas (CCDC)[1].

DIAGNÓSTICO E QUADRO CLÍNICO

A contaminação vetorial pelo *T. cruzi* ocorre após a inoculação de suas formas infectantes (tripomastigotas metacíclicos), presentes nas fezes e urina dos triatomíneos, por meio de mucosas ou pequenas lesões cutâneas dos hospedeiros. O diagnóstico na fase aguda da infecção, que persiste por 4 a 8 semanas, pode ser feito por meio de testes parasitológicos diretos. Já na

TABELA I Diagnóstico na infecção pelo *T. cruzi*

Fase aguda	Fase crônica
Testes parasitológicos diretos	Testes sorológicos
▪ A pesquisa a fresco de tripanossomatídeos por microscopia é a mais usada (elevada sensibilidade nos primeiros 30 dias da infecção, sobretudo em períodos febris). ▪ Métodos de hemoconcentração: indicados se o exame a fresco é negativo ou após 30 dias do início dos sintomas. ▪ A lâmina corada de gota espessa ou esfregaço apresenta menor sensibilidade. ▪ Os testes sorológicos para a identificação de anticorpos IgM podem ser problemáticos devido à complexidade técnica e elevada proporção de resultados falsos negativos nessa fase da doença.	▪ O diagnóstico é obtido pela positividade de dois testes sorológicos que empregam métodos distintos para a detecção de anticorpos anti-*T. cruzi* da classe IgG. ▪ A combinação de um teste com elevada sensibilidade, como o ensaio imunoenzimático (ELISA), em conjunto com um teste de elevada especificidade, como a hemaglutinação indireta, é altamente recomendável. ▪ Se houver discordância, os testes devem ser repetidos. Um terceiro método pode ser usado, como aquele baseado na reação de imunofluorescência indireta (RIF).*

* O tratamento prévio com benznidazol pode reduzir os níveis de anticorpos e, assim, levar a resultados sorológicos indeterminados. Já as reações cruzadas com outras doenças, como a leishmaniose, o lúpus eritematoso sistêmico e as hepatopatias associadas à hipergamaglobulinemia, podem levar a resultados falsos positivos, geralmente com positividade em apenas um desses testes.

fase crônica, são utilizados testes sorológicos para o diagnóstico etiológico da doença[2].

A fase aguda é muitas vezes assintomática ou oligossintomática, autolimitada no tempo e com manifestações inespecíficas, como febre e linfonodomegalia. "Chagomas" de inoculação podem ocorrer, caracterizados por alterações inflamatórias cutâneas com proeminente edema inflamatório nas áreas expostas à picada dos triatomíneos. Quando a penetração do *T. cruzi* acontece através da mucosa ocular, em geral há conjuntivite com intenso edema bipalpebral, mais frequentemente unilateral, associado à linfadenopatia satélite pré-auricular, quadro conhecido como sinal de Romaña. Miocardite e meningoencefalite podem ocorrer em alguns casos de maior gravidade.

Na fase crônica, a ausência de sintomas e de anormalidades no eletrocardiograma (ECG) e nas radiografias de tórax, esôfago e cólon (quando realizadas) caracteriza a forma indeterminada. Não obstante o bom prognóstico desses pacientes em até 10 anos, evidências subclínicas de envolvimento miocárdico relacionadas ao *T. cruzi* podem ser encontradas nesses indivíduos.

A forma digestiva é decorrente do desenvolvimento de megaesôfago e megacólon pela destruição neuronal dos gânglios autonômicos intramurais desses órgãos. Os sintomas gastrintestinais ocorrem em até 15% dos pacientes com DC. As queixas mais comuns são disfagia, odinofagia e constipação intestinal. Em casos mais avançados, podem ocorrer desnutrição e até caquexia e obstrução intestinal.

A forma de cardiomiopatia é a mais comum e mais grave da doença, presente em 20% a 30% dos pacientes na fase crônica. Uma miocardite de baixa intensidade, mas incessante, relacionada à persistência parasitária, tem papel central no seu desenvolvimento. Mecanismos autoimunes, distúrbios microvasculares e destruição neuronal também contribuem para a injúria cardíaca, resultando em uma cardiomiopatia altamente fibrosante, com distúrbios do sistema excitocondutor e da função miocárdica ventricular, manifestados como bradi e taquiarritmias, insuficiência cardíaca (IC), tromboembolismo e morte súbita[3] (Tabela II).

Diagnóstico da cardiomiopatia crônica

O diagnóstico da cardiomiopatia na fase crônica é estabelecido na presença de ao menos uma alteração eletrocardiográfica típica da DC, independente da presença ou ausência de sintomas[4] (Tabela III). Os pacientes com a CCDC podem ser classificados conforme os estágios clínicos da IC[5] (Tabela IV).

EXAMES COMPLEMENTARES

- **ECG:** é fundamental para a definição da cardiomiopatia e identificação de anormalidades do sistema excitocondutor. Oferece ainda informações prognósticas, especialmente na presença de baixa voltagem do complexo QRS.
- **Radiografia de tórax:** a cardiomegalia denota estágio avançado da doença e é um importante marcador de risco de morte cardiovascular nesses indivíduos. Como propedêutica subsidiária, permite avaliar também a circulação pulmonar.
- **Ecocardiografia:** exame de primeira escolha ra a avaliação morfofuncional cardíaca na CCDC, desde a fase precoce com disfunção diastólica do ventrículo esquerdo (VE) e anomalias contráteis regionais dessa câmara já com conotação prognóstica. A disfunção

TABELA II Pontos-chave das manifestações clínicas da cardiomiopatia crônica da doença de Chagas

Distúrbios de condução elétrica, arritmias e morte súbita

- A associação entre bloqueio do ramo direito e da divisão anterossuperior esquerda é típica da doença de Chagas, embora esses distúrbios de condução também possam ocorrer isoladamente.
- Arritmias ventriculares malignas (taquicardia e fibrilação) são a principal causa de morte súbita em pacientes com doença de Chagas.
- Disfunção do nó sinusal e bloqueios atrioventriculares avançados são relativamente comuns na doença de Chagas e podem levar à limitação da capacidade funcional, lipotimia e síncope.
- *Flutter* e fibrilação atrial aparecem em estágios mais avançados da doença, frequentemente na presença de disfunção sistólica global do ventrículo esquerdo.

Insuficiência cardíaca

- Em muitos casos, há preponderante insuficiência cardíaca direita decorrente do dano biventricular.
- O ventrículo direito apresenta acometimento precoce, embora inicialmente subclínico, com marcante redução de seu desempenho global quando exerce a função sistólica contra resistência vascular pulmonar elevada, usualmente causada por disfunção do ventrículo esquerdo.
- Fadiga e dispneia são associadas a congestão sistêmica predominante, com estase jugular, hepatomegalia, ascite e edema de membros inferiores.
- Sinais de congestão pulmonar são em muitos casos escassos e desproporcionais ao grau de cardiomegalia.

Eventos tromboembólicos

- A cardiomiopatia crônica da doença de Chagas associa-se a elevada incidência de eventos tromboembólicos arteriais e venosos.
- Os tromboembolismos venosos e pulmonares são mais comumente encontrados em necrópsias, e os eventos isquêmicos cerebrais são os que mais se expressam clinicamente.
- O acidente vascular encefálico pode ser a primeira manifestação clínica da doença de Chagas.
- Disfunção sistólica do ventrículo esquerdo, aneurismas apicais e arritmias atriais, especialmente fibrilação e *flutter* atriais, são os principais fatores de risco para acidentes vasculares encefálicos.

TABELA III Alterações eletrocardiográficas na doença de Chagas

Típicas (em geral definidoras)	Inespecíficas (não definidoras)
Bradicardia sinusal < 40 bpm	Bradicardia sinusal < 60 e ≥ 40 bpm
EV > uma em 10 segundos no ECG de repouso	EV isolada
Bloqueio completo do ramo direito	Bloqueio incompleto do ramo direito
Alteração primária da repolarização ventricular	Bloqueio divisional anterossuperior
BAV de 2º e 3º graus	Alteração secundária da repolarização ventricular
Área eletricamente inativa	BAV de 1º grau
Disfunção do nó sinusal	Desvio do eixo médio do QRS para a esquerda
Taquicardia ventricular não sustentada	Arritmia sinusal não relacionada à respiração
Fibrilação atrial	Marca-passo atrial migratório
Flutter atrial	Baixa voltagem do QRS

Uma alteração típica usualmente interpreta-se como CCDC, enquanto a presença de mais de uma alteração inespecífica pode ser considerada muito sugestiva dessa condição clínica.
BAV: bloqueio atrioventricular; CCDC: cardiomiopatia crônica da doença de Chagas; ECG: eletrocardiograma; EV: extrassístole ventricular.
Adaptado de Biolo et al., 2010[4].

TABELA IV Estágios clínicos da doença de Chagas em pacientes com insuficiência cardíaca ou sob risco de desenvolvê-la

	FI	Forma cardíaca			
	Estágio A	Estágio B1	Estágio B2	Estágio C	Estágio D
História de sintomas de IC	Ausentes	Ausentes	Ausentes	Presentes	Refratários
Alterações de ECG e/ou da mobilidade regional do VE	Ausentes	Presentes	Presentes	Presentes	Presentes
FEVE	Preservada	Preservada	Reduzida	Reduzida	Reduzida

DC: doença de Chagas; ECG: eletrocardiograma; IC: insuficiência cardíaca; FEVE: fração de ejeção do ventrículo esquerdo; FI: forma indeterminada; VE: ventrículo esquerdo.
Adaptado de Pereira Nunes et al., 2018[5].

sistólica do VE é fator de risco para IC, arritmias ventriculares malignas e morte cardiovascular. O exame possibilita ainda o rastreamento de trombos intracavitários, especialmente na presença de aneurisma apical do VE. O uso de meio de contraste com microbolhas aumenta a sensibilidade do exame para a detecção dessas alterações.

- **Holter de 24 horas:** especialmente importante para o diagnóstico de taquicardia ventricular não sustentada (TVNS), associada a maior risco de morte em pacientes com CCDC. Também utilizado para a investigação de outros distúrbios do sistema elétrico excitocondutor.
- **Ressonância magnética cardíaca (RMC):** método de escolha na presença de janela acústica imprópria para a ecocardiografia. O uso de contraste à base de gadolínio possibilita a caracterização de trombos intracavitários e identificação de áreas de fibrose miocárdica associada a maior risco de taquicardia ventricular sustentada (TVS) e morte cardiovascular[6].
- **Ergometria:** frequentemente utilizada na investigação do cronotropismo em pacientes com disfunção do nó sinusal. É também empregada nos casos de síncope de etiologia indeterminada, podendo revelar bloqueios atrioventriculares e arritmias ventriculares malignas induzidos pelo esforço. Já o teste cardiopulmonar oferece medidas precisas da aptidão cardiorrespiratória em pacientes sob reabilitação cardiovascular e em candidatos a transplante cardíaco.
- **Estudo eletrofisiológico invasivo:** geralmente utilizado na investigação de síncope de etiologia indeterminada, após a avaliação inconclusiva por meio de exames não invasivos. Nesses casos, busca-se avaliar a indução de taquicardia ou fibrilação ventriculares, além de se avaliar o nó sinusal e a condução atrioventricular.
- **"Armadilhas" do diagnóstico:** pacientes com DC queixam-se frequentemente de dor precordial. A isquemia miocárdica secundária aos desarranjos da microcirculação coronariana inflamada é considerada o mecanismo desse sintoma e pode ser detectada por exames nucleares de perfusão miocárdica. Associadamente, áreas eletricamente inativas ao ECG, alterações da mobilidade parietal do VE identificadas pela ecocardiografia e áreas de fibrose nos exames de RMC podem mimetizar sequelas de infarto miocárdico. Nessas situações, o diagnóstico diferencial com doença arterial coronariana obstrutiva pode ser necessário. Angiotomografia cardíaca ou mesmo o cateterismo cardíaco com angiografia invasiva pode ser uma opção nesse contexto, especialmente quando o risco de doença coronariana é clinicamente elevado[7].

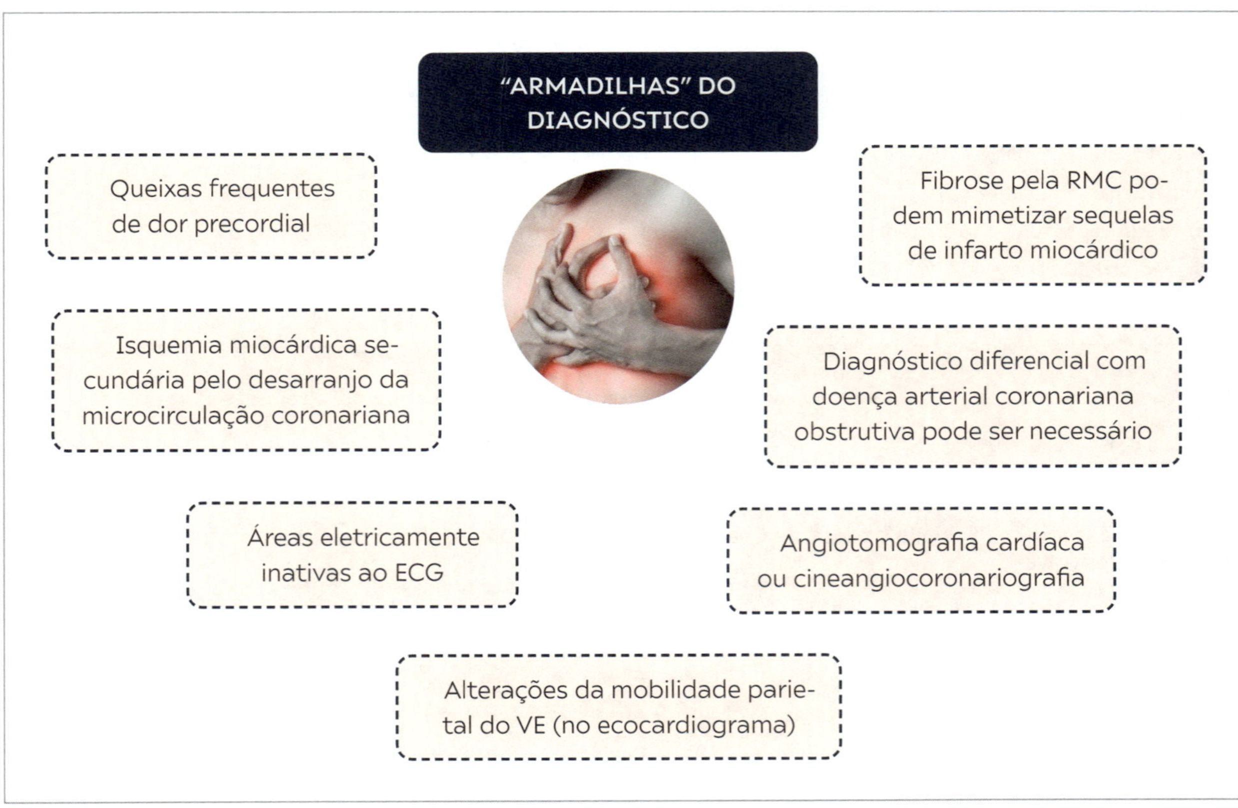

TRATAMENTO

As orientações para a tomada de decisão terapêutica apresentadas neste capítulo utilizam o sistema GRADE (*Grading of Recommendations Assessment, Development and Evaluation*) para a avaliação da qualidade da evidência e da força de recomendação, também adotado pela mais recente Diretriz da Sociedade Brasileira de Cardiologia para o diagnóstico e tratamento da CCDC, que se encontra em fase de publicação.

TABELA V Receita do tratamento antiparasitário com benznidazol

Paciente: adulto com peso corporal ≥ 60 kg* Uso oral Benznidazol (comprimidos de 100 mg**) 180 comprimidos Tomar 1 comprimido de 8 em 8 horas por 60 dias***

* Dose recomendada: 5 mg/kg/dia divididos em 2 a 3 tomadas (máximo de 300 mg/dia). **As apresentações disponíveis são de 12,5 e 25 mg para crianças e 50 e 100 mg para adultos. No Brasil, o Sistema Único de Saúde disponibiliza apresentações de 12,5 e 100 mg. *** O uso por um período menor (2 a 4 semanas) na forma indeterminada apresenta elevada eficácia tripanocida (83 a 89%), podendo-se considerar o término do tratamento após esse período na presença de efeitos adversos.

Para o tratamento etiológico, dois medicamentos apresentam ação tripanocida comprovadamente eficaz: o benznidazol e o nifurtimox. Evidências sugerem que, se utilizados precocemente, podem interromper a evolução para as formas graves da doença. Embora não existam dados consistentes do benefício desses medicamentos na fase crônica, há plausibilidade extrema de que os efeitos positivos, caso existam, sejam superiores aos potenciais efeitos adversos associados. O benznidazol é o medicamento de primeira escolha devido à sua ação antiparasitária superior e ao seu melhor perfil de eventos adversos (Tabelas V a VII). O nifurtimox é reservado aos casos de intolerância ao benznidazol, com fornecimento regulado pelo Ministério da Saúde[8,9].

Tratamento da insuficiência cardíaca

A CCDC tem sido historicamente pouco representada ou não incluída nos principais ensaios clínicos de tratamento medicamentoso para a IC. Diante disso, a generalização dos resultados desses estudos para pacientes com DC deve considerar outros fatores, em especial a qualidade das investigações nas outras doenças e a potencial interação entre os efeitos medicamentosos e as especificidades da injúria cardíaca na CCDC[9] (Tabela VIII).

Tratamento de arritmias ventriculares e prevenção de morte súbita

O uso da amiodarona na prevenção primária de morte súbita cardíaca (MSC) ainda é motivo de debate. Dessa forma, as recomendações para o uso dela na DC devem ser ponderadas, considerando-se os potenciais efeitos colaterais adversos do fármaco[9] (Figura 1).

TABELA VI Indicações para o tratamento etiológico da doença de Chagas

Recomendação	Tratamento etiológico	Evidência
Forte	Crianças com infecção aguda ou congênita	B (direta)
	Adolescentes e adultos em geral na fase aguda	B (direta)
	Crianças, adolescentes e mulheres em idade fértil (em uso de método anticoncepcional efetivo) na fase crônica	B (direta)
	Pacientes com reativação da infecção pelo *T. cruzi*	B (direta)
	Indivíduos com infecção acidental com material biológico	C
	Gestantes com síndrome clínica aguda grave	C
	Adultos < 50 anos de idade com a forma indeterminada	B (direta)
Condicional/ ponderada	Adultos ≥ 50 anos de idade com a forma indeterminada	C
	Adultos em geral com as formas crônicas determinadas em fases iniciais	C
	Pacientes na fase crônica e lesão orgânica avançada na forma digestiva (não associada à doença cardíaca avançada), após correção cirúrgica	C
Não recomendado	Pacientes na fase crônica e lesão orgânica avançada na forma crônica cardíaca ou digestiva (associada à doença cardíaca avançada)	C

TABELA VII Efeitos indesejáveis relacionados ao uso do benznidazol

	Características	Conduta
1. *Rash* cutâneo e dermatite urticariforme	Efeitos adversos mais comuns, desde as primeiras semanas do uso.	Quadro leve ou moderado não justifica interrupção do tratamento e pode ser controlado com anti--histamínico ou prednisona. Interromper uso se quadro grave.
2. Depressão da medula óssea	Aparecimento em geral entre o 20º e 30º dias de tratamento.	Interromper o uso. Monitorização preventiva: hemograma após a 3ª semana de tratamento.
3. Polineuropatia periférica	Efeito dose-dependente, ao final do tratamento. Dor e parestesia geralmente em região plantar, desaparecem após meses.	Interromper o uso. Avaliação com neurologista para diagnóstico diferencial e medidas específicas se necessário. Não costuma responder a anti-inflamatórios e polivitamínicos.
4. Intolerância digestiva	Pouco comum.	Tratamento de alívio com inibidores da bomba de prótons.
5. Insuficiência hepática	Rara.	Interromper o uso.
6. Insuficiência renal	Não tem sido observada.	Se presente, considerar outras etiologias.

TABELA VIII Tratamento medicamentoso da insuficiência cardíaca da doença de Chagas

	Força da recomendação		Evidência
	FEVE < 40%	FEVE ≥ 40 e < 55%	
IECA/BRA	Forte	Ponderada	B (indireta)
Betabloqueadores	Forte	Ponderada	B (indireta)
Espironolactona	Forte	Ponderada	B (indireta)
Diuréticos	Forte	Ponderada	C
Inibidores do SGLT2	Ponderada	Ponderada	B (indireta)
Sacubitril-valsartana	Ponderada	Não recomendado	B (indireta)
Ivabradina	Ponderada	Não recomendado	B (indireta)
Digoxina	Ponderada	Não recomendado	B (indireta)
Hidralazina e nitrato	Ponderada	Não recomendado	B (indireta)

BRA: bloqueadores de receptores de angiotensina; FEVE: fração de ejeção do ventrículo esquerdo; IECA: inibidores da enzima conversora de angiotensina; SGLT2: cotransportador de sódio e glicose do tipo 2.

Cardiodesfibrilador implantável

Para a prevenção primária de MSC, ainda não há evidências para a recomendação de cardiodesfibrilador implantável (CDI) em pacientes com cardiomiopatia da DC. O estudo CHAGASICS, em andamento, visa comparar a eficácia desse dispositivo com a da amiodarona, em pacientes com TVNS e escore de Rassi elevado[10]. Também para a prevenção secundária não há, até o momento, ensaios clínicos randomizados sobre o uso de CDI em pacientes com CCDC. As recomendações nesse sentido são embasadas por evidências acumuladas a partir de investigações com outras cardiomiopatias e por alguns estudos epidemiológicos com DC (Tabela IX). Não obstante, é importante considerar a característica arritmogênica da DC, que pode levar a episódios de tempestade elétrica, podendo chegar a 9% anualmente[9].

Ablação por cateter de taquicardia ventricular

A ablação por cateter em pacientes que apresentam TVS e com DC é uma alternativa terapêutica aos casos refratários à terapia farmacológica. Na DC, o substrato arritmogênico é comumente intramural e com circuitos predominantemente epicárdicos. Consequentemente, a ablação exclusivamente endocárdica não mostra resultados satisfatórios. Já a combinação de ablação endocárdica e epicárdica aumenta significativamente a chance de sucesso e controle permanente da arritmia.

Indicações de marca-passo cardíaco definitivo

As consequências do envolvimento do sistema excitocondutor na DC são a principal causa de implante de marca-passo cardíaco definitivo na América Latina. A indicação mais comum é a presença de bloqueio atrioventricular total (BAVT), seguida por outros BAV avançados e doença do nó sinusal. De modo geral, as recomendações para o implante de marca-passo definitivo não diferem daquelas para outras doenças.

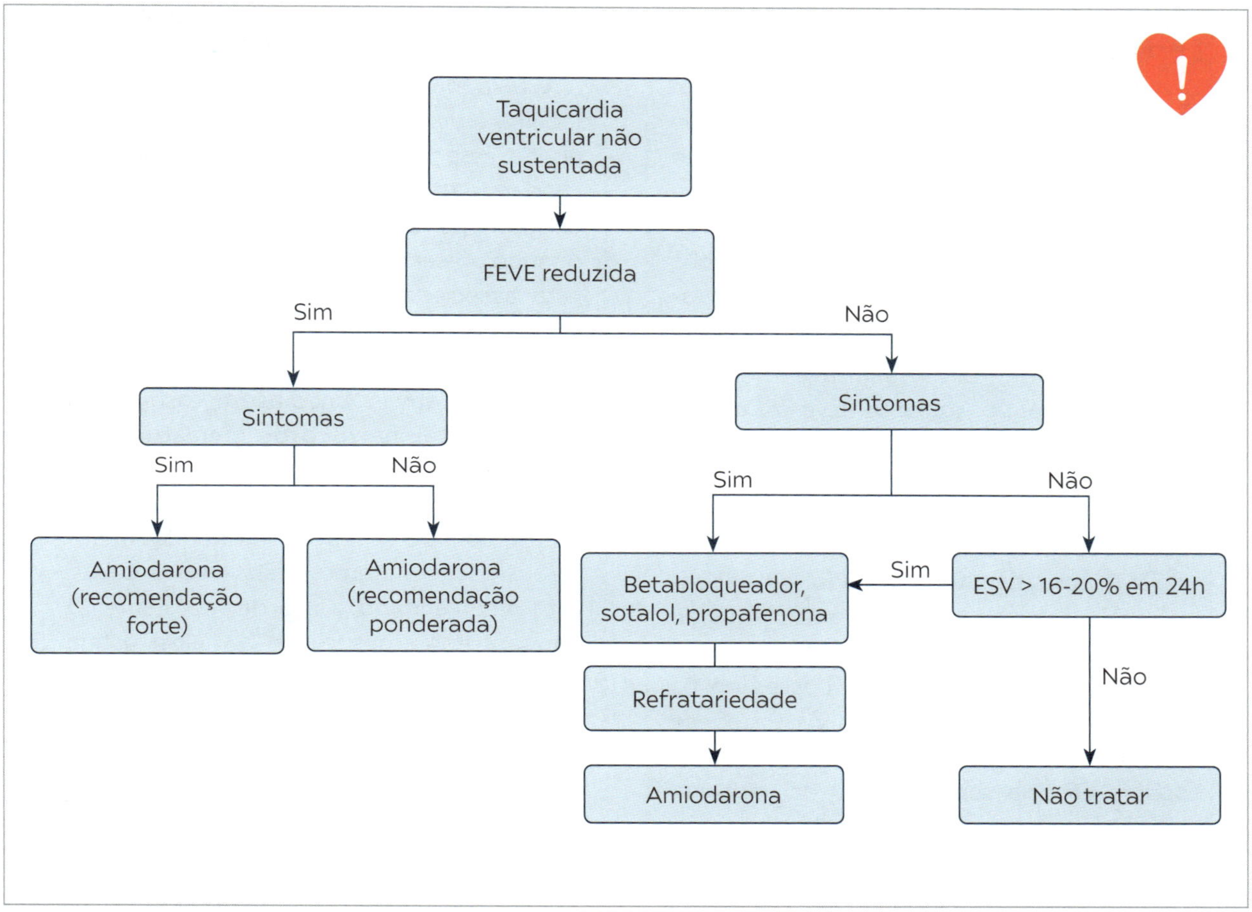

FIGURA 1 Uso de fármacos antiarrítmicos em pacientes com extrassístoles ventriculares polimórficas, frequentes, e taquicardia ventricular não sustentada

TABELA IX Recomendações para o implante de cardiodesfibrilador implantável em pacientes com cardiopatia crônica da doença de Chagas*

Forte	Parada cardíaca por FV/TV de causa não reversível, com FEVE ≤ 35% (NE B)
	TVS espontânea com síncope ou comprometimento hemodinâmico, de causa não reversível, com FEVE ≤ 35% (NE B)
Ponderada	Parada cardíaca por FV/TV de causa não reversível, com FEVE > 35% (NE B)
	TVS espontânea com síncope ou instabilidade hemodinâmica, de causa não reversível, com FEVE > 35% refratária a outras terapêuticas (NE B)
Não recomendado	TVS incessante (NE C)

* Apenas para pacientes com expectativa de vida ≥ 1 ano.
NE: nível de evidência; FEVE: fração de ejeção do ventrículo esquerdo; FV: fibrilação ventricular; TV: taquicardia ventricular; TVS: TV sustentada.

Terapia de ressincronização cardíaca

As evidências para o implante de ressincronizador cardíaco na CCDC são escassas e ainda inconclusivas. Embora estudos iniciais de pequeno tamanho amostral tenham apontado resultados promissores, um recente estudo observacional de maior casuística mostrou ausência de melhora clínica e do remodelamento cardíaco reverso, com maior mortalidade no grupo de pacientes com DC em comparação com pacientes com cardiopatia dilatada ou isquêmica.

Prevenção e tratamento de eventos tromboembólicos

A indicação de terapia antitrombótica em pacientes com fibrilação/*flutter* atrial deve ser ponderada em escores de risco, como o CHA2DS2-VASc, para eventos tromboembólicos, e o HAS-BLED, para complicações hemorrágicas. Já na identificação de trombos intracavitários, a anticoagulação é mandatória.

Nos casos de trombose intraventricular, o tratamento anticoagulante deve ser mantido se as alterações morfofuncionais predisponentes à trombose forem persistentes. A varfarina é o medicamento mais utilizado e requer acompanhamento regular, por meio do INR, para manutenção em faixa terapêutica. Já os novos anticoagulantes orais de ação direta são uma opção para pacientes com fibrilação atrial. O uso desses novos fármacos para o tratamento da trombose do VE, de acordo com metanálises recentes, sugere eficácia semelhante à da varfarina em pacientes com cardiopatia isquêmica ou dilatada. Seu uso na DC deve ser ponderado.

Recomendações para atividade física

As recomendações para atividade física em pacientes com a forma indeterminada devem ser idênticas às da população em geral, diante do bom prognóstico desses casos. Já para pacientes com a CCDC, há evidências de que a participação em programas de reabilitação cardiovascular é uma estratégia eficaz na melhora de diversos parâmetros clínicos e na qualidade de vida. Portanto, essa opção deve ser sempre considerada nos pacientes com IC pela DC.

Orientações às mulheres em idade fértil e gestantes com doença de Chagas

A taxa de transmissão vertical na fase crônica é de cerca de 1% no Brasil. Na fase aguda, essa taxa pode ser bem mais elevada, chegando a 30%. O risco da gestação está diretamente relacionado à gravidade da IC, quando presente. A classe funcional III ou IV está associada a mortalidade gestacional elevada. Já as gestantes em classe funcional I ou II em geral não apresentam complicações significativas. Ainda assim, caso ocorra infecção fetal, há risco de prematuridade, baixo peso ao nascimento e natimortalidade. Dessa forma, mulheres em idade fértil que apresentem DC devem ser informadas quanto aos riscos materno-fetais. Nesses casos, está recomendado o uso de medicamento antiparasitário, desde que a mulher esteja em uso de método anticoncepcional efetivo. Pacientes com IC e arritmias graves devem ser desaconselhadas a engravidar. Durante a gestação, o tratamento antiparasitário não deve ser realizado, exceto nos casos de DC aguda grave ou reagudização na fase crônica. Após o parto, a puérpera deve aguardar o término do período de lactação para iniciar a terapia tripanocida, se indicada[9].

ACOMPANHAMENTO

Pacientes com DC devem ser seguidos regularmente. Para aqueles com a forma indeterminada, o ECG deve ser feito anualmente. Já para aqueles com a CCDC, o plano de acompanhamento deve considerar o estágio da doença. No estágio B1, a ecocardiografia deve ser considerada a cada 3 a 5 anos. Em estágios mais avançados, a reavaliação deve ser mais precoce, para avaliação da progressão da doença e rastreamento de trombos intracavitários.

A avaliação da mortalidade geral em pacientes com CCDC pode ser feita por meio do escore de Rassi, modelo preditor de risco relativamente simples, que inclui apenas seis variáveis, quatro delas derivadas de exames complementares não invasivos e de ampla disponibilidade[10]. Apresenta elevado poder discriminatório e validação externa e expandida em diferentes coortes (Tabela X).

TABELA X Escore de risco de Rassi para predição de mortalidade geral em pacientes com cardiomiopatia crônica da doença de Chagas

Variáveis independentes			Pontos
Classe funcional III ou IV (NYHA)			5
Cardiomegalia*			5
Alteração regional ou global da mobilidade parietal do VE			3
Taquicardia ventricular não sustentada			3
Complexo QRS de baixa voltagem			2
Sexo masculino			2
Categorias de risco			
	Pontuação	Taxa de mortalidade	
		5 anos	10 anos
Baixo	0 a 6	2%	10%
Intermediário	7 a 11	18%	44%
Alto	≥ 12	63%	84%

* Cardiomegalia é definida pela radiografia de tórax. O diâmetro diastólico final do VE > 60 mm pela ecocardiografia apresenta boa acurácia para distinguir pacientes com e sem cardiomegalia, com elevada especificidade (89%).
NYHA: New York Heart Association; VE: ventrículo esquerdo.
Adaptado de Rassi A Jr. et al., 2006[11]; Ramos et al., 2021[12].

BIBLIOGRAFIA

1. Rassi A Jr., Rassi A, Marin-Neto JA. Chagas disease. Lancet. 2010;375(9723):1388-402.
2. Dias JC, Ramos AN, Jr., Gontijo ED, Luquetti A, Shikanai-Yasuda MA, Coura JR, et al. 2 nd Brazilian Consensus on Chagas Disease, 2015. Rev Soc Bras Med Trop. 2016;49(Suppl 1):3-60.
3. Marin-Neto JA, Cunha-Neto E, Maciel BC, Simoes MV. Pathogenesis of chronic Chagas heart disease. Circulation. 2007;115(9):1109-23.
4. Biolo A, Ribeiro AL, Clausell N. Chagas cardiomyopathy: where do we stand after a hundred years? Prog Cardiovasc Dis. 2010;52(4):300-16.
5. Pereira Nunes MC, Beaton A, Acquatella H, Bern C, Bolger AF, Echeverria LE, et al. Chagas cardiomyopathy: an update of current clinical knowledge and management: a scientific statement from the American Heart Association. Circulation. 2018;138(12):e169-e209.
6. Volpe GJ, Moreira HT, Trad HS, Wu KC, Braggion-Santos MF, Santos MK, et al. Left ventricular scar and prognosis in chronic chagas cardiomyopathy. J Am Coll Cardiol. 2018;72(21):2567-76.
7. Campos FA, Magalhaes ML, Moreira HT, Pavao RB, Lima Filho MO, Lago IM, et al. Chagas cardiomyopathy as the etiology of suspected coronary microvascular disease: a comparison study with suspected coronary microvascular disease of other etiologies. Arq Bras Cardiol. 2020;115(6):1094-101.
8. Rassi A, Jr., Marin-Neto JA, Rassi A. Chronic Chagas cardiomyopathy: a review of the main pathogenic mechanisms and the efficacy of aetiological treatment following the BENznidazole Evaluation for Interrupting Trypanosomiasis (BENEFIT) trial. Mem Inst Oswaldo Cruz. 2017;112(3):224-35.
9. Marin-Neto JA, Rassi A Jr, Oliveira GMM, et al. Diretriz da SBC sobre Diagnóstico e Tratamento de Pacientes com Cardiomiopatia da Doença de Chagas. Arq Bras Cardiol. 2023;120(6):e20230269.
10. Martinelli-Filho M, Rassi Jr A, Marin-Neto JA, de Paola AA, Scanavacca M, Berwanger O, et al. Chronic use of amiodarone against implantable cardioverter-defibrillator therapy for primary prevention of death in patients with Chagas cardiomyopathy Study: rationale and design of a randomized clinical trial. Am Heart J. 2013;166(6):976-982.e4.
11. Rassi A, Jr., Rassi A, Little WC, Xavier SS, Rassi SG, Rassi AG, et al. Development and validation of a risk score for predicting death in Chagas' heart disease. N Engl J Med. 2006;355(8):799-808.
12. Ramos MRF, Moreira HT, Volpe GJ, Romano M, Maciel BC, Schmidt A, et al. Correlação entre cardiomegalia pela radiografia de tórax e diâmetro do ventrículo esquerdo pela ecocardiografia em pacientes com doença de Chagas. Arq Bras Cardiol. 2021;116(1):68-74.

59

Cardiomiopatia hipertrófica

Larissa Ventura Ribeiro Bruscky
Edileide de Barros Correia
Paulo de Tarso Medeiros

CONSULTA RÁPIDA

- A cardiomiopatia hipertrófica (CMH) é uma das doenças cardíacas de origem genética mais comuns do mundo, atingindo 1:200-500.
- A hipertrofia ventricular é a característica que a define quando presente na magnitude ≥ 15 mm em qualquer parede do coração.
- Duas apresentações clínicas merecem destaque: a CMH obstrutiva, quando há gradiente intraventricular ≥ 30 mmHg seja em repouso ou quando ocorre após manobra provocativa e a não obstrutiva, quando este gradiente é inferior a 30 mmHg.
- Os betabloqueadores são os principais medicamentos utilizados para o controle dos sintomas.
- Na forma obstrutiva, havendo refratariedade ao tratamento farmacológico, há indicação de procedimentos invasivos, cirúrgicos e não cirúrgicos, para redução do gradiente intraventricular.
- Em todas as avaliações clínicas de pacientes com CMH, além do controle de sintomas, são fundamentais: a estratificação de risco de morte súbita, o diagnóstico diferencial de fenocópias e também o *screening* de familiares possíveis portadores da mesma condição.

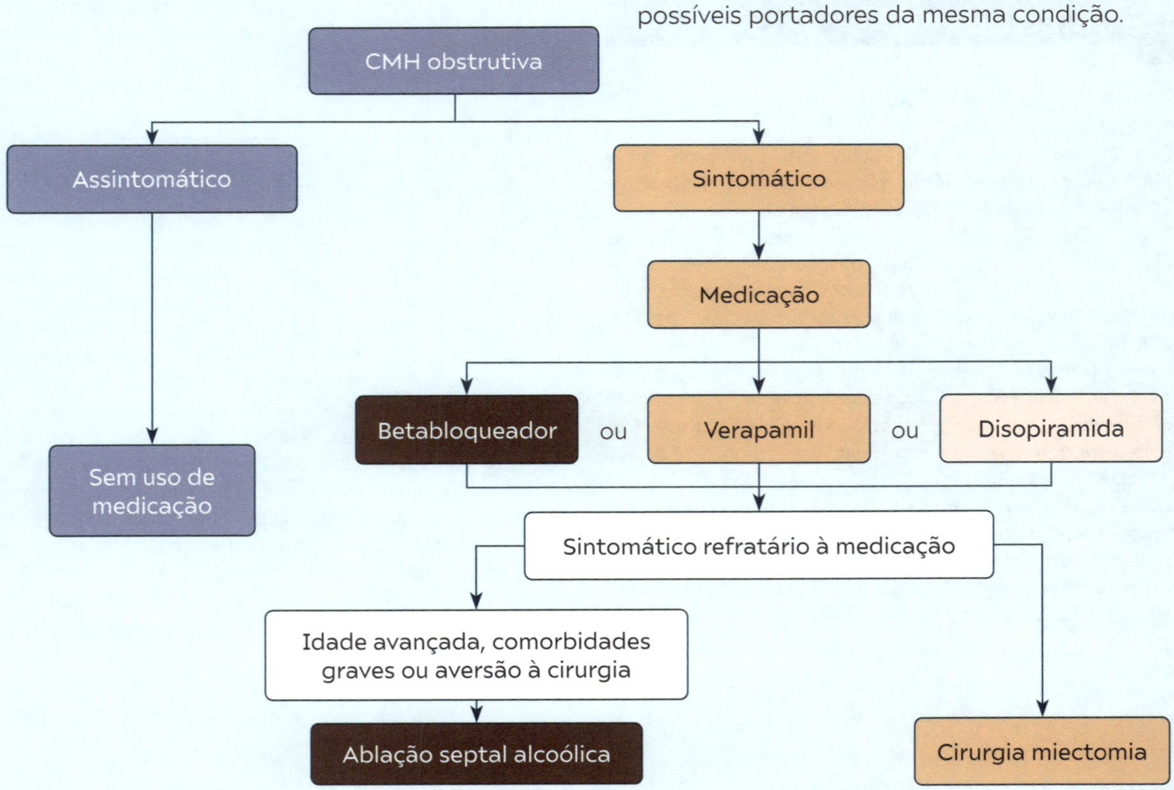

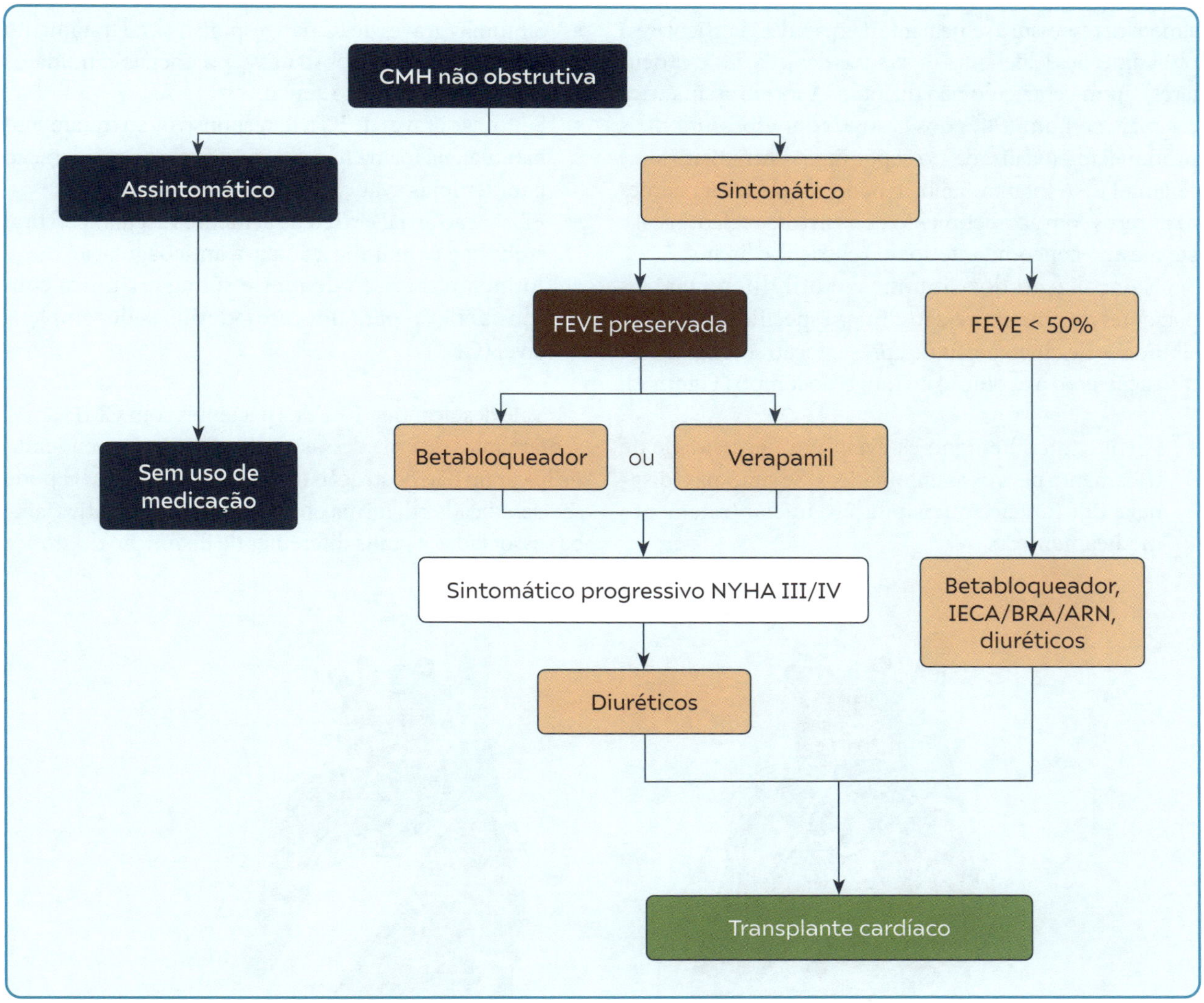

INTRODUÇÃO

A cardiomiopatia hipertrófica (CMH) é uma das doenças cardíacas de origem genética mais comuns do mundo e se caracteriza pela presença de hipertrofia ventricular esquerda que ocorre na ausência de outras doenças que justifiquem tal alteração. Herdada em padrão autossômico dominante, a distribuição da CMH é igual por sexo, embora as mulheres sejam diagnosticadas com menos frequência que os homens. A prevalência de CMH depende se casos subclínicos ou clinicamente evidentes estão sendo considerados, porém na população de jovens adultos dos Estados Unidos varia de 1:200 a 1:500[1].

Suas manifestações clínicas são extremamente variadas, desde formas assintomáticas até insuficiência cardíaca (IC) avançada com necessidade de transplante cardíaco, entre outras apresentações com risco de morte súbita cardíaca (MSC). Por outro lado, avanços no tratamento resultaram em uma taxa de mortalidade anual que atualmente é inferior a 1%, equiparando-se a mortalidade da população geral para a faixa etária[2].

A suspeita clínica pode ser desencadeada pela ocorrência de sintomas, evento cardíaco, detecção de sopro cardíaco, eletrocardiograma (ECG) de 12 derivações identificado em exame de rotina ou por imagem cardíaca durante estudos de triagem familiar, reforçando a necessidade da correta identificação da doença para proporcionar o tratamento direcionado.

DIAGNÓSTICO

O diagnóstico clínico de CMH em pacientes adultos pode ser estabelecido por imagem com ecocardiograma (ECO) ou ressonância magnética cardiovascular (RMC) mostrando uma parede com espessura ≥ 15 mm em qualquer parede ventricular, na ausência de outra causa de hipertrofia. Hipertrofia mais limitada (≥ 13 mm) pode fazer diagnóstico quando presente em familiares de um paciente com CMH ou em conjunto com um teste genético positivo[3].

A magnitude e a distribuição da hipertrofia nas paredes ventriculares é variável, podendo acometer o VE de forma simétrica (espessura semelhante das paredes ventriculares) ou assimétrica (diferentes espessuras das paredes ventriculares), num ventrículo não dilatado. A forma assimétrica é a mais comum (90% dos casos), com espessura mais pronunciada localizada no septo interventricular (SIV) (Figura 1). No entanto, também podemos observar padrões mais raros com acometimento exclusivo da região apical e até mesmo concomitante ao do ventrículo direito[4].

Na avaliação dos sintomas, é útil diferenciar os pacientes de uma expressão clínica específica, com possibilidade de cinco perfis de apresentação sujeitos a modificação com a evolução ao longo do tempo (Figura 2).

- Perfil clínico benigno estável: sem necessidade de tratamento para os assintomáticos. Se sintomas (dispneia, dor torácica ou palpitação) iniciar tratamento medicamentoso.
- Sintomas graves de IC não responsivos ao tratamento habitual, na forma obstrutiva, potenciais candidatos à terapia de redução septal.
- Sintomas graves de IC não responsivos ao tratamento habitual, na forma não obstrutiva, com consideração para terapias avançadas de IC.
- Fibrilação atrial e risco de acidente vascular cerebral embólico com indicação para anticoagulação.
- Aumento do risco de morte súbita arrítmica com consideração para um cardiodesfibrilador implantável (CDI).

Vale destacar que 10% dos pacientes com CMH apresentam mais de uma dessas apresentações. Dependendo de haver ou não obstrução intraventricular, a CMH pode ser classificada em forma obstrutiva e não obstrutiva, ambas associadas a graus diferentes de disfunção diastólica

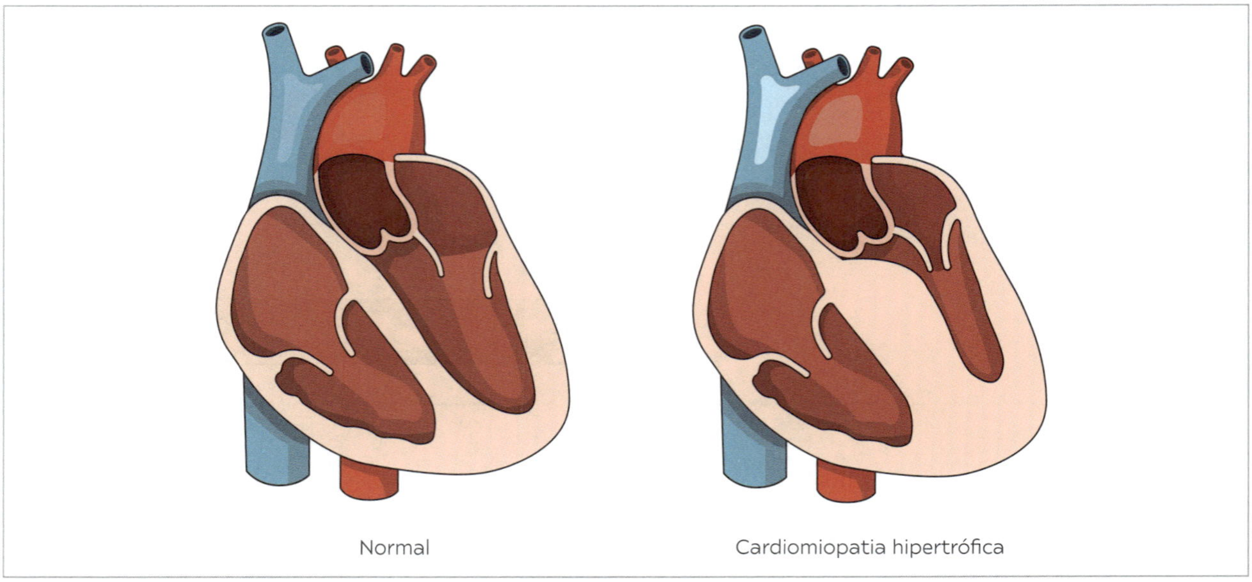

FIGURA 1 À esquerda, coração normal; à direita, coração com cardiomiopatia hipertrófica.

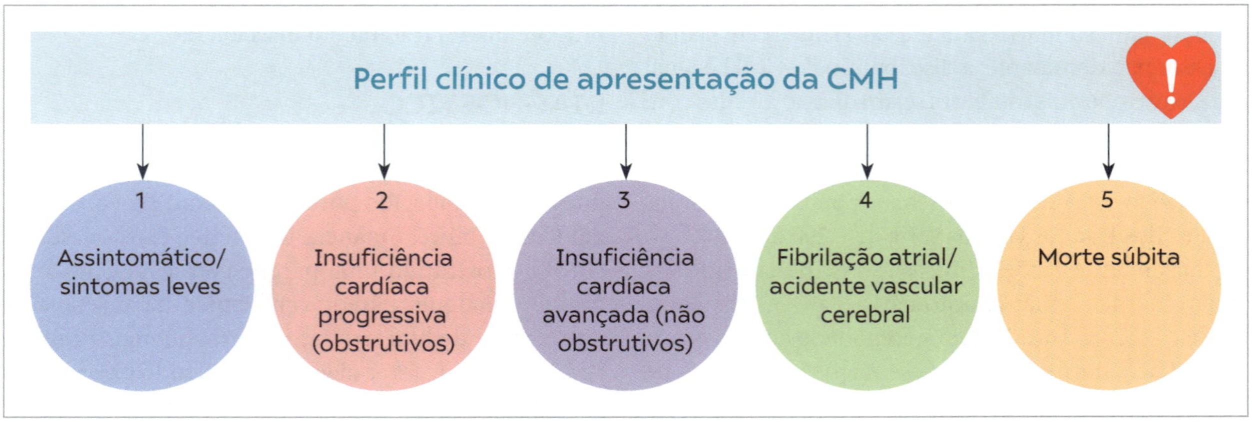

FIGURA 2 Perfis clínico de apresentação da cardiomiopatia hipertrófica.
Adaptada de Maron et al., 2022[5].

consequentes à hipertrofia ventricular. Essa disfunção diastólica pode ocorrer tanto pela hipercontratilidade e dificuldade de relaxamento associado como pelo aumento da rigidez da câmara pela fibrose progressiva, ocorrência habitual na história natural da doença. Quando a cavidade ventricular tem dimensões reduzidas, há agravamento da disfunção diastólica e altas pressões de enchimento, com átrios frequentemente dilatados. A função contrátil pode permanecer inalterada ou hiperdinâmica, o que garante altas frações de ejeção pelo VE[4]. Cerca de 5-8% dos pacientes podem evoluir com perda progressiva da função ventricular na evolução da doença (fase final), com fatores relacionados a essa ocorrência sendo fibrilação atrial e a presença de múltiplas variantes patogênicas[6].

TABELA I Principais alterações observadas no ecocardiograma de paciente com cardiomiopatia hipertrófica

Hipertrofia ventricular que pode ser encontrada em todas as paredes, incluindo o ventrículo direito, no entanto mais frequentemente é assimétrica, com relação entre o septo e a parede posterior do VE ≥ 1,3 vez. Esse critério pode ser útil na diferenciação entre cardiomiopatia hipertrófica e outras fenocópias. Também, frequentemente, a hipertrofia pode se concentrar exclusivamente na região média ou apical.
Movimento sistólico anterior da valva mitral, geralmente acompanhado de insuficiência mitral.
As dimensões do VE e de sua cavidade são tipicamente normais ou reduzidas.
Obstrução dinâmica na via de saída do VE quando se mede um gradiente ≥ 30 mmHg.

VE: ventrículo esquerdo.

EXAMES COMPLEMENTARES

Eletrocardiograma

É alterado em cerca de 90% dos pacientes, embora não seja específico da doença. Os achados mais frequentes são secundários à sobrecarga ventricular esquerda: desvio do eixo para a esquerda, critérios de amplitude aumentada do QRS, inversão de T em parede lateral, sobrecarga atrial esquerda. Ondas Q patológicas podem acontecer na parede inferolateral, bem como arritmia ventricular e fibrilação atrial[7].

Ecocardiograma

É o método para diagnóstico mais importante na CMH. As principais alterações são vistas na Tabela I.

Os pacientes que permanecem sintomáticos e não apresentam obstrução em repouso podem ser submetidos à ecocardiografia de esforço para induzir um gradiente e, posteriormente, ajustar o manejo e o tratamento de acordo com o resultado[8].

Holter de 24 horas

Deve ser feito como parte da estratificação do risco de desenvolver arritmias ventriculares e MSC, bem como para investigar palpitações e em pacientes com suspeita de fibrilação atrial.

Ressonância magnética cardíaca

Fornece imagens de alta resolução para avaliar as estruturas cardíacas. Além de conseguir identificar a hipertrofia em segmentos que não são facilmente visibilizados na ecocardiografia, mostra áreas de fibrose miocárdica, geralmente detectadas por meio do realce tardio de gadolínio, e que estão relacionadas a maior risco para MSC. De acordo com sua localização no miocárdio, ajudam a diferenciar CMH de suas fenocópias.

Também permite melhor caracterização das anomalias estruturais no aparato da válvula mitral e músculos papilares[9].

DIAGNÓSTICO DIFERENCIAL

A idade de apresentação da doença pode ser útil para o diagnóstico diferencial. Nos recém-nascidos, além da CMH, três principais hipóteses etiológicas se impõem como causa da hipertrofia ventricular esquerda: doença de Pompe (doença genética, causada pela deficiência da enzima alfaglicosidase ácida (GAA), levando a acúmulo progressivo de glicogênio dentro dos lisossomos, com sintomas de fraqueza muscular, deterioração da função respiratória e morte prematura), rasopatias (grupo de doenças cujos pacientes apresentam alterações constitucionais em genes que participam de uma mesma via de sinalização celular denominada Ras/MAPK) e doenças mitocondriais. Nos adolescentes, ataxia de Friedrich e doença de Danon; doença de Fabry, PRKAG2 e coração de atleta em adultos jovens (30-40 anos); amiloidose cardíaca e cardiopatia hipertensiva com septo em sigmoide são os principais diagnósticos diferenciais em indivíduos mais idosos (após 40 anos – Tabela II e Figura 3)[10].

TRATAMENTO

O uso de medicamentos não é recomendado antes do desenvolvimento dos sintomas, já que não há evidências de que a terapia farmacológica mude a história natural de pacientes assintomáticos. O manejo clínico pode ser dividido em dois perfis de apresentação como indicado na Figura 4.

TABELA II Diagnóstico diferencial das possíveis causas de hipertrofia ventricular esquerda

Doença	Prevalência	Sexo	Idade de apresentação	Herança genética
Cardiomiopatia hipertrófica	1:200-500	Ambos	Qualquer idade	Autossômica dominante
Doença de Pompe	0,17:100.000	Ambos	Recém-nascido	Autossômica recessiva
Ataxia de Friedrich	1:50.000	Ambos	Adulto jovem	Autossômica recessiva
Doença de Fabry	1:40.000-60.000 em homens	Homens > mulheres	Infância HVE: > 30 anos	Cromossomo X
Cardiopatia hipertensiva	1:3	Ambos	Adulto > 40 anos	Herança genética
Amiloidose	55,2/100.000 pessoas-ano	ATTR: homem > mulher. AL: ambos	Adulto/idoso > 40 anos	ATTRh: autossômica dominante

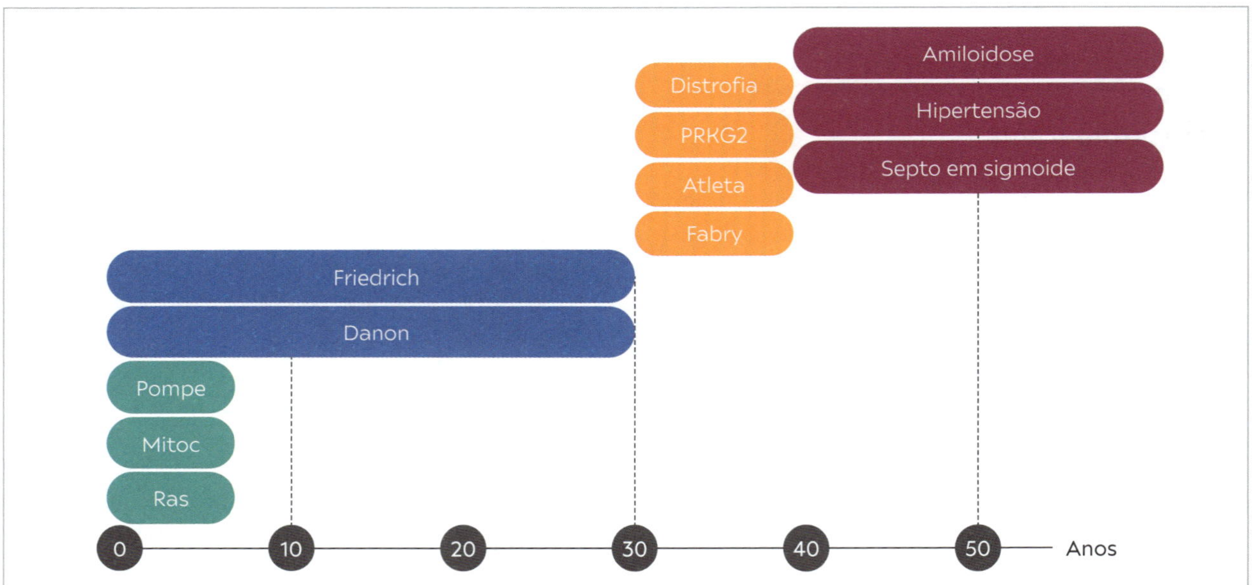

FIGURA 3 Diagnóstico diferencial da hipertrofia ventricular esquerda considerando idade e apresentação.

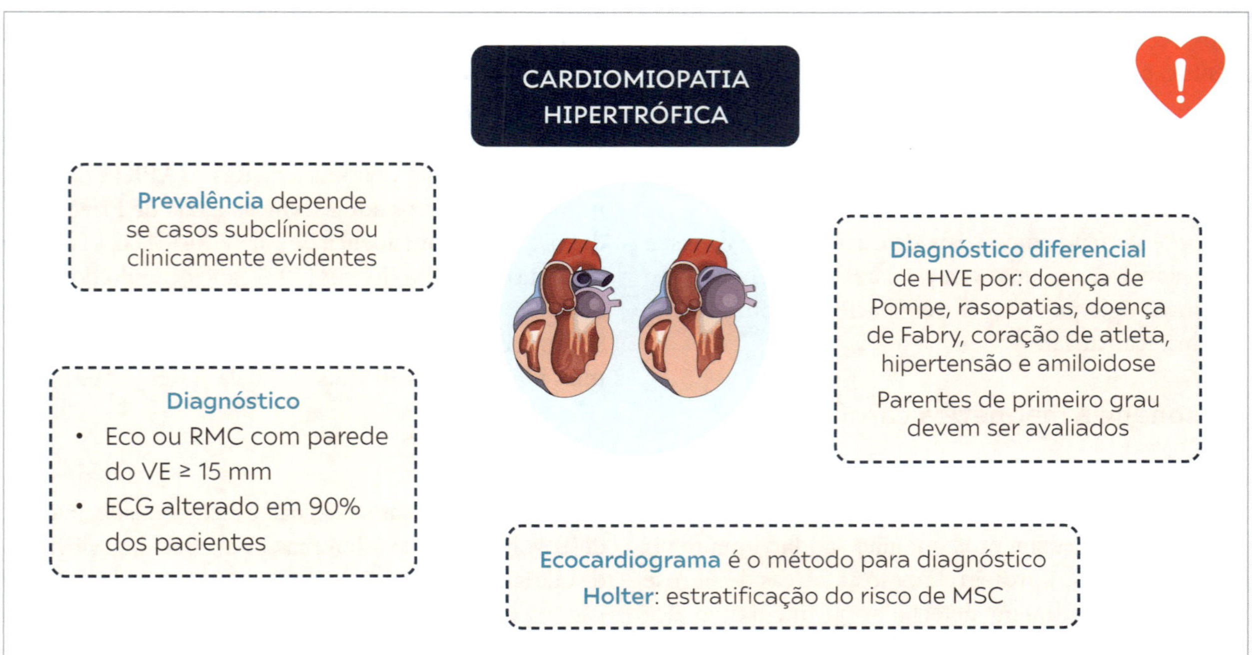

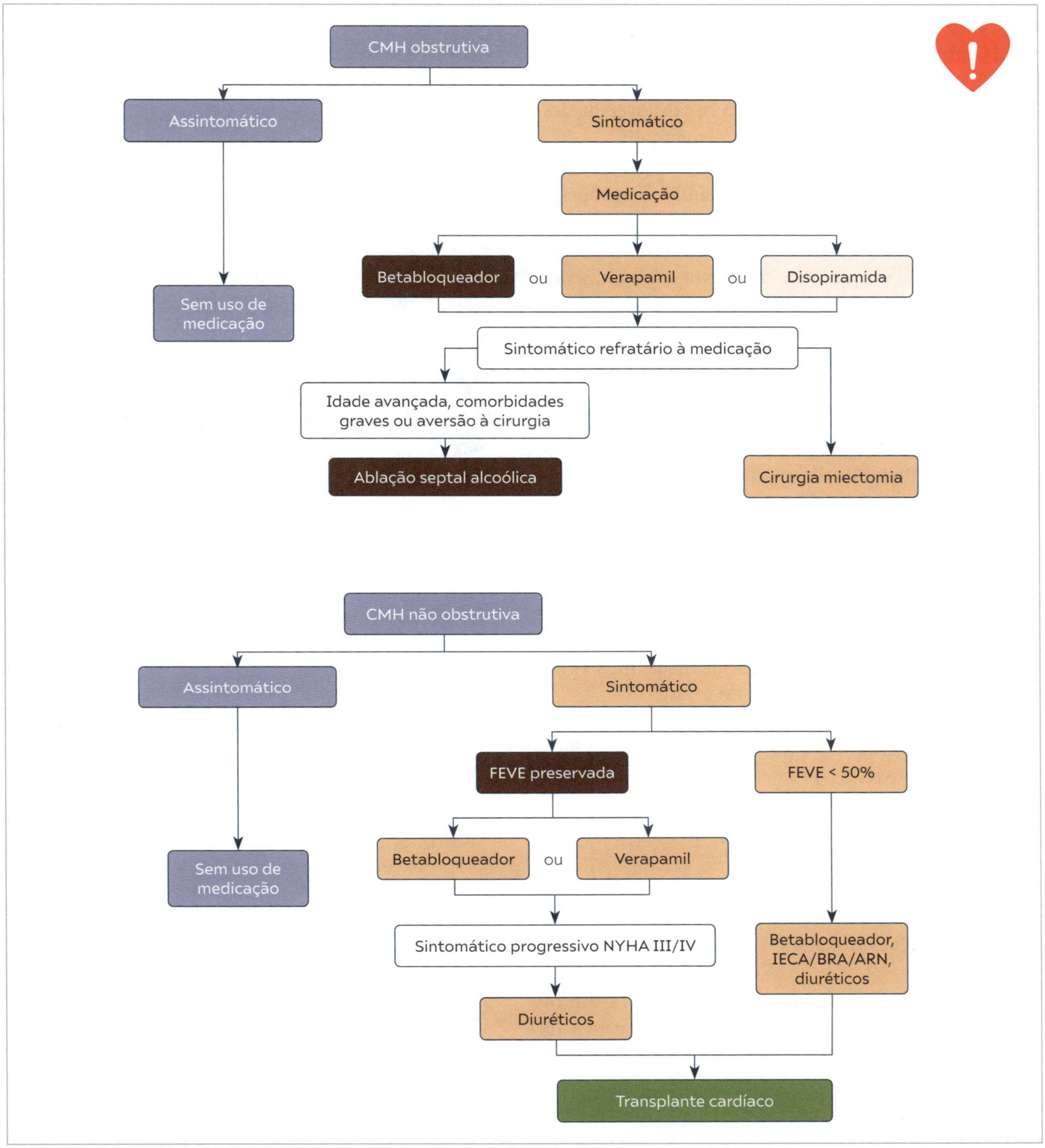

FIGURA 4 Estratificação de risco em pacientes com cardiomiopatia hipertrófica. BRA: bloqueador dos receptores de angiotensina; CDI: cardioversor-desfibrilador implantável; FEVE: fração de ejeção do ventrículo esquerdo; IECA: inibidor da enzima conversora de angiotensina.

Profilaxia de morte súbita cardíaca

A estratificação de risco para MSC deve ser realizada em todos os pacientes com CMH e reavaliada anualmente em todas as consultas. Os pacientes que sobrevivem a um episódio de fibrilação ventricular (FV) ou taquicardia ventricular sustentada (TVS) têm um risco muito elevado de eventos recorrentes, o que justifica a implantação de um cardioversor-desfibrilador implantável (CDI) para prevenção secundária nesses pacientes[11].

Por outro lado, a primeira manifestação da doença em indivíduos assintomáticos podem ser arritmias graves, e a maioria dos pacientes não sobrevive ao primeiro episódio de arritmia ventricular, sendo, portanto, necessária a identificação do indivíduo em maior risco para esse evento. Pacientes com CMH e MSC ocorrem em

0,5% a 1,5%/ano (próximo à mortalidade da população geral). Em pacientes de alto risco, a MSC pode chegar a 2,5%. Identificar esses pacientes com alto grau de acerto e indicar o tratamento preventivo com cardioversor-desfibrilador implantável (CDI) é fundamental[12].

Dispomos de duas principais diretrizes para auxiliar na estratificação de risco de morte súbita: a europeia e a americana. A diretriz europeia de 2014 (European Society of Cardiology – ESC) recomendou um novo modelo de cálculo de risco de morte súbita baseado em estudo longitudinal, retrospectivo e multicêntrico (n = 3.675), utilizando sete variáveis: idade, história familiar de morte súbita, síncope, espessura da parede, diâmetro do átrio esquerdo, gradiente de via de saída do VE e presença de taquicardia ventricular não sustentada (TVNS). Na prevenção primária, o cálculo de risco contempla uma pontuação com três níveis de risco de morte súbita – baixo (< 4%), médio (≥ 4-6%) e elevado (≥ 6%) – em 5 anos para pacientes maiores de 16 anos[13].

A diretriz americana considera apenas um destes fatores como sugestão para indicação de CDI na prevenção primária[11]:

- História familiar de MSC (parentes de primeiro grau < 50 anos ou vários de segundo grau).
- Síncope não explicada por outra causa.
- Hipertrofia grave do VE (≥ 30 mm pelo ECO ou ≥ 28 mm na RMC).
- Disfunção sistólica com fração de ejeção < 50%.
- Aneurisma apical do VE, independentemente do tamanho.

Outros dois fatores foram incluídos, com menor grau de recomendação (IIb):

- RMC com contraste mostrando realce tardio de gadolínio identificando fibrose superior a 15% da massa do VE.
- TVNS na presença de realce tardio mencionado anteriormente. Em crianças, TVNS tem a recomendação IIa após serem considerados os riscos altos de complicações de um dispositivo de CDI nessa faixa etária.

Apesar de toda a investigação, a capacidade de estratificar o risco de MSC ainda é limitada. Pacientes com um fator de risco apresentam risco em torno de 1% ao ano. Se três ou mais fatores de risco, 5% ao ano. E se evento prévio (FV/TV), 10% ao ano[11].

Rastreio de familiares

Levando-se em conta a causa genética da CMH, os parentes de primeiro grau dos indivíduos afetados devem ser avaliados periodicamente devido à possibilidade de apresentarem a doença. A avaliação é recomendada a cada 12-18 meses até os 18 anos, quando se espaça para a cada 5 anos. Consiste na realização de anamnese, exame físico, ECG e ECO[14].

Quando o paciente faz estudo genético, se está presente uma variante patogênica ou provavelmente patogênica, pode ser feito o rastreio realizando a pesquisa do gene afetado no paciente-índice. Caso seja positivo e ECG e ECO normais (genótipo positivo e fenótipo negativo), o *screening* permanece como recomendado anteriormente. Caso seja genótipo negativo, não há necessidade de investigação futura[9].

BIBLIOGRAFIA

1. Marian AJ, Braunwald E. Hypertrophic cardiomyopathy: genetics, pathogenesis, clinical manifestations, diagnosis, and therapy. Circ Res. 2017;121:749-70.
2. Maron BJ, Ommen SR, Semsarian C, Spirito P, Olivotto I, Maron MS. Hypertrophic cardiomyopathy: present and future, with translation into contemporary cardiovascular medicine. J Am Coll Cardiol. 2014;64(1):83-99.
3. Marian AJ, Braunwald E. Hypertrophic cardiomyopathy: genetics, pathogenesis, clinical manifestations, diagnosis, and therapy. Circ Res. 2017;121(7):749-70.
4. Young T, Palta M, Dempsey J, Skatrud J, Weber S, Badr S. The occurrence of obstructive sleep apnea among middle-aged adults. N Engl J Med. 1993;328:1230e5.
5. Maron BJ, Desai MY, Nishimura RA, Spirito P, Rakowski H, Towbin JA, et al. Diagnosis and evaluation of hypertrophic cardiomyopathy: jacc state-of-the-art review. J Am Coll Cardiol. 2022;79(4):372-89.
6. Ho CY, Day SM, Ashley EA, Michels M, Pereira AC, Jacoby D, et al. Genotype and disease burden in HCM. Circulation. 2018;138:1387-98.
7. McLeod CJ, Ackerman MJ, Nishimura RA, Tajik AJ, Gersh BJ, Ommen SR. Outcome of patients with hypertrophic cardiomyopathy and a normal electrocardiogram. J Am Coll Cardiol. 2009;54(3):229-33.
8. Maron MS, Olivotto I, Zenovich AG, Link MS, Pandian NG, Kuvin JT, et al. Hypertrophic cardiomyopathy is predominantly a disease of left ventricular outflow tract obstruction. Circulation. 2006; 114(21):2232-9.
9. Writing Committee Members, Ommen SR, Mital S, Burke MA, Day SM, Deswal A, et al. 2020 AHA/ACC Guideline for the diagnosis and treatment of patients with hypertrophic cardiomyopathy. Circulation. 2020;142:e558-e631.
10. Bruscky LVR, Murta ASC, Albrecht FB, Magalhães MJL, Borges Filho R, Francisco YA, et al. Diagnóstico diferencial das cardiomiopatias que cursam com hipertrofia ventricular. Rev Soc Cardiol Estado de São Paulo. 2021;31(2):171-80.
11. O'Mahony C, Elliot PM. Prevention of sudden cardiac death in hypertrophic cardiomyopathy. Heart. 2014;100(3):254-60.
12. Maron BJ, Casey SA, Poliac LC, Gohman TE, Almquist AK, Aeppli DM. Clinical course of hypertrophic cardiomyopathy in regional United States cohort. JAMA. 1999;281(7):650-5. Erratum in: JAMA. 1999;281(24):2288.
13. Authors/Task Force members; Elliott PM, Anastasakis A, Borger MA, Borggrefe M, Cecchi F, et al. 2014 ESC Guidelines on diagnosis and management of hypertrophic cardiomyopathy: the Task Force for the Diagnosis and Management of Hypertrophic Cardiomyopathy of the European Society of Cardiology (ESC). Eur Heart J. 2014;35(39):2733-79.
14. Maron BJ, Seidman JG, Seidman CE. Proposal for contemporary screening strategies in families with hypertrophic cardiomyopathy. J Am Coll Cardiol. 2004;44(11):2125-32.

60

Cardiomiopatia dilatada

Fabiana Marques
Marcus Vinicius Simões
Flávio Henrique Valicelli

CONSULTA RÁPIDA

- **Caracterização:** ventrículo esquerdo dilatado com disfunção sistólica não causada por doença isquêmica ou valvar.
- **Considerar cardiomiopatia dilatada idiopática** somente após exclusão de outras condições que cursam com dilatação e disfunção sistólica do ventrículo esquerdo.
- **Avaliar histórico familiar** de três a quatro gerações com enfoque em cardiomiopatias, distrofia muscular e morte súbita.
- **Causa genética** pode ser identificada em até 30% dos casos de cardiomiopatia dilatada, e análise genética está indicada para todos.
- **Variantes da proteína** titina dos sarcômeros são responsáveis por 25% a 30% dos casos de cardiomiopatia dilatada familiar e 10% a 15% da forma não familiar.
- Existem **variantes genéticas** associadas a substrato arrítmico de risco para morte súbita, principalmente variantes da laminina.
- **O tratamento** medicamentoso para cardiomiopatia dilatada é semelhante ao utilizado em outras causas de disfunção sistólica.
- É possível que, no futuro, a informação genômica indique a história natural e guie o tratamento.

INTRODUÇÃO

As cardiomiopatias (CMP) representam um conjunto heterogêneo de doenças do miocárdio caracterizadas por disfunção mecânica e/ou elétrica do coração. Nos últimos anos, ocorreram mudanças nas classificações das CMP. A American Heart Association (AHA) classifica as CMP, de acordo com a etiologia, em genéticas, adquiridas e mistas, enquanto a European Society of Cardiology (ESC) propôs uma classificação baseada em fenótipo e características morfológicas, com subdivisão em familiar e não familiares[1,2].

O termo CMP dilatada (CMD) é utilizado em condições de dilatação e disfunção sistólica do ventrículo esquerdo (VE) ou de ambos os ventrículos na ausência de doença arterial coronariana, hipertensão arterial, doença valvar ou congênita do coração, ou, caso presentes, não suficientes para explicar a disfunção miocárdica observada. O fenótipo da CMD é geralmente visto como via final comum de vários tipos de agressão cardíaca, sendo fundamental a exclusão de outras cardiopatias que dilatam o coração. É a terceira causa mais comum de insuficiência cardíaca (IC)[3].

EPIDEMIOLOGIA

As causas de CMD podem ser classificadas em genéticas (familiares) e não genéticas, no entanto existem circunstâncias nas quais a predisposição genética interage com fatores extrínsecos ou ambientais para explicar a gênese. Geralmente o início da doença ocorre na terceira ou quarta décadas de vida, sendo predominante em homens com relação gênero masculino:feminino, na proporção de 3:1.

A CMD apresenta período longo de progressão silenciosa assintomática, e nessa fase podem ser detectados distúrbios de condução, arritmias ou alterações na arquitetura miocárdica e geometria ventricular. No momento do diagnóstico clínico, é comum a presença de disfunção sistólica significativa associada a remodelamento ventricular e sintomas de IC[4]. Os portadores de CMD apresentam em geral menor prevalência de comorbidades quando comparados a portadores de outras formas de disfunção sistólica, o que pode contribuir para um melhor prognóstico. A raça negra é fator de risco para desenvolvimento e representa também pior prognóstico.

O cardiologista deve estar atento a excluir causas secundárias de CMD antes do diagnóstico de idiopática, uma vez que algumas causas podem ser reversíveis. A diversas etiologias não são excludentes e podem ocorrer em associação (Tabela I)[3].

TABELA I Principais causas de cardiomiopatia dilatada

Mutações genéticas.
Infecções: virais, bacterianas, protozoários (doença de Chagas – *Trypanosoma cruzi*), fungos.
Autoimunidade: lúpus eritematoso sistêmico, artrite reumatoide, sarcoidose, esclerose sistêmica.
Exposição a agentes tóxicos: etanol, cocaína, antraciclinas, 5-fluorouracila, anfetaminas, lítio, metais pesados, radiação.
Desordens metabólicas e endócrinas: Cushing, hipotireoidismo, hipertireoidismo, feocromocitoma, deficiência de tiamina, selênio.
Doenças neuromusculares: distrofias, ataxias, distrofia miotônica, mitocondriopatias.
Gravidez (miocardiopatia periparto).

Adaptado de Schultheiss *et al.*, 2019[3].

ASPECTOS GENÉTICOS

Até o momento, variantes de mais de 50 genes foram relacionados ao desenvolvimento de CMD. Vários padrões de herança foram descritos, como autossômico dominante, ligado ao X, autossômico recessivo e transmissão matrilinear. Com os avanços na tecnologia de sequenciamento genético e descoberta de novos genes envolvidos, a prevalência de CMD idiopática tem sido reduzida. Atualmente, os testes genéticos estão disponíveis para uma ampla gama de genes associados ao desenvolvimento de CMD; os sequenciamentos de última geração utilizam painéis que avaliam entre 20 e 30 genes. A seleção de genes avaliados no painel e a

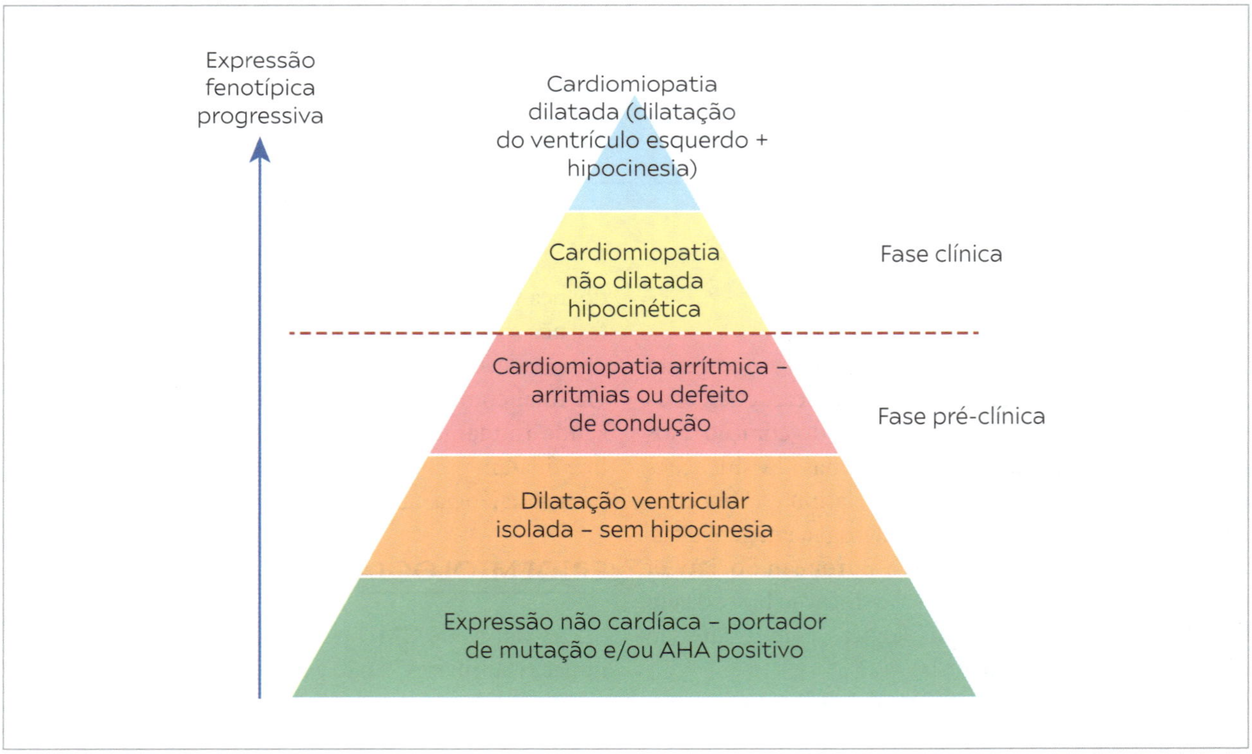

FIGURA 1 Espectro clínico da miocardiopatia dilatada
Adaptada de Orphanou et al., 2022[4].

interpretação subsequente devem considerar o fenótipo do paciente, sendo que de 15% a 30% dos portadores podem apresentar forma familiar. Genes mais comuns associados à CMD estão expressos na Tabela II.

A triagem clínica de todos os familiares de primeiro grau é essencial, incluindo no mínimo anamnese detalhada, exame físico, eletrocardiograma e ecocardiograma. Aconselhamento genético deve ser oferecido a todos os familiares de primeiro grau caso seja detectada uma variante patogênica. A triagem de familiares de portadores de CMD é importante porque permite detecção e tratamento precoce e consequente retardo da progressão da doença, além de impacto positivo no prognóstico. Apesar de a base genética para a forma familiar estar bem estabelecida, a maioria dos casos é de apresentações esporádicas[4,5].

ESTRATIFICAÇÃO DE RISCO

A estratificação de risco em CMD é tradicionalmente realizada com base nos parâmetros de remodelamento (fração de ejeção, diâmetros e volumes cavitários), na

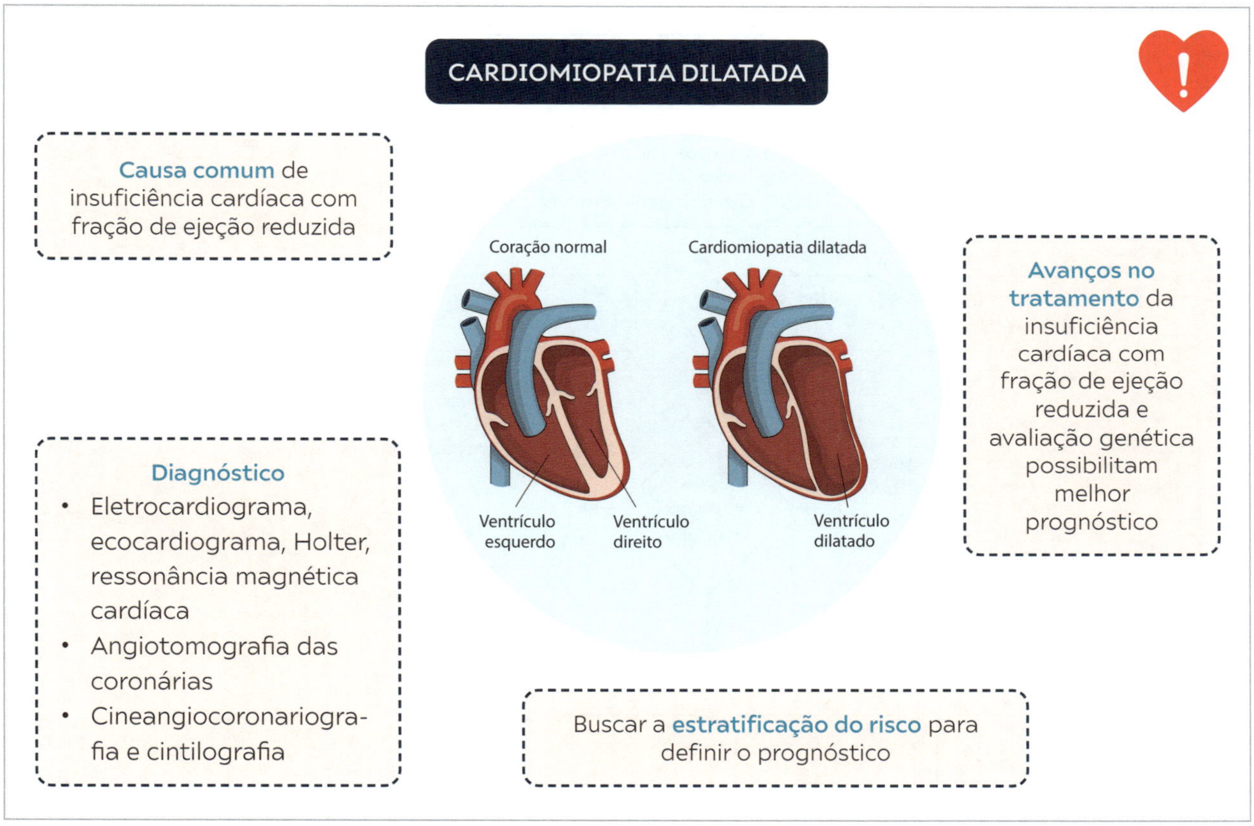

FIGURA 2 Abordagem inicial da cardiomiopatia dilatada.

TABELA II Genes mais comumente associados à cardiomiopatia dilatada

Classificação de acordo com a alteração funcional em nível celular			
Genes que codificam proteínas do sarcômero	Genes que codificam proteínas do envelope nuclear	Genes que codificam proteínas do citoesqueleto	Genes que codificam proteínas da adesão intercelular
Titina (TTN)	Laminina (LMNA)	Filaminas, distrofinas e desminas	Desmossomas
Maior proteína do corpo, com mais de 35 mil aminoácidos. Causa genética mais frequente, 25% das mutações da forma familiar e 15% dos casos esporádicos.	Até 6% das cardiomiopatias dilatadas. Padrão autossômico dominante. Expressão fenotípica agressiva. Taxa elevada de arritmias malignas e morte súbita.	Variantes genéticas que podem estar associadas a distrofia muscular e miopatias mistas (esqueléticas + cardíacas).	Variantes genéticas associadas a cardiomiopatia arritmogênica do ventrículo direito e cardiomiopatia dilatada. Até 13% das cardiomiopatias dilatadas.

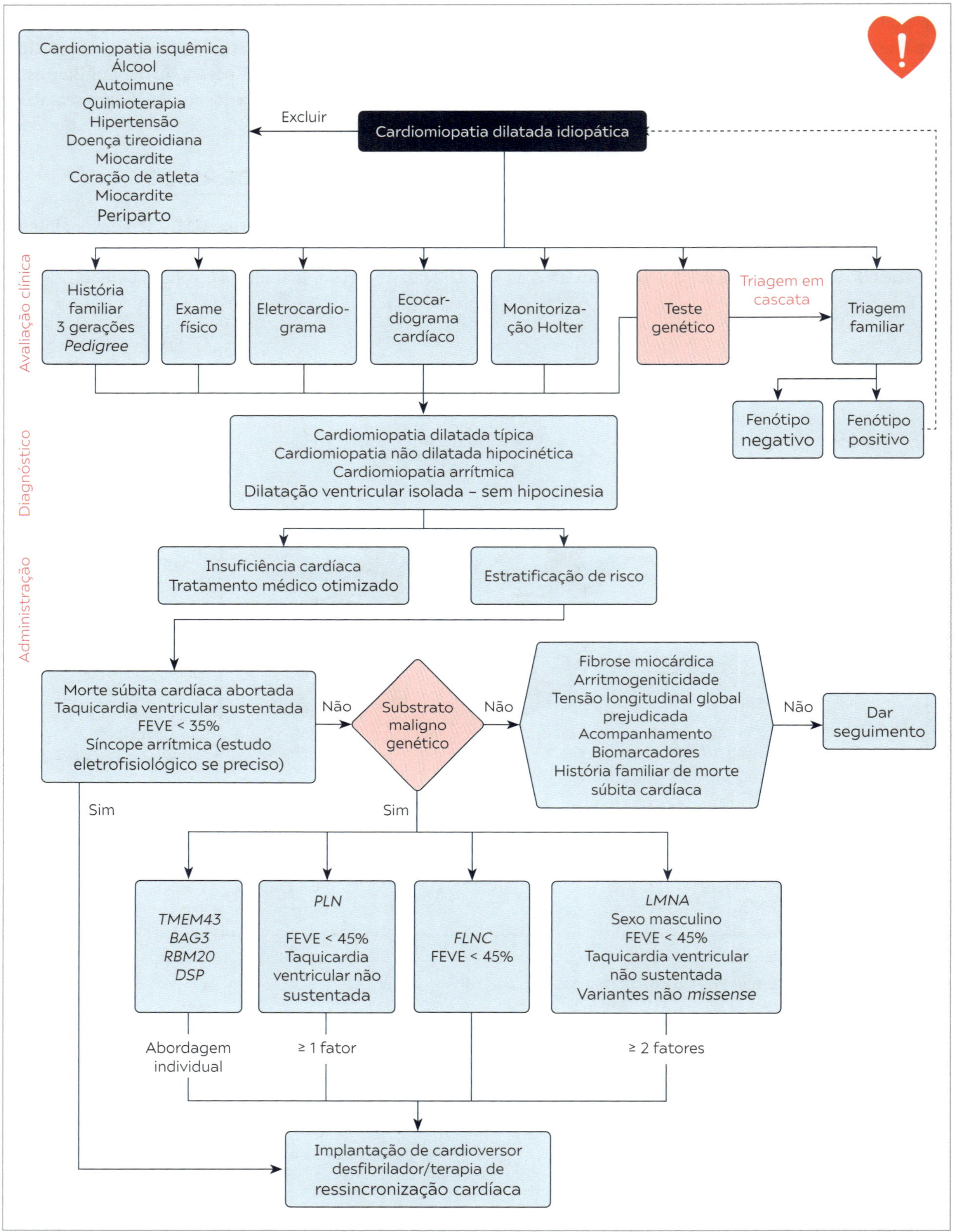

FIGURA 3 Fluxograma para manejo clínico da cardiomiopatia dilatada
Adaptada de Orphanou et al., 2022[4].

gravidade de apresentação clínica (capacidade funcional, grau de congestão e histórico de hospitalização) e nas manifestações arrítmicas. Atualmente, novas ferramentas podem ser utilizadas nessa estratificação. A presença de extensa fibrose e realce tardio miocárdico na ressonância magnética cardíaca (RMC) pode estar associada a pior prognóstico. Estudos de correlação fenotípica-genotípica apontam maior risco de morte súbita cardíaca para determinadas variantes genéticas, mesmo na ausência de grave disfunção ventricular, principalmente para a variante laminina. Recentemente, um painel de *experts* sugeriu a avaliação de indicação mais precoce de CDI em mais outras quatro variantes, também associadas a substrato arrítmico maligno: *BAG3*, *PLN*, *FLNC* e *TMEM43*[4,6].

TRATAMENTO

O tratamento medicamentoso e não medicamentoso é semelhante ao utilizado para outras CMP. Na presença de disfunção sistólica ou síndrome clínica de IC, o bloqueio neuro-hormonal é a base do tratamento. Algumas variantes genéticas estão associadas a maior risco de arritmias fatais; nesse contexto, a indicação de cardiodesfibrilador implantável deve ser avaliada de modo criterioso, principalmente em portadores de disfunção sistólica moderada.

CONSIDERAÇÕES FINAIS

CMD é causa frequente de insuficiência cardíaca. A etiologia é ampla e envolve fatores ambientais, genéticos ou uma associação de ambos. A investigação é feita com ferramentas habitualmente usadas na investigação de outras formas de cardiopatia, como eletrocardiograma, ecocardiograma, Holter, ressonância magnética cardíaca e exames para a exclusão de doença coronariana, como angiotomografia de coronárias, cintilografia e cineangiocoronariografia.

A avaliação genética apresentou importante avanço e atualmente é fundamental não apenas no diagnóstico e na triagem, mas também na estratificação de risco de pacientes e seus familiares. A recente evolução na terapia medicamentosa ou não para tratamento da IC melhorou de modo impactante a sobrevida dos portadores de CMD.

BIBLIOGRAFIA

1. Maron BJ, Towbin JA, Thiene G, Antzelevitch C, Corrado D, Arnett D, et al. Contemporary definitions and classification of the cardiomyopathies: an American Heart Association Scientific Statement from the Council on Clinical Cardiology, Heart Failure and Transplantation Committee; Quality of Care and Outcomes Research and Functional Genomics and Translational Biology Interdisciplinary Working Groups; and Council on Epidemiology and Prevention. Circulation. 2006;113(14):1807-16.
2. Pinto YM, Elliott PM, Arbustini E, Adler Y, Anastasakis A, Böhm M, et al. Proposal for a revised definition of dilated cardiomyopathy, hypokinetic non-dilated cardiomyopathy, and its implications for clinical practice: a position statement of the ESC working group on myocardial and pericardial diseases. Eur Heart J. 2016;37(23):1850-8.
3. Schultheiss H-P, Fairweather DL, Caforio ALP, Escher F, Hershberger RE, Lipshultz SE, et al. Dilated cardiomyopathy. Nat Rev Dis Prim. 2019;5(1):32.
4. Orphanou N, Papatheodorou E, Anastasakis A. Dilated cardiomyopathy in the era of precision medicine: latest concepts and developments. Heart Fail Rev. 2022;27(4):1173-91.
5. McNally EM, Mestroni L. Dilated cardiomyopathy: genetic determinants and mechanisms. Circ Res. 2017;121(7):731-48.
6. Merlo M, Cannatà A, Gobbo M, Stolfo D, Elliott PM, Sinagra G. Evolving concepts in dilated cardiomyopathy. Eur J Heart Fail. 2018;20(2):228-39.

61

Cardiomiopatia arritmogênica do ventrículo direito, miocárdio não compactado, cardiomiopatia restritiva, cardiomiopatia induzida por arritmias

Marcelo Garcia Leal
Almir Alamino Lacalle

CONSULTA RÁPIDA

CARDIOMIOPATIA ARRITMOGÊNICA DO VENTRÍCULO DIREITO

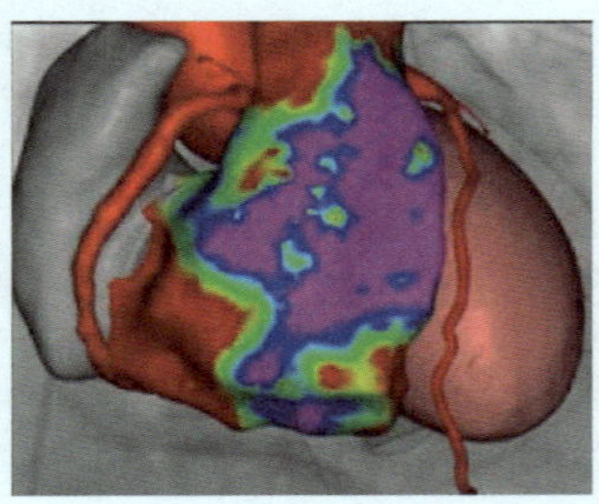

- Testagem genética e seguimento também de familiares
- Substituição de miocárdio por tecido fibrogorduroso
- Principais causas de morte súbita em Atletas e Jovens

- CDI reduz mortalidade
- Betabloqueadores para todos
- Exercício físico vigoroso acelera a progressão

- Inversão de onda T de V1-V3/4

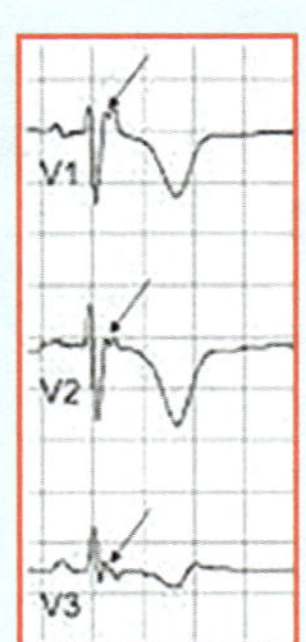

MIOCÁRDIO NÃO COMPACTADO

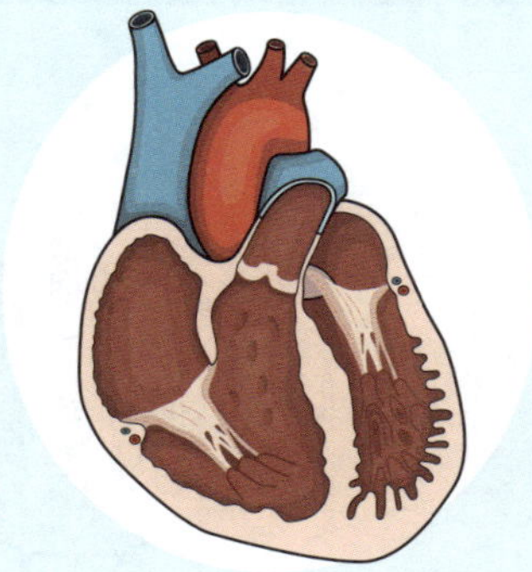

Hipertrabeculação do miocárdio

Na embriogênese ocorre interrupção da compactação miocárdica

Sinais e sintomas de IC

- Palpitações
- Dor torácica
- Síncope ou pré-síncope
- AVE

Pode ocorrer na gestação com atividades físicas vigorosas

CARDIOMIOPATIA RESTRITIVA (CMR)

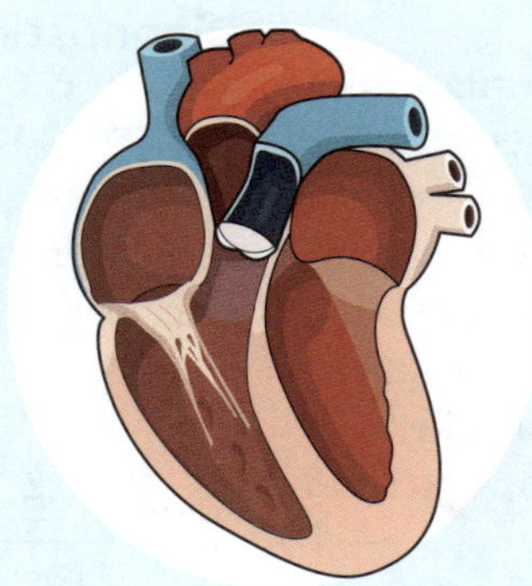

Compreende um conjunto de doenças com características semelhantes

Enrijecimento ventricular, aumento das pressões de enchimento, dilatação uni ou biatrial e congestão venosa

Causas: endomiocardiofibrose, CMR idiopática, amiloidose, sarcoidose, hemocromatose, radiação, infiltração eosinofílica e doença de Fabry

Caminha invariavelmente para insuficiência cardíaca

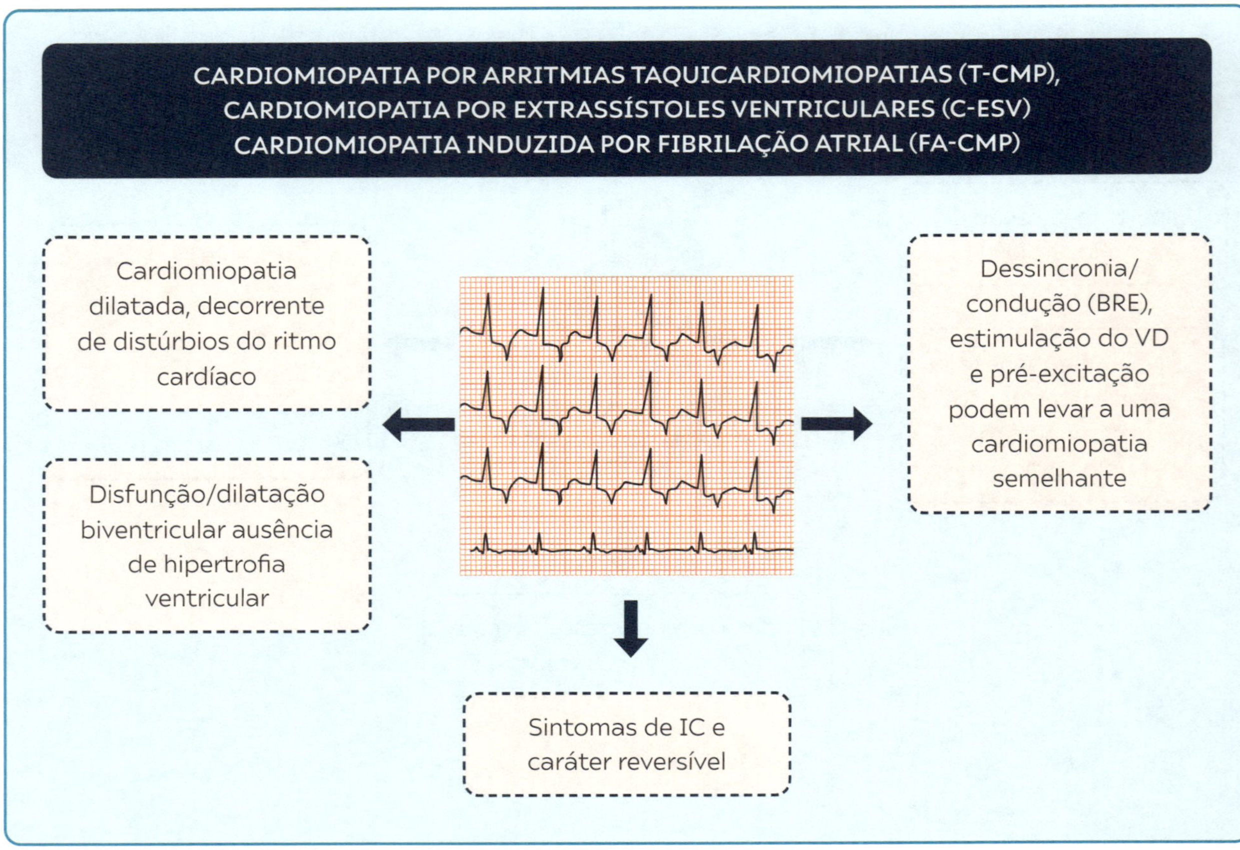

CARDIOMIOPATIA ARRITMOGÊNICA DO VENTRÍCULO DIREITO (CAVD)

Introdução

Também conhecida como displasia arritmogênica do ventrículo direito, a CAVD é doença genética que pode ser transmitida para familiares de primeiro grau em dois padrões, autossômico dominante (mais comum) e autossômico recessivo. É subdiagnosticada e tem como característica a perda de miócitos e substituição por fibrose e infiltração gordurosa, gerando alteração de contratilidade e arritmias oriundas do ventrículo direito (VD).

Sua prevalência é de 1:5.000, podendo chegar a 1:2.000 em alguns países europeus, como Itália e Alemanha. É uma causa importante de morte súbita (MS) em jovens, sendo responsável por até 11-20% em jovens e atletas.

Seu acometimento na maioria dos casos é exclusivamente do VD, mais especificamente no "triângulo da displasia", envolvendo a parede posteroinferior, a via de saída e o ápice do VD. Porém pode acometer, mais raramente, o ventrículo esquerdo (VE), seja isoladamente, seja em conjunto com o VD.

Diagnóstico

Apresentação clínica

Costuma se manifestar entre a 2ª e a 4ª década de vida. A primeira manifestação pode ser MS, sendo os principais sintomas: palpitações secundárias a arritmias

TABELA I Condições para se suspeitar de cardiomiopatia arritmogênica do ventrículo direito (VD)

Adulto jovem com morte súbita abortada
Palpitações/síncope associada à inversão de onda T de V1-V4
Surgimento de arritmias com padrão de BRE principalmente no exercício
Extrassístoles da via de saída do VD (VSVD)
Ecocardiograma com alterações de mobilidade do VD

ou extrassístoles, síncope e dor torácica. A dispneia costuma surgir mais tardiamente na doença avançada com disfunção do VD.

Exames complementares

Eletrocardiograma (ECG)

O ECG é um exame de extrema importância para a suspeita e diagnóstico de CAVD, as principais alterações encontradas são (Figura 1):

- Inversão de onda T nas derivações precordiais direitas (V1-V3/V4).
- Atraso na ativação final do QRS nas derivações direitas > 55 ms (medido do nadir da onda S ao final do QRS em V1-V3) – exemplificada mais adiante.
- Onda épsilon.
- Arritmias com origem no VD – morfologia de BRE.

Ecocardiograma transtorácico (Eco-TT)

O Eco-TT tem papel importante em detectar alterações de mobilidade regional, disfunção sistólica e dilatação do VD. Possui limitação pelo fato de o VD ter uma visualização mais difícil em relação ao VE. Tem menor sensibilidade e especificidade em relação à ressonância cardíaca.

Ressonância magnética cardíaca (RMC)

Tem importância no diagnóstico, principalmente nos pacientes em fases pré-clínicas, podendo encontrar afilamento da parede do VD, e por meio da técnica de realce tardio, cicatrizes com fibrose ou tecido gorduroso. Além disso, tem melhor definição espacial do VD em relação ao Eco-TT, visualizando alterações discinéticas, disfunção e dilatação da câmara.

Outros exames

- Holter: importante na identificação e na densidade de arritmias.
- Estudo eletrofisiológico: auxilia no diagnóstico e no tratamento de arritmias ventriculares.
- Biópsia endomiocárdica: reservada para casos de dúvida do diagnóstico.
- Teste genético: sempre que disponível deve ser solicitado, auxilia quando o probando possui teste positivo. O teste negativo não descarta o diagnóstico.
  - É recomendada a avaliação rotineira de pacientes com teste genético positivo para CAVD sem doença manifesta. Esta deve ser iniciada entre 10 e 12 anos de idade, com ECG, Eco-TT, se disponível, RMC e Holter de 24 horas. Recomenda-se que essa avaliação seja repetida a cada 2 anos, entre os 10 e 20 anos de idade, e a cada 5 anos após os 20 anos de idade. A avaliação poderá ser interrompida entre 50 e 60 anos.

Critérios para diagnóstico

O diagnóstico da CAVD é feito por meio de critérios diagnósticos de uma força-tarefa internacional que foi

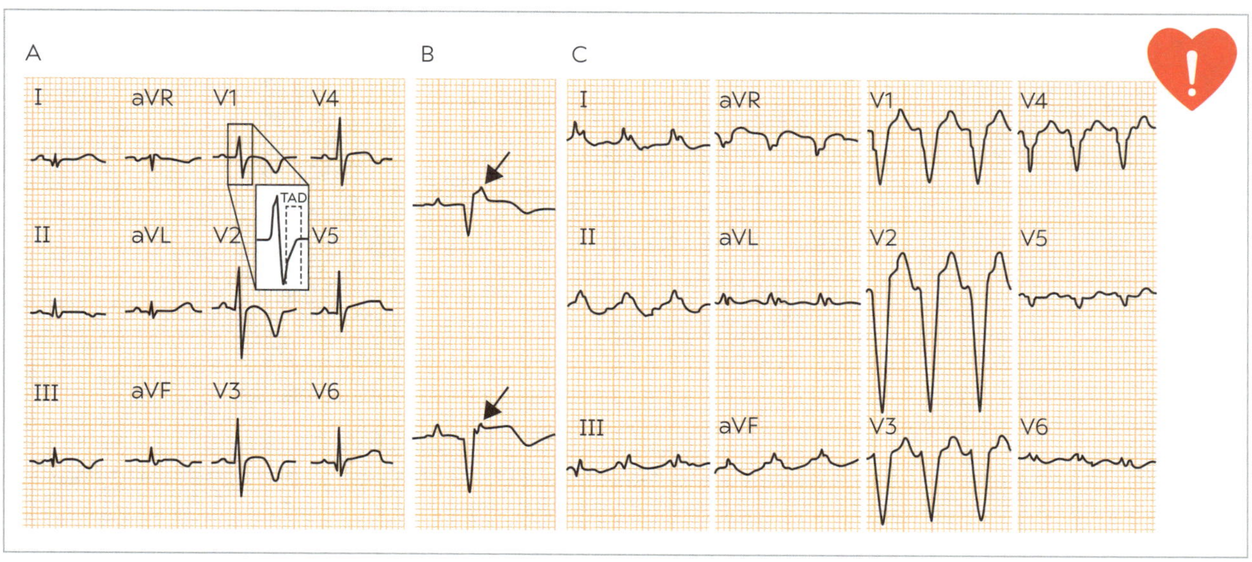

FIGURA 1 Alterações do eletrocardiograma na cardiomiopatia arritmogênica do ventrículo direito (CAVD). A: inversão da onda T de V1-V4 e atraso na ativação final (TAD) do QRS em V1(> 55 ms). B: onda épsilon (potenciais de baixa frequência entre o final do QRS e início da onda T). C: taquicardia ventricular com origem no VD (morfologia de bloqueio de ramo esquerdo – BRE).

Fonte: adaptada de Corrado et al., 2017[1].

TABELA II Diagnóstico diferencial

Sarcoidose	Cardiomiopatia dilatada
Miocardite	Hipertensão pulmonar
Síndrome de Brugada	Extrassístoles da via de saída do ventrículo direito idiopática
Doença de Uhl	Tetralogia de Fallot corrigida

revisada em 2010. Os critérios maiores somam 2 pontos, e os menores, 1 ponto. O diagnóstico é estabelecido se somado 4 pontos ou mais. Pacientes que atingem 3 pontos são classificados como portadores prováveis. Os critérios diagnósticos são extensos e não serão discutidos em detalhes neste capítulo, mas compreendem os seguintes itens:

- Alterações estruturais e disfunção global/regional do VD.
- Aspectos histopatológicos.
- Anormalidades de repolarização.
- Anormalidades de despolarização/condução.
- Arritmias.
- História familiar.

Prognóstico

O prognóstico da CAVD é relacionado à ocorrência de arritmias e mais tardiamente ao surgimento de disfunção ventricular. Sua mortalidade é estimada de 0,08 a 3,6% ao ano. Ferramentas de estratificação vêm sendo propostas para estimar o risco de MS (Figura 2) e guiar na indicação do implante de um cardiodesfibrilador implantável (CDI).

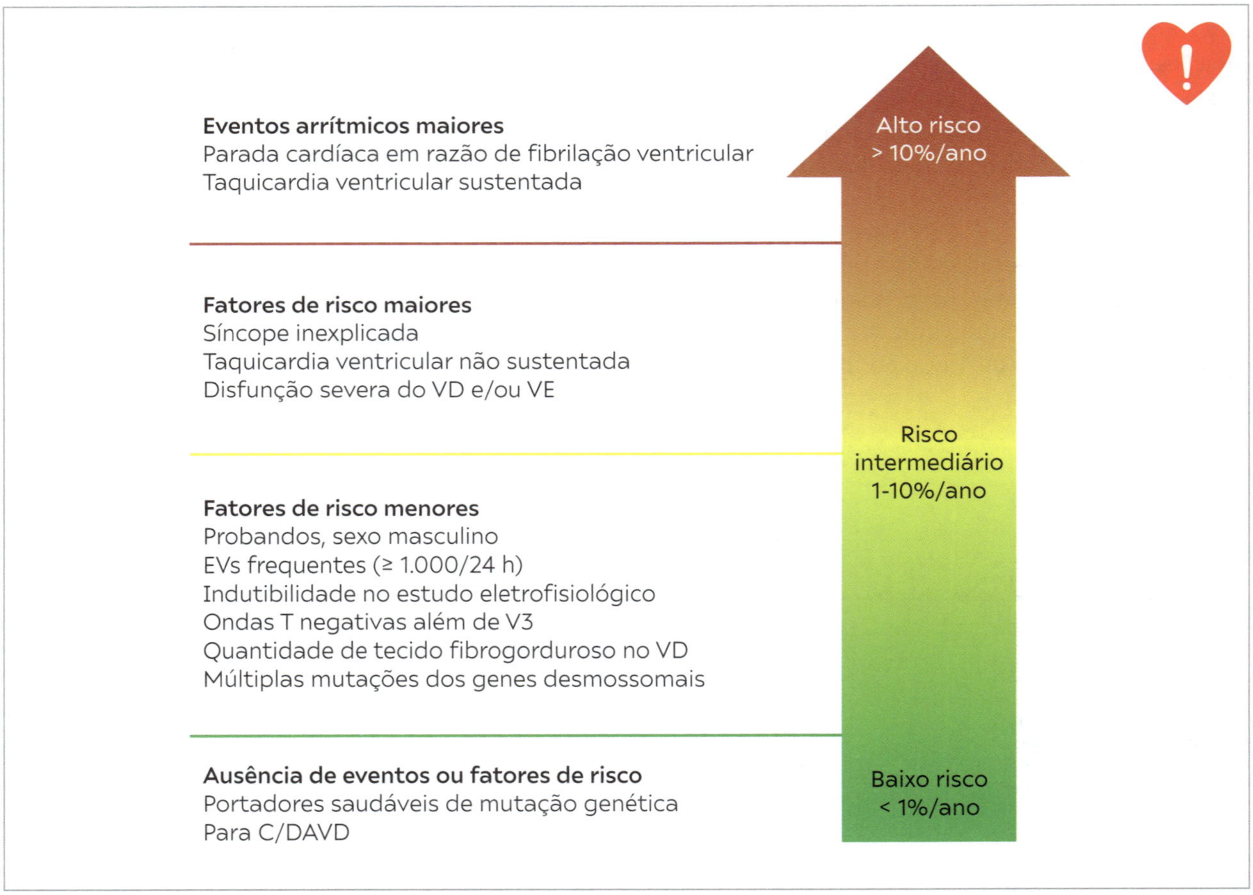

FIGURA 2 Esquema proposto para estratificação prognóstica de pacientes com cardiomiopatia arritmogênica do ventrículo direito (CAVD) de acordo com a apresentação clínica.

Tratamento

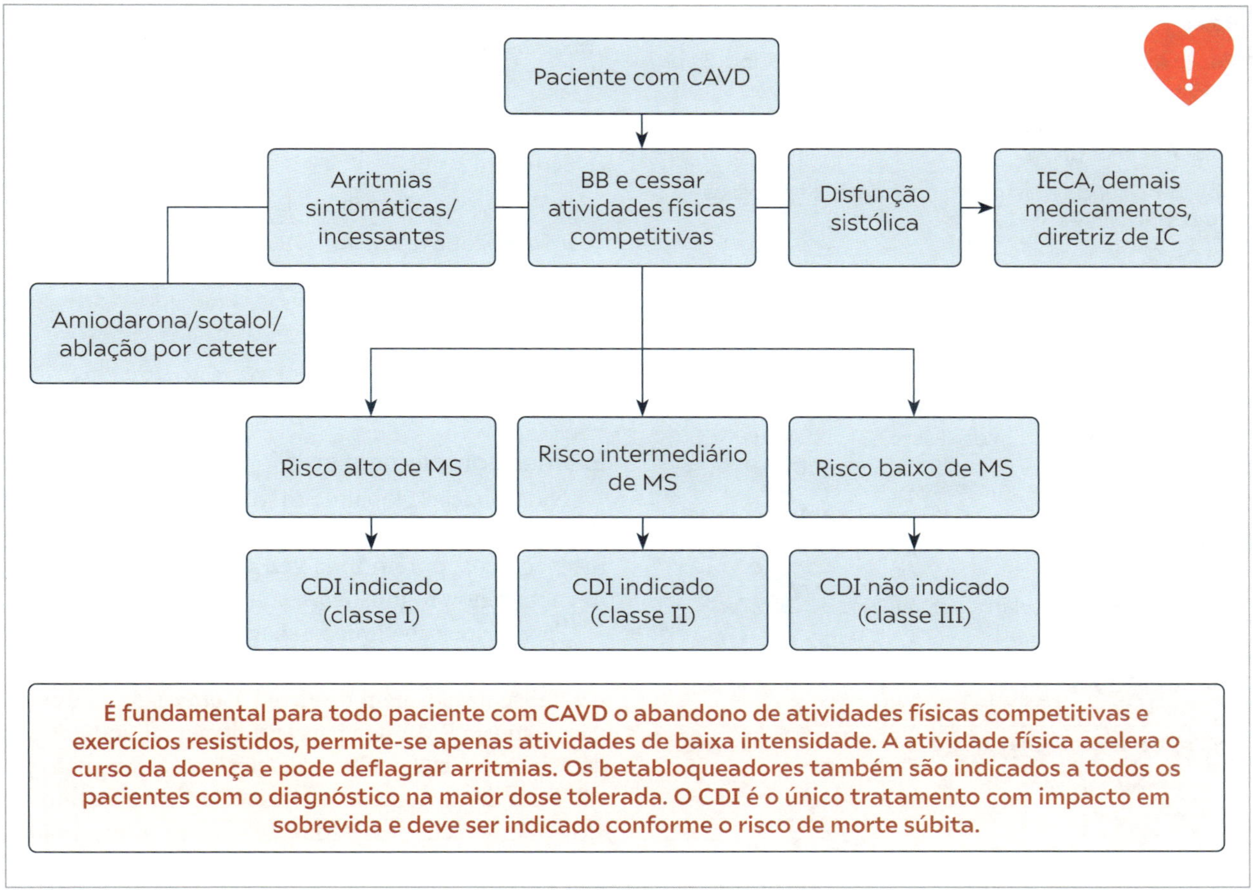

FIGURA 3 Tratamento da cardiomiopatia arritmogênica do ventrículo direito.
BB: betabloqueadores, IECA: inibidores da enzima conversora de angiotensina.

MIOCÁRDIO NÃO COMPACTADO

Introdução

O miocárdio não compactado (MNC) é uma alteração cardíaca caracterizada por hipertrabeculação do miocárdio, culminando na formação de duas camadas, uma com parede compacta e fina e outra com trabéculas de grande espessura (parte não compactada). É uma desordem genética, apesar de existirem casos sem transmissão familiar, que resulta, em longo prazo, no surgimento de disfunção ventricular, arritmias cardíacas e fenômenos tromboembólicos.

Sua fisiopatogênese não é tão bem compreendida na literatura, mas a principal teoria é de que durante a embriogênese cardíaca ocorre a interrupção da compactação miocárdica. No entanto, essa teoria não explica os casos de MNC adquirido, além de uma série de condições que geram hipertrabeculação (p. ex., gestação e atividades físicas vigorosas).

É uma doença rara com prevalência de 0,014 a 1,3% da população, já entre os pacientes com insuficiência cardíaca (IC) essa prevalência pode chegar de 3 a 4%. Com o advento da RMC, o número de casos vem aumentando, no entanto, parte desse aumento se deve a resultados falsos-positivos. Até o atual momento, é desafiador definir hipertrabeculação simples de um caso de MNC, portanto a avaliação cuidadosa da função ventricular, arritmias, história familiar e sintomas são de extrema importância.

Diagnóstico

Apresentação clínica

- Sinais e sintomas de IC (dispneia é o mais comum)
- Palpitações
- Dor torácica
- Síncope ou pré-síncope
- Acidente vascular encefálico

TABELA III Critérios para o diagnóstico de miocárdio não compactado

Jenni
Razão miocárdio não compactado/compactado > 2:1 na sístole final
Localização das trabéculas nas paredes apical/lateral, média/inferior do VE
Doppler colorido mostrando fluxo entre os recessos intertrabeculares
Chin
Presença de X/Y < 0,5
X = distância do epicárdio até o recesso trabecular
Y = distância do epicárdio até o pico das trabeculações
Válido para trabeculações do ápice do VE avaliado no apical 4 câmaras no fim da diástole
Stollberger
3 ou mais trabeculações no VE, com localização apical dos músculos papilares, visível em um único plano da imagem
Espaços intertrabeculares perfundidos ao Doppler
Critério da RMC
Razão da espessura da camada não compactada/compactada > 2,3 na diástole final

RMC: ressonância magnética cardíaca; VE: ventrículo esquerdo.

Diagnóstico diferencial

TABELA IV Diagnósticos diferenciais

Doenças que cursam com hipertrabeculação	Causas de hipertrabeculação reversível
Cardiomiopatia hipertrófica	Gravidez
Cardiomiopatia dilatada	Exercício físico vigoroso
Cardiomiopatia restritiva	Sobrecarga de pressão (HAS e estenose aórtica)
Cardiomiopatia arritmogênica do VD	

HAS: hipertensão arterial sistêmica; VD: ventrículo direito.

Exames complementares

Na avaliação global de MNC, ECG, Holter e teste ergométrico deve ser solicitada, porém os achados são inespecíficos, porém uma vez alterados esses exames impactam no prognóstico.

Para suspeição clínica e diagnóstico, é mandatória a realização de um Eco-TT para a visualização de hipertrabeculação, além do Eco-TT em casos de dúvida diagnóstica, a RMC tem papel fundamental, com melhor definição espacial, melhor caracterização da região apical, além de capacidade para detectar áreas de fibrose. No entanto, seus resultados devem ser interpretados com cautela pelo risco de resultados falsos-positivos.

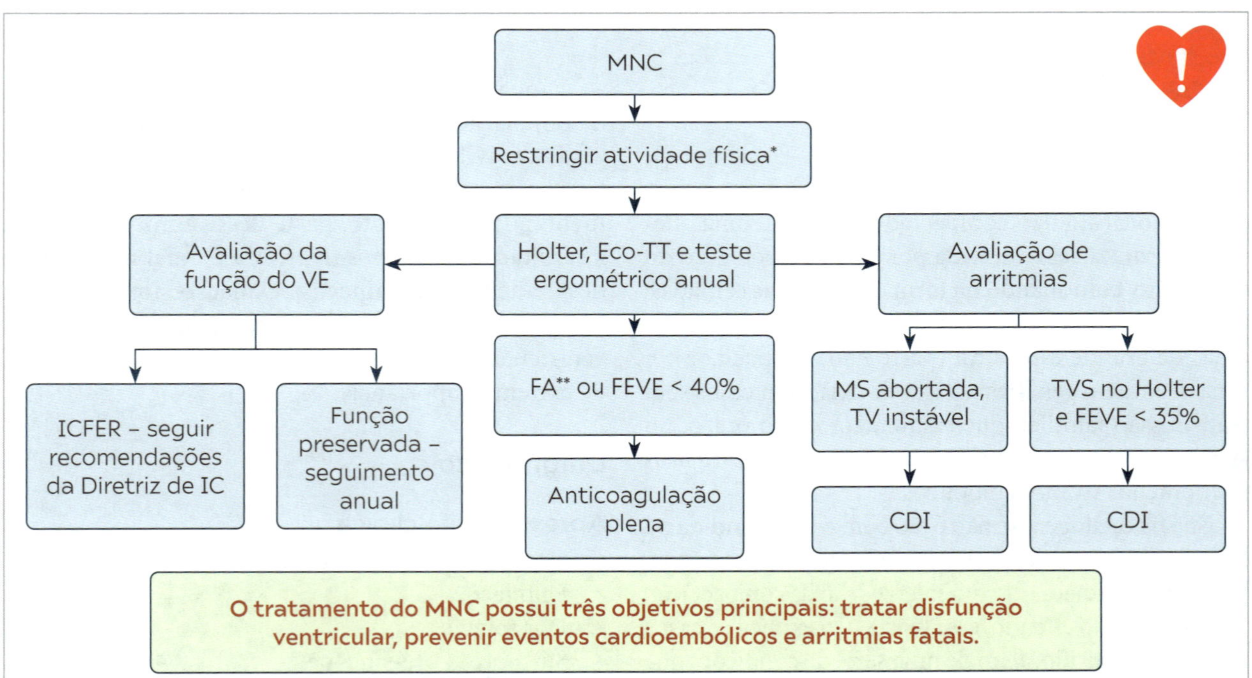

FIGURA 4 Fluxograma para o tratamento da miocárdio não compactado (MNC). CDI: cardiodesfibrilador implantável, FA: fibrilação atrial; FEVE: fração de ejeção do ventrículo esquerdo; MS: morte súbita, TV: taquicardia ventricular, TVS: taquicardia ventricular sustentada.

* Em pacientes assintomáticos, sem disfunção ventricular e com Holter e TE normais, pode-se considerar atividades físicas vigorosas, nos demais pacientes apenas atividades leves. ** A anticoagulação na FA associada a MNC independe do escore de CHA2DS2VASC.

Critérios para diagnóstico

Existem vários critérios para a definição de MNC, divididos em ecocardiográficos e de RMC.

Tratamento

Ver Figura 4.

Acompanhamento

- Anual com a realização de Eco-TT, ECG e Holter, além de avaliação clínica.
- Todos pacientes com MNC devem (se disponível) realizar teste genético, juntamente com aconselhamento genético de familiares.
- É recomendável pelo menos uma avaliação neurológica desses pacientes, pela alta associação com desordens neuromusculares, especialmente nos pacientes com genótipo positivo.
- O prognóstico desses pacientes é variável, porém as apresentações clínicas com NYHA III-IV, realce tardio na RMC e FEVE reduzida confere pior prognóstico.

CARDIOMIOPATIA RESTRITIVA (CMR)

Introdução

A cardiomiopatia restritiva (CMR) compreende um conjunto de doenças com características semelhantes, nas quais predominam a disfunção diastólica grave, com função sistólica preservada (podendo ser reduzida em estágios avançados) e paredes miocárdicas de dimensões normais ou espessadas às custas de infiltração extracelular.

Essas alterações decorrem de doenças primárias ou secundárias que irão resultar em enrijecimento ventricular, aumento das pressões de enchimento, dilatação uni ou biatrial e congestão venosa importante. Entre as etiologias primárias, destacam-se a endomiocardiofibrose e a CMR idiopática; entre as etiologias secundárias, as principais são amiloidose, sarcoidose, hemocromatose, exposição à radiação, infiltração eosinofílica e doença de Fabry.

Diagnóstico

Apresentação clínica

A principal manifestação da CMR é a IC, que inicia com intolerância aos esforços, tornando-se progressiva com a piora de classe funcional e sinais e sintomas congestivos.

Ao exame físico, pode-se notar o surgimento de bulhas acessórias como B4 e menos comumente B3, é possível notar sopros regurgitativos nas valvas atrioventriculares, que decorrem de insuficiência secundária pela importante dilatação atrial, além disso essa dilatação pode causar fibrilação atrial ou ectopias supraventriculares frequentes, notando-se uma ausculta arrítmica.

A CMR pode apresentar sinais de IC direita exuberantes com turgência jugular, refluxo hepatojugular, hepatomegalia e edema de membros inferiores. Na análise do pulso jugular, observa-se um descenso Y proeminente, a elevação da pressão jugular à inspiração profunda pode ser notada (sinal de Kussmaul). Em estágios terminais, caquexia, ascite, icterícia e disfunção renal podem surgir.

Exames complementares

Os achados de exame complementares divergem a depender da etiologia da CMR, a amiloidose está detalhada no Capítulo 62. A seguir os principais achados de cada exame complementar.

- Radiografia de tórax: aumento da área cardíaca às custas da dilataçãobiatrial, calcificações pericárdicas (radiação), linfadenopatia mediastinal (sarcoidose).
- ECG: sobrecarga de átrios, fibrilação atrial, hipertrofia do ventrículo esquerdo ou baixa voltagem, áreas de pseudoinfarto, bloqueio de ramo, bloqueio AV e alterações de repolarização.
- Eco-TT: ventrículos de tamanho normal, com função preservada, dilatação dos átrios, paredes espessadas (doenças infiltrativas), sinais de disfunção diastólica com relação E/A aumentada e velocidade do ânulo mitral ao Doppler tecidual reduzido (e').
- RMC: a presença do realce tardio ajuda na caracterização de fibrose, inflamação e apresenta padrões característicos a depender da etiologia. Técnica de T2* para detectar depósitos de ferro, além de uma melhor definição espacial em relação ao Eco-TT.
- Cateterismo cardíaco: sinal da raiz quadrada, pressão diastólica final (PD2) elevada e descensos X e Y acentuados. Importante na diferenciação de CMR e pericardite constritiva.
- Biópsia endomiocárdica: útil na investigação etiológica, principalmente nos casos de sarcoidose, amiloidose e Fabry. Deve ser solicitada com cautela pela baixa positividade e invasividade.

Diagnóstico diferencial

- Pericardite constritiva
- Cardiomiopatia hipertrófica
- Cardiopatia hipertensiva

Tratamento

O tratamento da CMR é dividido em tratamento sintomático e tratamento da causa base, que dependerá da etiologia (p. ex., corticosteroides na sarcoidose, ami-

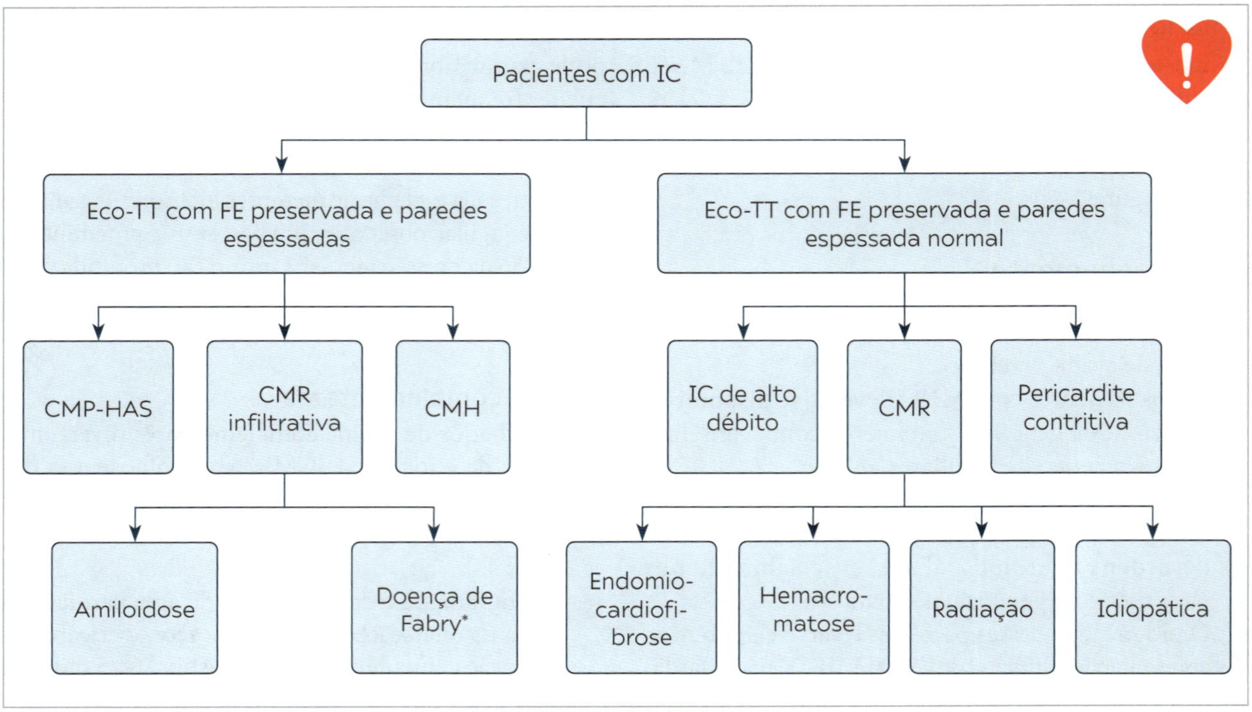

FIGURA 5 Abordagem para diagnóstico das diversas causas de cardiomiopatia restritiva na insuficiência cardíaca com fração de ejeção preservada. * Inclui doença de Fabry e as demais causas de doenças relacionadas ao estoque de glicogênio. FE: fração de ejeção; CMR: cardiomiopatia restritiva; IC: insuficiência cardíaca.
Adaptado de Pereira, et al. 2018[14].

loidose – *vide* Capítulo 62). A seguir serão descritas as medidas para tratamento sintomático:

- Diuréticos: a furosemida é a mais usada para alívio sintomático da congestão. Deve ser usada com parcimônia, pois a hipovolemia é deletéria para um ventrículo com restrição de enchimento, podendo ocasionar redução do débito cardíaco, lesão renal aguda pré-renal e hipotensão.
- Restrição de hidrossalina: é recomendada a restrição de 2-4 g de sal e de 1,5-2 L de líquidos/dia para alívio da congestão.

TABELA V Suspeitas clínicas de cardiomiopatia restritiva

Clínica de insuficiência cardíaca associado a Eco-TT com sinais de disfunção diastólica
+
▪ História de exposição à irradiação
▪ História familiar de CMR ou cardiomiopatia hipertrófica
▪ Exposição à hidroxicloroquina prolongada
▪ História de mieloma múltiplo, amiloidose, sarcoidose, hemocromatose
▪ Eosinofilia importante

- Tratamento de arritmias: o tratamento da FA e outras taquiarritmias deve ser agressivo, pois a perda do sincronismo atrioventricular ocasiona queda do débito cardíaco e piora importante da classe funcional, culminando em descompensações. Objetiva-se, sempre que possível, a estratégia de controle de ritmo diante do controle da frequência cardíaca. As bradiarritmias devem ser tratadas com implante de marca-passo bicameral.

CARDIOMIOPATIA INDUZIDA POR ARRITMIAS

Introdução

O termo cardiomiopatia induzida por arritmias (CMP-iA) foi criado para englobar as raquicardiomiopatias (T-CMP), cardiomiopatia induzida por extrassístoles ventriculares (C-ESV) e a cardiomiopatia induzida por fibrilação atrial (FA-CMP).

Consiste em uma cardiomiopatia dilatada, decorrente de distúrbios do ritmo cardíaco, evoluindo com disfunção/dilatação biventricular, com ausência de hipertrofia do ventrículo esquerdo, sintomas de IC e caráter reversível quando rapidamente diagnosticada e tratada. Vale lembrar que essa entidade é um diagnóstico de exclusão, as outras causas de cardiomiopatia dilatada devem ser afastadas.

Algumas outras alterações de dessincronia/condução, como bloqueio de ramo esquerdo, estimulação do VD e pré-excitação, podem levar a uma cardiomiopatia parecida semelhante.

TABELA VI Arritmias deflagradores de cardiomiopatia induzida por arritmias

Supraventriculares	Ventriculares
Fibrilação atrial	Extrassístoles ventriculares frequentes
Flutter atrial	Taquicardia fascicular
Taquicardia atrial	Taquicardia ventricular idiopática
Taquicardia de reentrada nodal	
Taquicardia juncional reentrante permanente	

Diagnóstico

Apresentação clínica

As principais manifestações clínicas da CMP-iA são relacionadas a arritmia e ao quadro de IC, estas podem surgir entre 3 a 120 dias do início da arritmia e são mais precoces em arritmias com FC elevada. As principais manifestações são:

- Palpitações
- Síncope
- Dispneia com piora da classe funcional

Exames complementares

Entre os exames complementares, o Eco-TT mostrará disfunção biventricular moderada-acentuada, com dilatação de câmaras e insuficiência mitral secundária, além de espessuras das paredes normais (sem espessamento). Os peptídeos natriuréticos encontram-se elevados e apresentam queda expressiva com o tratamento da arritmia.

A RMC mostrará achados semelhantes ao do Eco-TT e, geralmente, terá pouca ou nenhuma **fibrose** ao realce tardio. Vale lembrar que a CMP-iA pode se apresentar sobreposta a outra cardiopatia, já que pacientes com alguma cardiopatia de base tendem a ter mais arritmias. O diagnóstico de CMP-iA só é confirmado após o tratamento da arritmia com melhora da função do VE.

O exame de Holter tem papel essencial para quantificar a carga das arritmias e monitorar o tratamento, principalmente nos casos de C-ESV. Valores acima de 10% de ESV já impõem risco de CMP-iA. Uma carga de ESV > 16-24% associado à disfunção ventricular são altamente sugestivas de CMP-iA. Em casos de suspeita elevada, pode-se realizar uma monitorização mais prolongada (2-14 dias) para aumentar a sensibilidade.

	Taquicardias	ESV	Fibrilação atrial
Deflagrador	FC elevada	▪ Dessincronia ▪ Dissociação AV ▪ Irregularidade da FC ▪ Ativação simpática ▪ Potencialização pós-extrassistólica	▪ Irregularidade da FC ▪ Ativação simpática ▪ Perda de contração atrial
Efeito	▪ Fibrose ▪ Ativação neuro-humoral ▪ Disfunção contrátil ▪ Remodelamento	▪ Fibrose ▪ Disfunção contrátil ▪ Remodelamento micárdico e elétrico	Disfunção contrátil
Tratamento	Ablação e/ou drogas antiarrítmicas		
Recuperação	▪ Melhora da FE ▪ Hipertrofia reativa ▪ Disf. diastólica	▪ Melhora da FE	▪ Melhora da FE

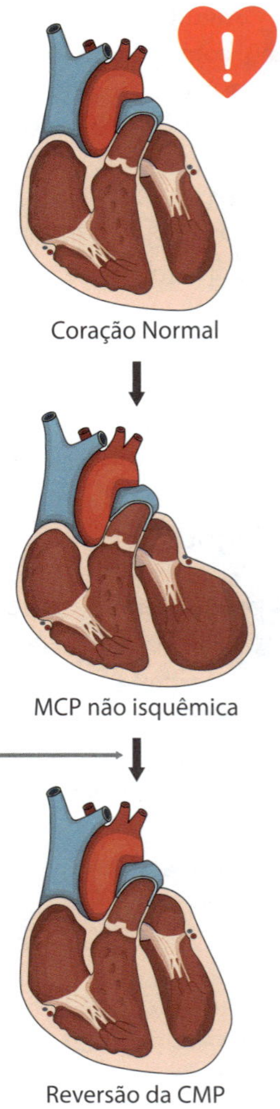

FIGURA 6 Cardiomiopatia induzida por arritmias: possíveis deflagradores, efeitos e recuperação. AV: atrioventricular; ESV: extrassístoles ventriculares; FC: frequência cardíaca, FE: fração de ejeção.

Fonte: adaptada de Huizar et al., 2019[11].

Tratamento e manejo

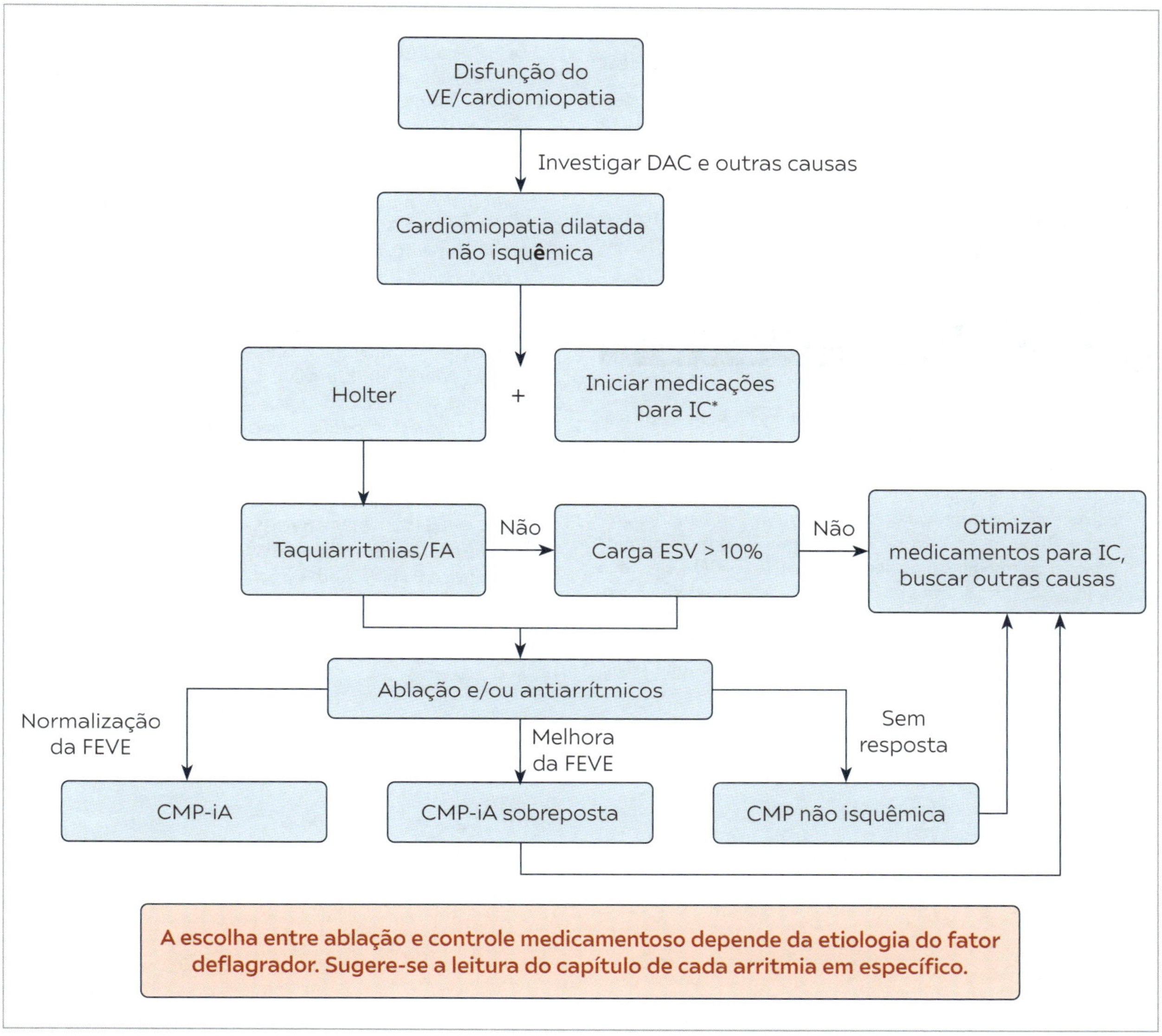

FIGURA 7 Manejo e tratamento dos casos suspeitos de cardiomiopatias induzidas por arritmias. ARNi: antagonista do receptor da angiotensina-inibidor da neprilisina; BRA: bloqueador do receptor da angiotensina; IC: insuficiência cardíaca; ESV: extrassístoles ventriculares; FA: fibrilação atrial; FEVE: fração de jeção do ventrículo esquerdo; IECA: inibidores da enzima conversora da angiotensina; VE: ventrículo esquerdo.

* O tratamento para IC deve seguir as diretrizes de IC com IECA/BRA/ARNI, betabloqueador, antagonistas de mineralocorticoides e diuréticos.

Acompanhamento e prognóstico

Após um tratamento efetivo com bom controle do fator deflagrador, a função ventricular tende a recuperar completamente. Em pacientes com fibrose na RMC ou com CMP-iA sobreposta a outra cardiomiopatia, a recuperação é parcial.

Sugere-se monitoramento da função ventricular e Holter periodicamente para avaliar o tratamento e o surgimento de recidivas.

BIBLIOGRAFIA

1. Corrado D, Linkin MS, Calkins H. Arrhythmogenic right ventricular cardiomyopathy. N Engl J Med. 2017;376:61-72.
2. Gandjbakhch E, Redheuil A, Pousset F, Charron P, Frank R. Clinical diagnosis, imaging, and genetics of arrhythmogenic right ventricular cardiomyopathy/dysplasia. J Am Coll Cardiol. 2018;72(7).
3. Elias Neto J, Tonet J, Frank R, Fontaine G. Cardiomiopatia/displasia arritmogênica do ventrículo direito (C/DAVD) – o que aprendemos após 40 anos do diagnóstico desta entidade clínica. Arq Bras Cardiol. 2019;112(1):91-103.
4. McKenna WJ. Arrhythmogenic right ventricular cardiomyopathy: diagnostic evaluation and diagnosis. UpToDate.com: Calkins H. 2019.
5. Arbustini E, Favalli V, Narula N, et al. Left ventricular noncompaction. J Am Coll Cardiol. 2016;68(9):949-66.
6. Oechslin E, Jenni R, et al. Left ventricular noncompaction. J Am Coll Cardiol. 2018;71(7):723-6.
7. de la Chica J, Gómez-Talavera S, García-Ruiz J, et al. Association between left ventricular noncompaction and vigorous physical activity. J Am Coll Cardiol. 2020;76(15):1723-33.
8. da Rosa LV, et al. Miocardiopatia não compactada: uma visão atual. Arq Bras Cardiol. 2011; 97(1):e13-e19.
9. Attenhofer-Jost CH, Connolly HM. Isolated left ventricular noncompaction in adults: Clinical manifestations and diagnosis. UpToDate.com. McKenna WJ. 2022.
10. Attenhofer-Jost CH, Connolly HM. Isolated left ventricular noncompaction in adults: management and prognosis. UpToDate.com. McKenna WJ. 2022.
11. Huizar JF, Ellenbogen KA, Tan AY, Kaszala K. Arrhythmia-induced cardiomyopathy: JACC State-of-the-Art Review. J Am Coll Cardiol. 2019;73(18):2328-44.
12. Bozkurt B, Colvin M, Cook J, et al. Current diagnostic and treatment strategies for specific dilated cardiomyopathies: a scientific statement from the American Heart Association. Circulation. 2016;134:e579-646.
13. Sossalla S, Vollmann D. Arrhythmia-induced cardiomyopathy. Dtsch Arztebl Int. 2018;115(19):335-41.
14. Pereira NL, Grogan M, Dec GW. Spectrum of restrictive and infiltrative cardiomyopathies: part 1 of a 2-part seriesJ Am Coll Cardiol. 2018;71(10):1130-48.

62

Amiloidose cardíaca

Flávio Henrique Valicelli
Marcus Vinicius Simões

CONSULTA RÁPIDA

- A amiloidose é uma doença sistêmica causada pela deposição de agregados proteicos fibrilares insolúveis em múltiplos órgãos, envolvendo mais frequentemente os nervos periféricos, coração e rins.
- Os dois tipos mais comuns de amiloidose cardíaca (AC) são a por imunoglobulinas de cadeias leves (AL) e a por transtirretina (ATTR).
- Evidências recentes sugerem que a AC seja uma condição menos rara do que previamente se pensava, mas amplamente subdiagnosticada, podendo ser a etiologia específica de insuficiência cardíaca com fração de ejeção preservada (ICFEP) em cerca de 15% dos pacientes idosos com essa síndrome clínica.
- O reconhecimento de sinais de alerta (*red flags*) que podem indicar a presença da AC nos pacientes com ICFEP é fundamental para o diagnóstico mais precoce da doença.
- O emprego da cintilografia cardíaca com marcadores ósseos permite o diagnóstico não invasivo da AC-ATTR, uma vez excluída a presença de cadeias leves de imunoglobulinas.
- Novos tratamentos específicos têm surgido, capazes de retardar a progressão da doença, mudando o cenário do tratamento.

Amiloidose

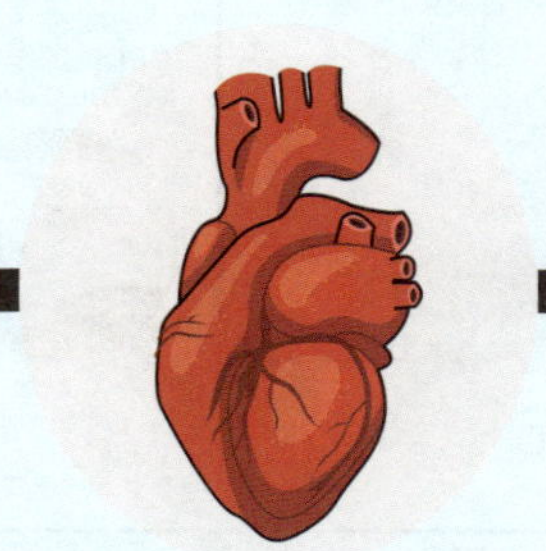

Causas: deposição de agregados proteicos fibrilares insolúveis.
Principais órgãos envolvidos: nervos, rins e coração.
Amiloidose por imunoglobulinas de cadeias leves (AL) ou amiloidose por transtirretina (ATTR).

Suspeitar do diagnóstico mediante detecção de *Red Flags*.
Extracardíacos: neuropatia sensitivomotora, disautonomia, síndrome do túnel do carpo bilateral, estenose do canal vertebral, púrpura periorbitária, macroglossia.
Cardíacos: ICFEP em homens > 65 anos, desproporção entre amplitude QRS e espessura das paredes do VE, *apical sparing* no ecocardiograma, EAo baixo fluxo/baixo gradiente.

Etiologia frequente de ICFEP, com tratamento específico que pode mudar a história natural da doença.

Pode ser a etiologia específica em 15% dos casos de ICFEP em homens idosos.

INTRODUÇÃO

A amiloidose é uma doença causada pela deposição de agregados proteicos fibrilares insolúveis em múltiplos órgãos. Cerca de 30 diferentes tipos de proteínas podem comportar-se como precursoras de fibrilas amiloidogênicas, mas 95% dos casos de AC correspondem a dois tipos principais: por imunoglobulinas de cadeias leves (forma AL), produzida por um clone de plasmócitos (considerada, portanto, uma neoplasia hematológica), e por transtirretina (forma ATTR), sendo a TTR uma proteína produzida em forma de tetrâmeros, principalmente no fígado, com função fisiológica de transporte de retinol e do hormônio tireoidiano. Na forma ATTR, os tetrâmeros de TTR são produzidos de forma anômala e com comportamento instável, dissociando-se em dímeros e monômeros que sofrem dobramento anômalo e se agregam formando as fibrilas amiloides. A instabilidade da TTR pode advir de uma mutação do gene que codifica sua síntese (forma hereditária ou variante, ATTRv) ou por processos vinculados ao envelhecimento (forma *wild type* ou selvagem, ATTRwt), como ilustrado na Figura 1.

Levantamentos recentes sugerem que a AC seja uma condição menos rara do que anteriormente se pensava, sendo etiologia específica de ICFEP em pacientes idosos em cerca de 15% desses casos.

DIAGNÓSTICO

Manifestações clínicas

A apresentação clínica mais comum de AC é a síndrome de ICFEP, porém outras apresentações podem incluir distúrbios da condução atrioventricular (AV) com bloqueio AV total (BAVT) e necessidade de implante de marca-passo, arritmias atriais e fibrilação atrial com história de acidente vascular encefálico (AVE) isquêmico, estenose aórtica de baixo fluxo e baixo gradiente paradoxal.

Por ser uma doença multissistêmica, pode exibir manifestações extracardíacas, que podem servir de sinais de alerta (*red flags*) para suspeitar da sua presença. As principais manifestações extracardíacas são aquelas da polineuropatia sensitivo-motora e neuropatia autonômica (Figura 2), além de comprometimento ortopédico que pode incluir síndrome do túnel do carpo bilateral, estenose do canal vertebral e ruptura espontânea do tendão do bíceps (Figura 3). Estas últimas podem anteceder em muitos anos o diagnóstico.

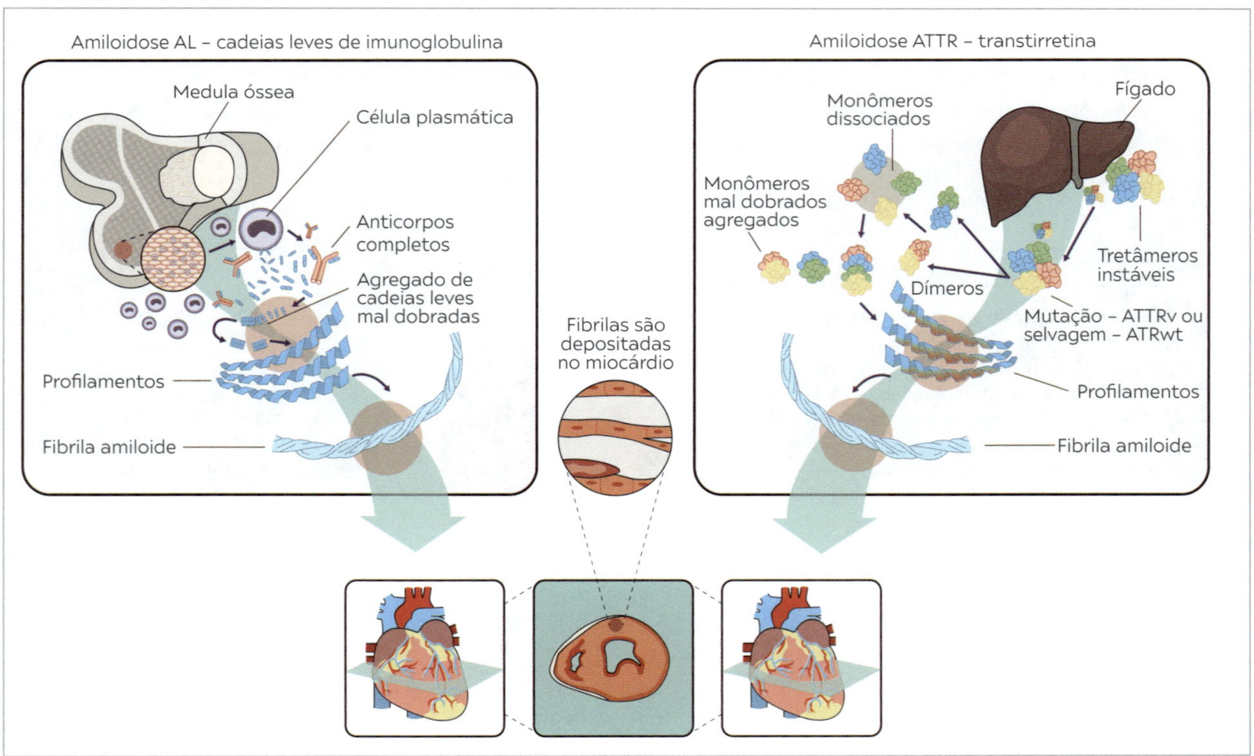

FIGURA 1 Fisiopatogênese das principais formas de amiloidose cardíaca.
Adaptada de Simões et al., 2021.[1]

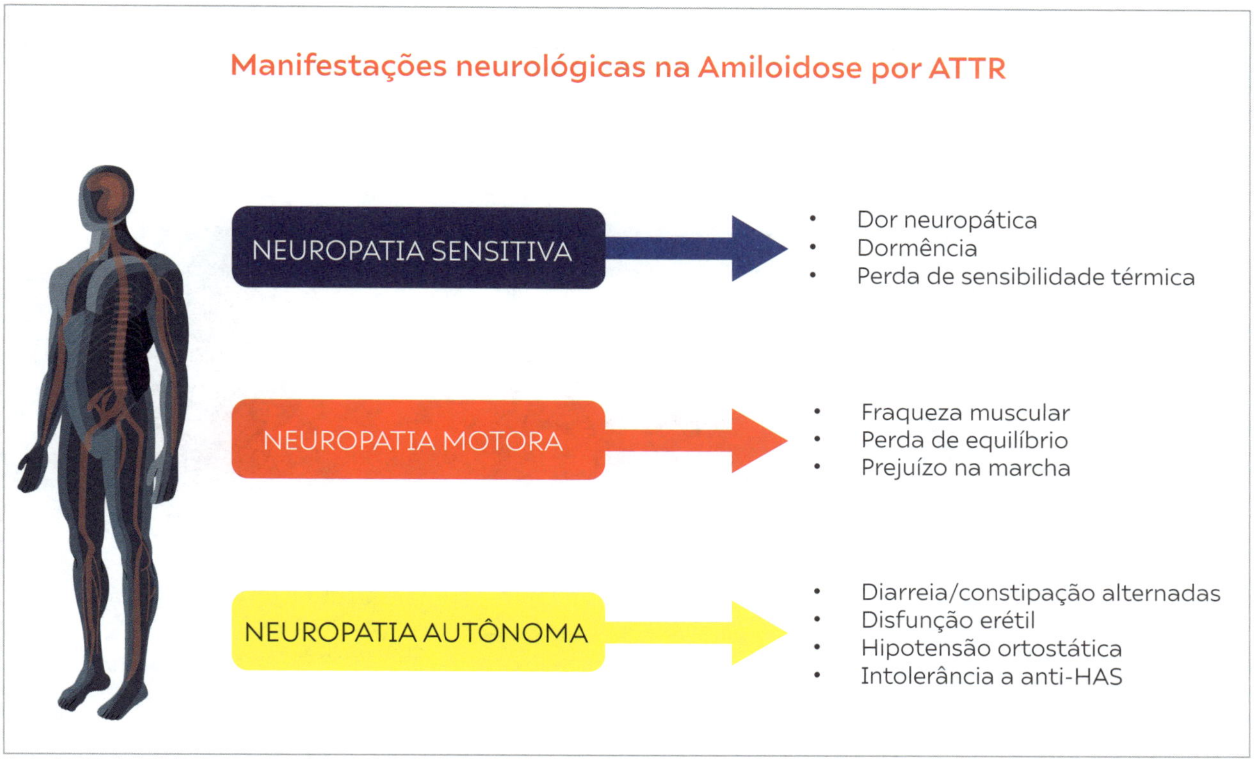

FIGURA 2 Principais manifestações neurológicas da forma ATTR da amiloidose.
Fonte: Simões et al., 2021.[1]

Vale lembrar que as manifestações clínicas da ATTRv são variadas e dependem da mutação presente. No Brasil, as mutações mais frequentes são a *p.Val50Met*, com manifestações predominantes neurológicas quando de início precoce (< 50 anos), ou mista neurocardiológica nos casos de início tardio, e a mutação *pVal142Ile*, com predomínio acentuado de envolvimento cardíaco. Lembremos que a ATTRwt tem manifestação cardiológica quase exclusiva.

Além destes, alguns aspectos clínicos e dos principais exames diagnósticos também podem servir de *red flags* para a doença.

De maneira geral, pacientes com ICFEP que exibam mais de um *red flag* clínico ou de imagem devem ser considerados suspeitos para AC e iniciar investigação. Uma abordagem prática nesse sentido está ilustrada na Figura 4.

Alterações do eletrocardiograma

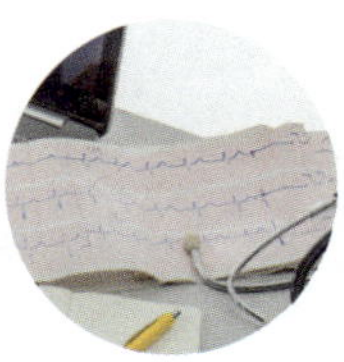

As alterações eletrocardiográficas devem ser valorizadas em paciente com aumento de espessura de parede do ventrículo esquerdo (VE). O padrão de baixa voltagem ocorre em cerca de 50% dos pacientes, mas a amplitude pouco aumentada ou relativamente reduzida dos complexos QRS, em desproporção ao aumento importante da espessura das paredes do VE, é o achado mais frequente. Outras alterações incluem o padrão de pseudoinfarto, não progressão de onda R de V1 para V3, alargamento do QRS, BAV, bradicardias e fibrilação atrial.

Ecocardiograma

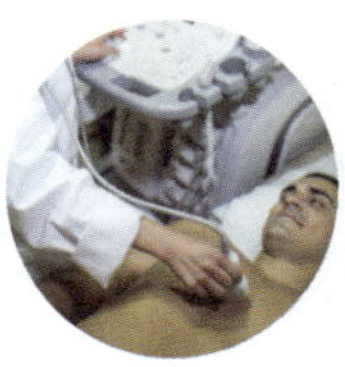

O ecocardiograma é o principal método diagnóstico na suspeita da amiloidose cardíaca. As alterações ecocardiográficas tardias de um padrão restritivo são: ausência de dilatação ventricular esquerda, dilatação biatrial, disfunção diastólica e aumento da espessura de paredes ventriculares com um aspecto de hiperecogenicidade *granular sparkling*). Outras alterações incluem: derrame pericárdico, aumento da espessura do septo interatrial e do ventrículo direito e redução importante da deformação longitudinal (*strain*) em todas as paredes, com exceção do ápice (*apical sparing*), conferindo o aspecto conhecido como “cereja do bolo” na representação polar do *strain* e a presença de trombos intracavitários. Nos estágios iniciais da doença, a fração de ejeção do VE (FEVE) é preservada, embora nos casos mais avançados possa haver redução progressiva.

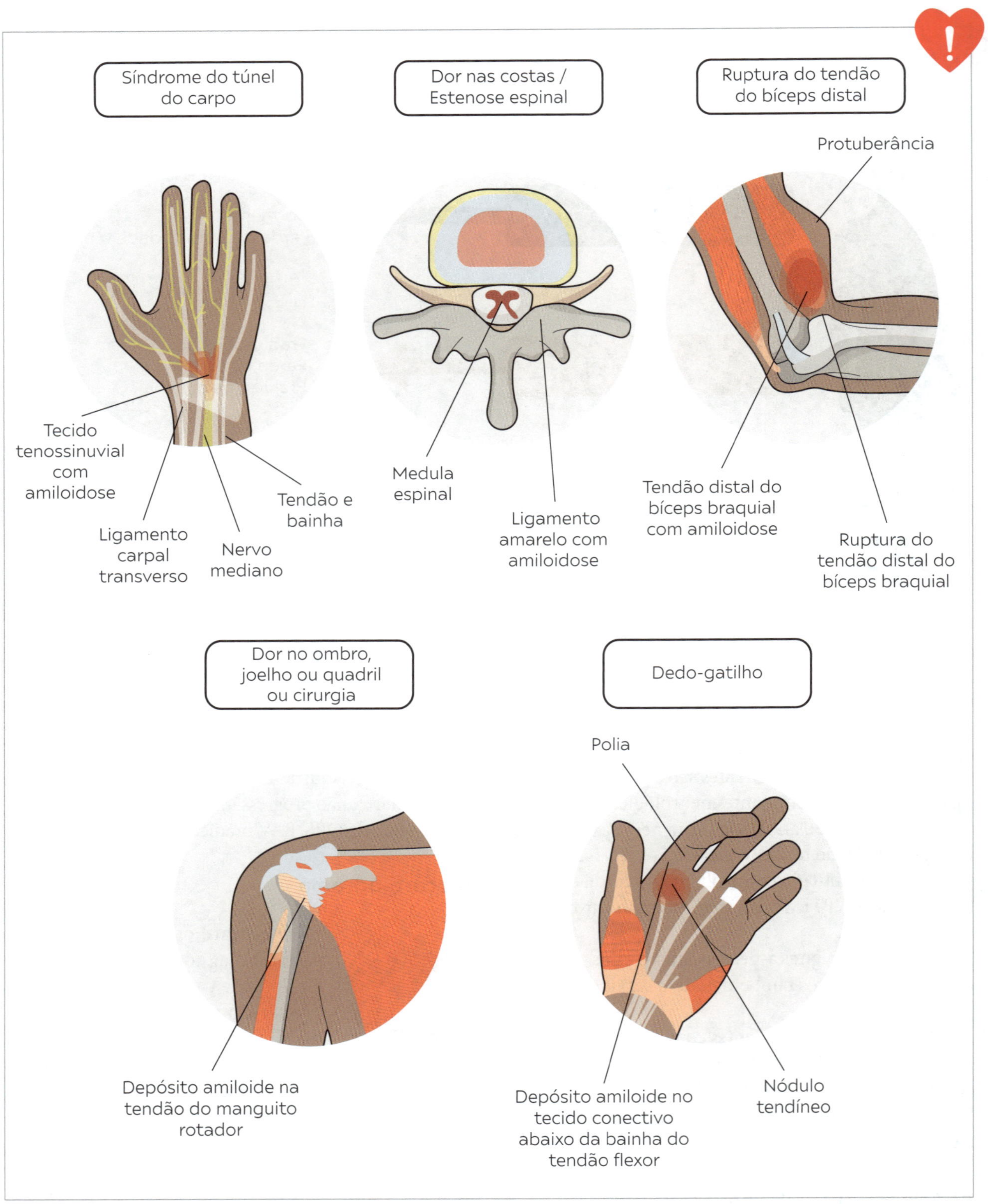

FIGURA 3 Manifestações ortopédicas da forma ATTR da amiloidose.

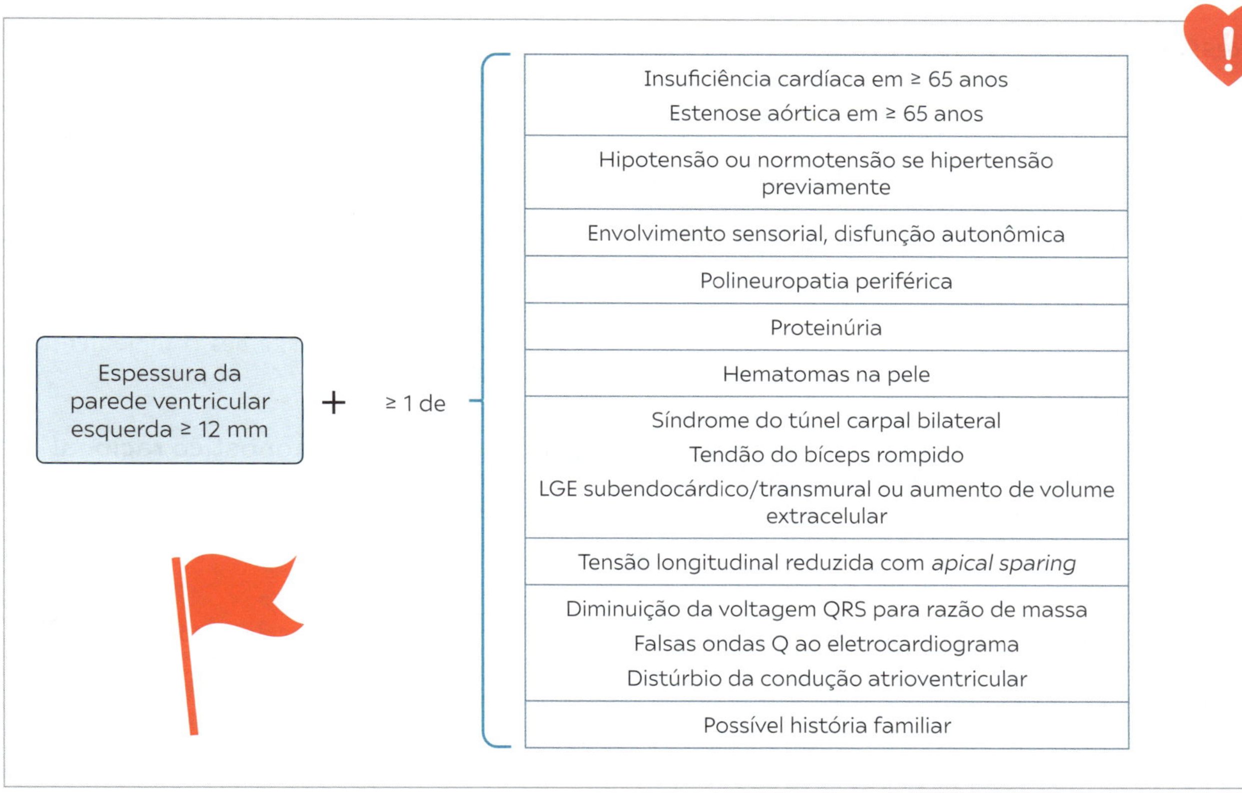

FIGURA 4 Principais *red flags* a serem considerados em pacientes idosos com insuficiência cardíaca com fração de ejeção preservada (ICFEP). Investigação de amiloidose cardíaca (AC) deve ser indicada para pacientes com aumento de espessura da parede do ventrículo esquerdo e pelo menos um dos *red flags*.
Adaptada de Simões et al., 2021[1].

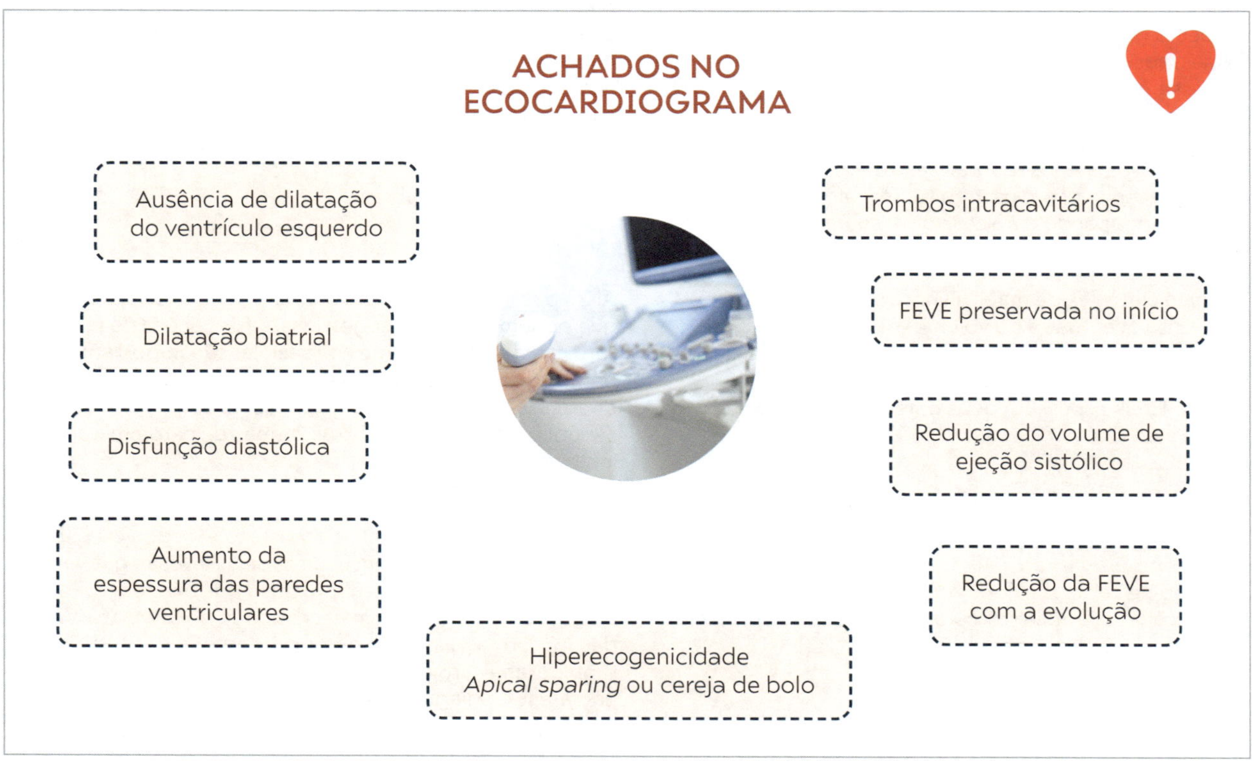
ACHADOS NO ECOCARDIOGRAMA
Ausência de dilatação do ventrículo esquerdo
Dilatação biatrial
Disfunção diastólica
Aumento da espessura das paredes ventriculares
Hiperecogenicidade
Apical sparing ou cereja de bolo
Trombos intracavitários
FEVE preservada no início
Redução do volume de ejeção sistólico
Redução da FEVE com a evolução

FIGURA 5 Principais achados no ecocardiograma.

Ressonância magnética cardíaca

A ressonância magnética cardíaca (RMC) tem importância nos pacientes que têm uma janela acústica inadequada para a realização do ecocardiograma e no diagnóstico diferencial com outras cardiopatias que cursam com aumento de espessura da parede ventricular, como a miocardiopatia hipertrófica e a cardiopatia hipertensiva. Os segmentos miocárdicos que têm depósito vão reter anormalmente o gadolínio e se diferenciar dos segmentos que não o têm. Na maioria dos casos, o depósito não se dá de forma difusa, mas ocorre em segmentos diferentes geralmente poupando a ponta, determinando a retenção do contraste (realce tardio) em áreas específicas, sem respeitar o território de irrigação arterial coronariano, especialmente a região subendocárdica dos segmentos basais. O realce tardio pode também ser difuso, transmural ou subendocárdico e ocorrer nas paredes dos átrios e do ventrículo direito. O padrão de realce tardio transmural difuso correlaciona-se com pior prognóstico. Outras variáveis na análise na RMC incluem o mapa T1 nativo e o volume extracelular (VEC). Ambos, se apresentarem valores elevados, podem aumentar a suspeita de amiloidose cardíaca. A Tabela I traz as principais alterações dos exames complementares sugestivas de AC.

Abordagem para o diagnóstico racional

Recomenda-se que os pacientes com alta suspeita clínica baseada em anamnese, exame físico e exames

TABELA I Principais alterações dos exames de imagem e eletrocardiograma sugestivos de amiloidose cardíaca

Exames – achados sugestivos de amiloidose cardíaca (AC)	Dicas práticas – detalhes diagnósticos
Eletrocardiograma (ECG)	
Padrão de pseudoinfarto Voltagem do QRS desproporcional ao grau de espessamento das paredes Baixa voltagem dos complexos QRS	Padrão clássico de baixa voltagem é mais comum na forma AL (até 70% dos casos), mas pouco comum na ATTR (apenas 30% dos casos). É muito importante interpretar o ECG juntamente com os dados clínicos e do ecocardiograma. BAV ou FA podem ser manifestação inicial de AC.
Ecocardiograma	
Aumento da espessura ventricular (SIV > 12 mm) Aspecto granuloso/hiper-refringente do miocárdio espessado Espessamento das paredes do VD, além do VE Dilatação biatrial Espessamentos valvulares e de septo interatrial Disfunção diastólica (padrão restritivo) Deformação miocárdica longitudinal alterada de padrão regional poupando o ápice (*apical sparing*)	Além das informações estruturais e funcionais do ecocardiograma convencional, a análise de deformação miocárdica é importante para identificar a disfunção miocárdica mesmo com fração de ejeção normal e o padrão de *apical sparing*
Ressonância magnética cardíaca (RMC)	
Valores elevados de mapa T1 nativo Aumento acentuado do volume extracelular Realce tardio difuso transmural ou subendocárdico Realce tardio em paredes atriais Aumento da espessura doas paredes de VD/VE e septo interatrial	Além das informações estruturais e funcionais cardíacas que podem ser muito sugestivas, informações de realce tardio, mapa T1 e volume extracelular são importantes para sugerir a presença de AC. A RMC não permite diferencial as formas de amiloidose AL e ATT. A RMC pode ser útil para identificar outras formas de cardiomiopatia infiltrativa.
Cintolografia cardíaca com radiotraçadores ósseos	
Captação miocárdica igual ou superior à óssea (grau 2 ou 3) Relação de captação coração/contralateral ≥ 1,5 Captação de 99mTc-pirofosfato nas paredes do coração confirmada por imagens de SPECT	No Brasil, apenas o 99mTc-pirofosfato é disponível para essa finalidade. Na vigência de cadeias leves negativas, a cintilografia com 99mTc-pirofosfato positiva faz diagnóstico de ATTR, sem necessidade de BEM. Até 30% das AC forma AL podem exibir cintilografia positiva. Cintilografia cardíaca com 99mTc-pirofosfato negativa não afasta o diagnóstico de amiloidose cardíaca.

BAV: bloqueio atrioventricular; BEM: biópsia endomiocárdica; FA: fibrilação atrial; GLS: *strain global longitudinal*; SIV: septo interventricular; SPECT: cintilografia pelo método tomográfico de emissão; VD: ventrículo direito; VE: ventrículo esquerdo.
Adaptado de Simões et al., 2021[1].

de imagem iniciem uma abordagem que se inicia com investigação de cadeias leves de imunoglobulina.

Naqueles com cadeias leves presentes, o hematologista deve ser agregado à equipe multidisciplinar para conclusão do diagnóstico que se baseia em estudo anatomopatológico de tecidos periféricos (gordura abdominal e medula óssea) e, eventualmente, biópsia do órgão envolvido (por exemplo, renal ou endomiocárdica). O diagnóstico histopatológico é feito pela deteção de acúmulo amiloide utilizando-se a coloração de vermelho-congo e demonstrando-se refringência anômala verde-maçã à luz polarizada. Nos casos em que a cadeia leve esteja ausente, o diagnóstico não invasivo da ATTR é possível mediante o emprego da cintilografia cardíaca com radiotraçadores ósseos.

Uma proposta de fluxograma diagnóstico racional está exposta na Figura 6.

Cintilografia cardíaca com marcadores ósseos

A cintilografia miocárdica cardíaca (CMC) com o marcador ósseo ^{99m}Tc-pirofosfato tem elevada sensibilidade para o diagnóstico em confirmar AC do tipo ATTR, desde que afastada a presença de cadeias leves de imunoglobulinas. O exame positivo exige a captação cardíaca de grau 2 ou 3 (captação equivalente ou maior à captação dos arcos costais) na análise visual de imagens planas, e a relação entre a captação do coração e o hemitórax contralateral nas imagens de 1 hora ≥ 1,5

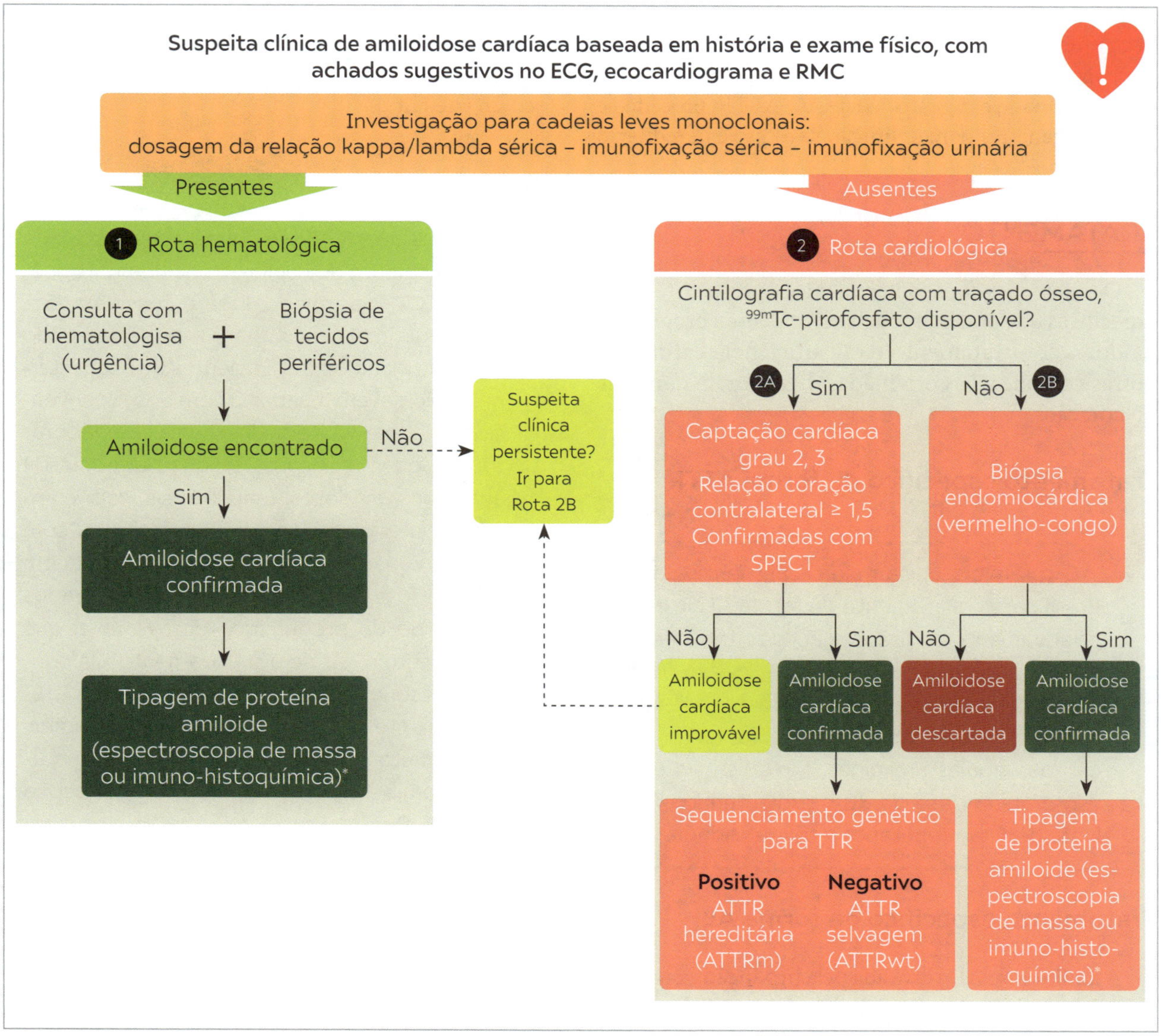

FIGURA 6 Fluxograma para o diagnóstico de amiloidose cardíaca.
* Se TTR presente, prosseguir com sequenciamento genético.
Adaptada de Simões et al., 2021[1].

Armadilhas de diagnóstico

- Cintilografia cardíaca com marcador ósseo pode ser positiva em casos de AC-AL.
- Descartar a presença de cadeias leves é fundamental nesse cenário, mediante a solicitação da dosagem da relação kappa/lambda, imunofixação sérica e urinária. A eletroforese de proteínas simples não tem sensibilidade suficiente para detectar cadeias leves livres.
- Troponinas séricas podem estar persistentemente aumentadas nos pacientes com AC e podem funcionar como *red flag*, não significando doença arterial coronariana.
- O BNP exibe aumento excessivo e desproporcional nos pacientes com AC, particularmente na forma AL, pelo efeito tóxico das fibrilas amiloides sobre o miocárdio.

na análise quantitativa. O uso de imagens tomográficas (SPECT) é fundamental em todos os casos para confirmar que a captação aumentada na área cardíaca esteja localizada nas paredes ventriculares, permitindo identificar exames "falsos positivos" nas imagens planas por aumento de captação óssea sobreposta ou captação em compartimento sanguíneo.

Confirmado o diagnóstico de AC-ATTR, procede-se à análise genética para definição se o caso é hereditário ou *wild type*.

TRATAMENTO

O tratamento deve contemplar o emprego de terapias específicas que podem reduzir ou impedir a progressão da doença, o tratamento da insuficiência cardíaca e outras complicações originadas do acúmulo amiloide no coração.

Tratamento específico da forma ATTR

O tafamidis, única medicação aprovada no Brasil para o tratamento da forma ATTR, inibe seletivamente a dissociação dos tetrâmeros de TTR ao ligar-se aos sítios de ligação da tiroxina (T4) e ancorando dois dímeros, inibindo efetivamente a cascata que resulta na formação das fibrilas amiloides. A medicação é de uso oral, na dose de 80 mg/dia, tendo excelente perfil de segurança e tolerabilidade.

Tratamento específico da forma AL

A amiloidose AL é causada pela produção exagerada de cadeias leves de imunoglobulina (kappa ou lambda), e o tratamento consiste em eliminar a sua produção por meio da erradicação do clone de plasmócitos na medula óssea.

Confirmado o diagnóstico da forma, o plano terapêutico deve ser definido pelo hematologista em conjunto com o cardiologista, sendo imprescindível o trabalho multidisciplinar, já que o comprometimento cardíaco é o principal fator prognóstico, determinando não só a sobrevida como a tolerabilidade aos tratamentos. A escolha do tratamento é baseada na estratificação do risco do paciente.

Pacientes de baixo risco são candidatos à quimioterapia (QT) em altas doses, seguida de transplante de células-tronco hematopoéticas (TCTH) autólogo. Esta é considerada a estratégia mais eficaz para a erradicação do clone de plasmócitos. Pacientes de risco intermediário devem receber QT em doses convencionais e, mediante melhora clínica e laboratorial, podem ser considerados para o TCTH autólogo. Os idosos, mais frágeis, com comprometimento de mais de um órgão ou com cardiomiopatia avançada, são tratados com QT em doses ajustadas, sendo considerados um grupo de prognóstico desfavorável que geralmente não tolera o tratamento. Os principais esquemas usados como terapia pré-transplante são ciclofosfamida, bortezomibe e dexametasona (CyBorD) e daratumumabe, bortezomibe, ciclofosfamida e dexametasona (Dara-CyBorD).

Tratamento da insuficiência cardíaca e complicações da amiloidose cardíaca

O objetivo principal do tratamento da IC nos portadores de AC é o controle da volemia com o uso de diuréticos de alça em dose adequada, aliados à restrição hídrica, quando necessária.

O uso de bloqueadores neuro-hormonais (IECA/BRA, sacubitril/valsartana, betabloqueadores), para tratar a ICFER, é contraindicado na IC por AC, já que não há demonstração de benefício e podem agravar sintomas hipotensivos e prejudicar a função renal. Particularmente, os betabloqueadores e outras drogas bradicardizantes devem ser evitados porque se associam a agravamento da dispneia e fadiga, já que o débito cardíaco e o esvaziamento atrial dependem grandemente do aumento da frequência cardíaca nos pacientes com síndrome restritiva miocárdica.

Arritmias

A infiltração amiloide nas paredes atriais predispõe ao surgimento de arritmias atriais e fibrilação atrial (FA). O tratamento mais recomendado é o controle da frequência cardíaca.

> Quanto ao uso de anticoagulantes quando há FA e AC, é importante lembrar que tem sido documentada a redução da contratilidade atrial provocada pela infiltração amiloide no tecido atrial, que pode contribuir para a formação de trombos, presentes em até 33% em estudos necroscópicos e com ecocardiograma transesofágico. Dessa forma, indica-se anticoagulação em pacientes que desenvolvam FA, independentemente dos cálculos de escores de risco.

As arritmias ventriculares têm incidência elevada, especialmente na forma AL. Arritmias ventriculares complexas têm sido relatadas em pelo menos 50% dos pacientes, sendo a taquicardia ventricular não sustentada (TVNS) a arritmia mais frequente e associada a pior prognóstico. Pacientes exibindo taquicardia e instabilidade hemodinâmica ou sobreviventes de PCR, com expectativa de vida maior do que um ano e com boa qualidade de vida, podem ser considerados para implante de cardiodesfibrilador.

Distúrbios de condução

Doenças do sistema de condução são altamente prevalentes, sendo a condução AV mais comumente afetada, com evidências de que são a causa de óbito em número considerável de pacientes. O implante de marca-passo é frequentemente indicado, em especial, na forma ATTR, devendo-se seguir as recomendações para a indicação do seu emprego.

Transplante cardíaco

Apesar de o transplante cardíaco historicamente apresentar uma pior curva de sobrevida nos pacientes com AC, estudos mais recentes sugerem resultados semelhantes a outras etiologias, posicionando-o como estratégia válida na IC refratária. Essa indicação está condicionada a uma criteriosa seleção dos pacientes em centros experientes, levando em consideração a presença e a gravidade de acometimentos de outros órgãos (rim, sistema nervoso) e o emprego de estratégias específicas, como o transplante duplo (coração e fígado) na AC-TTRv e o transplante cardíaco precedendo o de medula óssea na forma AL.

BIBLIOGRAFIA

1. Simões MV, Fernandes F, Marcondes-Braga FG, Scheinberg P, Correia EB, Rohde LEP, et al. Position statement on diagnosis and treatment of cardiac amyloidosis - 2021. Arq Bras Cardiol. 2021;117(3):561-98.
2. Kittleson MM, Maurer MS, Ambardekar AV, Bullock-Palmer RP, Chang PP, Eisen HJ, et al. Cardiac amyloidosis: evolving diagnosis and management: a scientific statement from the American Heart Association. Circulation. 2020;142(1):e7-e22.

63

Miocardites

Sandrigo Mangini

CONSULTA RÁPIDA

Etiologias: infecciosas (viral, mais comum), não infecciosas (drogas, hipersensibilidade, doenças autoimunes, doenças sistêmicas, pós-transplante, radiação).

Apresentação clínica e diagnóstico:

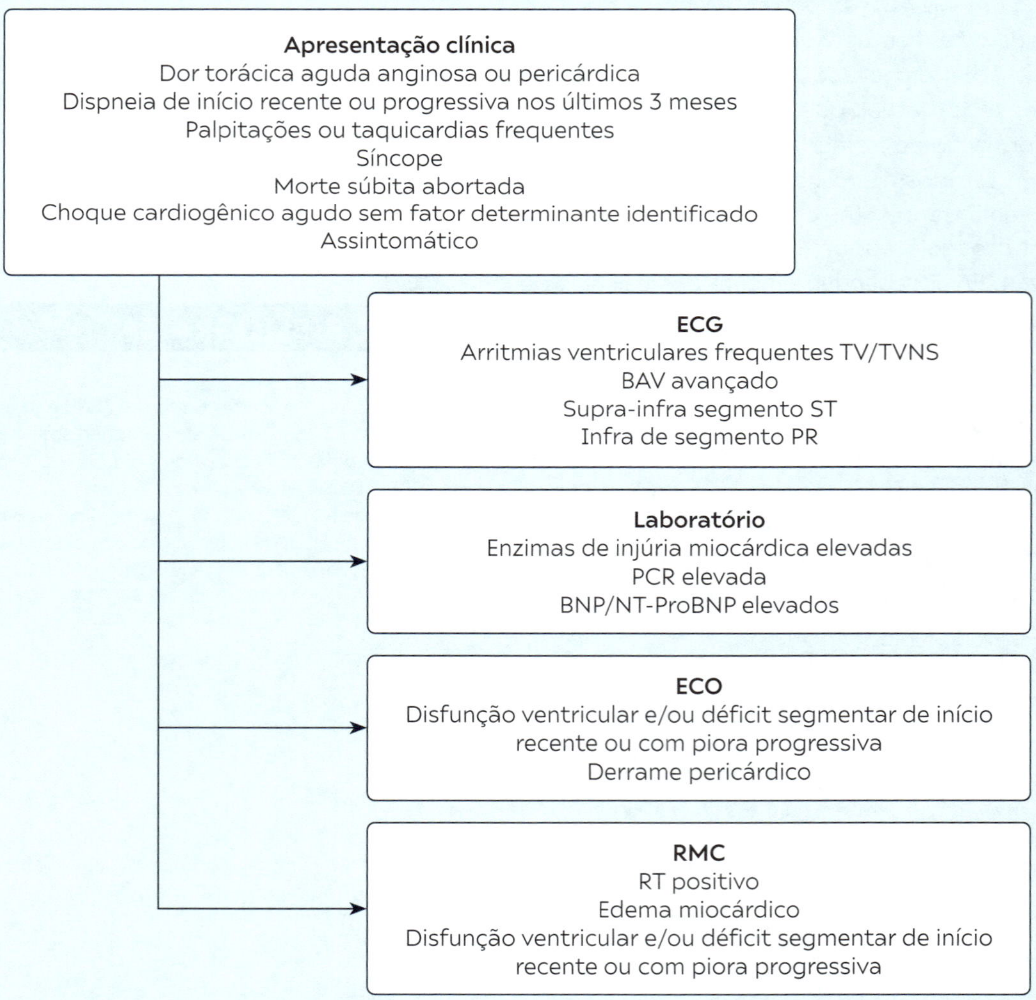

Fonte: Montera et al., 2022[30].

Diagnóstico e tratamento:

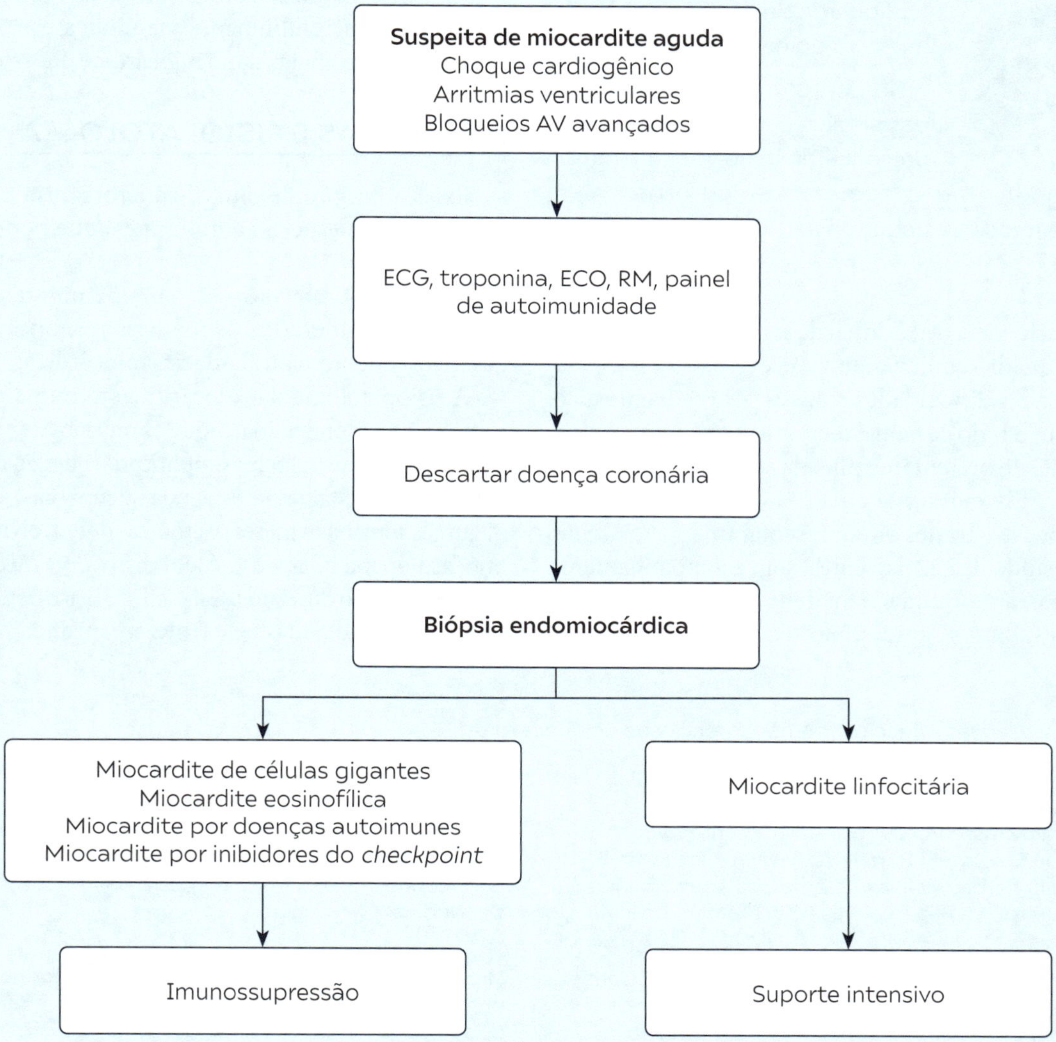

Tratamento: a imunossupressão deve ser indicada na presença de miocardite de células gigantes, eosinofílica, relacionada às doenças autoimunes, aos inibidores de *checkpoint* e rejeição pós-transplante; no contexto da miocardite viral, o padrão histológico é de infiltrado linfocitário e, nesse perfil, o suporte clínico deve ser a conduta-padrão, incluindo utilização de drogas cardioprotetoras ou quando na presença de choque cardiogênico, uso de drogas vasoativas e de dispositivos de assistência circulatória, como ponte para recuperação ou transplante.

Nos pacientes com diagnóstico clínico de miocardite aguda, a biópsia endomiocárdica está indicada na insuficiência cardíaca (IC) de início recente e piora hemodinâmica progressiva, visando afastar miocardite de células gigantes e miocardite eosinofílica, situações em que existe indicação de imunossupressão. Na maior parte dos casos, o padrão histológico é de infiltrado linfocitário, e o suporte clínico deve ser a conduta padrão, incluindo tratamento convencional de IC ou, quando na presença de choque cardiogênico, uso de drogas vasoativas e de dispositivos de assistência circulatória, como ponte para recuperação ou transplante.

INTRODUÇÃO

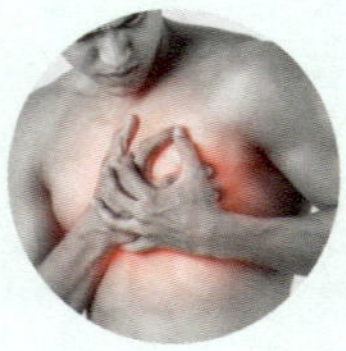

Miocardite é a inflamação do músculo do coração.

Do ponto de vista anatomopatológico, caracteriza-se pela presença de infiltrado inflamatório no miocárdio, com necrose ou degeneração de miócitos, na ausência de isquemia.

Sua incidência real é difícil de ser estimada, tendo em vista seu quadro clínico muitas vezes frustro e inespecífico, além das dificuldades clínicas para o diagnóstico. Porém, um estudo de biópsia endomiocárdica em pacientes com IC de origem inexplicada estimou a incidência em 9,6%[1]. Ela é descrita em 12% de pacientes jovens com menos de 40 anos que apresentaram morte súbita[2]. Em um estudo de 222 pacientes, com acompanhamento de 4,7 anos, a mortalidade foi de 19,2%, entre elas 9,9% de forma súbita[3]. A apresentação clínica da miocardite é variável, podendo ocorrer casos subclínicos, outros com clínica exuberante e progressiva e até morte súbita como única manifestação. Crianças costumam exibir apresentação mais fulminante que adultos, e pacientes do sexo masculino, maior dano miocárdico que o feminino.

ETIOLOGIAS E FISIOPATOLOGIA

Existe uma grande gama de microrganismos, drogas e doenças (em especial autoimunes) que podem gerar miocardite (Tabela I).

Os agentes infecciosos, principalmente os vírus, têm sido considerados os maiores responsáveis pelo desenvolvimento da inflamação miocárdica.

A fisiopatologia da miocardite em humanos não é completamente entendida. Modelos murinos de miocardite viral sugerem, de maneira simplificada, que seu desenvolvimento apresenta três fases: aguda (alguns dias), subaguda (algumas semanas a meses) e crônica (desenvolvimento da miocardiopatia dilatada)[5]. Além disso, dois mecanismos patogênicos são descritos: lesão citopática direta e imune anticardíaca induzidas pelos microrganismos.

TABELA I Causas infecciosas e não infecciosas de miocardite[4]

Infecciosas	Não infecciosas
Vírus: adenovírus, arbovírus, Chikungunya vírus, citomegalovírus, coronavírus, ecovírus, enterovírus (coxsackie B), Epstein-Barr vírus, flavivírus, hepatite B, hepatite C, herpes simplex 1 e 2, herpes-vírus humano 6, HIV, influenza A e B, parvovírus B19, sarampo, poliovírus, raiva, vírus sincicial respiratório, rubéola, varicela e varíola	Drogas: aminofilina, anfetaminas, antraciclinas, catecolaminas, cloranfenicol, cocaína, ciclofosfamida, etanol, fenitoína, 5-fluorouracil, imatinibe, inibidores do *checkpoint*, interleucina-2, metisergida, trastuzumabe e zidovudina
Bactérias: *Burkholderia pseudomallei, Brucella, Chlamydia, Corynebacterium diphtheriae, Francisella tularensis, Haemophilus influenzae, gonococcus, Clostridium, Legionella, Mycobacterium, Mycoplasma, Neisseria meningitidis, Salmonella, Staphylococcus, Streptococcus A, Streptococcus pneumoniae*, tétano, tularemia e cólera	Hipersensibilidade: anti-inflamatórios não hormonais, benzodiazepínicos, clozapina, cefalosporinas, dapsona, dobutamina, diuréticos de alça e tiazídicos, estreptomicina, fenobarbital, gefitinibe, macrolídeos, metildopa, mexiletina, penicilinas, sulfa, toxoide tetânico, tetraciclinas, tricíclicos, vacinas (varíola e covid) e venenos (abelha, aranha, cobra, escorpião e vespa)
Espiroquetas: borrelia, leptospira, *Treponema pallidum*	Ambientais: arsênico, chumbo, cobre e ferro, monóxido de carbono
Helmintos: *Ascaris, Echinococcus granulosus, Heterophyes, Paragonimus westermani, Schistosoma, Strongyloides stercoralis, Taenia solium, Toxocara canis, Trichinella spiralis* e *Wuchereria bancrofti*	Doenças autoimunes: dermatomiosite, miocardite de células gigantes, doenças inflamatórias intestinais, artrite reumatoide, doença de Sjögren, lúpus eritematoso sistêmico, esclerodermia, arterite de Takayasu, granulomatose de Wegener
Fungos: *Actinomyces, Aspergillus, Blastomyces, Candida, Coccidioides, Cryptococcus, Histoplasma, Mucor, Nocardia, Sporothrix schenkii,*	Doenças sistêmicas: doença celíaca, síndrome de Churg-Strauss, síndrome hipereosinofílica, doença de Kawasaki e sarcoidose
Protozoários: *Balantidium, Entamoeba histolytica, Leishmania, Plasmodium falciparum, Sarcocystis, Trypanosoma cruzi, Trypanosoma brucei* e *Toxoplasma gondii*	Outras: hipotermia, rejeição ao transplante e radiação
Riquétsias: *Coxiella burnetti, Orientia tsutsugamushi, Rickettsia rickettsii* e *Rickettsia prowazekii*	

Fonte: adaptada de Jefferies e Towbin, 2010[4].

A fase 1 corresponde à infecção inicial, que pode curar até mesmo sem sequela, levar à IC ou à morte ou progredir para as fases 2 e 3[6]. Na maioria dos pacientes com miocardite viral, o patógeno é eliminado e o sistema imune reduz sua atividade sem outras complicações adicionais. Entretanto, em uma minoria, o vírus não é eliminado, resultando em lesão miocárdica persistente e inflamação secundária à produção de anticorpos[7]. Assim a miocardite viral poderia ser considerada um dos precursores para o desenvolvimento da miocardiopatia dilatada, sendo observada esta evolução em 21% dos casos de miocardite ao final de 3 anos[8].

No caso da miocardite bacteriana, além da agressão bacteriana direta aos miócitos, a produção importante de toxinas (com níveis de toxicidade variáveis dependendo do agente etiológico) e a resposta inflamatória intensa com a produção de níveis elevados de citocinas são responsáveis pelo dano celular[9].

Na miocardite induzida por drogas, o mecanismo de hipersensibilidade ocorre em resposta a componentes quimicamente reativos que se ligam a proteínas promovendo modificações estruturais. Essas partículas são fagocitadas pelas células de defesa, e, como uma resposta de hipersensibilidade retardada, são liberadas citocinas como interleucina-5, estimulante de eosinófilos. Esse acúmulo de interleucina-5 promove grande infiltrado eosinofílico com aumento da resposta de hipersensibilidade e maior lesão miocárdica. A predisposição genética parece favorecer esse padrão de resposta. A síndrome hipereosinofílica pode ocorrer em associação a diversas doenças com manifestação sistêmica, como síndrome de Churg-Strauss, câncer, infecções parasitárias e helmínticas, ou estar relacionada a vacinações[10].

Uma classe mais recente de drogas associadas a miocardite são os imunoterápicos para o tratamento de câncer, conhecidos como inibidores de *checkpoint*. Algumas células cancerígenas utilizam pontos de controle para impedir o ataque do sistema imune, assim, os inibidores de *checkpoints* ajudam a direcionar o sistema imune para reconhecer as células-alvo contra o câncer. Exemplos desses inibidores são: nivolumabe, pembrolizumabe, avelumabe, ipilimimabe. Enquanto o bloqueio imune pode alcançar uma regressão importante do tumor em alguns pacientes, essa ativação sistêmica das células T pode lesar outras células não alvo, levando a toxicidades como colite, pneumonites, miosites, dermatites, hipofisites e miocardites; a incidência de miocardite fica em torno de 0,27 e 1,14%, e o tempo médio do início do quadro é de 30 dias, geralmente após a primeira ou segunda infusão da medicação; cerca de metade dos pacientes pode apresentar disfunção ventricular, e o achado histológico na biópsia endomiocárdica é de infiltrado linfocitário[11].

A miocardite de células gigantes é uma forma autoimune de agressão miocárdica e caracteriza-se histologicamente por um infiltrado de células multinucleadas, além de infiltrado inflamatório de células T, eosinófilos e macrófagos. A presença marcante de células CD8 (citotóxicas) promove intensa lesão miocítica. Essa doença encontra-se, em até 20% dos casos, associada a doenças autoimunes como tireoidite de Hashimoto, artrite reumatoide, miastenia *gravis*, entre outras. A grande liberação de citocinas inflamatórias e mediadores do estresse oxidativo leva a uma intensa agressão às células miocíticas, com consequente rápida perda de função ventricular e evolução clínica desfavorável se não diagnosticada e tratada adequadamente[12].

ASPECTOS CLÍNICOS

As manifestações clínicas da miocardite são muito amplas, com um espectro de sintomas variando desde cursos assintomáticos a apresentações com sinais de infarto do miocárdio, IC descompensada e até choque cardiogênico. Dor torácica e arritmias atriais ou ventriculares podem estar presentes, além dos sinais/sintomas de IC. A despeito do fato de que a maioria das formas de miocardite tem sua gênese em um quadro viral, a presença de infecção viral respiratória, gastrointestinal ou sistêmica é observada em somente cerca de 30% dos pacientes nas formas agudas de manifestação[13]. Outros achados podem sugerir a etiologia da miocardite, como eritema marginado, poliartrite migratória, coreia para miocardite reumática aguda, *rash* cutâneo nas miocardites por hipersensibilidade, acometimento de rins e vias aéreas na miocardite secundária à granulomatose de Wegener, além de acometimento pulmonar, bloqueios e arritmias ventriculares na sarcoidose[14].

DIAGNÓSTICO

De forma inespecífica, marcadores inflamatórios como velocidade de hemossedimentação (VHS) e proteína-C reativa (PCR) podem elevar-se, bem como marcadores de necrose miocárdica (em especial a Troponina), refletindo a agressão miocárdica e conferindo valor prognóstico. A pesquisa de sorologias deve ser ditada pela elevada suspeição clínica para doenças específicas e não deve ser considerada de forma rotineira, uma vez que anticorpos IgG de vírus cardiotrópicos são muito prevalentes e não existe correlação clara entre sorologias virais e achados de PCR em biópsia endomiocárdica[15]. Em situações específicas, podem ser úteis sorologia para hepatite C, pesquisa de vírus HIV em indivíduos de alto risco e doença de Lyme em áreas endêmicas. No Brasil, a sorologia para doença de Chagas deve ser realizada em pacientes com epidemiologia positiva[14]. Técnicas de pesquisa de microrganismos por PCR no sangue ou em tecidos podem ser consideradas quando disponíveis, como vimos de forma bastante expressiva para pesquisa de covid e outros vírus respiratórios mediante *swab* nasal. Coleta de painel de autoimunidade também pode ser considerada.

ELETROCARDIOGRAMA

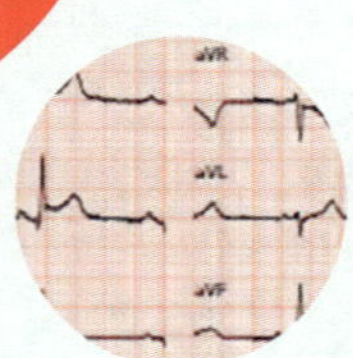

Apresenta sensibilidade de 47% para o diagnóstico[16] e pode apresentar diferentes alterações, conforme o momento evolutivo. Nas fases agudas, podem ocorrer alterações do segmento ST sugestivas de síndrome coronariana aguda (ondas Q, supra ou infradesnivelamento do segmento ST, inversão de onda T), arritmias atriais e ventriculares, bem como bloqueios atrioventriculares.

Nas fases mais tardias, a presença de bloqueio de ramo esquerdo (BRE)sugere remodelamento e confere pior prognóstico[17]. Com a associação de pericardite, as alterações clássicas incluem supradesnivelamento difuso do segmento ST e infra PR[18].

ECOCARDIOGRAMA

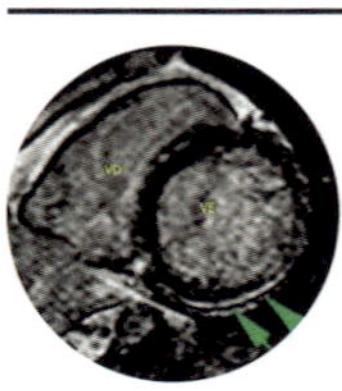

Pode detectar disfunção sistólica com diminuição da fração de ejeção do ventrículo esquerdo (FEVE), dilatação de câmaras ventriculares e atriais, insuficiência mitral, insuficiência tricúspide secundárias e, eventualmente, disfunção diastólica, derrame pericárdico e trombos intracavitários. As alterações segmentares podem simular infarto do miocárdio.

Na miocardite fulminante, usualmente encontra-se importante disfunção sistólica com diâmetros cavitários normais, por vezes associada a aumento da espessura da parede septal, indicando edema miocárdico[19]. A disfunção ventricular direita é incomum, porém, quando presente, confere pior prognóstico[20].

CINTILOGRAFIA MIOCÁRDICA

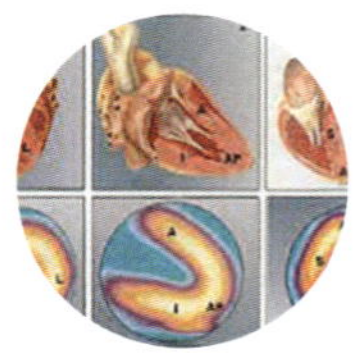

Os métodos radioisotópicos, gálio-67[21] e Índio-111[22], por muito tempo têm sido considerados estratégias para o diagnóstico de miocardite de forma não invasiva, no entanto, com a introdução da ressonância magnética cardíaca (RMC), têm sido menos utilizados.

Apresentam sensibilidade variável e baixa especificidade. Como a sarcoidose possui acometimento sistêmico, os métodos radioisotópicos, com a possibilidade de varredura do corpo todo, podem auxiliar no diagnóstico; PET-FDG apresenta elevada sensibilidade e especificidade para esse diagnóstico[23].

RESSONÂNCIA MAGNÉTICA CARDÍACA

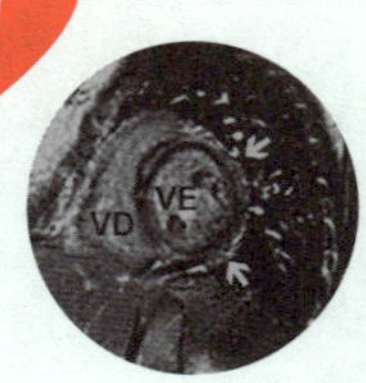

A análise pela RMC mostra informações precisas sobre as funções global e segmentar de ambos os ventrículos e sobre a caracterização tecidual do miocárdio e tem sido considerada importante para o diagnóstico de miocardite aguda[24]. O consenso internacional de 2009 (critérios de Lake Louise) refere a acurácia da RMC de 56 a 78% para o diagnóstico de miocardite aguda em comparação à biópsia endomiocárdica, sendo o melhor desempenho obtido quando há a presença de 2 de 3 parâmetros (realce precoce, edema e/ou realce tardio)[25]. Mais recentemente, a associação de novas técnicas, incluindo mapas T1 e T2, aumentou a sensibilidade[26].

A análise pela RMC mostra informações precisas sobre as funções global e segmentar de ambos os ven-

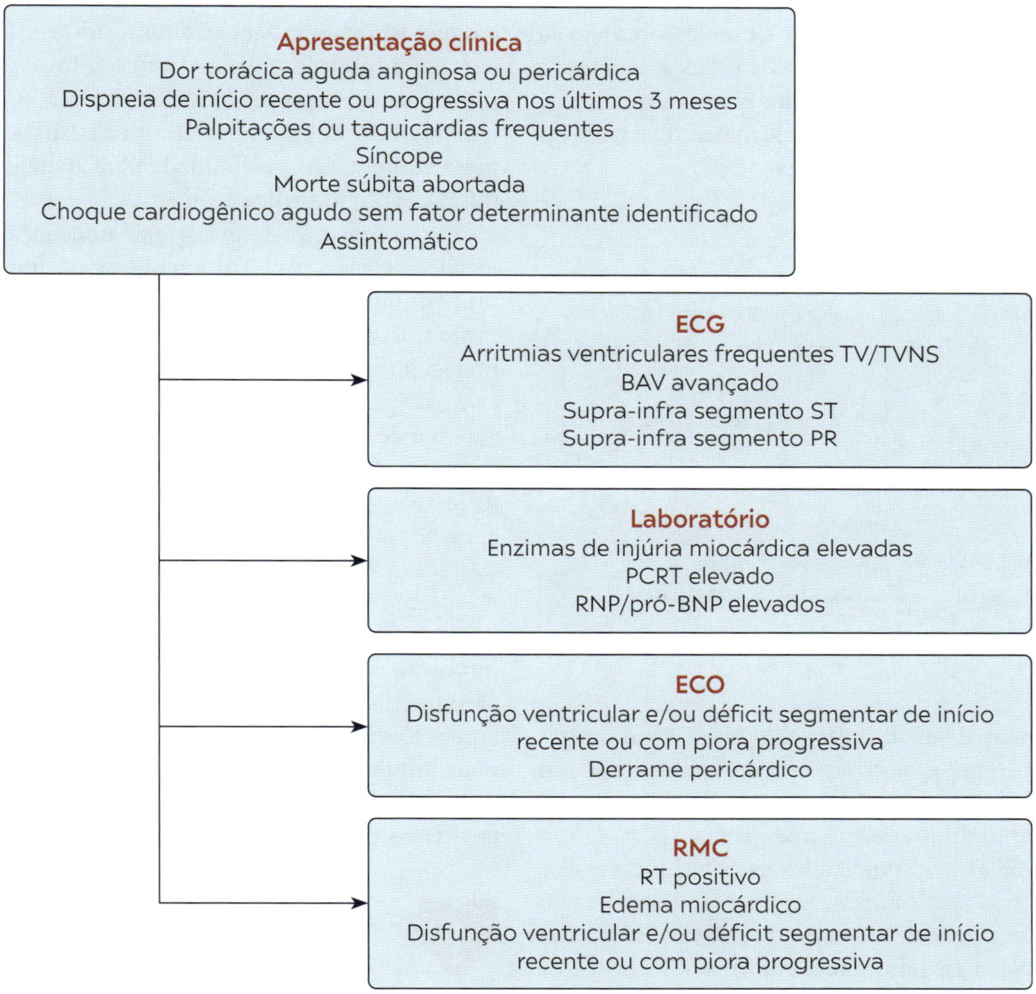

FIGURA 1 Apresentação clínica e principais exames subsidiários.
Fonte: Montera et al., 2022[30].

trículos e sobre a caracterização tecidual do miocárdio e tem sido considerada importante para o diagnóstico de miocardite aguda[24]. O consenso internacional de 2009 (critérios de Lake Louise) refere a acurácia da RMC de 56 a 78% para o diagnóstico de miocardite aguda em comparação à biópsia endomiocárdica, sendo o melhor desempenho obtido quando há a presença de 2 de 3 parâmetros (realce precoce, edema e/ou realce tardio)[25]. Mais recentemente, a associação de novas técnicas, incluindo mapas T1 e T2, aumentou a sensibilidade[26].

A presença de realce tardio revela correlação com pior prognóstico a longo prazo em pacientes com miocardite, sendo maiores a mortalidade total e a mortalidade cardíaca, independentemente dos sintomas clínicos e da função ventricular[8].

BIÓPSIA ENDOMIOCÁRDICA E HISTOPATOLÓGICA

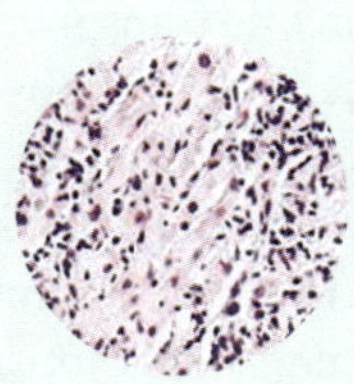

A primeira descrição de técnica não cirúrgica de biópsia endomiocárdica ocorreu na década de 1950[27]. Apesar de as discussões sobre seus riscos e seus potenciais benefícios, mantém-se como padrão-ouro para o diagnóstico de miocardite.

Em centros com profissionais experientes para a realização do procedimento, o índice de complicações é baixo[28]. A abordagem habitual é por meio da veia jugular interna ou femoral visando fragmentos do septo do ventrículo direito, sob visualização, por meio de radioscopia na sala de hemodinâmica. A realização da biópsia, incluindo amostras de ambos os ventrículos, parece aumentar a sensibilidade para o diagnóstico de miocardite, também com baixa incidência de complicações[29].

> A diretriz nacional[30] e os consensos internacionais[31,32] indicam fortemente a biópsia endomiocárdica na investigação de IC de início recente, na presença de bloqueios e arritmias ventriculares, sem melhora com tratamento convencional. Baseado na histopatologia, diversos tipos de miocardite podem ser identificados: linfocitária, eosinofílica, polimorfonuclear, células gigantes e granulomatosa. A miocardite linfocitária é a forma mais comum[33].

A intensidade e a distribuição do infiltrado inflamatório são muito variáveis, apresentando desde um pequeno foco solitário a agregados multifocais e comprometimento difuso de amplo espectro.

Em 1987[34], foram publicados os critérios de Dallas para o diagnóstico de miocardite. Apesar de terem sido utilizados por mais de 20 anos, apresentam limitações relacionadas à variabilidade interobservador, valor prognóstico, discrepância com outros marcadores de ativação imune ou infecciosa do miocárdio e baixa sensibilidade[35,36]. Nesse contexto, novas estratégias foram desenvolvidas com base na utilização de técnicas de imuno-histoquímica para marcação de linhagens celulares[37] (linfócitos T, linfócitos B e macrófagos), expressão de HLA[38] e moléculas de adesão[39].

Estudos que avaliaram a presença de células inflamatórias em corações normais e de doadores de transplante cardíaco[40,41] demonstraram a presença de leucócitos e macrófagos, em especial linfócitos, porém em quantidade reduzida. Com base nesses achados, um consenso do Conselho de Miocardiopatias da World Heart Federation (WHF)[42] especificou como inflamação na biópsia endomiocárdica a contagem de leucócitos ≥ 14 células/mm². Outros autores têm levado em consideração para definição de inflamação na biópsia endomiocárdica a contagem ≥ 14 leucócitos/mm² e/ou ≥ 7 linfócitos T/mm²[2,33,43,44].

Além da quantificação de leucócitos, algumas publicações[45] têm valorizado a associação do aumento na expressão de MHC (HLA de classe I ou II)[38] e de moléculas de adesão intercelular (ICAM)[39] para estabelecer o diagnóstico de inflamação no tecido cardíaco. Uma vez que o infiltrado celular pode ser focal e a biópsia pode não ser representativa dessa área, a expressão de HLA/ICAM, por ter caráter de distribuição difusa, pode aumentar a sensibilidade para o diagnóstico de inflamação miocárdica[46].

Para a detecção de microrganismos no tecido cardíaco, diversas técnicas foram descritas e incluem imuno-histoquímica, biologia molecular, hibridização *in situ* e microscopia eletrônica. As técnicas de biologia molecular, como a extração de DNA-RNA e a amplificação do genoma por PCR, permitem o diagnóstico do genoma de agentes infecciosos e têm sido utilizadas de forma mais frequente para documentação da presença de microrganismos no tecido miocárdico. No entanto, apesar de sugestiva, não se pode estabelecer uma relação causal direta entre o achado de agentes infecciosos no miocárdio e a gênese de miocardite/miocardiopatia, uma vez que a presença de microrganismos no tecido miocárdico têm sido descrita mesmo em corações sem cardiopatia e de miocardiopatias de outras etiologias específicas[47], além disso, em algumas séries, não apresenta influência sobre o prognóstico[45,48]. Muito mais que a presença do genoma, a documentação de sua replicação talvez seja um dos fatores a ser considerado[49].

> O tratamento específico de miocardite aguda restringe-se ao uso de imunossupressão nas situações de miocardite de células gigantes, miocardite eosinofílica e miocardites relacionadas às doenças autoimunes, inibidores de *checkpoint* e rejeição ao transplante cardíaco, sendo o diagnóstico definido por biópsia endomiocárdica, com indicação para sua realização nos casos de IC de início recente (até 3 meses de início dos sintomas) e piora hemodinâmica progressiva.

TRATAMENTO DA FORMA AGUDA

Na maioria dos casos de miocardite aguda, o padrão histológico é de infiltrado linfocitário, e o suporte clínico, incluindo tratamento convencional de IC, está indicado. Na presença de choque cardiogênico, o suporte com o uso de drogas vasoativas e dispositivos de assistência circulatória deve ser a conduta-padrão, como ponte para recuperação ou transplante.

Imunossupressão

Quando a biópsia endomiocárdica define a presença de miocardite de células gigantes ou miocardite eosinofílica, apesar da baixa incidência de ambas as entidades, a imunossupressão está indicada por estar relacionada à melhor evolução. O mesmo ocorre nas miocardites relacionadas às doenças autoimunes e aos inibidores do *checkpoint* e na rejeição celular pós-transplante cardíaco. Na miocardite de células gigantes, a imunossupressão deve ser intensiva, incluindo associação de imunossupressores (anticorpos antilinfócitos, corticosteroides, inibidores de calcineurina e antiproliferativos), e sua suspensão pode implicar recorrência. Em razão da possibilidade de má evolução, mesmo com imunossupressão intensiva, o transplante cardíaco deve ser considerado, apesar do risco de recidiva no coração transplantado[50].

Em relação à miocardite linfocitária, no estudo MTT[51], que incluiu pacientes com miocardite diagnosticada pelos critérios de Dallas associada à presença de disfunção ventricular, o uso de imunossupressão por 6 meses não demonstrou superioridade na melhora da função ventricular e de sobrevida em relação ao tratamento convencional, apesar de não ter realizado pesquisa de agentes infecciosos.

Pelo risco presumido de intensificação da proliferação de microrganismos, o uso de imunossupressão na miocardite linfocitária aguda não está indicado sem a biópsia endomiocárdica e a pesquisa de agentes infecciosos. O estudo TIMIC[43] demonstrou melhora da função ventricular com imunossupressão em pacientes com miocardite à biópsia, mais de 6 meses de IC e ausência de genoma viral. Apesar do momento evolutivo diferente em relação à miocardite aguda, esse estudo demonstrou o potencial benefício da imunossupressão na ausência de vírus no miocárdio. No entanto, a não identificação de vírus específicos só permite afirmar que não estão presentes os vírus pesquisados, não afastando a possibilidade de que outros microrganismos estejam envolvidos. Além disso, por causa da ausência de estudos confirmando os mesmos achados do estudo TIMIC e da elevada frequência, em nosso meio, de agentes infecciosos em biópsia endomiocárdica de miocardite, outras miocardiopatias específicas e até mesmo doadores sem cardiopatia[46], o uso de imunossupressão em miocardite linfocitária aguda não está referendado.

Agentes antivirais/imunomoduladores

Os agentes antivirais e imunomoduladores têm como objetivo promover a eliminação viral, bem como impedir sua replicação. Entre as possibilidades terapêuticas, tem-se a imunoglobulina intravenosa (IVIg), interferona-beta e antagonistas da IL-1.

A IVIg apresenta ações anti-inflamatórias e antivirais. O estudo IMAC[52], que randomizou o uso de IVIg *versus* placebo em pacientes com miocardiopatia (FE < 40%) e menos de 6 meses de sintomas de IC, não demonstrou benefício dessa estratégia, sendo observada melhora da função ventricular em ambos os grupos. Vale ressaltar que não houve nesse estudo a pesquisa de agentes infecciosos, e o diagnóstico de inflamação pelos critérios de Dallas esteve presente em apenas 16%, o que dificultou a interpretação em relação à influência da IVIg como agente imunomodulador, com atuação sobre inflamação e microrganismos. Pequenas séries de casos sugerem benefício de melhora evolutiva com IVIg[53]. A diretriz brasileira[14] também considera seu uso quando se demonstra inflamação na presença de agentes infecciosos, apesar da evidência limitada, do alto custo e de possíveis efeitos adversos.

Pequeno estudo clínico com a infusão subcutânea de interferona-beta em pacientes com miocardiopatia dilatada e genoma viral de adenovírus e enterovírus no miocárdio demonstrou elevada capacidade de eliminação viral e melhora da função ventricular[54]. No entanto, esse estudo não envolveu pacientes na fase aguda da miocardite e seus resultados não foram reproduzidos com casuísticas maiores para confirmação dos achados preliminares.

A IL-1 é uma citocina fundamental na fisiopatologia da imunidade inata, sendo seu bloqueio um alvo terapêutico em potencial de miocardite aguda, bem como de outras situações de inflamação envolvendo o coração, como pericardite, IC crônica e doença arterial coronariana[55]. Alguns relatos de caso demonstram melhora de função ventricular em miocardite aguda[56,57]; estudos envolvendo pacientes com insuficiência cardíaca crônica[58] e descompensada[59] estão em andamento.

ATIVIDADE FÍSICA E VACINAÇÃO

A miocardite é uma causa importante de morte súbita cardíaca (MSC) em atletas, podendo ocorrer tanto na sua fase aguda como na fase crônica. Está relacionada não só ao grau de inflamação do miocárdio, mas também à deflagração de arritmias complexas e ao desenvolvimento de disfunção ventricular esquerda[14]. Atletas competitivos ou recreacionais portadores de miocardite ativa não devem praticar esportes competitivos ou exercícios físicos de alta intensidade até o término do período de convalescença. Não há consenso sobre esse período.

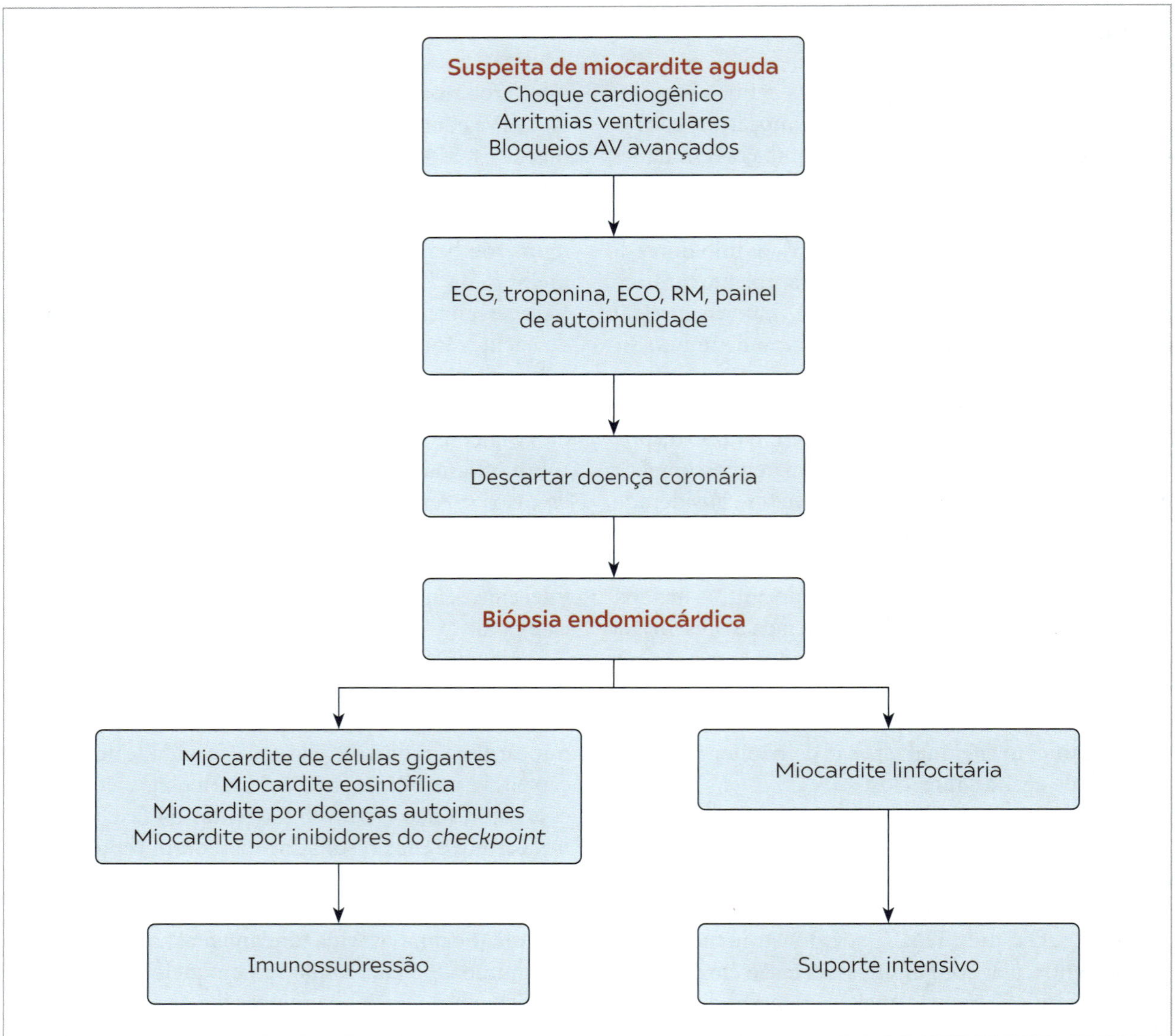

FIGURA 2 Fluxograma para diagnóstico e tratamento das miocardites agudas.

Até recentemente, era estabelecido um período de, no mínimo, 6 meses após o início das manifestações clínicas. Atualmente, alguns especialistas já recomendam períodos menores, como de 3 meses, para a liberação de treinamentos e competições, dependendo da presença de sintomas, arritmias, disfunção ventricular, marcadores inflamatórios e alterações no ECG[14]. O Consenso Europeu de Reabilitação Cardíaca e Prevenção recomenda que, nos pacientes portadores de IC, incluindo os indivíduos com miocardite, a prática de exercícios físicos deve ser de moderada intensidade (até 50% do VO_2 pico ou 60% da frequência cardíaca máxima prevista), desde que não haja evidência laboratorial de inflamação ou arritmias[60].

A vacinação segue as mesmas recomendações da imunização anual contra gripe e pneumococo feitas nos pacientes com IC e as demais vacinas disponíveis (caxumba, sarampo, rubéola e poliomielite). Não há evidências robustas de que elas predispõem a agudização ou o desenvolvimento de miocardite aguda para sobrepor os benefícios da imunização. O mesmo raciocínio se aplica para a vacina da covid-19. Para serem vacinados, os pacientes não podem estar na fase aguda da miocardite, sendo o mais aconselhável cerca de 3 meses após o diagnóstico[14].

BIBLIOGRAFIA

1. Felker GM, Hu W, Hare JM et al. The spectrum of dilated cardiomyopathy. Medicine (Baltimore). 1999;78:270-83.
2. Doolan A, Langlois N, Semsarian C. Causes of sudden cardiac death in young Australians. Med J Aust. 2004;180:110-2.
3. Grün S, Schumm J, Greulich S, Wagner A, Schneider S, Bruder O, et al. Long-term follow-up of biopsy-proven viral myocarditis: predictors of mortality and incomplete recovery. J Am Coll Cardiol. 2012;59(18):1604-15.
4. Jefferies JL, Towbin JA. Dilated cardiomyopathy. Lancet 2010; 375: 752-6218.
5. Kawai C. From myocarditis to cardiomyopathy: mechanisms of inflammation and cell death: learning from the past for the future. Circulation. 1999;99:1091-100.
6. Maisch B, Noutsias M, Ruppert V, Richter A, Pankuweit S. Cardiomyopathies: classification, diagnosis, and treatment. Heart Fail Clin. 2012;8:53-78.
7. Blauwet LA, Cooper LT. Myocarditis. Prog Cardiovasc Dis. 2010;52:274-88.
8. D'Ambrosio A, Patti G, Manzoli A, Sinagra G, Di Lenarda A, Silvestri F, Di Sciascio G. The fate of acute myocarditis between spontaneous improvement and evolution to dilated cardiomyopathy: a review. Heart. 2001;85:499-504.
9. Montera MW, Mesquita ET, Colafranceschi AS, de Oliveira AC Jr, Rabischoffsky A, Ianni BM, et al. I Brazilian guidelines on myocarditis and pericarditis.Arq Bras Cardiol. 2013;100(4 Suppl 1):1-36.
10. Spodick DH. Eosinophilic myocarditis. Mayo Clin Proc. 1997;72(10):996.
11. Mahmood SS, Fradley MG, Cohen JV, Nohria A, Reynolds KL, Heinzerling LM, et al. Myocarditis in patients treated with immune checkpoint inhibitors. J Am Coll Cardiol. 2018;71(16):1755-64.
12. Rosenstein ED, Zucker MJ, Kramer N. Giant cell myocarditis: most fatal of autoimmune diseases. Semin Arthritis Rheum. 2000;30(1):1-16.
13. Magnani JW, Dec GW. Myocarditis: current trends in diagnosis and treatment. Circulation. 2006;113(6):876-90.
14. Conceição-Souza GE, Mangini S, Ramires JAF. Miocardites. In: Veronesi R. Tratado de infectologia. 3.ed. São Paulo: Atheneu; 2005. p. 2097-104.
15. Mahfoud F, Gärtner B, Kindermann M, Ukena C, Gadomski K, Klingel K, et al. Virus serology in patients with suspected myocarditis: utility or futility? Eur Heart J. 2011;32(7):897-903.
16. Morgera T, Di Lenarda A, Dreas L, Pinamonti B, Humar F, Bussani R, et al. Electrocardiography of myocarditis revisited: clinical and prognostic significance of electrocardiographic changes. Am Heart J. 1992;124(2):455-67.
17. Nakashima H, Katayama T, Ishizaki M, Takeno M, Honda Y, Yano K. Q wave and non-Q wave myocarditis with special reference to clinical significance. Jpn Heart J. 1998;39(6):763-74.
18. Mangini S, Conceição-Souza GE, Ramires JAF. Pericardites. In: Veronesi R. Tratado de infectologia. 3.ed. São Paulo: Atheneu; 2005. p. 2067-94.
19. Felker GM, Boehmer JP, Hruban RH, Hutchins GM, Kasper EK, Baughman KL, et al. Echocardiographic findings in fulminant and acute myocarditis. J Am Coll Cardiol. 2000;36(1):227-32.
20. Mendes LA, Dec GW, Picard MH, Palacios IF, Newell J, Davidoff R. Right ventricular dysfunction: an independent predictor of adverse outcome in patients with myocarditis. Am Heart J. 1994;128(2):301-7.
21. Camargo PR, Mazzieri R, Snitcowsky R et al. Biópsia endomiocárdica e mapeamento miocárdico com gálio67 no diagnóstico de miocardite ativa em crianças portadoras de miocardiopatia dilatada. Arq Bras Cardiol. 1990;54:27-31.
22. Margari ZJ, Anastasiou-Nana MI, Terrovitis J, Toumanidis S, Agapitos EV, Lekakis JP, et al. Indium-111 monoclonal antimyosin cardiac scintigraphy in suspected acute myocarditis: evolution and diagnostic impact. Int J Cardiol. 2003;90(2-3):239-45.
23. Kim SJ, Pak K, Kim K. Diagnostic performance of F-18 FDG PET for detection of cardiac sarcoidosis; A systematic review and meta-analysis. J Nucl Cardiol. 2020;27:2103-15.
24. Röttgen R, Christiani R, Freyhardt P, Gutberlet M, Schultheiss HP, et al. Magnetic resonance imaging findings in acute myocarditis and correlation with immunohistological parameters. Eur Radiol. 2011;21(6):1259-66.
25. Friedrich MG, Sechtem U, Schulz-Menger J, Holmvang G, Alakija P. Cardiovascular magnetic resonance in myocarditis: a JACC white paper. J Am Coll Cardiol. 2009;53(17):1475-87.
26. Ferreira VM, Schulz-Menger J, Holmvang G, Kramer IC, Sechtem U, Kindermann I, et al. Cardiovascular magnetic resonance in nonischemic myocardial inflammation: expert recommendations. J Am Coll Cardiol. 2018;72(24):3158-76.
27. Weinberg M, Fell EH, Lynfield J. Diagnostic biopsy of the pericardium and myocardium. AMA Arch Surg. 1958;76:825-29.
28. Holzmann M, Nicko A, Kühl U, Noutsias M, Poller W, Hoffmann W, et al. Complication rate of right ventricular endomyocardial biopsy via the femoral approach: a retrospective and prospective study analyzing 3048 diagnostic procedures over an 11-year period. Circulation. 2008;118:1722-8.
29. Yilmaz A, Kindermann I, Kindermann M, Mahfoud F, Ukena C, et al. Comparative evaluation of left and right ventricular endomyocardial biopsy: differences in complication rate and diagnostic performance. Circulation. 2010;122:900-9.
30. Montera MW, Marcondes-Braga FG, Simões MV, Moura LAZ, Fernandes F, Mangini S, et al. Diretriz de Miocardites da Sociedade Brasileira de Cardiologia – 2022. Arq Bras Cardiol. 2022;119(1):143-211.
31. Caforio AL, Pankuweit S, Arbustini E, Basso C, Gimeno-Blanes J, Felix SB, et al.; European Society of Cardiology Working Group on Myocardial and Pericardial Diseases. Current state of knowledge on aetiology, diagnosis, management, and therapy of myocarditis: a position statement of the European Society of Cardiology Working Group on Myocardial and Pericardial Diseases. Eur Heart J. 2013;34(33):2636-48.
32. Cooper LT, Baughman K, Feldman AM, Frustaci A, Jessup M, Kuhl U, et al. The role of endomyocardial biopsy in the management of cardiovascular disease: a scientific statement from the American Heart Association, the American College of Cardiology, and the European Society of Cardiology Endorsed by the Heart Failure Society of America and the Heart Failure Association of the European Society of Cardiology. Eur Heart J. 2007;28(24):3076-93.
33. Calabrese F, Angelini A, Carturan E, Thiene G. Myocarditis and inflammatory cardiomyopathy: histomorphological diagnosis. Ernst Schering Res Found Workshop. 2006;55:305-21.
34. Aretz HT. Myocarditis: the Dallas criteria. Hum Pathol. 1987;18:619-24.
35. Chow LH, Radio SJ, Sears TD, McManus BM. Insensitivity of right ventricular endomyocardial biopsy in the diagnosis of myocarditis. J Am Coll Cardiol. 1989;14:915-20.
36. Baughman KL. Diagnosis of myocarditis: death of Dallas criteria. Circulation. 2006;113:593-5.
37. Noutsias M, Pauschinger M, Schultheiss H, Kuhl U. Phenotypic characterization of infiltrates in dilated cardiomyopathy – diagnostic significance of T-lymphocytes and macrophages in inflammatory cardiomyopathy. Med Sci Monit. 2002;8:478-87.
38. Wojnicz R, Nowalany-Kozielska E, Wodniecki J, Szczurek-Katański K, Nozyński J, Zembala M, et al. Immunohistological diagnosis of myocarditis: potential role of sarcolemmal induction of the MHC and ICAM-1 in the detection of autoimmune mediated myocyte injury. Eur Heart J. 1998;19:1564-72.

39. Noutsias M, Seeberg B, Schultheiss HP, Kuhl U. Expression of cell adhesion molecules in dilated cardiomyopathy: evidence for endothelial activation in inflammatory cardiomyopathy. Circulation. 1999;99:2124-31.
40. Edwards WD, Holmes DR, Reeders GS. Diagnosis of active lymphocytic myocarditis by endomyocardial biopsy: quantitative criteria for light microscopy. Mayo Clin Proc. 1982;57:419-25.
41. Tazelaar HD, Billingham ME. Myocardial lymphocytes. Fact, fancy or myocarditis? Am J Cardiovasc Pathol. 1987;1:47-50.
42. Maisch B, Bultman B, Factor S. World Heart Federation consensus conference's definition on inflammatory cardiomyopathy (myocarditis): report from two expert committees on histology and viral cardiomyopathy. Heartbeat. 1999;4:3-4.
43. Frustaci A, Russo MA, Chimenti C. Randomized study on the efficacy of immunosuppressive therapy in patients with virus--negative inflammatory cardiomyopathy: the TIMIC study. Eur Heart J. 2009;30:1995-2002.
44. Kühl U, Pauschinger M, Seeberg B, Lassner D, Noutsias M, Poller W, et al. Viral persistence in the myocardium is associated with progressive cardiac dysfunction. Circulation. 2005;112:1965-70.
45. Kindermann I, Kindermann M, Kandolf R, Klingel K, Bültmann B, Müller T, et al. Predictors of outcome in patients with suspected myocarditis. Circulation. 2008;118:639-48.
46. Kühl U, Noutsias M, Seeberg B, Schultheiss HP. Immunohistological evidence for a chronic intramyocardial inflammatory process in dilated cardiomyopathy. Heart. 1996;75(3):295-300.
47. Mangini S, Higuchi Mde L, Kawakami JT, Reis MM, Ikegami RN, Palomino SA, et al. Infectious agents and inflammation in donated hearts and dilated cardiomyopathies related to cardiovascular diseases, Chagas' heart disease, primary and secondary dilated cardiomyopathies. Int J Cardiol. 2015;178:55-62.
48. Kuethe F, Sigusch HH, Hilbig K, Tresselt C, Glück B, Egerer R, et al. Detection of viral genome in the myocardium: lack of prognostic and functional relevance in patients with acute dilated cardiomyopathy. Am Heart J. 2007;153(5):850-8.
49. Kuhl U, Lassner D, Dorner A, Rohde M, Escher F, Seeberg B, et al. A distinct subgroup of cardiomyopathy patients characterized by transcriptionally active cardiotropic erythrovirus and altered cardiac gene expression. Basic Res Cardiol. 2013;108(5):372.
50. Cooper LT Jr, Hare JM, Tazelaar HD, Edwards WD, Starling RC, Deng MC, et al.; Giant Cell Myocarditis Treatment Trial Investigators. Usefulness of immunosuppression for giant cell myocarditis. Am J Cardiol. 2008;102(11):1535-9.
51. Mason JW, O'Connell JB, Herskowitz A, Rose NR, McManus BM, Billingham ME, et al. A clinical trial of immunosuppressive therapy for myocarditis. The Myocarditis Treatment Trial Investigators. N Engl J Med. 1995;333(5):269-75.
52. McNamara DM, Holubkov R, Starling RC, Dec GW, Loh E, Torre-Amione G, et al. Controlled trial of intravenous immune globulin in recent-onset dilated cardiomyopathy. Circulation. 2001;103(18):2254-9
53. Goland S, Czer LSCR, Siegel RJ, Tabak S, Jordan S, Luthringer D, et al. Intravenous immunoglobulin treatment for acute fulminant inflammatory cardiomyopathy: Series of six patients and review of literature. Can J Cardiol. 2008;24(7):571-4.
54. Kühl U, Pauschinger M, Schwimmbeck PL, Seeberg B, Lober C, Noutsias M, et al. Interferon-beta treatment eliminates cardiotropic viruses and improves left ventricular function in patients with myocardial persistence of viral genomes and left ventricular dysfunction. Circulation. 2003;107(22):2793-8.
55. Emmi G, Urban ML, Imazio M, Gattorno M, Maestroni S, Lopalco G, et al. Use of interleukin-1 blockers in pericardial and cardiovascular diseases. Curr Cardiol Rep. 2018;20(8):61.
56. Parisi F, Paglionico A, Varriano V, Ferraccioli G, Gremese E. Refractory adult-onset still disease complicated by macrophage activation syndrome and acute myocarditis: a case report treated with high doses (8 mg/kg/d) of anakinra. Medicine (Baltimore). 2017;96(24):e6656
57. Butin M, Mekki Y, Phan A, Billaud G, Di Filippo S, Javouhey E, et al. Successful immunotherapy in life-threatening parvovirus B19 infection in a child. Pediatr Infect Dis J. 2013;32(7):789-92.
58. Van Tassell BW, Buckley LF, Carbone S, Trankle CR, Canada JM, Dixon DL, et al. Interleukin-1 blockade in heart failure with preserved ejection fraction: rationale and design of the Diastolic Heart Failure Anakinra Response Trial 2 (D-HART2). Clin Cardiol. 2017;40(9):626-32.
59. Van Tassell BW, Canada J, Carbone S, Trankle C, Buckley L, Oddi Erdle C, et al. Interleukin-1 blockade in recently decompensated systolic heart failure: results from REDHART (Recently Decompensated Heart Failure Anakinra Response Trial). Circ Heart Fail. 2017;10(11):e004373.
60. Piepoli MF, Conraads V, Corra U, Dickstein K, Francis DP, Jaarsma T, et al. Exercise training in heart failure: from theory to practice: a consensus document of the Heart Failure Association and the European Association for Cardiovascular Prevention and Rehabilitation. Eur J Heart Fail. 2011;13(4):347-57.

Seção IX

DOENÇAS NÃO CARDIOLÓGICAS FREQUENTES NO CONSULTÓRIO E COM REPERCUSSÕES SOBRE O SISTEMA CARDIOVASCULAR

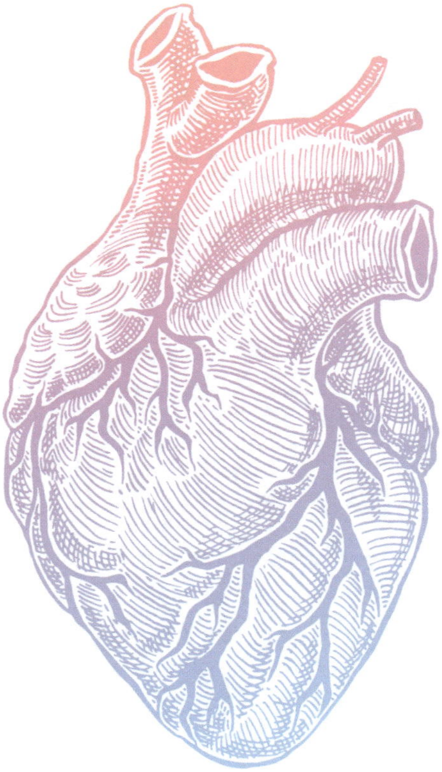

64

Diabetes mellitus

Patrícia Moreira Gomes

CONSULTA RÁPIDA

Definição

O *diabetes mellitus* representa um grupo de doenças metabólicas, com etiologias variadas, caracterizado por hiperglicemia, que resulta de uma secreção deficiente de insulina pelas células beta pancreáticas, resistência periférica à ação da insulina ou ambas.

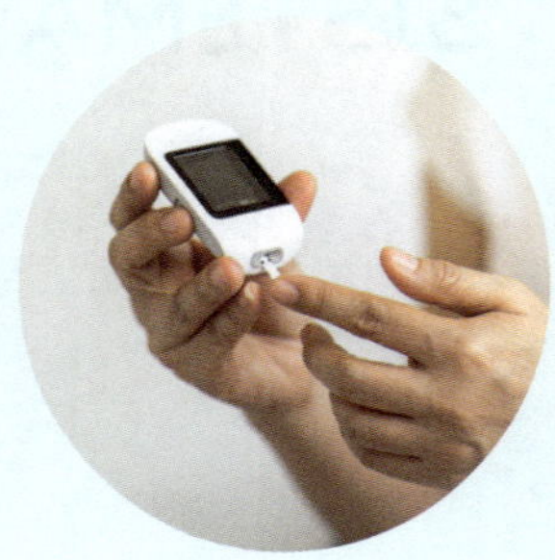

Critérios para diagnóstico de *diabetes mellitus*

- Glicemia de jejum ≥ 126 mg/dL* ou
- Hemoglobina glicada ≥ 6,5%* ou
- Glicemia ≥ 200 mg/dL no tempo 120 minutos do teste oral de tolerância à glicose 75 g** ou
- Glicemia ao acaso ≥ 200 mg/dL***

* Na ausência de sintomas clássicos de hiperglicemias, esses critérios precisam ser repetidos. ** Exame que deve ser realizado na presença de glicemia de jejum ≥ 100 e < 126 mg/dL. *** Na ausência de sintomas clássicos de hiperglicemia, esse exame deve ser repetido. Jejum é definido por nenhuma ingestão calórica por mais de 8 horas.

Tratamento

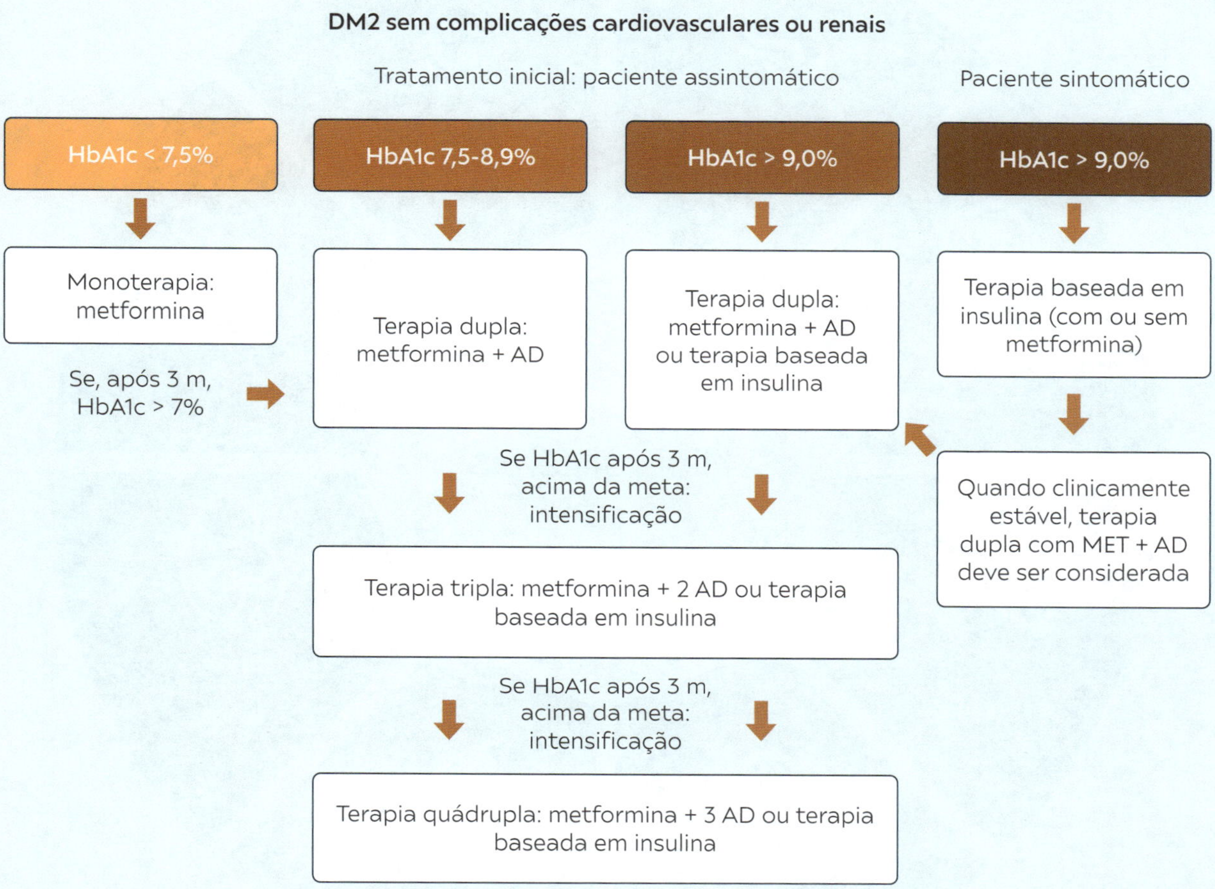

INTRODUÇÃO

O *diabetes mellitus* (DM) representa um grupo de doenças metabólicas, com etiologias variadas, caracterizado por hiperglicemia, que resulta de uma secreção deficiente de insulina pelas células beta pancreáticas, resistência periférica à ação da insulina ou ambas. As duas principiais etiologias são o DM tipo 2 (DM2), que responde por 85% a 90% dos casos, e o DM tipo 1 (DM1), que corresponde a 5% a 10%. A hiperglicemia crônica do diabetes frequentemente está associada a dano, disfunção e insuficiência de vários órgãos, principalmente olhos, rins, coração, nervos e vasos sanguíneos[1].

O DM1 é causado por deficiência absoluta de insulina, consequente à destruição autoimune, ou raramente idiopática, das células pancreáticas.

Os principais **mecanismos fisiopatológicos** que levam à hiperglicemia no DM2 incluem: resistência periférica à ação da insulina nos adipócitos e no músculo esquelético; secreção deficiente de insulina pelo pâncreas; aumento da produção hepática de glicose, resultante da resistência à insulina no fígado. Outros componentes desempenham importante papel: o adipócito (lipólise acelerada), o trato gastrintestinal (deficiência/resistência incretínica), as células alfa pancreáticas (hiperglucagonemia), o rim (reabsorção aumentada de glicose pelos túbulos renais) e o cérebro (resistência à insulina). Coletivamente, esses componentes compreendem o que foi chamado de "octeto destruidor" (Figura 1)[2].

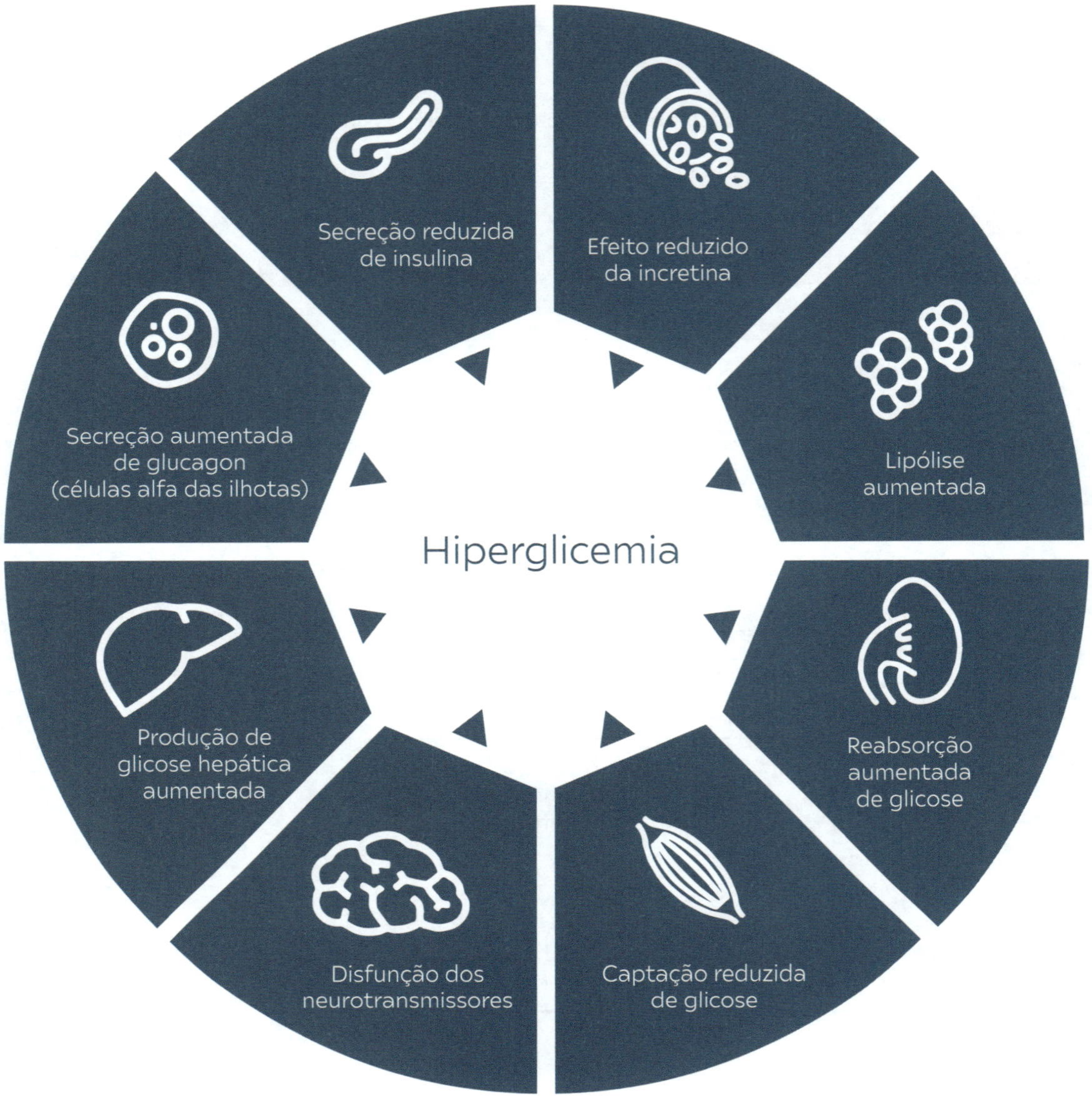

FIGURA 1 Componentes fisiopatológicos da hiperglicemia no *diabetes mellitus* tipo 2.
Adaptada de DeFronzo et al., 2009[2].

Os principais fatores de risco para o DM2 se encontram na Tabela I.

TABELA I Principais fatores de risco para *diabetes mellitus* tipo 2

Sobrepeso/obesidade
História familiar de DM2 (pais e/ou irmãos)
Idade (a partir dos 45 anos)
Diagnóstico prévio de pré-diabetes
Hipertensão arterial
Dislipidemia (HDL < 35 mg/dL ou triglicérides > 250 mg/dL)
História prévia de diabetes gestacional
Tabagismo

DIAGNÓSTICO

Na presença de sintomas clássicos de hiperglicemia, como perda de peso, poliúria, polidipsia e nictúria, todos devem realizar um exame de glicemia para descartar ou confirmar o diagnóstico de DM. Cerca de 50% daqueles com DM2 são assintomáticos e, na presença de fatores de risco, também devem ser avaliados. A Tabela II traz os critérios diagnósticos de DM, e a Tabela III auxilia na interpretação dos testes laboratoriais[3].

TABELA II Critérios diagnósticos de *diabetes mellitus*

Glicemia de jejum ≥ 126 mg/dL* ou
Hemoglobina glicada ≥ 6,5%* ou
Glicemia ≥ 200 mg/dL no tempo 120 minutos do teste oral de tolerância à glicose 75 g** ou
Glicemia ao acaso ≥ 200 mg/dL***

* Na ausência de sintomas clássicos de hiperglicemias, esses critérios precisam ser repetidos. ** Exame que deve ser realizado na presença de glicemia de jejum ≥ 100 e < 126 mg/dL. *** Na ausência de sintomas clássicos de hiperglicemia, esse exame deve ser repetido. Jejum é definido por nenhuma ingestão calórica por mais de 8 horas.

TABELA III Como interpretar os exames para o rastreio e diagnóstico de *diabetes mellitus*

Categoria	Glicemia de jejum (mg/d)	Glicemia 2 horas após GTT 75 g (mg/dL)	Glicemia casual** (mg/dL)
Glicemia normal	< 100	< 140	--
Tolerância diminuída à glicose*	--	≥ 140 e < 200	--
Glicemia de jejum alterada*	≥ 100 e < 126	--	--
Diabetes mellitus	≥ 126	≥ 200	≥ 200 (com sintomas clássicos)***

* Tolerância diminuída à glicose e/ou glicemia de jejum alterada são denominadas de pré-diabetes.

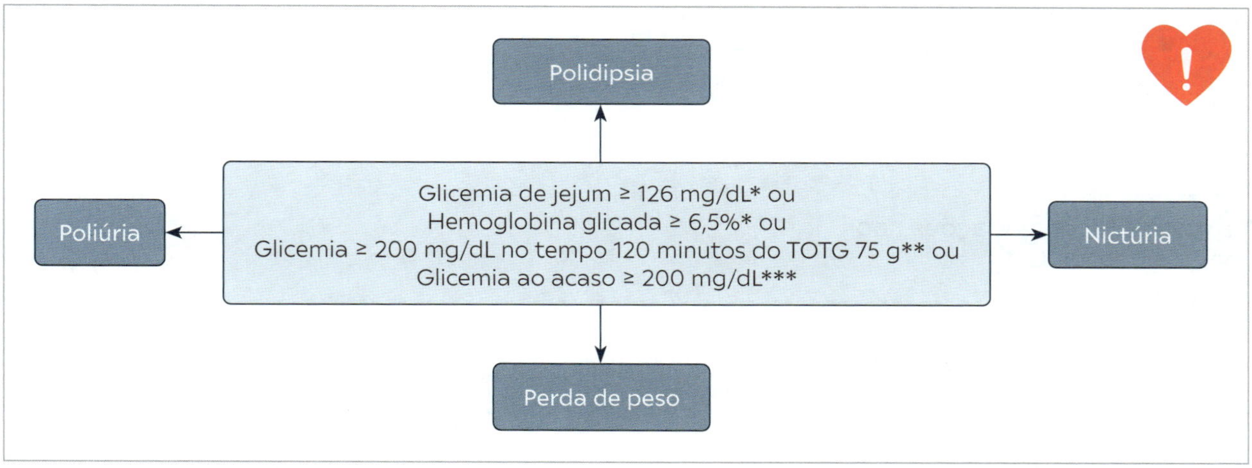

FIGURA 2 Critérios para o diagnóstico de *diabetes mellitus*.

* Na ausência de sintomas clássicos de hiperglicemias, esses critérios precisam ser repetidos. ** Exame que deve ser realizado na presença de glicemia de jejum ≥ 100 e < 126 mg/dL. *** Na ausência de sintomas clássicos de hiperglicemia, esse exame deve ser repetido. Jejum é definido por nenhuma ingestão calórica por mais de 8 horas.

TRATAMENTO

A maioria das diretrizes recomenda redução da HbA1c (hemoglobina glicada) < 7% para a maioria dos pacientes, com o objetivo de reduzir a incidência de doença microvascular. Isso pode ser obtido com uma glicemia média em torno de 150 a 160 mg/dL. O ideal é que a glicemia de jejum e a glicemia pós-prandial sejam mantidas < 130 mg/dL e < 180 mg/dL, respectivamente (Tabela IV). Metas mais rigorosas de HbA1c (< 6,5%) podem ser consideradas para pacientes com curta duração da doença e longa expectativa de vida, sem doença cardiovascular (DCV) ou comorbidades significativas, desde que sem efeitos adversos do tratamento. Por outro lado, metas menos rigorosas (HbA1c < 7,5% a 8%, ou mesmo um pouco mais altas) seriam apropriadas para pacientes com uma história de hipoglicemias graves e de repetição, expectativa de vida limitada, complicações avançadas, importantes comorbidades associadas[3].

O **tratamento do DM** invariavelmente deve ter como base as mudanças no estilo de vida (MEV), como um plano alimentar adequado, atividade física, perda de peso quando necessário e cessação do tabagismo.

Nos pacientes com **DM1**, o tratamento com insulina é obrigatório, e, naqueles com **DM2**, medicações com diferentes mecanismos de ação são necessárias (agentes antidiabéticos orais, insulinas e incretinomiméticos) para atingir o controle da glicemia adequado e auxiliar na prevenção e no tratamento das complicações crônicas[3].

Tratamento nutricional

O **tratamento nutricional** pode retardar ou mesmo evitar o surgimento do DM em pessoas em risco, além de ser ferramenta essencial para a obtenção do bom controle da glicemia e decisiva para o sucesso do tratamento medicamentoso, devendo abordar MEV, educação alimentar, controle de peso, especialmente por meio de alimentação saudável. Não existe uma estratégia alimentar universal[4].

Principais recomendações não medicamentosas

- Incentivar a perda de peso estruturada em plano alimentar saudável, com redução de calorias, redução de gorduras saturadas e aumento da ingestão de fibras.
- Se sobrepeso ou obesidade: perder, no mínimo, 5% do peso corporal inicial para melhora do controle do DM.
- Restrição de carboidratos simples ou refinados de rápida absorção.
- Se função renal preservada: consumo de proteínas entre 15% e 20% do valor energético total diário, podendo variar de 1 a 1,5 g/kg/dia.
- Preservar a massa magra.
- Não há evidências conclusivas sobre o efeito benéfico ou deletério atribuído ao uso de edulcorantes não nutritivos no controle da glicemia tanto em comparação com o açúcar, como com adoçantes nutritivos ou placebo. Podem ser utilizados em substituição ao açúcar no intuito de redução do valor calórico consumido[3].

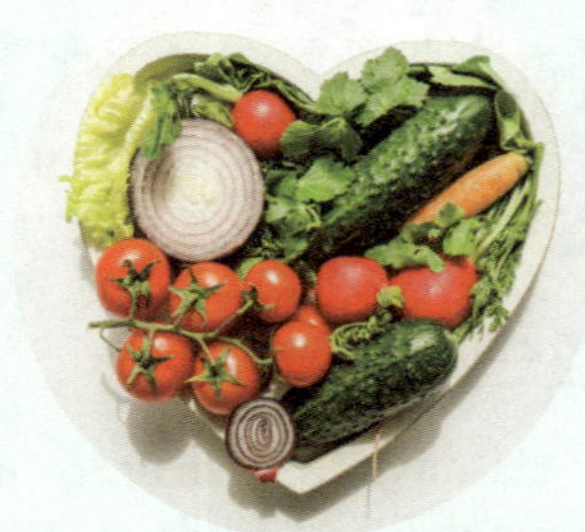

Exercícios e atividade física

O exercício físico é uma forma específica de atividade física estruturada com determinação do tipo, intensidade, duração e frequência, com o objetivo de melhorar o condicionamento físico e a saúde. Para os indivíduos com DM, quando adequadamente orientado e praticado, proporciona benefícios significativos, constituindo ferramenta imprescindível para o manejo metabólico. A individualização do plano de exercício é fundamental para o sucesso terapêutico, embora algumas recomendações gerais devam ser consideradas[4].

- Avaliar o risco cardiovascular do indivíduo com DM que vai iniciar exercício é fundamental para a segurança e prevenção de eventos adversos.
- A solicitação de exames para o rastreamento universal de DCV em pessoas com DM2 que pretendam iniciar a prática de exercícios físicos não é recomendada de forma rotineira, exceto se houver sintomas típicos ou atípicos de DCV ou em pessoas de alto ou muito alto risco cardiovascular[4].
- É recomendada para pessoas com DM2 a prática de exercícios combinados, resistidos e aeróbicos: pelo menos um ciclo de 10 a 15 repetições de cinco ou mais, duas a três sessões por semana, em dias não consecutivos e, no mínimo, 150 minutos semanais de caminhada moderada ou de alta intensidade, sem permanecer mais do que 2 dias consecutivos sem atividade.
- É necessário que pessoas com DM façam adaptação das doses de insulina e da ingestão de carboidratos antes do exercício, para reduzir o risco de hipoglicemia[4].

Medicamentoso

Atualmente, dispomos de grande número de opções terapêuticas para tratar a hiperglicemia do DM2, com eficácia demonstrada na redução da glicemia e segurança cardiovascular estabelecida. Recentemente, benefícios cardiovasculares e renais especialmente relacionados aos inibidores do cotransportador sódio-glicose tipo 2 (SGLT2i) e aos agonistas do receptor GLP-1 (GLP1-AR) vieram se somar ao potencial de tratamento e prevenção das complicações do DM2.

As opções de tratamento, no entanto, precisam ser individualizadas de acordo com as características clínicas do paciente, considerando o risco de hipoglicemia, a tolerabilidade, os efeitos adversos e o custo[5,6].

Pacientes com *diabetes mellitus* tipo 2 sem doença cardiorrenal

Em adultos não gestantes com diagnóstico recente de DM2, sem doença cardiovascular ou renal e sem tratamento prévio, nos quais a HbA1c esteja abaixo de 7,5%, a monoterapia com metformina está recomendada como tratamento inicial para melhorar o controle da glicemia e prevenir desfechos relacionados ao diabetes (Figura 3).

A dose de metformina deverá ser reduzida em 50% quando a taxa de filtração glomerular estimada (TFGe) estiver entre 30 e 45 mL/min/1,73 m² e o tratamento deverá ser interrompido se a TFGe estiver abaixo de 30 mL/min/1,73 m², devido ao risco de acidose láctica. Os níveis de vitamina B12 deverão ser avaliados anualmente após 4 anos de início da metformina em função do risco de deficiência, e repostos, se necessário[5].

Em indivíduos com HbA1c entre 7,5% e 9,0%, o tratamento associado inicial com metformina e outro antidiabético deve ser considerado para melhorar o controle da glicemia. No caso de opção pelo uso de uma sulfonilureia, as de segunda geração, como a gliclazida MR e a glimepirida, têm preferência pelo seu menor potencial para causar hipoglicemia. E, se o nível de HbA1c for > 9,0%, o tratamento associado a metformina e insulina deve ser considerado para melhorar o controle do DM[5].

Pacientes com *diabetes mellitus* tipo 2 com doença cardiorrenal

Na presença de DCV aterosclerótica estabelecida, é recomendado o uso de SGLT2i ou GLP-1AR (com benefício cardiovascular comprovado), associado à metformina, independentemente da HbA1c, para reduzir eventos cardiovasculares.

Indivíduos com insuficiência cardíaca e doença renal devem receber SGLT2i[5]. A Figura 3 representa essas orientações resumidas para o tratamento dos pacientes com DM2, mais detalhadas na Figura 4.

A Tabela IV traz as principais classes de drogas antidiabéticas, com seus nomes comerciais, apresentações, doses, efeitos colaterais e contraindicações.

Instituído o tratamento, devem ser consideradas metas para o controle do diabetes. Essas metas estão apresentadas na Tabela V.

Uso de insulina

Indicações[5]

- Em todos os indivíduos com DM1.
- Se HbA1c > 9,0% e sintomas de hiperglicemia.
- Se glicemia de jejum ≥ 250 mg/dL (mesmo que de forma transitória).
- Indivíduos internados.
- No tratamento triplo ou quádruplo quando necessário.

TABELA IV Principais classes de antidiabéticos

Fármaco	Nome comercial	Posologia	Contraindicações/efeitos colaterais
Biguanidas			
Metformina	Glifage®, Glifage XR®, Glucoformin®	500 a 2.550 mg/dia (adultos); dose inicial: 500 mg, 1 a 3 x/dia	Insuficiência respiratória ou cardíaca grave, sepse, TFG < 30 mL/min/1,73 m^2 Deficiência de vitamina B12, sintomas gastrintestinais
Agonistas do receptor de GLP1			
Liraglutida	Victoza®	0,6 mg/1,2 mg/1,8 mg 1 x/dia	Carcinoma medular de tireoide, pancreatite, uso simultâneo de inibidores da DPP-IV, TFG < 15 mL/min/1,73 m^2 Náuseas e vômitos
Dulaglutida	Trulicity®	0,75 mg/1,5 mg 1 x/semana	
Semaglutida subcutânea	Ozempic®	0,25 mg/0,5 mg/1 mg 1 x/semana	
Semaglutida oral	Rybelsus®	3 mg/7 mg/14 mg 1 x/dia	
Inibidores do cotransportador sódio-glicose tipo 2			
Dapagliflozina	Forxiga®	10 mg 1 x/dia	TFG < 30 mL/min/1,73 m^2 Propensão à infecção do trato geniturinário, risco de cetoacidose euglicêmica
Empagliflozina	Jardiance®	10 a 25 mg 1 x/dia	
Canagliflozina	Invokana®	100 a 300 mg 1 x/dia	
Inibidores da enzima DPP-4			
Sitagliptina	Januvia®	50 a 100 mg 1 a 2 x/dia	Aumento das internações por insuficiência cardíaca (saxagliptina e possivelmente alogliptina) Hipersensibilidade ao fármaco
Vildagliptina	Galvus®	50 mg 2 x/dia	
Linagliptina	Trayenta®	5 mg 1 x/dia	
Saxagliptina	Onglyza®	2,5 a 5 mg 1 x/dia	
Alogliptina	Nesina®	6,25 ou 12,5 ou 25 mg 1 x/dia	
Evogliptina	Suganon®	5 mg 1x/dia	
Sulfonilureias			
Gliclazida MR	Diamicron MR®	30 a 120 mg 1 x/dia	TFGe < 30 mL/min/1,73 m^2, insuficiência hepática, deficiência grave de insulina, infecções graves Hipoglicemia
Glimepirida	Amaryl®, Betes®	1 a 4 mg 1 x/dia	
Glibenclamida	Daonil®	5 a 20 mg 1 x/dia	
Tiazolidinedionas			
Pioglitazona	Piotaz®, Pioglit®, Actos®, Stanglit®	15 ou 30 ou 45 mg 1 x/dia	Insuficiência cardíaca classes III e IV, insuficiência hepática Edema, aumento de fraturas

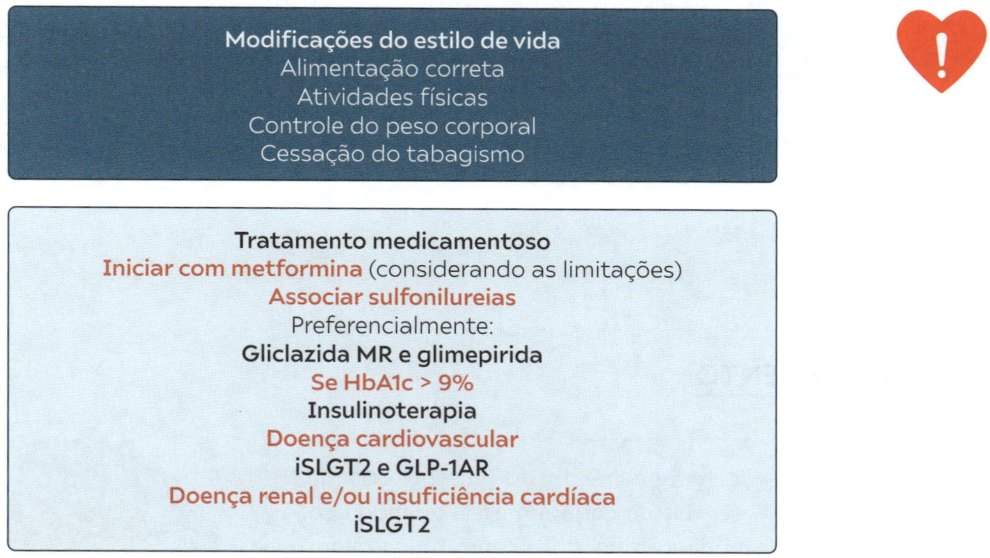
Modificações do estilo de vida
Alimentação correta
Atividades físicas
Controle do peso corporal
Cessação do tabagismo
Tratamento medicamentoso
Iniciar com metformina (considerando as limitações)
Associar sulfonilureias
Preferencialmente:
Gliclazida MR e glimepirida
Se HbA1c > 9%
Insulinoterapia
Doença cardiovascular
iSLGT2 e GLP-1AR
Doença renal e/ou insuficiência cardíaca
iSLGT2

FIGURA 3 Esquema prático e resumido para o tratamento dos pacientes com *diabetes mellitus* (ver em detalhes na Figura 4).

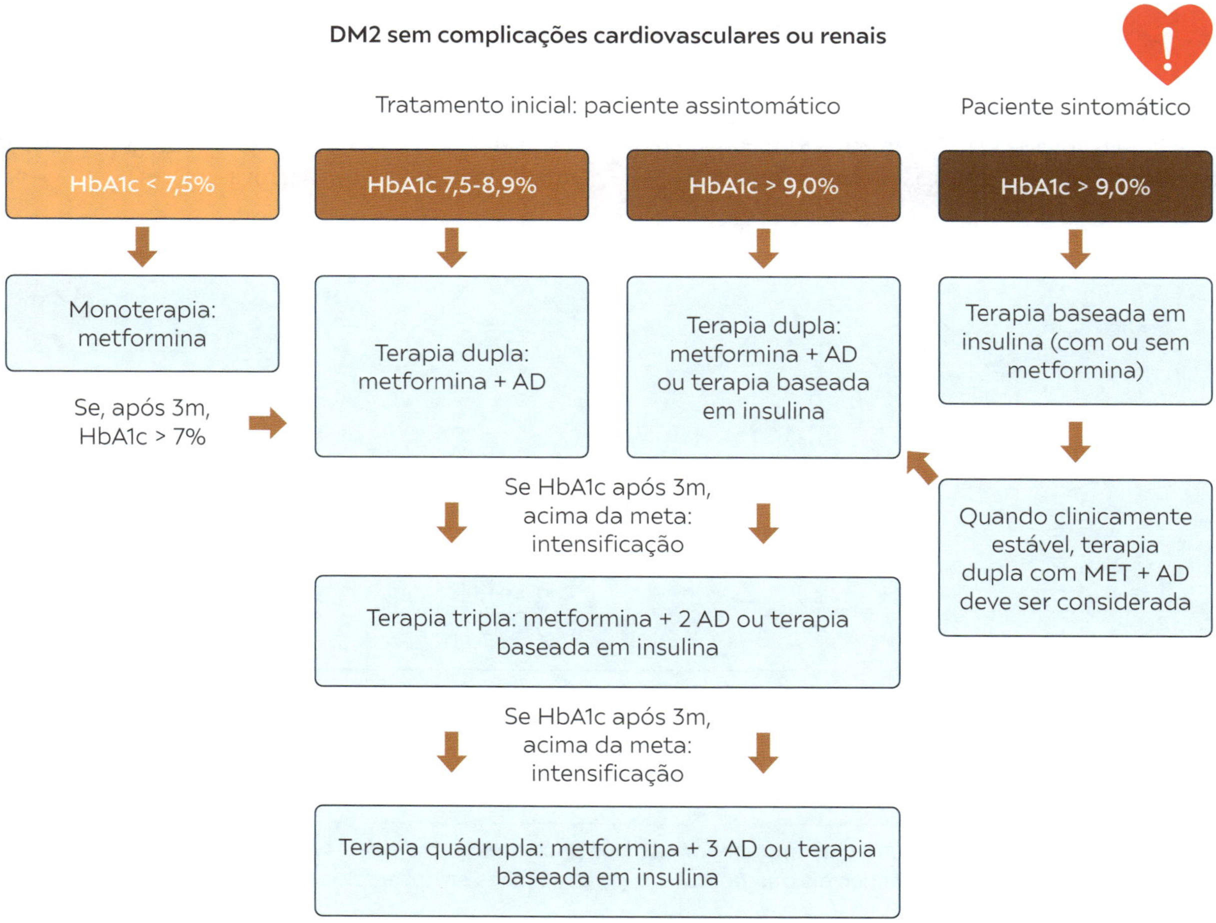

FIGURA 4 Fluxograma do tratamento do *diabetes mellitus* tipo 2.
Adaptada de Filho et al., 2022[6].

TABELA V Metas a serem obtidas com o tratamento do *diabetes mellitus*

	Pacientes DM1 ou DM2	Idoso saudável	Idoso comprometido	Idoso muito comprometido	Criança e adolescente
HbA1c (%)	< 7,0	< 7,5	< 8,5	Evitar sintomas de hiper ou hipoglicemia	< 7,0
Glicemia de jejum e pré-prandial	80-130	80-130	90-150	100-180	70-130
Glicemia de 2 horas pós-prandial	< 180	< 180	< 180	--	< 180

ACOMPANHAMENTO

O **acompanhamento** do paciente com DM deve ser feito a cada 3 meses, quando ocorrem mudanças no tratamento, ou a cada 6 meses se as metas foram atingidas ou não ocorreram mudanças no tratamento (Figura 5). Visitas mais frequentes devem ser realizadas se há necessidade de ajustes das doses de insulina ou surgirem efeitos colaterais[6].

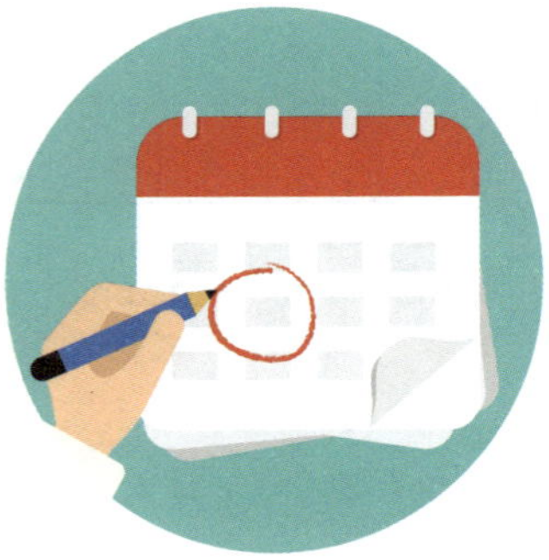

Os exames de glicemia de jejum, glicemia pós-prandial e HbA1c fornecem os parâmetros de metas a serem atingidas (Tabela V). Todos os pacientes com DM1 após 5 anos do diagnóstico e aqueles com DM2 recém-diagnosticados devem ser avaliados quanto à presença de complicações micro ou macrovasculares.

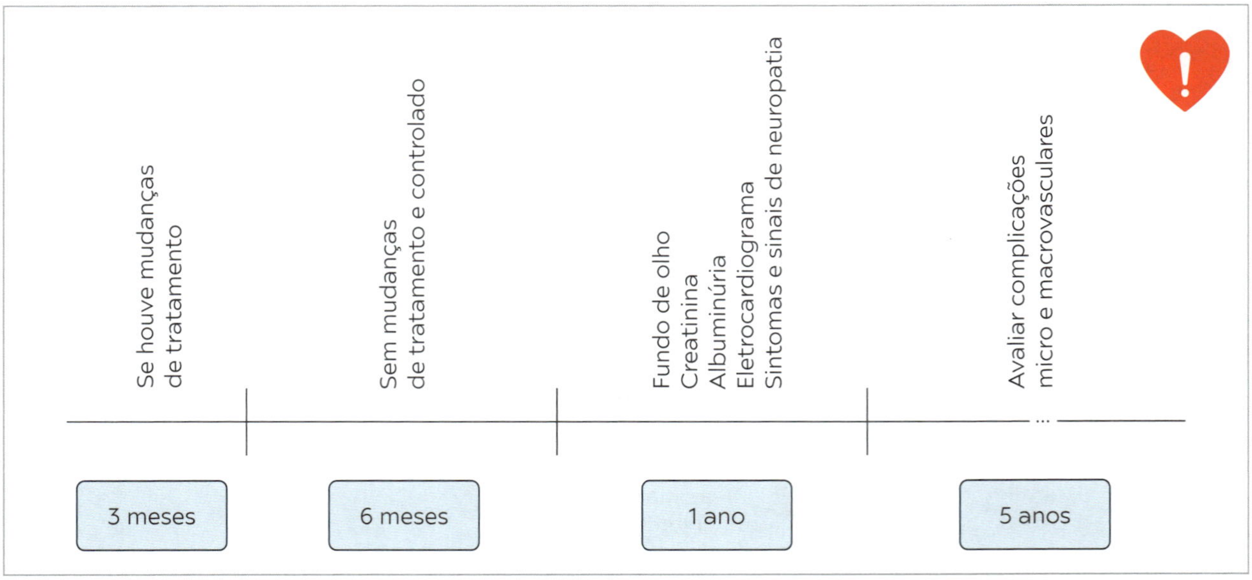

FIGURA 5 Esquema prático para o acompanhamento dos pacientes com *diabetes mellitus*. Tempo estimado para reavaliações, salvo condições especiais que possam exigir avaliações em intervalos peculiares

Se os seguintes **exames** estiverem dentro da normalidade, podem ser repetidos anualmente:

- Fundo de olho.
- Creatinina e cálculo da TFGe (fórmula CKD-EPI).
- Albuminúria.
- Eletrocardiograma de repouso naqueles assintomáticos.
- Exames dos pés: avaliação de sintomas e sinais de neuropatia[6].

Sempre que possível, encaminhar ao médico endocrinologista os pacientes com DM1, em uso de múltiplas drogas, com complicações crônicas estabelecidas e aqueles que necessitem de insulinoterapia.

BIBLIOGRAFIA

1. Montenegro Júnior RM, Almeida SL, Forti A, Gusmão A, Vilar L. Diabetes mellitus: diagnóstico e classificação. In: Vila L, editor. Endocrinologia clínica. Rio de Janeiro: Guanabara Koogan; 2013. p. 1089.
2. DeFronzo RA. From the triumvirate to the ominous octet: a new paradigm for the treatment of type 2 diabetes mellitus. Diabetes. 2009;58(4):773-95.
3. American Diabetes Association Professional Practice Committee; Draznin B, Aroda VR, Bakris G, Benson G, Brown FM, et al. Standards of medical care in diabetes – 2022. Pharmacologic approaches to glycemic treatment. Diabetes Care. 2022;45(Suppl 1):S125-S143.
4. Ramos S, Campos LF, Baptista DR, Strufaldi M, Gomes DL, Guimarães DB, et al. Terapia nutricional no pré-diabetes e no *diabetes mellitus* tipo 2. In: Diretriz Oficial da Sociedade Brasileira de Diabetes. 2022.
5. Silva Júnior WS, Fioretti A, Vancea D, Macedo C, Zagury R, Bertoluci M. Atividade física e exercício no pré-diabetes e DM2. In: Diretriz Oficial da Sociedade Brasileira de Diabetes. 2022.
6. Filho R, Albuquerque L, Cavalcanti S, Tambascia M, Valente F, Bertoluci M. Tratamento farmacológico da hiperglicemia no DM2. In: Diretriz Oficial da Sociedade Brasileira de Diabetes. 2022.

65

Doenças da tireoide

Renata Pavan

CONSULTA RÁPIDA

Os hormônios tireoidianos atuam em praticamente todos os tecidos e afetam de maneira relevante o coração e o sistema cardiovascular. Tanto o hipotireoidismo como a tireotoxicose alteram a contratilidade cardíaca, o consumo de oxigênio pelo miocárdio, o débito cardíaco, a pressão arterial e a resistência vascular sistêmica[1]. Dessa forma, os sinais e os sintomas cardiovasculares resultantes de alterações na função tireoidiana são frequentes em cardiologia clínica.

O bócio (multi)nodular atóxico é uma doença comum, com uma prevalência que pode chegar a 68% da população, quando se considera o uso indiscriminado de ultrassonografia para diagnóstico. Embora sem qualquer repercussão no sistema cardiovascular, será abordada rapidamente a avaliação dos nódulos tireoidianos, que consiste basicamente em afastar malignidade[2].

Hipotireoidismo

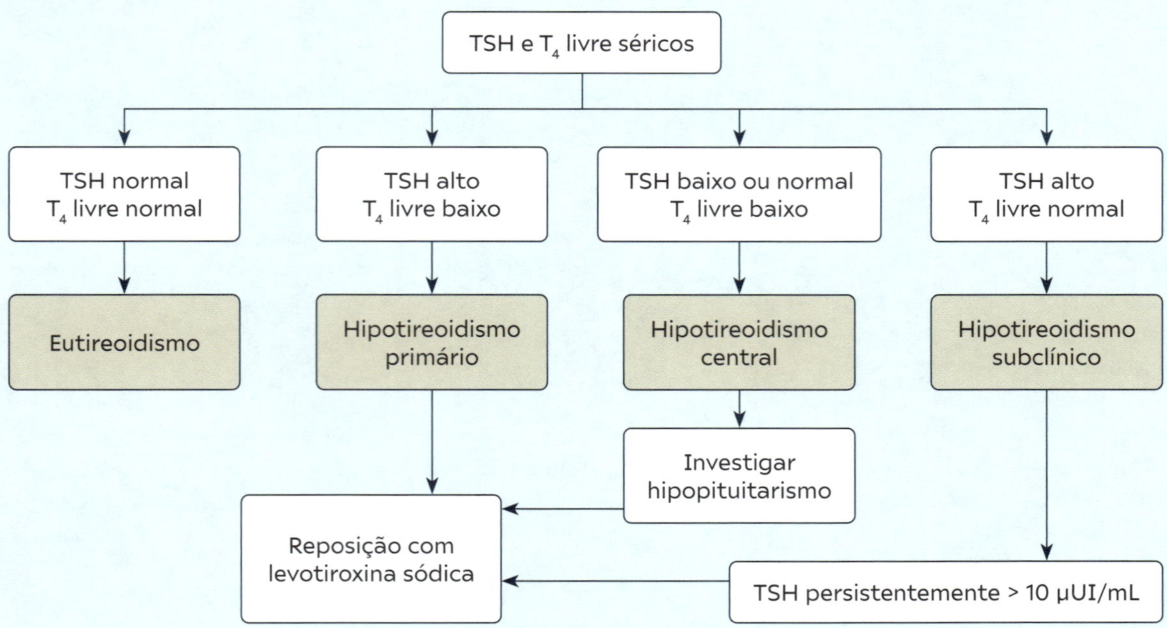

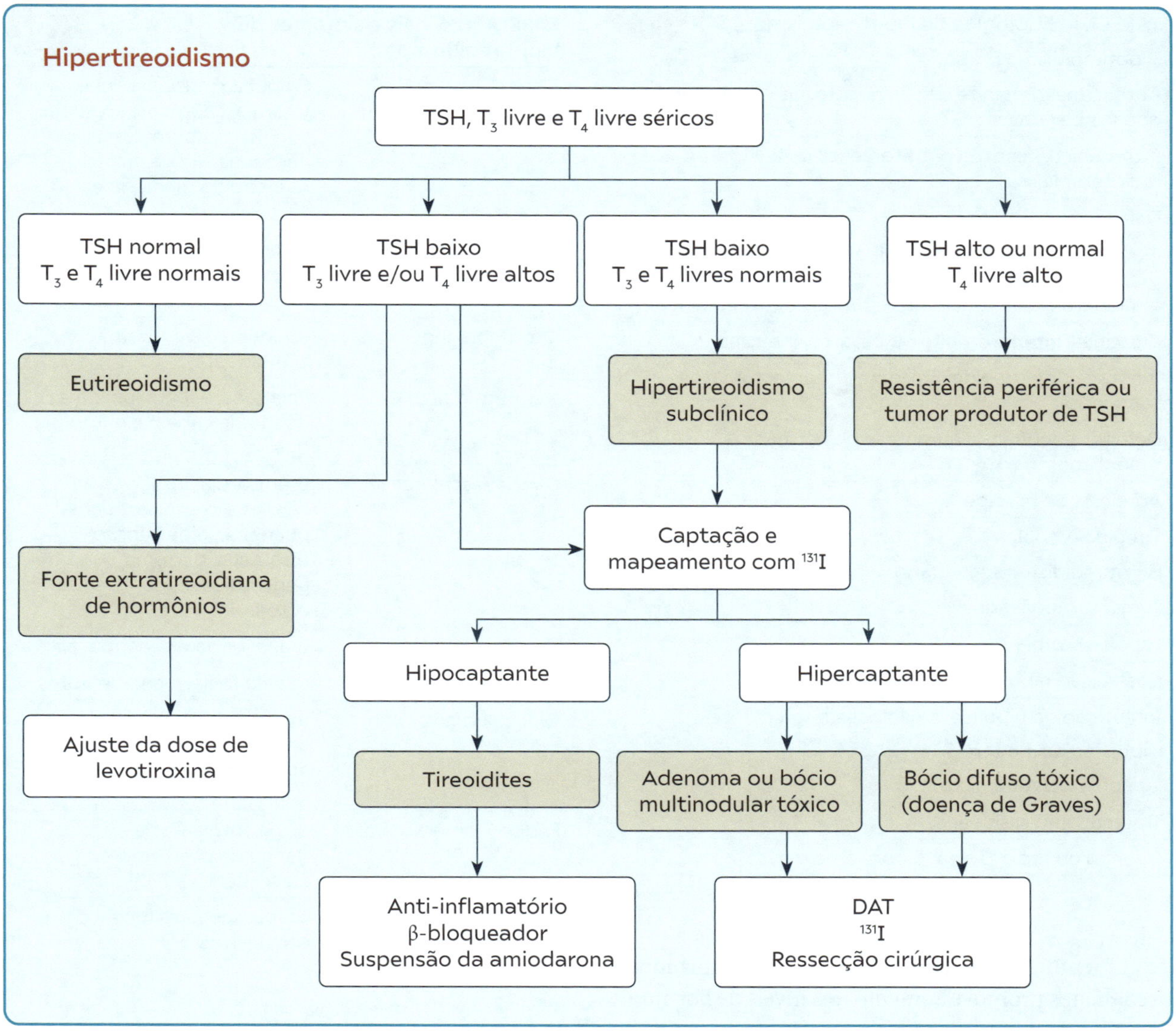

Introdução

Denomina-se hipotireoidismo a síndrome clínica resultante da deficiência de ação dos hormônios tireoidianos nos diversos tecidos.

O hipotireoidismo pode ser classificado em primário, quando o acometimento é na própria glândula tireoidiana, sendo essa a forma mais prevalente da doença; secundário, quando há alteração na função hipofisária; ou terciário, quando a disfunção é hipotalâmica. O termo hipotireoidismo central se refere a essas duas últimas categorias[3-5].

As principais causas de hipotireoidismo estão apresentadas na Tabela I.

Diagnóstico clínico

As manifestações clínicas da deficiência de hormônios tireoidianos são resultantes da redução na atividade metabólica e do depósito intersticial de glicosaminoglicanos e ácido hialurônico[3].

Os hormônios tireoidianos atuam em praticamente todos os tecidos. Dessa forma, a apresentação clínica do hipotireoidismo é bastante variada. Na Tabela II estão relacionados os principais sinais e sintomas que podem ser observados nas diversas áreas de atuação médica[3-5].

Em uma fase mais precoce do desenvolvimento da doença, os sinais e os sintomas podem ser bastante inespecíficos. A história clínica evidencia características como sono excessivo, cansaço, diminuição de memória, mialgia, câibras, intolerância ao frio, irregularidade menstrual, queda de cabelo, pele seca, unhas quebradiças. Com a evolução, podem aparecer edema periférico, constipação intestinal, dispneia, ganho de peso e sintomas psiquiátricos, como depressão, demência e, mais raramente, psicose[3,5].

Em estágios mais avançados da doença primária da tireoide, pode ocorrer galactorreia como consequência

TABELA I Etiologias de hipotireoidismo

Hipotireoidismo primário
Autoimune: tireoidite de Hashimoto, história natural da doença de Graves
Iatrogênico/destrutivo: tratamento com ^{131}I, cirurgia e radioterapia
Deficiência de iodo
Bloqueadores da síntese ou liberação dos hormônios tireoidianos, como lítio, iodo, drogas iodadas (amiodarona), sulfonamidas e drogas antitireoidianas
Citocinas: interferon-alfa ou beta, interleucina-2
Infiltração da tireoide: amiloidose, hemocromatose e sarcoidose
Defeitos congênitos na síntese de hormônios tireoidianos
Agenesia de tireoide
Tireoide ectópica
Hipotireoidismo secundário
Tumores hipofisários
Hipofisectomia
Destruição hipofisária por radiação
Infiltração da hipófise: amiloidose e sarcoidose
Hipotireoidismo terciário
Tumores hipotalâmicos
Traumatismo cranioencefálico
Cirurgia ou radiação em hipotálamo

de aumento de prolactina. A ausência de hormônios tireoidianos promove aumento nos níveis de hormônio liberador de tireotrofina (TRH), que, por sua vez, induz a secreção de hormônio estimulador da tireoide (TSH) e de prolactina pela hipófise[3,5].

Diagnóstico laboratorial

Diante da suspeita clínica de hipotireoidismo, deve-se confirmar o diagnóstico com a dosagem de TSH e T_4 livre séricos.

O hipotireoidismo caracteriza-se por redução nos níveis séricos de T_4 livre. Quando a função hipotálamo-hipofisária está intacta, ou seja, quando o hipotireoidismo é de etiologia tireoidiana, observa-se aumento do TSH sérico. Nos casos em que a doença é de origem central, o TSH permanece inapropriadamente normal ou baixo, a despeito da redução do T_4 livre. Nesses casos, deve-se realizar a investigação de hipopituitarismo.

TABELA II Sinais e sintomas de hipotireoidismo

Sistema nervoso e musculoesquelético	Fraqueza muscular, mialgia, letargia, câimbras, artralgia, sonolência, parestesias, vertigens, ataxia, miotonia, redução da memória e hiporreflexia
Psiquiátricos	Depressão, psicose, demência, dificuldade de concentração e lentificação do raciocínio
Otorrinolaringológicos	Rouquidão, vertigem e zumbidos
Dermatológicos	Pele seca, áspera, pálida e fria, queda de cabelo e unhas quebradiças
Cardiovasculares	Bradicardia, insuficiência cardíaca, dispneia, edema pulmonar, hipertensão diastólica, derrame pericárdico e doença arterial coronariana
Gastrointestinais	Inapetência e constipação
Nefrológicos	Edema facial e em membros
Ginecológicos	Irregularidade menstrual, anovulação, infertilidade, aborto, redução da libido e galactorreia
Endocrinometabólicos	Bócio, intolerância ao frio, ganho de peso e parada do crescimento em crianças
Emergências	Coma, íleo paralítico e crises convulsivas

Outros exames complementares úteis no diagnóstico de hipotireoidismo são:

- Anticorpos antiperoxidase (anti-TPO): sua presença confirma o diagnóstico etiológico de tireoidite de Hashimoto[3-5].
- Hemograma: anemia[3].
- Lipidograma: dislipidemia com aumento de LDL-colesterol[3,6].

Tratamento e acompanhamento

A droga de escolha para o tratamento do hipotireoidismo é a levotiroxina sódica (LT_4). Indivíduos maiores de 60 anos de idade, portadores de cardiopatia isquêmica ou com risco aumentado de desenvolver arritmias cardíacas devem iniciar a reposição com doses que variam entre 12,5 e 25 μg/dia. Indivíduos adultos e sem outras comorbidades podem iniciar o tratamento com doses mais elevadas. A dose de reposição usual varia entre 1,6 e 1,8 μg/kg/dia. O T_4 livre e o TSH séricos devem ser monitorados a cada 6 a 8 semanas, sempre que houver alteração na dose da LT_4. Os incrementos podem ser na ordem de 12,5 a 25 μg em idosos e cardiopatas, e de 25 a 50 μg em adultos[4,5,7].

Estudos de bioequivalência descreveram diferenças entre as preparações de LT_4 disponíveis no mercado. Portanto, deve-se evitar trocas na LT_4 utilizada, e recomenda-se reavaliar a função tireoidiana em 6 a 8 semanas, caso a preparação utilizada tenha sido alterada[4,5,7].

O tratamento objetiva manter concentrações séricas normais de T_4 livre e TSH. Nos casos de hipotireoidismo central, a meta é a normalização do T_4 livre sérico.

A LT_4 deve ser administrada em jejum (no mínimo de 2 horas), 30 minutos antes da ingestão de alimentos. Pacientes idosos ou com síndrome de má-absorção, bem como aqueles em uso de sulfato ferroso, cálcio, colestiraminas ou hidróxido de alumínio, podem ter alterações na absorção da droga. Ainda, algumas substâncias podem acelerar o metabolismo da LT_4, como ocorre com anticonvulsivantes, sertralina e rifampicina[4,6]. A biotina, existente em várias formulações de complexos vitamínicos, interfere com os ensaios clínicos da função tireoidiana e deve ser suspensa de 2 a 7 dias antes da coleta de sangue[8].

Após a titulação da dose de LT_4, o acompanhamento desses pacientes pode ser realizado a cada 6 a 12 meses, com reavaliação clínica e novas dosagens T_4 livre e TSH séricos[4,5,7].

A despeito dos testes laboratoriais normais, o fato de alguns pacientes persistirem com queixas clínicas de hipotireoidismo tem levantado a hipótese de que a reposição de liotironina (LT_3) pode se fazer necessária em situações específicas. O uso de LT_3 foi abolido nos anos 1970 em razão do alto risco de tireotoxicose iatrogênica e está proscrito até os dias de hoje. Entretanto, há estudos em andamento para o desenvolvimento de uma molécula LT_3 de liberação lenta, que resulte em um T_3 sérico estável. Recentemente, as sociedades americana e europeia de tireoide elaboraram um consenso para delinear futuros *trials* clínicos para avaliar a segurança e a eficácia da terapia combinada LT_4/LT_3[9].

Hipotireoidismo subclínico

A definição de hipotireoidismo subclínico é puramente laboratorial e consiste na elevação do TSH sérico, sem, contudo, reduzir as concentrações séricas de T_4 livre[3,10,11].

Frequentemente, os pacientes são assintomáticos e podem ou não progredir para disfunção tireoidiana declarada[11].

Recomenda-se o tratamento sistemático de indivíduos com T_4 livre normal e TSH persistentemente > 10 μUI/mL, por causa do risco de progressão para hipotireoidismo declarado, insuficiência cardíaca, doença arterial coronariana e mortalidade. Além disso, o tratamento com LT_4 pode ajudar no controle da dislipidemia[10,11].

Pode-se considerar o tratamento de pacientes com T_4 livre normal e TSH entre 5 e 10 μUI/mL, desde que apresentem fatores de risco para o desenvolvimento de hipotireoidismo declarado ou tenham ≤ 65 anos de idade e doença cardiovascular preexistente ou alto risco para o desenvolvimento de doença cardiovascular.

A titulação da dose e o acompanhamento desses pacientes devem ser realizados conforme já descrito anteriormente neste capítulo, entretanto, a dose inicial de LT_4 deve ficar entre 1,1 e 1,2 μg/kg/dia[10,11].

HIPERTIREOIDISMO

Introdução

Denomina-se hipertireoidismo a hiperatividade da glândula tireoide. A síndrome clínica resultante da exposição dos tecidos a altas concentrações de hormônios tireoidianos é denominada tireotoxicose. Apesar de usados como sinônimos, hipertireoidismo e tireotoxicose não têm o mesmo significado. Contudo, na maioria das vezes, a tireotoxicose é provocada por um hipertireoidismo[12-14].

A doença de Graves ou bócio difuso tóxico é a causa mais comum de tireotoxicose no mundo. Anticorpos específicos são produzidos contra o receptor de TSH (TRAb), fazendo esse receptor permanecer ativado e estimulando a síntese de hormônios tireoidianos pela tireoide[3,14].

As causas de tireotoxicose se encontram enumeradas na Tabela III.

Diagnóstico clínico

Os principais sinais e sintomas do excesso de hormônios tireoidianos nos tecidos se encontram relacionados na Tabela IV.

A apresentação clínica da tireotoxicose já pode indicar sua provável etiologia. A presença de bócio difuso, com alterações oculares e mixedema pré-tibial, sugere fortemente o diagnóstico de doença de Graves. Nódulo

TABELA III Causas de tireotoxicose

Causas de tireotoxicose
Bócio difuso tóxico ou doença de Graves
Hashitoxicose
Adenoma tóxico ou doença de Plummer
Bócio multinodular tóxico
Tireoidites subaguda, De Quervain, actínica e por amiodarona
Reposição excessiva com levotiroxina
Factícia
Causas raras: metástases de carcinoma folicular da tireoide, adenoma hipofisário secretor de TSH, resistência hipofisária aos hormônios tireoidianos, neoplasias trofoblásticas e *struma ovarii*

TABELA IV Sinais e sintomas de tireotoxicose

Sistema	Sinais e sintomas
Sistema nervoso e musculoesquelético	Fraqueza muscular, fadiga, hiper-reflexia, tremores e insônia
Psiquiátricos	Ansiedade, nervosismo e irritabilidade
Oftalmológicos (apenas na doença de Graves)	Exoftalmia, retração palpebral e assinergia oculopalpebral (*lid-lag*)
Dermatológicos	Pele quente, úmida e sedosa, queda de cabelo e mixedema pré-tibial
Cardiovasculares	Taquicardia, palpitações, taquiarritmias atriais, pressão arterial divergente, sopros vasculares
Gastrointestinais	Hiperfagia e hiperdefecação
Ginecológicos	Irregularidade menstrual
Endocrinometabólicos	Bócio, intolerância ao calor, perda de peso e sudorese excessiva

único ou bócios multinodulares, na ausência de oftalmopatia, sugerem doença de Plummer e bócio multinodular tóxico, respectivamente. Ainda, dor cervical anterior, uso de amiodarona ou tratamento recente com iodo radioativo sugerem tireotoxicose por liberação aguda de hormônios tireoidianos possivelmente secundária a uma tireoidite[12-14].

Diagnóstico laboratorial

Diante da suspeita clínica de tireotoxicose, o diagnóstico deve ser feito com a dosagem de TSH, T_3 livre e T_4 livre séricos. O diagnóstico é firmado pela presença de concentrações séricas aumentadas dos hormônios tireoidianos (T_3 livre e T_4 livre). Excetuando-se os raros casos de tumores produtores de TSH e de resistência hipofisária aos hormônios tireoidianos, o excesso de hormônios tireoidianos promove o bloqueio da síntese e a liberação de TSH, e esse se encontra supresso.

A presença de TRAb confirma o diagnóstico de doença de Graves.

A captação e o mapeamento da tireoide com iodo radioativo (^{131}I) auxiliam na identificação da fonte de hormônios tireoidianos. Dessa forma, os bócios difusos e os nodulares ou multinodulares apresentam captação de ^{131}I elevada, e o mapeamento demonstra o sítio de hiperfunção dentro da glândula. Nos casos com captação baixa, os diagnósticos prováveis são de tireoidite ou fonte extratireoidiana de hormônios[12-14].

Tratamento e acompanhamento

A escolha do tratamento da tireotoxicose varia de acordo com as diversas etiologias e deve levar em consideração o desejo do paciente. As opções terapêuticas disponíveis são as drogas antitireoidianas (DAT), o ^{131}I e a ressecção cirúrgica da tireoide.

Na doença de Graves, não há uma terapia de escolha, uma vez que nenhuma das opções terapêuticas atua sobre a autoimunidade que causa a doença. Entretanto, a possibilidade de remissão espontânea que ocorre em 30 a 50% dos pacientes tratados por 12 a 24 meses torna o uso de DAT atraente. A negativação do TRAb no decorrer do tratamento é um bom preditor de remissão[12,14,15].

O ^{131}I pode ser indicado como primeira escolha ou como tratamento definitivo quando não houver remissão espontânea com o uso de DAT. É considerado tratamento definitivo seguro e de fácil administração, embora a evolução para hipotireoidismo permanente ocorra na maioria dos pacientes. O uso de ^{131}I está absolutamente contraindicado em gestantes e durante a amamentação[12-15].

A cirurgia está indicada nos casos de doença de Graves, em que o uso de DAT ou de ^{131}I for contraindicado[12].

Para tratamento da tireotoxicose por bócios uni ou multinodulares, especialmente os mais volumosos, mergulhantes ou com sinais compressivos, está indicada a cirurgia. O tratamento com ^{131}I é conveniente em pacientes com bócios menores ou com maior risco cirúrgico.

As DAT disponíveis atualmente no mercado são o metimazol (MMI) e o propiltiouracil (PTU). O MMI é a droga de escolha por ser mais potente, menos hepatotóxica e de dose única diária, o que facilita a adesão ao tratamento. Uma dose inicial de MMI de 10 a 30 mg/dia costuma ser eficiente na compensação clínica e laboratorial dos pacientes com hipertireoidismo leve a moderado. Em casos de hipertireoidismo grave, a dose diária de MMI pode variar de 40 a 60 mg/dia. O PTU deve ser reservado para gestantes e pacientes em crise tireotóxica[12].

Controles com dosagens séricas de T_3 e T_4 livres e TSH devem ser realizados 4 a 6 semanas após o início do tratamento. A dose da DAT deve ser reduzida progressivamente até alcançar a menor dose capaz de manter o eutireoidismo. A partir desse momento, a função tireoidiana deve ser monitorada a cada 2 a 3 meses. Na doença de Graves, é recomendada a manutenção do tratamento por 12 a 24 meses[12]. Cabe lembrar que, apesar da normalização das concentrações séricas de T_3 e T_4 livres, o TSH pode permanecer supresso por muitos meses, na dependência da duração e da intensidade da supressão hipofisária. Recomenda-se a dosagem do TRAb antes da suspensão da DAT, por ser esse um excelente preditor de remissão da doença[12-15].

Efeitos colaterais das DAT incluem dispepsia, *rash* cutâneo e artralgias; e não implicam suspensão da droga. Complicações como hepatite tóxica e agranulocitose são mais graves, e o paciente deve ser orientado a procurar auxílio médico e suspender o uso da droga caso observe febre, úlceras orais ou faringite[12].

As tireotoxicoses sem hiperfunção tireoidiana, ou seja, aquelas causadas por liberação aguda ou por fonte extratireoidiana de hormônios tireoidianos, não possuem tratamento específico. Deve-se suspender o uso de amiodarona, quando houver suspeita de tireoidite por uso dessa droga, ajustar doses excessivas de LT_4 nos tratamentos de hipotireoidismo, prescrever anti-inflamatórios nas tireoidites subagudas e aguardar o metabolismo dos hormônios tireoidianos liberados[3,12-14].

O uso de betabloqueadores pode ser muito útil na remissão dos sinais e dos sintomas de tireotoxicose até que a fonte de excesso de hormônios tireoidianos seja controlada. Propranolol na dose de 20 a 80 mg/dia, 3 a 4 vezes por dia, ou atenolol 50 a 100 mg/dia costumam controlar palpitações, taquicardia, sudorese e tremores[12-15].

Hipertireoidismo subclínico

A definição de hipertireoidismo subclínico também é laboratorial e consiste na supressão do TSH sérico, sem, contudo, ocorrer aumento das concentrações séricas de T_3 e T_4 livres.

Recomenda-se o tratamento de indivíduos com idade superior a 65 anos, que tenham T_3 e T_4 livres normais e TSH persistentemente < 0,1 μUI/mL, por apresentarem risco aumentado para o desenvolvimento de fibrilação atrial, insuficiência cardíaca e fraturas osteoporóticas.

O tratamento de pacientes com hipertireoidismo subclínico e idade inferior a 65 anos deve ser avaliado individualmente.

As opções terapêuticas são as mesmas já discutidas para o tratamento do hipertireoidismo declarado, entretanto, o tratamento mais comum é o uso de baixas doses de MMI[13,14].

Disfunção tireoidiana induzida pela amiodarona

A amiodarona é uma droga rica em iodo, amplamente utilizada em cardiologia clínica para o tratamento de arritmias cardíacas. O uso crônico da amiodarona está associado a uma série de efeitos colaterais que incluem alterações na função tireoidiana e no metabolismo dos hormônios tireoidianos, podendo induzir tanto hipotireoidismo como tireotoxicose. Diversos mecanismos, incluindo distúrbios na autorregulação tireoidiana em resposta ao excesso de iodo, fatores imunológicos e citotoxicidade provocada pela droga, estão envolvidos na gênese da disfunção tireoidiana induzida pela amiodarona. Cerca de 50% dos indivíduos em uso crônico de amiodarona desenvolvem alguma anormalidade na função tireoidiana, o que ressalta a necessidade da monitoração das concentrações séricas dos hormônios tireoidianos e do TSH nesses pacientes[1,16].

O hipotireoidismo induzido pela amiodarona é mais comum entre os indivíduos que apresentam anticorpos antitireoidianos, ou seja, nos portadores de tireoidite de Hashimoto. A presença de TSH elevado antes ou durante o tratamento com amiodarona não contraindica o uso da droga, e o hipotireoidismo deve ser tratado conforme já discutido anteriormente neste capítulo[1,16].

A tireotoxicose induzida pela amiodarona tem fisiopatologia mais complexa e pode ser classificada em dois tipos. A do tipo 1 é mais comum em áreas carentes em iodo e em indivíduos com doença tireoidiana preexistente ou bócio. O iodo contido na amiodarona oferece substrato para a síntese aumentada de hormônios tireoidianos. A tireotoxicose induzida pela amiodarona do tipo 2 ocorre em tecido tireoidiano normal como resultado de um efeito tóxico direto da amiodarona, causando uma tireoidite subaguda destrutiva com liberação dos hormônios tireoidianos pré-formados para a circulação. A diferenciação entre os tipos 1 e 2 oferece a base racional para o tratamento, entretanto, formas mistas de tireotoxicose induzida pela amiodarona são bastante comuns. Dessa forma, o tratamento consiste em bloqueio da síntese de hormônios tireoidianos associado ao uso de glicocorticoides. Sempre que possível, a administração da amiodarona deve ser suspensa, entretanto, isso não garante a remissão do quadro, uma vez que a droga possui uma meia-vida longa no organismo[1,12,13,16].

BÓCIO NODULAR ATÓXICO

Introdução

Embora sem qualquer repercussão no sistema cardiovascular, o nódulo tireoidiano atóxico palpável é uma doença com prevalência que varia de 1 a 7% em áreas suficientes em iodo. Quando se considera o uso da ultrassonografia para detecção de nódulos tireoidianos, essa prevalência pode chegar a 68% da população. Entretanto, apenas 7 a 15% dos nódulos tireoidianos são malignos, e desses, 95% são carcinomas bem diferenciados[17,18].

Uma vez identificado clinicamente, o grande desafio no diagnóstico diferencial dos bócios é descartar malignidade. Como já mencionado, embora a presença de nódulos na tireoide seja comum, o câncer de tireoide é proporcionalmente raro. Nas últimas décadas, a incidência de câncer de tireoide aumentou drasticamente, em parte pelo diagnóstico incidental em exames de imagem realizados para outros fins. Entretanto, apesar do aumento na detecção precoce de lesões malignas, a mortalidade não diminuiu. A maioria dos pacientes com câncer de tireoide evolui bem quando adequadamente tratada, com índices de mortalidade semelhantes ao da população geral. Portanto, o grande desafio é identificar os pacientes que necessitam de abordagens mais agressivas e, ao mesmo tempo, poupar a maioria de tratamentos e procedimentos desnecessários[17-20].

Diagnóstico clínico

A Figura 1 exemplifica as diferentes técnicas de palpação da tireoide. O istmo se localiza imediatamente abaixo da cartilagem cricoide e acima da fúrcula (3a). Uma vez localizado o istmo da tireoide, pode-se palpar os lobos posicionando o polegar e o indicador em cada um dos lados da traqueia e/ou apenas com o polegar, palpar cada um dos lobos tireoidianos individualmente (3b). Uma segunda técnica seria com o examinador posicionado atrás do paciente (3c). Em qualquer das técnicas, a deglutição permite melhor percepção da glândula.

Exames complementares e conduta

O ultrassom de tireoide consagrou-se como método de escolha na avaliação dos nódulos tireoidianos.

A Figura 2 resume os principais achados ultrassonográficos e seus respectivos riscos de malignidade[20].

Ressalta-se novamente que a maioria dos nódulos é benigna, e mesmo aqueles que são malignos, em especial os menores de 1,0 cm, frequentemente têm um comportamento indolente e pouco agressivo. A punção aspirativa com agulha fina (PAAF) é um método efetivo e prático para a determinação de malignidade em um dado nódulo e está indicada conforme a classificação ultrassonográfica (Figura 2). Nem todo nódulo precisa ser puncionado e/ou operado.

Quando indicado, deve-se realizar PAAF guiada por ultrassom, com análise citológica do material obtido. A classificação citológica dos nódulos tireoidianos segue o sistema de Bethesda, e a Tabela V resume os achados citopatológicos e suas respectivas condutas[21].

QUANDO RASTREAR DOENÇAS TIREOIDIANAS?

Funcionais

Existem controvérsias na literatura quanto à necessidade de um rastreamento em indivíduos assintomáticos ou oligossintomáticos. A última revisão da *US Preventive Services Task Force* (USPSTF) não encontrou evidências suficientes para se posicionar a favor ou contra o rastreamento de disfunções tireoidianas[22]. Entretanto, alguns autores recomendam a busca ativa, com dosagem do TSH sérico, naqueles pacientes com maior risco de desenvolver disfunção tireoidiana. Os fatores de risco descritos são: sexo feminino, > 60 anos de idade, presença de bócio, antecedentes pessoais e/ou familiares de doenças autoimunes, arritmia cardíaca, osteoporose, indivíduos em uso de lítio ou amiodarona, pacientes submetidos à radiação do pescoço, portadores de doenças psiquiátricas[5].

Estruturais

A USPSTF desencoraja a busca ativa por nódulos tireoidianos, inclusive pela palpação do pescoço. Entretanto, quando há diagnóstico clínico ou por exames de imagem realizados para outros fins, deve-se prosseguir a investigação com cautela no sentido de evitar tratamentos desnecessários[19].

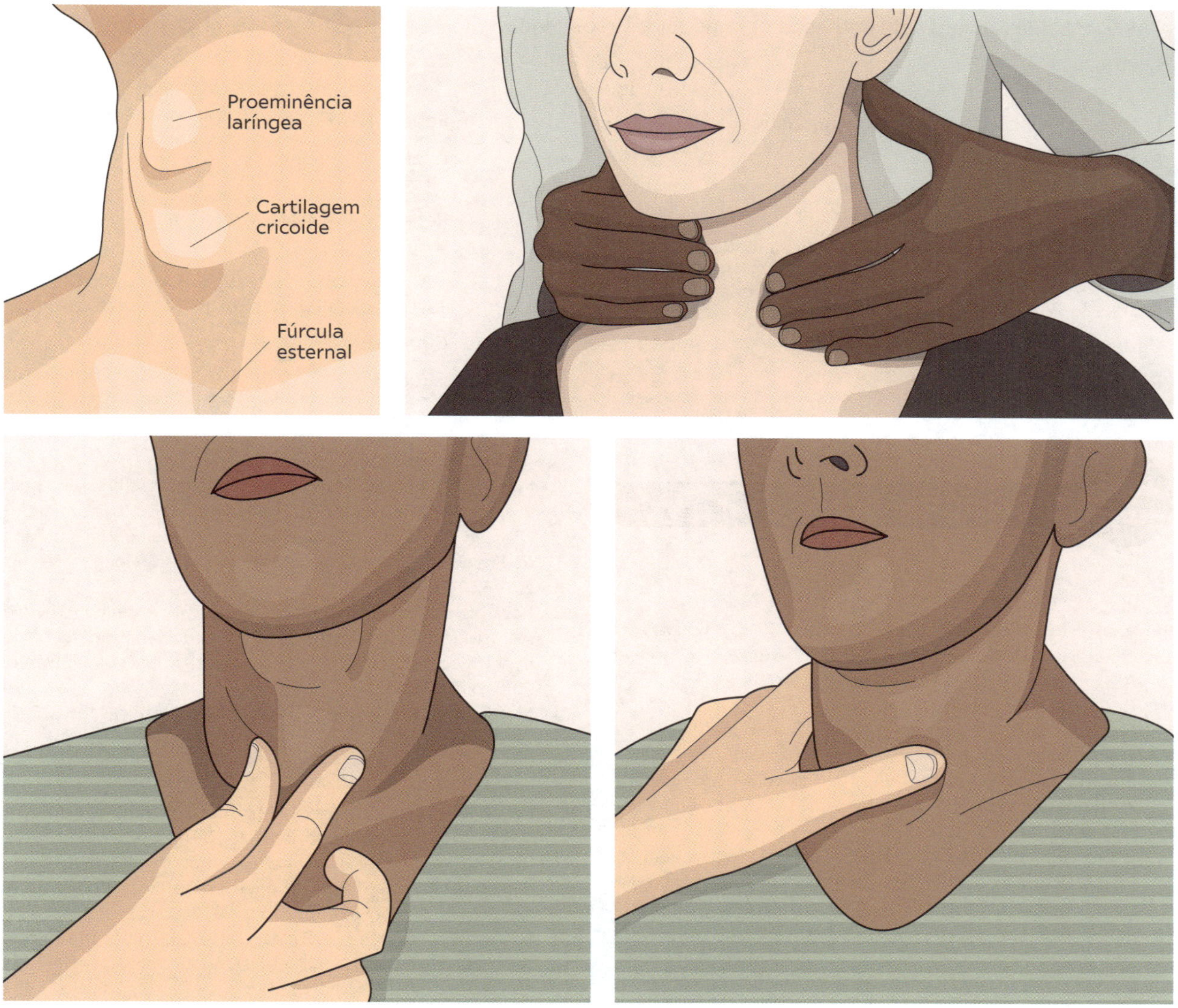

FIGURA 1 Técnicas de palpação da tireoide.

Composição		Ecogenicidade		Forma		Margem (contorno)		Focos ecogênicos	
▪ Cístico ou quase completamente cístico	0 ponto	▪ Anecoico	0 ponto	▪ Mais largo que alto	0 ponto	▪ Lisa	0 ponto	▪ Nenhuma	0 ponto
▪ Espongiforme	0 ponto	▪ Hiper ou isoecoico	1 ponto	▪ Mais alto que largo	3 pontos	▪ Mal definida	0 ponto	▪ Macrocalcificações	1 ponto
▪ Sólido-cístico	1 ponto	▪ Hipoecoico	2 pontos			▪ Irregular ou lobulada	2 pontos	▪ Calcificações periféricas	2 pontos
▪ Sólido ou quase completamente sólido	2 pontos	▪ Muito hipoecoico	3 pontos			▪ Extensão extratireoidiana	3 pontos	▪ Focos ecogênicos puntiformes	3 pontos
		▪ Indeterminada	1 ponto						

Some os pontos de todas as categorias para determinar o TI-RADS

TI-RADS1	TI-RADS2	TI-RADS3	TI-RADS4	TI-RADS5
Benigno	Não suspeito	Pouco suspeito	Moderadamente suspeito	Altamente suspeito
Não precisa PAAF	Não precisa PAAF	PAAF se ≥ 2,5 cm	PAAF se ≥ 1,5 cm	PAAF se ≥ 1,0 cm
		Acompanhamento se ≥ 1,5 cm	Acompanhamento se ≥ 1,0 cm	Acompanhamento se ≥ 0,5 cm

FIGURA 2 Achados ultrassonográficos e seus respectivos riscos de malignidade.

TABELA V Classificação de Bethesda para nódulos tireoidianos

Classificação	Risco de malignidade	Conduta
Bethesda I - insatisfatória, não diagnóstica	5-10%	Repetir PAAF
Bethesda II - benigna	0-3%	Acompanhamento clínico e ultrassonográfico
Bethesda III - atipia de significado indeterminado ou lesão folicular de significado indeterminado	10-30%	Repetir PAAF, teste molecular ou cirurgia diagnóstica
Bethesda IV - neoplasia folicular	25-40%	Teste molecular ou cirurgia diagnóstica
Bethesda V - suspeito para malignidade	50-75%	Cirurgia
Bethesda VI - maligno	97-99%	Cirurgia

BIBLIOGRAFIA

1. Klein I, Danzi S. Thyroid disease and the heart. Curr Probl Cardiol. 2016;41(2):65-92.
2. Rosário PW, Ward LS, Carvalho GA, et al. Thyroid nodules and differentiated thyroid cancer: update on the Brazilian consensus. Arq Bras Endocrinol Metab. 2013;57(4):240-64.
3. Cooper DS, Greenspan FS, Ladenson PW. The thyroid gland. In: Gardner DG, Shoback D (eds.). Greenspan's basic and clinical endocrinology. 10.ed. Lange Medical Books; 2018. 171-237.
4. Brenta G, Vaisman M, Sgarbi JA, et al. Clinical practice guideline for the management of hypothyroidism. Arq Bras Endocrinol Metab. 2013;57(4):265-98.
5. Garber JR, Cobin RH, Gharib H, et al. Clinical practice guideline for hypothyroidism in adults: cosponsored by the American Association of Clinical Endocrinologists and the American Thyroid Association. Thyroid. 2012;22(12):1200-35.
6. Tagami T, Kimura H, Ohtani S, et al. Multi-center study on the prevalence of hypothyroidismin patients with hypercholesterolemia. Endocr J. 2011;58(6):449-57.
7. Jonklaas J, Bianco AC, Bauer AJ, et al. Guidelines for the management of hypothyroidism. Thyroid. 2014;24(12):1670-751.
8. Kummer S, Hermsen D, Distelmaier F. Biotin treatment mimicking Grave's disease. N Eng J Med. 2016;375(7):704-6.
9. Jonklaas J, Bianco AC, Cappola AR, et al. Evidence-based use of levothyroxine/liothyronine combinations in treating hypothyroidism: a consensus document. Thyroid. 2021;31(2):156-82.
10. Sgarbi JA, Teixeira PFS, Maciel LMZ, et al. The Brazilian consensus for the clinical approach and treatment of subclinical hypothyroidism in adults: recommendations of the thyroid department of the Brazilian Society of Endocrinology and Metabolism. Arq Bras Endocrinol Metab. 2013;57(3):166-83.
11. Razvi S, Weaver JU, Butler TJ, et al. Levothyroxine treatment of subclinical hypothyroidism, fatal and nonfatal cardiovascular events, and mortality. Arch Internal Med. 2012;172(10):811-7.
12. Maia AL, Scheffel RS, Meyer ELS, et al. Consenso brasileiro para o diagnóstico e tratamento do hipertireoidismo: recomendações do Departamento de Tireoide da Sociedade Brasileira de Endocrinologia e Metabologia. Arq Bras Endocrinol Metab. 2013;57(3):205-32.
13. Ross DS, Burch HB, Cooper DS, et al. 2016 American Thyroid Association guidelines for diagnoses and management oh hyperthyroidism and other causes of thyrotoxicosis. Thyroid. 2016;26(10):1343-421.
14. McDermott MT. Hyperthyroidism. Ann Intern Med. 2020; 172(7):ITC49-64.
15. Longo DL, Hegedüs L. Graves' Disease. N Eng J Med 2016; 375(16):1552-65.
16. Pavan R, Jesus AMX, Maciel LMZ. A amiodarona e a tireoide. Arq Bras Endocrinol Metab. 2004:48:176-82.
17. Rosário PW, Ward LS, Carvalho, GA, et al. Thyroid nodules and differentiated thyroid cancer: update on the Brazilian consensus. Arq Bras Endocrinol Metab. 2013;57(4):240-64.
18. Haugen BR, Alexander EK, Bible KC, et al. 2016 American Thyroid Association Management guidelines for adult patients with thyroid nodules and differentiated thyroid cancer. Thyroid. 2016;26(1):1-133.
19. Davies L, Morris LGT. The USTSPF Recommendation on Thyroid Cancer Screening: "Don't check your neck". JAMA Otolaryngol Head Neck Surg. 2017;E1-E2.
20. Tessler FN, Middleton WD, Grant EG, et al. ACR Thyroid Imaging, Reporting and Data System (TI-RADS): White paper of the ACR-TIRADS Committee. J Am Coll Radiology. 2017,14(5):587-95.
21. Cibas ES, Ali SZ. The 2017 Bethesda System for Reporting Thyroid Cytopathology. Thyroid. 2017;27(11):1341-6.
22. Rugge JB, Bougatsos C, Chou R. Screening and treatment of thyroid disfunction: an evidence review for the U.S. Preventive Services Task force. Ann Intern Med. 2015;162(1):35-46.

66

Apneia obstrutiva do sono

Luciano Ferreira Drager

CONSULTA RÁPIDA

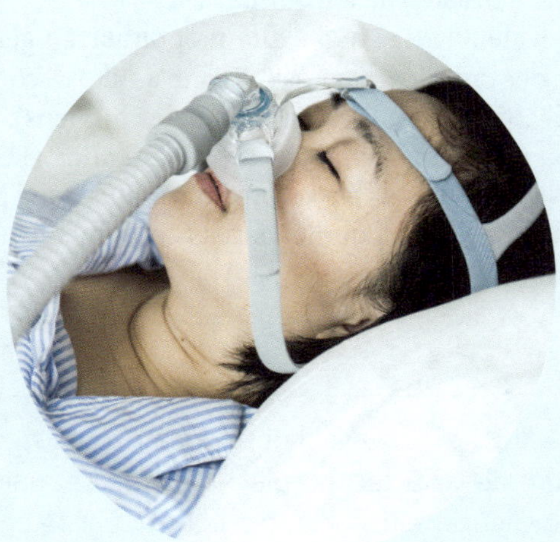

- A apneia obstrutiva do sono (AOS) é um dos distúrbios do sono mais frequentes na população geral e nas pessoas com doenças cardiovasculares.
- Na prática do cardiologista, às vezes alguns exames podem ajudar na triagem (embora não devam ser solicitados primariamente apenas para triagem). Por exemplo, pacientes que apresentam alteração do descenso da pressão arterial durante o sono (em especial descenso ausente/reverso) pela monitorização ambulatorial da pressão arterial têm um risco maior de terem AOS de moderada a grave, independentemente de outros fatores.
- O diagnóstico usualmente é feito com o uso da polissonografia noturna (exame de escolha), mas, em pacientes com alta probabilidade de pré-teste, exames simplificados (como os monitores portáteis) podem ser úteis.
- No tratamento, é importante notar que há várias nuances e alguns desafios nesse processo, sendo altamente recomendado que o paciente, uma vez diagnosticado com AOS, não seja enviado diretamente para um serviço de adaptação do CPAP, mas para um(a) médico(a) com certificação em medicina do sono para que a correta seleção do tratamento e seguimento possam ocorrer.
- O tratamento, além de melhorar a sonolência e outros sintomas relacionados, pode promover a redução da pressão arterial (especialmente nos pacientes com hipertensão resistente), além de evitar a recorrência da fibrilação atrial e melhorar a função ventricular se há insuficiência cardíaca.
- Em pacientes sem eventos cardiovasculares prévios, estudos observacionais mostram que o tratamento com pressão positiva continua nas vias aéreas superiores pode reduzir o risco cardiovascular, incluindo eventos fatais.
- Em pacientes com eventos cardiovasculares prévios, o tratamento (como prevenção secundária) pode reduzir a recorrência de eventos, porém ainda é incerta a redução de mortalidade.

INTRODUÇÃO

A apneia obstrutiva do sono (AOS) é um dos distúrbios de sono mais frequentes, caracterizada pelo colapso intermitente das vias aéreas superiores durante o sono, acarretando obstruções totais (apneias) e parciais (hipopneias)[1].

As pausas respiratórias levam ao aumento do esforço respiratório e geram redução da pressão intratorácica (PIT), que aumenta a pressão transmural (PTM) do ventrículo esquerdo (VE), quedas cíclicas da saturação de oxigênio (a chamada hipóxia intermitente), hipercapnia (usualmente discreta) e fragmentação do sono[2]. Entre essas características, considera-se que a hipóxia intermitente é um dos principais fatores que levam às repercussões cardiovasculares[2]. Entre os mecanismos envolvidos, podemos citar a ativação do sistema nervoso simpático (SNS), inflamação sistêmica, aumento na produção de espécies reativas de oxigênio, disfunção endotelial e resistência à insulina[2,3].

A prevalência da AOS é alta na população geral e depende dos critérios diagnósticos. Em adultos, acomete cerca de 9,6% das mulheres e 24,8% dos homens[4]. Nos pacientes com hipertensão arterial sistêmica (HAS), estima-se ao redor de 56%[5]. Em pacientes com HAS resistente, a AOS é a condição mais comumente associada, com prevalência de 64%[6].

A AOS é, provavelmente, a causa mais comum de HAS secundária[6]. Parte dessa maior prevalência em pacientes com doenças cardiovasculares é explicada pela coexistência de fatores de risco comuns, como idade, sexo masculino e sobrepeso/obesidade. Descreveremos alguns aspectos do diagnóstico e tratamento da AOS e as potenciais implicações para a cardiologia.

DIAGNÓSTICO

Alguns fatores predisponentes devem ser avaliados durante o exame e podem reforçar a suspeita do diagnóstico (Tabela I)[7]. A prevalência é duas a três vezes maior nos homens que nas mulheres. No entanto, também é comum entre elas, particularmente após a menopausa.

TABELA I Fatores predisponentes para a apneia obstrutiva do sono

Obesidade
Aumento da circunferência cervical
Sexo masculino
Idade avançada
Anormalidades craniofaciais
Obstrução nasal
Anormalidades endócrinas (hipotireoidismo, acromegalia)
História familiar de ronco ou apneia obstrutiva do sono
Doença cardiovascular estabelecida: hipertensão arterial sistêmica, fibrilação atrial, síndrome metabólica etc.

Fonte: Jordan et al., 2014[7].

As queixas e os sintomas clínicos sugestivos são variáveis e muitas vezes não específicos. A principal queixa é o ronco alto e irregular (relatada por pessoas que dormem no mesmo ambiente do paciente). Em função do sono fragmentado pelos eventos respiratórios, outros sintomas incluem sono fragmentado e sonolência excessiva diurna. No entanto, muitos pacientes não têm percepção do sono fragmentado e podem não ter ou simplesmente negar os sintomas de sonolência diurna, que podem também ser facilmente confundidos com estresse e excesso de trabalho. Na tentativa de facilitar a triagem dos pacientes, alguns questionários de fácil aplicação foram desenvolvidos; um dos mais utilizados atualmente (e validado na população brasileira) é o NoSAS escore[8]. Esses escores adotam variáveis objetivas somente (exceto o relato de ronco) e parecem ter uma melhor acurácia em identificar a AOS na população geral.

TABELA II Escore NoSAS

↑ Distúrbios respiratórios do sono

	Pontos
Circunferência cervical > 40 cm	4
Obesidade: IMC: 25 a < 30 kg/m² IMC ≥ 30 kg/m²	 3 5
Ronco	2
Idade	
Idade > 55 anos	4
Sexo masculino	2
O paciente tem alta probabilidade a ter distúrbios respiratórios do sono se ele tiver uma pontuação de 8 ou mais no escore NoSAS.	

IMC: índice de massa corporal. Adaptado de Martin-Soller et al., 2016[8].

Na prática do cardiologista, às vezes alguns exames podem ajudar na triagem (embora não devam ser solicitados primariamente apenas para triagem). Por exemplo, em pacientes que apresentam alteração do descenso da pressão arterial durante o sono (em especial descenso ausente/reverso) pela monitorização ambulatorial da pressão arterial (MAPA), há um risco maior de terem AOS moderada a grave, independentemente de outros fatores[9].

O diagnóstico da AOS usualmente é feito com o uso da polissonografia noturna (exame de escolha), mas, em pacientes com alta probabilidade pré-teste, exames simplificados (como os monitores portáteis) podem ser úteis para o diagnóstico[1]. A análise objetiva permite o cálculo do índice de apneia e hipopneia (IAH) pela polissonografia ou o índice de dessaturação de oxigênio (quando se utilizam monitores mais simplificados como a oximetria). Esses índices permitem determinar a gravidade da AOS que, por sua vez, pode determinar o tipo de tratamento a ser feito. Usualmente, índice < 5 eventos/h em adultos é considerado normal; 5-14,9, AOS leve; 15 a 29,9, AOS moderada; ≥ 30 eventos/h, AOS importante/grave[1].

TRATAMENTO DA APNEIA OBSTRUTIVA DO SONO

O tratamento frequentemente é multifacetado e multidisciplinar. Medidas comportamentais podem ser indicadas a todos os pacientes e incluem perda de peso se há sobrepeso ou obesidade, abstenção de álcool e sedativos (principalmente benzodiazepínicos) antes do sono. Pacientes com eventos preferencialmente em posição supina devem evitá-la durante o sono[1-3]. A perda de peso pode levar a uma diminuição do IAH, melhoria da eficiência do sono, diminuição do ronco e melhora da oxigenação. A cirurgia bariátrica mostra benefícios na redução da gravidade, podendo haver remissão em vários casos[10]. No entanto, na prática, a perda de peso é dificilmente obtida, e indicá-la, em geral, é uma medida pouco efetiva, embora necessária. Procedimentos cirúrgicos simples ou combinados, que reconstroem a anatomia nasal, oral e faríngea podem ser utilizados em casos específicos[1]. Não existe, no momento, tratamento medicamentoso específico para a AOS, embora evidências recentes sejam promissoras[11]. Há evidências de que exercícios das vias aéreas superiores com supervisão da fonoaudiologia sejam capazes de reduzir o ronco primário e diminuir em 40% a gravidade na AOS moderada[12,13]. Os dispositivos intraorais de avanço mandibular são uma opção no tratamento de formas leves a moderadas ou como opção para pacientes com formas mais graves que não se adaptaram ao CPAP[1]. O aparelho de avanço mandibular é utilizado durante o sono e traciona a mandíbula anteriormente, estabilizando a via aérea superior.

O uso de pressão positiva contínua nas vias aéreas superiores (CPAP) durante o sono é considerado o padrão-ouro para casos moderados a graves[1,7]. A pressão é gerada por um compressor silencioso que é acoplado ao paciente por meio de um tubo (mangueira) e máscara. A pressão é transmitida à via aérea e funciona como uma tala pneumática que garante a patência da via aérea superior durante o sono. O CPAP elimina a AOS desde que seu uso seja constante. Classicamente, os pacientes necessitam de um segundo exame de polissonografia para titular a pressão de CPAP antes de iniciar o tratamento; entretanto, o uso de CPAP automático tem eliminado essa necessidade.

É importante notar que há várias nuances e alguns desafios para o tratamento da AOS, sendo altamente recomendado que o paciente, uma vez diagnosticado, não deve ser enviado diretamente para um serviço de adaptação do CPAP, mas para um(a) médico(a) com certificação em medicina do sono para que a correta seleção do tratamento e seguimento possa ocorrer[14].

POTENCIAIS IMPLICAÇÕES CARDIOVASCULARES PARA O RECONHECIMENTO E TRATAMENTO DA APNEIA OBSTRUTIVA DO SONO

Ter um sono estável faz parte de uma das oito recomendações da American Heart Association para melhorar o bem-estar e aumentar a sobrevida dos pacientes[15].

As evidências sobre o benefício cardiovascular do tratamento ainda estão, em sua maioria, limitados ao uso do CPAP, capaz de reduzir a pressão arterial de hipertensos, especialmente se há HAS resistente (Tabela III)[16,17]. Em pacientes com fibrilação atrial (FA) que tiveram a reversão química/elétrica ou por ablação, o tratamento com o CPAP pode evitar a recorrência da arritmia[18]. Em portadores de insuficiência cardíaca (IC), o CPAP é capaz de melhorar a fração de ejeção do ventrículo esquerdo[19]. Naqueles sem eventos cardiovasculares prévios, estudos observacionais mostram que o tratamento com CPAP pode reduzir o risco cardiovascular, incluindo eventos fatais. Por fim, em pacientes com eventos cardiovasculares prévios, o tratamento pode reduzir a recorrência de eventos enquanto é incerta a mortalidade[20].

TABELA III Preditores de melhor resposta da pressão arterial com o CPAP

Características clínicas.
Pacientes com melhor adesão ao CPAP (usualmente > 4 horas por noite).
Pacientes com sonolência excessiva diurna.
Pacientes com hipertensão resistente.
Pacientes com alteração do descenso noturno da pressão arterial.

Adaptado de Barroso et al., 2021[17].

CONSIDERAÇÕES FINAIS

Dados epidemiológicos, de diagnóstico e do tratamento da AOS são importantes para o cardiologista. A importância da inclusão de um tema "não tradicional" na prática de consultório é respaldada não só pelo fato de ser frequente, mas pela existência de evidências crescentes que podem trazer consequências importantes em diversos domínios, entre eles no sistema cardiovascular. A interação com especialistas na área pode maximizar as chances de uma abordagem integrada e eficaz no tratamento de um dos principais distúrbios de sono.

BIBLIOGRAFIA

1. Gottlieb DJ, Punjabi NM. Diagnosis and management of obstructive sleep apnea: a review. JAMA. 2020;323(14):1389-400.
2. Drager LF, Togeiro SM, Polotsky VY, Lorenzi-Filho G. Obstructive sleep apnea: a cardiometabolic risk in obesity and the metabolic syndrome. J Am Coll Cardiol. 2013;62(7):569-76.
3. Yeghiazarians Y, Jneid H, Tietjens JR, Redline S, Brown DL, El-Sherif N, et al. Obstructive sleep apnea and cardiovascular disease: a scientific statement from the American Heart Association. Circulation. 2021;144(3):e56-e67.
4. Tufik S, Santos-Silva R, Taddei JA, Bittencourt LR. A. Obstructive sleep apnea syndrome in the Sao Paulo Epidemiologic Sleep Study. Sleep Med. 2010;11(5):441-6.
5. Drager LF, Genta PR, Pedrosa RP, Nerbass FB, Gonzaga CC, Krieger EM, et al. Characteristics and predictors of obstructive sleep apnea in patients with systemic hypertension. Am J Cardiol. 2010;105(8):1135-9.
6. Pedrosa RP, Drager LF, Gonzaga CC, Sousa MG, Paula LKG, Amaro ACS, et al. Obstructive sleep apnea: the most common secondary cause of hypertension associated with resistant hypertension. Hypertension. 2011;58(5):811-7.
7. Jordan AS, McSharry DG, Malhotra A. Adult obstructive sleep apnoea. Lancet. 2014;383(9918):736-47.
8. Marti-Soler H, Hirotsu C, Marques-Vidal P, Vollenweider P, Waeber G, Preisig M, et al. The NoSAS score for screening of sleep-disordered breathing: a derivation and validation study. Lancet Respir Med. 2016;4(9):742-8.
9. Genta-Pereira DC, Furlan SF, Omote DQ, Giorgi DMA, Bortolotto LA, Lorenzi-Filho G, et al. Nondipping blood pressure patterns predict obstructive sleep apnea in patients undergoing ambulatory blood pressure monitoring. Hypertension. 2018;72:979-85.
10. Furlan SF, Drager LF, Santos RN, Damiani LP, Bersch-Ferreira AC, Miranda TA, et al. Three-year effects of bariatric surgery on obstructive sleep apnea in patients with obesity grade 1 and 2: a sub-analysis of the GATEWAY trial. Int J Obes (Lond). 2021;45(4):914-7.
11. Taranto-Montemurro L, Messineo L, Sands SA, Azarbarzin A, Marques M, Edwards BA, et al. The combination of atomoxetine and oxybutynin greatly reduces obstructive sleep apnea severity: a randomized, placebo-controlled, double-blind crossover trial. Am J Respir Crit Care Med. 2019;199(10):1267-76.
12. Guimarães KC, Drager LF, Genta PR, Marcondes BF, Lorenzi-Filho G. Effects of oropharyngeal exercises on patients with moderate obstructive sleep apnea syndrome. Am J Respir Crit Care Med. 2009;179(10):962-6.
13. Ieto V, Kayamori F, Montes MI, Hirata RP, Gregório MG, Alencar AM, et al. Effects of oropharyngeal exercises on snoring: a randomized trial. Chest. 2015;148(3):683-91.
14. Drager LF, Lorenzi-Filho G, Cintra FD, Pedrosa RP, Bittencourt LRA, Poyares D, et al. 1° Posicionamento brasileiro sobre o impacto dos distúrbios de sono nas doenças cardiovasculares da Sociedade Brasileira de Cardiologia. Arq Bras Cardiol. 2018;111(2):290-340.
15. Lloyd-Jones DM, Allen NB, Anderson CAM, Black T, Brewer LC, Foraker RE, et al. Life's essential 8: updating and enhancing the american heart association's construct of cardiovascular health: a presidential advisory from the American Heart Association. Circulation. 2022;146(5):e18-e43.
16. Oscullo G, Sapiña-Beltrán E, Torres G, Zaldivar E, Barbé F, Martinez-Garcia MA. The potential role of obstructive sleep apnoea in refractory hypertension. Curr Hypertens Rep. 2019;21(8):57.
17. Barroso WKS, Rodrigues CIS, Bortolotto LA, Mota-Gomes MA, Brandão AA, Feitosa ADM, et al. Brazilian Guidelines of Hypertension – 2020. Arq Bras Cardiol. 2021;116(3):516-658.
18. Mehra R, Chung MK, Olshansky B, Dobrev D, Jackson CL, Kundel V, et al. Sleep-disordered breathing and cardiac arrhythmias in adults: mechanistic insights and clinical implications: a scientific statement from the American Heart Association. Circulation. 2022;146(9):e119-e136.
19. Kaneko Y, Floras JS, Usui K, Plante J, Tkacova R, Kubo T, et al. Cardiovascular effects of continuous positive airway pressure in patients with heart failure and obstructive sleep apnea. N Engl J Med. 2003;348(13):1233-41.
20. Drager LF, McEvoy RD, Barbe F, Lorenzi-Filho G, Redline S; INCOSACT Initiative (International Collaboration of Sleep Apnea Cardiovascular Trialists). Sleep apnea and cardiovascular disease: lessons from recent trials and need for team science. Circulation. 2017;136(19):1840-50.

67

Depressão, ansiedade e pânico

Ibiracy de Barros Camargo

CONSULTA RÁPIDA

Definições

- Depressão: estado mental caracterizado por sentimentos de tristeza, solidão, desespero, baixa autoestima e autoreprovação. Os sinais que a acompanham incluem retardo psicomotor ou, às vezes, agitação, afastamento do contato interpessoal e sintomas vegetativos, como insônia e anorexia. O termo se refere a um humor muito caracterizado ou a um transtorno do humor.
- Ansiedade: sentimento de apreensão causado pela antecipação de perigo, que pode ser interno ou externo.
- Pânico: ataque de ansiedade intenso e agudo associado à desorganização da personalidade. A ansiedade é extremamente intensa e acompanhada por sentimentos de desgraça iminente[1].

Os sintomas aqui definidos fazem parte de uma ampla categoria de síndromes ou de diagnósticos psiquiátricos.

INTRODUÇÃO

Para diagnosticar um transtorno mental comum, como a depressão, a ansiedade e o pânico, o paciente deve ter pelo menos um dos seguintes sintomas ao longo de um período mínimo de 2 semanas: sentimento de tristeza, perda de interesse pelas atividades cotidianas, sentimento de tensão, apreensão, grande nervosismo, preocupação ou mesmo terror. Outros sintomas que estão frequentemente presentes e devem ser investigados incluem pertubação no sono, cansaço, perda de apetite, má concentração, ideação suicida, palpitações, tremores, tonturas e dores generalizadas por todo o corpo.

DEPRESSÃO, ANSIEDADE, PÂNICO E O CARDIOLOGISTA

Até um quinto dos pacientes com doença cardiovascular (DCV), incluindo infarto do miocárdio (IM), sofre concomitantemente de depressão maior (DM)[2]. A relação entre essas doenças é altamente complexa, estando a depressão envolvida no desenvolvimento inicial da doença cardíaca, bem como no peso resultante dessa doença crônica. Os cardiologistas devem esperar um índice mais elevado de depressão nos pacientes com doenças cardíacas, em comparação com pacientes sem essa condição. A prevalência da depressão varia de acor-

TABELA I Representações clínicas da depressão e da ansiedade

Aspecto	Depressão	Ansiedade
Humor	Tristeza, melancolia, desinteresse, delírios e alucinações ligadas ao humor	Apreensão, preocupação, irritabilidade
Cognição	Pensamentos de culpa, inutilidade, hipocondria, suicídio, pessimismo	Ideias de desastres e doenças, hipocondria, embaraço social
Somatização	Anorexia, constipação, disfunção sexual, despertar prematuro, falta de energia	Taquicardia, diarreia, excitação, transpiração, náuseas, tremor, insônia

Em Cardiologia, as seguintes condições podem imitar os transtornos de ansiedade: angina, IM, crise hipertensiva, prolapso valvar mitral, taquiarritmias, hipovolemia e choque. Os transtornos do pânico (TP) estão presentes de 3 a 14 vezes mais em pacientes em ambientes médicos do que na população geral[5]. Entre 30% e 55% dos pacientes cardiológicos que têm artérias coronarianas normais durante a angiografia apresentam TP[6]. Dois mecanismos podem explicar a relação entre depressão e DCV: o psicossocial ou comportamental (Tabela II) e o fisiopatológico (Tabela III).

TABELA II Possíveis explicações para a influência da depressão na doença cardíaca (mecanismo psicossocial ou comportamental)

A depressão pode afetar os comportamentos de saúde relacionados com o desenvolvimento da doença cardiovascular e o prognóstico da doença estabelecida
A depressão pode estar associada a uma dieta inadequada, ao tabagismo, ao consumo elevado de álcool ou a pouca atividade física, condições que aumentam o risco de doença cardíaca.
A depressão está associada à pouca adesão à reabilitação cardíaca em pacientes que sofreram infarto do miocárdio e à medicação em pacientes mais idosos com doença arterial coronariana
Subdosagem de medicação e adesão alimentar estão associadas a risco maior de descompensação e re-hospitalização entre pacientes com doença arterial coronariana

TABELA III Possíveis explicações fisiopatológicas para a depressão na doença cardíaca

Aumento da agregação plaquetária
Redução da variabilidade da frequência cardíaca
Alterações na regulação do sistema nervoso autonômico e do eixo hipotálamo-hipófise-adrenal

do com os diferentes estágios da DCV e nos diferentes ambientes (hospitalar, ambulatorial)[3,4]. O diagnóstico da DM em pacientes com doença cardíaca é mais difícil por causa da substancial coincidência de sintomas nas duas doenças. A insuficiência cardíaca (IC) comumente inclui sintomas que podem ser confundidos com DM, particularmente nos idosos, embora os pacientes comumente apresentem depressão e doença cardíaca.

Todo paciente que adoece fisicamente, por qualquer motivo, apresentará uma reação emocional diante da doença. As causas da doença podem ser psicológicas ou orgânicas, ou até mesmo uma combinação de ambas, mas a reação será sempre emocional. Nunca devemos suspeitar de um transtorno mental até ter descartado com confiança as doenças físicas comuns. Os pacientes podem sentir ansiedade, medo ou mesmo pavor. Eles podem ficar tristes e deprimidos e ter desespero. Podem também reagir em uma posição oposta e sentir uma estranha satisfação em ficar doente, como se fosse uma punição por muito tempo esperada e bem-merecida. Podem até mesmo ter a sensação de bem-estar tão injustificado quanto negar a letalidade da doença orgânica. Independentemente do tipo de reação, alguma reação estará sempre presente.

Assim, para cada doença, seja qual for a etiologia, existirá um ser humano sofrendo por causa dela. É dever do médico fazer o diagnóstico, ser capaz de determinar a causa ou causas da doença e então tratar os seus sintomas, e ao mesmo tempo nunca perder de vista o ser humano que os experimenta. Os pacientes podem necessitar de encaminhamento ao psiquiatra por diversos motivos, que podem ser vistos na Tabela IV.

TABELA IV Fatores de encaminhamento do paciente deprimido ao psiquiatra

Presença de sintomas psicóticos
Intensa diminuição do nível de funcionamento
Dificuldade para seguir orientações gerais
Depressão recorrente
Depressão crônica
Depressão refratária
Presença de transtorno bipolar
Depressões graves
Ideação suicida
Para avaliação diagnóstica
Por solicitação da família ou do paciente
Necessidade de psicoterapia
Necessidade de tratamento eletroconvulsivo
Forte possibilidade de suicídio

TRANSTORNOS DEPRESSIVOS

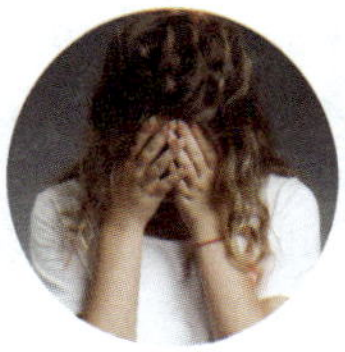

A variação de humor faz parte da experiência humana normal. Somente quando uma perturbação do humor é suficientemente grave para causar prejuízo nas atividades diárias é que a consideramos patológica. A depressão clínica é uma doença comum frequentemente observada no ambiente de cuidados primários. Os transtornos depressivos/humor acometem 1 em cada 6 pessoas em algum momento da vida. São doenças que afetam significativamente a perspectiva de vida de um indivíduo, a confiança, os processos de pensamento, o nível de interesse nas atividades do dia a dia, o sexo, o sono e o apetite. Essas condições têm um espectro de gravidade e podem ser incapacitantes e fatais. A taxa de suicídio em portadores de transtorno do humor é maior que 10 vezes que na população geral.

Os transtornos do humor/depressivos permanecem pouco conhecidos como doenças sindrômicas caracterizadas por uma constelação de sinais e sintomas (as dores e o cansaço são frequentemente a síndrome principal), durante um determinado período (2 a 4 semanas), sendo considerados graves ou leves, segundo o número e a intensidade dos sintomas observados[9].

> Cerca de 60% dos pacientes com DM procurarão ajuda de profissionais não psiquiatras. Com o diagnóstico adequado de depressão, uso apropriado de medicação antidepressiva[7] e psicoterapia de apoio de curto prazo, muitos pacientes podem ser tratados no ambiente ambulatorial com sucesso e ter um funcionamento mental, físico e social melhorado[8].

A depressão não tem marcadores biológicos para basear o diagnóstico. O termo "depressão" pode significar muitas coisas diferentes. Portanto, quando os pacientes dizem que estão "deprimidos", é importante perguntar "o que você quer dizer com deprimido"? A avaliação da depressão é difícil devido à fronteira imprecisa e, às vezes, arbitrária entre as formas clínicas, subclínicas e não patológicas e depressões secundárias. O termo "depressão" pode ser usado para diferentes condições, como tristeza, DM, distimia, luto, pesar, sentimentos de vazio crônico, no transtorno de personalidade *borderline*, entre outros. Os sinais e sintomas da depressão podem ser vistos na Tabela V.

TABELA V Sinais e sintomas da depressão

Tristeza ou irritação durante a maior parte do dia, quase todos os dias
Mudanças súbitas no apetite ou no peso, sem explicação
Agitação ou prostração (observado pelos outros)
Sensação constante de cansaço ou perda de energia
Dificuldade de concentração e para tomar decisões
Desesperança
Baixa autoestima
Fuga ou evitação de pessoas
Outras dores
Perda do interesse ou prazer por atividades antes agradáveis durante a maior parte do dia, quase todos os dias
Insônia ou necessidade de sono aumentada
Sentimentos frequentes de inferioridade ou culpa
Pensamentos frequentes sobre morte ou suicídio
Desejo sexual diminuído
Autocrítica intensa
Dor de cabeça
Problemas digestivos
Ansiedade ou preocupação

As abordagens atuais para entender os transtornos depressivos/humor integram descobertas da neuropsicologia, psicofarmacologia e neuroimagem. As pessoas que ficam deprimidas têm vieses negativos no processamento emocional, o que pode envolver uma falha na regulação frontoparietal dos processos na amígdala. Esses vieses podem ser revertidos por drogas antidepressivas. Experiências adversas na infância, eventos recentes da vida e falta de apoio social são os principais fatores de risco. Lesões focais da substância branca subcortical, visíveis em exames de ressonância magnética (RM), são um fator de risco para transtorno depressivo de início tardio e estão associadas a um mau prognóstico. Outras alterações cerebrais estruturais relatadas no transtorno depressivo incluem a redução das células gliais no córtex pré-frontal e atrofia do hipocampo. Não se sabe se essas mudanças são causa, consequência ou coincidência. Os fatores de risco para depressão podem ser observados na Tabela VI.

TABELA VI Fatores de risco para depressão
História pregressa de depressão
História familiar
Eventos de vida causadores de estresse
Falta de apoio social
História de ansiedade
Período pós-parto
Abuso de álcool e drogas
Comorbidade, presença de doença grave
Pessoa solteira
Idade mais avançada
Condição socioeconômica mais baixa
Sexo feminino

Depressão maior

É uma doença médica que deve ser diferenciada de tristeza, desapontamento ou luto, que são respostas adaptativas normais às perdas.

Distimia

O termo é usado para descrever sintomas depressivos leves de longa duração, por isso muitas vezes denominado como depressão persistente. É uma tristeza mais crônica, que dura ao menos 2 anos consecutivos, porém menos grave que a DM. A distimia é frequentemente associada a outras doenças psiquiátricas ou físicas e pode ocorrer concomitantemente com a depressão – uma condição denominada "depressão dupla". A distimia e a DM apresentam sintomas semelhantes, mas diferem em relação ao início, duração, persistência e gravidade. A maioria dos indivíduos com distimia desenvolve DM. A distimia responde a uma combinação de terapia medicamentosa e alguma forma de psicoterapia, o que pode reduzir a morbidade associada a esse distúrbio insidioso[1].

Tristeza, depressão e luto

Tristeza é a resposta normal às perdas que sofremos na vida, não tão duradoura como a depressão.

Não existe uma linha divisória bem definida entre tristeza e depressão. Podemos dizer que, se uma tristeza dura mais de 2 meses, algo pode estar errado. É preciso cuidado para não transformar um sinal de tristeza em doença[10]. O luto é uma reação humana natural à morte de um ente querido. O indivíduo enlutado pode muitas vezes apresentar todos os sintomas de um episódio de DM.

Um transtorno depressivo (TD) ocorre em cada três pessoas enlutadas e é grave em uma de cinco. Nem sempre é fácil decidir quando o limiar do luto à depressão é ultrapassado. A distinção é feita em grande parte com base na intensidade e duração excessiva dos sintomas. O diagnóstico de DM não é dado a menos que os sintomas ainda estejam presentes 2 meses após a perda ou se certos sintomas não característicos ao luto estiverem presentes. A pessoa pode precisar ser persuadida de que seu sofrimento não é mais apenas a dor do luto normal, mas se tornou um TD que merece

Ao contrário dessas respostas normais, os pacientes com DM experimentam perturbações no funcionamento neurocognitivo (sono, apetite, atividade motora e energia) e na cognição (concentração, função executora, culpa, ruína e ideação suicida), além de humor baixo e perda do prazer. Outras características de depressão incluem cuidados pessoais ruins, sentimentos de desamparo, desatenção aos papéis importantes na vida (por exemplo, ser pai ou mãe, trabalhar), socialização diminuída, ruminação obsessiva sobre assuntos negativos, ideias ou delírios de referência (geralmente congruentes com o humor – por exemplo, achar que as pessoas estão rindo dele ou falando coisas negativas a seu respeito), delírios persecutórios, de pobreza ou niilistas (geralmente congruentes com o humor), alucinações auditivas (geralmente congruentes com o humor, como uma voz reprovadora), catatonia.

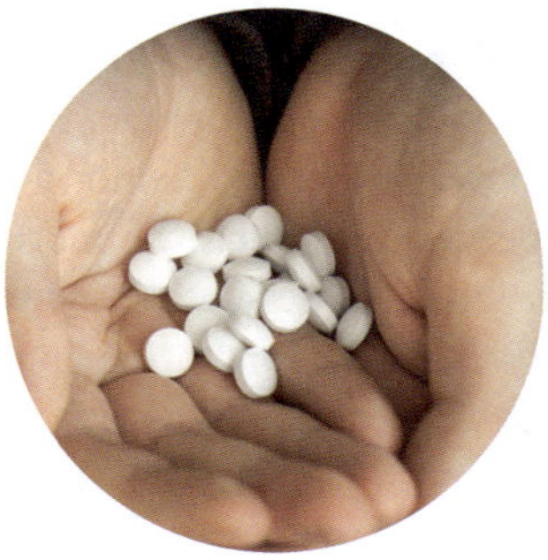

A cultura da medicalização na Psiquiatria e particularmente a prescrição de antidepressivos têm transformado em doenças certas dificuldades que fazem parte da vida. Podemos nos entristecer naturalmente por circunstâncias do cotidiano, como a perda de um emprego, uma notícia ruim ou um relacionamento amoroso que termina, ou quando há condições estressantes (como a pobreza) ou relações sociais que envolvam abusos, como os de poder. É diferente da depressão, que surge em razão específica, sem que nada tenha acontecido, pois as suas características são biológicas.

tratamento. Uma comparação da depressão e luto pode ser observada na Tabela VII.

Depressão atípica

As características atípicas são nomeadas por sua aparente contradição com a sintomatologia requerida para DM. Em alguns indivíduos, a depressão está associada a aumento do sono, aumento do apetite, ansiedade fóbica e um humor que ainda responde a eventos (humor reativo), extrema sensibilidade à rejeição interpessoal e sensação de peso nos braços e nas pernas (paralisia de chumbo). Esses sintomas são mais comuns em pacientes mais jovens. Esses pacientes tendem a responder melhor aos inibidores da monoaminoxidase (IMAO) do que aos inibidores seletivos de recaptação da serotonina (ISRS).

Depressão ansiosa

Os sintomas de ansiedade são comuns no TD. Quando os sintomas de ambos estão presentes, mas não individualmente suficientes para atender aos critérios para o diagnóstico de transtorno do humor ou transtorno de ansiedade, a descrição é de transtorno misto de ansiedade e depressão. Pacientes com DM também podem apresentar sintomas ansiosos. Os sintomas ansiosos representam uma forma mais grave de depressão, associada a maior gravidade da doença, taxa de suicídio e comprometimento da funcionalidade. Além disso, os sintomas ansiosos reduzem a probabilidade de resposta ao tratamento com antidepressivo (AD)[11,12].

Depressão secundária

Entre 5 e 10% dos pacientes que apresentam DM têm uma síndrome do humor causada por doença médica subjacente. A depressão secundária surge em resposta a um estresse identificável, como perdas, doença importante ou abuso de substâncias (Tabela IX). Cada uma dessas condições seria então chamada de transtorno do humor devido a uma condição médica geral ou transtorno do humor induzido por substância.

TABELA VII Uma comparação da depressão e luto

	Depressão	Luto
Pensamentos suicidas	Comum, motivado por humor deprimido	Transitório, movido pelo desejo de estar com o falecido
Culpa da situação	Próprio (*self*)	Outras pessoas ou situações
Retardo psicomotor	Sim	Não
Características psicóticas	Se grave; humor congruente	Não, mas pode "ver" ou "ouvir" o falecido
Curso dos sintomas	Pervasivo	Flutuante

TABELA VIII Características diferenciais entre depressão e ansiedade

Aspecto	Depressão	Ansiedade
Humor	Tristeza, melancolia, desinteresse, delírios e alucinações ligadas ao humor	Apreensão, preocupação, irritabilidade
Cognição	Pensamentos de culpa, inutilidade, hipocondria, suicídio, pessimismo	Ideias de desastres e doenças, hipocondria, embaraço social
Somatização	Anorexia, constipação, disfunção sexual, despertar prematuro, falta de energia	Taquicardia, diarreia, excitação, transpiração, náuseas, tremor, insônia

> Sintomas depressivos podem ocorrer em até 30% das pessoas que abusam do álcool.

TABELA IX Medicamentos associados à depressão secundária

Anticoncepcionais
Corticosteroides
Reserpina e alfametildopa
Inseticidas anticolinesterásicos
Abstinência de anfetaminas ou cocaínas
Abstinência de álcool ou sedativos-hipnóticos
Ciclosserina
Cimetidina
Mercúrio e tálio
Drogas usadas na doença de Parkinson (levodopa, amantadina e carbidopa)
Vincristina, vimblastina

Depressão e avaliação do risco de suicídio

O sintoma mais grave da depressão é um evento raro que ocorre uma única vez – o suicídio –, considerado o mais grave dos dilemas éticos da Medicina[13].

> O suicídio é considerado um fenômeno multideterminado que resulta de uma interação complexa entre fatores sociais, interpessoais e psicológicos, e que dificilmente se apresenta na ausência de uma doença psiquiátrica.

Para a maioria dos médicos, suicídio é um tema carregado de aspectos emocionais e frequentemente desperta sensação de fracasso do cuidado médico[14]. As reações do médico afetam sua capacidade de avaliar objetivamente os riscos de suicídio envolvidos. Como é evento raro, o perigo é facilmente desconsiderado.

Não existe sinal patognomônico de suicídio. A depressão é o antecedente mais comum, mas precisa ser grave para resultar em suicídio. A presença de sentimentos de desesperança pode ser um indicador mais sensível do risco de tentativa de suicídio. Inexiste "teste de suicídio" que possa avaliar subgrupos com taxas mais elevadas desse evento, comparativamente à população em geral, ou indicadores específicos para tentativas de suicídio.

Controlar a possibilidade de suicídio de um paciente requer tratamento cuidadoso e individual, assim como o possível envolvimento da família. Nessa condição, o quadro do paciente deve, preferencialmente, ser manejado por psiquiatra[15,16]. Os fatores relacionados nas Tabelas X, XI e XII são importantes para a avaliação do risco de suicídio. Fazer perguntas específicas sobre suicídio não aumenta a possibilidade de suicídio nem planta a ideia na mente do paciente.

TABELA X Fatores de riscos médicos para o suicídio

Doenças psiquiátricas
Uso de álcool (especialmente) e outras drogas
Doenças clínicas, especialmente doenças terminais, dor crônica, comorbidades médicas graves
Psicose (especialmente com alucinações de comando na voz de uma figura importante na vida do paciente)

TABELA XI Fatores de risco da história

Tentativas anteriores.
História familiar de suicídio.
Comportamento impulsivo.
Datas comemorativas importantes.

TABELA XII Fatores de risco epidemiológicos

Sexo masculino
Idade acima de 40 anos
Solteiro ou divorciado recentemente
Inexperiente e desempregado
Acesso a meios letais
Criminosos enfrentando prisão, em especial por crimes violentos ou sexuais perpetrados contra o cônjuge e/ou filhos

Tratamento da depressão maior e distimia e o papel do cardiologista

O paciente deve ser orientado sobre os passos, o tipo e a natureza do tratamento a que é submetido, bem como sobre a natureza dos medicamentos, suas ações e efeitos adversos. Deve saber ainda sobre o tempo previsto para a ação terapêutica e a previsão de tempo de uso[17].

> A abordagem medicamentosa, quando necessária, não deve se resumir à simples prescrição de um AD; sem uma avaliação adequada do doente e plano de tratamento, deve ser encarada como negligente.

Todos os antidepressivos tricíclicos (ADT) possuem atividade antiarrítmica. O Cardiac *Arrhythmia Suppression Trial* (CAST) demonstrou que as drogas antiarrítmicas do tipo Ic administradas após o IM podem aumentar o risco de morte súbita[18]. Os ADT podem apresentar riscos semelhantes. Se o ADT for usado em pacientes com histórico de doença cardíaca, particularmente anormalidades de condução, ou com maior risco de arritmias cardíacas (por exemplo, idosos), um eletrocardiograma (ECG) pré-tratamento deve ser obtido e acompanhado periodicamente.

O tratamento adequado e eficaz requer uma avaliação pré-tratamento completa, estabelecendo cuidadosamente o diagnóstico, caracterizando o curso longitudinal, identificando os sintomas-alvo, bem como avaliando o risco de suicídio, possível doença bipolar, psicose e comorbidades. Os efeitos da depressão sobre a DCV, e vice-versa, devem ser avaliados.

Os tratamentos iniciais para DM e da distimia se dividem em duas categorias principais: psicoterapia e psicofarmacologia. O primeiro requisito é a capacidade de reconhecer a depressão em todas as suas formas.

A depressão frequentemente não é diagnosticada e tratada. Os psiquiatras atendem apenas uma pequena porcentagem de pessoas com TD; portanto, todos os médicos precisam estar confiantes sobre seu diagnóstico e tratamento de primeira linha. O tratamento depende muito da gravidade. Na ausência de episódios anteriores, os episódios depressivos leves são frequentemente autolimitados, e o tratamento com medicamentos AD pode não ser indicado.

Tratamento medicamentoso

Quando os AD são prescritos, a maioria dos pacientes só os utiliza por 90 dias ou menos. O diagnóstico errôneo, a prescrição excessiva e a orientação não adequada contribuem para esse fenômeno. O tratamento de primeira linha para um episódio depressivo de gravidade pelo menos moderada é geralmente um medicamento AD. No entanto, antes de prescrever, vários fatores devem ser considerados (Tabela XIII).

Mais de 70% dos episódios depressivos respondem a um AD, seja um ISRS ou um ADT, embora apenas um terço dos pacientes possa responder à terapia de primeira linha. As chances de sucesso do tratamento podem ser aumentadas se medidas simples forem tomadas, como as observadas na Tabela XIV.

Na prática, os ISRS são prescritos com muito mais frequência do que os ADT, com base principalmente na tolerabilidade e segurança. Existem pequenas diferenças na eficácia e capacidade de tolerância entre os ISRS, e, embora a probabilidade de eventos adversos específicos deva ser discutida com o paciente, uma boa escolha de primeira linha é a sertralina.

Em comparação com os ADT, os ISRS são menos sedativos, menos propensos a causar ganho de peso e não são letais em *overdose*. É importante monitorar a ideação suicida emergente, pois isso pode ocorrer à medida que o paciente melhora e pode, na verdade, ser aumentado pelos ISRS, especialmente em pessoas mais jovens. No entanto, não há evidências de que os ISRS estejam associados a um aumento de atos suicidas.

TABELA XIII Fatores que afetam as decisões no tratamento da depressão

Pergunta	Explicação
Existe um sério risco de suicídio?	Pode necessitar de hospitalização. Usar ISRS (menos tóxico em *overdose*) e não antidepressivo tricíclico)
Existem sintomas psicóticos?	Adicione um antipsicótico ao antidepressivo ou use eletroconvulsoterapia
Quais são os principais sintomas?	Afeta a escolha do medicamento, por exemplo. Usar antidepressivo sedativo, se houver insônia
Existe um histórico de resposta anterior?	Use o tratamento que funcionou da última vez
Existe uma história passada de mania (euforia)?	Cuidado com antidepressivos; considerar estabilizador de humor
Existem problemas médicos?	Evitar antidepressivos tricíclicos após infarto do miocárdio recente
O que o paciente quer?	Pode ter preferência por terapia medicamentosa ou psicológica

ISRS: inibidor seletivo da recaptação de serotonina.

TABELA XIV Prescrever antidepressivos de forma eficaz

Princípio	Exemplos
Educar o paciente	Sobre eficácia, início dos efeitos e efeitos colaterais e não dependência
Atender aos aspectos psicossociais	Restaurar a esperança; educação sobre depressão; dar conselhos práticos
Administrar uma dose adequada	Conhecer os intervalos de dose para ISRS e antidepressivos tricíclicos específicos
Verificar o uso do medicamento	A não adesão é uma razão comum para a não resposta
Administrar o medicamento por tempo suficiente	O ensaio terapêutico deve ser de 6 a 8 semanas, na dose adequada

ISRS: inibidor seletivo da recaptação de serotonina.

As características e dosagens dos ADT podem ser vistas na Tabela XV, enquanto seus perfis, na Tabela XVI. As características e dosagens dos inibidores seletivos da recaptação de serotonina e norepinefrina (ISRSN) e outros agentes AD estão relacionados na Tabela XVII.

Os AD devem ser continuados por ao menos 9 meses após a resposta completa ou remissão. Isso significa que a maioria dos AD é tomada por ao menos 1 ano. A dose então deverá ser reduzida ao longo de várias semanas. Continuar o tratamento dessa forma reduz o alto risco de recaída nos meses após um episódio depressivo, e diminuir gradualmente reduz o risco de sintomas de "abstinência". Não há boas evidências de que o uso prolongado de AD seja prejudicial. A terapia de manutenção de longo prazo deve ser considerada quando a chance de recorrência é alta (ou seja, episódios múltiplos, sintomas residuais, estressores crônicos, doenças comórbidas). A medicação pode ser um complemento importante para as psicoterapias.

Nos tempos atuais, apenas os psiquiatras prescrevem IMAO para pacientes com depressão refratária e resistente ao tratamento. Os clínicos gerais raramente encontram pacientes em uso de IMAO (tranilcipromina, fenelzina). Idosos podem precisar de doses menores para atingir níveis terapêuticos sem razão da redução no metabolismo e na depuração. Os pacientes geriátricos são mais sensíveis aos efeitos colaterais, sobretudo aos sintomas de hipotensão ortostática (resultante do bloqueio de alfa-1) e anticolinérgicos. O ditado "devagar e sempre" deve ser aplicado nesse contexto. Atenção a interações medicamentosas[19].

Um fluxograma do tratamento medicamentoso pode ser observado na Figura 1.

TABELA XV Características e dosagem de antidepressivos tricíclicos*

Antidepressivos tricíclicos	Boca seca, constipação	Sedação, ganho de peso	Hipotensão ortostática	Disfunção sexual	Interações medicamentosas	Dose inicial (mg)	Dose diária habitual
Amitriptilina	+++	++++	+++	+++	Todos os ADT são metabolizados no fígado; todos são substratos, e nenhum é inibidor ou indutor potente	25	25-300
Clomipramina	++	++	++	++		50	75-300
Desipramina	++	+	++	++		50	75-200
Imipramina	+++	+++	++++	+++		50	50-300
Nortriptilina	++	++	+	++		25	50-150

+: magnitude do efeito colateral.

TABELA XVI Características e dosagens dos inibidores seletivos da recaptação de serotonina*

ISRS	Sedação	Ganho de peso	Disfunção sexual	Dose inicial	Dose diária usual (mg)
Citalopram	+/–	+	++	20	20-60
Escitalopram	–	+	++	10	10-40
Fluvoxamina*	+	+	++	25	100-200
Fluoxetina	– –	+/–	++	10-20	20-60
Paroxetina	++	++	+++	20	20-60
Sertralina	+/-	+	++	25-50	50-200

* A fluvoxamina é usada duas vezes ao dia; todos os outros inibidores seletivos da recaptação de serotonina têm dose única diária.
+: magnitude do efeito colateral; -: nenhum problema.

TABELA XVII Características e dosagem de inibidores seletivos da recaptação de serotonina e noradrenalina e outros agentes antidepressivos*

ISRSN	Sedação	Ganho de peso	Cardíaco	Disfunção sexual	Dose inicial	Dose diária usual (mg)
Venlafaxina XR	–	+	+ Dose diária usual (mg)	++	37,5	150-300
Duloxetina	–	+	+/–	++	30	60-120
Outros agentes						
Bupropiona	–	–	+ Pressão arterial elevada	–	100	300-400
Mirtazapina	++	+++	–	–	15	45-60
Trazodona	+++	++	+ Pressão arterial diminuída	Priapismo rápido	25-50	100-300

+ = magnitude do efeito colateral; sem problemas.

Tratamento psicológico

A psicoterapia é frequentemente negligenciada como uma opção para pacientes com DM ou distimia. Terapia cognitivo-comportamental (TCC), terapia interpessoal (TIP) e provavelmente outros tratamentos psicológicos, como terapia de resolução de problemas ou terapia psicodinâmica breve, são alternativas eficazes aos AD no TD leve a moderado, especialmente para pacientes que preferem terapias psicológicas ao tratamento medicamentoso.

Prognóstico

Mais de 50% das pessoas que tiveram um episódio depressivo terão outro. Quanto mais grave a depressão, pior o prognóstico. A maioria das pessoas com depressão psicótica sofre múltiplos episódios e 10% nunca se recuperam totalmente. A proporção de doenças graves,

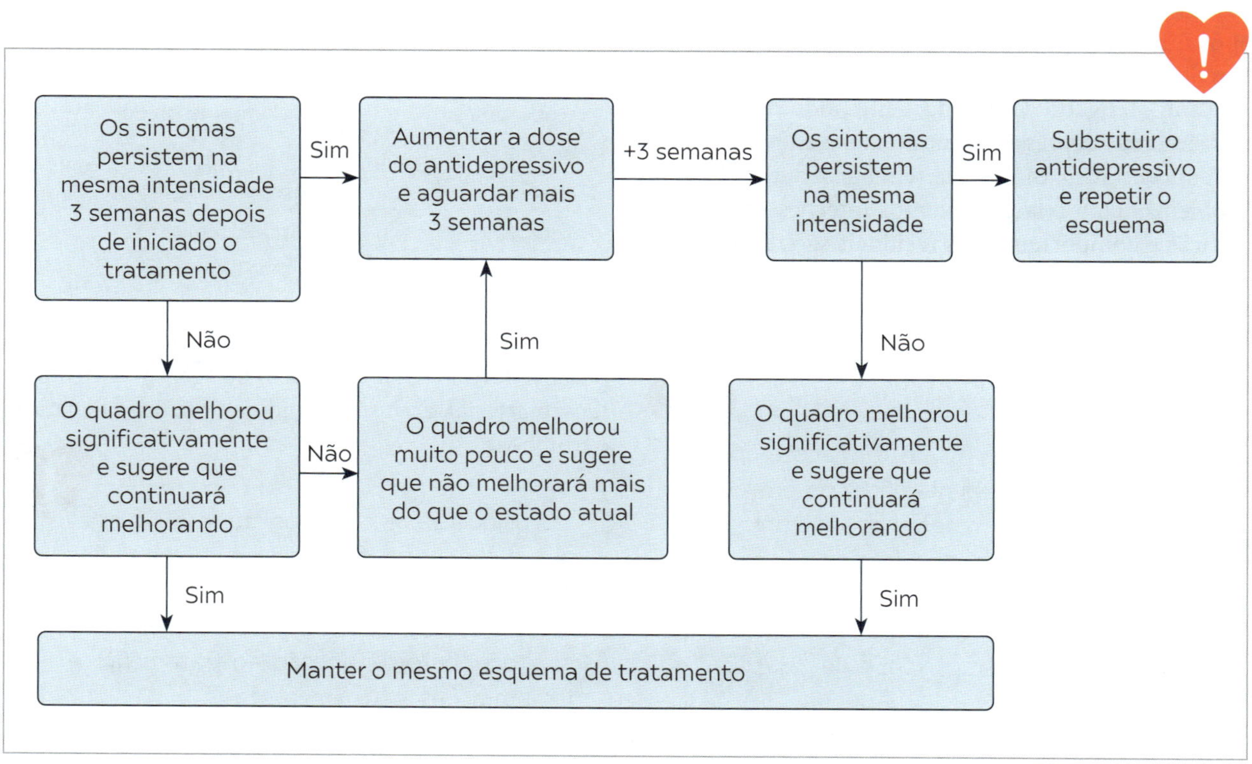

FIGURA 1 Fluxograma para o tratamento medicamentoso da depressão.

recorrentes e crônicas é maior nos cuidados psiquiátricos do que na clínica geral. O risco de suicídio aumenta pelo menos 10 vezes em pessoas com TD.

Cerca de 4% dos pacientes que tiveram depressão morrerá por suicídio, chegando a 15% naqueles doentes, o suficiente para precisarem de internação psiquiátrica em algum estágio. A mortalidade também aumenta por causas naturais, notadamente DCV, acidentes e uso indevido de substâncias.

Tratamento combinado

Arranjos de tratamento compartilhado – em que o médico fornece cuidados gerais contínuos que podem incluir farmacoterapia e um psicoterapeuta fornece psicoterapia – tornaram-se cada vez mais comuns. A comunicação clara entre o médico, o paciente e o psicoterapeuta sobre as expectativas e funções oferece a melhor chance possível para um resultado de tratamento bem-sucedido. Isso é verdade não apenas com psicoterapeutas, mas também com outras relações de tratamento compartilhadas envolvendo outros especialistas (por exemplo, cardiologistas, neurologistas, cirurgiões).

Esse tipo de abordagem é especialmente importante para pacientes que sofrem de DM crônica ou recorrente nas fases aguda e de manutenção do tratamento. Por exemplo, um paciente com fadiga crônica secundária à depressão pode ter dificuldade em aumentar a atividade após um tratamento AD bem-sucedido porque ainda acredita e se comporta como se estivesse deprimido e, portanto, fatigado. Outro paciente pode sentir alívio nos sintomas depressivos que afetam a energia, o sono e a concentração, mas ainda tem baixa autoestima ou problemas com relacionamentos interpessoais. Essas crenças e comportamentos residuais são diretamente abordados na psicoterapia.

A combinação de TCC e farmacoterapia parece ser particularmente eficaz na prevenção de recaídas ou recorrências durante o período de maior risco, ou seja, nos primeiros 6 meses após a remissão ou recuperação. A TCC combinada com farmacoterapia reduziu as taxas de recaída e recorrência de 72% para 46% em 2 anos[20].

Tratamento medicamentoso pós-infarto do miocárdio: selecionando antidepressivos seguros

Prescrever para pacientes psiquiátricos com doença cardíaca requer cautela extra: é recomendada uma abordagem que organize os efeitos de drogas psiquiátricas dentro de uma estrutura sistemática, considerando o efeito de qualquer fármaco na hipertensão arterial, nas arritmias, nos lipídios e enzimas hepáticas e no risco de trombogênese.

Tais cuidados podem ajudar a evitar interações medicamentosas ao selecionar psicotrópicos para pacientes com história de IM.

A polifarmácia é um desafio: na Psiquiatria, as orientações e os fluxogramas para medicação nos encorajam a iniciar a monoterapia antes de tentarmos regimes mais complexos[21,22]. Adicionar até mesmo um único psicotrópico a um complexo regime diário de medicação que o paciente já vem usando em sua prescrição diária pode resultar em reação adversa.

Infelizmente, porém, não existe nenhuma orientação para o controle médico de pacientes psiquiátricos com história de IM; além disso, a pesquisa é muito limitada. As interações dos ISRS com drogas frequentemente prescritas na prática clínica encontram-se na Tabela XVIII.

TABELA XVIII Interações dos inibidores seletivos da recaptação de serotonina com drogas frequentemente empregadas na prática clínica

Inibidor seletivo de recaptação da serotonina	
Anti-histamínicos	Prolongamento do QT*
Amiodarona	Prolongamento do QT**
Digoxina	Intoxicação digitálica***
Marevan	Risco de sangramentos
Tiazídicos	Hiponatremia***

* Nefazodona. ** Trazodona. *** Fluoxetina.

A prescrição de drogas psicotrópicas para pacientes pós-IM deve abordar o impacto do agente sobre hipertensão arterial, arritmias, lipídios e enzimas hepáticas e trombose.

O psiquiatra, o cardiologista, o clínico geral e o médico de família devem estar todos atentos aos diferentes agentes que o paciente pós-IM esteja tomando, fazendo sempre o monitoramento da adesão ao tratamento e das interações medicamentosas[23].

Selecionando um antidepressivo: a medicação psiquiátrica típica pós-infarto do miocárdio

Muitos AD de geração mais nova são seguros e eficientes para pacientes com doença cardíaca. A venlafaxina aumenta minimamente a frequência cardíaca e a pressão arterial. A fluoxetina, a paroxetina e a bupropiona tendem a apresentar algum grau de interação com certas drogas metabolizadas pela CYP2D6, incluindo os betabloqueadores. A mirtazapina pode aumentar o apetite e causar ganho de peso, o que, por sua vez, pode exacerbar a hipertensão arterial e alterar os lipídios. Mesmo assim, as interações medicamentosas e os efeitos em certos órgãos são mínimos e não devem impedir o uso de nenhum desses AD quando a droga for a melhor escolha para controlar o TD de um paciente. Em estudo controlado, duplo-cego e randomizado, a sertralina não afetou significativamente a fração de ejeção do ventrículo esquerdo, extrassístoles ventriculares, intervalo QTc ou outras parâmetros cardíacos, em pacientes portadores de IM recente ou angina instável com DM[24,25]. A sertralina não exacerba a hipertensão arterial nem aumenta a frequência cardíaca, o que poderia disparar arritmias, não causa ganho de peso nem afeta os lipídios, sendo um fraco inibidor de enzimas hepáticas. Como outros ISRS, pode reduzir a agregação plaquetária e reduzir o risco de trombogênese.

TRANSTORNOS DE ANSIEDADE

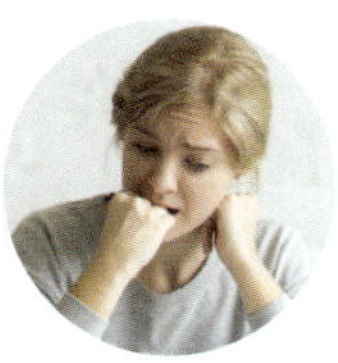

Os transtornos de ansiedade são as doenças mais comuns na população geral. As fobias específicas são as mais frequentes, mas as pessoas com esses distúrbios geralmente não procuram tratamento. A ansiedade não é necessariamente um problema e até pode ser um fator motivador positivo. Em geral, a ansiedade mais ajuda do que atrapalha. Ela se torna um problema quando interfere no comportamento adaptativo, quando causa sintomas físicos perturbadores e quando excede um nível tolerável. As características que distinguem os três tipos de transtorno de ansiedade (TA) podem ser vistas na Tabela XIX.

A abordagem mais eficaz para os TA é o tratamento combinado, ou seja, psicofármaco + psicoterapias, exceção feita às fobias específicas, que necessitam de psicofármaco, somente quando associadas a ataque de pânico.

Transtorno de ansiedade generalizada

> A característica essencial desse transtorno é uma ansiedade persistente presente há ao menos 6 meses. Indivíduos com TAG apresentam ansiedade excessiva e têm dificuldade em controlá-la. É a combinação dessa preocupação excessiva com outros sintomas, que incluem inquietação, fadiga, dificuldade de concentração, irritabilidade, tensão muscular, insônia. Resultando em prejuízo funcional significativo (Tabela XX).

A característica essencial desse transtorno é uma ansiedade persistente presente há ao menos 6 meses. Indivíduos com TAG apresentam ansiedade excessiva e têm dificuldade em controlá-la. É a combinação dessa preocupação excessiva com outros sintomas, que incluem inquietação, fadiga, dificuldade de concentração, irritabilidade, tensão muscular, insônia. Resultando em prejuízo funcional significativo (Tabela XX).

O TAG é uma doença crônica com exacerbações periódicas; os sintomas tendem a piorar durante períodos de estresse e diminuir quando o período estressante já passou.

Os pacientes com TAG geralmente se preocupam com assuntos relativamente triviais e muitas vezes antecipam o pior. A prevalência do TAG ao longo da vida na população adulta varia de 4% a 7%. Em ambientes de cuidados primários, 14% e 16% atendem critérios psicopatológicos para o TAG, tornando o TA mais comum na atenção primária. As mulheres têm aproximadamente o dobro da taxa de prevalência ao longo da vida (6,6%). Esse transtorno é diagnosticado mais frequentemente em jovens[26,27]. Cerca de 10% das mulheres com mais de 40

TABELA XIX Características que distinguem os três tipos de transtorno de ansiedade

	Ansiedade fóbica (fobia específica)	Transtorno do pânico	Transtorno de ansiedade generalizada
Ocorrência de ansiedade	Evitação	Paroxístico	Persistente
Comportamento associado	Situacional	Escapar	Agitação
Cognições associadas	Medo da situação	Medo dos sintomas	Preocupação
Sintomas somáticos	Com exposição	Episódico	Persistente

TABELA XX Sintomas de transtorno de ansiedade generalizada

Componente	Características proeminentes
Emoção	Ansiedade
Cognições	Preocupação excessiva, desproporcional e incontrolável
Comportamento	Assusta-se facilmente, no limite
Sintomas somáticos	Múltiplas dores crônicas, dor de cabeça tensão, sudorese
Associações	Depressão

anos têm TAG. Embora a idade média de início do TAG seja aos 21 anos, ao contrário de outros TA, os sintomas de TAG podem se desenvolver e progredir mais tarde na vida também. As altas taxas de prevalência continuam até a quinta década de vida. Não está claro por que esse padrão de prevalência ocorre, mas é em parte devido à natureza crônica e recidivante da doença.

É frequente a co-ocorrência de TAG com outros transtornos psiquiátricos. A ansiedade é um sintoma comum na DM. O TAG não leva à ansiedade antecipatória, ao comportamento de evitação ou ao desenvolvimento da agorafobia. A taxa de comorbidade ao longo da vida a todos os transtornos psiquiátricos e TAG é de 90%. Quando um TA ocorre junto com uma condição médica geral, pode-se prever um prejuízo maior[28].

Tratamento medicamentoso

Os ISRS e os ISRSN são atualmente o tratamento de primeira linha para essa doença. Os ISRS podem ser ajustados com o uso de benzodiazepínicos, buspirona e certos AD. Os medicamentos, a classe e a dosagem para o TAG podem ser observados na Tabela XXI.

PÂNICO

Ataques de pânico

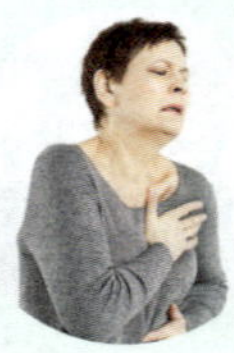

Um **ataque de pânico** (AP), que por si só não é um transtorno, tampouco uma categoria diagnóstica, é definido como um episódio de ansiedade extrema que muitas vezes surge de repente (pode ser involuntário ou surgir de extrema preocupação, obsessões, medos específicos etc.). É um dramático e espontâneo crescimento de medo e apreensão associado a múltiplos sintomas somáticos e psicológicos.

Os ataques são episódios de ansiedade paroxística grave e assemelham-se à resposta fisiológica do corpo

TABELA XXI Medicamentos usados para tratar transtornos de ansiedade*

Medicamento	Classe	Dosagem	Indicação(ões)
Fluoxetina	ISRS	Dosagem inicial, 5-10 mg/dia; dosagem terapêutica, 20 mg/dia	TAG, TP
Paroxetina	ISRS	Dosagem inicial, 10 mg/dia; dosagem terapêutica, 40-60 mg/dia	TAG, TP
Sertralina (Zoloft®)	ISRS	Dosagem inicial, 25-50 mg/dia; dosagem terapêutica, 100-200 mg/dia	TAG, TP
Imipramina (Tofranil®)	ADT	Dosagem inicial, 25-50 mg/dia; dosagem terapêutica, 150-300 mg/dia	TP, TAG
Clomipramina (Anafranil®)	ADT	Dosagem inicial, 25 mg/dia; dosagem terapêutica, 100-250 mg/dia	TP, TAG
Buspirona (Buspar®)	Ansiolítico não benzodiazepínico	Dosagem inicial, 5 mg/dia 2 x/dia; dosagem terapêutica, 20-40 mg/dia	TAG
Venlafaxina Desvenlafaxina	ISRSN	Dosagem inicial, 75 mg/dia; dosagem terapêutica, 225 mg/dia Dosagem inicial, 50 mg/dia; dosagem terapêutica, 50-400 mg/dia	TAG

* Para pacientes geriátricos, a dosagem inicial deve ser metade da listada; para esses pacientes, a dosagem terapêutica também pode ser menor.
ADT: antidepressivo tricíclico; ISRS: inibidor seletivo da recaptação de serotonina; ISRSN: inibidores seletivos da recaptação de serotonina e norepinefrina; TAG: transtorno de ansiedade generalizada; TP: transtorno do pânico.

a uma situação de risco de vida ou a um esforço físico extremo. As características de AP podem ser vistas na Tabela XXII.

TABELA XXII Características dos ataques de pânico
O ataque de pânico é definido como um período discreto de medo ou desconforto intenso, começando abruptamente e atingindo um pico em 10 minutos, com pelo menos quatro dos seguintes sintomas:
Dor ou desconforto no peito
Asfixia
Calafrios ou ondas de calor
Tonturas ou desmaios
Medo de morrer
Medo de enlouquecer
Sentir-se irreal ou distante de si mesmo
Náusea ou desconforto abdominal
Palpitações, taquicardia
Parestesias
Agitação ou tremores
Falta de ar
Sudorese

Os AP são bastante comuns, com uma prevalência de 10% a 30%, mas apenas 1% a 3% da população geral desenvolverão o TP. Os pacientes com AP geralmente acreditam que estão tendo uma crise médica e procuram atendimento de emergência. Nem todo AP faz parte do TP. Os AP podem ser o resultado de outras condições médicas ou psiquiátricas.

Armadilhas de diagnóstico

A prevalência ao longo da vida de um AP fica entre 10% e 30%. A grande maioria de pessoas não terá nenhum transtorno psiquiátrico subjacente. A primeira tarefa é avaliar cuidadosamente uma condição médica ou substância que possa ter causado os sintomas (por exemplo, AP secundário), mas frequentemente nenhuma causa pode ser encontrada.

Algumas condições médicas graves podem ser confundidas com AP. Qualquer pessoa que experimente um início súbito de sintomas extremos e medo pode, de fato, estar tendo um IM vertigem, síncope, arritmia cardíaca, hipoglicemia, asma ou embolia pulmonar. A interrupção repentina de um AD ou os efeitos agudos de um descongestionante tomado em combinação com café também podem induzir sintomas semelhantes ao pânico. Imitações de AP podem ser vistas na Tabela XXIII.

TABELA XXIII Imitações médicas de ataques de pânico
Doenças cardíacas (por exemplo, taquicardia supraventricular, angina).
Doenças pulmonares (por exemplo, ataques de asma, doença pulmonar obstrutiva crônica, embolia pulmonar).
Endocrinopatias (por exemplo, hipertireoidismo, feocromocitoma, carcinoide).
Distúrbios neurológicos (por exemplo, acatisia, tremores, tumor cerebral).
Abuso de substâncias (por exemplo, cocaína, anfetaminas, *ecstasy*, abstinência de álcool).
Cafeína (consumo excessivo).
Medicamentos (por exemplo, antidepressivos, teofilina, simpaticomiméticos).
Suplementos de ervas (por exemplo, erva-mate, *ma-huang*).
Anormalidades eletrolíticas (por exemplo, hipocalcemia, hipomagnesemia).
Distúrbios do sono (por exemplo, apneia do sono, terror noturno).

Transtorno de pânico

O TP é diagnosticado quando ocorrem AP recorrentes e inesperados e uma preocupação em voltar a ter outro ataque, condição *sine qua non* para o diagnóstico. O início é abrupto, e os sintomas se acentuam rapidamente, em geral, em torno de 10 minutos. A característica essencial para o diagnóstico de TP é a ocorrência de quatro AP dentro de um período de 4 semanas ou que um ou mais ataques sejam seguidos por pelo menos 1 mês de medo persistente de outro ataque.

Os AP exercem grande impacto no desenvolvimento posterior do transtorno. Eles têm um caráter de um crescimento intenso dos sintomas, atingindo o pico em poucos minutos, e depois geralmente abrandando em 40 a 60 minutos. Os ataques constituem uma experiência emocional e autonômica avassaladora, que muitas vezes priva o paciente do julgamento e percepção normais. Durante os AP, domina um estado de terror combinado com forte excitação autonômica, o que acaba confundindo o intelecto e dá origem a fantasias assustadoras sobre morte cardíaca iminente ou perda completa do controle emocional.

A maioria dos AP ocorre em pessoas mais jovens e pode ocorrer em pessoas sem transtorno. Uma pessoa diante de um AP pode temer que algo terrível esteja prestes a acontecer, que não tenha o autocontrole da situação, que possa estar enlouquecendo ou mesmo que a morte seja iminente. A preocupação com a ocorrência de um próximo geralmente leva a mais angústia e disfunção do que o AP real. Os pacientes podem apresentar desrealização (sensação de que o mundo não é real) e/ou despersonalização (sensação de estar separado de si mesmo). Os sintomas somáticos que ocorrem durante um AP são palpitações, sudorese, tremores, tonturas, dificuldades respiratórias, náusea, dor ou desconforto torácico, desconforto abdominal, tontura e parestesia.

Tratamento medicamentoso

Várias classes de medicamentos têm se mostrado eficazes para atingir o bloqueio dos AP e podem ser observadas na Tabela XXI. Os benzodiazepínicos podem ser utilizados por um período de até 6 semanas (Tabela XXIV).

Agorafobia

A agorafobia geralmente faz parte do TP. Os AP apresentam início súbito e tardio; a subsequente ansiedade antecipatória e a reação de evitação muitas vezes seguidas pelo desenvolvimento da agorafobia. O início ocorre geralmente entre 20 e 40 anos e é mais comum em mulheres.

A agorafobia é definida como o medo de lugares públicos, multidão, ambientes abertos ou fechados, que acompanha o TP em 33% a 50% das vezes. Quando isso ocorre, a ansiedade é acentuada por estar em um lugar ou situação em que escapar ou obter ajuda pode ser difícil se ocorrer um AP.

A Tabela XXV expressa sintomas comuns na agorafobia. Alguns pacientes ficam com medo de estar em determinados locais e começam a evitá-los. Não é de admirar que pessoas com essas características, quando vão ao cinema ou teatro, já escolham seus acentos em lugares próximos à saída de emergência. A agorafobia pode existir sem pânico, mas não é o comum. O TP associado à agorafobia está associado a maior morbidade e resistência ao tratamento do que o TP sozinho. Mesmo após a diminuição dos sintomas de pânico, a agorafobia geralmente persiste. Quanto mais tempo levar para iniciar o tratamento do TP, maior será a possibilidade de desenvolvimento da agorafobia. Quando esse transtorno é tratado, a agorafobia muitas vezes melhora com o tempo.

A agorafobia acaba se instalando à medida que o comportamento de evitação de gatilhos ou sinais de ameaças de AP se torna mais generalizado e reforçado negativamente por meio da evitação. No entanto, para que o diagnóstico psiquiátrico seja estabelecido, os sinais e sintomas de pânico não podem ser devidos a uma condição médica geral ou substâncias psicoativas[29]. O tratamento medicamentoso da agorafobia segue os mesmos princípios do tratamento do TP.

SINTOMAS CARDÍACOS, CARDIOFOBIA E ANSIEDADE CARDÍACA

A cardiofobia, termo cunhado por Eifert[30], embora não seja classificada como uma entidade nosológica formal no CID-11 e DSM-V TR, tem no seu desenvol-

TABELA XXIV Benzodiazepínicos comumente usados para tratar transtornos de ansiedade

Medicamento	Potência	Meia-vida (horas)	Dosagem terapêutica (mg/dia)	Indicação(ões)
Diazepam	Baixo	40-60	10-40	TAG
Lorazepam	Alto	14	1-6	TAG
Oxazepam	Baixo	9	30-60	TAG
Alprazolam	Alto	14	1-4	TAG, TP
Clonazepam	Alto	18-50	1-3	TAG, TP

Observações: diazepam e clonazepam podem ser usados por um curto período, devido à possibilidade de dependência química. "Para pacientes geriátricos, usar metade das dosagens recomendadas." Iniciar com 1,5 mg/dia em doses divididas. Pode-se precisar de 4-5 mg/dia para tratar o TP.
TAG: transtorno de ansiedade generalizada; TP: transtorno do pânico.

TABELA XXV Sintomas de agorafobia

Componente	Características proeminentes
Emoção	Ansiedade situacional – em lojas, lugares grandes e lotados
Cognições	Pensamentos de desmaiar e ficar desamparado em público
Comportamento	Evitar situações que provoquem pânico
Sintomas somáticos	Sensações físicas de pânico forte
Associações	Associação com transtorno do pânico
Emoção	Ansiedade situacional em reuniões sociais
Cognições	Ser julgado negativamente pelos outros
Comportamento	Evitar ocasiões sociais
Sintomas somáticos	Calafrios, tremedeira
Associações	Abuso de álcool secundário

vimento o mesmo processo de aprendizagem associativa das fobias específicas. Como no desenvolvimento de qualquer fobia, angina e/ou palpitações podem servir de estímulo para medo e comportamento de evitação. Por outro lado, o condicionamento clássico (aprendizagem associativa) é central para a estrutura conceitual pela qual as sensações adversas do coração desencadeiam medo, que, por sua vez, pode afetar a função cardíaca por meio do tônus simpático em um ciclo de *feedback* positivo.

A **ansiedade cardíaca** é definida como o medo e a angústia que geram sintomas cardíacos. Nesses casos, o fator de risco é diagnosticado em pessoas com maior fragilidade emocional crônica ou aguda. Esses transtornos podem ocorrer em cardiopatas e indivíduos saudáveis sob o ponto de vista físico. Hoje, muitos consultórios e serviços contam com o Questionário de Ansiedade Cardíaca (QAC), que auxilia na avaliação e encaminhamentos apropriados para esses casos[31].

Uma porcentagem significativa de pacientes que têm palpitações, tontura, dispneia e dor torácica tem critérios muito consistentes com TA. Tais sintomas podem ocorrer durante um IM, mas podem estar presentes numa crise de ansiedade e com muita frequência nos TP.

TRATAMENTO PSICOTERÁPICO DOS TRANSTORNOS DE ANSIEDADE

As principais abordagens terapêuticas ao TAG e à agorafobia são a TCC, a de apoio e a terapia psicodinâmica. As terapias cognitiva e comportamental são eficazes para o tratamento de pânico. As fobias respondem favoravelmente à terapia comportamental. As fobias específicas, a terapia de exposição, a cardiofobia e a ansiedade cardíaca podem se beneficiar de terapia comportamental e de TCC.

BIBLIOGRAFIA

1. Sadock BJ, Sadock VA, Ruiz P. Distimia e ciclotimia. In: Sadock BJ, Sadock VA, Ruiz P, editores. Compêndio de Psiquiatria. 11. ed. Porto Alegre: Artmed; 2017. p. 1046-18.
2. Scaramella T. Management of depression and anxiety in primary care practice. Prim Care. 1977;4(1):67-77.
3. Carney RM, Rich MW, Tevelde A, Saini J, Clark K, Jaffe AS. Major depressive disorder in coronary artery disease. Am J Cardiol. 1987;60(16):1273-5.
4. Schleifer SJ, Macari-Hinson MM, Coyle DA, et al. The nature and course of depression following myocardial infarction. Arch Intern Med. 1989;149(8):1785-9.
5. Rosenbaum JF, Pollack MH. Anxiety. In: Cassen NH, editor. Massachusetts General Hospital Handbook of General Hospital Psychiatry. 3. ed. St. Louis: Mosby-Year Book; 1991. p. 159-90.
6. Carter C, Maddock R, Amsterdam E, McCormick S, Waters C, Billett J. Panic disorder and chest pain in the coronary care unit. Psychosomatics. 1992;33(3):302-9.
7. Salazar WH. Management of depression in the outpatient office. Med Clin North Am. 1996;80(2):431-55.
8. Kuzel R. Management of depression: current trends in primary care. Postgrad Med. 1996;99(5):179-80, 185-6, 189-92, passiM.
9. Del Porto JA. Depressão. Rev Bras Med. 1999;56:4-11.
10. Horwitz AV, Wakefield. The loss of sadness: how psychiatry transformed normal sorrow into depressive disorder. Nova Iorque: Oxford University Press; 2007.
11. McIntyre RS, Woldeyohannes HO, Soczynska JK, Vinberg M, Cha DS, Lee Y, et al. The prevalence and clinical characteristics associated with Diagnostic and Statistical Manual Version-5-defined anxious distress specifier in adults whith major depressive disorder: results from the International Mood Disorders Collaborative Project. Ther Adv Chronic Dis. 2016;7(3):153-9.
12. Fava M, Rush AJ, Alpert JE, Balasubramani GK, Wisniewsk SR, Carmin CN, et al. Difference in treatment outcomes in outpatients

whith anxious versus non anxious depression: a STAR*D report. Am J Psychiatry. 2008;165(3):342-51.
13. Avant RF. Interconsulta e encaminhamentos psiquiátricos. In: Clínicas médicas da América do Norte. Rio de Janeiro: Interlivros; 1998. p. 961-7.
14. Camargo IB. Suicídio e ética. In: Ética e psiquiatria. 2. ed. São Paulo: CREMESP; 2007. p. 127-35.
15. Usdin G, Lewis J. O médico e o paciente suicida. In: Psiquiatria na prática médica. Rio de Janeiro: Guanabara Koogan; 1981. p. 356-67.
16. Marcus SC, Hassan M, Olfson M. Antidepressant switching among adherent patients treated for depression. Psychiatr Serv. 2009;60(5):617-23.
17. Garcia KS, Lin TL. The Washington Manual: guia prático para psiquiatria. Rio de Janeiro: Guanabara Koogan; 2005.
18. CAST Investigators. Preliminary report: effect of encainide and flecainide on mortality in a randomized trial of arrhythmia suppression after myocardial infarction. N Engl J Med. 1989;321(6):406-12.
19. Toy EC, Klamen D. Casos Clínicos em Psiquiatria. Porto Alegre: Artmed; 2014. p. 93-103.
20. Rush AJ, Kraemer HC, Sackeim HA, Fava M, Trivedi MH, Frank E, et al. Report by the ACNP Task Force on response and remission in major depressive disorder. Neuropsychopharmacology. 2006;31(9):1841-53.
21. Denne EB, Suppes T. Medications algorithms in bipolar disorder. J Psychiatry Behav Health. 1999;5:142-52.
22. Chiles JA, Miller AL, Crismon MI, et al. The Texas Medication Algorithm Project: development and implementation of the schizophenic algorithm. Psychiatr Serv. 1999;50(1):69-74.
23. Dewan NA, Suresh DP, Blomkalns A. Selecting safe psychotropics for post-MI patients. Current Psychiatry. 2003;2(3):15-21.
24. Glasman AH, Roose SP, Bigger JT Jr. The safety tricyclic antidepressant in cardiac patients: risk-benefit reconsidered. JAMA. 1993;269(20):2673-5.
25. Glassman AH, O'Connor C, Califf R, Swedberg K, Schwartz P, Bigger Jr JT, et al. Sertraline treatment of depression in patients with acute MI or unstable angina. JAMA. 2002;288(6):701-9.
26. Kessler RC, Wittchen HU. Patterns and correlates of generalized anxiety disorder in Community samples. J Clin Psychiatry. 2002;63 Suppl 8:4-10.
27. Sherbourne CD, Jackson CA, Meredith LS, Camp P, Wells KB. Prevalence of comorbid anxiety disorders in primary care outpatients. Arch Fam Med. 1996;5(1):27-34; discussion 35.
28. Sherbourne CD, Wells KB, Meredith LS, Jackson CA, Camp P. Comorbid anxiety disorder and functioning and wellbeing of chronically ill patients of general medical providers. Arch Gen Psychiatry. 1996;53(10):889-95.
29. McNally RJ, Reimann BC, Kim E. Selective processing of threat cues in panic disorder. Behav Res Ther. 1990;28(5):407-12.
30. Eifert GH. Cardiophobia: a paradigmatic behavioral model heart-focused anxiety and non-anginal chest pan. Behav Res Ther. 1992;30(4):329-45.
31. Sardinha A, Nardi AE, Araújo CGS, Ferreira MC. Brazilian Portuguese validated version of the Cardiac Anxiety Questionnaire. Arq Bras Cardiol. 2013;101(6):554-61.

68

Anemia

Marco Antonio Zago

CONSULTA RÁPIDA

Conceitos

A denominação "anemia" se aplica concomitantemente a um quadro laboratorial caracterizado por diminuição do hematócrito, da concentração de hemoglobina e de hemácias no sangue, e a uma síndrome clínica resultante dessa redução. Hemoglobina abaixo da qual se configura a anemia:

- 13 g/dL no homem adulto.
- 12 g/dL na mulher adulta.
- 11 g/dL na mulher grávida.
- 11 g/dL em crianças entre 6 meses e 6 anos.
- 12 g/dL em crianças entre 6 e 14 anos.

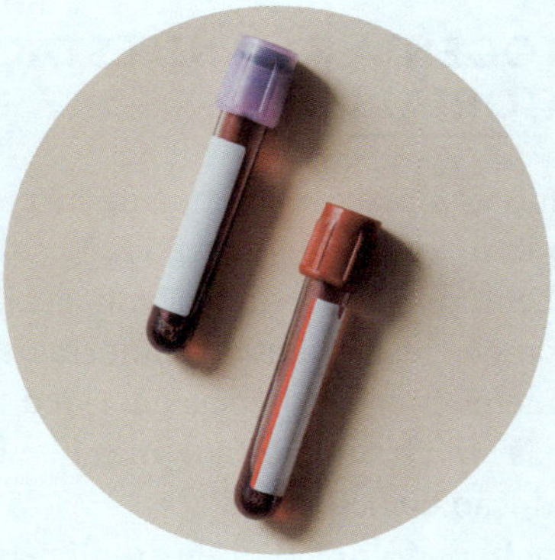

Principais tipos e definições

- Anemias hemolíticas: anemias com elevação de reticulócitos > 3%, muitas vezes acompanhadas de elevação dos níveis de bilirrubinas (predomínio da bilirrubina indireta).
- Anemias microcíticas e hipocrômicas: a causa mais comum é a carência de ferro (anemia ferropriva), caracterizada por HCM < 28 pg, VCM < 70 g, níveis de reticulócitos < 3%, dosagem de ferro sérico < 60 µg/dL (10 µM/L) e ferritina sérica < 40 µg/mL (< 90 picoM/L).
- Anemias macrocíticas e hipercrômicas: são anemias em que HCM > 31 pg, VCM > 100 fL e reticulócitos em geral < 3%. São relativamente comuns depois dos 50 anos, com prevalência variando entre 7,5% e 10%.

Principais manifestações clínicas

Cefaleia, vertigens, tonturas, lipotimia, zumbidos, fraqueza muscular, cãibras, claudicação intermitente e angina são resultantes da menor oxigenação dos tecidos.

As principais manifestações compensatórias envolvem os aparelhos cardiovascular e respiratório e compreendem:

1. aumento do débito cardíaco;
2. redução da resistência vascular sistêmica global;
3. redistribuição do fluxo sanguíneo para os diferentes tecidos;
4. diminuição da afinidade da hemoglobina pelo oxigênio.

CONCEITO

A denominação "anemia" se aplica concomitantemente a um quadro laboratorial caracterizado por diminuição do hematócrito, da concentração de hemoglobina e de hemácias no sangue, e a uma síndrome clínica resultante dessa redução[1]. Em indivíduos normais, os níveis de hemoglobina variam com a fase da vida, a estimulação hormonal, a tensão de oxigênio no ambiente, a idade e o sexo.

Esses limites alteram-se em grandes altitudes, mas não sofrem variações com a raça, a região geográfica ou a idade avançada. Em particular, não ocorrem níveis de hemoglobina "fisiologicamente" mais baixos em idosos[3]. De fato, a presença de anemia está associada a um risco aumentado de mortalidade em pacientes idosos, sendo recomendado procurar sempre identificar a causa de níveis baixos de hemoglobina em qualquer paciente, em particular idosos.

ETIOPATOGENIA E MANIFESTAÇÕES LABORATORIAIS

Excluindo as situações em que os níveis de hemoglobina podem sofrer ligeiras reduções devidas, por exemplo, à hemodiluição (como na gravidez), e as perdas agudas de sangue resultantes de hemorragias graves, as anemias podem ser consequência de: a) redução da vida das hemácias em circulação (anemias hemolíticas); b) menor produção de hemácias.

O exame hematológico pode auxiliar para identificar a causa da anemia ou limitar as hipóteses diagnósticas. Além da constatação dos níveis reduzidos de hemoglobina, são muito valiosas as informações adicionais, como os valores da hemoglobina corpuscular média (HCM, ou seja, o conteúdo médio de hemoglobina por hemácia), o volume corpuscular médio (VCM, ou seja, o volume médio de cada hemácia), a percentagem de reticulócitos e as alterações morfológicas (qualitativas).

Anemias hemolíticas

Anemias com elevação de reticulócitos > 3%, muitas vezes acompanhadas de elevação dos níveis de bilirrubinas (predomínio da bilirrubina indireta). Sintomas clínicos frequentes são espleno e/ou hepatomegalia. Podem ser crônicas, hereditárias, como a esferocitose hereditária, as talassemias ou a anemia falciforme, ou de aparecimento agudo, em especial as anemias de causa imunológica ou por intoxicações por medicamentos ou drogas.

Anemias microcíticas e hipocrômicas[4]

A causa mais comum é a carência de ferro (anemia ferropriva), caracterizada por HCM < 28 pg, VCM < 70 g, níveis de reticulócitos < 3%, dosagem de ferro sérico < 60 µg/dL (10 µM/L) e ferritina sérica < 40 µg/mL (< 90 picoM/L). Essas anemias são em geral resultantes de sangramentos crônicos, não aparentes, provocados por lesões no tubo gastrintestinal (úlceras, neoplasias) ou sangramentos menstruais aumentados, por distúrbios hormonais, lesões como endometriose ou miomas uterinos[5]. Portanto, a anemia pode ser "alerta" para situações graves, sendo mandatório que, além da correção, se faça uma busca ativa da causa. O tratamento da anemia é feito com compostos ferrosos por via oral por pelo menos 6 meses; o uso de injeções deve ser limitado a casos com intolerância intestinal ao tratamento oral.

Os níveis de hemoglobina e a gravidade dos sintomas podem ser variáveis, dependendo do grau de carência e da velocidade com que ela se estabelece. Além das perdas sanguíneas ocultas crônicas, outras duas ocorrências comuns de deficiência de ferro são na gravidez[6], com evidência de anemia a partir do segundo trimestre, e em crianças nos primeiros anos de vida. Nas crianças com alimentação equilibrada, em geral não é necessário fazer suplementação de ferro, enquanto na gravidez a suplementação de ferro, estendendo-se por um semestre após o parto, deve ser a regra.

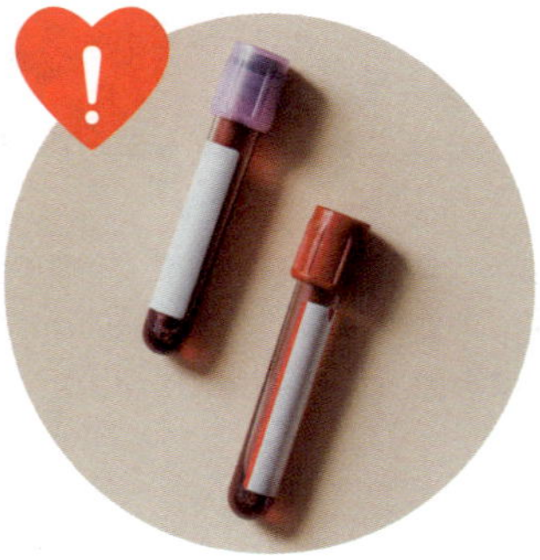

Considera-se portador de anemia o indivíduo cuja concentração de hemoglobina seja inferior a[2]:

- **13 g/dL** no homem adulto.
- **12 g/dL** na mulher adulta.
- **11 g/dL** na mulher grávida.
- **11 g/dL** em crianças entre 6 meses e 6 anos;
- **12 g/dL** em crianças entre 6 e 14 anos.

Finalmente, deve-se descartar a confusão comum com a talassemia menor ou heterozigótica, condição hereditária que ocorre em cerca de 1-2% da população brasileira. Essas pessoas são assintomáticas, não têm, em geral, anemia, mas são descobertas quando um exame hematológico revela HCM e VCM reduzidos, portanto, microcitose e hipocromia, e níveis de hemoglobina na faixa inferior da normalidade. Reticulócitos são normais, e ferro sérico e ferritina estão na faixa normal.

É comum médicos desavisados receitarem suplementação de ferro (oral ou parenteral), que não produz qualquer efeito. Esses casos devem ser examinados por hematologista, pois, se confirmado o diagnóstico de talassemia heterozigótica, há o risco de transmissão genética para descendentes da forma grave da doença, a talassemia maior.

Anemias macrocíticas e hipercrômicas

São anemias em que HCM > 31 pg, VCM > 100 fL e reticulócitos em geral < 3%. São relativamente comuns depois dos 50 anos[7], com prevalência que varia entre 7,5% e 10%. As causas mais frequentes são deficiência de vitamina B12, de ácido fólico e abuso de álcool; causas menos comuns incluem doença da medula óssea (por exemplo, mielodisplasia), anemia da doença inflamatória crônica ou causas múltiplas. A deficiência de vitamina B12 pode ser diagnosticada pela dosagem de B12 no soro < 200 pg/mL e corrigida pela aplicação intramuscular da vitamina B12, 5.000 unidades por semana por 3 semanas, seguida de uma dose a cada 3 meses. Os casos de anemias macrocíticas em geral exigem cuidados especializados de um hematologista ou geriatra.

Outras causas de anemias[8-11]

Em geral normocíticas (VCM = 80-95 fL e HCM = 27-31 pg), mas algumas vezes macrocíticas, incluem principalmente as doenças próprias da medula óssea, a anemia da inflamação crônica e a insuficiência renal. Doenças da medula óssea, como leucemias, anemia aplástica e mieloma múltiplo, são comumente acompanhadas de anemia, em geral com outras alterações sanguíneas associadas, como a clássica associação de anemia, leucopenia e plaquetopenia na anemia aplástica. Nas leucemias, podem ocorrer leucopenia ou leucocitose, frequentemente com células leucêmicas em circulação. A presença de organomegalia (esplenomegalia, hepatomegalia, linfoadenomegalia), assim como de manifestações hemorrágicas, dores e/ou fraturas ósseas ou lesões ósseas destrutivas em exames de imagem, são sinais comuns nessas doenças.

Muitas doenças inflamatórias crônicas, como artrite reumatoide, e câncer podem ser complicados por anemias de grau variável, em geral envolvendo mecanismos complexos e múltiplos. Na insuficiência renal crônica, a anemia resultante principalmente da redução da produção de eritropoetina pode ser muitas vezes controlada pela injeção periódica do hormônio[11].

MANIFESTAÇÕES CLÍNICAS[12]

A intensidade dos sintomas é muito variável, dependendo de grau da anemia (concentração de hemoglobina), idade do paciente, atividade física e velocidade com que se estabeleceu a anemia. Além dos sinais e sintomas da própria anemia, é comum verificar sintomas relacionados com a condição que dá origem à anemia. As manifestações clínicas da anemia decorrem da redução da capacidade de transporte de oxigênio do sangue e da menor oxigenação dos tecidos, ao lado de mecanismos compensatórios que visam minimizar a hipóxia tecidual (Figura 1).

Cefaleia, vertigens, tonturas, lipotimia, zumbidos, fraqueza muscular, câibras, claudicação intermitente e angina são resultantes da menor oxigenação dos tecidos. As anemias hereditárias que aparecem nos primeiros anos da vida podem comprometer ou retardar o desenvolvimento somático, neuromotor e sexual.

As principais manifestações compensatórias envolvem os aparelhos cardiovascular e respiratório e compreendem: a) aumento do débito cardíaco; b) redução da resistência vascular sistêmica global; c) redistribuição do fluxo sanguíneo para os diferentes tecidos; d) diminuição da afinidade da hemoglobina pelo oxigênio.

Como resultado do aumento do débito cardíaco, da redistribuição do fluxo sanguíneo (privilegiando tecidos e órgãos mais sensíveis à hipóxia) e da redução da resistência periférica, ocorrem manifestações clínicas como palidez cutâneo-mucosa (vasoconstrição superficial), taquicardia, aumento da diferencial de pressão, sopros no precórdio, sopro arterial ou venoso no pescoço, choque da ponta impulsivo e dispneia de esforço.

O sistema cardiovascular, e em especial o coração, pode sustentar por tempo prolongado os mecanismos compensatórios. No entanto, quando a capacidade de compensação é excedida, seja porque a anemia é acentuada, ou estabelece-se rapidamente ou ainda em consequência de uma lesão cardíaca prévia, instala-se um quadro de insuficiência cardíaca com cardiomegalia, estase jugular, edema periférico, hepatomegalia, congestão pulmonar e dispneia de decúbito. Observe-se que a insuficiência cardíaca neste caso ocorre com o volume minuto cardíaco aumentado (acima do normal), embora ainda insuficiente para atender à demanda metabólica do organismo.

Outras manifestações

O exame clínico em pacientes anêmicos pode revelar sinais e sintomas de uma doença subjacente que conduziu à anemia. Por exemplo, as principais queixas de um paciente que desenvolve anemia ferropriva em consequência da hemorragia crônica por uma úlcera péptica podem estar relacionados com a úlcera: dispepsia, pirose e dor epigástrica.

Além disso, há manifestações que podem acompanhar alguns tipos particulares de anemias, estando ausentes em outras, como:

- Manifestações hemorrágicas e infecções na anemia aplástica ou leucemias agudas.
- Esplenomegalia e linfadenomegalia em leucemias e linfomas.
- Icterícia e esplenomegalia nas anemias hemolíticas.
- Parestesias, alterações da marcha e do equilíbrio e outras manifestações neurológicas na anemia perniciosa.
- Dores ósseas, fraturas sob trauma mínimo e síndrome de compressão de medula espinhal em mieloma múltiplo ou metástases carcinomatosas.

Esses sintomas adicionais, quando analisados cuidadosamente, permitem, na maioria dos casos, um diagnóstico muito aproximado da causa e do mecanismo da anemia, a serem confirmados com base nos exames laboratoriais.

ANEMIA E INSUFICIÊNCIA CARDÍACA[13,14]

Cerca de 20% das pessoas com mais de 85 anos têm anemia segundo os limites estabelecidos pela Organização Mundial da Saúde. A presença de anemia é um importante risco prognóstico: a mortalidade de 5 anos é de 1,6 a 2,4 (mulheres e homens, respectivamente) vezes maior do que na população não anêmica, mesmo quando se faz correção para situações preexistentes e capacidade funcional. A presença de anemia piora consideravelmente o prognóstico da insuficiência cardíaca em qualquer idade, mas a associação é particularmente frequente em idosos. A causa é multifatorial, incluindo deficiências de vitaminas, mas há muitas características comuns, com a anemia da doença inflamatória crônica, com alteração do metabolismo do ferro e certo grau de

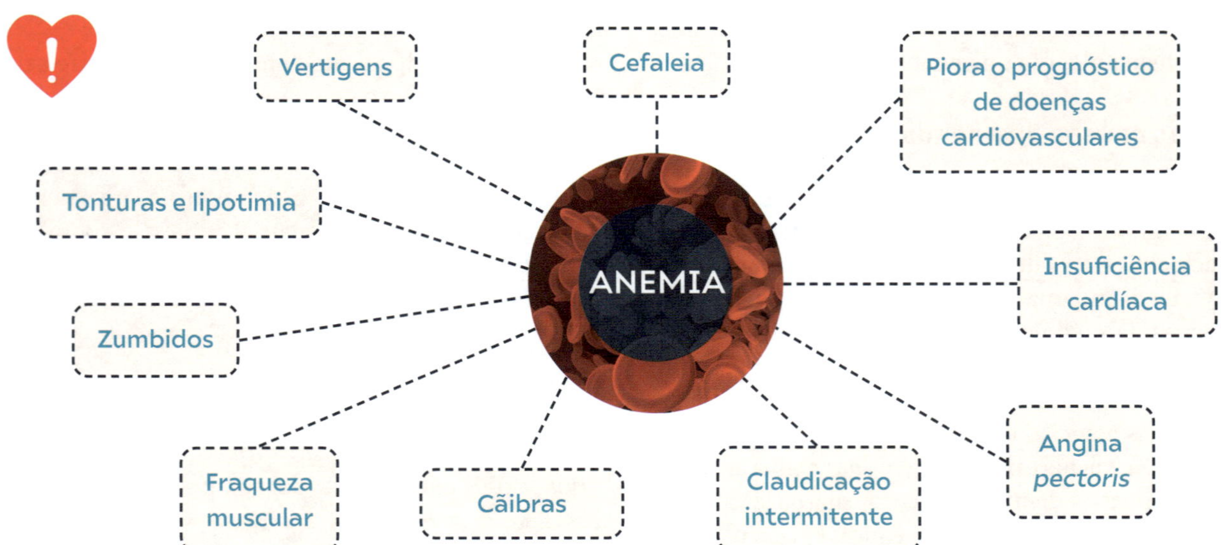

FIGURA 1 Principais manifestações clínicas da anemia.

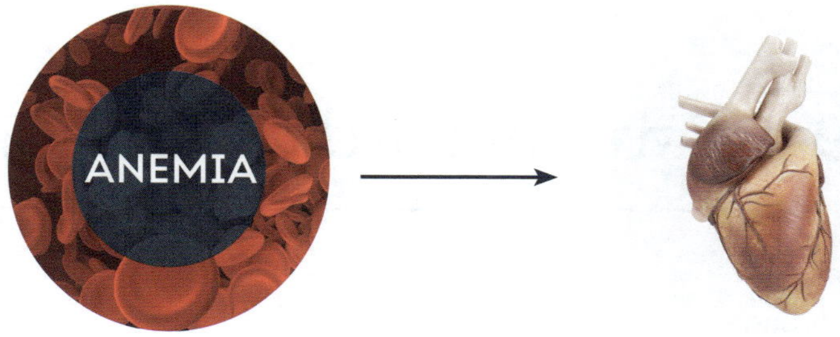

resistência à eritropoietina. Por esse motivo, a anemia não deve ser vista como condição inerente à idade, mas deve-se procurar identificar a causa, em geral multifatorial, e tratá-la.

TALASSEMIA MAIOR E CORAÇÃO[15-17]

As características das alterações cardíacas e insuficiência cardiovascular, que fazem parte da evolução dos pacientes com talassemia maior (anemia de Cooley), mudaram nas últimas décadas. Com a introdução dos tratamentos modernos que empregam transfusões regulares, evitando a queda da hemoglobina e, portanto, a sobrecarga cardíaca pela anemia, o comprometimento cardíaco resulta principalmente da sobrecarga de ferro transfusional. Os pacientes recebem transfusões mensais de hemácias, que ao serem destruídas liberam o ferro da hemoglobina. Não dispondo de vias de excreção, esse ferro vai se acumulando no organismo ao longo dos anos, causando lesão de numerosos órgãos, como fígado, pâncreas e coração. Nesse órgão, o ferro causa lesão de fibras musculares, do sistema de condução e das membranas, com manifestações múltiplas como derrame pericárdico, insuficiência cardíaca com câmaras dilatas e arritmias variadas. A introdução de quelantes de ferro parenterais e orais nos últimos anos melhorou muito a perspectiva do tratamento da doença. O seguimento desses pacientes deve ser feito em centros especializados, e a vigilância sobre o coração deve incluir exames periódicos de eletrocardiograma, ecocardiografia e ressonância magnética cardíaca.

BIBLIOGRAFIA

1. Zago MA. O paciente com anemia. In: Zago MA, Falcão RP, Pasquini R. Tratado de hematologia. São Paulo: Atheneu; 2013. p. 59-66.
2. World Health Organization. Haemoglobin concentrations for the diagnosis of anaemia and assessment of severity. Vitamin and Mineral Nutrition Information System. Genebra: WHO; 2011.
3. Steensma DP, Tefferi A. Anemia in the elderly: how should we define it, when does it matter, and what can be done? Mayo Clin Proc. 2007;82(8):958-66.
4. Camaschella C. Iron-deficiency anemia. N Engl J Med. 2015;372(19):1832-43.
5. World Health Organization. Nutritional anaemias. Report of a WHO scientific group. Genebra: WHO; 1968.
6. Georgieff MK. Iron deficiency in pregnancy. Am J Obstet Gynecol. 2020;223(4):516-24.
7. Pang, WW, Schrier SL. Anemia in the elderly. Curr Opin Hematol. 2012;19(3):133-40.
8. Young NS. Aplastic anemia. N Engl J Med. 2018;379(17):1643-56.
9. Adès L, Itzykson R, Fenaux P. Myelodysplastic syndromes. Lancet. 2014;383(9936):2239-52.
10. Michels TC, Petersen KE. Multiple myeloma: diagnosis and treatment. Am Fam Physician. 2017;95(6):373-83.
11. Pasquini R. Anemia das doenças crônicas, da insuficiência renal e das doenças endócrinas. In: Zago MA, Falcão RP, Pasquini R. Tratado de Hematologia. São Paulo: Atheneu; 2013. p. 119-22.
12. Ludwig H, Strasser K. Symptomatology of anemia. Semin Oncol. 2001;28(2 Suppl 8):7-14.
13. Maggioni AP, Opasich C, Anand I, Barlera S, Carbonieri E, Gonzini L, et al. Anemia in patients with heart failure: prevalence and prognostic role in a controlled trial and in clinical practice. J Card Fail. 2005;11(2):91-8.
14. Komajda M. Prevalence of anemia in patients with chronic heart failure and their clinical characteristics. J Card Fail. 2004;10(1 Suppl):S1-4.
15. Cohen AR, Galanello R, Pennell DJ, Cunningham MJ, Vichinsky E. Thalassemia. Hematology Am Soc Hematol Educ Program. 2004;14-34.
16. Pennell DJ, Udelson JE, Arai AE, Bozkurt B, Cohen AR, Galanello R, et al. Cardiovascular function and treatment in beta-thalassemia major: a consensus statement from the American Heart Association. Circulation. 2013;128(3):281-308.
17. Kremastinos DT, Farmakis D, Aessopos A, Hahalis G, Hamodraka E, Tsiapras D, et al. Beta-thalassemia cardiomyopathy: history, present considerations, and future perspectives. Circ Heart Fail. 2010;3(3):451-8.

69

Covid-19 e sistema cardiovascular

Fernando Crivelenti Vilar
Carlos Henrique Miranda

CONSULTA RÁPIDA

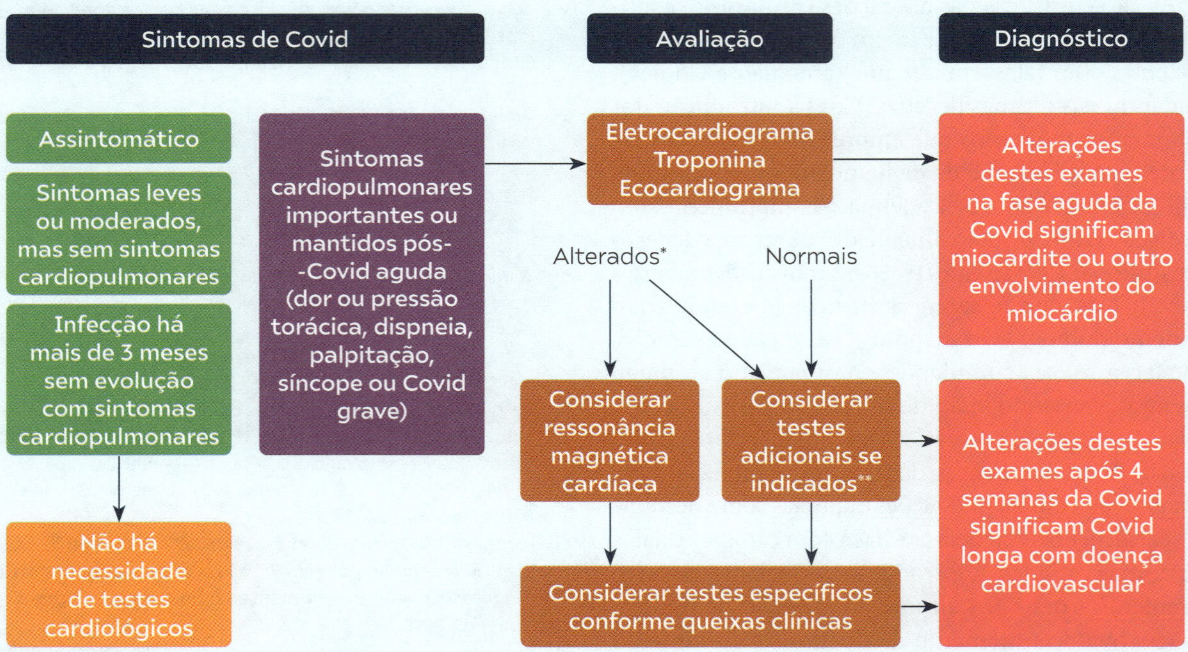

* Elevação de troponina, supra ou infradesnivelamento de ST, alargamento de QRS, alterações de mobilidade não correspondentes a territórios de coronárias.

** Considerar realização de dímeros-D, proteína C reativa, aminotransferases, creatinina, hemograma e exames de imagem pulmonar como tomografia (com ângio) ou raio x, além de Holter.

Adaptada de Gluckman et al., 2022[7].

Logo no início do aparecimento dessa nova doença, observou-se que as doenças cardiovasculares (DCV) preexistentes e fatores de risco cardiovasculares (CV), como a hipertensão arterial, o diabetes e a obesidade aumentavam o risco do desenvolvimento de quadros de Covid-19 de maior gravidade[3].

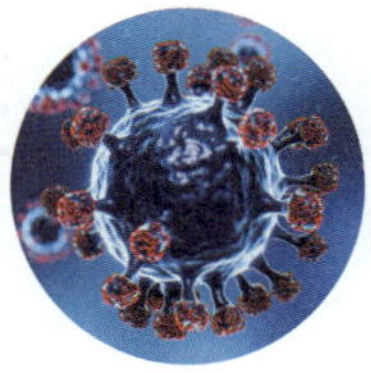

INTRODUÇÃO

A doença por coronavírus de 2019 (Covid-19) é causada por um betacoronavírus (SARS-CoV-2) e foi descrita na cidade de Wuhan, na China, em dezembro de 2019[1]. Rapidamente se disseminou por todos os continentes, causando morbidade e mortalidade sem precedentes em todo o mundo[2]. O envolvimento respiratório é a principal característica da doença, com apresentações que variam desde quadros leves ou assintomáticos até o desenvolvimento de síndrome do desconforto respiratório agudo, a qual é potencialmente letal.

No desenrolar da epidemia, observou-se que a Covid-19 também poderia causar comprometimento cardíaco, mesmo em indivíduos sem DCV prévia. Apesar de diferenças encontradas de acordo com a metodologia de cada estudo, estima-se que aproximadamente 10% a 20% dos pacientes hospitalizados por Covid-19 apresentam lesão miocárdica associada[4].

A Figura 1 e a Tabela I mostram as complicações cardiovasculares mais frequentes na síndrome cardiovascular aguda da Covid-19 e na Covid longa, respectivamente.

As complicações cardiovasculares relacionadas à Covid-19 podem surgir na doença aguda (síndrome cardiovascular aguda – até 4 semanas do início dos sintomas) ou tardiamente (síndrome da Covid longa – tendo início além das 4 semanas do início dos sintomas). A síndrome pós-Covid é definida como sintomas mantidos por 2 meses ou mais após 12 semanas (3 meses) do quadro agudo (início dos sintomas) e sem nenhuma outra condição/doença clínica que justifique[5].

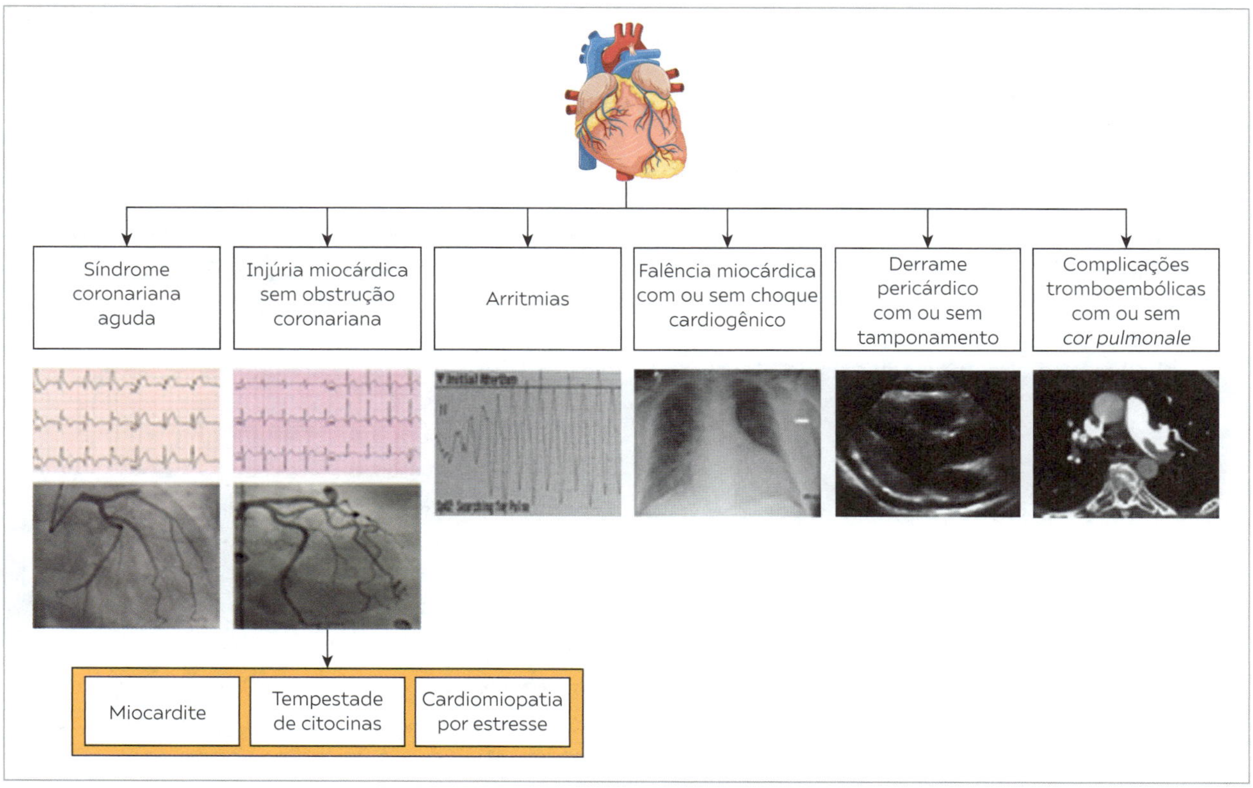

FIGURA 1 Espectro da síndrome cardiovascular aguda da Covid-19.
Fonte: Hendren et al., 2020[6].

TABELA I Complicações cardiovasculares relacionadas à Covid longa (após 4 semanas do início dos sintomas)

Complicações cerebrovasculares	Acidente vascular encefálico
	Ataque isquêmico transitório
Arritmias	Fibrilação atrial
	Flutter atrial
	Taquicardia sinusal
	Bradicardia sinusal
	Arritmia ventricular
Doença inflamatória cardíaca	Miocardite
	Pericardite
Doença isquêmica cardíaca	Angina instável
	Síndrome coronariana aguda
	Cardiomiopatia isquêmica
	Infarto agudo do miocárdio (IAM)
Outras complicações cardíacas não isquêmicas	Morte súbita
	Insuficiência cardíaca com fração de ejeção preservada ou reduzida
	Choque cardiogênico
Complicações tromboembólicas	Tromboembolismo pulmonar
	Tromboses venosas superficiais
	Tromboses venosas profundas
	Trombos arteriais e intracavitárias

Fonte: Nalbandian et al., 2021[5].

FISIOPATOLOGIA

A fisiopatologia das complicações CV relacionadas à Covid longa não é completamente entendida; contudo, parece compartilhar de vários dos mecanismos descritos anteriormente. Além destes, também se observam uma demanda cardiometabólica persistentemente aumentada, redução da reserva cardíaca, uso de corticosteroides, desregulação do sistema renina-angiotensina-aldosterona (SRAA), estado pró-coagulante, fibrose miocárdica ou cicatriz associada à cardiomiopatia pela infecção viral, estado catecolaminérgico, disfunção autonômica etc.[5].

Sinais e sintomas

Na síndrome cardiovascular aguda da Covid-19, os sintomas mais comuns incluem febre, dispneia, intolerância aos esforços, tosse e dor torácica retrosternal, desconforto torácico, fadiga, palpitação e síncope, que se mantém nas primeiras 4 semanas após o início dos sintomas das Covid-19[7]. Na Covid longa com DCV, os sintomas mais comuns são dor torácica, palpitações, taquicardia sinusal, síndrome postural ortostática taquicardizante, arritmias supraventriculares e dor torácica pleurítica, iniciados na fase aguda e mantidos após 4 semanas, ou mesmo iniciados após esse período (Tabela II)[7].

Já na Covid longa sem evidência de DCV estabelecida após a realização de avaliação clínica e de exames complementares, até metade dos pacientes acometidos, mesmo por quadros leves, pode apresentar sintomas como fadiga (58%), dispneia (24%), tosse (19%), dor ou desconforto torácico (16%) e palpitação (11%) após 4 semanas do início dos sintomas agudos[8].

DIAGNÓSTICO

Os pacientes com sintomas CV e diagnóstico recente de Covid-19 deverão ser submetidos a uma avaliação clínica detalhada para caracterização minuciosa dos sintomas. A maioria deverá ser submetida a exames complementares como eletrocardiograma convencional, radiografia de tórax, dosagem de troponina, NT-proBNP ou BNP e ecocardiograma transtorácico.

De forma sucinta, múltiplos mecanismos participam da fisiopatologia da síndrome cardiovascular aguda relacionada à Covid-19. Podemos citar a síndrome de resposta inflamatória sistêmica/tempestade de citocinas, levando a inflamação e ruptura das placas ateroscleróticas (IAM do tipo 1), desbalanço entre a oferta e o consumo de oxigênio (IAM do tipo 2), injúria microvascular associada à trombose, injúria miocárdica direta pelo vírus SARS-CoV-2, ligação da proteína *spike* desse vírus no receptor da enzima conversora de angiotensina 2 (ECA-2), bloqueando os efeitos cardioprotetores (antifibrótico, antiproliferativo, antiapoptótico e vasodilatador) e, por outro lado, levando a uma hiperestimulação da via ECA-1, que apresenta justamente efeitos opostos[6].

TABELA II Sintomas mais frequentes na doença cardiovascular relacionada à Covid-19

Síndrome cardiovascular aguda (até 4 semanas após o início dos sintomas da Covid-19)	Febre
	Dispneia
	Dor torácica
	Fadiga
	Palpitação
	Síncope
Covid longa com doença cardiovascular (sintomas iniciados na doença aguda ou mesmo após 4 semanas e persistentes)	Dor torácica
	Palpitações
	Taquicardia sinusal
	Síndrome postural ortostática taquicardizante
	Arritmias supraventriculares
	Dor pleurítica
Covid longa sem doença cardiovascular (sintomas iniciados na doença aguda ou mesmo após 4 semanas e persistentes, mas sem DCV)	Fadiga
	Dispneia
	Tosse
	Dor ou desconforto torácico
	Palpitação

Uma metanálise, que incluiu pacientes da China, observou elevação da troponina I (acima do percentil 99) em 8-12% dos pacientes hospitalizados com Covid-19. A elevação desse biomarcador foi associada a quadros de maior gravidade e uma mortalidade intra-hospitalar mais elevada. Contudo, é importante enfatizar que nenhum estudo clínico avaliou detalhadamente a acurácia diagnóstica da troponina para a determinação do comprometimento cardíaco na Covid-19. Dessa forma, mesmo uma dosagem normal desse biomarcador não pode excluir a ocorrência de comprometimento cardíaco nessa condição[9].

A ressonância magnética cardíaca deve ser realizada naqueles pacientes com insuficiência cardíaca de instalação aguda e/ou com suspeita de miocardite. Ela permite a caracterização tecidual do miocárdio, avaliando a ocorrência de edema miocárdico na sequência T1, a presença de realce precoce do gadolínio, a distribuição mesomiocárdica do realce tardio do gadolínio[9]. Os pacientes com queixas de palpitações frequentes deverão ser submetidos a monitorização eletrocardiográfica de 24 horas (Holter) para melhor caracterização desse sintoma.

> Devido à elevada incidência de eventos tromboembólicos nesses pacientes, principalmente no território pulmonar, deve-se sempre suspeitar de embolia pulmonar naqueles pacientes com queixa de dispneia e dor torácica e sem a documentação de doença cardíaca estrutural nos exames complementares.

Deve-se aplicar algum dos escores de avaliação de probabilidade de diagnóstico, como o escore de Wells ou o escore de Geneva modificado. Paciente com alta probabilidade de embolia pulmonar deve ser submetido a angiotomografia de artérias pulmonares ou cintilografia de ventilação/perfusão. Já aqueles com probabilidade baixa ou intermediária dessa condição deverão ser avaliados inicialmente por meio da dosagem do dímero-D.

TRATAMENTO

Até o momento, não há um tratamento específico para envolvimento CV na Covid-19 aguda ou longa, devendo-se lançar mão de tratamentos dirigidos a depender do grau e do tipo de comprometimento[7] (Figura 2). Para o tratamento de síndrome coronariana aguda, insuficiência cardíaca, miocardite, pericardite, arritmias, embolia pulmonar observadas nas síndromes da Covid-19 aguda ou longa, deverão ser seguidas as mesmas recomendações encontradas nas diretrizes para o tratamento dessas entidades.

> Pacientes de alto risco CV, com dor torácica típica e alterações eletrocardiográficas significativas, como supra ou infradesnivelamento do segmento ST, deverão ser submetidos a cinecoronariografia de imediato. Para o diagnóstico de IAM associado à Covid-19, a quarta definição universal deverá ser seguida. Esta considera necessária uma dosagem de troponina acima do percentil 99 associada a pelo menos um dos seguintes critérios: dor torácica anginosa; alteração eletrocardiográfica compatível; alteração em exame de imagem compatível (por exemplo, defeito perfusional na cintilografia miocárdica ou alteração de mobilidade segmentar no ecocardiograma)[9].

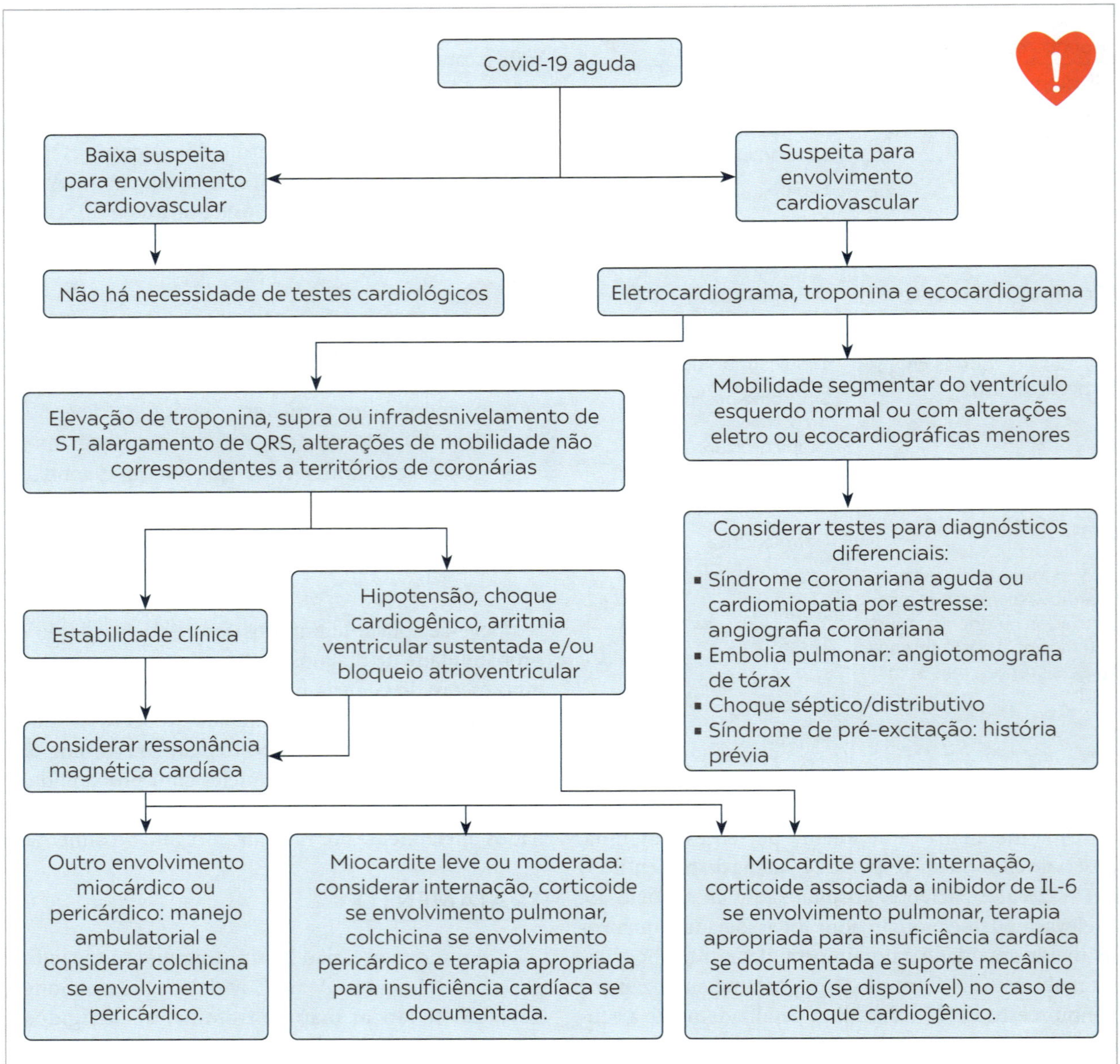

FIGURA 2 Fluxograma para diagnóstico do envolvimento cardiovascular na Covid-19 aguda.
Fonte: Gluckman et al., 2022[7].

Pontos do tratamento que merecem ser destacados

Nenhum estudo mostrou benefício da utilização de antiagregantes plaquetários, como o ácido acetilsalicílico (AAS) ou clopidogrel, na prevenção do desenvolvimento de lesão de órgãos-alvo pela Covid-19. Dessa forma, essas medicações não devem ser prescritas com esse objetivo. Contudo, nos pacientes que utilizam os antiagregantes plaquetários na prevenção primária ou secundária, essas medicações devem ser mantidas.

Apesar da incidência elevada de eventos embólicos nesses pacientes, nenhum estudo mostrou benefício na utilização de anticoagulantes, como heparina, enoxaparina ou anticoagulantes orais diretos, em pacientes tratados ambulatorialmente. Dessa forma, essas medicações não devem ser prescritas nessas condições. Por outro lado, todos os pacientes hospitalizados devem receber heparina profilática. A utilização de anticoagulantes em doses terapêuticas deve ser reservada a pacientes com diagnóstico confirmado de eventos tromboembólicos. Conforme estudos mais recentes, e de acordo com a recente diretriz da International Society on Thrombosis

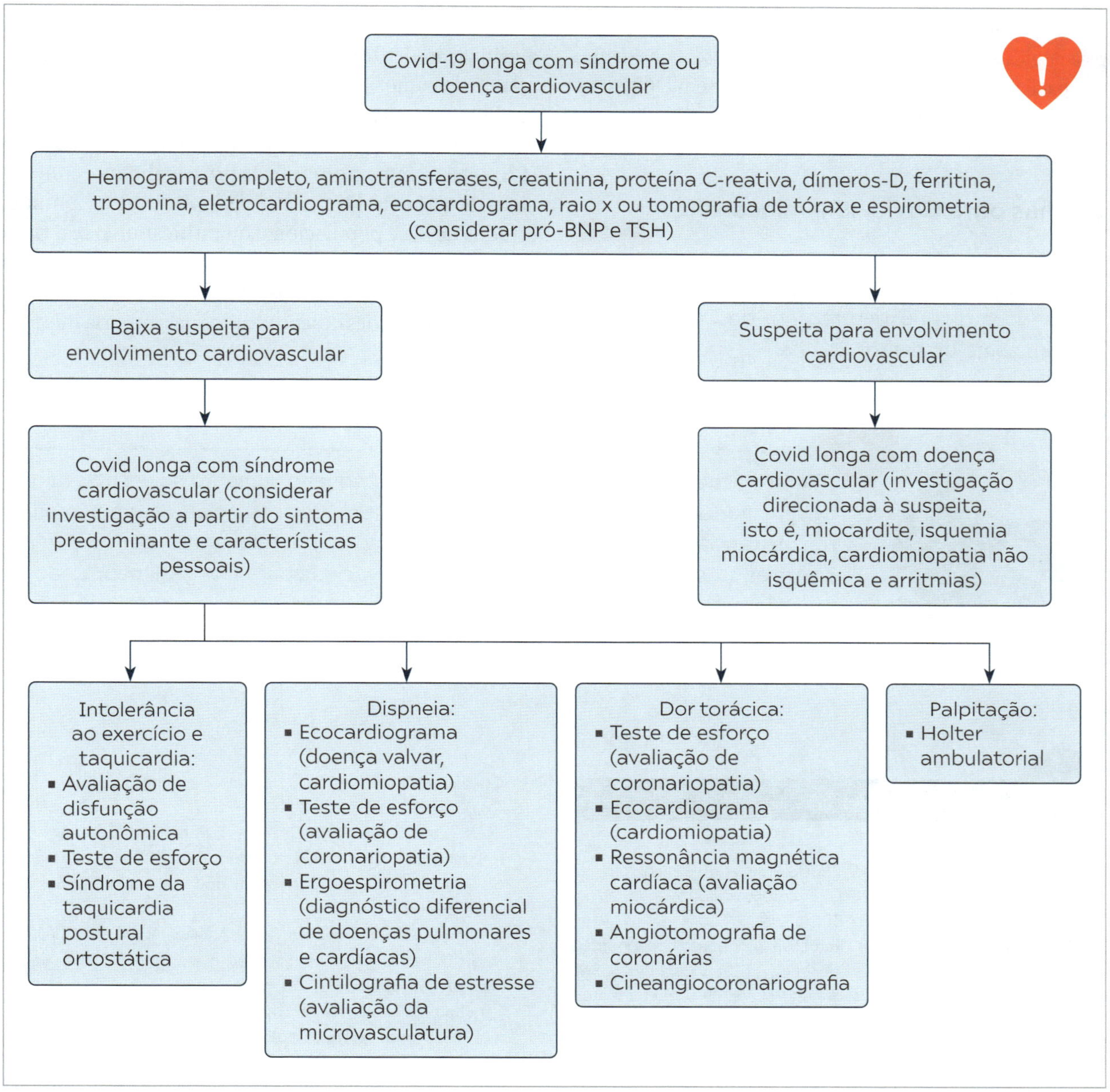

FIGURA 3 Fluxograma para diagnóstico da Covid longa com doença cardiovascular ou com síndrome cardiovascular.
Fonte: Gluckman et al., 2022[7].

and Haemostasis, a heparina em doses terapêuticas pode ser utilizada em pacientes hospitalizados com quadros moderados e de baixo risco de sangramento[10].

Outra dúvida frequente diz respeito à segurança na utilização dos inibidores da enzima conversora de angiotensina (IECA) e dos bloqueadores dos receptores da angiotensina II (BRAII). Como relatado previamente, o vírus SARS-CoV-2 se utiliza dos receptores da enzima conversora de angiotensina 2 (ECA-2) para adentrarem na célula humana. Recente estudo clínico randomizado não mostrou diferença em relação à média de dias vivos e livres de internação hospitalar entre aqueles que suspenderam ou mantiveram essas medicações. Dessa forma, a recomendação é mantê-las naqueles pacientes que já as utilizam ou introduzi-las para o tratamento da insuficiência cardíaca ou miocardite associadas à Covid-19[11].

Para pacientes com disautonomia ou síndrome postural ortostática taquicardizante, inicialmente, devem-se orientar medidas gerais como hidratação, uso de meias elásticas de média compressão e treinamento postural. O uso de ivabradina ou betabloqueador pode ser indicado em casos refratários[12].

A avaliação multiprofissional, incluindo a avaliação psicológica e a reabilitação CV, deve sempre ser considerada nos pacientes com Covid-19 longa com ou sem DCV associada para o tratamento de sintomas como fadiga, dispneia, intolerância aos esforços, palpitações, taquicardia etc.[7].

Vacinas para Covid-19 e miocardite

Em toda consulta médica, deve ser questionado o diagnóstico recente de Covid-19, assim como do estado vacinal.

Em 2020, iniciou-se a vacinação para Covid-19 com a utilização de diferentes tipos de vacinas, e surgiram relatos de efeitos adversos CV como miocardite e pericardite, acometendo principalmente pacientes entre 12 e 29 anos que receberam vacinas de RNA mensageiro (Pfizer) e eventos trombóticos principalmente com vacinas de vetor viral (Janssen e AstraZeneca)[13]. Contudo, estudos de base populacional quantificaram o real risco desses eventos adversos cardíacos associados as vacinas de RNA mensageiro e de vetor viral, bem como os riscos dessas complicações desencadeados pela própria infecção pelo SARS-CoV-2.

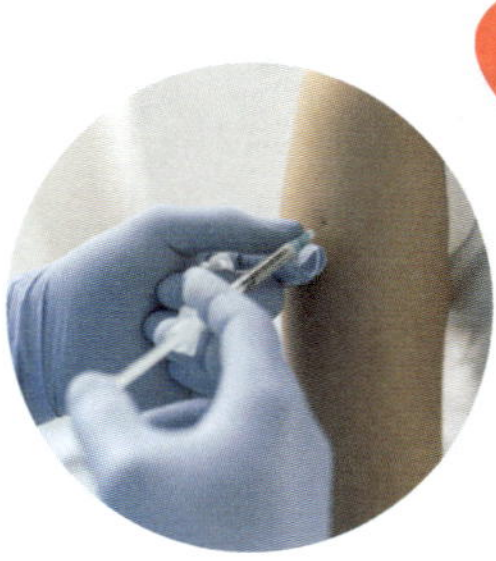

A vacinação em adultos foi associada a um pequeno aumento do risco de miocardite. Por outro lado, a infeção pelo SARS-CoV-2 foi associada a um aumento substancial no risco de hospitalização e morte por miocardite, pericardite e arritmias[13]. Assim, pesando-se os riscos das vacinas para Covid-19 quanto aos seus efeitos adversos CV e os benefícios delas na prevenção de hospitalização e óbitos, mostraram-se custo-efetivas, devendo ser utilizadas em larga escala[7].

BIBLIOGRAFIA

1. Huang C, Wang Y, Li X, Ren L, Zhao J, Hu Y, et al. Clinical features of patients infected with 2019 novel coronavirus in Wuhan, China. Lancet. 2020;395(10223):497-506.
2. Dong E, Du H, Gardner L. An interactive web-based dashboard to track COVID-19 in real time. Lancet Infect Dis. 2020;20(5):533-4.
3. Bansal M. Cardiovascular disease and COVID-19. Diabetes Metab Syndr. 2020;14(3):247-50.
4. Harrison SL, Buckley BJR, Rivera-Caravaca JM, Zhang J, Lip GYH. et al. Cardiovascular risk factors, cardiovascular disease, and COVID-19: an umbrella review of systematic reviews. Eur Heart J Qual Care Clin Outcomes. 2021;7(4):330-9.
5. Nalbandian A, Sehgal K, Gupta A, Madhavan MV, McGroder C, Stevens JS, et al. Post-acute COVID-19 syndrome. Nat Med. 2021;27(4):601-15.
6. Hendren NS, Drazner MH, Bozkurt B, Cooper Jr LT. Description and proposed management of the acute COVID-19 cardiovascular syndrome. Circulation. 2020;141(23):1903-14.
7. Gluckman TJ, Bhave NM, Allen LA, Chung EH, Spatz ES, Ammirati E, et al. 2022 ACC Expert Consensus Decision Pathway on Cardiovascular Sequelae of COVID-19 in Adults: myocarditis and other myocardial involvement, post-acute sequelae of SARS-CoV-2 infection, and return to play: a report of the American College of Cardiology Solution Set Oversight Committee. J Am Coll Cardiol. 2022;79(17):1717-56.
8. Lopez Leon S, Wegman Ostrosky T, Perelman C, Sepulveda R, Rebolledo PA, Cuapio A, et al. More than 50 long term effects of COVID 19: a systematic review and meta analysis. Sci Rep. 2021;11(1):16144.
9. Shaha KB, Manandhar DN, Cho JR, Adhikari A, K C MB. COVID-19 and the heart: what we have learnt so far. Postgrad Med J. 2021;97(1152):655-66.
10. Schulman S, Sholzberg M, Spyropoulos AC, Zarychanski R, Resnick HE, Bradbury CA, et al. ISTH guidelines for antithrombotic treatment in COVID-19. J Thromb Haemost. 2022;20(10):2214-25.
11. Lopes RD, Macedo AVS, de Barros E Silva PGM, Moll-Bernardes RJ, Santos TM, Mazza L, et al. Effect of discontinuing vs continuing angiotensin-converting enzyme inhibitors and angiotensin ii receptor blockers on days alive and out of the hospital in patients admitted with COVID-19: a randomized clinical trial. JAMA. 2021;325(3):254-64.
12. Raman B, Bluemke, DA, Lüscher, TF, Neubauer S. Long COVID: post-acute sequelae of COVID-19 with a cardiovascular focus. Eur Heart J. 2022;43(11):1157-72.
13. Patone M, Mei XW, HandunnetthiL, Dixon S, Zaccardi F, Shankar-Hari M, et al. Risks of myocarditis, pericarditis, and cardiac arrhythmias associated with COVID-19 vaccination or SARS-CoV-2 infection. Nat Med. 2022;28(2):410-22.

70

Dengue e sistema cardiovascular

Silvia Nunes Szente Fonseca
Benedito Antônio Lopes da Fonseca

CONSULTA RÁPIDA

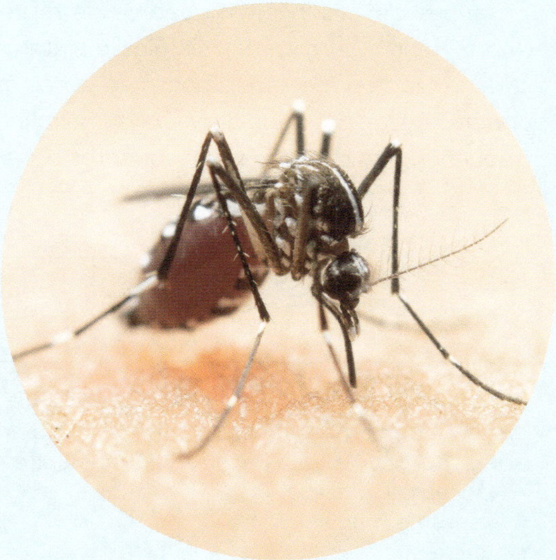

- A dengue é causada por qualquer um dos sorotipos dos vírus dengue, e a infecção por qualquer um deles induz imunidade permanente contra aquele sorotipo.
- Globalmente, a dengue é a mais importante doença viral transmitida pelos mosquitos *Aedes* sp., principalmente o *Aedes aegypti* e o *Aedes albopictus*.
- A dengue é prevalente em mais de 100 países, principalmente naqueles localizados nas regiões tropicais e subtropicais, particularmente no Sudeste Asiático, no Pacífico Ocidental e nas Américas, onde o Brasil assume a liderança em número de casos.
- O período de incubação é de aproximadamente 5 a 7 dias, com um intervalo de 3 a 14 dias.
- As manifestações clínicas mais comuns incluem febre alta, cefaleia, dor retro-orbital, mialgia, artralgia, exantema, além de alterações laboratoriais como leucopenia, plaquetopenia e elevação das enzimas hepáticas.
- Algumas infecções, principalmente as sequenciais por sorotipos diferentes, podem resultar em uma doença grave caracterizada por intensa plaquetopenia, acometimento de vários órgãos e hemorragias. As formas graves da doença podem acometer o coração, o fígado, o sistema nervoso central, entre outros.
- O aumento da permeabilidade capilar e a perda de plasma para o interstício formam a consequência fisiopatológica responsável pelas formas graves da dengue. Por esse motivo, hidratação vigorosa é o tratamento recomendado.
- A confirmação da infecção depende da detecção do vírus, de antígenos ou genomas virais e sorologia que demonstre a presença de anticorpos IgM contra os vírus dengue.
- Não existe uma droga antiviral que atue impedindo a replicação dos vírus dengue e, com isso, aborte a infecção por estes vírus. O ácido acetilsalicílico e anti-inflamatórios não esteroides são contraindicados.
- A prevenção depende do controle vetorial e, do ponto de vista pessoal, do uso de repelentes de insetos e do uso de uma vacina com indicações limitadas a uma faixa etária específica e a quem já foi previamente infectado por um dos sorotipos dos vírus dengue.

INTRODUÇÃO

A dengue, uma doença causada por quaisquer dos quatro sorotipos dos vírus dengue (DENV-1, DENV-2, DENV-3, DENV-4), é a mais importante arbovirose no mundo[1]. É endêmica nas regiões tropicais e subtropicais, e sua incidência no mundo tem aumentado dramaticamente nos últimos anos, representando um importante problema de saúde pública. Os casos reportados para a Organização Mundial da Saúde (OMS) aumentaram em oito vezes nos últimos 20 anos: de 505.430 casos em 2000 para 5,2 milhões de casos em 2019. No período de 2008 a 2019, foram notificados no Brasil 10,6 milhões de casos e 6.429 óbitos. Até meados de 2022, ocorreram 1.172.882 casos prováveis de dengue no Brasil, e quando comparado ao ano de 2021 houve um aumento de 195,9% em casos no mesmo período[2]. A infecção por qualquer um dos sorotipos induz imunidade vitalícia contra o sorotipo adquirido[3], e a imunidade cruzada para os outros sorotipos após a recuperação é apenas parcial e temporária. Infecções subsequentes aumentam o risco do desenvolvimento de dengue grave. Nas Américas[3], o *Aedes aegypti* é o mosquito vetor da dengue e está amplamente distribuído por todo o território; apenas o Canadá e o Chile continental estão livres da dengue e seu vetor.

A partir de 2014, seguindo o documento publicado pela OMS em 2009, o Brasil passou a utilizar a nova classificação de dengue[5] (Figura 1), que dá a ideia de uma doença dinâmica e progressiva.

A maioria das pessoas infectadas pelos DENV desenvolverá uma infecção assintomática. As manifestações clínicas incluem quadros de febre indiferenciada (síndrome viral), manifestações clássicas (febre, dor retro-orbitária, mialgias, exantema, entre outros sintomas) e a doença grave, às vezes fatal, caracterizada por acometimento de vários órgãos e hemorragia e choque[4]. Todos os quatro sorotipos podem causar a dengue grave na primeira infecção, porém essa manifestação clínica ocorre com maior frequência nas infecções subsequentes por sorotipos diferentes dos causadores da infecção primária[5].

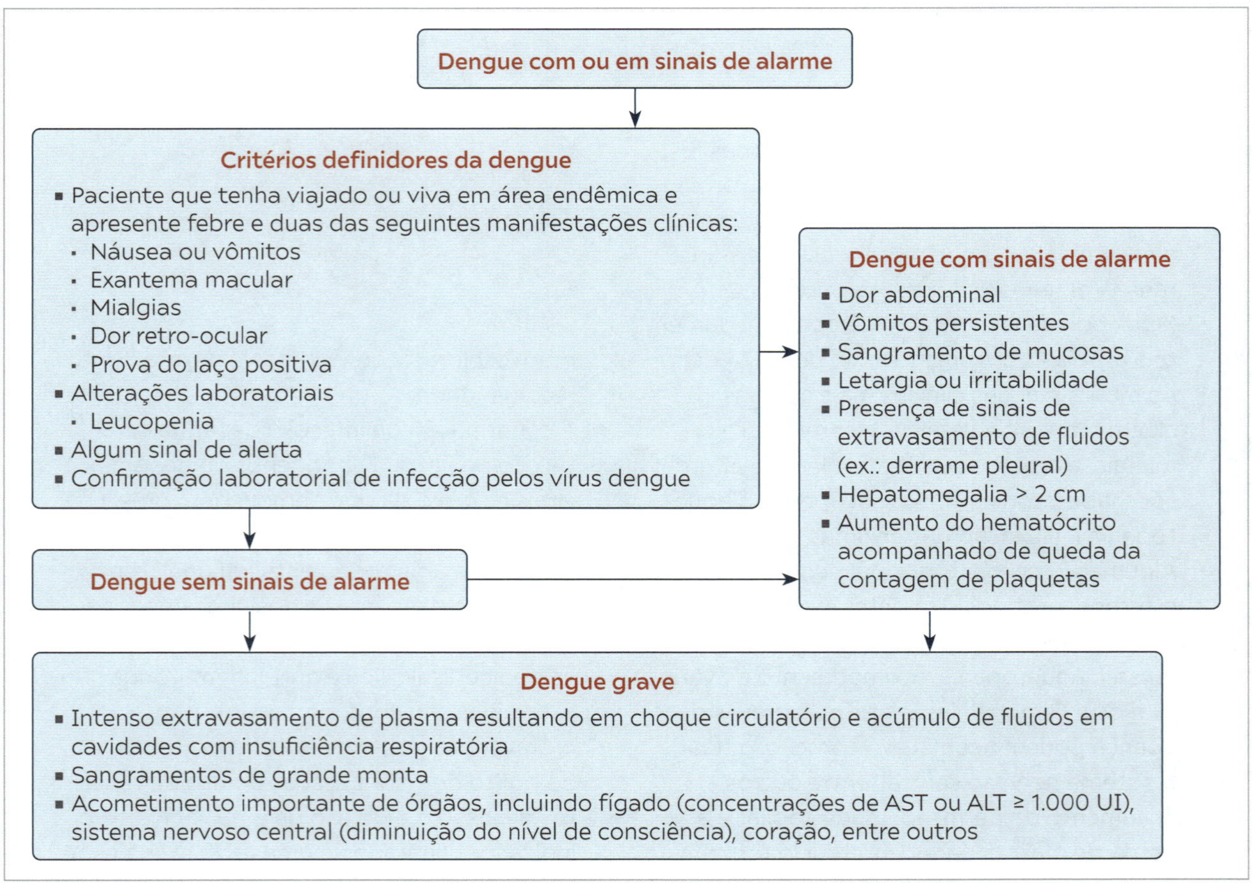

FIGURA 1 Nova classificação da dengue.
Adaptada de WHO, 2009.[6]

Classificam-se as formas clínicas em dengue sem sinais de alarme (febre com dois ou mais sintomas: cefaleia, dor retro-orbitária, exantema maculopapular, mialgia, artralgia, adinamia, anorexia, náuseas, vômitos); dengue com sinais de alarme (dor abdominal intensa, referida ou à palpação, contínua; vômitos persistentes; acúmulo de líquidos como ascite, derrames pleural e pericárdico; hipotensão postural e/ou lipotimia; hepatomegalia maior do que 2 cm abaixo do rebordo costal; sangramento de mucosas; letargia e/ou irritabilidade; aumento progressivo do hematócrito e queda de plaquetas; dengue grave, caracterizada por intenso extravasamento plasmático em direção ao interstício levando ao choque ou acúmulo de líquidos em cavidades com desconforto respiratório, sangramento grave ou sinais de disfunção orgânica (coração, pulmões, rins, fígado, sistema nervoso central). O choque ocorre no pico do extravasamento plasmático, o que geralmente acontece entre o quarto ou quinto dia (com intervalo entre 3 e 7 dias) de doença, comumente precedido por sinais de alarme[5]. O grave comprometimento orgânico, como hepatites, encefalites ou miocardites, pode ocorrer sem o concomitante extravasamento plasmático ou choque. As miocardites por dengue são expressas principalmente por alterações do ritmo cardíaco (taquicardias e bradicardias), inversão da onda T e do segmento ST com disfunções ventriculares (diminuição da fração da ejeção do ventrículo esquerdo), podendo ter elevação das enzimas cardíacas.

Os grupos com maior mortalidade incluem crianças, gestantes e idosos[5]. Os fatores de risco para doença grave incluem dengue prévia e comorbidades como diabetes, doença isquêmica prévia, doença pulmonar e doença renal[7], e essas comorbidades podem aumentar a taxa de mortalidade nos pacientes hospitalizados por dengue em até 17 vezes. Doenças crônicas têm o potencial de contribuir para a gravidade das respostas fisiológicas à infecção pelos DENVs e vice-versa. As respostas fisiológicas à dengue podem exacerbar comorbidades preexistentes, levando a um pior desfecho clínico.

DIAGNÓSTICO

Clínico

Após um período de incubação variável de 4 a 8 dias, a infecção por qualquer um dos sorotipos dos vírus dengue resulta em amplo espectro da doença, com parcela considerável de infecções assintomáticas[5,8]. Deve-se suspeitar de dengue a partir de dados epidemiológicos, como a exposição a mosquitos *Aedes aegypti*, principalmente no verão, e se o paciente esteve em áreas endêmicas ou epidêmicas.

Na evolução natural da doença, segue-se a fase de recuperação, de duração entre 2 e 5 dias, quando a melhora clínica está associada à reabsorção do fluido extravascular. Nessa fase há a necessidade da redução da reposição volêmica, pois alguns pacientes, principalmente idosos e portadores de cardiopatias, podem ter dificuldades em lidar com o excesso de volume resultante da reposição volêmica e da reabsorção de fluidos que ocorre nessa fase (Figura 2). A maioria se recupera depois de uma doença autolimitada, enquanto alguns evoluem para doença grave, cuja característica fisiopatológica predominante é o extravasamento de líquido

A dengue tem início abrupto, apresentando temperaturas de 39 a 40°C, cefaleia intensa, dor retro-ocular, mialgias, artralgias e manifestações gastrintestinais, como vômito, diarreia e anorexia. Pode surgir exantema intenso no terceiro ou quarto dia de doença, no qual sobressaem pequenas áreas de pele sã (alguns autores do Sudeste Asiático o descrevem como "ilhas brancas em um mar vermelho"). O aparecimento do exantema é geralmente acompanhado de prurido, muitas vezes de difícil controle, e alguns casos podem apresentar fenômenos hemorrágicos discretos (epistaxe, petéquias, gengivorragias), que não caracterizam caso de dengue grave8. Essa fase febril dura de 3 a 7 dias e pode ser seguida de uma fase crítica, logo após a defervescência, durando de 2 a 3 dias, quando manifestações clínicas de gravidade podem surgir (dengue com sinais de alarme, dengue grave), e é nessa fase que são aparentes as manifestações de acometimento orgânico, como as manifestações cardiológicas.

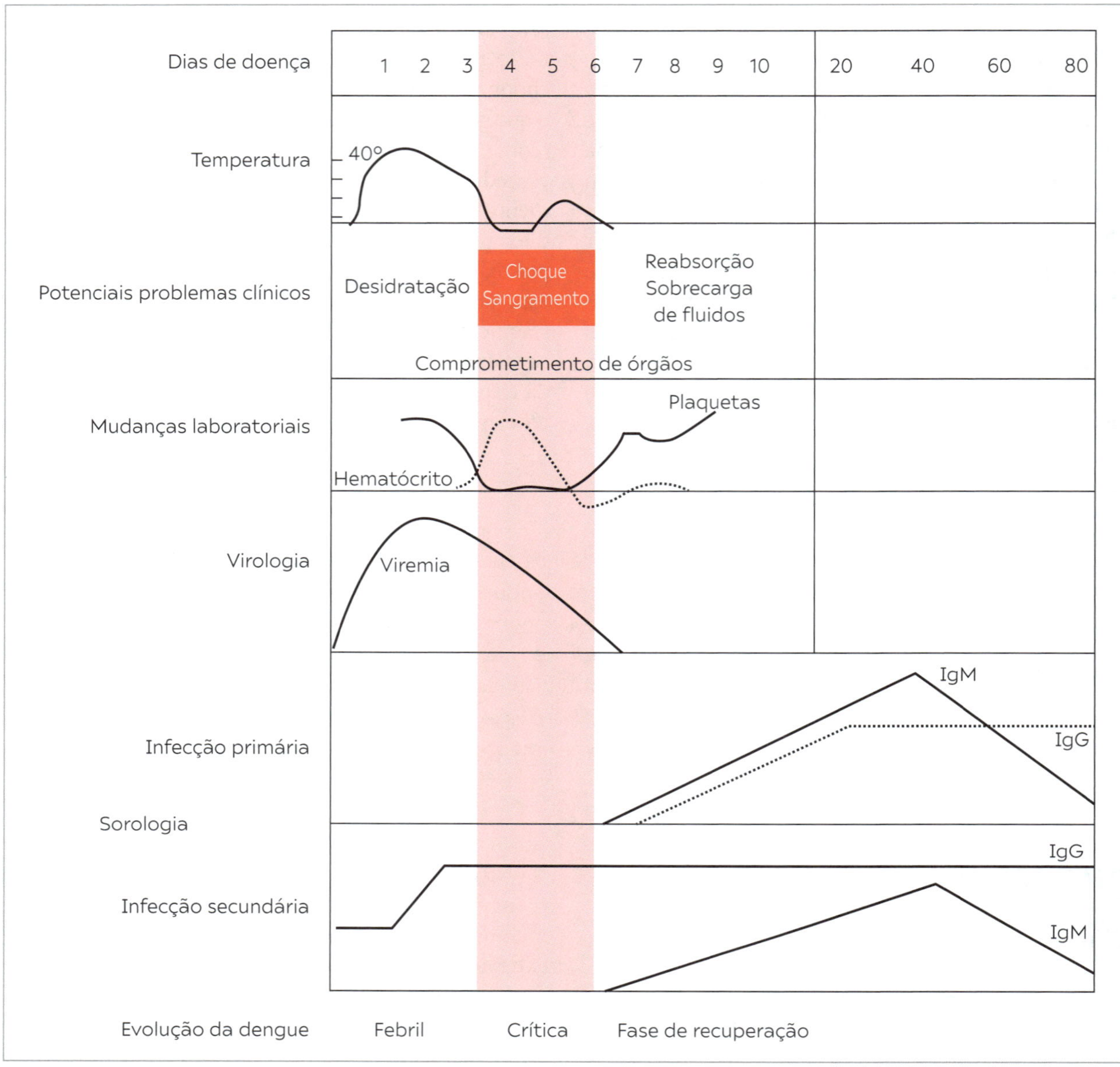

FIGURA 2 Fases da dengue com as características clínicas e laboratoriais
Fonte: Brasil, 2016.[5]

para o interstício. A forma hemorrágica da dengue mantém sua importância, mas manifestações clínicas associadas ao envolvimento cardíaco, neurológico e de outros sistemas devem ser lembradas, pois também estão associadas a consideráveis morbidade e mortalidade. É preciso lembrar que a fase mais grave da doença ocorre em torno do quarto dia, quando o aumento da permeabilidade capilar, mensurada pelo aumento do hematócrito, pode resultar em choque hipovolêmico e consequente falência de múltiplos órgãos, acidose metabólica, coagulação intravascular disseminada e hemorragias de grande porte.

No exame físico, dependendo da fase, podemos observar prostração e adinamia, temperatura elevada (presente na maioria dos casos), desidratação, hipotensão, taquicardia, taquipneia, derrames cavitários como ascite e derrame pleural, exantema, manifestações hemorrágicas espontâneas como epistaxe, metrorragia e gengivorragia. Deve-se sempre atentar para os sinais de alarme (Tabela I).

Diagnóstico diferencial

Várias infecções fazem parte do diagnóstico diferencial da dengue. Entre as síndromes febris, destacam-se as enteroviroses, outras arboviroses (*chikungunya*, *zika*, *oropouche*), leptospirose, malária e febre tifoide. Com relação a outras infecções que cursam com exantemas,

TABELA I Sinais de alarme na dengue

Sinais de alarme na dengue
Dor abdominal intensa (referida ou à palpação) e contínua
Vômitos persistentes
Acúmulo de líquidos em cavidades (ascite e derrames pericárdico e pleural)
Hipotensão postural e/ou lipotimia
Hepatomegalia maior do que 2 cm abaixo do rebordo costal direito
Sangramento de mucosas (epistaxe, gengivorragias)
Letargia ou irritabilidade
Aumento progressivo do hematócrito
Queda progressiva da contagem de plaquetas

Fonte: Brasil, 2016[5].

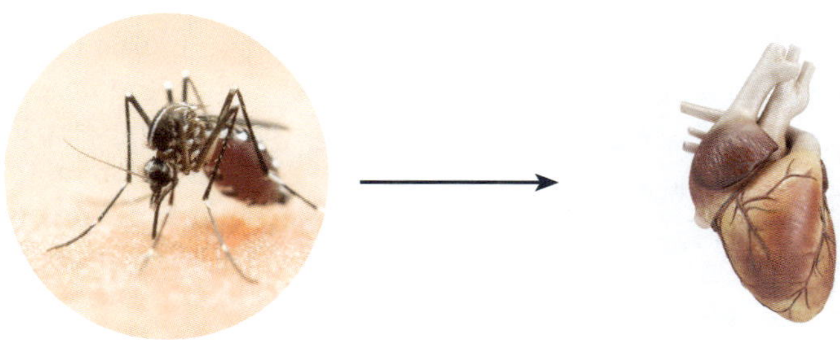

é importante lembrar, entre tantas, das enteroviroses, rubéola, mononucleose, *zika*, *chikungunya* e escarlatina. Outras infecções que podem cursar com febre e sangramento como febre amarela, malária grave e riquetsiose devem ser cogitadas. E, na vigência do choque, podemos pensar em meningococcemia, septicemia bacteriana, síndrome do choque tóxico e choque cardiogênico.

Um importante aspecto a ter sempre em mente é que a dengue não apresenta sintomas respiratórios como coriza e tosse, podendo sim levar a desconforto respiratório quando houver grandes derrames pleurais ou ascite, mas sem dano no parênquima pulmonar. A ausência de sintomas gripais como tosse e coriza e com radiografias que não mostram acometimento pulmonar pode ajudar a distinguir a dengue da *influenza* e da covid-19, ressaltando-se que os casos mais graves de covid-19 costumam acontecer depois da primeira semana de infecção, enquanto as manifestações da dengue grave geralmente acontecem ainda na primeira semana de doença. Um aspecto importante no diferencial de todas estas doenças é o critério epidemiológico, pois ele frequentemente nos auxilia a determinar o diagnóstico correto.

MANIFESTAÇÕES CARDIOLÓGICAS

A dengue pode causar várias manifestações cardiológicas, comumente leves, mas pode levar a grave e progressiva falência cardíaca. Anormalidades de ritmo, miocardite, insuficiência cardíaca aguda resultando em hipotensão e choque estão entre as manifestações mais comuns.

Um estudo prospectivo[9] de 81 pacientes admitidos por dengue em hospital de Ribeirão Preto detectou envolvimento cardíaco em 15% dos pacientes, com elevação de biomarcadores cardíacos (troponina, NT-proBNP) e manifestações clínicas como insuficiência cardíaca aguda, dor precordial, derrame pericárdico, hipotensão e choque. Dois pacientes desenvolveram choque cardiogênico refratário e foram a óbito. Outro estudo prospectivo[10], mais recente, com 182 pacientes, maiores de 14 anos, admitidos em hospital por dengue mostrou anormalidades no eletrocardiograma em 44 (24%) dos pacientes (taquicardia sinusal, bradicardia sinusal, alterações inespecíficas do segmento ST), elevação de biomarcadores (troponina, NT-proBNP) em 27 (15%), com evidência ecocardiográfica de miocardite em 11 pacientes. Um estudo[11] tailandês, com 81 pacientes adultos e diagnosticados com dengue, admitidos em hospital, demonstrou alterações cardiológicas como miocardite, insuficiência cardíaca aguda e choque em 18 (22%) pacientes, todas manifestações transitórias.

Há casos mais raros descritos de hemopericárdio com tamponamento cardíaco[12]. Provavelmente a fisiopatologia dessas alterações é multifatorial, e acredita-se que invasão viral do músculo cardíaco, dano induzido por citocinas, alterações no equilíbrio hidroeletrolítico, acidose láctica e isquemia por hipotensão possam ter um papel importante na disfunção miocárdica observada nessas pessoas[13]. No atendimento de um paciente com dengue, é imperativa a avaliação dos vários parâmetros que, além dos sinais de alarme, indicam a evolução para a forma grave da doença (Tabela II).

Os diagnósticos diferenciais da dengue com manifestações cardiológicas são as doenças infecciosas que podem cursar com acometimento cardíaco, como a tuberculose e as infecções virais, que incluem as enteroviroses, a covid-19 (SARS-CoV-2), a parvovirose B19 e a hantavirose.

DIAGNÓSTICO LABORATORIAL DA DENGUE[5,8]

Exames inespecíficos como o hemograma com plaquetas, enzimas hepáticas e ultrassonografia abdominal e de bases pulmonares podem ajudar no diagnóstico e manejo da dengue, mas somente exames virológicos, diretos ou indiretos, confirmam a infecção por dengue. A dengue pode levar à leucopenia, mas leucocitose e contagem normal de leucócitos podem ocorrer também, particularmente na fase mais grave da doença. Com alguma frequência, pode estar presente linfocitose com atipia linfocitária. Por causa do extravasamento de plasma para o interstício, ocorrem a hemoconcentração e a queda de plaquetas. A queda abrupta das plaquetas associada a um aumento súbito do hematócrito são dois sinais de alarme muito vistos na prática clínica. A hemoconcentração encontrada nos casos de dengue grave está geralmente em níveis acima de 45%. Na dengue grave ocorrem aumento nos tempos de protrombina, tromboplastina parcial e trombina, diminuição de fibrinogênio, protrombina, fator VIII, fator XII, antitrombina e alfa-antiplasmina. Podem ocorrer diminuição da albumina no sangue e albuminúria. O aumento das transaminases hepáticas também acontece em muitos pacientes, mas geralmente entre 3 e 5 vezes o limite superior da normalidade e com a aspartato aminotransferase (AST/TGO) em concentrações maiores do que a alanina aminotransferase (ALT/TGP). Outros achados de importância na avaliação laboratorial desses pacientes incluem edema da parede da vesícula biliar ao exame ultrassonográfico, derrame pleural e ascite.

Entretanto, o diagnóstico final é dado por marcadores específicos da infecção por qualquer um dos vírus dengue, os quais devem ser solicitados de acordo com a fase da doença, para a maior especificidade do diagnóstico.

EXAMES ESPECÍFICOS PARA O DIAGNÓSTICO DA DENGUE[14]

Durante a fase aguda da doença, isto é, nos primeiros 5 dias de doença, deve ser solicitada a pesquisa da

TABELA II Avaliação hemodinâmica: sequência de alterações hemodinâmicas

Parâmetros	Ausência de choque	Choque compensado (fase inicial)	Choque com hipotensão (fase tardia)
Frequência cardíaca	Normal	Taquicardia	Taquicardia intensa, com bradicardia no choque tardio
Extremidades	Temperatura normal e rosadas	Frias	Frias, úmidas, pálidas ou cianóticas
Intensidade do pulso periférico	Pulso forte	Pulso fraco e filiforme	Tênue ou ausente
Enchimento capilar	Normal (< 2 seg)	Prolongado (> 2 seg)	Muito prolongado, presença de livedo reticular
Pressão arterial	Pressão de pulso normal para a idade	Redução da pressão de pulso (≤ 20 mmHg)	Hipotensão grave Pressão de pulso < 10 mmHg Pressão arterial não detectável
Ritmo respiratório	Normal para a idade	Taquipneia	Acidose metabólica, hiperpneia ou respiração de Kussmaul
Diurese	Normal (1,5-4,0 mL/kg/h)	Oligúria (< 1,5 mL/kg/h)	Oligúria persistente (< 1,5 mL/kg/h)

Fonte: Brasil, 2016[5].

proteína NS1, proteína não estrutural dos vírus dengue somente presente em situações em que ocorre a replicação viral e, portanto, infecção ativa. Existe um teste *point of care* para a detecção da NS1, e o resultado fica disponível em aproximadamente meia hora após a coleta da amostra, o que facilita notavelmente a associação das manifestações clínicas do paciente com a fase aguda da dengue. Nessa fase, ainda é possível fazer o isolamento viral ou detecção do genoma dos vírus dengue pela técnica de RT-PCR (reação em cadeia da polimerase precedida da transcrição reversa do RNA viral), embora esses exames estejam disponíveis somente em instituições de pesquisa e laboratórios de saúde pública. Após o sexto dia de doença, há uma diminuição gradativa na detecção da proteína NS1, e a confirmação diagnóstica é feita pela detecção de anticorpos associados à fase de recuperação da doença aguda, os anticorpos da classe IgM – cuja detecção usualmente é feita pela técnica de *enzyme-linked immunosorbent assay* (MAC-ELISA). Note que a presença de anticorpos da classe IgG durante a fase aguda e em títulos maiores do que os da classe IgM indica infecção secundária por sorotipos diferentes, os quais demonstram a ativação precoce de células de memória do nosso sistema imunológico, induzidas por infecções prévias por sorotipos diferentes daquele responsável pela infecção atual. Devemos lembrar que a possibilidade do desenvolvimento das formas graves da dengue ocorre com maior frequência em infecções sequenciais por sorotipos diferentes dos vírus dengue, algo frequentemente observado na prática clínica. A dosagem de anticorpos contra os vírus dengue pode eventualmente resultar em falsos positivos devido à reação cruzada com outros flavivírus, em particular com as infecções pelo vírus Zika, mas as manifestações clínicas são relativamente distintas, principalmente pela intensidade do acometimento sistêmico observado na dengue.

TRATAMENTO[1,5,8]

Não existe tratamento antiviral específico para a dengue, e o tratamento se baseia na instituição de hidratação vigorosa e precoce, pois essa abordagem pode modular a apresentação clínica da doença e impedir a evolução para as formas graves. Como a hidratação dos pacientes depende de vários fatores, como idade e comorbidades, na possibilidade de tratamento ambulatorial a ingesta hídrica deve ser de 60 a 80 mL/kg, um terço desse volume composto de sais de reidratação oral. Nos casos benignos de febre indiferenciada e da dengue sem sinais de alarme, além da hidratação, o tratamento sintomático de febre, cefaleia, mialgias e artralgias é suficiente. Entretanto, o uso de salicilatos[5] deve ser evitado, pois esses fármacos podem causar hemorragias digestivas altas e acidose, além de atuarem na agregação plaquetária, podendo agravar ainda mais os quadros graves da dengue. Prefere-se utilizar o paracetamol ou a dipirona, tomando-se o cuidado com doses elevadas de paracetamol (acima de 4 g/dia, no adulto), já que ele é hepatotóxico acima dessas doses, e, devido à dor apresentada pelos pacientes com dengue, pode haver excesso na dose ingerida, podendo-se chegar a níveis tóxicos de concentração. A OMS[1] também recomenda evitar os anti-inflamatórios não hormonais, especialmente o ibuprofeno.

O tratamento das formas graves da dengue deve seguir as condutas usadas em pacientes que precisam de cuidados intensivos[5], muitas vezes sendo necessário recorrer a aminas vasoativas e medidas avançadas de suporte à vida. A existência de comorbidades deve ser sempre investigada e considerada de extrema importância no tratamento das formas graves da dengue. Durante a hidratação endovenosa, o procedimento deve ser feito de acordo com critérios clínicos e observação clínica criteriosa para a detecção de possíveis complicações clínicas, ou mesmo da melhora clínica dos pacientes com consequente redução da administração de líquidos. A hidratação deve ser feita predominantemente com cristaloides, não havendo nenhuma evidência de melhora clínica com o uso de corticoides ou outros imunossupressores, bem como de que a transfusão de concentrados de plaquetas resolva a plaquetopenia frequentemente observada na dengue[15].

A reposição de sangue e concentrado de plaquetas, apesar de não ser preconizada, pode ser usada em casos de hemorragias de grandes proporções. Como um guia de hidratação endovenosa na dengue, o Ministério da Saúde recomenda as indicações contidas no guia de tratamento da dengue[5], onde também estão as recomendações para o uso de anticoagulantes – a evidência clínica aponta para um seguimento muito próximo desses pacientes com a manutenção de algumas drogas anticoagulantes, como ácido acetilsalicílico em baixas doses e o clopidogrel, embora pacientes usando varfarina sódica devam ser internados quando a contagem de plaquetas está abaixo de 50.000 plaquetas/mL e a droga deva ser suspensa ou não, dependendo da presença, ou não, de fenômenos hemorrágicos. Em concentrações plaquetárias entre 30 x 10^9/L e 50 x 10^9/L, a recomendação indicada pelo Ministério da Saúde é suspender a varfarina sódica e trocá-la por heparina não fracionada. Em contagens plaquetárias abaixo de 30 x 10^9/L, recomenda-se suspender a varfarina sódica e realizar diariamente a contagem de plaquetas e testes de agregação plaquetária.

As manifestações cardiológicas, independentemente da gravidade de cada uma delas, devem ser manejadas de acordo com as características de cada um dos acometimentos cardiológicos comumente observados na dengue, não havendo nenhum medicamento específico para tais formas clínicas e nenhum outro que previna o aparecimento delas.

PREVENÇÃO[5,8]

A prevenção da dengue baseia-se no controle do vetor de transmissão dos vírus dengue que, no Brasil, é o mosquito *Aedes aegypti*. Esse controle depende de uma ação integrada entre o poder público e o próprio indivíduo, no sentido de diminuir os criadouros do mosquito e com isso diminuir a população deste, reduzindo assim a transmissão. Individualmente, há a possibilidade do uso de repelentes de insetos e, em casos especiais, o uso da única vacina liberada para a prevenção da dengue. Essa vacina está associada a diminuição das formas graves e internações em pacientes jovens e que já tiveram dengue, sendo recomendada apenas a indivíduos na faixa etária de 9 a 45 anos e que comprovadamente tenham apresentado infecção por qualquer um dos sorotipos dos vírus dengue. A vacina apresenta poucos efeitos colaterais nessa população e deve ser administrada na forma de três doses, em intervalos de 6 meses entre cada uma delas.

A dengue é uma infecção aguda que na maioria dos pacientes sintomáticos tem suas manifestações clínicas resolvidas em 1 a 2 semanas. Casos graves que exijam internação em unidades de terapia intensiva podem requerer um período de recuperação maior. Algumas complicações raras incluem cardiomiopatia, convulsões, dano hepático, depressão, irite, orquite e ooforite.

BIBLIOGRAFIA

1. World Health Organization. Dengue and severe dengue. Genebra: WHO; 2022.
2. Brasil. Ministério da Saúde. Secretaria de Vigilância em Saúde. Monitoramento dos casos de arboviroses até a semana epidemiológica 24. Boletim Epidemiológico. 2022;53.
3. Organização Pan-Americana de Saúde. Dengue. [acesso em julho 2022]. Disponível em: https://www.paho.org/
4. Fonseca BAL, Fonseca SNS. Dengue virus infections. Curr Opin Pediatr. 2002;14(1):67-71.
5. Brasil. Ministério da Saúde. Secretaria de Vigilância em Saúde. Departamento de Vigilância das Doenças Transmissíveis. Dengue: diagnóstico e manejo clínico: adulto e criança. 5. ed. Brasília: Ministério da Saúde; 2016.
6. World Health Organization. Dengue haemorrhagic fever: diagnosis, treatment, prevention and control. Genebra: WHO; 2009.
7. Macias AE, Werneck GL, Castro R, Mascareñas C, Coudeville L, Morley D, et al. Mortality among hospitalized dengue patients with comorbidities in Mexico, Brazil, and Colombia. Am J Trop Med Hyg. 2021;105(1):102-9.
8. Fonseca BAL, Fonseca SN. Principais doenças causadas por arbovírus. In: Salomão R. Infectologia: bases clínicas e tratamento. 2. ed. Rio de Janeiro: Guanabara Koogan; 2022.
9. Miranda CH, Borges MC, Matsuno AK, Vilar FC, Gali LG, Volpe GJ, et al. Evaluation of cardiac involvement during dengue viral infection. Clin Infect Dis. 2013;57(6):812-9.
10. Bhatt M, Soneja M, Fariooqui FA, Singla P, Vikram NK, Biswas A, et al. Myocarditis in admitted patients with dengue fever. Infection. 2020;48(6):899-903.
11. Mansanguan C, Hanboonkunupakarn B, Muangnoicharoen S, Huntrup A, Poolcharoen A, Mansanguan S, et al. Cardiac evaluation in adults with dengue virus infection by serial echocardiography. BMC Infect Dis. 2021;21(1):940.
12. Biswas S, Kumar P, Tansir G, Biswas A. Case report: cardiac tamponade in dengue hemorrhagic fever: an unusual manifestation of a common disease. Am J Trop Med Hyg. 2019;101(2):448-50.
13. Parchani A, Krishnan G, Kumar S. Electrocardiographic changes in dengue fever: a review of literature. Int J Gen Med. 2021;14:5607-14.
14. Paula SOD, Fonseca BAL. Dengue: a review of laboratory tests a clinician must know to achieve a correct diagnosis. Braz J Infect Dis. 2004;8(6):390-8.
15. Organización Panamericana de la Salud. Directrices para el diagnóstico clínico y el tratamiento del dengue, el chikunguña y el zika. Washington: PAHO; 2022.

71

Doenças pulmonares e coração

Elisa Sebba de Souza Vega

CONSULTA RÁPIDA

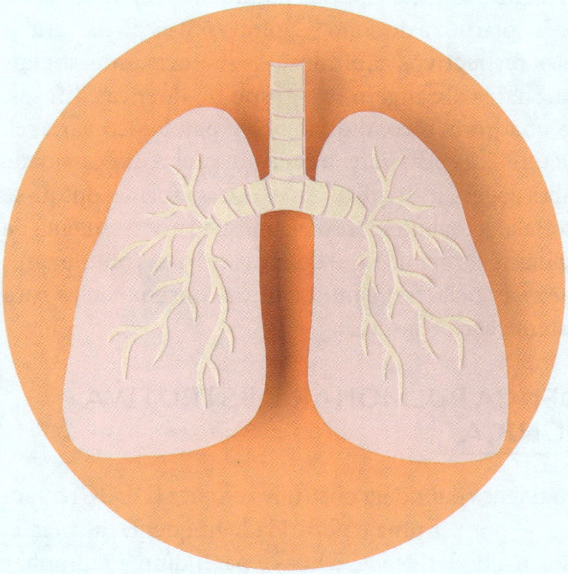

- Doenças pulmonares podem estar relacionadas a repercussões no sistema cardiovascular.
- A alta prevalência mundial da doença pulmonar obstrutiva crônica e da associação frequente com doenças cardiovasculares justifica a escolha de sua abordagem.
- A doença pulmonar obstrutiva crônica é uma doença caracterizada pela obstrução progressiva do fluxo aéreo, devido a anormalidades das vias aéreas e do parênquima pulmonar.
- A etiologia é multifatorial, com destaque para a inalação de partículas e/ou gases tóxicos.
- Para o diagnóstico consideram-se fatores clínicos e funcionais, como sintomas, exposição a fatores de risco e alteração compatível na prova de função pulmonar.
- A espirometria é o exame de escolha para o diagnóstico da limitação ao fluxo aéreo, demonstrando distúrbio ventilatório obstrutivo.
- O tratamento eficaz está associado à abordagem:
  - Não medicamentosa: incluem-se educação sobre a doença, retirada do fator de risco e exposições, reabilitação pulmonar, oxigenoterapia, vacinação para a prevenção de infecções virais e pneumonia e manejo das comorbidades.
  - Medicamentosa: a partir do risco de exacerbações e sintomas. A base do tratamento de manutenção se forma com medicações inalatórias e broncodilatadores. O tratamento inicial em pacientes sintomáticos é feito com os broncodilatadores de longa duração. O uso dos corticoides inalatórios, em associação aos broncodilatadores, está relacionado ao perfil exacerbador ou a pacientes com histórico de asma associada.

INTRODUÇÃO

Doenças pulmonares podem estar relacionadas a repercussões no sistema cardiovascular. O diagnóstico e manejo dessa complexa interação auxiliam na melhor abordagem para o paciente.

Doenças pulmonares agudas ou crônicas, associadas a maior gravidade, podem estar relacionadas a complicações cardíacas. As alterações na circulação arterial pulmonar podem acontecer nesse grupo de doenças e estar associadas a insuficiência ventricular direita e *cor pulmonale*. Destacam-se a piora da qualidade de vida e o aumento da mortalidade em pacientes com doenças pulmonares crônicas e hipertensão pulmonar[1]. Nesse grupo se incluem doença pulmonar obstrutiva crônica, embolia pulmonar, doenças intersticiais pulmonares, distúrbios neuromusculares ou torácicos e distúrbios do controle ventilatório, incluindo a apneia do sono e a síndrome de hipoventilação-obesidade[2].

Doenças como a embolia pulmonar (Capítulo 32) e a apneia obstrutiva do sono (Capítulo 66) estão discutidas nesses respectivos capítulos. As doenças intersticiais pulmonares abrangem um grupo de doenças difusas, com quadro clínico, radiológico e patológico variável, características peculiares a cada uma delas e necessidade de abordagem individualizada[3]. Dessa forma, optou-se pelo esclarecimento sobre o diagnóstico e o tratamento de uma das mais prevalentes doenças crônicas pulmonares e que se associa, frequentemente, a consequências para o sistema cardiovascular.

DOENÇA PULMONAR OBSTRUTIVA CRÔNICA

A doença pulmonar obstrutiva crônica (DPOC) caracteriza-se por ser uma enfermidade frequente, associada a anormalidades de vias aéreas e parênquima pulmonar com etiologia multifatorial, associada com mais frequência à inalação de partículas e/ou gases tóxicos. Esse acometimento está associado à limitação persistente ao fluxo aéreo[4]. Destaca-se a alta prevalência dessa doença, 10%, sendo a terceira causa de morte no mundo[5].

DIAGNÓSTICO

Para o diagnóstico, considera-se a tríade composta por sintomas, exposição a fatores de risco e alteração compatível na prova de função pulmonar[6] (Figura 1).

Os sintomas respiratórios característicos são dispneia, tosse crônica e/ou produção de escarro. A dispneia pode apresentar características como persistência e piora aos esforços e tornar-se progressiva. A tosse, um dos sintomas iniciais, geralmente é intermitente, porém é um sintoma não valorizado em pacientes tabagistas – uma das razões pelas quais a doença é descrita como subdiagnosticada.

Entre os fatores de risco, o mais prevalente é o tabaco. Pacientes não tabagistas também podem apresentar a doença por meio de fatores como tabagismo passivo, exposição ocupacional (no ambiente do trabalho), condição genética, como a deficiência de alfa-1-antitripsina, e história de infecções persistentes na infância[6].

A espirometria é o exame de escolha para o diagnóstico da limitação ao fluxo aéreo. O distúrbio ventilatório obstrutivo nesses pacientes pode ser caracterizado com valores persistentes de VEF1/CVF < 0,70 avaliado na manobra após broncodilatador ou a utilização do limite inferior de cada indivíduo como valor de normalidade para o paciente. Na interpretação desse exame, outros critérios são levados em consideração para o diagnóstico de obstrução; porém, com o contexto clínico favorável para essa doença, como sintomas e fator de risco, tal alteração exemplificada do VEF1/CVF é o suficiente para o diagnóstico[6].

O acometimento pulmonar pode vir acompanhado de doenças como câncer de pulmão, osteoporose, transtornos psiquiátricos como ansiedade e depressão e, como destaque nessa abordagem, as doenças cardiovasculares[4]. Estas estão associadas, pelo fator de risco em comum, a doenças cardíacas e pulmonares. Outro fator que colabora para essa associação é a presença de hiperinsuflação pulmonar, caracterizada pelo aumento do volume residual e capacidade pulmonar total. A obstrução das vias aéreas e o grau de hiperinsuflação estão relacionados inversamente ao enchimento ventricular esquerdo e ao débito cardíaco. Destaca-se então o tratamento com broncodilatadores, para auxiliar no "desequilíbrio coração-pulmão"[5].

Exames adicionais são necessários para auxiliar nos diagnósticos diferenciais e para direcionar o tratamento e prognóstico[4] (Figura 1).

Diagnósticos diferenciais

Entre os diagnósticos diferenciais, destaca-se a asma, porém outros que podem cursar com tosse crônica e/ou dispneia devem ser valorizados, como tuberculose pulmonar, insuficiência cardíaca, bronquiectasias, bronquiolite obliterante e panbronquiolite difusa[6].

Avaliação da gravidade

Previamente, a classificação da gravidade dessa doença era realizada apenas com o uso da espirometria e a intensidade da obstrução ao fluxo aéreo. Porém, a medida do VEF1 isolada não prediz necessariamente sintomas do paciente e outros fatores que precisam ser avaliados[8]. A última diretriz brasileira de 2017 sugere

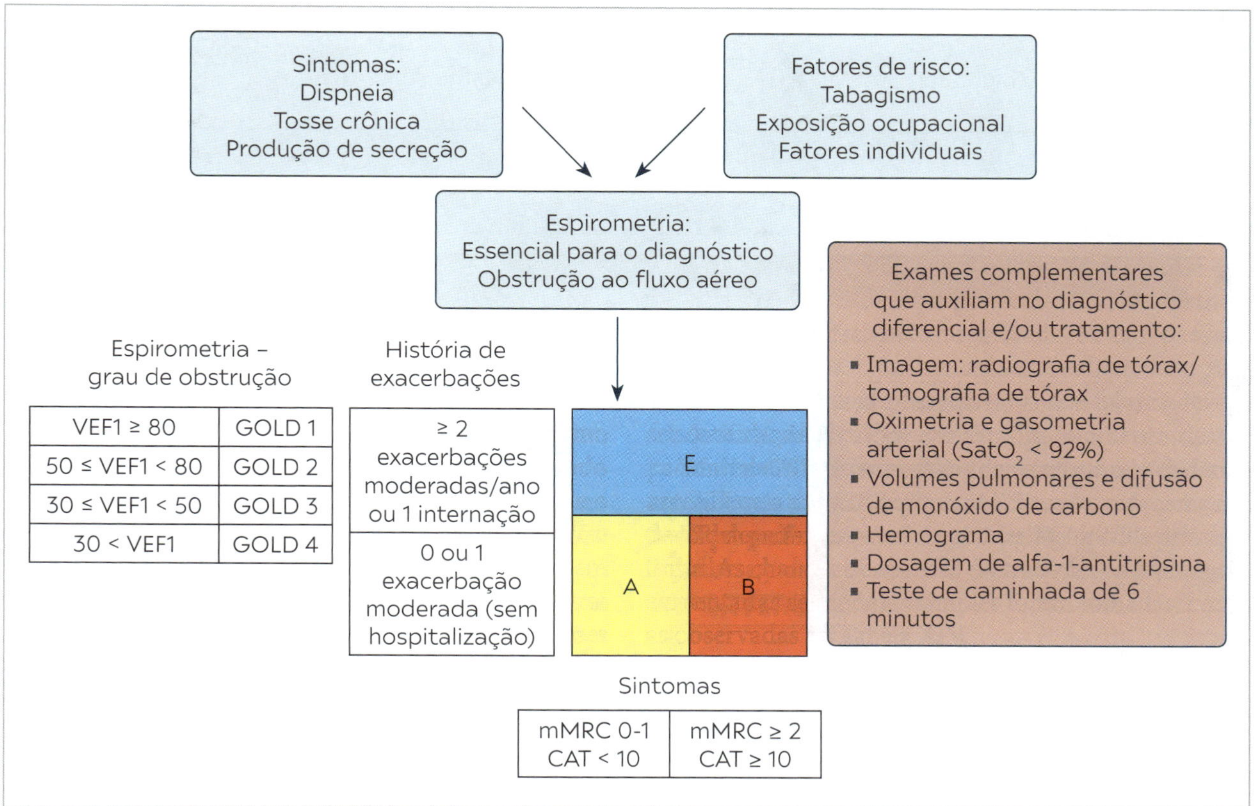

FIGURA 1 Diagnóstico e avaliação da gravidade da doença pulmonar obstrutiva crônica. Grupo A: poucos sintomas e baixo risco de exacerbação; TTO: broncodilatador - considerar acesso e resposta. Grupo B: sintomas presentes; risco baixo de exacerbação; TTO: broncodilatador de longa duração (LABA ou LAMA)/LABA + LAMA. Grupo E: sintomas presentes e alto risco de exacerbação; TTO: LABA + LAMA ou CI + LABA + LAMA; LABA: beta-2-agonista de ação prolongada; LAMA: anticolinérgico de ação prolongada; CI: corticoide inalatório.
Adaptada de GOLD, 2023[6].

a estratificação da gravidade associada a avaliação de comorbidades, gravidade da DPOC e estabelecimento do prognóstico. O índice que avalia este último ponto é o BODE (*Body mass index, airway Obstruction, Dyspnea and Exercise capacity*), , que analisa o índice de massa corpórea, o grau de dispneia, a obstrução ao fluxo aéreo e a capacidade de exercício do paciente[8]. A classificação que será abordada, a mais atual, é direcionada pelo GOLD (*Global strategy for the diagnosis, management, and prevention of chronic obstructive pulmonary disease*) 2022 (Figura 1) e utiliza diferentes variáveis, como:

- Sintomas: já especificados. Para direcioná-los, podemos utilizar escalas que medem as suas intensidades, como a escala de dispneia do Medical Research Council modificada (mMRC) (Tabela I) e o teste CAT (*Control Assessment Test*), com avaliação de diversos parâmetros clínicos desses pacientes (Figura 3).
- Exacerbações: por meio da frequência e necessidade de hospitalização devido a tais exacerbações no último ano (Figura 1).
- Espirometria: por meio da gravidade da obstrução ao fluxo aéreo, medida pelo VEF1 pós-broncodilatador (Figura 1).

TABELA I Escala de dispneia do Medical Research Council modificada, adaptada para a língua portuguesa

Escore	Sintomas
0	Tenho falta de ar ao realizar exercício intenso.
1	Tenho falta de ar quando apresso o meu passo, ou subo escadas ou ladeira.
2	Preciso parar algumas vezes quando ando no meu passo, ou ando mais devagar que outras pessoas de minha idade.
3	Preciso parar muitas vezes devido à falta de ar quando ando perto de 100 metros, ou poucos minutos de caminhada no plano.
4	Sinto tanta falta de ar que não saio de casa, ou preciso de ajuda para me vestir ou tomar banho sozinho.

Adaptado de Fernandes et al., 2017[8].

			Pontuação
Por exemplo: estou muito feliz	○ ⊗ ○ ○ ○ ○	Estou muito triste	
Nunca tenho tosse	0 1 2 3 4 5	Tenho tosse o tempo todo	
Não tenho nenhum catarro (secreção) no peito	0 1 2 3 4 5	O meu peito está cheio de catarro (secreção)	
Não sinto nenhuma pressão no peito	0 1 2 3 4 5	Sinto uma grande pressão no peito	
Não sinto falta de ar quando subo uma ladeira ou um andar de escada	0 1 2 3 4 5	Sinto bastante falta de ar quando subo uma ladeira ou um andar de escada	
Não sinto nenhuma limitação nas minhas atividades em casa	0 1 2 3 4 5	Sinto-me muito limitado nas minhas atividades em casa	
Sinto-me confiante para sair de cada, apesar da minha doença pulmonar	0 1 2 3 4 5	Não me sinto nada confiante para sair de casa, por causa da minha doença pulmonar	
Durmo profundamente	0 1 2 3 4 5	Não durmo profundamente devido à minha doença pulmonar	
Tenho muita energia (disposição)	0 1 2 3 4 5	Não tenho nenhuma energia (disposição)	
		Pontuação total	

O Teste de Avaliação da DPOC (COPD *Assessment Test*) e o logotipo CAT são uma marca comercial do grupo de empresas GlaxoSmithKline. ®2009 GlaxoSmithKline. Todos os direitos reservados.

FIGURA 2 Teste de Avaliação da DPOC (COPD *Assessment Test*™ - CAT)
Fonte: Fernandes et al., 2017[8].

TRATAMENTO

A DPOC é uma doença complexa, estando envolvidos fatores ambientais, estilo de vida e genética.

Tratamento não medicamentoso

Para um tratamento eficaz, é essencial também a abordagem não medicamentosa, na qual se incluem educação sobre a doença, retirada do fator de risco e exposições, reabilitação pulmonar, oxigenoterapia, vacinação para prevenção de infecções virais e pneumonia e manejo das comorbidades[8] (Figura 3). Entre estas, estão insuficiência cardíaca, fibrilação atrial, doença isquêmica cardíaca, osteoporose, câncer de pulmão, refluxo gastroesofágico, ansiedade e depressão[9].

Com a intenção de reforçar o tratamento conjunto de doenças pulmonares e cardíacas, um destaque deve ser dado ao uso de betabloqueador, com preferência aos cardiosseletivos, em pacientes com insuficiência cardíaca e DPOC. A indicação deve ser mantida, com resultados robustos demonstrando que, quando bem indicada na

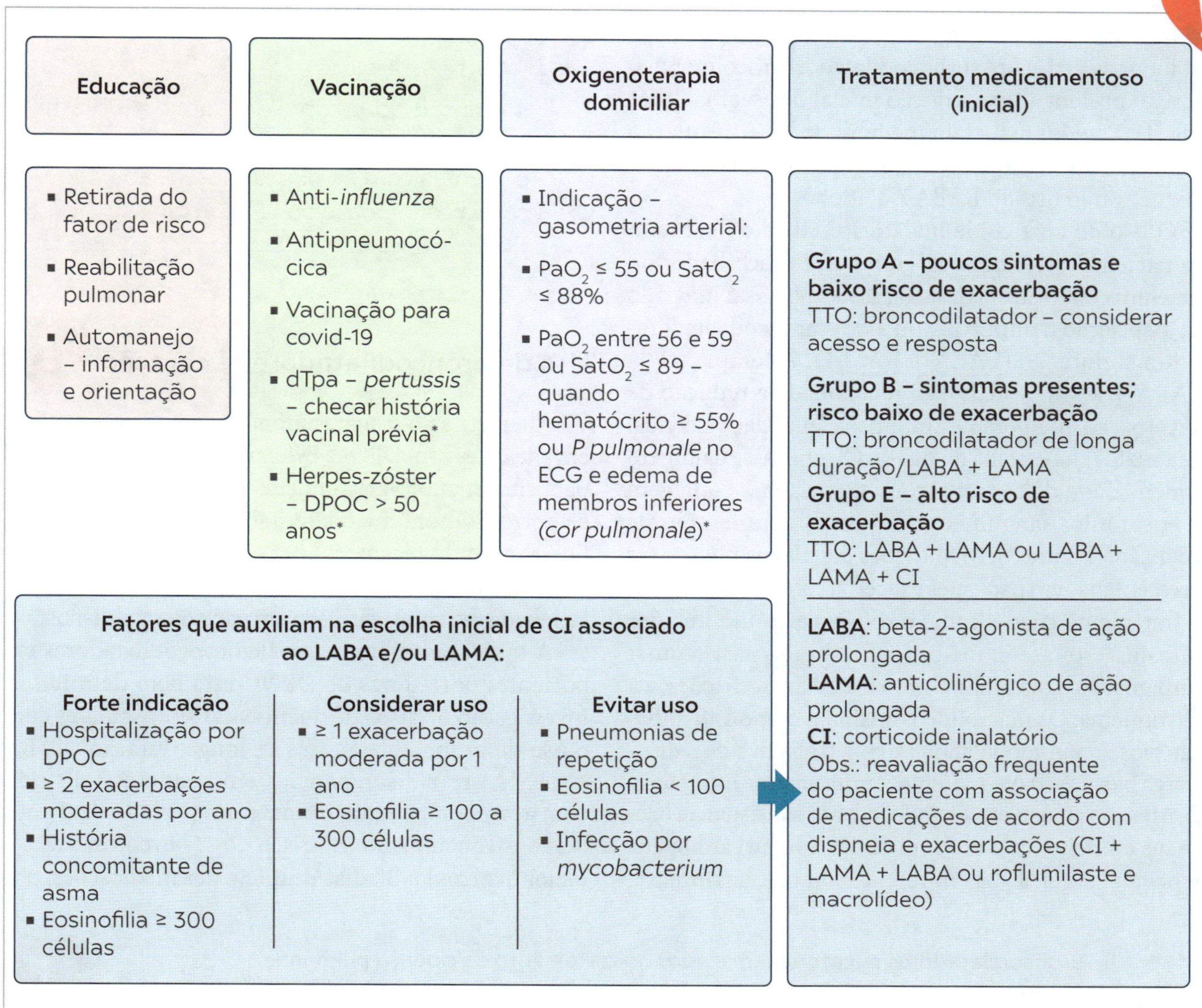

FIGURA 3 Tratamento de manutenção da doença pulmonar obstrutiva crônica
Adaptada de GOLD, 2023[6]; Fernandes et al., 2017[8].

cardiopatia, diminui a taxa de mortalidade dos pacientes com DPOC e esta cormorbidade[10].

Oxigenoterapia domiciliar em pacientes com doença pulmonar obstrutiva crônica

Atenção especial deve ser direcionada na indicação de oxigênio domiciliar para esses pacientes, com o intuito de evitar vasoconstrição, hipertensão pulmonar e consequente *cor pulmonale*. Essa medida, quando orientada no momento adequado, está relacionada ao aumento de sobrevida nessa doença. A indicação é realizada a partir da constatação de hipoxemia crônica, em repouso, com valores de $PaO_2 \leq 55$ mmHg ou saturação de oxigênio ($SatO_2$) ≤ 88%. Para pacientes com hematócrito ≥ 55% ou *P pulmonale* no ECG e edema de membros inferiores, a indicação é mais precoce: PaO_2 = 56 a 59 mmHg ou saturação de oxigênio = 89%. O uso é indicado por um período pelo menos de 15 horas[11] (Figura 3).

De acordo com a classificação abordada anteriormente, propõe-se um tratamento inicial (Figura 3), baseada em sintomas e exacerbações e na contagem de eosinófilos sanguíneos; a resposta ao tratamento deve ser avaliada em todo retorno e acompanhamento do paciente. A base do tratamento medicamentoso é realizada a partir de medicações inalatórias e broncodilatadores. Atenção especial é direcionada à técnica inalatória, pois o uso inadequado dos dispositivos está relacionado à falha terapêutica[9]. A medicação de escolha deve ser individualizada, considerando indicação correta de acordo com a classificação da doença, disponibilidade da medicação e as limitações com potenciais efeitos colaterais, além da associação a comorbidades e interações medicamentosas.

Em pacientes com baixo risco de exacerbações e sintomáticos, o broncodilatador de longa duração é a escolha. Segundo GOLD 2023 e a American Thoracic Society, em pacientes sintomáticos, o uso conjunto de dois broncodilatadores com diferentes mecanismos de ação LABA (broncodilatador beta-2-agonista de ação prolongada) + LAMA(broncodilatador anticolinérgico de ação prolongada) é a opção inicial de escolha[12] (Tabela II). Estudos associam melhora da hiperinsuflação de forma mais significativa com dupla broncodilatação do que com o uso do LABA isolado[13].

O uso do corticoide inalatório (CI) deve ser feito em pacientes selecionados, com perfil exacerbador ou pacientes com história de asma associada. Está indicado em associação a um LABA ou a dois broncodilatadores de longa duração (LABA + LAMA). A terapia tripla (LABA + LAMA + CI) está relacionada à redução de exacerbação, melhora de sintomas e qualidade de vida. Para auxiliar na escolha do uso do CI, utiliza-se o número e intensidade de exacerbações, associada à contagem de eosinófilos sanguíneos e histórico de infecções de repetição[8] (Figura 3). Medicações adicionais podem ser acrescentadas em pacientes exacerbadores, sem resposta ao tratamento citado, como o roflumilaste, um inibidor da fosfodiesterase-4, medicação utilizada para reduzir a inflamação e diminuir o número de exacerbações; e a azitromicina. Os macrolídeos auxiliam como anti-inflamatórios, imunomoduladores e com o objetivo de reduzir a carga bacteriana em pacientes cronicamente infectados.

Atenção ao uso prolongado, devido **à** resistência bacteriana e a efeitos colaterais em pacientes com cardiopatia associada, taquicardia em repouso ou taquiarritmias[8].

Corticosteroides

Atenção ao uso prolongado, devido à resistência bacteriana e a efeitos colaterais em pacientes com cardiopatia associada, taquicardia em repouso ou taquiarritmias[8].

Uso de broncodilatadores e coração

Alterações no sistema autonômico podem acontecer em pacientes com DPOC. Evidências demonstram nesses pacientes menor variabilidade na frequência cardíaca e controle autonômico alterado durante o exercício[14]. O estímulo de receptores beta-2-agonistas pode estar associado a taquicardia sinusal e precipitar alterações relacionadas ao ritmo cardíaco em pacientes predispostos[6].

A indicação sobre o uso de broncodilatadores em pacientes portadores de DPOC está bem definida. A investigação do risco de doenças cardiovasculares com o uso de broncodilatadores de longa duração (LABA e LAMA) traz discrepâncias em resultados. Estudo com acompanhamento durante um período de 2 anos demonstrou aumento no risco desses eventos, 5 vezes maior dentro dos 30 dias de início das medicações, po-

TABELA II Broncodilatadores inalatórios utilizados no tratamento da doença pulmonar obstrutiva crônica

	Tempo de ação				Mecanismo de ação	
	Curta		Longa		Beta2 agonista	Anticolinérgico
	4 h	6 h	12h	24 h		
Broncodilatadores de curta duração						
Salbutamol, fenoterol	+				+	
Ipatrópio	+					+
Broncodilatadores de longa duração						
Formoterol			+		+	
Salmeterol			+		+	
Indacaterol				+	+	
Olodaterol				+	+	
Glicopirrônio (brometo)			+	+		+
Tiotrópio				+		+
Umeclidínio (brometo)				+		+
Associação – broncodilatadores de longa duração						
Formoterol/glicopirrônio			+		+	+
Indacaterol/glicopirrônio			+	+	+	+
Vilanterol/umeclidínio				+	+	+
Olodaterol/tiotrópio				+	+	+

Adaptada de GOLD, 2022[6]; Fernandes et al., 2017[8].

rém com risco ausente ou mesmo reduzido com o uso contínuo. Não se observou diferença entre as classes de broncodilatadores ou quando uso concomitante de dupla broncodilatação[15]. Ensaio clínico extenso posterior não mostrou esse risco cardiovascular com o uso de anticolinérgicos (LAMA)[6]. E a combinação de um segundo broncodilatador de longa duração, quando o paciente já usava um, não esteve associada ao aumento de arritmias, insuficiência cardíaca, infarto do miocárdico ou acidente vascular cerebral[16].

BIBLIOGRAFIA

1. Nathan SD, Barbera JA, Gaine SP, Harari S, Martinez FJ, Olschewski H, et al. Pulmonary hypertension in chronic lung disease and hypoxia. Eur Respir J. 2019;53(1):1801914.
2. Han MK, McLaughlin VV, Criner GJ, Martinez FJ. Pulmonary diseases and the heart. Circulation. 2007;116(25):2992-3005.
3. Liu GY, Budinger RS, Dematte JE. Advances in the management of idiopathic pulmonary fibrosis and progressive pulmonary fibrosis. BMJ. 2022;377:e066354.
4. Rizzatti FPG, Souza EST. Doença pulmonar obstrutiva crônica. In: Vale FAC, Roscani MG. Doenças de alta prevalência na prática ambulatorial. 1. ed. Rio de Janeiro: Guanabara Koogan; 2021. p. 124-34.
5. World Health Organization. The Global Health Observatory. Global Health Estimates: Life expectancy and leading causes of death and disability. [acesso em novembro de 2022]. Disponível em: https://www.who.int/data/gho/data/themes/mortality-and--global-health-estimates
6. GOLD. Global strategy for thediagnosis, management andpreventionofchronicobstructivepulmonarydisease. 2023.
7. Struß N, Bauersachs J, Welte T, Hohlfeld JM. Left heart function in COPD: impact of lung deflation. Herz. 2019;44(6):477-82.
8. Fernandes FLA, Cukier A, Camelier AA, Fritscher CC, Costa CH, Pereira EDB, et al. Recomendações para o tratamento farmacológico da DPOC: perguntas e respostas. J Bras Pneumol. 2017;43(4):290-301.
9. Celli BR, Wedzicha JA. Update on clinical aspects of chronic obstructive pulmonary disease. N Engl J Med. 2019;381(13):1257-66.
10. Kubota Y, Tay WT, Teng TK, Asai K, Noda T, Kusano K, et al. Impact of beta-blocker use on the long-term outcomes of heart failure patients with chronic obstructive pulmonary disease. ESC Heart Fail. 2021;8(5):3791-9.
11. Jacobs SS, Krishnan JA, Lederer DJ, Ghazipura M, Hossain T, Tan A-YM, et al. Home oxygen therapy for adults with chronic lung disease. An official American Thoracic Society Clinical Practice Guideline. Am J Respir Crit Care Med. 2020;202(10):e121-e141.
12. Nici L, Mammen MJ, Charbek E, Alexander PE, Au DH, Boyd CM, et al. Pharmacologic management of chronic obstructive pulmonary disease. An Official American Thoracic Society Clinical Practice Guideline. Am J Respir Crit Care Med. 2020;201(9):e56-e69.
13. Hohlfeld JM, Vogel-Claussen J, Biller H, Berliner D, Berschneider K, Tillmann H-C, et al. Effect of lungdeflation with indacaterol plus glycopyrronium on ventricular filling in patients with hyperinflation and COPD (CLAIM): a double-blind, randomised, crossover, placebo-controlled, single-centre trial. Lancet Respir Med. 2018;6(5):368-78.
14. Suissa S, Dell'Aniello S, Ernst P. Concurrent use of long-acting bronchodilators in COPD and the risk of adverse cardiovascular events. Eur Respir J. 2017;49(5):1602245.
15. Wang MT, Liou JT, Lin CW, Tsai CL, Wang YH, Hsu YJ, et al. Association of cardiovascular risk with inhaled long-acting bronchodilators in patients with chronic obstructive pulmonary disease: a nested case-control study. JAMA Intern Med. 2018;178(2):229-38.
16. Rogliani P, Ritondo BL, Zerillo B, Cazzola M, Matera MG, Calzetta L. Adding a second bronchodilator in copd: a meta-analysis on the risk of specific cardiovascular serious adverse events of tiotropium/olodaterol fixed-dose combination. COPD. 2020;17(2):215-23.

72

Hipertensão arterial pulmonar

Adriana Ignácio de Pádua
João Reynaldo Abbud Chierice

CONSULTA RÁPIDA

Definição

A hipertensão arterial pulmonar (HAP) não é uma doença específica, mas uma condição hemodinâmica que pode evoluir para insuficiência ventricular direita e morte. São inúmeras as condições clínicas que cursam com HAP, podendo se apresentar tanto em consultas com pneumologistas como cardiologistas. A investigação para diagnóstico deve ser minuciosa para determinar a classificação correta e guiar a terapêutica.

Classificação

HAP:

- Idiopática.
- Hereditária.
- Drogas/toxinas.
- Associada a:
  - Doenças vasculares do colágeno.
  - Infecção pelo vírus da imunodeficiência humana.
  - Hipertensão portal.
  - *Shunts* sistêmico-pulmonares congênitos.
  - Esquistossomose.
- Respondedores aos bloqueadores de canais de cálcio em longo prazo.
- Associada a acometimento capilar/venoso significativo.
- Hipertensão persistente do recém-nascido.

HAP devido a doença cardíaca esquerda:

- Insuficiência cardíaca com fração de ejeção preservada.
- Insuficiência cardíaca com fração de ejeção reduzida.

Valvopatias à esquerda.

- Doença cardiovascular congênita adquirida com HAP pós-capilar.

HAP associada a pneumopatias e/ou hipoxemia:

- Doenças pulmonares obstrutivas.
- Doenças pulmonares restritivas.
- Outras doenças pulmonares com padrão misto (obstrutivo/restritivo).
- Hipóxia sem doença pulmonar.
- Anormalidades do desenvolvimento.

HAP devido a obstrução arterial pulmonar:

- Hipertensão pulmonar tromboembólica crônica.
- Outras obstruções arteriais pulmonares.

HAP com mecanismo multifatorial ou desconhecido:

- Doenças hematológicas.
- Doenças sistêmicas e metabólicas.
- Outros.
- Doenças cardíacas congênitas complexas.

Roteiro inicial para investigação

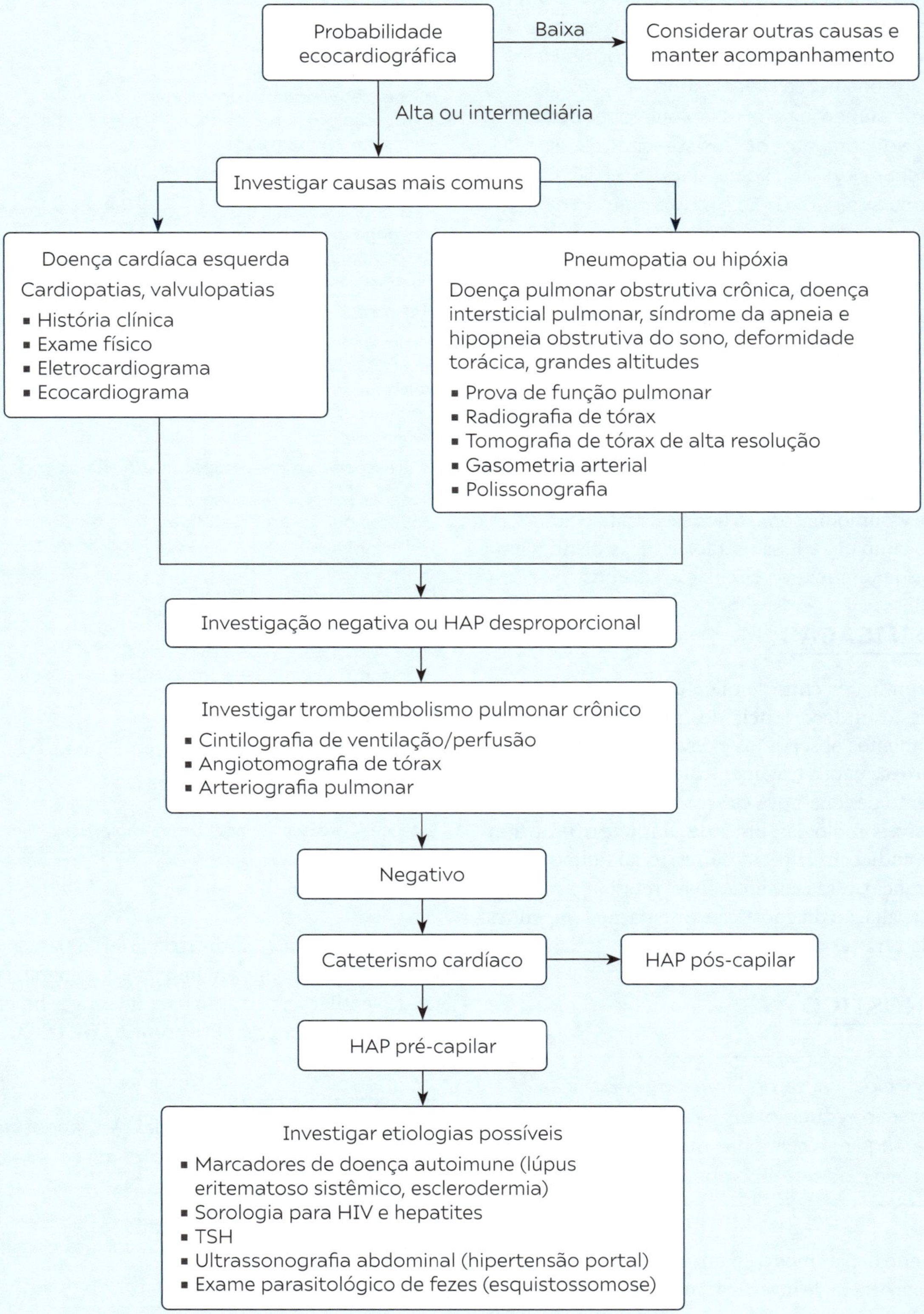

INTRODUÇÃO

> A HAP é uma condição hemodinâmica grave definida pelo aumento da pressão arterial pulmonar (PAP) média acima de 20 mmHg no cateterismo cardíaco direito em repouso. Esse aumento na pressão pulmonar pode levar ao aumento da resistência vascular pulmonar (RVP) e evoluir para insuficiência ventricular direita (IVD) e morte quando não tratada e pode estar associada a diversas condições clínicas.

A principal função da circulação pulmonar é possibilitar as trocas gasosas entre o ar ambiente e o sangue, em condições fisiológicas. Após o nascimento, a circulação pulmonar se transforma em um sistema vascular de baixa resistência e alta complacência, devido à possibilidade de recrutar arteríolas e capilares que se encontram em estado de contração e estar praticamente isento do controle vasomotor, como o que é exercido pelo sistema nervoso simpático. Essas características distinguem a circulação pulmonar da circulação sistêmica[1].

CLASSIFICAÇÃO

As condições clínicas que cursam com HAP são inúmeras. Em decorrência dos grandes avanços nos conhecimentos observados e devido ao surgimento de novas drogas para o tratamento, foi necessário o desenvolvimento de uma nova classificação clínica, baseada nas possíveis etiologias. Em 2018, durante o Sexto Simpósio Mundial em Hipertensão Arterial Pulmonar, em Nice (França), essa classificação foi revista, permitindo melhor avaliação diagnóstica e orientação terapêutica. A Tabela I traz essa nova classificação[2].

TABELA I Classificação da hipertensão arterial pulmonar

Hipertensão arterial pulmonar (HAP)
Idiopática. Hereditária. Drogas/toxinas. Associada a: ▪ Doenças vasculares do colágeno. ▪ Infecção pelo vírus da imunodeficiência humana. ▪ Hipertensão portal. ▪ *Shunts* sistêmico-pulmonares congênitos. ▪ Esquistossomose. Respondedores aos bloqueadores de canais de cálcio em longo prazo. Associada a acometimento capilar/venoso significativo. Hipertensão persistente do recém-nascido.
HAP devido à doença cardíaca esquerda
Insuficiência cardíaca com fração de ejeção preservada. Insuficiência cardíaca com fração de ejeção reduzida. Valvopatias à esquerda. Doença cardiovascular congênita adquirida com HAP pós-capilar.
HAP associada a pneumopatias e/ou hipoxemia
Doenças pulmonares obstrutivas. Doenças pulmonares restritivas. Outras doenças pulmonares com padrão misto (obstrutivo/restritivo). Hipóxia sem doença pulmonar. Anormalidades do desenvolvimento.
HAP devido a obstrução arterial pulmonar
Hipertensão pulmonar tromboembólica crônica. Outras obstruções arteriais pulmonares.
HAP com mecanismo multifatorial ou desconhecido
Doenças hematológicas. Doenças sistêmicas e metabólicas. Outros. Doenças cardíacas congênitas complexas.

Fonte: Simonneau et al., 2019[2].

DIAGNÓSTICO

> A principal causa de HAP são as doenças do coração esquerdo, seguidas das doenças do parênquima pulmonar que cursam com hipoxemia e do tromboembolismo pulmonar.

Quando deparamos com um caso de HAP, devemos seguir esta ordem de investigação, a fim de diagnosticar ou descartar as causas mais comuns dessa condição, realizando exames complementares como eletrocardiograma e ecocardiograma para uma avaliação cardiológica inicial. Devem-se fazer exames radiológicos do tórax, prova de função pulmonar e gasometria arterial para avaliar as doenças do parênquima pulmonar e cintilografia pulmonar de ventilação/perfusão para investigar hipertensão pulmonar tromboembólica crônica (HPTEC).

> Após essa avaliação inicial, é mandatória a realização do cateterismo cardíaco direito para definição e caracterização da HAP e, a partir dessa informação, o planejamento da rotina de investigação para a correta classificação e tratamento.

A seguir, estão os principais achados do ecocardiograma e do cateterismo Cardíaco na avaliação da HAP. Pode-se, assim, propor um fluxograma (Figura 2) para investigação e correta classificação da HAP e propor tratamento adequado.

Ecocardiograma

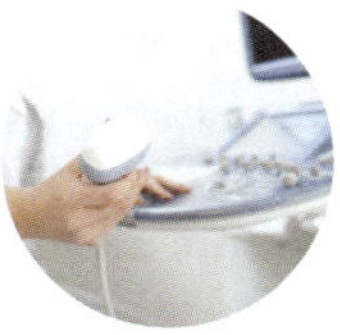

O ecocardiograma transtorácico (ETT) é um importante exame de triagem não invasivo na investigação de HAP, útil para estimar a PAP pelo Doppler contínuo e avaliar sua repercussão sobre o coração. A estimativa da pressão sistólica na artéria pulmonar (PSAP) baseia-se na velocidade de pico da regurgitação tricúspide, calculada pela equação de Bernoulli, somando-se a pressão no átrio direito. Valores da PSAP > 40 mmHg são sugestivos de HAP.

A pressão no átrio direito pode ser estimada pelo ecocardiograma com base no diâmetro absoluto da veia cava inferior e em sua variação respiratória. Em pacientes com regurgitação tricúspide grave, a velocidade da regurgitação pode estar subestimada, não devendo ser utilizada para excluir esse diagnóstico.

O consenso da Sociedade Europeia de Pneumologia e Cardiologia sugere que o ETT pode fornecer o grau de probabilidade de HAP, com base na velocidade de regurgitação tricúspide. As Tabelas II e III mostram as variáveis avaliadas para determinar a probabilidade de HAP por meio do ecocardiograma[3].

A avaliação da função do ventrículo direito é difícil e pode ser realizada por medidas indiretas como o TAPSE (excursão sistólica do plano do anel tricúspide), a FAC (alteração da área fracional do ventrículo direito) e a onda S' (velocidade de pico sistólico do anel tricúspide pelo Doppler tecidual). A Tabela IV descreve os achados ecocardiográficos de avaliação do ventrículo direito.

TABELA II Probabilidade de hipertensão arterial pulmonar por meio do ecocardiograma

Pico de velocidade de regurgitação tricúspide	Presença de outros sinais ecocardiográficos de hipertensão arterial sistêmica	Probabilidade ecocardiográfica de hipertensão arterial sistêmica
≤ 2,8 m/s ou não mensurável	Não	Baixo
≤ 2,8 ou não mensurável 2,9 a 3,4 m/s	Sim Não	Intermediário Intermediário
2,9 a 3,4 m/s > 3,4 m/s	Sim Não necessário	Alto Alto

TABELA III Outros sinais ecocardiográficos sugestivos de hipertensão arterial pulmonar

Ventrículos	Artéria pulmonar	Veia cava inferior e átrio direito
Relação do diâmetro basal do VD/VE > 1,0	Tempo de aceleração Doppler do fluxo de saída do VD < 105 m/s e/ou nó mesossistólico	Diâmetro da cava inferior > 21 mm com colapso inspiratório diminuído (< 50% com uma fungada ou > 20% com inspiração silenciosa)
Achatamento do septo interventricular (índice de excentricidade do VE > 1,1 na sístole e/ou diástole)	Velocidade inicial de regurgitação pulmonar > 2,2 m/s	Área do átrio direito (sístole final) > 18 cm^2
-	Diâmetro da artéria pulmonar > 25 mm	-

VD: ventrículo direito; VE: ventrículo esquerdo.

TABELA IV Avaliação de função do ventrículo direito

Parâmetro	Valor de referência
TAPSE	≥ 1,7 cm
Onda S' do anel tricúspide	≥ 9,5 cm/s
FAC	≥ 35%

FAC: alteração da área fracional do ventrículo direito; TAPSE: excursão sistólica do plano do anel tricúspide.

Cateterismo cardíaco

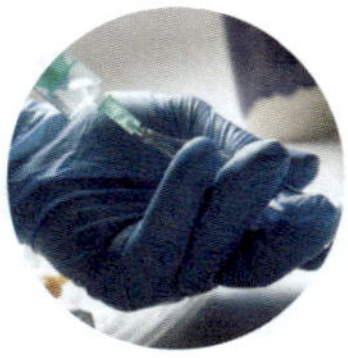

O diagnóstico confirmatório da HAP é realizado por meio do cateterismo cardíaco de câmaras direita e esquerda (CATE D-E), com medidas de pressão das câmaras (manometrias), estimativa de débito cardíaco (DC) pela termodiluição ou pelo método de Fick e cálculos hemodinâmicos (RVP e resistência vascular sistêmica – RVS) para a correta determinação do diagnóstico.

> A definição atual de HAP por meio do CATE D-E é PAP média > 20 mmHg.

Em diretrizes anteriores, o valor de corte da PAP média é superior a 25 mmHg[1], porém há evidências crescentes de que, em alguns casos de doença vascular pulmonar (DVP), principalmente HAP associada a esclerose sistêmica, tromboembolismo crônico e doenças pulmonares crônicas, pacientes com uma elevação modesta da PAP média (entre 21 e 24 mmHg) são sintomáticos com limitação ao exercício e podem ter desfechos clínicos desaforáveis. Dessa forma, a definição de HAP foi atualizada para PAP média > 20 mmHg[2]. No entanto, uma mudança na definição hemodinâmica de HAP devido às DVP não implica tratar esses pacientes adicionais, mas destaca a importância do monitoramento rigoroso nessa população. Ensaios prospectivos são necessários para determinar se essa população com HAP pode se beneficiar de um manejo específico.

Além do diagnóstico definitivo, o CATE D-E tem a propriedade de caracterizar o tipo de HAP de acordo com os achados hemodinâmicos: HAP em pré-capilar, pós-capilar isolada ou combinada. A caracterização leva em consideração a mensuração da pressão de oclusão da artéria pulmonar (POAP) ou capilar pulmonar e a determinação da RVP. A definição hemodinâmica da HAP está demonstrada na Tabela V[2].

Além da confirmação do diagnóstico e da determinação dos subtipos, a avaliação hemodinâmica tem papel fundamental para determinar o tipo de tratamento por meio do teste de vasorreatividade pulmonar. Esse teste é capaz de identificar pacientes aptos para o tratamento com bloqueadores de canais de cálcio e é recomendado apenas para HAP idiopática, hereditária ou induzida por drogas. É realizado, preferencialmente, com inalação de óxido nítrico (NO) na dose de 10 a 20 ppm durante 10 minutos, com mensuração das pressões pulmonares (PAP média e POAP) e DC antes e depois da inalação. O paciente é considerado responsivo ao teste quando apresentar: a) redução de PAP média ≥ 10 mmHg; b) atingir um valor absoluto de PAP média ≤ 40 mmHg; c) manter ou aumentar o DC[2].

ESTRATIFICAÇÃO DE RISCO

A estratégia de tratamento da HAP está intimamente ligada à gravidade de cada caso. Tanto a avaliação inicial quanto a resposta ao tratamento são baseadas em uma abordagem multiparamétrica para estratificar os pacientes em grupos de baixo risco, intermediário ou alto para mortalidade em 1 ano. As variáveis utilizadas levam em consideração parâmetros clínicos, funcionais, de exercício, função ventricular direita, laboratoriais e hemodinâmicos. Essa conexão entre estratificação de risco e estratégia de tratamento em pacientes foi recentemente validada por análises retrospectivas de registros independentes, mostrando uma previsão clara de sobrevida, ou sobrevida livre de eventos, com base nessa abordagem multiparamétrica na avaliação basal e durante o acompanhamento clínico. A Tabela V demonstra um dos escores de estratificação de risco descrito na Diretriz Europeia de Hipertensão Arterial Pulmonar[1].

TABELA V Definição hemodinâmica da hipertensão arterial pulmonar

Definição	Características	Grupos clínicos
Hipertensão pulmonar pré-capilar	PAP média > 20 mmHg POAP ≤ 15 mmHg RVP ≥ 3 UW	1, 3, 4 e 5
Hipertensão pulmonar pós-capilar isolada	PAP média > 20 mmHg POAP > 15 mmHg RVP < 3 UW	2 e 5
Hipertensão pulmonar combinada (pré- e pós-capilar)	PAP média > 20 mmHg POAP > 15 mmHg RVP ≥ 3 UW	2 e 5

Fonte: Simonneau et al., 2019[2].

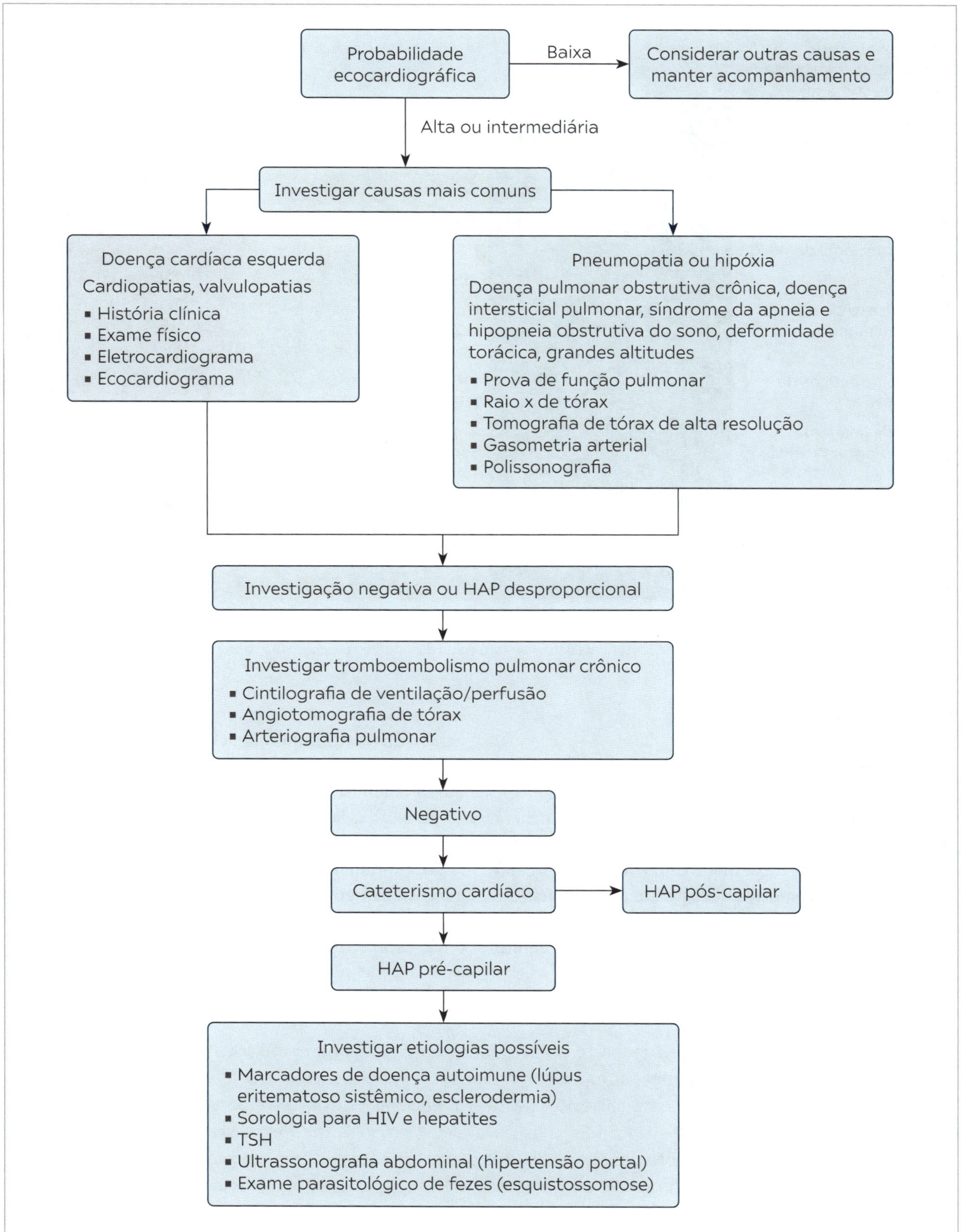

FIGURA 1 Roteiro para avaliação da hipertensão arterial pulmonar.

TABELA VI Avaliação de risco na hipertensão arterial pulmonar

Determinantes do prognóstico (mortalidade de 1 ano estimada)	Baixo risco < 5%	Risco intermediário 5-10%	Alto risco > 10%
Sinais clínicos de insuficiência cardíaca direita	Ausente	Ausente	Presente
Progressão dos sintomas	Não	Devagar	Rápida
Síncope	Não	Síncope ocasional	Síncope repetida
Classe funcional da WHO	I, II	III	IV
6MWD	> 440 m	165-440 m	< 165 m
Teste de exercício cardiopulmonar	Pico VO_2 > 15 mL/min/kg (> 65% pred.) Declive VE/VCO_2 < 36	Pico VO_2 = 11-15 mL/min/kg (35-65% pred.) Declive VE/VCO_2 = 36-44,9	Pico VO_2 < 11 mL/min/kg (< 35% pred.) Declive VE/VCO_2 ≥ 45
Níveis plasmáticos de NT-proBNP	BnP < 50 ng/L NT-proBNP < 300 ng/L	BNP = 50-300 ng/L NT-proBNP = 300-1400 ng/L	BNP > 300 ng/L NT-proBNP > 1400 ng/L
Exame de imagem (ecocardiograma, RMC)	Área do AD < 18 cm^2 Sem tamponamento cardíaco Ausência de derrame pericárdico	Área do AD = 18-26 cm^2 Sem ou mínima Tamponamento cardíaco Ausência ou mínimo derrame pericárdico	Área do AD > 26 cm^2 Tamponamento cardíaco Derrame pericárdico moderado a importante
Hemodinâmica	RAP < 8 mmHg CI ≥ 2,5 L/min/m^2 SvO_2 > 65%	RAP = 8-14 mmHg CI = 2-2,4 L/min/m^2 SvO_2 = 60-65%	RAP > 14 mmHg CI < 2,0 L/min/m^2 SvO_2 < 60%

6MWD: distância de 6 minutos de caminhada; BNP: peptídeo natriurético cerebral; CI: índice cardíaco; RMC: ressonância magnética cardíaca; NT-proBNP: N-terminal pró-peptídeo natriurético cerebral; pred. = previsto; AD: átrio direito; RAP: pressão atrial direita; SvO_2: saturação venosa mista de oxigênio; VE/VCO_2: equivalente ventilatório de dióxido de carbono; VO_2: consumo de oxigênio; WHO: World Health Organization. Fonte: Galiè et al., 2015[1].

TRATAMENTO

Hipertensão arterial pulmonar tipo 1

O tratamento da HAP não pode ser considerado mera prescrição de medicamentos, mas é caracterizado por uma estratégia complexa que inclui a avaliação inicial da gravidade e a resposta subsequente ao tratamento[1].

Com relação ao tratamento medicamentoso, o uso de doses altas de bloqueadores de canais de cálcio está indicado aos pacientes responsivos ao teste de vasorreatividade pulmonar. Os não responsivos devem utilizar outras medicações liberadas para tratamento, que incluem: inibidores de fosfodiesterase-5 (iPDE5 – sildenafila, tadalafila), antagonistas do receptor de endotelina (ARE – ambrisentana, bosentana, macitentana), estimuladores da guanilato ciclase (eGC – riociguat) e análogos da prostaciclinas (AP – epoprostenol e iloprosta) ou agonistas do receptor da prostaciclina (aRP – selexipag). O tratamento pode ser iniciado com

A abordagem inclui medidas gerais, terapia de suporte e encaminhamento para centros especializados. Entre as medidas gerais, estão a recomendação de imunização contra *influenza* e pneumococo; acompanhamento psicossocial; evitar gestação[1]. Pacientes devem ser aconselhados a serem ativos dentro dos limites dos sintomas, mas para evitar esforço físico excessivo se isso causar sintomas. Pacientes fisicamente descondicionados que estão estáveis com medicação direcionada também são aconselhados a realizar treinamento físico supervisionado[4]. Em relação à terapia de suporte, o uso de diuréticos é recomendado se há sinais de insuficiência do ventrículo direito e congestão sistêmica. Tratamento contínuo com oxigênio suplementar em longo prazo é recomendado quando a pO_2 < 8 kPa (60 mmHg) na gasometria[1]. O tratamento anticoagulante oral não é recomendado nas formas associadas, enquanto nas formas idiopática, hereditária e induzida por drogas os dados sobre eficácia são mais conflitantes. Portanto, nesse subgrupo, a decisão sobre a anticoagulação deve ser tomada caso a caso após uma análise individual de risco-benefício[4].

iPDE5 ou ARE, a depender da disponibilidade. O uso de terapia inicial combinada está indicado dependendo da estratificação de risco de cada paciente, e a otimização das doses e início de associações é realizada durante o acompanhamento clínico em centros de referência utilizando a estratificação de risco. A Figura 2 demonstra o fluxograma para tratamento e acompanhamento desses pacientes[4].

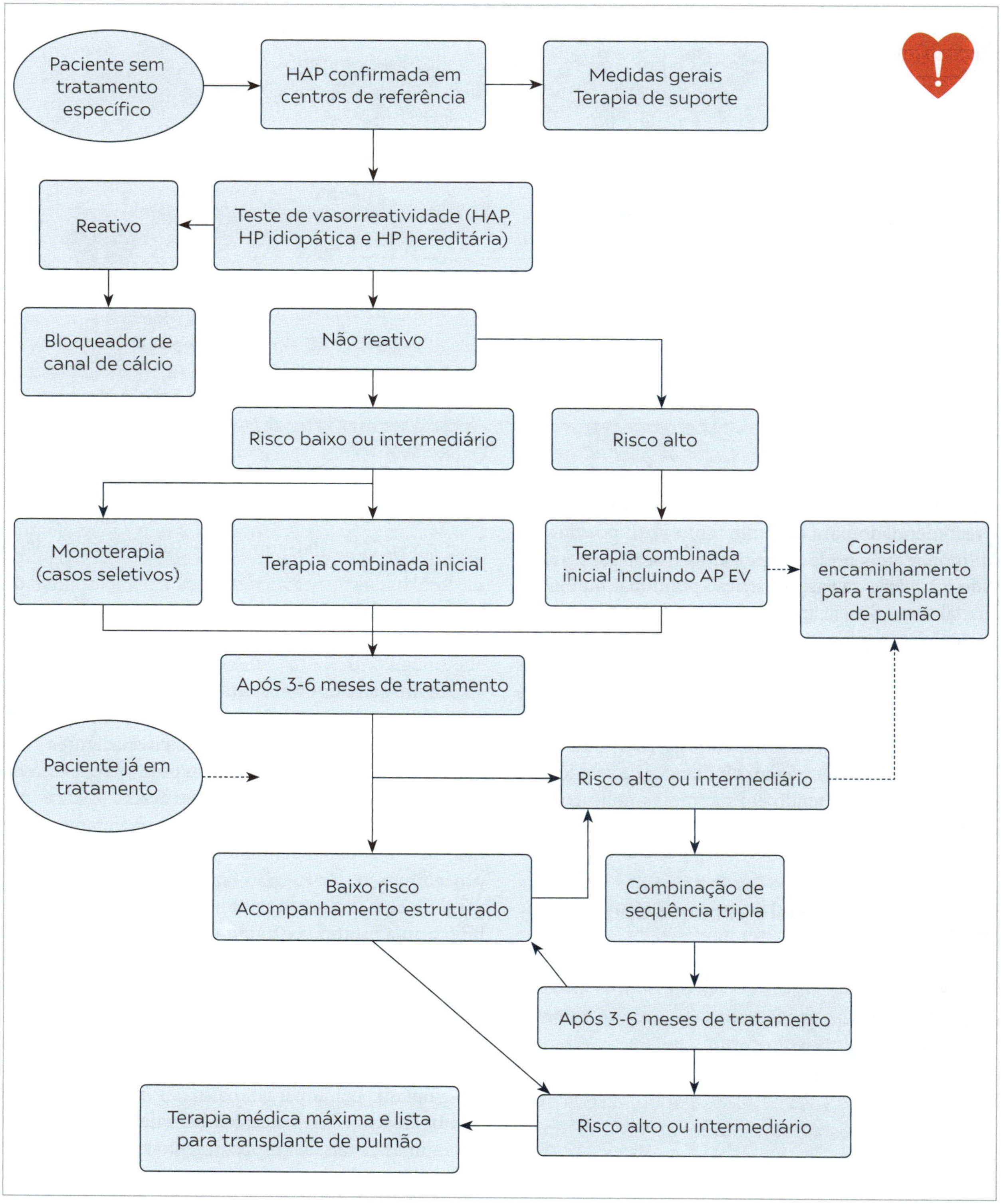

FIGURA 2 Fluxograma para tratamento e acompanhamento da hipertensão arterial pulmonar com base na estratificação de risco.
Fonte: Galiè et al., 2019[4].

Hipertensão arterial pulmonar tipo 2

A **HAP tipo 2** é comum e não é considerada uma doença, embora um subgrupo de pacientes apresente alterações vasculares pulmonares significativas. O tratamento dessa condição depende do tratamento da doença de base, sendo que o uso de diuréticos pode ajudar no controle de sintomas. Estudos randomizados multicêntricos usando tratamentos específicos (iPDE5, ARE e eGC) não têm demonstrado benefício e levantaram preocupações de segurança[5].

Hipertensão arterial pulmonar tipo 3

Pacientes com **HAP tipo 3** devem ter o tratamento da doença pulmonar subjacente otimizado: uso de broncodilatadores e corticoides inalatórios nos casos de doença pulmonar obstrutiva crônica, perda de peso e uso de CPAP se houver síndrome da apneia obstrutiva do sono. Os pacientes com doença pulmonar e hipoxêmicos devem receber tratamento com O_2 de longa duração, adaptando às recomendações gerais para DPOC[6].

O uso de medicamentos aprovados para HAP não é recomendado para pacientes com HAP por doença pulmonar, pois pode prejudicar as trocas gasosas devido à inibição da vasoconstrição pulmonar hipóxica e sua falta de eficácia após uso prolongado. No entanto, pacientes com suspeita de HAP, além de suas doenças pulmonares (caracterizadas por anormalidades leves do parênquima pulmonar, sintomas insuficientemente explicados por distúrbios mecânicos pulmonares e um "fenótipo HAP" hemodinâmico, ou seja, HAP grave (com alta RVP e baixo DC), podem ser tratados de acordo com as recomendações, tendo em mente as implicações da doença pulmonar coexistente nos sintomas e na resposta ao tratamento[1].

Hipertensão arterial pulmonar tipo 4 (HPTEC)

A **HPTEC** é uma doença de remodelamento obstrutivo da artéria pulmonar e ramos como consequência de tromboembolismo de grandes vasos. Nesse sentido, o seu tratamento está relacionado à retirada dos trombos organizados em associação ao uso de vasodilatadores pulmonares devido ao remodelamento da vasculatura pulmonar. A anticoagulação plena durante toda a vida está indicada em todo paciente com diagnóstico de HPTEC, preferencialmente utilizando varfarina com controle de razão normatizada internacional (INR) entre 2,0 e 3,0.

Alguns estudos utilizando os novos anticoagulantes orais diretos (DOAC) demonstram benefício na sua utilização, mas vale ressaltar que, em pacientes com síndrome do anticorpo antifosfolípide como causa da HPTEC, não é recomendado o uso deles.

Com relação à questão obstrutiva, o tratamento de escolha é a endarterectomia pulmonar. Durante esse procedimento, o cirurgião faz a endarterectomia por meio da camada medial das artérias pulmonares, sob hipotermia profunda e parada circulatória total, sem a necessidade de perfusão cerebral. Tal procedimento é feito somente em centros de referência, com suporte de dispositivos de assistência circulatória como a membrana de oxigenação extracorpórea (ECMO), limitando sua aplicação. Uma alternativa para o tratamento obstrutivo é a angioplastia pulmonar por balão (APB), procedimento menos invasivo e com capacidade de abordagem de lesões mais distais. Tal procedimento também deve ser realizado em centros de referência, em várias sessões para abordagem dos múltiplos ramos obstruídos.

A terapia clínica medicamentos com uso de vasodilatadores pulmonares tem sua justificativa devido à doença microvascular pulmonar na HPTEC. Alguns trabalhos já demonstraram benefícios do uso em pacientes considerados inoperáveis e naqueles já submetidos ao tratamento desobstrutivo, mas com persistência de HAP e sintomas. Alguns estudos demonstraram melhorias variadas com terapia médica direcionada a pacientes tecnicamente inoperáveis. O riociguat é atualmente aprovado em muitos países para pacientes com HPTEC inoperáveis. A Figura 3 propõe um fluxograma para tratamento da HPTEC[7].

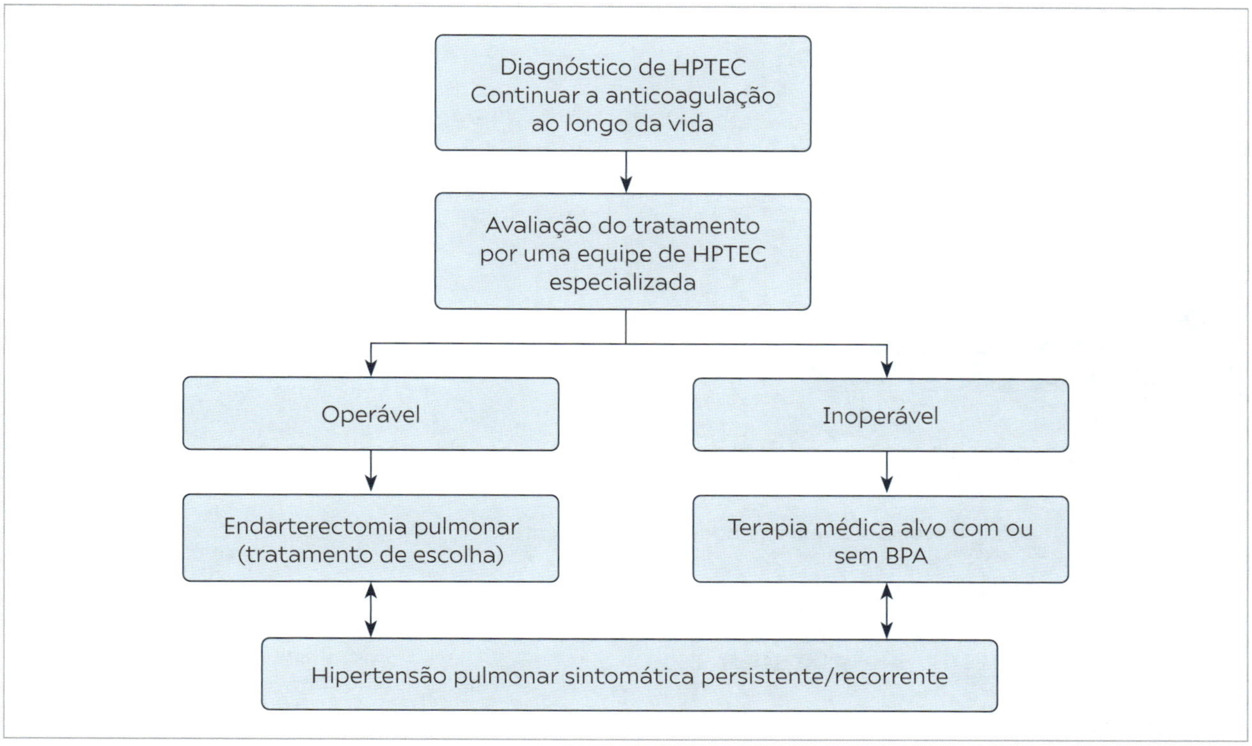

FIGURA 3 Fluxograma para tratamento da hipertensão arterial pulmonar tromboembólica crônica (HPTEC). BPA: angioplastia pulmonar por balão.
Fonte: Kim et al., 2019[7].

BIBLIOGRAFIA

1. Galiè N, Humbert M, Vachiery JL, Gibbs S, Lang I, Torbicki A, et al. 2015 ESC/ERS Guidelines for the diagnosis and treatment of pulmonary hypertension: The Joint Task Force for the Diagnosis and Treatment of Pulmonary Hypertension of the European Society of Cardiology (ESC) and the European Respiratory Society (ERS): Endorsed by: Association for European Paediatric and Congenital Cardiology (AEPC), International Society for Heart and Lung Transplantation (ISHLT). Eur Respir J. 2015;46(4):903-75.
2. Simonneau G, Montani D, Celermajer DS, Denton CP, Gatzoulis MA, Krowka M, et al. Haemodynamic definitions and updated clinical classification of pulmonary hypertension. Eur Respir J. 2019;53(1):1801913.
3. Frost A, Badesch D, Gibbs JSR, Gopalan D, Khanna D, Manes A, et al. Diagnosis of pulmonary hypertension. Eur Respir J. 2019;53(1):1801904.
4. Galiè N, Channick RN, Frantz RP, Grünig E, Jing ZC, Moiseeva O, et al. Risk stratification and medical therapy of pulmonary arterial hypertension. Eur Respir J. 2019;53(1):1801889.
5. Vachiéry J-L, Tedford RJ, Rosenkranz S, Palazzini M, Lang I, Guazzi M, et al. Pulmonary hypertension due to left heart disease. Eur Respir J. 2019;53(1):1801897.
6. Nathan SD, Barbera JA, Gaine SP, Harari S, Martinez FJ, Olschewski H, et al. Pulmonary hypertension in chronic lung disease and hypoxia. Eur Respir J. 2019;53(1):1801914.
7. Kim NH, Delcroix M, Jais X, Madani MM, Matsubara H, Mayer E, et al. Chronic thromboembolic pulmonary hypertension. Eur Respir J. 2019;53(1):1801915.

73

Doenças reumatológicas e coração

Daniela Aparecida de Moraes

CONSULTA RÁPIDA

Manifestações cardíacas que podem estar presentes em doenças reumáticas

Tipo de manifestação	Doenças reumáticas em que podem estar presentes
Aterosclerose acelerada	AR, LES, SAF, ES, SS, miosites inflamatórias, vasculites sistêmicas, doença de Behçet, gota, EA, AP
Doença valvar	AR, LES (Libman-Sacks), SAF, EA, ES
Pericardite	AR, LES, ES, DMTC, SS, vasculite de pequenos vasos, doença de Behçet, doença de Kawasaki
Miocárdio	AR, LES, SS, miopatias inflamatórias, ES (fibrose miocárdica), vasculite de pequenos vasos
Arritmias	AR, LES, ES, EA

AR: artrite reumatoide; LES: lúpus eritematoso sistêmico; SAF: síndrome do antifosfolípide; ES: esclerose sistêmica; SS: síndrome de Sjögren; EA: espondilite anquilosante; AP: artrite psoriásica; DMTC: doença mista do tecido conjuntivo.

Manifestações clínicas que podem indicar associação com doença reumática

Sistêmicas (febre, perda de peso, adenopatia)
Articulares (artralgia, artrite, rigidez matinal, mialgia, edema de mãos, fraqueza muscular proximal, lombalgia inflamatória, entesite, dactilite)
Dermatológicas (*rash* malar, fotossensibilidade, alopecia, espessamento cutâneo, púrpura palpável, psoríase)
Vasculares (fenômeno de Raynaud, telangiectasias, úlceras digitais, tromboses de repetição, morbidade gestacional, hipertensão pulmonar)
Renais (proteinúria, leucocitúria, hematúria microscópica, cilindros na urina)
Mucosas (úlceras orais e/ou genitais, xerostomia, xeroftalmia)
Oftalmológicas (uveíte)
Pulmonares (doença intersticial)
Neurológicas (convulsões, quadros confusionais, neuropatia periférica, acidente vascular cerebral)

INTRODUÇÃO

As manifestações cardíacas das doenças reumáticas autoimunes estão se tornando cada vez mais reconhecidas e têm o potencial de envolver qualquer parte do coração, incluindo o miocárdio, o pericárdio, as valvas, as coronárias e o sistema de condução. Os sintomas podem ser leves e inicialmente silenciosos, mas no longo prazo podem trazer sérias complicações com alta morbidade e mortalidade[1].

Faremos duas abordagens diferentes: na primeira, como suspeitar de uma doença reumática a partir de uma síndrome cardíaca, e na segunda, com o diagnóstico de uma doença reumática já estabelecido, quais manifestações cardíacas podem estar presentes.

e doença renal. A aterosclerose acelerada é a principal causa de morbidade e mortalidade nos pacientes com doenças reumáticas autoimunes inflamatórias[1]. A artrite reumatoide (AR) e o lúpus eritematoso sistêmico (LES) são considerados fatores de risco independentes para desfecho cardiovascular. Várias outras doenças também estão associadas a aumento do risco cardiovascular, como vemos na Tabela I[3,4].

São necessários o controle dos fatores de risco tradicionais, como HAS, DM e dislipidemia, suspensão do tabagismo e realização de exercícios físicos, bem como o controle adequado da doença reumática autoimune, e a redução do uso de corticosteroides[4].

Síndromes cardíacas apresentadas por doenças reumáticas

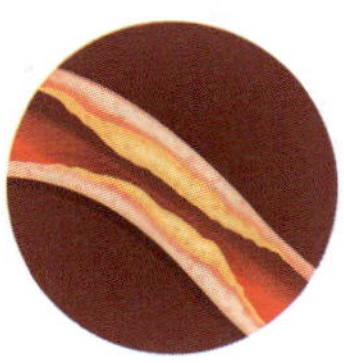

Doença arterial coronariana

O aumento do risco de complicações cardiovasculares tem sido atribuído ao estado inflamatório sistêmico, que pode ser responsável pela aterosclerose precoce ou acelerada[2]. Contribuem ainda fatores de risco tradicionais, como hipertensão arterial sistêmica (HAS), *diabetes mellitus* (DM) e dislipidemia, exacerbados devido ao uso de corticosteroides, atividade física reduzida, idade, tabagismo

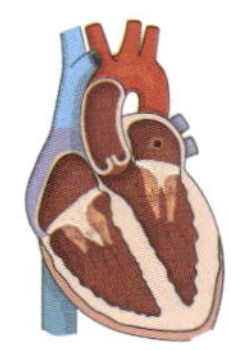

Doença valvar

As manifestações valvares são comuns entre os pacientes com doenças reumáticas autoimunes, como apresentado na Tabela I[1,7].

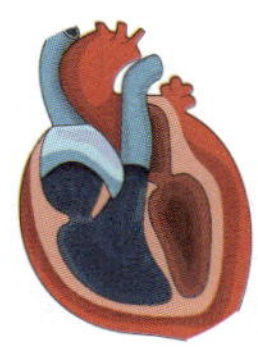

Pericardite

O envolvimento do pericárdio é comum e visto em mais de 50% dos pacientes com doenças reumáticas autoimunes (Tabela I)[6]. A apresentação clínica pode variar de assintomático até quadros de tamponamento cardíaco[1,8].

TABELA I Manifestações cardíacas em doenças reumáticas

Tipo de manifestação	Doenças reumáticas
Aterosclerose acelerada	Artrite reumatoide
	Lúpus eritematoso sistêmico
	Síndrome do antifosfolípide
	Esclerose sistêmica
	Síndrome de Sjögren
	Miosites inflamatórias
	Vasculites sistêmicas
	Doença de Behçet
	Gota
	Espondiloartropatias (espondilite anquilosante e artrite psoriásica)
Doença valvar	Artrite reumatoide: insuficiência mitral em até 80% dos pacientes
	Lúpus eritematoso sistêmico: vegetações de Libman-Sacks em válvulas mitral e aórtica
	Síndrome do antifosfolípide
	Espondilite anquilosante: insuficiência aórtica
	Esclerose sistêmica: baixa prevalência/prolapso mitral é mais frequente

(continua)

TABELA I Manifestações cardíacas em doenças reumáticas (*continuação*)

Tipo de manifestação	Doenças reumáticas
Pericardite	Artrite reumatoide
	Lúpus eritematoso sistêmico
	Esclerose sistêmica
	Doença mista do tecido conjuntivo
	Síndrome de Sjögren
	Vasculites de pequenos vasos
	Doença de Behçet
	Doença de Kawasaki
Miocárdio	Artrite reumatoide: tipicamente assintomática
	Lúpus eritematosos sistêmico: baixa frequência
	Síndrome de Sjögren: baixa frequência
	Miopatias inflamatórias: 6% a 75% dos pacientes
	Esclerose sistêmica: disfunção do ventrículo esquerdo e do ventrículo direito/fibrose miocárdica
	Vasculites de pequenos vasos: baixa frequência
Arritmias	Artrite reumatoide: arritmias ventriculares, devido a doença arterial coronariana, nódulos reumatoides ou amiloidose
	Lúpus eritematoso sistêmico: taquicardia sinusal, fibrilação atrial, batimentos atriais ectópicos
	Esclerose sistêmica: secundária a fibrose miocárdica (arritmias supraventriculares, ventriculares, bloqueio de ramo esquerdo, bloqueio atrioventricular)[5,6]
	Espondilite anquilosante: bloqueio atrioventricular de 1º grau

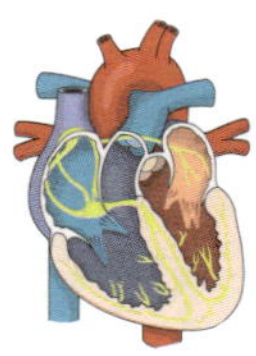

Acometimento miocárdico

As doenças reumáticas autoimunes (Tabela I) podem afetar diretamente o miocárdio e se apresentar como miocardite ou disfunção miocárdica secundária a uma variedade de mecanismos inflamatórios e autoimunes, causando morbidade e mortalidade consideráveis[7].

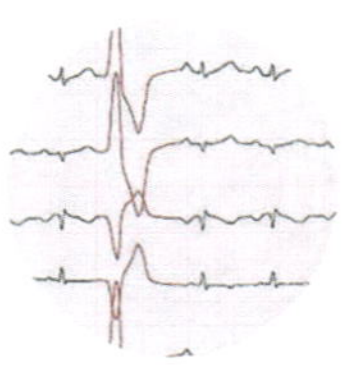

Distúrbios de ritmo

Anormalidades de condução constituem importante causa de morbidade e mortalidade cardiovasculares nas doenças reumáticas autoimunes e podem ser subclínicas ou sintomáticas[1,7]. Podem ocorrer devido a doença arterial coronariana (DAC), atividade da doença ou outras anormalidades inerentes à doença de base, como a fibrose miocárdica na esclerose sistêmica. Na Tabela I vemos as principais doenças reumáticas que cursam com distúrbios de ritmo[1,5-7].

> Frente a um paciente com alguma das síndromes cardiológicas anteriormente listadas, e que apresente determinadas manifestações (Tabela II), deve-se suspeitar de doença reumática associada.

TABELA II Manifestações clínicas que podem indicar associação com doença reumática

Sistêmicas (febre, perda de peso, adenopatia)
Articulares (artralgia, artrite, rigidez matinal, mialgia, edema de mãos, fraqueza muscular proximal, lombalgia inflamatória, entesite, dactilite)
Dermatológicas (eritema malar, fotossensibilidade, alopecia, espessamento cutâneo, púrpura palpável, psoríase)
Vasculares (fenômeno de Raynaud, telangiectasias, úlceras digitais, tromboses de repetição, morbidade gestacional, hipertensão pulmonar)
Renais (proteinúria, leucocitúria, hematúria microscópica, cilindros na urina)
Mucosas (úlceras orais e/ou genitais, xerostomia, xeroftalmia, aumento de parótidas)
Oftalmológicas (uveíte)
Pulmonares (doença intersticial)
Neurológicas (convulsões, quadros confusionais, neuropatia periférica, acidente vascular cerebral)

Doenças reumáticas e suas principais manifestações cardiológicas

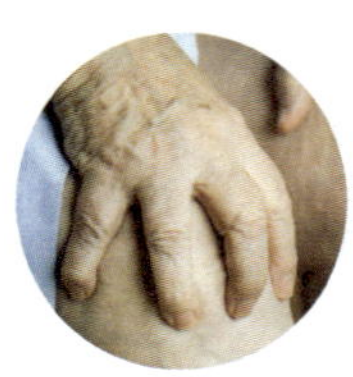

Artrite reumatoide

Doença prevalente, que causa inflamação e destruição articular. Manifestações cardíacas podem estar presentes, indicando pior prognóstico[9].

A AR é considerada fator de risco independente para DAC, sendo a principal causa de morte prematura nesses pacientes[10]. O uso de corticosteroides também pode predispor a doença cardiovascular[1,9,11]. A atual recomendação do EULAR (European League Against Rheumatism) é estratificar o risco cardíaco pelo escore de Framingham e multiplicá-lo por 1,5[4]. A Tabela III descreve as demais manifestações cardíacas associadas à AR.

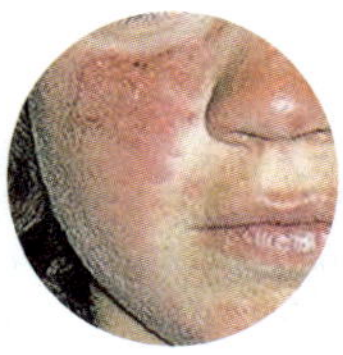

Lúpus eritematoso sistêmico

Manifestações cardíacas podem estar presentes em mais de 50% dos pacientes, com aumento da morbidade e mortalidade. Soma-se a isso a presença dos anticorpos antifosfolípides, podendo levar a trombose vascular[1,12]. Na Tabela IV, vemos as principais manifestações cardíacas do LES.

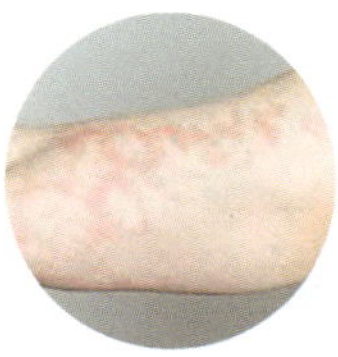

Síndrome do antifosfolípide

Trata-se de doença caracterizada pela presença de anticorpos antifosfolípides e a ocorrência de tromboses venosas e/ou arteriais ou complicações durante a gestação. As manifestações cardíacas resultam de mecanismos trombóticos e lesões imunomediadas[16]. Para o tratamento, indicam-se o controle de fatores de risco cardiovasculares tradicionais e a anticoagulação com heparina não fracionada ou de baixo peso, ou antagonistas da vitamina K. Anticoagulantes orais diretos não são recomendados[17]. As manifestações cardíacas estão descritas na Tabela V.

Esclerose sistêmica

Doença caracterizada por microangiopatia e fibrose da pele e órgãos internos. Manifestações cardíacas são frequentes e podem ocorrer precocemente no curso da doença, com apresentação subclínica em sua maioria. Podem ser primárias (isquemia miocárdica resultante da doença coronariana microvascular, fibrose miocárdica, miocardite, disfunção sistólica ou diastólica dos ventrículos esquerdo e direito, anormalidades de condução e doença pericárdica) ou secundárias a outras complicações da esclerose sistêmica (hipertensão da artéria pulmonar, doença pulmonar intersticial ou doença renal). Detecção precoce e monitorização são mandatórias, pois impactam no prognóstico[5]. Na

TABELA III Manifestações cardíacas na artrite reumatoide

Manifestações	Relevância clínica/prevalência	Apresentações/observações
Aterosclerose e doença coronariana	Aumento de risco de 1,5 a 2 vezes de eventos cardiovasculares	Síndrome coronariana Cuidado para o uso de corticosteroides
Pericardite	10% de prevalência	Assintomático a tamponamento[1,9]
Miocardite	Muito rara	Cardiomiopatia focal, difusa, necrosante e granulomatosa, ou secundária a corticosteroides ou amiloidose[9]
Doença valvar	39% de prevalência 4 vezes mais comum em pacientes com artrite reumatoide	Mais comuns: insuficiência mitral e aórtica. Ocorre devido a nódulos reumatoides e fibrose dos folhetos[1,9]
Arritmias	Importante causa de morbidade e mortalidade. Secundária a isquemia, vasculite, miocardite, hipertensão pulmonar, distúrbios de condução, nódulos reumatoides, amiloidose e insuficiência cardíaca congestiva severa[1,9]	Variam de bloqueio atrioventricular de primeiro grau a dissociação atrioventricular completa[9]
Insuficiência cardíaca	Altas taxas de mortalidade	Disfunção diastólica é frequente e pode ser assintomática por longo período[9]

TABELA IV Manifestações cardíacas no lúpus eritematoso sistêmico

Manifestações	Prevalência/relevância clínica	Apresentações/observações
Aterosclerose e doença coronariana	Risco de 5 a 10 vezes maior, sobretudo em mulheres jovens[1] Principal causa de morte	Sugere-se que a presença dos anticorpos antifosfolípides participe do desenvolvimento da doença arterial coronariana[1,12]
Pericardite	Manifestação cardíaca mais comum, com 25% de prevalência[1,13]	De assintomático a tamponamento[1,13]
Miocardite	9% de prevalência	Podem ser revertidas se tratamento na fase inflamatória[1,14]
Doença valvar	Endocardite de Libman-Sacks: 10% de prevalência[1]	Libman-Sacks: a válvula mitral é mais afetada Grandes lesões requerem anticoagulação[1,15] Outras valvulopatias: valvulite, insuficiência e estenose aórticas, insuficiência mitral[1]

Tabela VI, encontramos as manifestações cardíacas da esclerose sistêmica.

Outras doenças reumáticas inflamatórias podem cursar com manifestações cardíacas e são apresentadas na Tabela VII.

Situações especiais

Doenças relacionadas ao anti-Ro

Pacientes com LES e síndrome de Sjögren podem apresentar o autoanticorpo anti-Ro, e a presença deste está associada a lúpus neonatal, que cursa com manifestações cardíacas, sendo a mais séria o bloqueio cardíaco congênito. Após a 16ª semana, recomenda-se que estas pacientes façam ultrassom obstétrico semanalmente. Alterações no ritmo cardíaco fetal podem indicar necessidade de intervenção, como um marca-passo[19].

Crise renal esclerodérmica

Ocorre em pacientes com esclerose sistêmica, e a primeira manifestação é, na maioria das vezes, HAS de início súbito. Tem alta morbidade e pode evoluir para insuficiência renal, caso não seja prontamente tratada com altas doses de inibidor de enzima conversora de angiotensina[3]. O tratamento das manifestações cardíacas deve ser realizado pelo cardiologista, mas, como algumas dessas manifestações estão associadas a atividade da doença reumática de base, a parceria com o reumatologista é necessária.

TABELA V Manifestações cardíacas na síndrome do antifosfolípide

Manifestação	Prevalência/relevância clínica	Apresentação/observações
Aterosclerose e doença coronariana	Risco aumentado de 6 vezes[1]	Atividade pró-inflamatória e protrombótica direta dos anticorpos antifosfolípides[7]
Doença valvar	Rara	Valvulopatia mitral é a mais comum, seguida por aórtica, sendo a regurgitação mais comum que a estenose[18]
Hipertensão pulmonar	Secundário a tromboembolismo pulmonar	

TABELA VI Manifestações cardíacas da esclerose sistêmica

Manifestação	Prevalência	Apresentação/observações
Aterosclerose e doença coronariana microvascular	> 60% dos pacientes[6]	Betabloqueadores devem ser evitados devido ao seu potencial de piora do fenômeno de Raynaud. Se necessário, o carvedilol deve ser a medicação de escolha[1,5]
Disfunção miocárdica	Disfunção do ventrículo esquerdo: 46% Disfunção do ventrículo direito: 69% Insuficiência cardíaca: 20-25%[6]	Disfunção do ventrículo esquerdo e do ventrículo direito, podendo ser sistólica ou diastólica Também pode resultar em arritmia[5,6]
Arritmias	Supraventriculares 66% Ventricular multiforme prematuro 40% Arritmia ventricular 90% Bloqueio do ramo esquerdo 18% Bloqueio atrioventricular de primeiro grau: 8%[6]	Resultam da fibrose no sistema de condução, fibrose miocárdica e disfunção autonômica[5,6]
Pericardite	Efusão pericárdica: 78% Pericardite clínica: 5-15%[1,6]	Pericardite aguda, pericardite constritiva, pericardite fibrinosa, adesão pericárdica e tamponamento[5]
Doença valvar	Não é manifestação típica	O mais comum é prolapso mitral[6]
Hipertensão pulmonar	12-29%[5]	Pior prognóstico, mas o tratamento precoce melhora a sobrevida[1]

TABELA VII Outras doenças reumáticas inflamatórias e suas manifestações cardíacas

Doenças	Manifestações cardíacas/relevância clínica
Miosites inflamatórias	Miocardite 6-75%[1]
	Aterosclerose e doença coronariana (2 vezes mais)1
Síndrome de Sjögren	Bloqueio cardíaco
	Aterosclerose e doença coronariana (1,3 vez mais)
	Pericardite, miocardite, valvulopatia[19]

(continua)

TABELA VII Outras doenças reumáticas inflamatórias e suas manifestações cardíacas *(continuação)*

Doenças	Manifestações cardíacas/relevância clínica
Espondiloartrites	Espondilite anquilosante: aumento do risco cardiovascular, defeitos de condução, insuficiência aórtica e, menos frequentemente, pericardite, cardiomiopatia e doenças da válvula mitral[20]
	Artrite psoriásica: aumento do risco cardiovascular[3]
Vasculite de pequenos vasos (granulomatose com poliangiite e granulomatose eosinofílica com poliangiite)[1]	Pericardite
	Miocardite e fibrose miocárdica
	Valvulopatia
	Aumento do risco de aterosclerose
Vasculite de médios vasos (doença de Kawasaki e poliarterite nodosa)[1]	5% de prevalência de envolvimento cardíaco
	Aneurismas e estenose de coronárias ou trombose levando a infarto agudo do miocárdio
	Envolvimento valvar
	Aumento do risco de aterosclerose
Vasculite de grandes vasos (arterite de células gigantes e arterite de Takayasu)[1]	Dissecção coronariana (5% de prevalência)
	Aortite e insuficiência aórtica
	Insuficiência cardíaca congestiva
	Aumento do risco de aterosclerose
Doença de Behçet[1]	Prevalência de 7-46% de envolvimento cardíaco
	Regurgitação aórtica valvar
	Pericardite
	Doença coronariana com aneurismas, oclusão e arterite
	Aumento do risco de aterosclerose

BIBLIOGRAFIA

1. Sen G, Gordon P, Sado DM. Cardiac manifestations of rheumatological disease: a synopsis for the cardiologist. Heart. 2021;107(14): 1173-81.
2. Manolis AS, Tzioufas AG. Cardio-rheumatology: cardiovascular complications in systemic autoimmune rheumatic diseases / Is inflammation the common link and target? Curr Vasc Pharmacol. 2020;18(5):425-30.
3. Shinjo SK, Moreira C, Vasconcelos JTS, Marques-Neto JF, Radominski SC. Livro da Sociedade Brasileira de Reumatologia. 2. ed. Barueri: Manole; 2021.
4. Drosos GC, Vedder D, Houben E, Boekel L, Atzeni F, Badreh S, et al. EULAR recommendations for cardiovascular risk management in rheumatic and musculoskeletal diseases, including systemic lupus erythematosus and antiphospholipid syndrome. Ann Rheum Dis. 2022;81(6):768-79.
5. Rangarajan V, Matiasz R, Freed BH. Cardiac complications of systemic sclerosis and management: recent progress. Curr Opin Rheumatol. 2017;29(6):574-84.
6. Nie L-Y, Wang X-D, Zhang T, Zue J. Cardiac complications in systemic sclerosis: early diagnosis and treatment. Chin Med J (Engl). 2019;132(23):2865-71.
7. Prasad M, Hermann J, Gabriel SE, Weyand CM, Mulvagh S, Mankad R, et al. Cardiorheumatology: cardiac involvement in systemic rheumatic disease. Nat Rev Cardiol. 2015;12(3):168-76.
8. Adler Y, Charron P, Imazio M, Badano L, Barón-Esquivias G, Bogaert J, et al. 2015 ESC guidelines for the diagnosis and management of pericardial diseases. Eur Heart J. 2015;36(42):2921-64.
9. Turiel M, Sitia S, Atzeni F, Tomasoni L, Gianturco L, Giuffrida M, et al. The heart in rheumatoid arthritis. Autoimmun Rev. 2010;9(6):414-8.
10. Aviña-Zubieta JA, Choi HK, Sadatsafavi M, Etminan M, Esdaile JM, Lacaille D. Risk of cardiovascular mortality in patients with rheumatoid arthritis: a meta-analysis of observational studies. Arthritis Rheum. 2008;59(12):1690-7.
11. Varas-Lorenzo C, Rodriguez LAG, Maguire A, Castellsague J, Perez-Gutthann S. Use of oral corticosteroids and the risk of acute myocardial infarction. Atherosclerosis. 2007;192(2):376-83.
12. Manger K, Manger B, Repp R, Geisselbrecht M, Geiger A, Pfahlberg A, et al. Definition of risk factors for death, end stage renal disease, and thromboembolic events in a monocentric cohort of 338 patients with systemic lupus erythematosus. Ann Rheum Dis. 2002;61(12):1065-70.
13. Miner JK, Kim AHJ. Cardiac manifestations of systemic lupus erythematosus. Rheum Dis Clin Am. 2014;40(1):51-60.
14. Jain D, Halushka MK. Cardiac pathology of systemic lupus erythematosus. J Clin Pathol. 2009;62(7):584-92.
15. Moyssakis I, Tektonidou MG, Vasilliou VA, Samarkos M, Votteas V, Moutsopoulos HM, et al. Libman-Sacks endocarditis in systemic lupus erythematosus: prevalence, associations, and evolutions. Am J Med 2007;120(7):636-42.
16. Denas G, Jose SP, Bracco A, Zoppellaro G, Pengo V. Antiphospholipid syndrome and the heart: a case series and literature review. Autoimmun Rev. 2015;14(3):214-22.
17. Polytarchou K, Varvarousis D, Manolis AS. Cardiovascular disease inantiphospholipid syndrome. Curr Vasc Pharmacol. 2020;18(6):538-48.
18. Ruiz-Irastorza G, Crowther M, Branch W, Khamashta MA. Antiphospholipid syndrome. Lancet. 2010;376(9751):1498-509.
19. Melissaropoulos K, Bogdanos D, Dimitroulas T, Sakkas LI, Kitas GD, Daoussis D. Primary Sjogren's syndrome and cardiovascular disease. Curr Vasc Pharmacol. 2020;18(5):447-54.
20. Atzeni F, Nucera V, Gerratana E, Fiorenza A, Gianturco L, Corda M, et al. Cardiovascular consequences of autoimmune rheumatic diseases. Curr Vasc Pharmacol. 2020;18(6):566-79.

74

Doença arterial obstrutiva periférica

Carlos Eli Piccinato
Edwaldo Edner Joviliano
Maurício Serra Ribeiro

CONSULTA RÁPIDA

Indivíduos com suspeita de doença arterial obstrutiva crônica

- < 50 anos, com *diabetes mellitus* ou outros fatores de risco para aterosclerose (tabagismo, dislipidemia, hipertensão arterial ou hiper-homocisteinemia).
- 50 a 69 anos, tabagista ou diabético.
- > 70 anos.
- Sintomas em atividades físicas (sugestivos de claudicação) ou dor em repouso.
- Pulsos anormais em membros inferiores.
- Conhecidas doenças: coronariana, carotídea ou renal.

Quadro clínico

Sintomas

- Claudicação intermitente leve, moderada e grave (limitante).
- Dor em repouso.
- Úlcera isquêmica.
- Gangrena.
- Neuropatia isquêmica.
- Atrofia por desuso, fraqueza muscular e rigidez articular.
- Impotência sexual.

Avaliar sintomas em outros territórios arteriais

- Coronariano.
- Cerebrovascular.
- Viscerais (artérias renais e digestivas).

Exame físico

- Exame minucioso, avaliação do membro contralateral.
- Palpação dos pulsos: compará-los.
- Manobras posturais (membros): palidez de elevação, enchimento venoso, rubor pendente.
- Ausculta abdominal e em trajetos de grandes artérias.
- Exame neurológico.
- Índice de tornozelo/braço.

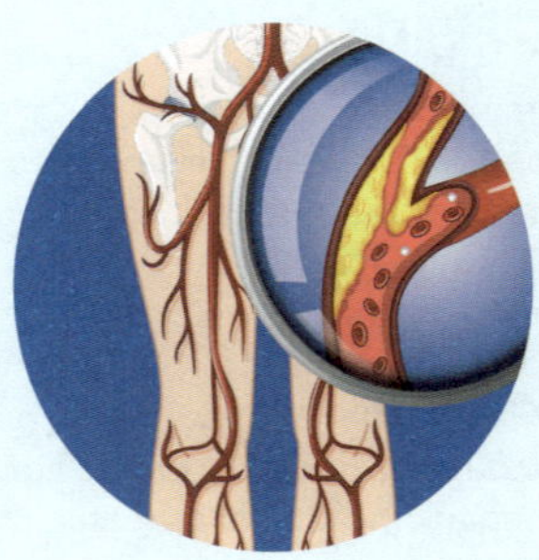

INTRODUÇÃO

Estima-se a prevalência da doença arterial obstrutiva periférica (DAOP) em 13% de indivíduos acima de 50 anos na população ocidental, quando se usa como critério indicador o índice de tornozelo-braço (ITB)[1]. A aterosclerose obliterante corresponde a cerca de 95% dos casos. Outras doenças arteriais, como tromboangiite obliterante (doença de Buerger), arterite primária da aorta (doença de Takayasu), sequelas de oclusão arterial aguda e arterites primárias e secundárias, devem ser diagnosticadas.

DEFINIÇÃO

A **DAOP** caracteriza-se pela obstrução das artérias que irrigam os membros, provocando queda do fluxo sanguíneo, que pode ser parcial (devido a estenose) ou completa (por oclusão). Os fatores de risco cardiovascular maiores da DAOP por aterosclerose incluem hipertensão arterial, *diabetes mellitus*, dislipidemia e tabagismo.

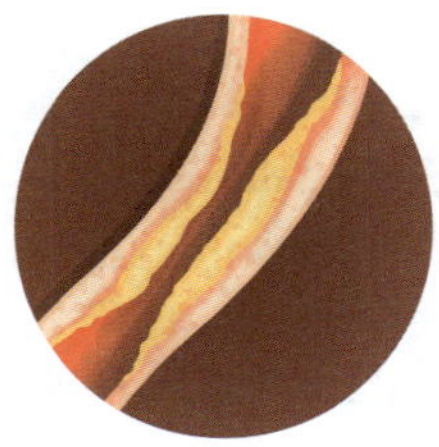

DIAGNÓSTICO

Sinais e sintomas clínicos

Os sintomas da DAOP dos membros são, em geral, insidiosos e graduais em sua evolução e podem levar à consulta médica só em estágio avançado.

O sintoma típico da **DAOP** dos membros inferiores é a claudicação intermitente, esta em geral descrita como a sensação dolorosa associada à marcha. Esse desconforto ocorre num grupo muscular distal à oclusão arterial.

Raramente a claudicação intermitente pode ser sentida isoladamente no pé. Essa situação pode ocorrer em pacientes com doença oclusiva de pequenos vasos, como na tromboangiite obliterante. Se a DAOP ocorrer em vários níveis (aortoilíaco, femoropoplíteo e distais), o grupo muscular mais afetado é o distal, seguido pelo mais proximal, se o paciente continuar a caminhada.

A sensação de dor na claudicação é progressiva quando o paciente caminha, mas diminui rapidamente no repouso. Em geral, a claudicação é unilateral em seu início, mas pode ser bilateral quando há oclusão da aorta abdominal distal. Geralmente uma perna é afetada primeiro, seguida pela manifestação de sintoma similar no lado oposto. O médico deve caracterizar bem a distância útil inicial (entre o repouso e o início da dor) e atual. Em geral, os pacientes conseguem precisar o número de quadras que conseguem caminhar em sua marcha habitual.

Nos pacientes com claudicação intermitente, três aspectos são característicos: consegue-se reproduzir a claudicação de forma consistente, em situações adequadas; o paciente recupera-se da dor em 2 a 3 minutos após a marcha e consegue caminhar a mesma distância após sua recuperação.

Os pacientes costumam relatar que o aumento da velocidade da marcha, subir ladeiras ou carregar peso aumentam seu desconforto e diminuem a distância útil. Claudicação intermitente pode ser empregada também como manifestação de oclusão arterial do membro superior, apesar de o termo não ser apropriado, pela origem etimológica. Situações de esforço dos membros superiores, como em trabalhadores braçais, ou mesmo movimentos finos, executados por pianistas e pintores, por exemplo, podem desencadear sintomas de dor ou desconforto em grupos musculares do braço, antebraço e mão.

Quando a distância útil da marcha se torna pequena ou nula, instala-se a dor em repouso ou de decúbito que, em geral, obriga o paciente a manter o membro pendente para alívio, embora essa atitude provoque edema e possa precipitar o início de um distúrbio trófico (úlcera ou gangrena). A dor comumente é contínua, de grande intensidade, e caracteriza o agravamento da isquemia, cedendo somente com analgésicos potentes. Se o paciente suportar a dor em repouso, eventualmente pode surgir necrose isquêmica entre dois dedos do pé, caracterizando a úlcera interdigital. Em alguns pontos de pressão, como a extremidade do hálux, do calcanhar ou em pontos de pequenos traumas, como nas unhas, podem surgir gangrena seca ou úlcera. A dor em repouso e as alterações tróficas (isquemia crítica) constituem ameaça tissular imediata, necessitando de revascularização rapidamente. Se a isquemia for grave e de longa duração, o paciente pode desenvolver dor ao longo da distribuição de um nervo sensorial periférico. Essa dor, referida como neuropatia monomélica isquêmica, pode ocorrer na ausência de ulceração ou gangrena e é frequentemente descrita como sensação de formigamento, dormência ou queimação. A impotência sexual é motivo de consulta relativamente comum em pacientes portadores de lesões oclusivas aortoilíacas. Trata-se de impotência de ereção por dificuldade de perfusão.

> Claudicação intermitente dos membros inferiores, impotência sexual e ausência de pulsos femorais caracterizam a síndrome de Leriche[2].

EXAME FÍSICO

A combinação de anamnese bem-feita e de exame físico cuidadoso conduz o clínico experiente a um diagnóstico acurado da localização anatômica e da gravidade da DAOP. Entretanto, em pacientes com manifestação moderada, os achados físicos podem ser mínimos. É importante comparar um membro com o outro, pois um deles pode ser mais gravemente afetado. A inspeção simultânea de ambos os membros permitirá ao clínico avaliar a cor e as condições da pele. A pele é seca e descamante. Quando se examinam comparativamente ambas as pernas e os pés, a diferença de temperatura pode tornar-se evidente, pois o membro com isquemia importante se torna mais frio.

A palpação dos pulsos dos membros é imprescindível: femoral, poplíteo, tibial posterior e pedioso para os membros inferiores e subclávio, axilar, braquial, radial e ulnar para os membros superiores, os quais devem ser pesquisados e comparados em amplitude com os contralaterais. O exame inicial da pressão arterial nos dois membros superiores e a palpação de ambos os pulsos radiais servem como linha de base para a comparação com os pulsos dos membros inferiores. Os pulsos devem ser graduados em normal, diminuído ou ausente.

> Pacientes com **DAOP** significativa podem demonstrar, às manobras posturais: palidez à elevação, enchimento venoso retardado e rubor pendente. À ausculta, pode-se detectar a presença de sopro sistólico que, apesar de não ter grande especificidade, traduz a turbulência hemodinâmica que deve atrair a atenção do médico. As grandes artérias devem ser auscultadas: carótidas, subclávias, aorta abdominal e seus ramos e artérias femorais[2]. O exame neurológico (exame sensorial) também é muito útil. Os diabéticos demonstrarão sensibilidade vibratória alterada e dor, mesmo se não tiverem insuficiência arterial grave. Indivíduos com neuropatia isquêmica em geral têm sensibilidade alterada, e, às vezes, a hiperestesia está presente[3].

ÍNDICE ISQUÊMICO OU ÍNDICE DE TORNOZELO/BRAÇO

Trata-se do teste simples para avaliar a circulação do membro inferior. Consiste no registro de pressão de artérias distais (pediosa ou tibial posterior) com o auxílio de um aparelho ultrassônico Doppler (Figura 1). Insufla-se o manguito de pressão convencional no terço distal da panturrilha até o desaparecimento do fluxo arterial caracterizado pelo Doppler e, em seguida, desinsufla-se o manguito; o ressurgimento do som determina a pressão distal. Registra-se a pressão de ambas as artérias braquiais. Se houver discrepância entre elas, usa-se a de maior valor. A razão entre a pressão maleolar (pediosa ou tibial posterior) e a pressão braquial caracteriza o ITB daquele membro (Figura 2). Há boa correlação entre os valores do índice isquêmico e os sintomas funcionais.

> No indivíduo normal, em repouso, o índice varia de 0,9 a 1,3. Pacientes com claudicação

têm, em geral, um índice entre 0,4 e 0,9. Pacientes com dor de repouso apresentam índice abaixo de 0,4 e aqueles com úlcera isquêmica ou necrose, abaixo de 0,25.

Esse índice é interessante para caracterizar claudicação com pulsos distais palpáveis. Em pacientes com artérias distais calcificadas, não compressíveis, principalmente diabéticos ou com doença renal crônica, a pressão do tornozelo pode ser superestimada.

DIAGNÓSTICO

Em geral, a anamnese e o exame físico minucioso, complementados pelo ITB, caracterizam a DAOP. Outras doenças podem simular a claudicação intermitente, e a diferenciação pode ser verificada na Tabela I [2,4,5].

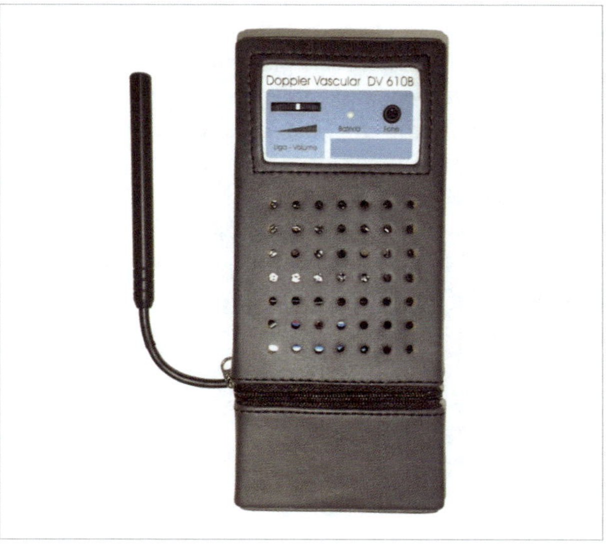

FIGURA 1 Ultrassom Doppler portátil.

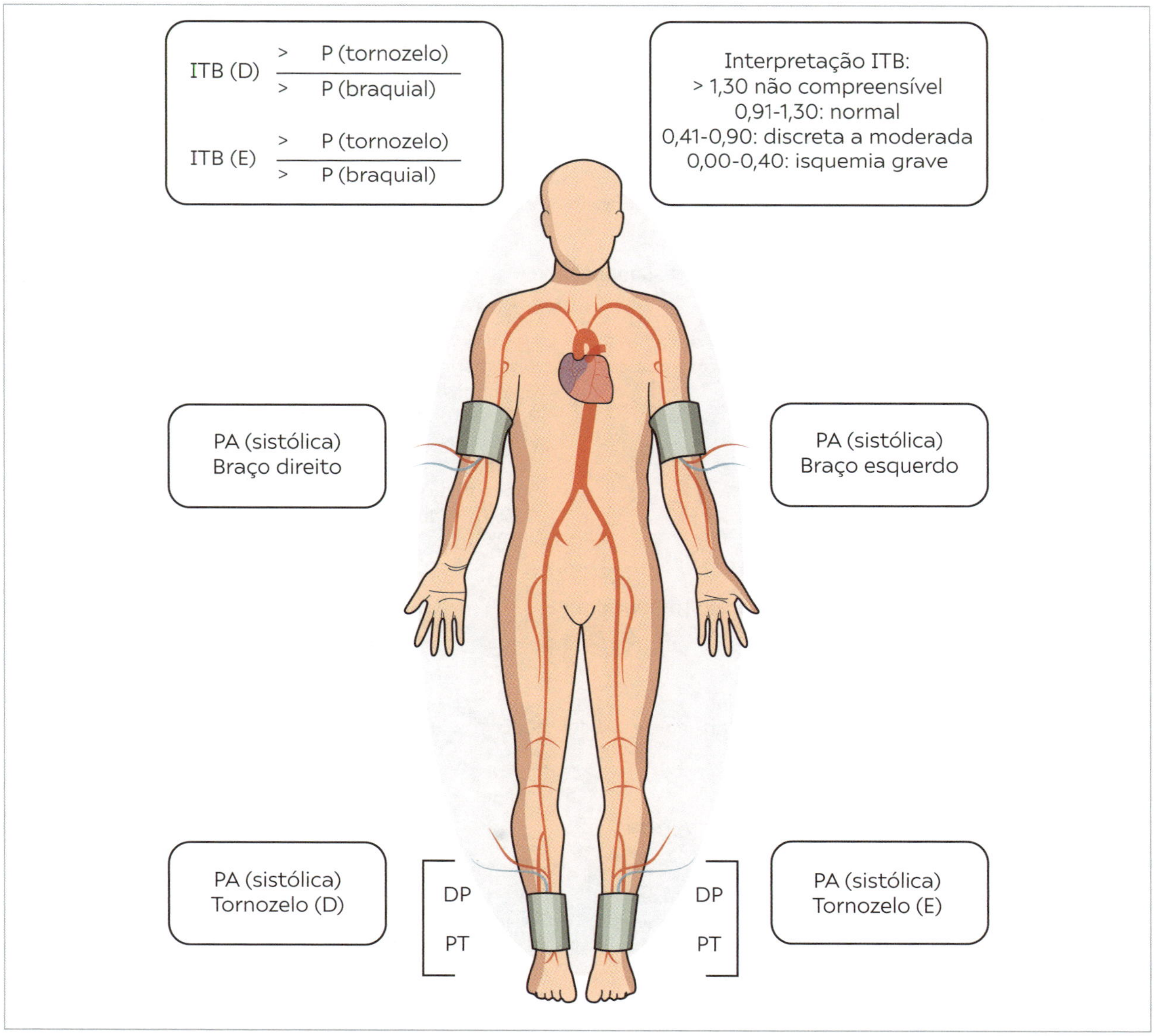

FIGURA 2 Registro do índice de tornozelo/braço (ITB).

Às vezes, são necessários exames de imagem, seja para concluir o diagnóstico, seja para planejar o tratamento clínico ou intervencionista[6,7]. A ultrassonografia (eco-Doppler) é o exame empregado para casos suspeitos de DAOP, por ser um método não invasivo. As vantagens e as limitações estão na Tabela II.

A angiorressonância magnética (ARM) corresponde a um dos métodos de escolha no estudo da DAOP ou de outros territórios sugeridos após a ultrassonografia na definição de revascularização. As vantagens e limitações da ARM estão expressas na Tabela III.

TABELA I Diagnóstico diferencial da claudicação intermitente

Condição		Diferenciação
Não vascular	Estenose de canal medular	Melhora por mudança de posição; pode ter fraqueza na perna
	Osteoartrite ou artrose	A dor não cessa logo no repouso
Vascular	Claudicação venosa	História de trombose venosa profunda, melhora com elevação da perna, edema, alterações da pele
	Tromboangeíte obliterante	Homens jovens fumantes

TABELA II Vantagens e limitações da ultrassonografia (ecoDoppler)

Vantagens	Limitações
Métodos não invasivo Informações: ▪ Geometria das lesões ▪ Estrutura da parede ▪ Regime circulatório (regime turbilhonar) Imagens boas para carótidas e artérias do membro superior. Método útil para estudos populacionais, triagem e acompanhamento	Dificuldade para visualização de artérias digestivas e renais em pacientes obesos Tempo longo para execução em membros inferiores. Examinador-dependente

TABELA III Vantagens e limitações da angiorressonância

Vantagens	Limitações
Boa visualização da árvore arterial proximal e distal Imagens obtidas nos planos transverso, sagital e coronal Boas imagens de artérias distais Boa resolução de imagens em comparação com a arteriografia	Necessidade de anestesia para claustrofóbico Superestima imagens de estenoses arteriais Usa contraste: gadolínio Risco potencial de fibrose sistêmica nefrogênica Marca passo e desfibrilador implantável *Stents* não são avaliáveis Subestima calcificações vasculares Custo elevado

TABELA IV Vantagens e limitações da angiotomografia

Vantagens	Limitações
Boa resolução de artérias proximais Possibilidade de avaliar toda a árvore arterial Caracteriza bem as condições das paredes arteriais e seu conteúdo Indicado para aneurismas	Maior exposição à radiação Usa contraste iodado Risco de insuficiência renal Custo elevado

TABELA V Vantagens e limitações da arteriografia

Vantagens	Limitações
Método padrão-ouro para intervenção endovascular Possibilidade de registrar imagens desde a aorta e seus ramos (cerebral, membros superiores e inferiores, viscerais) Permite exame ambulatorial Imagens pré- e pós-intervenção endovascular	Método invasivo Potenciais complicações: ▪ Ligada ao contraste ▪ Local de punção ▪ Lesões de outras artérias pelo manuseio do cateter Alergia ao contraste Insuficiência renal e diabetes grave

A angiotomografia computadorizada (ATC) é empregada principalmente para as artérias proximais. Os tomógrafos multicanais atualmente têm permitido visualizar artérias mais distais. As vantagens e as limitações da ACT estão expressas na Tabela IV.

A arteriografia é hoje empregada, basicamente, na realização dos procedimentos endovasculares nos territórios arteriais proximais e distais e mais raramente com o objetivo de diagnóstico. As vantagens e as limitações do método estão na Tabela V.

A radiografia simples do pé pode ajudar a detectar osteomielite subjacente ou infecção de partes moles na presença de úlcera isquêmica ou gangrena digital além de calcificações arteriais (diabéticos e ou com insuficiência renal crônica).

TRATAMENTO

Tratamento clínico

O tratamento clínico aplica-se em todos os portadores de lesões ateromatosas dos membros e da aorta. Sem ele, o tratamento cirúrgico ou endovascular torna-se medida paliativa. O controle dos fatores de risco constitui seguramente a parte mais importante do tratamento médico conforme recomendações na Tabela VI. Agentes antiplaquetários são efetivos em reduzir o risco de eventos isquêmicos fatais e não fatais. O ácido acetilsalicílico (AAS) via oral (100 a 200 mg/dia) deve ser considerado a todos os pacientes, ou o clopidogrel (75 mg/dia; grau 1; nível B)[8-10] associado a atividade

TABELA VI Recomendações em pacientes com doença arterial obstrutiva periférica: melhor tratamento clínico

Recomendações	Grau	Nível
Cessar tabagismo	I	B
Dieta saudável e atividade física	I	C
Estatinas	I	A
Reduzir LDL < 70 mg/dL ou diminuir ≥ 50% os valores (70 a 135 mg/dL)	I	C
Controle rígido da glicemia em diabéticos	I	C
Antiplaquetário (AAS) para pacientes sintomáticos	I	C
A hipertensos recomenda-se controle de pressão arterial < 140x90 mmHg	I	A
IECA ou BRA deve ser considerada em pacientes hipertensos	II	B

BRA: bloqueador do receptor da angiotensina; IECA: inibidor da enzima conversora de angiotensina. Fonte: Morley et al., 2018[5].

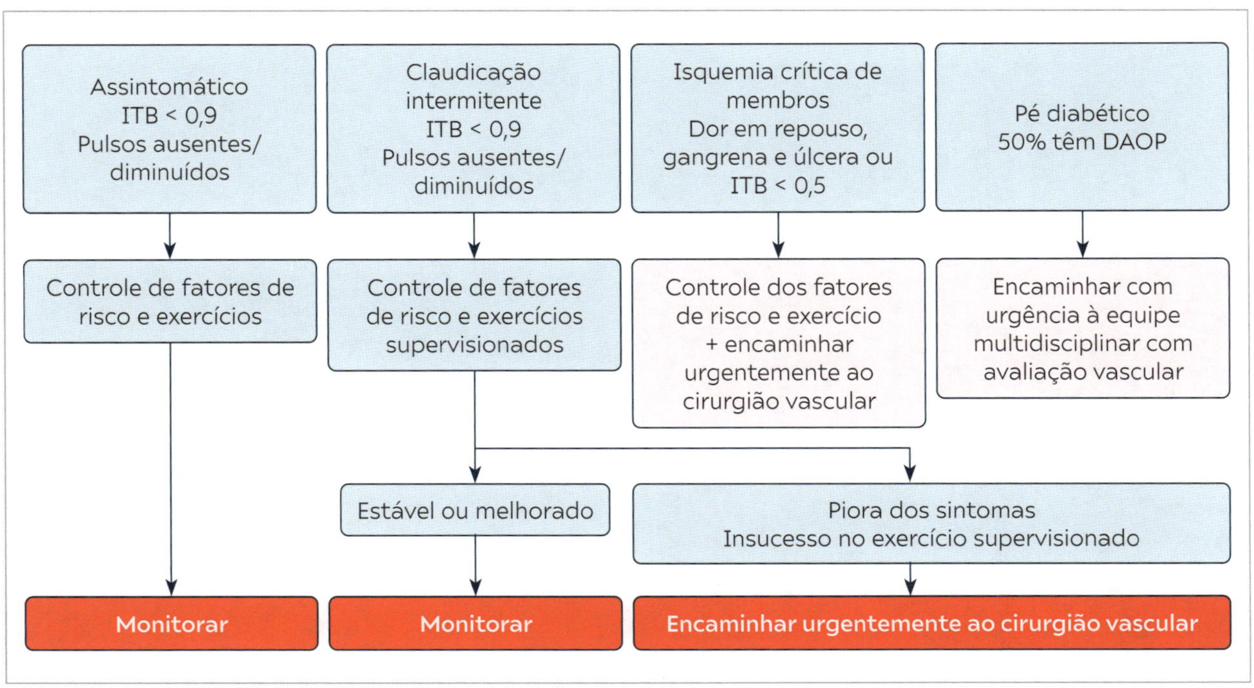

FIGURA 2 Tratamento da doença arterial obstrutiva periférica. ITB: índice de tornozelo-braço.

física supervisionada (grau 1; nível A) ou não (grau 1; nível B). A terapia medicamentosa para a claudicação intermitente pode ser feita com cilostazol (50-100 mg, 2 x/dia; grau 2; nível A), exceto em pacientes com insuficiência cardíaca. Nestes, pode-se empregar pentoxifilina (100 mg, 3 x/dia; grau 2; nível B)[5,8-10].

INDICAÇÕES TERAPÊUTICAS

As indicações terapêuticas globais no tratamento[5,8-10] estão expressas na Figura 2.

BIBLIOGRAFIA

1. Crawford F, Welch K, Andras A, Chappell FM. Ankle brachial index for the diagnosis of lower limb peripheral arterial disease. Cochrane Database Syst Rev. 2016;9:CD010680.
2. Piccinato CE. Doença arterial obstrutiva periférica. In: Piccinato CE, Joviliano EE, Moriya T, editores. Manual prático de angiologia e cirurgia vascular. 2. ed. Rio de Janeiro: Dilivros; 2019. p. 51-70.
3. Wilbourn AJ, Furlan AJ, Hulley W, Ruschhaupt W. Ischemic monomelic neuropathy. Neurology. 1983;33(4):447-50.
4. Stephens MM, O'Connel D, McManus F. Neurogenic claudication (spinal stenosis). Br Med J. 1984;77:235-9.
5. 5. Morley RL, Sharma A, Horsch AD, Hinchliffe RJ. Peripheral artery disease. BMJ. 2018;360:j5842.
6. 6. Frank U, Nikol S, Belch J, Boc V, Brodmann M, Carpentier PH, et al. ESVM Guideline on peripheral arterial disease. Vasa. 2019;48 (Suppl 102):1-79.
7. Firnhaber JM, Powell CS. Lower extremity peripheral artery disease: diagnosis and treatment. Am Fam Physician. 2019;99(6):362-9.
8. Woo K, Siracuse JJ, Klingbeil K, Kraiss LW, Osborne NH, Singh N, et al. Society for Vascular Surgery appropriate use criteria for management of intermittent claudication. J Vasc Surg. 2022;76(1):3-22.e1.
9. Koelemay MJW, van Reijen NS, van Dieren S, Frans FA, Vermeulen EJG, Buscher HCJL, et al. Editor's Choice - Randomised Clinical Trial of Supervised Exercise Therapy vs. Endovascular Revascularisation for Intermittent Claudication Caused by Iliac Artery Obstruction: The SUPER study. Eur J Vasc Endovasc Surg. 2022;63(3):421-9.
10. Society for Vascular Surgery Lower Extremity Guidelines Writing Group; Conte MS, Pomposelli FB, Clair DG, Geraghty PJ, McKinsey JF, Mills JL, et al. Society for Vascular Surgery practice guidelines for atherosclerotic occlusive disease of the lower extremities: management of asymptomatic disease and claudication. J Vasc Surg. 2015;61(3 Suppl):2S-41S.

75

Doenças oncológicas e o coração

Nathalia Coelho de Castro Nunes
Ariane Vieira Scarlatelli Macedo
Otavio Rizzi Coelho Filho

CONSULTA RÁPIDA

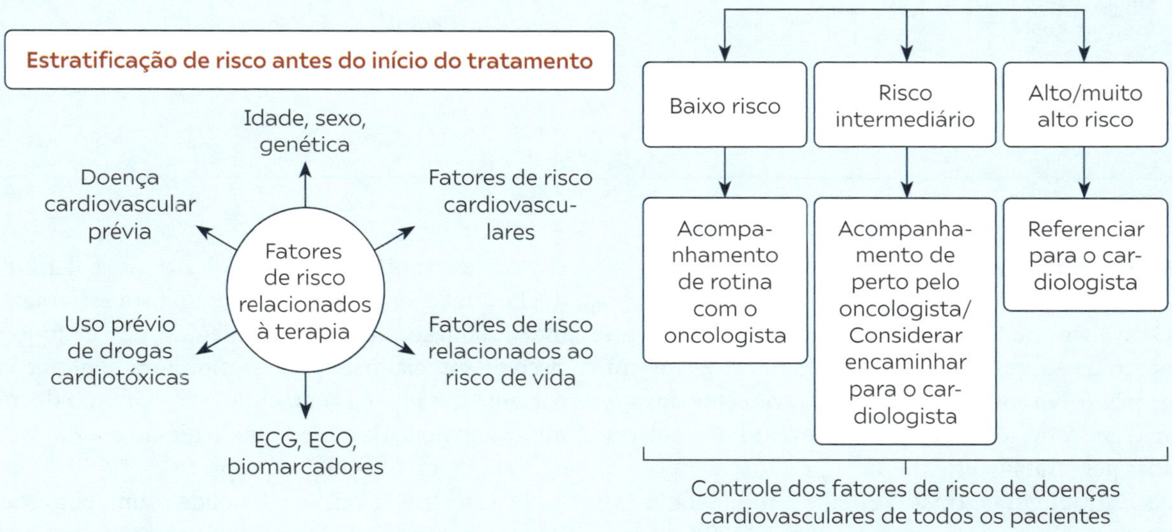

Principais agentes cardiotóxicos e toxicidade associada

Classes e agentes	Cardiotoxicidade
Antraciclinas Doxorrubicina Daunorrubicina Epirrubicina Idarrubicina Mitoxantrona	Disfunção ventricular Insuficiência cardíaca Miopericardite
Anti-HER2/neu Trastuzumabe Pertuzumabe	Disfunção ventricular Insuficiência cardíaca
Antimetabólitos 5-fluorouracil Capecitabina Citarabina Metotrexato Fludarabina	Vasoespasmo coronariano Isquemia miocárdica/infarto Miopericardite Insuficiência cardíaca

Principais agentes cardiotóxicos e toxicidade associada

Classes e agentes	Cardiotoxicidade
Antimicrotúbulo Taxanos Paclitaxel Docetaxel	Bradicardia Hipotensão Insuficiência cardíaca Isquemia miocárdica Prolongamento do intervalo QT
Inibidores de proteassoma Bortezomibe Carfilzomibe	Hipertensão Insuficiência cardíaca Isquemia miocárdica Morte súbita
Inibidores da tirosinoquinase Imatinibe Dasatinibe Nilotinibe Sunitinibe Sorafenibe Lapatinibe	Prolongamento do intervalo QT Hipertensão Isquemia miocárdica Insuficiência cardíaca Tromboembolismo
Inibidores de *checkpoint* Nivolumabe Pembrolizumabe Atezolizumabe Durvalumabe Avelumabe Ipilimumabe	Fibrilação atrial Arritmias ventriculares Miocardite Insuficiência cardíaca

INTRODUÇÃO

Os avanços no tratamento do câncer resultaram no aumento da sobrevida dos pacientes oncológicos em longo prazo. No entanto, uma parcela crescente dos sobreviventes convive com complicações cardiovasculares geradas pelo tratamento[1].

As antraciclinas, trastuzumabe, ciclofosfamida, 5-fluorouracil, agentes antiangiogênese, inibidores de tirosinoquinase, inibidores de proteassoma e inibidores de *checkpoint* imune são sabidamente relacionados com a ocorrência de cardiotoxicidade.

DIAGNÓSTICO E MANEJO

Inicialmente, todos os pacientes com indicação de uso de tratamentos potencialmente cardiotóxicos devem ser submetidos a uma avaliação detalhada que engloba a estratificação de risco cardiovascular individual e a relacionada ao tratamento. Essa estratificação individualizada em baixo, moderado, alto e muito alto risco é essencial para guiar o monitoramento de cada paciente durante o tratamento, com o intuito de minimizar a toxicidade e melhorar a adesão e a efetividade do tratamento oncológico proposto[4].

O espectro da cardiotoxicidade é amplo, portanto, com sinais e sintomas diversos, a depender do tratamento utilizado e do tipo de complicação apresentada.

ANTRACICLINAS

As antraciclinas apresentam grande eficácia no tratamento de diversos tumores sólidos e hematológicos. Os mecanismos específicos relacionados à cardiotoxicidade ainda não são totalmente conhecidos, sendo a lesão oxidativa por espécies reativas de oxigênio a teoria mais

> ! O espectro dessa toxicidade é amplo e inclui disfunção ventricular e insuficiência cardíaca; síndrome coronariana aguda; arritmias atriais e ventriculares (a última especialmente induzida pelo aumento do intervalo QT); hipertensão arterial; doenças do pericárdio; hipertensão pulmonar; doenças tromboembólicas[2]. Ainda, os pacientes com comorbidades cardiovasculares prévias apresentam maior risco de desenvolver cardiotoxicidade[3].

A toxicidade pode ser aguda ou crônica. A forma aguda é relativamente rara e se manifesta de forma semelhante a uma miopericardite logo após sua administração. Geralmente é autolimitada, apresenta alterações eletrocardiográficas inespecíficas e pode cursar com elevação de troponina e disfunção ventricular reversível. A cardiotoxicidade crônica é a forma mais relevante do ponto de vista clínico, caracterizada por disfunção sistólica inicialmente assintomática que pode evoluir para insuficiência cardíaca (IC) manifesta[5].

aceita. Outros possíveis mecanismos incluem a inibição da síntese de DNA e RNA e a inibição da atividade da topoisomerase II, a qual impede o reparo do DNA, levando à morte celular[5].

O fator de risco mais importante relacionado à toxicidade por antraciclina é a dose cumulativa (> 450 mg/m^2). Também estão implicados os extremos de idade (acima de 65 anos ou abaixo de 18), sexo feminino, doença cardiovascular prévia, exposição prévia a antraciclinas, tipo de antraciclina e forma de administração, uso de outros agentes cardiotóxicos, irradiação mediastinal prévia e suscetibilidade individual[6].

Aumento importante e persistente da troponina (T ou I) é preditor de disfunção ventricular e IC, no entanto ainda não há consenso sobre o melhor momento e a regularidade da dosagem[7]. Mais estudos nessa área ainda são necessários.

O tratamento da IC causada pela antraciclina é semelhante ao da IC, com fração de ejeção reduzida em geral, e inclui diuréticos, inibidores da enzima conversora da angiotensina/bloqueadores dos receptores da angiotensina e betabloqueadores. Quanto mais cedo é iniciado o tratamento, maior é a chance de recuperação da função ventricular[8]. O uso profilático dessas medicações na prevenção da cardiotoxicidade é motivo de estudo, no entanto ainda não há evidência para ser recomendado de rotina[9].

Atualmente, a única medicação aprovada para a prevenção da cardiotoxicidade é o dexrazoxano, que mostrou redução do risco de IC e eventos adversos cardiovasculares sem comprometer a eficácia do tratamento oncológico, porém com baixo grau de evidencia[10].

ANTI-HER2

O trastuzumabe é um anticorpo monoclonal que tem como alvo os receptores HER2/neu e é usado como primeira linha no tratamento do câncer de mama HER2+. Seu mecanismo de ação consiste na inibição da atividade de desses receptores que estão relacionados a vias de sinalização responsáveis pela proliferação e sobrevivência das células; sua inibição, portanto, resulta em apoptose e morte celular. Os receptores HER2 são fisiologicamente expressos nos miócitos, exercendo funções de cardioproteção, e essa inibição pode explicar a cardiotoxicidade[11].

Diferentemente das antraciclinas, a disfunção ventricular e a IC secundárias ao uso do trastuzumabe em geral são reversíveis com a sua suspensão. A fração de ejeção deve ser acompanhada por meio do ecocardiograma antes do início, e a cada 3 meses durante o tratamento[2] (Figura 1). Com a recuperação da função ventricular, a droga pode ser reintroduzida. Os fatores de risco para a sua ocorrência são: idade acima de 65 anos, uso prévio ou concomitante de antraciclinas e doença cardiovascular prévia[12].

ANTIMETABÓLITOS

As fluorpirimidinas são antimetabólitos amplamente utilizados no tratamento de tumores sólidos. Seu mecanismo de ação consiste na interrupção do ciclo celular através da interferência na síntese do DNA, levando a apoptose.

A reexposição é controversa, no entanto, em caso de evento grave, não deve ser realizada. Em caso de reexposição, o paciente deve ser monitorizado, e podem-se considerar a redução da dose, administração em bolus e o pré-tratamento com nitratos e bloqueadores de canal de cálcio não diidropiridínicos[13].

A cardiotoxicidade está relacionada à redução na produção do óxido nítrico e ocorrência de vasoespasmo, que pode resultar em dor torácica, isquemia miocárdica e morte. Pacientes com doença coronariana e irradiação torácica previas apresentam risco aumentado, assim como o uso concomitante de platinas. Fibrilação atrial, arritmias ventriculares, miocardite e pericardite também podem ocorrer.

O vasoespasmo é dose-dependente e mais frequente quando realizado de forma contínua. Geralmente, ocorre de 3 horas a 5 dias após a exposição e se comporta como síndrome coronariana aguda, devendo ser tratado como tal, e a infusão da droga, prontamente interrompida.

TAXANOS

Taxanos (paclitaxel e docetaxel) são drogas que atuam como agentes antimicrotúbulos, interferindo na mitose e levando a falha na divisão celular.

Os taxanos podem, ainda, aumentar a toxicidade das antraciclinas quando usados concomitantemente,

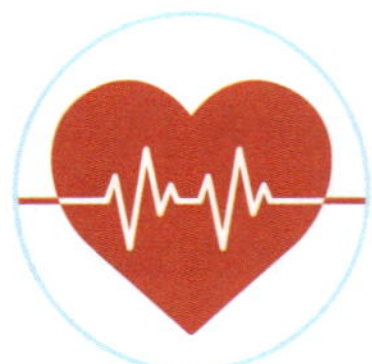

O tratamento com esses agentes está ligado à ocorrência de isquemia miocárdica, arritmias e IC.

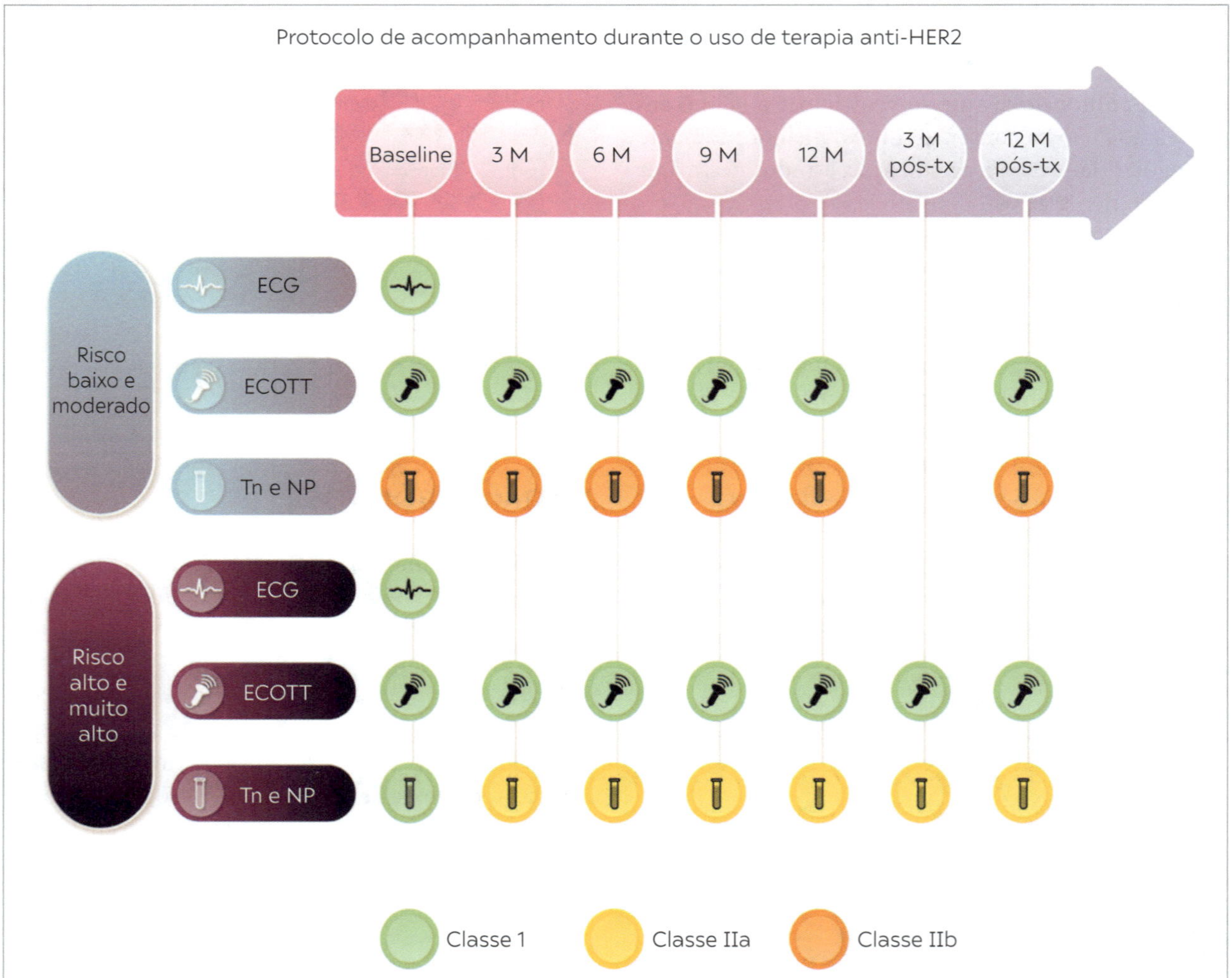

FIGURA 1 Monitoramento da cardiotoxicidade durante uso de terapia anti-HER2

ECG: eletrocardiograma; ECOTT: ecocardiograma transtorácico; NP: peptídios natriuréticos; Tn: troponina; Tx: tratamento. Adaptada de Lyon et al., 2022[4].

por aumentar os níveis plasmáticos da doxorrubicina, formando um metabólito tóxico no cardiomiócito. Portanto, a função ventricular deve ser monitorada nos pacientes submetidos a tratamento combinado com taxanos e antraciclinas e/ou trastuzumabe[14].

INIBIDORES DE TIROSINOQUINASE

Os inibidores de tirosinoquinase (ITK) são uma ampla classe de drogas com diversos alvos e indicações. Imatinibe, dasatinibe, nilotinibe e ponatinibe são alguns deles. Agem bloqueando a fosforilação e ativação de proteínas mediadas pelas TK, interrompendo a cascata de transdução de sinais intracelulares tanto em células neoplásicas quanto não neoplásicas. A inibição nas células não neoplásicas é responsável por sua toxicidade.

Os receptores de tirosinoquinase que podem ser inibidos pelos ITK incluem receptores de fator de crescimento epidérmico (EGFR), receptores de fator de crescimento do endotélio vascular (VEGFR), receptores de fator de crescimento derivado de plaquetas (PDGFR), BCR-ABL e c-KIT (receptor de fator de células-tronco). O bloqueio desses receptores inibe a angiogênese, o crescimento e a proliferação celular.

> A hipertensão arterial é a principal manifestação cardiotóxica de alguns ITK e está relacionada à sua ação anti-VEGF. Geralmente tem boa resposta aos anti-hipertensivos e é reversível com a suspensão da droga. Também podem ocorrer prolongamento do intervalo QT (Figura 2), síndrome coronariana aguda, tromboembolismo venoso, disfunção ventricular assintomática e IC. Portanto, os pacientes devem ser monitorados e tratados para essas condições durante o tratamento oncologico[15].

INIBIDORES DE PROTEASSOMA

Os inibidores de proteassoma (carfilzomibe e bortezomibe) são o tratamento de escolha para o mieloma múltiplo, tanto como primeira quanto como segunda linha. As enzimas proteassômicas são responsáveis por degradar e remover proteínas danificadas, parte de um processo chamado proteostase, e essa classe de drogas age impedindo a degradação das proteínas pró-apoptóticas das células neoplásicas. A inespecificidade dessa degradação pode explicar os efeitos adversos que acometem o sistema cardiovascular.

O carfilzomibe apresenta maior potencial de cardiotoxicidade e é dose-dependente.

> Os eventos mais frequentes são IC (4%), hipertensão (12%) e parada cardiorrespiratória (0,3%). O uso do bortezomibe está relacionado à ocorrência de cardiopatia em 2-4% dos pacientes. Por esse motivo, deve ser realizada uma estratificação de risco antes do início e um monitoramento cuidadoso durante o tratamento[1].

IMUNOTERAPIA

Os inibidores de *checkpoint* imune revolucionaram o tratamento de alguns tipos de cânceres, como melanoma metastático, de pulmão e bexiga. O entendimento de que as células cancerígenas são capazes de evadir o sistema imune levou ao desenvolvimento dessa nova classe de drogas.

Esses agentes interrompem o mecanismo usado por várias células tumorais de evadir da destruição pelos linfócitos T ativados e outras células imunes, liberando o próprio sistema imunológico para destruir as células

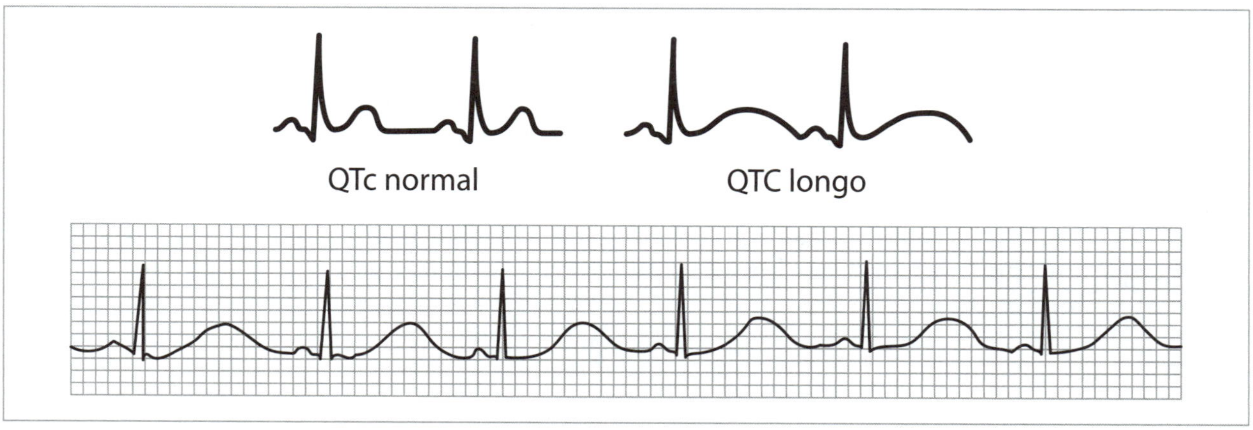

FIGURA 2 QTc longo.

No entanto, esses agentes também estão relacionados à ocorrência de eventos imunomediados em 70-90% dos pacientes, como tireoidite, hepatite, pneumonite, miosite, hipofisite, dermatite, miocardite, e comumente são reversíveis com a corticoterapia. A tireoidite pode levar ao hipertireoidismo, tempestade tireotóxica, fibrilação atrial e IC[17,18]. A miocardite, apesar de ser um evento adverso raro, é potencialmente grave, com uma mortalidade que pode chegar a 50%.

malignas[14]. Fazem parte desse sistema os receptores de morte programada (PD-1), os ligantes de receptores de morte programada (PD-L1 e PD-L2) e o sistema de antígeno-4 associado a linfócitos T citotóxicos. Os anticorpos contra PD-1 e CTLA-4 têm ação sinérgica e muitas vezes são usados em combinação para aumentar a eficácia terapêutica[17].

A incidência parece ser maior com o uso da terapia combinada quando comparada a monoterapia e geralmente ocorre precocemente após a exposição[19]. Ainda não há consenso sobre como deve ser feito o acompanhamento desses pacientes durante o tratamento.

RADIOTERAPIA

A radiação empregada no tratamento de massas mediastinais, cânceres de mama, pulmão e esôfago pode resultar em danos ao coração e ao sistema vascular. São fatores de risco para ocorrência o uso de antraciclinas, doenças cardíacas preexistentes, dose cumulativa alta (> 30 Gy) e uso de técnicas sem cardioproteção.

As manifestações clínicas incluem doenças do pericárdio, doença arterial coronariana, doença valvar, IC e distúrbios no sistema de condução, que comumente acontecem tardiamente à exposição. Procedimentos de revascularização cardíaca são significativamente maiores em sobreviventes de câncer em longo prazo que foram submetidos a radiação[2].

As três estratégias utilizadas atualmente para a redução da cardiotoxicidade pela radioterapia incluem a redução da dose, do campo e do volume de radiação utilizados. São feitas através de técnicas modernas como a radioterapia de intensidade modulada e a guiada por imagem[3].

RECOMENDAÇÕES

- A interação entre o cardiologista e o oncologista é imprescindível para a otimização do tratamento oncológico nos pacientes com doenças cardiovasculares.
- A avaliação de risco deve ser realizada em todos os pacientes que serão submetidos a tratamentos potencialmente cardiotóxicos, antes do seu início, levando-se em consideração: características clínicas e eletrocardiográficas, alterações em biomarcadores e exames de imagem, presença de fatores de risco cardiovasculares, cardiotoxicidade prévia e potencial cardiotóxico da droga a ser utilizada.
- O monitoramento e a realização de exames de imagem e biomarcadores devem se basear no risco encontrado: baixo, moderado, alto e muito alto risco.
- Os fatores de risco cardiovasculares devem ser adequadamente controlados, antes e durante o tratamento e mudanças no estilo de vida, como cessação de tabagismo, restrição do consumo de álcool e realização de atividade física, as quais devem ser encorajadas.
- O uso de inibidores da enzima conversora da angiotensina (IECA) ou bloqueadores dos receptores de angiotensina (BRA) e betabloqueadores (BB) pode ser considerado para pacientes de alto ou muito alto risco que irão receber antraciclinas e/ou anti-HER2.
- O uso de estatinas também pode ser considerado em pacientes de alto e muito alto risco.

ACOMPANHAMENTO

A diversidade de medicamentos contra o câncer e os tipos de toxicidade cardiovascular existentes tornam o manejo desses pacientes uma tarefa complexa, na qual a interação entre o oncologista e o cardiologista é fundamental. É necessário o conhecimento dos principais eventos adversos de cada droga, a realização de avaliações de risco e o investimento em estratégias de redução desses riscos. Ainda, o diagnóstico e tratamento precoces dessas complicações podem evitar a descontinuação da terapia oncológica, possivelmente melhorando o prognóstico dos pacientes.

BIBLIOGRAFIA

1. Zamorano JL, Gottfridsson C, Asteggiano R, Atar D, Badimon L, Bax JJ, et al. The cancer patient and cardiology. Eur J Heart Fail. 2020;22(12):2290-309.
2. Zamorano JL, Lancellotti P, Rodriguez Muñoz D, Aboyans V, Asteggiano R, Galderisi M, et al. 2016 ESC Position Paper on cancer treatments and cardiovascular toxicity developed under the auspices of the ESC Committee for Practice Guidelines: The Task Force for cancer treatments and cardiovascular toxicity of the European Society of Cardiology (ESC). Eur Heart J. 2016;37(36):2768-801.
3. Lyon AR, Dent S, Stanway S, Earl H, Brezden-Masley C, Cohen-Solal A, et al. Baseline cardiovascular risk assessment in cancer patients scheduled to receive cardiotoxic cancer therapies: a position statement and new risk assessment tools from the Cardio-Oncology Study Group of the Heart Failure Association of the European Society of Cardiology in collaboration with the International Cardio-Oncology Society. Eur J Heart Fail. 2020;22(11):1945-60.
4. Lyon AR, López-Fernández T, Couch LS, Asteggiano R, Aznar MC, Bergler-Klein J, et al. 2022 ESC Guidelines on cardio-oncology developed in collaboration with the European Hematology Association (EHA), the European Society for Therapeutic Radiology and Oncology (ESTRO) and the International Cardio-Oncology Society (IC-OS). Eur Heart J. 2022;43(41):4229-361.
5. Cardinale D, Iacopo F, Cipolla CM. Cardiotoxicity of anthracyclines. Front Cardiovasc Med. 2020;7(26):26.
6. Ewer MS, Ewer SM. Cardiotoxicity of anticancer treatments. Nat Rev Cardiol. 2015;12(11):620.
7. Michel L, Mincu RI, Mahabadi AA, Settelmeier S, Al-Rashid F, Rassaf T, et al. Troponins and brain natriuretic peptides for the prediction of cardiotoxicity in cancer patients: a meta-analysis. Eur J Heart Fail. 2020;22(2):350-61.
8. Cardinale D, Colombo A, Lamantia G, Colombo N, Civelli M, De Giacomi G, et al. Anthracycline-induced cardiomyopathy: clinical relevance and response to pharmacologic therapy. J Am Coll Cardiol. 2010;55(3):213-20.
9. Cardinale D, Colombo A, Bacchiani G, Tedeschi I, Meroni CA, Veglia F, et al. Early detection of anthracycline cardiotoxicity and improvement with heart failure therapy. Circulation. 2015;131(22):1981-8.
10. Macedo AV, Hajjar LA, Lyon AR, Nascimento BR, Putzu A, Rossi L, et al. Efficacy of dexrazoxane in preventing anthracycline cardiotoxicity in breast cancer. JACC CardioOncol. 2019;1(1):68-79.
11. Pentassuglia L, Sawyer DB. The role of neuregulin-1beta/ErbB signaling in the heart. Exp Cell Res. 2009;315(4):627-37.
12. Florido R, Smith KL, Cuomo KK, Russell SD. Cardiotoxicity from human epidermal growth factor receptor-2 (HER2) targeted therapies. J Am Heart Assoc. 2017;6(9):e006915.
13. Sorrentino MF, Kim J, Foderaro AE, Truesdell AG. 5-Fluorouracil induced cardiotoxicity: review of the literature. Cardiol J. 2012;19(5):453-8.
14. Plana JC, Galderisi M, Barac A, Ewer MS, Ky B, Scherrer-Crosbie M, et al. Expert consensus for multimodality imaging evaluation of adult patients during and after cancer therapy: a report from the American Society of Echocardiography and the European Association of Cardiovascular Imaging. J Am Soc Echocardiogr. 2014;27(9):911-39.
15. Huang L, Jiang S, Shi Y. Tyrosine kinase inhibitors for solid tumors in the past 20 years (2001-2020). J Hematol Oncol. 2020;13(1):143.
16. Gavazzoni M, Vizzardi E, Gorga E, Bonadei I, Rossi L, Belotti A, et al. Mechanism of cardiovascular toxicity by proteasome inhibitors: New paradigm derived from clinical and pre-clinical evidence. Eur J Pharmacol. 2018;828:80-8.
17. Asnani A. Cardiotoxicity of immunotherapy: incidence, diagnosis, and management. Curr Oncol Rep. 2018;20(6):44.
18. Hu J-R, Florido R, Lipson EJ, Naidoo J, Ardehali R, Tocchetti CG, et al. Cardiovascular toxicities associated with immune checkpoint inhibitors. Cardiovasc Res. 2019;115(5):854-68.
19. Moslehi JJ, Salem JE, Sosman JA, Lebrun-Vignes B, Johnson DB, et al. Increased reporting of fatal immune checkpoint inhibitor-associated myocarditis. Lancet. 2018;391(10124):933.

76

Doença renal crônica e o coração

Paulo Cesar Lopes
Eduardo Barbosa Coelho
Fernando Nobre

CONSULTA RÁPIDA

A doença renal crônica (DRC) aumenta drasticamente a incidência de eventos e mortes de origem cardiovascular, tornando mais provável um paciente com DRC morrer de causa cardiovascular do que evoluir para o estágio 5 da doença e requerer tratamento dialítico. Por essa razão, é comum que o cardiologista se depare com portadores de DRC, tornando essencial a sua correta abordagem.

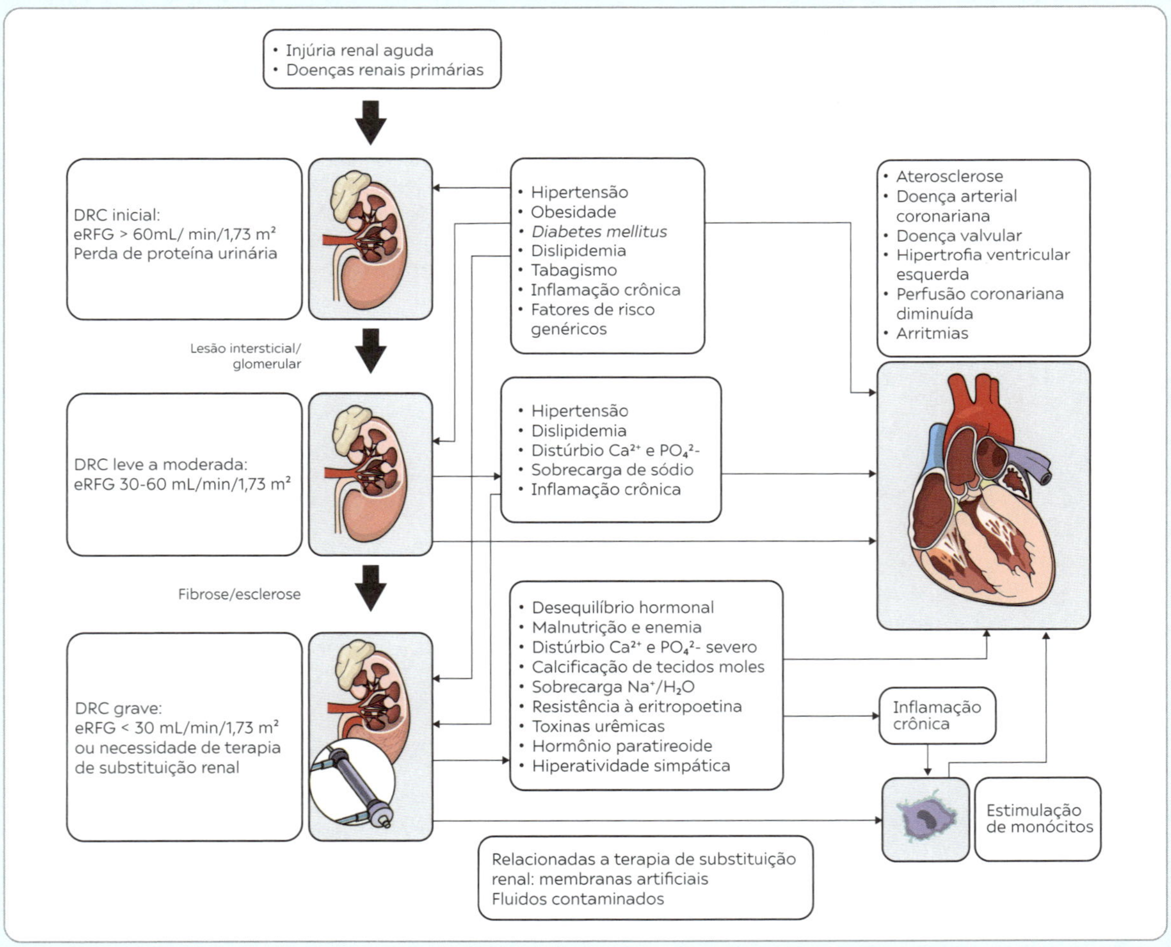

Pacientes portadores de DRC, particularmente com doença avançada, que sofreram infarto agudo do miocárdio (IAM), recebiam menos indicação de revascularização miocárdica e de prescrição de medicações com efetividade comprovada por evidências, como betabloqueadores, ácido acetilsalicílico e clopidogrel do que pacientes com IAM sem DRC.

Recomendações do KDIGO 2021 para modificações de estilo de vida em pacientes com hipertensão arterial sistêmica e doença renal crônica não dialítica

Descrição	Nível/grau da evidência
Sugestão de redução ingestão de sódio < 2 g/dia (< 5 g NaCl)	2C
Sugestão > 150 minutos. Atividade física/semana ou a um nível compatível com a capacidade física e cardiovascular do paciente	2C

Recomendações do KDIGO 2021 para tratamento da hipertensão arterial sistêmica e doença renal crônica não dialítica

Descrição	Nível/grau da evidência
Recomendação para início de IECA ou BRA em DRC estágio 1-4 com albuminúria nível 3, em não diabéticos	1B
Sugestão para início de IECA ou BRA em DRC estágio 1-4 com albuminúria nível 2, em não diabéticos	2C
Recomendação para início de IECA ou BRA em DRC estágio 1-4 com albuminúria nível 2 ou 3, em diabéticos	1B

BRA: bloqueador do receptor da angiotensina; DRC: doença renal crônica; IECA: inibidor da enzima conversora de angiotensina.

Características principais e desfechos renais e cardiovasculares dos estudos utilizando gliflozinas na população com doença renal crônica

Estudo	Gliflozina testada	População	N	Desfecho primário	HR (95% IC)	p
CREDENCE	Canagliflozina	DRC com DM2 RFGe: 30-60 mL/min/1,73 m² e RAC: 300-5.000 mg/g	4.401	Composto renal + morte CV ▪ DRCT: RFG < 15 mL/min; transplante renal; diálise ▪ Dobro da creatinina ▪ Morte causa renal ou CV	0,70 (0,59-0,82)	0,00001
DAPA-CKD	Dapagliflozina	DRC com e sem DM2 RFGe: 25-75 mL/min/1,73 m² e RAC: 200-5.000 mg/g	4.304	Composto renal + morte CV ▪ DRCT ▪ Declínio RFGe > 50% ▪ Morte causa renal ou CV	0,61 (0,51-0,72)	< 0,001
EMPA-KIDNEY	Empagliflozina	DRC com e sem DM2 RFGe: 20-44 mL/min/1,73 m² ou 45-90 mL/min se RAC > 200 mg/g	6.609	Composto renal + morte CV ▪ DRCT: < 10 mL/min ▪ Declínio RFGe > 40% ▪ Morte causa renal ou CV	0,72 (0,64-0,82)	< 0,001

CV: cardiovascular; DM2: *diabetes mellitus* tipo 2; DRC: doença renal crônica; DRCT: doença renal crônica terminal; RAC: relação albumina/creatinina urinária; RFGe: ritmo de filtração glomerular estimado.

Finerenona

Finerenona (BAY 94-8862, com previsão de chegada ao Brasil no primeiro semestre de 2023) é um novo antagonista não esteroide dos receptores mineralocorticoides com maior seletividade e menor risco de hipercalemia e efeitos sexuais adversos do que os antagonistas esteroidais. O *Clinical Practice Guideline For Diabetes Management In Chronic Kidney Disease* (KDIGO 2022) já sugere a adição dos inibidores não esteroides dos receptores mineralocorticoides aos pacientes com diabetes tipo 2 com RFGe > 25 mL/min/1,73 m^2 e relação albumina/creatinina urinária (RAC) > 30 mg/g que já estejam em uso de ISRRA (classe da recomendação: 2/nível da evidência: C).

INTRODUÇÃO

Fatores de risco bem conhecidos, como hipertensão arterial sistêmica (HAS), diabetes *mellitus* (DM), obesidade, dislipidemia, tabagismo, entre outros, causam alterações vasculares que se expressam clinicamente como doenças cardíacas e renais.

A presença de **DRC**, por sua vez, aumenta drasticamente a incidência de eventos e mortes de origem cardiovascular, tornando mais provável um paciente com DRC morrer de causa cardiovascular do que evoluir para o estágio 5 da doença e requerer tratamento dialítico. Por essa razão, é comum que na prática clínica o cardiologista depare com pacientes portadores de DRC, tornando essencial a sua correta abordagem.

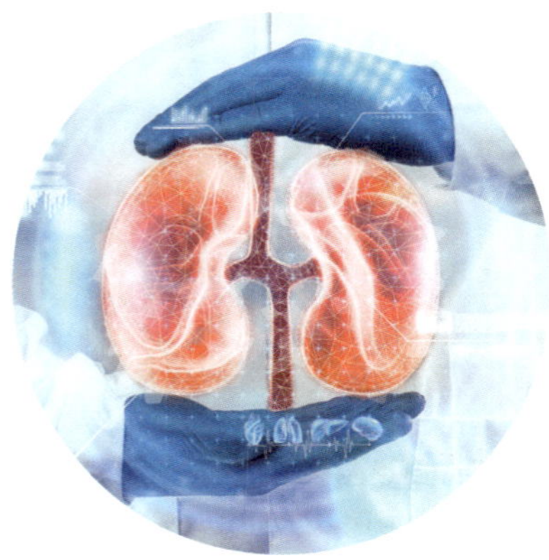

DOENÇA RENAL CRÔNICA E DOENÇA CARDIOVASCULAR

A presença de DRC é fator independente para aumento da morbidade e mortalidade cardiovasculares, e essa relação foi bem definida em vários estudos populacionais e revisada em metanálises[1], totalizando 1,4 milhão de indivíduos. Comparados com a população geral, os portadores de DRC, além de apresentarem doença cardiovascular (DCV) de forma mais frequente, geralmente sofrem com a forma mais grave da doença e menos reconhecida e tratada. O National Cardiovascular Data Acute Coronary Treatment and Intervention Outcomes Network Registry mostrou que pacientes portadores de DRC, particularmente com doença avançada, que sofreram IAM, recebiam menos indicação de revascularização miocárdica e de prescrição de medicações com efetividade comprovada por evidências, como betabloqueadores, ácido acetilsalicílico e clopidogrel do que pacientes com IAM sem doença renal crônica[2].

Além da doença coronariana, a associação de DRC com ritmo de filtração glomerular estimado (RFGe) < 60 mL/min/1,73 m^2 dobra o risco de insuficiência cardíaca (IC) e é similarmente elevado para acidente vascular encefálico (AVE), doença arterial periférica (DAP), fibrilação atrial (FA) e morte súbita (MS), quando comparados com indivíduos sem doença renal crônica.

A HAS e o DM são tradicionalmente relacionadas com aumento do risco cardiovascular. No entanto, a piora da função renal e a presença de albuminúria implicam, por si só, maior risco de DCV, fazendo-nos acreditar que mecanismos "renais-específicos" são responsáveis pelo grande aumento de DCV nos portadores de DRC (Figura 1). Hipertrofia ventricular esquerda (HVE), principalmente concêntrica, está presente em mais de 50% dos pacientes com DRC estágios 4 e 5. Além da HAS, a anemia e o enrijecimento dos vasos têm papel fundamental no desenvolvimento da HVE, que leva à redução da reserva coronariana. Esta também é agravada pela densidade de capilares cardíacos e resposta vasodilatadora coronariana reduzidas, demonstradas experimentalmente. Histologicamente, a HVE na DRC se caracteriza pela presença de fibrose miocárdica, que pode piorar a contratilidade muscular e predispor à MS.

A DRC reduz a atividade da renalase (enzima que inativa as catecolaminas) e estimula o sistema renina-angiotensina-aldosterona (SRAA), o qual provoca aumento de radicais superóxidos, interleucina-6 e outras citocinas, bem como redução da bioavaliabilidade do óxido nítrico. A presença de inflamação, associada ao meio urêmico e à HAS, causa dano endotelial, o que agrava a doença vascular e leva a aumento da resistência vascular periférica (RVP), elevando ainda mais a pressão arterial (PA). O aumento da dimetil-arginina assimétrica (DMA) reduz o débito cardíaco e a geração de NO_2, aumentando a RVP e a PA. De fato, o aumento da DMA e o da atividade simpática estão associados a HVE nos pacientes com DRC, favorecendo fortemente a hipótese de relação causal entre eles.

A presença de aterosclerose e doença valvar cardíaca, frequente na DRC, poderia ser explicada pela maior aterogenicidade das frações do colesterol, redução dos inibidores de calcificação (fetuína e proteína Gla da matriz), hiperfosfatemia, aumento do produto cálcio-fósforo, paratormônio e leptina. Essa complexa interação entre rins e coração tem sido denominada de síndrome cardiorrenal e é subdividida em cinco tipos. O tipo 4 se refere às alterações crônicas causadas pela DRC no coração e inclui a HVE, redução da função cardíaca e aumento do risco de eventos cardiovasculares adversos (Figura 1).

DEFINIÇÃO E CLASSIFICAÇÃO DA DOENÇA RENAL CRÔNICA

Define-se DRC quando existe alteração na função, na excreção de albumina urinária ou na estrutura renal, presentes por mais de 2 meses (Tabela I).

A classificação da DRC deve ser feita considerando-se a causa de base (pois facilita a predição de desfechos e estratégias específicas) e a gravidade da doença, estimada pelo RFG e pela albuminúria (Tabela II), que também se relaciona com desfechos desfavoráveis e morte.

TABELA I Critérios para doença renal crônica (qualquer dos sintomas a seguir presentes por mais de 3 meses)

Marcadores de dano renal (um ou mais)	Albuminúria (ERA ≥ 30 mg/dia; RAC ≥ 30 mg/g)
	Alterações no sedimento urinário
	Alterações eletrolíticas devido a desordem tubular
	Anormalidades histológicas
	Anormalidades estruturais detectadas por imagem
	História de transplante renal
Diminuição do ritmo de filtração glomerular	Ritmo de filtração glomerular < 60 mL/min/1,73 m^2

ERA: excreção renal de albumina; RAC: relação albumina/creatina urinária. Fonte: KDIGO, 2013[5].

O *Kidney Disease: Improving Global Outcomes* (KDIGO)[5] elegeu a fórmula derivada do *Chronic Kidney Disease Epidemiology Collaboration* (CKD-EPI) para ser utilizada no RFGe, por ter maior acurácia e precisão em relação à fórmula da *Modification of Diet in Renal Disease* (MDRD) para pacientes com RFGe > 60 mL/

Para pacientes em situações clínicas em que haja redução da produção endógena de creatinina (idosos com sarcopenia, síndromes consumptivas, IC avançada, amputação de membros ou desnutrição grave), a utilização da dosagem de cistatina C e o uso da equação CKD-EPI 2021 (sem utilização da raça) foi fortemente encorajada pela força-tarefa da NKF e ASN, por apresentar melhor acurácia. Para medida da albuminúria, a relação albumina/creatinina urinária (RAC) deveria ser preferida à relação proteína/creatinina urinária (RPC) ou à medida da proteinúria ou albuminúria de 24 horas, em razão da maior facilidade de coleta em relação às últimas e maior acurácia para prever risco cardiovascular e renal em relação à primeira.

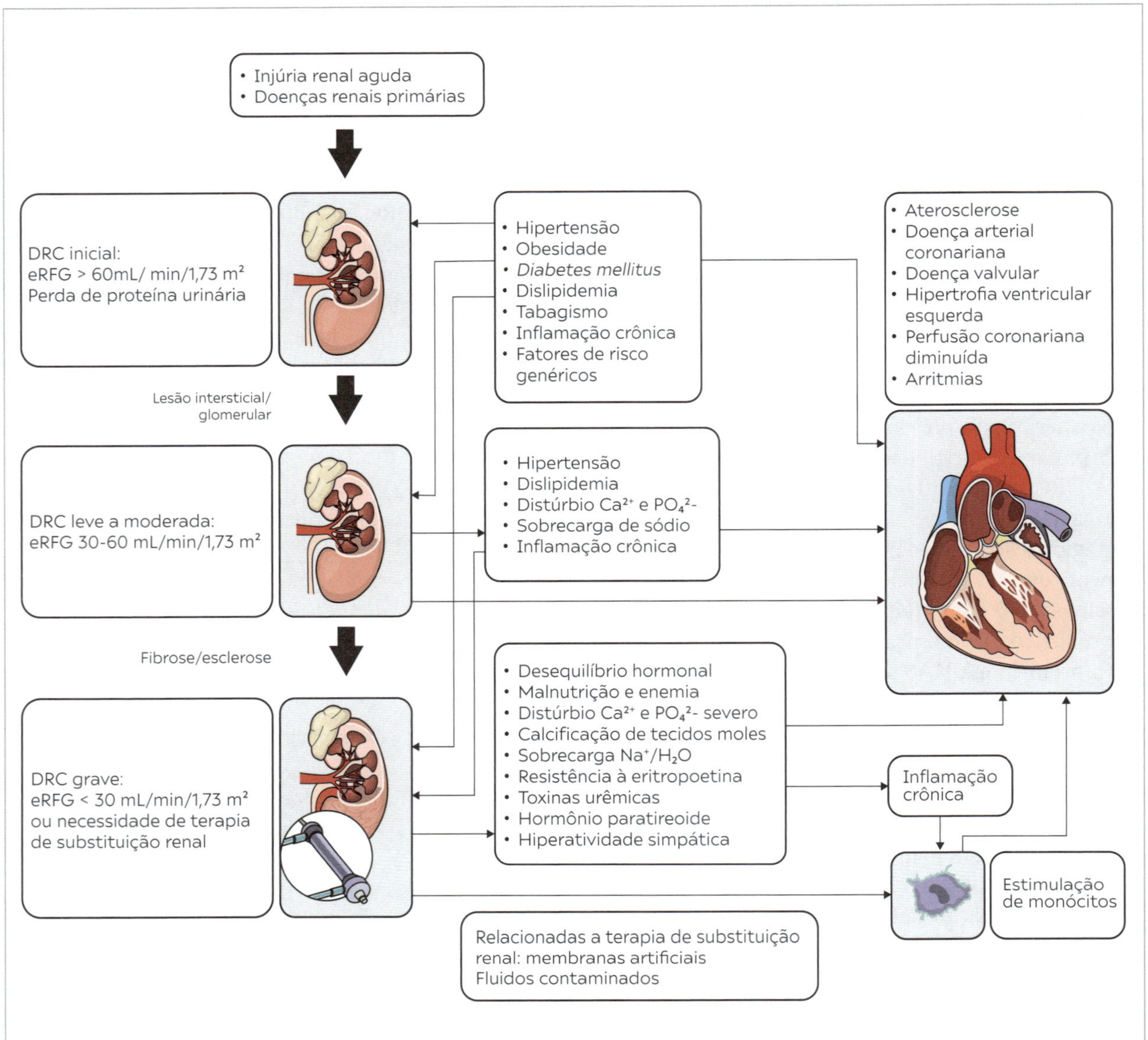

FIGURA 1 Interações fisiopatológicas entre o rim e o coração na doença renal crônica.
Adaptada de Ronco et al., 2008[3]; Gansevoort et al., 2013[4].

min/1,73 m², sendo, portanto, mais indicada para fins de prática médica geral e de saúde pública. Em 2021, uma força-tarefa da National Kidney Foundation (NKF) e American Society of Nephrology (ASN)[6] recomendou o uso de uma nova fórmula CKD-EPI sem a adição da raça na estimativa do RFGe. Atualmente, calculadoras sem a inclusão de raças já podem ser acessadas pela internet ou em aplicativos para *smartphones*.

Manejo dos fatores de risco e das complicações da doença renal crônica

A prevalência de algumas complicações relacionadas à DRC aumenta com a redução progressiva do RFG e estão sumarizadas na Tabela III.

O objetivo de reduzir eventos cardiovasculares e retardar a progressão da DRC pode ser alcançado com a correta abordagem dessas complicações clínicas, metabólicas e hematológicas, juntamente com o manejo dos principais fatores de risco tradicionais conhecidos, descritos a seguir.

HIPERTENSÃO ARTERIAL SISTÊMICA

Tratamento não medicamentoso

As recomendações para o tratamento não medicamentoso (TNM) na população com DRC foram extraídas do *Clinical Practice Guideline for the Management of Blood Pressure in Chronic Kidney Disease* (KDIGO 2021)[7].

TABELA II Classificação do ritmo de filtração glomerular e da albuminúria e a relação entre essas duas variáveis e o prognóstico dos indivíduos com lesão renal. Classificação segundo o *Kidney Disease: Improving Global Outcomes*. Para acessar a estimativa do ritmo de filtração glomerular, acesse a página mdrd.com

				Categorias de albuminúria persistente – descrição e intervalos		
				A1 Normal a levemente aumentada < 30 mg/g < 3 mg/mmol	A2 Moderadamente aumentada 30-300 mg/g 3-30 mg/mmol	A3 Gravemente aumentada > 300 mg/g > 30 mg/mmol
Categorias de RFG (mL/min/1,73 m^2 – descrição e intervalos)	G1	Normal ou alto	> 90	Risco baixo	Risco moderadamente elevado	Risco alto
	G2	Levemente diminuído	60-89			
	G3a	Leve a moderadamente diminuído	45-59			Risco muito alto
	G3b	Moderado a extremamente diminuído	30-44			
	G4	Extremamente diminuído	15-29			
	G5	Doença renal terminal	≤ 15			

TABELA III Prevalência de complicações da doença renal crônica por estágio da doença – dados derivados de coortes de pacientes com doença renal crônica

	Categoria do RFG (mL/min/1,73 m^2)				
Complicações	> 90	60-89	45-59	30-44	< 30
Anemia	4%	4,7%	12,3%	22,7%	51,5%
Hipertensão arterial	18,3%	41%	71,8%	78,3%	82,1%
Deficiência de 25-hidroxivitamina D	14,1%	9,1%	10,7%		27,2%
Acidose	11,2%	8,4%	9,4%	18,1%	31,5%
Hiperfosfatemia	7,2%	7,4%	9,2%	9,3%	23%
Hipoalbuminemia	1%	1,3%	2,8%	9%	7,5%
Hiperparatireoidismo	5,5%	9,4%	23%	44%	72,5%

RFG: ritmo de filtração glomerular. Fonte: KDIGO, 2013[5].

Estudos randomizados e controlados sobre o benefício da dieta hipossódica na população com DRC são de curto prazo e fornecem evidência moderada de benefício na PA. Similarmente, evidências de baixa qualidade associam atividade física com redução de PA, melhor controle de peso e da qualidade de vida em pacientes com DRC (Tabela IV). Embora outras mudanças de estilo de vida, como perda de peso e redução do consumo de álcool, tenham sido relacionadas a benefícios na PA em estudos controlados e aleatorizados na população geral, o KDIGO 2021 não as incluiu como recomendação formal devido a dados insuficientes para determinar o risco-benefício na população com DRC.

TABELA IV Recomendações do KDIGO 2021 para modificações de estilo de vida em pacientes com hipertensão arterial sistêmica e doença renal crônica não dialítica

Descrição	Nível/grau da evidência
Sugestão de redução ingestão de sódio < 2 g/dia (< 5 g NaCl)	2C
Sugestão > 150 minutos. Atividade física/semana ou a um nível compatível com a capacidade física e cardiovascular do paciente	2C

KDIGO: *Kidney Disease: Improving Global Outcomes.*

Tratamento medicamentoso

Com exceção dos inibidores da enzima conversora de angiotensina (IECA) ou bloqueadores dos receptores de angiotensina (BRA), que deveriam ser preferidos no caso de hipertensão e DRC com albuminúria > 30 mg/dia (Tabela V), não há fortes evidências para privilegiar outra droga específica no tratamento da HAS no paciente portador de DRC. Nesse contexto, a redução adequada da PA se torna mais importante do que a classe anti-hipertensiva escolhida[8].

TABELA V Recomendações do KDIGO 2021 para tratamento da hipertensão arterial sistêmica e doença renal crônica não dialítica

Descrição	Nível/grau da evidência
Recomendação para início de IECA ou BRA em DRC estágio 1-4 com albuminúria nível 3, em não diabéticos	1B
Sugestão para início de IECA ou BRA em DRC estágio 1-4 com albuminúria nível 2, em não diabéticos	2C
Recomendação para início de IECA ou BRA em DRC estágio 1-4 com albuminúria nível 2 ou 3, em diabéticos	1B

BRA: bloqueador do receptor da angiotensina; DRC: doença renal crônica; IECA: inibidor da enzima conversora de angiotensina; KDIGO: *Kidney Disease: Improving Global Outcomes*.

Ainda nesse contexto, resultados do estudo *Heart Outcomes Prevention Evaluation* (HOPE) e subestudos em pacientes com DRC do estudo *Hypertension Optimal Treatment* (HOT) demonstraram cardioproteção por provável redução da progressão da aterosclerose com uso de inibidores do SRAA, sendo racional a utilização deles a quase todos os pacientes hipertensos com DRC, na maioria das vezes associados a drogas sinérgicas (diuréticos ou antagonistas dos canais de cálcio – ACC). Na Tabela VI estão listadas as principais classes de anti-hipertensivos e suas considerações de uso na DRC.

TABELA VI Principais drogas anti-hipertensivas e considerações de uso na doença renal crônica

Agentes	Considerações na doença renal crônica
IECA/BRA	Drogas de escolha na presença de albuminúria e/ou proteinúria
	Não associar rotineiramente IECA com BRA
	Retirar se houver aumento agudo da creatinina > 30%
	Iniciar dose mais baixa em pacientes com RGEe < 45 mL/min/1,73 m^2
	Medir RFGe e potássio 1 semana após o início da medicação
	Potencialmente danosos na sepse, desidratação ou uso de AINH
	Não suspender quando RFG < 30 mL/min/1,73 m^2 se ainda nefroprotetor
	Evitar na presença de estenose bilateral das artérias renais
	IECA exibe aumento da meia-vida na DRC 5D, diferentemente do BRA
	IECA e parcialmente dialisável, diferentemente do BRA
Espironolactona	Uso principal na IC e hipertensão resistente
	Risco de hipercalemia, principalmente quando associada a IECA e BRA
Tiazídicos	Sinergismo com IECA e BRA, entre outros
	Trocar por diurético de alça quando RFG < 30 mL/min se edema/hipertensão
Betabloqueadores	Atenolol e bisoprolol causam aumento da meia-vida, podendo causar bradiarritmia
	Propranolol, carvedilol e metoprolol não causam aumento da meia-vida
	Uso principal na IC, em taquiarritmias e na insuficiência coronariana
ACC	Diidropiridínicos aumentam a albuminúria, mas seu significado clínico é incerto
	Não exibem aumento de meia-vida, com exceção de nimodipino e nicardipino
	Sinergismo com IECA e BRA, entre outros
Alfa-agonistas	Uso principal na hipertensão refratária
	Efeitos colaterais podem limitar o uso, principalmente em idosos

ACC: antagonistas do canal de cálcio; AINH: anti-inflamatório não hormonal; BRA: bloqueador do receptor de angiotensina; IC: insuficiência cardíaca; IECA: inibidor da enzima conversora de angiotensina; RFG: ritmo de filtração glomerular estimado.

Metas de pressão arterial

O estudo MDRD[9] avaliou o benefício do tratamento intensivo (< 92 mmHg de PA média – PAM) em relação ao tratamento-padrão (< 107 mmHg de PAM) em portadores de DRC e não encontrou diferenças entre os grupos. Somente quando analisaram o subgrupo de pacientes do estudo com proteinúria > 1 g/dia ou reavaliaram os pacientes no acompanhamento tardio observaram diferenças significativas na progressão da doença renal.

No *African American Study of Kidney Disease and Hypertension* (AASK)[10], pacientes afro-americanos com DRC foram randomizados para tratamento intensivo de PA (< 92 mmHg de PAM) ou padrão (102 a 107 mmHg de PAM) e novamente não se demonstrou benefício do tratamento intensivo na progressão da doença renal. Foi somente após o término da intervenção e já na fase de acompanhamento, com meta de PA de 130 x 80 mmHg para todos os pacientes, que uma nova análise no subgrupo de pacientes com RPC > 220 mg/g observou retardo na progressão da doença renal no grupo que havia sido submetido ao tratamento intensivo.

Apesar do exposto, após a publicação dos resultados do estudo SPRINT (*Systolic Blood Pressure Intervention Trial*)[11] demonstrando benefício cardiovascular com o tratamento intensivo (PA sistólica < 120 mmHg) comparado ao padrão (PA sistólica < 140 mmHg), várias diretrizes reduziram a meta para tratamento da HAS, incluindo os portadores de DRC (Tabela VII). Entretanto, no subgrupo de indivíduos com DRC (RFGe entre 20 e 59 mL/min/1,73 m^2), que representavam 39% da população do estudo SPRINT, embora tivesse havido tendência a benefício com o tratamento intensivo, não houve significância estatística. Além disso, o método oscilométrico utilizado, na maioria das vezes sem a presença do profissional e, portanto, sem a associação do efeito do avental branco, adicionado ao ambiente controlado próprio de ensaios clínicos, são especificidades quase sempre não encontradas na prática clínica do Brasil e que deveriam, em tese, ser levadas em consideração na tomada de decisão sobre a meta de PA para um paciente individual.

TABELA VII Metas para tratamento de hipertensão arterial sistêmica em doença renal crônica não dialítica, segundo as principais diretrizes

Diretriz	Descrição	Nível/grau da evidência
ACC/AHA 2017	< 130 x 80 mmHg	IB (PAS) IC (PAD)
ESH/ESC 2018	< 140 x 90 mmHg para todos e 120-129 x 70-79 mmHg se tolerado	IA
KDIGO 2021	< 120 mmHg se tolerado, por método padronizado	2B
DBH 2021	< 130 x 80 mmHg	–

ACC: *American College of Cardiology*; AHA: *American Heart Association*; ESH: *European Society of Hypertension*; ESC: *European Society of Cardiology*; KDIGO: *Kidney Disease: Improving Global Outcomes*; DBH: Diretrizes Brasileiras de Hipertensão; PAS: pressão arterial sistólica; PAD: pressão arterial diastólica.

DISLIPIDEMIA

Diferentemente da população geral, os níveis de LDL-colesterol (LDL-c) não são a ferramenta mais adequada para medir o risco cardiovascular em portadores de DRC. Estudos observacionais de pacientes submetidos à diálise crônica com níveis mais baixos de LDL-c demonstram risco muito alto para mortalidade cardiovascular e por causas diversas[12-15], provavelmente em decorrência de vieses como a presença de inflamação ou desnutrição. Em pacientes "não dialíticos", a magnitude da expressão do risco do LDL-c elevado diminui em RFGe mais baixos, embora apresentem os mais elevados riscos absolutos de eventos coronarianos.

Em razão do que foi exposto, o KDIGO 2013 de dislipidemia na DRC[16] propôs que a decisão para se utilizar medicação redutora de colesterol levasse em conta dois aspectos principais: o risco absoluto para eventos coronarianos e a evidência de benefício do tratamento.

As estatinas são as drogas preferidas em pacientes "não dialíticos" com DRC, e a sinvastatina associada ao ezetimiba foi testada em um dos ensaios clínicos[19], podendo ser uma alternativa de tratamento. As principais drogas redutoras de colesterol com as respectivas doses foram sugeridas conforme os estudos clínicos realizados e são resumidas na Tabela VIII. Mesmo para estágios 1 e 2 da DRC, em que a dose da medicação é baseada nos estudos com a população geral, não há necessidade, no entender dos membros colaboradores do KDIGO, de perseguir metas para o LDL-c, já que ensaios específicos para avaliar essa questão ainda não foram realizados. A forte evidência de benefício do uso de drogas redutoras de colesterol provém da análise do estudo SHARP, da análise *post hoc* de subgrupos de pacientes com DRC em estudos com a população geral e da análise de um grande corpo de evidência do uso de estatinas na população geral.

Baseado nisso, o **KDIGO** recomenda que todos os portadores de DRC não dialítica com mais de 50 anos recebam medicação redutora de colesterol. A mesma recomendação se aplica aos pacientes com menos de 50 anos que apresentem conhecida doença coronariana (infarto ou revascularização anterior), AVE prévio, DM ou estimativa de risco de morte ou de evento coronariano maior que 10% em 10 anos, calculados por um dos diversos escores de risco disponíveis (por exemplo, Framingham). Por outro lado, portadores de DRC em programa de diálise não deveriam iniciar medicações redutoras de colesterol, já que os estudos com essa população não mostraram redução de mortalidade cardiovascular[17-19]. Entretanto, pacientes que já utilizavam drogas redutoras de colesterol no momento de início da diálise deveriam manter-se no tratamento.

TABELA VIII Doses diárias de estatinas recomendadas para adultos com doença renal crônica

Estatina	RFGe estágios 1 e 2	RFGe estágios 3 a 5D
Sinvastatina	Dose para população geral	40 mg
Sinvastatina/ ezetimiba	Dose para população geral	20/10 mg
Atorvastatina	Dose para população geral	20 mg
Rosuvastatina	Dose para população geral	10 mg
Pravastatina	Dose para população geral	40 mg
Fluvastatina	Dose para população geral	80 mg

RFGe: ritmo de filtração glomerular estimado.

Todo paciente com diagnóstico recente de DRC (dialítico ou não) deve ter o perfil lipídico avaliado, com o objetivo de identificar colesterol LDL > 190 mg/dL e triglicerídeos > 1.000 mg/dL que poderiam nos guiar para causas secundárias de dislipidemia e permitir, em poucos e específicos casos, utilizar o LDL-c ou o colesterol total no cálculo do risco estimado em 10 anos.

Por não haver uma meta preestabelecida de LDL-c, uma vez instituída medicação redutora de colesterol, não é necessária, na maioria dos casos, a monitorização dos níveis lipídicos, devendo o tratamento ser mantido indefinidamente. Apesar de o KDIGO 2013 não recomendar metas específicas para LDL-c, outras diretrizes recomendam que, em pacientes de alto e muito alto risco, metas de LDL-c entre 50 e 70 mg/dL[20] deveriam ser alcançadas.

ABORDAGEM DIETÉTICA

Há também alguma evidência de que dieta com mais de 1,3 g/kg/dia de proteína poderia acelerar a perda da função renal em portadores de DRC[25] e, por isso, deveria ser evitada.

CONTROLE DA GLICEMIA

Estudos como ADVANCE[26], ACCORD[27] e VADT[28] não demonstraram benefícios com redução mais intensiva da hemoglobina glicada (HbA1c). O KDIGO 2022[29] recomenda individualização dos alvos de HbA1c entre 6,5 e 8,0%, a depender do grau da DRC, complicações macrovasculares, comorbidades, expectativa de vida, propensão a hipoglicemia, entre outros. A Diretriz Oficial da Sociedade Brasileira de Diabetes 2022[30] recomenda para esses pacientes HbA1c < 7%.

Embora os estudos não sejam capazes de definir inequivocamente nem o benefício nem o nível de restrição proteica ideal para pacientes com DRC21-24, admite-se como boa prática médica a prescrição de 0,8 g/kg/dia de **proteínas** a pacientes com DRC estágios 4 e 5 (RFG < 30 mL/min), diabéticos ou não.

ANEMIA

Atualmente, a definição de anemia utilizada na DRC é a mesma da Organização Mundial da Saúde (OMS) para a população em geral e considera valores de hemoglobina < 13 g/dL para homens e 12 g/dL para mulheres[31].

Com relação ao tratamento, os pacientes com DRC podem se beneficiar da reposição de ferro se apresentarem valores de saturação de transferrina < 30% e ferritina < 500 µg/L[31]. Essa reposição pode ser feita se houver necessidade de elevação dos níveis de hemoglobina ou redução da dose de eritropoetina (EPO). A via oral é a de escolha nos pacientes em tratamento conservador. Nesse caso, opta-se pela reposição com sulfato ferroso por 1 a 3 meses. Em seguida, é necessário repetir a avaliação de hemoglobina e perfil de ferro para definir a necessidade de manter reposição ou trocar a via de administração[31].

A presença de **anemia não tratada** pode levar a aumento da mortalidade cardiovascular, piora da IC, além de diversos sintomas relacionados à queda da hemoglobina e redução da qualidade de vida[32]. A realização de hemograma completo com esfregaço sanguíneo para avaliar a possibilidade de anemia secundária a doenças hematológicas, como hemoglobinopatias, leucemias e mieloma múltiplo, é recomendável a pacientes com DRC e anemia. O número de reticulócitos aumentado sugere anemia hemolítica ou sangramento. Finalmente, é indicada avaliação do perfil de ferro, vitamina B12 e ácido fólico para descartar componente carencial[31].

O uso de EPO tem como vantagens a melhora dos sintomas relacionados à anemia e a diminuição da necessidade de transfusões. No entanto, há risco de elevação da PA, AVE e perda da fístula arteriovenosa por trombose[31,33,34]. Presença de história prévia de AVE ou câncer são contraindicações relativas ao uso de EPO[33]. O objetivo geral do tratamento é manter a hemoglobina entre 9 e 11,5 g/dL nos adultos e 11 a 12 g/dL em pacientes pediátricos[31]. No tratamento conservador, deve-se iniciar o uso quando hemoglobina for menor que 10 g/dL e todas as outras causas de anemia tenham sido corrigidas, em particular a deficiência de ferro (no mínimo, com ferritina > 100 µg/L). A dose inicial é de 20 a 50 U/kg, três vezes na semana por via subcutânea; espera-se um aumento de hemoglobina de 1 a 2 pontos em um mês. A resposta inadequada à EPO exige investigação adicional.

DOENÇA MINERAL ÓSSEA

A reposição de vitamina D inativada (calcidiol) pode ser feita após a avaliação do seu nível sérico. Apenas pacientes com níveis baixos de calcidiol devem repor essa vitamina. Esse tratamento pode reduzir os níveis de paratormônio (PTH), aumentar os níveis de cálcio e reduzir os sintomas relacionados à deficiência de vitamina D[35]. No entanto, sua reposição pode aumentar o risco de desenvolver doença óssea adinâmica, calcificações vasculares e litíase renal. São contraindicações ao uso de calcidiol: impossibilidade de avaliação do seu nível sérico, hipercalcemia e hiperfosfatemia. A presença de hiperfosfatemia (fósforo > 4,5 mg/dL) após a dieta com baixo teor de fósforo ter sido implementada indica a necessidade do uso de quelantes de fósforo, que devem ser usados durante as principais refeições. Os quelantes de fósforo que contêm cálcio em sua fórmula (acetato e carbonato de cálcio) devem ser evitados em casos de hipercalcemia[36], sendo o sevelâmer a principal alternativa no Brasil. Os pacientes com doença renal avançada, particularmente aqueles em diálise, muitas vezes necessitam de vitamina D na sua forma ativa (calcitriol) para redução dos níveis de PTH. Na maioria dos serviços, a avaliação dos níveis séricos de calcitriol não é usada para guiar o tratamento, mas os níveis de cálcio e fósforo precisam ser mantidos dentro dos valores normais. Outra possibilidade para pacientes em diálise que não conseguem usar o calcitriol ou não respondem a ele é o calcimimético (cinacalcete). Essa medicação inibe a produção de PTH por ação direta na paratireoide, provocando redução dos níveis de cálcio. Além disso, possui a vantagem de não elevar os níveis de fósforo[35].

MEDICAÇÕES NA DOENÇA RENAL CRÔNICA

O manejo correto de drogas de excreção renal é importante para evitar a toxicidade. Algumas drogas mais frequentemente prescritas são descritas na Tabela IX, com as respectivas recomendações, geralmente derivadas de dados de farmacocinética.

NOVOS MEDICAMENTOS USADOS NO TRATAMENTO DA DOENÇA RENAL CRÔNICA

Inibidores da SGLT2

Apesar de os efeitos dos ISGLT2 sobre a redução da glicemia e HbA1c em pacientes diabéticos serem conhecidos de mais longa data, foi a partir de 2015 que os efeitos benéficos das gliflozinas em eventos cardiovasculares adversos maiores (morte de causa cardiovascular, infarto ou AVE não fatais) e em internações por IC foram observados em pacientes com alto risco cardiovascular[37-39] e, posteriormente, redução de internação por IC

TABELA IX Drogas frequentemente utilizadas na doença renal crônica e algumas considerações sobre o emprego

Agentes	Notas
Anti-hipertensivos/medicações cardíacas	
Anti-hipertensivos	Ver Tabela VI
Digoxina	Reduzir dose baseada em concentrações plasmáticas
Analgésicos	
Anti-inflamatórios não hormonais	Evitar quando RFG < 30 mL/min Evitar uso prolongado quando RFG < 60 mL/min Evitar em pacientes usando lítio, IECA ou BRA
Opioides	Reduzir dose quando RFG < 60 mL/min Usar com cautela quando RFG < 15 mL/min
Antimicrobianos	
Penicilinas	Risco de cristalúria quando RFG < 15 mL/min e altas doses
Aminoglicosídeos	Reduzir dose ou aumentar intervalo quando RFG < 60 mL/min Evitar uso concomitante de agentes ototóxicos (exemplo: furosemida)
Macrolídeos	Reduzir dose em 50% quando RFG < 30 mL/min
Quinolonas	Reduzir dose em 50% quando RFG < 15 mL/min
Tetraciclinas	Reduzir dose em 50% quando RFG < 45 mL/min; pode exacerbar uremia
Antifúngico	Evitar anfotericina se possível quando RFG < 60 mL/min Reduzir dose de manutenção do fluconazol se RFG < 45 mL/min
Hipoglicemiantes	
Sulfonilureias	Evitar agentes de excreção renal Reduzir dose dos agentes de excreção hepática
Insulina	Pode necessitar de redução de dose quando RFG < 30 mL/min
Metformina	Evitar quando RFG < 30 mL/min Provavelmente segura quando RFG ≥ 45 mL/min
Anticoagulantes	
Heparina de baixo peso molecular	Reduzir dose em 50% quando RFG < 30 mL/min Considerar antifator Xa ou mudar para heparina convencional
Varfarina	Reduzir dose quando RFG < 30 mL/min e monitorizar INR
Outros	
Lítio	Nefrotóxico, pode causar lesão tubular com uso prolongado Monitorizar RFG, eletrólitos e lítio no mínimo semestralmente Evitar associação com anti-inflamatórios não hormonais Manter hidratação durante doenças intercorrentes

AINH: anti-inflamatório não hormonal; BRA: bloqueadores dos receptores de angiotensina; HBPM: heparina de baixo peso molecular; IECA: inibidores da enzima conversora de angiotensina; RFC: ritmo de filtração glomerular. Fonte: KDIGO, 2013[5].

ou morte cardiovascular em portadores de IC fração de ejeção reduzida[40,41]. Tais estudos também mostraram, em desfechos secundários, retardo na progressão da perda renal e estimularam novos estudos em pacientes com DRC (com e sem DM tipo 2) com a finalidade de avaliar as gliflozinas em desfechos primários renais (Tabela X)[42-44]. Dessa forma, a evidência atual aponta para uma alta probabilidade de benefício renal com o uso dessas drogas na prática clínica, e o KDIGO 2022[29] já recomenda o uso de ISGLT2 em DRC por DM tipo 2 com RFGe > 20 mL/min/1,73 m^2 (classe da recomendação: 1/nível de evidência: A).

Finerenona

Os antagonistas dos receptores mineralocorticoides (ARM) (como eplerenona – não disponível no Brasil – e a espironolactona), quando adicionados a bloqueadores do SRAA, reduzem a proteinúria em pacientes com DRC, mas podem causar alguns efeitos adversos significativos. Finerenona (BAY 94-8862, com previsão de chegada ao mercado brasileiro no primeiro semestre de 2023) é um novo antagonista não esteroide dos receptores mineralocorticoides com maior seletividade e menor risco de hipercalemia e de efeitos sexuais adversos do

TABELA X Características principais e desfechos renais e CV dos estudos utilizando gliflozinas na população com doença renal crônica

Estudo	Gliflozina testada	População	N	Desfecho primário	HR (95% IC)	p
CREDENCE	Canagliflozina	DRC com DM2 RFGe: 30-60 mL/min/1,73 m^2 e RAC: 300-5.000 mg/g	4.401	Composto renal + morte CV ▪ DRCT: RFG < 15 mL/min; transplante renal; diálise ▪ Dobro da creatinina ▪ Morte causa renal ou CV	0,70 (0,59-0,82)	0,00001
DAPA-CKD	Dapagliflozina	DRC com e sem DM2 RFGe: 25-75 mL/min/1,73 m^2 e RAC: 200-5.000 mg/g	4.304	Composto renal + morte CV ▪ DRCT ▪ Declínio RFGe > 50% ▪ Morte causa renal ou CV	0,61 (0,51-0,72)	< 0,001
EMPA-KIDNEY	Empagliflozina	DRC com e sem DM2 RFGe: 20-44 mL/min/1,73 m^2 ou 45-90 mL/min se RAC > 200 mg/g	6.609	Composto renal + morte CV ▪ DRCT: < 10 mL/min ▪ Declínio RFGe > 40% ▪ Morte causa renal ou CV	0,72 (0,64-0,82)	< 0,001

CV: cardiovascular; DM2: *diabetes mellitus* tipo 2; DRC: doença renal crônica; DRCT: doença renal crônica terminal; RAC: relação albumina/creatinina urinária; RFGe: ritmo de filtração glomerular estimado.

que os antagonistas esteroidais do receptor mineralocorticoide[45-47].

A doença renal diabética (DRD) está associada a superativação dos receptores mineralocorticoides, e seu bloqueio poderia ter efeitos benéficos na inflamação e fibrose. Nesse contexto, dois estudos multicêntricos de fase III aleatorizaram indivíduos adultos com DRC e DM tipo 2, em uso de inibidores do SRAA e sem IC com fração de ejeção reduzida para receberem finerenona ou placebo e demonstraram benefício composto renal e cardiovascular[48,49] (Tabela XI). Importante salientar, entretanto, que na análise agrupada dos dois estudos apenas 6,7% dos indivíduos utilizavam iSGLT2 (atualmente uma classe recomendada pelas diretrizes no tratamento da DRC), ficando a dúvida sobre a existência de um efeito benéfico adicional da finerenona quando prescrita associada aos iSRAA e iSGLT2. O estudo CONFIDENCE[50] (*COmbinatioN effect of FInerenone anD EmpagliflziN in participants with CKD and T2D using an UACR Endpoint study*) foi desenhado para testar a adição da finerenona, empagliflozina ou a combinação das duas drogas aos ISRRA em pacientes com DRC com DM tipo 2; a publicação dos resultados está prevista para 2025. O KDIGO 2022[29] já sugere a adição dos inibidores não esteroidais do receptores mineralocorticoides aos pacientes com DM tipo 2 com RFGe > 25 mL/min/1,73 m^2 e RAC > 30 mg/g que já estejam em uso de ISRRA (classe da recomendação: 2/nível da evidência: C).

TABELA XI Características principais e desfechos renais e cardiovasculares utilizando finerenona na população com doença renal crônica por causa de diabetes

Estudo	Droga testada	População	n	Desfecho primário	HR (95% IC)	p
FIDELIO-DKD	Finerenona	RAC 30-< 300 mg/g e RFGe ≥ 25-< 60 mL/min/1,73 m^2 ou RAC ≥ 300-≤ 5.000 mg/g e RFGe ≥ 25-< 75 mL/min/1,73 m^2	5.734	Desfecho composto: tempo para falência renal, diminuição ≥ 40% da TFGe ou morte renal	0,82 (0,73-0,93)	0,0014
FIGARO-DKD	Finerenona	RAC 30-< 300 mg/g e RFGe 25-≤ 90 mL/min/1,73 m^2 ou RAC ≥ 300-≤ 5.000 mg/g e RFGe ≥ 60 mL/min/1,73 m^2	7.437	Desfecho composto: tempo para morte CV, IAM não fatal, AVE não fatal ou hospitalização por IC	0,87 (0,76-0,98)	0,026

AVE: acidente vascular encefálico; CV: cardiovascular; IC: insuficiência cardíaca; RAC: relação albumina/creatinina urinária; RFGe: ritmo de filtração glomerular estimado; TFGe: taxa de filtração glomerular estimada.

BIBLIOGRAFIA

1. Van der Velde M, Matsushita K, Coresh J, Astor BC, Woodward M, Levey A, et al. For the chronic kidney disease prognosis consortium. Lower estimated glomerular filtration rate and higher albuminuria are associated with all-cause and cardiovascular mortality. A collaborative meta-analysis of high-risk population cohorts. Kidney Int. 2011;79(12):1341-52.
2. Fox CS, Muntner P, Chen AY, Alexander KP, Roe MT, Cannon CP, et al. Use of evidence-based therapies in short-term outcomes of ST-segment elevation myocardial infarction and non-ST-segment elevation myocardial infarction in patients with chronic kidney disease: a report from the National Cardiovascular Data Acute Coronary Treatment and Intervention Outcomes Network registry. Circulation. 2010;121(3):357-65.
3. Ronco C, Haapio M, House AA, Anavekar N, Bellomo R. Cardiorenal syndrome. J Am Coll Cardiol. 2008;52(19):1527-39.
4. Gansevoort RT, Hemmelgarn BR, Correa-Rotter R, Jafar TH, Heerspink HJ, Mann JF, et al. Chronic kidney disease and cardiovascular risk: epidemiology, mechanisms, and prevention. Lancet. 2013;382(9889):339-52.
5. Kidney Disease: Improving Global Outcomes (KDIGO) CKD Work Group. KDIGO clinical practice guideline for the evaluation and management of chronic kidney disease. Kidney Int Suppl. 2013;3:1-150.
6. Delgado C, Baweja M, Crews DC, Eneanya ND, Gadegbeku CA, Inker LA, et al. A Unifying Approach for GFR Estimation: Recommendations of the NKF-ASN Task Force on Reassessing the Inclusion of Race in Diagnosing Kidney Disease. Am J Kidney Dis. 2022;79(2):268-288.e1.
7. Kidney Disease: Improving Global Outcomes (KDIGO) Blood Pressure Work Group. KDIGO 2021 Clinical practice guideline for the management of blood pressure in chronic kidney disease. Kidney Int. 2021;99(3S):S1-S87.
8. Casas JP, Loukogeorgakis S, Chua W, Vallance P, Smeeth L, Hingorani AD, et al. Effect of inhibitors of the renin-angiotensin system and other antihypertensive drugs on renal outcomes: systematic review and meta-analysis. Lancet. 2005;366(9502):2026-33.
9. Peterson JC, Adler S, Burkart JM, Greene T, Hebert LA, Hunsicker LG, et al. Blood pressure control, proteinuria, and the progression of renal disease. The Modification of Diet in Renal Disease Study. Ann Intern Med. 1995;123(10):754-62.
10. Appel LJ, Wright JT Jr, Greene T, Agodoa LY, Astor BC, Bakris GL, et al. Intensive blood-pressure control in hypertensive chronic kidney disease. N Engl J Med. 2010;363(10):918-29.
11. Barroso WKS, Rodrigues CIS, Bortolotto LA, Mota-Gomes MA, Brandão AA, Feitosa ADM, et al. Diretrizes Brasileiras de Hipertensão Arterial – 2020. Arq Bras Cardiol. 2021;116(3):516-658.
12. Wright JT, Williamson JD, Whelton PK, Snyder JK, Sink KM, Rocco MV, et al. A randomized trial of intensive versus standard blood-pressure control. N Engl J Med. 2015;373(22):2103-16.
13. Chiang CK, Ho TI, Hsu SP, Peng YS, Pai MF, Yang SY, et al. Low-density lipoprotein cholesterol: association with mortality and hospitalization in hemodialysis patients. Blood Purif. 2005;23(2):134-40.
14. Coresh J, Longenecker JC, Miller ER 3rd, Young HJ, Klag MJ. Epidemiology of cardiovascular risk factors in chronic renal disease. J Am Soc Nephrol. 1998;9:S24-30.
15. Iseki K YM, Tozawa M, Takishita S. Hypocholesterolemia is a significant predictor of death in a cohort of chronic hemodialysis patients. Kidney Int. 2002;61(5):1887-93.
16. Lowrie EG, Lew LN. Death risk in hemodialysis patients: the predictive value of commonly measured variables and an evaluation of death rate differences between facilities. Am J Kidney Dis. 1990;15(5):458-82.
17. Kidney Disease: Improving Global Outcomes (KDIGO) Lipid Work Group. KDIGO Clinical Practice Guideline for Lipid Management in Chronic Kidney Disease. Kidney Int Suppl. 2013;3:259-305.
18. Wanner C, Krane V, März W, Olschewski M, Mann JF, Ruf G, et al. German diabetes and dialysis study investigators. Atorvastatin in patients with type 2 diabetes mellitus undergoing hemodialysis. N Engl J Med. 2005;353(3):238-48.
19. Fellström BC, Jardine AG, Schmieder RE, Holdaas H, Bannister K, Beutler J, et al. AURORA Study Group. Rosuvastatin and cardiovascular events in patients undergoing hemodialysis. N Eng J Med. 2009;360:1395-407.
20. Baigent C, Landray MJ, Reith C, Emberson J, Wheeler DC, Tomson C, et al. SHARP Investigators. The effects of lowering LDL cholesterol with simvastatin plus ezetimibe in patients with chronic kidney disease (Study of Heart and Renal Protection): a randomised placebo-controlled trial. Lancet. 2011;377(9784):2181-92.
21. Faludi AA, Izar MCO, Saraiva JFK, Chacra APM, Bianco HT, Afiune Neto, A et al. Atualização da Diretriz Brasileira de Dislipidemias e Prevenção da Aterosclerose – 2017. Arq Bras Cardiol 2017;109(2Supl.1):1-76.
22. Fouque D, Laville M, Boissel JP. Low protein diets for chronic kidney disease in non diabetic adults. Cochrane Database Syst Rev. 2006;(2):CD001892.
23. Fouque D, Laville M, Boissel JP, Chifflet R, Labeeuw M, Zech PY. Controlled low protein diets in chronic renal insufficiency: meta-analysis. BMJ. 1992;304(6821):216-20.
24. Pedrini MT, Lau J, Levey AS, Chalmers TC, Wang PH. The effect of dietary protein restriction on the progression of diabetic and nondiabetic renal diseases: a metaanalysis. Ann Intern Med. 1996;124:627-32.
25. Robertson L, Waugh N, Robertson A. Protein restriction for diabetic renal disease. Cochrane Database Syst Rev. 2007;2007(4):CD002181.
26. Klahr S, Beck GJ, Levey AS, Caggiula AW, Hunsicker L, Kusek JW, et al. The effects of dietary protein restriction and blood--pressure control on the progression of chronic renal disease. Modification of Diet in Renal Disease Study Group. N Eng J Med. 1994;330(13):877-84.
27. Knight EL, Hankinson SE, Stampfer MJ, Spiegelman D, Curhan GC. The impact of protein intake on renal function decline in women with normal renal function or mild renal insufficiency. Ann Intern Med. 2003;138(6):460-7.
28. Patel A, Chalmers J, MacMahon S, Neal B, Billot L, Woodward M, et al. Intensive blood glucose control and vascular outcomes in patients with type 2 diabetes. N Eng J Med. 2008;358(24):2560-72.
29. Ismail-Beigi F, Banerji MA, Craven T, Basile J, Calles J, Cohen RM, et al. Effect of intensive treatment of hyperglycaemia on microvascular outcomes in type 2 diabetes: an analysis of the ACCORD randomised trial. Lancet. 2010;376(9739):419-30.
30. Duckworth W, Moritz T, Abraira C, Reda D, Emanuele N, Reaven PD, et al. Glucose control and vascular complications in veterans with type 2 diabetes. N Engl J Med. 2009;360:129-39.
31. Kidney Disease: Improving Global Outcomes (KDIGO) Diabetes Work Group, KDIGO 2022 Clinical Practice Guideline for Diabetes Management in Chronic Kidney Disease. Kidney Int. 2022;102(5S):S1-S127.
32. Sociedade Brasileira de Diabetes. Diretriz Oficial da Sociedade Brasileira de Diabetes; 2022. Disponível em: https://diretriz.diabetes.org.br/
33. Kidney Disease: Improving Global Outcomes (KDIGO) Anemia Work Group. KDIGO Clinical practice guideline for anemia in chronic kidney disease. Kidney Int Suppl. 2012;2:279-335.
34. Jurkovitz CT, Abramson JL, Vaccarino LV, Weintraub WS, McClellan WM. Association of high serum creatinine and anemia

increases the risk of coronary events: results from the prospective community-based atherosclerosis risk in communities (ARIC) study. J Am Soc Nephrol. 2003;11:2919-25.
35. Pfeffer MA, Chen CY, Burdmann EA, Cooper ME, de Zeeuw D, Eckardt KU, et al. A trial of darbepoetin alfa in type 2 diabetes and chronic kidney disease. N Engl J Med. 2009;361(21):2019-32.
36. Singh AK, Tang KL, Szczech L, Barnhart H, Sapp S, Wolfson M, et al. Correction of anemia with epoetin alfa in chronic kidney disease. N Engl J Med. 2006;355(20):2085-98.
37. Kidney Disease: Improving Global Outcomes (KDIGO) CKD-MBD Update Work Group. KDIGO 2017 Clinical practice guideline update for the diagnosis, evaluation, prevention, and treatment of chronic kidney disease–Mineral and Bone Disorder (CKD-MBD). Kidney Int Suppl (2011). 2017;7(1):1-59.
38. Jamal SA, Raggi P, Mendelssohn DC, Chatterley T, Vandermeer B, Dorgan M, et al. Effect of calcium-based versus non-calcium-based phosphate binders on mortality in patients with chronic kidney disease: an updated systematic review and meta-analysis. Lancet. 2013;382(9900):1268-77.
39. Zinman B, Wanner C, Lachin JM, Fitchett D, Bluhmki E, Hantel S, et al. Empagliflozin, cardiovascular outcomes, and mortality in type 2 diabetes. N Engl J Med. 2015;373(22):2117-28.
40. Neal B, Perkovic V, Mahaffey KW, Zeeuw D, Fulcher G, Erondu N, et al. Canagliflozin and cardiovascular and renal events in type 2 diabetes. N Engl J Med. 2017;377(7):644-57.
41. Wiviott SD, Raz I, Bonaca MP, Mosenzon O, Kato ET, Cahn A, et al. Dapagliflozin and cardiovascular outcomes in type 2 diabetes. N Engl J Med. 2019;380(4):347-357.
42. McMurray JV, Solomon SD, Inzucchi SE, Køber L, Kosiborod MN, Martinez FA, et al. Dapagliflozin in patients with heart failure and reduced ejection fraction. N Engl J Med 2019;381(21):1995-2008.
43. Anker SD, Butler J, Filippatos G, Ferreira JP, Bocchi E, Böhm M, et al. Empagliflozin in heart failure with a preserved ejection fraction. N Engl J Med. 2021;385(16):1451-61.
44. Perkovic V, Jardine MJ, Neal B, Bompoint S, Heerspink HJL, Charytan DM, et al. Canagliflozin and renal outcomes in type 2 diabetes and nephropathy. N Engl J Med. 2019;380(24):2295-306.
45. Heerspink HJL, Stefánsson BV, Rotter RC, Chertow GM, Greene T, Hou F, et al. Dapagliflozin in patients with chronic kidney disease. N Engl J Med 2020;383(15):1436-46.
46. Herrington WG, Staplin N, Wanner C, Green JB, Hauske SJ, Emberson JR, et al. Empagliflozin in patients with chronic kidney disease. N Engl J Med. 2022.
47. Kolkhof P, Jaisser F, Kim S, Filippatos G, Nowack C, Pitt B. Steroidal and novel non-steroidal mineralocorticoid receptor antagonists in heart failure and cardiorenal diseases: comparison at bench and bedside. Handb Exp Pharmacol. 2017;243:271-305.
48. Pitt B, Filippatos G, Gheorghiade M, Kober L, Krum H, Ponikowski P, et al. Rationale and design of ARTS: a randomized, double-blind study of BAY 94-8862 in patients with chronic heart failure and mild or moderate chronic kidney disease. Eur J Heart Fail. 2012;14(6):668-75.
49. Bärfacker L, Kuhl A, Hillisch A, Grosser R, Pérez SF, Heckroth H, et al. Discovery of BAY 94-8862: a nonsteroidal antagonist of the mineralocorticoid receptor for the treatment of cardiorenal diseases. ChemMedChem. 2012;7(8):1385-403.
50. Bakris GL, Agarwal R, Anker SD, Pitt B, Ruilope LM, Rossing P, et al. FIDELIO-DKD Investigators: effect of finerenone on chronic kidney disease outcomes in type 2 diabetes. N Engl J Med. 2020;383(23):2219-29.
51. Pitt B, Filippatos G, Agarwal R, Anker SD, Bakris GL, Rossing P, et al. FIGARO-DKD Investigators. Cardiovascular events with finerenone in kidney disease and type 2 diabetes. N Engl J Med. 2021;385(24):2252-63.
52. Green JB, Mottl AK, Bakris G, Heerspink HJL, Mann JFE, McGill JB, et al. Design of the COmbinatioN effect of FInerenone anD EmpagliflooziN in participants with chronic kidney disease and type 2 diabetes using a UACR Endpoint study (CONFIDENCE). Nephrol Dial Transplant. 2022.

77

Trombose venosa profunda

Wagner Paula Ferreira
Willian Vendramini Paula Ferreira
Giulia Vendramini Ferreira Stamato

CONSULTA RÁPIDA

Diagnóstico e triagem

Critérios de Wells Apresentação clínica	Pontos
Câncer em atividade	1
Paralisia, paresia ou imobilização recente dos membros inferiores	1
Acamado por mais de 3 dias ou com cirurgia de grande porte há, pelo menos, 4 semanas	1
Dor ou endurecimento no trajeto das veias femoral e poplítea	1
Edema acometendo todo o membro	1
Edema de panturrilha 3 cm maior que o membro contralateral	1
Edema depressível (sinal de Godet)	1
Presença de veias colaterais no sistema venoso superficial (não varicosas)	1
História de TVP anterior documentada	1
Diagnóstico diferencial é mais ou tão provável quanto o de TVP	-2
TVP provável	**2 pontos ou mais**
TVP não provável	**Menos que 2 pontos**

A TVP é uma doença aguda com complicações crônicas que tem como principais causas a estase venosa, lesão endotelial e hipercoagulabilidade ("tríade de Virchow"). Alguns de seus fatores de risco incluem a imobilização, cirurgias de grande porte, fraturas de membros e trombofilias. O diagnóstico é realizado por meio da suspeita clínica com a presença dos fatores de risco, confirmando-se esse diagnóstico por exames complementares (ultrassonografia venosa com Doppler, flebografia, angiotomografia e D-dímero). É de extrema importância que sejam descartados diagnósticos diferenciais e, caso haja sintomas, que a TEP seja investigada.

O tratamento pode ser realizado por meio da trombólise ou da anticoagulação (heparinas, varfarina e novos anticoagulantes), além de implante de filtro de veia cava em casos selecionados, sempre respeitando suas doses e peculiaridades.

Diagnóstico e triagem

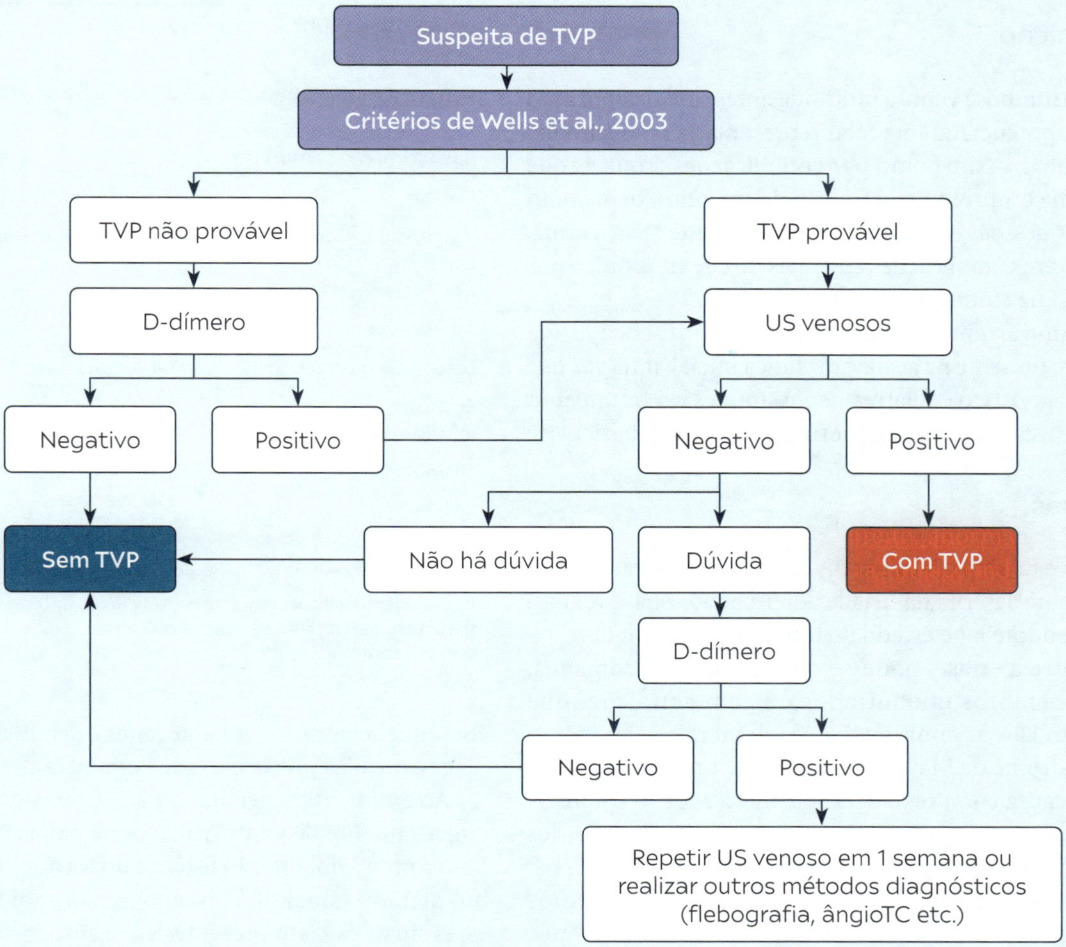

Tratamento

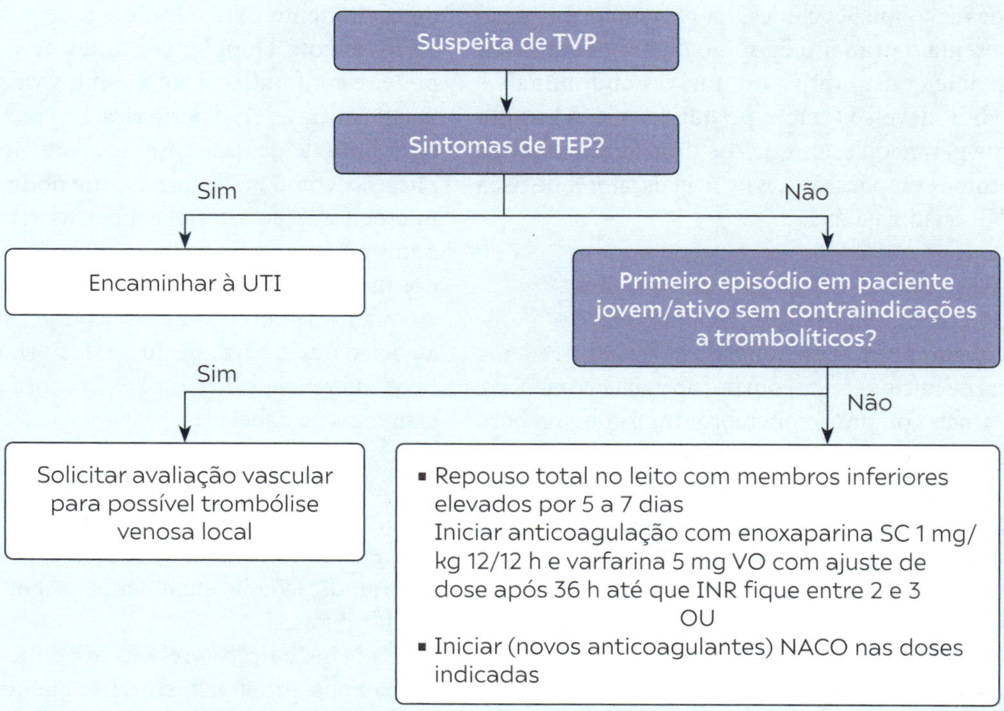

INTRODUÇÃO

Definição

A trombose venosa profunda apresenta complicação aguda potencialmente fatal representada pela embolia pulmonar, assim como por complicações crônicas que podem comprometer a função do membro, bem como limitar pessoas em idade economicamente ativa, culminando em complicações advindas do edema crônico por refluxo na síndrome pós-trombótica[1-3].

É importante que a suspeita dessa doença esteja sempre presente na avaliação clínica inicial, uma vez que seu diagnóstico é relativamente simples e o tratamento muitas vezes é acessível mesmo em serviços básicos.

Causas

As causas podem ser divididas em três categorias, conforme descrita na "tríade de Virchow": estase venosa, lesão endotelial e estado de hipercoagulabilidade.

Entre a estase, pode-se citar pacientes acamados, com membros imobilizados ou com condições que possam causar compressão proximal das veias, como na síndrome de May Thurner/Cockett na qual a artéria ilíaca causa compressão da veia ilíaca sobre a coluna[4,5].

Nas lesões endoteliais, podem-se citar pacientes acidentados, com traumas e punções venosas centrais.

Nos estados de hipercoagulabilidade, podemos considerar as trombofilias, sendo a mais comum o fator V de Leiden.

Vale a pena lembrar que se deve procurar causas associadas às condições clínicas, por exemplo, um idoso que apresenta o primeiro episódio de TVP com sinais de síndrome consumptiva ou queixas abdominais e pulmonares, deve-se sempre pesquisar se não há uma síndrome paraneoplásica que costuma ter a trombose venosa como complicação. Os principais fatores de risco para TVP estão na Tabela I.

TABELA I Fatores de risco para trombose venosa profunda

Imobilização superior a 3 dias	AVE
Gravidez e puerpério	Insuficiência cardíaca
Cirurgia de grande porte nas últimas 4 semanas	Sepsis
Câncer	Síndrome nefrótica
Viagens com duração superior a 4 horas nas últimas 4 semanas	Retocolite ulcerativa
TVP prévia	Trauma
Lesão em medula/SNC	Queimaduras
Fraturas em membros inferiores	LES
Trombofilias	Uso de drogas intravenosas
Uso de contraceptivos orais combinados	Tabagismo

AVE: acidente vascular encefálico; LES: lúpus eritematoso sistêmico; TVP: trombose venosa profunda; SNC: sistema nervoso central.

Diagnóstico

A suspeita clínica ocorre quando há queixa de edema unilateral de início recente com dor ao apoiar o membro. A TVP é mais comum em membros inferiores, embora possa ocorrer com menor frequência em membros superiores que pode ser causada por punções, cirurgias recentes, traumas locais ou alterações anatômicas, como na doença de Paget-Schroetter e na síndrome do desfiladeiro cervicotorácico[6-9].

A presença de fatores de risco reforça ainda mais a suspeita do diagnóstico, e a investigação deve ser realizada sempre por se tratar de uma doença com consequências possivelmente fatais e debilitantes se não diagnosticadas precocemente e tratadas.

Ao exame físico, geralmente há edema unilateral com empastamento de panturrilha, dor à palpação (sinal de Bancroft) e à dorsiflexão forçada do tornozelo do membro afetado (sinal de Homans), embora nem sempre esses sinais estejam presentes ao exame[10].

Ao examinar o membro comprometido, deve-se, em primeiro lugar, avaliar a perfusão distal com tempo de enchimento capilar, pulsos e, se possível, avaliação de fluxo com Doppler contínuo. A suspeita de TVP pode se confundir ou até mesmo vir acompanhada de insuficiência arterial periférica, seja por uma doença de base como a aterosclerose, seja, até mesmo, por complicação, como na flegmasia, que pode comprometer a microcirculação arterial e a perfusão dos tecidos. Isso é importante, uma vez que medidas como elevação dos membros ou compressão em tratamento posterior ao quadro agudo possam descompensar uma doença associada pela baixa perfusão. Os principais diagnósticos diferenciais de trombose venosa profunda estão expressos na Tabela II.

Os métodos diagnósticos disponíveis são vários (flebografia, ultrassom Doppler, angiotomografia, D-dímero), sendo o de escolha o ultrassom Doppler. Esse exame é rápido, não invasivo, praticamente sem contraindicações e, atualmente, disponível na maioria dos hospitais.

Cada instituição apresenta um protocolo a ser seguido, baseado, principalmente, nos métodos diagnósticos

TABELA II Principais diagnósticos diferenciais de trombose venosa profunda

Cisto de Baker	Síndrome da pedrada	Hipotireoidismo
Celulite	Erisipela	Gota
Tromboflebite superficial	Insuficiência cardíaca	Neuropatias compressivas
Doença arterial periférica	Insuficiência renal	Linfedema

disponíveis no serviço, uma vez que muitos deles não disponibilizam um ultrassonografista vascular ou de exames como D-dímero. Nesses casos, recomenda-se que o paciente seja encaminhado a hospitais de referência que possam realizar a investigação por completo.

Vale a pena lembrar que o D-dímero é um exame com excelente valor preditivo negativo, ou seja, útil em excluir o diagnóstico de trombose, mas se alterado não confirma o diagnóstico e deve ser complementado por outro método[11].

Tratamento

O tratamento inicial (Figura 1) consiste em identificar sintomas de TEP associado, com dispneia e baixa saturação. Caso seja identificado, é recomendado encaminhar o paciente para uma unidade de tratamento intensivo e realizar angiotomografia pulmonar.

Caso o paciente não apresente sintomas de TEP, deve-se cogitar avaliação vascular para possível trombólise em pacientes jovens, economicamente ativos,

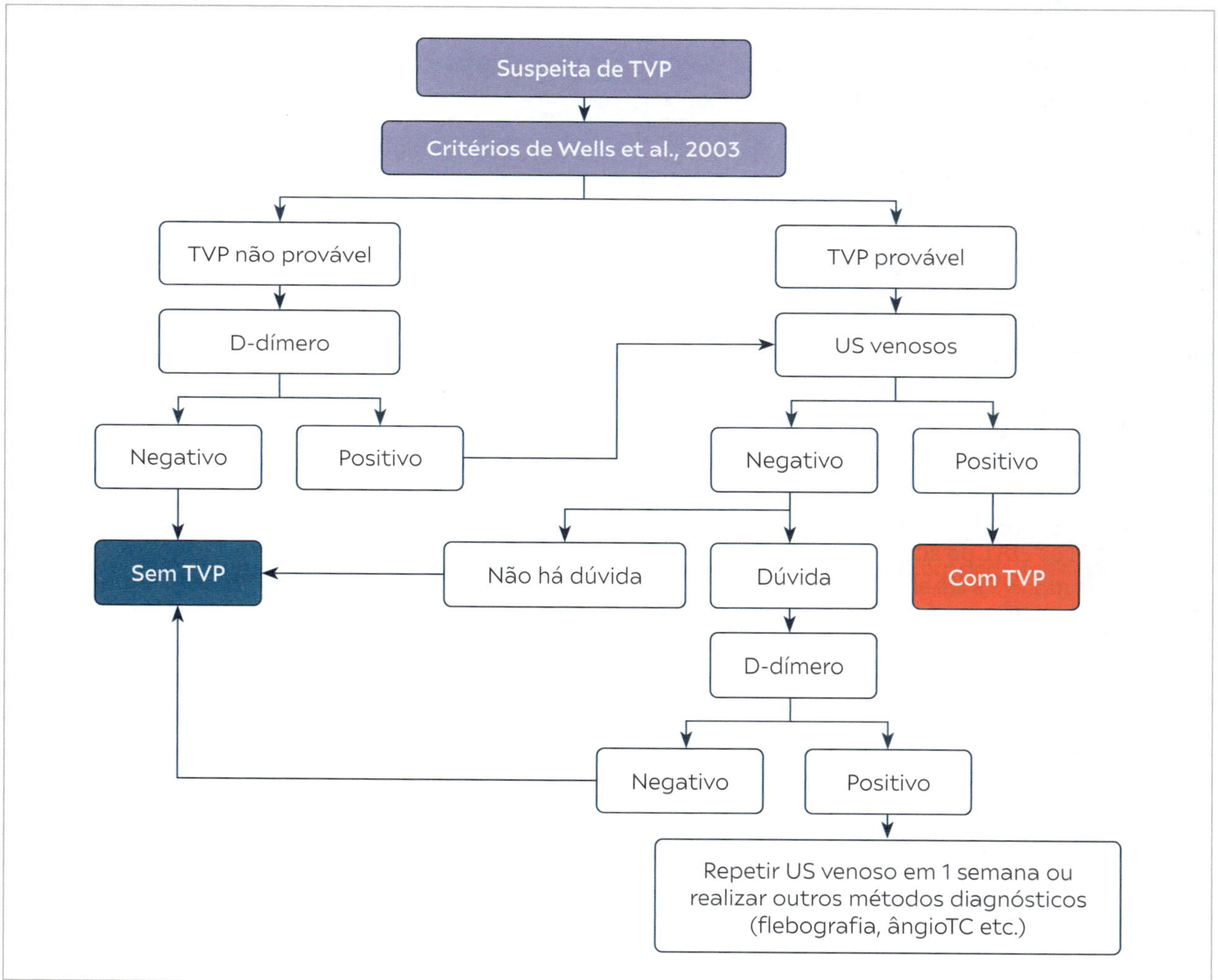

FIGURA 1 Diagnóstico, triagem e tratamento da trombose venosa profunda.

com primeiro episódio de TVP, sem contraindicação ao uso de trombolíticos, uma vez que se podem evitar as consequências crônicas da TVP que podem ocorrer no futuro com a síndrome pós-trombótica.

O tratamento inicial é o repouso total no leito com membros inferiores elevados para evitar a mobilização desse trombo por, pelo menos, 5 a 7 dias após o início do tratamento medicamentoso. Esse é o período de estabilização do trombo e visa a minimizar as chances de embolia pulmonar.

O tratamento medicamentoso inicial é a anticoagulação oral que pode ser realizada com enoxaparina SC na dose de 1 mg/kg a cada 12 horas podendo ser associada à varfarina 5 mg via oral. A heparina pode ser suspensa, uma vez que o INR atinja os níveis esperados de anticoagulação, entre 2 e 3. Geralmente é necessário ajuste de dose após 36 horas, bem como levar em consideração a alimentação (em especial alimentos ricos em vitamina K), o uso de medicações concomitantes e consumo de álcool (pela metabolização hepática).

Hoje existem medicamentos mais modernos que não exigem ajuste de dose, exceto em caso de idade avançada e insuficiência renal: os novos anticoagulantes orais (NACO). Esses medicamentos são a rivaroxabana, apixabana, edoxabana e dabigatrana.

Os pacientes com trombose venosa profunda aguda em condições que contraindicam uso desses medicamentos (sangramento ativo, necessidade de procedimentos invasivos e cirurgias em curto prazo, risco de sangramento elevado ou impossibilidade de uso desses medicamentos por insuficiência renal e hepática) devem ser avaliados pelo cirurgião vascular para possível implante de filtro de veia cava inferior, impedindo assim a evolução da doença para embolia pulmonar.

TABELA III Heparina não fracionada (HNF)

Dose de ataque: 80 UI/kg, EV	
Dose de manutenção: 18 UI/kg/h, EV, em bomba de infusão	Ajustar a dosagem de acordo com o TTPA (1,5-2,5)

TABELA IV Heparina de baixo peso molecular (HNF)

Dose inicial e de manutenção: 1 mg/kg, SC, a cada 12 h
Usar com cautela em pacientes com insuficiência renal grave

TABELA V Fondaparinux

Dose inicial e de manutenção: 5, 7 ou 10 mg, VO, 1 x/dia	Ajuste posológico de acordo com o peso do paciente
Clearance de creatinina < 20 mL/min	Não recomendado

TABELA VI Antivitamina K

Dose inicial: 2,5 a 5 mg, VO, 1 x/dia	Ajuste posológico de acordo com o valor do RNI/TP (2,0-3,0)
Disfunção renal grave	Monitorar cuidadosamente os níveis laboratoriais

TABELA VII Apixabana

Clearance de creatinina > 50 mL/min	10 mg, a cada 12 h por 7 dias e 5 mg, a cada 12 h após
Creatinina acima de 1,5, peso menor que 60 kg, ≥ 80 anos	2,5 mg, a cada 12 h ou 5 mg, 1 x/dia
Clearance de creatinina < 15 mL/min	Não recomendado

TABELA VIII Dabigatrana

Clearance de creatinina > 50 mL/min	150 mg, a cada 12 h após o uso de anticoagulante parenteral por 5 dias
Clearance de creatinina, 30-49 mL/min, sangramento intestinal, ≥ 75 anos ou uso concomitante de verapamil, amiodarona ou quinidina	110 mg, a cada 12 h após o uso de anticoagulante parenteral por 5 dias
Clearance de creatinina < 30 mL/min	Não recomendado

TABELA IX Edoxabana

Clearance de creatinina > 50 mL/min	60 mg, 1 x/dia, após o uso de anticoagulante parenteral por 5 dias
Clearance creatinina 15-49 mL/min, peso inferior a 60 kg ou uso concomitante de inibidores da glicoproteína-P (dronedarona, ciclosporina, eritromicina, cetoconazol)	30 mg, 1 x/dia, após o uso de anticoagulante parenteral por 5 dias
Clearance de creatinina < 15 mL/min	Não recomendado

TABELA X Rivaroxabana

Clearance de creatinina > 50 mL/min	Dose inicial de 15 mg, VO, a cada 12 h por 21 dias e 20 mg, VO, 1 x/dia após
Clearance de creatinina 15-49 mL/min ou idade superior a 75 anos	15 mg, VO, 1 vez ao dia
Clearance de creatinina < 15 mL/min ou doença hepática grave	Não recomendado

Em casos de suspeita, nos quais não será possível realizar investigação imediata, deve ser iniciada a anticoagulação oral associada ao repouso absoluto com membros inferiores elevados até que o diagnóstico seja confirmado ou excluído[12].

BIBLIOGRAFIA

1. Brandjes DPM, Heijboer H, de Rijk M, et al. The effect of graded compression stocking on the development of the pos thrombotic syndrome in patients with proximal venous thrombosis. Thromb Haemostat. 1991;65:1311.
2. Kakkar VV, Howe CT, Flanc C, Clarke MB. Natural history of postoperative deep-vein trombosis. Lancet. 1969;2:230-2.
3. Biuckians A, Meier GH. Treatment of symptomatic lower extremity acute deep venous trombosis: role of mechanical thrombectomy. Vascular. 2007;15(5):297-303
4. Sevit S. Pathology and pathogenesis of deep vein trombosis. Poller L (ed). Recent Advances in thrombosis. Edinburg: Churchill Livingstone; 1973. p.17-38.
5. Karino T, Matomiya M. Flow through a venous valve and its implications for thrombus formation. Thromb Res. 1984;36:245-57.
6. Lewandowski A, Syska-Suminska J, Dluniewski M. Pulmonary embolism suspicion in a young female patient with the Paget-von-Schöter syndrome. Kardiol Pol. 2008;66(9):969-71.
7. Acharya G, Singh K, Hansen JB, et al. Catheter-direct thrombolysis for the management of postpartum deep venous thrombosis. Acta Obstet Gynecol Scand. 2005;84(2):155-8.
8. Joffe HV, Kucher N, Tapson VF, et al. Upper extremity deep vein thrombosis: a prospective registry of 592 patients. Circulation. 2004;110(12):1605-11.
9. Martinelli I, Bataglioli T, Bucciarelli P, et al. Risk factors and recurrence rate of primary deep vein thrombosis of the upper extremities. Circulation. 2004;110(5):566-70.
10. Mclachlin J, Richard T, Paterson JC. An evaluation of clinical signs in the diagnosis of venous thrombosis. Arch Surg. 1962;85:738-44.
11. Lensing AWA, Prandoni P, Prins MH, Buller HR. Deep vein thrombosis. Lancet. 1999;353:479-85.
12. Imbert D, Ageno W, Dentali F, et al. Management of primary care patients with suspected deep vein thrombosis: use of a therapeutic dose of low molecular weight heparin to avoid urgent ultrasonographic evaluation. J Thromb Haemost. 2006;4:1037-41.

Seção X

NOVOS TEMAS INCORPORADOS À PRÁTICA DO CARDIOLOGISTA

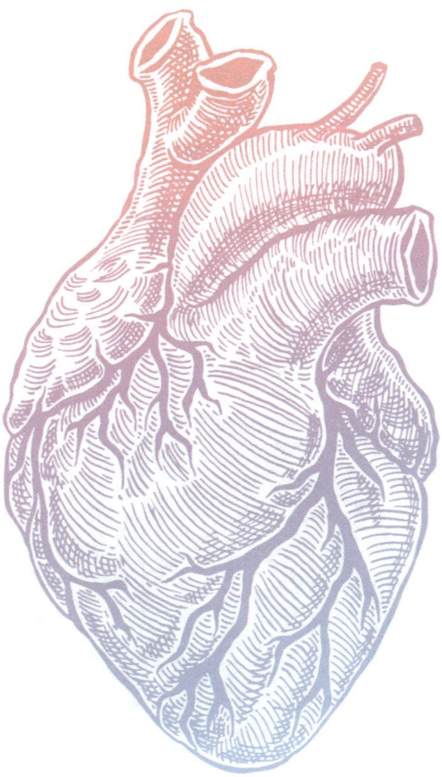

78

Genética para o cardiologista

Ana Luísa Calixto Rodrigues
Bruna Gonçalves Gustinelli
Luciana Sacilotto

CONSULTA RÁPIDA

As **doenças genéticas cardiovasculares** podem ser transmitidas com padrões de herança mendeliana ou não mendeliana.

As **heranças mendelianas**, também conhecidas como heranças monogênicas, caracterizam-se pela presença de uma única variante afetando uma região codificante (exon) de um gene correlato, gerando uma proteína disfuncional. Essas variantes possuem efeito suficiente para gerar um fenótipo manifesto embora com expressividade variável.

Heranças monogênicas	Heranças poligênicas
Variantes raras (< 1% da população geral): mutações	Variantes comuns (> 5% da população geral): polimorfismos de nucleotídeo único
Uma única variante é suficiente para a manifestação do fenótipo	A manifestação do fenótipo depende do somatório de muitas variantes comuns e da interação com fatores ambientais
Doenças incomuns: ▪ Canalopatias ▪ Cardiomiopatia arritmogênica do VD/VE. ▪ Cardiomiopatias dilatadas ▪ Cardiomiopatia hipertrófica ▪ Síndrome de Marfan	Doenças comuns: ▪ Fibrilação atrial ▪ Doença coronariana ▪ *Diabetes mellitus* tipo 2 ▪ Acidente vascular encefálico isquêmico

Quando solicitar o teste genético

Testes têm implicações no diagnóstico da doença, triagem familiar, manejo terapêutico, e prognóstico de doenças cardíacas hereditárias com perfil mendeliano, como podemos observar em cardiomiopatias e aortopatias familiares, canalopatias, além da hipercolesterolemia familiar, com importante impacto na saúde cardiovascular.

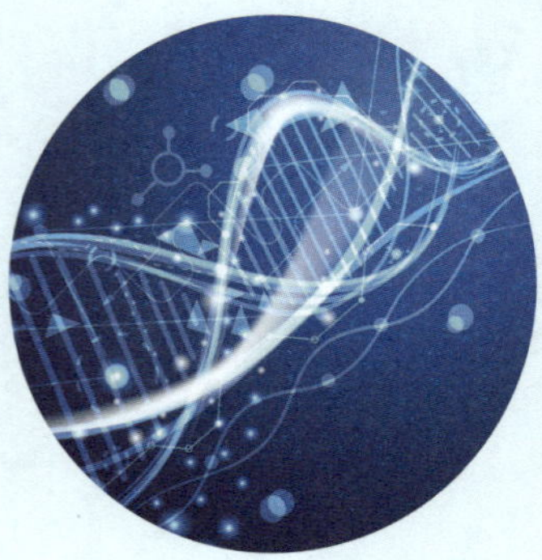

Passo a passo na solicitação de teste genético

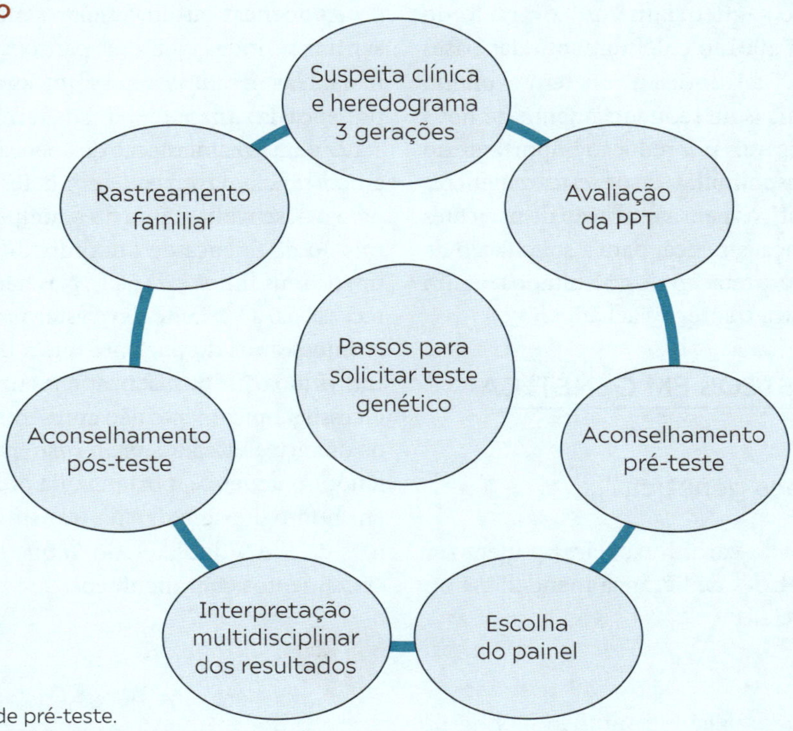

PPT = probabilidade pré-teste.

Rastreamento familiar

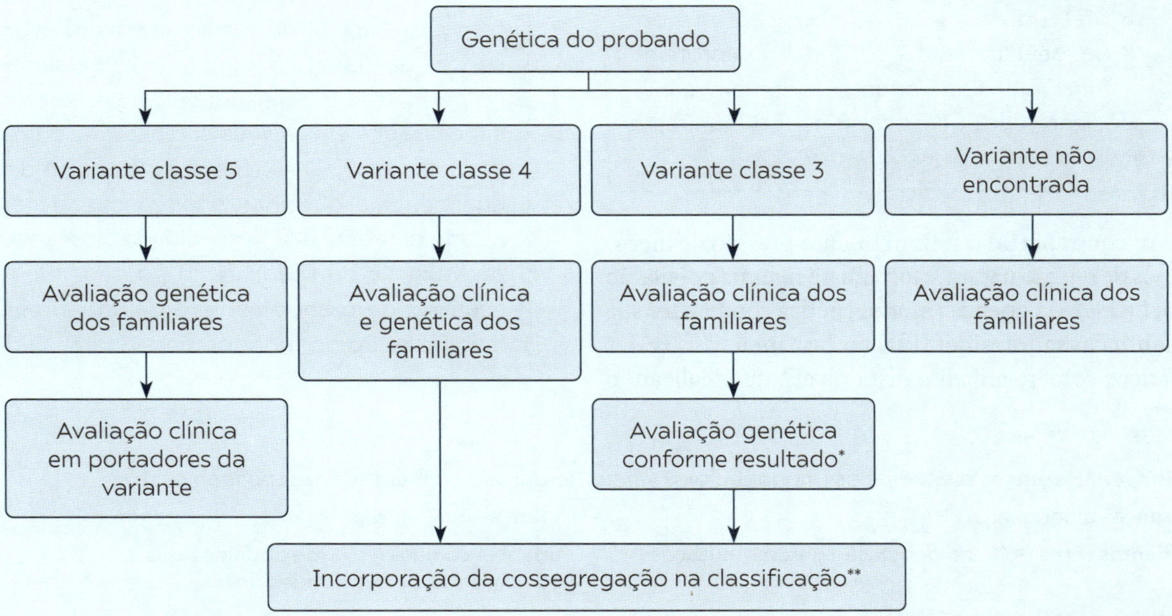

O teste genético tornou-se um método complementar na prática da cardiologia.

O diagnóstico molecular, quando realizado com base em pré-requisitos básicos e aconselhamento genético, pode confirmar hipóteses diagnósticas, esclarecer *causa mortis*, refinar o rastreamento familiar e influenciar em medidas terapêuticas.

A presença de equipes multidisciplinares fortalece o entendimento do fenótipo e do genótipo, aumentando o rendimento e aprimorando o uso dos testes genéticos.

INTRODUÇÃO

Desde o primeiro sequenciamento completo do genoma humano, em 2001, o entendimento das bases genéticas das doenças cardiovasculares tem evoluído rapidamente. As técnicas de sequenciamento de nova geração foram responsáveis por redução importante do custo e aumento da disponibilidade de testes genéticos. A seguir conceitos práticos para a avaliação de pacientes com suspeita de doença genética, para a solicitação de testes genéticos e interpretação dos resultados, assim como a conduta médica frente aos achados.

CONCEITOS BÁSICOS EM GENÉTICA

Padrões de herança genética

As doenças genéticas cardiovasculares podem ser transmitidas com padrões de herança mendeliana ou não mendeliana (Tabela I)[1].

> As heranças mendelianas, também conhecidas como heranças monogênicas, caracterizam-se pela presença de uma única variante afetando uma região codificante (éxon) de um gene correlato, gerando uma proteína disfuncional. Tais variantes possuem efeito suficiente para gerar um fenótipo manifesto embora com expressividade variável.

Em contrapartida, sofrem intensa pressão de mecanismos de seleção natural e tornam-se raras na população geral (< 1%). As doenças monogenéticas podem ter sua variante causadora identificada por meio dos testes genéticos comercialmente disponíveis, que realizam o sequenciamento de éxons nos genes de interesse para o fenótipo estudado.

As doenças cardiovasculares monogenéticas podem ser transmitidas com dois padrões de herança mendeliana. Nas heranças autossômicas dominantes, basta a presença da variante em um dos cromossomos nos pares 1 a 22 para a manifestação da doença. Em outras palavras, a ocorrência da variante em heterozigose é suficiente para o desenvolvimento do fenótipo. A chance de transmissão da doença de um indivíduo afetado para cada um de seus filhos é de 50%. Nas heranças autossômicas recessivas, a variante deve estar presente em ambos os cromossomos do par para que a doença se manifeste. Indivíduos que possuem apenas uma cópia da variante recessiva tipicamente não apresentam sinais e sintomas da doença e são ditos *silent carriers*. A manifestação do fenótipo depende, portanto, da ocorrência da variante em homozigose e da sua transmissão por ambos os pais do indivíduo afetado, o que em geral ocorre em cruzamentos consanguíneos.

> As heranças não mendelianas, chamadas também de heranças poligênicas, resultam do somatório de múltiplas variantes. Estas consistem, na maioria das vezes, de polimorfismos de nucleotídeo único (troca de um único par de bases nitrogenadas) prevalentes na população geral (frequência alélica > 5%) e localizados em regiões codificantes ou não codificantes do DNA (éxons e íntrons). Individualmente, cada variante tem pequena magnitude de efeito, e a suscetibilidade genética para um determinado fenótipo depende do acúmulo de grande número de variantes. A manifestação do fenótipo dependerá, ainda,

TABELA I Heranças mendelianas (monogênicas) *versus* heranças não mendelianas (poligênicas)

Heranças monogênicas	Heranças poligênicas
Variantes raras (< 1% da população geral) – mutações	**Variantes comuns** (> 5% da população geral) – polimorfismos de nucleotídeo único
Uma única variante é suficiente para a manifestação do fenótipo	**A manifestação do fenótipo depende do somatório de muitas variantes** comuns e da interação com fatores ambientais
Doenças incomuns: ▪ Canalopatias. ▪ Cardiomiopatia arritmogênica do VD/VE. ▪ Cardiomiopatias dilatadas. ▪ Cardiomiopatia hipertrófica. ▪ Síndrome de Marfan.	Doenças comuns: ▪ Fibrilação atrial. ▪ Doença coronariana. ▪ *Diabetes mellitus* tipo 2. ▪ Acidente vascular encefálico isquêmico.

VD: ventrículo direito; ventrículo esquerdo.

da interação entre a suscetibilidade genética e fatores ambientais. A suscetibilidade individual para a manifestação futura do fenótipo pode ser estimada por meio de escores de risco poligênicos, porém tal metodologia não se encontra comercialmente disponível.

Tipos de mutações

Variantes genéticas podem ser divididas em cinco tipos, conforme a alteração gerada na sequência de nucleotídeos do DNA, seu impacto na leitura dos códons (sequência de três nucleotídeos) e, consequentemente, na formação da cadeia de aminoácidos[1].

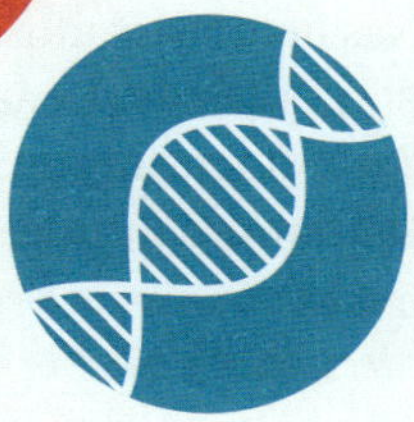

- **Mutação tipo *missense***: substituição de um único nucleotídeo, resultando em um códon que codifica um aminoácido diferente. Se o aminoácido alterado é crítico para a estrutura da proteína ou está localizado em um domínio essencial para a sua função (ex.: poro de canal iônico), a mutação poderá ter um efeito deletério. Se o aminoácido alterado estiver localizado em um sítio não funcional da proteína, a mutação tipo *missense* poderá ser benigna.
- **Mutação tipo *nonsense***: substituição de um único nucleotídeo, resultando em um códon de parada. Provoca interrupção precoce da leitura do DNA e, consequentemente, da formação da proteína, com efeito usualmente deletério.
- **Mutação sinônima**: substituição de um único nucleotídeo, resultando em um códon cujo aminoácido correspondente é o mesmo do códon original. Não alteram a sequência de aminoácidos e são clinicamente silenciosas, exceto se em região de *splicing* (*vide* a seguir).
- **Mutação tipo *inframe***: deleção ou inserção de um número de nucleotídeos que seja múltiplo de 3. Tais mutações resultam em encurtamento ou alongamento da proteína, porém não alteram a sequência de aminoácidos de cada lado da mutação. Seu efeito é relativamente benigno.
- **Mutação tipo *frameshift***: deleção ou inserção de um número de nucleotídeos que não seja múltiplo de 3. Resultam em alteração do "molde" de leitura a partir do nucleotídeo deletado/inserido, de maneira a alterar todos os códons subsequentes. Frequentemente resultam em códons de parada precoces e proteínas disfuncionais.
- **Mutação em sítio de *splicing***: ocorre geralmente por troca de bases nas extremidades dos íntrons, próximas às suas conexões com os éxons. *Splicing* é o processo de maturação de um pré-mRNA (RNA precursor), e erros nessas conexões podem produzir uma proteína bastante diferente da original.

Classificação das variantes e relação causal nas doenças mendelianas

As variantes genéticas não necessariamente são causadoras de doença e podem representar variações benignas. O primeiro passo na avaliação de uma variante é determinar se ela ocorre em um gene com evidência robusta de associação com a doença estudada. No entanto, mesmo genes com papel bem estabelecido podem conter variantes benignas ou de significado incerto. Determinar quais variantes são patogênicas requer uma análise especializada multidisciplinar. Para tanto, variantes devem ser classificadas conforme as diretrizes do American College of Medical Genetics, em conjunto com a Association for Molecular Pathology[2]. Exemplos de critérios utilizados são descritos de maneira simplificada na Tabela II. Assim, classificam-se as variantes em benignas (classe 1), provavelmente benignas (classe 2), de significado incerto (*variants of unknown significance* – VUS –, classe 3), provavelmente patogênicas (classe 4) ou patogênicas (classe 5).

Por vezes, as evidências são limitadas ou contraditórias, e não é possível definir a benignidade/patogenicidade da mutação. Nesses casos, a variante é classificada como VUS. Uma VUS deverá ser revisada a cada 2 anos pelo laboratório e a variante, reclassificada diante de novas evidências. Em casos selecionados, pode ser realizada testagem da VUS em outros familiares para a análise de cossegregação com o fenótipo.

TABELA II Critérios para classificação de variantes conforme as diretrizes do American College of Medical Genetics/Association for Molecular Pathology

Sugerem variante patogênica	Sugerem variante benigna
Variante *nonsense*, *frameshift*, ou deleção de um ou mais éxons em genes cuja perda de função leva à doença	Variante *missense* em genes cuja perda de função leva à doença. Mutação *inframe* em sequências repetitivas sem função conhecida
Variante em sítio funcional crítico da proteína e ausência de registro de mutações benignas nessa localização	Frequência alélica > 5% em grandes bases de dados (ex.: Genome Aggregation Database – gnomAD) ou superior à esperada pela prevalência da doença na população
Estudos funcionais *in vitro* ou *in vivo* que corroboram o efeito deletério da mutação no gene ou proteína correspondente	Estudos funcionais *in vitro* ou *in vivo* não demonstram efeito deletério da mutação no gene ou proteína correspondente
Prevalência da variante significativamente maior nos indivíduos afetados do que em controles	Variante detectada em adultos saudáveis para doenças com alta penetrância em idade jovem
Cossegregação da variante com a doença em famílias com múltiplos indivíduos afetados	Ausência de cossegregação em membros afetados de uma mesma família

Quando solicitar o teste genético

Testes têm implicações no diagnóstico da doença, triagem familiar, manejo terapêutico e prognóstico de doenças cardíacas hereditárias com perfil mendeliano, como podemos observar em cardiomiopatias e aortopatias familiares, canalopatias, além da hipercolesterolemia familiar, com importante impacto na saúde cardiovascular.

O desafio clínico no diagnóstico de pacientes é a penetrância incompleta da maioria das doenças (< 100% dos pacientes com genótipo positivo expressam o fenótipo) e a expressividade variável (o fenótipo pode ser leve ou grave em uma mesma família). A caracterização pormenorizada do fenótipo baseia-se em história clínica, antecedentes familiares (heredograma de três gerações), exame físico, eletrocardiograma e exames de imagem. Quando aponta para um perfil de doença mendeliana (Tabela I), a avaliação fenotípica pode ser complementada com a avaliação molecular genética.

No caso das canalopatias, doenças elétricas primárias em coração estruturalmente normal, os achados eletrocardiográficos são determinantes para o diagnóstico. No entanto, considerando sua penetrância incompleta e expressividade variável, o rastreamento genético familiar pode desmascarar casos do tipo "fenótipo negativo, genótipo positivo", com implicações clínicas. Por exemplo, na síndrome do QT longo congênito (SQTLc), 30% dos pacientes com genótipo positivo não apresentam prolongamento do intervalo QT mas mesmo assim se beneficiam do uso de betabloqueadores. Na cardiomiopatia hipertrófica, os testes podem ajudar na identificação de fenocópias, isto é, na diferenciação entre a doença por alteração sarcomérica e as doenças causadas por depósito de glicogênio (ex.: síndrome de PRKAG2, doença de Fabry, doença de Pompe e doença de Danon). Nas cardiomiopatias dilatadas e arritmogênicas, há um papel crescente do teste genético na estratificação de risco e emprego de CDI[3]. A hipercolesterolemia familiar (HF) é o grupo de doenças genéticas mais frequente e o mais subdiagnosticado[3]. Seu diagnóstico deve ser suspeitado sempre que encontramos alterações no exame físico, como xantomas tendinosos, xantelasmas e valores de colesterol total > 240 mg/dL ou LDL colesterol > 190 mg/dL. As aortopatias genéticas caracterizam-se pela presença de aneurisma e disseção de aorta, podendo levar à morte súbita, como nas síndromes de Marfan, Loeys-Dietz e Ehlers-Danlos.

No campo da patologia, os testes genéticos vêm ganhando espaço com a autópsia molecular, que consiste na realização do teste genético em casos de morte súbita inexplicada, após detalhado exame anatomopatológico *post mortem*. A autópsia inconclusiva ou morte súbita após fatores desencadeantes típicos de arritmia, como atividade física/estresse emocional, aumenta a possibilidade do substrato arritmogênico. O diagnóstico molecular bem estabelecido permite intervir de forma precoce nos familiares.

Passo a passo na solicitação de teste genético

A seguir, apresentamos o passo a passo para a solicitação de teste genético no consultório do cardiologista (Figura 1).

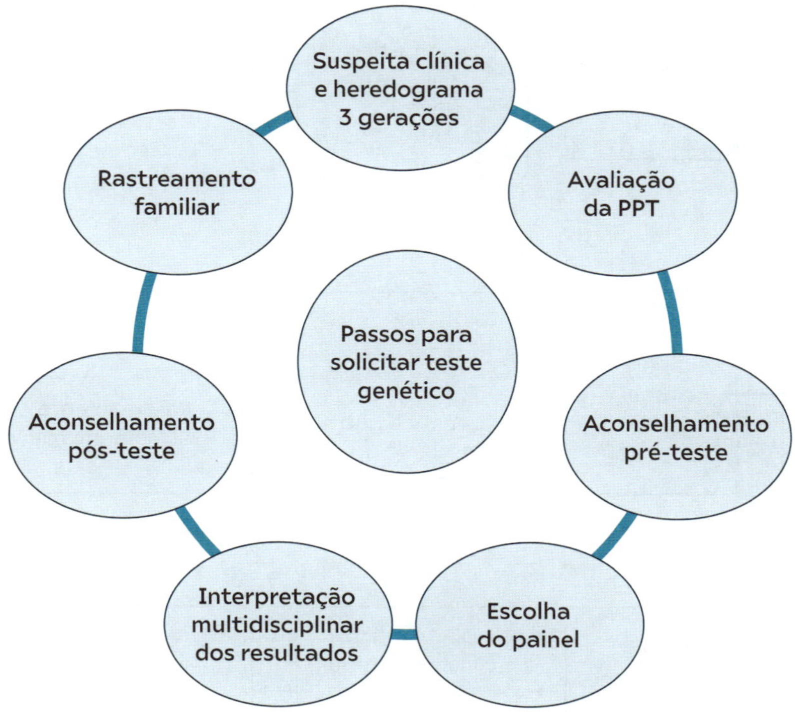

FIGURA 1 Passo a passo para solicitação de testes genéticos.
PPT: probabilidade pré-teste.

Avaliação da probabilidade pré-teste

> O desempenho de qualquer método diagnóstico (isto é, seus valores preditivos positivo e negativo – VPP e VPN) depende da prevalência da doença na população estudada e, no nível individual, da probabilidade clínica de que o paciente em questão seja de fato portador da doença suspeita[5]. Quando a probabilidade pré-teste é alta, o VPP é alto e o VPN é baixo, de maneira que um resultado negativo não exclui a possibilidade de doença (falso negativo). Quando a probabilidade pré-teste é baixa, o VPP é baixo e o VPN é alto, de maneira que resultados positivos não são suficientes para confirmar o diagnóstico.

Ao solicitar um teste genético, devemos avaliar a probabilidade pré-teste por meio de uma caracterização pormenorizada do fenótipo no probando, incluindo a história familiar. Para algumas doenças, a probabilidade pré-teste pode ser estimada também por meio de escores diagnósticos (ex.: escore de Schwartz na SQTLc, escore de Shangai na síndrome de Brugada e o escore publicado por Giudicessi et al. para a taquicardia ventricular polimórfica catecolaminérgica)[6-8]. Pelo risco de resultados falsos positivos e consequente prejuízo ao manejo e bem-estar do paciente, testes genéticos não devem, em geral, ser solicitados para probandos com probabilidade pré-teste baixa, apenas para aqueles com probabilidade pré-teste intermediária a alta. À probabilidade pré-teste alta demos o nome "fenótipo forte", e à probabilidade pré-teste baixa, "fenótipo fraco" (Figura 2).

Escolha do painel de genes

A escolha do teste na área da Cardiologia, à luz do conhecimento atual, é focada nos genes fortemente associados ao fenótipo, chamados genes correlatos. A seleção desses genes é frequentemente reavaliada por um grupo de especialistas e publicada no Clinical Genome Resource (ClinGen) como uma lista de genes com evidência de associação forte ou definitiva (https://clinicalgenome.org/). Ao escolher um painel genético disponível comercialmente, devemos priorizar painéis que incluam apenas os genes correlatos pertinentes para o fenótipo estudado. Painéis muito amplos, incluindo genes com evidência inconclusiva de associação com o fenótipo, podem gerar confusão diagnóstica. No caso da autópsia molecular, o fenótipo "morte súbita inexplicada" exige painéis mais amplos, englobando canalopatias e miocardiopatias.

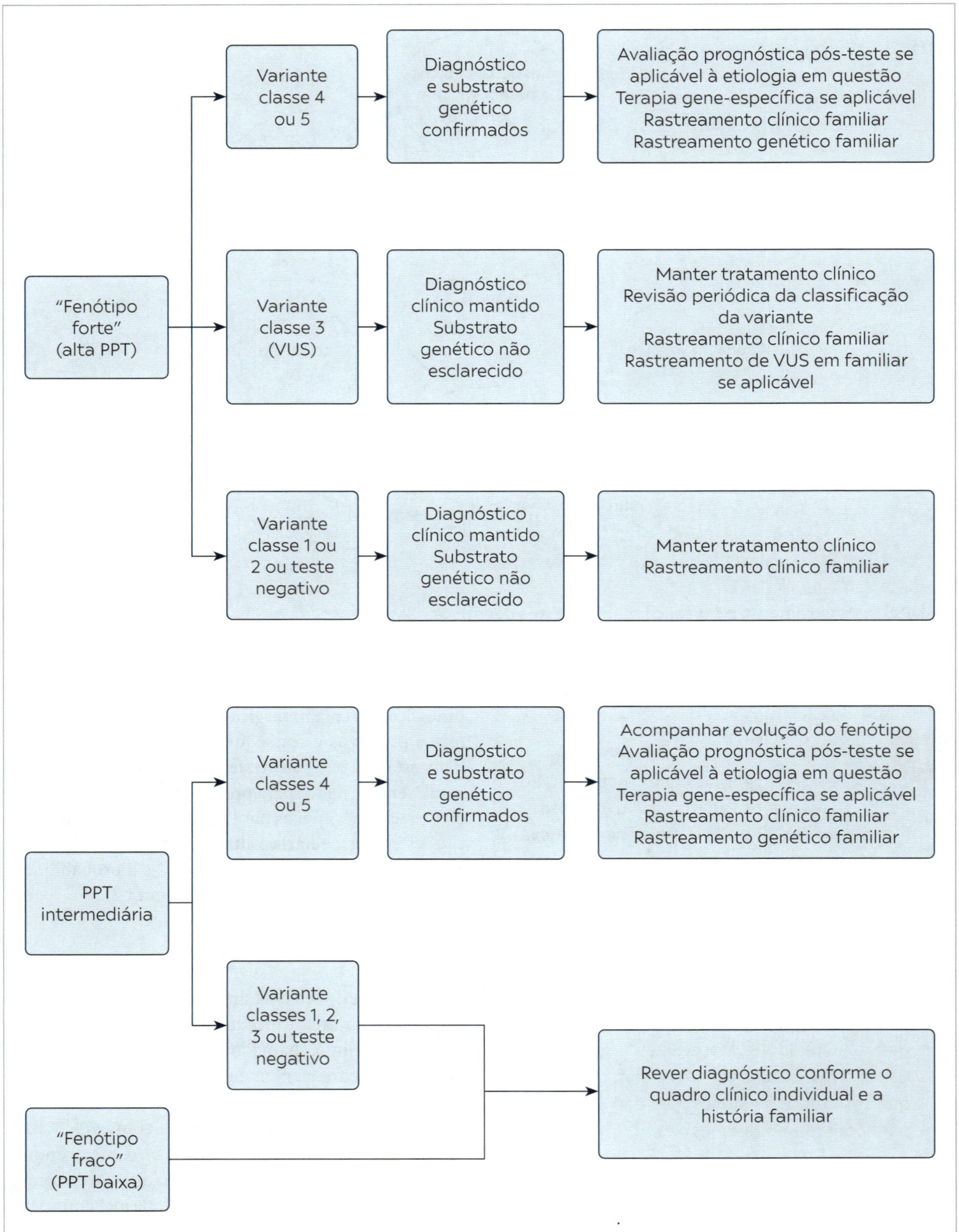

FIGURA 2 Correlações fenótipo-genótipo conforme a probabilidade pré-teste do probando, a interpretação do resultado do teste genético e a conduta clínica. Variantes classes 1 e 2: benigna/provavelmente benigna; classes 4 e 5: provavelmente patogênica e patogênica; classe 3 ou VUS: variante de significado incerto; PPT: probabilidade pré-teste.

Avaliação do rendimento dos testes genéticos

> O rendimento dos testes genéticos pode ser definido como a probabilidade de encontrar uma variante patogênica/provavelmente patogênica e depende tanto da probabilidade pré-teste quanto da hipótese do diagnóstico principal.

Mesmo na presença de fenótipos fortes, o rendimento do teste genético varia conforme a suspeita clínica (Tabela III)[9]. Por exemplo, testes genéticos na suspeita de SQTLc oferecem alto rendimento, enquanto testes realizados na suspeita de síndrome de Brugada oferecem rendimento baixo.

Aconselhamento genético pré-teste

A realização de teste genético tem implicações potencialmente amplas nas esferas familiar, afetiva, profissional e legal, exigindo uma sólida base ética. Nesse sentido, a realização de aconselhamento genético antes da solicitação do teste é de fundamental importância, sendo pré-requisito para o teste[9]. A sessão de aconselhamento permite ao paciente expressar sentimentos frente à possibilidade do diagnóstico de uma doença genética e oferece uma oportunidade para o ajuste de expectativas quanto aos resultados possíveis e suas implicações práticas.

> Durante a sessão de aconselhamento pré-teste, o médico deve prestar esclarecimentos sobre:
>
> - A suspeita clínica.
> - A chance de um resultado positivo (considerando a probabilidade pré-teste e o rendimento do teste proposto).
> - O significado de um resultado negativo, positivo ou variantes de significado incerto (VSI).
> - Os possíveis procedimentos de rastreio familiar clínico e genético, a depender do resultado do teste.

Aconselhamento genético pós-teste

O aconselhamento genético pós-teste contempla avaliar o entendimento do paciente e seus familiares sobre o aconselhamento pré-teste. A entrega do resultado deve ser realizada com a recapitulação do significado pessoal e familiar de um teste genético, específico para cada patologia (ver Capítulo 79). O cardiologista deve analisar e orientar a melhor maneira de acessar os familiares sob risco, e, após esse contato, inicia-se a cascata de rastreamento familiar (Figura 3). Quando o resultado for a presença de variantes de significado incerto em genes correlatos, a presença de outros familiares (geralmente mais que dois) com fenótipo positivo pode contribuir para a reclassificação das variantes encontradas.

TABELA III Rendimento dos testes genéticos

Suspeita clínica	Rendimento do teste genético*
Síndrome de QT longo congênito	70-85%
Taquicardia ventricular polimórfica catecolaminérgica	60%
Síndrome de Brugada	15-30%
Cardiomiopatia hipertrófica	30-60%
Cardiomiopatia dilatada	20-50%
Cardiomiopatia arritmogênica	50-60%
Miocárdio não compactado	17-41%
Fibrilação ventricular idiopática (sobreviventes)	3-27%
Morte súbita inexplicada (autópsia molecular)	13-27%

* Rendimento do teste genético considerando painéis de genes definitivos e população de probandos com alta probabilidade pré-teste.

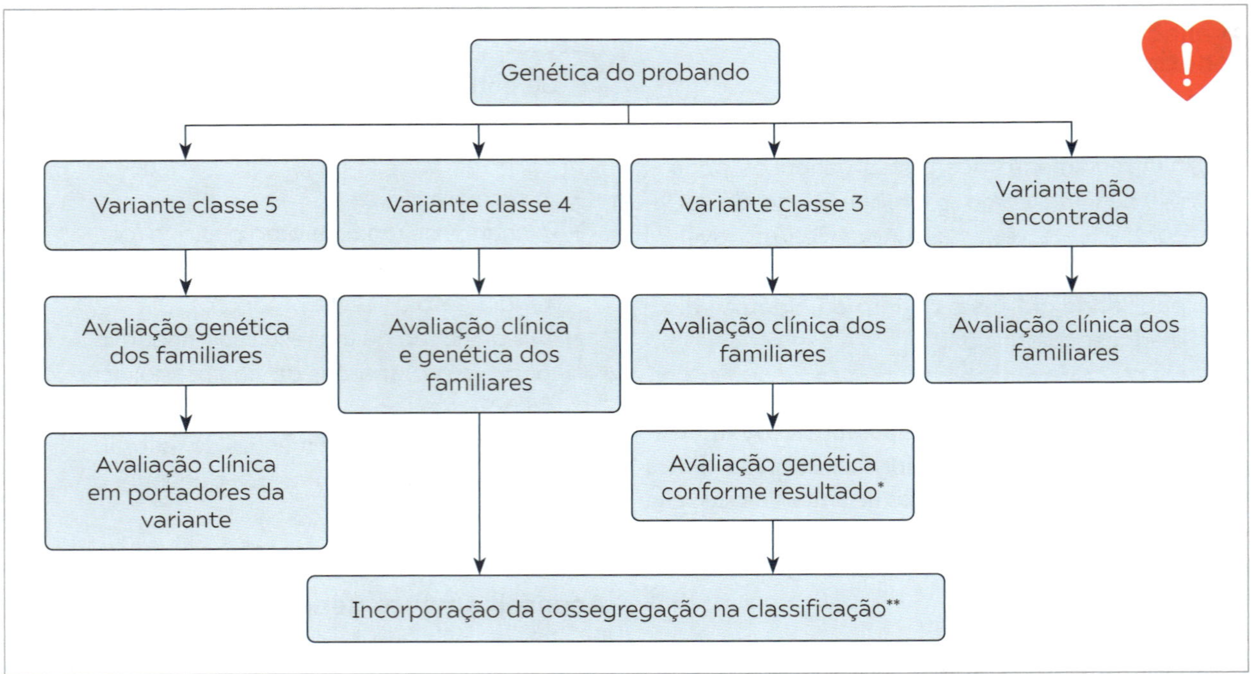

FIGURA 3 **Fluxograma para rastreamento familiar.**

O teste genético tornou-se um método complementar na Cardiologia. O diagnóstico molecular, quando realizado com base em pré-requisitos básicos e aconselhamento genético, pode confirmar hipóteses de diagnóstico, esclarecer a *causa mortis*, refinar o rastreamento familiar e influenciar em medidas terapêuticas. A presença de equipes multidisciplinares fortalece o entendimento do fenótipo e do genótipo, aumentando o rendimento e aprimorando o uso dos testes genéticos.

BIBLIOGRAFIA

1. Semsarian C, Ingles J, Ross SB, Dunwoodie SL, Bagnall RD, Kovacic JC. precision medicine in cardiovascular disease: genetics and impact on phenotypes: JACC Focus Seminar 1/5. J Am Coll Cardiol. 2021;77(20):2517 30.
2. Richards S, Aziz N, Bale S, Bick D, Das S, Gastier-Foster J, et al. Standards and guidelines for the interpretation of sequence variants: a joint consensus recommendation of the American College of Medical Genetics and Genomics and the Association for Molecular Pathology. Genet Med. 2015;17(5):405-24.
3. Towbin JA, McKenna WJ, Abrams DJ, Ackerman MJ, Calkins H, Darrieux FCC, et al. 2019 HRS expert consensus statement on evaluation, risk stratification, and management of arrhythmogenic cardiomyopathy. Heart Rhythm. 2019;16(11):e301-e72.
4. Musunuru K, Hershberger RE, Day SM, Klinedinst NJ, Landstrom AP, Parikh VN, et al. Genetic testing for inherited cardiovascular diseases: a scientific statement From the American Heart Association. Circ Genom Precis Med. 2020;13(4):e000067.
5. Bittl JA, He Y. Bayesian analysis: a practical approach to interpret clinical trials and create clinical practice guidelines. Circ Cardiovasc Qual Outcomes. 2017;10(8):e003563.
6. Schwartz PJ, Crotti L, Insolia R. Long-QT syndrome: from genetics to management. Circ Arrhythm Electrophysiol. 2012;5(4):868-77.
7. Kawada S, Morita H, Antzelevitch C, Morimoto Y, Nakagawa K, Watanabe A, et al. Shanghai Score System for diagnosis of Brugada syndrome: validation of the score system and system and reclassification of the patients. JACC Clin Electrophysiol. 2018;4(6):724-30.
8. Giudicessi JR, Lieve KVV, Rohatgi RK, Koca F, Tester DJ, van der Werf C, et al. Assessment and validation of a phenotype-enhanced variant classification framework to promote or demote RYR2 missense variants of uncertain significance. Circ Genom Precis Med. 2019;12(5):e002510.
9. Wilde AAM, Semsarian C, Márquez MF, Sepehri Shamloo A, Ackerman MJ, Ashley EA, et al. European Heart Rhythm Association (EHRA)/Heart Rhythm Society (HRS)/Asia Pacific Heart Rhythm Society (APHRS)/Latin American Heart Rhythm Society (LAHRS) Expert Consensus Statement on the state of genetic testing for cardiac diseases. Europace. 2022;24(8):1307-67.

79

Canalopatias cardíacas

Ana Luísa Calixto Rodrigues
Bruna Gonçalves Gustinelli
Luciana Sacilotto

CONSULTA RÁPIDA

As canalopatias cardíacas decorrem de alterações nos canais iônicos cardíacos, que podem levar a arritmias atriais e ventriculares.

- Síndrome do QT longo congênito (SQTL).
- Síndrome de Brugada.
- Taquicardia ventricular polimórfica catecolaminérgica (TVPC).
- Síndrome do QT curto (SQTC).

Síndrome do QT longo congênito

A SQTL é caracterizada por alteração da repolarização, prolongamento do intervalo QT corrigido (iQTc) e risco aumentado de síncope ou morte súbita por torsade de pointes (TdP).

Características fenotípicas e genéticas das síndromes de QT longo congênito tipos 1, 2 e 3

SQTL tipo 1	SQTL tipo 2	SQTL tipo 3
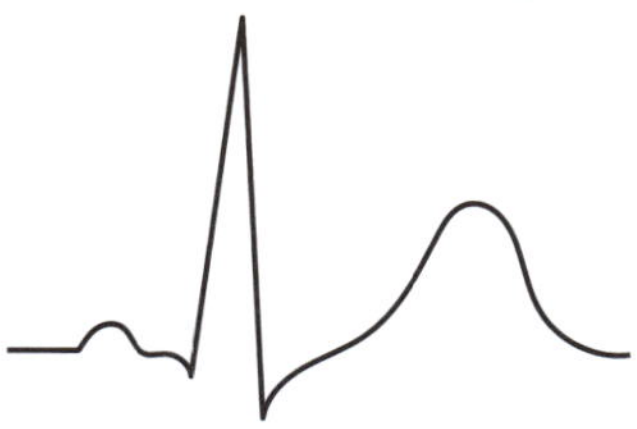	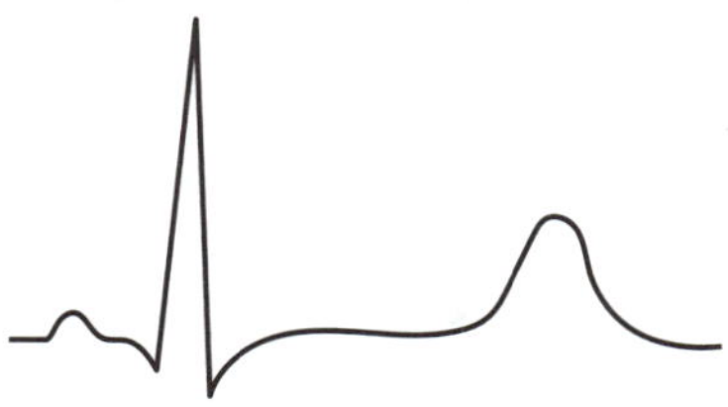	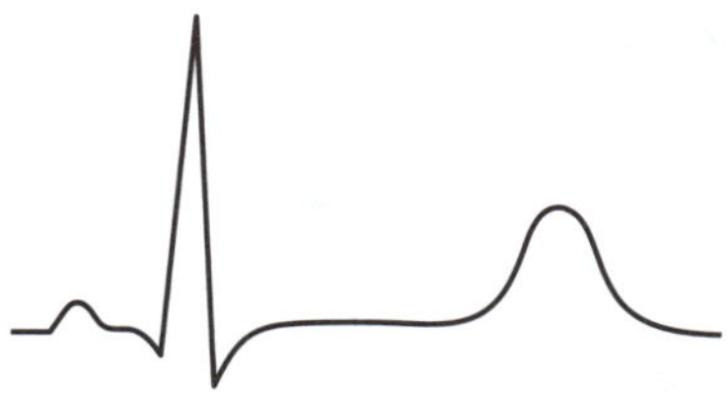
Onda T ampla de base alargada	**Onda T bífida e de baixa amplitude**	**Segmento ST prolongado**
Autossômico dominante	Autossômico dominante	Autossômico dominante
Gene: *KCNQ1*	**Gene**: *KCNH2*	**Gene**: *SCN5A*
Proteína: canal de potássio, Kv7.1.	**Proteína**: canal de potássio (hERG), Kv11.1.	**Proteína**: canal de sódio, NaV1.5.
Corrente iônica afetada: I_{Ks} (efluxo de K, modulação do iQTc conforme a FC, ativada por estimulação adrenérgica)	**Corrente iônica afetada**: I_{Kr} (efluxo de K, principal determinante da fase 3 do potencial de ação)	**Corrente iônica afetada**: I_{Na} (influxo de sódio na fase 0 do potencial de ação)

(continua)

(continuação)

SQTL tipo 1	SQTL tipo 2	SQTL tipo 3
Mutação tipo perda de função: prolongamento da repolarização e ausência de encurtamento adequado do iQTc em situações de taquicardia	**Mutação tipo perda de função**: resulta em fechamento rápido dos canais hERG, atenuação da corrente I_{Kr} ao final da fase 3 e prolongamento da repolarização	**Mutação tipo ganho de função**: a entrada excessiva de cargas positivas na célula miocárdica prolonga a fase 2 do potencial de ação (corrente tardia de sódio)
Gatilho para eventos: exercício físico (principalmente natação) e estresse emocional	**Gatilho para eventos**: ruído súbito (p.ex., toque de telefone ou alarme), principalmente quando o paciente desperta do sono	**Gatilho para eventos**: situações de vagotonia (sono, repouso, pós-prandial)
Melhor resposta aos betabloqueadores	Boa resposta aos betabloqueadores	Pior resposta aos betabloqueadores

FC: frequência cardíaca; iQTc: intervalo QT corrigido; SQTL: síndrome do QT longo congênito.

Síndrome de Brugada

Disfunção dos canais iônicos responsáveis pela despolarização do cardiomiócito (predominantemente os canais de sódio), com consequente aumento do risco de síncope e morte súbita em momentos de maior tônus vagal, isto é, durante o repouso, o sono, ou após as refeições.

Padrão eletrocardiográfico da síndrome de Brugada tipo 1

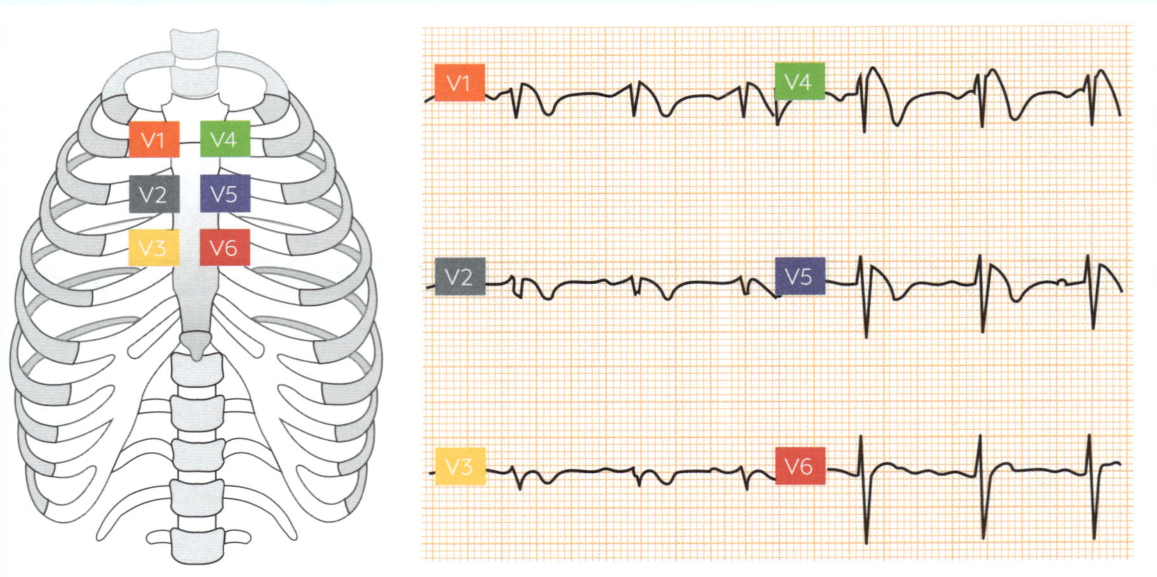

Taquicardia ventricular polimórfica catecolaminérgica (TVPC)

A TVPC caracteriza-se por alta susceptibilidade para arritmias ventriculares malignas mediadas por catecolaminas em pacientes com coração estruturalmente normal.

Síndrome do QT curto

A SQTC é uma canalopatia hereditária muito rara que se caracteriza por encurtamento da repolarização ventricular, traduzindo-se em encurtamento do intervalo QTc ao ECG e alto risco de morte súbita.

INTRODUÇÃO

As canalopatias cardíacas decorrem de alterações nos canais iônicos cardíacos, que podem levar a arritmias atriais e ventriculares. São responsáveis por quase 40% dos casos de morte súbita inexplicada (autópsia normal) em menores de 35 anos. As mais prevalentes são síndrome do QT longo congênito (SQTL) e síndrome de Brugada, seguida de taquicardia ventricular polimórfica catecolaminérgica (TVPC) e síndrome do QT curto (SQTC).

SÍNDROME DO QT LONGO CONGÊNITO

A SQTL é caracterizada por alteração da repolarização, prolongamento do intervalo QT corrigido (iQTc) e risco aumentado de síncope ou morte súbita cardíaca (MSC) por *torsade de pointes* (TdP). Sua prevalência é estimada em 1:2.000 nascidos vivos[1].

Quadro clínico e correlação genótipo-fenótipo

Desde a descrição inicial da síndrome na década de 1950, foram descritos 17 tipos de SQTLc correspondendo a 17 genes associados; no entanto, apenas 11 genes foram classificados como genes com evidência forte ou definitiva de associação com a SQTL[2]. As SQTL tipos 1, 2 e 3 representam mais de 90% dos casos e são transmitidas por herança autossômica dominante, tendo sido descritas inicialmente sob a denominação de síndrome de Romano-Ward (Tabela I). As chamadas síndrome de Jervell e Lange-Nielsen, síndrome de Timothy e síndrome de Andersen-Tawil são subtipos muito mais raros, caracterizados pela presença de manifestações extracardíacas.

Na síndrome de Romano-Ward, o curso clínico é variável, sendo influenciado pelo subtipo genético, pelo sexo e pelos fatores ambientais. A expressão fenotípica é

TABELA I Características fenotípicas e genéticas das síndromes de QT longo congênito tipos 1, 2 e 3

SQTL tipo 1	SQTL tipo 2	SQTL tipo 3
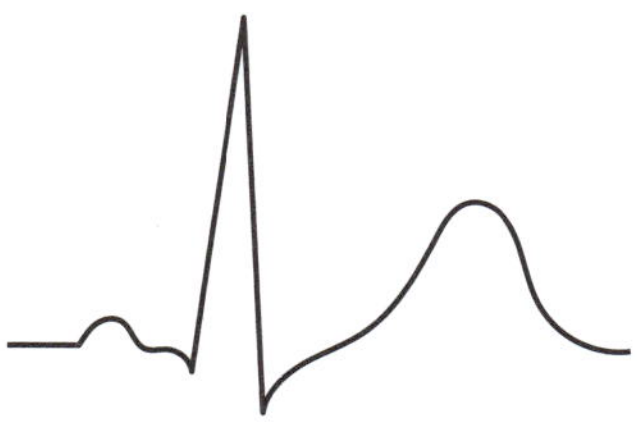	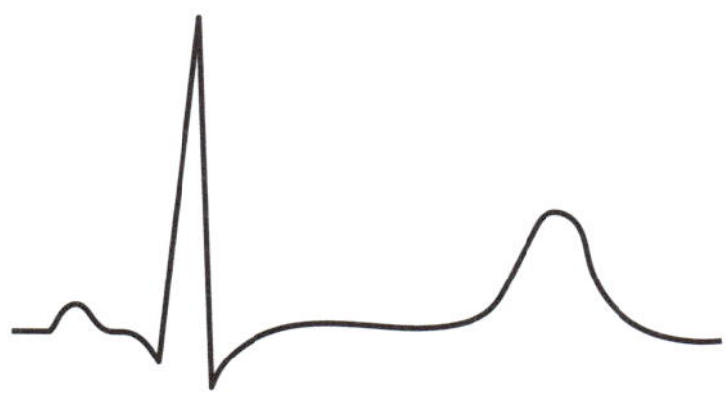	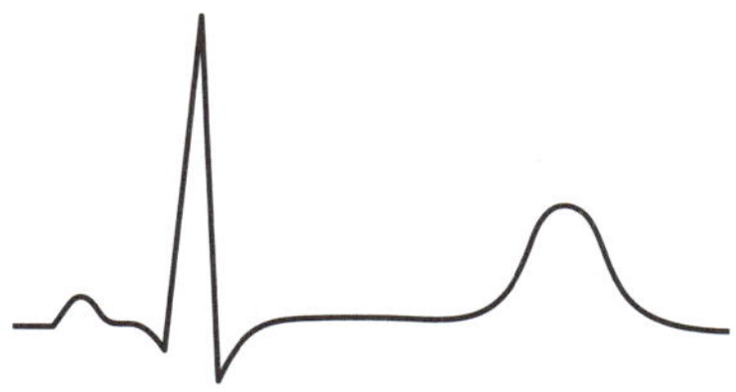
Onda T ampla de base alargada	**Onda T bífida e de baixa amplitude**	**Segmento ST prolongado**
Autossômico dominante	Autossômico dominante	Autossômico dominante
Gene: *KCNQ1*	**Gene**: *KCNH2*	**Gene**: *SCN5A*
Proteína: canal de potássio, Kv7.1.	**Proteína**: canal de potássio (hERG), Kv11.1.	**Proteína**: canal de sódio, NaV1.5.
Corrente iônica afetada: I_{Ks} (efluxo de K, modulação do iQTc conforme a FC, ativada por estimulação adrenérgica)	**Corrente iônica afetada**: I_{Kr} (efluxo de K, principal determinante da fase 3 do potencial de ação)	**Corrente iônica afetada**: I_{Na} (influxo de sódio na fase 0 do potencial de ação)
Mutação tipo perda de função: prolongamento da repolarização e ausência de encurtamento adequado do iQTc em situações de taquicardia	**Mutação tipo perda de função**: resulta em fechamento rápido dos canais hERG, atenuação da corrente I_{Kr} ao final da fase 3 e prolongamento da repolarização	**Mutação tipo ganho de função**: a entrada excessiva de cargas positivas na célula miocárdica prolonga a fase 2 do potencial de ação (corrente tardia de sódio)
Gatilho para eventos: exercício físico (principalmente natação) e estresse emocional	**Gatilho para eventos**: ruído súbito (p.ex., toque de telefone ou alarme), principalmente quando o paciente desperta do sono	**Gatilho para eventos**: situações de vagotonia (sono, repouso, pós-prandial)
Melhor resposta aos betabloqueadores	Boa resposta aos betabloqueadores	Pior resposta aos betabloqueadores

FC: frequência cardíaca; iQTc: intervalo QT corrigido; SQTL: síndrome do QT longo congênito.

mais grave quanto maior o intervalo QT e quanto mais precocemente ocorrem as primeiras manifestações clínicas. De maneira geral, o principal sintoma é a síncope provocada por TdP, que se manifesta em 50% dos pacientes até a idade de 12 anos. A primeira manifestação pode ser morte súbita, que resulta de uma TdP degenerando para fibrilação ventricular (FV), em 10 a 15% dos casos sem tratamento. Podem ocorrer também episódios autolimitados de palpitações taquicárdicas associadas à tontura e à turvação visual, seguidas ou não por síncope, sendo fundamental a distinção com fenômenos vasovagais. Alguns indivíduos permanecem assintomáticos e recebem o diagnóstico durante a avaliação médica de rotina ou por ocasião de rastreio familiar ativo. Entre indivíduos sintomáticos não tratados, a taxa de mortalidade chega a 50% em 10 anos[2].

Propedêutica, diagnóstico e estratificação de risco

Na SQTL, a propedêutica permite o diagnóstico, a caracterização do fenótipo e a estratificação de risco. É importante ressaltar que o diagnóstico da SQTL é clínico, sendo baseado no escore de Schwartz (Tabela II)[3]. Já o diagnóstico do subtipo de SQTL, embora possa ser sugerido pelo fenótipo clínico e eletrocardiográfico, deve ser confirmado por teste genético. A seguir serão descritas as principais ferramentas diagnósticas na SQTL. Marcadores de risco para morte súbita estão listados na Tabela III.

- **Eletrocardiograma**: o intervalo QT deve ser medido em V5 e D2 ou, alternativamente, na derivação em que o término da onda T for mais facilmente delimitado. Para identificação do término da onda T, deve ser utilizado o método da tangente (Figura 1). O intervalo QT deve ser medido em frequência cardíaca (FC) < 100 bpm e idealmente próxima a 60 bpm. A fórmula mais utilizada para correção do intervalo QT em função da FC é a fórmula de Bazett.
- **Teste ergométrico**: a adaptação do intervalo QTc à elevação da FC no teste ergométrico reflete a integridade da corrente IKs. Um intervalo QTc no 4º minuto da recuperação ≥ 480 ms tem sensibilidade de 94% e especificidade de 90% para SQTL em pacientes que não apresentavam prolongamento da repolarização no ECG de repouso.
- **Teste genético**: deve ser oferecido aos pacientes com alta probabilidade pré-teste de SQTL, isto é, com escore de Schwartz ≥ 3,5. O rendimento do teste genético nessa população é de 50 a 86%. Devem ser pesquisados apenas os genes com evidência definitiva para SQTL, a saber: *KCNQ1, KCNH2, SCN5A, CALM 1 – 3, TRDN, KCNE1, KCNE2, KCNJ2* e *CACNA1C*.

TABELA II Escore de Schwartz (2011)

Critérios diagnósticos	Pontos
Alterações eletrocardiográficas*	
A. Intervalo QTc (ms)**	
≥ 480	3
460-479	2
450-459 (homens)	1
B. iQTc ≥ 480 ms ao teste ergométrico no 4º minuto da recuperação	1
C. *Torsade de pointes*§	2
D. Alternância de onda T	1
E. Onda T entalhada em 3 ou mais derivações	1
F. Baixa frequência cardíaca de repouso para a idade•	0,5
História clínica	
A. Síncope§	
Com estresse	2
Sem estresse	1
B. Surdez congênita	0,5
História familiar	
A. Familiar com diagnóstico definitivo de SQTL¥	1
B. Morte súbita inexplicada em familiar de 1º grau com idade ≤ 30 anos¥	0,5
Baixa probabilidade: ≤ 1 ponto Probabilidade intermediária: 1,5 a 3 pontos Alta probabilidade: ≥ 3,5 pontos	

* Na ausência de medicações ou condições que sabidamente podem provocar essas alterações ao ECG.
** Calculado pela fórmula de Bazett.
§ Mutualmente exclusivas.
• Frequência cardíaca abaixo do segundo percentil para a idade.
¥ O mesmo familiar não pode ser contabilizado em A e B.
QTc: QT corrigido; SQTL: síndrome do QT longo congênito.

Um teste genético negativo reduz a probabilidade de diagnóstico de SQTL em pacientes com baixa a intermediária probabilidade pré-teste, mas não naqueles com alta probabilidade pré-teste (casos fenótipo positivo e genótipo negativo). Além de seu valor diagnóstico, o teste genético possui implicações prognósticas e terapêuticas. Diferenciar as SQTL tipos 1, 2 e 3 permite não só inferir o prognóstico, mas também personalizar o tratamento, por exemplo, com orientações relativas a gatilhos específicos e uso de terapias direcionadas (p. ex., mexiletina na SQTL tipo 3). Se uma mutação patogênica for identificada no probando, o teste genético deve ser oferecido a seus familiares de primeiro grau. Independentemente do resultado do teste genético, todos os familiares de primeiro grau devem realizar rastreio clínico com ECG e medida do intervalo QTc.

TABELA III Marcadores de risco para a morte súbita cardíaca (MSC)

Eventos cardíacos não fatais: principais preditores de eventos fatais futuros ▪ Morte súbita abortada ▪ Síncope, especialmente se recorrente apesar do uso de betabloqueadores específicos ▪ Evento cardíaco no primeiro ano de vida ▪ Primeiro evento cardíaco em < 7 anos de idade Observação: a história familiar de morte súbita não parece aumentar o risco de morte súbita do probando.
Perfis clínicos de maior risco: conforme a idade, o sexo e o perfil genético Sexo masculino: maior risco antes da puberdade (< 12 anos) na SQTL tipo 1, maior risco no adulto jovem na SQTL tipo 3. Sexo feminino: maior risco após a puberdade (> 20 anos), principalmente na SQTL tipo 2 Puérperas até 9 meses pós-parto na SQTL tipo 2 Risco de morte súbita conforme o subtipo genético em adultos: SQTL tipos 2 ≅ SQTL 3 > SQTL 1
Genética: Presença de duas ou mais mutações patogênicas/provavelmente patogênicas, especialmente se ocorrerem no mesmo gene (heterozigose composta) Síndrome de Jervel e Lange Nielsen, síndrome de Timothy, calmodulinopatias, síndrome do *knock-out* de triadina: alto risco de arritmias malignas
Eletrocardiograma Intervalo QTc ≥ 500 ms Macroalternância da onda T

QTc: intervalo QT corrigido; SQTL: síndrome do QT longo congênito.

Manejo

O manejo de pacientes com SQTL envolve medidas gerais, uso de betabloqueadores e implante de cardiodesfibrilador implantável (CDI) quando indicado. Tratamentos adicionais podem ser utilizados conforme o subtipo genético e constituem a chamada "terapia gene-específica".

- **Medidas gerais:** (i) realizar correção rápida de distúrbios hidroeletrolíticos; (ii) tratar situações que geram distúrbios hidroeletrolíticos, como desidratação, diarreia, vômitos ou dietas desbalanceadas; (iii) evitar drogas que prolongam o intervalo QT (ver Tabela IV; lista completa no *site* www.crediblemed.org); e (iv) prevenir gatilhos específicos para o subtipo genético (natação e exercício físico para SQTL 1, alarme sonoro e toque de telefone para SQTL 2). De maneira geral, a participação em esportes competitivos está contraindicada, especialmente nas SQTL 1 e 2.
- **Betabloqueadores:** indicados para todos os pacientes com diagnóstico de SQTL (classe de indicação I)[4]. Os betabloqueadores são mais efetivos para a prevenção de eventos arrítmicos desencadeados por exercício físico e estresse emocional. Apesar de muito eficazes, há um risco residual de eventos arrítmicos na vigência de seu uso e que varia conforme o subtipo genético: 10% na SQTL 1, 23% na SQTL 2 e 32% na SQTL 3[5]. O efeito protetor dos betabloqueadores

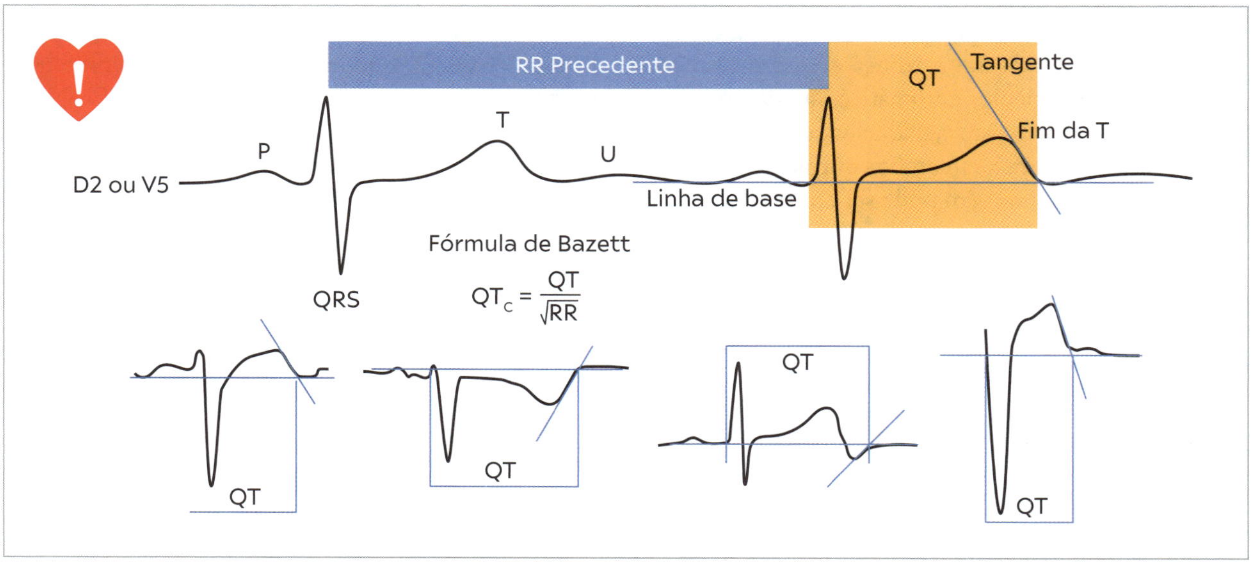

FIGURA 1 Método de "tangente" para a medida do intervalo QT. O intervalo QT corresponde à distância entre o início do QRS e o final da onda T. Determinar a localização exata do término da onda T pode ser problemático e para isso utilizamos o método da "tangente". Deve-se primeiro determinar a linha de base do traçado (superposta ao segmento TP). Em seguida, deve-se traçar uma reta tangente à porção final da onda T. O término da onda T corresponde ao ponto onde a tangente intercepta a linha de base. Deve-se tomar o cuidado de não incluir a onda U nessa medida.
Fonte: Acervo do Instituto do Coração do Hospital das Clínicas da Faculdade de Medicina da Universidade de São Paulo (InCor-HCFMUSP).

TABELA IV Drogas de uso comum que prolongam o intervalo QTc e que devem ser evitadas na SQTL

Antiarrítmicos	Psicotrópicos	Antibióticos	Outros
Amiodarona Sotalol	Citalopram Escitalopram Antidepressivos tricíclicos Haloperidol	Azitromicina Claritromicina Ciprofloxacino Levofloxacino Moxifloxacino Fluconazol Itraconazol Cetoconazol	Hidroxicloroquina Metadona Ondansetrona

não é uniforme entre os representantes dessa classe[6]. Nadolol é a droga de escolha por sua eficácia, meia-vida longa (20 a 24 h) e potente efeito cronotrópico negativo. Propranolol também pode ser utilizado. Metoprolol tem eficácia reduzida e não deve ser utilizado. As doses são:

- Nadolol: 1,0 a 1,5 mg/kg/dia (divididos em 2 doses diárias).
- Propranolol: 2 a 3 mg/kg/dia (divididos em 3 doses diárias).

- **Mexiletina, flecainida e ranolazina**: drogas adjuvantes aos betabloqueadores, consideradas "terapias gene-específicas" com evidência de eficácia principalmente na SQTL tipo 3. Sua indicação pressupõe a confirmação do subtipo por meio de teste genético, considerando a possibilidade de efeitos pró-arrítmicos.
- **Simpatectomia esquerda**: adjuvante ao tratamento antiadrenérgico, principalmente para pacientes sintomáticos apesar do uso de betabloqueadores ou com recorrência de terapias de CDI apropriadas.
- **CDI**: indicado para prevenção secundária em sobreviventes de parada cardíaca e para prevenção primária em pacientes sintomáticos apesar do uso de betabloqueadores (isto é, naqueles que continuam a apresentar síncope), em ambos os casos com classe de indicação I. Também pode ser considerado para profilaxia primária, independentemente da presença de sintomas, em pacientes que mantêm intervalo QTc > 500 ms apesar do uso correto de betabloqueadores (classe de indicação IIb), acrescido ou não das terapias gene-específicas[4].

Avaliação da síndrome de QT longo induzido por drogas

Prolongamento do intervalo QTc e TdP induzidos por drogas podem estar associados a um substrato genético. De fato, o QTc basal de pacientes com SQTL induzido, embora menor que o de pacientes com SQTL congênito, é significativamente maior que o de controles. Esse substrato genético pode ser explicado pela presença de (i) variantes genéticas raras com padrão de herança mendeliana ou (ii) variantes comuns com padrão de herança poligênica[7,8]. Mutações patogênicas associadas à SQTL congênito são encontradas em 28% dos pacientes com SQTL induzido, sendo mutações em KCNH2 mais comuns que em KCNQ1 (ao contrário da SQTL congênito)[9].

A probabilidade pré-teste de um indivíduo com SQTL induzido ser portador de mutação patogênica para SQTL congênito pode ser estimada pelo escore de risco clínico publicado por Itoh et al., que utiliza três critérios: idade < 40 anos, QTc basal > 440 ms e presença de sintomas[9]. Assim, em paciente com SQTL induzido, deve-se aguardar a depuração da droga implicada, realizar a medida do QTc basal e então aplicar o escore de Itoh et al. Na presença de 2 a 3 critérios, infere-se alta probabilidade pré-teste para SQTL congênito e deve-se realizar teste genético. Se identificada variante patogênica ou provavelmente patogênica, impõe-se o diagnóstico de SQTL congênito e seu manejo específico. Em caso apenas de 0 a 1 critério (baixa probabilidade pré-teste) ou 2 a 3 critérios com teste genético negativo, faz-se o diagnóstico de SQTL adquirido e mantém-se a precaução de evitar drogas que prolongam o QTc.

É importante lembrar que o escore de Tisdale identifica pacientes hospitalizados com risco aumentado de alargamento do QTc além de 500 ms. Esse escore se baseia nas variáveis idade > 68 anos, sexo feminino, uso de drogas que prolongam o QTc (1 ou ≥ 2), diurético de alça, $[K^{2+}]$ < 3,5 mEq/L, QTc > 450 ms à admissão e internação por infarto agudo do miocárdio, sepse ou insuficiência cardíaca[10].

SÍNDROME DE BRUGADA

Quadro clínico

A síndrome de Brugada (SBr) é uma canalopatia decorrente de disfunção dos canais iônicos responsáveis pela despolarização do cardiomiócito (predominantemente os canais de sódio), com consequente aumento do risco de síncope e morte súbita. Os eventos ocorrem principalmente em momentos de maior tônus vagal, isto é, durante o repouso e o sono ou após as refeições. Febre e libação alcoólica podem também deflagrar arritmias[11].

Propedêutica, diagnóstico e estratificação de risco

A SBr é diagnosticada pela detecção do padrão eletrocardiográfico espontâneo específico chamado "padrão tipo 1" ou utilizando-se o escore de Shanghai (Tabela V)[12].

Caso o diagnóstico seja suspeitado na ausência de padrão tipo 1 "espontâneo", podem ser realizados testes provocativos com bloqueadores dos canais de sódio específicos (ajmalina, procainamida, flecainamida e pilsicainida) para avaliar a ocorrência do padrão tipo 1 "induzido".

- **Holter 24 horas:** pouca utilidade para diagnóstico, pela indisponibilidade do Holter de 12 derivações.

Eletrocardiograma. Principal método para diagnóstico da SBr. O padrão de Brugada típico (tipo 1) é definido por supradesnivelamento do ponto J com no mínimo 2 mm nas derivações precordiais direitas, seguido de segmento ST descendente que cruza a linha de base e continua-se com onda T negativa e simétrica, sem linha isoelétrica entre o QRS e a onda T ("barbatana de tubarão"). O padrão de Brugada tipo 1 é intermitente. A utilização das derivações precordiais superiores (eletrodos posicionados no 2º, 3º e 4º espaços intercostais) é uma estratégia interessante para identificação desse padrão eletrocardiográfico (Figura 2). É de suma importância evitar diagnósticos equivocados em ECG com padrão atraso final de condução ou distúrbios de condução pelo ramo direito.

Em uma coorte com padrão de Brugada induzido por medicamentos, observou-se que 20% eram espontâneos ao longo das 24 horas de gravação.

- **Teste ergométrico:** o padrão eletrocardiográfico de Brugada pode ser observado principalmente na recuperação do teste de esforço e pode auxiliar no diagnóstico, principalmente se o teste for realizado em 12 derivações, com posicionamento exemplificado na Figura 2. No entanto, o exame ainda não está padronizado para diagnóstico de SBr.
- **Teste genético:** variantes genéticas consideradas causadoras de SBr são identificadas em 20% dos casos, localizam-se no gene *SCN5A* e resultam em perda de função do canal de sódio cardíaco. O padrão de herança é autossômico dominante, com penetrância incompleta e expressividade variável. Há um avanço atual na pesquisa de escores de risco poligênicos para a doença[2].
- **Estudo eletrofisiológico:** a estimulação ventricular programada com extraestímulos simples e duplos pode ser considerada para a estratificação de risco

TABELA V Escore de Shanghai para diagnóstico da síndrome de Brugada

I. ECG de 12 derivações*	
A. Padrão tipo 1 espontâneo em derivações convencionais ou superiores	3,5
B. Padrão tipo 1 induzido por febre em derivações convencionais ou superiores	3,0
C. Padrões tipo 2 ou 3 que se convertem em tipo 1 com testes farmacológicos	2,0
* É necessária a presença de ao menos um item dessa categoria. Considerar apenas o achado de maior pontuação.	
II. História clínica**	
A. Parada cardíaca inexplicada ou FV/TV polimórfica documentada	3,0
B. Respiração agônica noturna	2,0
C. Síncope arrítmica suspeita	2,0
D. Síncope de mecanismo/etiologia não definidos	1,0
E. Fibrilação/*flutter* atrial em pacientes com idade inferior a 30 anos sem outra etiologia	0,5
III. História familiar**	
A. Parente de primeiro ou segundo grau com diagnóstico confirmado de SBr	2,0
B. Morte súbita cardíaca suspeita (durante a noite, associada a febre ou medicações relacionadas à SBr) em parentes de primeiro ou segundo grau	1,0
C. Morte súbita cardíaca inexplicada em parentes de primeiro ou segundo grau com menos de 45 anos e com autópsia negativa	0,5
** Considerar apenas o item de maior pontuação nessas categorias.	
IV. Teste genético	
Mutação provavelmente patogênica em gene suscetível à SBr	0,5
Escore (obrigatório pelo menos um critério eletrocardiográfico): ≥ 3,5 pontos: SBr provável/definitivo 2,0-3,0 pontos: SBr possível < 2,0 pontos: não diagnóstico	

FV: fibrilação ventricular; SBr: síndrome de Brugada; TV: taquicardia ventricular.

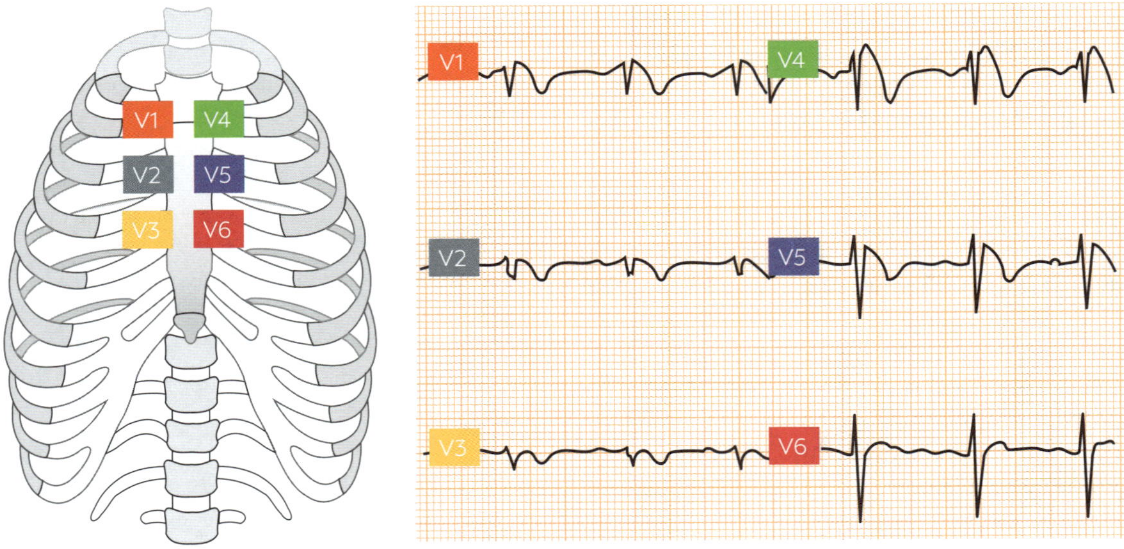

FIGURA 2 Derivações superiores e padrão de Brugada tipo 1.

adicional em pacientes assintomáticos e, preferencialmente, com padrão de Brugada espontâneo.

Manejo

- **Medidas gerais:** (i) evitar drogas que possam agravar a elevação do segmento ST e favorecer o substrato arritmogênico (http://www.brugadadrugs.org); (ii) evitar refeições pesadas e consumo excessivo de álcool; e (iii) tratar imediatamente a febre com drogas antipiréticas.
- **Quinidina:** considerada terapia preventiva com base em estudos que demonstraram redução da indutibilidade de FV à estimulação ventricular programada e redução de choques apropriados em portadores de CDI. Não há estudos clínicos que comprovem sua eficácia na redução de morte súbita.
- **Ablação por cateter:** a ablação epicárdica da via de saída do ventrículo direito pode prevenir tempestade elétrica em pacientes com terapias apropriadas de CDI recorrentes. Não há evidências que apoiem seu uso como terapia de substituição ao CDI em pacientes que comprovadamente apresentem maior risco de eventos arrítmicos.
- **CDI:** único tratamento que comprovadamente reduziu o risco de MSC na síndrome de Brugada. O dispositivo, portanto, é recomendado em (i) pacientes com TV ou FV documentada, (ii) pacientes que apresentam padrão tipo 1 e síncope arrítmica (isto é, sem características de síncope vasovagal) ou (iii) pacientes com padrão tipo 1 e indução de arritmia ventricular sustentada ao estudo eletrofisiológico[4].

TAQUICARDIA VENTRICULAR POLIMÓRFICA CATECOLAMINÉRGICA (TVPC)

A TVPC caracteriza-se por alta susceptibilidade para arritmias ventriculares malignas mediadas por catecolaminas em pacientes com coração estruturalmente normal. Foi descrita inicialmente por Coumel e colegas como a ocorrência de extrassístoles ventriculares monomórficas que evoluem para salvas de bigeminismo e, em seguida, degeneram para TV polimórfica não sustentada e sustentada, com clássica morfologia bidirecional[13]. Seu mecanismo fisiopatológico está relacionado à liberação excessiva de cálcio pelo retículo sarcoplasmático, incrementando a atividade da bomba Na^+/Ca^{2+} e gerando pós-potenciais tardios no sistema His-Purkinje.

A prevalência na população geral é estimada em 1:10.000, mas a prevalência real provavelmente é maior considerando que, por sua alta letalidade em indivíduos aparentemente sadios, a TVPC é subdiagnosticada. Cerca de 30% dos pacientes apresentam morte súbita antes dos 40 anos como primeira manifestação[14]. Um terço dos sobreviventes permanecem sem diagnóstico antes do atendimento em centros especializados[15].

Quadro clínico

As manifestações clínicas consistem em palpitação, síncope e arritmias atriais e ventriculares durante esforço físico, na ausência de alterações estruturais[16].

Propedêutica, diagnóstico e estratificação de risco

O diagnóstico geralmente é realizado por volta dos 10 anos de idade em contexto de síncope durante esforço físico somada ao registro de arritmia ventricular, seja no ECG, seja no Holter 24 horas, bem como no teste ergométrico. Diagnóstico após a terceira ou quarta década de vida é infrequente, podendo eventualmente ocorrer no contexto de rastreamento familiar. O diagnóstico clínico é complementado pelo teste genético. Escore publicado por Giudicessi JR et al. (Tabela VI) embasa o diagnóstico clínico e estabelece a probabilidade pré-teste genético[17].

- **Eletrocardiograma:** geralmente encontra-se inalterado ao repouso. Em 20% dos casos, observa-se bradicardia sinusal. Intervalo PR curto e onda U também podem estar presentes[18].
- **Teste ergométrico**: principal ferramenta diagnóstica em probandos sintomáticos (pós-síncope ou parada cardiorrespiratória – PCR – recuperada) e familiares submetidos ao rastreamento clínico (independentemente de sintomas). As arritmias ventriculares da TVPC seguem comportamento típico ao teste de esforço: início do exame sem arritmia, surgimento de extrassístoles ventriculares monomórficas nas fases iniciais do esforço, aumento de sua densidade, TVNS e TV bidirecional/polimórfica com a progressão das fases de esforço; por fim, ocorre desaparecimento das arritmias na fase de recuperação. Na ausência de tratamento, o limiar individual de FC para surgimento das arritmias é reprodutível[16].
- **Teste genético**: com rendimento de aproximadamente 60%, oferece suporte ao diagnóstico em paciente com alta probabilidade pré-teste de TVPC. Os genes a serem pesquisados são *RYR2, CASQ2, TRDN, TECRL, CALM1 – 3* e *KCNJ2*. As mutações são mais frequentemente encontradas nos genes da rianodina (*RYR2*, 60-70%) e da calsequestrina (*CASQ2*, 10%), ambas relacionadas ao mecanismo de liberação de cálcio pelo retículo sarcoplasmático[2].

TABELA VI Escore diagnóstico para a taquicardia ventricular polimórfica catecolaminérgica (TVPC)

Sintomas	Pontos
Morte súbita cardíaca abortada associada a estresse físico ou emocional	2,0
Síncope ou convulsões associadas a estresse físico ou emocional	1,0
Teste ergométrico ou Holter durante esforço	
Taquicardia ventricular bidirecional induzida quando FC > 100 bpm	4,0
Extrassístoles ventriculares bigeminadas ou pareadas bidirecionais induzidas quando FC > 100 bpm	2,0
Extrassístoles ventriculares quando FC > 100 bpm	1,0
Intervalo QTc em FC basal	
QTc ≤ 420 ms	0,5
421 < QTc < 460 ms	0
QTc ≥ 460 ms	–0,5
Teste genético	
Positivo para variantes patogênicas	4,0
Positivo para variantes possivelmente patogênicas	2,0
Positivo para variantes de significado incerto	0
Negativo para genes relacionados à TVPC (RYR2, CASQ2, TRDN e CALM 1-3)	–1
Holter	
Densidade de extrassístoles ventriculares > 2%	–1,0
Exames de imagem	
Evidência de doença cardíaca isquêmica ou estrutural	–2,0
Idade	
Evento sentinela com idade ≥ 50 anos	–1,0
História familiar	
Parente de primeiro grau com diagnóstico definitivo de TVPC	1,5
Morte súbita cardíaca suspeita (durante esforço, afogamento) com autópsia negativa em parente de primeiro ou segundo grau com idade ≤ 45 anos	1,0
Morte súbita cardíaca inexplicada com autópsia negativa em parente de primeiro ou segundo grau com idade ≤ 45 anos	0,5
Escore (obrigatório ao menos um critério de arritmia ventricular no esforço durante teste ergométrico ou Holter): 3,5-12 pontos: alta probabilidade pré-teste de TVPC (≥ 90%, diagnóstico definitivo/provável de TVPC: 2-3 pontos: probabilidade intermediária (TVPC possível; probabilidade = 50%) 0,5-1,5 ponto: baixa probabilidade (não diagnóstico) ≤ 0 ponto: sem evidência de TVPC Ausência de pontuação: indeterminado	

QTc: intervalo QT corrigido; TVPC: taquicardia ventricular polimórfica catecolaminérgica.

Manejo

- **Medidas gerais:** o primeiro pilar do tratamento consiste em evitar esportes competitivos, exercícios extenuantes e estresse emocional.

- **Betabloqueadores:** principais drogas utilizadas. Indicados para pacientes sintomáticos e para portadores silenciosos de mutação patogênica (mesmo com teste de esforço negativo). O bloqueio competitivo dos receptores beta-adrenérgicos impede a ação das catecolaminas nos cardiomiócitos, diminui a FC sinusal e reduz o excesso de cálcio liberado para o citoplasma pelo retículo sarcoplasmático. Entre os betabloqueadores, o nadolol mostrou melhor controle das arritmias durante o teste de esforço; propranolol é uma opção aceitável, embora menos eficaz[19,20].
- **Flecainida e propafenona**: indicadas como terapia adjuvante quando há persistência das arritmias apesar do uso de betabloqueador em doses máximas toleradas. Nesse grupo de pacientes, flecainida mostrou supressão de arritmias ventriculares ao teste de esforço[20,21].
- **CDI**: indicado na profilaxia secundária de parada cardíaca e nos casos de síncope ou TV polimórfica sustentada refratárias ao tratamento medicamentoso otimizado[4]. Seu uso pode ser problemático, pois choques desencadeiam descarga catecolaminérgica e podem, paradoxalmente, levar à tempestade elétrica. A programação do dispositivo deve favorecer a entrega de terapia apenas em caso de FV, com zona de terapia em FC > 200 bpm e intervalo de detecção prolongado.

SÍNDROME DO QT CURTO

A SQTC é uma canalopatia hereditária rara que se caracteriza por encurtamento da repolarização ventricular, traduzindo-se em encurtamento do intervalo QTc ao ECG e alto risco de morte súbita. Foram registrados, até o momento, apenas cerca de 200 casos de SQTC no mundo[22]. Por essa razão, os dados clínicos e genéticos ainda são escassos. A prevalência é maior em homens, e a incidência de parada cardíaca chega a 41% até a idade de 40 anos[23].

Quadro clínico e correlação genótipo-fenótipo

De forma geral, a hipótese de SQTC surge como diagnóstico diferencial nos casos de síncope, arritmia ventricular, morte súbita abortada e história familiar de morte súbita abaixo dos 40 anos em pacientes sem doença cardíaca estrutural. Arritmias atriais como fibrilação atrial são comuns[23].

Foram descritos oito tipos de SQTC. Ganho de função nos canais de potássio ocorre por mutações nos genes *KCNH2, KCNQ1* e *KCNJ2* (tipos 1, 2 e 3), levando ao aumento do efluxo de potássio nas fases 2 e 3 do potencial de ação, encurtamento do tempo de repolarização e vulnerabilidade para arritmias atriais e ventriculares. Há evidências de que a SQTC também pode ocorrer por perda de função nos canais de cálcio, o que reduz seu influxo durante a fase 2 e reduz a duração do potencial de ação (tipos 4, 5 e 6). Nestes três últimos subtipos, sabe-se que o intervalo QTc pode estar normal, além de ser possível encontrar *overlap* com SBr; os genes relacionados são *CACNA1C, CACNB2* e *CACNA2D1*. SQTC tipo 7 ocorre por mutações relacionadas aos genes de canal de sódio e SQTC tipo 8 por alterações em permutadores de ânions relacionadas ao gene *SLC4A3*.

Propedêutica, diagnóstico e estratificação de risco

O diagnóstico é baseado em história clínica e familiar e ECG seriado. O intervalo QT deve ser medido na ausência de causas secundárias de alterações da repolarização, como distúrbios eletrolíticos. Isoladamente, o intervalo QTc curto ao ECG não é suficiente para confirmar o diagnóstico de SQTC. Como ferramenta diagnóstica, tem-se o escore de Gollob (Tabela VII)[24].

Os preditores de risco para a morte súbita são limitados. O intervalo QTc e a pontuação no escore de Gollob não parecem ter valor prognóstico. Apenas a presença de sintomas foi capaz de predizer maior risco de morte[25].

- **Teste genético**: deve ser realizado diante da suspeita de SQTC pela história clínica e ECG. Espera-se um rendimento do teste genético de 20%. Os genes fundamentais no painel genético são: *KCNH2, KCNQ1, KCNJ2* e *SLC4A3*[2].

Manejo

- **Quinidina e sotalol:** a principal medicação é a hidroxiquinidina, que mostrou aumento do intervalo QTc e redução dos eventos arrítmicos[22], porém não está disponível no Brasil. O sotalol, apesar de aumentar o intervalo QT, não mostrou redução de eventos arrítmicos.
- **CDI:** deve ser implantado em pacientes recuperados de parada cardíaca, pois a recorrência alcança 60%[23].

A identificação de pacientes em risco de morte súbita cardíaca continua a ser um grande desafio na prática clínica. A incorporação dos escores diagnósticos e o grande avanço da medicina molecular trouxeram mais segurança para o manejo clínico das doenças raras, o qual sempre deve ser realizado em ambiente multidisciplinar.

TABELA VII Critérios de Gollob

Critérios clínicos	Pontos
QTc ms*	
< 370	1
< 350	2
< 330	3
Intervalo ponto J – pico da onda T < 120 ms**	1
História clínica* **	
História de parada cardíaca súbita	2
TV polimórfica ou FV documentada	2
Síncope inexplicada	1
Fibrilação atrial	1
História familiar$	
Parente de 1º ou 2º grau com alta probabilidade	2
Parente de 1º ou 2º grau com morte súbita e autópsia sem outras causas de óbito	1
Síndrome da morte súbita na infância	1
Genótipo	
Positivo	2
Negativo	1

Escore (obrigatório pelo menos um critério eletrocardiográfico):
Alta probabilidade de SQTC: 4 pontos
Probabilidade intermediária de SQTC: 3 pontos
Baixa probabilidade de SQTC: 2 pontos.
* O ECG deve ser registrado na ausência de fatores que encurtam o QTc.
** O intervalo ponto J – pico da onda T deve ser medido na derivação precordial com onda T de maior amplitude.
*** Os eventos devem ocorrer na ausência de etiologia identificável, incluindo doença cardíaca estrutural. Na presença de dois ou mais dos critérios parada cardíaca súbita, TV polimórfica documentada e síncope inexplicada, apenas o de maior pontuação deverá ser computado.
$ História familiar: apenas um critério dessa seção pode ser computado.

FV: fibrilação ventricular; SQTC: síndrome do QT curto; TV: taquicardia ventricular.

BIBLIOGRAFIA

1. Schwartz PJ, Stramba-Badiale M, Crotti L, Pedrazzini M, Besana A, Bosi G, et al. Prevalence of the congenital long-QT syndrome. Circulation. 2009;120(18):1761-7.
2. Wilde AAM, Semsarian C, Márquez MF, Sepehri Shamloo A, Ackerman MJ, Ashley EA, et al. European Heart Rhythm Association (EHRA)/Heart Rhythm Society (HRS)/Asia Pacific Heart Rhythm Society (APHRS)/Latin American Heart Rhythm Society (LAHRS) Expert Consensus Statement on the state of genetic testing for cardiac diseases. Europace. 2022.
3. Schwartz PJ, Crotti L, Insolia R. Long-QT syndrome: from genetics to management. Circ Arrhythm Electrophysiol. 2012;5(4):868-77.
4. Al-Khatib SM, Stevenson WG, Ackerman MJ, Bryant WJ, Callans DJ, Curtis AB, et al. 2017 AHA/ACC/HRS guideline for management of patients with ventricular arrhythmias and the prevention of sudden cardiac death: a report of the American College of Cardiology/American Heart Association Task Force on Clinical Practice Guidelines and the Heart Rhythm Society. Heart Rhythm. 2018;15(10):e73-e189.
5. Priori SG, Napolitano C, Schwartz PJ, Grillo M, Bloise R, Ronchetti E, et al. Association of long QT syndrome loci and cardiac events among patients treated with beta-blockers. JAMA. 2004;292(11):1341-4.
6. Chockalingam P, Crotti L, Girardengo G, Johnson JN, Harris KM, van der Heijden JF, et al. Not all beta-blockers are equal in the management of long QT syndrome types 1 and 2: higher recurrence of events under metoprolol. J Am Coll Cardiol. 2012;60(20):2092-9.
7. Weeke P, Mosley JD, Hanna D, Delaney JT, Shaffer C, Wells QS, et al. Exome sequencing implicates an increased burden of rare potassium channel variants in the risk of drug-induced long QT interval syndrome. J Am Coll Cardiol. 2014;63(14):1430-7.
8. Strauss DG, Vicente J, Johannesen L, Blinova K, Mason JW, Weeke P, et al. Common genetic variant risk score is associated with drug-induced QT prolongation and torsade de pointes risk: a pilot study. Circulation. 2017;135(14):1300-10.
9. Itoh H, Crotti L, Aiba T, Spazzolini C, Denjoy I, Fressart V, et al. The genetics underlying acquired long QT syndrome: impact for genetic screening. Eur Heart J. 2016;37(18):1456-64.
10. Tisdale JE, Jaynes HA, Kingery JR, Mourad NA, Trujillo TN, Overholser BR, et al. Development and validation of a risk score to predict QT interval prolongation in hospitalized patients. Circ Cardiovasc Qual Outcomes. 2013;6(4):479-87.

11. Brugada J, Campuzano O, Arbelo E, Sarquella-Brugada G, Brugada R. Present status of Brugada syndrome: JACC State-of-the-Art Review. J Am Coll Cardiol. 2018;72(9):1046-59.
12. Kawada S, Morita H, Antzelevitch C, Morimoto Y, Nakagawa K, Watanabe A, et al. Shanghai score system for diagnosis of brugada syndrome: validation of the score system and system and reclassification of the patients. JACC Clin Electrophysiol. 2018;4(6):724-30.
13. Leenhardt A, Lucet V, Denjoy I, Grau F, Ngoc DD, Coumel P. Catecholaminergic polymorphic ventricular tachycardia in children. A 7-year follow-up of 21 patients. Circulation. 1995;91(5):1512-9.
14. Hayashi M, Denjoy I, Extramiana F, Maltret A, Buisson NR, Lupoglazoff JM, et al. Incidence and risk factors of arrhythmic events in catecholaminergic polymorphic ventricular tachycardia. Circulation. 2009;119(18):2426-34.
15. Giudicessi JR, Ackerman MJ. Exercise testing oversights underlie missed and delayed diagnosis of catecholaminergic polymorphic ventricular tachycardia in young sudden cardiac arrest survivors. Heart Rhythm. 2019;16(8):1232-9.
16. Priori SG, Mazzanti A, Santiago DJ, Kukavica D, Trancuccio A, Kovacic JC. Precision medicine in catecholaminergic polymorphic ventricular tachycardia: JACC Focus Seminar 5/5. J Am Coll Cardiol. 2021;77(20):2592-612.
17. Giudicessi JR, Lieve KVV, Rohatgi RK, Koca F, Tester DJ, van der Werf C, et al. Assessment and validation of a phenotype-enhanced variant classification framework to promote or demote RYR2 missense variants of uncertain significance. Circ Genom Precis Med. 2019;12(5):e002510.
18. van der Werf C, Nederend I, Hofman N, van Geloven N, Ebink C, Frohn-Mulder IM, et al. Familial evaluation in catecholaminergic polymorphic ventricular tachycardia: disease penetrance and expression in cardiac ryanodine receptor mutation-carrying relatives. Circ Arrhythm Electrophysiol. 2012;5(4):748-56.
19. Leren IS, Saberniak J, Majid E, Haland TF, Edvardsen T, Haugaa KH. Nadolol decreases the incidence and severity of ventricular arrhythmias during exercise stress testing compared with β1-selective β-blockers in patients with catecholaminergic polymorphic ventricular tachycardia. Heart Rhythm. 2016;13(2):433-40.
20. van der Werf C, Zwinderman AH, Wilde AA. Therapeutic approach for patients with catecholaminergic polymorphic ventricular tachycardia: state of the art and future developments. Europace. 2012;14(2):175-83.
21. Watanabe H, Chopra N, Laver D, Hwang HS, Davies SS, Roach DE, et al. Flecainide prevents catecholaminergic polymorphic ventricular tachycardia in mice and humans. Nat Med. 2009;15(4):380-3.
22. Mazzanti A, Maragna R, Vacanti G, Kostopoulou A, Marino M, Monteforte N, et al. Hydroquinidine prevents life-threatening arrhythmic events in patients with short QT syndrome. J Am Coll Cardiol. 2017;70(24):3010-5.
23. Mazzanti A, Kanthan A, Monteforte N, Memmi M, Bloise R, Novelli V, et al. Novel insight into the natural history of short QT syndrome. J Am Coll Cardiol. 2014;63(13):1300-8.
24. Gollob MH, Redpath CJ, Roberts JD. The short QT syndrome: proposed diagnostic criteria. J Am Coll Cardiol. 2011;57(7):802-12.
25. Giustetto C, Schimpf R, Mazzanti A, Scrocco C, Maury P, Anttonen O, et al. Long-term follow-up of patients with short QT syndrome. J Am Coll Cardiol. 2011;58(6):587-95.

80

Atendimento a distância: telemedicina

Paulo Mazzoncini de Azevedo Marques

CONSULTA RÁPIDA

- **Telemedicina**: a Organização Mundial da Saúde (OMS) a define como "a prestação de serviços de saúde, onde a distância é um fator crítico, por todos os profissionais de saúde que utilizam tecnologias de informação e comunicação para a troca de informações válidas para diagnóstico, tratamento e prevenção de doenças e lesões, pesquisa e avaliação e para a educação continuada dos profissionais de saúde, tudo no interesse de melhorar a saúde dos indivíduos e suas comunidades".
- **Tecnologias de Informação e Comunicação** (TICs): compreendem as tecnologias para captura, armazenamento, recuperação, processamento, exibição, representação, organização, gerenciamento, segurança, transferência e intercâmbio de dados e informações.
- **Sistema de Registro Eletrônico de Saúde** (S-RES): por definição, é todo sistema que captura, armazena, apresenta, transmite ou imprime informação identificada em saúde. Entende-se por informação identificada um conjunto de dados que combinados possibilitem a identificação do indivíduo.
- **Processo de Certificação de S-RES SBIS**: criado por meio de uma parceria entre a Sociedade Brasileira de Informática em Saúde (SBIS) e o Conselho Federal de Medicina (CFM), tem por fim avaliar e atestar aspectos de qualidade, segurança e privacidade de S-RES, incluindo conformidade a regulamentações.

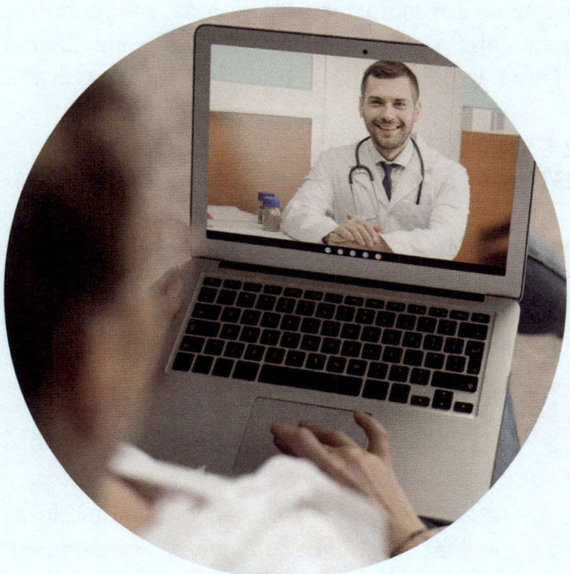

INTRODUÇÃO

As medidas restritivas à mobilidade das pessoas impostas nos primeiros anos da pandemia de COVID-19, para controlar a propagação de infecções, propiciaram que várias iniciativas ainda pontuais e latentes voltadas para o uso das tecnologias de informação e comunicação (TIC) no suporte às atividades de atenção à saúde fossem rapidamente ampliadas, melhoradas e implantadas no ambiente clínico. As necessidades postas fizeram que o governo brasileiro liberasse a telemedicina no Brasil durante a crise sanitária, através de lei federal, em caráter excepcional e transitório. Passada a fase aguda, cabem a avaliação e a reflexão cuidadosas sobre benefícios alcançados e dificuldades vivenciadas, para buscar manter e ampliar as experiências positivas e eliminar ou mitigar as práticas inadequadas e os riscos evidenciados com o uso ampliado da telemedicina.

THE RADIO DOCTOR – MAYBE! ("O DOUTOR DE RÁDIO – TALVEZ!")

Embora ainda estejamos discutindo, estudando e buscando as melhores práticas para inserção das TIC no ecossistema da atenção à saúde, a ideia de apoiar o cuidado com o uso de tecnologia não é realmente nova. A revista americana *Radio News*, de abril de 1924, traz um conto chamado *The radio doctor – maybe!*,[1] no qual é apresentado um equipamento para consultas interativas remotas entre paciente e médico, ou seja, telemedicina! A Figura 1 apresenta uma reprodução da capa da revista.

TELEMEDICINA, TELESSAÚDE E LEGISLAÇÃO

Os termos Telessaúde e telemedicina são frequentemente usados de forma intercambiável, mas o escopo da primeira é mais amplo e envolve um conjunto maior de atividades e serviços digitais de saúde.

> **!** Uma definição simples de telemedicina pode ser o diagnóstico e tratamento remoto de pacientes por meio de tecnologia de telecomunicações. Conceitualmente, a telemedicina engloba o uso de tecnologias e sistemas de telecomunicações para administrar cuidados de saúde a pacientes que estão geograficamente separados dos seus médicos. A telemedicina se refere especificamente à prática da medicina por meios remotos.

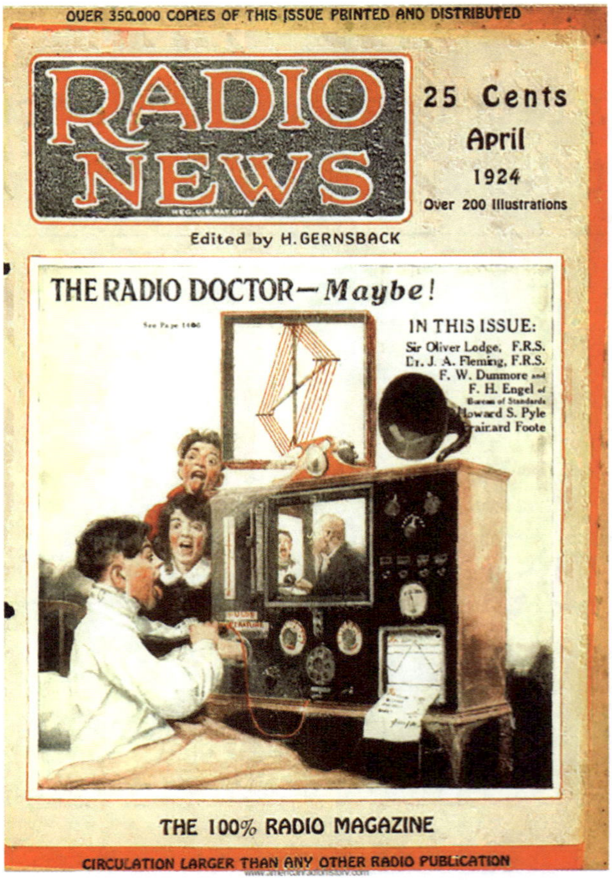

FIGURA 1 Reprodução da capa da revista Radio News, de abril de 1924

> **!** A telessaúde, por sua vez, tem uma abrangência maior, incluindo todos os componentes e atividades da saúde e do sistema de saúde que são conduzidos por meio da tecnologia de telecomunicações. Educação em saúde, dispositivos portáteis que registram e transmitem sinais vitais e comunicação remota de provedor para provedor são exemplos de atividades e aplicativos que vão além do atendimento clínico remoto.

As duas normativas mais recentes para atividade profissional na saúde mediada pelas TIC são a Resolução CFM n. 2.314,[2] de 5 de maio de 2022, que define e regulamenta a telemedicina como forma de serviços médicos mediados por tecnologias de comunicação, e a Portaria GM/MS n. 1.348,[3] de 2 de junho de 2022, que dispõe sobre as ações e serviços de telessaúde no âmbito do Sistema Único de Saúde (SUS). A resolução do CFM e a Portaria do Ministério da Saúde (MS) são bem alinhadas, inclusive com a citação explícita da resolução

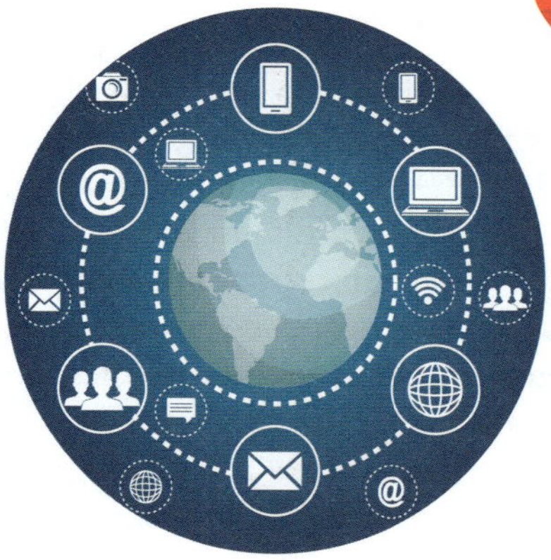

Segundo a resolução do CFM, a telemedicina pode ser feita em tempo real *on-line* (síncrona) ou *off-line* (assíncrona). Ao médico é assegurada a autonomia de decidir se utiliza ou recusa a telemedicina, indicando o atendimento presencial sempre que entender necessário. Para atuar por telemedicina, o médico deve possuir assinatura digital qualificada, padrão ICP-Brasil, nos termos das leis vigentes no país. Também é indicado que o médico busque capacitação no uso das TIC, telepropedêutica e bioética digital. O registro completo da consulta, com áudio, imagens e vídeo não é obrigatório nas consultas presenciais, e o mesmo princípio deve ser adotado em telemedicina.

do CFM na portaria do MS. Recomenda-se fortemente a leitura completa dos dois documentos; alguns itens importantes serão aqui destacados.

Nos serviços prestados por telemedicina, os dados e imagens, constantes no registro do prontuário, devem ser preservados, obedecendo às normas legais e do CFM pertinentes à guarda, ao manuseio, à integridade, à veracidade, à confidencialidade, à privacidade, à irrefutabilidade e à garantia do sigilo profissional das informações.

O paciente ou seu representante legal deverá autorizar o atendimento por telemedicina e a transmissão das suas imagens e dados por meio de consentimento, livre e esclarecido, enviado por meios eletrônicos ou de gravação de leitura do texto com a concordância, devendo fazer parte do S-RES do paciente (salvo em situação de emergência médica). É direito do paciente ou seu representante legal solicitar e receber cópia em mídia digital e/ou impressa dos dados de seu registro. Os dados pessoais e clínicos do teleatendimento médico devem seguir as definições da LGPD (Lei Geral de Proteção de Dados) e outros dispositivos legais, quanto às finalidades primárias dos dados.

O atendimento por telemedicina deve ser registrado em prontuário médico físico ou em S-RES do paciente, atendendo aos padrões de representação, terminologia e interoperabilidade. O S-RES utilizado deve possibilitar a captura, o armazenamento, a apresentação, a transmissão e a impressão da informação digital e identificada em saúde e atender integralmente aos requisitos do Nível de Garantia de Segurança 2 (NGS2), no padrão da Infraestrutura de Chaves Públicas Brasileira (ICP-Brasil) ou outro padrão legalmente aceito. O S-RES deve propiciar interoperabilidade, com utilização de protocolo flexível, pelo qual dois ou mais sistemas possam se comunicar de modo eficaz e com garantia de confidencialidade, privacidade e integridade dos dados.

Os dados de anamnese e propedêuticos, os resultados de exames complementares e a conduta médica adotada, relacionados ao atendimento realizado, devem ser preservados, conforme legislação vigente, sob guarda do médico responsável pelo atendimento em consultório próprio ou do diretor/responsável técnico, no caso de interveniência de empresa e/ou instituição. Em caso de contratação de serviços terceirizados de arquivamento, a responsabilidade pela guarda de dados de pacientes e do atendimento deve ser contratualmente compartilhada entre o médico e a contratada.

São sete as formas de exercício da telemedicina, citadas a seguir.

CONCEITOS IMPORTANTES

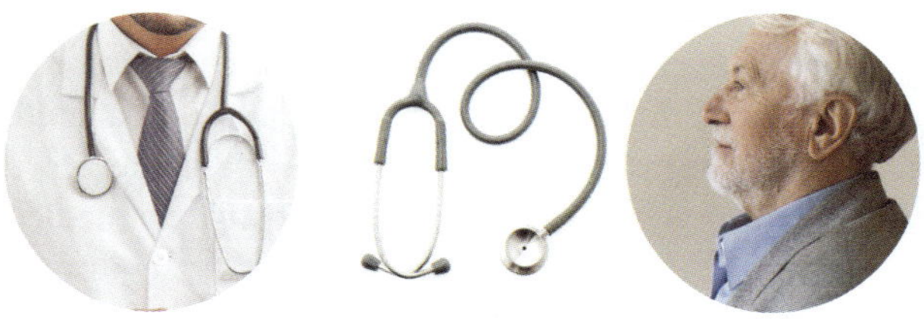

- **Teleconsulta:** é a consulta médica não presencial, mediada por TIC, com médico e paciente localizados em diferentes espaços. Nos atendimentos de doenças crônicas ou doenças que requeiram acompanhamento por longo tempo, deve ser realizada consulta presencial, com o médico assistente do paciente, em intervalos não superiores a 180 dias.
- **Teleinterconsulta:** é a troca de informações e opiniões entre médicos, com auxílio de TIC, com ou sem a presença do paciente, para auxílio diagnóstico ou terapêutico, clínico ou cirúrgico. O médico

assistente responsável pela teleinterconsulta deverá ser obrigatoriamente o médico responsável pelo acompanhamento presencial.

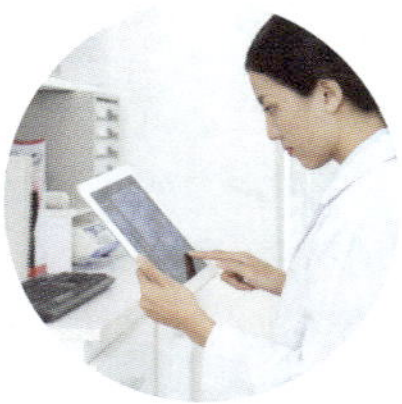

- **Telediagnóstico:** é o ato médico a distância, geográfica e/ou temporal, com a transmissão de gráficos, imagens e dados para emissão de laudo ou parecer por médico com registro de qualificação de especialista (RQE) na área relacionada ao procedimento, em atenção à solicitação do médico assistente. Os serviços onde os exames estão sendo realizados devem contar com um responsável técnico médico.

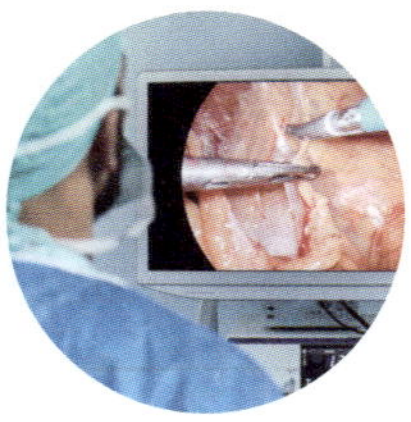

- **Telecirurgia:** é a realização de procedimento cirúrgico a distância, com equipamento robótico e mediada por tecnologias interativas seguras. A telecirurgia robótica está disciplinada em resolução específica – Resolução CFM n. 2.311/2022.

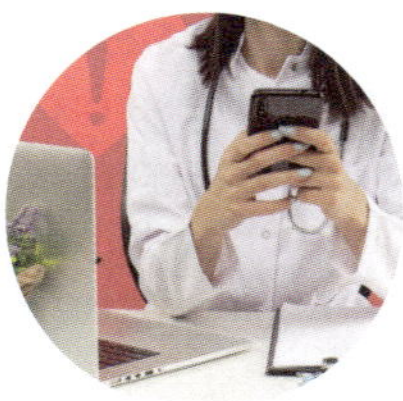

- **Telemonitoramento ou televigilância médica:** é o ato realizado sob coordenação, indicação, orientação e supervisão por médico para monitoramento ou vigilância a distância de parâmetros de saúde e/ou doença, por meio de avaliação clínica e/ou aquisição direta de imagens, sinais e dados de equipamentos e/ou dispositivos agregados ou implantáveis nos pacientes em domicílio, em clínica médica especializada em dependência química, em instituição de longa permanência de idosos, em regime de internação clínica ou domiciliar ou no translado de paciente até sua chegada ao estabelecimento de saúde. Deve ser realizado por indicação e justificativa do médico assistente do paciente, com garantia de segurança e confidencialidade, tanto na transmissão quanto no recebimento de dados. A transmissão dos dados deve ser realizada sob a responsabilidade técnica da instituição de vinculação do paciente. A interpretação dos dados e emissão de laudos deve ser feita por médico regularmente inscrito no CRM de sua jurisdição e com RQE na área relacionada a exames especializados.
- **Teletriagem médica:** é o ato realizado por um médico, com avaliação dos sintomas do paciente a distância, para regulação ambulatorial ou hospitalar, com definição e direcionamento do paciente ao tipo adequado de assistência de que necessita ou a um especialista. O médico deve destacar e registrar que se trata apenas de uma impressão diagnóstica e de gravidade, e tem autonomia da decisão de qual recurso será utilizado em benefício do paciente, não se confundindo com consulta médica. Na teletriagem médica o estabelecimento/sistema de saúde deve oferecer e garantir todo o sistema de regulação para encaminhamento dos pacientes sob sua responsabilidade.
- **Teleconsultoria médica:** é ato de consultoria mediado por TIC entre médicos, gestores e outros profissionais, com a finalidade de prestar esclarecimentos sobre procedimentos administrativos e ações de saúde.
- Na portaria do MS, merece destaque o art. 4º, que estabelece que as ações e serviços de telessaúde deverão ser disponibilizados por plataformas digitais cujo responsável técnico seja inscrito no respectivo conselho profissional.

PROCESSO DE CERTIFICAÇÃO DE S-RES SBIS

> A resolução do CFM estabelece que o atendimento por telemedicina seja registrado em prontuário médico físico ou em S-RES do paciente.

Por definição, considera-se um S-RES todo sistema que captura, armazena, apresenta, transmite ou imprime informação identificada em saúde. Entende-se por informação identificada um conjunto de dados que combinados possibilitem a identificação do indivíduo.

A resolução também estabelece que o S-RES deve atender integralmente aos requisitos do NGS2, no padrão da ICP-Brasil ou outro padrão legalmente aceito. E ainda que o S-RES deve propiciar interoperabilidade com utilização de protocolo flexível, pelo qual dois ou mais sistemas possam se comunicar de forma eficaz e com garantia de confidencialidade, privacidade e integridade dos dados.

Uma questão que aparece de imediato é: como ter certeza de que o S-RES utilizado cumpre os requisitos indicados? Essa certeza pode ser muito importante em ações judiciais. Considere uma situação hipotética na qual dados sensíveis de pacientes sejam expostos e o médico seja judicialmente responsabilizado. Ou, uma outra, na qual, por alguma falha do sistema, dados de pacientes sejam trocados, induzindo a condutas inadequadas que também levem a ações judiciais. É de se esperar que a situação fique ainda mais complicada se uma auditoria comprovar que o S-RES utilizado pelo médico não estava em conformidade com os requisitos estabelecidos na resolução que normatiza a telemedicina. Saber se um S-RES cumpre as exigências da resolução do CFM não é algo trivial. Ainda mais considerando que a Anvisa (Agência Nacional de Vigilância Sanitária) regulamenta dispositivos médicos e até programas como dispositivos médicos (*Software as a Medical Device* – SaMD), mas não regulamenta S-RES.

Criado por meio de uma parceria entre a SBIS e o CFM, o Processo de Certificação de S-RES[4] se propõe a preencher essa lacuna e tem por finalidade avaliar e atestar aspectos de qualidade, segurança e privacidade de S-RES, incluindo conformidade a regulamentações. Os requisitos presentes na certificação são definidos com base em diversos padrões, normas e boas práticas de qualidade de S-RES, e foram amplamente discutidos e consensuados por especialistas na área de informática em saúde. No modelo de certificação da SBIS, um S-RES pode ser enquadrado em uma ou mais das seguintes categorias, conforme escopo do sistema: Prontuário Eletrônico do Paciente (PEP), Telessaúde, Prescrição Eletrônica e Segurança da Informação.

Um S-RES enquadrado na categoria PEP pode ser certificado em uma ou mais das seguintes modalidades, conforme o escopo do sistema: Consultório Individual, Clínica/Ambulatório, Pronto Atendimento e Internação. Um S-RES enquadrado na categoria Telessaúde pode ser certificado em uma ou mais das seguintes modalidades, segundo o escopo do sistema: Teleconsulta, Teleinterconsulta e Teletriagem.

A certificação estabelece a execução de auditoria sobre o S-RES, feita por equipe especializada, a qual verificará se os requisitos exigidos são realmente atendidos pelo sistema. A auditoria constitui-se na realização de uma bateria de testes sobre o sistema-alvo da certificação. Os testes são realizados e analisados por um grupo de auditores devidamente treinados, credenciados e selecionados pela SBIS, em conjunto com profissionais indicados pela empresa detentora do *software*, que serão responsáveis por acessar o programa durante a realização dos testes. Os sistemas que cumprem os requisitos exigidos recebem um "selo" de conformidade. A Figura 2 traz um exemplo genérico do selo de certificação. A SBIS mantém em seu *site* a lista de S-RES certificados, com detalhes ligados às suas funcionalidades, aplicabilidade e tecnologias utilizadas.

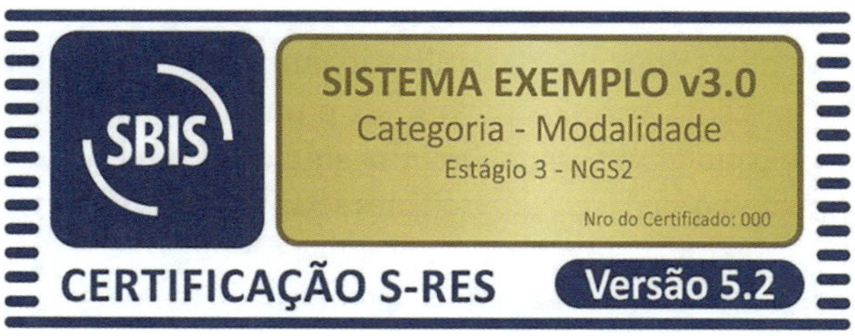

FIGURA 2 Exemplo genérico do selo de certificação Sistema de Registro Eletrônico de Saúde (S-RES) da Sociedade Brasileira de Informática em Saúde (SBIS).

TELECARDIOLOGIA

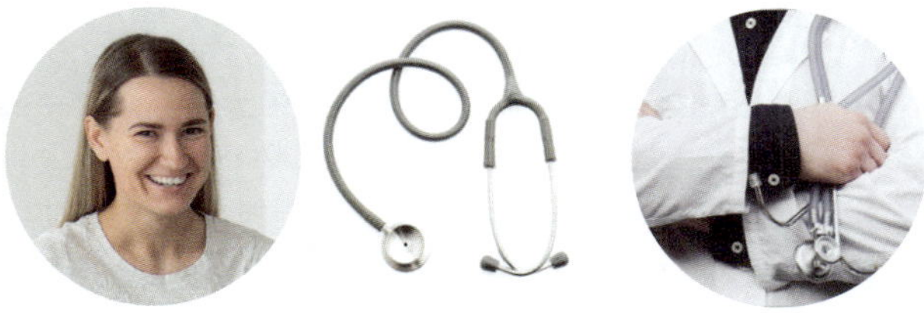

Entre as várias especialidades médicas, a Cardiologia é das que mais precocemente se adaptaram e se beneficiaram do uso das TIC de forma mais ampla e estruturada. Um exemplo é o projeto Minas Telecardio[5,6], planejado em resposta ao edital 08/2005 da Fundação de Amparo à Pesquisa de Minas Gerais (FAPEMIG), voltado ao financiamento de estudo de efetividade e avaliação de custo de um Sistema Piloto de Telecardiologia em Minas Gerais. Para o desenvolvimento do projeto, foi formada a Rede Mineira de Telecardiologia, denominada Minas Telecardio, por meio de um consórcio de hospitais universitários públicos de Minas Gerais. O foco da pesquisa foi o uso da rede para laudo remoto de eletrocardiograma (ECG). Foram selecionadas 82 cidades do estado de Minas Gerais, com população < 10.500 habitantes, > 70% de cobertura pelo Programa Saúde da Família (PSF), com interesse do gestor e acesso pela internet. Em cada município se instalou um eletrocardiógrafo digital, com subsequente treinamento da equipe. Segundo os autores da pesquisa, de julho de 2006 a novembro de 2008, o projeto atendeu 42.664 pacientes, realizando 62.865 eletrocardiogramas. Foram efetuados 2.148 atendimentos de urgência e 420 teleconsultorias. A avaliação apontou boa aceitação da tecnologia implantada e uma diminuição de 70% de encaminhamentos de pacientes para outros centros de referência.

A telemedicina foi originalmente concebida como forma de atender pacientes localizados em regiões remotas, distantes de instituições de cuidados de saúde ou em áreas com escassez de profissionais médicos. Porém, essa modalidade assistencial tem ampliado seu escopo como mais um método para cuidados médicos. A telemedicina evidenciou seu potencial durante a crise aguda da Covid-19, e o que se espera agora é a estabilização e perenidade de seu uso. A legislação recente estabelece de forma clara as atividades possíveis e os limites éticos para o uso das TIC na atenção à saúde. Embora ainda não exista uma normatização oficial por

Em âmbito nacional, a primeira iniciativa voltada ao uso das TIC na atenção à saúde foi o Programa Telessaúde Brasil, posteriormente atualizado para Programa Telessaúde Brasil Redes[7]. O Programa foi instituído por meio da Portaria do Ministério da Saúde n. 35, de janeiro de 2007, e redefinido e ampliado por meio da Portaria MS n. 2.546, publicada no dia 27 de outubro de 2011. É coordenado pelas Secretarias de Gestão do Trabalho e da Educação na Saúde (SGTES) e da Atenção à Saúde (SAS) do Ministério da Saúde (MS). O Programa é constituído por Núcleos Estaduais, Intermunicipais e Regionais, que desenvolvem e ofertam serviços específicos para profissionais e trabalhadores do SUS através de teleconsultoria (*on-line* e *off-line*), telediagnóstico, telemonitoramento, telerregulação e teleducação. Atualmente o Programa Telessaúde Brasil Redes é composto por 24 núcleos de telessaúde que oferecem atendimento remoto em diversas especialidades, incluindo a telecardiologia, na qual são oferecidos serviços de telediagnóstico para laudos de ECG, laudos de monitorização ambulatorial da pressão arterial e Holter e discussão de casos clínicos *on-line*.

parte da Anvisa em relação aos S-RES, o Processo de Certificação da SBIS fornece opção para que o médico possa trabalhar remotamente de forma segura, utilizando soluções certificadas, confiáveis e em conformidade com os requisitos da Resolução n. 2.314/2022 do CFM.

BIBLIOGRAFIA

1. The radio doctor – maybe. Radio News for April, 1924. p. 1406. [acesso em novembro de 2022]. Disponível em: https://worldradiohistory.com/Archive-Radio-News/20s/Radio-News-1924-04-R.pdf.
2. Conselho Federal de Medicina. Resolução CFM n. 2.314/2022. [acesso em novembro de 2022]. Disponível em: https://sistemas.cfm.org.br/normas/arquivos/resolucoes/BR/2022/2314_2022.pdf
3. Brasil. Portaria GM/MS n. 1.348, de 2 de junho de 2022. [acesso em novembro de 2022]. Disponível em: https://in.gov.br/en/web/dou/-/portaria-gm/ms-n-1.348-de-2-de-junho-de-2022-405224759
4. Sociedade Brasileira de Certificação em Saúde. O que é Certificação de S-RES SBIS. [acesso em novembro de 2022]. Disponível em: http://sbis.org.br/certificacao-sbis/
5. Ribeiro ALP, Alkmim MB, Cardoso CS, Carvalho GGR, Caiaffa WT, Andrade MV, et al. Implantação de um sistema de telecardiologia em Minas Gerais: projeto Minas Telecardio. Arq Bras Cardiol. 2010.
6. Andrade MV, Maia AC, Cardoso CS, Alkmim MB, Ribeiro ALP. Custo-benefício do serviço de telecardiologia no Estado de Minas Gerais: projeto Minas Telecardio. Arq Bras Cardiol. 2011.
7. Programa Telessaúde Brasil Redes. [acesso em novembro de 2022]. Disponível em: https://www.gov.br/saude/pt-br/acesso-a-informacao/acoes-e-programas/programa-telessaude

81

Inteligência artificial: aplicações presentes e futuras na cardiologia

Paulo Mazzoncini de Azevedo Marques

CONSULTA RÁPIDA

- **Inteligência artificial:** termo cunhado em 1956 por John McCarthy, professor de matemática da Faculdade de Dartmouth (Dartmouth College), que estabeleceu uma nova área de conhecimento voltada ao estudo de métodos matemáticos e computacionais para o reconhecimento automatizado de padrões em conjuntos de dados.
- **Reconhecimento de padrões:** é a capacidade de detectar arranjos de características ou dados que fornecem informações sobre determinado sistema ou conjunto de dados. O objetivo do reconhecimento de padrões é a classificação de objetos dentro de um número de categorias ou classes.

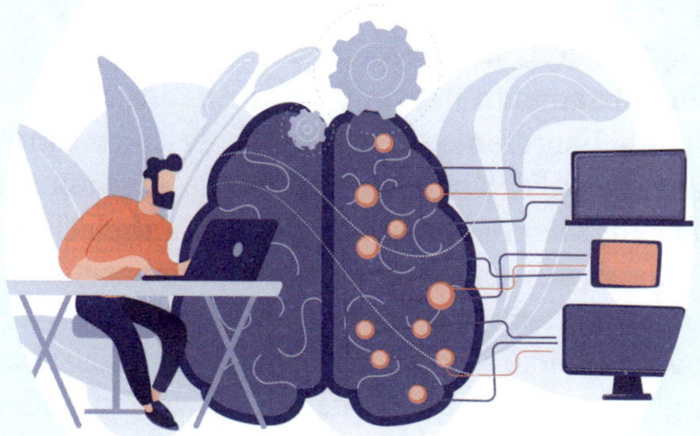

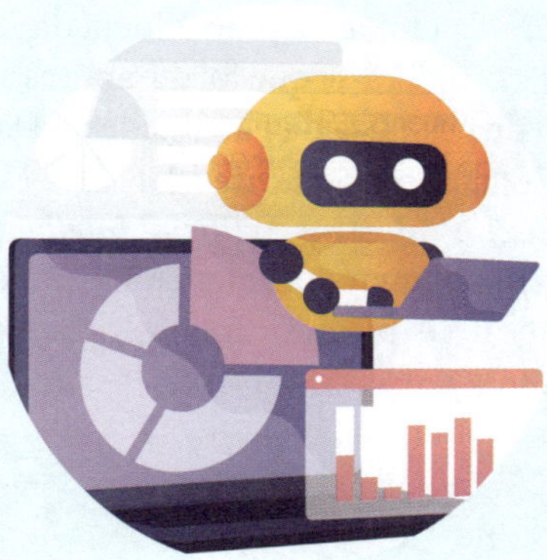

- **Aprendizado de máquina:** é uma forma de "treinar" um algoritmo computacional para que ele possa aprender. "Treinamento" envolve o fornecimento de grandes quantidades de dados para o algoritmo, permitindo que ele se ajuste e melhore seu desempenho. Os algoritmos de aprendizado de máquina procuram padrões dentro de um conjunto de dados.
- **Rede Nacional de Dados em Saúde (RNDS):** é a plataforma nacional de interoperabilidade (troca de dados) em saúde, instituída pela Portaria GM/MS n. 1.434, de 28 de maio de 2020. A RNDS, além de ser um projeto estruturante do Conecte SUS, é um programa do Governo Federal voltado para a transformação digital da saúde no Brasil e tem o objetivo de promover a troca de informações entre os pontos da Rede de Atenção à Saúde, permitindo a transição e a continuidade do cuidado nos setores públicos e privados.

INTRODUÇÃO

O conceito de Inteligência Artificial (IA) surgiu na década de 1950, a partir de estudos de uma geração de cientistas, matemáticos e filósofos, entre os quais se destaca o nome de Alan Mathison Turing. Em seu artigo de 1950, *Computing Machinery and Intelligence*[1], Turing apresenta uma discussão sobre como construir máquinas inteligentes e como testar sua inteligência. A sua premissa foi que os humanos usam as informações disponíveis, bem como a razão, para resolver problemas e tomar decisões – então, por que as máquinas não podem fazer a mesma coisa? A evolução conceitual e tecnológica ocorrida a partir da década de 1950 aponta para uma provável confirmação daquela premissa original!

"CAN MACHINES THINK?" ("AS MÁQUINAS PODEM PENSAR?")

Embora Turing tenha lançado a ideia da IA em seu artigo de 1950, considera-se que foi durante as atividades de um projeto de pesquisa da Faculdade de Dartmouth (Dartmouth College), no verão de 1956 (*The Dartmouth Summer Research Project on Artificial Intelligence*), que John McCarthy, professor de matemática da Dartmouth na época, cunhou a expressão "Inteligência Artificial"[2].

> Do final da década de 1950 até o início dos anos 2000, a IA floresceu e teve uma primeira onda de desenvolvimento. Investimentos financeiros significativos foram direcionados para esse campo do conhecimento. Os recursos computacionais melhoraram. A capacidade de armazenamento de dados dos computadores aumentou. Eles se tornaram mais rápidos, mais baratos e mais acessíveis. Avanços conceituais importantes foram desenvolvidos na área de aprendizado de máquina.

APRENDIZADO DE MÁQUINA E RECONHECIMENTO DE PADRÕES

Considerando uma abordagem computacional, a IA pode ser entendida como o uso de algoritmos matemáticos para o reconhecimento de padrões. O reconhecimento de padrões é a capacidade de detectar arranjos de características ou dados que fornecem informações sobre determinado sistema ou conjunto de dados. O objetivo é a classificação de objetos dentro de um número de categorias ou classes. Por exemplo, sequências recorrentes de dados ao longo do tempo, como em um eletrocardiograma (ECG), podem ser usadas para prever tendências em relação à presença (ou não) de alguma anormalidade. Os modelos computacionais de IA geralmente estão apoiados em métodos de aprendizado de máquina.

> Aprendizado de máquina (AM), do inglês *machine learning* (ML), é uma forma de "treinar" um algoritmo para que ele possa aprender. "Treinamento" envolve o fornecimento de grandes quantidades de dados para o algoritmo, permitindo que ele se ajuste e melhore seu desempenho. Os algoritmos de AM procuram padrões dentro de um conjunto de dados.

A Figura 1 apresenta um esquema genérico de um algoritmo de AM para reconhecimento de padrão em textos e dados multimídia em geral. Na etapa de treinamento (em azul), dados numéricos (atributos ou características) representativos dos padrões que se quer classificar são extraídos de um conjunto de dados previamente classificados e utilizados para treinar o algoritmo de AM. Após o treinamento, um dado novo que se queira classificar passa pelo processo de extração dos mesmos atributos utilizados na etapa de treinamento, que são, então, apresentados ao algoritmo de AM previamente treinado, que irá classificar essa nova amostra dentro de uma das classes previamente definidas durante o treinamento do modelo (em verde).

Existem vários algoritmos de AM. Provavelmente os mais conhecidos são as redes neurais artificiais (RNA). A RNA é um modelo computacional que consiste em vários elementos de processamento que recebem entradas e entregam saídas com base em suas funções de ativação predefinidas. A rede deve ser treinada primeiro, para aprender os padrões ocultos nos dados de entrada, representados em modelo como os pesos das conexões. Uma vez treinada, a rede pode ser usada para prever o comportamento de conjuntos de dados similares[3]. A Figura 2 apresenta o esquema genérico de uma RNA multicamada do tipo *feedforward* (nessa arquitetura, os sinais de saída dos neurônios de uma camada alimentam a entrada dos neurônios da camada seguinte), com uma camada de entrada, duas camadas escondidas e uma camada de saída. Na arquitetura esquematizada, a camada de entrada possui quatro neurônios, correspondendo a quatro atributos numéricos (características) extraídos do conjunto de dados e representativos dos padrões que se quer reconhecer. As duas camadas escondidas possuem também quatro neurônios cada uma, para propagação de sinal e ajuste de pesos, e a camada de saída possui

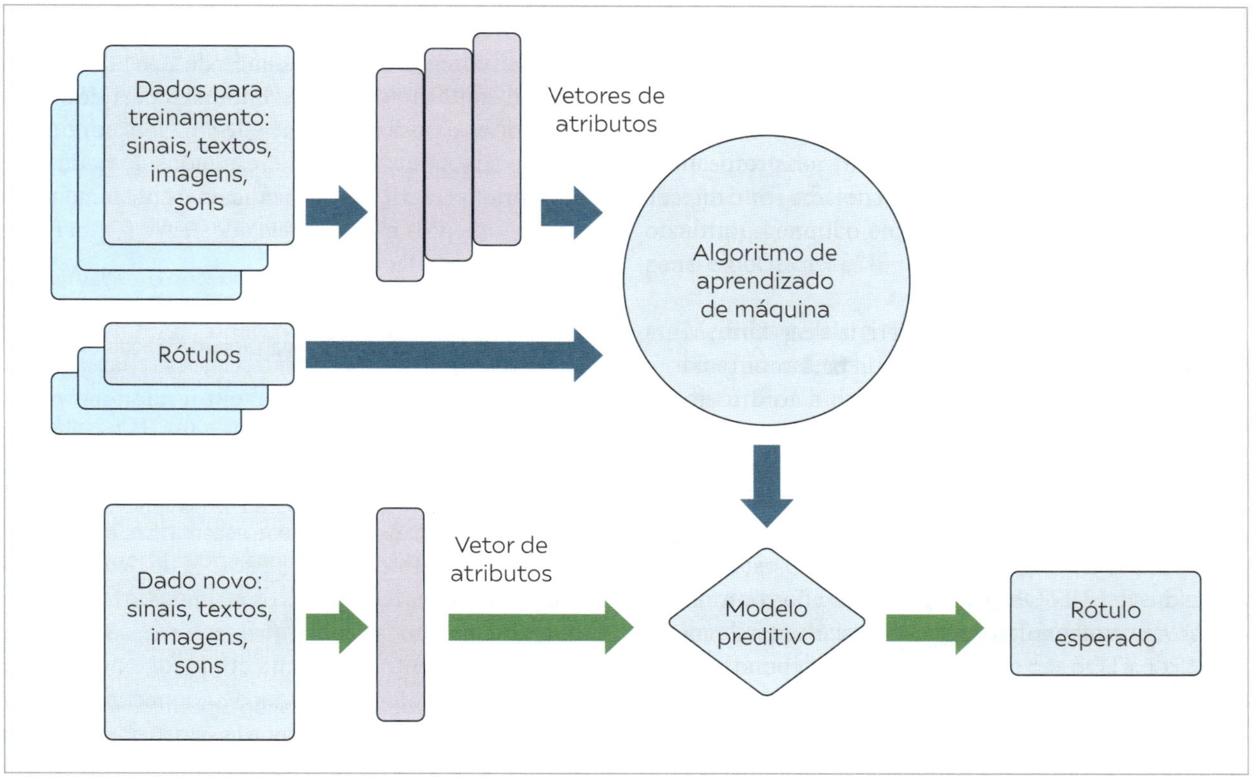

FIGURA 1 Esquema genérico de um algoritmo de aprendizado de máquina para o reconhecimento de padrão em textos e dados multimídia em geral

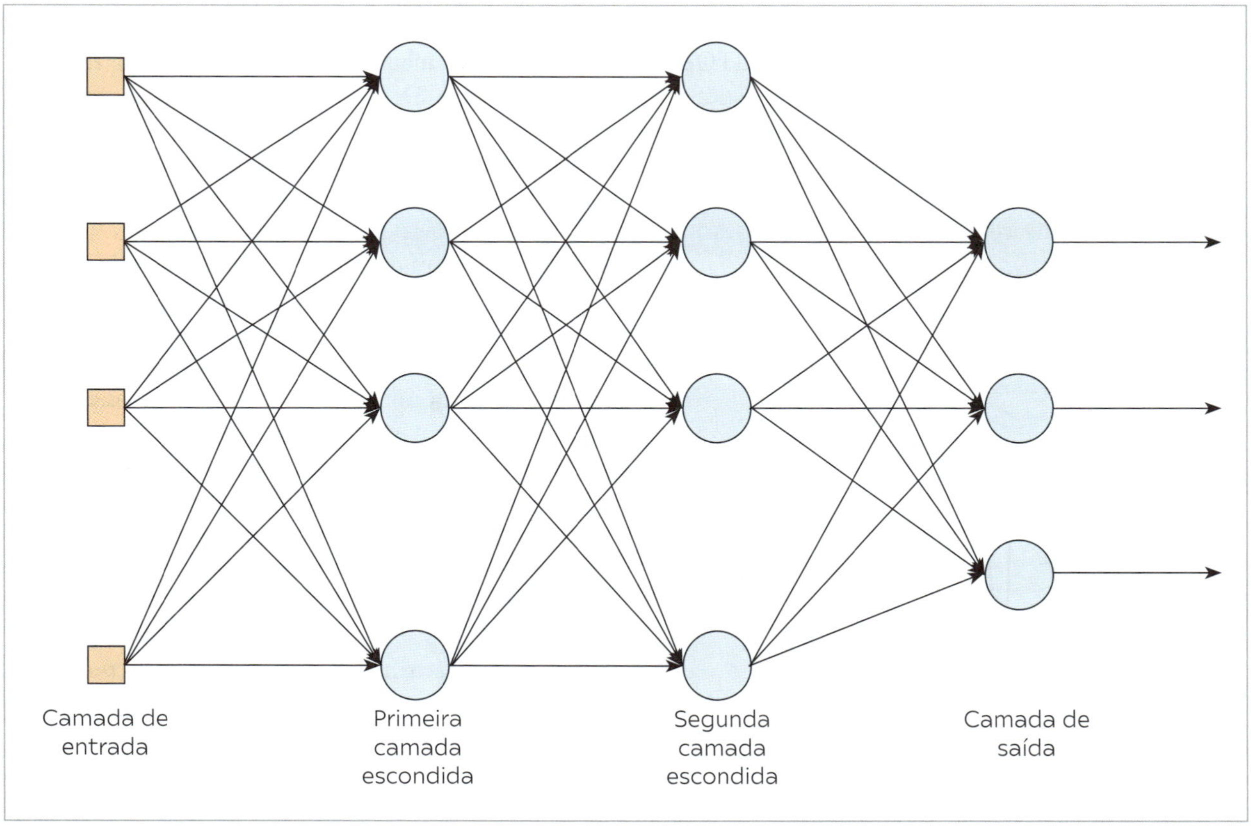

FIGURA 2 Esquema genérico de uma RNA multicamada do tipo *feedforward* com uma camada de entrada, duas camadas escondidas e uma camada de saída.

três neurônios, representando três classes possíveis – por exemplo, classe normal, classe não normal e classe indeterminada. A Figura 3 esquematiza o modelo matemático de um neurônio, com os sinais recebidos dos neurônios da camada anterior ($a_1...a_n$), seus respectivos pesos ($w_1...w_n$), ajustados durante o treinamento da rede e a função de ativação, que define o limiar a partir do qual o sinal integrado no neurônio é propagado para os neurônios da camada seguinte.

Embora a RNA seja considerada uma ferramenta poderosa para o reconhecimento de padrões e previsão de comportamento de dados, ela tem suas limitações. O processo de aprendizado (definição dos pesos das conexões neuronais) requer grande quantidade de dados históricos para treinamento. Outro problema é a possibilidade de ocorrência de *overfitting* (sobreajuste), termo usado em estatística para descrever quando um modelo estatístico se ajusta muito bem ao conjunto de dados anteriormente observado, mas que se mostra ineficaz para prever novos resultados. Dependendo da aplicação, diferentes modelos de AM podem ser testados, treinados e utilizados para o reconhecimento de padrões.

APRENDIZADO PROFUNDO (*DEEP LEARNING*)

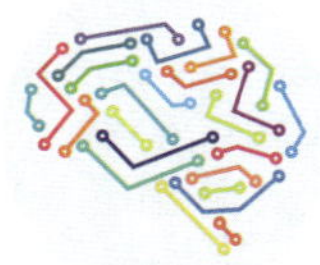

Conforme esquematizado na Figura 1, os chamados "modelos clássicos" de AM necessitam de uma etapa de extração de atributos (ou características) do conjunto de dados que será utilizado para treinar o modelo de classificação. Esses atributos são números que representam características específicas e discriminatórias entre as classes que se quer reconhecer – por exemplo, frequência e amplitude de sinais biomédicos, intensidade de níveis de cinza, textura e contorno de objetos em imagens, frequência de repetição e posicionamento de palavras em textos, valores e faixas de variação de resultados de exames de laboratório, prescrições de medicamentos, sequências de procedimentos médicos relatados em prontuários e assim por diante. Teoricamente, esses atributos devem ter pouca variação intraclasse e grande variação interclasses. Além disso, precisam ser invariantes a mudanças que não representem variações interclasses (chamadas de variáveis de confusão). Por exemplo, a rotação espacial de um nódulo de pulmão em um exame de tomografia computadorizada geralmente é uma variável de confusão, sem valor no reconhecimento de padrão associado a um subtipo de tumor. A definição do conjunto de atributos adequado para caracterizar os padrões de determinado conjunto de dados (chamados de atributos artesanais ou desenhados à mão – *handcrafted features*) não é tarefa trivial e geralmente exige uma atividade conjunta de especialistas de diferentes áreas do conhecimento. Em se tratando de dados médicos, via de regra se precisa, pelo menos, do especialista do domínio médico e um especialista da área de AM. Isso nem sempre é possível, e o desenvolvimento de modelos de AM para aplicações específicas, como na área médica, sofreu algumas limitações até a primeira década dos anos 2000.

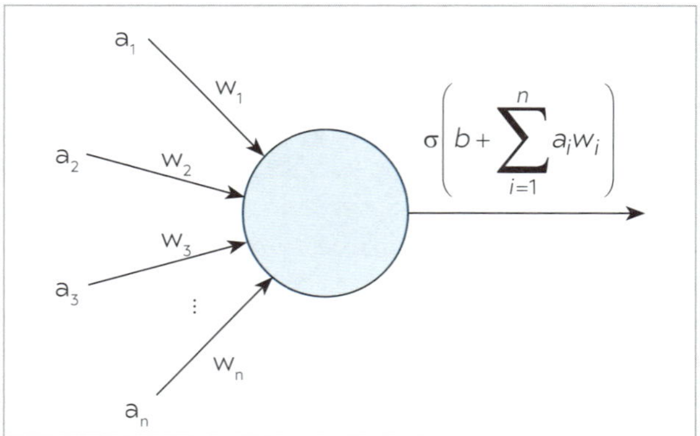

FIGURA 3 Modelo matemático de um neurônio: ($a_1...a_n$) são os sinais recebidos dos neurônios da camada anterior, e ($w_1...w_n$) são seus respectivos pesos, que são ajustados durante o treinamento da rede. A função de ativação da saída define o limiar a partir do qual o sinal integrado no neurônio é propagado para os neurônios da camada seguinte.

Mais recentemente, a partir de 2010-2012, uma abordagem chamada aprendizado profundo (do inglês *deep learning* – DL) tem sido cada vez mais adotada para a solução de problemas de AM. O DL translada o problema do desenho dos atributos para uma solução baseada em força bruta computacional associada a um conjunto muito grande de casos-exemplo para treinamento e traz para dentro da estrutura da rede neural o processo de extração de atributos. São redes com muitas camadas, que aceitam em sua entrada os "dados crus" que se quer classificar, em conjunto com seus rótulos, e, com base em um grande volume de exemplos fornecidos, selecionam internamente valores numéricos propagados até as camadas finais de classificação. Com o DL, os atributos podem ser diretamente descobertos a partir das entradas dos dados sem o esforço de defini-los explicitamente. Em tese, os atributos descobertos pelo DL podem superar aqueles desenhados por abordagens clássicas e meios convencionais. Além disso, características de interação e hierarquia entre atributos podem ser mantidas simultaneamente dentro da arquitetura da rede neural profunda, o que pode levar à simplificação do processo de seleção de atributos. Finalmente, a extração, a seleção de características e a posterior classificação de padrões podem ser otimizadas em conjunto dentro da mesma arquitetura[4].

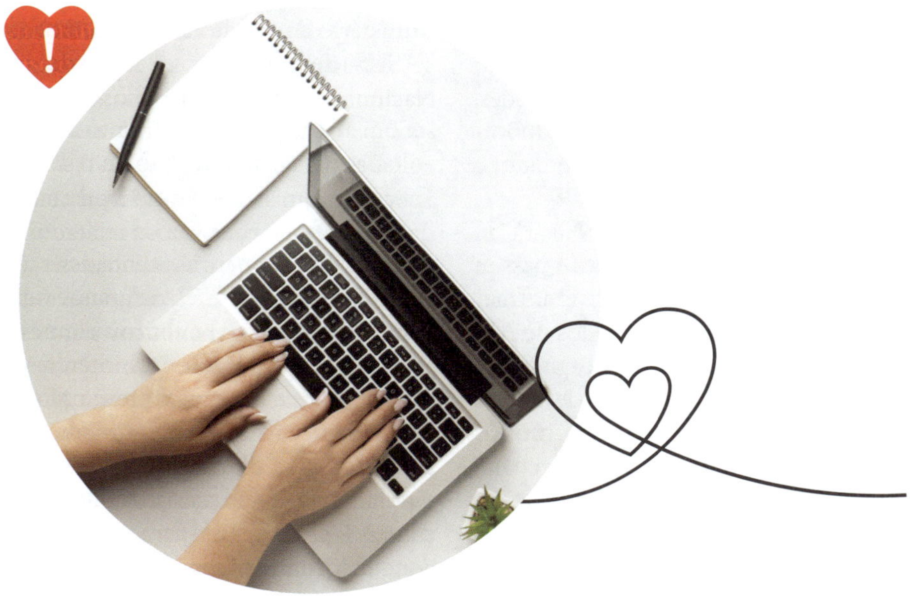

APLICAÇÕES NA CARDIOLOGIA

Vários estudos têm sido realizados, e diversos modelos de AM têm sido implementados com o objetivo de classificar e prever o diagnóstico de doenças cardíacas. Apresentaremos alguns trabalhos científicos para exemplificar algumas possibilidades de aplicações, mas sem a pretensão de esgotar o tema, que é muito vasto e complexo.

Em um trabalho recente, Schrempf et al.[5] apresentaram um modelo de AM treinado com dados extraídos de prontuários eletrônicos para fazer a previsão do risco de pacientes terem em 5 anos eventos cardíacos adversos maiores (MACE). Os dados usados incluíram prontuários médicos eletrônicos de mais de 128 mil pacientes, incluindo 29.262 pacientes com MACE. Uma etapa de seleção resultou na definição de 826 atributos para o treinamento do modelo de predição. Diferentes métodos de AM foram testados, e um modelo baseado em floresta aleatória (*random forest*) obteve o melhor desempenho em um conjunto de teste independente, alcançando uma área sob a curva ROC (*receiver operator characteristic curve*) de 0,88 (o valor máximo possível é igual a um).

Em outro trabalho recente, Matheny et al.[6] apresentaram os resultados de um estudo voltado para o desenvolvimento de um modelo de AM preditivo para o risco de readmissão em 30 dias entre pacientes hospitalizados por infarto agudo do miocárdio. Um total de 141 atributos candidatos foram considerados a partir de códigos administrativos, pedidos de medicamentos e exames laboratoriais extraídos dos prontuários eletrônicos de 6.163 pacientes. Cinco modelos de AM foram desenvolvidos e validados externamente, alcançando valores sob a curva ROC variando entre 0,606 e 0,608 para a previsão de risco de reinternação hospitalar em 30 dias.

Simegn et al.[7] desenvolveram um sistema baseado em IA para suporte ao diagnóstico de doenças cardíacas usando dados clínicos, informações do paciente e dados de ECG. O sistema proposto inclui três módulos: um módulo processador de ECG, que permite aos cardiologistas processar e analisar as diferentes formas de onda; um módulo de previsão de doenças cardíacas, baseado em AM com base em informações do paciente e dados clínicos; e um módulo de classificação multiclasse de 18 condições cardíacas, baseado em aprendizado profundo usando ECG de 12 derivações. Uma interface de usuário amigável também foi desenvolvida para facilitar o uso das técnicas implementadas. O módulo de previsão de doenças cardíacas foi considerado 100% preciso na previsão de doenças cardíacas com base em dados clínicos e informações do paciente. O módulo de classificação multiclasse foi 93,27% preciso, em média, na classificação de condições cardíacas com base no sinal de ECG com 12 derivações, enquanto o processador de ECG também fornece diagnóstico rápido analisando formas de onda e segmentos importantes. Segundo os autores, o sistema proposto apresenta potencial para facilitar o diagnóstico de cardiopatias.

Ribeiro et al.[8] também desenvolveram uma solução de IA para análise automática do ECG baseada em redes neurais profundas (*deep neural networks* – DNN). O modelo DNN implementado foi treinado com dados de mais de 2 milhões de exames analisados e rotulados dentro das atividades da Rede Telessaúde de Minas Gerais e coletados dentro do projeto CODE (*Clinical Outcomes in Digital Electrocardiology*). Segundo os autores, o modelo DNN foi capaz de superar o desempenho de médicos residentes de Cardiologia no reconhecimento de 6 tipos de anormalidades em ECG com 12 derivações, com escores F1 > 80% (o escore F1 é a média harmônica entre o valor preditivo positivo e a sensibilidade) e especificidade > 99%.

Desde a questão feita por Turin nos anos 1950 – *"Can machines think?"* – até os dias de hoje, a área de IA passou por avanços extraordinários, e parece ser possível afirmar que sim: máquinas podem pensar! Os métodos de AM permitem implementar e treinar modelos capazes de reconhecer padrões e fazer inferências sobre desfechos (clínicos) em contextos específicos. Existem muitos exemplos e provas de conceito indicando o potencial do uso de modelos de AM para apoio ao diagnóstico, prognóstico e tomada de decisão terapêutica na Medicina em geral e na Cardiologia, especificamente. Porém, ainda existem questões importantes que precisam ser mais bem equacionadas para que esse uso potencial se efetive no ambiente clínico real. Há limitações relativas à reprodutibilidade dos trabalhos desenvolvidos e também à capacidade de generalização dos resultados dos modelos implementados. Como o modelo de inferência é baseado em atributos quantitativos extraídos dos dados, a falta de padronização de protocolos, valores e até de vocabulários no ambiente clínico é um complicador para o uso generalizado. Outra questão importante é a inserção da IA no fluxo de trabalho. O médico será o "interlocutor" direto com o modelo, ou será necessário um profissional para fazer essa ligação médico-IA? Isso se relaciona com as capacidades de interpretação dos resultados e de explicabilidade do funcionamento do modelo, para evitar (ou pelo menos minimizar) o efeito caixa preta. Além disso, mesmo que a inserção no ambiente clínico seja bem-sucedida, ainda existe a necessidade de se fazer controle de qualidade, manutenções e atualizações na solução implantada. Finalmente, existe uma questão legal, referente à regulamentação do uso do ferramental de IA na saúde.

Em uma visão otimista, algumas iniciativas em andamento parecem apontar para avanços futuros. O Ministério da Saúde está instituindo por meio do DATASUS (departamento de informática do SUS) a Rede Nacional de Dados em Saúde (RNDS), que pode vir a ser um ambiente mais padronizado que apoie iniciativas voltadas para o desenvolvimento de modelos de IA para aplicações em saúde. Foi a implantação inicial, parcial, da RNDS que forneceu a infraestrutura que integrou os dados utilizados para as atividades voltadas ao combate à pandemia da covid-19. A Anvisa (Agência Nacional de Vigilância Sanitária) publicou em 24 de março de 2022 a Resolução de Diretoria Colegiada – RDC n. 657, que dispõe sobre a regularização de *software* como dispositivo médico (Software as a Medical Device – SaMD), estabelecendo as bases para o início do processo de regulamentação do uso de modelos de IA no ambiente clínico. É provável (e esperado) que essas duas iniciativas conduzam para um uso futuro consciente, crítico, ético e regulamentado da IA na atenção à saúde.

BIBLIOGRAFIA

1. Turing AM. Computing machinery and intelligence. Mind. 1950;59(236):433-60.
2. Moor J. The Dartmouth College Artificial Intelligence Conference: the next fifty years. AI Magazine. 2006;27(4):87-91.
3. Eshragh F, Pooyandeh M, Marceau DJ. Automated negotiation in environmental resource management: review and assessment. J Environ Manage. 2015;162:148-57.
4. Loh BCS, Then PHH. Deep learning for cardiac computer-aided diagnosis: benefits, issues & solutions. Mhealth. 2017;3:45.
5. Schrempf M, Kramer D, Jauk S, Veeranki SPK, Leodolter W, Rainer PP. Machine learning based risk prediction for major adverse cardiovascular events. Stud Health Technol Inform. 2021;279:136-43.
6. Matheny ME, Ricket I, Goodrich CA, Shah RU, Stabler ME, Perkins AM, et al. Development of electronic health record-based prediction models for 30-day readmission risk among patients hospitalized for acute myocardial infarction. JAMA Netw Open. 2021;4(1):e2035782.
7. Simegn GL, Gebeyehu WB, Degu MZ. Computer-aided decision support system for diagnosis of heart diseases. Res Rep Clin Cardiol. 2022;13:39-54.
8. Ribeiro AH, Ribeiro MH, Paixão GMM, Oliveira DM, Gomes PR, Canazart JA, et al. Automatic diagnosis of the 12-lead ECG using a deep neural network. Nat Commun. 2020;11(1):1760.

82

Geriatria aplicada ao cardiopata idoso

Nereida Kilza da Costa Lima
Eduardo Ferriolli
Júlio César Moriguti

CONSULTA RÁPIDA

- **Particularidades do atendimento do idoso:**
  - Maior tempo de consulta.
  - Dificuldade de comunicação.
  - Dificuldade em identificar a queixa principal.
  - Presença de estertores crônicos de bases pulmonares.
  - Raciocínio diagnóstico mais complexo.
  - Faixa etária ampla com diferentes perfis.
- **Uso de medicamentos:**
  - Considerar as mudanças de farmacocinética e farmacodinâmica.
  - Suspender as medicações dispensáveis.
  - Diminuir as doses sempre que possível (não significa dar subdoses).
  - Ao iniciar uma nova medicação: *start low and go slow*.
  - Questionar sobre outros medicamentos: suplementos, laxativos, vitaminas e fitoterápicos.
- **Prevenção de doenças:**
  - Checar vacinação e estimular.
- **Rastreamento de doenças:**
  - Rastrear se cardiopatia leve a moderada.
  - Não realizar se a sobrevida for reduzida.
- **Adaptar o tratamento à presença de síndromes geriátricas:**
  - Incontinência: avaliar causas, evitar diuréticos e avaliar risco de uso de anticolinérgicos.

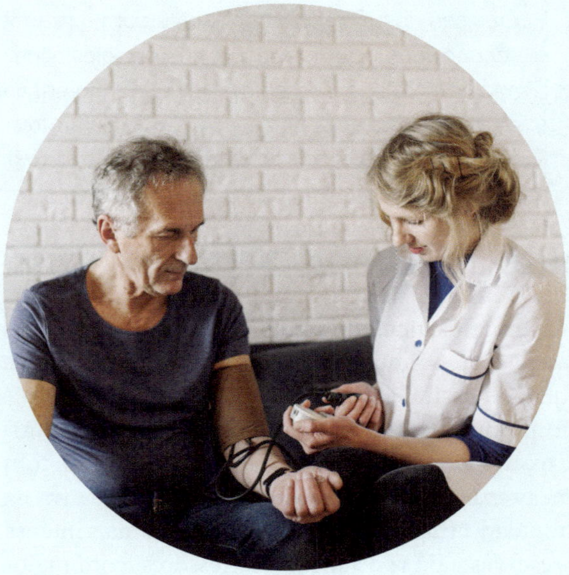

  - Instabilidade e quedas: avaliar número de quedas no último ano, evitar medicamentos que possam causar hipotensão postural.
  - Imobilidade: prevenir a síndrome e promover cuidados com lesão por pressão, trombose venosa periférica e tromboembolismo.
  - Iatrogenia: evitar polifarmácia e reavaliar prescrição considerando medicamentos receitados por outros especialistas.
  - Incapacidade cognitiva: evitar e identificar *delirium* em idosos internados, encaminhar o idoso se houver suspeita de quadro demencial, cuidados com adesão à prescrição.

INTRODUÇÃO

Segundo a Organização Mundial da Saúde (OMS), até o ano de 2025, o Brasil será o sexto país no mundo com mais idosos, os quais representarão 40% dos idosos da América Latina.

No Brasil, segundo a OMS, são idosos os indivíduos com 60 anos ou mais. Portanto, constituem um grupo que inclui idosos jovens, muito idosos (80 anos ou mais) ou centenários, com características e necessidades diversas. Sabemos que a população idosa tem maior prevalência de doenças crônicas, com grande número de doenças cardiovasculares. Estudo realizado com população de 25 a 99 anos mostrou 11% de doenças cardiovasculares no geral, sendo essa porcentagem crescente com o aumento da idade, chegando a 26,9% dos indivíduos com 75 anos ou mais[1].

Os idosos são os que mais utilizam medicamentos, necessitam de mais internações, têm o tempo de internação mais prolongado e os maiores custos. É fundamental, portanto, que os profissionais da saúde ampliem seus conhecimentos sobre as particularidades do indivíduo que envelhece. Há enorme variação no fenótipo do idoso, resultante dos aspectos fisiológicos, funcionais, psicológicos e sociais. Devemos conhecer esses aspectos para diferenciar o que faz parte do processo do envelhecimento normal do que é consequência da interação do processo do envelhecimento com as doenças crônicas. O objetivo final é proporcionar a melhor qualidade de vida ao paciente idoso.

Está bem estabelecido que há diminuição da reserva funcional com o envelhecimento, sem necessariamente causar doença, mas facilitando o seu surgimento. Com o envelhecimento normal, há diminuição da força contrátil e da capacidade de relaxamento do miocárdio em relação ao jovem, mas sem insuficiência cardíaca e com a manutenção das atividades habituais. Essas alterações são secundárias a vários fatores, entre eles: diminuição de microfilamentos, redução da atividade da miosina ATPase e da cálcio-ATPase2. No entanto, caso o idoso seja submetido à situação de estresse, como uma sepse, não ocorrerá o aumento da demanda necessário para esse momento, podendo ocorrer a instalação dos sinais e sintomas da insuficiência cardíaca.

CONSULTA CLÍNICA

Algumas particularidades precisam ser conhecidas para que o atendimento ao paciente idoso seja o mais adequado possível (Tabela I).

É importante considerar, nos atendimentos clínicos, os três perfis de idosos: saudáveis, mesmo com doenças crônicas em controle, por terem vida ativa na comunidade; frágeis, quando têm redução mais intensa das reservas e da resistência a estressores, com maior risco de adoecimento e complicações; ou dependentes, quando já têm comprometimento funcional e, muitas vezes, da autonomia.

TABELA I Particularidades do atendimento do idoso

Particularidades do atendimento	Justificativas e ações
Maior tempo de consulta	Redução de agilidade para transferências, para deambulação e posicionamento para exame físico.
Dificuldade de comunicação	Déficits auditivos são mais frequentes, devendo-se utilizar voz mais alta e pausada.
A identificação da queixa principal é mais difícil	Maior dificuldade em focar no mais importante, fazendo que a investigação dos diversos aparelhos seja fundamental. Pode haver prejuízo cognitivo.
Presença de estertores bolhosos em bases pulmonares	A redução de fibras elásticas pode facilitar estertores crônicos que devem ser documentados para evitar tratamentos desnecessários em avaliações subsequentes.
Raciocínio diagnóstico	Alguns sinais e sintomas serão explicados por mais de uma doença, e um sintoma pode ser explicado por mais de uma situação clínica sobreposta.

USO DE MEDICAMENTOS

- Absorção: pode estar prejudicada quando o medicamento depender de meio ácido, como o sulfato ferroso, o cálcio e o zinco. Pode ocorrer alteração na absorção de medicamentos quando há edema na parede gástrica, em caso de insuficiência cardíaca descompensada, ou se há cirurgia com redução gástrica prévia.
- Distribuição: devido à mudança na composição corporal e à diminuição de proteínas transportadoras, é modificada nos idosos, havendo maior taxa de algumas drogas livres. O uso de anticoagulantes dicumarínicos, por exemplo, que se ligam à albumina, deve ser mais cuidadoso, com dose de início de 5 mg/dia, pois o risco de sangramento é elevado se são utilizados esquemas

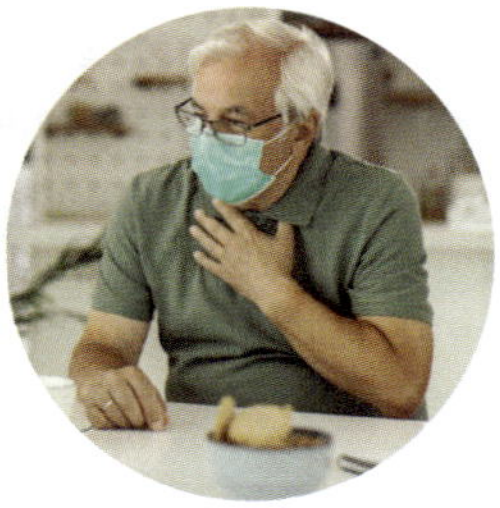

O paciente idoso cardiopata utilizará múltiplos medicamentos, e é importante que se conheçam as possíveis interações. Além disso, há diferenças na farmacocinética (absorção, distribuição, metabolismo e excreção) e na farmacodinâmica (efeitos fisiológicos da droga) nessa faixa etária.

mais intensivos. A mudança da composição corporal, com redução da massa muscular e água, pode propiciar a intoxicação com baixas doses de digoxina, pois o fármaco terá distribuição em menor área. Por outro lado, o aumento do tecido adiposo acumula drogas lipossolúveis, como o diazepam e outros benzodiazepínicos, elevando sobremaneira a meia-vida dessas substâncias.

- Metabolização: pode sofrer interferência da sobrecarga do citocromo P450, sendo esse sítio o mais importante ao avaliar as interações medicamentosas.
- Excreção renal: reduzida no idoso, deve-se estimar o *clearance* de creatinina, preferencialmente com a fórmula CKD-EPI (*Chronic Kidney Disease Epidemiology Collaboration*), corrigindo a dose de medicamentos prescritos.

Os critérios de Beers podem auxiliar na escolha de medicamentos de menor risco para os idosos[3]. Nesse documento, estão citados os principais medicamentos a serem evitados na prescrição, como o uso de digoxina (em dose superior a 0,125 mg) e anticolinérgicos como a amitriptilina, juntamente às justificativas para que as drogas sejam evitadas. No caso de insuficiência cardíaca, há recomendação para que se evitem anti-inflamatórios não hormonais, pioglitazona e cilostazol, medicamentos que podem aumentar a retenção de líquidos. Outras dificuldades no uso de medicamentos podem ocorrer nessa população: baixa acuidade visual, déficits de memória, perda funcional com redução da autonomia etc.

Algumas sugestões:

- Reveja todas as medicações em todas as consultas.
- Suspenda as medicações dispensáveis.
- Diminua as doses sempre que possível (não significa dar subdoses).
  - Ao iniciar uma nova medicação: *start low and go slow*.
  - Questione sobre o uso de suplementos nutricionais, laxativos, vitaminas e fitoterápicos, pois eles não estão isentos de risco e são desconsiderados como fármacos pelos pacientes, com consequente negligência da informação do uso.

PREVENÇÃO DE DOENÇAS

Apesar de conhecermos que a prevenção de doenças deveria ser iniciada em etapas prévias da vida, há de se admitir que muito ainda pode ser feito nessa faixa de idade. Para este capítulo, em termos de prevenção primária, abordaremos algo bastante peculiar e muitas vezes negligenciado (Tabela II)[4].

RASTREAMENTO DE DOENÇAS

Para a decisão de realizar rastreamento de doenças no idoso cardiopata, é importante avaliar a fase dela, pois somente se justifica a procurá-las se o tratamento for possível e se puder melhorar a qualidade e o tempo de vida. No caso de cardiopatia moderada a grave, o rastreamento de doenças neoplásicas pode ser inútil, uma vez que essa condição ou as morbidades associadas podem inviabilizar o tratamento.

Um único exame ultrassonográfico de abdome para homens entre 65 e 75 anos é recomendado para a investigação de aneurisma de aorta abdominal. Essa orientação tem se mostrado eficaz para diminuir mortes relacionadas ao aneurisma de aorta. O tratamento cirúrgico deve ser considerado para os pacientes assintomáticos com aneurisma duas vezes maior que o tamanho normal da aorta ou que aumentam de tamanho com o acompanhamento.

No rastreamento do câncer, é importante relatar a atual recomendação contra o rastreamento de neoplasia de próstata com antígeno prostático específico (PSA). Recomenda-se discutir com o paciente sobre os benefícios e riscos de solicitar tal exame em indivíduos assintomáticos, pois pode haver lesões decorrentes da investigação invasiva e do tratamento. Não se recomenda rastrear após os 70 anos, segundo o U.S. Preventive Service Task Force[5].

O rastreamento de câncer de cólon deve ser realizado dos 50 aos 75 anos, não sendo indicado no idoso com cardiopatia grave e limitação da expectativa de vida. É importante confirmar se as pacientes idosas estão sendo acompanhadas por ginecologista, considerando-se o rastreio das neoplasias de colo de útero até 65 anos e de mama até, pelo menos, 74 anos.

TABELA II Adaptação das recomendações da Sociedade Brasileira de Imunizações (SBIm) – 2022/2023

Vacinas	Esquemas e recomendações	Disponibilidade
Influenza (gripe)	Dose anual	SUS e clínicas privadas
Pneumocócicas (VPC13 e VPP23)	Iniciar com uma dose da VPC13 (se possível pagar), seguida de uma dose de VPP23 6 a 12 meses depois, e uma segunda dose de VPP23, 5 anos após a primeira	VPC13: clínicas privadas VPP23: SUS para cardiopatas, pneumopatas e acamados, mediante encaminhamento do médico (com texto escrito e assinado)
Herpes-zóster	A partir de 50 anos Preferencialmente a VZR (recombinante) – 2 doses com 0 e 2 meses Pode ser 6 meses após quadro de herpes-zóster	Clínicas privadas
Tríplice bacteriana acelular (tétano, difteria e coqueluche) ou dupla-adulto (tétano e difteria)	Reforços a cada 10 anos	Tríplice: clínicas privadas Dupla: SUS
Hepatite B	Para não vacinados, 3 doses	SUS e clínicas privadas
Febre amarela	Atualmente, dose única e idosos já receberam, em geral	SUS
Covid	Reforçar vacinação e reforços conforme recomendações em vigência	SUS

Três questões deveriam ser respondidas para subsidiar essa decisão:

- A expectativa de vida do paciente é suficientemente longa para ter os benefícios resultantes do rastreamento?
- Quais são os possíveis riscos advindos do rastreamento? Um exame falso-positivo pode acarretar maior risco em comparação com o benefício, considerando os procedimentos que serão adotados?
- O paciente quer fazer o rastreamento e qual é o impacto sobre a sua qualidade de vida?

SÍNDROMES GERIÁTRICAS

Embora sejam heterogêneas, as síndromes geriátricas compartilham diversas características. Elas são altamente prevalentes entre idosos e, especialmente, entre idosos frágeis; têm impacto significativo na qualidade de vida e comprometem, de forma substancial, a funcionalidade dos indivíduos; costumam ser multifatoriais, envolvendo, no seu desenvolvimento, o acometimento de diversos órgãos e sistemas[6].

Classicamente, as síndromes geriátricas são chamadas de "gigantes da geriatria", ou mnemonicamente "os 5 Is", que são: incontinência urinária; instabilidade e quedas; imobilidade; iatrogenia e incapacidade cognitiva. Tentando-se identificar fatores de risco comuns às síndromes geriátricas, verificou-se que em todas elas estavam presentes os seguintes fatores: idade avançada, déficit cognitivo, perda de mobilidade e incapacidade funcional.

Incontinência urinária

Incontinência urinária é definida como a perda involuntária de urina em quantidade suficiente para que se torne problema social ou de saúde/higiene. É necessário questionar se o paciente perde urina, pois raramente essa é uma referência espontânea do idoso. São informações adicionais importantes: Há quanto tempo? Qual é o volume da perda? Em que situação ocorre? Quantas vezes ao dia o indivíduo costuma urinar? O uso de absorventes é necessário? Quais são os comprometimentos sobre a saúde ou social? As principais causas estão na Tabela III.

É necessário conhecer a lista completa dos medicamentos, doenças crônicas e alterações clínicas agudas, história obstétrica e cirúrgica. Outros dados importantes: hábito intestinal, ingestão hídrica e abordagens terapêuticas prévias. Os exames básicos incluem glicemia, creatinina e urina tipo 1.

TABELA III Principais causas de incontinência urinária no idoso

Causas reversíveis: 4 Ds e 4 Is	Causas irreversíveis
Delirium	Hiperatividade detrusora
Depressão	Lesões nervosas
Déficit de estrogênio vaginal	
Débito urinário alto	
Infecção	
Imobilidade	
Iatrogenia: diuréticos, anlodipino à noite	
Impactação fecal	

O tratamento inicia-se na busca da resolução das causas transitórias. As opções terapêuticas variam de acordo com o tipo e com as doenças associadas, incluindo fisioterapia (cones vaginais, *biofeedback*), medicações (doxazosina, anticolinérgicos) e cirurgias (ressecção de próstata, *sling* etc.).

O cardiologista pode ser consultado para a liberação de medicações com efeito anticolinérgico (oxibutinina, tolterodina, solicenafina e darifenacina). Quando possível, deve-se evitar a prescrição de diuréticos nos indivíduos com incontinência urinária.

Instabilidade e quedas

Aproximadamente 30% dos idosos apresentam pelo menos um episódio de queda ao ano, sendo que quem caiu uma vez tem risco de 50% de cair novamente. Os riscos aumentam para os moradores de instituições de longa permanência ou internados em unidades hospitalares.

Caracteristicamente, as quedas têm etiologia multifatorial; entre elas, podem-se citar piso molhado, degrau, tapetes escorregadios, calçadas mal alinhadas, falta de luminosidade, diminuição da acuidade visual, alteração da propriocepção, perda auditiva, alteração da marcha, acidente vascular encefálico, insuficiência coronariana ou hipotensão postural.

Pelo fato de ter várias etiologias concomitantes, é necessária uma abordagem ampla, com investigação clínica, ambiental e laboratorial quando indicada e traçar um plano de prevenção de novos eventos. Entre os fatores de risco já estabelecidos, estão história prévia de queda, polifarmácia, alterações osteoarticulares de grandes articulações como quadril e joelho, uso de psicotrópicos e medo de cair.

Imobilidade

Alterações de mobilidade podem ter seu início abrupto, como após acidente vascular encefálico, ou lento, como na progressão de doenças crônicas ou perda do condicionamento físico. Em ambas as condições, há um desfecho comum: perda de funcionalidade com perda da capacidade de realizar as atividades de vida diária e, nos casos mais graves, incapacidade de realizar inclusive as atividades básicas, como alimentar-se, usar o banheiro, transferir-se, tomar banho e trocar-se. Na população idosa, o desenvolvimento de imobilidade é frequente, sendo consequência de internações por doenças agudas, complicações de doenças crônicas ou desuso decorrente de problemas físicos, psicológicos ou ambientais. Alguns fatores de risco que podemos citar incluem: comprometimento cognitivo; doenças psiquiátricas; neurológicas; metabólicas; osteomusculares; doenças cardiopulmonares (doença pulmonar obstrutiva crônica, insuficiência cardíaca congestiva, insuficiência coronariana); drogas que possam causar hipotensão, como diuréticos e sedativos, e interações medicamentosas. Uma das principais consequências da imobilidade é o aparecimento de lesões por pressão, podendo ocorrer trombose venosa profunda e tromboembolismo pulmonar. Outras complicações incluem impactação fecal, aumento do estímulo ao catabolismo, hipoalbuminemia e perda de peso, depressão, ansiedade e disfunção cognitiva.

Iatrogenia

Define-se iatrogenia como a ocorrência ou condição não intencional, justificada ou não, decorrente da intervenção da equipe multidisciplinar de saúde, que resulta em prejuízo para a saúde do paciente. Também é considerada iatrogenia a omissão de conduta ou de intervenção amplamente reconhecida.

Tinetti propõe uma questão simples para essa avaliação: "Quantas vezes o senhor caiu no último ano?"[7]. Todos que responderem a essa pergunta relatando, ao menos, uma queda devem ser avaliados de forma geral, incluindo a checagem de hipotensão postural e, caso não se diagnostique doença alguma que necessite de conduta clínica específica, mantidos em vigilância. Porém, se a resposta for mais de uma queda, além do exame clínico habitual, o indivíduo deve ser encaminhado para avaliação da acuidade visual, equilíbrio, alterações cognitivas e fatores ambientais.

Não só entre os indivíduos hospitalizados, mas também entre os pacientes ambulatoriais com diversas comorbidades, polifarmácia, aderência irregular ao tratamento e, frequentemente, acompanhamento médico por vários especialistas, a ocorrência de iatrogenia é bastante comum. Nesse contexto, cada especialista deve estar atento às prescrições realizadas por outros profissionais. A atuação do geriatra pode ser de grande valia na organização das medicações, levando em conta desde aspectos técnicos inerentes às características biológicas do idoso até características sociais e culturais que podem interferir no tratamento.

Incapacidade cognitiva

São vulneráveis aqueles com idade avançada (> 80 anos), grande número de comorbidades, comprometimento funcional, insuficiência renal, auditiva ou visual e comprometimento cognitivo prévio.

Os principais fatores etiológicos incluem infecções, alterações metabólicas, uso de medicações, iatrogenias, insuficiência de algum órgão, desidratação, uso de sondas, entre outros. A característica mais importante dessa doença é sua possível reversibilidade. Sabe-se que a reversibilidade pode não ser completa, dependendo da condição cognitiva prévia do indivíduo, das doenças associadas e do tempo de duração do *delirium*. Tem correlação com o aumento da morbidade e da mortalidade e é uma das principais manifestações iniciais de doença aguda em idosos.

O manejo do *delirium* deve ser de buscar as causas precipitantes e atuar para a reversão delas, medidas não medicamentosas de ambiente seguro e tranquilo e a utilização de neurolépticos quando a agitação for intensa, preferencialmente a quetiapina, em doses baixas (12,5 a 25 mg) pelo menor tempo possível.

A demência é a perda das funções cognitivas, com comprometimento de pelo menos duas áreas da cognição – perda de memória, afasia, agnosia, apraxia, perda de função executiva. Associado a isso, é necessário que haja interferência na vida do indivíduo, como problemas sociais ou ocupacionais. Devem-se afastar, ainda, *delirium* e outras doenças mentais ou orgânicas que possam explicar o quadro clínico. Dependendo da etiologia, essa doença pode ser reversível. A incapacidade cognitiva prejudica o adequado relato dos sintomas, a adesão aos medicamentos e a reavaliação dos tratamentos implementados.

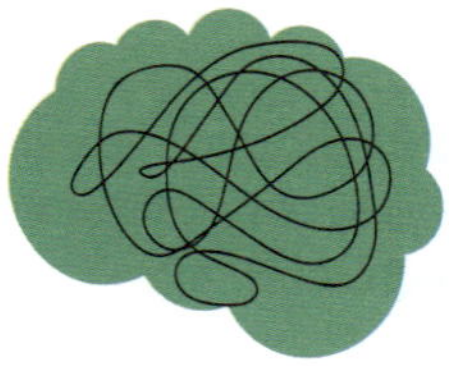

O *delirium* caracteriza-se como quadro confusional agudo com comprometimento flutuante da atenção e da função cognitiva.

BIBLIOGRAFIA

1. Kreatsoulas C, Anand SS, Subramanian SV. An emerging double burden of disease: the prevalence of individuals with cardiovascular disease and cancer. J Intern Med. 2014;275(5):494-505.
2. Lima NK, Storto MC, Trindade HT, Almeida OL, Blauth FG, Agnollitto MI, et al. Envelhecimento biológico: sistemas do corpo humano. In: Ferreira JP, Malhado VR, organizadores. Gerontologia: perspectivas teórico-práticas. Campinas: Alínea; 2022.
3. American Geriatrics Society 2019 Updated AGS Beers Criteria® for potentially inappropriate medication use in older adults. J Am Geriatr Soc. 2019;67(4):674-94.
4. Calendário de Vacinação SBIm Idoso. [acesso em novembro de 2022]. Disponível em: https://sbim.org.br/images/calendarios/calend-sbim-idoso.pdf
5. US Preventive Services Task Force; Grossman DC, Curry SJ, Owens DK, Bibbins-Domingo K, Caughey AB, et al. Screening for prostate cancer: US Preventive Services Task Force Recommendation Statement. JAMA. 2018;319(18):1901-13.
6. Inouye SK, Studenski S, Tinetti ME, Kuchel GA. Geriatric syndrome: clinical, research, and policy implications of a core geriatric concept. J Am Geriatr Soc. 2007;55(5):780-91.
7. Tinetti ME. Clinical practice. Preventing falls in elderly people. N Engl J Med. 2003;348(1):42-9.

83

Cuidados paliativos em cardiologia

Natália Souza Campos
Nereida Kilza da Costa Lima

CONSULTA RÁPIDA

Quando pensar em cuidados paliativos para o paciente com cardiopatia

Indicadores gerais de piora de saúde
▪ Internações hospitalares não programadas.
▪ Capacidade funcional ruim ou em declínio com limitada reversibilidade (a pessoa passa na cama ou na cadeira mais de 50% do dia).
▪ Dependente de outros para cuidados pessoais devido a problemas físicos e/ou de saúde mental. É necessário maior suporte para o cuidador.
▪ Perda de peso significativa nos últimos 3 a 6 meses e/ou baixo índice de massa corporal.
▪ Sintomas persistentes apesar do tratamento otimizado das doenças de base.
▪ A pessoa ou sua família solicita cuidados paliativos, interrupção ou limitação do tratamento ou um foco na qualidade de vida.

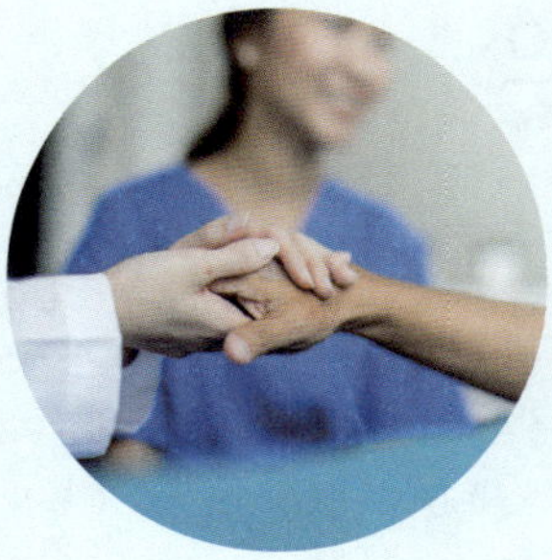

Indicadores de gravidade de doença cardiovascular
• Classe funcional III ou IV da NYHA – insuficiência cardíaca ou doença coronariana extensa e intratável com: • → falta de ar ou dor precordial em repouso ou aos mínimos esforços.
• Doença vascular periférica grave e inoperável.

INTRODUÇÃO

O desenvolvimento na medicina permitiu tratamentos medicamentosos e não farmacêuticos para a abordagem de diversas doenças, sendo significativa a melhoria no cuidado disponível aos pacientes com doenças cardiovasculares (DCV). Desde medicamentos com maior impacto em controle de sintomas e em expectativa de vida até o desenvolvimento de dispositivos como cardioversor desfibrilador implantável (CDI) e tratamentos endovasculares como angioplastia, é inegável o avanço na tecnologia e o maior acesso da população a tratamentos que modificam o curso das diversas DCV.

Entretanto, a despeito desse avanço, as DCV permanecem a causa de óbito mais frequente no Brasil e no mundo. Pacientes portadores dessas doenças convivem com suas condições, para as quais ainda não há tratamento curativo, estando suscetíveis a tratamentos com riscos potenciais tanto à vida quanto à qualidade dela – pela doença ou pelos tratamentos disponíveis. Nesse contexto, conhecer os cuidados paliativos, saber suas indicações e ser capaz de fornecer cuidados básicos dessa área tornam-se fundamentais para o cardiologista.

DEFINIÇÃO

O cuidado paliativo é uma modalidade de atenção voltada para proporcionar qualidade de vida de pacientes portadores de doenças ameaçadoras à vida e suas famílias, com foco em tratamento de sintomas que tragam desconforto – seja este de natureza física, emocional, espiritual ou social.

As áreas de atuação do paliativista incluem, além do controle impecável de sintomas, a comunicação franca, conscientização do seu prognóstico, preparo de plano avançado de cuidados individualizado e organização de rede de suporte ao paciente e sua família, de modo a permitir acesso fácil e rápido a atendimento em caso de descompensações e piora de sintomas.

O plano avançado de cuidados pode ser revisto ao longo da trajetória da doença, de acordo com sua evolução e com a piora de funcionalidade; as decisões são realizadas em conjunto com o médico assistente, que fornece as informações técnicas e indica o melhor tratamento disponível, o paciente e sua família, de acordo com os valores e desejos de cada um.

A partir dos anos 1990, a Organização Mundial da Saúde definiu os cuidados paliativos como uma modalidade de cuidado que deve ser fornecida a todos os pacientes com doenças graves, incuráveis e que promovem perda de qualidade de vida – não sendo, portanto, limitada aos pacientes oncológicos ou em fim de vida. Assim, a abordagem terapêutica direcionada ao tratamento da doença não exclui o início dos cuidados paliativos, ou vice-versa. Ambas modalidades de cuidado podem, e devem, coexistir ao cuidar de pacientes portadores de doenças crônicas que ameacem a vida.

O modelo antigo de cuidado (Figura 1) preconizava o tratamento modificador da doença de forma isolada até a fase final da vida. O modelo atual (Figura 2) institui os cuidados paliativos evoluindo em conjunto com a terapia modificadora de doença, crescendo em importância quando a doença evolui.

PROGNÓSTICO

Ao contrário de pacientes com doenças oncológicas, os portadores de doenças crônicas são mais difíceis de terem seu prognóstico avaliado. Muitas vezes o paciente com DCV que está estável nos retornos ambulatoriais, com proposta de retornar em 6 meses, pode cursar com uma ou mais descompensações no período; pacientes internados em unidade de terapia intensiva (UTI) ou unidade coronariana (UCO) em estado grave muitas vezes se recuperam e retomam o acompanhamento ambulatorial com perda mínima de funcionalidade. A curva de progressão das DCV é altamente variável e apresenta períodos de estabilidade e fases de descompensação, tornando difícil estimar um prognóstico preciso (Figura 3).

Apesar disso, pacientes em fase terminal de insuficiência cardíaca tendem a apresentar descompensações mais frequentes e perda progressiva de funcionalidade mais acelerada. É importante reconhecer o paciente que se torna mais dependente para atividades diárias em função de sua doença – é o momento de abordar a compreensão que ele tenha da doença e seu curso, entender quais são seus valores e desejos, o que o paciente valoriza e otimizar o controle de sintomas, visando à melhor qualidade de vida. Decisões como a não realização de medidas de suporte avançado de vida, preferência por

Os cuidados paliativos trazem, desde a origem do nome (do latim *pallium*, um manto utilizado por cavaleiros para se protegerem das intempéries), a proposta de proteção e redução de danos.

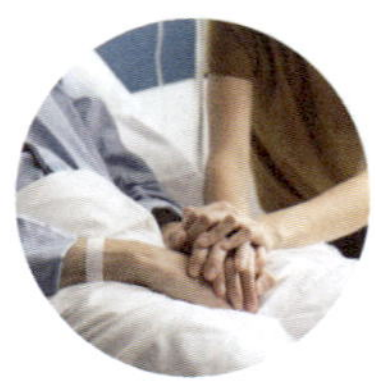

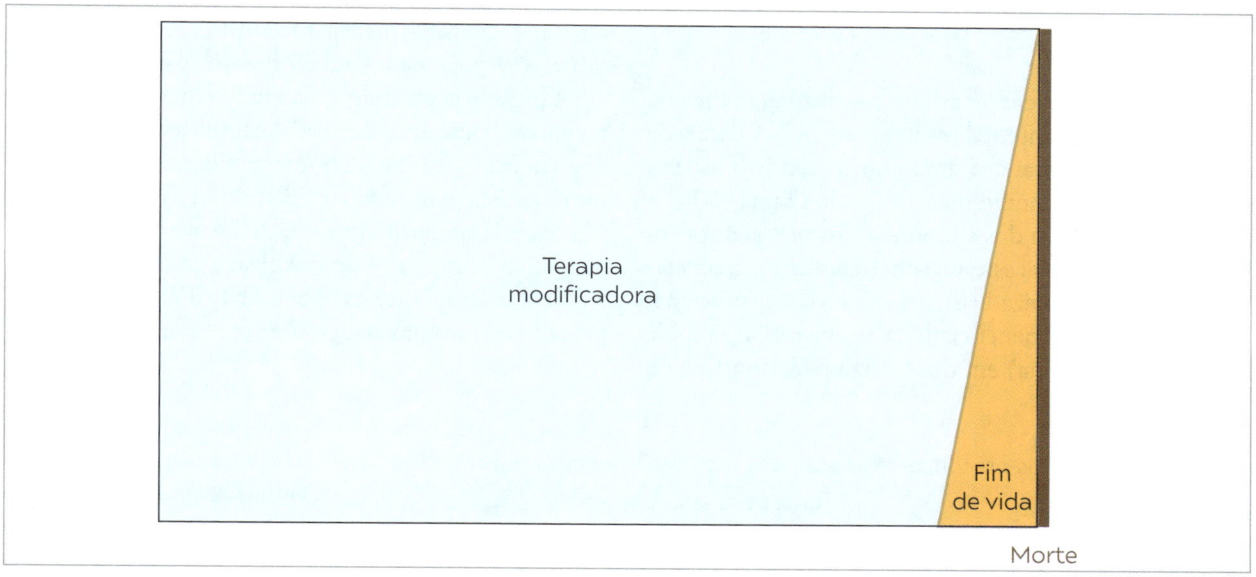

FIGURA 1 Modelo de cuidado tradicional.

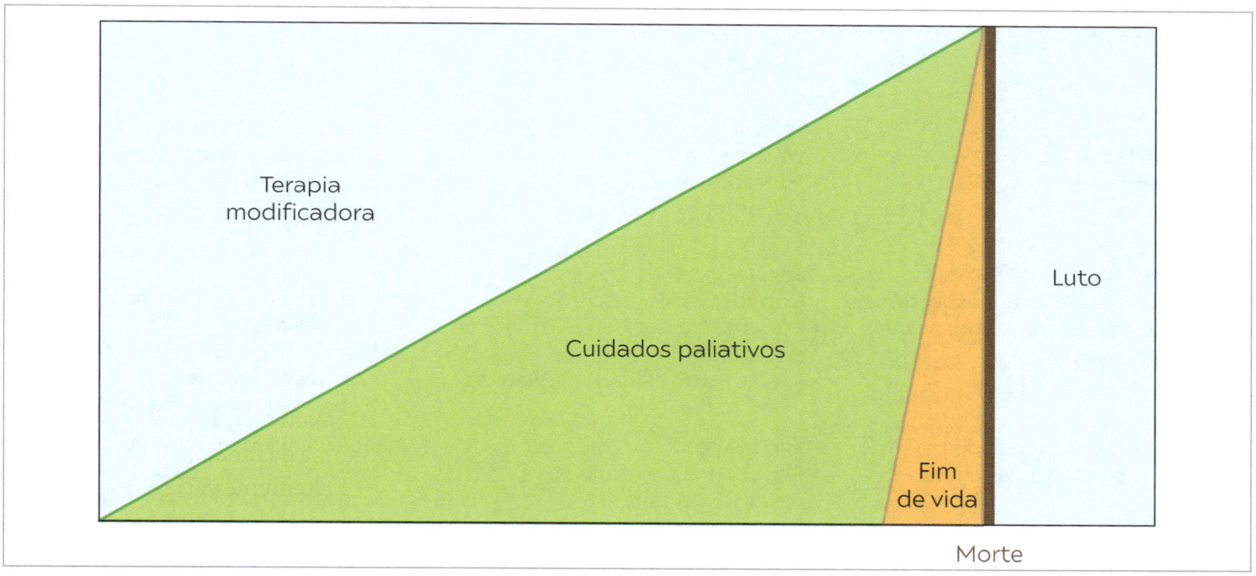

FIGURA 2 Modelo de cuidado recomendado.

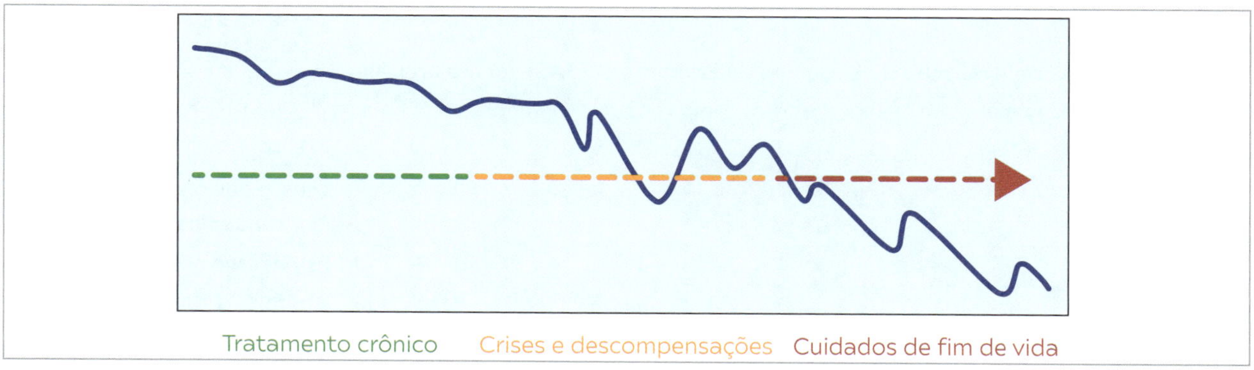

FIGURA 3 Fases da doença crônica.

cuidados em enfermaria e até a possibilidade de suspender o funcionamento de marca-passo e CDI devem ser realizadas com a participação do paciente, com o auxílio de equipe de cuidados paliativos, antes de o paciente se apresentar em fase terminal. A Tabela I inclui condutas a serem tomadas em cada fase da doença.

SINTOMAS

Os sintomas devem ser avaliados ativamente e reavaliados periodicamente após as intervenções. A Escala de Avaliação de Sintomas de Edmonton, na versão brasileira (ESAS), é o instrumento mais utilizado (Tabela II).

A dispneia é um dos sintomas mais prevalentes em DCV. Pacientes que já estejam com tratamento direcionado para doença otimizado e mantenham classe funcional NYHA III ou IV se beneficiam da associação de opioide (codeína ou morfina) em dose baixa para controle de dispneia, bem como manejo não farmacológico com orientações a respeito de medidas de conservação de energia.

A hiporexia é um sintoma muito comum em pacientes em fases avançadas de DCV, e muitas vezes marcador de mau prognóstico. A abordagem em conjunto com o nutricionista para adequar a dieta com os desejos do paciente pode ajudar, e a introdução de medicamentos que estimulam o apetite pode amenizar a angústia associada à redução do apetite. As Tabelas III e IV apresentam os principais sintomas e sugestões para o manejo.

TABELA I Condutas preconizadas para cada fase das doenças crônicas

Tratamento crônico	Crises e compensações	Cuidados de fim de vida
Avaliar e otimizar: ▪ Tratamento baseado em evidências ▪ Sintomas ▪ Demandas físicas, espirituais e psicossociais ▪ Comorbidades	Avaliar e otimizar: ▪ Avaliar a causa das crises e alterações reversíveis ▪ Tratamento baseado em evidências ▪ Demandas físicas, espirituais e psicossociais ▪ Coordenar cuidados intensivos	Avaliar e otimizar: ▪ Sintomas ▪ Demandas físicas, espirituais e psicossociais
Discutir: ▪ Insuficiência cardíaca e autocuidado ▪ Papel do paciente, família e cuidadores	Discutir: ▪ Preferências e possibilidades de tratamento ▪ Papel do paciente, família e cuidadores	Discutir: ▪ Preferências e possibilidades do tratamento e local de cuidados ▪ Discutir sobre funcionamento de dispositivos (consultoria jurídica) ▪ Desprescrição
Planejamento: ▪ Explorar preferências e expectativas ▪ Discutir a trajetória da doença e desafios	Planejamento: ▪ Considerar desprescrição ▪ Prescrição antecipando a piora de sintomas ▪ Avaliação de cuidados paliativos	Planejamento: ▪ Preparar e planejar sobre os próximos passos ▪ Intensificar o suporte emocional ao paciente e familiares ▪ Organizar a rede de suporte
Plano avançado de cuidados: ▪ Preparar o manejo das crises	Plano avançado de cuidados: ▪ Rediscutir a trajetória da insuficiência cardíaca ▪ Reavaliar o plano avançado de cuidados ▪ Introduzir discussão sobre fim de vida	Plano avançado de cuidados: ▪ Diretivas antecipadas de cuidado ▪ Foco em garantir a boa morte ▪ Cuidados com luto

TABELA II Escala de Avaliação de Sintomas de Edmonton (ESAS) versão brasileira

Por favor, circule o número que melhor descreve como você está se sentindo												
Sem dor	0	1	2	3	4	5	6	7	8	9	10	Pior dor possível
Sem cansaço	0	1	2	3	4	5	6	7	8	9	10	Pior cansaço possível
Sem sonolência	0	1	2	3	4	5	6	7	8	9	10	Pior sonolência possível
Sem náusea	0	1	2	3	4	5	6	7	8	9	10	Pior náusea possível
Com apetite	0	1	2	3	4	5	6	7	8	9	10	Pior falta de apetite possível
Sem falta de ar	0	1	2	3	4	5	6	7	8	9	10	Pior falta de ar possível
Sem depressão	0	1	2	3	4	5	6	7	8	9	10	Pior depressão possível
Sem ansiedade	0	1	2	3	4	5	6	7	8	9	10	Pior ansiedade possível
Com bem-estar	0	1	2	3	4	5	6	7	8	9	10	Pior mal-estar possível
Sem __________ (outro sintoma)	0	1	2	3	4	5	6	7	8	9	10	Pior __________ possível

TABELA III Principais sintomas e condutas no paciente com cardiopatia em cuidados paliativos

Sintomas	Medidas não medicamentosas	Medidas medicamentosas
Dispneia	Estimular a postura sentada Uso de ventiladores portáteis Exercícios de respiração Técnicas de relaxamento	Opioides – preferência por morfina Benzodiazepínicos em dose baixa se houver ansiedade associada a dispneia
Xerostomia	Consumo de gelo e bebidas geladas	Saliva artificial
Dor	Acupuntura Fisioterapia Musicoterapia Meditação *mindfulness*	Se dor neuropática associada: gabapentina, pregabalina, amitriptilina Opioides
Náusea e vômitos	Reavaliação de medicamentos Ajuste de medicação	Metoclopramida, ondansetrona, prometazina
Depressão e ansiedade	Reabilitação cardiovascular Atividade física Psicoterapia Comunicação, acolhimento	Inibidores seletivos de recaptação de serotonina

TABELA IV Principais medicamentos e doses para o controle de sintomas no paciente com cardiopatia em cuidados paliativos

Sintoma	Medicamento	Dose oral sugerida para início
Dispneia	Morfina	5 mg a cada 6 horas, com resgaste de 2,5 mg se necessário
Ansiedade associada à dispneia	Lorazepam	0,5 mg a cada 8 horas
	Clonazepam	1 mg a cada 8 horas
Dor	Codeína	30 mg a cada 8 horas
	Morfina	5 mg a cada 4 horas
	Gabapentina	300 mg à noite
	Pregabalina	75 mg a cada 12 horas
Náuseas e vômitos	Metoclopramida	10 mg a cada 8 horas
	Ondansetrona	8 mg a cada 8 horas
	Prometazina	12,5 mg a cada 6 horas

Observação: os intervalos da utilização de morfina devem ser ajustados se houver doença renal crônica ou aguda.

BIBLIOGRAFIA

1. Cherny NI, Fallon MT, Kaasa S, Portenoy RK, Currow DC, editores. Oxford Textbook of Palliative Medicine. 6. ed. Oxford University Press; 2021.
2. World Health Organization. Palliative care: symptom management and end-of-life care. 2014.
3. SPICT - Support and Palliative Care Indicators Tool. The University of Edinburgh. [acesso em novembro de 2022]. Disponível em: http://www.spict.org.uk/the-spict/spict-br/
4. Jaarsma T, Beattie JM, Ryder M, Rutten FH, McDonagh T, Mohacsi P, et al. Palliative care in heart failure: a position statement from the palliative care workshop of the Heart Failure Association of the European Society of Cardiology. Eur J Heart Fail. 2009;11(5):433-43.
5. Slawnych M. New dimensions in palliative care cardiology. Can J Cardiol. 2018;34(7):914-24.
6. Crousillat DR, Keeley BR, Buss MK, Zheng H, Polk DM, Schaefer KG. Palliative care education in cardiology. J Am Coll Cardiol. 2018;71(12):1391-4.
7. Sullivan MF, Kirkpatrick JN. Palliative cardiovascular care: the right patient at the right time. Clin Cardiol. 2020;43(2):205-12.
8. Kilic Y, Smer A, Goldstein N. The importance of palliative care in cardiology - differences between countries. JACC Case Rep. 2020;2(2):326-9.
9. Steiner JM, Kirkpatrick J. Palliative care in cardiology: knowing our patients values and responding to their needs. Heart. 2020;106(21):1693-9.
10. Hill L, Geller TP, Baruah R, Beattie JM, Boyne J, Stoutz N, et al. Integration of a palliative approach into heart failure care: a European Society of Cardiology Heart Failure Association position paper. Eur J Heart Fail. 2020;22(12)2327-39.
11. Paiva CE, Manfredini LL, Paiva BS, Hui D, Bruera E. The Brazilian Version of the Edmonton Symptom Assessment System (ESAS) is a feasible, valid and reliable instrument for the measurement of symptoms in advanced cancer patients. PLoS One. 2015;10(7):e0132073.

84

Testosterona: da falta ao excesso

Fernando Nobre
Marcelo Garcia Leal

CONSULTA RÁPIDA

- Déficit de testosterona é fator de risco para doenças cardiovasculares e metabólicas. Há igualmente evidências de aumento de mortalidade por todas as causas.
- A terapia de reposição com testosterona (TRT), aplicada com parcimônia e indicação, pode resultar em redução desses indesejáveis efeitos.
- É necessário cuidado redobrado e coibição para a TRT para fins estéticos, melhora da libido, aumento da força muscular e desempenho físico, dentre outros, sendo essa prática proibida pelo Conselho Federal de Medicina (Resolução 2.333/23, de 11 de abril de 2023).

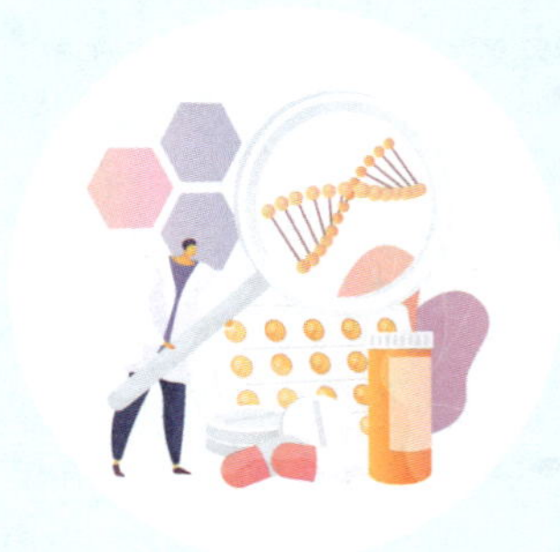

TERAPIA DE REPOSIÇÃO DE TESTOSTERONA NO HIPOGONADISMO

A testosterona (T) é um hormônio que tem vários efeitos importantes no sistema cardiovascular e sua concentração endógena está relacionada à idade. Nos homens, os níveis de T começam a diminuir após os 40 anos, e esta diminuição tem sido associada a um aumento na mortalidade por todas as causas e no risco cardiovascular[1].

Níveis baixos de T em homens podem aumentar o risco de desenvolver doença arterial coronariana (DAC), síndrome metabólica e diabetes tipo 2, bem como piora do prognóstico de pacientes com insuficiência cardíaca. A Tabela I[1] exibe as possíveis ocorrências em função da baixa concentração de testosterona endógena e as consequências da reposição exógena desse hormônio.

Por outro lado, estudos relataram um menor risco cardiovascular de acordo com o aumento da concentração de T endógena, melhora dos fatores de risco cardiovascular e redução da mortalidade em homens que foram submetidos à terapia de reposição, *versus* homens não tratados[1].

Foi demonstrado que a terapia de reposição de testosterona (TRT) melhora a isquemia miocárdica em homens com doença arterial coronariana (DAC), a capacidade de exercício em pacientes com insuficiência cardíaca (IC) e melhora os níveis séricos de glicose, HbA1c e resistência à insulina em homens com diabetes e pré-diabetes[1]. Não existem grandes ensaios clínicos randomizados, controlados por placebo e de longo prazo que forneçam conclusões definitivas sobre a TRT e o risco cardiovascular. No entanto, atualmente não há evidências críveis de que a terapia com T aumente o risco. Na verdade, os dados existentes sugerem que o uso da T pode oferecer benefícios aos homens tratados, desde que obedecidos critérios rígidos para o seu emprego.

Está claro que a T é um hormônio ativo em muitos aspectos da saúde cardiovascular, e o seu déficit está claramente associado a resultados cardiovasculares ruins[3].

A questão que se apresenta, entretanto, é sobre os efeitos da TRT, sobretudo quando ela é feita fora dos padrões convencionados e bem estabelecidos clinicamente.

O Food and Drug Administration (FDA) nos Estados Unidos recomenda que todos os suplementos de T contenham um aviso de que podem aumentar o risco de ataque cardíaco e acidente vascular cerebral (AVC)[4].

Muitos autores de revisões sistemáticas sobre os riscos cardiovasculares da TRT defendem um grande ensaio multicêntrico randomizado sobre esta questão. Com uma visão abrangente das revisões sistemáticas até a data, Onasanya et al.[5] da Escola de Saúde Pública Johns Hopkins concluíram que os dados atualmente disponíveis relativos a uma associação entre TRT e eventos cardiovasculares são conflitantes. Neste momento, uma discussão detalhada com os pacientes sobre os riscos e os benefícios da TRT é essencial até que mais dados estejam disponíveis[2].

A baixa testosterona endógena está relacionada a mortalidade por todas as causas, doenças cardiovasculares e câncer em homens.

Entretanto, o papel da T na saúde cardiovascular dos homens é controverso. Os dados sugerem que tanto a condição como o tratamento do hipogonadismo estão associados à diminuição da mortalidade, havendo, por outro lado, sugestões que indivíduos hipogonadais tratados com terapia de reposição de testosterona podem ter maior incidência de novos eventos cardiovasculares. Assim, tem havido uma atenção crescente da mídia em relação ao risco de doença cardiovascular em homens tratados com T, sem precípua indicação. Até o momento, não existem estudos prospectivos de longo prazo para determinar a segurança. A literatura dos últimos 30 anos sugeriu que não só existe um possível aumento do risco cardiovascular em homens com baixos níveis de testosterona, mas os benefícios da terapia podem até diminuir este risco. Hwang e Miner[7] revisaram os estudos recentes que receberam um escrutínio tão intenso.

A deficiência de T está associada a uma pior qualidade de vida, redução da força física e da massa muscular magra, fadiga, entre muitos outros sintomas e parâmetros clínicos que podem levar a uma mortalidade mais precoce, segundo essa revisão.

Entretanto, até agora não houve um único estudo que fornecesse provas definitivas para apoiar a preocupação de que a TRT aumenta o risco cardiovascular. Ao contrário disso, a maioria dos estudos observados nesta e em outras revisões sugerem que tanto os baixos

TABELA I Consequências da baixa testosterona endógena e da reposição exógena desse hormônio[1]

	Baixa testosterona endógena está associada a	Causas de reposição de testosterona exógena
Obesidade	Adiponectina ↑	Massa corporal magra ↑
	Adipogênese ↑	Corpo gordo ↓
	Lipólise ↓	Circunferência da cintura ↓
Dislipidemia	Colesterol total ↑	Colesterol total ↓
	Colesterol LDL ↑	Colesterol LDL ↓
	Colesterol HDL ↓	Colesterol HDL ↑
Metabolismo da glicose	Concentração de insulina ↑	Sensibilidade à insulina ↑
	Resistência à insulina ↑	Glicemia ↓
	Diabetes tipo 2 ↑	HbA1C 1 ↓
Hipertensão	PA sistólica ↑	PA sistólica ↓
	PA diastólica ↑	PA diastólica ↓
Inflamação	Intrleucina-1β ↑	Intrleucina-1β ↓
	Interleucina 6 ↑	Interleucina 6 ↓
	PCR ↑	PCR →
	TNF-β ↓	TNF-β ↑

PA: pressão arterial; PCR: proteína C-reativa; HbA1C: hemoglobina glicada; HDL: lipoproteína de alta densidade; LDL: lipoproteína de baixa densidade; TNF-β: fator de necrose tumoral alfa.

níveis de testosterona endógena quanto a síndrome de deficiência de testosterona em homens estão associados ao aumento do risco cardiovascular e de eventos, como já reportado. Além disso, a TRT parece diminuir este risco, talvez por meio da modificação e melhoria dos fatores de risco cardiovascular[7].

TERAPIA DE REPOSIÇÃO DE TESTOSTERONA SEM HIPOGONADISMO

Desde que foi sintetizada pela primeira vez em 1935, a T tem sido vista como a mítica fonte da juventude, prometendo rejuvenescimento, restaurando o apetite sexual, desenvolvendo músculos mais fortes e pensando mais rápido. Sendo também dotada de efeitos diretos na estrutura e função miocárdica e vascular, bem como nos fatores de risco para doenças cardiovasculares (CV). Os baixos níveis séricos de T são um fator de risco para diabetes, síndrome metabólica, inflamação e dislipidemia (Tabela I). Além disso, muitos estudos demonstraram exaustivamente que a deficiência de T por si só é um fator de risco cardiovascular independente de doenças cardiovasculares e mortalidade por todas as causas. Neste contexto, e em decorrência do marketing direto ao paciente pelas empresas farmacêuticas, temos testemunhado o uso generalizado da terapia de reposição de T sem indicações claras, particularmente no hipogonadismo de início tardio. Há que se considerar buscar as evidências e controvérsias atuais em torno do emprego da T para melhora da qualidade de vida[8].

A IC e o *diabetes mellitus* tipo 2 representam dois alvos potenciais da terapia de reposição da testosterona, uma vez diagnosticado um estado de hipogonadismo. No entanto, somente se os estudos em andamento resolverem a questão da segurança cardiovascular, a orquídea T poderá eventualmente "florescer", afirmam Cittadini et al.[8].

A TRT com fins de melhora das condições físicas, ganho de massa muscular, melhor desempenho sexual, mais e melhores atividades em geral têm sido muito explorada e praticada nos últimos tempos.

Entretanto, podem ocorrer efeitos colaterais, a despeito das ações desejadas (Tabela II).

Um bom exemplo do emprego da T para "fins recreativos" foi recentemente observado em nosso serviço de cardiologia.

Homem de 35 anos, saudável, fazendo uso há três anos de decanoato de nandrolona (Deca-Durabolin®) e cipionato de testosterona (Deposteron® 200 mg) ambos em administração intramuscular semanal, com objetivo de ganho de desempenho físico e massa muscular. Ele tinha queixas de "dores no tórax", mal-estar, insônia, "confusão no pensamento". Após a avaliação inicial tinha os exames laboratoriais apresentados na Tabela III.

A pressão arterial de consultório era 190 x 84 mmHg, com médias pela MAPA de 158 x 67 mmHg nas 24 horas, 155 x 70 mmHg na vigília e 166 x 60 mmHg durante o sono

Sem uso de testosterona desde a avaliação inicial (aproximadamente 60 dias), referia-se bem. Referindo-se irritado. Libido "zero". Sem quaisquer das queixas iniciais com testosterona total = 156 mg/dL.

Houve, neste caso, um efeito principal da T no aumento da PAS em 24 horas, observado pela monitorização ambulatorial da pressão arterial (MAPA). Lauren Chasland et al.[9] avaliaram o papel do uso indiscriminado e crônico da T sobre a pressão arterial, concluindo pelo aumento da pressão arterial sistólica isolado, particulamente durante o exercício físico.

Esses autores concluem que a PA deve ser cuidadosamente avaliada, monitorizada e considerada no contexto do risco cardiovascular global, quando do tratamento com T em homens de meia-idade e idosos, especialmente quando combinada com exercício físico.

Em decorrência do marketing das empresas farmacêuticas e da prescrição inapropriada, temos testemunhado o uso generalizado da terapia de reposição de T sem indicações claras.

O número total de embalagens comercializadas de testosterona passou de 1.349.619 em 2019 para 1.957.658 embalagens em 2021. Só no primeiro semestre de 2022, o dado mais recente, a venda foi de 1.424.186 embalagens, equivalente a 73% do total de 2021. As vendas contabilizaram 30 bilhões de reais[10].

O Conselho Federal de Medicina (CFM) proibiu a prescrição médica de terapias hormonais com esteroides androgênicos e anabolizantes para fins estéticos, para ganho de massa muscular e melhora do desempenho esportivo[11].

O chamado "*chip* da beleza" à base de gestrinona, derivado hormonal sintético que estimula a produção de testosterona, é impróprio, entretanto amplamente utilizado. Com ele ocorre aumento da libido e da massa muscular, sem se avaliar o preço pago pela saúde.

TABELA II Efeitos do tratamento com testosterona no risco cardiovascular e órgãos-alvo e possíveis efeitos adversos[8]

Órgãos-alvo	Variáveis	Doenças	Efeitos da testosterona
Coração	Perfusão miocárdica	CAD	Aumento da perfusão do território coronário
	Intervalo QT	CAD, CHF	Diminuição do QT e da duração do QTc Diminuição na dispersão do Qt
	Isquemina induzida por exercício	CAD	Aumento no tempo para depressão ST de 1 mm
	Cardioproteção imediata e atrasada de pré-condicionamento isquêmico	Modelos pré-clínicos	Aumento da síntese da proteína de choque térmico 70 (HSP-70) Canais de potássio sensíveis ao ATP nos miócitos da membrana interna mitocondrial
Hemodinâmica	Diminuição da RVS	CHF	Pré-carga reduzida
	Aumento do débito cardíaco	CHF	Pós-carga reduzida
	Sensibilidade reflexa cardíaca barorreceptora	CHF	Aumento da sensibilidade dos barorreceptores carotídeos
Função endotelial	Fluxo da artéria coronária	DAC	Aumento do fluxo sanguíneo e do diâmetro coronário
	Sangue periférico	DAC	Aumento do fluxo sanguíneo periférico
Inflamação	TNF-β, IL-1 e IL-6	DAC, CHF	Resultados inconsistentes Diminuição ou níveis estáveis
	IL-10	DAC	Aumenta
	tPA/PAI-1/fibrinogênio	DAC	Sem mudanças significativas
Aterosclerose	cIMT e escore de cálcio da artéria coronária	Homens saudáveis	Sem alterações no cIMT e no escore de cálcio da artéria coronária
Metabolismo	Composição do corpo	DAC, DM2	Aumento da massa magra e diminuição da massa gorda; diminuição da circunferência da cintura
	Glicose em jejum	DM2, IC	Reduzido na IC, estável ou reduzido no DM2
	HbA1c	DM2	Nenhum efeito demonstrado
	Resistência à insulina	DM2, ICC	Melhoria
	Tolerância a glicose	DM2, IC	Melhoria
	Colesterol	DAC, DM2	Redução dos níveis de colesterol total e LDL
	HDL	DAC, DM2	Respostas diferentes, parece diminuir os níveis, sem afetar a função geral
	Triglicérides	DAC, DM2	Sem efeitos
Desempenho clínico	classificação NYHA	ICC	Melhoria
	TC6M	ICC	Aumenta a distância máxima de caminhada
	VO_2	IC	Aumenta o VO_2 máximo
Efeitos colaterais CV			
Hipertensão		Indivíduos saudáveis com abuso de testosterona Modelos pré-clínicos	Mecanismos genômicos e não genômicos da ação da testosterona nas células do músculo liso vascular na hipertensão arterial
Retenção de sal		Saudável, IC	Possível retenção de sal com piora do edema
TEV		Saudável	Aumento do risco de TEV nos primeiros 6 meses de TT na presença de trombofilia

cIMT: espessura da carótida íntima média; DAC: doença arterial coronariana; IC: insuficiência cardíaca; DM2: *diabetes mellitus* tipo 2; HbA1c: hemoglobina glicada; HDL-C: colesterol lipoproteico de alta densidadeICC: insuficiência cardíaca crônica; IL-10: interleucina-10; NYHA: New York Heart Association; RVS: resistência vascular sistêmica; TC6M: teste de caminhada de 6 minutos; TEV: tromboembolismo venoso; TNF-β: fator de necrose tumoral alfa; tPA: ativador tecidual do plasminogênio; PA-1, inibidor do ativador de plasminogênio; QTc: intervalo corrigido para a frequência cardíaca. Fonte: Cittadini et al., 2022[8].

TABELA III Exames laboratoriais de paciente em uso de decanoato de nandrolona (Deca-Durabolin®) e cipionato de testosterona (Deposteron ® 200 mg) por três anos consecutivos

Creatinina = 1,5 mg/dL (N = até 1,4)
Ureia = 46 mg/dL (N < 46)
Glicemia = 90 mg/dL (N < 100 mg/dL)
PCR = < 5 (N < 10)
CPK T = 263 U/L (N < 50)
Colesterol T = 209 (N < 200 mg/dL)
Triglicérides = 201 (N < 150 mg/dL)
HDL = 37 (desejável > 40 mg/dL)
LDL = 137 (N < 100 mg/dL)
Vitamina D = 34,5 (desejável = 40 a 60 ng/mL)
TSH = 1,84 (N < < 4,5 βUI/mL)
Gama GT = 18 U/L (N = 12 U/L e 64 U/L)
Testosterona total = 3.000 mg/mL (N = 300 a 800 mg/mL)

CPK T: creatinofosfoquinase total; HDL: lipoproteína de alta densidade; LDL: lipoproteína de baixa densidade; N: normal; PCR: proteína C-reativa; TSH: hormônio tireoestimulante.

BIBLIOGRAFIA

1. Goodale T, Sadhu A, Petak S, Robbins R. Testosterone and the heart. Methodist Debakey Cardiovasc J. 2017;13(2):68-72.
2. Miner M, Morgentaler A, Khera M, Traish AM The state of testosterone therapy since the FDA's 2015 labelling changes: Indications and cardiovascular risk. Clin Endocrinol (Oxf). 2018;89(1):3-10.
3. Khaw KT, Dowsett M, Folkerd E, Bingham S, Wareham N, et al. Endogen testosterone and mortality for all causes, cardiovascular diseases and cancer in men: Prospecitve European about Cancer in Norfolk (EPIC Norfolk) Prospective Populational Study. Circulation 2007;116:2694-701.
4. Alp Burak Çatakoglu, Muammer Kendirci. Testosterone replacement therapy and cardiovascular events. Turk Kardiyol Dern Ars. 2017;45(7):664-72.
5. Onasanya O, Iyer G, Lucas E, Lin D, Singh S, Alexander GC. Association between exogenous testosterone and cardiovascular events: an overview of systematic reviews. Lancet Diabetes Endocrinol. 2016;4(11):943-56.
6. Muraleedharan V, Jones TH. Testosterone and mortality. Clin Endocrinol (Oxf). 2014;81(4):477-87.
7. Hwang K, Miner M. Controversies in testosterone replacement therapy: testosterone and cardiovascular disease. Asian J Andrology. 2015;17:187-91.
8. Cittadini A, Isidori AM, Salzano A. Testosterone therapy and cardiovascular diseases. Cardiovascular Res. 2022;118:2039-57.
9. Chasland L, Green DJ, Schlaich M, Mairana AJ, Cooke B, Cox K, et al. Effects of testosterone treatment, with and whithout exercise training, on ambulatory blood pressure in middle-aged and older men. Clinical Endocrinol. 2021;00:1-11.
10. Busca pelo sistema mundial de computadores em 30 de abril de 2024.
11. Resolução n. 2.333/23, publicada em 11 de abril de 2023. O Conselho Federal de Medicina (CFM) proibiu a prescrição de anabolizantes e hormônios andrógenos para fins estéticos, como ganho de massa muscular e melhor desempenho em exercícios físicos.

85

Boas respostas para perguntas mais frequentes

Fernando Nobre
Marcelo Garcia Leal

1· POSSO VIAJAR DE AVIÃO?

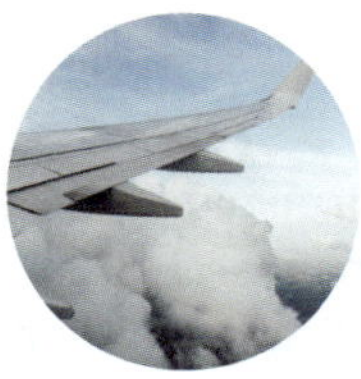

As cabines de aeronaves pressurizadas têm uma concentração de oxigênio que equivale àquela correspondente a estar a uma altitude na terra de 2.400 metros.

É necessário e obrigatório que as pessoas, ao fazerem viagens aéreas, tenham bem controlados os seus problemas de saúde: pressão arterial, colesterol, glicemia, especialmente. Em fases agudas ou subagudas de doenças graves como acidente vascular encefálico (AVE) e infarto, há necessidade de cuidados especiais.

Após um infarto não complicado, devem-se aguardar de 2 a 3 semanas. Se houve infarto complicado, aguardar 6 semanas. Pessoas com angina instável não devem fazer viagens aéreas, bem como na insuficiência cardíaca grave e/ou descompensada.

Com relação ao AVE, em caso de isquêmico pequeno: aguardar de 4 a 5 dias; em progressão: aguardar 7 dias; em hemorrágico não operado, também 7 dias; no caso daquele operado, não fazer viagem aérea com menos de 14 dias após a cirurgia.

É também importante que os pacientes sejam orientados sobre o *jet lag*, condição representada pela síndrome caracterizada pela alteração do "relógio biológico" que afeta os viajantes especialmente com viagens de 5 horas ou mais.

Não se recomenda o uso de medicamentos tanto para induzir o sono nem daqueles que estimulam a vigília com o intuito de minimizar os efeitos desse fenômeno natural entre os viajantes. Em geral, a acomodação do relógio biológico se fará por completo entre 4 e 5 dias.

Deve-se ficar claro, ainda, que os portadores de doenças transmissíveis em fase de contaminação devem ter suas viagens aéreas suspensas.

Os indivíduos com Covid-19 comprovadamente em fase de transmissão ou com sintomas que sugeriram a doença não devem fazer viagens.

Mais uma recomendação: quem opta por ingerir medicamentos para relaxar e indutores do sono no avião não deve fazer uso de bebidas alcoólicas, além de ingerir bastante água e procurar se alongar antes e depois do sono.

2· VOU COMEÇAR TRATAMENTO PARA CONTROLE DA PRESSÃO ARTERIAL· TEREI "IMPOTÊNCIA SEXUAL"?

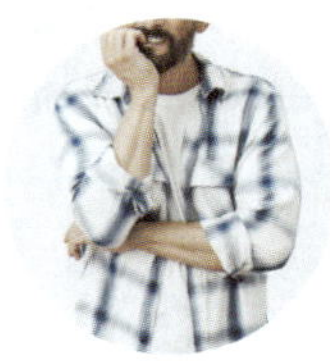

A hipertensão arterial *per se* parece estar relacionada a alguma diminuição da libido. Isso pode ser observado tanto em homens quanto em mulheres.

Nem todos os medicamentos anti-hipertensivos podem piorar a função sexual em ambos os sexos. Betabloqueadores, diuréticos e drogas de ação central (clonidina, por exemplo) podem concorrer para esse indesejável evento. Ao contrário, não há evidências de que o emprego de inibidor da enzima conversora de angiotensina (IECA), bloqueador do receptor de angiotensina (BRA) II (estes parecem até determinar alguma melhora na atividade sexual) e antagonistas de cálcio tenham esse tipo de efeito adverso.

A ocorrência de disfunção sexual pode ser observada também em mulheres por mecanismos exatamente não bem conhecidos.

Sugestão: diga que não é obrigatório que isso ocorra. Medicamentos de gerações mais recentes não costumam causar esse tipo de problema, e os benefícios do tratamento superam qualquer problema decorrente da medicação. Lembre-se de que medicamentos como o Viagra® podem ser a solução, caso a disfunção erétil se manifeste.

3· POSSO IR A LUGARES DE GRANDES ALTITUDES?

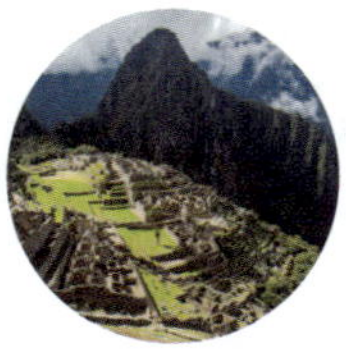

O sistema cardiovascular é fechado, portanto não sofre influência direta das altitudes. Assim, na praia ou na montanha, a pressão arterial, por exemplo, não deve variar substancialmente.

Mas e o paciente que diz:

— Doutor, toda vez que vou para a praia, minha pressão fica mais baixa.

Vários fatores podem contribuir para isso: temperaturas em geral mais altas, uso mais frequente de bebidas alcoólicas, relaxamento natural desses momentos.

Mas tudo isso pode ocorrer também na montanha. Assim, no Guarujá ou em Campos do Jordão, poderá ser observado o mesmo efeito!

Há, entretanto, evidências de que a pressão arterial aumenta com exposição a altitudes acima de 3.000 metros, devido a uma estimulação simpática em função das mais baixas utilizações do oxigênio disponível no meio.

Seguem orientações aos pacientes com hipertensão arterial ou doenças cardiovasculares em relação à exposição às altitudes:

- Se o paciente é portador de pressão arterial entre 160-179 e/ou 100-109, com risco cardiovascular alto: só poderá estar em locais com altitudes > 2.500 metros se a pressão arterial estiver bem controlada.
- Se o paciente é portador de hipertensão arterial estágio I (entre 140-149 e/ou 90-99): estando bem medicado e controlado, pode ir a locais com até 4.000 metros de altitude com segurança.
- Se a pressão arterial for igual ou superior a 180 × 110 (estágio III), ainda que medicado: não deve se expor a altitudes > 2.000 metros.

Essas explicações devem ser oferecidas de forma didática aos que fazem essas perguntas.

A Figura 1 exibe as alterações comuns às grandes altitudes. Use-a para discutir com o seu paciente.

Essa figura é bastante ilustrativa para responder à frequente pergunta: posso ir para Machu Picchu?

4· HÁ RISCO PARA A PRÁTICA DE ATIVIDADES SEXUAIS?

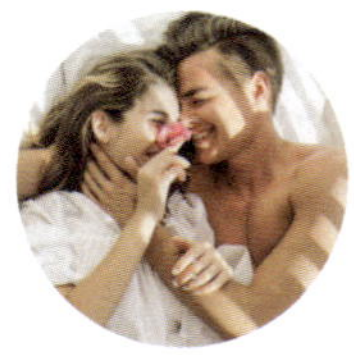

A atividade sexual representa uma prática física leve a moderada durante um curto período. É preciso cuidar desse assunto com os pacientes, já que a atividade sexual desempenha um importante papel na qualidade de vida de homens e mulheres.

Durante o orgasmo, a frequência cardíaca e a pressão arterial chegam ao máximo dos valores observados durante o ato sexual. Porém, rapidamente retornam aos valores basais.

A morte súbita durante o ato sexual é extremamente rara na população em geral.

Para uma atividade sexual segura:

- Pacientes de baixo risco com nenhum ou muito leves sintomas durante as atividades rotineiras.
- Angina I ou II pela Canadian Classification System (CCS).
- Insuficiência cardíaca estágios I ou II.
- Doença valvar leve a moderada.
- Infarto agudo do miocárdio com revascularização bem-sucedida.
- Doenças congênitas com o paciente bem-controlado.
- Teste de esforço normal com pelo menos 3 a 5 MET de capacidade.

Considerações especiais:

- Cardiomiopatia hipertrófica: não há relatos de taquicardia ventricular e morte súbita no ato sexual. Parece ser seguro.
- Portadores de marca-passo e cardiodesfibriladores implantados: as ocorrências graves não são diferentes das que podem ocorrer em exercícios similares.

5· POSSO USAR VIAGRA®?

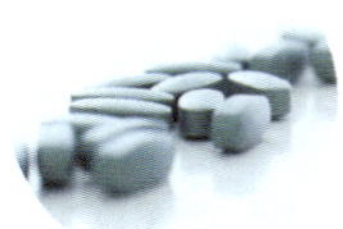

Pergunta frequente no consultório.

O médico precisa saber: as principais drogas usadas na disfunção erétil são iguais em termos do efeito desejado e em termos de segurança?

Sildenafila, tadalafila e vardenafila são seguras para emprego em pacientes com doença cardiovascular estável. Mas não devem ser empregadas em associação a drogas vasodilatadoras como, por exemplo, nitratos. E não há estudos conclusivos sobre o emprego em pacientes com estenose aórtica.

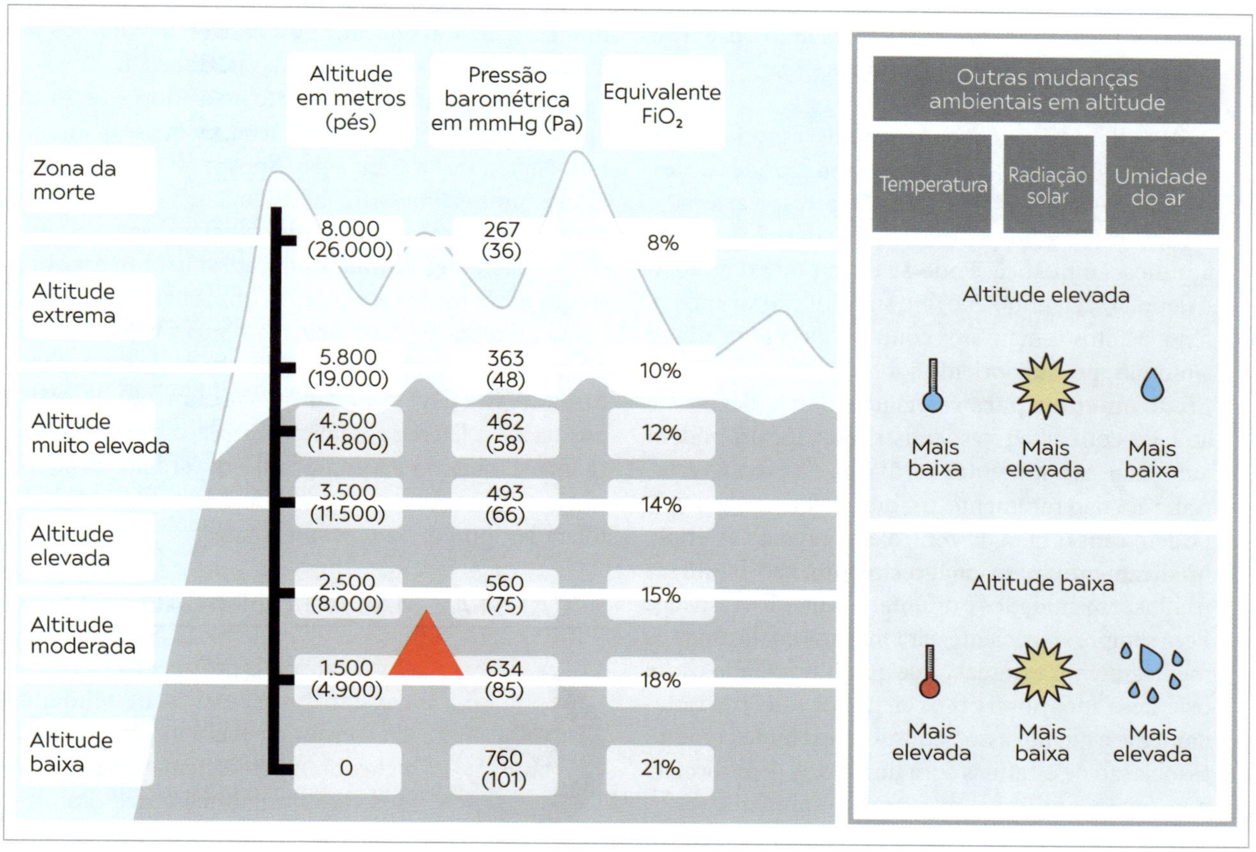

FIGURA 1 Alterações comuns em grandes altitudes. Classificação da atitude (Imray et al.): (coluna da esquerda) pressão barométrica correspondente e fração em oxigênio inspirado para diferentes altitudes simuladas em um ambiente de laboratório, de acordo com a U.S. Stardard Atmosphere (1976), da NASA; (duas colunas centrais) relação entre características de altitude e ambientais (temperatura, umidade e radiação solar – box à direita). Adotamos o U.S. Stardard Atmosphere (1976), da NASA, para estimar a pressão barométrica em uma dada altitude, porque é uma função não só de altitude como também de latitude. Para altitudes similares, a pressão barométrica (e consequentemente a pressão parcial do oxigênio arterial) é mais alta quanto mais próximos estamos da linha do Equador. A marca ▲ indica onde se situa Machu Picchu (2.440 metros de altitude).

Fonte: adaptada de Parati et al., 2018[13].

Uso de nitratos e inibidores da fosfodiesterase: após usar nitrato nas 24 horas depois do uso de sildenafila ou vardenafila e 48 horas para o emprego de tadalafila.

6· POSSO FAZER SAUNA?

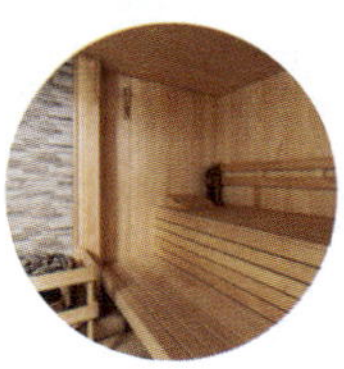

É comum que os pacientes façam essa pergunta. O que lhes responder?

Há evidências de que o banho de sauna está ligado a benefícios à saúde, incluindo a redução de risco de hipertensão arterial, acidente vascular encefálico, alterações cognitivas e doenças pulmonares. Pode também aliviar dores musculares e cefaleia.

O número de banhos por semana (variando de um até quatro) e o tempo de duração de cada sessão (de 15 a 45 minutos) foi demonstrado como uma relação "dose-dependente". Quanto maiores a frequência e a duração, mais serão os efeitos benéficos.

Entretanto, como tudo que se faz, os benefícios estão no equilíbrio. Vale o tradicional dito popular: "nem tanto ao mar, nem tanto à terra".

7· QUAIS MEDICAMENTOS FAZEM MAL AO CORAÇÃO?

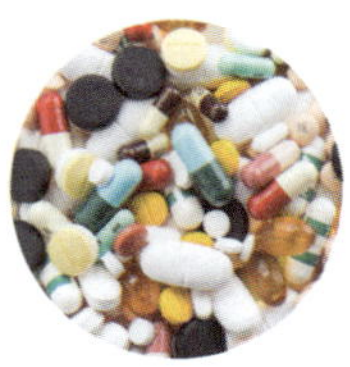

Os pacientes perguntam, por exemplo, com frequência:

— Posso tomar anti-inflamatórios? Tenho dores musculares frequentes.

Há evidências de que alguns medicamentos mais comumente usados podem exercer efeitos indexáveis e potencialmente graves sobre o coração. São vários os possíveis efeitos de diversos medicamentos, mas vamos nos concentrar nos mais frequentemente encontrados.

- **Anti-inflamatórios não esteroidais:** especialmente se usados de forma constante e com grandes doses, podem determinar alterações da pressão arterial e comprometer a função renal. O uso deve ser restrito à indicação médica. Pode-se usar, por exemplo, o Tylenol® (acetaminofeno) em substituição ao ibuprofeno. Muitos tomam por conta própria para aliviar sintomas, por isso oriente sobre os riscos.
- **Medicamentos para resfriado**, particularmente aqueles com ações vasoconstritoras locais: podem aumentar os batimentos cardíacos e a pressão arterial. São, não raramente, usados de forma abusiva e podem causar falta de controle da pressão arterial.
- **Medicamentos para emagrecimento:** não devem ser usados sem cuidados e orientações médicas estritas. Peça sempre ao paciente para informá-lo de todos os medicamentos e dosagens de que está fazendo uso, e oriente-o após observar os efeitos de cada um isoladamente e quanto associados. Um exemplo comum: associação de estatinas com fibratos. A gemfibrozila não deve ser utilizada na terapia combinada.

8· QUAL QUANTIDADE DE BEBIDAS ALCOÓLICAS POSSO CONSUMIR SEM CAUSAR DANOS À CIRCULAÇÃO?

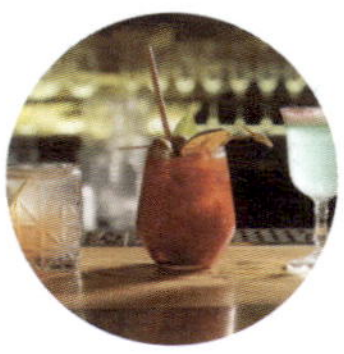

As diretrizes afirmam que há pouca influência sobre a circulação, podendo até haver algum benefício, se a quantidade de etanol for de até 30 g para os homens e de 15 g para as mulheres. Sendo que 30 g de etanol estão contidos nas quantidades de bebida definidas na Tabela I.

Deve-se considerar que até essas doses, em uma única tomada, observa-se pequena, ou quase nenhuma, influência sobre a circulação. Após essas doses, começa a haver uma estimulação do sistema nervoso simpático, com todas as repercussões decorrentes desse estímulo.

Os pacientes também perguntam sobre a notícia frequentemente veiculada na imprensa leiga dando conta de redução de infartos em quem bebe até essas quantidades. Isso foi verificado, realmente. Porém, o cardiologista deve ressaltar que há aumento de AVE e possíveis e deletérias complicações gastrointestinais. Dessa forma, quando perguntado dessa forma, considerar todos esses aspectos, ressaltando que são quantidades toleradas, porém não recomendadas.

9· CAFÉ FAZ MAL AO CORAÇÃO?

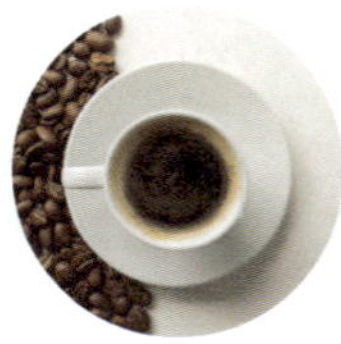

O café pode proteger contra doenças cardiovasculares, dependendo do consumo e das condições de cada bebedor. A bebida tem efeito positivo nos vasos sanguíneos, melhorando o fluxo do sangue pelo corpo e reduzindo o risco de inflamações, mas isso não foi validado para os cafés descafeinados, parecendo novamente que o efeito é inerente à cafeína.

Em pacientes que apresentam pressão arterial normal, o consumo de três a quatro xícaras de café ao dia não demonstrou risco adicional para doenças do coração. Então, parece que o consumo seguro da bebida fica limitado a esse número de xícaras diário.

TABELA I Relação de etanol e quantidades por tipo bebida

	Etanol (%)	Etanol (g)	Volume/30 g de etanol	Quantidades
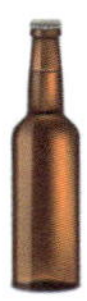	~4%	6 g/100 mL x 0,8 = 4,8 g	625 mL	2 latas ou 1 garrafa
	~13%	12 g/100 mL x 0,8 = 9,6 g	312,5 mL	2 taças de 150 Ml ou 1 taça de 300 mL
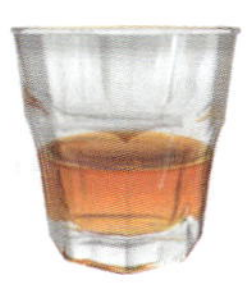	~50%	50 g/100 mL x 0,8 = 32 g	93,7 mL	2 doses de 50 mL ou 3 doses de 30 mL

Bebedores de café que consomem mais do que 3 a 4 xícaras ao dia apresentaram maior risco para desenvolver hipertensão arterial, com necessidade de tratamento, e pré-diabetes. Uma xícara de café contendo 80 mL ("um cafezinho") tem em média 40 mg de cafeína.

10· MINHA PRESSÃO OSCILA· É PERIGOSO?

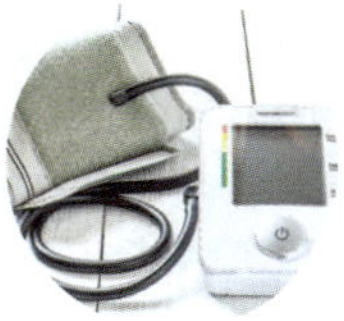

Quando o paciente disser que a sua pressão oscila, responda-lhe com bom humor

– Ainda bem! Se ela não variasse, você estaria morto!

Use o exemplo do carro cuja velocidade oscila durante todo o tempo e de acordo com a possibilidade e necessidade de diferentes velocidades determinadas pelas circunstâncias. Fato necessário, assim como a pressão arterial, pois 100 km/h pode ser uma velocidade adequada em uma autopista e catastrófica na principal avenida da cidade do paciente.

Reitere: a pressão arterial é uma variável biológica e, como tal, tem obrigatoriamente de variar.

11· MINHA PRESSÃO ESTÁ NORMAL COM O TRATAMENTO, ENTÃO POSSO PARAR DE USAR OS MEDICAMENTOS?

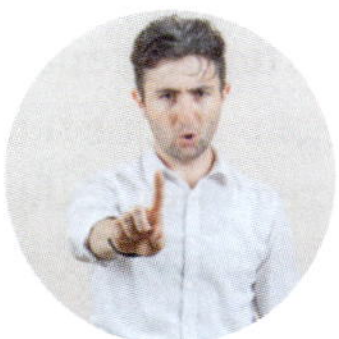

Pergunta recorrente, sobretudo entre aqueles pacientes tratados há muito tempo e que observam no longo prazo sua pressão arterial sempre normal com o tratamento instituído. Resposta categórica: não!

Pode, e as vezes é necessário, haver ajustes das dosagens e mesmo das frequências de uso dos medicamentos. Isso pode ocorrer em pacientes que passam a fazer modificações de estilo de vida, como perder peso, iniciar e manter programas de atividades físicas, interromper o tabagismo, entre outros.

Aproveite para dar as mesmas orientações sobre tratamentos de uso contínuo, como emprego de estatinas, fibratos e medicamentos para o controle do diabetes.

12· DEVO USAR ANTICOAGULANTES OU ÁCIDO ACETILSALICÍLICO PARA FAZER LONGAS VIAGENS AÉREAS?

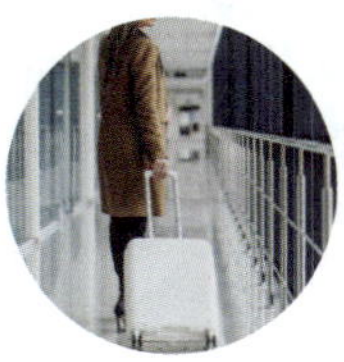

Por uma questão econômica, a maioria dos voos comerciais mantém, no interior do avião, uma pressão atmosférica similar à encontrada em altitudes situadas entre 1.800 e 2.400 metros acima do nível do mar, pois mantê-la mais elevada que isso requer maior consumo de combustível devido ao aumento do peso da aeronave. A hipóxia prolongada resultante desse fato pode provocar a ativação da via extrínseca da coagulação por meio de micropartículas portadoras de fator tecidual.

Devem-se ter cuidados como manter-se ativo durante o voo (levantar-se e movimentar-se pelo menos a cada 2 horas. O emprego de ácido acetilsalicílico não deve ser feito de rotina para prevenção de fenômenos tromboembólicos, pois não há evidências de benefícios com essa prática de rotina. Orientações similares são aplicáveis aos anticoagulantes.

Essas condutas podem ser revistas em pacientes de alto risco com trombofilia.

13· PRECISO MEDIR A MINHA PRESSÃO EM CASA? DEVO COMPRAR UM APARELHO DE MEDIR A PRESSÃO? QUAL É O IDEAL?

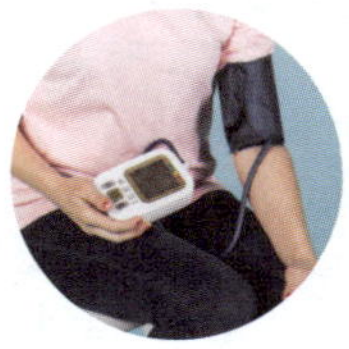

A automedida domiciliar da pressão arterial (AMPA) é recomendada pelas principais diretrizes. Entretanto, pode se tornar um grande problema se as pessoas passam a fazer disso um hábito obsessivo, com várias medidas ao dia, em particular em momentos inadequados, como quando estão sintomáticas por outras razões, ou estão vivendo um momento de grande estresse. Nesse instante, a pressão arterial estará mais alta que o habitual. Não é raro nessas circunstâncias que ela seja medida novamente e estará ainda mais elevada, criando uma falsa situação de gravidade. Por outro lado, os pacientes podem medir a pressão arterial e, equivocadamente, por acharem-na normal, não usarem os medicamentos prescritos, o que compromete a adesão ao tratamento.

De rotina, não devemos recomendar que as pessoas tenham um aparelho em casa, salvo sob orientação médica específica. Se forem comprar, após indicação, recomenda-se optar por um aparelho automático de medida no braço que seja validado pelo fabricante. Medir a pressão arterial em casa pode ser útil, mas se não for bem orientada pode se tornar um grande problema.

14· O USO DE ENERGÉTICOS FAZ MAL AO CORAÇÃO?

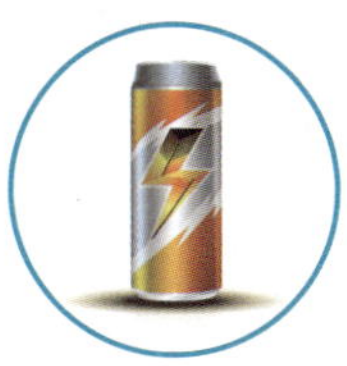

A bebida energética age como um desintoxicante, diminuindo a fadiga e melhorando o desempenho físico e mental. A cafeína presente nesses energéticos (na dose média de 30 mg

por 100 mL) potencializa o efeito maléfico do álcool no cérebro.

O consumo de bebida energética com álcool altera a sensação de embriaguez e permite que o consumidor sinta-se com uma disposição artificial e um estado eufórico também irreal.

Embora esse produto garanta um estado de euforia e de aumentada energia, possui uma grande quantidade de cafeína e outros ingredientes que podem levar a sérios efeitos colaterais, como insônia, aceleração ou irregularidade dos batimentos cardíacos, irritabilidade e agitação.

O abuso estimula o coração e o sistema nervoso, aumentando a pressão arterial.

Pesquisa realizada na Mayo Clinic concluiu que o risco de ocorrer um ataque cardíaco nos usuários dessas substâncias é real e deve ser considerado.

Considere todos esses argumentos para responder a essa frequente indagação.

15· PRESSÃO ALTA DÁ DOR DE CABEÇA?

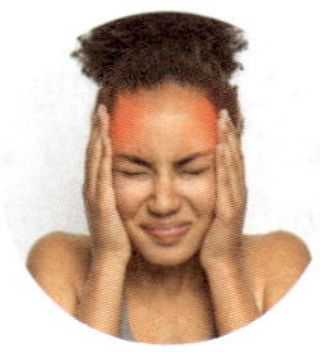

A hipertensão arterial é uma doença perversa por ser assintomática – silenciosa! Assim, na população adulta em geral, onde tem prevalência de aproximadamente 32%, metade desses indivíduos não está diagnosticada, pois não tem qualquer sintoma.

A associação de dor de cabeça com hipertensão arterial é uma coincidência. É muito comum e provável que o efeito inverso seja verdadeiro. A dor (não só a cefaleia) causa estresse, incômodo, ansiedade, e isso eleva a pressão arterial. Ao ser medida nesse instante, é feita esta relação incorreta: a pressão está alta e causando elevação da pressão arterial.

O mais correto é, então, considerar:

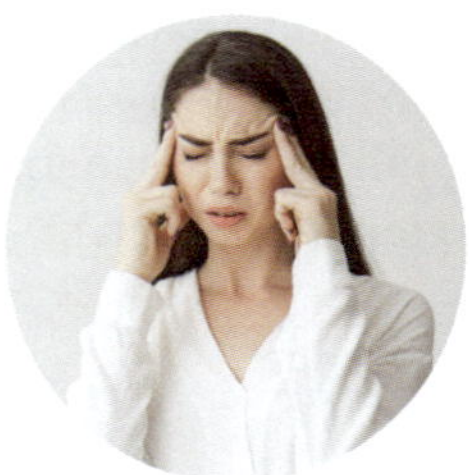

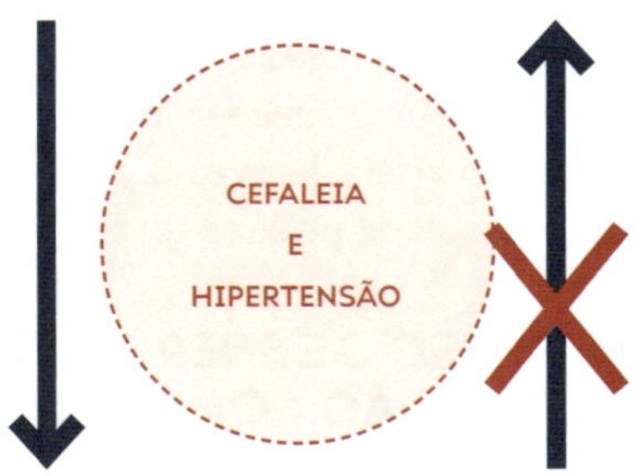

16· QUANDO UMA PESSOA ESTÁ COM SINTOMAS DE HIPOTENSÃO, DEVO COLOCAR SAL SOB A LÍNGUA OU DAR UM ALIMENTO SALGADO?

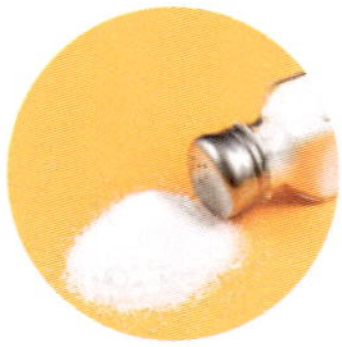

Esta é outra pergunta comum e uma prática frequente. Tontura? Moleza? Sonolência? Pressão baixa.

Uma pitada de sal sob a língua; uma fata de tomate bem salgada; ou (a mais comum) comer azeitonas!

A repercussão do sal sob a elevação da pressão arterial é tardia. Possivelmente só ocorrerá após 24 horas! Então, não referende essa orientação e, muito menos, a determine!

Se quiser ser didático e verdadeiro, além de tratar o assunto com bom humor, você poderá dizer: há suspeita de hipotensão? Então passe um susto na pessoa. O sistema nervoso simpático tem resposta rápida. Imediata!

17· UM AMIGO FAZ USO DE ALGUMAS PRÁTICAS PARA REDUZIR A PRESSÃO ARTERIAL: USA ÔMEGA-3, FIBRAS, CHOCOLATE, ALHO, VITAMINA D· DEVO USAR ESSAS SUBSTÂNCIAS? AJUDAM NO CONTROLE DA MINHA PRESSÃO?

A utilização desses alimentos pode ter discreta ação sobre a pressão arterial. Se forem hábito do paciente, podem ser mantidos, porém não há evidências de que seu emprego deva ser estimulado ou mesmo recomendado. A Tabela II demonstra os efeitos de algumas intervenções sobre a pressão arterial.

18· TENHO PRESSÃO ALTA· POSSO USAR ANTICONCEPCIONAL?

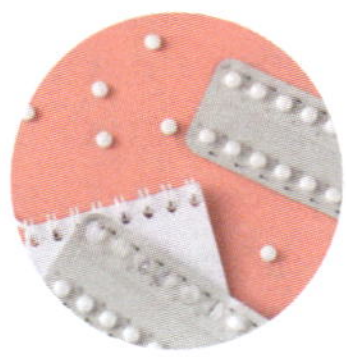

Os contraceptivos orais (pílulas anticoncepcionais) usando a combinação de estrógeno e progesterona estão associados a pequeno aumento da pressão arterial, podendo ser responsáveis por até 5% de novos casos de hipertensão arterial. Esse efeito é, entretanto, rapidamente revertido com a suspensão do medicamento. Devem-se orientar as pacientes que iniciarão o uso para monitoramento da pressão arterial. Estudos com contraceptivos sugeriram maior probabilidade de fenômenos tromboembólicos, acidente vascular encefálico e infarto do miocárdio, especialmente em mulheres fumantes nas quais a potencialização desses eventos é perigosa.

TABELA II Ações de algumas práticas alternativas sobre o comportamento da pressão arterial

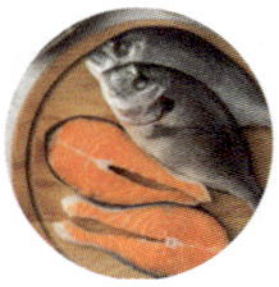	**Ácidos graxos insaturados** Os ácidos graxos ômega-3 provenientes dos óleos de peixe (eicosapentaenoico – EPA – e docosaexaenoico – DHA) Promovem redução modesta da pressão arterial.
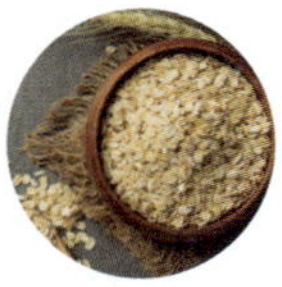	**Fibras** Fibras promovem discreta diminuição da pressão arterial, destacando-se o betaglucano proveniente da aveia e da cevada.
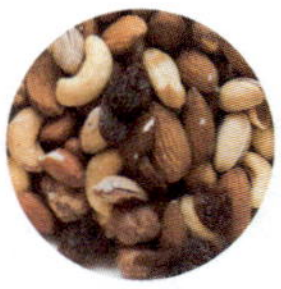	**Oleaginosas** Poucos estudos relacionam esse consumo com a diminuição da pressão arterial.
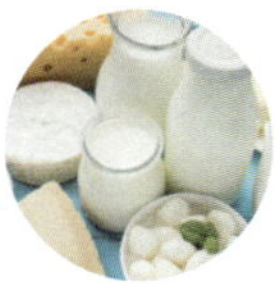	**Laticínios e vitamina D** O leite contém vários componentes, como cálcio, potássio e peptídios bioativos que podem diminuir a pressão arterial A vitamina D tem discreta relação inversa com a pressão arterial.
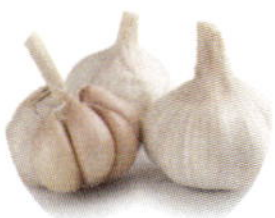	**Alho** Alicina (encontrada no alho cru) e s-alil-cisteína (encontrada no alho processado) promovem discreta diminuição da pressão arterial.
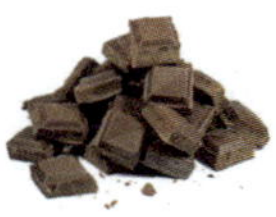	**Chocolate amargo** Pelo menos 70% de cacau pode promover discreta redução da pressão arterial, devido às altas concentrações de polifenóis.

Com a nova geração desses contraceptivos orais, tais efeitos parecem ter sido muito minimizados, mas a recomendação é a avaliação individual das mulheres quando há presença de fatores de risco associados. No caso de mulheres de alto risco cardiovascular global, uma outra opção de contracepção deverá ser pensada e discutida com o ginecologista.

19· DEVO USAR VITAMINAS E SAIS MINERAIS PARA PREVENIR DOENÇAS E MELHORAR A MINHA SAÚDE?

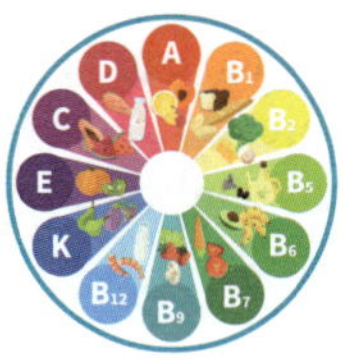

Vitaminas e sais minerais estão entre os medicamentos mais comercializados no mundo, Brasil incluído. Atualmente, o mercado mundial de vitaminas e suplementos alimentares é de quase 110 bilhões de dólares. Em 2019, foi registrado um crescimento de 7%, no Brasil, atingindo vendas de R$ 6,6 bilhões. Mais da metade da população brasileira adulta consome algum tipo de suplemento alimentar.

Mas a pergunta é: vitaminas e sais minerais são úteis para a prevenção de doenças cardiovasculares e câncer? É essa resposta que o paciente quer. O tema tem tanta relevância, particularmente em relação aos abusos no consumo desse tipo de medicamento, que a **US Preventive Services Task Force publicou, em 21 de junho de 2022, recomendações para o uso desses suplementos e sais minerais, concluindo que não se recomenda a suplementação de betacaroteno ou vitamina E para a prevenção de doenças cardiovasculares e câncer. As evidências disponíveis são insuficientes para o emprego das multivitaminas, igualmente, para a prevenção de doenças cardiovasculares e câncer.** Ainda concluem que não se pode estimar a relação entre benefícios e potenciais malefícios do emprego dessas terapêuticas. Então, **a resposta deve ser "não".**

20· POSSO FAZER REPOSIÇÃO HORMONAL COM ESTRÓGENOS E/OU PROGESTERONA? E TESTOSTERONA POSSO USAR?

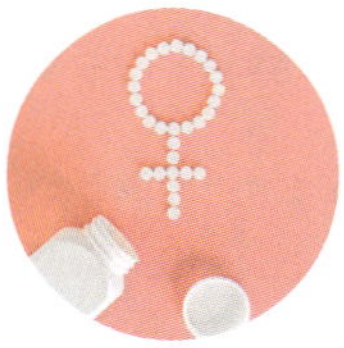

Até a menopausa, as mulheres apresentam uma proteção dada pela secreção natural dos hormônios femininos. Em função desse fato, têm, em geral, menores probabilidades de eventos cardiovasculares que os homens, por exemplo.

Entretanto, a reposição desses hormônios, por meio de medicamentos, não se mostrou igualmente eficaz, especialmente para a prevenção de doenças cardiovasculares. Além disso, em casos de maior probabilidade de câncer de mama, por exemplo, tem sido considerada inadequada e proibitiva a sua utilização.

Devemos orientar que as mulheres discutam com o seu ginecologista a relação de custo-benefício para tal prescrição.

Quanto a utilização de testosterona é importante, devem-se considerar não só os benefícios imediatos do seu emprego (melhora do humor e da libido, mais disposição para as atividades físicas – dado frequentemente utilizado, especialmente para os frequentadores das "academias"), mas também os riscos que não devem ser desconsiderados. Discuta com o urologista riscos x benefícios.

Oriente para não haver abuso e emprego sem base de segurança e só confirme o emprego com indicação precisa. **De rotina: jamais.**

21· POSSO USAR MEDICAMENTOS NATURAIS – À BASE DE ERVAS MEDICINAIS? MAL ELES NÃO FAZEM!

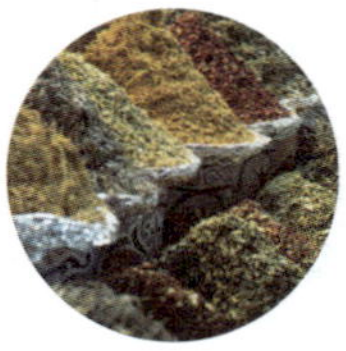

O pensamento "mal não faz" é absolutamente inadequado. As condutas que devemos tomar devem ter como meta "fazer bem". Os supostamente inofensivos medicamentos herbais podem não ser tão inocentes em termos de efeitos indesejáveis, como já foi mostrado em alguns estudos. Então, nas orientações embasadas nas melhores evidências de benefícios, devemos sempre optar por condutas que tiveram suas ações bem documentadas.

Para ter ideia dos supostamente efeitos desejáveis das principais drogas de origem herbal e suas possíveis ações adversas, veja a Figura 2. Com esses dados, discuta com o seu paciente tais conceitos.

Não deixem os pacientes com a ideia do "mal não faz". Atente, por exemplo, no que se refere ao tão frequentemente utilizado e supostamente inocente *ginkgo biloba*, que tem sido muito prescrito e empregado para "esquecimento". Esqueça essa ideia.

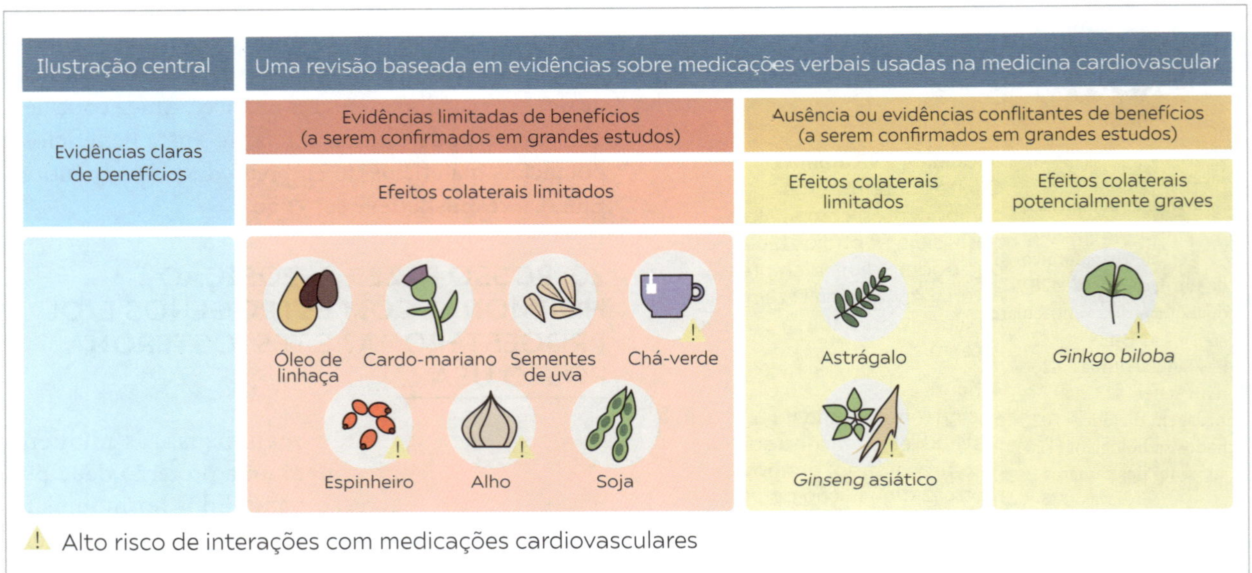

FIGURA 2 **Revisão baseada em evidências sobre medicações verbais usadas na medicina cardiovascular.**
Fonte: Liperoti et al., 2017[9].

BIBLIOGRAFIA

1. Herxheimer A, Waterhouse J. The prevention and treatment of jet lag. BMJ. 2003;326(7384):296-7.
2. Williams B, Mancia G, Spiering W, Rosei EA, Azizi M, Burnier M, et al. 2018 ESC/ESH Guidelines for the management of arterial hypertension. Eur Heart J. 2018;39(33):3021-104.
3. Précoma DB, Oliveira GMM, Simão AF, Dutra OP, Coelho OR, Oliveira MC, et al. Atualização da Diretriz de Prevenção Cardiovascular da Sociedade Brasileira de Cardiologia – 2019. Arq Bras Cardiol. 2019;113(4):787-891.
4. Nobre F. Lições para cuidar bem do coração. Atheneu; 2018.
5. Finocchi C, Sassos D. Headache and arterial hypertension. Neurol Sci. 2017;38(Suppl 1):67-72.
6. Hammadah M, Kindya BR, Allard-Ratick MP, Jazbeh S, Eapen D, Wilson Tang WH, et al. Navigating air travel and cardiovascular concerns: Is the sky the limit? Clin Cardiol. 2017;40(9):660-6.
7. Jelavić MM, Krstačić G, Perenčević A, Pintarić H. Sexual Activity in Patients with Cardiac Diseases. Acta Clin Croat. 2018;57(1):141-8.
8. US Preventive Services Task Force; Mangione CM, Barry MJ, Nicholson WK, Cabana M, Chelmow D, Coker TR, et al. Vitamin, mineral, and multivitamin supplementation to prevent cardiovascular disease and cancer: US Preventive Services Task Force Recommendation Statement US Preventive Services Task Force. JAMA. 2022;327(23):2326-33.
9. Liperoti R, Vetrano DL, Bernabei R, Onder G. Herbal medications in cardiovascular medicine. J Am Coll Cardiol. 2017;69(9):1188-99.
10. Laukkanen T, Kunutsor SK, Khan H, Willeit P, Zaccard F, Laukkanen JA. Sauna bathing is associated with reduced cardiovascular mortality and improves risk prediction in men and women: a prospective cohort study. BMC Medicine. 2018;16:219-32.
11. Marques A, Panico MDB, Porto CLL, Milhomens ALM, Vieira JM. Profilaxia do tromboembolismo venoso em viagens aéreas. J Vasc Bras. 2018;17(3):215-9.
12. Barbonetti A, D'Andrea S, Francavilla S. Testosterone replacement therapy. Andrology. 2020;8(6):1551-66.
13. Parati G, Agostoni P, Basnyat B, Bilo G, Brugger H, Coca A, et al. Clinical recommendations for high altitude exposure of individuals with pre-existing cardiovascular conditions: A joint statement by the European Society of Cardiology, the Council on Hypertension of the European Society of Cardiology, the European Society of Hypertension, the International Society of Mountain Medicine, the Italian Society of Hypertension and the Italian Society of Mountain Medicine. Eur Heart J. 2018;39(17):1546-54.

Índice remissivo

B

C

D

E

F

N

O

P

Q

R

V